U0177315

Thomas' Hematopoietic Cell Transplantation
Stem Cell Transplantation

THOMAS
造血干细胞移植

Volume 1

原书第 5 版
5th Edition

原著 [美] Stephen J. Forman
[美] Robert S. Negrin
[美] Joseph H. Antin
[美] Frederick R. Appelbaum
主译 吴德沛 黄晓军

中国科学技术出版社
· 北 京 ·

图书在版编目（CIP）数据

THOMAS 造血干细胞移植：原书第 5 版 . Volume 1 /(美) 斯蒂芬・J. 福尔曼 (Stephen J. Forman) 等原著；吴德沛，黄晓军主译 . — 北京：中国科学技术出版社，2020.7

书名原文：Thomas' Hematopoietic Cell Transplantation：Stem Cell Transplantation，5th Edition

ISBN 978-7-5046-8730-2

Ⅰ . ① T… Ⅱ . ①斯… ②吴… ③黄… Ⅲ . ①造血干细胞—干细胞移植 Ⅳ . ① R550.5

中国版本图书馆 CIP 数据核字 (2020) 第 141874 号

著作权合同登记号：01-2019-6634

策划编辑 丁亚红　焦健姿

责任编辑 丁亚红

装帧设计 佳木水轩

责任印制 李晓霖

出　　版 中国科学技术出版社

发　　行 中国科学技术出版社有限公司发行部

地　　址 北京市海淀区中关村南大街 16 号

邮　　编 100081

发行电话 010-62173865

传　　真 010-62179148

网　　址 http://www.cspbooks.com.cn

开　　本 889mm × 1194mm　1/16

字　　数 3169 千字

印　　张 106

版　　次 2020 年 7 月第 1 版

印　　次 2020 年 7 月第 1 次印刷

印　　刷 天津翔远印刷有限公司

书　　号 ISBN 978-7-5046-8730-2 / R・2552

定　　价 800.00 元（全两卷）

Copyright Notice 版权声明

Title: *Thomas' Hematopoietic Cell Transplantation : Stem Cell Transplantation, 5/e*
By Stephen J. Forman, Robert S. Negrin, Joseph H. Antin, Frederick R. Appelbaum
ISBN: 978-1-118-41600-6

This edition first published 1994

内容提要 Abstract

本书引进自 WILEY 出版社，是一部实用、全面的造血干细胞移植“教科书”，由美国知名教授 Stephen J. Forman、Robert S. Negrin、Joseph H. Antin、Frederick R. Appelbaum 联合众多干细胞移植领域的专家共同打造。本书为全新第 5 版，分两卷，共七部分 106 章，对造血干细胞移植的历史进展和应用、科学基础、患者相关问题、细胞来源、获得性疾病的造血细胞移植、先天性疾病的造血细胞移植、移植后相关并发症处理等方面内容进行了全面细致的介绍。

全书包含 500 余幅精美高清图片，为造血干细胞移植研究和临床诊疗的工作者提供了非常全面的参考资料。本书内容全面系统，图文并茂，既可作为血液和骨髓移植领域的临床医生和研究人员、血液学家和肿瘤学家、输血医学专家的案头工具书，又可为移植工作中的相关医务人员提供细致的学术参考资料。

译校者名单 Translators List

主　审　陈子兴　姜　谨

主　译　吴德沛　黄晓军

副主译　仇惠英　唐晓文　傅琤琤　韩　悦

译校者　（以姓氏笔画为序）

马守宝　王　荧　王　虹　王如菊　王谈真　仇惠英　方阳岚
尹　佳　孔丹青　邓爱玲　石冰玉　平娜娜　卢　静　田　竑
田孝鹏　付建红　包海燕　曲　琦　朱原辛　乔　曼　刘天会
刘立民　安竞男　李　正　李晓莉　李凌浩　李渭阳　杨小飞
杨冰玉　杨海飞　吴小津　吴小霞　吴德沛　何雪峰　汪清源
沈耀耀　宋宝全　张　剑　张静人　张蕾丝　陆　茵　陆雨桐
陈　佳　陈　峰　陈广华　陈子兴　陈丽韵　陈启微　陈思帆
陈晓晨　范　祎　金　松　周　进　周　萌　周　斐　周士源
周莉莉　周海侠　周惠芬　单　蒙　胡　博　胡淑鸿　郦梦云
施晓兰　姜　瑾　夏　晶　顾　斌　顾骋园　钱崇升　徐　杨
徐明珠　殷　杰　唐晓文　唐雅琼　黄晓军　黄海雯　戚嘉乾
龚欢乐　商京晶　韩　悦　程　巧　傅琤琤　储剑红　楚甜甜
翟英颖　颜灵芝　潘婷婷　薛梦星　戴海萍

Foreword by Translators 译者前言

造血干细胞移植技术迄今仅有半个世纪的发展历史，作为一些高危血液肿瘤和重度骨髓衰竭症的根治方法，目前在全世界已经得到了广泛应用。造血干细胞移植内涵广泛而专业性强，涉及临床医学诸多领域，特别是近30年来，随着对造血干细胞移植理论理解的深入，移植生物学基础知识得到了迅速发展。在临床实践中，移植模式多样性进一步拓展，并发症治疗手段日益丰富，移植患者的疗效也得到显著的提高。

Thomas' Hematopoietic Cell Transplantation : Stem Cell Transplantation(《THOMAS 造血干细胞移植》)自1994年问世以来，已历经近30年，作为造血干细胞移植领域最权威的工具书，为全世界的血液学从业人员，尤其是从事造血干细胞移植研究和临床诊疗的工作者提供了巨大的帮助。目前《THOMAS 造血干细胞移植》第5版业已出版，国内尚无相应中文译本，为了更好地帮助中国造血干细胞移植工作者，在中国科学技术出版社的支持下，我们组织翻译了全新第5版《THOMAS 造血干细胞移植》。我们感到十分荣幸，同时也感到任务重大，唯有认真翻译、仔细审校好每个章节，为读者奉上一部优秀的翻译著作。

作为一本实用的工具书，本书共分七部分，涵盖了造血干细胞移植的历史进展和应用、科学基础、患者相关问题、细胞来源、获得性疾病的造血干细胞移植、造血干细胞移植治疗先天性疾病和移植后相关并发症处理等多方面内容，为造血干细胞移植研究和临床诊疗的工作者提供非常全面的参考资料。

第一部分着重介绍了造血干细胞移植的历史发展情况及造血干细胞的基本特点；第二部分则从造血干细胞的生理及移植、免疫以及技术层面，阐述了造血干细胞移植的科学基础；第三部分则从患者角度分析了造血干细胞移植的护理、评估、伦理、心理因素等多个方面的问题；第四部分阐述了造血干细胞移植的细胞来源，从造血细胞的获得、培养到供体的选择及注册，同时还介绍了不同种类的移植细胞及其特点和区别；第五、第六部分则通过不同疾病来阐述造血干细胞移植的治疗作用，包括获得性疾病和先天性疾病；第七部分则分析了造血干细胞移植后的相关并发症及其处理和预后情况，包括移植物抗宿主病、感染、出血等。

来自苏州大学附属第一医院的80余位译者参与了翻译工作，全体译者都贯彻科学准确这一基本要求，注意语言流畅易读。陈子兴、姜谨两位主审付出了辛勤的劳动，细致认真地完成了全书的审校工作。整个翻译过程经过了初审、互审、返修和总审四个阶段，并经中国科学技术出版社严格审校才得以正式出版。

我们以对原著负责、对读者负责的态度完成了本书的翻译工作，这些内容能对国内血液学工作者提供帮助，是我们全体译者的荣幸。但由于时间仓促，一些新的进展较多，不足之处恳请广大读者和同道批评指正。在此对参与此次翻译的译者表示感谢，也真诚地希望中国造血干细胞移植工作者能够继承和发扬老一辈血液学家优良传统，推动我国造血干细胞移植事业高质量发展。

苏州大学附属第一医院 血液内科 主任
中华医学会血液学分会 主任委员
教授　博士研究生导师

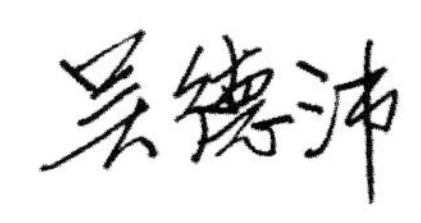

原书第5版前言 Foreword to the Fifth Edition

在本书的第 1 版出版 21 年后，在本书的第 4 版出版 6 年后，WILEY 出版社又自豪地推出了全新第 5 版《THOMAS 造血干细胞移植》。第 5 版的发展灵感来自于移植生物学基础知识的迅速扩展，对治疗并发症的理解的增加，以及与移植所涉及的疾病的发病机制和治疗相关的新信息。这本书还涵盖了干细胞供体选择的扩展及造血和免疫系统细胞的遗传操作。

通过本书与前一个版本的比较，读者会发现有新的章节专注于干细胞生物学、免疫学和耐受性基础科学实验对该领域的贡献。随着这些新章节的出现，以前的文章也进行了修订，以反映我们对移植的益处和挑战，以及移植新疗法可能具有疾病治疗作用的全新认识。为了扩展每一章的信息，我们仅选取了有限的参考文献，即那些最相关的文献。

作为编辑，我们非常感谢 Wiley 出版社工作人员的帮助，他们在新版本的编写及出版过程中提供了极大帮助。新版本分为两卷，有着非常现代的封面。我们感到非常自豪，能够聚集这么多才华横溢的作者成为我们的同事，他们都是移植临床和基础科学方面的专家。此外，如果没有我们的助理 Sara E. Clark - Fuentes、Tanya Chiatovich，以及最重要的 Kimberlie Laramie 的辛勤工作，本书是不可能完成的。最后，谨以本书纪念 Karl G. Blume 博士和 E. Donnall Thomas 博士，他们于 2012 年去世。他们的实验室和临床贡献有助于开始和扩大移植领域，随着时间的推移，作为白血病和许多其他疾病患者的治疗方法。Thomas 博士和 Blume 博士是这本书的前版的著者，将本书献给他们，也献给我们的患者及其家人，他们相互信任的伙伴关系使我们有可能取得进展并为更多人带来希望。我们也向 Thomas 博士的妻子 Dottie 致敬，她是当之无愧的"造血细胞移植之母"，感谢她对 Thomas 博士的帮助及在该领域做出的贡献，以及她对本书前 4 版的支持。他们是我们的同事、导师和朋友，未来数年都会感受到他们在该领域的影响。

Stephen J. Forman
Robert S. Negrin
Joseph H. Antin
Frederick R. Appelbaum

Foreword to the First Edition 原书第1版前言

骨髓移植（BMT）广泛应用于治疗越来越多威胁生命的血液学、肿瘤学、遗传学和免疫学疾病，是许多研究人员40多年研究的成果。在20世纪50年代早期，人们试图将活细胞从一个人身上移植到另一个人身上，但遭到了很多质疑。人们普遍认为，对“外来组织”的免疫屏障永远无法克服。

长崎和广岛的原子弹爆炸激起了人们对辐射致死效应的研究兴趣。研究发现，给予骨髓致死剂量全身照射的小鼠可以通过保护脾脏或注入骨髓来避免死亡，而这些动物的骨髓中含有来自供体的活细胞。这些观察结果表明，给予致死的全身照射将破坏白血病患者的恶性细胞及剩余的正常骨髓。暴露在这种环境中会破坏免疫系统，通过正常骨髓细胞移植可以预防致命性疾病。

尽管这个理论是正确的，但结果令人失望。因为这个手术既未经证实又危险，所以只有那些没有其他选择的患者才会被考虑。除了少数几个同卵双胞胎供体的患者外，没有几个月以上的幸存者。由于人们对人类白细胞抗原（HLA）系统的了解尚不清楚，对移植物抗宿主病（GVHD）的并发症也知之甚少，因此，在短暂的热情之后，大多数调查人员放弃了这种看似无望的追求。幸运的是，动物模型的研究还在继续。对近交系啮齿动物的研究确定了主要组织相容性系统的遗传学和移植生物学的基本规律。免疫抑制药物的研发是为了限制供体和宿主之间免疫反应的严重程度。在犬模型中使用与主要组织相容性复合物匹配的胎鼠成功进行骨髓移植，为人类兄弟姐妹间骨髓移植的成功奠定了基础。很明显，一系列动物实验研究最终使人类骨髓移植成为可能。

到20世纪60年代末，人们对HLA系统有了更多的了解，有了更有效的抗生素，血小板输注也成为常规。于是开启了人类骨髓移植的时代。在过去的25年里，移植手术的数量和考虑进行骨髓移植的疾病数量几乎呈指数级增长。最初，大多数移植使用来自HLA相同的兄弟姐妹的骨髓。长期以来，自体骨髓在动物系统中一直被认为是有效的，而现在，随着癌症化疗的深入，自体骨髓的使用频率越来越高。来自外周血的造血祖细胞现在被单独用于骨髓移植或补充骨髓。由于越来越多的国家和国际合作，大量已知HLA类型的自愿骨髓捐献者小组正在提供给那些自体骨髓无法使用或没有家庭捐献者的患者。

目前，全世界每年都有数千例移植手术。在患者疾病的早期（即在白血病中，原始细胞负荷相对较低，患者处于良好的临床状态时），采取合乎逻辑的步骤来治疗患者，骨髓移植的治愈率相当可观。随着患者选择的改进、组织分型方法的改进、有效抗菌药物的可用性、支持性护理的进展及GVHD预防的改进，骨髓移植的结果不断改善。

骨髓移植现在被应用于一系列疾病，根据疾病、移植类型和疾病的阶段，结果有很大的差异。对于某些疾病，骨髓移植已被证明是最有效的治疗方法（如某些白血病和严重再生障碍性贫血），而对于其他疾病，骨髓移植是唯一可用的治疗方法（如珠蛋白生成障碍性贫血）。在非常罕见的遗传性疾病中，一例成功的骨髓移植可能证明治疗的成功。对于其他更常见的疾病，需要进行对照试验来确定异基因或自体骨髓移植的适用性，或不适用骨髓移植治疗。

只有通过严格的研究和长期的随访，才能确认新的方法是否有效。对于那些在骨髓移植领域工作的人来说，满足感来源于研究的跨学科性质。通过阅读本书的标题，你可以了解到其中涉及学科之广泛。一个成功的骨髓移植项目需要一个团队共同努力。血库、转诊医生、放射肿瘤学家、免疫学家和许多亚专业医生之间必须要合作。由技术人员、数据管理人员及最重要的护士组成的专门支持人员是至关重要的。护理团队负责患者的日常护理。护士不仅要对复杂的方案研究进行床边管理，还要在医院困难时期承担情感支持的重任。他们是患者和家属最易获取信息的来源。如果没有一个强大的护理团队，整个骨髓移植项目就会受到威胁。

最重要的是那些来到移植中心的患者，他们有勇气接受几天、几周，有时甚至几个月的不适，希望能在致命的疾病中存活下来。我们必须承认和尊重每位患者的尊严和个性，我们为患者的知情决策提供充分信息，然后在决策过程中与患者和家属进行沟通。对临床研究人员来说，最大的回报是看到患者重新融入他们的日常生活及社会、职业生活，摆脱疾病及其并发症。

Stephen J. Forman

Karl G. Blume

E. Donnall Thomas

1993 年夏

补充说明

本书收录图片众多，不少图片以彩色呈现效果更佳。考虑到读者随文阅图习惯并确保版面美观，所有图片均随文排录，有彩色版本者还安排在本书中间位置单独排录，但不另设页码，特此说明。

书中参考文献条目众多，为方便读者查阅，已将本书参考文献更新至网络，读者可扫描右侧二维码，关注出版社医学官方微信“焦点医学”，后台回复“Thomas 造血干细胞移植”，即可获取。

Tribute 致 敬

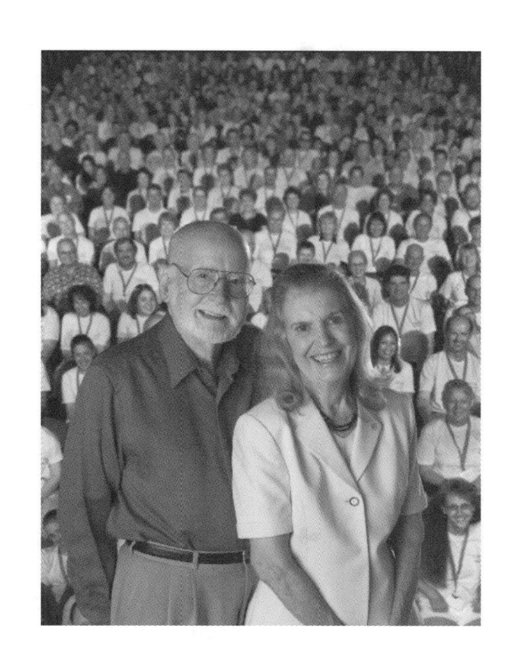

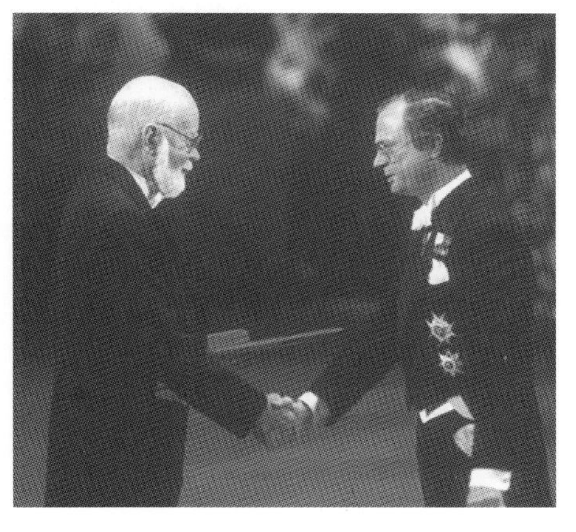

谨以本书向 E. Donnall Thomas 博士及 Karl G. Blume 博士致敬，Thomas 博士是本书的始创者，Blume 博士是 City of Hope 和斯坦福大学移植项目的创始人。Don 和 Karl 是本书第一版的著者，他们在第 4 版出版后的几年去世了。鉴于他们在丰富的职业生涯中所做的工作，将干细胞移植作为治疗全球众多患者的一种疗法，我们将这一敬意纳入其中，以纪念他们每一个人。

E. Donnall Thomas 博士
1920-03-15—2012-10-20

Don 出生于 1920 年 3 月 15 日，父亲是得克萨斯州一个小村庄的全科医生。小时候，他经常回忆自己陪父亲去小办公室、去患者家里，以及他和父亲之间的那段时间，从骑马、坐车去看诊，到我们现代高科技的医疗。Don 在得克萨斯大学获得学士学位和医学博士学位，并在那里遇到了妻子 Dottie（1922-09-18—2015-01-09）。除了一起抚养 3 个孩子和 8 个孙子，Dottie 从在实验室工作到编辑手稿和管理拨款，在 Don 的职业生涯的各个方面都是他的伙伴。任何有幸与 Don 共事的人都知道，如果他是骨髓移植之父，那么 Dottie 毫无疑问就是骨髓移植之母。在此，我们也向作为我们的朋友和同事的 Dottie 致以敬意。

1947 年，Don 毕业于哈佛医学院，并在波士顿的彼得本特布里格姆医院实习和做住院医生。在医学院的时候，Don 第一次对正常和恶性造血产生了兴趣。在那些年里，Sidney Farber 开始了他的第一个关于使用抗叶酸治疗儿童急性白血病的研究，Don 见证了第一个用这种方法获得缓解的患者。他接触了 Allan Erslev 的开创性工作和对促红细胞生成素的研究，最重要的是，他从 Leon Jacobson 和他的研究中了解到，保护脾脏可以使小鼠免受全身辐照的致命影响。有数据显示，通过将未受辐照的小鼠骨髓移植到受辐照的小鼠骨髓中，也可以达到类似的辐射保护作用，因此 Don 开始对骨髓移植的临床潜力深信不疑。

1955 年，Don 搬到了纽约的 Cooperstown 和哥伦比亚大学附属的玛丽・伊莫金・巴塞特医院，在那里，他开始与 Joseph Ferrebee 博士一起研究犬模型和人体骨髓移植。1957 年，他发表了第一份关于人类患者的报告，报告显示通过全身照射，然后向同卵双胞胎中输注骨髓来达到白血病完全缓解。当时，人们对人类组织相容性的原理知之甚少，因此，将这些研究扩展到非同卵双胞胎患者身上的尝试都没有成功。这些失败是 Don 在犬类模型中进行的一系列长期实验的刺激因素，表明将犬暴露在超致死剂量的辐射下，通过重新注入它们自己的骨髓来拯救它们是可能的，骨髓可以冻存，大剂量的外周血可以替代骨髓。然而，由于移植物抗宿主病或移植物排斥反应，在这种外源物种中进行同种异体移植的尝试仍然失败了。

1963 年，Don 搬到了西雅图的华盛顿大学，成为肿瘤学部门的首位负责人。在那里，他开发了犬的基本组织相容性分型技术，并在 20 世纪 60 年代中期证明，通过选择匹配的供体并在移植后使用甲氨蝶呤，几乎在所有病例中都有可能成功地在匹配的胎鼠之间移植骨髓。与此同时，基于 Dausset、Payne、Amos 等的工作，对人类组织相容性的理解显著增加，因此，在 20 世纪 60 年代末，Don 决定回到人类异基因移植的主题。他开始组建一个由医生、护士和支持人员组成的团队（其中许多人目前仍然是西雅图移植项目的成员），并从美国国家癌症研究所获得了一笔项目赠款。1968 年 11 月，Robert Good 博士和他的同事为患有免疫缺陷的婴儿进行了首例同胞骨髓移植。1969 年 3 月，Don 为白血病患者进行了首例同胞骨髓移植。

西雅图移植项目最初设在西雅图公共卫生医院，但在 1972 年，当该医院面临联邦政府关闭时，该项目转移到了普罗维登斯医院。1975 年，Don 和他的团队搬到了新成立的弗雷德 • 哈钦森癌症研究中心，这一举动为 Don 提供了更多的空间、资源和科学合作。同年，他和他的同事在《新英格兰医学杂志》发表了论文，总结了异基因移植领域，特别是早期西雅图的经验。这些结果不仅证明了该手术的可行性，而且表明移植后的生存曲线存在一个平台期，说明这些患者中有一部分是通过这种新技术治愈的。Don 继续领导该中心的临床研究部门和移植项目，直到 1989 年部分退休。他继续撰写手稿，发表演讲，并参与了中心的研究讨论。

恰当地说，Don 的工作几乎获得了所有可能的奖项，包括美国血液学学会的 Henry M. Stratton 奖、通用集团的 Kettering 奖、美国肿瘤学会的 Karnofsky 奖、总统科学奖，当然，还有他与 Joseph Murray 一起获得的 1990 年诺贝尔医学奖。每次获奖，Don 总是强调他的工作是团队努力的结果。他总会提到 Rainer Storb、Dean Buckner、Reg Clift、Paul Neiman、Alex Fefer 和 Bob Epstein 的贡献，他们帮助建立了最初的西雅图移植团队，还有 Ted Graham，他和 Don 一起从 Cooperstown 搬来帮助进行动物研究。Don 从来没有忘记感谢护理和支持人员，他们在这些工作中发挥了至关重要的作用，与 Karl 一样，Don 总是认为患者及其家人是他们工作中的真正伙伴。

1937 年 4 月 10 日 Karl G. Blume 出生于德国；在弗莱堡大学 Georg W. Löhr 教授的指导下接受医学教育，并于 1963 年毕业。毕业后，他在马尔堡定居，并于 1970 年和 1971 年分别在弗莱堡和 City of Hope 获得两项研究金。他的早期工作研究红细胞生物化学，随后他跟随 Ernest Beutler 博士继续他的博士后研究。

1975 年，在西雅图与 E. Donnall Thomas 博士讨论后，在他的鼓励下，Beutler 博士决定在 City of Hope 开发一个异基因骨髓移植项目，并招募 Karl 返回 City of Hope 建立该项目。City of Hope 的项目在许多方面源于 Karl 与弗雷德·哈钦森癌症研究中心同事们的工作与讨论，并在移植治疗骨髓和免疫系统起源疾病的早期发展中结交了终身的朋友。第一例移植手术于 1976 年 5 月 18 日在 City of Hope 进行。

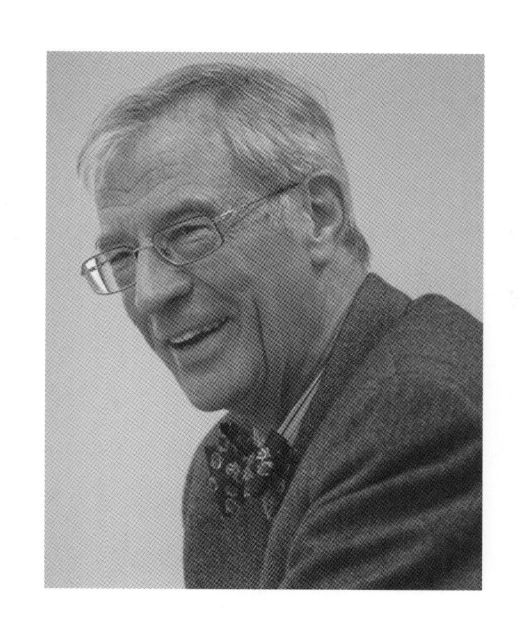

Karl 的临床和研究工作集中在患者接受移植所面临的问题，即预防复发、了解免疫重建的过程、治疗和预防移植物抗宿主病和巨细胞病毒感染管理，以及他早期的见解，即与移植后患者的生活质量和他们长期健康相关的问题。1981 年，Karl 是 City of Hope 国家癌症研究所第一个批准的移植项目拨款的首席研究员，该项目包含上述这些问题，他组织了一群有才华的年轻的实验室工作人员和临床科学家共同努力，理解和解决这些挑战。1981 年，他在《新英格兰医学杂志》上发表了 City of Hope 关于急性白血病移植的第一例研究结果，达到缓解状态。

基于他在 City of Hope 的成功，1987 年，Karl 被 Stanley Schrier 和 Ron Levy 聘用，开始在斯坦福大学进行新的移植项目。因此，他再次从零开始发展他的第二个移植项目，指导了许多年轻医生，并鼓励同事和工作人员与他一起工作，共同寻求治愈血液恶性肿瘤患者，使他们恢复正常生活。正如他在 City of Hope 所做的一样，他发展并牵头了另一个成功的项目拨款申请。他还在斯坦福大学建立了血液和骨髓移植科，对每个患者的生活产生个人兴趣，将护理团队的各个方面纳入他们的治疗，包括护理、社会工作、饮食和物理治疗，并再次确认在全国各地移植项目中使用的患者护理和研究模式。在此期间，他培养了 Rob Negrin 和 Nelson Chao，他们分别在斯坦福大学和杜克大学接受了直接移植项目的培训。因此，Karl 在美国至少负责 3 个主要的骨髓移植项目，更不用说他在 City of Hope 和斯坦福大学培训和指导的众多学者了。

2000 年，Karl 于斯坦福大学荣誉退休，辞去了骨髓移植部门主管的职位，并发展斯坦福癌症研究所。他继续担任斯坦福大学医学系研究副主任。2003 年，他将自己的精力投入到建立斯坦福癌症研究所（斯坦福大学第一所癌症研究所）并实现其梦寐以求的国家癌症研究所指定的癌症中心地位。

Karl 也是 1994 年美国血液和骨髓移植协会成立的推动力量，该协会现在是一个国际性的医生和研究人员组织，致力于为各种血液病患者提供服务。他也是美国血液学学会的领导者，多年来负责该组织的职业发展计划。在早期，他认识到我们的责任不仅是面对现在的患者，而且要面对将来来找我们的患者。他成为 ASBMT 的第一位荣誉会员，并与 Richard O' Reilly 一起，成为该领域重要期刊 *Biology of Blood and Marrow Transptation* 的第一位联合编辑。Karl 孜孜不倦的努力使它成为该领域的核心期刊，当有人对期刊成本提出疑问时，他捐出了个人资金，以确保该期刊成功发行。

Karl 在美国和德国赢得了许多荣誉，但他留下的宝贵遗产是对他治疗过的数千名患者的影响，以及他对追随他脚步的诸多学者的激励。我们所有认识和爱戴他的人都知道，他的首要任务仍然是保证患者及其家人的生活质量，保证他的移植团队及他在全国和世界各地同事的健康。他让我们所有人都达到了前所未有的高标准，在过去的几十年里，他以惊人的热情、幽默和敏锐的观察力，一直保持着这种品质。我们所有和他共事的人都从他的尊重中受益，他永远会伸出援助之手，敞开心扉，因为他只想帮助别人，奉献自己，成为世界上一股向善的力量。

除了对音乐、体育（尤其是斯坦福大学的体育）、世界政治及其对我们所有人的影响感兴趣之外，他还是一个模范的居家男人。他的孩子 Philipp 和 Caroline 总是可以获得他的建议、关爱和指导。在他生命的最后几年，他的孙辈 Adrian、Katie、Laura、Kevin 和 David 的生活和活动依旧是他关注的焦点，当然，他们也很崇拜他。与他结婚 45 年的妻子 Vera 是他生活和工作中的伴侣，就像 Dottie 对 Don 一样。在困难时期，Vera 是他力量和冷静的源泉。

虽然 Don 和 Karl 因其领导能力和开创性的科学成就而闻名，但对于我们这些有幸与他们共事的人来说，他们取得成功的方式同样令人钦佩。他们在实验室里，特别是在临床研究中，总是专注、勤奋、毫不妥协。他们既能接受他人对自己的批评，又要求他人对自己的行为负责，同时，他们对自己的想法勇于执行，对同事忠诚并乐于赞扬同事，热衷于帮助选择这一职业的年轻同事。

我们有幸认识 Don 和 Karl 及在许多领域与他们一起工作的人，还有那些由于他们的工作和奉献而活着的患者，希伯来谚语的感悟似乎适合每个人："不要因他的离去而悲伤，怀着对他的感恩之情活下去。"

Contents 目 录

第一部分 造血干细胞移植的历史与应用

第二部分 科学依据和造血干细胞移植

第三部分　以患者为中心的造血干细胞移植的相关问题

第四部分　用于造血干细胞移植的造血干细胞来源

第五部分 造血干细胞移植治疗获得性疾病

第六部分　造血干细胞移植治疗先天性疾病

第七部分　造血干细胞移植相关并发症

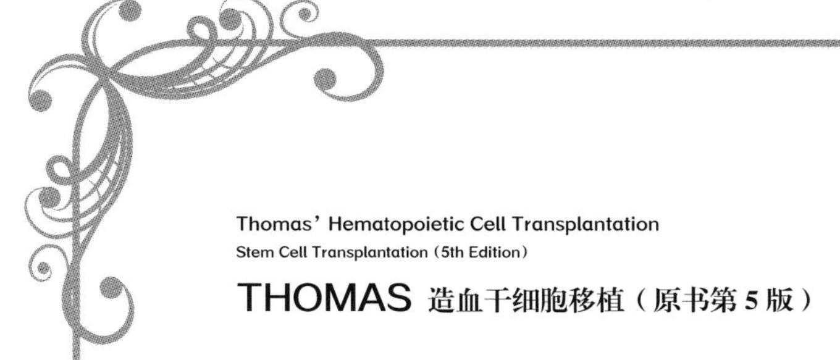

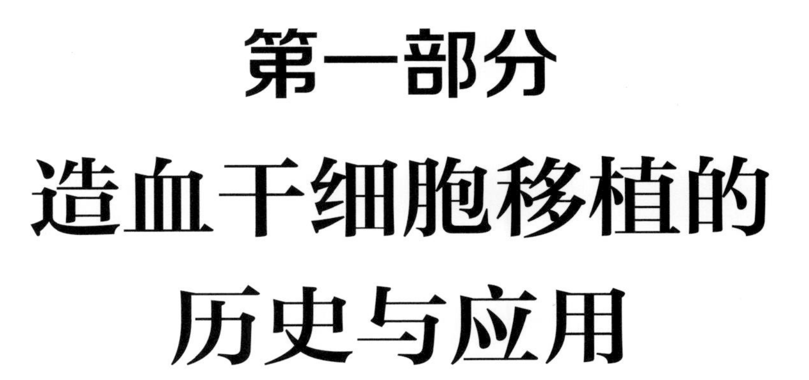

第一部分
造血干细胞移植的历史与应用
History and Use of Hematopoietic Cell Transplantation

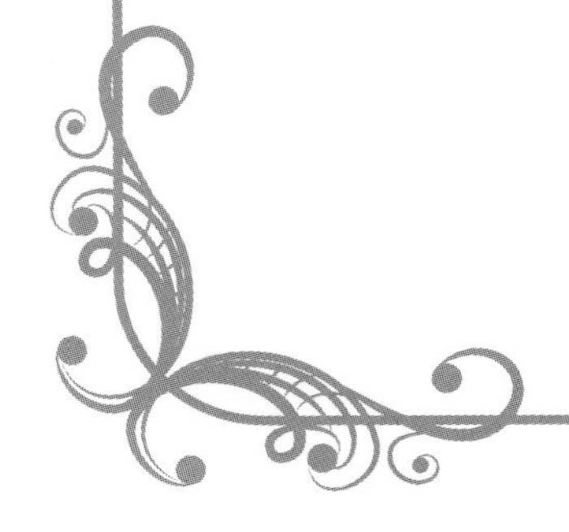

第 1 章 异基因和自体造血干细胞移植史
A History of Allogeneic and Autologous Hematopoietic Cell Transplantation

Karl G. Blume　E. Donnall Thomas　著
吴德沛　陈　佳　译
范　祎　韩　悦　陈子兴　校

一、概述

1868 年秋天，两位实验病理学家报道了他们的重要观察结果：哺乳动物的血细胞产生于骨髓中，成熟细胞通过穿透骨皮质的小血管离开骨髓腔。来自普鲁士哥尼斯堡大学（该城现称为加里宁格勒，是俄罗斯的一部分）的 Neumann[1] 在做兔子实验中观察到此结果，而意大利帕维亚大学的 Bizzozero[2] 的观察结果来自于对小鼠和兔子的实验。这两位研究者的报告发表相隔不到 6 周，他们都堪称这一关键发现的原创者。

很快，治疗白血病的医生们就迫不及待地利用了这两位研究者令人振奋的成果，进行了现在看来相当奇怪的治疗。具体的处方是：患者吞服母牛新鲜骨髓加等量橙汁的混合物，或让患者每天 3 次摄取一甜点匙剂量的公牛骨髓 [3]。显然，使用这些"疗法"是基于白血病是一种缺陷性疾病的假设，而非对细胞移植的期望。没有成功的治疗案例报告，而且在接下来的 70 年里，使用骨髓的疗法进展甚微。

1939 年，有人试图将几毫升 ABO 血型匹配的骨髓细胞注射到骨髓发育不全的患者胸骨中，但没有获得疗效 [4]。同一时期，通过小鼠实验，成功建立了肿瘤移植的免疫学基础 [5]，导致了对 H_2 移植抗原系统的认知 [6]。

第二次世界大战结束时两颗原子弹的爆炸以及核辐射对幸存者骨髓功能的影响，再次激发了人们对骨髓移植的兴趣。当 Medawar[7] 建立移植排斥反应的免疫学基础，并证明了新生小鼠具有耐受性时，研究方向进入了造血干细胞移植（hematopoietic cell transplantation，HCT）时代，进一步提高了医学科学界对该领域的兴趣。

二、异基因造血干细胞移植的历史

（一）1949—1956 年：体液假说相对细胞假说

1949 年，Jacobson 等 [8] 的小鼠实验表明，用铅箔屏蔽脾脏后给予致死剂量的辐射暴露，小鼠仍可存活，研究者认为这与体液或激素有关。1951 年，Lorenz 及其同事 [9] 报道，输注小鼠脾脏或骨髓细胞也能达到类似的保护作用。这两个发现引起了一项科学大讨论，即骨髓的恢复是基于体液机制还是细胞机制。1954 年，Barnes 和 Loutit[10] 的实验表明，脾脏和骨髓细胞输注带来的造血重建能力可能来源于活的细胞，这支持了细胞假说。第二年，Main 和 Prehn[11] 报道了用骨髓输注保护致死剂量辐照小鼠的研究。当把供体小鼠的皮肤移植给受体小鼠时，并未发生排斥，为供体活细胞介导获得性耐受提供了证据。最后一个细胞假说的证据是 1956 年，Ford 和他的同事 [12] 发现移植小鼠的骨髓表现出供体的细胞遗传学特征。他们论文中 [12] 所用的"辐射嵌合体"这一术语被引用入科学移植文献中。最令人振奋的发现也是在 1956 年，Barnes 和他的同事 [13] 报道了高剂量照射后骨髓输注治疗小鼠白血病的疗效。

（二）1956—1959 年：临床骨髓移植的早期努力

上述有价值的临床前研究点燃了临床研究者的极大热情。Thomas 等[14]于 1957 年首次尝试用全身放疗和化疗序贯骨髓移植来治疗患者。1959 年，该团队[15]又描述了 2 例进展期白血病患者接受高剂量辐照序贯同卵双胞胎骨髓输注的治疗经验。该团队观察到这 2 例患者迅速获得了顺利的造血重建并存活了数月，但最终都死于疾病复发。20 世纪 50 年代中期至 20 世纪 60 年代初，在全球范围内进行了大约 200 例临床移植。1970 年发表的一项回顾性综述[16]指出，其中没有一例移植受者获得长期生存，人们普遍认为造血干细胞移植前景黯淡。治疗失败及其带来的悲观主义情绪，源于缺乏可靠的组织配型方法以鉴定合适供者，以及缺乏如强效抗生素和血小板输注等有效支持治疗措施所带来的问题。此外，首先在动物研究中发现的移植物抗宿主病（graft-versus-host disease，GVHD）现象，也发生在人类异基因造血干细胞移植受者中。

1958 年，南斯拉夫 Vinča（现属塞尔维亚）的 Boris Kidrich 研究所发生核事故，6 名实验室工作人员暴露于 2.0 ～ 4.3Gy 的辐射中。事件被大量曝光后，这些患者被送至巴黎，在 Mathé 博士领导下的医师团队接受人类造血组织治疗，如胎儿肝细胞、脾脏和骨髓细胞。暴露剂量最大的一名患者死于大出血，而剩下的 5 名患者最终恢复了骨髓功能。尽管出现了一些一过性植入的证据，但无法确定给予异基因移植物是否在恢复过程中发挥了作用[17]。

（三）1955—1967 年：异基因造血干细胞移植动物模型进展

最初的负面临床经验表明，了解更多的移植生物学领域信息和改进支持治疗非常有必要。近交小鼠和远交犬这两种动物模型似乎特别适用于该类研究。在小鼠中，静脉输注是骨髓移植的最佳途径[18]。Billingham 和 Brent[19]发现异基因骨髓细胞可导致“损耗”（wasting）综合征，随后被鉴定为 GVHD。Uphoff[20]认为遗传因素控制了针对宿主的免疫反应，她还发现甲氨蝶呤可以改善 GVHD[21]。

Main 和 Prehn[11]的研究激发了人们新的兴趣，即在骨髓移植后进行同一供体的实体器官移植（如肾脏）可能有助于实体器官的持续植入。1959 年，Mannick 等的研究[22]将其付诸实践：对一只狗进行高剂量辐照后，先后进行无关供体的骨髓和肾脏移植。这只狗最终死于肺炎，但骨髓里已有细胞，且没有肾脏排斥的迹象。这一有吸引力的概念直到 40 年后才在人类的器官移植医学中实现，使得器官移植患者最终停用免疫抑制治疗。这是终身免疫抑制疗法中的一个有趣的替代疗法——转化研究中另一个令人印象深刻的成功例子（见后文关于减低强度方案的章节）。

不断有犬类动物模型研究展示异基因骨髓移植后并发症的特征谱，包括原发性植入失败和继发性移植物排斥，以及 GVHD；也有一些有利事件，如稳定的植入和无 GVHD 生存[23]。20 世纪 60 年代初以来另一项重要发现是无论是小鼠[24]还是犬类[25]，造血干细胞不仅可以从骨髓中获取，也可从外周血中获取，这对四分之一世纪后的临床移植实践产生了重大影响。

1958 年，欧洲的 Dausset[26]和 van Rood 等[27]描述了人类白细胞抗原（human leukocyte antigen，HLA）群。很快人们就认识到，这些抗原是实验和临床移植医学中供体选择的重要遗传因素。

Epstein 等[28]在犬类白细胞抗原系统中的研究证明，犬白细胞抗原（dog leukocyte antigens，DLA）在犬类模型异基因骨髓移植的预后中起着决定性作用。Storb 等[29]发现，辐照后接受犬白细胞抗原不相合供体骨髓的犬，会死于移植排斥反应或 GVHD，而多数接受犬白细胞抗原相合供体骨髓的犬，尤其是移植后给予甲氨蝶呤抑制移植物抗宿主反应者，可以长期存活[30, 31]。

虽然大量重要的临床前研究数据是在小鼠和狗身上获得的，但同一时期也开展了一些临床移植。Mathé 和同事[32]对 1 例白血病患者进行了异基因骨髓移植，但移植受者最终死于类似于慢性 GVHD 的严重并发症。同卵双胞胎间移植的不断成功提示来自组织相容性供者的骨髓移植潜力。

早期的临床前研究结果、对亲缘供体 HLA 相合系统不断深化的认识以及目前所拥有的支持治疗方法的改进成熟，推动了临床研究人员在拥有合适的同胞相合供者的患者中开展新的骨髓移植尝试。

（四）1968—1975 年：现代人类骨髓移植的开端

1968 年和 1969 年，3 名先天性免疫缺陷疾病婴儿成功进行了 HLA 同胞相合供者的骨髓移植[33-35]。3 名患儿都获得植入，迅速恢复了先前缺乏的免疫功能，并成长为健康成人[36]。惊人的巧合是，从 1868 年 Neumann[1] 和 Bizzozero[2] 观察到所有血细胞都来源于骨髓，到 1968 年骨髓移植第一次成功治愈患者，正好用了一个世纪。

对于同胞供者骨髓移植而言，进展期白血病或骨髓衰竭患者比免疫缺陷疾病更有挑战性。1969 年，西雅图的移植团队[37] 对 1 名慢性髓系白血病（chronic myeloid leukemia，CML）急变期患者进行了全身放疗预处理，序贯以组织相合同胞供者骨髓移植。患者获得植入，但随后死于巨细胞病毒（cytomegalovirus，CMV）相关性肺炎，这是一种当时尚未开发出任何针对性治疗药物的并发症。1972 年报道了对于再生障碍性贫血患者的成功移植病例[38]。1975 年在一份意义深远的报道中，西雅图移植团队[39] 描述了他们首批 100 例患者的移植效果，其中 73 例为进展期白血病，37 名例为再生障碍性贫血。50% 的再生障碍性贫血患者治疗获得成功，也有越来越多的白血病患者获得缓解期生存（图 1-1）。

（五）1976—1989 年：人类异基因骨髓移植应用领域的拓宽

白血病患者的长期无病生存于 1977 年由西雅图团队首先实现并报道[40, 41]。这些患者无一例外都经历过至少一次最优化疗方案治疗失败，且多人在高度复发状态下接受移植。随访 1 ～ 4.5 年后，100 名同胞供者移植受者中有 13 人存活且状态良好，提示即使是如此高危的患者也可能治愈。

考虑到复发是移植治疗失败的主要原因，对于首次获得完全缓解的急性白血病患者理当探索造血干细胞移植这种治疗概念以获得治愈，完全缓解时恶性肿瘤细胞负荷相对较低且异常克隆尚未对高剂量放化疗产生耐药。1979 年，两个中心[42, 43] 报道了首次缓解时接受同胞相合供体移植患者的良好治疗经验，这类患者较进展期接受移植的患者而言，预后显著改善。进一步研究表明，造血干细胞移植时的缓解状态对其远期预后有重大影响[44]。过去 30 年中，一项又一项研究证明了造血干细胞移植时肿瘤细胞负荷的重要影响。最近的一份报告再次显示，49 例费城染色体阳性的急性淋巴细胞白血病患者在首次缓解时的移植预后优于 30 例造血干细胞移植前至少复发一次的患者（图 1-2）。在这项长期随访研究中，患者年龄为 2—57 岁（中位年龄 36 岁）。年龄对造血干细胞移植的结果没有影响[45]（图 1-2）。

另一个有望通过造血干细胞移植治愈的血液系

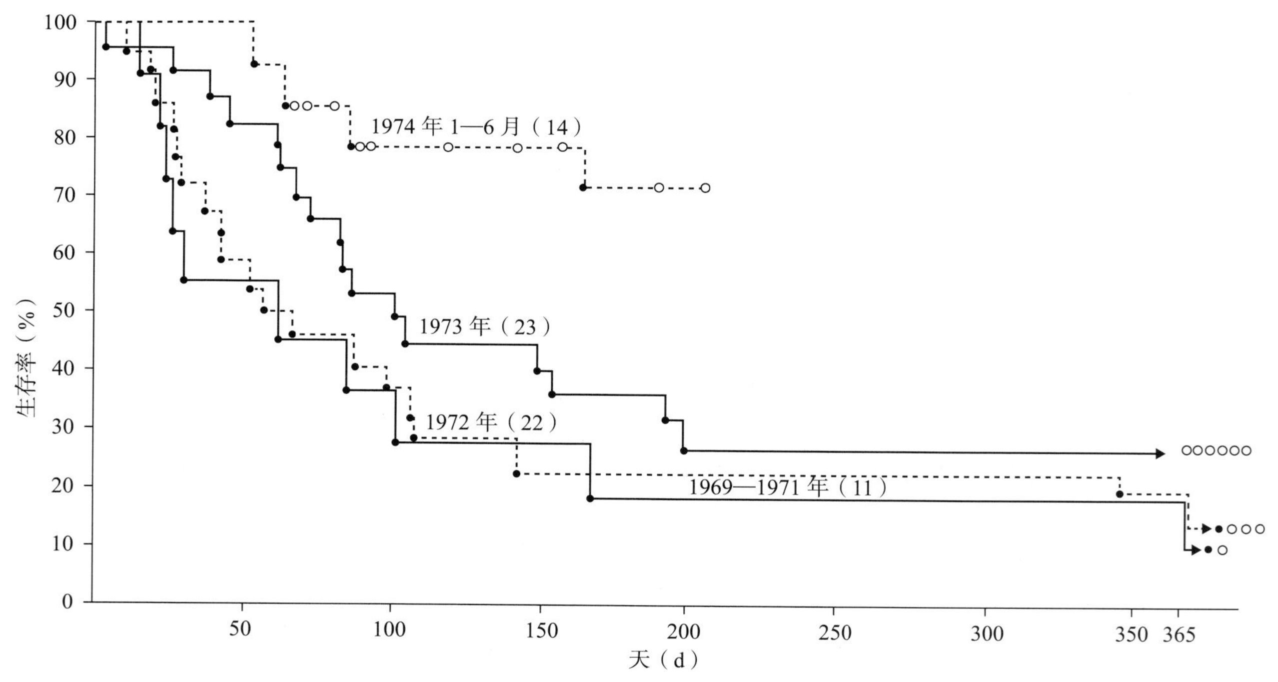

▲ 图 1-1 西雅图 1969—1974 年间 70 例急性白血病患者行同胞相合供体骨髓移植后生存率

（引自 Thomas 等，1975[39]。经马萨诸塞医学会许可转载）

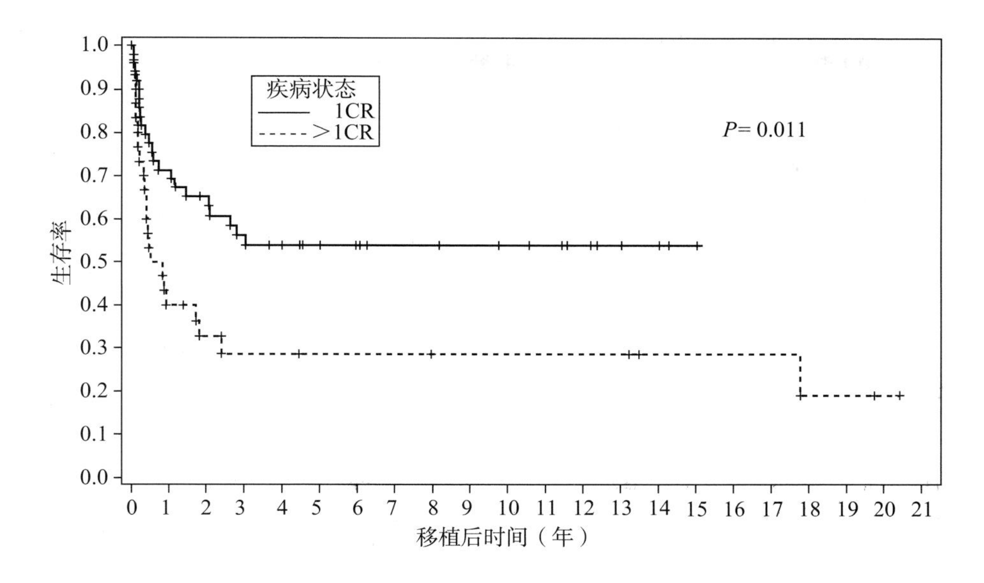

◀ **图 1-2 79 例费城染色体阳性急性淋巴细胞白血病患者接受高剂量全身放疗联合依托泊苷预处理序贯 HLA 相合同胞供体异基因造血干细胞移植后的情况**

移植时 49 例患者处于首次完全缓解期而 30 例患者为非第一次缓解期。早期移植的患者预后显著优于复发至少一次后再移植的患者（引自 Laport 等，2008[45]。经美国血液学学会许可转载）

统恶性肿瘤是慢性髓系白血病。Fefer 等的初步观察[46]表明 4 名患者在接受放化疗和同卵双胞胎供者的骨髓移植后，费城染色体消失。随后在 2 例慢性髓系白血病患者中尝试了同胞相合供者造血干细胞移植，明确了异常克隆可以被清除[47, 48]。上述规模有限但富有前景的观察结果推动了两项更大样本量的临床试验的成功，利用同胞相合供者造血干细胞移植成功治疗了慢性期慢性髓系白血病患者[49, 50]。

20 世纪 80 年代，在西雅图首次开展了重型地中海贫血[51]和镰状细胞病[52]的移植，成功开拓了非恶性重症血液系统疾病治疗的新领域。

在此期间，GVHD 预防新方案在动物模型中产生，并试用于临床[53, 54]，形成了环孢素联合甲氨蝶呤这一有效方案并成为一个新标准，而从骨髓移植物中去除 T 细胞也被证实是预防 GVHD 的有力手段[55, 56]。

还有临床试验探索了预处理方案中常用的辐照和环磷酰胺的替代手段，例如，白消安联合环磷酰胺[57, 58]或全身放疗联合依托泊苷[59, 60]。

另一个影响深远的重大事件发生在 20 世纪 80 年代，1987 年美国国家骨髓库成立，并在接下来的 25 年中成功地从各大洲招募了 2000 万无关供者造血干细胞移植捐献志愿者。该国际组织的前身是英国的 Anthony Nolan 基金会。自第一例无关供体移植成功以来[61]，国际上已有大约一半的移植采用了无关供者，每天都有多份无关供者干细胞被采集，并且从捐赠机构运送到各个移植中心。

1986 年，切尔诺贝利核电站（现属乌克兰）发生重大核事故。来自苏联、美国和以色列的医师与科学家团队对 200 名暴露于大剂量辐照的人群中 13 例严重受损（估计辐照剂量为 5.6 ～ 13.4Gy）的患者进行了骨髓移植。9 例患者造血功能恢复，其中 6 例患者在恢复自体骨髓功能前有一过性的部分植入。11 例移植受者死于各种原因，包括大面积烧伤、间质性肺炎、GVHD、肾衰竭和成人呼吸窘迫综合征。两名辐射剂量分别为 5.6Gy 和 8.7Gy 的患者在辐射事故发生后 3 年仍存活。从这一经验中可以清楚地看出，骨髓的恢复并不一定能确保存活[62]。

（六）1989—1999 年：巨细胞病毒疾病的防治进展；异基因造血干细胞移植物新来源

巨细胞病毒感染当时是一种致命的移植后感染并发症，发生于约 15% 的造血干细胞移植受者中。新型抗病毒药物更昔洛韦的出现使得控制和逆转巨细胞病毒感染成为可能，这一重要进展在两个同时开展但相互独立的Ⅲ期临床试验中得到证实[63, 64]。与此同时，基于聚合酶链式反应原理开发了有效的分子检测新方法。通过这些非侵入性检查手段，造血干细胞移植受者实现了巨细胞病毒感染发生与进展的快速与无创监测[65, 66]。

外周血移植物采集在异基因造血干细胞移植中的广泛应用有赖于三个前提：造血干细胞存在于循环血液中的认知、粒细胞集落刺激因子（granulocyte colony-stimulating factor，G-CSF）等克隆生长因子的出现和细胞单采技术的实用化。三份同时发表的研究报道了同胞相合供者的外周血移植物可以产生快速和持久的血液学重建 [67-69]。

脐血，作为另一种重要的异基因造血干细胞移植的新来源，由 Gluckman 等 [70] 首先应用。在全美乃至国际参与下建立起来的脐血登记处和脐血库，已经促进脐血成为广泛应用的移植物来源，尤其在儿科领域。

同时，无关供体捐献者的登记数量也持续增加，使无关供者移植在缺乏合适亲缘供者患者中的应用愈发成功 [71, 72]。这一进展通过不断改进分子组织配型方法而得以实现，而过去几十年发展起来的传统血清学配型技术最终被取代 [73-75]。最后，HLA 屏障得以成功跨越，使亲缘单倍型相合供者造血干细胞移植付诸实践 [76, 77]。

（七）2000 年至今：减低强度方案使得老年和体弱患者的移植得以实现；血液系统移植物诱导实体器官移植耐受

从早期的实验和临床造血干细胞移植开始，人们就认识到在预防本病潜在复发中发挥主要作用的是移植物抗肿瘤效应，进一步证明本病复发后也可通过供者淋巴细胞输注来根治，尤其是对于慢性髓系白血病患者 [78, 79]。过继免疫疗法概念在小鼠和犬类模型中得到研究，进而形成了临床方案 [80-84]。在过去的 10 年中，减低强度方案（reduced intensity regimens，RIC）经历了无数次的改良，有的采用低剂量全身放疗加上化疗，其他方案则是各种药物的排列组合。这些相对温和的预处理方案推动了造血干细胞移植在老年患者以及具有并发症的这类传统意义上不适合移植的患者中的应用。一项大样本研究纳入了接受相同治疗方案的 372 例老年患者，年龄在 60—75 岁之间，结果表明年龄不再是异基因造血干细胞移植成功的障碍 [85]。这些减低强度方案移植过程中患者仅需间断输血支持，因此可以更多地在门诊进行。而所需的免疫抑制药与接受高剂量预处理方案的患者相似 [86]。

在几十年大量的临床前小鼠研究之后，研究者们终于能够将 Main 和 Prehn[11] 以及 Mannick 等 [22] 最先描述的实验原理成功转化，通过应用供体造血干细胞诱导实体器官移植耐受 [87, 88]。最近一项研究中，16 例终末期肾病患者在接受了全淋巴辐照和抗胸腺细胞球蛋白预处理后，进行肾移植并输注来自 HLA 相合供者的富含 T 细胞的造血干细胞 [89]。15 例患者出现了不伴 GVHD 的多系嵌合。终止所有免疫抑制药的愿望在 8 例已经停药 16 ～ 40 个月的患者中有望实现，4 例患者刚刚完成或正处于停药过程，还有 4 名患者因其肾病潜在复发或发生排异而未停药。无论是否有药物维持，在观察终点所有 16 例患者的移植肾脏均功能良好 [89]。

三、自体造血干细胞移植的历史

（一）1958—1964 年：从临床前研究到首次临床移植

半个多世纪前，患者暴露于高剂量辐照和（或）高剂量抗癌药物后对细胞回输的需求，催生了储存自体造血干细胞的概念。起始研究在犬或小鼠模型中开展 [25, 90-96]，甘油最先被用来保护造血干细胞免受冷冻和复苏过程的破坏，后来二甲基亚砜被成功地用作冷冻保护剂，并且至今仍然是首选。非冷冻的骨髓细胞存储也是可行的，但随着预处理方案愈加复杂和耗时，造血干细胞的冷冻保存成为广为接受的储存技术。

起初临床使用的预处理方案主要包含高剂量辐照和（或）烷化剂（氮芥或环磷酰胺）。第一组自体移植患者报道于 1959—1962 年 [97-100]。多数为非霍奇金淋巴瘤或霍奇金淋巴瘤患者，大多数患者造血功能得到恢复，一过性的肿瘤应答也常被观察到。

（二）1978—1995 年：自体造血干细胞移植希望时代的开端

有了可靠的骨髓细胞冻存技术和越来越多的药物可供使用，研究者们开始探索剂量递增的抗癌药物组合 [101]。1978 年，Appelbaum 及其同事 [102, 103] 分享了他们对非霍奇金淋巴瘤患者在自体移植前采用卡莫司汀、阿糖胞苷、环磷酰胺和硫鸟嘌呤四联方案的经验。移植患者的血细胞恢复速度明显快于对照组，数例患者达到持续缓解，显然获得了治愈。

另一个包含环磷酰胺、卡莫司汀和依托泊苷的联合方案 [104] 成功地用于霍奇金淋巴瘤患者，获得广泛使用，该方案有时还加用第四种药物阿糖胞苷。用美法仑替代环磷酰胺可进一步改良该方案，目前已广泛应用于全世界移植中心，尤其对于淋系肿瘤患者。

Philip 及其同事开展的 PARMA 试验是一项关键性的临床研究。研究者们成功地比较了非霍奇金淋巴瘤患者接受自体造血干细胞移植与常规化疗的效果：造血干细胞移植受者的无事件生存率显著优于常规治疗组 [105]（图 1–3）。

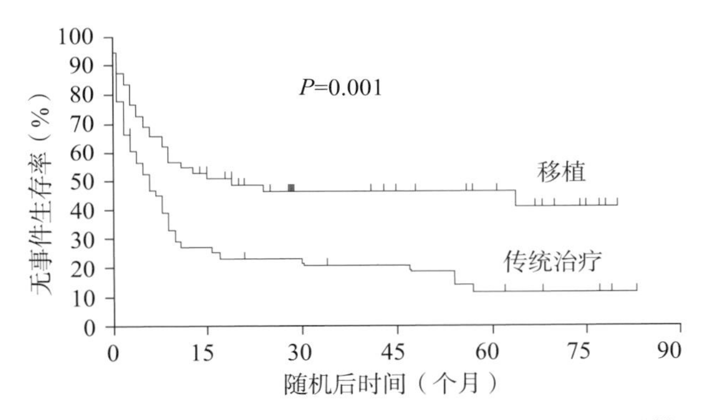

▲ 图 1–3　PARMA 试验中非霍奇金淋巴瘤患者的精算无事件生存率

该临床试验对自体造血干细胞移植与常规剂量化疗患者的预后进行了前瞻性对照研究。展示的数据基于意向性治疗分析（引自 Philip 等，1995[105]。经马萨诸塞医学会许可转载）

自体移植治疗急性白血病也在积极探索中，最终推动了一系列前瞻性临床试验的开展，将标准剂量化疗与高剂量预处理方案序贯自体造血干细胞移植进行比较。遗憾的是各试验的结果相当不一致，高度阳性的结果与其他试验阴性数据相冲突。针对急性髓系白血病患者已开发了新的方案，如高剂量白消安 – 依托泊苷方案，耐受性良好且疗效令人期待，目前正在进行协作组研究 [106–108]。

（三）1986—2004 年：循环干细胞与克隆性造血生长因子

从早期小鼠 [24]、犬 [109] 和狒狒 [110] 的研究中得知，循环血细胞可以重建受到致死性辐照的动物的骨髓功能。多次单采技术的应用保障了临床使用自体移植物的成功 [111]。最初增加外周血中干细胞数量的方法包括注射小剂量内毒素 [112]，还有研究者利用了患者化疗后恢复期骨髓释放干细胞的反弹效应 [113, 114]。然而，最主要的进展是在克隆性造血生长因子、粒 – 巨噬细胞集落刺激因子（granulocyte–macrophage colony–stimulating factor，GM–CSF）和前面提到的 G–CSF 的引入之后 [115–117]。后来，环磷酰胺序贯 G–CSF 或单用 G–CSF 和单采成为自体造血干细胞采集的标准手段。外周血干细胞可以利用 $CD34^+$ 细胞作为替代标志进行监测，（2 ～ 5）× 10^6 细胞数 /kg（受者体重）的 $CD34^+$ 细胞可以看作足量的“干细胞”用于移植。至于自体移植中使用骨髓和外周血哪种移植物更好，这一问题至少在淋巴瘤治疗中得到了答案，两项设计合理的临床试验均提示单采的移植物更佳 [118, 119]。自体造血干细胞移植后造血重建的速度（即患者白细胞和血小板从低点恢复）使其并发症发生率和死亡率较低。“干细胞”动员效果差的患者仍可通过新的 CXCR4 拮抗药产生理想的效果 [120]。

（四）1982—2001 年：微小残留病灶的检测以及“净化”自体造血干细胞移植物的努力

不论是从骨髓腔抽吸还是从外周血分离，采集的自体细胞中含有克隆性肿瘤细胞仍是一个严重的问题，这可引起恶性肿瘤的复发免疫组化、骨髓培养和分子学方法 [121–124] 均证实了采集物中存在肿瘤细胞。Brenner 及其同事 [125] 进行的基因标记研究表明，在自体移植后复发时，患者可检测到此类标记细胞。

肿瘤细胞的“净化”在全球多个移植物工程实验室进行了尝试和临床测试。阴性选择方法采用免疫和药理学原理：携带补体的单克隆抗体（monoclonal antibodies，mAb），以及 mAb 结合磁珠或者毒素、药物，或者单独的药物，如 4– 氢过氧环磷酰胺或马磷酰胺 [126–142]。还有研究者开发并测试了一些装置，例如能将骨髓抽吸物或单采血液浓缩物中分离出肿瘤细胞的装置 [143–147]。

阳性干细胞分离技术也在小鼠和人身上开展 [148, 149]，在患者接受大剂量辐照或联合化疗后应用该类高度净化的细胞制剂 [150–153]。部分Ⅳ期乳腺癌患者接受该类自体细胞制剂移植后可长期存活，并在移植后获得 10 年以上的完全缓解 [154]。

不同的阴性和阳性选择方法已应用于非霍奇金淋巴瘤、急性髓系白血病、急性淋巴细胞白血病、多发性骨髓瘤、神经母细胞瘤和乳腺癌等各类疾病。遗憾的是，临床科研文献中尚无设计良好的大样本前瞻性试验提供令人信服的证据证明“净化”移植物的优越性。

（五）1986—1999 年：乳腺癌患者大剂量化疗与自体造血干细胞移植

最初，在Ⅳ期乳腺癌患者中进行大剂量化疗和自体移植的尝试，部分患者获得肿瘤治疗反应，但仅是一过性的。20 世纪 90 年代，几个大型癌症治疗中心制定了数个高剂量方案，并很快在全球范围内推广应用于Ⅱ或Ⅲ期乳腺癌女性[155, 156]。这一乳腺癌治疗手段一度非常流行，以至于在 1994—1995 年，大约 40% 的自体移植手术用于乳腺癌的治疗，但这一快速的增长并没有可靠的Ⅲ期临床试验数据支持。20 世纪 90 年代，几个前瞻性试验同时进行。到 1999 年，几项对照研究的中期分析表明生存并未改善，自体移植在乳腺癌中的应用也随之大幅下降。随后一项荟萃分析纳入了 15 个随机试验的 6102 例高危疾病患者，发现移植后无事件生存率显著提高，但移植后 5 年总生存率并没有显著差异[157]。早些时候，一项Ⅲ期临床研究表明，自体造血干细胞移植与传统化疗治疗转移性乳腺癌患者的预后相当[158]。最后，某中心[161]的临床试验阳性结果被曝光为学术造假[159, 160]，导致全世界乳腺癌女性的造血干细胞移植治疗急剧减少。

（六）1993 年至今：改良预处理方案与巩固造血干细胞移植后缓解的研究

在自体造血干细胞移植中，预处理方案的唯一目的是永久清除肿瘤细胞。该步骤的目标是诱导持续缓解，也就是治愈，但本病复发是治疗失败的主要原因。因此，研究者们试图提高方案所含药物的剂量，或在现有高剂量方案中联合新的药物以增加预处理强度。另外，还有研究者探索了高剂量序贯方案，在每个疗程后输注自体造血干细胞[162]。上述研究中限制剂量的毒性均涉及重要的非造血器官毒性，如肝、肺、心脏和中枢神经系统。

另一个更有靶向性的方法在预处理方案中联合放射标记的单抗，该方案已成功用于非霍奇金淋巴瘤患者[163-165]。遗憾的是，该项具有前景的技术难以推广，主要是对核医学专业知识和设备要求较高。

最终，通过移植获得缓解后，研究人员还在积极寻求利用免疫学技术进行巩固治疗的方法。为此所采用的措施包括细胞因子［白细胞介素 -2（interleukin，IL-2）或干扰素］、单克隆抗体、对“巨块”病灶区域的放疗、个体基因型疫苗或者“驯化”的自体细胞（如细胞因子诱导的杀伤细胞等）。这些研究主要是临床可行性试验，但非霍奇金淋巴瘤患者自体移植后使用利妥昔单抗巩固治疗的数据令人印象深刻[166]，患者获得了长期的无病生存[167]（图 1-4）。

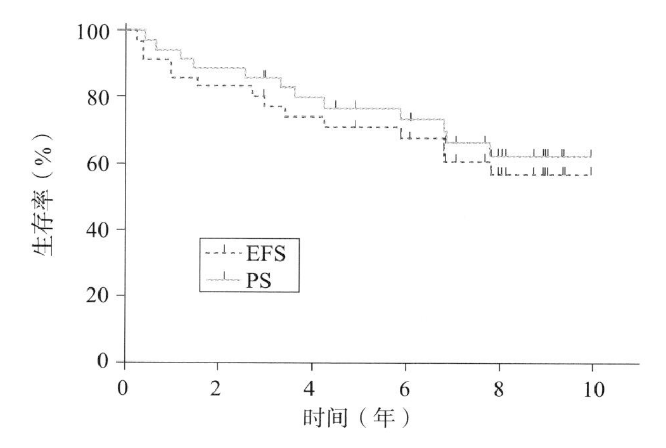

▲图 1-4　35 例复发难治性 B 细胞淋巴瘤患者利用 Kaplan-Meier 法计算的无事件生存率（event-free survival，EFS）和总生存率（overall survival，OS）

该群患者接受了自体移植和两疗程的利妥昔单抗（每周 1 次，用 4 周，移植后 6 周及 6 个月时应用）（引自 Weng 等，2010[167]。经美国临床肿瘤学会许可转载）

四、总结

半个世纪以来的高强度临床前和临床研究，究竟为异基因和自体造血干细胞移植带来了哪些成就？答案是：大量患者的长期无病生存和治愈。40 年前，我们的患者以“移植后天数”来计算生存期，而如今无病生存期以造血干细胞移植后“年”甚至“年代”来衡量。2012 年，造血干细胞移植迎来了第 100 万名患者（资料来源：M.M.Horowitz，Center for International Blood and Marrow Transplant Research；另见本书第 2 章），这意味着 100 万名生命垂危的儿童、青少年和成人获得了治愈的机会。但是，这并不意味着过去几十年围绕着造血干细胞移植的所有问题都得到了解决。表 1-1 列出了 20 世纪 60 年代移植成为临床治疗手段时，患者、医生和研究者面临的问题和障碍。2012 年再次回顾这份表单，我们发现在所有领域都取得了显著进展。

1. 现在造血干细胞移植可以应用于老年和体弱患者。

表 1-1 异基因与自体造血干细胞移植中的问题领域

异基因	自体
• 年龄限制	• 年龄限制
• 是否有合适供者	• 预处理相关毒性
• 预处理相关毒性	• 植入失败
• 植入失败 / 排异	• 机会性感染
• 机会性感染	• 复发
• 移植物抗宿主病	• 新发恶性肿瘤
• 复发	• 远期健康问题
• 新发恶性肿瘤	• 生活质量相关事件
• 远期健康问题	• 成本 / 费用
• 生活质量相关事件	
• 成本 / 费用	

2. 通过全美和国际性的努力，大规模的无关供者志愿者库和脐血库为缺乏合适相合亲缘供体的患者提供了造血干细胞移植的机会。

3. 控制髓外毒性的努力获得了很大的成功，特别是异基因造血干细胞移植采用减低强度方案后，许多移植受体无须住院。

4. 得益于：①现在更好的组织分型方法用于识别最合适的相合供者；②具备了自体造血干细胞移植前动员和收集足够细胞的能力，植入失败已成为罕见事件。

5. 对巨细胞病毒感染的早期抢先治疗获得了很大进步。强效新型抗生素和更好的抗真菌药物得以引入。

6. 异基因造血干细胞移植的最大障碍仍然是移植物抗宿主病，但已研发出有效的免疫抑制药并应用于临床。

7. 虽然耐药的恶性细胞难以消除，并可导致异基因或自体造血干细胞移植后本病复发，但另一方面，驾驭移植物抗肿瘤效应越来越可能实现，在不久的将来即可常规利用，且不发生 GVHD。

8. 长期观察结果显示造血干细胞移植后存在新发肿瘤的风险，但是我们应该认识到所有针对原发肿瘤的治疗对二次肿瘤的发生都有累积效应，移植并不是其唯一的诱因。

9. 数年乃至数十年的随访得到的另一个痛苦的教训是 HCT 受者后期罹患心脏、肺和肾脏疾病以及糖尿病的概率显著高于同龄对照组。

10. 许多细致的研究表明，我们患者的生活质量相当好。到目前为止，大多数患者认为接受造血干细胞移植是他们生命中一个非常正确的决定。

11. 造血干细胞移植的成本和费用在世界上大多数国家都高昂到令人震惊。应该不断敦促医院管理部门依据治疗方案合理的定价进行最优判断。

12. 本章作者向该领域的所有年轻读者、同事和研究者传达的最后一条信息是：坚持高质量的临床研究已使造血干细胞移植成为一种存在治愈意义和潜力的治疗方式而得到广泛应用。造血干细胞移植将继续前进和发展，造血干细胞移植的前景一片光明！

第 2 章 造血干细胞移植的应用与发展

Uses and Growth of Hematopoietic Cell Transplantation

Mary M. Horowitz 著
黄晓军 陈 佳 译
范 祎 韩 悦 陈子兴 校

一、概述

1968 年，异基因造血干细胞移植在三名先天性免疫缺陷疾病患儿中首次获得成功[1-4]，每个患儿接受的骨髓造血干细胞都来自于 HLA 遗传型相合或严格匹配的同胞供者。自那以后，超过 100 万名恶性与非恶性疾病重症患者接受了造血干细胞移植。目前估计全球每年的造血干细胞移植数量为 55 000 ～ 60 000 例（图 2–1）。造血干细胞移植得到广泛应用的原因包括：①在许多疾病中显示已证实或潜在的疗效；②更好地把握移植时机和适应证患者人群；③更多的供者；④更便利的造血祖细胞采集；以及优化的移植策略和支持治疗技术。上述进步减少了移植相关并发症和死亡率，增加了在老年和体弱患者中造血干细胞移植的可行性。

二、造血干细胞移植指征的变迁

造血干细胞移植对许多疾病均有疗效（表 2–1）。在某些情况下，移植可以纠正先天性或获得性的血细胞生成和（或）免疫缺陷。其他情况下，它可以在恶性肿瘤大剂量（清髓性）细胞毒性治疗后重建

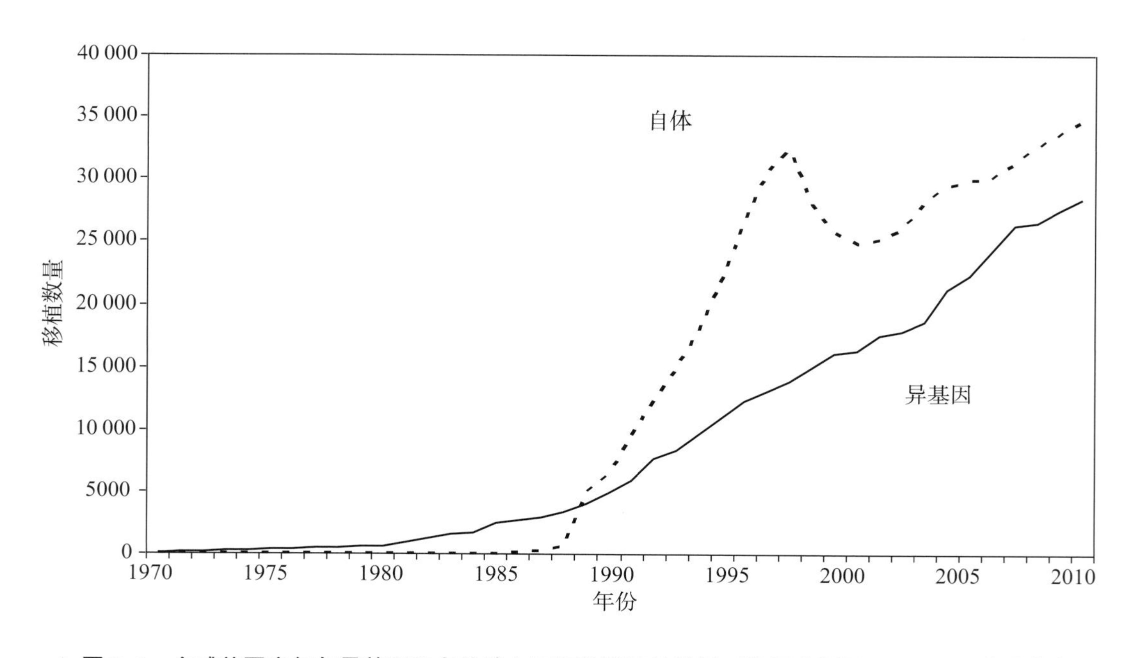

▲ 图 2–1　全球范围内每年异基因和自体造血干细胞移植的数量（数据来源于 CIBMTR 统计中心）

造血，和（或）提供有效的抗癌过继免疫治疗。20 世纪 70 年代，半数以上的造血干细胞移植用于治疗非恶性疾病：40% 用于再生障碍性贫血，15% 用于免疫缺陷性疾病，只有不到一半用于肿瘤治疗，且主要针对进展期急性白血病。进入 70 年代后，Thomas 和同事展示了具有说服力的数据，表明部分难治性急性白血病患者通过高剂量化疗和 HLA 同胞相合骨髓移植可以获得长期无白血病生存（见第 1 章）[5, 6]，而在第一次或第二次缓解期接受移植的患者预后更好[7–9]。数据显示，70 年代末和 80 年代初，同基因（同卵双胞胎）和异基因造血干细胞移植可使慢性髓系白血病患者获得细胞遗传学缓解和长期无白血病生存[10–12]。

20 世纪 80 年代，异基因造血干细胞移植治疗白血病的应用迅速增加。到 1985 年，大约 75% 的异基因移植用于治疗白血病，其中慢性髓系白血病、急性髓系白血病（acute myeloid leukemia，AML）和急性淋巴细胞白血病（acute lymphoblastic leukemia，ALL）的数量大致相等；90% 以上为 HLA 相合同胞供者移植。21 世纪初，慢性髓系白血病靶向治疗的问世减少了造血干细胞移植的使用，目前的指南推荐造血干细胞移植用于非移植治疗失败或耐药的患者[13]。然而，白血病仍占异基因造血干细胞移植的 65%（图 2–2）[国际血液和骨髓移植研究中心（Center for International Blood and Marrow Transplant Research，CIBMTR）统计中心，未发表数据]。

表 2–1　可适用自体和（或）异基因造血干细胞移植的疾病

恶性	非恶性
• 白血病 / 白血病前期	• 重型再生障碍性贫血
• 慢性髓系白血病	• 阵发性睡眠性血红蛋白尿
• 骨髓增殖综合征（除外慢性髓系白血病）	• 血红蛋白病
• 急性髓系白血病	• 重型地中海贫血
• 急性淋巴细胞白血病	• 镰状细胞贫血
• 幼年型慢性髓系白血病	• 先天性造血异常
• 骨髓增生异常综合征	• Fanconi 贫血
• 治疗相关性骨髓增生异常 / 白血病	• Diamond–Blackfan 综合征
• Kostmann 粒细胞缺乏症	• 家族性嗜红细胞性组织细胞增生症
• 慢性淋巴细胞白血病	• 先天性角化不良
• 非霍奇金和霍奇金淋巴瘤	• Shwachman–Diamond 综合征
• 多发性骨髓瘤	• 重症联合免疫缺陷及相关异常
• 实体瘤	• Wiskott–Aldrich 综合征
• 乳腺癌	• 先天性代谢异常
• 神经母细胞瘤	• 获得性自体免疫性疾病
• 肉瘤	
• 卵巢癌	
• 小细胞肺癌	
• 睾丸癌	

有关淋巴瘤治疗药物剂量 – 效应关系的实验和临床证据在 20 世纪 80 年代中期推动了自体造血干细胞移植试验的开展，以提高非霍奇金淋巴瘤的治疗强度（见第 1 章）[14–16]。结果初见成效，在淋巴瘤常规治疗失败的患者中，自体移植作为挽救性治疗而被迅速接受。随后在高危患者中，自体移植越来越多地用作初始治疗中的巩固方案。现在，异基因移植因其具有免疫介导的移植物抗淋巴瘤效应，在淋巴瘤中愈加频繁地使用，尤其是自体移植后复发的患者，以及自体移植难以治愈的伴有滤泡性组织增生的患者[17]。2011 年，淋巴瘤占异基因造血干细胞移植的 10%（CIBMTR 统计中心，未发表数据）。

在过去 10 年中，剂量强化的理论基础促进了高剂量治疗加自体移植在诸多血液学和非血液学肿瘤中的应用。最引人注目的是在 20 世纪 90 年代早期在乳腺癌中应用的大幅增加。1989—1990 年乳腺癌在自体移植中占 16%，到 1994—1995 年升高至 40%[18]。然而，早期和进展期乳腺癌的随机临床试验的结果令人失望（文献复习[19–21]）。1999 年开始造血干细胞移植在乳腺癌中的应用急剧下降，至 2011 年，北美地区仅不到 5% 的自体移植应用于乳腺癌患者。实体瘤，主要是神经母细胞瘤和睾丸癌，仍然占自体移植的 5% ～ 10%（图 2–2）。

1996 年报道了一项大剂量化疗加自体造血干细胞移植对照传统方案治疗多发性骨髓瘤的随机试验结果，发现自体移植后患者生存显著提高[22]，骨髓瘤的自体造血干细胞移植随之迅速增加。随后的数据表明，序贯自体移植或自体移植后序贯异基因移植可进一步改善预后[23, 24]。多发性骨髓瘤是现今造血干细胞移植最常见的适应证，占自体移植的

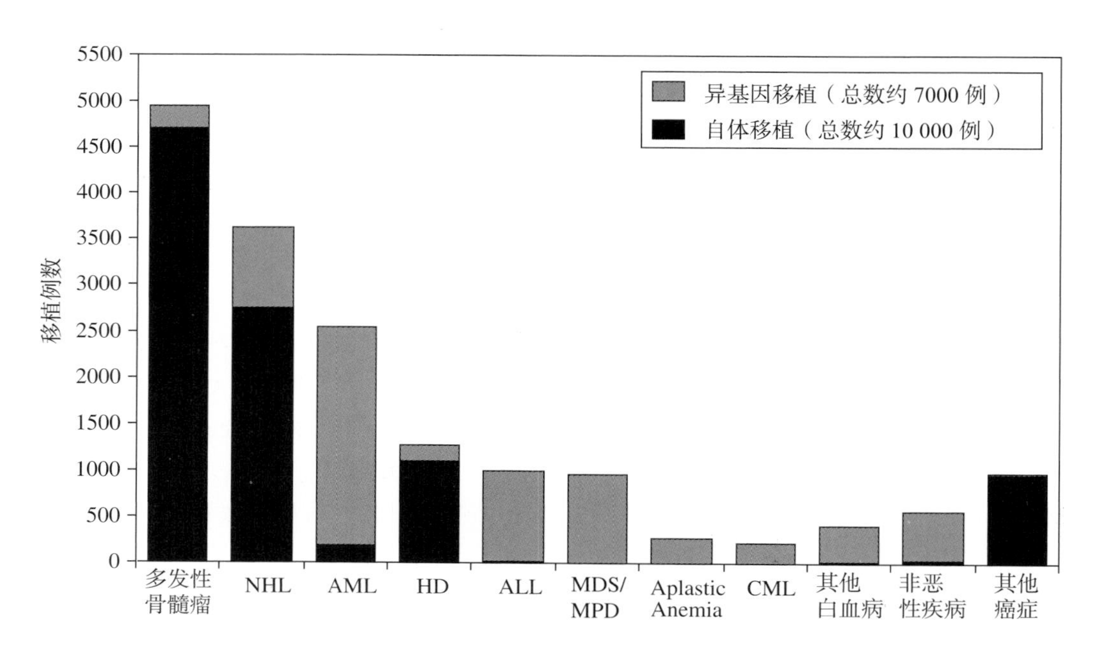

▲ 图 2-2　2011 年北美地区造血干细胞移植适应证

ALL. 急性淋巴细胞白血病；AML. 急性髓系白血病；CML. 慢性髓系白血病；MDS/MPD. 骨髓增殖性疾病 / 骨髓增生异常综合征；NHL. 非霍奇金淋巴瘤（数据来源于 CIBMTR 统计中心）

50%，但在异基因移植中占不到 5%（图 2-2）。尽管 2006 年有 30% 的骨髓瘤移植计划采用自体 - 自体或自体 - 异基因的序贯移植策略，但该策略当前存在争议，2011 年仅有约 10% 的骨髓瘤造血干细胞移植采用序贯移植（CIBMTR 统计中心，未发表数据）[25]。

图 2-2 显示了 2011 年北美地区异基因和自体造血干细胞移植最常见的指征，约 75% 的异基因造血干细胞移植应用于白血病或骨髓增生异常：其中 37% 应用于急性髓系白血病，16% 应用于急性淋巴细胞白血病，4% 应用于慢性髓系白血病，14% 应用于骨髓增生异常或骨髓增殖综合征，还有 5% 应用于其他白血病。其他肿瘤占 11%，包括非霍奇金淋巴瘤（9%）、多发性骨髓瘤（＜ 5%）、霍奇金病（＜ 5%）和其他肿瘤（＜ 5%）。剩下的是再生障碍性贫血（5%），免疫缺陷（＜ 5%）和其他各种非恶性疾病。自体移植最常见的适应证依次是多发性骨髓瘤（50%）、非霍奇金淋巴瘤（28%）、霍奇金病（10%）、白血病（＜ 5%）、神经母细胞瘤（＜ 5%）和其他癌症（CIBMTR 统计中心，未发表数据）。

对于一些过去不曾或很少使用移植的疾病，有关造血干细胞移植的应用研究越来越热，在部分疾病中零星报道或Ⅱ期研究均展示了其较好的前景，这些疾病包括镰状细胞病（见第 73 章）、先天性代谢异常（见第 75 章）、慢性淋巴细胞白血病（见第 60 章）、实体瘤（如卵巢、肾细胞癌和小细胞肺癌）（见第 63 章）和自身免疫性疾病（如多发性硬化、系统性红斑狼疮、系统性硬化和重症类风湿关节炎）（见第 67 章）。总体而言，这些疾病目前所占异基因或自体造血干细胞移植的比例不到 10%，但比 5 年前的不足 5% 已有所上升。欧洲和美国正在进行几项针对造血干细胞移植治疗自身免疫性疾病的大规模试验。如果试验证实了其有效性，这些高发疾病的患者中考虑造血干细胞移植疗法的人数可能将大幅增加。造血干细胞也是基因治疗的理想载体，有关这方面的应用也在不同条件下进行探索。（见第 8 章）。最后，某些Ⅰ期和Ⅱ期研究还将造血干细胞用于神经等非造血组织的再生 [26]。

三、患者选择的变化

在 20 世纪 70 年代，骨髓移植常被用作走投无路时孤注一掷的方法，患者一般在患病时间长、本病难治、伴活动性感染、多次输血且体能状态较差时才考虑准备接受移植。

现有的 GVHD 预防药物疗效并不理想，支持治疗手段尤其是抗病毒和抗真菌疗效也差强人意。于是植入失败、GVHD、感染性和非感染性肺炎、肺部以外的其他感染和其他并发症的高风险，以及其所导致的高移植相关死亡率也在意料之中。移植的接受和发展归因于对移植预后改善相关因素的认识不断加深，尤其是移植受者和移植时机的选择，这可让移植带来最大程度的获益。针对不同疾病的大量研究表明，早期进行 HCT 的患者其移植相关死亡和复发的风险均更低。

移植现在普遍作为一线或二线治疗，而不再是“最后一根稻草”。20 世纪 70 年代，急性白血病中仅 20% 的 HLA 相合同胞造血干细胞移植在首次缓解期进行，而 60% 应用于进展期患者（未缓解或三次及以上的缓解阶段）。相比之下，2011 年，急性白血病患者中，约 60% 的造血干细胞移植应用于首次缓解期患者，20% 应用于第二次缓解期患者，只有 20% 应用于疾病进展期患者（CIBMTR 统计中心，未发表数据）。除标危急性淋巴细胞白血病或低危急性髓系白血病患者（常规治疗可获较好疗效）可延后移植外，大多数急性髓系白血病年轻患者一旦获得合适的相合供者（相关或无关），就该尽快进行异基因移植。该策略不仅预后良好，还避免了并发症（难治性复发、危及生命的感染或器官毒性）等移植障碍出现的风险。

早期使用自体移植也已经成为趋势。1989 年，非霍奇金淋巴瘤从诊断到自体移植的中位间隔为 23 个月，到 2011 年时为 14 个月（CIBMTR 统计中心，未发表数据）；同样，1990 年，多发性骨髓瘤从诊断到自体移植的中位间隔为 18 个月，到 2011 年为 8 个月。这种变化很大程度上仰仗于自体移植在骨髓瘤和淋巴瘤的初始治疗或一线挽救治疗中显示的有效性（见第 56 ～ 59 章），促进了造血干细胞移植在该类疾病中的早期应用。

早期移植的策略部分要归因于 2011 年的患者与 20 世纪 70 年代的患者相比移植时体能状态更好。1974—1979 年移植的患者中，约 40% 的患者在移植前的卡氏评分（Karnofsky performance score，KPS）低于 80%，而 2011 年为 10%（CIBMTR 统计中心，未发表的数据）。

当前应用造血干细胞移植的患者年龄也比 20 世纪 70 年代大得多，当时移植受体的中位年龄是 17 岁，40 岁以上的患者小于 5%。2006 年，异基因移植受体的中位年龄为 39 岁，而自体移植受体为 56 岁，到 2011 年，相应的数字分别为 47 岁和 56 岁（CIBMTR 统计中心，未发表数据）。这一点之所以重要是因为最常应用造血干细胞移植的几类疾病多在老年发病（通常在 60 岁以上），而在老年患者中应用造血干细胞移植的能力使得更多的患者从中受益。自体移植已成功应用于 70 岁以上的患者。2011 年 82% 的自体移植受体年龄超过 40 岁，41% 年龄超过 60 岁。有了更好的 GVHD 预防方案、低毒性的预处理方案和优化的支持治疗方案，异基因造血干细胞移植也被用于老年患者。2011 年，59% 的异基因移植受体年龄超过 40 岁，而 1995 年仅 28%。2011 年进行的异基因造血干细胞移植中，45% 的患者年龄在 50 岁以上，20% 的患者年龄在 60 岁以上。几项研究结果提示，在 30 岁以上的患者中，至少在 50 岁之前年龄对移植结果的影响有限 [27, 28]。

最近一种增加老年患者应用异基因移植的方法是应用减低强度或非清髓性预处理。该策略通过预处理进行免疫抑制，以保障供者细胞植入，发挥免疫介导的移植物抗肿瘤效应以长期控制本病，而非以高剂量药物直接杀伤肿瘤细胞（见第 21 章）。自 20 世纪 90 年代后期首次报道以来，CIBMTR 登记数据显示，目前异基因移植者中减低强度预处理者占 35%，55 岁以上异基因移植患者人群中，减低强度预处理者占 60%。但该方法相较于传统造血干细胞移植的长期预后或有效性数据仍缺乏，目前血液和骨髓移植临床试验网络正在进行一项大型随机试验，比较 HLA 相合的同胞或无关供者移植的急性髓系白血病或骨髓增生异常综合征 (myelodysplastic syndromes，MDS) 患者采用高强度或减低强度预处理的影响。

四、造血干细胞来源

20 世纪 70—80 年代早期，本质上所有的造血干细胞移植都使用来自于 HLA 严格全相合的亲缘供者骨髓细胞。某些研究中，少数采用 HLA 不全相合亲缘供者（除外人类白细胞抗原单个抗原位点不合）进行的移植，出现了移植失败、GVHD 和不良结局的高风险 [29, 30]。这将造血干细胞移植的适用人群限制在了 25% ～ 30% 具有 HLA 相合亲缘供者的患者中。但某些进展显著提高了造血干细胞移植对无 HLA 相合亲缘供者患者的适用性，包括使用自体细胞、从外周血而非骨髓中采集细胞以及使用无关供者。

五、自体移植

虽然在 20 世纪 70 年代之前已经开展了一部分自体移植，但直到 80 年代中后期，从患者体内采集细胞，待高剂量化疗后再回输的方案才受到热捧（见第 1 章）[31]。由于其无须供者，许多化疗敏感的癌症患者可以在造血干细胞的支持下提高化疗强度，故而自体移植的需求持续存在，且因其无 GVHD，免疫重建也较异基因移植更快，因此自体移植后移植相关死亡率也更低。尽管免疫介导的抗肿瘤作用缺失，还存在移植物被肿瘤细胞污染的顾虑，但早期的试验显示，其他治疗失败的淋巴瘤患者可通过自体移植获得良好效果。该技术在 20 世纪 80 年代后期被迅速普及，成为复发淋巴瘤患者的治疗选择，并越来越多地用于其他化疗敏感但难以治愈的癌症，包括急性白血病、多发性骨髓瘤和某些实体瘤。

该技术得以广泛应用的一个重要基石是发现通过化疗或生长因子（如粒细胞或 GM-CSF）动员后，利用几次白细胞单采即可将造血干细胞从外周血中采集出来[32-34]。所采集的造血干细胞产物含有大量的祖细胞，并促进移植后造血迅速恢复，还避免了在手术室进行骨髓采集的需要。1989—1990 年，85% 的自体移植使用的是骨髓细胞，到 2000 年，这一比例还不到 5%（CIBMTR 统计中心，未发表数据）。多数异基因移植仍在科研型三级医疗中心进行，而自体移植与异基因移植相反，其很快就在社区机构中开展，部分原因是获得造血干细胞的便利性，还有部分原因是迅速的造血与免疫重建，以及较少的移植并发症。这一因素也增加了造血干细胞移植的适应人群。

六、异基因移植

早在 1973 年，就有成功进行 HLA 相合无关供者移植的零星报道[35-37]，但鉴于人类 HLA 的多态性，很难为每个患者寻找到一个合适供者。在 20 世纪 80 年代中期，几个全国性和国际性组织创立了骨髓捐献者登记库，纳入了接受 HLA 配型并愿意成为无关供者的志愿者。全世界范围内大约有 2000 万经过 HLA 配型的志愿者（见第 37 章）。欧洲捐献者协会（www.europsupplier.org）管理的一个多国协作组织——世界骨髓捐献者（www.bmdw.org）为供者的查找提供了便利，几个国家和国际登记库的计算机化搜索可以快速找到供者。美国国家骨髓库（National Marrow Donor Program，NMDP；www.marrow.org）是最大的供者登记库，纳入了约 1100 万名志愿者。NMDP 还提供了一个网络搜索应用程序（MatchView^{sm}），以供患者初步查找供者；另外还有一个应用程序 Haplogic^{TM}，可以帮助移植医师估测为某个患者找到无关全相合供者的可能性。

如今，白种人患者有 70% 及以上的概率通过现有的供者平台找到 HLA-A、B、C 和 DRB1 高分辨配型相合的供者。由于 HLA 的高多态性和种族相近的供者数量较少，其他种族的患者找到 HLA 相合无关供者的概率较低，但 50% ～ 70% 的患者可找到仅一个位点错配的供者，即使不是最佳的替代供者，也是一个可接受的选择[38]。

大型供者平台的建立大幅增加了无关供体者移植的应用。1985 年，不到 10% 的异基因造血干细胞移植使用无关供者，而到 2011 年这一数字增长到 40% 以上，在过去 10 年中，无关供者移植对美国造血干细胞移植增长的贡献颇大（图 2-3）。在某些情况下，尽管植入失败和 GVHD 的风险较高（见第 46 章），但无关供体移植后患者的生存与 HLA 同胞相合移植相似。无关供者造血干细胞移植的诊断到行造血干细胞移植的时间间隔更长，部分原因是供者的搜寻和评估过程需要一定的时间，还有部分原因是一些医生不愿在疾病早期使用难度曾经更高的移植策略。然而，最近的数据表明，HLA 相合无关供者移植的指征与 HLA 相合同胞供者移植是一致的[39]。

直到 2002 年，大多数异基因造血干细胞移植仍使用从骨髓中采集的细胞。多年来，人们不愿意使用外周血中收集到的细胞，因其含有大量可介导 GVHD 发生的成熟 T 淋巴细胞。但在 1995 年，三个中心的小样本报道显示外周血干细胞移植可以加速造血重建，而急性 GVHD 的情况也可以接受[40-42]。随后异基因外周血造血干细胞移植迅速增加，现在已有约 75% 的亲缘供者和 60% 的无关供者造血干

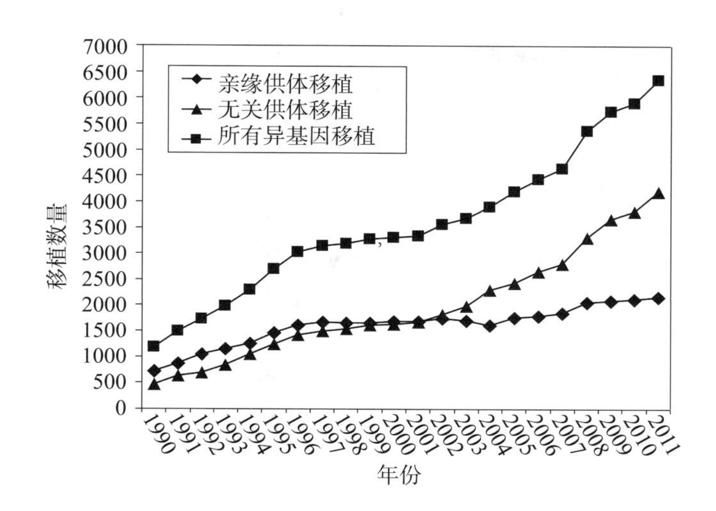

▲ 图 2-3　美国向国际血液与骨髓移植研究中心报告的异基因造血干细胞移植数量年度报告（数据来源于 CIBMTR 统计中心）

细胞移植通过使用白细胞单采来获取干细胞。

数个随机试验比较了亲缘供者外周血和骨髓造血干细胞移植的结果 [43, 44]。其中部分研究提示进展期患者接受外周血造血干细胞移植具有早期生存优势。然而，大多数研究也表明慢性 GVHD 的风险增加，也有研究表明晚期死亡率较高（见第 42 章）。骨髓和外周血移植在无关供者造血干细胞移植中的相对有效性的比较数据更为有限。CIBMTR 和 NMDP 在无关供者移植受者中开展的一项观察性研究表明，两者生存情况相似，但外周血移植后 GVHD 的发生率高于骨髓移植 [45]。美国血液与骨髓移植临床试验网络（Blood and Marrow Transplant Clinical Trial Network，BMTCTN）开展的一项大型随机试验分析了接受清髓性预处理的患者情况 [46]。550 名患者随机接受无关供者外周血或骨髓移植，两组生存率没有本质差异，但植入失败更常见于骨髓移植，而广泛的慢性 GVHD 更常见于外周血移植。值得注意的是，外周血干细胞移植后 2 年仍处于免疫抑制状态的患者比例比骨髓移植患者高 20%。现有的细胞采集模式是否会就此改变还有待观察。而在减低强度预处理移植中何种来源的移植物为最佳仍缺乏数据。

20 世纪 90 年代以来多项实验和临床研究表明，富含造血祖细胞的脐带血（umbilical cord blood，UCB）可能是异基因移植造血干细胞的良好来源（见第 39 章）。但在实用过程中，必须有大量的脐带血以保障稳定供应。在过去的 20 年里已建立起了数家脐带血库，至 2012 年全球共冷冻了 50 多万个单位的脐带血。脐带血移植的优点是移植物即时可用，而无须筛选供体并进行配型和细胞采集，并可针对性地收集和储存少数族裔的细胞。大多数临床数据表明，即使供受者 HLA 高度错配，脐带血移植发生严重 GVHD 的风险也比成人供者移植更低。在 10 岁以下儿童无关供者移植中，脐带血移植约占 50%。

脐带血移植后的造血重建可能较慢，尤其是对于成人和年龄较大的青少年而言，脐带血细胞剂量（细胞数 /kg 受者体重）更加有限。因此，10—19 岁儿童无关供者移植中脐带血占 30%（高于 2006 年的 20%），20 岁及以上人群中仅占 15%（2006 年为 5%）。然而，越来越多的研究证明脐带血移植在成人中也有望获得成功 [47-50]。为了提高植入的速度和成功率，目前正在研究的方法包括：双份脐带血移植、间充质细胞共输注、T 细胞去除的单倍体外周血干细胞共输注、脐血骨髓腔内直接注射以及各种细胞扩增技术。

使用 HLA 部分相合的亲缘供者可进一步扩大造血干细胞移植的适用人群（见第 45 章）。在美国，大约 10% 的异基因移植使用 HLA 单倍体相合的亲属，而另一个不相合的单体上存在一个或多个抗原错配。一个以上抗原错配的单倍体供者移植疗效在很长一段时间内都令人失望，直到 20 世纪 90 年代至 21 世纪初，该类移植数量几乎没有增长。有研究表明，如果提高移植物中 CD34 细胞的剂量并去除 T 细胞，或选择 NK 细胞异体反应最强的供者，有望提高成功率 [51, 52]。最近新出现的方法是回输干细胞 36 ～ 48h 后应用大剂量环磷酰胺，以清除异体反应性最高的细胞 [53, 54]。前者多用于美国，而后者常见于欧洲。

如果替代供者，不论是无关供者、无关脐带血或 HLA 不相合的亲属，能够用于所有或至少大部分适应于 HLA 相合同胞移植患者的话，美国每年将有 13 000 ～ 16 000 例的异基因移植量，远远超过目前每年完成的 6000 ～ 8000 例。随着对替代供者的认识不断深入，其移植量能否增加还有待观察。有数据表明，社会经济或其他非 HLA 的问题也会对确定合适的供者造成重大障碍 [55, 56]。

七、移植预处理和支持治疗

除了一些因免疫缺陷性疾病，过去造血干细胞输注前均需接受强化的免疫抑制和（或）细胞毒治疗，其目的是清除恶性细胞及异基因移植中的宿主免疫细胞以介导排异。在20世纪70年代和80年代，绝大多数用于治疗恶性疾病（主要是白血病）的造血干细胞移植采用的是高剂量环磷酰胺联合全身放疗（total body irradiation，TBI）的移植前预处理方案，联合或不联合其他药物。根据 CIBMTR 报告的数据，高剂量辐照方案的应用在 20 世纪 80—90 年代初有减少的趋势。当前约 35% 的白血病异基因移植患者（60 岁以上患者占 60%）使用减低强度方案。大约 30% 的白血病异基因移植采用了大剂量白消安，通常联合环磷酰胺，加或不加其他药物；另外 30% 采用大剂量全身放疗加环磷酰胺或其他大剂量化疗药物。其余患者则分别采用各种高剂量化疗方案。自体移植的高剂量预处理方案根据本病的不同而各异，但只有少数包含全身放疗。

异基因造血干细胞移植策略的另一个重要变化是移植后免疫抑制方法的发展。20 世纪 70 年代和 80 年代初开始使用甲氨蝶呤（methotrexate，MTX），到 80 年代中期，许多中心用钙调磷酸酶抑制药环孢素（cyclosporine，CSP）在来取代甲氨蝶呤。同样在 80 年代中期，环孢素联合甲氨蝶呤的预处理方案问世，被证实其 GVHD 预防效果优于甲氨蝶呤或环孢素单药[57, 58]。他克莫司是现在应用更为普遍的钙调磷酸酶抑制药，2011 年最常用的移植后免疫抑制方案是他克莫司加甲氨蝶呤，占异基因移植的 40% 左右，而另外 25% 的异基因移植使用他克莫司联合霉酚酸酯或其他药物。约 35% 的患者接受环孢霉素加甲氨蝶呤或其他药物。20 世纪 70—90 年代，HLA 相合同胞造血干细胞移植后Ⅲ～Ⅳ度急性 GVHD 的风险从 20% 降至低于 15%，且相关死亡率较前降低，这是过去 30 年来移植后早期死亡率大幅下降的重要原因（CIBMTR 统计中心，未公布数据）（图 2–4）。

另一个原因是巨细胞病毒感染得到了更好的预防，包括对巨细胞病毒阴性的患者使用巨细胞病毒阴性或过滤的血液制品，或利用更昔洛韦对巨细胞病毒阳性患者或使用巨细胞病毒阳性供者的巨细胞病毒阴性患者进行预防和早期治疗。由此巨细胞病毒性肺炎这一致命并发症的发病率从 10% 降低到 2% 以下（图 2–4）。非感染性肺炎（特发性肺炎综合征）也有所减少，原因可能是甲氨蝶呤的使用减少和分次照射的应用，也得益于有更好的方法检测之前无法检测的微生物。外周血干细胞和生长因子的应用还促进了造血重建，减少了住院时间，这在自体移植中尤为突出，现在有些自体移植至少可以部分在门诊完成。

上述改变带来的净效应是 HLA 相合同胞移植后首年移植相关死亡率的显著下降，CIBMTR 的数

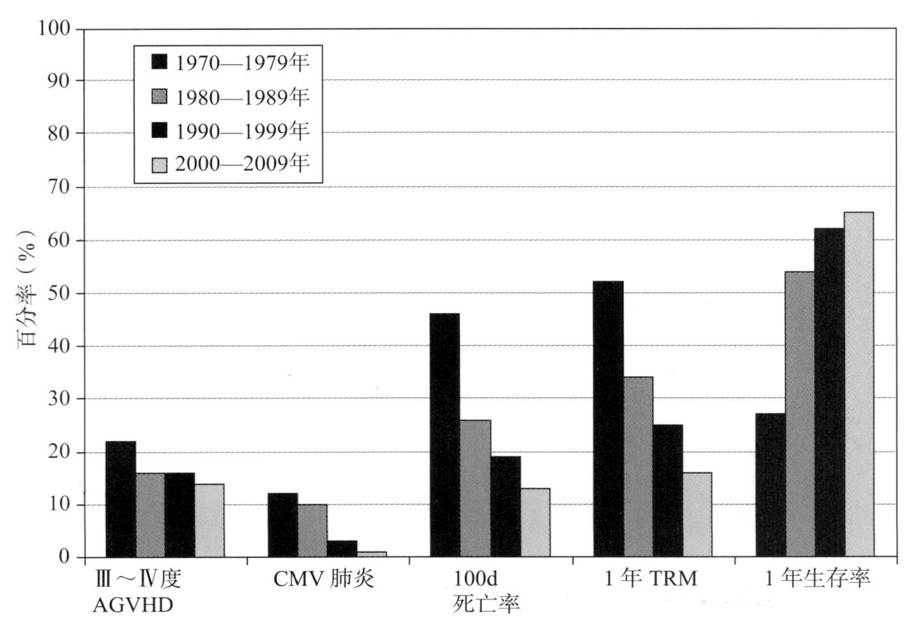

◀图 2–4 国际血液与骨髓移植研究中心收录的白血病患者接受人类白细胞抗原相合同胞造血干细胞移植后Ⅲ～Ⅳ度急性移植物抗宿主病发生率、巨细胞病毒性肺炎发生率、100 天总死亡率、1 年移植相关死亡率和 1 年生存率

GVHD. 移植物抗宿主病；CMV. 巨细胞病毒；TRM. 移植相关死亡率（数据来源于 CIBMTR 统计中心）

据显示，1970—1979 年约为 50%，到 2000—2009 年降至 15%（图 2-4）。自体移植后的移植相关死亡率甚至更低，白血病患者约为 5%，淋巴瘤和骨髓瘤患者则为 5% 以下（CIBMTR 统计中心，未发表数据）。异基因和自体移植后的死亡原因构成如图 2-5 所示，异基因造血干细胞移植主要为移植相关毒性，而自体造血干细胞移植主要为肿瘤复发。

八、长期生存者

造血干细胞移植应用的增加和移植受者预后的改善意味着长期生存者数量的增长。目前约有 25 万人移植后存活 5 年或更长时间，而且这个数字还将迅速上升。大多数生存满 5 年者状态良好，脱离了所有免疫抑制药，过着正常的生活。然而，最近的数据表明，多年来，移植患者的死亡率仍长期高于年龄和性别匹配的普通人群 [59, 60]。

长期存活的移植受体仍有晚期并发症的风险（见第 104 章）[59-61]，包括晚期感染、白内障、生长发育异常、甲状腺疾病、慢性肺病、心血管疾病和缺血性坏死，这些在慢性 GVHD 患者中更为常见。移植受者白血病、骨髓增生异常和实体瘤的发病率也较一般人群高（见第 105 章）。继发性肿瘤和其他并发症或许不能完全归咎于造血干细胞移植本身，也可能与造血干细胞移植前的放化疗有关。无论如何，终身监测是必要的，增强非移植医师对移植患者的晚期并发症的认识也同样必要。CIBMTR 和欧洲血液和骨髓移植组织（the European Group for Blood and Marrow Transplantation，EBMT）最近发布了移植后生存者的随访指南 [61]。

九、清除应用造血干细胞移植的障碍

在移植的最初 20 ～ 30 年中，获得合适的移植物是造血干细胞移植，特别是异基因造血干细胞移植的主要障碍，但自体移植中外周血移植物的应用、无关供者和脐带血的大幅增加以及替代供者移植的发展基本上克服了这一问题。然而，有望从造血干细胞移植中获益的患者中，仅一半接受了移植 [55]，社会经济因素的影响很大。非裔美国人接受自体、亲缘供者或无关供者造血干细胞移植的概率比同样情况的白种人患者显著降低 [56]。缺乏保险、保险不足和高昂的自付费用在美国构成了明显的障

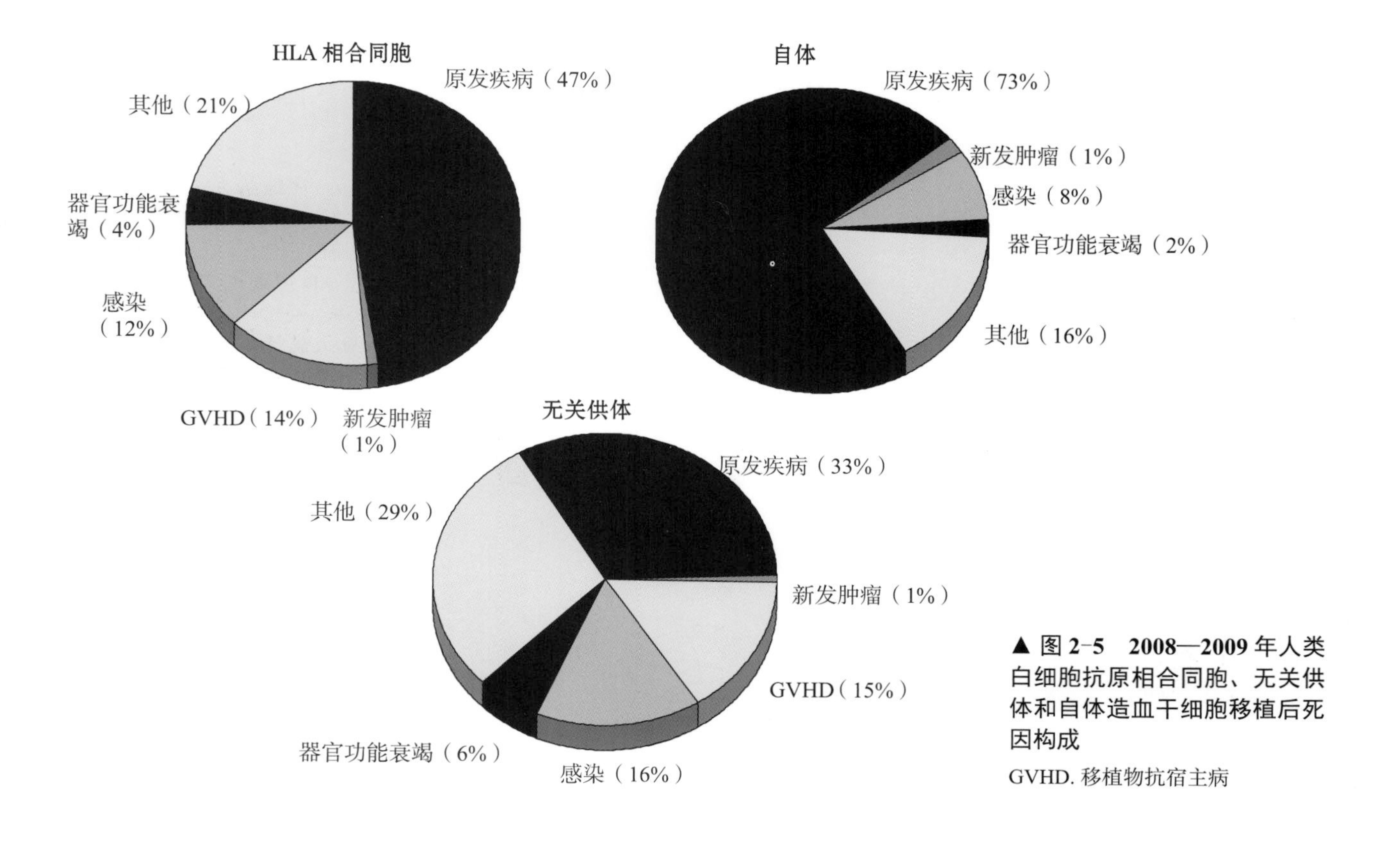

▲ 图 2-5　2008—2009 年人类白细胞抗原相合同胞、无关供体和自体造血干细胞移植后死因构成

GVHD. 移植物抗宿主病

碍（见文献 [62]），而医疗基础设施也可能造成影响。最近一项关于美国 2005—2009 年异基因造血干细胞移植情况和移植中心能力的调查显示，造血干细胞移植的数量增加了 30%，但造血干细胞移植床位接待能力仅增加了 17%[63]。NMDP 最近一项倡议评估了医疗保健系统能力，针对移植的困境提出一系列建议，其中包括推进公共政策以提供充足的经费覆盖移植的各个方面[64]。

十、造血干细胞移植疗效的评价和改进

国际合作在移植领域中意义重大，移植疗效可以通过 CIBMTR（www.cibmtr.org）和 EBMT（www.ebmt.org）这样的国际预后数据库进行评估。数百个移植中心提供了数十万名患者的临床数据，以便开展观察性研究来解决造血干细胞移植相关的诸多重要问题（见第 28 章）。在过去的 10 年中，造血干细胞移植领域的多中心前瞻性临床试验越来越多，更重要的是致力于解决造血干细胞移植相关问题的协作网络的建立。EBMT 还建立了一个临床试验办公室以推动跨国多中心试验。美国的 BMT CTN（www.bmtctn.net）是一个由美国国家心肺和血液研究所，以及国家癌症研究所发起的大型多中心网络，自 2003 年以来，已将 5000 多名患者纳入了临床试验[65]。这些举措提供了更为可靠的平台，将我们在细胞生物学、免疫学和遗传学方面的快速发展转化为治疗策略，从而改善患者的预后。

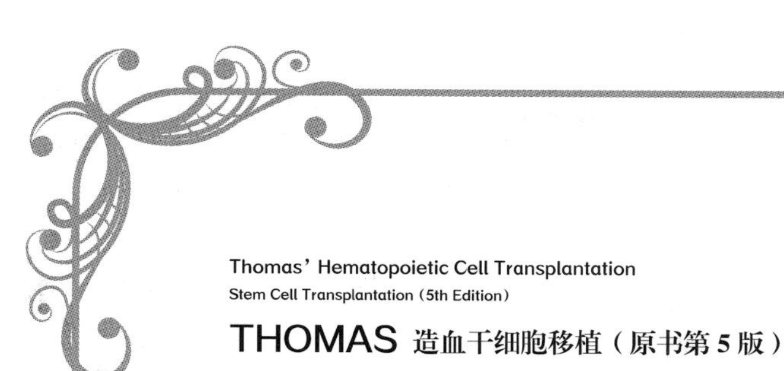

第二部分

科学依据和造血干细胞移植

Scientific Basis or Hematopoietic Cell Transplantation

造血和干细胞移植生物学篇

Hematopoiesis and Stem Biology Transplantation

第 3 章
源自人类多能干细胞的造血干细胞的产生

Generation of Definitive Engraftable Hematopoietic Stem Cells from Human Pluripotent Stem Cells

Laurence Dahéron　David T. Scadden　著
陆雨桐　徐　杨　译
范　祎　韩　悦　陈子兴　校

一、概述

1998 年，Thomson 等从人体囊胚的内细胞群中首次分离并建立了人胚胎干细胞（human embryonic stem cells，hESCs）系[1]。hESCs 具有独特的自我更新能力和多向分化潜能：它们在体外培养时几乎可以无限增殖，并能分化为机体的各种细胞。这一里程碑式的发现产生了巨大的应用前景：它为无限量供应包括造血组织在内的所有可用于移植的组织提供了可能。此外，这些细胞还是研究胚胎发育和谱系规范的有力工具。它们还能为药物筛选和毒性检测提供无限的特定细胞类型来源。

干细胞可根据其分化潜能分为三类：全能干细胞、多能干细胞（pluripotent stem cells，PSCs）和多潜能干细胞（表 3-1）。在胚胎形成过程中，受精卵及胚胎四细胞期及之前的任一细胞皆是全能干细胞。在合适的环境中，它们可以形成完整的有机体，包括所有的胚胎细胞、胚外细胞和成体细胞。与之相反，多功能干细胞不能独立形成完整的胎盘或原条。胚胎干细胞（embryonic stem cells，ESCs）是多能干细胞，它们具有自我更新的能力，并能分化成机体任何类型的细胞。成人体内或脐带血中的成体干细胞则是专能干细胞，它们的分化潜能有限。

在胚胎发育过程中，多能干细胞短暂存在于桑椹胚后期的胚胎至着床前囊胚的原始外胚层。尽管一些报道声称它们可能来源于睾丸，但在通常情况下，成人体内不存在真正的多能干细胞。虽然胚胎干细胞被当作是胚胎多能细胞的对应体，但也有人认为胚胎干细胞是一种“人造产物”，在体内没有类似细胞。值得注意的是，体内的多能干细胞与体外培养的多能干细胞在一些方面存在着差异，包括基因表达、增殖率、细胞因子依赖性、遗传印迹的保真度和表观遗传改变[2]。

2006 年，日本的 Yamanaka 团队发现，体细胞

表 3-1　干细胞来源及其分化潜能

	分化潜能	来　源	举　例
全能干细胞	所有的胚胎细胞 / 胚外细胞和成体细胞	四细胞期之前的早期胚胎	受精卵 从二期细胞至四期细胞的任一细胞
多能干细胞	所有的胚胎细胞和成体细胞，部分胚外细胞	早期胚胎：桑椹胚和胚泡期外胚层	胚胎干细胞 诱导多能干细胞
多潜能干细胞	仅限于特定谱系的细胞	脐带 胎儿 成人躯体	造血干细胞 间充质干细胞 神经元干细胞 皮肤干细胞

可以被重编程为类似于胚胎干细胞的多能细胞[3]。作者将四种基因（*Oct4*、*Sox2*、*KLF4* 和 *c-Myc*）导入胚胎或成体成纤维细胞中，并筛选出能使胚胎干细胞特异性标志物再活化的细胞。这些细胞被称为 iPS，意为“诱导多能干细胞（induced pluripotent stem）”，它们能够自我更新并分化为三个胚层。通过胚泡注射构建嵌合体小鼠和种系传递，iPS 的多能性得以证实[4, 5]。此外，iPS 的治疗潜力在镰状细胞贫血的人源化小鼠模型中被证实[6]。该研究将突变体的成纤维细胞重编程为 iPS，通过同源重组修复基因缺陷，然后将修复的 iPS 细胞分化为造血祖细胞，移植入供体小鼠体内（图 3-1）。移植后，镰状细胞性贫血的各项血液学指标及全身指标均有明显改善，为 iPS 在治疗中的应用提供了理论依据。

2007 年，两个独立的研究团队阐述了分别用两组略有不同的 4 个基因对人类成纤维细胞的重编程[7, 8]。这个非凡的发现为构建患者 – 疾病 – 特异性多能细胞揭开了序幕(图 3-2)。在过去的 8 年里，大量文献报道了从成纤维细胞[9]、脂肪细胞[10]、CD34$^+$ 细胞[11]、内皮细胞[12]或角质细胞[13]等不同类型的人类细胞构建 iPS 系，以及如何利用不同的技术导入这 4 种转录因子。尽管大多数“早期”iPS 系是通过整合型反转录病毒或慢病毒系统构建的，但是近期的细胞系大多通过非整合型系统构建，例如 Sendai 病毒[14]、附加型载体[15, 16]、RNA 转染[17]和蛋白质转导[18]。这些 iPS 系完全不含转基因，是更安全的移植细胞来源。因此，通过过表达 4 个“Yamanaka”因子将成体细胞重编程为类胚胎干细胞，是获得与供体相同基因组物质的多能细胞的有利途径，这是为移植提供大量组织相容性细胞的独

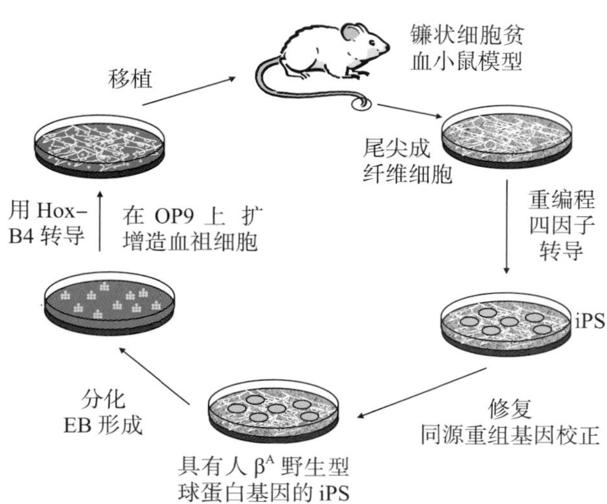

▲ 图 3-1　重编程、转基因和细胞疗法联合治疗小鼠镰状细胞贫血的过程

EB. 胚状体；iPS. 诱导多能干细胞

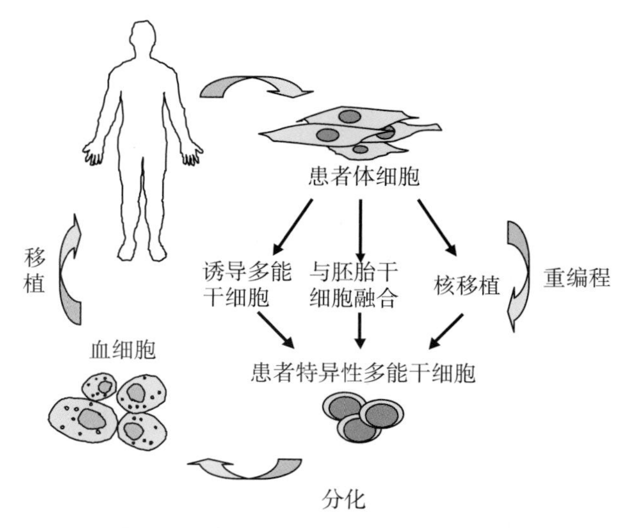

▲ 图 3-2　患者特异性人多能干细胞的制备

特来源。

一些研究组已经证实了 hESCs 和 iPS 细胞具有分化为血细胞的能力[19-23]。多能干细胞可为造血干细胞移植提供新的来源。这些细胞由于在遗传学上与其来源相同，因而在细胞治疗中别具魅力。然而，多能干细胞向血细胞分化的过程始终低效，残余未分化多能干细胞诱发畸胎瘤的风险无法消除，同时有证据表明重编程的细胞无法稳定遗传。因此，许多问题亟待解决：①我们如何高效地将多能干细胞分化为造血干细胞或成熟血细胞？②如何从人多能干细胞分化后的异质群体中分离出造血干细胞或成熟血细胞？③多能干细胞来源的造血干细胞能否在体内实现造血重建？④我们能否获得移植所需的足量成熟血细胞？⑤我们能否得到免疫相容的细胞？

在本章中，我们将介绍源于人多能干细胞的造血干细胞或成熟血细胞在临床移植实际应用中取得的进展和遇到的障碍。

二、源于胚胎干细胞的造血干细胞构建

（一）从小鼠胚胎干细胞中我们学到了什么

小鼠胚胎干细胞（mouse ESCs，mESCs）在体外具有强大的造血特化能力。图 3-3 展示了从胚胎干细胞到造血干细胞分化过程中所涉及的因素。将胚胎干细胞分化为血细胞的体系主要有两个：胚状体形成和基质细胞系共培养。胚状体形成通常用于

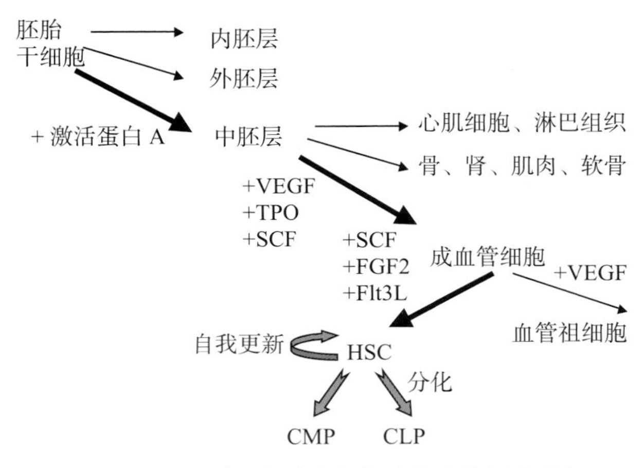

▲ 图 3-3　胚胎干细胞向血细胞分化的级联反应

CLP. 淋巴样祖细胞；CMP. 髓样祖细胞（其他缩写见正文）

诱导胚胎干细胞的分化。胚状体（embryoid bodies，EB）可通过将悬滴培养胚胎干细胞数天、用 1% 甲基纤维素培养细胞或在低附着表面培养皿中接种胚胎干细胞来形成集落。若没有维持干细胞多能性的因子存在，这些细胞将自发地分化为三个胚层。

Gordon Keller 通过观察几种特异性标志物的表达后率先发现，从原始外胚层到中胚层再到造血干细胞，体外造血事件发生的次序是与体内造血发生的步骤相平行的[24]。造血祖细胞的形成可以通过集落形成单位（colony-forming unit，CFU）测定来检测。在小鼠胚胎干细胞分化期间，CFU 的数量从第 3 天到第 6 天逐渐增加，并在第 6 天达到胚状体细胞总数的 1%。在这个阶段，大多数前体细胞是原始红细胞——表达胚胎珠蛋白的有核小细胞。在第 10 天，原始红细胞数量减少，而巨噬细胞、成人红细胞、中性粒细胞 / 巨噬细胞和混合前体细胞的 CFU 数量增加。肥大细胞和淋巴系细胞可在后期（第 12 ～ 14 天）被检测到，但分化程度较低，表明这种体外分化体系不是形成淋巴系细胞的最佳途径。

造血发育甚至可以在缺乏造血生长因子支持的情况下进行。为了提供良好的造血微环境，胚胎干细胞通常直接在诸如 OP9、S17 和 MS5、AM20-1B4 等基质细胞系上进行分化，OP9 是来自新生 op/op 小鼠颅骨的基质细胞系（不产生 M-CSF），S17 和 MS-5 是小鼠骨髓基质细胞系，AM20-1B4 则是来源于主动脉—性腺—中肾（aorta-gonad-mesonephros，AGM）区域的基质细胞系。这两种体系，无论是胚状体形成还是基质细胞系共培养，都能衍生出以原始血细胞为主体的原始和终末造血干细胞。

（二）源于人多能干细胞的造血干细胞

一些实验室已经通过使用前面提到的两种方法：胚状体形成（图 3-4）和基质细胞系共培养，将 hESCs 或 iPSCs 诱导为造血前体细胞。

Kaufman 等率先报道血细胞来源于 hESCs 这一现象[19]。他们将未分化的 hESCs 与辐照后的 S17 或 C166（一种卵黄囊内皮细胞系）进行了为期 17 天的共培养，发现了少量与早期造血前体细胞表型一致的 $CD34^{+}CD38^{-}$ 细胞（1% ～ 2%）。这种共培养法使得 CFUs 在第 17 ～ 18 天达到峰值，并且形成了多系造血干细胞集落。其他研究组通过

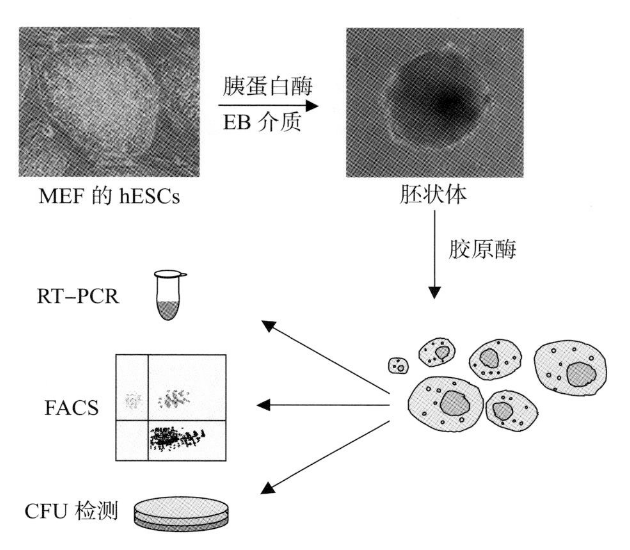

▲ **图 3-4　检测分析造血祖细胞形态步骤**

通过胚状体形成途径分化人胚胎干细胞，随后通过实时反转录酶聚合酶链反应、荧光激活染色体分选法或集落形成单位检测分析造血祖细胞形态。

MEF. 小鼠胚胎成纤维细胞；hESC. 人胚胎干细胞；RT-PCR. 实时反转录酶聚合酶链反应；CFU. 集落形成单位；FACS. 荧光激活染色体分选法

将 hESCs 与 OP9 基质细胞系共培养，发现 $CD34^+$ 细胞分化速度更快，产率更高，7 天后可达 20% 以上。接着将分离的 $CD34^+$ 细胞与 MS-5 基质细胞系共培养，可诱导得到巨噬细胞、成熟粒细胞、自然杀伤（natural killer, NK）细胞和 B 淋巴细胞 [20-22]。这个方法也被用于检测几个 iPS 系的造血分化情况，尽管不同 iPS 系之间有较大的差异，但是整体的结果是相似的 [25]。此外，小鼠主动脉—性腺—中肾区域或胎肝来源的基质细胞被发现能增强 hESC 细胞系的造血分化 [26]，并且有利于具有长期再生能力的造血干细胞的产生。

尽管这种共培养体系相对有效，但是由于基质细胞对培养条件（包括密度、血清批次和传代次数）非常敏感，因此可重复性可能是个问题。无基质的方法通常会使用胚状体体系，也常被用于检测 hESCs 和 hiPSCs[27] 的造血分化潜能。相关研究评估了骨形成蛋白 4（bone marrow protein-4，BMP-4）和细胞因子对胚状体内造血分化的影响，已证明在干细胞因子（stem cell factor，SCF）、FMS 样酪氨酸激酶 3 配体（FMS-like tyrosinekinase-3ligand，Flt3L）、IL-3、IL-6、G-CSF 和 BMP-4 等细胞因子联合作用下可成功生成 $CD45^+$ 细胞 [23]。随后，血管内皮生长因子 -A_{165}（vascular endothelial growth factor-A_{165}，VEGF-A_{165}）被证实能加强红系发育的选择性诱导 [28]。这些结果表明，外源性因子可诱导定向造血，这是促使 hPSCs 分化为血细胞的重要一步。为了消除分化体系的高变异性，建立了一种无血清培养基的血液分化方案 [29]。此外，Elefanty 团队通过控制胚状体的规模大小提高了实验的效率和可重复性 [30]。这些体系都是高度经验化的，并且仍然相当原始。可以预期，更好地理解造血分化涉及的分子事件，有利于研发出更有针对性、更稳定的造血干细胞获得体系。

（三）源于人胚胎干细胞的成血管细胞

在小鼠模型中，造血干细胞和内皮细胞都由共同的瞬时前体——成血管细胞发育而来。初步证据来源于小鼠胚胎干细胞体外分化模型 [31]。在分化为胚状体的 3 天内，可检测到具有成血管特性的细胞群。在甲基纤维素中培养时，成血管细胞可以形成具有内皮和造血潜能的原始细胞集落群。这些原始集落形成细胞能表达一些造血干细胞和内皮细胞中常见的 *Scl*、*Flk1*、*CD34* 等基因，而这些原始细胞集落群中既包含内皮祖细胞，也含有原始和成熟造血干细胞。重要的是，克隆分析表明，单个细胞可以促进血管和血细胞的发育。自此开创性报道以来，胚胎和成年小鼠组织中均被证实有成血管细胞的存在 [32, 33]。

相比之下，在人类细胞中的演示则更加复杂。现有的许多报告认为人类成血管细胞可以从人多能干细胞中产生 [34-36]。值得一提的是，有一种方法已被证实可多方面改良成血管细胞的形成过程，该方法首先将人胚胎干细胞分化为胚状体（通过 BMP-4、VEGF、SCF、促血小板生成素和 Flt3L），3.5 天后再将其分离，并接种于半固体培养基中。尤其是该体系尚具有以下几个优点：①它是无血清培养基（相比于使用含血清的方案会因血清批次间差异而使重复性受影响，该方案更具重复性）；②它可形成大量原始细胞（1 周内可从 120 万未分化的 hESCs 得到 2000 万～ 5000 万个原始细胞）；③这些原始细胞可以低温冻存；④它们可以分化为内皮细胞和多系造血干细胞。这个方案标志着源于 hESCs 的大量造血干细胞在临床应用领域的重大进展。有趣的是，当应用于 hiPS 系时，该方案的成血管细胞产率显著降低，这主要由于衰老和凋亡 [37]。与此同时，另一研究表明，不管使用何种重编程方法，与 hESC 系相比，iPS 系的神经元分化潜能有限。这些结果挑战了 iPS 细胞能为移植提供无限细胞来源的观点 [38]。尽管这些报道令人担忧，但它们只是一小部分，且与主流研究结果相反，更多的研究结果得出与 hESC 和 hiPSC 衍生物生成和增殖相似的结果。

（四）源于人多能干细胞的特定血细胞系

定向诱导分化培养条件的发展，无论是对于研究导致谱系分化的事件还是对于获得有助于过继转移治疗的细胞来说，都具有很大的意义。红细胞可用于因贫血或创伤大量失血的患者的输血治疗。血小板输注常用于接受化疗、骨髓移植或其他器官移植的患者，也适用于重症血小板减少症患者。许多临床前研究已经发现 T 细胞、树突状细胞或 NK 细胞在肿瘤免疫治疗中的潜力。人类多能干细胞可以为这些细胞治疗提供可再生的细胞来源。随着更安全有效的 iPS 系研究的蓬勃进展，获得适用于移植的患者特异性成熟血细胞已经指日可待。

（五）T 细胞

2006 年，获得 hESCs 源性 T 细胞的体系得以建立 [39]。该方案分为两步，首先将 hESCs 在 OP9 上进行初步分化，继而在免疫缺陷小鼠体内培养为人胸腺组织，该方案证实了 hESCs 可以在一定环境中转变为成熟 T 细胞。获得的胸腺细胞可应答 T 细胞受体介导的信号通路。随后，研究者通过在分化的第一步利用 EB 形成代替 OP9 共培养改进了该方案 [40]。虽然这些发现可能对于患有 X 连锁重症联合免疫缺陷或感染人类免疫缺陷病毒等的患者具有治疗意义，但不易实现体内进行再培养，且获得的 T 细胞数量也很有限。研究者构建了另一个有效诱导小鼠胚胎干细胞分化为 T 细胞的体系 [41]，该方案在 OP9 上进行初步分化后，将细胞转移到表达 Notch 受体的配体 Delta 样 1（OP9-DL1）蛋白的 OP9 细胞系上。OP9-DL1 共培养对骨髓或脐血来源的人类造血祖细胞分化为 T 细胞有促进作用 [42, 43]。已针对 hESCs 进行了该体外方法的尝试，但收效甚微。两研究组均未能将 hESC 系分化为 T 细胞 [44, 45]，而另一份报道显示，有研究组使用该方案将一 hESC 系（H_1）成功分化为 T 细胞 [46]。在与 OP9 共培养 10 ～ 12 天后，研究者注意到类似于血岛结构的内皮系细胞团形成，即“造血区（hematopoietic zones，HZs）”。这些细胞团含有 $CD34^{hi}CD43^{lo}$ 细胞，可以在 OP9-DL1 细胞上被进一步挑选和分化。与 OP9-DL1 共培养 4 ～ 6 周后，15% ～ 50% 的细胞转变为 $CD3^+$，这些细胞被证实是功能性多克隆 T 细胞。

尽管有证据表明，使用完全体外培养体系可将人类多能干细胞分化为成熟 T 细胞，但显然，更有效、更稳定、更一致的体外方案亟待研发。此外，一些研究小组已经将 T 细胞转变为 iPS 细胞系 [14, 47]。这为获取具有抗原特异性 T 细胞受体（T-cell receptors，TCRs）的自体 iPS 系开辟了道路，可用于过继 T 细胞疗法治疗癌症。虽然这种方法看起来很有前景，但是时间、成本和 T 细胞分化效率低仍然是主要的拦路虎。

（六）B 细胞

将多能干细胞分化为 B 淋巴细胞是极其困难的。2005 年，Vodyanik 等用两步法分化 hESCs 时，检测到了低浓度的 $CD19^+CD45^+$B 细胞前体（约 2%）。他们将 hESCs 在 OP9 基质细胞系上进行初步分化，接着用 MACS 分离 $CD34^+$ 细胞，之后与 MS-5 基质细胞系共培养 21 天 [20]。利用相似的方法可将人 iPS 细胞分化为前 B 细胞 [48]。这些细胞表现为 CD19 和 CD10 阳性，CD5 和 IgM 阴性，与前 B 细胞表型一致。

（七）NK 细胞

目前，大量以 NK 细胞为基础的肿瘤免疫疗法的安全性和有效性相关的临床试验正在进行。评估用于细胞治疗的不同来源的 NK 细胞，对于能否获得大量细胞有重要意义。

hESCs 已被证实可分化为成熟的功能性 NK 细胞 [23, 49, 50]。hESCs 可在 S17 基质细胞系上分化得到 $CD34^+/CD45^+$ 细胞，这些细胞可与小鼠胎肝 AFT024 细胞系共培养进一步定向分化为 NK 细胞，4 ～ 5 周内即可获得高度富集的均质 NK 细胞群。这些细胞可正常表达成熟 NK 细胞标志物 CD56、杀伤性免疫球蛋白样受体和 CD94/NKG2。更重要的是，这些细胞可通过直接细胞介导的和抗原依赖的细胞毒性，表现出对人类肿瘤细胞的杀伤能力。

该研究组还报道了 iPS 系来源的 NK 细胞的抗人类免疫缺陷病毒（human immunodeficiency virus，HIV）能力[51]。因此，这些细胞不仅是研究 NK 细胞发育的有力工具，而且可为细胞免疫治疗提供新的来源。然而，该方案的一个主要限制是需要两个共培养体系，研究新的无饲养层培养法是多能干细胞 –NK 细胞治疗进步的关键。

（八）巨噬细胞

运用相应的策略，hESCs 亦可分化为巨噬细胞[52]。将 hESCs 在 S17 基质细胞系上初步分化 14 ～ 17 天后得到 $CD34^+$ 细胞，再将其在半固体甲基纤维素培养基中培养获得髓系集落，然后在含有细胞因子（GM–CSF 和 M–CSF）的培养液中培养 2 周，最终得到的细胞表达 CD14、HLA–DR、CD4、CCR5 和 CXCR4，并表现出吞噬、上调 B7.1 和在脂多糖刺激下分泌细胞因子等正常功能。这些细胞还可通过慢病毒转染进行基因修饰，表明它们具有作为蛋白分泌免疫细胞的潜能。目前，已有研究者研发出效率更高的无饲养层体系，该方案可更好地将 hESCs 和 hIPS 系分化为巨噬细胞[53, 54]。

（九）树突状细胞

树突状细胞（dendritic cells，DCs）是一种能诱导初始 T 细胞应答的强效抗原提呈细胞（antigen–presenting cells，APCs）。它们可用于刺激抗肿瘤相关抗原或病毒抗原的免疫应答，或者相反地，可用于减少自身免疫性疾病或移植后的免疫反应。未成熟树突状细胞可从外周血中分离或由骨髓 $CD34^+$ 细胞分化而成[55, 56]；然而，人多能干细胞有可能提供无限量的树突状细胞。hESCs 诱导为树突状细胞分三步[57]。这些细胞与造血干细胞来源的树突状细胞表达相似的标志物，如 CD1a、CD9、CD68 和 CD86。此外，这些细胞具有诱导成人和脐血 T 细胞增殖，通过主要组织相容性复合物（major histocompatibility complex，MHC）Ⅰ类分子途径提呈抗原等功能。利用相同的三步法可将其他的 hESC 和 hiPS 系成功诱导为功能性树突状细胞[53, 58]。在负载巨细胞病毒肽后，iPS– 树突状细胞具有诱导巨细胞病毒特异性自身 T 细胞增殖的能力。用临床相容的无饲养层培养体系替换 OP9 共培养体系可进一步改良这种三步法[59, 60]。

多能干细胞作为抗原提呈细胞来源的一个巨大优势是它们具有被进行基因修饰的潜力。某研究组报道了从 hESCs 诱导得到基因调控后的树突状细胞[61]。他们利用质粒在 hESCs 中过表达突变的人类 CD74，并筛选出在前树突状细胞期高表达转基因的克隆。他们进一步证实，这些树突状细胞可以在未添加肽的条件下活化特异性 T 细胞。因此，随着锌指、TALEN、CRISPR 等基因组修饰技术的飞速发展，基因修饰后的人多能干细胞 – 树突状细胞在抗原特异性免疫治疗领域大有可为。

（十）红系细胞

多能干细胞作为能生成大量细胞的自我补充细胞，长期以来一直被认为是体外生成红细胞的一种手段。然而值得一提的是，生成的红系细胞可能只是胚胎早期红细胞。在人类发育过程中，卵黄囊中发现的原始红细胞具有特征性的形态：具有细胞核且主要表达胚胎珠蛋白（ε、ξ 和 α）；在胎肝中，巨红细胞去核并表达胎儿珠蛋白（α2γ2），而骨髓来源的成熟红细胞则以表达成人珠蛋白（α2β2）为特征。

许多报道已经表明 hESCs 和 hiPSCs 可生成红细胞。Chang 等的综述总结了近 10 年来发表的研究[62]，简言之，任何一种多能干细胞都可以生成红细胞，但是其生成效率和红细胞所处的阶段取决于所使用的方法和细胞系。通过与 OP9 和 MS5 共培养是获得红细胞最高效的方法（20 万个红细胞 / hESCs）[63]。然而，得到的红细胞中只有一小部分是去核的，且它们只表达胚胎珠蛋白。与之相反，其他研究组通过 EB 法得到的红细胞去核率较高，可达 66%[64, 65]，但效率较低，且红细胞仍表现为胚胎源性，缺乏 β 珠蛋白表达。总之，不管分化方法如何，从多能干细胞获得完全成熟的红细胞仍然是一个挑战。有趣的是，多能干细胞转变为任何类型的细胞都存在这个问题，这强调了微环境对于多能干细胞源性细胞能否完全成熟的重要性，解决这一问题的方法之一是在体内诱导终末分化。Kobari 等最近的一篇论文表明，将红系细胞注入 NOD/SCID 小鼠体内后数天，成红细胞可达到完全成熟（细胞核排出且表达成人血红蛋白）[66]。虽然这证明了成熟红细胞可从多能干细胞中获得，但这种方法不适用于生产可用于临床的红细胞。

（十一）巨核细胞 / 血小板

分化方案的进步以及血小板无核的事实（从

而消除了对多能细胞遗传稳定性的顾虑）使多能细胞产品在血小板领域迅速应用于临床。2008 年，Takayama 等构建了从人胚胎干细胞获得功能性血小板的方案。hESCs 先与辐照后的 C3H10T1/2 或 OP9 细胞在 VEGF 作用下共培养，进行初步分化。共培养 2 周后，hESCs 形成包含圆形类造血干细胞的囊状结构，在 TPO、SCF 和肝素的作用下，这些细胞进一步分化为表达 CD41a、CD42a 和 CD42b 的巨核细胞，且该巨核细胞能释放出功能性血小板[67]。Lu 等运用另一种方法，以更高的效率从 hESCs 生成血小板，并在体内发挥其作用[68]。因为血小板是无核的，而辐照可以用来消除其中可能存在的有核细胞，所以血小板是最有希望进入临床试验阶段的多能干细胞衍生物。多能干细胞源性血小板用于移植的一个主要障碍是难以获得需要的血小板数量。标准剂量的血小板为 3×10^{11} ～ 6×10^{11} 个。日本的 Eto 博士正在筹备发起的有关 hiPSC 来源的血小板应用的Ⅰ / Ⅱ期临床试验，该临床试验计划在数年内完成。

（十二）人多能干细胞源性造血干细胞的分离和（或）扩增

显而易见，人多能干细胞可以在不同的定向阶段分化为血细胞。尽管先前运用的方案可以获得血细胞，但是这些细胞不具有均质性，在移植前分离目标细胞十分必要。细胞分离将解决未分化多能干细胞可能会残留在移植细胞群中的这一主要问题。由于将未分化多能干细胞注入 SCID 小鼠时有畸胎瘤（包含来自三个胚层细胞的良性肿瘤）形成风险，因此在移植前消除残留的未分化多能干细胞至关重要。消除时可利用在多能干细胞中特异表达的 TRA-1-60、阶段特异性胚胎抗原 3（stage-specific embryonic antigen-3，SSEA-3）或 SSEA-4 等已知表面标志物进行阴性选择，或者也可构建表达单纯疱疹病毒胸苷激酶基因的多能干细胞 C 细胞系[69]，由于该基因对更昔洛韦敏感，因此在肿瘤进展时使用更昔洛韦可以特异性地消除移植带来的 hESC 源性细胞。

另一个问题是在分化后的异质细胞群中存在其他谱系的细胞。因此，一种可行的方法是在移植前率先分离造血干细胞或特定血细胞系，该方法的问题在于缺乏明确表面标志物以用于前瞻性地分离长期的造血干细胞。小鼠长期再植造血干细胞具有明显的特征，通常使用 Lin^-、Kit^+、Sca^+ 和 $Thy1^{lo}$[70] 等表面标志物分离这些细胞。2005 年，在小鼠体内发现了一种细胞表面受体家族——信号淋巴细胞活化分子家族（signaling lymphocyte activation molecule family，SLAM），可将长期造血干细胞（long-term HSCs，LT-HSC）和多潜能祖细胞（multipotent progenitors，MPPs）区分开来[71]。CD150 仅在 LT-HSCs 表面表达，而 CD48 则在 MPPs 中特异表达，这两种 SLAM 标志物（CD150/CD48）的组合被证实对分离 LT-HSCs 非常有效。LT-HSCs 和 MPP 均可形成所有血细胞系，但只有 LT-HSCs 可终身生成血细胞。因此，研究出这种简单直接的分离方法是提高移植效率的重要一步。然而，CD150 和 CD48 在人类中的表达模式不同[72]，它们分离非人灵长类 LT-HSC 的作用受到质疑[73]。而另一个使用 CD49f 的方法则被认为更有前景[74]。

正如许多用于分离细胞的标志物，这种标志物尚未在多能细胞来源的细胞中得到验证。目前尚不明确完整生物体来源的细胞表面发现的标志物是否能够用于分离多能细胞来源的合适细胞。例如，CD90、CD133 和 CD117 等已知的在造血祖细胞上表达的标志物，也在未分化的 hESCs 中表达，这限制了这些标志物在造血干细胞分离中的应用。因此，$CD34^+/CD90^+/CD38^-$ 在造血干细胞分离的表达模式是否适用于 hESC 源性的细胞，目前还不清楚[75]。

从多能干细胞诱导得到造血干细胞的另一个问题是缺少细胞扩增的培养条件。在体外造血分化过程中，具有造血活性的细胞数量 [基于集落形成细胞（colony-forming cell，CFC）试验] 通常在分化 2 ～ 3 周达到峰值，但之后便随着细胞的进一步分化而迅速减少。此外，使用不同的细胞系和方法达到细胞数峰值的时间是不同的。除非研究出体外扩增造血干细胞的新培养体系，否则始终在技术上难以分离出足够数量的多能干细胞源性造血干细胞用于移植。

过去几年已提出一些增强造血干细胞体外扩增方法，也有关于造血干细胞培养体系得以改良的少数报道。例如，Boitano 及其同事通过药物筛选，鉴定出一种名为 SR1 的嘌呤衍生物，它能使脐血中的 $CD34^+$ 细胞增加 50 倍[76]。最近，Zandstra 团队报道可通过抑制分化后血细胞的反馈信号，从而使造血干细胞增加 11 倍[77]。还有一种方法是使用 3D 培养体系模拟骨髓造血微环境。德国一个研究组已经开展了初步工作，他们比较了不同的 3D 支架对支持脐血 $CD34^+$ 细胞扩增能力的影响 [78]。探索维持造血干细胞生长的培养体系研究是目前的热点。

三、源于多能干细胞的造血祖细胞能否用于移植和造血重建

（一）小鼠多能干细胞源性的造血干细胞移植

尽管小鼠多能干细胞源性的造血祖细胞已在过去 25 年中被大量文献记载，但只有少数几个研究团队报道了可长期再生的小鼠多能干细胞源性造血干细胞。在早期的报道中，研究者们在造血干细胞中过表达转录调节因子 Hoxb4 和 Cdx4[79, 80]，以增加它们在致死剂量辐射小鼠体内的植入。简而言之，通过在第 4 天加入四环素来诱导胚状体中 Hoxb4 的表达，随后在第 6 天解离并在 OP9 上进行再培养。在该培养条件下，只有表达 Hoxb4 或 Hoxb4/Cdx4 复合体的原始造血干细胞才能在这种培养条件下扩增。再进行 2 周共培养后，将所有细胞移植到辐射小鼠体内。尽管淋巴系重建很低，但植入和多系造血重建已得到实现。之后，将 LIM- 同源异形框转录因子 Lhx2[81] 过表达也得到了相似的结果，该方法对 B 细胞分化更有利，但对 T 细胞分化有抑制作用。尽管这些研究表明多能干细胞源性的造血干细胞具有完全的功能性，但由于存在恶性转化的风险，这种过表达体系在治疗应用中不够安全。因此，要想获得既具功能性又可移植的多能干细胞源性造血干细胞仍然极具挑战。

多能干细胞源性的 HSCs 植入缺乏被认为是由于细胞的本身性质造成的。在哺乳动物中，造血发育遵循一个复杂的过程，在这个过程中，初级造血和次级造血两个造血高峰连续发生于不同的解剖部位 [82]。人类在怀孕第 18 天时，卵黄囊的血岛上出现初级造血。这个过程是短暂的，可以形成有核红细胞、巨噬细胞和巨核细胞。这些原始红细胞对于高度缺氧环境下早期胚胎存活至关重要。次级造血发生在胚胎本身的主动脉—性腺—中肾区。据认为，造血干细胞正是从这里迁移到胎肝，并在胎肝大量增殖，直至最终于妊娠中期到达骨髓。这些永久造血干细胞大多处于静止期，但是可以生成所有的血细胞系。在 20 世纪 70 年代，人们认为卵黄囊造血干细胞位于胎肝，随后定植于成人骨髓中，从而成为永久造血干细胞。然而，20 世纪 90 年代的研究表明，最早的永久造血干细胞起源于主动脉—性腺—中肾，而与卵黄囊血细胞无关 [83, 84]。

10 年来，这个关于造血发生的双独立高峰的理论一直被本领域的许多科学家所接受。该理论认为，一个高峰来自胚胎发源的卵黄囊，另一个来自供应成人永久造血干细胞的主动脉—性腺—中肾。然而，这一理论随即受到了体内细胞示踪法的挑战，该方法示踪了小鼠发育期间卵黄囊造血干细胞的归宿 [85]。它利用卵黄囊造血干细胞的时间 – 遗传标记，证明卵黄囊源性的细胞确实可以迁移到最终造血部位，从而有助于成人血细胞生成。另一团队的研究进一步证明，如果与主动脉—性腺—中肾基质细胞系共培养，卵黄囊可以形成永久造血干细胞 [86]。这一观察表明，主动脉—性腺—中肾提供了使卵黄囊原始造血干细胞发育为成熟永久造血干细胞的特定微环境，也因此有可能促使多能干细胞来源的原始细胞成为可用于移植造血干细胞。

（二）源于人类多能干细胞的造血干细胞移植

据报道，人多能干细胞源性造血干细胞的造血重建能力相当低 [87]。然而，当把 hESC 源性的造血干细胞直接注入受照射免疫缺陷小鼠的骨髓腔而非血液中时，可在局部发现人血细胞。甚至有证据表明，类似的细胞可以进行二次移植 [88]。然而在所有的病例中，植入水平都很低（＜ 1%），低于造血干细胞的体细胞来源。把 hESCs 与来源于主动脉—性腺—中肾或胎肝的原始细胞或细胞系共培养分化后，植入水平略有增加 [89]。该实验中，小鼠注射处和非注射处股骨，以及外周血中都能检测到人血细胞。这些 hESCs 源性的造血干细胞也能够用于二次移植，然而外周血中的造血重建水平仍然很低。该实验还尝试了在人多能干细胞源性的造血干细胞中过表达 Hoxb4，但与小鼠模型不同，植入能力没有增加 [90]。增强 Cdx4 或 Lhx2 表达的方法尚未尝试。综上所述，在过去的 10 年中，提高人多能干细胞源性造血干细胞的植入能力方面进展甚微。

四、我们能否得到免疫相容性造血干细胞

人多能干细胞源性的血细胞在移植应用中的另一个主要问题是，他们可能会如常规移植的器官一

样被受体排异。解决这个问题的一种方法是使用传统的免疫方案来预防人多能干细胞衍生物被排异。Pearl 等发现短期应用三种共刺激受体阻断药联合治疗可增强 hESCs 或 hiPSCs 的植入，更重要的是，能增加其衍生物的植入[91]。然而，对于高免疫原性的血细胞来说，这个方法可能并不适用。

此外，为减少移植时人多能干细胞源性造血干细胞遭到排异的可能性，研究者们提出了一些其他解决办法：①建立全球人多能干细胞库；②利用人多能干细胞衍生物的潜在免疫豁免状态；③通过重编程患者体细胞得到特制的人多能干细胞（iPS）；④直接将患者的成纤维细胞重编程为血细胞。下文我们将回顾一下这几种方法。

（一）创建全球人多能干细胞库

人们已经在试图确定所需人多能干细胞库的 HLA 复杂度，该复杂度需确保能够覆盖合理的人口比例。一项研究分析了 10 000 名英国遗体器官捐献者的血型、HLA 分型与登记的 6577 名英国肾移植等待患者的相容性，并将其作为 hESCs 源性细胞移植潜在需求的仿真模型[92]。该研究基于 6 个抗原配型位点。有研究者报道，仅 150 个 hESC 细胞系可与少数患者（少于 20%）全相合，但 38% 的受者可达到有益匹配（即仅一个 HLA-A 或一个 HLA-B 错配），而 84% 的受者与其 HLA-DR 匹配。作者认为，只要有 10 个细胞系与常见的 HLA 分型纯合，就可以使 38% 的患者达到全相合，67% 的患者达到有益匹配。

这项研究的一个问题是特定种族群体的代表人数不足。另一项日本人群中进行的研究得到了相似的结果[93]，研究估计来源于 170 个随机胚胎的 hESC 库将与 80% 的患者最多一个 HLA 位点不合。我们必须牢记，这些数据是从相对均质的人群中获得的。因此需要更大量的细胞系才能为少数民族患者提供更匹配的供体。与建立人多能干细胞库相关的伦理问题很复杂，已在本书的其他章节详细阐述[94]。

（二）免疫豁免

一些研究已经表明 hESCs 及其分化产物具有免疫豁免性，可以避免排斥反应[95, 96]。hESCs 能够表达低水平的 MHC Ⅰ类蛋白且不表达 MHC Ⅱ类抗原[97]，这支持了以上观点。然而，分化过程中 MHC Ⅰ类蛋白表达增加，且可被干扰素快速诱导治疗。由于 NK 细胞可通过“丧失自我（missing self）”的过程靶向低表达的 MHC Ⅰ类细胞，因此研究者们检测了 hESCs 表面的 NK 受体表达[97]，研究发现 hESCs 不表达 NK 受体，因此其不经 NK 途径介导裂解。这一发现表明植入的 hESCs 可以逃避先天性免疫应答。

在另一项研究中，该研究组进一步研究了体内抗 hESCs 及其衍生物的免疫应答[96]。尽管 1 个月后 NOD/SCID 小鼠可能并发畸胎瘤，但在缺乏 NK 细胞、缺乏 B 细胞或免疫功能低下的小鼠中未发现肿瘤，这表明 hESCs 的异种排异反应依赖于 T 细胞。为了模拟临床相关移植环境，他们使用人源化（trimera）小鼠模型[98]来评估 hESCs 的同种异体排异反应。将 hESC 及其衍生物注射到人外周血单核细胞重建的小鼠体内，两者均可逃避排异反应并形成畸胎瘤。相比之下，植入的人类皮肤成纤维细胞和 B 淋巴细胞可诱导供体白细胞反应并被完全清除。

同样，也在体内进行了抗 hESCs 的同种异体抗原特异性免疫应答检测[95]。将 hESCs 肌注到免疫活性小鼠体内，与对照组人 MBA-1 细胞（巨核细胞系）不同的是，hESCs 在这些小鼠体内不介导炎症反应。此外，hESCs 及其分化产物诱导 T 细胞介导的免疫应答能力有限。事实上，数据表明在异基因树突状细胞作用下，hESCs 对 T 细胞增殖有直接抑制作用。hESCs 的这些免疫豁免特性使人联想到母体淋巴细胞对胚胎细胞的耐受性。然而，在另一项研究中这些特性受到了质疑[99]。有研究者发现，在直接或同源树突状细胞作用下，hESCs 在初始和免疫 T 细胞上均对人类成纤维细胞产生类似的诱导反应。需要进一步的研究数据以确认和解释这些报道中发现的部分免疫豁免现象，这些研究中使用的 hESC 分化产物是利用类似畸胎瘤形成的方法随机分化而成。在该细胞群中未检测到 MHC Ⅱ类表达，提示该种细胞造血分化效率低下或仅存在未成熟的血细胞。血细胞具有特异的免疫原性，因此需要对这种特定谱系的免疫应答进行更进一步的探索。

（三）重编程患者体细胞以定制多能干细胞（iPS）

避免移植物排异反应的一个方法是用患者的基因组材料生成细胞系。在这种情况下，配型相合且排异风险降到最低。目前已尝试多种方法来获得患者特异性多能干细胞，如体细胞核移植、体胚细胞融合或形成单性生殖胚胎干细胞。然而，这些方法或是不适用于人类细胞，或是具有很强的局限性。

目前已确定的制备患者特异性多能干细胞的方法是体细胞重编程。2006年Shinya Yamanaka首次报道了该方法，这一成就为他赢得了2012年诺贝尔医学奖。该方法相对简单，其通过过表达4个基因（*Oct4*、*Sox2*、*Klf4*和*c-Myc*）来重编程体细胞。通过该方法得到的iPS系与hESCs非常相似，它们可以无限增殖且可以分化为任何谱系的细胞，因此，理论上讲该方法可以无限量供应血细胞。随着近年来非整合和非转基因iPS系的发展，iPS来源的细胞有可能成为造血干细胞移植的理想来源。

原则上讲，在自体环境中也就是当患者自身的iPS细胞用作移植细胞来源时，免疫排异风险最小。然而，一项发表在*Nature*上的研究报道，在iPS细胞植入基因匹配的小鼠后，出现了意想不到的免疫反应[100]。研究组从小鼠皮肤细胞制备了iPS系并将其移植到与供体基因相同的小鼠体内。令人惊讶的是，这些iPS细胞系中的大多数不能形成畸胎瘤，因为它们很快触发了免疫排异反应。尽管这项研究对于临床应用多能干细胞起了警示作用，但是还需要进一步研究来评估iPS分化产物的免疫排异反应，而非本文提到的未分化iPS。此外，也应该评估不同重编程方法得到的iPS系，以了解重编程方法是否会影响所得到的iPS系细胞的免疫原性。

然而，为每个患者制备新的iPS系将是一个极其昂贵、耗时和复杂的过程。一个替代方案是建立含HLA基因型的hiPS细胞系库，这些基因型可能与大多数的潜在受体相匹配。与hESC库不同，iPS库可以根据HLA单倍体分型选择供体，因此随机性较小。四项研究阐述了满足特定人群需求的iPS系数量的不同预测模型。两项研究聚焦于日本人群。Okita等从两个个体中得到的iPS系，理论上可以与约20%的日本人口相匹配[101]。另一研究团队计算出了与能匹配大多数日本人群的iPS系数量。他们估计，50个iPS系组成的细胞库可为90.7%的人群提供匹配的细胞系[102]。一项相似的研究显示，拥有150个iPS系的细胞库足以与93%的英国人口相匹配[103]。该研究利用世界骨髓库（Bone Marrow Donors Worldwide，BMDW）建立的HLA数据库，来评估为每一个HLA单倍型选择纯合供体的可行性。另外也建立了其他模型以评估不同国家的潜在受体匹配所需的细胞库规模。对此，Zimmermann[104]进行了综述总结。总之，iPS细胞库的可行性已得到证实，GMP级iPS系的制备也已经完成。

（四）将患者成纤维细胞直接重编程为血细胞

2010年发表了一种获取血细胞的有趣新方法[105]。研究者在一次观察中发现，在将人真皮成纤维细胞重编程为多能干细胞的过程中产生了许多类似于血细胞的圆细胞集落。这些细胞呈$CD45^+$，但缺乏多能干细胞标志物TRA-1-60。有趣的是，研究者们发现，这些$CD45^+$细胞大多只表达四个“Yamanaka”因子中的一个：Oct4。基于此，他们对过表达Oct4是否足以将成纤维细胞直接重编程为血细胞进行了研究。他们利用慢病毒体系将Oct4转染入成纤维细胞，转导21天后获得了24%～38%的$CD45^+$细胞。他们证明了这些细胞是多潜能造血祖细胞，能够在体外和体内分化为髓系、红系和巨核系。与多能干细胞来源的红系细胞不同的是，用这种直接重编程方法获得的红系细胞能表达成人β珠蛋白。尽管其他研究组尚未能重复这项工作，但最近几个月已经发表了许多关于成纤维细胞直接转变为神经元[106]、运动神经元[107]、心肌细胞[108]和内皮细胞[109]的报道。

总之，这为获得造血干细胞提供了一种速度更快、成本更低的方法。然而，成纤维细胞和多潜能造血祖细胞的有限增殖是这项技术用于获得大量移植细胞的主要障碍。

五、结论

用来源于胚胎（hESCs）或重编程体细胞（iPSCs）的多能细胞作为移植过程中造血干细胞的来源仍然任重道远。需要进一步研究来解释这些细胞如何正常成熟以获得成体造血干细胞的特征，以及如何在实验室环境中控制和加快个体发育中的这些步骤。值得一提的是，近20年来已分离得到了小鼠胚胎干细胞的初代分化产物[110, 111]，并获得了小鼠胚胎干细胞源性造血干细胞可长期多系植入的确切证据[112]。从人类多能干细胞中分化出成熟的可用于移植造血干细胞的研究尚处于起步阶段。而研究者们已研究出新的方法来大规模地制备成熟的功能性红细胞和血小板，成熟血细胞的制备取得了显著的进展。因为这些血细胞是无核的，所以对患者来说输血风险较低。因而，移植免疫相容性多能干细胞源性的红细胞和血小板是多能干细胞源性血细胞用于治疗的最实用策略。

自从前一版的《THOMAS 造血干细胞移植》出版以来，美国食品药品管理局（Food and Drug Administration，FDA）已批准三个应用胚胎干细胞源性细胞的临床试验。脊髓损伤中移植 hESC 源性的少突胶质细胞的临床试验已开始实施，但该试验因经济因素限制未能完成。此外，另外两个检测 hESC 源性的视网膜上皮细胞应用于 Stargardt 黄斑营养不良和年龄相关性黄斑变性中的安全性相关临床试验正在进行。因此，正在制定管理多能细胞产品的管理指南，相关临床检测也已开始。这些关键的第一步对多能细胞来源相关造血干细胞的临床应用至关重要。

我们尚不清楚多能细胞是否可为人类造血干细胞移植提供有用的来源。然而，在作为研究工具和潜在治疗手段方面，这些细胞有着巨大的潜力。未来仍需进一步研究证实。

第4章 造血干细胞、再生医学和白血病生成
Hematopoietic Stem Cells, Regenerative Medicine, and Leukemogenesis

Irving Weissman 著
刘天会 徐 杨 译
范 祎 韩 悦 陈子兴 校

一、概述

干细胞是能够进行自我更新和分化的单个细胞[1-3]。本质上，自我更新意味着细胞能够不经历明显的分化就能分裂，这种特性使得大量的具有自我更新能力的细胞在机体的生命过程中以可控的方式进行分裂。造血干细胞，即字面的意思，产生血液的细胞。单个造血干细胞能够以保持自我更新的方式复制也能分化成所有类型的血细胞[4]。造血干细胞是第一个分离出来的能生成器官或组织的干细胞[5, 6]，它们的特性是其他组织和器官干细胞的模型。根据定义，干细胞必须首先出现在器官和成人组织发育的起始，因为在这个阶段，没有其他的细胞类型首先出现在胎儿发育之前的胚胎阶段。

二、造血干细胞移植者的失败和期刊未能用适当的术语来描述移植所用的细胞

许多研究者在移植其他类型的细胞时会滥用干细胞一词。在本书中，也希望在该领域的期刊中，造血干细胞移植指的是植入物含有造血干细胞。骨髓（bone marrow，BM）、动员的外周血（mobilized peripheral blood，MPB）和脐带血是造血干细胞移植常见的细胞来源。从这些来源收集的细胞中可以富集表达CD34的造血干细胞和祖细胞，即$CD34^+$造血干细胞用于造血干细胞移植。高纯度的造血干细胞很少用于移植[7]，不同的实验室使用不同的标记物来分离造血干细胞。对于研究者而言，用表达或不表达的标志物来定义所谓的造血干细胞是合乎逻辑的，例如，$CD34^+CD38^{lo}CD90^+Lin^-$群体为造血干细胞，或$ALDH^+$细胞为造血干细胞，或难以被染料着色的侧群细胞称为SP细胞，或限制性更多的SP尖端细胞（SP细胞中着色最低的10%的群体）。富集或纯化后的造血祖细胞可以根据它们的功能来命名，例如，共同淋巴祖细胞（common lymphoid progenitors，CLPs），或通过它们的标志物来命名，例如，共同髓系祖细胞（common myeloid progenitors，CMP）$CD34^+CD38^+CD123^+CD45RA^-Lin^-$。

三、造血干细胞的历史

随后的研究表明，致命剂量的全身辐照会导致造血功能衰竭引起死亡，屏蔽造血器官或通过移植未辐照的骨髓可以避免造血功能衰竭[8-10]，这一关键研究为造血干细胞概念的提出奠定了基础，并证实移植的骨髓重建了造血系统而不是提供辐射修复因子[11-13]。在我们看来，造血干细胞领域的一系列开创性研究开始于Till和McCulloch的研究，即将限制数量的骨髓细胞移植到受致命辐射的小鼠体内，在脾脏中产生包含髓系和红系细胞（但不是淋

巴系）的所有种类的集落，并且集落数量与注射的骨髓细胞数成正比[14]。

随后的两次实验开拓了干细胞生物学领域并改变了血液学界的思维。首先，在脾脏集落实验开始之前，以一定的剂量辐照供体骨髓细胞，使得一部分细胞存活，且存活的细胞包含有随机染色体易位或倒位。随后的结果表明生成的集落是这些含有染色体易位或倒位的细胞的克隆性产物[2]。其次，这些集落中至少含有一些克隆集落形成细胞，以及一些具有辐射保护作用的细胞[2, 15, 16]。随后的研究表明部分脾脏克隆集落形成细胞的子代细胞中含有淋巴细胞[17]。这些实验表明，骨髓中可能存在能够自我更新和完全分化为造血干细胞的单个细胞。这些重要的实验主要实施于 20 世纪 60 年代，在发现单克隆抗体[18]或开发出高速多参数流式分选仪之前[19]。造血干细胞的最终分离不仅需要这些创新，还需要鉴定和定量克隆性前体 T 细胞[20]、B 细胞[5]和髓系红系细胞[21]的体外和体内试验[21-24]。许多重要的前体细胞的富集利用单克隆抗体和凝集素进行细胞分选来完成[25]。然而，预想中的造血干细胞的分离必须结合小鼠造血重建实验才能实现，即在辐照小鼠中植入有限数量的候选造血干细胞[5, 26-30]，并对其造血重建和所有谱系的造血干细胞进行定量分析。

我们已经分离了小鼠和人类造血干细胞，它们的表面表型如图 4-1 所示[29, 31, 32]。小鼠和人类造血干细胞具有表达 Thy-1（Thy1.1$^+$ 或 CD90$^+$）的特性，缺乏成熟血细胞谱系标记物（Lin$^-$），但共表达 c-kit。此外，小鼠造血干细胞表达干细胞抗原 1（stem cell antigen 1，Sca-1）[29, 30, 33, 34]并且不表达表面 Flk2/Flt3[31, 32]，而多潜能祖细胞表达 Flk2[32]。LT-HSCs 表达 CD150（SlamF1）。我们分离了表型为 CD34$^+$[35] Thy-1$^+$Lin$^-$[36]的人类造血干细胞，其

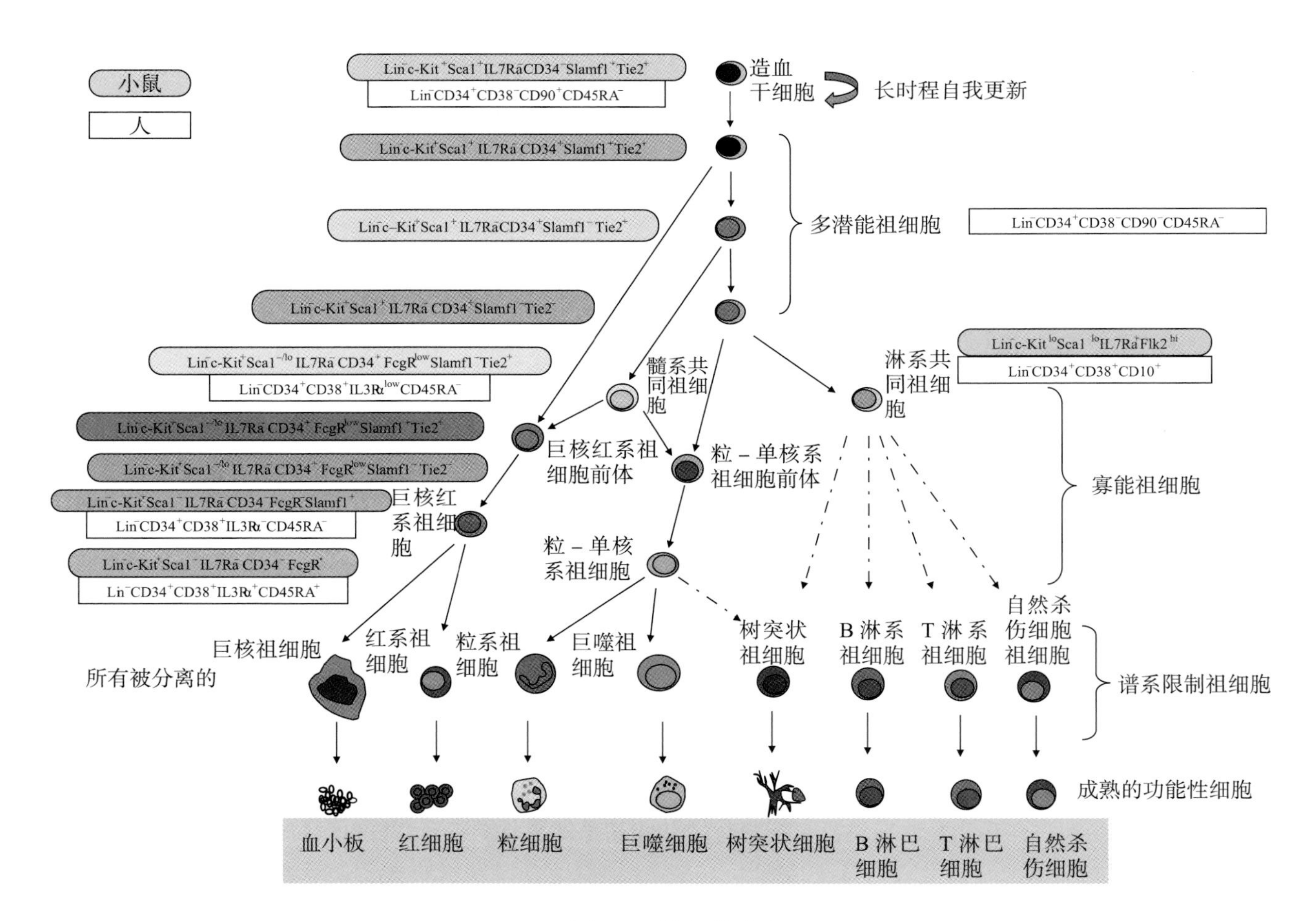

▲ 图 4-1 造血谱系树

图示小鼠和人细胞分化的连续阶段特有的免疫表型。造血干细胞具有长期重建、自我更新的能力；多能祖细胞具有有限或没有自我更新能力，能产生短暂但多系造血重建（有关此图的彩色版本，请参阅彩图部分）

在克隆形成试验具有生成 T 细胞、B 细胞和髓系细胞的潜能，并且在人源化 SCID 小鼠（重症免疫缺陷的小鼠，携带人胎肝和胸腺的肾包膜下移植物）[36] 中能有效地重建人类所有谱系的造血干细胞。此外，人类 LT–HSCs 是 $CD38^-$ 至 $CD38^{lo}$[36–40]。我们进一步证明 LT–HSCs 包含在脐带血的 $Lin^-CD34^+CD38^-CD90^+CD45RA^-$ 群体中，移植少至 10 个这些细胞就能在免疫缺陷小鼠的长期重建造血。另外，我们发现 $Lin^-CD34^+CD38^-CD90^-CD45RA^-$ 群体含有人类 MPPs，这种细胞具有有限的自我更新能力，能够瞬时重建多系血细胞 [41]。

小鼠 $Sca\text{-}1^-$、Lin^+、$c\text{-}kit^-$、$Thy\text{-}1^-$ 或 $Thy\text{-}1^{hi}$ 细胞亚群不具有任何长时程多谱系造血潜能 [34]。无论体外或体内，人 $CD34^-$、Lin^+ 或 Thy–1 细胞也不具有造血干细胞前体细胞的长时程多谱系造血潜能。但是，一些研究组报道至少有一些 HSCs 可能是 $CD34^-$[42–44]，或者 $Thy1^-$[45] 和 $\alpha6^+$[46]，正如小鼠的造血干细胞一样 [47]。仅 $CD34^+$ 或 $CD34^+CD90^+$ 人类造血干细胞在人体中已成功移植。

在小鼠中，有限稀释或单个 LT–HSCs 的移植在 5% ～ 40% 的受体小鼠中显示了伴有造血干细胞自我更新的长时程多系造血重建 [27, 28, 48–50]。异基因造血干细胞移植物的骨髓中含有自我更新的造血干细胞，其也能在人源化的 SCID 小鼠的连续移植中植入 [36]。

四、小鼠造血干细胞和其他多潜能祖细胞的特性

短期造血干细胞（short–term HSCs，ST–HSCs）或 MPPs 的移植导致大量但瞬时的多系重建，之后残留的宿主造血干细胞恢复 [28, 29, 32]。然而，无论移植多少 ST–HSCs 或 MPPs，都没有任何检测方法区分 ST–HSCs 和 LT–HSCs [30]。

在正常的稳态中，2% ～ 8% 的 LT–HSCs 每天随机进入细胞周期，而更高比例的 ST–HSCs 和 MPPs 能随时进入细胞周期 [51–53]。有趣的是，当根据它们在细胞周期中的时期分离稳态骨髓 LT–HSCs 时，具有 2N DNA 含量的细胞能有效地提供辐射保护和长期多系重建，而分裂的细胞（＞ 2N DNA 含量）呈现出较少的重建和较低的向骨髓归巢的效率 [51, 52, 54]。在 2N DNA 的 LT–HSCs 中，G_0 期细胞比 G_1 期更容易移植 [52]。移植后，在辐射保护的宿主中，更高比例的 LT–HSCs 保留在细胞周期中，并且这一状态可以在移植后延长至少 4 ～ 5 个月 [30, 50, 51, 55]。鉴于循环造血干细胞的可移植性差，可以想象通过连续移植测试细胞“干性”的方案，可能会受到动员和辐射对细胞周期状态和重建能力这些因素的混淆 [50, 51, 55]。

虽然在稳定状态下大多数造血干细胞是静止的，并且只有一小部分 LT–HSCs 处于细胞周期中，但是这种比例在许多情况下会显著改变。例如，在移植到辐照处理的宿主中时，可能造血微环境中的每个造血干细胞至少在初始时经历对称的自我更新细胞分裂以扩增造血干细胞。此外，用于动员造血干细胞进入血流的技术通常首先使所有造血干细胞非随机地进入细胞周期 [54, 56, 57]。如图 4–2 所示，用环磷酰胺（cyclophosphamide，CY）处理小鼠 [其应杀死不超过 4% ～ 8% 的 LT–HSCs，但能对多能祖细胞和寡聚体祖细胞（见后文）产生显著影响，因为它们主要处于在细胞周期中]，随后用 G–CSF 刺激，导致所有的造血干细胞进入细胞周期，使得 LT–HSCs 的数量增加 12 ～ 15 倍 [56]。

造血干细胞必须在动物的整个生命过程中经历许多次维持自我更新的细胞分裂，问题是它们是否受到细胞分裂次数的自然限制 [58]，以及它们是否具有维持端粒的特殊机制来避免因关键端粒缩短导致的程序性细胞衰老 [59, 60]（另见第 6 章）。小鼠和人类造血干细胞均具有端粒酶活性，但端粒长度在经历过多次细胞分裂的造血干细胞后代中缩短 [61]。因此，造血干细胞中相对较高的端粒酶活性 [62] 不足以完全阻止端粒缩短。在缺乏功能性端粒酶反转录酶（TERT）的情况下，经历多次分裂的造血干细胞后代更快地失去端粒 [61, 63]。

在造血干细胞中高表达 TERT 组分的转基因小鼠中，造血干细胞的端粒的长度并没有减少 [64]。然而，这些造血干细胞在 4 次或 5 次连续移植后仍然失去了移植能力 [63]。保留端粒长度的造血干细胞移植能力的丧失提示了限制这些细胞移植能力的其他因素的作用，包括可能持续性地进入细胞周期，不依赖于端粒长度的程序性细胞寿命，或与移植和（或）细胞分裂相关的随机因素 [61, 65]。

造血干细胞的程序性细胞死亡或衰老由于造血干细胞频繁的细胞分裂而发生。在小鼠中，有几个基因位点调控骨髓中造血干细胞的比例和进入细胞

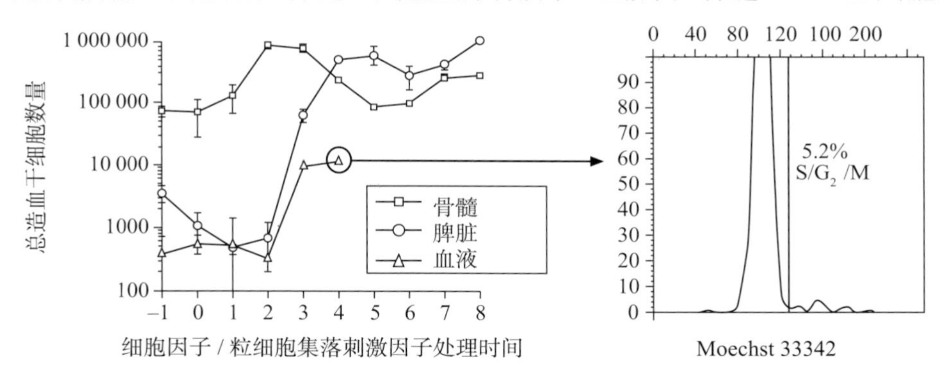

▲ 图 4-2 细胞因子 /G-CSF 连续几天处理后，小鼠骨髓、脾脏和血液中长时程造血干细胞的总数

假设股骨和胫骨（较少的骨骺）含有小鼠中所有骨髓的 15% 来计算总骨髓造血干细胞的数量。假设小鼠血液总体积为 1.8ml 来计算血液中的造血干细胞总水平。通过 Hoechst DNA 染色检测血液中长时程造血干细胞的细胞周期状态（引自 Wright 等，2001[54]。经美国血液学学会许可转载）

周期的比例 [66-68]。一个基因程序可能通过抑制抗细胞凋亡蛋白 MCL1 和 BCL2（以及其他抗细胞凋亡基因，如 BCL-x）引起细胞程序性死亡从而调控 HSC 的数量。在 HSC 中强制高表达 hBCL2 的转基因小鼠中，HSCs 的稳态水平增加 4 ～ 5 倍，并且这些造血干细胞在辐照后的宿主中的竞争性造血重建能力高于 CD45 同种同基因的造血干细胞 [69, 70]。

有关单独的造血、单独的血管生成、造血和血管生成这几种基因的表达需要启动，这些包括 *AML-1/RUNX-1* [71]、*SCL-TAL* [72]、*FLK1* [73]。这些基因中至少有一些是造血干细胞固有表达的 [74-79]。

（一）造血干细胞自我更新的基因途径

自我更新是 LT-HSCs 与造血系统中其他多能和寡能祖细胞之间的唯一区别特征（见第 6 章）。为了生命的自我更新和更新的细胞有助于造血，造血干细胞维持不分化的增殖是必需的，而生命周期的局限，例如端粒缩短、程序性细胞死亡和程序性细胞清除必须被控制，已发现参与抑制造血干细胞分化的一些基因。例如，基因表达抑制药复合物 PRC1/2 中的 *BMI1* 影响 H3K27 三甲基化 [66, 80-82]，以及抑制 TET2 及其调节的 DNA 去甲基化通路 [83, 84]。此外，造血干细胞表达高水平的端粒酶及其相关的端粒长度保留元件，并且还表达抗细胞凋亡基因，如 *MCL1* [85]，也许还有 *BCL2* [86]。虽然 LT-HSC 可以在体内多种情况下扩增，但在体外尝试用常规细胞因子 [如 steel 因子（steel factor，SLF）、血小板生成素（thrombopoietin，TPO）、IL-11、IL-6、IL-3 和 Flt3L] 和（或）含血清培养基组合扩增纯化的小鼠或人类造血干细胞，从未导致造血干细胞的轻微扩增，并且很少或没有维持功能的扩增 [87-93]。许多研究者被表达 CD34 的细胞的扩增误导，但是多种非造血干细胞也是 $CD34^+$，并且这些细胞是造血干细胞和祖细胞增殖伴随分化的结果。将抗凋亡蛋白 BCL2 导入小鼠的造血干细胞中使得造血干细胞在无血清培养条件下存活，因此 LT-HSCs 对无分化因子（如单核细胞 /M-CSF、G-CSF、GM-CSF 等）血清的反应性需要进一步探讨 [69, 70]。当添加这些细胞因子和其他细胞因子的任何组合到高表达 BCL2 的造血干细胞中时，刺激造血干细胞导致大量的增殖和祖细胞扩增，但很少或检测不到造血干细胞扩增 [69, 70]。在 IL-3 的刺激下，造血干细胞大量的扩增并同时分化为髓系细胞和肥大细胞，不能获得维持自我更新的造血干细胞。由于 *SLF* 基因或其受体 c-kit 的突变导致胎儿或早期新生儿因严重贫血而致病 [94-99]（见文献 [100]），因此单独的 SLF 在造血干细胞维持自我更新的分裂中被给予厚望。SLF 是静息和活动性造血干细胞的存活必需细胞因子 [70]，通过 c-kit 抗体阻断其信号传导可以清除造血干细胞 [101]。然而，高表达 BCL2 的 LT-HSCs 单细胞在添加 SLF 的无血清培养基中进行丧失自我更新能力的扩增，分化为共同淋巴祖细胞和共同髓系祖细胞 [70]。造血干细胞在 TPO 的刺激下能维持轻度的扩增并向巨核细胞定向分化。有趣的是，造血干细胞和高度纯化的髓系祖细胞的 mRNA 的分析显示，造血干细胞可能是所有细胞群体中 TPO 受体 c-mpl 表达水平最高的 [74, 102–104]（https://gexc.stanford.edu/model/3/gene/Mpl）。TPO 由骨髓中的成骨细胞产生，其阻断抗体诱导造血干细胞从龛释放并促进其扩增 [105]。总之，这些数据表明 TPO 对移植后造血干细胞增殖和自我更新很重要，但也通过促使其停留在龛中，增加整合素表达和阻止造血干细胞进入细胞周期以及随后的造血干细胞耗竭来保持静止。

一些早期实验表明其他因素可能与造血干细胞扩增有关。例如，通过反转录病毒转导细胞内活化形式的 Notch-1 来模拟的 Notch-1 受体的激活，偶尔会导致伴有许多造血干细胞特征的小鼠细胞系的产生，尽管这种反应既不普遍也不稳健 [106, 107]。在半纯化的小鼠造血祖细胞中，利用反转录病毒插入 HoxB4 导致造血干细胞在体外和体内实验中的大量扩增，并且保留造血干细胞的一些多谱系造血和长期重建能力 [108–110]。然而，尚未有一个严格的证据表明，这一结果是由单独扩增造血干细胞引起的，而不是通过提供其他信号使其植入 [109–111]。

Wnt/Fzd/Dsh/GSK-3β/β-catenin 通道也与造血干细胞自我更新有关（见文献 [112, 113]）。Wnt，一种与细胞表面 7 次跨膜蛋白（Fzd）结合的高度疏水的蛋白，与低密度脂蛋白相关受体结合，通常是低密度脂蛋白受体相关蛋白（lipoprotein receptor-related protein，LRP）5。Wnt 与 Fzd 结合激活蓬乱蛋白（Dsh）。Dsh 的活化使 β-catenin 从包含抗原提呈细胞、axin 和 GSK-3β 的复合物中解离，抑制 GSK-3β 对 β-catenin 的磷酸化，促使 β-catenin 转移到细胞核，与 Lef/TCF DNA 结合转录因子结合从而激活转录 [112, 113]。

在无血清培养基中向高度纯化的 LT-HSCs 中添加部分或完全纯化的 Wnt3A，导致造血干细胞克隆增殖。在体外，这些造血干细胞经历显著的扩增，并且高达 50% 的扩增后代是具有 LT-HSCs 表型的细胞 [114, 115]。据报道，转染缺乏 N- 末端磷酸化位点的不可降解 β- 连环蛋白可使 LT-HSC 进入大规模和持续的扩增性细胞分裂，LT-HSCs 的扩增既可以通过表型也可以通过移植后的功能证实 [114]。Wnt 信号传导的抑制药甚至阻断了 SLF 和其他细胞因子介导的 LT-HSCs 增殖 [114]。当用 LEF/TCF + β-catenin 活性的报告系统转染 LT-HSCs，然后移植到致死辐射的宿主中时，能读出报告基因的 LT-HSCs 长期存留在体内，而来自这些 LT-HSC 的髓样祖细胞则不表达报告系统 [114]。总之，这些结果表明 Wnt/Fzd /β-catenin 通道在 LT-HSCs 的维持自我更新的细胞分裂中或许是重要的。当被 Wnt3A 激活时，LT-HSCs 上调 *Notch-1* 和 *HoxB4* 的表达，这些基因也参与调控造血干细胞的自我更新。然而，移植的骨髓细胞中 β-catenin 基因的监管缺失未能影响造血的植入或该骨髓细胞的再次移植能力 [116]。最近报道了使用不同基因启动子编码的 Cre 重组酶导致的 β-catenin 缺失所产生的矛盾结果 [117]。

BMI1 基因是多梳家族的成员，其通过与这些基因相关的组蛋白的位点特异性去乙酰化，以及 H3K27 的三甲基化来沉默基因表达 [80]。*BMI1* 在小鼠和人 LT-HSCs 中高表达，并且人工突变 *BMI1* 基因的小鼠中 LT-HSCs 的移植能力和自我更新能力具有严重缺陷 [78, 80]。p16 基因座的两个转录本 P16INK4A 和 P19ARF 在 *BMI1* 突变小鼠的造血组织中选择性过表达，这提示 *BMI1* 能够下调分化所需基因以及与抑制造血干细胞自我更新能力的基因的表达 [118]。这些抑制自我更新的作用可包括降低活性、强制分化或直接调节或抑制参与自我更新通路的基因，例如 Wnt/Fzd /β-catenin 和 Notch [106, 107, 112, 114]。*BMI1* 突变体显示 HoxB4 的表达没有差异，但 HoxA9 的表达增加 [80]，而这些基因在造血干细胞功能中也发挥一定作用 [111, 119]。

JunB 负调节小鼠 LT-HSCs，并且在没有 JunB 的情况下造血干细胞进行扩增。在扩增的造血干细胞中，p16ink4a 和 p19arf 的表达水平低于野生型造血干细胞，而 bcl2 和 bclxl 在 JunB 敲除造血干细胞中的表达水平高于野生型造血干细胞 [120]。最近报道了许多基因在造血干细胞自我更新中发挥作用，包括 *JunB*、*Sox17*、*Cited2*、*Mcl1*、*Tel/Etv6*、*Gfi1*、*Pten* 和 *Stat5*。第 6 章更详细地介绍了自我更新，但综合起来，这些结果表明，自我更新的控制是一个复杂的多路径过程，其中大部分可能由造血干细胞龛来调控。

（二）造血干细胞的迁移

已知成年小鼠骨髓造血能力最高，脾脏造血能力约为骨髓造血水平的 1/10，血液的造血能力约为骨髓造血水平的 1/100 或更低 [121]。早期实验显示，骨髓或组织移植物保留红细胞生成的能力不能直接归因于造血干细胞的作用。没有明确的解释为什么造血能力可能存在于骨髓以外的器官中，这其中当然不包括血液。直至临床造血干细胞移植组描述了细胞毒性药物导致的个体血液中造血活性增加的现象，才考虑到造血干细胞动员到血液中的可能性[122, 123]。

使用环磷酰胺加细胞因子（如 G-CSF、GM-CSF、SLF 单用或与 G-CSF、IL-1、IL-3 的各种组合）的经典方案可将造血干细胞有效地动员到血液中[124-128]。在早期试验中，动员的效果是根据体外 CFCs 的实验来测量的，但单独的 CFC 实验并不能去区别造血干细胞与寡能祖细胞[36, 129]。然而，毫无疑问，当动员的外周血移植于高剂量化疗预处理过的宿主时，造血干细胞参与了移植后早期和持续的造血。当环磷酰胺和 G-CSF 用于小鼠模型时（小鼠模型可以直接分析骨髓、脾脏和血液中的每日变化），几乎每个造血干细胞和 MPP 都快速进入细胞周期[56]。它们在骨髓中达到峰值时，它们在血液和脾脏中也迅速出现（图 4-2）。出现在血液中的造血干细胞始终具有 2N DNA，表明它们不会在血液中增殖；事实上，造血干细胞数量的增加将排除造血干细胞在血液中的扩增[56]。在“动员的”造血干细胞的扩增期间，用溴脱氧尿苷（bromodeoxyuridine，BrdU）嵌入其染色体 DNA，导致几乎所有的造血干细胞被标记，并且有趣的是，仅仅 1 或 2 天后，血液中发现的 2N 造血干细胞都是带有 BrdU 标记的[56]。因此，动员似乎是骨髓造血干细胞增殖和髓外组织如脾、肝和血液的造血干细胞迁移累积的结果。造血干细胞表达低水平的 G-CSF 受体[102, 103, 130]，但 G-CSF 能引发高度纯化的造血干细胞的动员[131, 132]。在动员的早期阶段，粒 - 单细胞增加，研究表明髓细胞局部细化基质金属蛋白酶（matrix metalloprotein，MMP），如 MMP9，可用于切割细胞 - 细胞相互作用的分子，激活造血干细胞和骨髓基质[133]。与此类似的是，细化趋化因子 IL-8 也可发生，单用 IL-8 可以显著而快速地动员造血干细胞[134, 135]。尽管已知造血干细胞表达整合素 $\alpha_4\beta_1$，这允许它们附着于造血基质细胞 VCAM-1[136-140]，但参与造血干细胞释放的实际分子尚不清楚。此外，造血干细胞表达 c-kit 受体，其可以与基质表面的 SLF 结合。尽管造血干细胞表达黏附分子和整合素家族的诸多成员，但是它们每一个的作用在造血干细胞下述事件中的作用仍然不清楚：造血干细胞的增殖、造血干细胞与基质的分离、造血干细胞局部迁移到血窦、造血干细胞通过血流的移动、附集到远端血管、在这些血管中进行跨内皮迁移、定位于支持 LT-HSCs 的微龛。在成体小鼠中，输注的造血干细胞的归巢与细胞表面整合素 $\alpha_4\beta_1$ 和趋化因子 SDF-1 的受体 CXCR4 相关[141-143]。在所有已知的趋化因子中，SDF-1 是成年小鼠造血干细胞体外迁移的唯一趋化因子，是趋化性迁移[143]。然而，标记动员的血液来源的造血干细胞和红细胞，将其释放、共输注到同样动员阶段的动物中，结果显示造血干细胞迅速从血液中迁移出去，并且在接下来的几个小时内，这些造血干细胞不会再次出现（图 4-3）。这些造血干细胞非随机地归巢于动员动物的造血部位：骨髓、脾脏和肝脏，这些组织都有由巨噬细胞排队形成的血窦。这些观察结果与先前报道相吻合，报道表明输注的淋巴细胞通过识别特定血管定位蛋白的同源归巢受体迅速迁出血流并进入组织[144, 145]；其他的有核细胞如单核细胞快速地从血液中迁出[146]。在正常小鼠中，造血干细胞、MPP 和髓系祖细胞的流动是类似的。研究发现小鼠血液中维持有 10 ～ 100 个造血干细胞，假定其在血液中的停留时间为 5min 或更短，那么每天将需要成千上万个造血干细胞和 MPPs 的流动。数据表明，通过淋巴管返回血流前，造血干细胞和祖细胞通过血液循环并在组织中停留长达 36h[147]。目前尚不清楚这些细胞是否一次性通过血液，或者它们是否形成了一个专门的造血干细胞和 MPPs 群体，其重新进入血液的可能性高于停留于骨髓微环境。如果在血液中有造血干细胞来自分裂的造血干细胞，那么维持自我更新分裂产生的几乎每两个子细胞中，必定有一个进入血流。

与此移出率一致，将纯化的 LT-HSCs 注入未经处理的免疫缺陷小鼠（以避免抗原标记细胞的免疫排斥）可导致骨髓位点产生剂量依赖的植入（0 ～ 250 个 HSCs），而多达 5000 个造血干细胞的输注并不比输注 50 个造血干细胞的移植效果好。该平台期约为骨髓位点的 0.5%。然而，第 1 天 50 个细胞和第 2 天另外 50 个细胞各自植入约 0.5% 的骨髓位点[148]。因此，约 0.5% 的造血干细胞骨髓龛似乎随时都可用，并且这些在下一时间段被占据。在免疫缺陷小鼠中单独使用细胞减灭性抗 c-kit 抗体预先清除造血干细胞，在 c-kit 单克隆抗体达到血液中最低浓度时大量给予纯化的造血干细胞，能

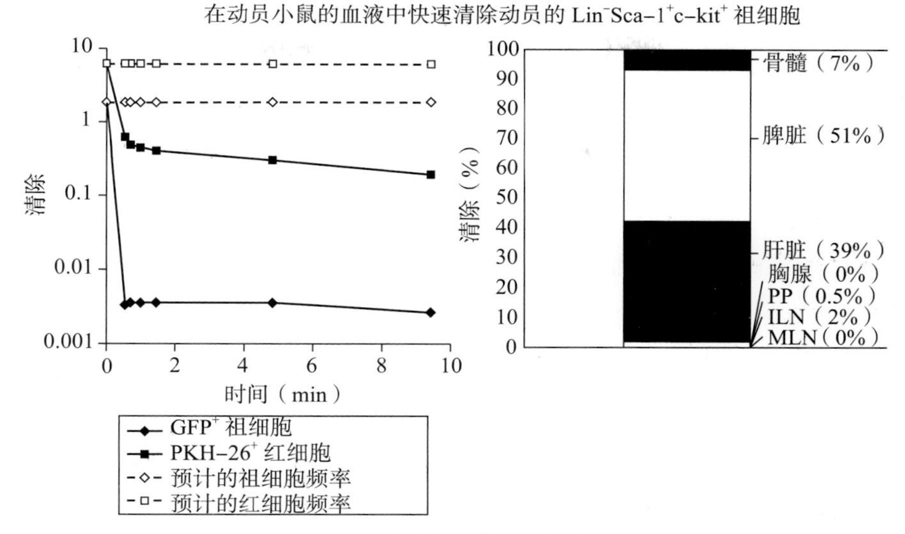

▲ 图 4-3 从血流中快速清除动员的造血祖细胞

清除血液中 eGFP⁺ 祖细胞和 PKH-26⁺ 红细胞，分别预测祖细胞和红细胞频率。在注射后 3h，动员和连续移植的造血祖细胞和干细胞归巢到不同器官（引自 Wright 等，2001 [54]。经美国血液学学会许可转载）

导致高达 80% 造血干细胞植入 [101]。

造血干细胞向造血组织的迁移需要穿过巨噬细胞环列的血窦。在动员期间，造血干细胞和祖细胞上调整合素相关蛋白 CD47 的表达 [149]。CD47 的一个功能是作为 SIRPα 巨噬细胞受体的配体 [150]。在没有 CD47 的情况下，细胞被巨噬细胞吞噬，而表达高水平 CD47 的细胞则通过 CD47-SIRPα 信号通路阻断巨噬细胞的吞噬作用。我们发现转染与动员造血干细胞相似水平的小鼠 CD47 至白血病细胞，其可保护体外和体内移植细胞免于被巨噬细胞吞噬，而缺乏相似水平 CD47 的白血病细胞在体外被吞噬并且不能在体内移植 [149]。此外，CD47 敲除小鼠的造血干细胞不能在野生型同类系小鼠中植入 [149]。这些实验提供的证据表明，在迁移过程中，流动的造血干细胞表达高水平的 CD47 以进入造血部位。

（三）造血干细胞和祖细胞龛

了解自我更新和静息时的造血干细胞的变化需要深入地研究骨髓造血龛。造血干细胞定向向髓系或淋巴系分化的龛不需要与造血干细胞的龛相邻，如果子代细胞不断迁移，未定向的造血干细胞则从造血干细胞微环境中迁移到子细胞的位置。另外，大量再循环造血干细胞可向空的造血干细胞龛不断地提供功能性造血干细胞。在没有这种造血干细胞迁移的情况下，造血干细胞的死亡可能意味着该功能性龛的永久性损坏。这与人们提出的一种或多种组织中干细胞具有可塑性的主张相关 [48]。如果每天有成千上万的造血干细胞通过组织，那么在这些组织中发现的造血干细胞活动可能只来自这些流动的造血干细胞，而不是由局部组织特异性干细胞转分化为造血干细胞 [48]。

对造血干细胞龛的解剖位点的了解基于假设：假设造血干细胞龛控制造血干细胞数量并控制其向祖细胞的分化。Schofield 提出，这种壁龛最有可能在骨附近 [151]，后来的几项研究表明，成骨细胞的一个亚群可能是造血干细胞龛的一部分 [152, 153]。更早以前，Dexter 等建立了支持髓系红系细胞生成的基质培养体系 [22, 154]，Whitlock 和 Witte 建立了支持 B 淋巴细胞生成的基质培养体系 [155]。Whitlock 等克隆了这些培养体系中的单个基质细胞，并制备成几个基质细胞系，其中一些支持髓系红系细胞的发育，另一些支持髓系细胞的发育，随后是 B 淋巴细胞系的发育 [156]。在这两种培养体系中，只有造血干细胞可以启动长期培养 [155, 156]，单个造血干细胞可以生成 B 细胞和髓系细胞。允许单个造血干细胞向多谱系分化的基质细胞表达了几种表面标志物，包括在早期 B 系祖细胞上表达的具有胞外域肽酶的跨膜蛋白 6C3/Bp1[157]，并能被这些基质细胞和 B 系细胞分泌的 IL-7 诱导 [158]。小鼠和人的造血干细胞的分离中都用到一个 AC6.2.1 的克隆，支持造血干细胞分化为多潜能前体细胞。Dexter 和 Whitlock–Witte 培养体系都能准确检测出小鼠和人类造血干细胞和造血祖细胞以及黏附分子，例如整合素 $\alpha_4\beta_1$ 与 VCAM–1[23, 136, 137, 158]，干细胞和祖细胞通过整合素 $\alpha_4\beta_1$ 与 VCAM–1 结合到基质上。支持髓系细胞生成的细胞系在造血培养中常伴随巨噬细胞的过度生长，来自 CSF–1 骨质疏松症小鼠的 OP9 细胞系支持长期髓系造血 [159]。现代方法发现骨髓造血微环境中至少存在 3 中细胞类型：成骨细胞亚群 [160]，由交感神经系统（sympathetic nervous system，SNS）– 周围神经系统神经元支配的 nestin 阳性的基质细胞 [161] 和血管细胞 [162]。程序性敲低内皮细胞系基因导致造血干细胞数量的减少。

在胚胎期（E）15 天，胚胎造血之前，分离采集胎鼠骨骼细胞，异位移植到肾被膜下的基底膜基质中，能够形成新的骨骼，其具有软骨成分、完整的骨髓、血管、各系血细胞和来自于宿主的造血干细胞 [163]。目前已经分离得到能够生成骨、软骨和至少四种不同的支持造血的基质细胞的具有自我更新能力的克隆性前体 [163, 164]。基质包括具有与 AC6.2.1 群体相似的 6C3$^+$ 细胞，其在 26 年前即从 Whitlock–Witte 培养物中克隆分离 [164]。这些新分离的细胞支持造血干细胞在体外进行完全造血和自我更新。它们还表达编码 Wnt4 和 CXCL12 的 mRNA，而其中一部分亚群表达细胞表面的 CD90 和包含表达 SLF 的 mRNA。可以在由 6C3$^+$ 和 CD90$^+$ 基质界定的龛中发现静脉输注的纯化的造血干细胞，这两种基质均不表达于成骨细胞或内皮细胞的表面 [164]。总之，这些研究表明小鼠的龛是非常复杂的，其包含多种基质细胞和支持造血干细胞的细胞因子的分离表达。

（四）造血干细胞的生成个体发育

目前认为造血干细胞来自胚胎中胚层。在哺乳动物中，产生血细胞的第一个部位是卵黄囊血岛，在小鼠受精后约 7.5dpc（days post–coitum）[165, 166]。在 7 ～ 8dpc，小鼠卵黄囊生成能够在体外形成克隆集落的造血干细胞 [165, 166]。约 8.5dpc，卵黄囊与发育中的胚胎通过卵黄囊血管相连接 [167]，并为其提供养分。在 8 ～ 8.5dpc 后，造血干细胞出现在发育中胚胎的背主动脉内和周围组织中（见文献 [168]）。大约 40 年前，我们发现将 8 ～ 9dpc 卵黄囊血岛细胞移植到 8dpc 同种异体宿主的卵黄囊腔中，导致宿主小鼠骨髓中终身存在供体来源的第 10 天的 CFU–S 以及胸腺细胞 [169]。在 10 ～ 11dpc 时，小鼠的胎肝中开始造血，并持续与胎儿的整个生命中。

第一个造血干细胞在哪里产生 [170]？在 3.5dpc 时，囊胚细胞植入子宫，其内细胞团似乎是没有明确定向的多能细胞群 [167]。在 3.5 ～ 5.5dpc 之间，伴随三胚层的形成，原肠胚生成 [167]。发育中的原肠胚后中胚层细胞是否分别迁移到卵黄囊和胚胎以产生不同的造血起源，这一直是个谜，或者这些位点中的一个是造血起始位点，其他位点是由其迁移引起的也不得而知 [168, 169, 171, 172]。由于卵黄囊红细胞生成胎儿血红蛋白，而终身造血主要产生成人血红蛋白 [171, 173]，这一现象支持了胚胎外（卵黄囊）造血和胚胎内造血是不同的起源的观点。这些被分别称为原始造血和永久造血 [173]。直到 2007 年，没有实验能直接评估这两种造血是否在细胞水平上具有不同或共同的起源。为了解决这个问题，Nishikawa 的研究小组使用诱导型 Runx1/aml1 报告系统来标记胚胎外造血干细胞 [174]。在 7.5dpc 诱导胚胎时，发现造血干细胞首次出现在卵黄囊血岛中 [169, 175]，后续可在胚胎和成体中检测到标记的造血干细胞。由于在这个时间点血液循环还没有开始，这些数据表明持续存在并引起后续造血的标记造血干细胞必须来源于卵黄囊造血干细胞，一旦循环建立造血干细胞就迁移到胚胎中 [174]。由于 9dpc 的胎盘和尿囊有一些 Runx1$^+$ 细胞，如果诱导剂泰莫昔芬在胚胎中的半衰期大于 1 天，那么它们可能是该实验中造血干细胞产生的其他可能位点。

造血和血管生成与血岛和背主动脉的发育中密切相关，并且有充分的证据表明，缺乏血管生成肽受体的突变小鼠不能发育产生造血干细胞或血管生成细胞 [73, 176]。虽然这些实验表明存在可以生成血管干细胞和造血干细胞的双潜能细胞——成血管细胞，但在体外只有少数成血管细胞可以从前卵黄囊胚中分离出来 [177]。由于原始干细胞通过血液迁移，因此并非存在成血管前体细胞，而可能是突变小鼠不能正确地生成血管和形成血液，或者血管能产生对造血有重要作用的因子。然而，有几项独立的研究显示小鼠 [178] 和斑马鱼 [179] 中存在造血内皮细胞。尚不清楚从造血内皮细胞中产生的子代细胞是造血干细胞还是其他一些细胞类型。

我们的一组实验支持这样的假设，即在卵黄囊血岛中发现的大多数胚胎血细胞在卵黄囊中不共享克隆祖细胞，因此许多细胞来源于卵黄囊中的造血前中胚层细胞 [180]。在发育中的囊胚中注射 4 种明显着色的单细胞制备四嵌合体小鼠。在所得胚胎的卵黄囊中分析颜色组合揭示了在所有血岛中具有不同颜色的内皮细胞和造血干细胞，表明它们是从多个细胞发育而来的（图 4–4）。如果造血干细胞和内皮细胞均来自共同的成血管祖细胞，则在这些小鼠中每个血岛将是单色的。然而，并未观察到单色血岛。相反，大多数血岛包含多种且非一种相同颜色的血液和内皮细胞，这表明每种类型的多个祖细胞聚集在一起形成不同的血岛 [180]。15% ～ 20% 的血岛可能来自成血管细胞；当我们在 ES 细胞中用 Flk1.cre/floxed Lacz–GFP 标记细胞谱系时，约 20% 的血细胞是 GFP^+，表明其 Flk1 基因座是活化的，但 80% 是 $Lacz^+$ GFP^-。这些数据表明约 20% 的早期血细胞可能来自成血管祖细胞，并且约 80% 的造血祖细胞并不来自成血管细胞途径。Shalaby 等得出了类似的结论 [73]。然而，Choi 等报道所有卵黄囊细胞均来自 $Flk1^+$ 前体细胞 [181]，这与我们的发现不同。

胚胎干细胞生物学中有一个有趣的观点可能与这些问题有关。ES 细胞源自囊胚的内细胞团，其可能代表约 3.5dpc 的小鼠多能干细胞。至少在小鼠 ES 系中，通过向其培养物中添加 LIF（白血病抑制因子），将它们维持为多能细胞 [182]。从这些多

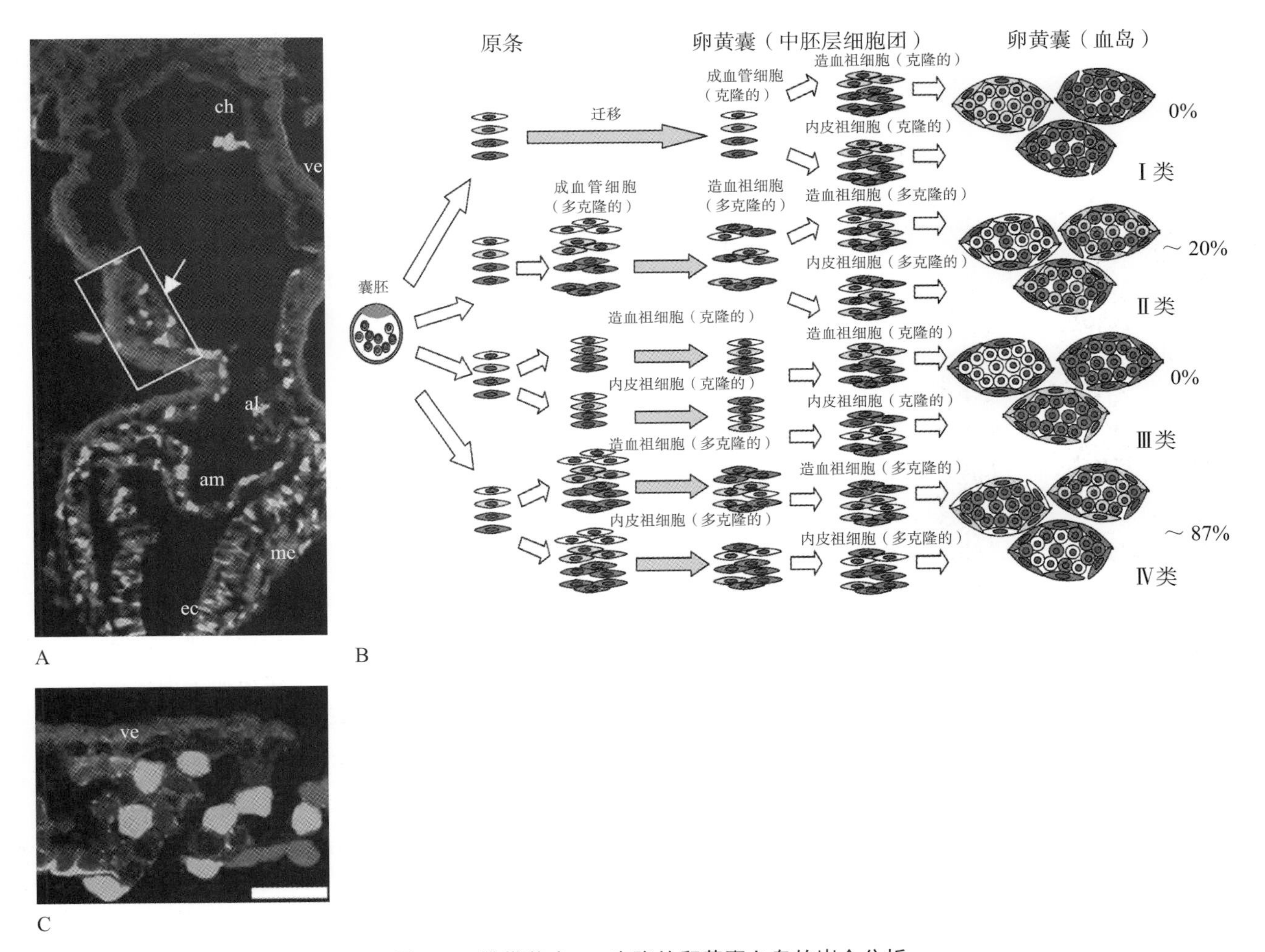

▲ 图 4–4　携带荧光 ES 克隆的卵黄囊血岛的嵌合分析

将四种明显着色的单细胞注射到发育中的囊胚中来产生四嵌合体小鼠。然后分析所得胚胎在 YS 中观察到的颜色组合，结果显示，所有个体血岛中都有不同颜色的内皮细胞和造血干细胞组合，表明它们是从一个以上的细胞发育而来的。A. 早期神经板阶段的嵌合胚胎。白色矩形表示未成熟的血岛。箭表示组织延伸的方向。ec. 胚胎外胚层；me. 胚胎中胚层；ve. 胚胎内胚层；am. 羊膜；al. 尿囊；ch. 绒毛膜；B. 实验线索显示血岛的可能分支和观察到的每种类型细胞的百分比；C. EGFP、ECFP 和 mRFP1 内皮细胞，ECFP、EGFP 和非荧光造血干细胞的Ⅳ型嵌合血岛（引自 Ueno 等，2006 [180]。经 Elsevier 许可转载）

能 ES 系中去除 LIF 后导致造血的发生，在过程中，在 LIF 撤回后 5 ～ 8 天，出现能够体外造血的细胞。这些细胞还表达与造血干细胞共有的一些标记（AA4.1$^+$c-kit$^+$CD34$^+$Lin$^-$CD41$^+$CD45$^+$），但此时是 Sca1$^-$[183]。9dpc 时，卵黄囊血岛细胞也是 AA4.1$^+$c-kit$^+$CD34$^+$Lin$^-$cD41$^+$CD45$^+$[169, 175]。因此，这两个并行系统都能产生胚胎造血干细胞。然而，ES 来源的“造血干细胞”表达成人血红蛋白，并且可以生成髓系红系细胞和淋巴细胞。尽管如此，ES 来源的造血干细胞未能在辐照的新生儿或成年宿主植入[183]，这表明需要进一步开发这些细胞以产生可移植的造血干细胞。卵黄囊血岛中造血干细胞的数量始终远大于胚胎（例如，在背主动脉内）[183, 184]。虽然卵黄囊中的造血干细胞数量始终可以支撑 11.5dpc 胎肝中发现的造血干细胞数量，但胚胎中整个背主动脉中的数量只能提供 11.5dpc 胎肝造血干细胞数量的一部分。这些发现表明，卵黄囊血岛细胞代表了胚胎造血和永久造血。

在卵黄囊血岛之后，造血的下一个（胎儿）阶段的主要部位是胎肝[166]。胎儿肝脏中造血干细胞的数量从 11 ～ 15dpc 起呈对数增加。在 15dpc 后，胎肝造血干细胞数量趋于平稳，但造血继续在肝脏中扩张[33, 185, 186]。在 16dpc，小鼠的胎儿脾脏中开始出现造血，在 18dpc 胎儿骨髓开始造血。

在整合素 $\alpha_4\beta_1$（VLA-4）或整合素 $\alpha_5\beta_1$（VLA-5）突变的小鼠中，胎儿肝脏造血的起始被阻断[187, 188]。因为整合素参与细胞迁移，所以这些细胞迁入或迁出胎肝可能需要包括 $\alpha_4\beta_1$ 表达，或在肝脏的这个阶段诱导整合素 $\alpha_5\beta_1$ 表达的多个过程。在生命过程中，需要用整合素 $\alpha_4\beta_1$ 运输造血干细胞进入造血位置[140]，因此在胎儿或成人移植中可以通过整合素 $\alpha_4\beta_1$ 表达来测定胎肝造血干细胞。相反，卵黄囊血岛造血干细胞和 ES 来源的造血干细胞都不能成功移植到辐射的成年小鼠中。据报道，卵黄囊造血干细胞和 ES 衍生的造血干细胞从胚胎期向胎儿期的转变，可以通过 HoxB4、HoxB4 和 Cdx4 的强制表达来促进[108]。因此，这是胚胎造血干细胞（原始造血功能）如何发育成胎儿造血干细胞（永久造血）的重要线索。

在胎儿造血干细胞发育的各个阶段，最初在特定时间点从胎儿肝脏等组织中出现造血干细胞波，紧接着迁入二级位点如胎儿脾脏、胎儿骨髓和胸腺淋巴结[170]。然而，在整个胎儿生命过程中造血干细胞在血液中一直可以被检测到，血液帮助造血干细胞运输到胎儿发育中的器官如脾脏、骨髓和胸腺[189]。

对于发育中胎儿肝脏造血干细胞与 T 细胞发育潜能的详细研究表明，揭示了造血干细胞水平的变化，这表明造血干细胞的发育是一个定量而动态的过程[190]。发育中的 T 细胞在一系列协调的分子事件中获得其特异性和功能，包括选择 T 细胞受体基因及其重排，以及 T 细胞将迁移到哪些远端位点。在胸腺内，胎儿发育过程中，出现的第一个 T 细胞表达 T 细胞受体 Vγ3 和 T 细胞受体 δ 基因家族，然后表达 T 细胞受体 Vγ4，然后是 Vγ2 和 Vγ5 和 T 细胞受体 αβ 基因家族。在小鼠中，位于 γ 基因座上的 T 细胞受体 V 基因必须重排表达，从潜在重排的最近端位点延伸分别是 Vγ3、Vγ4、Vγ2，然后是 Vγ5。胸腺中出现的第一批 T 细胞是 Vγ3 细胞，仅定植于胎儿皮肤[191]。当 Vγ3T 细胞的发育在胸腺中关闭时，Vγ4T 细胞开始发育，并且这些 T 细胞将在迁移至假定的女性生殖道上皮和两性的舌上皮组织[190, 191]。Vγ4T 细胞的发育在胎儿生命的第 16 或 17 天左右减少，几乎同时被下述 T 细胞替代：Vγ2T 细胞，其将栖息于淋巴结和脾脏等次级淋巴部位；Vγ5T 细胞，将栖息在整个胃肠道；和 αβ T 细胞，主要限于淋巴组织。

可以使用胎儿胸腺器官培养（fetal thymic organ cultures，FTOCs）研究 T 细胞的发育动力学，尽管这些不是生理学培养。当单个具有克隆性的 12dpc 胎肝 HSC 加入 FTOCs 时，这些胸腺产生 Vγ3，然后产生 Vγ2，之后产生 Vγ5 和 TCRαβ T 细胞[190]。当将 14dpc 胎肝 HSCs 以克隆水平置于同一阶段 FTOC 时，不会产生 Vγ3T 细胞，但都能生成其余的所类型的 T 细胞。最后，将 12dpc 胎肝 HSCs 直接添加到成年胸腺中，不能产生胎儿 Vγ3T 细胞，但可以产生成熟的 Vγ2、Vγ5 和 TCRαβ 细胞[190]。

总之，这些研究表明，可能在每次细胞分裂时胎肝造血干细胞的发育命运都在改变（通常是减少），只有当它们的子代细胞进入胎儿胸腺时才能被读出，并且这些命运的变化和这些命运的读出取决于造血干细胞内和胸腺微环境中的因素。出生后，至少在年轻成年小鼠中，LT-HSCs、ST-HSCs 和 MPPs 的数量被调控在相对恒定的水平上。

（五）造血干细胞的衰老：克隆选择相对于调控表观遗传变化

小鼠造血干细胞在衰老过程中经历细胞数量和发育潜能的自发变化。我们首先报道了 MPPs 细胞逐渐丧失，LT–HSCs 的数量和处于细胞周期中 LT–HSCs 的比例增加 [65]，在老年小鼠的骨髓中最为显著。随着 LT–HSCs 与其他多能祖细胞的标记物的改善，我们发现 LT–HSCs 的数量增加，但它们的细胞周期活性的水平很低；细胞周期比例增加的主要是 MPPs[77]。在老年小鼠中，骨髓细胞生成被保持或甚至增强，而 T 和 B 淋巴细胞生成均下降。这些命运决定均是细胞内发生的；将 2 个月大和 24 月龄的 LT–HSCs 共同移植到受辐射的年轻小鼠体内，导致老年干细胞比年幼干细胞的 LT–HSCs 产量增加，而老年小鼠 LT–HSCS 生成的淋巴祖细胞和 T 细胞和 B 细胞的产量减少 [77]。在老年小鼠中移植年轻和年老的造血干细胞得到相同的结论。通过芯片分析高度纯化的老年与年轻造血干细胞细胞来反映细胞内在生物学特性：年轻的造血干细胞具有髓系和淋巴转录本，但是老年造血干细胞过表达髓系和低表达的淋系转录本 [77]。在老年造血干细胞中高表达的前 32 个髓系转录本中，13 个被鉴定为人类髓系白血病原癌基因或其易位伴侣。随着髓系白血病的发病率随年龄的增加而增加，起始事件可能发生在造血干细胞中，如果发生这种情况，基因组事件如易位和倒位可能优先发生在高度转录的基因座上。

在主要有髓系偏向的老年造血干细胞小鼠中，大多数造血干细胞是 $CD150^{hi}$，而在年轻小鼠中，大多数是 $CD150^{lo\text{–}med}$，少部分是 $CD150^{hi}$ 细胞。来自年轻或年老小鼠的 $CD150^{hi}$ HSCs 是髓系偏向的，而来自年轻或年老小鼠的 $CD150^{lo\text{–}med}$ 细胞在单细胞水平上是均衡的或淋系偏向的 [192]。如图 4–5 所示，这开启了这一可能性，即小鼠出生时具有各种造血潜能的 HSCs 克隆，并且在衰老期间，髓系偏向的群体打破了这一平衡或超过了淋系偏向的克隆。在人类骨髓中发现了相似的现象：在年轻人中造血干细胞分化平衡，但在老年人中具有髓系偏倚的优势 [193]，这似乎是一种进化上的保守现象。我们推测，在火车、飞机和汽车出现之前，大多数物种在成长期的微环境中遇到微生物，从而产生长寿命的记忆 T 细胞和 B 细胞克隆。因此，对幼稚免疫活性 T 细胞和 B 细胞的需求减少，并且髓系偏向的造血干细胞克隆在老年人中占优势，对产生它们的共同淋巴祖细胞的需求也减少。

（六）造血是否仅来自造血干细胞，造血干细胞只能产生血液吗？

几年前，有报道称骨髓造血干细胞可以产生脑细胞，脑干细胞群可以产生血液，脂肪干细胞可以产生神经元和间充质细胞，肌肉干细胞可以产生造血和肌源性细胞，以及许多其他类型的转分化（见文献 [194]）。在大多数缺乏证据的实验表明，移植的群体实际上是纯化至同质的干细胞，其可以在克隆水平上产生两种不同的组织类型，并且已经产生没有细胞融合的功能性成熟细胞的组织特征。

尝试重复该实验，结果显示中枢神经系统干细胞向造血组织转分化的实验迄今均告失败。对生成血液的肌肉细胞进行的重新检测，显示它们是 $CD45^+$ 定向的造血干细胞，将其与肌肉祖细胞分离，肌肉祖细胞本身会生成肌肉 [195, 196]。在某些情况下，损伤后的再生肌肉可以包含在再生肌肉组织中表达的细胞，这些细胞最常见的可移植来源是骨髓 [197, 198]。虽然已经有一些研究声称这些细胞来自造血干细胞，但实际上单一纯化的造血干细胞，即使是过了长时间，也不能对肌肉或任何其他组织有贡献 [48]。在另一个实例中，在通过多轮肝毒性筛选后，具有注射纯化的造血干细胞分子标记的干细胞再生 [199]。然而，最近的证据 [200, 201] 表明，这些再生的肝细胞主要是造血干细胞的粒单核细胞后代与一些肝细胞前体之间的罕见细胞融合事件的结果。在神经组织的研究中，进入未受损或受 kainite 损伤的大脑的骨髓细胞、造血干细胞或循环前体细胞可分化成有限类型的下拨，如小胶质细胞和 $CD45^+$ 细

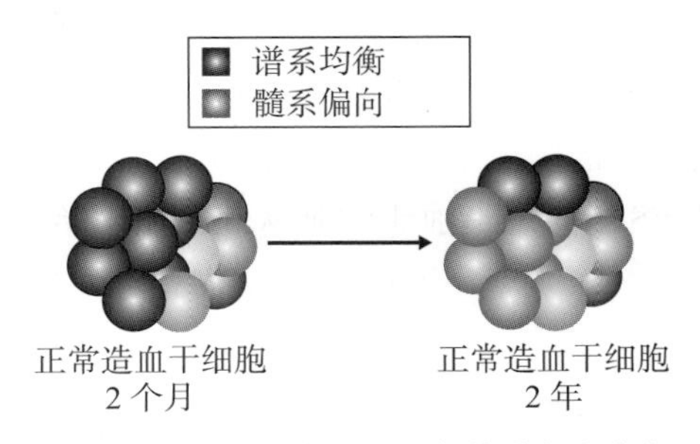

▲ 图 4–5　小鼠造血干细胞谱系克隆演变

出生时，小鼠的大多数造血干细胞克隆是谱系均衡的，同样能够生成各种谱系。然而，随着年龄的增长，由于起始均衡谱系克隆经过克隆选择或表观遗传变化导致偏向于产生髓系（骨髓偏向）的克隆占优势（有关此图的彩色版本，请参阅彩图部分）

胞，以及细胞融合产生的稀有双核 Purkinje 细胞[202]。在转分化的研究争论后，有报道再次支持出生后哺乳动物非生殖细胞存在多能性的可能。这些报道声称真正的多能细胞存在于成人骨髓和血液中，并且是 CD45⁻“非常小”（3～5μm）胚胎样干细胞[203, 204]。我们在小鼠血液或骨髓中没有发现这种多能细胞[205]，而其他研究者也并没有在人类造血组织中发现这类细胞[206]。

许多说法反映了转分化是干细胞生物学的一个年轻领域。该领域的大多数新研究者没有意识到纯化同质细胞以及表型和功能同质性的细胞群体的重要性，并且没有用反转录病毒或其他基因标志来标记克隆形成前体的命运。

（七）从发现到被认可的科学事实的转变

重要的是，报道的发现作为科学事实被接受，需要满足以下几个标准。

1. 最初的发现必须在完全同行评审的期刊上发表。

2. 所发表的实验必须在许多独立实验室中能够重复。

3. 所描述的现象必须有实验方法可以揭示它的本质。

4. 就移植而言，组织再生必须在数量和质量上具有治疗作用。

基于这些标准，我们认为没有足够的证据证明出生后生物体中的组织特异性干细胞可以转分化，并且在移植后产生另一种组织。此外，骨髓与造血干细胞不同，它是由成熟或正在成熟的细胞群组成，当然包括至少2个或3个干细胞和祖细胞群：造血干细胞、间充质干（更准确的，基质）细胞（mesenchymal stem cells，MSCs）、骨和软骨谱系细胞和内皮细胞。因此，将这种转分化的最初主张视为真实到足以成为临床试验、护理方案或公共资金和政策决定的基础是不合适的。

五、谱系决定造血祖细胞

（一）造血祖细胞定义 / 分离的考虑

从造血干细胞到成熟细胞的发育过程必须涉及已失去干细胞潜能但尚未终末分化的中间体。一个重要的问题和活跃的研究领域是关于谱系定向发生的顺序。一些研究结果表明存在寡能祖细胞。首先，重症联合免疫缺陷病（severe combined immunodeficiency syndromes，SCID）患者中 T 和 B 淋巴细胞的缺乏被认为是存在寡能淋巴定向祖细胞或淋巴干细胞的证据。然而，由腺苷脱氨酶（adenosine deaminase，ADA）缺乏[207, 208]或常见细胞因子受体 γ 链（γ_c）的突变[209, 210]引起的淋巴细胞减少，并不一定意味着存在共同的祖细胞。相反，几种淋巴细胞类型或其祖细胞可能最易受诱导的改变[211]或可能依赖于相同的信号转导机制。同样需要谨慎解释遗传改变小鼠的造血表型，如 Ikaros[212]或 Notch-1[213]的突变体，它们可能是共同或多种不同祖细胞的必需因子[214]。

其次，白血病细胞可被视为在早期发育阶段停滞但已获得自我更新能力的细胞。共表达髓系或淋系相关抗原（混合系列型白血病）或含有两个克隆起源的白血病群体（双系列型白血病）的白血病的发生，可以作为 B- 髓系或 T- 髓系双潜能祖细胞[215-220]存在的证据（或见文献 [221-223]）。然而，白血病克隆可以源自造血干细胞、MPPs，或来自自我更新受限的祖细胞，由于其改变的基因表达谱而显示通常在这些发育阶段不存在的细胞表面基因产物。

最后，骨髓中的单个细胞在体外（生成包含所有髓系的集落形成单位 - 粒细胞 / 红细胞 / 巨噬细胞 / 巨核细胞）和体内（混合 CFU-S）集落形成实验提示，寡能骨髓祖细胞的存在。然而，生成的髓系克隆也可能是多能祖细胞，但是目前没有找到条件来读出所有谱系的克隆[23, 224, 225]。

鉴于这些问题，需要满足几个先决条件来定义发育层次中的祖细胞。首先，为了定义候选群体，需要将它们分离到尽可能高的同质性 / 纯度。其次，如果群体显示寡能分化活性，则必须证明该群体中的至少一个细胞具备寡能分化活性，即该群体不是不同单能祖细胞的混合物。最后，需要证明单个寡能祖细胞不是造血干细胞或 MPP。这些先决条件很难实现。在任何给定的时间点，祖细胞可能经历内在的“随机”定向事件，可能找不到合适的微环境来读出它们的所有可能性，或甚至可能根本没有读出[226, 227]。然而，应用上述标准，我们和其他人能够鉴定小鼠和人类中的寡能发育中间体。这些数据强烈支持这样的假设：多能造血祖细胞首先丧失其自我更新能力，并持续性定向于淋巴或髓系分化途径。尽管未经正式证实，基于骨髓淋巴和髓系定向祖细胞的频率、细胞周期状态以及体内外扩增潜力，似乎所有造血都可能经历共同的淋系或髓系发育阶段。

（二）常见的淋巴祖细胞和淋系发育

造血干细胞向淋巴细胞的分化依赖于外部提供的分化、生长和存活因子。其中，IL–7 可能是最重要的。其同源高亲和力受体是由 IL–7Rα 链 [228] 和 γ_c 链 [210, 229] 组成的复合物。利用 IL–7 的中和抗体或基因敲除 IL–7 或 IL–7Rα 抑制体内 T 细胞和 B 细胞的发育 [230, 231]。靶向缺失 γ_c 基因导致 T 细胞和 B 细胞的损失以及 NK 细胞的额外损失 [232–234]，可能是因为不仅 IL–7R 的形成受损，也损伤了 NK 细胞发育的非冗余细胞因子 IL–2R 和 IL–15R [235–237]。此外，缺乏与 γ_c [238, 239] 相关的信号转导分子 Jak3 的小鼠显示出与 γ_c 缺陷型小鼠相似的表型 [240–242]。另外，Jak3 遗传缺陷患者在淋巴发育中表现出与 γ_c 基因破坏患者相似的缺陷（X–SCID）[243, 244]。基于这些数据，IL–7 被认为是 T 细胞和 B 细胞发育的非冗余细胞因子，其可以充当增殖因子、存活因子和（或）可以启动谱系特异性发育程序。IL–7R 在发育中的 T 细胞和 B 细胞以及成熟 T 细胞中均有表达 [245]。在转基因小鼠中，IL–7Rα$^{-/-}$、$\gamma_c^{-/-}$ 或 IL–7$^{-/-}$ 的 T 细胞祖细胞表达低水平的抗凋亡蛋白 Bcl–2[246]。然而，用重组 IL–7 孵育 IL–7$^{-/-}$ 小鼠的 T 细胞可导致 Bcl–2 的上调 [247]，并在 IL–7Rα$^{-/-}$ 或 γc$^{-/-}$ 小鼠中强制表达 Bcl–2，导致 αβT 细胞发育的恢复 [247, 249]。因此，IL–7 通过表达 Bcl–2 或其他抗凋亡蛋白（例如可能的 Bcl–Xl）来促进 T 细胞的存活，从而在 αβT 细胞的发育和成熟中发挥作用 [250]。然而，强制表达 Bcl–2 不足以挽救 B 细胞和 γδ T 细胞的发育 [69, 248, 249]。IL–7R 介导的信号是通过 *Pax–5* 基因激活重排免疫球蛋白重链 V 区段 [251, 252]，以及通过 Stat5 对 γδ TCR 基因进行 V–J 重组所必需的 [253, 254]。因此，IL–7R 信号传导可以分别导致 T 细胞系中的“营养”存活信号的传递或 B 和 γδ T 细胞系中的“机制”分化和增殖信号。所以，在成年小鼠骨髓中的 Lin$^-$IL–7Rα$^+$ 群体内寻找寡能淋巴祖细胞是合理的。我们鉴定了表达 γ_c 的 Lin$^-$IL–7Rα$^+$ Thy–1$^-$Sca–1^{lo}c–kit^{lo} 细胞群，表明该群体具有功能性 IL–7R（图 4–1）[248]。相反，LT–HSC 和 ST–HSC 群体均为 IL–7Rα$^-$。这些淋巴祖细胞在重建中具有快速且有效的 T、B 和 NK 细胞的分化活性。在体外和体内实验中，Lin$^-$IL–7Rα$^+$ Thy–1$^-$Sca–1^{lo}c–kit^{lo} 细胞完全缺乏髓样分化活性 [248]。也没有检测到第 8 天和第 12 天的 CFU–S 活性 [129, 248]。注射 1000 个淋巴祖细胞可在 4 ～ 6 周时产生（0.6 ～ 1.1）$\times 10^7$ 个 CD3$^+$ 脾脏 T 细胞，并在 2 周时在体内产生 1.4×10^7 个 B220$^+$ 脾脏 B 细胞。淋巴祖细胞生成的 T 细胞和 B 细胞比相同数量的造血干细胞生成的 T 细胞和 B 细胞早 7 ～ 10 天达到峰值 [248]。然而，与造血干细胞生成的细胞相反，淋巴祖细胞生成的 T 细胞和 B 细胞的数量在 4 ～ 6 周后开始下降，表明该群体没有或有限的自我更新活性。两步法实验证明淋巴祖细胞含有 T 细胞和 B 细胞的克隆形成祖细胞。单个淋巴祖细胞在含有 SLF、IL–7 和 Flt3 配体的甲基纤维素中培养，并且挑选第 3 天的一部分克隆并直接注射到胸腺中。这些注射到胸腺中细胞分化成发育所有阶段的 T 细胞，并且在一些情况下，分化成 T 和 B 系细胞。进一步培养的细胞形成由原 B 细胞和前 B 细胞组成的 B 系集落 [248]。因此，定义的淋巴祖细胞符合寡能祖细胞的标准。我们随后表明基于 Flk2 表达的淋巴祖细胞的纯度需进一步精制，而先前定义的寡能淋巴祖细胞的 Flk2$^-$ 部分含有 B– 定型细胞 [255]。因此，淋巴祖细胞是正常造血中 Flk2$^+$ ST–HSC 和 MPP 的下游 [31, 32, 256]。

基于它们在骨髓中的频率、循环状态以及体内 T–、NK– 和 B– 细胞生成潜力，淋巴祖细胞理论上可以是大多数（如果不是全部）成熟淋巴细胞的发育中间体。淋巴祖细胞向 T、B 或树突细胞谱系的定向可以根据遇到的微环境和信号来决定。然而，淋巴祖细胞是否是 T 细胞和 B 细胞发育不可缺少的阶段仍不清楚。

Coffman 等发现了存在于所有 B 系细胞上的 B220 标记 [257]，发现早期 B 细胞祖细胞是 B220$^+$、CD43$^+$、CD24$^-$BP1/6C3$^-$ [157, 158]。Hardy 及其同事进一步将 B 祖细胞细分为前 B 细胞（A0 群体：AA4.1$^+$ CD4^{lo} B220$^-$ HSA$^-$；A1：AA4.1$^+$ CD4$^+$ B220$^+$ HSA$^-$；A2:AA4.1$^+$ CD4$^-$ B220$^+$ HSA$^-$）和原 B 细胞（B 群体：B220$^+$ CD43$^+$ HSA$^+$ 6C3/BP–1$^-$；C：B220$^+$ CD43$^+$ HSA$^+$ 6C3/BP–1$^+$）[258–260]（也在参考文献 [261] 中综述）。大多数 A1 部分细胞是 c–kit$^-$，缺乏髓系潜能，但在胸腺内注射后检测到的微少 T 细胞潜能。原 B 细胞是 B 系定向的，表达重排 D_H–J_H 基因（B 群体），并进行 V–DJ 重组（C 群体）。由于 T 细胞和 B 细

胞读数能力，A0 和 A1 群体可能含有淋巴祖细胞，但由于使用不同的标记进行分离，因此不可能直接比较这些数据。然而，大多数 A0 和 A1 细胞群不表达 IL–7Rα，而 A2 细胞群表达 IL–7Rα。随后，不同研究组使用不同的标记组合分离 B 系各个细胞群，并详细研究了 B 系发育的各个细胞群体，这些不同组合阻止了数据的直接比较 [258, 260, 262–268]。随后，我们在实验中结合大多数这些描述的标记和其他标记来进行分析，以澄清这些数据。这些研究使我们能够识别淋巴祖细胞下游的定向 B 系祖细胞，其表面表型为 B220$^+$ CD43$^+$ AA4.1$^+$ Flk2$^+$ CD27$^+$ IL7Ra$^+$ c–kit^{lo} CD24$^-$ CD19$^-$ CD11c$^-$Ly6c$^-$CD4$^-$ [269]。我们后来在淋巴祖细胞群体中发现了一群表达 Ly6D 的细胞，这些细胞似乎是迄今为止在小鼠体内发现的最早的 B 系细胞 [269]。

最早的胸腺祖细胞（DN1：双阴性 1 细胞）是 CD4^{lo}CD8$^-$CD44$^+$ CD25$^-$c–kit$^+$ 细胞 [270–273]。这些早期胸腺祖细胞大多数是 T 细胞定向的（原 T 细胞）；然而，该群体中的一些细胞能够分化成 B 细胞、NK 细胞和树突状细胞，以及低概率的髓系细胞 [273]，但它们的克隆起源尚未确定 [272–274]。最早的胸腺祖细胞群在这样的微环境中是否包含少数最近归巢的淋巴祖细胞，在这样的微环境中其优先分化为 T 细胞，或淋巴祖细胞仍在骨髓中定向分化为 T 细胞并成功地归巢于胸腺 [275]，这一点一直存在争议。通过每次用单个标记物还原分离细胞，我们发现骨髓中的胸腺祖细胞都是淋巴祖细胞表型 [276]。

Allman 等 [277] 表明胸腺生成是通过早期胸腺祖细胞（early thymic progenitors，ETPs）维持的，早期胸腺祖细胞可以从与造血干细胞关系更密切的骨髓祖细胞发育而来，而不是通过淋巴祖细胞依赖性途径。这是基于 DN1 群体中的一些细胞（早期胸腺祖细胞）的发现：不表达高水平 IL–7Rα；有一些髓系潜能；产生 T 细胞和 B 细胞的动力学比淋巴祖细胞更紧密，而与 ST–HSCs 相似 [32]；并且在 Ikaros$^{-/-}$ 小鼠中以接近正常的频率存在，而不能通过表型检测到淋巴祖细胞。虽然这些数据增加了关于可能的替代 T 细胞发育途径的重要信息，但它们不直接评估有多少早期胸腺祖细胞或成熟 T 细胞是淋巴祖细胞生成的，或是否大多数胸腺的生成独立于淋巴祖细胞。静脉内注射的 MPPs 和淋巴祖细胞均产生胸腺细胞，MPPs 延迟归巢至骨髓，并产生直接种植于胸腺的淋巴祖细胞。另外，胸腺髓细胞来自移植的 MPPs 而不是淋巴祖细胞，表明这些细胞是进入胸腺的髓系祖细胞的后代。此外，观察到胸腺髓系细胞来自移植的 MPP 而不是淋巴祖细胞，表明这些细胞也是进入胸腺的骨髓祖细胞的后代。再者，当 Flk2$^+$ 的淋巴祖细胞在支持分化成淋系和髓系的条件下培养时，单个淋巴祖细胞能够生成 T 细胞、B 细胞、NK 细胞和树突状细胞 [276]。在该实验中，大约 50% 的单个淋巴祖细胞克隆产生 B 细胞和 T 细胞，没有生成任何巨噬细胞或嗜中性粒细胞 [278]。总之，这些体内外数据证实了淋巴祖细胞作为 B 淋巴细胞和 T 淋巴细胞的潜在祖细胞。同样值得注意的是，在自体或同种异体移植模型中，淋巴祖细胞与造血干细胞共移植可以拯救小鼠免受致命的巨细胞病毒感染 [279]，为淋巴祖细胞在体内的强大的和功能性 T 细胞和（或）NK 细胞重建能力提供了额外的证据。

在人类中，已经报道了胎儿胸腺中的 T/NK 双潜能前体细胞群体 [280] 和 CD34$^+$ 骨髓细胞中末端脱氧核苷酸转移酶（TdT）阳性的淋巴前体群体 [281]。然而，没有进行克隆分析。CD34$^+$ TdT$^+$ 细胞亚群表达中性肽链内肽酶 CD10 [282]。随后证实胎儿和成人骨髓 Lin$^-$CD34$^+$ Thy–1$^-$CD38$^+$ CD10$^+$ 细胞含有 B 细胞、NK 细胞和树突状细胞的克隆祖细胞 [283]。这些细胞群体在人源化 SCID 小鼠胸腺中生成 T 细胞，但不能生成髓系细胞。另一份报道指出，脐带血 CD34$^+$ CD38$^-$CD7$^+$ 细胞含有 B、NK 和 DC 克隆前体；然而，没有评估 T 细胞读数 [258]。因此，两项研究提示但均未正式证明人类中存在淋巴祖细胞。IL–7 信号传导可能不是人体正常 B 细胞发育所必需的，因为体外在没有 IL–7 的情况下可以产生 B 细胞 [284]，并且体内 IL–7R 的破坏导致 T 细胞缺陷而非 B 细胞 [285, 286]（见文献 [282]）。与小鼠淋巴祖细胞类似，人早期淋巴祖细胞表达 IL–7Rα。实际上，Lin$^-$ CD34$^+$ CD38$^+$ CD10$^+$ 细胞可以细分为 CD10$^+$ IL–7Rα$^-$ 和 CD10^{lo}IL–7Rα$^+$ 亚群，后者在 B 细胞祖细胞克隆中高度富集 [287]。研究显示原 B 细胞在 IL–7 和骨髓基质细胞共培养下能增殖和分化，而前 B 细胞不再对 IL–7 有反应 [288]。重要的是，要确定 CD10^{lo}IL–7Rα$^+$ 细胞或 CD10$^+$ IL–7Rα$^-$ 细胞是否包含 T 细胞和 B 细胞祖细胞，以及胸腺种子细胞是否共享其中的一些表型（关于人类早期胸腺细胞的发育参见文献 [289]）。

（三）共同髓系祖细胞和髓系发育

在不含髓样分化潜能的表达 IL-7Rα 的小鼠骨髓中鉴定淋巴祖细胞 [248] 提示，IL-7Rα⁻ 细胞中可能存在所有骨髓细胞共有的互补性祖细胞。此外，我们注意到 $Thy-1^{lo}Lin^-$ 细胞的 $Sca-1^-$ 亚群含有髓样祖细胞 [30]。因此，为了排除造血干细胞和淋巴祖细胞，我们在 $Lin^-IL-7R\alpha^-Sca-1^-c-kit^+$ 骨髓部分中寻找髓系祖细胞。我们鉴定了三个髓系祖细胞群体 [102]：共同骨髓祖细胞（common myeloid progenitors，CMPs；$FcgR^{lo}CD34^+$，现在已知是 $Sca-1^{lo}$，而不是 $Sca-1^-$ [290]），以及它们的直系后代、巨核细胞 / 红系祖细胞（megakaryocyte/erythrocyte progenitors，MEPs；$FcgR^{lo}CD34^-$）和粒细胞 / 巨核系祖细胞（granulocyte/macrophage progenitors，GMPs；$FcgR^{hi}CD34^+$）。

这三个髓系祖细胞亚群代表髓系细胞分化的主要途径，因为在稳态骨髓中，它们含有绝大多数髓系祖细胞的活性。共同骨髓祖细胞在体外生成所有种类的髓系集落，包括 CFU-Mix；粒细胞 / 巨核系祖细胞生成 CFU-G、CFU-M 以及 CFU-GM；巨核细胞 / 红系祖细胞生成红系爆式集落形成单位（burst-forming unit，erythroid，BFU-E）、CFU-Meg 和 CFU-MegE，均具有高克隆形成效率。我们证明在体外共同骨髓祖细胞分化为具有 MEP 和 GMP 表型和功能的细胞 [102]。此外，大多数单个共同骨髓祖细胞生成 GM- 和 MegE- 相关的后代。在体内移植后，对于它们的体外活性，三个细胞群给出短期但不是长期的读数，表明它们具有有限的自我更新活性 [129]。

巨核细胞 / 红系祖细胞为在感染控制条件下饲养的致死性辐射小鼠提供辐射保护细胞 [129]。注射巨核细胞 / 红系祖细胞、共同骨髓祖细胞、ST-HSCs 或 MPPs 至致死剂量辐射的小鼠，显示出供体来源的瞬时造血足以维持生存，而宿主残留的造血干细胞维持其长期重建 [29, 69, 129]。另外，第 8 天 CFU-S 活性的大部分都来自巨核细胞 / 红系祖细胞群体，而非粒细胞 / 巨核系祖细胞群体 [129]，支持先前的研究结果，即第 8 ～ 9 天 CFU-S 主要是红细胞 [30, 291]。我们的数据也证实了先前的研究结果，即第 12 天 CFU-S 活性的大部分不在谱系定向的祖细胞内，而是在更原始的造血干细胞群体内，在共同骨髓祖细胞和巨核细胞 / 红系祖细胞中有一些活性 [29, 30, 292]。在巨核细胞 / 红系祖细胞和粒细胞 / 巨核系祖细胞中均未检测到 B 细胞和 T 细胞的分化活性。共同骨髓祖细胞不能产生 T 细胞；然而，体内体外实验中检测到少量 B 细胞子代 [102]。我们还在小鼠中分离了高纯度的巨核祖细胞（megakaryocyte progenitors，MKPs）。这些 $Lin^-c-kit^+Sca-1^-CD34^+CD9^+CD41^+$ 细胞能在体外有效地产生巨核细胞 CFC，在体内能有效地生成微巨核细胞基因座和体内供体来源的血小板，而它们缺乏生成红细胞的能力 [293]。

随后对其他标记物的鉴定使得对髓系发育途径的认识更深入。首先，我们和其他研究者发现共同骨髓祖细胞群体像淋巴祖细胞一样，在 Flk2 的表达上具有异质性 [255, 294]，并且 $Flk2^+$ 群体包含共同骨髓祖细胞活性，并且可以生成粒细胞 / 巨核系祖细胞、巨核细胞 / 红系祖细胞和包括树突状细胞在内的所有髓系子代细胞。随后，我们在分析中加入 CD150（Slamf1）、CD105（Enderlin）和 CD41，发现髓系祖细胞群体内存在进一步的异质性 [295]。这些标记显示先前定义的共同骨髓祖细胞可以进一步细分为 $CD150^+$ 和 $CD150^-$ 组分，并且巨核细胞 / 红系祖细胞可以基于内皮糖蛋白和 CD150 表达分成三个亚群。用这些标记可鉴定分离的 preGM、preMegE 和 preCFU-E 群体，这些群体在体内外提供了适当的谱系限制性读数 [295]。当前小鼠和人类造血干细胞的谱系树如图 4-1 所示。

这些数据与另一项使用 Gata1-GFP 报告的研究一致，以确定一个能改进共同骨髓祖细胞表型或在发育过程中加速其作用的一个群体 [290]。具体而言，该群体是 $Lin^-Kit^+Sca^{int}Flk2^-Gata1^{lo}$，能在体内产生所有髓系细胞，但具有非常低的淋巴细胞生成能力。使用 PU.1 报告基因，该研究还发现了可以产生淋巴细胞和髓系细胞但不产生血小板的 GLMP。这些结果与 Adolfsson 等的结果相似。这表明表达最高水平 Flk2 的 MPP 已经丧失了血小板形成能力 [296]。这也与 PU.1 抑制 MegE 发育的数据一致 [297]。

六、其他的发育路径

最近的几项体内外研究表明在造血发育期间髓系与淋系分化可能并不总是由第一个谱系决定，有可能是双能 B 细胞 / 髓系或 T 细胞 / 髓系祖细胞，或两者都可能存在。为了证明 B 细胞 / 巨噬细胞祖细胞，研究表明可以体外修饰几种 B 细胞系以产生具有巨噬细胞特征的细胞[298-300]。重要的是，将v-raf转染到由Eμ-myc转基因小鼠建立的B细胞系中，可以将它们转化为维持IgH基因相同重排的巨噬细胞[299]。该结果表明，在正常条件下无法获得的发育潜能可通过遗传改变重新获得。实际上，在体内细胞的第一次实验重编程中，我们已经证明淋巴祖细胞在正常条件下从不产生髓系细胞，但它们在经基因工程改造以表达人IL-2受体β链后（hIL-2Rβ）或GM-CSFR，并且激活同源配体[301]后能生成髓系细胞。这些进程能被Pax-5的强制表达所阻断[302]。

同样，在体外实验中单个FL细胞可以产生B细胞/髓系和T细胞/髓系子代细胞[224, 303, 304]。在60%O_2条件下使用FTOC系统进行单细胞读出实验中，Kawamoto等[304]从FL细胞群中检测到B/T/髓样、B/髓样、T/髓样祖细胞，但从未检测到T/B双能祖细胞[304]。然而，在这些高O_2浓度的培养物中，只有约5%的单一$Lin^-Sca-1^+ c-kit^+$造血干细胞产生多系（T/B/髓系）产物，这表明该系统不具有足够的可重复性以证明造血干细胞的所有分化潜能。此外，由于在这些培养条件下造血干细胞的"随机"定向，其可能仅仅分化为T/髓系或B/髓系细胞。或者，T/B定向双潜能祖细胞可能不包含在$Lin^-Sca-1^+ c-kit^+$群体中，但仅包含在$Lin^-Sca-1^{lo}c-kit^{lo}$淋巴祖细胞群体[248, 305]中。在体外成人造血实验中也描述了造血干细胞以非常低的频率（约0.02%）生成双潜能B/巨噬细胞祖细胞[306]，支持了B/巨噬细胞发育系可能比胎儿造血更加保守的假设。

如前所述，额外的数据也提示造血干细胞和祖细胞在通过淋巴管回到血液前会通过血液循环并存留在组织中[147]。进一步，这些细胞在组织中直接分化成树突细胞、髓系细胞和$B220^+$细胞。这些结果一起表明造血干细胞对红细胞压积的降低有反应[307]，体外实验数据提供了造血干细胞直接分化为巨核细胞的证据[70]，并且研究表明寡能祖细胞和双能祖细胞的存在，这表明造血干细胞直接渗透通过组织满足特定的造血和免疫需求。做出细胞反映造血系统的反应性的假设是合理的，并且表明稳态造血的每个谱系的需求恒定，不同的是，在感染或失血期间，会增加所需谱系细胞的造血。能够关闭不需要的谱系造血也将是一种节约资源的手段，使得在贫血期间不会以牺牲红细胞为代价来产生白细胞，相反地，红细胞和血小板的生成也不会以牺牲需要的先天或特异性免疫细胞为代价。

（一）人髓系祖细胞

与淋巴祖细胞一样，多项研究表明存在人寡能髓系祖细胞[308-312]。人类骨髓和脐带血细胞中包含与小鼠共同骨髓祖细胞、粒细胞/巨核系祖细胞和巨核细胞/红系祖细胞对应的祖细胞[287]。它们不表达多种成熟谱系标志物（包括可能将人类淋巴祖细胞定义为CD7、CD10或IL-7Rα的早期淋系标志物），且均为$CD34^+ CD38^+$。它们的特征在于CD45RA的表达，CD45RA是CD45细胞表面酪氨酸磷酸酶的亚型，可以负调节某些细胞因子受体信号[313]和活化后支持原始祖细胞的增殖和分化的IL-3Rα[70, 314, 315]。$CD45RA^-IL-3R\alpha^{lo}$（共同骨髓祖细胞）、$CD45RA^+ IL-3R\alpha^{lo}$（粒细胞/巨核系祖细胞）和$CD45RA^-IL-3R\alpha^-$（巨核细胞/红系祖细胞）具有高髓样克隆形成效率，但具有较低的长期（基质造血）培养起始细胞能力，这表明它们不能进行自我更新。尽管FcγR Ⅱ－Ⅲ（CD16/CD32）表达用于区分小鼠共同骨髓祖细胞和粒细胞/巨核系祖细胞，但在人任何髓系祖细胞群体中均未检测到其表达，并且人所有克隆髓系祖细胞表达CD34，而小鼠巨核细胞/红系祖细胞为$CD34^-$[102]。有趣的是，在小鼠髓系祖细胞中，IL-3Rα以及CD45RA表达在巨核细胞/红系祖细胞中均为阴性或低表达，在共同骨髓祖细胞中为中表达，在粒细胞/巨核系祖细胞中为阳性，没有明确的表达水平标准来区分不同细胞群体。与小鼠髓系祖细胞一样，共同骨髓祖细胞在体外生产巨核细胞/红系祖细胞和粒细胞/巨核系祖细胞，并且高比例的共同骨髓祖细胞具有生成粒细胞/巨噬细胞和巨核细胞/红细胞的潜能。我们没有检测其向T细胞分化的能力；然而，并没有检测到体外B细胞或NK细胞生成潜能。然而，一些B细胞可能从大量移植的共同骨髓祖细胞发展而来。与小鼠共同骨髓祖细胞的情况一样，重要的是清楚共同骨髓祖细胞群体是否含有寡能B/髓系祖细胞或共有共同骨髓祖细胞表型，但在我们的体外试验中没有检测出的单能B祖细胞，或是否在体内B细胞是由大量移植细胞中少量污染的B祖细胞引起的（见后文）。

（二）胎儿造血的谱系定向

虽然胎肝造血干细胞与成体造血干细胞大部分相似，但也存在一些表型和功能的差异[186, 316-318]。

值得注意的是，FL-HSCs 能生成例如 $V\gamma3^+$ 和 $V\gamma4^+$ T 细胞[190]和 B-1a 淋巴细胞[319, 320]，这些在成人造血干细胞中是不存在的。因此，确定胎肝淋巴祖细胞和共同骨髓祖细胞的表型和发育能力是重要的。我们发现 FL-CLPs（$Lin^-IL\text{-}7R\alpha^+\ B220^{-/lo}Sca\text{-}1^{lo}c\text{-}kit^{lo}$）[305]和髓系祖细胞 FL-CMPs（$Lin^-IL\text{-}7R\alpha^-Sca\text{-}1^-c\text{-}kit^+\ AA4.1^-FcgR^{lo}CD34^+$）、FL-GMPs（$Lin^-IL\text{-}7R\alpha^-Sca\text{-}1^-c\text{-}kit^+\ AA4.1^-FcgR^{hi}CD34^+$）和 FL-MEPs（$Lin^-IL\text{-}7R\alpha^-Sca\text{-}1^-ckit^+\ AA4.1^-FcgR^{lo}CD34^-$）[321]表现出与成人高度的相似性。然而，二者存在增殖潜能（集落形成活性）和谱系分化能力上存在一些显著差异。特别值得注意的是，FL-CLPs 产生的 $CD45^+\ CD4^+\ CD3^-LTb^+$ 细胞是淋巴结和 Peyer 斑形成的起始[322–325]，这些代表了与 NK 细胞无关的先天淋巴细胞。大约 5% 的这些 $IL\text{-}7R^+$ FL-CLPs 至少能够在体外分化成巨噬细胞和 B 细胞。有趣的是，FL-CLPs 不表达一种巨噬细胞发育的抑制因子 Pax-5[323]，而缺乏髓系潜能的成体骨髓 CLPs 呈 $Pax\text{-}5^+$[305]。相反，尽管 FL-CMP 和下游 FL-MEPs 或 FL-GMPs 不生成 T 细胞，但 FL-CMPs 具有一些体外和体内 B 细胞生成潜能。成人和胎儿的 B 细胞和巨噬细胞发育之间存在的密切关系（见后文）。因此，FL 造血向淋系或髓系谱系定向过程中，不管是哪种定向，巨噬细胞和 B 细胞的发育能力可能最后丢失。

（三）树突状细胞的发育

树突状细胞最初被定义为骨髓来源的非巨噬细胞白细胞群，具有高抗原提呈和引发初始 T 细胞的能力[326–328]。在人类和小鼠中已经描述了多个树突状细胞亚群在组织分布、表面标志物表达和功能方面的不同（文献 [329, 330] 和第 17 章），并且其他的亚群仍有待继续鉴定。从进化的角度来看，树突状细胞可能属于髓系和淋系，因为它们连接着先天和适应性免疫应答。根据目前的数据，可以提出两种相反的树突状细胞个体发育模型：成熟树突状细胞亚群在早期造血祖细胞直接分化而来，或者不成熟树突状细胞一直到成熟都能保持成为不同树突状细胞亚群的能力以响应不同的环境。

在小鼠中，两个主要的树突状细胞亚群可通过其 CD8α 链的表达来区分[331]。据报道，早期胸腺内祖细胞（$CD4^{lo}CD44^+\ CD25^-c\text{-}kit^+$）和胸腺 T 祖细胞（$CD44^+\ CD25^+\ c\text{-}kit^+$）含有能够分化成 $CD8\alpha^+$ DC 的前体细胞[274, 332]。由于大多数胸腺树突状细胞和仅少数次级淋巴器官树突状细胞表达 $CD8\alpha^+$，$CD8\alpha^+$ 树突状细胞被认为与 T 淋系有关，因此被称为“淋系树突状细胞”，与 $CD8a^-$“髓系树突状细胞”相反。这个模型似乎得到支持，但没有被直接证明，缺乏转录因子 RelB[333]、PU.1[334]和 Ikaros[335]的小鼠仅缺乏 $CD8a^-$ 树突状细胞。然而，其他突变体，如 $c\text{-}kit^{-/-}$、$\gamma_c^{-/-}$[336]和 $Notch\text{-}1^{-/-}$[337]小鼠，显示 $CD8\alpha^+$ DC 和 T 细胞的发育解离。因此，我们和其他研究者测试了成人和胎儿淋系和髓系定向祖细胞的树突状细胞发育潜能。令人惊讶的是，$CD8\alpha^+$ 和 $CD8\alpha^-$ 树突状细胞均由高度纯化的淋巴祖细胞和具有相似功效的共同骨髓祖细胞生成的，因此反驳了小鼠中 $CD8\alpha^+$“淋系”和 $CD8\alpha^-$“髓系”衍生的树突状细胞的观念[305, 337–340]。此外，除了淋巴祖细胞和共同骨髓祖细胞之外，树突状细胞发育潜力在淋系的 T 祖细胞和髓系中粒细胞 / 巨核系祖细胞中是保守的，但是一旦出现 B 细胞或巨核细胞 / 红细胞定向发育，树突状细胞分化潜能就会丢失[337, 338]。

与从淋巴器官或骨髓中分离的小鼠树突状细胞或其前体细胞相反，人类树突状细胞和它们的前体通常是从外周血中分离，并且仅在极少数情况下从造血器官中分离，这使得二者难于直接比较（对于评论见文献 [330]）。然而，树突状细胞可以从总 $CD34^+$ 祖细胞群、淋系定向祖细胞群和外周血单核细胞中产生，这表明人类的树突状细胞发育潜力类似于小鼠，并且在髓系和淋系受限制的谱系中是保守的[283, 340–345]。一种树突状细胞前体细胞在刺激后可以产生大量的 IFN-α，表达一组独特的模式识别受体，并且可以在体外成熟为树突状细胞，在人类[346–349]和后来的小鼠[350–352]中被鉴定出来。该树突状细胞亚群被称为浆细胞样树突状细胞、树突状细胞 2 和产生 IFN-α 的细胞[329]。这些细胞可来源于髓系和淋系祖细胞（综述见文献 [81]），但主要是髓系起源[353]。

总之，树突状细胞在体外和体内沿着淋系和髓系途径发育。通过简单的检测，例如免疫表型分析或混合淋巴细胞反应和细胞因子产生的功能实验，我们没有检测到淋系前体和髓系前体衍生的 $CD8\alpha^+$ 树突状细胞群体中树突状细胞的差异[338]。这是一个意想不到的发现，它表明了树突状细胞的发育冗余。更可能的是淋巴祖细胞与共同骨髓祖细胞衍生的树突状细胞功能上具有不同。值得注意的是，淋巴祖细胞和 T 祖细胞中的树突状细胞发育能力与其潜在的髓系发育潜力相关，可通过人工引入和激活 IL-2β 或 GM-CSF 受体来“拯救”[301, 354]。因此，研究维持树突状细胞发育的信号很重要，Flt3 酪氨酸激酶的激活可能是这些信号之一[255]。

七、造血干细胞和寡能祖细胞的基因表达谱：基因共表达

几种强大的技术已经允许已确定的细胞、细胞群、组织和器官中表达转入本的特征。这些技术进步使得我们可以用简化的方法来理解在这些细胞或组织中发现的 RNA 转录物的复杂性，以及转录谱在分化、自我更新或其他功能事件上的变化。最有效的技术之一是微阵列分析，其中对于纯化的细胞群，可以确定物种中所有已知基因的高比例的转录本的表达谱。几个小组已经对来自胎儿、成体和老年小鼠的造血干细胞和祖细胞进行了微阵列表达谱分析[74, 75, 78, 79, 256, 295, 355–357]。这些研究已经确定了几种随后被证实的对造血干细胞功能重要的基因，如 *BMI1*[78]，或可用于造血干细胞纯化的基因，如 *Slamf1*[75, 355]。基因抠除或其他差异表达技术已经揭示了一部分基因似乎在 HSCs 中表达，但在其他细胞并不广泛表达。事实上，已发现一些基因在造血干细胞和神经球培养物（高度富集中枢神经系统干细胞）[130] 或造血干细胞和 ES 细胞，或全部三种细胞[130, 358] 中有表达。

我们最近发表了一组便于使用的源自所有已知小鼠和人类造血干细胞亚群的微阵列，即 Gene Expression Commons[104]。图 4-6 所示的是特定细胞类型的阵列数据与阵列上的整个 RNA 比较的 4 个实例。在所示的实施例中，将 4 个基因（*c-Mpl*、*EpoR*、*IL-7Rα* 和 *c-EBPα*）输入数据库，将显示每个造血亚群的绝对比较。

这些基因表达阵列不能检测翻译后的重要事件，例如信号转导途径中蛋白质的磷酸化和去磷酸化，或蛋白质的亚细胞位置的变化，例如 β-catenin，它们被保持在降解复合物，或附着在钙黏蛋白的细胞质面上，或在细胞质中游离并出现在细胞核中[112]。小鼠造血干细胞[102, 248] 和人类造血干细胞[41, 283, 287, 340] 下游的大多数寡能祖细胞已经获得高纯度的分离，并且在某些情况下，可以发现一些重要线索，它们的基因表达谱的比较揭示了复杂分化命运定向的基因的重要线索[130, 357]（见后文）。以这种基因简化方法可能会揭示许多关于干细胞行为的新线索，但需要对细胞蛋白质（蛋白质组学）进行类似的编目，以揭示可能有助于识别干细胞行为中重要途径的细胞蛋白质修饰。

（一）造血分支点中多个骨髓或淋系基因的混杂表达

预期纯化的细胞 LT-HSCs、寡能祖细胞和谱系定向祖细胞被用来对特定的生理性造血阶段的转录谱作决定性取样。造血每个阶段中谱系特异的基因的表达谱在很大程度上与它们已知的功能一致。针对每个纯化群体的半定量 RT-PCR 试验提供了以下结果：SCL（干细胞白血病）[359, 360] 在造血干细胞和所有髓系祖细胞中表达；GATA-2[361] 和 c-Mpl 在造血干细胞、共同骨髓祖细胞和巨核细胞 / 红系祖细胞中表达，但在粒细胞 / 巨核系祖细胞中不表达[74, 102, 103]；其他巨核细胞 / 红细胞（MegE）相关基因如 *NF-E2*[360]、*GATA-1*[362, 363] 和促红细胞生成素受体在共同骨髓祖细胞和巨核细胞 / 红系祖细胞中表达，但在粒细胞 / 巨核系祖细胞中不表达，并且它们在巨核细胞 / 红系祖细胞中的表达水平最高[103, 357]。粒细胞相关转录因子 C /EBPα[364] 在造血干细胞、CMPs 和粒细胞 / 巨核系祖细胞中表达，但在 MEPs 中不表达，其表达水平在 GMPs 中最高[103, 357]。所有这些基因都在共同骨髓祖细胞中表达，但在 CLPs 或其他晚期淋系祖细胞中不表达，表明每种基因在髓系特异性细胞命运决定中的潜在作用。相反，淋系相关转录因子 Aiolos[365] 不在任何髓系祖细胞或造血干细胞中表达。Ikaros 是 Aiolos 伴侣核因子，最初认为是淋系特异性转录因子[212, 366]，在造血干细胞和造血的所有阶段都有表达[367]。Aiolos 首先出现在淋巴祖细胞阶段，并且在 T 细胞和 B 细胞祖细胞中最高[102, 103]。淋系相关的 GATA-3[368] 和 Pax-5[369] 在成体骨髓淋巴祖细胞中以低水平表达，但在髓系祖细胞和胎肝淋巴祖细胞中不表达[102, 305]。

这些数据为造血发育中基因表达调控提供了清晰的线索。首先，许多髓系和淋系基因的表达在每个通路中是互斥的。其次，尽管共同骨髓祖细胞和淋巴祖细胞分别不依赖于髓系和淋系细胞[102, 103]，共同骨髓祖细胞表达 MegE 和 GM 相关基因，而淋巴祖细胞表达 T 淋系和 B 淋系基因。这些数据与启动假

设[370]和染色质在定向之前是开放的模型一致，但来自该开放染色质的转录本对于成熟并不重要[103]。

通过使用靶向纯化共同骨髓祖细胞和淋巴祖细胞的寡核苷酸微阵分析，髓系或淋系混杂的观点得到了显著的提升。通过使用微阵列方法进行的全基因组分析显示，共同骨髓祖细胞和淋巴祖细胞分别共表达绝大多数 GM 和 MegE 相关基因，以及 T、B 和 NK 淋系基因[74, 357]。此外，在单细胞水平上已经正式证实了在共同骨髓祖细胞中 GM 和 MegE 相关基因以及在淋巴祖细胞中 T 和 B 淋系基因的共表达[74]。针对单细胞的 RT-PCR 分析确定共同骨髓祖细胞共表达 MegE 相关 β- 珠蛋白、EpoR、NF-E2，和 GM- 相关 MPO、G-CSFR 和 PU.1，而淋巴祖细胞共表达 B 细胞相关 l5 和（或）Pax-5 和 T 细胞相关的 CD3d 和（或）GATA-3[103]。这些结果表明，谱系相关的基因的表达先于谱系定向，表明多个谱系相关基因的“混杂”表达可以允许祖细胞在这些寡能阶段定向的灵活性：向 T 细胞和 B 细胞分化的淋巴祖细胞，以及向 GM 和 MegE 谱系分化的共同骨髓祖细胞。

目前尚不清楚造血定向的主要机制是否首先打开染色质编码位点，或者是否在由开放的染色质和

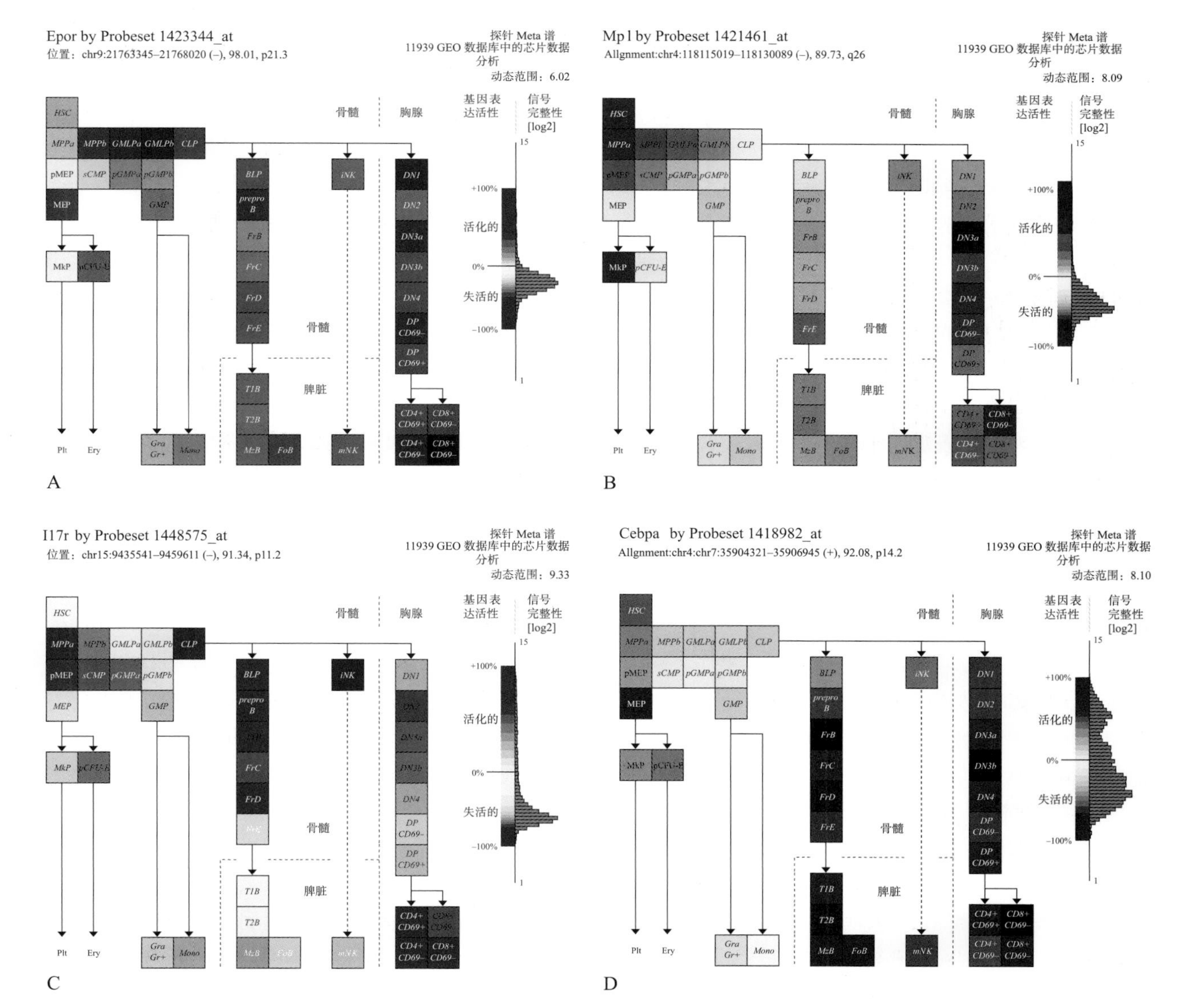

▲ 图 4-6　特定基因（*EpoR*、*c-Mpl*、*IL-7Rα* 和 *c-Ebpα*）的阵列数据的绝对比较 [来自 Gene Expression Commons（https://gexc.stanford.edu/）的图像]

将原始微阵列数据根据大规模共同参考值进行均一化，然后映射到每个探针组 Meta 谱。该策略使得能够分析微阵列上所有基因的绝对表达水平（有关此图的彩色版本，请参阅彩图部分）

转录因子形成“无菌”转录本的混杂转录模式“引发”。尽管如此，在启动阶段，多个分化程序可以彼此协作或竞争，直到一个成为主导。这些程序应该包括转录因子或转录复合物之间的串扰，因为转录因子活性可以通过与其他转录因子的相互作用而加强[371]或抑制[372, 373]。关键转录因子水平的变化[374, 375]也可能对谱系决定至关重要。不同细胞因子信号之间的串扰也可能是重要的，因为单个祖细胞共表达多种细胞因子受体。此外，根据细胞所处的微环境，祖细胞中多种分化程序的基因表达的波动可能导致不同的结果。在这种情况下，内在因素和外在因素都可以在谱系定向中发挥作用。然而，比较来自年轻和老年小鼠造血干细胞的数据，显示其分化潜能的内在变化随着年龄的增加，而淋系分化潜能降低，即使移植到幼鼠中也是如此[77]。这些数据表明，谱系测定的至少一部分与环境无关，或者老化的造血干细胞不可逆地丧失对其提供的信号的应答。

观察造血系统的一种方式是假设在卵黄囊造血阶段或其时间前后，产生一群造血干细胞，它们是生命造血的唯一来源。然后，每个早期造血干细胞是其他造血干细胞的克隆形成前体，其自我更新，而它们的后代则不然。随着时间的推移，或许细胞分裂的发展，克隆细胞在分化反应潜能方面开始多样化。这些内在的表观遗传和罕见的基因改变使克隆细胞对正常情况（如可扩散或膜结合因子）或病理情况（如细菌内毒素）的反应具有优势。在任何给定点，存在的克隆代表该点的克隆竞争。通过这种方式，内在程序可以选择某些克隆而不是其他克隆，但是在相当干净的小鼠的近交群体中，所选择的克隆往往是一致的，即小鼠到小鼠。正如我们所讨论的，该模型必须考虑图 4-5 中所示的克隆造血模型。我们后来讨论的变化不仅能够进行克隆选择，而且还具有原癌基因的特征，因此，白血病前克隆进展的长期过程开始并通过造血干细胞克隆传播。

（二）遗传谱系无关基因的下调是谱系定向的关键机制

根据“启动”模型，谱系定向可能取决于两个独立的分子事件：与选定谱系相关的分化程序的上调和未选择谱系中主控制基因的转录消除。一个突出的例子是 Pax-5，一种限制 B 系分化的关键分子[369]。在正常造血中，Pax-5 在淋巴祖细胞起始阶段即开始表达，并在 B 祖细胞中上调，但在 T 祖细胞或髓系细胞中检测不到。B 祖细胞中 Pax-5 的表达对于不分化成其他谱系细胞是重要的，因为来自 Pax-5 缺陷小鼠（Pax-5$^{-/-}$ B 祖细胞）的 B 祖细胞可以分化成 T 细胞、NK 细胞、粒细胞、巨噬细胞和破骨细胞以及 B 细胞[369]。Pax-5$^{-/-}$ B 祖细胞的 IgH 基因 D-J 基因座重排并表达其他 B 祖相关基因。因此，即使在 B 系相关基因开始转录之后，仍可获得其他谱系的分化程序。相反，在髓系祖细胞中强制 Pax-5 表达抑制髓系发育，可能阻断粒单核细胞因子受体的信号，如 G-CSFR 和 GM-CSFR[376]。

类似地，在 T 祖细胞中强制表达 PU.1 可以阻断 T 细胞分化[377]。粒细胞 / 巨核系祖细胞中的 GATA-1 异常表达也抑制其分化为粒 / 单核细胞，但诱导其转分化为巨核细胞和红细胞[378]。在异常细胞因子受体中观察到类似的现象。淋巴祖细胞中 IL-2Rβ 或 GM-CSFR 的异位表达可以传递信号，将细胞重定向至粒 - 单核细胞分化[301]。这种潜在髓系潜能的进一步表征显示 CEBPα 响应异位 IL-2 信号而上调，并导致 GM-CSFR 表达和进一步的髓系分化[379]。该研究还揭示了在淋巴祖细胞中 CEBPα 的强制表达本身足以诱导髓系分化，相反，强制 Pax-5 表达阻断由 IL-2Rβ 诱导的髓系分化。同样，Laiosa 等表明，通过分别强制表达 CEBPα 或 PU.1，可以诱导定向 T 祖细胞发育成巨噬细胞或树突状细胞。这些数据表明定向 T 系祖细胞也对髓系转录因子作用敏感，但 T 系发育通过 Notch 信号传导在多系前体细胞中下调 CEBPα 和 PU.1 的作用而发生。

这些数据表明，谱系相关基因表达的终止对于谱系定向同样重要。首先，在确定的祖细胞中，未经选择的谱系的分化程序在废除后不会立即完全消除，而是通过由异位细胞因子受体和转录因子介导的“指导性”信号重新激活。例如，淋巴祖细胞可能仅限于 GM 谱系是由于 GATA-1 被下调，并且淋巴祖细胞可能是淋系受限是由于其下调髓样系细胞因子受体。其次，在未选择谱系的转录因子被下调的条件下，分化至特定谱系的程序可被启动，因为 Pax-5 和 PU.1 分别抑制髓系和 T 系分化程序。因此，在表观遗传水平上组织的转录因子和细胞因子受体的层次结构对于维持体内造血稳态是至关重要的。

染色质结构的变化允许 RNA 聚合酶启动转录，对遗传程序的转录至关重要[380, 381]。染色质结构的激活可以在基因显著表达之前发生[382]。据推测，在早期造血祖细胞中维持了一种开放的染色质结构，使得多系相关的程序成为可能[383]。早期造血祖细胞中这种开放染色质的现象可能是干细胞或祖细胞谱系定向之前发生谱系启动的机制[130, 371, 383, 384]。

研究染色质结构的标准方法需要大量细胞。这一要求使得这些方法在干细胞生物学方面的应用变得困难，但我们和其他研究者已经取得了技术进步，允许对罕见细胞进行染色质免疫沉淀[385–387]。该技术可用于确定造血过程中谱系定向基因的对照区域中的表观遗传标记是否被调节。具体而言，我们分析了 50 000 个纯化的干细胞和祖细胞中红细胞（Gata–1 和 β– 珠蛋白）、髓系（c–fms）和淋系相关基因（Gata–3 和 Ptcrα）调控区域内的组蛋白修饰和 DNA 甲基化情况。通过亚硫酸氢盐测序分析，我们发现甲基化的 H3K4 和 AcH3 以及未甲基化的 CpG 二核苷酸定位于造血干细胞中这些谱系相关基因的确定调节区域。这些组蛋白修饰是活跃转录的表观遗传标记，并且在定向祖细胞中累积或被增加的 DNA 甲基化和 H3K27 三甲基化取代，这与基因表达模式一致。我们还观察到造血干细胞和下游扩增的祖细胞中淋系相关基因的二价结构域。Bernstein 等描述了包含激活和沉默组蛋白修饰在内的二价结构域[388]，并与转录因子等基因相关，这些基因以低水平表达并影响发育决策。这些数据支持表观遗传修饰作为反映造血干细胞多能性的作用，并表明染色质的重塑是驱动与发育决策相关的基因表达变化的重要机制。

八、小鼠和人类造血干细胞移植

骨髓移植，现在更准确地称为造血干细胞移植，是最引人注目的医学进步之一，同样，对于干细胞移植相关细胞的了解开启了干细胞生物学新领域，首先是造血干细胞，然后是其他组织特异性干细胞。然而，一开始就要确保科学家和临床医生对所用移植类型采用适当的命名法，因为对移植细胞类型的误解会导致对科学或临床结果的误解[389, 390]。因此，骨髓或动员的外周血中的造血干细胞的复杂混合物移植与纯化的造血干细胞移植不同。

临床造血干细胞已被用于各种目的，但主要用途是在已经接受了致死剂量放化疗方案的癌症患者中再生造血组织[391, 392]。另外还用于纠正遗传性或后天性造血干细胞缺陷和发育异常；在动物体内，用于对造血干细胞供体共移植的其他细胞组织或器官诱导移植耐受；还用于逆转自身免疫系统疾病[393]（见第 18 章）。

纯化的造血干细胞移植是否可以代替造血干细胞移植尚不清楚，因为尚不清楚是仅用原始造血干细胞，不在移植物中添加寡能祖细胞是否可以快速和持续地完成特定造血的重建。在小鼠和人类中的几个实验证实了造血干细胞是在移植环境中起作用的主要细胞，并且通过改变细胞剂量，可以实现造血组织的快速和持续再生[394]。用多个标记物对造血干细胞进行分离，可以使移植物仅由造血干细胞组成，并且不包含其他污染细胞。至少在理论上，用造血干细胞移植与造血干细胞移植相比，有两个重要的优点：去除癌细胞和去除 T 细胞。癌症患者的自体造血干细胞移植可伴随着污染癌细胞；在一些疾病中，例如Ⅳ期乳腺癌和许多淋巴瘤，大约 50% 的待移植的造血干细胞群被癌细胞污染[395–397]。在多发性骨髓瘤患者中，移植物的污染是常规而不是例外[398]。因此，测试造血干细胞的阳性选择是否能有效地从移植物中消除或清除癌细胞是重要的。

对代表人类乳腺癌、人类非霍奇金淋巴瘤（non–Hodgkin lymphoma，NHL）和人类骨髓瘤的细胞系的 MPB 进行标记，并进行 4 种造血干细胞移植 / 造血干细胞分离方法进行分离，以确定污染癌细胞的完全减少。使用两种独立的鉴定乳腺癌细胞的方法：显微镜检测携带乳腺细胞角蛋白的细胞，以及基于流式细胞术的方法。通过用特异性的 PCR 检测这些 B 细胞中免疫球蛋白重链重排的骨髓瘤和 B 细胞淋巴瘤代表性细胞。所有这三种技术的灵敏度都在 10^{-6} ～ 10^{-5} 之间。

对 MPB 来源的 $CD34^+$ Thy^+ 细胞进行多参数细胞分选实现了超过 10^5 倍的污染癌细胞减少，而单独基于 CD34 的分选技术至少低 2 ～ 3 个数量级的效率（图 4–7）。纯化的造血干细胞 [中性粒细胞计数绝对值（absolute neutrophil count，ANC）＞ 500 和血小板＞ 20 000/ml 血液[395, 396, 399]] 植入的时间（图 4–8），与造血干细胞移植所用的未经处理的 MPB 获得相似的植入时间，也与同基因移植中小鼠造血干细胞的剂量反应一致[394]。即使在急性髓系白血病中，也可以通过表面标志物将造血干细胞

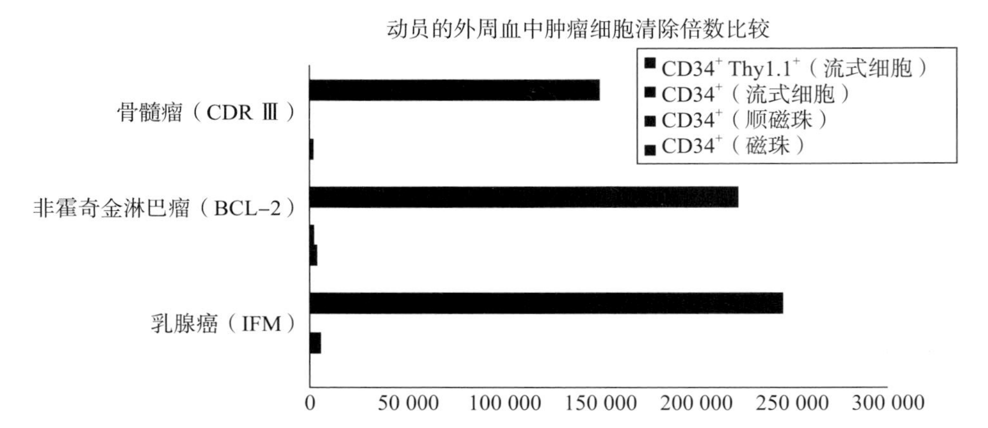

▲ **图 4-7 对仅由 CD34 和由 CD34$^+$ Thy-1 分离的人干细胞和祖细胞肿瘤清除倍数进行比较**

在细胞分选之前，向动员的外周血（1.6×10^{10}）中加入 1.2×10^8 个肿瘤细胞（T47D 乳腺癌，SU-DHL 6 非霍奇金淋巴瘤细胞或 RPMI-LAV 骨髓瘤细胞）。用改良的高流式细胞仪对 CD34 和 CD34$^+$ Thy-1 细胞进行流式分选。通过免疫荧光显微镜分析乳腺癌细胞的细胞角蛋白，通过 Igh-BCL-2 实时聚合酶链反应（PCR）分析 NHL 的数量，通过 CDR Ⅲ实时 PCR 分析骨髓瘤数量。数据显示使用分选的 CD34 或 CD34$^+$ Thy-1 细胞的癌细胞的倍数减少（引自 E. Hanania 未发表的数据）

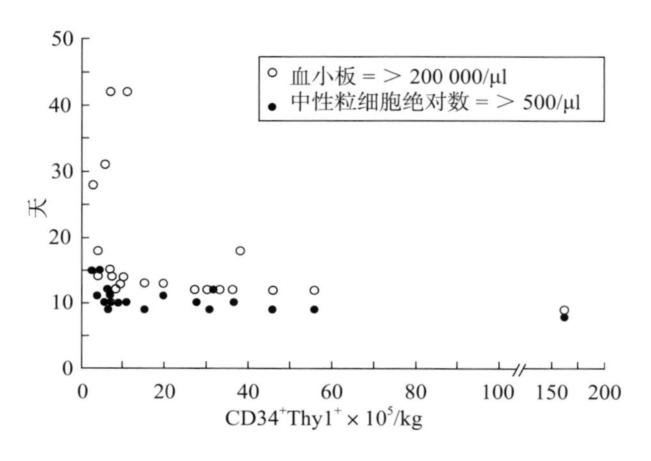

▲ **图 4-8 在转移性乳腺癌患者中行高纯度人造血干细胞移植**

本图显示纯化的 CD34$^+$ Thy1-1$^+$ 造血干细胞移植后中性粒细胞植入时间（中性粒细胞绝对值计数 > 500/ml）（引自 Negrin 等，2000[395]。经 Elsevier 许可转载）

与白血病干细胞分离[400]。我们已经证明，在高剂量化疗后，来自转移性乳腺癌女性患者的无癌 MPB CD34$^+$ CD90$^+$ 富集的造血干细胞可在自体移植中迅速植入。移植后约 15 年，接受无癌造血干细胞的患者的总生存率为 33%，而一项回顾性队列分析结果显示，接受未纯化 MPB 的患者，其总生存率仅为 9%[401]（图 4-9）。由于这些组未进行前瞻性随机分组，因此应进行更大规模的Ⅳ期临床试验或选择其他具有侵袭性表型癌症或循环癌细胞的乳腺癌患者。此外，该阶段旨在测试与含有肿瘤细胞的未处理过的造血移植物相比，来自非霍奇金淋巴瘤或者多发性骨髓瘤患者的去除肿瘤细胞的造血干细胞用于自体移植时是否能带来临床获益。

异基因造血干细胞移植从一开始就受到 GVHD 的影响，这是由移植物中 T 细胞所致[402]。接受同种异体造血干细胞的小鼠含有很少或不含 T 细胞，这些小鼠从未发生 GVHD[394, 403]。在同胞全相合、异基因无关全相合供体（URD）和完全同种异体的情况中进行剂量反应比较，对于大部分个体，在无 T 细胞的情况下，造血干细胞的剂量足以实现快速和持续的植入（图 4-10）[403]（另见第 18 章）。然而，其他异基因移植中移植物植入所需的造血干细胞数量比同胞全相合者高 10 倍（图 4-10）[394]。

九、移植工程

如果用来自供体的诱导细胞（facilitator cells，FCs）[404–406] 或单克隆抗体高剂量消除 NK 细胞和 T 细胞群[403, 407]，那么在相同的造血干细胞剂量下，用同胞全相合和同种异体模型几乎呈现出相同水平的植入。单独的高剂量预处理导致供体 B 细胞和来源于供体的髓系再生[403–407]，但持续的供体和宿主 T 细胞嵌合需要用诱导细胞或抗体消除宿主残留的 T 细胞和 NK 细胞。

在小鼠骨髓和淋巴组织中发现两种诱导细胞：经典 CD8α$^+$ TCR$^+$ CD3$^+$ T 细胞和 CD8α$^+$ TCR$^-$CD3$^-$ 诱导细胞[404–406]。具有免疫活性的 CD8α$^+$ TCR$^+$ T 细

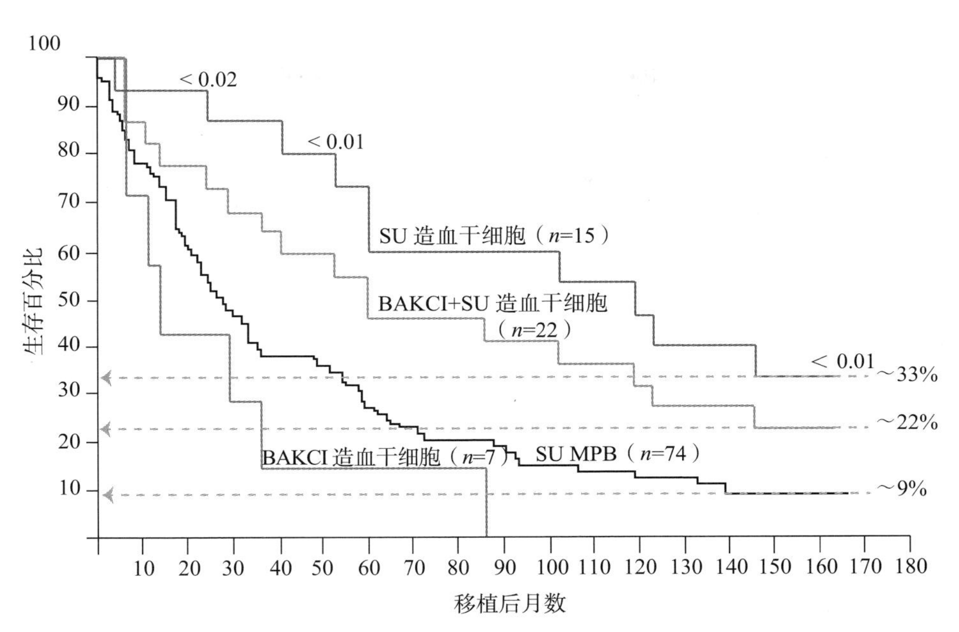

▲ 图 4-9　几项近代Ⅰ/Ⅱ期临床试验结果显示的自体造血干细胞移植可挽救性治疗高剂量化疗后的Ⅳ期乳腺癌患者（STAMP 1 方案）

所有研究均在 1995—1999 年间完成。22 名患者的动员外周血，首先通过 Baxter Isolex CD34⁺ 富集纯化，然后通过 FACS 用抗 CD34 和抗 CD90 抗体分选。虽然约 50% 富集的 CD34⁺ 细胞呈角质形成细胞阳性，但在 FACS 分选后均为阴性。两组患者接受分选的 CD34⁺CD90⁺ 造血干细胞：① Barbara Ann Karmanos 癌症研究所（BAKCI HSC）的一组 7 名患者，其中 100% 在化疗后病情稳定；②斯坦福大学（SU HSC）的一组 15 名患者，其中 73% 完全或部分缓解，27% 在化疗后病情稳定。第三组（SU MPB）由 74 名斯坦福大学患者组成，他们接受未处理的 MPB 且与 SU HSC 组相似，87% 的患者有部分或完全的缓解，9% 的患者病情稳定，4% 的患者在化疗后疾病进展。肿瘤的雌激素和孕激素受体谱在三组患者中没有显著差异。在最后一个时间点的 15 名斯坦福患者中，10 名患者复发死亡，4 名无病生存，1 名患者复发生存。所有 7 名 BAKCI HSC 患者均复发死亡。在接受动员外周血的斯坦福大学的 74 名患者中，有 7 名患者存活，5 名患者无病生存。斯坦福造血干细胞曲线上方的 P 值由 2 × 2 卡方分析每个时间点的存活与死亡患者来确定，这比较了斯坦福的造血干细胞和动员外周血。在最后一个时间点，除了总生存率的 $P < 0.01$ 之外，无进展生存期的卡方检验为 $P = 0.04$

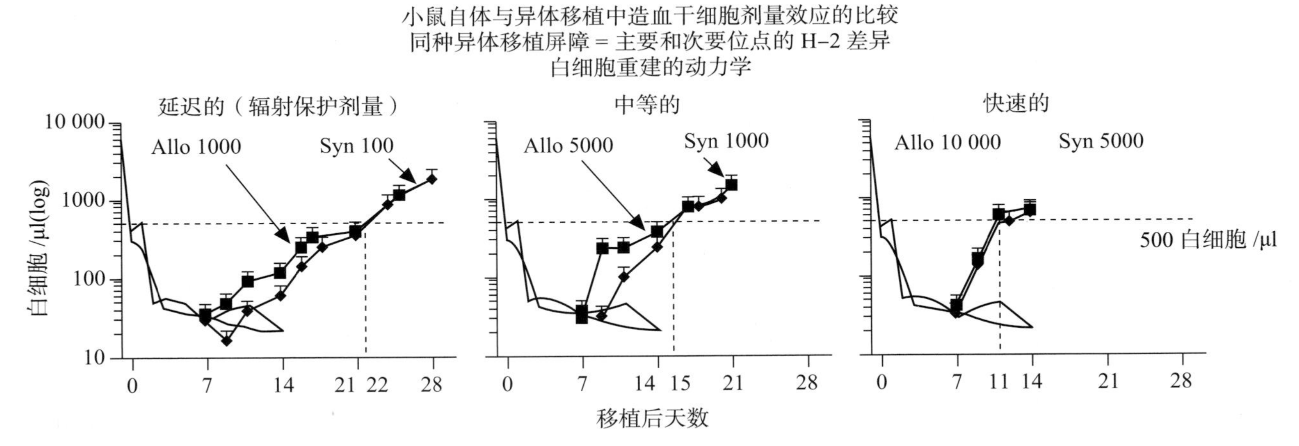

▲ 图 4-10　造血干细胞在同基因和异基因的移植动力学

在同基因与异基因的辐射小鼠中比较恢复早期造血所需的干细胞剂量。用纯化的 Thy-1^{lo}Sca-1^{+} Lin$^{-/lo}$c-kit^{+}（KTLS）细胞移植同基因与异基因小鼠，并在移植后连续几天放血。白细胞（WBC）重建的动力学分为延迟、中间和快速恢复（引自 Uchida 等，1998[394]。经 John Wiley & Sons Ltd 许可转载）

胞具有一定的引发GVHD的能力，因此了解CD8α$^+$TCR$^-$CD3$^-$诱导细胞的性质和功能非常重要[404]。有两种其他类型的细胞共享这种表型：CD8α阳性未成熟树突状细胞和否决细胞[404, 408, 409]。我们已经指出所有三种细胞类型实际上都是单细胞类，并且仅这些检验提示它们是不同的淋巴细胞亚群[404]。Steinman等[410]的研究结果强化了这一观点：不具有活性或适当共刺激的CD8α$^+$树突状细胞可导致具有识别它们受体的T细胞（以及我们提出的NK细胞）的失活或消失。因此，促进异基因造血干细胞植入的细胞可以是将MHC/肽抗原呈递给反应性T细胞和NK细胞，而不传递共刺激信号或诱导细胞产生活化介导的死亡的细胞，并且这些相同的细胞可能负责否决识别并响应它们的活性CD4和CD8T细胞。

异基因造血干细胞移植的免疫抑制主要归因于供体T细胞介导的GVHD，其本身具有免疫抑制作用。正如第20章所讨论的那样，在无关全相合供体（MUD）设置中减少添加到纯造血干细胞异基因移植物中的T细胞数量，在抗体形成新抗原或小鼠对致死性病毒感染（即小鼠巨细胞病毒）[411–413]介导的细胞免疫过程中，添加的T细胞均未获得正增益。在给予引起系统性GVHD的T细胞剂量时，宿主几乎没有响应性，并且如果用免疫抑制药物改善GVHD，则T细胞减少。如果T细胞剂量低于能引起系统性GVHD的水平，T细胞仍然通过CD62L归巢于淋巴结[414]，通过整合素$\alpha_4\beta_7$归巢于Peyer集合淋巴结和黏膜淋巴组织[415]，在那里它们被激活并进行免疫反应，从而破坏这些产生免疫应答的外周淋巴器官[412, 413]。然后活化的T细胞回到胸腺，破坏T细胞生成的部位。因此，最好的抗体和T细胞反应发生在纯造血干细胞移植受者中并不奇怪；当纯造血干细胞加巨细胞病毒反应性T细胞共同移植时，反应更好[411]。

临床造血干细胞移植常见的感染是致命性的烟曲霉、巨细胞病毒和假单胞菌[416]。在接受造血干细胞移植的小鼠中，以上每一种微生物的少量感染都可导致患者发病和死亡[416]。随着淋巴祖细胞、共同骨髓祖细胞和粒细胞/巨核系祖细胞克隆的分离，已经研究了针对每一种感染的细胞疗法。在同胞全相合和异基因移植中造血干细胞和淋巴祖细胞共移植可以使小鼠巨细胞病毒感染为非致死性[279]。造血干细胞、共同骨髓祖细胞和粒细胞/巨核系祖细胞共移植可以预防致死性曲霉菌感染。如果在造血干细胞移植后第9、11或14天给予曲霉菌，并且在移植后第3天在这些造血干细胞/共同骨髓祖细胞/粒细胞/巨核系祖细胞移植方案中添加G-CSF可以预防致命性的曲霉菌感染[416]。类似的共同骨髓祖细胞加粒细胞/巨核系祖细胞方案足以消除假单胞菌感染，并且在这两种情况下，这些治疗在同胞全相合和异基因移植环境中均有效。

（一）免疫耐受和造血干细胞移植

自从Main和Prehn的开创性工作以来，人们已经知道骨髓嵌合体通常对来自造血干细胞供体的细胞、组织或器官具有移植耐受性[372]。这种诱导移植耐受的方法可用纯造血干细胞移植[404, 407]证实，无论是高剂量还是减低剂量预处理，以及不论移植是与造血干细胞移植同时发生还是在数月后进行[404, 407]，均是如此。在清除淋巴细胞的减低强度预处理诱导异体器官移植免疫耐受的研究中[417]，应该随后使用不致GVHD的纯化造血干细胞。

（二）抗病造血干细胞逆转自身免疫性疾病

用糖尿病耐药小鼠中的纯化造血干细胞移植到糖尿病早期小鼠，能部分或完全替代小鼠自身免疫性糖尿病造血系统，完全阻止其进展为糖尿病（见第18章），同时对已经患有糖尿病的宿主进行上述治疗，并联合供体胰岛细胞移植能治愈少数小鼠[418]。在高剂量和减低剂量预处理情况下都能达到治愈。另外，在系统性红斑狼疮的小鼠模型中，Smith-Berdan等通过减低强度预处理和MHC半相合造血干细胞移植治疗该疾病的小鼠，可以大大提高其总生存率[393]。与对照小鼠相比，接受移植的小鼠表现出其狼疮的稳定或逆转包括蛋白尿和升高的循环免疫复合物、自身抗体在内的狼疮表现。这些结果表明，在减低强度预处理条件下移植纯化的异基因造血干细胞，诱导持久的混合嵌合体有可能逆转已产生的自身免疫疾病的症状。

十、造血干细胞移植的未来：用选择性清除的内源性造血干细胞和供体细胞系替代清髓性预处理

我们用单克隆抗体不仅可以剔除T细胞和NK细胞，还可以剔除造血干细胞和一些祖细胞。小鼠造血干细胞需要体内恒定的c-kit受体与内源性膜

结合 kit 配体（KitL、SLF 或 SCF）等内源性信号转导分子[70]。用阻断的抗 c–kit 抗体（称为 ACK2）治疗免疫缺陷小鼠导致造血干细胞、MPPs、共同骨髓祖细胞及黑色素细胞前体细胞等的减少[101]。清除宿主的造血干细胞后，移植几乎同源的小鼠 [即相同的菌株，但具有绿色荧光蛋白（green fluorescent protein，GFP）插入物或 CD45 等位基因的同源菌株] 导致约 15% 的嵌合体，而未处理的宿主中约 0.5% 的嵌合体。重复注射抗体和造血干细胞三次导致宿主与供体细胞约 85% 终生嵌合[101]。因此，清除淋系细胞和造血干细胞 / MPP 抗体清除可以取代放化疗以产生供体细胞是健康造血干细胞而不是宿主的造血干细胞的嵌合体。

最终，如果我们能够从多能干细胞系和来自同一系列的其他组织干细胞产生可移植的造血干细胞，则造血干细胞可以诱导对其他组织干细胞产生组织耐受性。我们将在几年内而不是几十年内实现这些目标，那时我们将处于干细胞系再生医学的时代。

（一）干细胞竞争和自然嵌合体

在某些物种中，个体生理性的连接在一起作为天然嵌合体存在。海绵动物是一个例子，但克隆性海鞘是最好的例子。这些生物是尾索动物门中的原索动物，是最先进的无脊椎动物。当个体通过有性生殖产生时，卵生体（卵子衍生的）胚胎经历囊胚、原肠胚和神经节等经典脊索动物中间体，然后具有头部、眼睛、脊索、神经管的蝌蚪从母体群中释放，分节的肌肉组织构成其尾巴。蝌蚪游到附近的潮下表面并变形为无脊椎动物，其通过细胞凋亡失去脊索、神经管和分段的肌肉组织。垂死的组织被血液和组织巨噬细胞清除[419]。拥有心脏、鳃弓、口腔和肛门虹吸管的卵生体连接到胃肠器官，以及许多不同类型的血细胞，覆盖着凝胶状的外衣，并立即开始从其体壁发芽细胞，现在已知主要是成体干细胞[420]。这组干细胞在没有将囊胚、原肠胚或神经阶段复制的情况下组织成一个具有与其发芽的母亲相同的身体芽生体。芽生体体内心脏和血管发生，形成体外血液系统，其在被膜中与来自公共被膜中的其他所有胚细胞的血管连接。当同一潮下表面上的两个或多个卵生体或芽生体克隆的被膜接触时，其中一个克隆体外血管的末端（称为壶腹）延伸并接触另一个集落的血管和壶腹。在发生这种接触的这一天内，血管吻合以形成集落之间的共同循环或血管之间发生基于免疫的排斥，导致瘢痕形成[421]。融合或排斥是由具有数百个等位基因的单个高度多态性基因座介导的[421]。共享一个或两个等位基因导致嵌合体形成，没有共享导致集落之间的瘢痕形成。这些活的天然共生生物大约每周都会经历萌芽周期，从萌芽到衰老直至死亡的个体的整个寿命大约为 3 周。

这些克隆在每个萌芽周期交换成体干细胞，因此个体本身就是嵌合体，但是当单个个体或嵌合克隆的个体中形成卵巢和睾丸而开始准备有性繁殖的过程时，从生殖干细胞发育的生殖细胞通常由一种基因型主导，而不是不同遗传个体之间两种基因型形成的巨型集落[422]。由于组织相容性基因座的高度多态性，只有亲属通常是兄弟姐妹共享等位基因和融合血管。因此，体细胞和生殖干细胞之间的竞争是在一个亲缘关系中。菊花海鞘克隆性原索动物的全基因组测序已经完成，其血液系统和其他组织的基因组序列关系最像是系统发育树的脊椎动物分支[423]。因此，最好的无脊椎动物与脊椎动物的联系已知，其成体细胞和生殖干细胞共同存在并相互竞争。这在脊椎动物身上可能发生吗?

1945 年，Ray Owen 发表的文章称，在雄化牝犊中，男性和女性双胞胎可以分享胎盘，后代有双方的血液系统[424]。这一发现支持了许多关于血液形成干细胞和自我非自我免疫识别的研究，这些研究允许双胞胎"容忍"彼此的血细胞(并且如 Medawar 后来所示，皮肤移植物）[425]。这些研究结果使 Burnet 提出了免疫克隆选择理论，其中每种免疫活性淋巴细胞仅限于产生一种类型的（但数千个）免疫受体，因此在胎儿发育过程中可以消除抗自身克隆，并且非自身克隆可以通过免疫扩增成为"记忆"细胞[426]。

被膜动物干细胞的竞争促使我们寻找造血干细胞的竞争性，以及一些抗衰老克隆的出现[192]。我们还在发育中的小鼠睾丸中测试并展示生殖干细胞的竞争能力[427]。那么，竞争性干细胞克隆如何在白血病和其他癌症的发展中发挥作用呢?

（二）髓系白血病由处于寡能祖细胞阶段的白血病干细胞驱动

控制不良或不受管制的自我更新是所有癌症的特性，我们将这些细胞称为具有自我更新能力的癌症干细胞[112]。因此，正常和肿瘤干细胞的主要区别是它们的自我更新能力，因此了解导致自我更新的途径是非常重要的，其自我更新途径相对于正常造血干细胞是否是新颖的，还是与不同种类的组织特异性多潜能祖细胞的自我更新类似，并可能被癌细胞祖细胞作为肿瘤干细胞获得[112]。

了解白血病转化机制对白血病进展史的理解非常重要（图 4–11）。如果将白血病发生视为一系列恶性进程，那么恶性自我更新可以通过几个转化步骤获得，上述转化步骤包括分化阻滞、自我更新的保留或获得，和（或）通过这几种独立的细胞内源性途径和对固有及获得性免疫系统的免疫检测来避免程序性细胞死亡。

一组具有增强的增殖或具有减少的程序性细胞死亡但尚未恶化的早期干 / 祖细胞可能形成“前白血病”克隆，并且这些克隆可能经历额外的致癌事件，使其在祖细胞阶段分化阻滞从而变成白血病。白血病或癌症中许多过表达的基因是维持正常干细胞自我更新而不分化的驱动基因，如 *BMI1*、*PTEN*、*MLL*、*RUNX1*（参见文献 [428]）。

（三）竞争性造血干细胞克隆发展成髓系白血病，涉及阶梯性的突变和表观遗传学事件

白血病的分子标志物，包括由白血病特异性染色体易位引起的致癌融合蛋白，揭示了急性白血病发展是一个多步骤过程。典型的病例是慢性髓系白血病，慢性髓系白血病特异性 t（9；22）Philadelphia 染色体及其产生的 Bcr–Abl 融合基因存在于所有髓系细胞、红系祖细胞、B 细胞和稀有 T 细胞中，因此是多能祖细胞或造血干细胞。我们已经证明，在同一患者中的骨髓增生期，含有 Bcr–

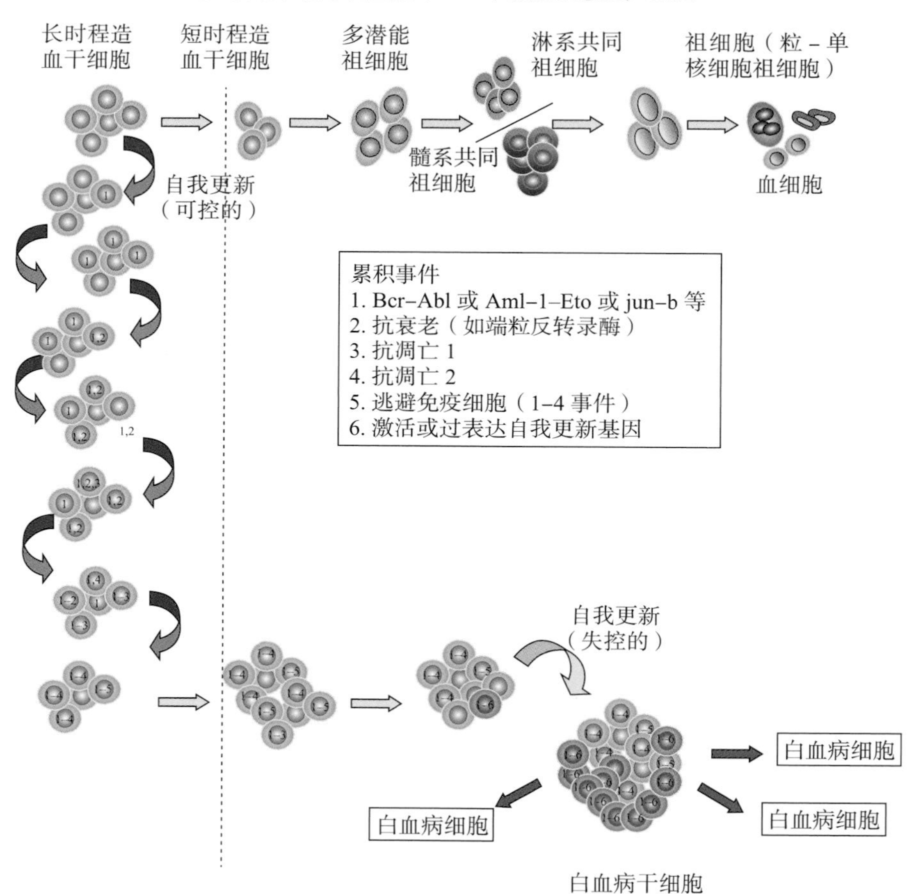

▲ **图 4–11　正常造血和白血病转化过程中干细胞自我更新的比较**

在正常的造血过程中，调控自我更新的信号传导通路受到严格控制，允许适当分化成各个谱系的成熟血细胞（上图）。随着时间的推移，造血干细胞中突变的累积导致失控的自我更新并开始白血病扩增。转化的肿瘤干细胞中自我更新机制的失控导致不受控制的自我更新和白血病细胞的产生。能够维持疾病的群体不同于白血病细胞群，其存在于干细胞或祖细胞群体中。重要的是，如果转化事件发生在祖细胞中，它必须赋予祖细胞自我更新能力，否则祖细胞会分化（有关此图的彩色版本，请参阅彩图部分）

Abl 的造血干细胞克隆竞争性胜过正常的造血干细胞克隆。当慢性髓系白血病由慢性期转变为髓系急变期时，所有病例研究中的白血病干细胞（leukemia stem cell，LSC）均处于粒细胞 / 巨核系祖细胞阶段[429]。这些粒细胞 / 巨核系祖细胞由 β–catenin 信号传导途径驱动，并且可以通过转染 axin（该途径中的信号传导的天然抑制药）来抑制它们的增殖。在 7 例患者中的 4 例，GSK3β—通常在细胞质中磷酸化 β–catenin 的酶（与腺瘤型结肠息肉基因产物和 axin 形成复合体）是错位的，因此所有粒细胞 / 巨核系祖细胞、白血病干细胞（和一些造血干细胞）缺乏激酶结构域。此外，并非是造血干细胞，而是只有这些粒细胞 / 巨核系祖细胞克隆能传播疾病，并且在实验中能将疾病移植到免疫缺陷小鼠中[430]。

成人和儿童白血病的其他许多例子都支持造血干细胞获得早期打击后，还需要额外的事件以致白血病转化。t（8；21）易位的产物的 AML1–ETO 融合蛋白在长期缓解超过 10 年的 t（8；21）急性髓系白血病患者中连续可被检测到。尽管这些患者在临床上“治愈”，但在造血干细胞（Thy–1$^+$ CD34$^+$ Lin$^-$CD38）、B 细胞、红细胞和巨核细胞集落形成细胞中仍可检测到 AML1–ETO[400]。在所有这些细胞中，只有自我更新的造血干细胞可以获得额外的原癌基因事件。在儿童 t（8；21）急性髓系白血病患者中，回顾性分析发现，在新生儿肠炎中可检测到 AML1–ETO 融合[431]，进一步表明 AML1–ETO 融合发生于造血干细胞水平（一些发生在子宫内）。在婴儿 t（4；11）和儿童 t（12；21）急性白血病中也证实了其在子宫内获得染色体易位。在急性淋巴细胞白血病[431–433]患者和检测到相同序列融合基因的同卵双胞胎[382]的新生儿血斑中，对克隆型 MLL–AF4 和 TEL–AML1 基因融合序列进行说明。在这些病例中，t（12；21）急性淋巴细胞白血病在约 10 岁时发生，表明具有 TEL–AML1 的细胞在白血病转化前存在超过 10 年。此外，双胞胎中的 TEL–AML1$^+$急性淋巴细胞白血病细胞有时具有相同的 IgH 重排，暗示在前白血病细胞在子宫内发生。在儿童急性淋巴细胞白血病中，前白血病 B 或 T 祖细胞似乎长期存在。据报道，具有克隆性 T 细胞受体或 IgH 重排的“白血病克隆”在完全缓解后持续超过 3 年[434]，这些可能与记忆 T 细胞和 B 细胞相关。这些数据强烈表明白血病转化通常通过多步骤发生。在小鼠和人类中，具有长时间自我更新的唯一细胞是 LT–HSC[1]。前白血病克隆应存在于 LT–HSC 中以随时间维持多个突变事件。因此，在已经获得自我更新能力的造血干细胞或祖细胞中积累突变是白血病发生的前提条件。

我们已经证明，在 5 例有 *FLT3* 基因的内部串联重复突变的急性髓系白血病患者中，单个造血干细胞可以发现 1 或 1+2 或 1+2+3 等基因突变（图 4–12）[84]。在所有 5 个病例中，FLT3 内部串联重复突变是前白血病造血干细胞克隆中的倒数第二个事件，其中白血病干细胞处于 MPP 或 LGMP 阶段[84]（见下文）。非常有趣的是，在 5 名患者中，至少有 2 名患者第一次突变位于 TET2 的一个等位基因，并且在两名患者中，第二次突变出现在 TET2 的另一个等位基因中[84]。*TET* 基因的主要功能是 DNA 的 5– 甲基胞嘧啶的氧化羟甲基化，即基因表观遗传标记，通常可阻止其转录。因此，打开已被沉默的 DNA 位点的能力可能会在这些细胞中丧失。目前不可能对这些细胞中的表观基因组进行全面分析，因为这些早期的前白血病克隆太罕见，无法用现有的生化技术进行阐明。然而，如果沉默的基因是干细胞和祖细胞中增殖程序的一部分，那么它们的沉默可能导致造血干细胞扩增。

（四）白血病最终转化可发生在髓系祖细胞水平

一些证据表明髓系白血病的最终转化只能发生在获得自我更新能力的祖细胞水平。相反，淋系细胞包括具有克隆重排的 T 细胞受体或免疫球蛋白基因的肿瘤细胞中，尽管髓系祖细胞和粒系 – 单核细胞不能自我更新，但有记忆淋巴细胞是自我更新的，因此，淋系肿瘤的最终转化可以发生在有自我更新能力的细胞中。

寻找白血病干细胞及所有恶性肿瘤共有的特性，即起始和传播疾病的能力。首先人类急性髓系白血病向免疫缺陷小鼠的转化限于 CD34$^+$ CD38$^-$ 或 CD34$^+$ CD71$^-$HLA–DR$^-$ 细胞，并归因于早期祖细胞如造血干细胞[435]。我们[400]和其他研究者已经表明，在至少一些急性髓系白血病中，白血病干细胞缺乏 CD90 表达。在我们对 AML1/ETO AML 的研究中发现，白血病干细胞处于 MPP 表型（CD34$^+$ 38^{lo}90$^-$Lin$^-$）[400]。令人惊讶的是，在同一患者中，1% ～ 40% 的造血干细胞是 t（8；21）$^+$，但是这些造血干细胞在体外产生正常的髓系集落，而不是白

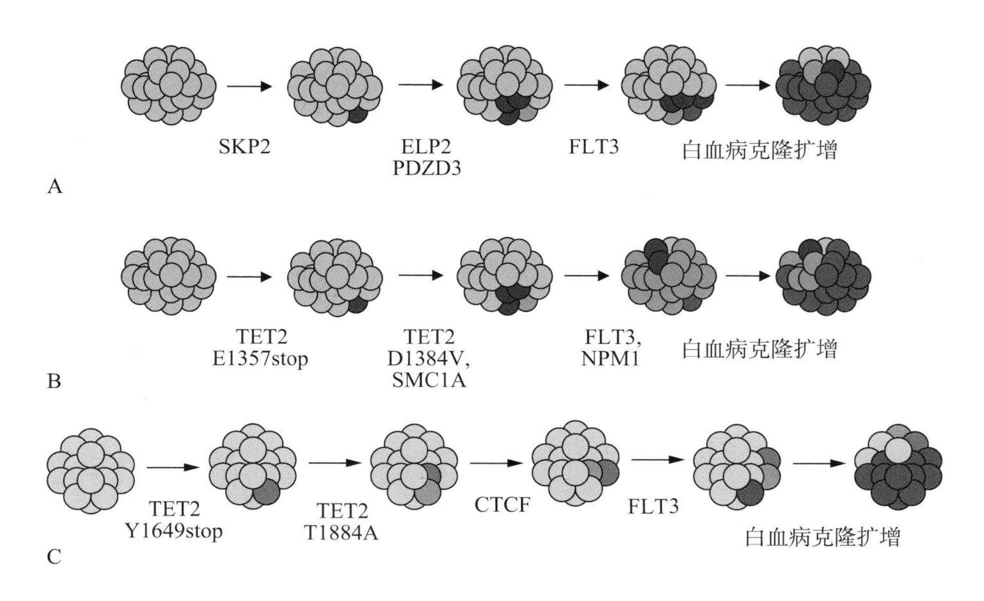

▲ 图 4-12　发生前白血病突变的造血干细胞克隆演化，随后在 3 例 FLT3-itd 急性髓系白血病中出现多能祖细胞阶段的白血病干细胞 [84]

同一患者的急性髓系白血病细胞和 T 细胞的外显子测序表明急性髓系白血病特异性突变基因谱。从 3 名患者中分离出单个造血干细胞，其在含造血生长因子的培养基中生成集落，并用白血病干细胞中突变特异的 DNA 引物分析集落。结果展示了正常的造血干细胞克隆（灰色）和突变的造血干细胞克隆（每个连续的颜色—蓝色、绿色、黄色—表明添加了新的突变）。白血病造血干细胞克隆（红色）最终获得所有突变。TET2 丧失功能性突变（终止突变）是 3 名患者中的 2 名（B）和（C）最早的前白血病事件。在同一个体中，下一个事件是另一个 TET2 等位基因的终止突变。如此，3 名患者中含有 3 或 4 或 n 个突变的克隆。在所有的 3 个患者中，FLT3 内部串联重复发生是白血病干细胞产生的最终突变。有趣的是，在 2 名患者中 TET2 全部功能丧失发生在其他任何突变之前，其中 TET2 调控 CMEpG 为羟甲基胞嘧啶，是 CpG 甲基化组的表观遗传修饰因子（引自 Jan 等，2012 [84]，经美国科学发展协会许可转载。有关此图的彩色版本，请参阅彩图部分）

血病细胞。如图 4-11 所示，这些代表了前白血病克隆，因此，AML1/ETO 融合基因可能是完全白血病转化的必要而不充分条件。

表达由 MRP8（GMP-、粒细胞 - 和单核细胞特异性）启动子驱动的 AML1/ETO 的小鼠模型未发生白血病。然而，注射 DNA 烷化诱变剂 N- 乙基 -N- 亚硝基脲（ENU）后，几乎 55% 的小鼠发展为急性髓系白血病 -M2[436]。类似地，PML/RARα 是 t（15；17）易位的产物，并且 MRP8-PML / RARα 转基因小鼠发展成急性早幼粒细胞白血病（acute promyelocytic leukemia，APL）样疾病 [437]。当它们与 MRP8-Bcl-2 小鼠杂交时，PML-RARα 白血病发生的频率和速度增加 [438]。在这些小鼠中，原癌基因存在于 GMP 谱系的所有细胞中，允许罕见的后续事件的发生。

单独抑制凋亡途径可以使得白血病发生在祖细胞阶段。MRP8-Bcl-2 小鼠表现出数量增多的成熟单核细胞，类似于慢性粒单核细胞白血病（chronic myelomonocytic leukemia，CMML），但不会发展为急性白血病。然而，在这些小鼠中额外引入 Fas（lpr/lpr）突变导致约 15% 的子代中转化为 AML，但仅在 8 周龄时出现白血病 [439]。可移植的粒细胞 / 巨核系祖细胞阶段白血病是 TERT^{++}，过表达 CD47，并且具有自我更新的特性，涉及多步骤过程。如果与 MRP8-Bcl-2 小鼠杂交，MRP8-Bcr-Abl 小鼠的转化为急性白血病的频率也会增加。

迄今为止的通用规则是如上所述诱导的小鼠急性髓系白血病的白血病干细胞处于粒细胞 / 巨核系祖细胞阶段，类慢性粒细胞白血病髓系急变危象 [429, 440-442] 也是如此。大多数人急性髓系白血病处于 MPP 和（或）LGMP 的水平。没有找到造血干细胞阶段的白血病干细胞。

白血病干细胞的鉴定和特性对于制定更有效的治疗策略至关重要。理想的疗法将是靶向白血病干细胞的同时保留正常造血干细胞，因此识别白血病干细胞特异性标志物是一种重要的策略。迄今为止，我们已经确定了几种候选白血病干细胞特异性标记，包括 CD96 和 CD47[149, 443]。FACS 分析表明，在许多情况下，CD96 在大多数 $CD34^+$ $CD38^-$ 急性髓系白血病细胞上表达，但在少数（如果有的话）正常造血干细胞（Lin^-CD34^+ $CD38^-CD90^+$）上表达 [443]。此外，在五个样品中的四个中，仅 $CD96^+$ 细胞能够在受体免疫缺陷小鼠中繁殖白血病，支持白血病干细胞上的 CD96 表达及其作为潜在治疗靶标。

我们在小鼠急性髓系白血病微阵列筛选中发现了 CD47，并且验证其在人急性髓系白血病中特异性上调。随后，我们发现它在检测过的所有髓系白血病小鼠模型中都有表达。最重要的是，它也在人类急性髓系白血病和急变期慢性髓系白血病中的白血病干细胞和所有白血病子细胞中表达 [41, 149, 444, 447]。Oldenborg 等已经证明 CD47 是小鼠红细胞的年龄标记，作为巨噬细胞的“不要吃我”信号 [445]。细胞上的 CD47 通过其 SIRPα 受体向巨噬细胞传导信号，该受体激活其具有酪氨酸磷酸化的 ITIM 基序，触发 SH2- 基序阳性 SHP1 和 2 酪氨酸磷酸酶。这种活化导致细胞骨架磷酸酪氨酸的丧失，使其不能强制吞噬与巨噬细胞结合的颗粒或细胞 [446]。转染 CD47 的表达足以使人髓系白血病细胞系在体外逃避小鼠巨噬细胞的吞噬作用，并有效地将其植入到免疫缺陷小鼠的造血组织并发展成大肿瘤；而对照细胞不能植入免疫缺陷的 $Rag2^{-/-}$ $\gamma c^{-/-}$[149] 小鼠中。因此，CD47 似乎确实在急性髓系白血病的白血病干细胞的传播和（或）寿命中起作用。这些数据还表明，巨噬细胞介导的杀伤可能是白血病逃逸的重要参与者。我们首先发现 CD47 在小鼠急性髓系白血病的白血病干细胞中过表达，现在已知 CD47 在所有癌症干细胞和所有人类癌症中过表达 [448–455]。

翻译后和表观遗传水平上发生突变的描述越来越多，其不能通过基因表达谱检测到。对 100 例慢性髓系白血病血液和骨髓样本的研究表明，与正常粒细胞 / 巨核系祖细胞相比，慢性髓系白血病急变期患者的白血病细胞细胞核中活化的 β-catenin 水平较高，体外传代实验中自我更新程度较高 [429]。微小 RNA 与特定转录物结合，并抑制其翻译或导致其缺失的小 RNA，微小 RNA 的失调是另一种潜在的白血病形成机制 [457–460]。

如图 4-11 所示，重要的是，阐明正常造血干细胞和造血祖细胞（通常在整个组织中很少见）的表型，从而分离高纯度的细胞，可以检测它们特定的基因表达谱、蛋白质谱、组蛋白变化和 DNA CpG 甲基化。这些研究不能用粗组织如全白血病骨髓、$CD34^+$ 白血病或 MDS 样品等进行。如果使用高度纯化的群体，各种类型的白血病干细胞的分类，以及在正常细胞和它们的新生物之间基因和基因转录本之间的比较，揭示了在全血或骨髓群体未能发现的大量新的或有用的诊断和治疗靶点。

（五）程序性细胞死亡和程序性细胞清除由原癌事件引发，白血病（和癌症）克服其成为白血病干细胞（肿瘤干细胞）

终末分化的血细胞具有有限的寿命，例如，嗜中性粒细胞 1 ～ 2 天寿命。令人惊讶的是，在中性粒细胞强制性表达 Bcl-2 而延长寿命的小鼠中，血液和组织中性粒细胞的稳态水平不会随着时间而上升，而 $Bcl\text{-}2^+$ 单核细胞在血液和脾脏中累积，这些症状类似于慢性粒单核细胞白血病。如果中性粒细胞不凋亡，那么它们的相对数量如何保持？事实证明，在新生儿骨髓中性粒细胞迁移到炎症部位（例如输注巯基乙酸盐肉汤后的腹膜）后 12 ～ 20h，野生型中性粒细胞开始发生细胞内凋亡（例如 DNA 链断裂）。然而，在这一时间点上，这些细胞尚未“爆开”以释放其细胞质和核内容物（如体外分离的嗜中性粒细胞所观察到的）[51, 461]。然而，未经历早期凋亡事件的 Bcl-2 中性粒细胞和经历 DNA 断裂的野生型中性粒细胞在迁移后 12h 开始被巨噬细胞吞噬。这些细胞是急性炎症中中性粒细胞后的细胞群 [461]。我们称之为巨噬细胞吞噬“程序性细胞清除（programmed cell removal，PCR）”，这是一种预防垂死细胞周围炎症的事件，它们发生在巨噬细胞吞噬溶酶体内 [52]，而不是在组织空间中。PCR 由表达“吃我”信号的靶细胞表面变化来介导，例如磷脂酰丝氨酸、钙网蛋白 [462] 和（或）亚甲基糖蛋白，其中巨噬细胞具有促吞噬受体。适应性免疫应答还可以将肿瘤与“吃我”信号的抗体或补体成分结合。例如，人 IgG1 和小鼠 IgG2 抗体通过巨噬细胞（和 NK 细胞）上发现的高亲和力 FcR 的 Fc 区结合。总之，触发程序性细胞死亡的细胞也以 Bcl-2 非依赖性方式进行 PCR[461]。这些触发因素可能是基因毒性应激、不平衡蛋白质合成、内质网应激等可能在癌症发展过程中发生的事件。我们提出，参与癌症进展的细胞（例如，急性髓系白血病中的造血干细胞和髓系祖细胞）在特定分化阶段维持这些损伤，且通常死于细胞凋亡。然而，一些造血干细胞克隆可能已激活 Bcl-2 等抗细胞凋亡基因，这些克隆将存活，除非其仍能表达“吃我”信号并进行 PCR。如前所述，所有检测过的白血病和癌症细胞过度表达 CD47，即“不要吃我”的信号会覆盖 PCR 的“吃我”信号。在那时，细胞不仅逃脱了死亡，而且还可以在含有巨噬细胞的组织区域自由迁移 [452]。CD47 的上调似乎是白血病发生的晚期事件。

（六）骨髓异常增生综合征是在克服程序性细胞清除之前的白血病进展阶段

MDS 是一组异质性疾病，常发生在老年人中，使得患者丧失产生一种或多种终末分化的血细胞，但骨髓保持高度增殖活性。MDS 通常进展为造血干细胞。它与多种突变有关，如 5q-、单体 7，核糖体蛋白突变等等（参见文献 [463]）。如此多样化的原因竟然会导致相似的发育不良（例如贫血或血小板减少症），这一直令人费解。我们调查了一部分 MDS 患者，主要是单体 7 型，发现接受 MDS 骨髓或造血干细胞移植的患者和 NSG 免疫缺陷小鼠中，MDS 造血干细胞比正常的造血干细胞更具竞争力 [464]。因此，MDS 造血干细胞克隆在干细胞水平上胜过正常干细胞克隆水平。然而，MDS 的一个标志是祖细胞的消耗，如粒细胞 / 巨核系祖细胞、红系祖细胞和巨核系祖细胞 [464]。这些 $CD34^+$ $CD38^+$ 祖细胞在其细胞表面表达高水平的钙网蛋白，在体外当其与巨噬细胞共温育时被吞噬。用阻断 LRP1 介导的巨噬细胞吞噬作用的钙网蛋白肽可以完全抑制吞噬作用。这些祖细胞不表达 CD47，但是在伴有大量白血病细胞的难治性贫血和继发于 MDS 的急性髓系白血病中，其祖细胞表达高水平 CD47，使这些细胞逃避吞噬作用 [464]。

（七）CD47，克服程序性细胞清除的“不要吃我”信号，是抗白血病和抗癌治疗的靶标

如前所述，CD47 通过充当巨噬细胞上 SIRPα 受体的配体而向巨噬细胞提供“不要吃我”信号 [84, 444, 447–452, 456, 465–469]，我们已经获得并制造人源化抗 CD47 抗体，其阻断 CD47 与巨噬细胞的结合。如果阻断的 CD47 位于黏附于巨噬细胞的肿瘤细胞上，则结果是肿瘤细胞被吞噬，进而被吞噬溶酶体降解死亡 [447]。正与我们在免疫缺陷小鼠中观察到的一致，在体内外实验中，减少原发人白血病或肿瘤异种移植物（从乳腺癌到胶质母细胞瘤）的大小或生长速度 [84, 444, 447–452, 456, 465–469]。CD47 最早是通过比较纯化的造血干细胞、MPPs 和 MPP 阶段 LSCs 之间的基因表达谱发现的。实际上，自白血病干细胞和肿瘤干细胞的细胞表面标志的鉴定、纯化和分离 [84, 444, 447–452, 456, 465–469] 以来，抗 CD47 是最早的治疗方法之一。在撰写本文时，各种形式的阻断 CD47 的抗体和蛋白质正在准备用于早期临床试验。此外，在一个实验体系中发现，抗 CD47 导致巨噬细胞吞噬结肠直肠癌细胞系（DLD1，用鸡卵清蛋白基因转染以在细胞质中表达），小鼠 H2Kb 巨噬细胞消化，并交叉呈递 SIINFEKL 肽给 OT1CD8 杀伤性 T 细胞，而不提呈给 OT2CD4T 细胞 [466]。这意味着 CD47 的高表达导致细胞逃避先天免疫系统的巨噬细胞和适应性免疫系统的 T 细胞。使用抗 CD47 抗体的单一疗法能否使免疫系统的两种细胞靶向恶性细胞，这将在 I 期试验的一部分患者中进行检测。

十一、结论

分离造血干细胞和祖细胞的方法的发展 [1, 5, 30] 使得构建更加详细的从 LT-HSC 到成熟血细胞的谱系成为可能。除了整个造血谱系中记忆 T 和 B 淋巴细胞外，只有 LT-HSC 具有自我更新，而这种自我更新能力受到严格调控 [1]。造血干细胞自我更新的调控包括程序性细胞死亡的调控、细胞分裂频率的调控，以及向多能和寡能祖细胞转变的调控。造血干细胞和祖细胞的基因表达分析提出了对自我更新和谱系定向机制的理解。这些分离的造血干细胞和祖细胞在临床造血干细胞移植中的应用愈加广泛，无论是在癌症患者中再生造血系统，还是为供体组织或器官移植物适应同种异体宿主，还是用供体来代替有自身免疫疾病的血液淋巴系统。最后，现已提出这样的假设：在正常造血中，自我更新仅限于造血干细胞，在白血病和肿瘤中，白血病干细胞和肿瘤干细胞群体获得了调控异常的自我更新。白血病干细胞的分离使得可以用更直接的方法：免疫和药物治疗靶向限制这些恶性干细胞的调控分子。髓系白血病的前白血病期和白血病期均表现出干细胞竞争能力，早期造血干细胞占据微环境，而后期阶段急性髓系白血病干细胞则是更成功和耐药的克隆。因此，干细胞的主要特性是自我更新、分化、迁移、长寿，即使它已经过多次倍增和对微环境的竞争。这适用于正常造血干细胞、异常造血干细胞和白血病干细胞。

第5章 骨髓微环境及干细胞动员生物学

Marrow Microenvironment and Biology of Mobilization of Stem Cells

Michael P. Rettig　Mark A. Schroeder　John F. DiPersio　著
安竞男　徐　杨　译
范　祎　韩　悦　陈子兴　校

一、概述

骨髓造血干细胞的研究已经发展到单细胞水平[1-4]。当意识到细胞的正常状态对健康至关重要，而细胞功能障碍将导致疾病的发生时，我们才了解微环境中细胞和非细胞成分与造血干细胞/祖细胞（hematopoietic stem progenitor cell，HSPC）相互之间错综复杂的作用关系。正常造血干细胞和干细胞向骨髓微环境的迁移为骨髓微环境中各组分相互作用提供了重要信息。这一理解促进了造血干细胞动员，并且能够让我们更好地了解诸如急性髓系白血病和MDS等疾病的发病机制。

成人造血干细胞主要存在于对造血至关重要的骨髓"龛"中。趋化因子和细胞表面分子是造血干细胞归巢和从骨髓流出的正常生理过程的关键中间体。通过给予超生理剂量的细胞因子或关键途径的小分子抑制药来改变这一正常过程，是造血干细胞移植中使用动员的外周血干细胞给受者移植的最新目标。目前，临床上使用的G-CSF、GM-CSF和趋化因子受体4（chemokine receptor 4，CXCR4）的小分子抑制药普乐沙福（AMD3100/Mozobil）通过改变动力学增加外周血循环。

在稳定的状态下，骨髓来源的造血干细胞/祖细胞周期性地离开骨髓"龛"，并从血液进入多个外周组织，再进入淋巴系统，并从淋巴返回血液，在那里它们可以重新进入骨髓或重复外周的迁移循环过程[5, 6]。20世纪60年代早期，首次报道了少量循环造血干细胞/祖细胞的存在[7, 8]，并且发现循环造血干细胞/祖细胞的数量随着不同的应激情况，如炎症[9]、器官或组织损伤[10-12]或剧烈运动[13]而显著增加。药物介导的造血干细胞/祖细胞从骨髓微环境强制流出到外周血中的过程称为"动员"，这种现象在造血干细胞迁移中被用作获得造血干细胞/祖细胞用于造血重建的手段。

"动员"一词最早于1977年被提出，用于描述健康志愿者使用内毒素后外周血粒细胞-巨噬细胞集落（granulocyte-macrophage colony-forming unit，CFU-GM）形成增加4倍的现象[14]。而1976年，在骨髓抑制性化疗康复的患者中观察到较高的循环CFU-GM形成[15]。20世纪80年代的后续研究开发出了作为通用动员剂的单药大剂量环磷酰胺，并使用化疗动员的造血干细胞/祖细胞进行移植[16-19]。在此期间，研究者在用重组人类G-CSF治疗骨髓抑制性化疗导致的粒细胞减少症以加速恢复的同时，观察到G-CSF除了增加循环粒细胞外，还能将造血干细胞/祖细胞动员到外周血中，在移植后能够提供长期多谱系重建能力[20-22]。随后将G-CSF的用药指征扩大，包含动员造血干细胞/祖细胞进入外周血用于采集和造血干细胞移植。

为了理解动员的生物学原理，必须了解对造血干细胞/祖细胞归巢和培养造血干细胞/祖细胞的环境。使用解剖学方法，已经在靠近骨内膜或内皮的位置确定了两个龛口，但这种简化的方法可能低估了环境的可塑性和重叠性。造血干细胞 / 祖细胞向这些微环境的迁移和归巢过程中涉及趋化因子、整合素和选择素等关键成分。本章将回顾干细胞龛的关键成分，以及干细胞在动员过程中如何归巢、与骨髓微环境相互作用的关系以及如何从骨髓微环境中释放。本文就其动员机制及关键轴，如 CXCR4/CXCR12、VLA-4/VCAM-1、干细胞因子、蛋白酶、补体、生物活性鞘脂等进行讨论。

二、干细胞稳态及骨髓龛组分

龛是指体内含有成体造血干细胞并调节其更新、分化和生存的微环境[23]。龛的概念最初是由 Schofield 于 1978 年提出[24]。在当时环境可以控制造血干细胞命运的想法是有争议的，并且与干细胞行为是细胞自主的论点相反[25]。许多研究小组已经证实异种细胞群（通常称为基质）以及专门控制干细胞行为的细胞外基质（extracellular matrix，ECM）的重要性。正如心脏或肺部具有基质和细胞外基质的支架以允许成熟功能器官的正常发育，骨髓含有基质细胞和细胞外基质的支架，这对于正常血液的发育以及造血干细胞的维持和再生至关重要。微环境中某些分子或细胞的修饰可导致造血干细胞和祖细胞的增殖、分化和迁移的改变[26-28]。

（一）骨髓内的区域差异

1. 龛的组成部分

骨髓的特殊微环境包含许多细胞和非细胞成分，使其适合造血干细胞 / 祖细胞。骨髓基质由脂肪细胞、巨噬细胞、血管内皮细胞、间充质干细胞、平滑肌细胞和富含 CXCL12 的网状细胞组成。这些基质细胞产生如纤连蛋白、透明质酸、胶原蛋白、层粘连蛋白、硫酸软骨素、硫酸肝素和糖胺聚糖等细胞外基质的成分。基质和细胞外基质通过与细胞表面受体、细胞因子等分泌因子和透明质酸等黏附配体直接接触而与造血干细胞 / 祖细胞相互作用。表 5-1 列出了龛的主要已知成分及其在造血干细胞 / 祖细胞内稳态和动员中的作用。造血干、祖细胞与龛组分的相互作用可以是物理、结构、体液、旁分泌、代谢和神经方面的。

通常，骨髓环境在解剖学上被分成两个龛区：血管周围[29, 30]和内膜[31-33]（具体见文献 [30, 34-37]）。仅靠定位不能确定为龛，能使干细胞存活、增殖和更新的功能特性对于龛的确定必不可少。干细胞和龛成分之间存在着共生关系。利用实时成像[2, 3, 38, 39]研究了造血干细胞与龛位之间的动力学关系。造血

表 5-1　龛的组成及其在动员中的作用

细胞 / 因子 / 受体	身份 / 来源	角色 / 机制	参考文献
细胞			
成骨细胞谱系	骨内衬细胞 N- 钙粘素 +CD45-	数量减少导致细胞和髓外造血减少。CXCL12 表达的改变导致动员。PTH 激素受体的构成性激活增加造血干细胞	[31, 33, 55, 68, 69]
骨细胞	终末分化的成骨细胞	从骨细胞中敲除 G 蛋白受体 α 导致 G-CSF 介导的骨髓生成增加	[67]
破骨细胞	骨内衬细胞导致骨吸收	减少导致骨小梁形成增加、造血干细胞减少、移植物减少、造血干细胞动员增加	[70-72]
巨噬细胞	M-CSF 受体 +，CD169+	减少导致造血干细胞动员	[82, 83, 114]
CXCL12 外膜网状细胞	脂肪 - 成骨双能祖细胞 CD45-、Ter119-、CXCL12++、CD44+、CD51+、VCAM-1+、PDGFRa 和 b+?CD146+	白喉毒素处理转基因小鼠后，表达 CXCL12 细胞的凋亡导致造血干细胞骨髓数目减少，造血干细胞静止增加，外周血造血干细胞增加	[49, 56] [78]
巢蛋白阳性 MSC	巢蛋白阳性周围血管细胞 CD45-CD31-CD34-VE 钙粘蛋白	受交感神经系统和甲状旁腺激素调节；高表达 CXCL12；减少导致造血干细胞数量减少、归巢减少、EM 造血增加	[50]

（续表）

细胞 / 因子 / 受体	身份 / 来源	角色 / 机制	参考文献
Lepr– 表达的血管周围基质细胞	巢蛋白 –，Lepr+，血管周围细胞		[53]
交感神经元		β 肾上腺素能调节巢蛋白阳性间充质干细胞；抑制动员增加	[51, 52, 57, 58]
窦内皮细胞	CD45– CD31+ Sca–1+ Ter119–	SCF 生产者	[29]
脂肪细胞		减少骨小梁，造血干细胞数量和植入物的增加	[86]
小分子			
氧	骨附近氧含量 10mmHg	缺氧通过 HIF–1α 诱导 CXCL12 的表达	[89]
钙	钙离子集中在骨附近	钙离子沿着骨骼聚集，并通过造血干细胞上的钙受体进行感知	[32]
鞘氨醇 1– 磷酸	红细胞中生物活性 S1P 含量最高	S1P 梯度可能在干细胞动员中发挥作用。	[272, 278, 280]
细胞因子 /CXCL 和其他因子			
CXCL12（SDF–1）	成骨细胞，CAR 细胞，内皮细胞，巢蛋白阳性 MSC	梯度诱导造血干细胞趋化及整合素和 CD44 上调。归巢、保留和动员；造血干细胞维护；G–CSF 梯度效应	[55, 84, 104, 105]
IL–8（CXCL2）/（CXCL 受体 1 a 和 2）		诱导蛋白酶的释放	[282, 283]
蛋白酶（MMP–9，NE，组织蛋白酶 K）		MMP–9：裂解 mKitL 并释放 sKitL； NE：裂解 CXCL12； 组织蛋白酶 K：骨吸收，裂解 CXCL12 和 SCF	[72, 75, 78, 127, 147, 153]
互补级联	经典（Ig 介导的）和非经典途径	C5 裂解片段和远端补体级联是 G - CSF 和 CXCR4 抑制药动员所必需的	[268–274, 284]
骨桥蛋白		由成骨细胞产生，与造血干细胞上的 CD44 结合可导致静止	[43, 44]
干细胞因子（可溶性和膜结合 c–kit）	成骨细胞，内皮细胞，巢蛋白 + MSC	维持造血干细胞	[53, 285, 286]
血小板生成素	成骨细胞	干细胞的静止与维护	[287, 288]
促血管生成素 –1	成骨细胞和巢蛋白阳性 MSC	干细胞的静止与维护	[73]
Notch 配体	内皮细胞，成骨细胞	在造血干细胞上结合 Notch 引起静止；PTH 表达后增加导致造血干细胞数目增加；不是造血干细胞维护所必需的	[33, 289, 290]
前列腺素类	PGE2	造血干细胞归巢存活和增殖；NSAIDs 已用于加强动员	[291]
细胞表面受体			
CD44		结合透明质酸和骨桥蛋白	[107–109]
CD62E 和 L（E 和 L– 选择素）		在内皮（E）和白细胞（L）上表达，是内皮转运所必需的	[101, 292]
LFA–1（CD18/CD11a）/ I–CAM		整合素对 IL–8 诱导的动员、介导内皮黏附和转运至关重要	[293]
VLA–4（CD49d）/ VCAM–1		内皮转运	[101–103, 110–112, 166]
VLA–5（CD49e）/ VCAM–1			
CXCR4	在 HSPCs、淋巴细胞和巨核细胞上表达	结合化学因子 CXCL12（SDF1），被普乐沙福抑制	

CAR. CXCL12 网状内皮细胞；MSC. 间充质干细胞；NE. 中性粒细胞；MMP–9. 基质金属蛋白酶 9；NSAIDs. 非甾体类抗炎药；Ig. 免疫球蛋白；PTH. 甲状旁腺激素

干细胞 / 祖细胞的位置似乎取决于成熟程度，其中有更多未成熟细胞，以及那些对位于内膜附近的损伤信号做出反应的细胞[2, 3]。在未激活的龛中，大多数造血干细胞是静止的（一些统计表明高达 1/4 的造血干细胞可以长期在任何给定时间循环[40]），但是在辐照和移植后，造血干细胞 / 祖细胞循环量增加大于 50%[41]，进入细胞周期受到许多机制的调节。造血干细胞分化的调控对于预防干细胞池衰竭至关重要[42]。成骨细胞和细胞外基质糖蛋白如骨桥蛋白，通过诱导接触静止来防止消耗[33, 43, 44]。当造血干细胞 / 祖细胞如外周血干细胞动员那样离开骨髓时，循环中的造血干细胞 / 祖细胞可能被诱导进入循环并失去长期再植能力；然而，大多数造血干细胞 / 祖细胞保持静止并保持植入 NOD/SCID 小鼠的能力[40, 45, 46]。平均每天有 1% ～ 5% 的干细胞进入循环[47]。这些数据表明，对于有限数量的可用的龛，可能存在竞争[47]。这些龛的有效性可以通过单独使用普乐沙福或粒细胞集落刺激干细胞因子动员而受到影响[48]。正常造血干细胞可能还必须与恶性细胞竞争，这可能影响动员和干细胞储备[38, 39]。在休眠和刺激条件下，炎症和外周血干细胞动员导致造血干、祖细胞动员发生的这一事实才开始被理解并用于临床。

2. 血管周围龛

骨髓是丰富的血窦网络。血管龛靠近血管内皮。除了内皮细胞外，这个龛的细胞成分还包括巢蛋白阳性间充质干细胞、表达 *Lepr* 的血管周围间质细胞、交感神经，CXCL12 阳性表达的外膜网状细胞[29, 49–53]。血管龛的概念由髓外造血部位，如缺乏骨骼的脾脏和肝脏中观察到的可以维持造血干细胞作用的现象来支持。此外，从非造血器官中分离的内皮细胞可以维持干细胞[54]。在动员的小鼠中，造血干细胞的定义是由 $CD150^{+}CD48$ 与骨髓和脾脏中的窦状内皮结合[29]。最后，在非辐照的小鼠中，造血干细胞与血管内皮非常接近[2, 3, 39]。

血管壁龛和内膜壁龛之间的分界是任意的，高度血管内膜支持与内皮相邻的造血干细胞，并且与 N- 钙黏素阳性的前成骨细胞相关[2]。通过破坏电离辐射改变龛导致窦漏出和 CXCL12 水平增加，并且可以显著影响骨或血管系统附近的造血干细胞的移植[2, 3]。未受辐照的受体在血管和内膜部位之间随机移植造血干细胞 / 祖细胞，受照射的受体优先在内膜附近移植。CXCL12，又称基质衍生因子 –1（stromal–derived factor–1，SDF–1），是目前被了解最清楚的趋化因子之一，在骨髓中对造血干、祖细胞的迁移、归巢和保护起重要作用。骨髓中内膜（高）和内皮（低）之间的表达梯度可以通过给予 G–CSF 改变以用于动员[55]，或者通过其受体小分子抑制药 CXCR4 来发挥作用（参见后面的动员部分）。

血管龛的另一个组成部分是巢蛋白阳性间充质干细胞，它已被证明与窦内皮有关，并且对于造血干细胞的维持至关重要[50]。与这些细胞紧密相关的还有血管内和内膜龛中被鉴定主要产生 CXCL12 的外膜网状细胞（$CXCL12^{+}$ adventitial reticular cells，CARs）[30]。CAR 细胞似乎与 CD146 阳性外膜网状细胞密切相关，并与窦内皮有关[56]。有证据表明，这些细胞可能通过与内膜龛和血管周围龛密切相关的交感神经系统进行协调[52]。交感神经张力的正常昼夜节律振荡和糖尿病等疾病可能影响交感神经系统与巢蛋白阳性间充质干细胞的相互作用，并通过改变 CXCL12 来改变动员（参见动员部分）[52, 57, 58]。

虽然 CXCL12 是产生血管周围壁龛的关键因子，但另一个成分似乎是干细胞因子。内皮细胞和表达 *Lepr* 的血管周围基质细胞是干细胞因子的主要产生者，对干细胞的维持至关重要[53]。已知 c–kit（干细胞因子）受体的破坏会影响干细胞的维持和移植。最后，对于正常白细胞和造血干细胞 / 祖细胞在内皮上表达的迁移、归巢和动员有重要作用的其他成分包括选择素和整合素。整合素 VLA–4 可能是被研究得最全面的，VLA–4 的 α_4 和 β_1 亚基在小鼠体内均已失活，缺乏 α_4 或 β_1 整合素可由于非血液学缺陷导致胚胎死亡[59–61]。在缺失后 2 周，造血和非造血室 α_4 整合素的条件基因降解诱导循环造血干细胞 / 祖细胞（CFU–Cs）的数量增加了 8 倍[62]。据报道，造血干细胞和内皮细胞中 α_4 整合素的条件性缺失也导致类似的造血干细胞 / 祖细胞动员[63]。在竞争性移植研究中，与正常竞争者相比，α_4 双阴性骨髓细胞表现出骨髓的归巢功能受损，循环 CFU–Cs 数量增加，以及在短期和长期造血重建的竞争中处于劣势[62–64]。同样，β_7 缺陷小鼠的造血和非造血系统中，β_1 基因的切除导致循环造血干细胞 / 祖细胞的数量增加了 8 倍[65]。这些数据表明，造血干细胞 / 祖细胞上 α_4 整合素的表达在它们骨髓微环境的滞留中起着重要作用。

3. 骨内龛

成骨细胞支持造血干细胞的生长[66]，并调节其数量[31, 33]。内膜龛在骨小梁或骨皮质附近被确认。移植后造血干细胞归巢的初始部位之一靠近内膜[4]，并且这种归巢受到对基质的辐射效应的影响[2, 3]。形成内膜龛的关键细胞成分包括成骨细胞、骨细胞、破骨细胞和巢蛋白阳性间充质干细胞[31, 33, 50, 55, 67–72]。造血干细胞与N–钙粘素阳性的成骨细胞相互作用[31]，这些相互作用依赖于血管生成素–1/Tie2酪氨酸激酶受体调节干细胞的静止[73]和Jagged1/Notch信号来增加造血干细胞数目[33]。成骨细胞是维持干细胞数量的关键，成骨细胞的丢失导致造血干细胞数量减少[31, 33, 74]。此外，位于骨基质深处的成骨细胞可以影响造血。骨细胞功能的紊乱也可以通过G–CSF介导的机制改变龛，并影响造血干细胞的发育[67]。另一方面，骨吸收破骨细胞通过MMP–9和CXCR4的依赖机制对应激诱导的造血干细胞动员具有重要作用[72]。破骨细胞在炎症过程中释放组织蛋白酶K，导致SDF–1的断裂、失活和动员。敲除组织蛋白酶K导致骨髓细胞减少和髓外造血[75]。通过双膦酸盐抑制破骨细胞功能，可导致干细胞数量降低并损害移植物[70]。破骨细胞的另一个关键作用是从骨骼中产生钙，在骨骼附近维持由造血干细胞的钙受体感知的高钙梯度[32]。最后，如前所述已经发现巢蛋白阳性间充质干细胞与内皮窦以及内层骨相关，与它们的多谱系潜能一致[50]。用G–CSF动员可以直接改变CXCL12[55]的成骨细胞产量，并且可以影响巢蛋白阳性间充质干细胞，这将在后面的动员部分中描述。

内膜龛还包括非细胞成分，如细胞外基质和细胞因子（表5–1）。这些细胞外成分对调节造血干细胞数量和增殖有重要作用。骨桥蛋白是由成骨细胞产生的一种多向性糖蛋白，负调节造血干细胞池的大小[43, 44]。骨桥蛋白通过直接接触造血干细胞表面的受体如CD44和α_4整合素介导其作用。此外，骨表面附近浓集的钙离子可以通过与造血干细胞表面表达的钙受体直接相互作用，来调节造血干细胞的归巢和移植[32]。造血干细胞上钙受体的缺失导致骨髓源性造血干细胞减少，并影响向内膜龛的归巢。其他调节转运、增殖和存活的非细胞因子包括成骨细胞、内皮细胞和基质细胞分泌的细胞因子和蛋白酶。干细胞维持和移植的关键细胞因子是SCF，也被称为成套配体或钢因子。可溶性SCF主要由内皮细胞和特异性间充质干细胞分泌[53]。SCF以可溶性形式（sKitL）和膜结合形式（mKitL）存在。mKitL具有与造血干细胞结合、保持静止、抗凋亡的作用。骨髓微环境中的干细胞因子水平可以通过多种机制改变。G–CSF、IL–8或VEGF等细胞因子导致MMP–9被诱导，其切割mKitL，导致干细胞从成骨细胞龛释放和促进增殖[76–78]。抑制SCF与造血干细胞的结合允许供体造血干细胞植入到先前占据的龛中[79]。在微环境中发现的其他细胞因子，如TPO[80]、Flt3配体、IL–3以及G–CSF和GM–CSF，在干细胞稳态、信号分化和自我更新中起着关键作用，如后所述，它们可以参与造血干细胞/祖细胞动员。

4. 龛的统一理论

实际上，血管和成骨细胞之间的距离为10～20μm[3]，这意味着相距只有1～2倍细胞直径（红细胞通常为6～8μm）。这个距离暗示了在任一位置对造血干细胞/祖细胞产生旁分泌效应的可能性。血管、间充质和内膜细胞之间的协调、多维相互作用很可能发生在骨髓中，未来的系统生物学方法可能有助于确定骨髓微环境的所有成分与造血干细胞/祖细胞之间的关键相互作用。与龛的关键相互作用可能使针对分子和途径的新的干预治疗成为可能。

对上述龛的相互依赖性的洞悉来自于寻找龛的共同祖先的研究。在小鼠中，如果没有形成软骨基质并经历骨化的$CD45^-Tie2^-CD105^+Thy1.1^-$细胞，骨髓龛不会发育[81]。异位龛可以通过移植胎儿骨分离的$CD45^-Tie2^-CD105^+Thy1.1^-$细胞或通过成人$CD146^+$MSCs产生[56, 81]。这些异位龛需要在移植支持龛相互依存的造血干细胞之前骨化和血管化。

正如前面所提到的，两个龛中共同的一种细胞类型是巢蛋白阳性的间充质干细胞。据报道，巢蛋白阳性间充质干细胞与交感神经密切相关，主要位于血管周围，在血管内膜附近较少。交感神经系统产生影响巢蛋白血管周围间质干细胞的肾上腺素信号，并调节造血干细胞的动员[50–52]。巢蛋白阳性间充质干细胞产生CXCL12，并且G–CSF对其细胞增殖有抑制作用。骨髓中造血干细胞相关基因如*CXCL12*、*SCF*和血管生成素–1的表达受到G–CSF和肾上腺素刺激而下调。造血干细胞/祖细胞的动员可以通过肾上腺素信号传导直接与造血干细胞相互作用的巢蛋白阳性的间充质干细胞而发生。$CD169^+$骨髓巨噬细胞和单核细胞进一步发挥调节桥联作用，它们负性调节巢蛋白阳性 MSCs[82]，表达 G-CSF 受体，是 G-CSF 诱导动员的重要中间体[83]。最后一个值得提及的中间细胞类型是富含 CXCL12 的网状细胞，它们是 CXCL12 的最高生产者，可能直接受到干细胞动员剂的影响[84]，并维持早期的 B 淋巴祖细胞[85]。

随着人类年龄的增长，骨髓逐渐被脂肪所取代。产生脂肪的脂肪细胞不仅是骨髓中的填充物，而且已被证明是造血干细胞 / 祖细胞的另一种细胞介质。随着骨髓中脂肪细胞数量的增加，骨髓的造血活性降低[86]。这种作用可能部分与脂肪细胞通过减少骨小梁形成抑制内膜龛有关[86]。

以体液、旁分泌或代谢方式起作用的非细胞因子包括氧、钙离子、CXCL12、补体因子和生物活性脂质（磷酸鞘氨醇 -1 和磷酸神经酰胺 -1）。血管和内膜之间存在氧梯度。众所周知，缺氧在造血干细胞静止和长期增殖潜能中起着重要作用[87, 88]，并通过基质[89]影响 CXCL12 的表达。随着氧含量的增加，造血干细胞被刺激到循环中，与静止相关的因子如钙受体、N- 钙黏附素和 Notch1 表达减少。低氧诱导因子 -1α（hypoxia-inducible factor-1α，HIF-1α）是检测骨髓氧含量的关键传感器。HIF-1α 直接调节内皮细胞 CXCL12 的表达[89]。稳定 HIF-1α 是改善干细胞动员的一种策略[90]。CXCL12/CXCR4 轴、补体和 S1P 将在后面进行更详细的讨论，并在表 5-2 中进行总结。

总之，许多细胞和非细胞因子通过直接的结构或物理方式或间接通过体液、旁分泌、代谢或神经方式调节骨髓环境，并且这也是诱导造血干细胞 / 祖细胞动员的目的，这将在后面讨论。

（二）造血干细胞归巢和移植

骨髓归巢和动员可以被认为是共享共同路径的相关过程。前面描述的龛允许造血干细胞 / 祖细胞在自我平衡、超生理（如动员）和病理（如慢性炎症）条件下进入和迁移。对于什么吸引造血干细胞 / 祖细胞到骨髓中去的解释已发展为从骨髓中动员造血干细胞 / 祖细胞。

归巢和动员的最佳研究组合是 CXCR4/CRCL12 轴。趋化因子 CXCL12，是 CXCR4 的配体，在干细胞、T 细胞、B 细胞和巨核细胞上表达。许多骨髓基质细胞表达 CXCL12，这是造血干细胞归巢骨髓所必需的[85, 91]。存在于骨髓中的 CXCL12 的梯度改变，或其 CXCR4 的直接药理学阻断将导致造血干细胞 / 祖细胞动员（参见动员部分）。

靶向性破坏 CXCL12 或 CXCR4 在小鼠中具有胚胎致死性，导致包括造血干细胞 / 祖细胞从胎肝迁移到骨髓的失败、淋巴和髓系造血缺陷和小脑发育不良等发育缺陷[92-95]。用 CXCR4 缺陷的祖细胞移植的小鼠与注射野生型细胞的动物相比，显示出循环未成熟粒细胞、CFU-Cs（增加 30 倍）和 $Lin^-Sca\text{-}1^+c\text{-}kit^+$（LSK）细胞的数量增加[55, 91, 96, 97]。在单独的竞争性移植研究中，$CXCR4^{-/-}$ 的骨髓细胞显示出移植能力受损，需要 5 倍以上的 $CXCR4^{-/-}$ 的骨髓细胞才能达到类似于野生型骨髓细胞的移植水

表 5-2 动员剂及其机制

药 剂	机 制	动力学	参考文献
BIO5192	迟现抗原 -4 抑制药	＜ 30min	[264]
AMD3100/Plerixafor	CXCL 受体 4 双环素小分子抑制药	3 ～ 4h 最高点	[207, 221, 294]
G-CSF	骨髓成骨细胞中 CXCL12 的下调和蛋白酶的轻度释放	4 ～ 5 天最高点	[68, 153]
粒细胞 - 巨噬细胞集落刺激因子	确切机制尚不清楚，但造血干细胞上黏附分子的改变可能起作用	5 ～ 7 天最高点	[295-297]
Groβ/CXCL12	CXCL 受体 2 激动药并诱导蛋白酶释放，即金属蛋白酶 9	＜ 15min	[298, 299]
IL-8/CXCL8	CXCR1 和 CXCR2 激动药导致蛋白酶的释放，即金属蛋白酶 9	＜ 15min	[282, 283]
干细胞因子	结合并刺激 c-Kit	几天到几周内动员，与 G-CSF 协同作用	[168, 172]

平[98]。与 CXCR4$^{-/-}$ 的细胞重组小鼠的表型相一致，用 CreloxP 重组方法条件性降解小鼠 CXCR4 导致 B 细胞溶血性造血功能严重缺陷和外周小鼠骨髓中的 LSK 干细胞数量显著增加[84, 98]。在这两个条件降解研究中，原始造血干细胞（LSK 细胞）被保留在骨髓中，并且在 CXCR4 失活后变得增生过度[84, 98]。本实验表明造血干细胞 / 祖细胞可通过 CXCR4 非依赖性机制保留在骨髓微环境中。此外，CXCR4 降解后小鼠骨髓中的 LSK 细胞的过度增殖状态表明，CXCR4 在造血干细胞 / 祖细胞中起作用以加强静止[98]。

干细胞向骨髓的归巢是一个滚动、黏附、穿透和转运的多步骤过程[99-102]。影响造血干细胞在移植后正常归巢的因素包括：促进内皮细胞滚动作用的选择素（E- 选择素和 L- 选择素）、整合素（VLA-4）和促进迁移作用的 CXCL12[101-103]。这些因素在归巢和动员中起着双重作用。CXCL12 的梯度导致小鼠干细胞趋化以及造血干细胞的归巢和移植，并且依赖于 CXCR4 的表达[104, 105]。一旦进入骨髓，通过 CXCL12 信号转导退出循环（滚动和血球渗出），导致干细胞上的 VLA-4、VLA-5 和 LFA-1 表达增加[102, 103, 106]。据报道，骨髓窦内皮的趋向性对造血干细胞成骨有特异促进作用[106]。促进基于 CXCL12 的造血干细胞归巢的另一个机制是造血干细胞 / 祖细胞构象改变和在细胞突起末端富集 CD44[107]。透明质酸（hyaluronic acid，HA）糖蛋白受体的这种选择性表达可以作为 E- 选择素和 L- 选择素的配体[108, 109]。透明质酸糖蛋白受体在骨髓骨内膜和内皮上表达，并可能作为表达 CD44 的造血干细胞向骨髓运输的初始系带之一[107]。最后，阻断整合素 [VLA-4（$\alpha_4\beta_1$ 整合素）]、VCAM-1 或 CD44 可防止造血干细胞归巢[110-112]。利用阻断抗体的研究表明，VLA- 4 和 VCAM-1 在造血干细胞 / 祖细胞向骨髓迁移和滞留过程中起重要作用[110, 111]。影响归巢的最后一种方式是通过辐射对微环境进行破坏，这导致骨髓耗竭的骨小梁区域内 CXCL12 的 mRNA 水平升高。造血干细胞优先向骨小梁区域迁移[2]，这些区域可能是移植后造血干细胞归巢和扩张的关键结构区域。

（三）通过降解龛细胞亚群来动员造血干、祖细胞

研究表明，不同龛组分的降解导致造血干细胞/祖细胞动员。在 Col2.3 Δ -TK 转基因小鼠中，用更昔洛韦[69, 113]条件性降解内膜成骨细胞或者在骨钙素 - 白喉毒素受体（osteocalcin-diphtheria toxin receptor，Oc-DTR）转基因小鼠中用白喉毒素处理后[57]，将会导致造血干细胞 / 祖细胞的动员和骨髓中包括造血干细胞 / 祖细胞在内的大部分造血干细胞的耗竭。同样，白喉毒素受体在巢蛋白 - 细胞中诱导表达使得巢蛋白阳性间充质干细胞耗竭，导致大约 50% 的造血干细胞 / 祖细胞动员到脾脏[50]。最近的两项研究表明，骨髓单核吞噬细胞的降解导致造血干细胞 / 祖细胞动员。首先，Chow 等[82]用 4 种不同的模型从小鼠骨髓中去除不同类型的单核细胞 / 巨噬细胞群。这些模型包括含氯膦酸脂质体、诱导性 c-fms 启动子驱动的 Fas 介导的细胞耗竭模型（巨噬细胞 Fas 诱导的凋亡（MAFIA））、CD11b 或 CD169 驱动的 DTR 转基因动物。在每个模型中，单核细胞和（或）巨噬细胞降解与造血干细胞 / 祖细胞动员相关。Winkler 等[114]用氯膦酸脂质体或 MIFIA 小鼠模型观察到单核细胞 / 巨噬细胞耗竭后有类似的造血干细胞 / 祖细胞动员。然而，单核细胞 / 巨噬细胞耗竭诱导 HSPC 动员的机制尚有争议。Chow 等[82]观察到吞噬细胞减少后，巢蛋白阳性间充质干细胞中 CXCL12、干细胞因子、Ang-1、VCAM-1 的 mRNA 表达降低，但成骨细胞无变化。此外，吞噬细胞的减少并没有降低骨髓成骨细胞或巢蛋白阳性间充质干细胞的数量。相反，Winkler 等[114]发现吞噬细胞耗竭后，CXCL12、Ang-1、SCF 的成骨细胞数量减少，成骨细胞表达降低。尽管需要更多的工作来更好地阐明吞噬细胞耗竭介导的造血干细胞 / 祖细胞动员机制，但这些数据足以表明，骨髓单核细胞 / 巨噬细胞产生的营养因子是巢蛋白阳性间充质干细胞和成骨细胞维持以及造血干细胞 / 祖细胞保留所必需的。

三、干细胞动员

（一）临床可用动员剂

据报道，造血干细胞动员在临床或实验动物模型中被多种分子诱导：G-CSF 等细胞因子、GM-CSF、干细胞因子和 Flt3 配体；IL-8 等趋化因子、Mip-1α、Groβ 或 SDF-1；小分子抑制药和 CXCR4/CXCL12、VLA-4/VCAM-1 轴、化疗药物环磷酰胺和紫杉醇。这些分子的动员动力学、动员的细胞类型和动员效率不同。迄今为止，只有 G-CSF（非格司亭，Neupogen®，Amgen，Thousand Oaks，CA，

USA）、GM-CSF（沙格司亭，Leukine®，Bayer Healthcare Pharmaceuticals，Seattle，WA，USA）、干细胞因子（安西司亭，Stemgen®，Amgen，Thousand Oaks，CA，USA available in Canada and New Zealand only）和普乐沙福（Mozobil，AMD3100，Genzyme Corporation，Cambridge，MA，USA）在临床上被批准用于干细胞动员[115]。通常，这些动员剂通过破坏造血干细胞/祖细胞与基质细胞的黏附，和（或）破坏负责维持骨髓微环境中的干细胞的趋化梯度发挥作用。在下面的章节中，我们将更详细地讨论这些动员剂的作用机制。

（二）G-CSF 动员 HSPCs

G-CSF 是由单核细胞、巨噬细胞、成纤维细胞和内皮细胞产生的髓样生长因子，是造血干细胞移植最常用的动员剂（本文在别处综述了相关临床研究）。虽然 G-CSF 诱导造血干细胞/祖细胞动员的机制尚不完全清楚，但有证据表明至少有 3 种动员机制参与：蛋白酶的激活、黏附分子功能的减弱和 CXCL12/CXCR4 信号传导的破坏（见文献 [116, 117]）。

（三）CXCR4/CXCL12 轴与 G-CSF 动员

1. WHIM 综合征中 CXCR4/CXCL12 轴功能障碍

CXCR4 在白细胞转运中起关键作用的遗传学证据已从遗传免疫缺陷 WHIM 综合征（疣、低 γ-球蛋白血症、感染、骨髓粒细胞缺乏症）患者中被证实。虽然大多数 WHIM 综合征患者具有 CXCR4 中 10～19 个氨基酸的常染色体显性 C 末端截短突变[118-120]，但最近发现 CXCR4（E343K）C 末端功能突变的单一错义非截断增益突变与该病有关[121]。CXCR4 胞内 C- 末端尾部的这些突变阻止了对 CXCL12 应答的内化和脱敏[118, 119, 121, 122]。WHIM 综合征中 CXCR4 信号转导失调的一些功能后果是，成熟中性粒细胞未能退出骨髓（骨髓粒细胞缺乏症），导致外周血中性粒细胞减少、B 细胞发育缺陷、免疫功能低下，以及 CXCL12 和 CXCR4 敲除小鼠类似的情况[121, 123, 124]。有趣的是，给予 CXCR4 抑制药普乐沙福似乎是纠正这种白细胞减少症的安全有效的策略，白细胞减少症是该疾病免疫缺陷的主要细胞机制[125]。

多条证据表明 G-CSF 通过抑制 CXCL12/CXCR4 轴介导动员。虽然 G-CSF 给药导致 CXCL12 早期、短暂的增加[126]，在骨髓中延长了治疗诱导性 CXCL12 的 mRNA[68] 降低，同时 CXCL12 蛋白下降[68, 126, 127]。事实上，BM CXCL12 水平与造血干细胞/祖细胞动员的幅度成反比，低水平的 CXCL12 的 mRNA 或蛋白与最大动员相关[51, 68, 126]。CXCR4 在造血干细胞/祖细胞上的表达是动态的，G-CSF 治疗与动员细胞表面 CXCR4 表达降低有关[127, 128]。如前所述，G-CSF 治疗后 CXCL12 表达降低的一个潜在机制是 G-CSF 治疗与成骨细胞的显著抑制相关[51, 55, 68, 129]，成骨细胞是骨髓中 CXCL12 的重要来源。重要的是，在 CXCR4 与单克隆抗体[126]或 CXCR4 双阴性骨髓嵌合体[55]中和后，没有观察到 G-CSF 介导的动员。这些数据表明 CXCR4/CXCL12 轴的破坏在 G-CSF 动员造血干细胞/祖细胞中起主导作用。

CXCL12 的降解也可能与 G-CSF 动员造血干细胞/祖细胞有关。研究表明，CXCL12 在 N 端和 C 端均可在体内快速处理[130]。CXCL12 的 N-末端截断的酶包括 CD26（DPP4，二肽酰基肽酶Ⅳ）、金属蛋白酶、白细胞弹性蛋白酶和组织蛋白酶 G，C 末端截断是通过羧酸酯酶 M 和组织蛋白酶 B、K、L 和 X 进行的[131-137]。CXCL12 的 N 末端和 C 末端的这些截断酶已被证明能改变其对 CXCR4 的亲和力及其体外生物活性。有趣的是，G-CSF 诱导的造血干细胞/祖细胞动员在 CD26 缺陷小鼠或用特异性 CD26 抑制药治疗的野生型小鼠中是有缺陷的[138, 139]。此外，经 G-CSF 治疗后，CD26 在人 $CD34^+CD38^-$ 造血干细胞/祖细胞上的表达增强，导致对 CXCL12 的趋化反应降低[140]，这提示 CD26 是 G-CSF 诱导造血干细胞/祖细胞动员的重要组成部分。

2. G-CSF 通过激活蛋白酶介导的动员

G-CSF 可诱导中性粒细胞增殖、活化和脱颗粒[141, 142]，从而释放丝氨酸和金属蛋白酶，如 MMP-9、组织蛋白酶 G 和中性粒细胞弹性蛋白酶[143]。造血干细胞/祖细胞本身通过分泌 MMP-2 和 MMP-9[144]、上调膜型 -1 基质金属蛋白酶（MT1-MMP）、抑制 MT1-MMP 抑制药回复表达，在 G-CSF 处理后诱导半胱氨酸富含 Kazal 基序的蛋白质来促进蛋白水解微环境的发展。G-CSF 还直接刺激 BM 间充质干细胞，诱导 MMP-2 的合成及其在膜上的活化。由于这些蛋白酶在骨髓微环境和造血干细胞/祖细胞上的积聚反映了造血干细胞/祖细胞动员的动力学，因此有的学者提出这些蛋白酶通过裂解包括 SCF[76]、VACM-1[145]、CXCL12[133, 134, 138, 146, 147]、

CXCR4[127]和CD44[148]的多种造血干细胞/祖细胞支持分子来促进动员。此外，这些蛋白酶的天然抑制药serpin1和serpin3的表达在G-CSF处理后显著降低，从而使骨髓环境更具蛋白水解性[149, 150]。虽然这些serpins在G-CSF介导的动员中的作用尚未被评估，但是serpin1a的给药抑制了IL-8介导的动员[150]。

蛋白酶在G-CSF介导的动员中的作用存在争议。使用抗GR1抗体（Ly6C/G）的小鼠中性粒细胞减少，导致G-CSF[151]、IL-8[77]和Groβ[151]动员减少。此外，抗MMP-9抗体对小鼠IL-8或Groβ动员的抑制率为90%，对G-CSF动员的抑制率为40%[78, 151]。与这些数据一致，G-CSF诱导的造血干细胞/祖细胞动员功能在缺乏MMP-9[76]和MT1-MMP[148]缺陷的小鼠中受损[152]，并且通过一种促进MMP-9释放的化合物多聚-（1，6）-β-d-吡喃葡萄糖基-（1，3）-β-d-吡喃葡萄糖（PGG）而增强。类似地，MMP-9或中性粒细胞弹性蛋白酶抑制药减少G-CSF介导的动员[126, 151]。然而，当多个小组不能重复MMP-9缺乏小鼠的动员缺陷时，蛋白酶在G-CSF介导的造血干细胞/祖细胞动员中的作用受到了质疑[153-156]。此外，即使存在广谱金属蛋白酶抑制药，中性粒细胞弹性蛋白酶、组织蛋白酶G和MMP-9联合缺乏的小鼠显示出正常的G-CSF诱导HSC动员[153]。虽然这些研究之间差异的原因尚不清楚，但可能所用小鼠基因株的不同可以解释观察到的差异。总的来说，数据表明虽然不是绝对需要，但蛋白酶可以增强G-CSF的造血干细胞动员。

3. G-CSF动员中VCAM-1/VLA-4轴的断裂

VLA-4在人CD34+造血干细胞/祖细胞上表达的增加是由于IL-3和干细胞因子[157]，而减少是由于G-CSF[157-162]。此外，据报道G-CSF能诱导裂解VCAM-1的蛋白酶[143, 145]。与稳定状态下的BM CD34+细胞相比，G-CSF动员的CD34+造血干细胞/祖细胞明显降低了VLA-4亲和力与可溶性VCAM-1-Ig融合蛋白的活性[162]。此外，Lichterfeld等[162]报道了使用G-CSF后循环CD34+细胞数量与外周CD34+/VCAM-1-Ig+细胞数量呈负相关。这些数据表明，在G-CSF动员过程中，CD34+细胞上VLA-4的低激活状态与循环造血干细胞/祖细胞的数量增加有关。因此，VLA-4的表达和亲和力降低均与G-CSF动员人CD34+造血干细胞/祖细胞有关。

4. G-CSF动员中的c-Kit/SCF轴

C-kit/SCF轴在G-CSF介导的动员中的作用存在争议。据报道，G-CSF促进蛋白酶的产生，这种蛋白酶能裂解c-kit/SCF[76, 146]，以可溶性形式释放这两种蛋白酶。与这一发现一致的是，与BM残留的造血干细胞/祖细胞相比，G-CSF动员的造血干细胞/祖细胞表达的c-kit较低[163]，可溶性c-kit水平与CD34+造血干细胞/祖细胞产量呈正相关[164]。此外，用可溶性c-kit[165]破坏c-kit/SCF可增强G-CSF的动员作用。然而，与G-CSF介导的动员作用相冲突，C-kit信号缺陷的W/W^{v}小鼠造血干细胞/祖细胞动员比对照组减少50%[166, 167]。此外，缺乏MMP-9的小鼠被认为能在多种小鼠株中被G-CSF常规介导干细胞因子裂解和动员[153-155]。最后，在G-CSF治疗同步期间通过施用干细胞因子刺激c-kit信号传导，显著增加了动员的造血干细胞/祖细胞的数量[168-172]。尽管干细胞因子具有增强G-CSF动员的作用，但其应用受到罕见的严重类过敏反应的阻碍[173]。尽管在加拿大和新西兰干细胞因子被批准使用，但美国还没有获批，并且由于相对较高的不良反应，在欧洲也很少使用。

5. G-CSF动员中的HGF/c-Met轴

肝细胞生长因子（hepatocyte growth factor，HGF）是由α和β链组成的一种异质二聚分子，在细胞增殖、迁移、侵袭、肿瘤血管生成和淋巴管生成中起重要作用[174, 175]。HGF的各种生物学活性是通过c-met原癌基因受体c-Met酪氨酸激酶介导的，c-Met酪氨酸激酶在多种细胞类型上表达，并且被许多炎症分子上调[176, 177]。在G-CSF动员受体中，造血干细胞/祖细胞和HGF水平均升高[178-180]，G-CSF上调人类CD34+和小鼠造血干细胞/祖细胞中c-met的表达[179, 180]。向小鼠直接注射HGF可诱导造血干细胞/祖细胞动员[72, 180, 181]，并且给予c-Met中和抗体或c-met抑制药PHA-665752将抑制G-CSF介导的动员[180]。c-Met转录的主要调节因子HIF-1α经过G-CSF处理后上调[182]。HCF/c-Met轴通过激活哺乳动物雷帕霉素靶点和增加造血干细胞/祖细胞中活性氧（reactive oxygen species，ROS）的产生，以及刺激MMP-9的分泌和骨髓单个核细胞表面MT1-MMP的表达而促进动员[179, 180]。与这些数据一致，雷帕霉素抑制雷帕霉素靶蛋白（mammalian target of rapamycin，mTOR）[148, 180]

或 N- 乙酰基 -L- 半胱氨酸[180]ROS 可降低 G-CSF 介导的动员。此外，敲除氧化应激介导的与硫氧还蛋白相互作用蛋白，导致 G-CSF 介导的动员增加，进一步表明 ROS 在造血干细胞 / 祖细胞动员中的作用[183]。

6. G-CSF 动员中的 EGF/EGFR 轴

与人类相似，不同近交系小鼠对 G-CSF 的反应在造血干细胞 / 祖细胞动员的程度上有很大差异。在 G-CSF 治疗 5 天后，Roberts 等[167]观察到不同近交系小鼠中循环祖细胞数量增加 10 倍，其动员效应大致按以下顺序排列：DBA ＞ 129Sv ＞ BALB/c=SJL ＞ C57Bl/6=C3H/He。使用前向遗传方法和同种小鼠模型，Geiger 等[184]鉴定了第 11 号染色体上的一个位点与 G-CSF 动员造血干细胞 / 祖细胞不同效果之间的关联。同一研究组随后的基因定位研究发现，11 号染色体上的表皮生长因子受体（epidermal growth factor receptor，EGFR）基因负向调控 G-CSF 介导的 HSPC 动员[185]。有趣的是，在 EGFR 信号转导缺陷小鼠或用 EGFR 抑制药厄洛替尼处理的野生型小鼠中，G-CSF 诱导的造血干细胞 / 祖细胞动员增强。此外，由于 EGFR 活性的抑制而导致的动员增加与 Cdc42 的活性降低有关，而缺乏 Cdc42 的小鼠表现出 G-CSF 诱导动员增强[185]。这些数据提示 EGF-EGFR 信号通过调节 Cdc42 活性来调节 G-CSF 介导的动员。

四、G-CSF 动员的细胞介质

（一）G-CSF 通过造血中间体动员造血干细胞 / 祖细胞

G-CSF 通过 G-CSF 受体（G-CSFR）起作用，G-CSFR 是Ⅰ型细胞因子受体家族的成员，在造血和非造血干细胞上均有表达。缺乏 G-CSFR 的小鼠（C3f3r$^{-/-}$）骨髓中造血干细胞 / 祖细胞数量减少，对 G-CSF 刺激无反应[186]。G-CSF 动员造血干细胞 / 祖细胞需要在造血干细胞而不是基质细胞中表达 G-CSFR[187]。令人惊讶的是，在动员过程中不需要造血干细胞 / 祖细胞中 G-CSFR 的表达[187]。该实验提示，G-CSF 通过作用于造血中间体，产生导致造血干细胞 / 祖细胞动员的反式作用信号，间接诱导造血干细胞 / 祖细胞动员。

介导 G-CSF 动员造血干细胞 / 祖细胞的特异性造血干细胞类型仍在研究中。G-CSFR 在大多造血干细胞上表达，在成熟和未成熟中性粒细胞上高表达，在单核细胞 / 巨噬细胞、造血干细胞 / 祖细胞和 B 淋巴细胞和 NK 细胞亚群上中等表达[188]。Christopher 等[83]最近的工作证实，骨髓内 CD68$^+$ 单核细胞 / 巨噬细胞系细胞粒细胞 G-CSF 信号转导可启动造血干细胞 / 祖细胞动员级联反应。在这些研究中，仅在 CD68$^+$ 单核细胞（CD68：G-CSFR）上表达 G-CSFR 的小鼠将造血干细胞 / 祖细胞恢复到 G-CSFR 敲除的小鼠中去，表明 G-CSFR 在单核细胞系的激活足以介导 HSPC 动员。此外，G-CSF 还使 CD68：G-CSFR 和野生型小鼠骨髓中单核细胞绝对数减少。这一观察与 Chow 等[82]和 Winkler 等[114]先前讨论的关于去除单核细胞对于诱导造血干细胞 / 祖细胞动员的研究结果一致。综上所述，这些研究表明单核细胞产生的未知因子支持造血干细胞 / 祖细胞在骨髓中的保留。此外，单核细胞中 G-CSF 信号转导抑制了这些信号，并导致造血干细胞 / 祖细胞的动员。

通过 G-CSF 介导造血干细胞 / 祖细胞动员的单核细胞确切的亚群仍不清楚。Christopher 等[83]利用 CD68 转基因将 G-CSFR 表达至至少 4 个不同的单核细胞群：炎性型单核细胞 / 巨噬细胞、定居型单核细胞 / 巨噬细胞、髓样树突状细胞和破骨细胞。因此，这 4 个细胞群都是 G-CSF 介导 HSPC 动员的候选细胞。破骨细胞在造血干细胞 / 祖细胞动员中的作用是有争议的。Kollet 等[72]发现 RANK 配体激活破骨细胞与适度造血干细胞 / 祖细胞动员和破骨细胞抑制有关，无论是通过基因删除 PTPε，还是通过降钙素给药，均减少了 G-CSF 介导的造血干细胞 / 祖细胞动员。相比之下，其他人的研究表明破骨细胞抑制动员就像用帕米膦酸盐处理的小鼠一样。破骨细胞抑制双膦酸盐，促进 G-CSF 动员造血[114, 189]。此外，Winkler 等[114]报道在 G-CSF 作用期间，内膜表面破骨细胞的数量没有变化。由于 CD169$^+$ 巨噬细胞的消失导致造血干细胞 / 祖细胞动员[82]，CD169$^+$ 巨噬细胞可能是介导造血干细胞 / 祖细胞动员的单核细胞群。

（二）在骨髓中 G-CSF 抑制成骨细胞系细胞

研究表明，骨髓巨噬细胞在解剖学上与内膜成骨细胞相似，并产生支持成骨细胞生长和（或）存活的因子[82, 83, 114, 190]。在 G-CSF 治疗开始后，骨髓中炎症型和定居型的单核细胞 / 巨噬细胞的数量减少，并在G-CSF治疗3天时达到最低点，此时成骨细胞抑制首先变得明显[83, 129]。实际上，G-CSF给药导致成熟内膜和小梁成骨细胞数量的选择性减少，该过程是继发于成骨细胞凋亡增加和分化抑制[51, 55, 68, 114, 129, 191]。成骨细胞不表达G-CSFR这一事实支持了G-CSF介导的成骨细胞抑制，至少部分是由细胞因子诱导的单核细胞/巨噬细胞消耗所产生的这一观点。此外，经G-CSF治疗后，成骨细胞中CXCL12、SCF、Ang-1的表达降低。成骨细胞抑制是细胞因子介导动员的共同特征，因为Flt3L和干细胞因子都诱导成骨细胞发生类似的改变[55]。然而，由骨髓巨噬细胞产生的调节骨髓成骨细胞或基质细胞产生CXCL12的因子尚未被鉴定。

（三）G-CSF通过交感神经系统动员造血干细胞/祖细胞

由于通过单核细胞/巨噬细胞消除来动员造血干细胞/祖细胞至少比给予G-CSF后少2倍[82, 114]，G-CSF必须通过其他机制来引发造血干细胞/祖细胞动员。交感神经系统参与造血干细胞/祖细胞从骨髓的生理和强制性外流。最近的研究表明，G-CSFR由外周交感神经元[58]和中枢神经系统神经元表达[192]。尽管BM基质不表达G-CSFR，巢蛋白阳性间充质干细胞同时表达β_2和β_3肾上腺素能受体，并介导造血干细胞/祖细胞从骨髓中释放以响应交感神经系统的变化[52]。相反，成骨细胞仅表达β_2受体，并根据交感神经系统信号调节自身的生长以及破骨细胞的活性[193]。

G-CSF通过与其受体在神经元上结合，改变交感神经元摄取去甲肾上腺素的能力来增强交感神经张力，从而增加骨髓龛内靶细胞可获得的儿茶酚胺[59]。Katayama等[51]在化学切除交感神经的小鼠中发现，用受体阻滞药普萘洛尔治疗的小鼠和多巴胺β-羟化酶（Dbh；将多巴胺转化为去甲肾上腺素的酶）缺陷的小鼠中，G-CSF介导的造血干细胞/祖细胞动员减少。用β_2肾上腺素激动药克伦特罗治疗Dbh敲除的小鼠，部分挽救了Dbh双阴性小鼠G-CSF动员缺陷，并促进多$Dbh^{+/-}$对照组动员[51]。克伦特罗对Dbh双阴性小鼠造血干细胞/祖细胞动员的挽救，以及对野生型小鼠用G-CSF进行动员与骨衬成骨细胞的扁平化有关[51]。由于成骨细胞不表达G-CSFR[51, 194]，这种成骨细胞的萎缩和硬化很可能是由β_2肾上腺素信号通路介导。另外一些与G-CSF和克伦特罗无关的研究表明，维生素D受体是骨髓龛中神经元控制的关键介质。Kawamori等[191]发现维生素D受体缺陷小鼠在G-CSF介导的成骨细胞抑制和干细胞动员方面表现出严重的损伤。另外，机制研究表明，成骨细胞活性的抑制依赖于交感神经系统介导的β_2肾上腺素信号转导对成骨细胞维生素D受体的上调[191]。上述数据表明，G-CSF介导的β_2肾上腺素信号传导通过抑制维生素D受体介导的骨衬里的成骨细胞和降低BM CXCL12的水平而促进造血干细胞/祖细胞动员。

也有证据支持β_3肾上腺素信号转导在G-CSF介导的造血干细胞/祖细胞动员中的作用。用β_3肾上腺素受体激动药治疗巢蛋白阳性间充质干细胞，可诱导CXCL12、SCF、血管生成素-1（angiopoietin-1，Ang-1）和VCAM-1以类似于G-CSF的方式下调。Ferraro等[57]发现用G-CSF治疗糖尿病小鼠可导致成骨细胞的丢失和CXCL12在成骨细胞中下调，导致G-CSF介导的HSPC动员显著减少，但巢蛋白阳性间充质干细胞对CXCL12的表达没有变化。另外的研究表明，G-CSF在糖尿病小鼠中诱导动员的改变是由于交感神经系统激活的缺陷。该缺陷导致功能性阻断G-CSF在巢蛋白阳性间充质干细胞诱导CXCL12下调，并通过给予β_3肾上腺素受体抑制药而消除[57]。最后，Mendez Ferrer等[195]最近在β_2肾上腺素受体、β_3肾上腺素受体或β_2和β_3肾上腺素受体缺陷小鼠中研究了G-CSF诱导的造血干细胞/祖细胞动员。缺乏β_3肾上腺素受体的动物在动员方面没有缺陷，而缺乏β_2肾上腺素能受体的小鼠则有造血干细胞/祖细胞排出减少的趋势。然而，缺乏β_2和β_3肾上腺素受体的小鼠在造血干细胞/祖细胞动员中显示出显著（50%）降低，这表明G-CSF给药后两条信号通路之间具有合作关系。β_2、β_3肾上腺素受体缺失不能消除含氯膦酸脂质体的巨噬细胞耗竭诱导的造血干细胞/祖细胞动员。这些数据进一步说明G-CSF介导的动员涉及多条途径。

通过交感神经系统介导的G-CSF信号传导对造血干细胞/祖细胞也有直接影响。虽然β_3-肾上腺素受体的表达仅限于基质室，但β_2-肾上腺素受体在基质室和造血室均表达[196]，包括小鼠[197]和人[198]造血干细胞/祖细胞。β_2-肾上腺素受体在初始的人$CD34^+CD38^-$细胞亚群上表达最高，在使用G-CSF后在所有人$CD34^+$造血干细胞/祖细胞上表达上调[198]。$β_2$ 肾上腺素受体表达的增加与对神经递质的反应增强有关，导致人 $CD34^+$ 祖细胞增殖和活动性增强，且导致免疫缺陷小鼠骨髓的再增殖和向循环外流[198]。由于去甲肾上腺素对小鼠的治疗也显示出增加 CXCR4 表达[199]，肾上腺素 –gic 信号转导可能直接影响骨髓龛中的 CXCR4/CXCL12 轴。

交感神经系统除了在 G–CSF 给药后促进造血干细胞 / 祖细胞动员外，还通过生理节律调节造血干细胞 / 祖细胞的生理学转运。Frenette 及其同事的研究表明，在稳态条件下，造血干细胞 / 祖细胞从骨髓中的排出是由交感神经系统递送的节律性的 $β_3$ 肾上腺素 –gic 信号控制的，该信号调节去甲肾上腺素释放，基质细胞产生 CXCL12，以及造血干细胞 / 祖细胞上 CXCR4 表达[50, 52, 200–202]。小鼠骨髓中 CXCL12 最低表达水平与光照开始后约 5h 循环造血干细胞 / 祖细胞的峰值一致，而骨髓 CXCL12 最高表达水平发生在 8h 后（去除光后 1h），与外周血造血干细胞 / 祖细胞数量最低相匹配。据报道，在 $β_3$ 肾上腺素受体激动药的刺激下，造血干细胞 / 祖细胞流出的交感神经调节由表达较少 CXCL12 的巢蛋白阳性 MSCs 以及干细胞因子、Ang–1 和 VCAM–1 间接介导[50]。有趣的是，人体内造血干细胞 / 祖细胞动员的生理节律与小鼠中观察到情况相反，人类造血干细胞 / 祖细胞的最大流出发生在晚上[203]。

G–CSF 和 AMD3100 的动员都受到 HSPC 运输生理节律的影响。在小鼠中，当在生理峰值时给予 G–CSF 或 AMD3100 后，白细胞、CFU–C 和 LSK 细胞得到明显恢复[203, 204]，可达到小鼠稳定状态下 CFU–C 和 LSK 数量的 2 倍，以及对 G–CSF 和 AMD3100 的反应分别增加 1.5 ～ 2 倍。在健康人体内，当在晚上生理高峰期进行检查时，每毫升血液循环CD34的差值可比早晨大3倍（范围1.05～3）[203]。同样地，与早晨相比，下午（接近生理高峰时间）开始造血时，在 G–CSF 动员后收集到更多的人 $CD34^+$ 造血干细胞 / 祖细胞[203]。这些发现提示，简单调整干细胞采集时机的可能导致 $CD34^+$ 造血干细胞 / 祖细胞的高产量。

五、通过药物破坏CXCR4/CXCL12轴来动员造血干细胞 / 祖细胞

从 CXCR4 缺陷小鼠和 WHIM 综合征患者中获得的数据支持了以下模型，即通过 CXCR4 传递的 CXCL12 信号为骨髓中的造血干细胞 / 祖细胞提供关键保留信号的模型。此外，许多临床前和临床研究证实，使用各种 CXCR4 调节药，包括小分子肽和非肽抑制药、中和 CXCR4 抗体，以及 CXCL12 的修饰后的激动药及抑制药对 CXCR4/CXCL12 轴进行药理性破坏，可诱导造血干细胞 / 祖细胞以靶向依赖方式进行动员[205, 206]。在接下来的部分中，我们将更详细地讨论部分这些不同类型的 CXCR 抑制药。

（一）CXCR4 抑制药普乐沙福动员造血干细胞 / 祖细胞的研究

单次注射普乐沙福可以与多次注射 G–CSF 协同作用，表明 G–CSF 和普乐沙福动员造血干细胞 / 祖细胞的机制不完全重叠[207–209]。鉴于先前讨论的 G–CSF 诱导的造血干细胞 / 祖细胞动员的许多机制都涉及 CXCR4/CXCL12 轴的破坏，G–CSF 和普乐沙福之间的协同作用令人惊讶。一个可能的解释是用普乐沙福对 CXCR4 进行药理学抑制，可以更有效地抑制 CXCR4/CXCL12 轴，并导致体内 HSPC 动员的增加。为了支持这个解释，Chow 等[82]最近研究显示，模拟 G–CSF 给药的一个效应，即体内吞噬细胞消耗，在普乐沙福动员前，可以通过药物诱导造血干细胞 / 祖细胞员量增加两倍。此外，普乐沙福可动员在 G–CSF 给药前和给药期间表达高水平 CXCR4 的造血干细胞 / 祖细胞[210–214]。另一种未经验证的解释是 G–CSF 和普乐沙福动员的造血干细胞 / 祖细胞来自骨髓环境中不同的龛。就此而言，假定在成骨细胞（内膜龛）衬里的内膜附近已经发现造血干细胞 / 祖细胞并与窦内皮（血管周围龛）相关联[30, 215]。

（二）普乐沙福和 G–CSF 动员不同表型的 $CD34^+$ 细胞亚群

用普乐沙福与用 G–CSF 动员的造血干细胞 / 祖细胞具有本质的不同[216]。例如，与 G–CSF 相比，用普乐沙福动员的造血干细胞 / 祖细胞在细胞周期的 G_1 期含有较高比例的 $CD34^+$ 细胞，并且含有较高比例的更原始的 $CD34^+CD38^-$ 亚群[211, 212, 217]。用普乐沙福和 G–CSF 动员的造血干细胞 / 祖细胞表面显示 CXCR4 和 VLA–4（CD49d）表达增加，这可能有助于促进植入[210–212, 218]。此外，由普乐沙福与 G–CSF 共同动员的 $CD34^+$ 造血干细胞 / 祖细胞与仅由 G–CSF 动员的 $CD34^+$ 造血干细胞 / 祖细胞的基因表达谱不同，其中普乐沙福与 G–CSF 共刺激组

与促凋亡基因的表达减少，CXCR4基因的表达增加、促进细胞周期、黏附、活力、氧转运、DNA修复和抗凋亡有关[210]。对恒河猴CD34$^+$造血干细胞/祖细胞的全部基因和微小RNA表达分析表明，G-CSF动员了更多致力于骨髓分化的造血干细胞/祖细胞，而那些被普乐沙福动员的造血干细胞/祖细胞更可能致力于B细胞、T细胞和肥大细胞[219]。综上所述，这些数据清楚地表明，G-CSF和普乐沙福动员的移植物的组成有显著差异。这些不同类型的移植物在造血干细胞移植后对造血干细胞/祖细胞的移植和功能有何影响尚不清楚。

（三）干扰CXCR4/CXCL12轴的替代剂

尽管目前的动员方案很有效，但仍有相当一部分患者未能动员至移植所需的足够数量的造血干细胞/祖细胞[220]。例如，仅用普乐沙福动员的将近1/3的健康供体，需要不止一次血浆分离置换，以获得移植所需的最少数量的CD34$^+$造血干细胞/祖细胞（≥ 2.0×10^6CD34$^+$细胞/kg）[221]。此外，CXCR4抑制药在癌症治疗中可作为抗肿瘤、抗转移和（或）化学增敏剂[206, 222-225]，以及在炎症和组织修复中起治疗作用[226-233]。因此，需要继续努力发现和开发更有效、能够口服的CXCR4/CXCL12轴抑制药。

CXCR4抑制药动员造血干细胞/祖细胞的研究

最近已经开发了许多靶向CXCR4/CXCL12轴的候选药物。这些药物分为肽类和非肽类CXCR4抑制药和CXCR4抗体。典型的小肽抑制药T140来源于天然存在的具有抗HIV-1活性的肽[234]。针对T140的稳定衍生物正在临床开发中[235, 238]。POL6326（Polyphor）是近年来发展起来的一种选择性可逆的CXCR4抑制药，属于基于β发夹蛋白表位模拟的新药。单次向小鼠注射POL6326可使循环祖细胞增加11～12倍，在给药后2～4h达到高峰[235]。POL6326目前正在进行自体和异体造血干细胞移植中造血干细胞/祖细胞的Ⅰ/Ⅱ期研究。非肽分子衍生来源于典型抑制药普乐沙福，已经正在临床开发[206, 236, 237]。最后，抗CXCR4抗体[238, 239]已经被开发，虽然未能动员足够的CD34$^+$造血干细胞/祖细胞，但可改变肿瘤间质相互作用[240]。

（四）CXCR4激动药对造血干细胞/祖细胞动员的研究

1. CXCR4肽类蛋白

肽类蛋白是一种高度稳定的合成脂肽，由与脂质链连接的目标G蛋白偶联受体的细胞内环的氨基酸序列组成。肽类蛋白PZ-218、PX-305和ATI-2341（Anchor Therapeutics，Cambrige，MA，USA）基于CXCR4的第一细胞内环，而PZ-210靶向第三细胞内环[241-243]。与CXCL12一样，这些肽类蛋白激活依赖CXCR4的信号传导途径，诱导受体内化，促进体内外趋化作用。有趣的是，ATI-2341还作为功能性抑制药，在小鼠和非人类灵长类动物中从骨髓龛中动员造血干细胞/祖细胞[242]。

2. SDF小肽类似物动员HSPCs

大量的CXCL12小肽类似物已经被设计成CXCR4激动药和抑制药[244]。通常，CXCR4激动药通过下调CXCR4的细胞表面表达和（或）破坏骨髓龛和外周循环之间的CXCL12梯度来诱导造血干细胞/祖细胞动员。研究表明，通过给予硫酸多糖[245]或表达CXCL12的腺病毒[246]来破坏骨髓和外周血之间的CXCL12梯度，导致循环CXCL12和造血干细胞/祖细胞动员增加。有趣的是，最近发现普乐沙福介导的造血干细胞/祖细胞动员与CXCL12血浆水平升高有关，并且可能被抗CXCL12抗体抑制[247]。这个观察提示，除了作为CXCR4抑制药外，普利沙福还可通过逆转骨髓龛和外周循环之间的CXCL12梯度来促进造血干细胞/祖细胞动员。CTCE-0021和CTE-0214是通过将CXCL12的氨基酸1～14和55～67与四个甘氨酸残基连接，形成小环化CXCR4激动肽[248, 249]。CTCE-0214不同于CTCE-0021的是它通过取代两个氨基酸来提高血浆稳定性。两种类似物通过CXCR4受体脱敏和（或）下调CXCR4表面表达，在小鼠中快速动员造血干细胞/祖细胞[248, 249]。

NOX-A12（NOXXON Pharma，Berlin，Germany）是一种L对映体RNA寡核苷酸（Spiegelmer），与趋化因子12结合并中和[250]。Spiegelmers是镜像核酸酶抗性的核糖核苷酸，结合和抑制靶分子的概念方式类似于抗体[251, 252]。小鼠临床前研究表明，45个核苷酸长的NOX-A12可升高血浆CXCL12的水平。用NOX-A12与G-CSF联合动员造血干细胞/祖细胞的一项临床试验结果尚未见报道。

（五）靶向VLA-4的造血干细胞/祖细胞动员剂

1. 用抗α_4整合素抗体动员造血干细胞/祖细胞

多项独立研究表明，用VLA-4抗体治疗小鼠、灵长类动物和人类可增加循环造血干细胞/祖细胞的数量。在小鼠 [110, 111, 166, 253–255] 和非人灵长类动物 [253, 255, 256] 中阻断 α_4 能诱导具有长期繁殖能力的造血干细胞 / 祖细胞快速动员（＜ 8h）并延长动员（＞ 10 天）。有趣的是，抗 α_4 整合素抗体 [166] 动员造血干细胞 / 祖细胞需要功能性试剂盒受体，当该抗体与 G–CSF[255, 256]、普利沙福 [253]、SCF[255] 和（或）Flt3–配体 [255] 结合时，观察到了附加或协同造血干细胞 / 祖细胞动员。联合治疗后造血干细胞 / 祖细胞的动员增强可能由 CXCR4/CXCL12 轴的破坏介导 [55, 254]。

在对多发性硬化患者给予抗 VLA–4 抗体后，造血干细胞 / 祖细胞循环水平也升高。纳他珠单抗（Tysabri；Biogen Idec，Cambridge，MA）是一种针对 VLA–4α_4 亚基的重组人源化中和抗 IgG4 单克隆抗体，已被批准用于治疗复发缓解型多发性硬化症。与给予抗 α_4 整合素抗体的小鼠和非人类灵长类动物相似，纳他珠单抗治疗多发性硬化的患者显示循环 $CD34^+$ 造血干细胞 / 祖细胞快速和持续增加 [257–259]。在治疗后的前 72h 内，每微升血液中循环 $CD34^+$ 细胞的数量增加了 3 ～ 5 倍，并且在抗体治疗后至少维持在这些水平 1 个月（每微升 8 ～ 10$CD34^+$ 细胞）。纳他珠单抗治疗的多发性硬化患者中 $CD34^+$ 细胞的数量大约是健康供者用 G–CSF 和普利沙福动员后观察到的 $CD34^+$ 细胞的 1/6 和 1/3[220, 221, 257–259]。对纳他珠单抗动员的 $CD34^+$ 造血干细胞 / 祖细胞的功能和表型研究表明，它们主要处于静止状态（＞ 90% 在 G0），未能向 CXCL12 迁移，属于表达 CD38 的较专一的前体亚群 [257–259]。

虽然纳他珠单抗已显示出临床疗效，并在自身免疫和炎症条件下为 α_4 整合素通路的参与提供了验证，但由于其与延长免疫调节作用以及与增加多灶性白质脑病有关，其在正常健康献血者中作为临床干细胞动员剂的使用是不合理的。

2. 小分子 α_4 整合素抑制药的临床研究

由于那他珠单抗在治疗多发性硬化和克罗恩病中显示出临床疗效，小分子 VLA–4 抑制药被看作是一类新型有前途的治疗药物 [260]。早期对 α_4 整合素抑制药的研究存在生物利用度差、半衰期短的问题。最近用口服活性的新一代抗炎药如 SB–683699/Firategrast[261] 和 AJM–300[262] 进行的试验表明，这些化合物具有更好的药理活性。然而，目前还没有关于这些 α_4 整合素抑制药对 $CD34^+$ 造血干细胞 / 祖细胞动员作用的公开信息。

（六）VLA–4 小分子抑制药对小鼠造血干细胞 / 祖细胞的动员作用

BIO5192 是人、小鼠和大鼠 $\alpha_4\beta_1$ 整合素的灭活和活化形式的潜在和高选择性小分子抑制药（K_d ＜ 10pM）[263]。单次注射 BIO5192 就能阻断 VLA–4，使小鼠 CFU–Cs 动员能力比基础水平提高了 30 倍 [264]。外周血造血干细胞 / 祖细胞水平在 BIO5192 给药后 1h 内达到高峰，6h 后回到基线。有趣的是，当 BIO5192 与普乐沙福（单用普乐沙福的 3 倍）、G–CSF（单用 G–CSF5 倍）或其组合（单用 G–CSF17 倍）联合使用时，观察到了对造血干细胞 / 祖细胞动员的附加效应。这些数据为 VLA–4 小分子抑制药单独或与 G–CSF 或复方酶联合应用动员造血干细胞 / 祖细胞提供了证据。

为了更好地了解造血干细胞 / 祖细胞动员过程中 CXCR4 与 VLA–4 的关系，Christopher 等 [55] 通过将 CXCR4 双阴性胎儿肝细胞移植到致死剂量辐射的野生型受体小鼠中，从而产生 CXCR4 双阴性骨髓嵌合体。造血重建后，使用 CXCR4 双阴性嵌合体研究不同动员剂在缺乏 CXCR4/CXCL12 信号转导时的作用。令人惊讶的是，在 CXCR4 双阴性骨髓嵌合体中，G–CSF 或 Groβ 的动员作用被完全消除了 [55]。相比之下，BIO5192 对造血干细胞 / 祖细胞的动员作用很强，显示出 CXCR4 双阴性嵌合体中循环 CFU–Cs 的数量比未经处理的对照小鼠增加了近 3000 倍。这些结果表明 α_4 整合素抑制药诱导的造血干细胞 / 祖细胞动员与 CXCR4/CXCL12 信号转导无关，进一步支持了 CXCR4 和 VLA–4 是调节造血干细胞 / 祖细胞从骨髓迁移和滞留的主要受体的观点。

六、动员中其他相关的生物学因素

（一）甲状旁腺激素和动员

甲状旁腺激素（parathyroid hormone，PTH）是 FDA 批准用于治疗绝经后妇女骨质疏松症的药物。PTH 通过支持成骨细胞的生长来增加造血干细胞 / 祖细胞的数量 [33]。在小鼠中，一些 PTH 方案增加了 G–CSF[265]，以动员造血干细胞 / 祖细胞的数量，而另一些方案直接诱导造血干细胞 / 祖细胞动员 [266]。在一项Ⅰ期试验中，PTH 联合 G–CSF 成功地动员了先前尝试动员失败的 20 名患者中的 11 名患者的造血干细胞[267]。

（二）补体和动员

补体系统是先天免疫系统的一部分，在小鼠造血干细胞/祖细胞动员中发挥作用[268–273]。补体在炎症和组织损伤的情况下被激活，如剧烈运动和缺氧以及细胞因子介导的干细胞动员。补体激活的经典途径或替代途径的缺失可以中止G–CSF、多糖酶和AMD3100的动员[271]。G–CSF动员导致抗体产生，促进经典的补体激活[271]。酵母多糖通过替代途径以抗体非依赖方式激活补体[271]。补体C5及其裂解副产物影响蛋白水解酶的分泌，蛋白水解酶在释放造血干细胞/祖细胞进入循环中发挥作用[269, 270, 274]。AMD3100直接影响中性粒细胞的释放的裂解和激活C5的蛋白酶[269]。这个过程与中性粒细胞从骨髓中排出、释放蛋白酶、离开骨髓，并为造血干细胞/祖细胞从骨髓中释放铺平道路[269, 274]。最近的证据还表明，造血干细胞/祖细胞的释放是由鞘氨醇1–磷酸（sphygosine–1–phosphate，S1P）梯度介导的，该梯度是由膜复合物与红细胞的互补激活和相互作用引起的，红细胞是S1P的主要细胞储存库[272]。这种生物学已被开发用于通过将G–CSF与补体受体C3aR的抑制结合来改善动员，从而增加造血干细胞/祖细胞的动员[268]。最后，补体C3a可能与CXCL12直接相互作用，增强人$CD34^+$造血干细胞/祖细胞对CXCL12的趋化性[275]。

（三）缺氧、HIF–1α与动员

骨髓中氧的扩散与离血管系统的距离成反比：骨骼附近的区域氧含量较低[182]。骨髓微环境的这种分子特征在干细胞动员过程中被改变。用G–CSF或环磷酰胺动员导致中枢骨髓缺氧区域增加[182]。缺氧可能有多效性。一种是从基质细胞诱导CXCL12，在稳定状态下，该基质细胞在骨骼附近维持增加水平的梯度[89]。另一种是通过防止HIF–1α的降解来提高HIF–1α蛋白的水平。HIF–1α导致VEGF–A的产生增加，如前所述，这可能导致蛋白酶的产生、血管通透性增加和血管扩张[276]。如上面HGF/c–Met轴部分所述，c–Met转录的主要调控因子HIF–1α通过G–CSF上调[182]。此外，氧的主要细胞消耗者是巨核细胞、粒细胞/单核细胞和脂肪细胞[182]。据预测，只有三层单核细胞/粒细胞祖细胞可能耗尽底层氧水平。造血干细胞/祖细胞动员过程中氧含量的变化可能与G–CSF和GM–CSF等细胞因子的动员作用有关，这些细胞因子导致骨髓扩张和增加祖细胞，但CXCR4抑制药普乐沙福（AMD3100）似乎影响较小。用FG–4497和DMOG稳定HIF–1α可导致造血干细胞静止和起辐射保护作用[277]，与G–CSF[90]联合使用时可协同动员。

（四）生物活性鞘脂及其动员

骨髓中氧的扩散与离血管系统的距离成反比：骨骼附近的区域氧含量较低[182]。骨髓微环境的这种分子特征在干细胞动员过程中被改变。用G–CSF或环磷酰胺动员导致中枢骨髓缺氧区域增加[182]。缺氧可能有多效性。一种是从基质细胞诱导CXCL12，在稳定状态下，该基质细胞在骨骼附近维持增加水平的梯度[89]。另一种是通过防止HIF1α的降解来提高HIF1α蛋白的水平。HIF1α导致血管内皮生长因子A（VEGF–A）的产生增加，如前所述，这可能导致蛋白酶的产生、血管通透性增加和血管扩张[276]。如上面HGF/c–Met轴部分所述，c–Met转录的主要调控因子HIF1α通过G–CSF上调[182]。此外，氧的主要细胞消耗者是巨核细胞、粒细胞/单核细胞和脂肪细胞[182]。据预测，只有三层单核细胞/粒细胞祖细胞可能耗尽底层氧水平。HSPC动员过程中氧含量的变化可能与G–CSF和GM–CSF等细胞因子的动员作用有关，这些细胞因子导致骨髓扩张和增加祖细胞，但CXCR4拮抗药普乐沙福（AMD3100）似乎影响较小。用FG–4497和DMOG稳定HIF1α可导致HSC静止和起辐射保护作用[277]，与G–CSF[90]联合使用时可协同动员。

七、结论

总之，干细胞动员的生物学是干细胞与许多骨髓龛成分之间的复杂相互作用。许多细胞和非细胞因子通过结构或物理方式直接作用或通过体液、旁分泌、代谢或神经方式间接调节骨髓环境以诱导造血干细胞/祖细胞。针对造血干细胞在“龛”中保留的关键新型药物正在积极研发临床应用。

第 6 章 人类造血干细胞的扩增
Expansion of Human Hematopoietic Stem Cells

Colleen Delaney 著
方阳岚 徐 杨 译
范 祎 韩 悦 陈子兴 校

一、概述

造血干细胞可应用于多种临床环境，并且我们可以从各种来源（包括骨髓和动员的外周血）中常规获取足够数量的造血干细胞。然而，在某些情况下，可获取的造血干细胞数量不足以充分或及时供宿主移植。这对于接受脐带血移植（cord blood transplant，CBT）的患者来说尤其重要，因为他们接受的造血干细胞 / 祖细胞几乎少了一对数剂量，导致造血恢复明显延迟，或者在基因治疗中，传导细胞的频率太低。解决造血干细胞数量不足问题的一个潜在方法是移植前细胞体外（ex vivo）增殖。目前已开展了广泛研究来确定造血干细胞体外扩增的最佳条件，并以此为目的开发了各种扩增技术 [1, 2]。然而，虽然仍缺乏令人信服的数据表明，在体外扩增后，多能干细胞的数量增加并保持增殖和维持长期多系造血的能力，但最近在该领域的更多最新进展，尤其是关于控制 HSC 扩增的分子机制的最新进展，使实现该目的更为现实。

迄今为止，大量研究工作集中于可用于支持干细胞自我更新分化的外源信号上，以便为人造血干细胞的体外扩增创造最佳条件。早期的研究使用细胞因子和（或）骨髓基质的组合进行评估，并取得有限的成功（更多细节见参考文献 [1, 3]）。支持造血干细胞生存、增殖和分化的细胞因子在体外已经被广泛研究，但尚未有研究提出这些细胞因子在增强自我更新方面的重要作用。因此，研究者提出了一种细胞测定的随机模型。在此模型中，造血前体细胞的命运不是由可溶性细胞因子指导，而是通过特定微环境或“干细胞龛”中干细胞和其他细胞之间的特定相互作用来诱导的。这些相互作用由介导干细胞命运的外在调节因子介导，并且可能通过调节干细胞的自我更新和分化以维持造血干细胞数量，现已有数个研究小组的工作证明了这点 [4–6]。因此，最近的研究旨在鉴定关于造血干细胞命运调节所涉及的分子途径的内在和外在因素。使用扩增的造血干细胞 / 祖细胞的初步临床试验也主要评估了细胞因子驱动的扩增系统，尽管确实提供了干细胞体外培养的可行性和安全性的证据，但未提供干细胞扩增的证据 [1]。然而，正如之后所讨论的，过去 10 年见证了新一代临床试验数量的增加，主要用脐血体外扩增来源的造血干细胞 / 祖细胞，评估介导干细胞命运的外在调节因子和利用干细胞龛的非造血成分（间充质干细胞）共培养系统的价值，结果前景良好。本章将重点关注人类造血干细胞扩增的临床应用研究，包括临床前发展阶段的研究和最新方法，讨论将前景好的体外系统转化为临床所需的技术和评估方案，以及对当前使用扩增造血干细胞 / 祖细胞的临床试验（图 6–1）。

二、使用基于细胞因子的扩增系统进行体外干细胞扩增以用于临床应用的最初尝试

使用体外培养的造血祖细胞的第一例临床试

验报告出现于 1992 年。从那时起，科学家进行了很多试验，其目的在于通过输注骨髓（bone marrow，BM）、动员外周血或脐血（cord blood，CB）来源的扩增干细胞，来促进高剂量化疗 / 放射后的造血恢复。

最初使用人类骨髓、动员后的外周血干细胞（moblized peripheral blood stem cell，mPBSC）或脐血来源的造血干细胞的临床前研究是基于细胞因子的扩增系统。这些研究评估了在各种因子组合存在情况下的造血干细胞培养，并且只是较成功证明了定向髓系祖细胞的显著扩增，但在培养 4 ～ 21 天后，长期再次繁殖的细胞的净增长率仅为 2 ～ 5 倍 [7-10]。预期这些定向祖细胞能够增强 ANC 的恢复，细胞因子介导的体外扩增方法已转化为自体和同种异体移植的临床应用。扩增的动员的外周血干细胞的研究全部在自体环境中进行，并且仅包括具有能获得足够干细胞的患者，以允许使用单采产物标本进行扩增。这种方法排除了“较差的动员者”，他们明显受益于干细胞扩增以使他们能接受高剂量治疗。然而，尚不清楚来自这些患者的造血干细胞是否与来自接受充分动员的患者的造血干细胞相当。这些主要在乳腺癌患者中进行的试验，评估增强的短期再生群体与中性粒细胞和（或）血小板植入时间缩短的关系。只有一个例外，这些研究无法解决长期造血干细胞重建问题，因为患者接受了非清髓性化疗和（或）输注非培养细胞。

总体而言，尽管已经证实了造血干细胞扩增方法的安全性和可行性，但在接受减低强度预处理的患者中未观察到更快速的植入现象。然而，研究者已经提出建议在接受清髓预处理的患者中扩增短期再生细胞的观点。例如，在 Holyoake 等的一项研究中建议以长期再生细胞为代价获得短期重建细胞 [11]。该项研究中，用干细胞因子、IL-1β、IL-3、IL-6、促红细胞生成素和自体血浆离体培养了 8 天的动员后外周血干细胞，在没有非培养细胞的情况下输注给接受骨髓清髓性化疗的患者。4 名患者均未显示出长期造血恢复的证据，并且都需要在回输未经操作的冷冻保存的自体备用动员外周血干细胞之后可见完全造血恢复。3 名患者显示不能维持初始的中性粒细胞植入，这表明短期重建细胞可能是在体外通过诱导长期重建细胞分化的方式产生的。

一项研究中也显示用干细胞因子、G-CSF 和巨核细胞生长和发育因子培养自体动员的外周血干细胞 10 天后，试验中 21 例乳腺癌患者在接受高剂量化疗后中性粒细胞减少的时间缩短。这项研究中患者分为两组：仅接受扩增细胞的患者和同时接受扩增细胞与未经处理细胞的患者 [12]。扩增的外周血干细胞导致中性粒细胞更快地植入（组 1 和组 2 与对照相比，$P = 0.02$），中性粒细胞植入时间的最佳预测指标是扩增后收获的细胞总数，以及第 8 天植入超过 4×10^7/kg 的患者。Reiffers 等还报道了在相同的培养条件，使用扩增的动员外周血干细胞联合未处理的细胞输入高剂量化疗预处理后，多发性骨髓瘤患者体内可减少中性粒细胞的植入时间 [13]。

通过自动灌注生物反应器系统 Aastrom Replicell 使用连续灌注扩增骨髓的方法已在三个临床试验中被评估 [14-16]。值得注意的是，这些是使用骨髓（未进行 $CD34^+$ 细胞分选）作为体外扩增造血干细胞来源的唯一试验，因此可能包括在扩增培养物中具有意义不明的辅助细胞或基质细胞，并可能加强该扩增细胞群的植入能力。在这些研究中，乳腺癌患者接受相同的预处理方案，并将源自于自体骨髓的细胞直接置于自动灌注生物反应器系统中，用 Flt3L、促红细胞生成素、PIXY321 以及胎牛血清和马血清进行扩增。在所有的试验中皆用少量获取的骨髓（75 ～ 100ml）开始培养。

Stiff 和 Engerlhardt 等的试验仅仅使用了扩增细胞，而 Pecora 等的试验还输注了低剂量动员的外周血干细胞。植入没有增强但确实发生了，这表明了

脐带血移植工程：克服细胞数量阻碍

增加可用于输注的细胞剂量
- 输注多种移植物（UMINN-Wagner/Barker）
  - 建立良好的体外扩增平台
- 输注单倍体或 TPD 细胞（Fernandez，van Besien，Childs）
  - 用于恶性和非恶性的半相合移植试验
- 脐带血干细胞 / 祖细胞的体外扩增
  - Notch（Delaney/Bernstein）
  - MSC 共培养体系（Shpall），中胚层
  - 铜螯合剂（Stemex®）｝Gamida 细胞
  - NAM（Nicord®）｝Gamida 细胞
  - 芳烃受体
  - 临床前—新型蛋白（例如 HOXB4、Angptl5、IGFBP2）
- 体外扩增：生物反应器

增强细胞归巢
- 直接髓内注射（Frassoni 等）
- PGE2（Zon，Cutler 等）——重大疾病治疗研究院
- DPPIV（Broxmeyer 等）
- 盐藻糖基化（Shpall 等）America 干细胞
- C3a 启动（Brunstein 等）

▲ 图 6-1　临床前和临床发展中的现行方法实例

在骨髓培养物中能维持造血干细胞，所有的试验报道了中性粒细胞和血小板植入时间与每千克受者体重给予 $CD34^{+}Lin^{-}$ 细胞剂量之间的相关性。Stiff 等报道，仅需要 2×10^{5}/kg $CD34^{+}$ 的扩增细胞就可以产生最佳的血小板植入。该细胞剂量低于乳腺癌患者接受未经处理的外周血干细胞移植后预测的第 28 天血小板植入所需要的细胞数，即据报道最少需要（2 ～ 5）$\times 10^{6}$/kg[17]。

在接受高剂量预处理的血液系统恶性肿瘤患者的脐带血移植试验中，Shpall 及其同事使用 3 种细胞因子组成的混合物（干细胞因子、TPO、G–CSF）来扩增单个脐带血单位，即一部分在第 0 天输注未处理的，在扩增的第 10 天输注剩余的部分[18]。虽然实现了适度的祖细胞扩增（四倍中位数），并且没有观察到毒性，但与对照相比，中性粒细胞植入的时间没有减少[18]。根据本试验中证实的有利的安全性和可行性数据，目前正在进行双重脐带血移植随机试验，患者随机接受两份未处理脐带血单位，或者接受一份未处理单位和一份体外扩增单位[19]。尽管中期分析显示总体中性粒细胞移植的时间没有显著差异，但在接受减低强度预处理下的患者亚群中能观察到差异（中性粒细胞植入的中位时间为 7 天 *vs* 14 天）。同样，Kurtzberg 及其同事在细胞因子存在的条件下使用 Aastrom Replicell 生物反应器培养了部分单份脐带血，共培养了 12 天，但未能实现中性粒细胞或血小板植入时间的改善[20]。

上述研究表明，细胞因子介导的扩增方法是安全的，但是只导致了祖细胞的适度增加和临床相关结果的最佳适度改善（例如中性粒细胞恢复时间）。临床成功的缺乏导致当前体外扩增方法的转变，以干细胞自我更新所涉及的分子通路为靶点，包括那些在整个发育过程中控制细胞命运介导中发挥重要作用的分子通路。对 Notch 信号系统的研究就是这途径中的一个例子。

三、体外造血干细胞 / 祖细胞扩增的临床前方法：细胞命运的内在和外在调节因子

由细胞因子驱动的扩增系统的优化并未导致临床上显著的造血干细胞扩增，这可能是由于细胞因子在决定干细胞命运时主要是起许可而非定向作用。寻找直接作用于人类造血干细胞调节细胞命运和自我更新、归巢 / 保留和动员的外源性和内源性调节因子，发现调节分子在早期发育中起的作用，对于维持和调节造血干细胞是重要的。更多最近的研究聚焦于通过反转录病毒介导的造血干细胞转导来调节内在信号通路。例如，同源盒基因的表达已经被证实参与决定造血干细胞命运。然而，临床应用的细胞培养需要使用细胞发育所需的外源性调节因子，包括 BMP、血管生成素样蛋白、IGFBP2、多效生长因子、音猬因子（Shh）、Wnt 和 Notch 配体，或者这些因子的组合。

例如，在培养的 $CD133^{+}$ 脐带血细胞中添加 Angptl5 和（或）IGFBP2 会导致 NOD/SCID 小鼠移植后 2 个月的体内重建显著改善（人体内标准细胞因子，标准细胞因子加 IGFBP2、Angptl5 或两者都加的植入率分别是 0.8%、11.3%、17.3% 和 39.5%）。重要的是，同时观察到了增强的二次移植[21]。多效生长因子（pleiotrophin，PTN）过去已被发现是维持小鼠造血干细胞必不可少的生长因子，最近已被证明还能适度增强体外人类脐带血造血干细胞 / 祖细胞扩增（与对照相比，$CD34^{+}38^{-}$ 细胞扩增 2 倍）以及免疫缺陷小鼠的体内重建，与未培养的对照组相比，移植后 4 周人类植入率提高了 3 倍，移植后 8 周提高了 7 倍[22]。

反转录病毒介导的 Hox 转录因子，特别是 HoxB4 的过表达，导致对鼠、人类和非人灵长类动物造血干细胞体外广泛的离体造血干细胞扩增（对照培养物高达 3 个对数）。重要的是，这些转导的细胞保持了完整的体内淋巴细胞再增殖能力以及连续移植的能力[23-26]。但是，通过病毒介导的基因转移发生遗传改变的细胞的临床应用不比基因插入带来的突变风险更受欢迎。因此，表达 HoxB4 融合蛋白的基质细胞层已用于人脐带血 $CD34^{+}$ 细胞的离体扩增。HoxB4 融合蛋白被 $CD34^{+}$ 细胞被动地摄取，与未培养的对照相比，扩增的细胞导致长期再生细胞增加 2.5 倍[27]。由 HoxB4 诱导的自我更新导致对各种其他外源性细胞命运调节因子进行进一步探索，特别是那些已知在干细胞自我更新、发育和细胞周期调节中发挥作用的调节因子，例如 BMP–4、TGF–β 超家族的一员、Shh 和 Notch 配体。

通过使用转基因小鼠模型系统，特别是在解构骨髓微环境方面，以及在过去 10 年中为了更好地

理解造血干细胞龛而获得的广泛的知识，已经实现了对造血干细胞体外操作及其成果的重大进步。尽管迄今为止尚未被用于进行体外巨大扩增，但科学家们正在广泛评估在干细胞自我更新、发育和细胞周期调节中发挥作用的各种分子。在人类脐带血的离体扩增中，可溶性人 BMP-4 已被证明可增加离体培养中再生血细胞的存活率，而 Shh 显示可通过依赖性下游 BMP 信号机制诱导再生细胞数倍增加 [28-31]。同样，转录因子 SALL4，其参与造血干细胞自我更新特性的调节，当在人造血干细胞 / 祖细胞中过表达时，可导致免疫缺陷小鼠模型中可植入细胞的离体扩增 [32]。

Wnt 蛋白参与多种原始组织的生长和分化，也可能通过基质细胞发挥作用，从而参与了造血功能的调节 [33]。然而，干细胞自我更新的 Wnt 通路基于 Wnt 组成部分的获得和功能丧失的研究表明，Wnt 通路在其中的作用仍然存在争议 [34, 35]。在使用人类脐带血祖细胞的研究中，过表达 Wnt5a 或糖原合成酶激酶 -3B（glycogen synthase kinase-3B，GSK-3B）抑制药调控 Wnt 通路，输注入体外培养的细胞中发现不增强扩增效果，但在移植后的辐射小鼠体内输注时确实增强了植入效果 [36-38]。此外还存在支持各种信号通路之间存在交互作用的数据。例如，Notch-1 受体响应于造血干细胞中的 Wnt 信号传导而被上调 [39]。

科学家们也发现了一些其他可以导致造血干细胞体外扩增的潜在靶标。例如，由于负调节因子 PTEN 的失活导致的 PI3- 激酶 -AKT 途径活化，可以导致短期内的造血干细胞扩增，但会导致干细胞库的长期耗竭 [40]。已经在小鼠敲除模型中证实了干细胞自我更新加强会导致细胞周期蛋白依赖性激酶抑制药 p16Ink4a 和 p19Arf 的失活 [41, 42]。最后，p21$^{-/-}$ 小鼠表现出明显受损的干细胞自我更新能力，暗示 p53 的下游靶标 p21 是在干细胞静止的一个潜在的靶点 [43]。因此，有令人信服的小鼠数据表明，这些分子途径在造血干细胞自我更新的调节中起重要作用，因此可能适用于人类研究。然而，尚不清楚是否能直接用于临床转化，尤其是因为调控这些通路，特别是那些具有肿瘤抑制功能的通路，可能会导致在干细胞培养期间突变积累从而产生潜在的致癌细胞。此外，随着我们开始更好地了解更多生物学上不同类型的负责早期和长期持续造血恢复的人类造血干细胞，以及对这些不同亚型至关重要的个体因素，实现造血干细胞 / 祖细胞扩增的临床转化的最有效方法很可能需要单独优化方法的组合。也许，最广泛被研究和成功利用的外在调节因子是激活 Notch 途径的配体，广泛的研究表明，Notch 受体家族在造血发育期间介导决定细胞命运中的作用。我们和其他研究者已经表展现，Notch 途径使造血干细胞 / 祖细胞能够感知周围的微环境，并承担几种细胞命运之一，包括髓系和 B 细胞分化、自我更新或 T 细胞发育。此外，如以下部分所述，我们小组开发了新的临床上可行的方法，利用工程化 Notch 配体进行人造血干细胞 / 祖细胞的离体扩增以用于临床应用。

四、造血过程中的 Notch 信号传导

在我们小组在 20 世纪 90 年代早期检测 CD34^{+} 或 CD34^{+} Lin^{-} 人造血前体中的 *Notch-1* 基因后，Notch 信号传导最初被认为是造血中的关键途径。与多种其他发育系统一样，决定干细胞及其后代命运来自于给定微环境中与相邻细胞的细胞间相互作用，并受 Notch 基因家族等 [44-46] 几个分子家族的调节。Notch 基因编码跨膜受体，其通过配体与其细胞外结构域的结合而被激活。4 种高度保守的 Notch 受体旁系同源物（Notch-1-4）和 5 种配体（Jagged-1 和 2，以及 Delta-1、3 和 4）现已在脊椎动物中鉴定出来（见文献 [47, 48]），这所有的四种 Notch 受体也在造血干细胞中被检测到，Notch 配体 Delta-1 和 Jagged-1 不仅在人类骨髓基质细胞还在人类造血祖细胞中被检测到 [49-52]。

我们小组的其他早期研究进一步证明，使用反转录病毒在原代小鼠造血干细胞中过表达 Notch-1 的细胞内结构域，导致自我更新能力加强和永生化多能细胞因子依赖性细胞系的出现，该细胞系能够在体内进行多系重建，证明了 Notch 在造血干细胞 / 祖细胞自我更新中的作用 [53]。此外，一些研究人员现已证明 Notch 靶基因的差异激活是由于特异性配体相互作用导致的不同细胞结果，从而选择性激活不同的 Notch 受体。例如，Delta 配体 1 和 4 激活 Notch-1 是诱导 T 细胞和抑制 B 细胞分化所必需的，而 Jagged-1 可以激活 Notch-2，可能也可以诱导对造血干细胞 / 祖细胞的作用 [54-56]。

这些发现进一步表明，在原代造血干细胞体外调控 Notch 信号通路可能是一种扩增造血干细胞 / 祖细胞的新途径。为此，为了避免反转录病毒转导过程中潜在的安全性问题，我们构建了由 Notch 配体 Delta-1 的胞外结构域组成的 Notch 配体，以在体外扩增过程中激活造血干细胞 / 祖细胞中的内源性 Notch 信号 [57]。首次应用固定化于组织培养表面的人工构建配体对单个小鼠骨髓前驱物的生长和分化有着深远的影响，具有短期淋巴和髓样再生能力的 SCA-1^{+}Gr-1^{-} 细胞数量增加 [58]。同样，用人脐带血 CD34^{+} CD38^{-} 前体细胞在无血清条件下用固定配体和细胞因子培养，其产生的 CD 34^{+} 细胞数量比对照组增加了 100 ～ 200 倍，其中包括能够重新繁殖免疫缺陷小鼠的细胞 [59, 60]。此外，最近对小鼠和人类造血祖细胞的研究表明，Delta-1 对介导造血祖细胞具有密度依赖性，并表明需要最佳配体密度才能促进保持再繁殖能力的细胞的扩增 [59, 61]。其他研究者也报道了类似的结果。Kertesz 等结果表明，固定化 Jagged-1 对小鼠 LIN −造血祖细胞的培养可导致可连续移植的造血干细胞的扩增，其增殖依赖于 Notch 和细胞因子诱导的信号通路的组合效应 [62]。综上所述，这些数据表明 Notch 信号的操纵可以增强干细胞的体外自我更新，从而增加可移植的造血干细胞数量。

这些研究的一个关键方面是确定 Notch 信号的大小是否在最佳再生细胞中起作用。小鼠研究发现，低密度 Delta-1 培养细胞诱导的 Notch 信号转导量相对较低，导致主要为 B 淋巴细胞和髓系分化潜能祖细胞的自我更新，而较高数量的 Notch 信号则抑制 B 细胞分化，促进向 T 细胞分化 [61]。使用人脐带血的研究正同时进行，实验还显示了重要的配体剂量依赖性效应，即相对较低的固定配体密度显著增加了 NOD/SCID 小鼠再填充细胞的生成，而较高的配体密度促进向 T 细胞的分化，而不再重新增殖 [59]。体外对 Notch 信号强度的要求可能是选择性地在体内使用具有不同转录激活强度的 Notch 受体同源物，从而激活与干细胞 / 祖细胞自我更新相关的基因程序，而不是那些促进早期 T 细胞发育的基因程序。例如，促进造血干细胞 / 祖细胞自我更新的 Notch-2 可能是比 Notch-1 更弱的转录激活剂，而 Notch-1 是 T 细胞分化所必需的 [56]。

在上述有前景的临床前研究的基础上，利用人工构建的 Notch 配体在体外产生更多 CD 34^{+} 细胞的方法正在进行临床研究。对接受脐带血移植的患者来说，产生更多造血干细胞 / 祖细胞的能力尤为重要，因为脐带血移植患者的总有核细胞和 CD 34 细胞的剂量都受到限制，导致造血恢复延迟和早期移植相关死亡的风险更高。研发临床可行的体外扩增脐带血来源的造血干细胞 / 祖细胞的方法通常比使用外周血干细胞和骨髓来源的成人造血干细胞的方法更成功。在下一节中，我们的研究探讨了利用体外扩增的脐带血造血干细胞 / 祖细胞来增强脐带血移植，以及其他正在进行临床评估和研发中的方法。

五、体外扩增 / 应用脐血造血干细胞 / 祖细胞原理的临床试验

自 1988 年以来，已经完成了 30 000 多例脐带血移植，脐带血已经成为造血干细胞移植的来源之一。这对少数族裔患者和混合族裔患者尤为重要，对他们来说，脐带血是一种特别有吸引力的替代供体干细胞来源，因为它在没有供体消耗的情况下很容易获得，并且允许在不增加 GVHD 的情况下减少 HLA 匹配的严格性 [63, 64]。大量的临床研究表明，脐带血移植物中的总有核细胞和 CD 34^{+} 细胞数，与中性粒细胞和血小板植入率以及移植失败和早期移植相关并发症的发生率密切相关 [65-70]。事实上，最近对成人单个脐带血移植（sCBT）受体的分析表明，注入 CD34^{+} 细胞数量是髓系植入最重要的预测因子 [71]。此外，Fred Hutchinson Cancer Research Center 和 University of Minnesota 的研究小组最近发表的一项报道显示，双份脐带血移植（dCBT）患者的无复发死亡率高于匹配和不匹配的无关供者受体 [72]。大多数无复发死亡率发生在移植后的前 100 天，感染是最常见的死亡原因。重要的是，对双份脐带血移植受者无复发死亡率危险因素的分析显示，如果恢复时间 ≥ 26 天（双份脐带血移植受者的中位植入时间），则骨髓植入延迟（ANC > 500/μl）的风险较高。然而，当无复发死亡率的危险因素分析对象仅限于移植第 26 天之前植入的双份脐带血移植患者时，不同供体来源之间比较无统计学差异，强调延迟植入可导致无复发死亡率风险增加。通过体外细胞因子介导的扩增来克服脐带血移植物中细胞数量少的障碍，该方面的努力还没有显示出对植入

时间的改善。现在成人和大龄儿童经常采用多个脐带血单元作为增加细胞数量的替代办法；然而，在这些患者中，植入时间的延迟并未消除[72, 73]。因此，根据所收集到的数据，从 $CD34^+$ 和总有核细胞数量的角度来看，接受更高细胞数量的脐带血移植患者的疗效有了改善，这一观察结果导致了这样的假设：体内外扩增 CD 34^+ 细胞数量或注入多份脐带血单位可能会提高脐带血植入率和总体生存率。

有几项证据表明，与成人骨髓或外周血相比，脐带血含有更高的原始造血祖细胞和早期定向祖细胞，脐带血造血干细胞 / 祖细胞在体外细胞因子刺激作用下，其增殖潜能更高[74, 75]。也有越来越多的证据表明，脐带血衍生的造血干细胞成熟度较低，具有较强的增殖能力[76, 77]。脐带血和成人造血干细胞之间观察到的差异可能是由于不同来源的造血干细胞在细胞因子驱动的扩增系统中的差异反应所致，导致细胞周期状态和扩增细胞归巢能力的变化。其他可能来源的干细胞可能具有更大的增殖潜能。例如，小鼠胎肝细胞比从成年小鼠骨髓或外周血中分离出的造血干细胞具有更大的增殖和再增殖潜能[78, 79]。总之，这些结果表明脐带血祖细胞在功能上优于成人骨髓，具有更大的增殖潜能和自我更新能力。因此，脐带血可能是体内外干细胞扩增的一个更可行的靶细胞，由于这一可能，为增强脐带血移植疗效，研究者已开展了数个关于脐带血细胞体外扩增的临床研究。

六、Notch 介导体外扩增系统的临床应用

在 Fred Hutchinson Cancer Research Center 开展了一项 I 期临床研究，旨在评估在 Notch 配体 Delta-1 的存在下以工程学方法形式培养的脐带血造血干细胞 / 祖细胞的安全性和有效性，以帮助接受基于全身放疗的清髓性脐带血移植患者的快速早期植入。最后的分析数据暂不可用，因为在这项总共纳入 23 名患者的小规模的研究中，临床随访仍在继续，其中 21 名获得植入。因不符合释放标准，1 例患者未接受扩增细胞产物。1 例患者经历了原发性植入失败。扩增的细胞产物提供平均为 12.5×10^6/kg（中位数 8.3×10^6/kg，0.9 ～ 49）的 $CD34^+$ 细胞，平均为输注的扩增 $CD34^+$ 细胞的 178 倍。这些细胞被安全地注入，并明显缩短中性粒细胞植入的时间。中性粒细胞恢复（500/μl）的中位时间仅为 12 天，对照组为同期接受相同治疗但输注两份未经处理的脐带血细胞的 40 名患者，其中位时间为 25 天（$P < 0.0001$）（更新的未发表的数据）[80]。重要的是，我们已经确定了 $CD34^+$ 细胞数量（/kg）与 HLA 不全相合脐带血扩增的产物受体的快速中性粒细胞恢复时间之间的关系，在接受大于 8×10^6/kg$CD34^+$ 的 11 例患者中，有 8 例在 10 天内获得了 ANC ≥ 500/μl。血小板植入（血小板＞ 20 000）的中位时间为 35 天（19 ～ 56 天）（未发表的数据）。

从移植后第 7 天开始的第 1 个月，每周都要根据外周血细胞分类，对扩增的或未经处理的移植物在供体移植的贡献进行分析。在 21 例可评价的患者中，除 1 例外，所有患者均有足够数量可用于评估的外周血分类髓样细胞，每例患者的 CD 33 和 CD 14 细胞组分中，均显示来自扩增细胞移植物来源的供体细胞优势。无法进行评估的一名患者是由于第 7 天细胞数量不足，并且同时又并发人疱疹病毒 6 型（human herpes virus-6，HHV-6）再活化，这是一种已被证明能抑制祖细胞增殖的病毒[81]。到目前为止，有一半的患者在移植后第 21 天后仍存在扩增的细胞植入物（其中 3 名患者还为时过早，无法评估体内持续时间），在 21 名接受双份脐带血移植的患者中，行常规双份脐带血移植的 19 名受体中，观察到他们在中位时间 26 天之前完成了植入，这表明体外扩增细胞对非处理的脐带血移植物有潜在的促进作用。此外，在 7 名患者体内观察到了植入的扩增细胞长期持续存在（定义为移植后至少 6 个月）。

观察到移植后至少 6 个月，扩增移植物在体内持续存在，表明这些细胞尽管在体内外进行扩增，但仍含有一些具有长期重建能力的祖细胞。目前尚不清楚，不能获得长期植入的接受扩增细胞的其他患者，是否意味着在体外培养后干细胞自我更新能力的丧失，还是由于体内免疫介导的对扩增细胞（不含 T 细胞）的排异。事实上，我们的研究也证明了 T 细胞介导的效应是导致常规双份脐带血移植中对输注的双份脐带血中的一份发生排异反应的原因[82]。因此，令人惊讶的是，从扩增产物衍生出来的细胞在体内的持续存在时间更长，正如我们预期的那样，未经处理的含 T 细胞的产物最终会排斥扩

增的移植物。

尽管这些关于 Notch 介导的脐带血再生细胞扩增的初步研究表明，有望通过扩增干细胞以达到临床相关效果，但是必须经过Ⅱ期和Ⅲ期临床试验，评估这种扩增细胞产物的共同输注是否会减少脐带血受者严重感染的发生，提高生存率，或影响住院时间。然而，识别和开展实时、按需扩增不全相合（至少 4 ～ 6HLA 相合）脐带血需要 3 ～ 4 周，因此降低了这种方法在治疗高危复发患者或将这种方法扩展到脐带血移植之外的可操作性，例如用于治疗化疗诱导的中性粒细胞减少症。为了应对这一挑战，我们开发了一种通用、“现成”的预扩增细胞治疗产物，该产物消除了对实时生产和 HLA 相合度的要求，因为该产品来源于从单份脐带血获得的富集的 CD 34$^+$ 细胞（不含 T 细胞）。我们现在已经开发了一种优化的 Notch 介导的扩增方法，专门设计用于扩增从新鲜脐带血分离出来的造血干细胞 / 祖细胞。经过 2 ～ 3 周的扩增后，Notch 扩增细胞被冷冻保存，作为一种通用的供体产物以便未来患者使用。目前正在进行初步安全性研究，以评估使用该产物在清髓性脐带血移植中，以及在接受诱导化疗的非移植急性髓系白血病成人患者中提供短暂性骨髓桥接的安全性和临床可行性。

七、其他新兴的体外扩增方法

除了我们使用 Notch 介导的脐带血祖细胞扩增的实验外，目前还有其他几种方法用于脐带血造血干细胞 / 祖细胞的体外扩增，包括基于基质因子的培养，即为干细胞自我更新提供一个“干细胞龛”，或者有确定的靶向分子来实现体外扩增。以下介绍了利用体外扩增的脐带血祖细胞进行的一些临床试验，以及目前处于临床前发展阶段的方法。

1. 基质细胞培养

利用基质细胞共培养系统体外扩增造血干细胞 / 祖细胞，作为提供更类似于体内造血微环境的一种手段，该环境为控制造血干细胞自我更新和增殖，以及调节其分化提供了许多必要的分子信号。到目前为止，间充质干细胞已经显示出最有希望在体外被利用，因为它们是可塑黏附的，似乎可以恢复在骨髓中可见的间质相互作用。在使用脐带血或成人造血干细胞 / 祖细胞的临床前工作中，证明了总有核细胞和祖细胞群体的适度扩增（分别增加了 20 倍和 37 倍）[83-85]。在这些研究的基础上，Shpall 和他的同事最近公布了他们在 31 例成人恶性血液病患者中使用双份脐带血移植和清髓预处理方案的初步结果。在双份脐带血移植平台和清髓预处理方案中，他们将一份未处理的脐带血与一个在存在细胞因子（干细胞因子、FLT 3 配体、G-CSF 和 TPO）的体系下扩增了 14 天的产物结合在一起，该产物可为亲缘供体来源的间充质干细胞或者“现成的”间充质干细胞（中间细胞）[86]。第 14 天，袋子和烧瓶中的细胞在注入未处理的脐带血后被组合、清洗和注入。在这项试验中，他们显示 CD 34$^+$ 细胞的中位扩增数量为 30 倍，中性粒细胞和血小板植入的中位时间分别为 15 天（9 ～ 42 天）和 42 天（15 ～ 62 天）。重要的是，没有将不良事件归咎于扩增的细胞，最终持续植入的细胞来源于未经处理的移植物。第 26 天中性粒细胞植入的累积发生率为 88%，将 CIBMTR 队列研究作为对照组（53%）进行比较，差异有显著性（$P < 0.05$）。同样，第 60 天血小板植入的累积发生率分别为 71% 和 31%。这些研究证实了基于细胞的造血干细胞 / 祖细胞扩增方法的潜在作用，并建议需要进一步的研究来确定导致这些效应的分子。

2. 铜螯合剂

四乙烯戊胺（tetraethylenepentamine，TEPA）：基于细胞内铜浓度影响细胞分化的研究结果，Peled 等评估了铜螯合剂 TEPA 和细胞因子（TPO、FLT 3 配体、IL-6 和干细胞因子）在脐带血造血干细胞 / 祖细胞体外培养中的应用，并证明 CD34$^+$ 脐带血祖细胞具有增强的 SCID 再生能力 [87, 88]。临床试验已经对这些扩增细胞的使用进行了评估。与其他主要基于双份脐带血移植模型的体外扩增脐带血祖细胞的试验不同，在Ⅰ期试验中，Shpall 和他的同事用 TEPA 和细胞因子培养了单份脐带血的一部分，共 21 天，并将这些细胞与剩下的未处理的细胞部分共输注。这种方法被认为是安全的，并确实导致了持续的供体植入；然而，造血恢复的动力学没有改善 [89]。随后，进行了一项Ⅱ期 / Ⅲ期国际多中心回顾性队列研究（“StemEx”）以评估这种方法的安全性和有效性。该试验由 Gamida Cell 发起，在全球 25 个骨髓移植中心对 101 例进展期恶性血液病患者进行研究，并已完成数据统计，但目前还没有公布结果。

3. 芳烃受体（AhR）抑制药

目的是鉴定可能在脐带血造血干细胞 / 祖细胞体外扩增中有用的新型试剂，Boitano 等用原代人 $CD34^+$ 细胞进行 5 天培养，并对含有 100 000 个杂环的文库进行了无偏筛选。通过这种方法，他们确定了一类新的芳烃受体抑制药（StemRegenin 1 或 SR1），其能够促进动员后供体血液中 CD 34^+ 细胞的生成 [90]。同样，与 DMSO 对照相比，SR1 在含细胞因子的培养基中培养 3 周后和培养 5 周后，均能显著提高 $CD34^+$ 细胞的体外生成量，分别是 DMSO 对照组的 5 倍和 50 倍。经 SR1 处理的细胞在培养过程中可促进 CD34 表达的保持。值得注意的是，在免疫缺陷小鼠模型中进行体内限制性稀释移植时，与输入未培养的细胞相比，输入处理后的细胞后，SCID 再生细胞能力增加了 17 倍。此外，经 SR1 处理的细胞在二次移植后，其长期植入能力提高了 12 倍。这些令人鼓舞的结果使得已有一项相关 Ⅰ 期临床试验被发起。与先前报道的研究相似，本研究在清髓性双份脐带血移植状态下进行，其中一份脐带血经过了体外 SR1 介导的扩增。

八、克服脐带血移植物细胞数量限制的替代策略：体外调控增强造血干细胞归巢

除了旨在克服单份和双份脐带血移植物中细胞限制的体外扩增策略外，目前正在作出重大努力以开发提高脐带血造血干细胞 / 祖细胞归巢至骨髓微环境效率的方法。虽然这一策略不是本章的重点，但仍值得提及，因为这很可能可以克服细胞数量不足的限制，脐带血移植物的应用将依赖于体外扩张策略以及通过体外调控提高骨髓归巢效率这两种方法的组合。

体外调节促进归巢的一个例子是在进行脐带血输注前进行前列腺素衍生物的脉冲治疗。采用从实验室 – 文章 – 临床的路径，North 等在高通量鉴定筛选中鉴定了造血干细胞自我更新和增殖的新调节剂，并证明前列腺素 E2（prostaglandin E2，PGE2）能够促进斑马鱼造血干细胞的形成 [91]。同样地，在输注前用 PGE2 体外脉冲处理小鼠细胞 1 ～ 2h，在限制性稀释移植模型下产生的再植入细胞数量也显著高于未培养的对照组细胞（6 周时为 3.3 倍，24 周为 2.3 倍）。虽然其确切的作用机制尚不清楚，但实验提示 PGE2 通过增加 β–catenin 的表达水平与 Wnt 途径相互作用 [92]。此外，用 dmPGE2 体外处理脐带血可使参与归巢至骨髓（例如 CXCR 4）、增殖（如 CyclinD 1）和存活（例如 Survivin）的基因上调 [93, 94]。重大疾病治疗研究院最近完成了一项 Ⅰ b 期试验证明，在输注脐带血前用前列腺素衍生物脉冲治疗 2h 的体外调节是一种安全和能使中性粒细胞恢复加速数天的方法（Pratik Multan）。基于这些结果，重大疾病治疗研究院目前正在开展多中心 Ⅱ 期临床试验，来评估这种增强脐带血的产品（ProHEMA）。

为了提高脐带血移植物的归巢效率和持续的供体植入，正在开展和进行数项有关使用各种体外培养启动方法的临床预试验，包括靶向抑制 CD 26/ 二肽酰肽酶 Ⅳ（dipeptidylpeptidase，DPP Ⅳ）、岩藻糖基化和 C3a 启动 [95–99] 的试验。所有这些各自不同的途径都基于小鼠模型中增强了的造血干细胞 / 祖细胞归巢和植入的临床前研究，也基于目前正在进行或最近完成的临床试验（结果尚未发表）。这些方法对改善脐带血移植后疗效的临床影响尚未确定。此外，体外调节可能具有影响多系植入的能力，如 T 细胞恢复的能力，相关研究也正在进行中。

九、总结

虽然扩增造血干细胞数量的最佳条件仍未确定，但上述研究的总体结果表明，利用细胞因子诱导的扩增系统可以增强短期和长期的再增殖能力。然而，这些研究进一步表明，细胞因子对造血干细胞自我更新和扩增的影响仍然有限，这种方法还未能实现临床意义上的扩增。很可能我们还没有鉴定 / 优化诱导对于造血干细胞自我更新所需的关键因子和组合。因此，目前的工作重点是，鉴定和开发前期研究显示的在其他发展中器官系统或胚胎发生过程中调节干细胞命运的因子。这种方法正在表现出其未来发展的前途，改进造血干细胞扩增的方法正在出现。鉴定负责阻止干细胞衰老和驱动造血干细胞对称分裂的基因和调控元件，以及更好地了解培养环境如何影响干细胞归巢能力和骨髓微环境中复杂的细胞相互作用，都是体外扩增获得最终成功所必不可少的。其他章节将更详细地讨论这些领域。

临床上，原始细胞（尤其是使用脐带血来源的造血干细胞 / 祖细胞）的体外扩增研究已经证明了体外扩增的临床可行性，并提出了增强短期再生细胞的建议，这可能是以牺牲长期再生细胞为代价的。这在接受清髓性脐带血移植患者中尤为重要，因为单份或双份脐带血中 CD 34$^+$ 细胞数量不足是导致骨髓延迟植入的已知危险因素。因此，为了缩短髓系恢复的时间，获得持续的移植物植入，降低早期移植相关死亡率的风险，近期的努力都旨在扩大单份脐带血产生的可用造血干细胞 / 祖细胞数量。这项工作的最终目标将是产生短期再生细胞，使其达到一个尚未确定的临界值以消除移植后中性粒细胞减少现象，同时为持续供者造血提供长期再生细胞。现在正在开展数个使用新的体外扩增法相关的临床试验，这些体外扩增法均显示出产生临床上有意义的绝对数量的再生细胞方面有很大的希望。

正如前面所讨论的那样，其他研究人员聚焦于通过体外调节来提高脐带血移植物中有限数量的造血干细胞 / 祖细胞的归巢效率。虽然这种方法可能会提高持续供体植入的发生率，但它不太可能减少移植后中性粒细胞减少的现象的发生，原因是造血干细胞 / 祖细胞和移植后子代细胞在移植物中的数量总体上都较低。利用体外细胞扩增来实现降低移植后血细胞减少很可能取决于多种方法的结合，这些方法的目的是增加用于移植的造血干细胞 / 祖细胞的绝对数量，并提高这些扩增细胞在骨髓微环境中的归巢效率。

尽管上文强调了许多有希望的办法，但显然挑战仍然存在。一个关键的问题是长期再生造血干细胞扩增产物的适应证，例如基因治疗与大剂量化疗和放疗后出现的长期中性粒细胞减少症，例如在联合辐照的清髓性脐带血移植中，注入短期再生的祖细胞已经成功地证明了这一点。这些方法的成本也将最终影响干细胞扩增方法的应用。目前，这些治疗在经济上是不可行的，并且需要被证明其明确能改善患者预后，如能更快地恢复造血，从而减少输血需求和感染，以及缩短住院天数，以上这些都是需要考虑的因素。开发基于生物的培养系统，如 Csaszar 等开发的系统，是降低成本和改进扩增的重要步骤[2]。在他们的“补料”系统中，通过设计最优的“喂食”时间表，实时解决培养过程中积累的抑制因子和防止造血干细胞 / 祖细胞不断扩增的问题。此外，涉及细胞选择的生物过程，可以重建人工干细胞龛的新型生物反应器的研究，有效利用或再利用培养基和细胞因子，以及允许用于最大扩增的三维晶格，显然将有助于更好地优化该过程，并且是一种能够控制成本的方法[100–102]。

不可忽视的体外扩增的另一个方面是，需要确保扩增的细胞产物的安全性，特别是当维持基因组完整性的通路可能受到干扰时，可能导致细胞异常分化和（或）致癌。对基因组和表观基因组进行全球评估的新技术，将有助于评估扩增的细胞群体的基因组和染色质“景观”是否准确地反映其未经处理的对应细胞，从而预测其合适的细胞行为。在接下来的几年里，我们可以期待，本文所描述的具有前景的方法的进一步发展将大大增加可用于临床的造血干细胞 / 祖细胞产生，更重要的是，这些方法的有效性将在随机临床试验中进行研究。

第 7 章 间充质基质细胞与造血干细胞移植

Mesenchymal Stromal Cells and Hematopoietic Cell Transplantation

Edwin M. Horwitz 著

单　蒙　徐　杨　译

范　祎　韩　悦　陈子兴　校

一、概述

造血干细胞移植是造血系统恶性疾病及许多非恶性病的有效治疗方法。近些年来，随着移植适应证范围显著扩展，造血干细胞移植的重要性日益凸显，超出了血液病学和肿瘤学的传统范畴。

造血干细胞通过静脉输注，从外周血迁移、归巢，并植入骨髓造血微环境的干细胞龛中，继而增殖、分化，重建血液中的所有细胞谱系，这是造血干细胞移植的理论基础。构成造血微环境的细胞有支持、调节造血功能的作用。然而，造血微环境中的一种细胞成分——骨髓间充质基质细胞（mesenchymal stromal cells，MSCs），具有复杂的生物学功能，有望成为干细胞移植或再生医学的治疗首选或辅助细胞治疗。

间充质基质细胞是从骨髓及其他组织来源中分离出的一种梭状贴壁细胞[1]。50 年前，科学家首次发现这类细胞[2]，随后间充质基质细胞在造血干细胞移植研究领域中发展迅速。间充质基质细胞在体外培养时可分化为成骨细胞、软骨细胞和脂肪细胞，因此，研究人员认为间充质基质细胞可能具有巨大的分化潜能，并将研究重点放在利用间充质基质细胞的再生能力来修复病变或受损的组织。最近，研究发现间充质基质细胞具有强大的免疫调节功能，这引起了致力于造血干细胞移植领域的医生和研究者们的极大兴趣[3, 4]。确实，间充质基质细胞能产生大量免疫调节因子及一些其他的已知或未知的生物活性介质。现已证实，能够分泌这些生物反应调控分子是间充质基质细胞在生物学和临床上最重要的功能。

对于间充质基质细胞的研究正往多方向继续发展，而本章主要介绍间充质基质细胞在造血干细胞移植中的生物学和临床应用[5]。

二、间充质基质细胞简史

19 世纪后期，有人提出了骨髓中存在具有成骨细胞分化潜能的间充质祖细胞的观点。Alexander Friedenstein 的开创性工作就是首次鉴定了这种现命名为“MSC”的细胞[2]。他发现这些细胞是成骨细胞的前体细胞，并参与构成骨髓造血微环境，并观察到其中一些细胞具有很强的增殖潜能，在低密度培养时能够形成克隆性细胞集落，称之为成纤维细胞集落形成单位（colony forming unit–fibroblast，CFU–F）。Friedenstein 进一步解释了这种细胞的大量扩增潜能，发现单个细胞能够再生整个细胞群，提示这群细胞在体内是成纤维细胞的前体细胞[6]。但 Friedenstein 认为他所发现的骨髓基质成纤维细胞不是干细胞。

Maureen Owen 首次正式提出非造血性干细胞可能存在于骨髓微环境中的理论[7]。她认为骨髓基质由一系列类似造血系统的细胞系构成。随后，她又拓展这一理论并提出成纤维细胞、成骨细胞、脂肪细胞是这类基质干细胞的终末分化表型。Arnold Caplan认为这群细胞可以分化为不同种类的间叶组织，并将这群细胞称为“间充质干细胞”，提出细胞谱系树的理论，认为间充质干细胞能够分化为骨骼、软骨、肌肉、造血支持基质、肌腱、韧带、脂肪组织及其他结缔组织[8]。通过与单克隆抗体SH2和SH3的反应性，以及其强大的自我更新能力和体外多系分化潜能来确定间充质基质细胞，数据表明这群细胞为干细胞的同类细胞[9]。但最近研究显示，从骨髓中分离出的贴壁细胞是一组异质性细胞群[10, 11]，非造血性干细胞可能也存在于其中[12]。还有许多研究者在间充质基质细胞发展的研究领域中做出了杰出贡献，由于人数众多，在此便不一一列举。

目前，普遍认为间充质基质细胞是一类异质性细胞群，具有多种生物学功能，应用于细胞治疗前景广阔。其分泌细胞因子和免疫调节功能将会在造血干细胞移植研究中产生深远影响。

三、命名

这群细胞的命名需要在此说明。间充质基质细胞有很多名称，包括骨髓基质细胞、骨髓基质成纤维细胞，以及最常用的首字母缩写为“MSC”的间充质干细胞。虽然在实验研究中，间充质基质细胞细胞特性会因分离及培养扩增的方法不同而有所差异，但名称的分类一般指同一异质性细胞群。

“干细胞”一词包含着特殊的生物学特性。我们对干细胞的认识通常是从对造血干细胞的理解而来的。Till和McCullough认为，干细胞可定义为一种具有广泛的自我更新能力且具有最终分化为两系或多系潜能的细胞[13]。虽然间充质基质细胞在体外能够广泛自我更新及向成骨细胞、软骨细胞和脂肪细胞三系分化，而真正的“干细胞性”远比这复杂得多，但这或许是对其在实际中最佳的命名。这种观点得到越来越多的认可，但许多研究者认为，目前缺乏令人信服的证据表明，骨髓中被称为间充质基质细胞的贴壁细胞未分类群体可被认为是干细胞[14]。

尽管真正的间充质基质细胞确实存在于由贴壁性分离而出的未分类细胞群中[15]，但所谓的间充质基质细胞并不符合干细胞群的标准。因此，在2005年，国际细胞疗法间充质与组织干细胞委员会（the International Society for Cellular Therapy，ISCT）建议用“间充质基质细胞”来命名这一类异质性细胞群可能更合适，仍沿用“MSC”的缩写，同时保留“间充质干细胞”这一术语，来命名那些有明确指标证明其在体内具有干细胞活动的特殊细胞[14]。自提出近10年来，这一术语的命名至今仍在这一领域广泛应用。

四、原位间充质干细胞的生物学作用

研究者对间充质干细胞的研究产生了极大的兴趣。在过去几年中，人们发现了一些间充质干细胞重要的生物学功能，但也引起了很多争议。

Sacchetti等从人类骨髓中发现一种表达CD146的基质细胞[16]。在骨髓中，这些CD146阳性细胞作为血管外膜网状细胞存在于窦壁内皮下层。CD146在所有CFU-Fs及其克隆子代中均有表达，但在异质性基质细胞群中仅有30%左右表达。在分离和体外扩增后，在免疫缺陷小鼠体内进行皮下注射移植，该表达CD146的细胞可以在异位形成包括骨和骨髓腔在内的造血微环境。移植后4周骨形成表现明显。随后毛细血管形成并发育成类似于人骨髓的血窦系统。血窦内皮细胞为鼠源性的，但外膜细胞为人源性的，这提示移植的人外膜细胞有自我更新的能力。同时在发育中的骨髓腔中发现存在脂肪细胞。8周时，小鼠造血干细胞迁移并定植于这些再生骨的骨髓腔内。上述表明，从人类骨髓分离并能产生成CFU-Fs的CD146阳性细胞，似乎具有能形成骨骼及整个骨髓微环境，吸引原始造血干细胞并支持其造血的功能。

Crisan等报道CD146阳性细胞作为周细胞表达于多个人体器官中[17]。这些细胞表达经典的间充质干细胞标记，但缺乏造血干细胞的标记，并且能够分化为成骨细胞、脂肪细胞和软骨细胞，符合间充质干细胞的标准。有趣的是，这些细胞在体内和体外培养中表现出生肌潜能。从不同组织来源中分离出的间充质干细胞表现出不同的基因表达谱及表达模式，这些研究与之前的报道类似，在一些情况下，可以反映细胞的组织来源[10]。这两项研究与间充质干细胞演化模式相一致，即不同组织来源的表面相似的细胞可能具有明显不同的生物学及治疗学价值。因此，需强调我们应注意在基于间充质干细胞的细胞治疗研究中要考虑其组织来源。

虽然鼠源性间充质干细胞与人源性间充质干细胞有一些共同特征，但在许多方面有所不同[18]。因此，在研究小鼠间充质干细胞生物学功能时要考虑物种间差异。尽管如此，小鼠研究仍能揭示一些间充质干细胞的生理功能。Morikawa 等从小鼠骨髓间充质干细胞异质性细胞群中鉴定出一个细胞亚组，这些细胞以血小板源性生长因子受体 α（Platelet - derived growth factor receptor α，PDGFRα）和 Sca-1 为特征，称为 PαS 细胞。这群细胞富含 CFU-Fs，表达常见的间充质干细胞标记，在体外培养时能够自我更新，可分化为成骨细胞、脂肪细胞及软骨细胞。出乎意料的是，这些细胞似乎也能够分化为内皮细胞。在健康小鼠中，发现这些细胞存在于小鼠血管周围间隙中，它们与人 CD146 阳性细胞即我们所认为的间充质干细胞相类似[16, 17]。在静脉移植新鲜（未经体外扩增）PαS 细胞后，这些细胞具有干细胞样行为，能够分化为成骨细胞、脂肪细胞及血管周围细胞。

Mendez-Ferrer 等[19]从小鼠骨髓中发现一种表达巢蛋白的间充质干细胞。虽然这群细胞只存在于与骨组织相连的血管周围区或骨髓中，但它们与典型的血管内皮细胞不同。这些表达巢蛋白的间充质干细胞含所有的 CFU-Fs，而且具有间充质干细胞相关的分化特征。有趣的是，虽然这些细胞以非黏附细胞形式在体外培养，但他们能够在连续移植中自我更新。在体内，这些细胞与造血干细胞密切相关，可能在造血干细胞稳态和移植的造血干细胞骨髓归巢至关重要。

Park 等[15]在小鼠骨髓中发现一种 Mx1 阳性基质细胞，这类细胞可迁移至受损组织处并在骨折处产生成骨细胞。值得注意的是，单细胞移植研究提示祖细胞能自我更新并且其子代能够分化为成骨细胞。此外，这些细胞具有“干细胞”特征之一，能够连续移植。Park 等发现的这类细胞似乎与临床应用间充质干细胞的主流观点最为相近；然而，这类细胞仅具有向成骨细胞系分化的潜能。

Bianco 等[20]最近提出将间充质干细胞生物学特性应用于临床试验的设想。在这个领域具有丰富经验的实验室及临床研究者驳斥了这种观点，提出了几个重要问题，他们强调实验医学的最基本原则，以及间充质（干）细胞在体内和体外培养时两者之间无法估量的潜在差异[21, 22]。

综上所述，这些研究展现了间充质干细胞重要、不断发展的生物学研究进程，强调了间充质干细胞在体外扩增后，作为细胞治疗药物可能与它们在原位时的生理功能几乎完全不同。因此，了解间充质干细胞体外扩增的工程生物学，利用源于临床试验的不可替代的数据资料，对研发有效的细胞疗法至关重要。

五、用于临床细胞治疗的体外扩增后的间充质干细胞的工作定义

间充质干细胞为一异质性细胞群体，因为这群细胞目前还未发现其专有的标记或标记组合，很难给予其一个确切的定义。此外，我们缺乏一种单一的功能检测来区分间充质干细胞，类似于造血干细胞的再群体分析。

为了解决这一问题，2006 年 ISCT 提出一套鉴定间充质干细胞最低标准[23]，试图将目前间充质干细胞的定义标准化。第一，间充质干细胞在标准培养条件下具有贴壁性。第二，间充质干细胞必须表达 CD105、CD73 和 CD90，不表达 CD45、CD34、CD14 或 CD11b、CD79 或 CD19，及 HLA-DR 表面分子。第三，间充质干细胞在体外能够分化为成骨细胞、脂肪细胞和软骨细胞（图 7-1、表 7-1）。这些标准十分笼统，并未提及任何特定的生物活性。尽管标准中描述了几个新发现的表面标记[24]，但与功能相关的表型并未包含在内，随着认识的不断深入，这些标准需要进一步改进。

六、体外扩增的间充质干细胞的细胞生物学

（一）组织来源

间充质干细胞通常从骨髓[25]或脂肪组织[26]中分离而来，但也可从胎盘[27]或脐血[28]中获得。已有报道称动员的外周血细胞是间充质干细胞的来源之一[29]；然而，目前普遍认为细胞因子动员及稳定状态的外周血中不存在间充质基质干细胞。关于脐血中的间充质干细胞的报道也存在争议；但是，目前我们发现脐血单位储存时间、体积及细胞计数都是影响间充质基质细胞分离效率的重要因素，普遍

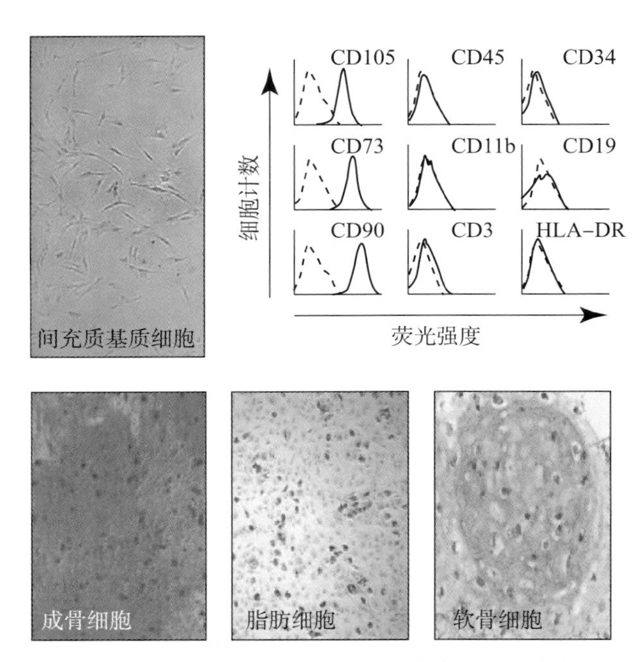

▲ 图 7-1 间充质基质细胞特征：贴壁性、免疫表型和体外分化

（左上）未分化间充质基质细胞放大 40 倍的显微照片，细胞呈梭形，具有贴壁性。（右上）如流式细胞直方图所示，表面抗原（-）和同型对照（---）的典型表达谱。（下）免疫细胞化学染色显示间充质基质细胞分化为成骨细胞（茜素红染色）、脂肪细胞（油红 O 染色）和软骨细胞（阿尔新蓝染色）[引自 Martinez C, et al. Human bone marrow mesenchymal stromal cells express the neural ganglioside GD2: a novel surface marker for the identification of MSCs. *Blood*,2007,109（10）：4245-4248. 美国血液学学会批准转载，经 Martinez 等同意；此图彩色版本，见彩图部分]

表 7-1 间充质基质细胞定义标准的总结

1. 贴壁性	标准培养条件下具有贴壁性	
2. 表型	阳性（≥ 95%+） CD105 CD73 CD90	阴性（< 2%+） CD45 CD34 CD14 或 CD11b CD79α 或 CD19 HLA-DR
3. 分化（细胞体外培养染色）	骨、脂肪、软骨	

注：HLA. 人类白细胞抗原（引自 Dominici 等，2006 [23]。经 Elsevier 批准转载）

认为脐血中确实存在间充质干细胞。

（二）分离

间充质干细胞一般通过其“黏附选择性”来分离出来。对于骨髓组织来说，将单核细胞置于组织培养基中，间充质干细胞会贴附于组织培养皿的塑性表面。改变组织培养基后，非贴壁细胞很容易被清除。分离其他组织的间充质基质细胞也可用类似的方法。目前正在研究利用其表面标记物来进行前瞻性分离的新方法；但要获得足够的样本进行进一步研究，就需要将分选出的细胞进行培养扩增。新分离方法只有显现出巨大的优势，才能使其得到广泛使用。

（三）表型

间充质干细胞扩增产物为一异质性细胞群，可通过体外脂肪细胞分化群和 CFU-F 测定得到证实，脂肪细胞分化群为一组细胞质内含脂滴的细胞亚群，CFU-F 为一小部分具有高度增殖集落形成潜能的细胞。然而，这群异质性细胞却有一些共同特征。间充质干细胞表达相同的表面标记，包括通常定义这些细胞的 CD105、CD73 和 CD90，以及 CD49b、CD49e、CD166。STRO-1 是接种人类 $CD34^+$ 细胞的小鼠产生的一种 IgM 单克隆抗体，能与从人骨髓中分离出的新鲜间充质干细胞（或许是间充质干细胞前体）相结合，但不与组织培养的人间充质干细胞或小鼠间充质干细胞相结合 [30]。目前还未证实这种由 STRO-1 识别的抗原。低亲和力的神经生长因子受体、LNGFR 或 CD271，也同样表达于新鲜人类骨髓中的间充质干细胞表面，而不表达于扩增细胞表面 [31]。体外扩增的间充质干细胞缺乏 CD34、CD45、CD3、CD19、CD14、CD11b 和 CD31 等造血干细胞及内皮细胞抗原。

间充质干细胞表达低免疫原性的表面抗原谱。在基线水平时，间充质干细胞表面表达中等水平的 HLA-Ⅰ类分子，但不表达 HLA-Ⅱ类分子。在体外经 γ 干扰素刺激后，细胞表面可表达Ⅱ类抗原。间充质干细胞不表达共刺激分子 CD80、CD86、CD40 和 CD40L [32]。

与其他梭状贴壁细胞相比，间充质干细胞最显著的特征之一是在体外可以向三系分化。在特定诱导分化条件下，间充质干细胞可以分化为成骨细胞、软骨细胞或脂肪细胞，而且可以通过组织特异性免疫组化染色来分辨出这些细胞，例如，油红 O 用于分辨出脂肪细胞细胞质中脂肪粒或基因表达产物。

（四）体外扩增

间充质干细胞具有很强的体外扩增能力。在标准培养条件下，由贴壁性分选出的间充质干细胞其倍增时间为 2 ～ 5 天[33]，但细胞培养密度会影响其扩增能力[34]。大多数间充质干细胞在衰老前可连续培养 4 ～ 6 个月。从不同物种分离出的间充质干细胞显现出不同的生长潜能，培养时，人间充质干细胞扩增迅速，而小鼠间充质干细胞扩增较慢。此外，不同鼠系的间充质干细胞在生长及分化中也有显著的差异[18]。

虽然无血清培养基仍在研发中，但目前培养间充质干细胞时，仍需要在培养基中加入血清，胎牛血清是目前最常用也是实验室标准动物血清。除一名接受间充质干细胞治疗的患者对胎牛血清蛋白产生明显的免疫反应症状研究报告外[35]，随着间充质干细胞临床应用的迅速发展，导致了加入人血清或血小板裂解液的培养方法[36]很快就成为临床标准。

（五）分泌组学

间充质干细胞具有强大的分泌功能，可分泌一些可溶性介质。正是这些介质使间充质干细胞具有生物学或临床治疗价值。间充质干细胞可产生 SDF-1[37]，这种因子在造血干细胞归巢到骨髓龛中起关键作用[38]。在体外，间充质干细胞稳定表达 IL-6、IL-7、IL-8、IL-11、IL-12、IL-14、IL-15、M-CSF、FLT 配体以及干细胞因子。在 IL-1α 的刺激下，可诱导间充质干细胞进一步表达 IL-1α、白血病抑制因子（leukemia inhibitory factor，LIF）、G-CSF 和 GM-CSF[32]。最后，间充质干细胞还可以分泌一些趋化因子配体，包括 CCL2、CCL4、CCL5、CCL20、CX_3CL1 和 CXCL8[39]。

重要的是，骨髓间充质干细胞分泌的细胞因子正在迅速增加。间充质干细胞产物的种类部分依赖于其组织来源及体外扩增条件[10, 11]。理论上，可以选择特定组织来源或特异性扩增方法，产生适用于某种特定临床症状的分泌因子。事实上，寻找目前未发现的间充质干细胞因子，以及构建能够诱导表达特定细胞因子或其他介质的条件，至今仍是该领域两个最为活跃的研究领域。

（六）归巢与迁移

归巢是一种特殊的生物学过程，通常由趋化因子或配体受体相互作用，介导细胞定位于特定组织。间充质干细胞似乎不能归巢定植于骨髓中；但这群细胞可以改造成归巢至骨内膜[40]。

（七）间充质干细胞的寿命

经静脉输注的体外扩增间充质基质细胞的寿命难以确定；但是，有三项证据表明间充质干细胞可以在受者体内存活 6 ～ 9 个月。其一，Nolta 等将分泌 IL-3 的人间充质干细胞注入 NOD-SCID 小鼠体内，这些细胞支持造血功能并在小鼠血清中检测到人 IL-3 长达 9 个月[41]。其二，Horwitz 等将人间充质干细胞输入成骨不全症患儿体内，发现这类细胞在患儿体内前 6 个月生长速度显著加快，随后生长减缓[35]。最近 von Bahr 等报道了在输注间充质干细胞后 50 天内死亡的患者尸检中可发现供体间充质干细胞 DNA 的证据，但这种现象不长期存在[42]。

七、免疫生物学

尽管间充质干细胞免疫调节功能的确切机制尚未完全阐明，但可以肯定的是间充质干细胞对免疫功能有深远的影响，过去几年的研究发现为我们认识了解这一领域提供了帮助[43, 44]。随着该研究领域的迅速发展，科学家们提出了一些重要观点。第一，间充质干细胞与免疫系统的各分支之间具有相互作用。第二，免疫效应细胞之间可能存在动态的协同作用。第三，小鼠和人类的间充质干细胞及免疫系统存在着巨大差异，所以要谨慎考虑能否将小鼠实验的结论推及至人类，以及能否将实验室发现应用于临床。小鼠间充质干细胞的免疫抑制功能主要由一氧化氮介导的，表达诱导型一氧化氮合酶（inducible nitric oxide synthase，iNOS），而人类间充质干细胞免疫抑制活性是由吲哚胺 2，3- 双加氧酶（indoleamine 2，3-dioxygenase，IDO）和血红素加氧酶 -1（heme-oxygenase-1，HO-1）介导的，这一认识解决了一个主要的科学争议[45]。

间充质干细胞的免疫调节功能可应用于抑制移植物排斥，治疗严重的 GVHD，还可能用于预防 GVHD。事实上，间充质干细胞抑制免疫反应的作用引起了造血干细胞移植领域的广泛关注。

（一）T 淋巴细胞

基于研究者发现，体外扩增的第三方人间充质干细胞在混合淋巴细胞反应中，能够抑制异基因淋巴细胞增殖的现象，首次提出间充质基质细胞可能具有固有免疫调节功能（图 7-2）[46]。间充质干细胞能够抑制对同种抗原[47-49]和丝裂原[46]反应的 T 细胞增殖，这种反应是 MHC 非限制性的，因为同基因或异基因间充质干细胞能够产生相同的抑制作用[47-50]。间充质干细胞的这种抗增殖效应类似于活化 T 细胞的克隆失能。有证据表明，间充质干细胞能够诱导细胞周期停滞在 G_1 期，并且在间充质干细胞从体外培养基中移除时，抑制作用仍存在[51]。与一般细胞失能相比，间充质干细胞诱导的 T 细胞失能仅能通过 IL-2 得到部分恢复。间充质干细胞还能抑制 T 淋巴细胞的细胞毒作用[48]，抑制 $CD4^+$T 细胞分化为 Th17 细胞及细胞因子的产生[53]，增加 $CD4^+CD25^+FoxP3^+$ 调节性 T 细胞的比例，$CD4^+CD25^+FoxP3^+$ 调节性 T 细胞具有强大的固有免疫抑制活性[52]。间充质干细胞还可以减少 Th-1 细胞产生 γ 干扰素，增加 Th-2 细胞产生的 IL-4，表明这从促炎症状态向抗炎状态的转变[54]。

（二）B 淋巴细胞

间充质干细胞还可与 B 淋巴细胞相互作用，但其作用尚不清楚。间充质干细胞在体外可能通过克隆失能，抑制 B 淋巴细胞成熟及抗体的分泌，降低其趋化性来抑制 B 淋巴细胞的增殖[55-57]。相反，也有一些研究表明，间充质干细胞可促进 B 淋巴细胞存活、增殖以及分化为成熟的抗体分泌细胞[58, 59]。

（三）NK 细胞

间充质干细胞能够抑制 IL-2 和 IL-15 诱导的新分离的静止 NK 细胞增殖，抑制其细胞毒作用，阻止其产生细胞因子；但经 IL-2 预激活的 NK 细胞增殖仅能被部分抑制[60-62]。有趣的是，由于表达 NK 细胞激活相关的表面配体，例如 NKG2D 和 DNAX 辅助分子 -1 配体[60]以及低水平的 MHC- Ⅰ类分子，间充质干细胞似乎对 NK 细胞介导的裂解高度敏感。但是，在不同的间充质干细胞样品中，配体表达差异较大，这导致 NK 细胞毒性检测结果差异巨大，这也可能为产生特定临床应用的间充质干细胞提供方法。值得注意的是，在体外培养时，γ 干扰素能上调间充质干细胞上 MHC- Ⅰ类分子的表达，降低对 NK 细胞毒性的敏感性，这可能会影响体内间充质干细胞免疫相互作用及治疗应用。

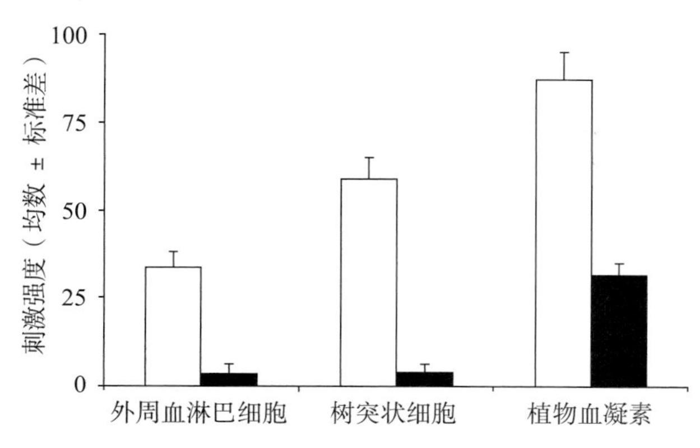

▲ **图 7-2　间充质基质细胞对混合淋巴细胞反应中异基因外周血淋巴细胞、树突状细胞或植物血凝素诱导的 T 细胞增殖的抑制作用**

含有间充质基质细胞（黑色条带）或不含间充质基质细胞（白色条带）的 7 天混合细胞培养。这六个独立实验的三组的数据以均数 ± 标准差来表示。* 表示差异有统计学意义（$P_{最小值}$=0.004）。（引自 Di Nicola 等，2002[46]。经美国血液学学会同意转载）

（四）树突状细胞

在体外，间充质干细胞抑制 $CD14^+$ 单核细胞的分化以及 $CD34^+$ 细胞分化为树突状细胞，并抑制其成熟和体外功能[63, 64]。与间充质干细胞共培养能够抑制 GM-CSF、IL-4 诱导的单核细胞分化为树突状细胞，但这种抑制作用是可逆的。间充质干细胞 - 树突状细胞共培养能够诱导成熟的树突状细胞下调表面 CD83、CD1a、CD80 和 HLA-DR 的表达，减少 IL-2 的分泌。此外，经间充质干细胞处理的树突状细胞对初级异基因 T 细胞的反应能力减弱，同样，有研究发现，间充质干细胞可介导树突状细胞获得耐受表型。

（五）免疫调节的常规机制

间充质干细胞介导的免疫抑制作用的分子机制是目前这一领域研究的重点，人们对此的认识也越来越清楚。目前认为其免疫调节功能主要通过分泌细胞因子所介导的，而非细胞之间的接触。与免疫抑制活性相关的几个重要细胞因子包括半乳糖凝集素、PGE2、转化生长因子 β、人白细胞抗原 G5 和肿瘤坏死因子诱导基因 6 蛋白。此外还有三个关键的代谢酶：IDO、HO-1 和 iNOS。也有报道称，细胞间黏附分子 -1（intercellular adhesion molecule 1，ICAM-1）和 VCAM-1 与间充质干细胞免疫抑制活性有关，这表明免疫调节功能还可能存在接触依赖机制[65]。

（六）免疫豁免

许多研究者认为间充质干细胞具有免疫豁免能力[66]。间充质干细胞表达低免疫原性表型，在体外实验中不会引起 T 细胞增殖反应。此外，HLA 不相合的间充质干细胞可以安全地输入患者体内，并在体内能发挥其治疗作用，例如用于治疗 GVHD[67, 68]。然而，从这些资料中不能完全断定其具有免疫豁免能力。免疫抑制作用与免疫豁免是两种不同的生物学性质，免疫抑制也不能预先提示其具有免疫豁免功能。小鼠实验和人间充质干细胞体外实验同样并不能完全反映体内临床体内免疫活动，将异基因间充质干细胞输入免疫抑制宿主体内所获得的资料不能证明或反驳这些细胞的免疫原性。

早期一项令人信服的临床试验表明，将基因标记的间充质干细胞经静脉输入成骨不全症儿童（具有免疫功能）体内，结果发现，人间充质基质细胞可以被免疫系统识别，并在体内发挥免疫提呈作用[35]。这是第一次进行异基因间充质干细胞输入人体的试验，这些细胞在含胎牛血清（10%）的培养基中体外扩增，再将其分为两部分进行反转录病毒转染，一部分使用表达新霉素磷酸转移酶基因的载体（neo^R）即一种细菌蛋白，另一部分的载体不表达这种蛋白。将这些细胞输入没有经免疫抑制预处理的患者体内。在所有接受评估的患者体内，未发现表达细菌蛋白 neo^R 的细胞，但可找到含非表达此类蛋白载体的细胞（图 7–3）。这项发现显示，表达 neo^R 的间充质干细胞可能被具有正常免疫功能的宿主识别。此外，研究者使用细胞输注后患者的单核细胞进行体外细胞毒性试验，发现经表达 neo^R 反转录病毒转染的自体骨髓间充质干细胞会发生细胞溶解，而经沉默载体转染的间充质干细胞未发现细胞溶解（图 7–4），这提示表达 neo^R 的细胞更易被免疫系统识别及清除。最后，研究者发现在一个患者体内两类细胞均未找到。该患儿在第二次输注间充质干细胞后很快出现荨麻疹。体内抗胎牛血清抗体检测显示，该患者输注间充质干细胞血清后抗体效价比输注前升高了 160 倍，而且他是唯一一个显现出效价升高的儿童（图 7–5）。Spees 等的实验数据显示间充质干细胞可以内化培养基中的胎牛血清蛋白[69]。这些临床资料提示从培养基提取的胎牛血清蛋白和间充质干细胞产生的肽类抗原引起了该患者的系统性免疫反应。

目前多数资料表明间充质干细胞并非先天具有免疫豁免功能，实际上，在某些情况下可以激活免疫反应。间充质干细胞因低水平表达 MHC 分子，完全不表达共刺激分子，所以具有低免疫原性，这一性质有可能会应用于大量临床实践中。可以确定的是，使用异基因 HLA 不相合间充质干细胞是安全的，而且在一些患者中有疗效。

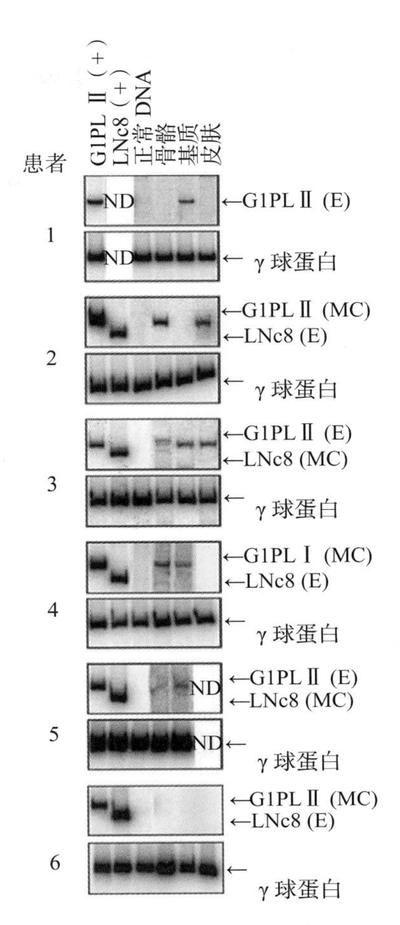

▲ 图 7–3　在输注两次基因标记的间充质基质细胞 4 ～ 6 周后，从每位患者成骨细胞、基质细胞、皮肤成纤维细胞分离的 DNA 中基因标记载体序列进行聚合酶链反应

将从 G1PL Ⅱ 或 LNc8 载体转染的人类细胞中分离的 DNA 作为阳性对照；正常人 DNA 作为阴性对照。γ 球蛋白（γ Globin）的分析作为 DNA 的数量和质量的对照。MC 和 E 分别代表标记是否为最低限度培养的细胞或扩增的细胞。载体在患者中是交替使用的，以此避免载体偏倚。ND. 未确定（引自 Horwitz 等，2002[35]。经美国国家科学院同意转载）

八、体外扩增的间充质干细胞用于细胞治疗的风险

（一）恶性转变

间充质干细胞在应用于临床之前要在体外进行扩增。这种大量细胞复制增加了自发转化为恶性表型的风险，这是临床试验中最严重的潜在不良事件。小鼠间充质干细胞比人类间充质干细胞更易发生恶性转化[70]，这可能是由于小鼠间充质干细胞在

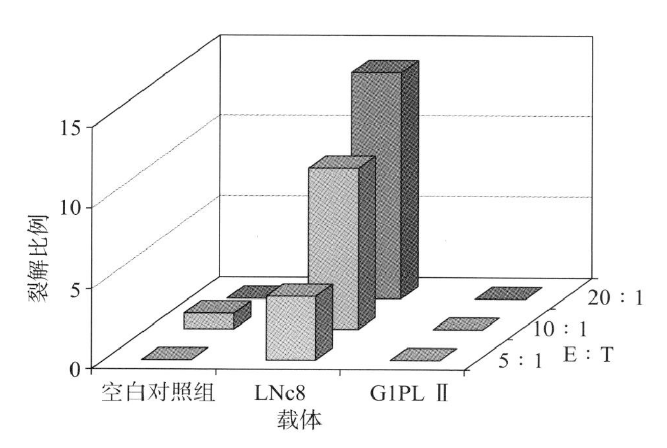

▲ 图 7-4 外周血单核细胞对转导的间充质基质细胞的细胞毒反应

免疫经 LNc8 反转录病毒载体（表达 neoR）转导，经 G1PL Ⅱ载体（无转录基因表达）转导的间充质基质细胞及空白对照中，免疫细胞介导的细胞裂解作用的比较。E：T 代表效靶比例。每个条带代表三组实验的平均值（引自 Horwitz 等，2002 [35]。经美国国家科学院批准转载）

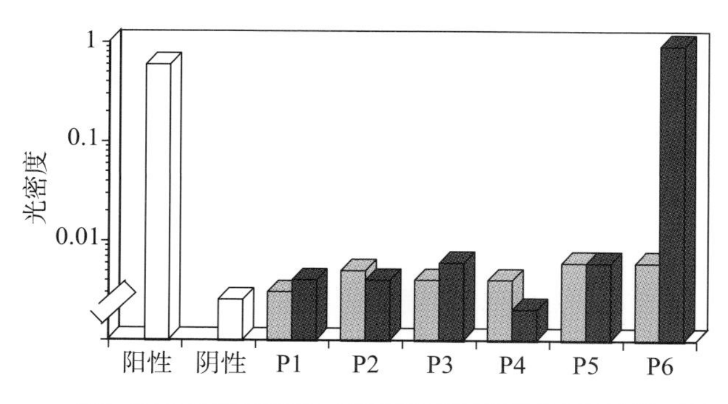

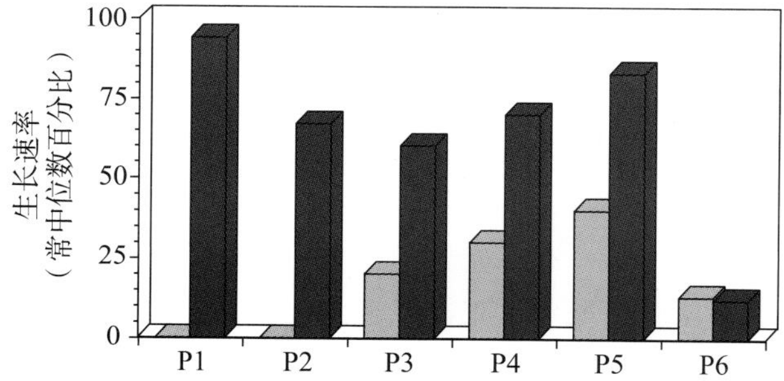

▲ 图 7-5 （上图）酶联免疫吸附实验检测两种间充基质细胞输注前（□）后（■）患者血清中抗胎牛血清抗体含量。每个条带代表三次实验的均值。**Pos** 为阳性对照；**Neg** 为阴性对照。（下图）第一次输注间充质基质细胞 **6** 个月前（□）后（■）患者的增加速度。这些数值代表年龄与性别匹配的不受影响的儿童的中位生长百分比（引自 **Horwitz** 等，**2002** [35]。经美国国家科学院批准转载）

长期培养时更容易发生染色体畸变以及自发突变 [71]，提示这些实验模型并不能很好地预测在临床试验中人类间充质干细胞的转化。

虽然有几篇关于骨髓间充质干细胞在体外恶性转化的报道，但最常被引用的两篇研究文献 [72, 73] 已经撤回 [74, 75]，因为作者发现其研究结果是由于恶性细胞系污染间充质干细胞培养基所致。进一步的研究证实了间充质干细胞缺乏自发性转化能力 [76]。在体外扩增时，间充质干细胞可能会发生染色体畸变，这些变化可提示细胞发生恶性转化的可能性 [77]。此类理论性预测并未获得证实，但研究者们提出了大量结果相反的数据 [78, 79]。

目前尚未出现间充质干细胞输注人体后发生恶性转化的相关临床试验报道。可能是因为这是个极为罕见的事件，目前没有足够的样本数将其体现出来，或是此类事件潜伏期较长。间充质干细胞在患者体内存活似乎不超过 1 年，因此根据造血干细胞移植 [80]、基因治疗 [81] 及核型分析预测 [79] 的经验来看，经体外扩增后植入的间充质干细胞发生恶性转化的可能性远低于预想的结果。

值得注意的是，这一领域尚处于起步阶段，至今还没有明确的结论；但目前研究者倾向认为发生恶性转化的概率极小，不能因此而阻碍其临床研究的进行。

（二）全身输注后异位组织形成

间充质干细胞在体外易分化为成骨细胞、软骨细胞及脂肪细胞，这就增加了其在静脉输注后分化为骨等异位间充质组织。一篇文献报道了一项将小鼠间充质干细胞注入梗死心肌内的实验，研究人员发现在注射部位发生了钙化 [82]。然而，在大量临床试验研究中尚未有类似异位组织形成的报道。

（三）机会性感染

由于间充质干细胞具有显著的免疫调节能力，人们担心这些细胞会过度抑制患者的免疫功能，使其更易获得机会性感染。目前尚未报道这类情况，而且间充质干细胞对同种异体抗原和病毒特异性 T 细胞反应产生的作用似乎有所差异 [83]，这表明间充质干细胞疗法导致临床上机会性感染风险显著增加的可能性极小。

九、临床应用

（一）间充质干细胞促进造血干细胞移植后造血干细胞的植入

最初，间充质干细胞被认为是组成骨髓腔中造血支持组织的干细胞，并尝试使其能够在异基因移植后重建造血微环境，从而促进造血干细胞植入。而目前的放化疗预处理方案会损伤干细胞龛，破坏骨髓微环境[84]，导致自体及异体造血干细胞移植后造血重建的延迟[85, 86]。现在发现间充质干细胞在静脉输注后很少植入宿主骨髓微环境中，但这些细胞可能通过免疫抑制降低移植排斥的风险促进移植物植入，或是分泌促进造血功能的细胞因子进入血液循环，降低原发植入失败的风险，加速中性粒细胞、红细胞及血小板的恢复。

2000 年，Koc 等首次报道了关于间充质干细胞是否能够在患者体内促进细胞植入及造血重建的试验[87]。28 名进展期乳腺癌女性患者在接受外周血动员的自体干细胞移植前 4h，注入体外扩增的间充质干细胞（1 ～ 2.2）$\times 10^6$/kg。在输注前 1 个月（未经干细胞动员时）采集间充质干细胞，在体外培养 2 ～ 6 代。中性粒细胞计数超过 500/μl 的中位数时间为 8 天（6 ～ 11 天），血小板计数超过 20 000/μl 的中位数时间为 8.5 天（4 ～ 19 天）。虽然无法从这个单臂无对照试验中得出确切的临床结论，但快速的造血重建提示间充质干细胞具有促进自体干细胞移植后重建的潜能。

Lazarus 等评估了在血液恶性肿瘤患者在骨髓或外周血干细胞共移植后，体外扩增的 HLA 同胞相合供体间充质干细胞促造血功能恢复的能力[88]。间充质干细胞在预处理前分离、扩增和低温保存。在造血干细胞移植前 4h，将间充质干细胞在床边解冻，静脉输入患者体内。骨髓干细胞移植所需骨髓 CD34$^+$ 单核细胞中位计数为 3.6×10^8/kg，用外周血干细胞移植需 CD34$^+$ 细胞中位计数为 5.0×10^6/kg，两组患者输注间充质干细胞数为（1 ～ 5）$\times 10^6$/kg。结果显示，中性粒细胞计数达到 500/μl 的中位时间为 14 天（11 ～ 26 天），血小板计数达到 20 000/μl 的中位时间为 20 天（15 ～ 36 天）。接受外周血干细胞移植的患者中性粒细胞恢复时间为 13.5 天，比接受骨髓干细胞移植的患者中性粒细胞恢复时间 15.5 天更快些。虽然这项研究同样缺乏对照组，但试验中中性粒细胞恢复时间比通常移植后所经历的时间更快些。此外，外周血祖细胞（peripheral blood progenitor cells，PBPCs）的植入时间是否能够表示加速了造血重建目前尚未清楚。

儿童单倍体相合造血干细胞移植通常能够获得快速造血重建，一般仅需 10 天[89]。这种高度 T 细胞清除的移植物输注易发生原发性植入失败或移植排斥反应，通常需要进行二次造血干细胞输注。Ball 等试图明确间充质干细胞是否能对行单倍体移植的儿童患者中的细胞植入产生积极作用。14 名儿童接受了外周血动员的 HLA 不全相合的 CD34$^+$ 细胞移植，输注的 CD34$^+$ 细胞中位计数为 21.5×10^6/kg。间充质干细胞在造血干细胞移植前 5 周从骨髓中分离出来，在体外扩增 3 代。在移植前 4h 将冻存或新鲜的体外扩增细胞按（1 ～ 5）$\times 10^6$/kg 输注患者体内。与 47 名年龄、性别及诊断匹配的患者进行回顾性对照研究，两组间中性粒细胞恢复时间（12 天 *vs* 13 天）、血小板恢复（达到 20 000/μl）时间（10 天 *vs* 13 天）无显著差异。但输注间充质干细胞组的白细胞总数达到 1×10^6/μl 的时间（11.5 天），比对照组（14.9 天）更短些（$P = 0.009$）。更重要的是，接受间充质干细胞治疗的儿童（n=14）没有一例出现植入失败，相反，对照组中植入失败发生率约为 15%。

在临床前试验中，研究者普遍认为间充质干细胞能够减少移植时所需造血干细胞数量。这项发现提示脐带血移植能够从联合间充质干细胞治疗中受益。脐血移植时，造血干细胞计数必须要达到治疗所需量以上，否则植入失败的风险增加。此外，脐血移植与其他干细胞来源的移植相比，中性粒细胞及血小板重建时间更长。

基于这一原理，Macmillan 等进行无关脐血联合亲缘（半相合）间充质干细胞移植[90]。8 名血液恶性疾病的患者进行了 HLA 相合无关脐血移植。当患者准备进行干细胞移植时，先从亲代骨髓中分离出半相合间充质干细胞，经体外扩增后低温保存。在脐血移植前 4h 将间充质干细胞快速解冻，经静脉输注，用于输注的间充质干细胞中位计数为 2.1×10^6/kg。脐血中有核细胞总数中位值为 3.1×10^7/kg。所有患者中性粒细胞数达到 500/μl 的中位时间为 19 天（8 ～ 28 天），而 86% 回顾性对照患者中性粒细胞恢复中位时间达 30 天（10 ～ 59 天）。8 名患者中 6 名血小板计数到达 20 000/μl 的中位时间为 1.7 个月（1.1 ～ 3.2 个月），79% 的回顾性对照患者血小板中位恢复时间为 2.7 个月（1.5 ～ 6.6 个月）。

此外有两篇关于脐血联合间充质干细胞移植的报道[91, 92]，但都没显示出这种移植方案在细胞植入及造血重建的显著优势，这可能是因为每个试验的样本量较小。

值得注意的是，Macmillan 等发现这种联合移植能够明显降低治疗相关毒性（但无统计学差异），并能提高总体生存率[90]。因此，间充质干细胞能作为细胞治疗手段更好地应用于造血干细胞移植，在不直接影响造血恢复的情况下，降低治疗相关毒性，提高总体生存率。这与最近关于间充质干细胞可能对辐射损伤提供组织保护的报道一致[93, 94]。

已有三项关于使用间充质干细胞对移植失败患者进行挽救治疗的研究。Le Blanc 等对 3 名原发性或继发性植入失败的患者使用间充质干细胞疗法诱导造血功能恢复[95]，Meuleman 等使用间充质干细胞使 6 名患者中 2 名获得造血功能恢复[96]，Fouillard 等报道了 1 例经马磷酰胺处理的自体移植后原发性植入失败患者，使用半相合间充质干细胞能够刺激其造血功能恢复[97]。总的来说，这些病例报告提示间充质干细胞可能在“失败”情况下显著促进造血植入 / 重建。因此，与在移植前用间充质干细胞促进移植物植入相比，其作为一种移植失败的挽救性治疗手段可能更有临床价值。

（二）造血干细胞扩增

造血干细胞体外扩增一直是研究的热点，但目前仍难以实现。干细胞扩增可以有效解决所有移植来源都存在的采集到的干细胞数量过低的问题。这对于细胞数有限的脐血移植尤为重要，因其所需的细胞总数及 HLA 谱远低于起治疗作用的细胞，都远低于目前无关供者所能够提供的。

在间充质干细胞成为细胞治疗药物之前，“基质细胞”用于合成骨髓细胞长期培养基，理论上可用于体外扩增造血祖细胞。De Lima 等最近报道了使用该方法扩增的临床结果[98]。31 例患者进行双份脐血造血干细胞移植，其中一份脐血在体外与异基因间充质干细胞共培养进行扩增，使其有核细胞总数增加了 12.2 倍，$CD34^+$ 细胞数增加了 30.1 倍。将试验中的患者与接受标准双份脐血移植的患者比较，发现在中性粒细胞植入时间（15 天 *vs* 24 天，$P < 0.001$）、血小板植入时间（42 天 *vs* 49 天，$P = 0.03$）和中性粒细胞植入失败率（12% *vs* 47%，$P < 0.001$）上有所提高。然而，科学家们认为这些惊人的结果是由造血祖细胞而非长期造血干细胞的扩增所引起。尽管如此，这些数据仍令人鼓舞，这一方法有望解决限制脐带移植的一个主要障碍。

（三）间充质干细胞治疗 GVHD

间充质干细胞的免疫调节能力显示这类细胞可以作为治疗 GVHD 的有效药物。基于有限的临床前体外实验数据，在未行动物实验的情况下，1 名移植后患有严重难治性肠道和肝脏 GVHD 的 9 岁儿童接受了体外扩增的间充质干细胞细胞治疗[67]，该患者前期进行了无关全相合移植，所用的间充质干细胞来源于与其 HLA 半相合的母亲。在继续接受泼尼松龙和环孢素治疗同时，输注 2×10^6/kg 间充质干细胞后，该患者血清胆红素浓度及排便量明显减少。之后停用环孢素以增强移植物抗白血病作用，但出现了肠道和肝脏 GVHD 急性加重。患者进行第二次输注间充质干细胞 1×10^6/kg，其血清胆红素及排便量再次快速下降。在间充质干细胞输注后 18 个月后，患者 GVHD 复发，而且并发间质性肺炎，最终死亡。虽然患者结局为治疗相关性死亡，但这个里程碑式报道提示间充质干细胞具有治疗 GVHD 的潜力。

随后，有许多小型研究（系列病例报道）报道，大多支持间充质干细胞可能是 GVHD 的有效治疗方法的观点，但这些研究的结果各异，可能是扩增间充质干细胞的方法不同以及患者和治疗方案多样性所致。不同培养基如添加胎牛血清、添加人血清血小板裂解液、加入带或不带血清的生长因子等，会改变处理后的间充质干细胞的免疫调节功能。

目前已发表最大试验是欧洲血液和骨髓移植研究小组开展的多中心Ⅱ期试验，用于治疗激素耐药型急性 GVHD[68]。55 名（30 名成人、25 名儿童）有Ⅱ度（n=5）、Ⅲ度（n=25）或Ⅳ度（n=25）GVHD 的患者被纳入研究，这些患者在之前已进行过 1 ～ 5 种方案治疗后均失败。试验中，患者接受体外扩增的骨髓间充质干细胞，输注细胞的中位计数为 1.4×10^6/kg（0.4×10^6 ～ 9.0×10^6），这些间充质细胞来源于 HLA 同胞全相合供者（n=5）、半相合供者（n=18），第三方 HLA 不全相合供者（n=69）。27 名患者接受了一次间充质干细胞输注，22 名患者接受了两次细胞输注，6 名患者接受了 3 ～ 5 次细胞输注，所有患者均未发生间充质干细胞相关毒性。30 名患者（55%）完全缓解，9 名患者（16%）部分缓解，总体缓解率 71%。HLA 相合程度对治疗反应无影响。值得注意的是，与部分治疗反应或无治疗反应的患者相比，完全治疗反应患者 1 年移植相关死亡率较低（37% *vs* 72%，$P = 0.002$），且总体生存率较高（53% *vs* 16%，$P = 0.018$）。这些数据预示着间充质干细胞在 GVHD 治疗中的广阔应用前景，但这种显著结果尚未能够在其他试验中重现。

迄今为止，唯一一项大型、随机、双盲、安慰剂对照的Ⅲ期试验由 Osiris Therapeutics 公司发起，该试验使用间充质干细胞治疗激素耐药型急性 GVHD 患者。研究结果已公布，但未在同行评审的文献中发表。简单来讲，患者（n=260，28 名儿童）接受为期 4 周每周两次的 2×10^6/kg 间充质干细胞或安慰剂治疗。治疗组和安慰剂组之间持久的完全缓解（主要结局）没有统计学差异（35% *vs* 30%），总体生存率没有改善；然而，肝脏（76% *vs* 47%，$P = 0.26$）和肠道（88% *vs* 64%，$P = 0.018$）反应有显著改善。虽然试验结果有些令人失望，但随着在扩增方式和低温贮藏对间充质干细胞免疫调节功能的影响[99, 100]上的认识不断深入，提示在这次试验中细胞样品可能不是 GVHD 治疗的最佳处理选择。这就需要设计更合理有效的培养方案，生产出更适合临床治疗 GVHD 的间充质干细胞产品。

十、未来设想

我们已在体外扩增的间充质干细胞极其复杂的生物学方面取得巨大进展，这无疑会促进间充质干细胞的临床应用。间充质干细胞在降低移植排斥中有广泛应用前景，其具有促进造血功能重建的潜在能力，尤其是干细胞数量有限时。此外，间充质干细胞能够明显调节免疫反应，而且在不久的将来会证明其在治疗和（或）预防 GVHD 方面具有更确切的疗效。随着我们对间充质干细胞 – 免疫系统相互作用的理解不断加深，间充质干细胞有望作为造血干细胞移植的辅助治疗，也可能作为遗传性或风湿性疾病的单细胞治疗药物。

间充质干细胞的应用未来仍面临三大挑战。首先，我们必须明确间充质干细胞的表面标记物，并为特定临床应用确定不同亚组。其次，我们必须更清楚地认识间充质干细胞的免疫调节的机制，以及如何在临床上最有效地应用间充质干细胞。最后，我们必须进行大量先行的临床试验，随后进行大规模多中心临床试验，分析并验证间充质干细胞的临床作用。

第 8 章
造血干细胞的基因操作
Genetic Manipulation of Hematopoietic Stem Cells

Jennifer E. Adair　Grant D. Trobridge　Hans-Peter Kiem　著
胡淑鸿　徐　杨　译
范　祎　韩　悦　陈子兴　校

一、概述

造血干细胞特别适合离体细胞操作，因此长期以来被认为是最有潜力的基因治疗的目标。有许多潜在的治疗应用，包括治疗遗传性疾病，使造血系统对烷基化剂具有抗性从而更有效化疗，以及保护造血系统不受 HIV 感染。造血干细胞的基因操作方法系统是从致力于建立有效方法的研究人员一步步努力从转基因到哺乳动物细胞系演变而来的。最初基因转入小鼠造血干细胞的研究方法是，利用磷酸钙介导的编码耐药基因的小鼠 DNA 转染到小鼠骨髓细胞 [1, 2]。这些研究中，转基因效率很低，但他们基本确立了造血干细胞的增殖和再生潜力以及造血干细胞的化疗保护潜力。

反转录病毒载体的开发使得更为有效的离体转基因到小鼠造血祖细胞 [3] 和多能性再生细胞的转移技术成为可能 [4–6]。用反转录病毒转导使得独特、有明确定义的原病毒载体整合体可用于追踪个体干细胞或祖细胞的后代。反转录病毒前病毒常被当作标记物来证明可以转导的自我更新克隆髓系和淋巴系再增殖潜力 [4–6]。在这些早期研究中研究者做出了两个有先见之明的预测：第一，改变干细胞动力学的培养条件也可能影响转导效率 [5]；第二，基因附近的反转录病毒整合体参与造血干细胞增殖可以改变干细胞的表型。这些反转录病毒标志物可用于鉴定干细胞基因附近的参与造血，类似于使用病毒识别癌基因 [4]。这些研究通过证实基因导入到造血干细胞具有持续转基因同时，能够扩增到多个造血干细胞造血谱系，确定了基因疗法治疗造血障碍的可行性。

对反转录病毒载体系统的改进一直在进行，以减少载体制备过程中产生的复制能力污染的可能性。离体基因尝试转移到大型动物造血干细胞的探索也一直在推进。相对有效转基因到犬体外造血祖细胞已经体外实现了 [7]，但是在早期研究中，在大动物中转化重建的造血干细胞模型效率普遍偏低 [8, 9]。第一次临床试验评估了转基因到自体骨髓收集到的强化疗后急性髓细胞白血病患者或神经母细胞瘤患者的效果 [10, 11]。长期基因标记显著高于以往大型动物研究中观察到的，在移植后 18 个月检测到 G418 抗性菌落频率约为 5%。在 2 例急性髓细胞白血病患者的复苏胚细胞标记物内存在的反转录病毒证实，注入的自体骨髓细胞可能是一种白血病细胞的来源。这些研究也第一次证明了人类注入基因修饰的自体细胞可能有助于长期造血。随后的临床转基因研究导致转导频率较低，但是转导方案得到改进后，第一个明显有效 7 年后，Cavazzana-Calvo 报道了用于 X 连锁严重联合免疫缺陷（X-linked severe combined immunodeficiency，SCID-X1）的造血干细胞基因治疗的成功等 [12]。这种成功被白血病随后的发展所破坏，在该试验中治疗的 20 名患者，由于插入突变和克隆优势的 5 位患者效果很差；但是，基因治疗提供的疗效益处仍然超过了在这个患者人群中白血病的风险 [13, 14]。此外，在另外两项基因治疗试验中，插入诱变导致了随后的骨髓增生异常和白血病，一项是治疗慢性肉芽肿病，另一项是治疗 Wiskott-Aldrich 综合征，两者都使用γ反转录病毒载体完成转基因到造血干细胞[15-17]。这些不利效果强调了为增加安全性应改进转基因协议的必要性，同时也促使了全新、安全的改进载体系统的革新，并引起人们对靶向基因整合和精确基因编辑策略的关注。

二、转基因载体

（一）反转录病毒载体

大多数造血干细胞转基因的应用目标是扩增和分化后转导多潜能造血干细胞，并在成熟造血干细胞中获得转基因表达。反转录病毒载体是迄今为止最广泛使用的离体转基因至造血干细胞的载体，这在很大程度上归因于它们整合的能力。这允许包含转基因的整合的载体前病毒在造血干细胞的广泛扩增期间有效地进入靶细胞染色体，通过有丝分裂传递给所有造血干细胞后代以形成整个造血系统。所有反转录病毒都包含 *gag*、*pol* 和 *env* 基因，使用 RNA 中间体进行复制，并整合到宿主基因组中，形成具有两个长末端重复序列（long terminal repeats，LTR）的确定的原纤维结构（图 8-1）。整合在宿主

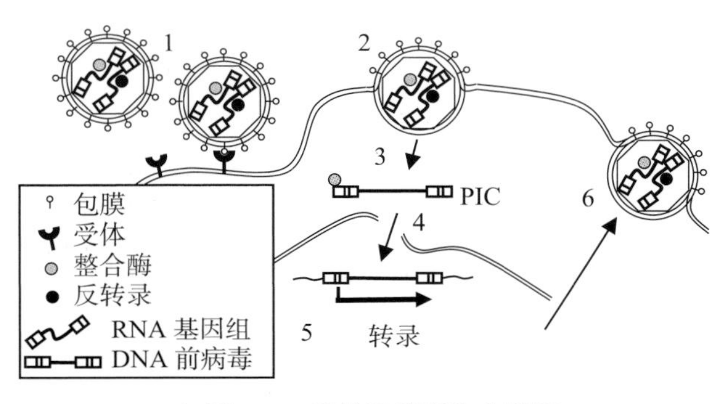

▲ **图 8-1　反转录病毒生命周期**

反转录病毒的病毒体由来自 *gag* 基因的基质、核衣壳和衣壳蛋白组成，其形成含有两个病毒基因组的病毒核心，并被具有由 *env* 基因产生的掺入包膜蛋白的质膜包围。1. 包膜蛋白介导与细胞受体的附着；2. 病毒和细胞膜的融合允许反转录病毒核进入细胞质；3. 通过病毒反转录酶将 RNA 基因组转化为双链 DNA 基因组。对于泡沫静脉炎病毒，该阶段发生在病毒进入之前；4. 病毒基因组和相关蛋白，称为预整合复合物，必须转移并进入细胞核；5. 一旦进入细胞核，病毒整合酶将反转录的双链 DNA 病毒基因组整合到宿主基因组中。这产生了前病毒载体结构，其在载体基因组的每个末端具有 LTR，其与宿主染色体形成连接。LTR 含有增强子和启动子序列，以驱动病毒基因表达；6. 在从整合的原病毒产生病毒蛋白和 RNA 基因组后，病毒核心通过含有病毒包膜的宿主细胞膜发芽以产生新的病毒粒子

基因组中发生，但不是随机的。Gamma 反转录病毒载体、慢病毒载体和 spumaretro 泡沫反转录病毒载体都具有不同的整合位点偏好性。

（二）Gamma 反转录病毒载体

Gamma 反转录病毒曾是 Onco 病毒或 Onco 反转录病毒亚家族的一个子集，是不含辅助基因的“简单”反转录病毒。Gamma 反转录病毒载体是第一个用于造血干细胞转基因的载体，并广泛用于许多转基因应用。为了制作生产载体，大多数病毒结构基因序列被所需的转基因取代。保留了将载体基因组有效掺入被称为ψ区的病毒粒子所需的长末端重复序列和病毒顺式作用序列（图 8-2A）。这导致无复制能力的载体，其中内部转基因可以从病毒长末端重复序列启动子或内部启动子表达。通过反式提供病毒结构基因产生载体病毒粒子。Gamma 反转录病毒载体由含有完整长末端重复序列的早期载体进化而来，并且可以通过在制备过程中与辅助质粒重组产生污染的复制型病毒，到具有长末端重复序列融合启动子的高度工程化载体和长末端重复序列中的“自身失活（self-inactivating，SIN）”缺失（图 8-2B）。Gamma 反转录病毒载体制剂通常使用包装细胞系产生，其中辅助蛋白由稳定整合的 *gag*、*pol* 和 *env* 基因产生。通过将所需载体导入包装细胞系，可以容易地制备含有载体的上清液（图 8-3A）。转基因至造血干细胞的 Gamma 反转录病毒载体的一个重要缺点是靶细胞必须主动分裂以进行有效转导[18]。这可能是因为病毒预整合复合物需要在有丝分裂期间核膜破裂以进入细胞核[19]。造血干细胞是静止的，主要存在于 G_0 期中，因此 Gamma 反转录病毒载体的有效转导需要刺激细胞周期。对于离体转基因过程，细胞周期刺激延长培养时间并促进一些分化，这会影响多能性，从而影响长期植入潜力[20]。

（三）慢病毒载体

慢病毒载体如 HIV-1 的抗病毒是“复杂的”反转录病毒，除了 *gag*、*pol* 和 *env* 之外还可编码偶发基因。对比反转录病毒载体，慢病毒载体具有几种优势，包括有效转导静息细胞的能力[21]。慢病毒载体独立于有丝分裂进入细胞核的能力应该是造成静息细胞有效转导的原因，但也可能涉及其他差异[22]。慢病毒载体有效转导抑制阿非迪霉素的细胞，证明它们不需要有丝分裂，但血清饥饿的 G_0 细胞的转导效率较低。现在普遍认为，慢病毒载体

需要细胞周期进展到 G_{1b}，可能因为反转录在 G_0 细胞中效率低[23]。几个研究小组已经表明，重新激活造血干细胞的有效慢病毒转导需要细胞因子刺激来支持这一结论。SIN 慢病毒载体可以高滴度产生，并且能够有效地递送大的复杂转基因，其降低 Gamma 反转录病毒载体的滴度，例如基因座控制区 – 驱动蛋白基因。用于造血干细胞遗传转移的大多数慢病毒载体制剂已通过瞬时转染人胚肾 293 细胞产生。典型的四质粒瞬时载体产生方案如图 8–3B 所示，还开发了用于慢病毒载体的高效价生产线[24, 25]。

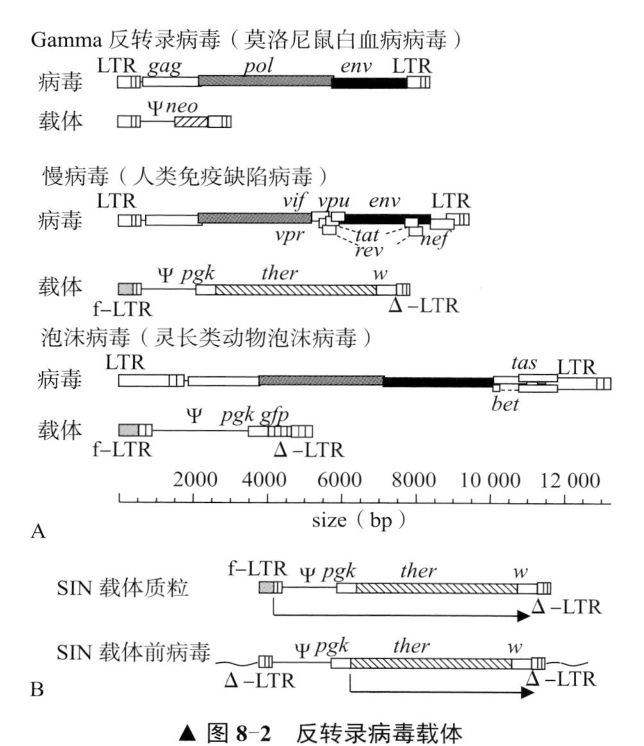

▲ 图 8–2 反转录病毒载体

A. Gamma 反转录病毒、慢病毒和泡沫病毒载体，显示了莫洛尼鼠白血病病毒、人类免疫缺陷病毒（HIV–1）和灵长类动物泡沫病毒的示意图，下面是示例性载体示意图。对于每个载体，仅有效转基因所需的顺式作用区域存在于载体中，其包括长末端重复序列和包装信号 Ψ。这些载体不表达病毒蛋白，反式提供的结构蛋白 gag、pol 和 env（未显示），因此载体不能复制。显示的 MLV 载体表达来自载体长末端重复序列的新霉素磷酸转移酶报告基因（*neo*）。显示的 HIV–1 载体表达来自内部磷酸甘油酸激酶（pgk）启动子的治疗性转基因（*ther*）。载体转录物由融合 LTR 启动子（f–LTR）驱动，该启动子包含具有 HIV–1LTR 元件的劳氏肉瘤病毒启动子。该载体还含有土拨鼠转录后调节元件（w）以增强转基因表达。泡沫病毒载体表达来自内部 pgk 启动子的绿色荧光蛋白，载体转录物由包含巨细胞病毒启动子元件的融合 LTR 启动子表达；B. 自失活载体设计。对于所示的慢病毒载体，在病毒载体产生过程中产生的载体转录物由 f–LTR 启动子驱动，3'LTR 在 U3 区中含有缺失。在反转录期间，3'LTR 的缺失的 U3 区域被复制到载体原病毒的 5'LTR，产生具有基本上无活性的 LTR 的整合载体。在整合的载体前病毒中，转录由内部 pgk 启动子驱动

慢病毒载体的缺点是载体基因组和病毒辅助基因之间的重组可能导致污染的具有复制能力的慢病毒，其具有母体病毒的致病性质。大多数目前的慢病毒载体系统在病毒 *tat*、*vpr*、*vpu* 和新附属基因中具有缺失，并且具有病毒 *env* 基因的广泛缺失，但确实需要转录。它们在 LTR 中也有 SIN 缺失，包括 TATA 盒。目前已经采取了额外的安全措施，通过密码子优化来减少辅助序列和载体序列之间的同源性，并通过分裂 gag 和 pol 辅助来降低复制能力、重组能力[26]，但仍然担心一种新的复制型病毒可以生成。为了解决这个问题，已经开发了用于在载体制剂中检测潜在的具有复制能力的慢病毒以用于临床应用的测定[27]。随着插入诱变的发展导致与造血干细胞中的 Gamma 反转录病毒介导的转基因相关的白血病，慢病毒构建体成为人造血干细胞基因治疗应用中最常见的转基因模式。

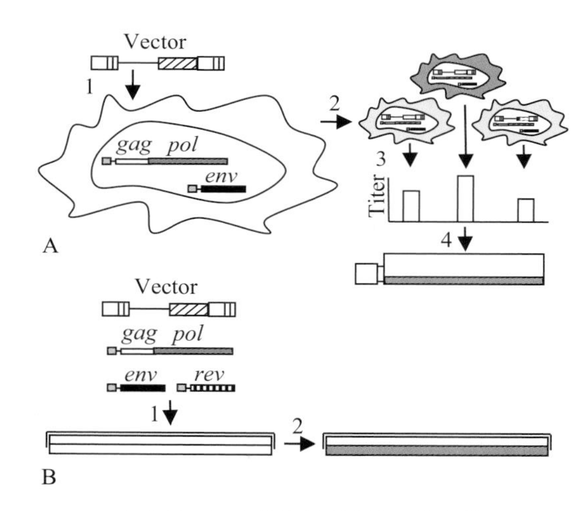

▲ 图 8–3 反转录病毒载体的产生

A. 使用包装细胞系分离高滴度的 γ– 去甲病毒生产者克隆。已建立的包装细胞系表达载体结构蛋白 Gag、Pol 和 Env。1. 将目的载体导入包装细胞系，以产生具有稳定整合载体的细胞。可以通过转染载体质粒将载体导入包装细胞系，如果载体含有功能性 LTR，可以通过用载体病毒体感染包装细胞系来引入载体；2. 使用克隆环或通过有限稀释分离单个“生产者”克隆；3. 测试生产者克隆以鉴定产生载体高滴度的克隆；4. 扩增生产者克隆并收集含有载体病毒体的生产细胞培养基。B. 通过瞬时转染产生慢病毒载体。1. 通常，用产生载体转录的质粒和表达包括 Gag、Pol 和 Env 假型的包膜病毒体所需的辅助蛋白的质粒转染人胚胎肾病 293 细胞；2. 转染后，将细胞洗涤并孵育 24 ～ 72h，在此期间收获含有载体病毒粒子的培养基至多 3 次

（四）泡沫病毒载体

基于泡沫或 spumaretro 反转录病毒的载体最近已经被开发得更适合造血干细胞基因疗法的几种特质。泡沫病毒从未在包括人类在内的任何宿主中引起疾病。它们是大约 13kb 中最大的反转录病毒，可以有效携带大量（至少 9kb）转基因盒。泡沫病毒是“复杂的”反转录病毒，含有辅助基因 *tas*（以前称为 *bel-1*）和 *bet*。尽管可能发生人畜共患病，但它们会感染许多宿主物种，但在人群中不是地方性的。在目前的泡沫病毒载体中，LTR 中缺少 *tas* 和 β 辅助基因缺失，使这些载体成为 SIN。泡沫病毒载体需要有丝分裂转导，但它们形成稳定的转导中间体，能够维持在静止细胞中 [28]。这可以解释它们以最小的离体刺激有效转导造血干细胞的能力 [29, 30]。通常通过人胚胎肾 293 细胞的瞬时转染产生的泡沫病毒载体。

（五）造血干细胞转基因反转录病毒假型

反转录病毒载体可以通过从另一个包膜病毒中取出异源包膜蛋白以其不同的效率进行“假型化”。这可以改变载体的向性，从而转导所需的靶细胞类型。假型的选择对造血干细胞转基因至关重要，因为造血干细胞受体的可用性会影响转导效率。早期研究表明，基于小鼠白血病病毒的 Gamma 反转录病毒载体的亲嗜性包膜，允许高效转基因小鼠细胞的重新繁殖。然而，人类同源物的亲嗜性受体不允许通过亲嗜性包膜进入，并且双嗜性包膜受体在人类祖细胞上没有高度表达 [31]。受体表达水平可以影响转基因的效率 [32, 33]，因此已经寻找并评估了替代性假证型。来自水疱性口炎病毒（vesicular stomatitis rhabdovirus，VSV-G）的包膜糖蛋白，由于其广泛的趋向性和通过超速离心允许有效浓缩的能力而被普遍使用。用 VSV-G 假型化的慢病毒载体可以浓缩 1000 倍至超过 10^9 个转导单位 /ml 的滴度，并且在冷冻后保留其大部分感染性。此外，用 VSV-G 假型化的慢病毒载体可以介导有效的转基因到大型动物长期再生细胞中。但是，使用 VSV-G 存在缺点。VSV-G 有毒，这限制了其在包装细胞中的应用，并且人类 seracan 灭活了 VSV-G 假型载体，这限制了体内递送。来自 cocal 病毒的包膜糖蛋白，是一种在动物中引起水疱性口炎的囊泡病毒，并且在血清学上不同于 VSV-G，能有效地假型化慢病毒载体。Cocal 假型慢病毒载体比 VSV-G 假型载体对人类血清灭活更具抗性，并有效转导能够重新填充免疫缺陷小鼠的人类 CD34⁺ 细胞 [34]。

猫的内源性病毒 RD114 包膜已用于对 Gamma 反转录病毒和慢病毒载体进行假性分型，并且在相似的多重感染情况下比对 VSV-G 更有效地转导造血干细胞。RD114 允许通过离心方式有效浓缩慢病毒载体和 Gamma 反转录病毒载体。除了修饰的 RD114 包膜外，干细胞因子 - 流感血凝素融合的慢病毒显示了人类 CD34⁺ 细胞的转导，并允许体内递送 [35]。该假型被设计用于选择性靶向 c-kit ⁺CD34⁺ 细胞。长臂猿白血病病毒（gibbon ape leukemia virus，GALV）包膜允许在灵长类动物中长期重新繁殖细胞 [36]。在某些情况下，假型化可能是低效的，例如，当使用 RD114 或 GALV 包络对 HIV 衍生的载体进行假型分型时。在这里，通过用来自双嗜性包膜的相应结构域取代跨膜或细胞质结构域来创建嵌合包膜，其有效地预防 HIV 载体并增加滴度。由于泡沫状 Gag 和 Env 蛋白之间相互作用的特定要求，泡沫病毒载体通常与 VSV-G 或 γ 反转录病毒囊有效地假型化。幸运的是泡沫病毒 Env 允许大动物造血干细胞的有效转导，并且还允许通过超速离心浓缩。已经开发出一种系统，通过使用小分子控制的二聚化在 VSV-G 和泡沫化 Gag 蛋白之间产生相互作用，使 VSV-G 的泡沫病毒载体有效假型化 [37]。来自许多其他病毒如弹状病毒（狂犬病）的包膜糖蛋白，已经使用线状病毒（埃博拉、马尔堡和拉萨）和 α 病毒（罗斯河病毒和 Semliki forest 病毒），来假型化反转录病毒和慢病毒载体，但是使用这些假型未证实有效转导再生造血干细胞（见文献 [38]）。

（六）其他载体系统

腺病毒是无包膜的二十面体病毒，具有 30 ～ 38kb 对的双链 DNA 基因组，并含有介导附着和进入的纤维投射。腺病毒载体可以以非常高的滴度（≥ 10^{12}/ml）产生，具有大的转基因能力。然而，大多数腺病毒载体是从 Ad5 血清型开发的，该血清型利用结合柯萨奇病毒受体的纤维、α 整合素，其在造血干细胞上不是很丰富的，能够在非分裂细胞中介导高效转基因和基因表达。另外，腺病毒不能有效地整合到宿主细胞基因组中，因此当转导的细胞分裂和扩增时基因表达丢失。已经开发出用于造血干细胞基因治疗的修饰的腺病毒载体，其含有允许转导造血干细胞的纤维，并且包含来自腺相关病毒（adeno-associated viruses，AAV）的反转末端重复序列（inverted terminal repeats，ITR），其增加整合频率[39]。具有红细胞特异性转基因盒的 AAV-ITR 的腺病毒载体可以将转基因给人脐带血来源的 CD34⁺ 细胞，红细胞集落中的转导频率为 5%[40]。

AAV 载体来自辅助病毒依赖的细小病毒，可以介导有效的转基因到几个组织中，特别是肝脏和肌肉。AAV 载体需要在 S 期进行有效的转导，其转基因能力约为 5kb，但可以产生非常高的滴度，并且可以使用几种不同的壳体蛋白来改变这些载体的向性。如前所述，AAV-ITR 可以介导整合，但是在转导后大部分 AAV 载体基因组保持复杂的游离形式。已经有报道用 AAV2 载体转导造血干细胞，开发了最常用的 AE 载体，但是人们普遍认为用 AAV2 载体转导造血干细胞是低效的（见文献 [41, 42]）。用 AAV2 载体转移到恒河猴细胞的转基因频率估计约为 0.001%[43]。最近，在体外长期重建表型的人造血干细胞中报道了更好的 AAV2 转导效率和稳定整合，但在大型动物模型中尚未得到证实[44]。已经报道了使用AAV1载体改善小鼠造血干细胞的转导[45]，但是大型动物研究中使用该血清型尚未报道。对于 AAV2 和 AAV1 血清型，第二链 DNA 合成已暗示为速率限制步骤效率低下转导[45]。在一系列移植模型中转导小鼠造血干细胞，另外的 AAV 血清型已经被评估为有效转导造血干细胞的能力，包括第 1、3、4、5、7、8 和 10 型。在最近的报道中，血清型 1、7、8 和 10 型都被发现更有效[45]。

疱疹病毒载体具有大的基因组（120 ～ 230kb 对），其可被工程化以携带大的转基因盒，并且还具有转导非分裂细胞的能力。疱疹病毒基因组通常不能整合，但可以通过引入 AAV-ITR 进行整合维持或整合。有复制能力的质粒、无能力的质粒和疱疹病毒“扩增子”载体质粒，都仅包含复制和包装所必需的顺式区域，已被开发用于各种基因治疗应用，CD34⁺ 细胞的转导也已被证实[46]。

非病毒载体从易于大规模生产和临床使用的表征中更利于转基因技术。有许多非病毒方法（见文献 [47]），但质粒 DNA 通常通过电穿孔（或最近的核转染），通过设计用于递送到细胞质中的脂质制剂或通过粒子轰击来引入。但是，造血干细胞很难转入。对于质粒转基因的主要挑战是在静止细胞中实现 DNA 的有效递送而没有来自程序的显著毒性，并且还在造血干细胞的广泛扩增期间实现附加体的有效整合或复制和分离。已经报道了使用核转染向脐带血衍生的 CD34⁺ 细胞的高效非病毒转基因，并且允许通过转座子整合的质粒的电穿孔已被用于标记 CD34⁺ 细胞，但是转基因至能够重建免疫缺陷小鼠的人 CD34⁺ 细胞是低效的[48]。据报道 Sleeping Beauty 和 piggyBac 转座子系统，有效转导人 CD34⁺ 造血干细胞，可以在疾病模型的最终组中获得稳定的长期基因表达，最明显的是地中海贫血和镰状细胞病，但大型动物模型的实用性尚未得到证实（见文献 [49, 50]）。

三、基因编辑和靶基因整合

在过去 10 年中，已开发出具有改变切割的 DNA 序列的设计能力的工程化核酸酶，其可使特定的基因组编辑成为可能。设计者核酸酶包括转录激活因子样效应核酸酶（transcription activator-like effector nucleases，TALEN），锌指核酸酶（zinc-finger nucleases，ZFN）和归巢核酸内切酶，也称为有机核酸酶。TALEN 和 ZFN 由核酸酶结构域组成，其具有 DNA 结合结构域以赋予序列特异性，而有机核酸酶由双功能识别和切割结构域组成（见文献 [51, 52]）。每种蛋白质类型的影响是指定的 DNA 序列中的双链断裂，这可导致遗传破坏，根据 DNA 修复过程重建，非同源连接（non-homologous end-joining，NHEJ）或同源定向修复（homology-directed repair，HDR），从而修复断点。为了利用 HDR 进行基因编辑和重建，除了序列特异性核酸酶蛋白外，还必须提供同源异位模板。临床应用中靶向破坏的一个例子是目前使用 ZFN 的临床工程，其可以靶向 C-C 趋化因子受体 5（C-C chemokine receptor 5，CCR5）基因座，其是 HIV 病毒进入的共同受体，导致基因破坏和对 HIV 感染的抗性[51]。该策略概括了在“柏林患者”中实现的功能性治愈，该患者是一名 HIV 感染的白血病患者，该患者接受了来自供体的同种异体骨髓移植物，该供体在清髓性化疗后携带了 CCR5 基因的纯合突变[53]。在这个缺乏高效抗反转录病毒疗法（highly active antiretroviral therapy，HAART）的情况下，患者在移植后仍保持不可预估的 HIV 病毒载量。虽然临床前数据表明该策略可应用于造血干细胞，但目前的临床研究正在测试靶向 CCR5 破坏 T 细胞。

目标基因插入基因组“安全港”的前期数据确实存在（见文献 [51, 52]），但尚未达到任何细胞类型的临床研究（见文献 [51, 52]）。这些方法的一些挑战包括递送核酸酶和同源模板序列，以对齐最有效基因插入的断裂和修复过程，初级细胞类型中的 HDR 允许性，例如造血干细胞以及这些核酸酶的脱靶效应，这可能会使得特定基因靶向的安全性打折扣。

四、转基因至造血干细胞

（一）用于转基因的造血干细胞来源

目前，人们认为，长期重新繁殖、自我更新的造血干细胞是 $CD34^+$，并且基于 CD34 表达从动员的外周血或骨髓中分离这些细胞，以便有效地离体转基因一些真正的造血干细胞。此外，在适当条件宿主中植入足够数量的这类细胞可以扩增分化使得长期、多系统的血细胞生成（见文献 [51]）。已经确定了更精确的造血干细胞表型，然而，仍然需要证明这些细胞是否能够有效地重驻和重建住院患者的血细胞生成，这些包括 $CD34^+/CD38^-/Rholo$ 细胞[54]或更复杂的 $CD34^+/CD38^-/CD90^+/CD45RA^-/CD49f^+$ 细胞[55]。临床实施这些精细细胞亚群用于移植的最大障碍之一是这些可以被鉴定的细胞数量非常少，且需要纯化。可以改进基于分选技术以提高这些造血干细胞的产量，但可能需要离体扩增技术来提供临床上有效的移植细胞数。使用氟尿嘧啶化学疗法操纵小鼠供体可提高小鼠骨髓衍生的造血干细胞的转导效率[4]。从氟尿嘧啶治疗中恢复的骨髓富集用于循环早期祖细胞和干细胞，这可能解释了用 Gamma 反转录病毒载体的有效转导。在原发性动物模型中，细胞因子 G-CSF 单独或与干细胞因子联合用于引发骨髓，或者在收集靶细胞之前将原始的再生干细胞动员到外周血中用于转基因。然而，由于某些患者的过敏反应，在美国干细胞因子不能用于临床，因此单独的 G-CSF 也被评估为引发 / 动员细胞因子。

Hematti 等使用 G-CSF 动员的外周血细胞观察了 Gamma 反转录病毒载体的恒河猴的低转导频率[56]。然而，使用 G-CSF 动员细胞在狒狒模型中观察到有效的转基因，用人类 293 包装细胞中的 GALV 伪类型产生了 Gamma- 去甲病毒载体[36]。最近，AMD3100，一种 CXCR4 抑制药已被用于高效动员。AMD3100 可逆地阻断趋化因子受体 CXCR4 与其配体 SDF-1α 之间的相互作用，后者在调节干细胞动员中起重要作用。在恒河猴中，AMD3100 动员的 $CD34^+$ 外周血细胞的细胞周期分析表明，与 G-CSF 动员的细胞（79%）相比，这些细胞在 G_0 中的细胞数量明显减少（31%），在 G_1 期细胞数量显著增加[57]。另外，百分比更高的 AMD3100 动员细胞表达 CXCR4，并且可以在体外向 CXCR4 配体 SDF-1α 迁移，表明它们可能具有改善的归巢能力。在这项研究中，对于 AMD3100 动员细胞，Gamma 反转录病毒载体的体内标记水平高于 G-CSF 动员细胞。AMD3100 和 G-CSF 动员的患者 $CD34^+$ 细胞重新填充免疫缺陷小鼠的能力的比较也显示出植入改善。这些研究有助于说明选择细胞来源和载体假型高效造血干细胞转基因的重要性。脐带血是用于遗传转移的造血干细胞的另一种有希望的来源，尽管可以收获的再生细胞数量少，但其在成人中的应用受到限制。大型动物和人类中的大多数转基因实验使用与抗 CD34 抗体耦联的磁珠分离的 $CD34^+$ 细胞。虽然已经报道了更精细的细胞表面标志物表达以阐明真正的长期再生造血干细胞[55]，但除了小型动物模型外，有规模的用于分离具有这些复杂表型细胞的临床前移植分离技术尚未获得。

（二）离体培养条件

在离体培养过程中，目的是将靶细胞刺激到细胞周期中以提高转基因效率，同时保持其移植和长期再生能力。20 年前建立了有效转导小鼠造血干细胞的条件，但这些条件无效用于大型动物研究或用于临床试验。通过使用不同的细胞因子实验和使用 CH-296 纤连蛋白片段，最近开发了有效转基因到大型动物再生细胞的离体条件[58]。CH-296（RetroNectin®）是一种经过修饰的重组 639kDa 人类纤连蛋白片段，其含有纤连蛋白细胞结合和肝素结合结构域，并用 Gamma 反转录病毒、慢病毒和泡沫病毒载体增强造血干细胞的转导。这种增强被认为是由于载体和靶细胞的共定位，至少是 Gamma 反转录病毒载体以及在体外培养过程中抑制再生细胞凋亡[59]和增加植入[60]而发生的。已经使用了许多细胞因子混合物组合（见文献 [61]），大动物研究中有干细胞因子、G-CSF、巨核细胞生长和发育因子（megakaryocyte growth and development factor，MGDF）、Flt3L、IL-3 和 IL-6 通常与 CH-296 一起使用。研究结果显示 IL-3 的使用降低了小鼠造血干细胞的植入能力[62]，但灵长类动物模型和临床研究中，IL-3 被用于细胞因子混合物中用于的高水平转基因。对于慢病毒和泡沫病毒载体，已经用短至 18h 的最小离体培养证明了对长期大型动物再生细胞的有效转基因。对于 Gamma 反转录病毒载体，大型动物再生细胞的有效转导通常需要至少 24h 的预刺激时间，以及 72 ～ 96h 的总体外培养时间，可能是基于 Gamma 反转录病毒载体需要有丝分裂，并且静止细胞中的载体比慢病毒或泡沫病毒更不稳定的事实[28]。培养 $CD34^+$ 细胞用于临床应用的培养基需要最少的动物来源成分。市场上有几种商业媒体可以保持造血干细胞活性，甚至可以促进造血干细胞扩展，并满足用于临床应用的转基因过程的良好制造实践要求。已经报道了每种培养基配方在临床工作中的不同程度的成功，并且目前正在研究用于临床前实用性的完全无产物的培养基。

（三）造血干细胞转基因的体外试验

体外试验在预测转基因效率方面用于真正的长期再生细胞是有局限性的，但是对于载体开发是必要的工具。造血干细胞系有助于建立新载体和新假型，并且还建立了谱系限制性启动子的特异性。当与诸如流式细胞术的方法结合以阐明特定细胞谱系时，可以更好地阐明基因修饰群体的组成，但是目前没有证据支持该信息提供对在特定造血室中植入的有价值的见解。长期培养引发细胞试验可用作基因转染细胞再生的替代试验，但更常见的是转基因到造血干细胞中使用 CFU 测定确定祖细胞。将富集造血祖细胞的细胞分离并暴露于载体，然后在具有细胞因子的半固体培养基中铺板，所述细胞因子允许骨髓和红细胞造血集落的发育。CFU 测定可以评估未成熟造血干细胞的转导效率，也能表明基因表达是否已经保持在个体祖细胞的扩张中成为集落。在某些情况下，观察到镶嵌转基因表达可以表明延迟的整合。集落中的低水平基因表达和平行液体培养物中转基因表达随时间的流失表明瞬时基因表达，通常在使用非整合载体时观察到或作为假性转导的结果。假转导是将载体制备中存在的蛋白质转移至靶细胞[63]，这可能是一个潜在的问题，特别是当使用浓缩的载体制剂时。此外，对反转录病毒整合数量的单个菌落评估可以产生关于再生细胞中载体插入（拷贝数）的平均数量的信息数据。该信息可用于确定平衡有效遗传转移与安全性的最佳条件，因为多重整合事件增加了插入突变的风险，有关这一部分会在后面进一步讨论。

（四）小鼠造血干细胞转基因

由于成本相对较低，小鼠继续可用于开发有效转基因至造血干细胞的方法。通常，骨髓细胞从供体小鼠的股骨中分离，通过在细胞表面上表达具有确定的谱系标记的细胞耗尽而富集造血干细胞，暴露于载体，通过尾静脉或经股动脉注射再次注入致死性照射的同类型受体。通过谱系（lineage，Lin）标记物去除细胞，以及荧光激活细胞分选仪高度纯化产生长期多系重建和自我更新的小鼠细胞（CD3，可以使用 CD4、CD5、CD8、Ter119、B220、Gr-1 和 Mac1），并收集表达 Sca-1 和 c-kit 标记的细胞。纯化的小鼠 $Lin^-Sca\text{-}1^+c\text{-}kit^+$ 细胞或“LSK”细胞几乎包含所有的再增殖能力，但选择 $Thy1.1^{lo}$ 和 $Flk2^-$ 细胞可用于进一步富集干细胞。在移植后，通常使用 Ly5 allele 检测供体细胞，Ly5 allele 在细胞表面上表达（也称为 CD45 或蛋白 - 酪氨酸磷酸酶受体，c 型）并且可以通过流式细胞术检测。通过分析二级受体中的整合体，可以证明稳定的转基因到具有自我更新能力的多能造血干细胞[5]。小鼠模型通常用于开发造血干细胞纯化和体内转导的改进方法[64]，并且研究造血干细胞离体扩增的方法[65]，最近用于比较由于插入诱变引起的病毒载体的遗传毒性[66]。一些疾病志愿者用于基因治疗，包括 Fanconi 贫血，缺乏大型动物用于评估转基因策略功效的模型，因此小鼠模型为这些环境中的基因治疗提供了最佳的治疗分析。随着异种移植小鼠模型的发展以测定转基因到人造血干细胞中，现在在免疫缺陷小鼠模型中进行了越来越多的研究。对于存在大型动物模型的 SCID 等疾病，免疫缺陷型小鼠模型的使用为进行大型动物临床前试验提供了一种廉价且更快速的方法来评估更安全的转移方式[67]。此外，最近通过用人 $CD34^+$ 细胞重建免疫受损的小鼠模型来开发人源化小鼠可以用于额外的疾病模型，特别是用于 HIV 感染的治疗，允许评估体内遗传治疗策略[68, 69]。

（五）免疫缺陷的异种移植小鼠模型

SCID-hu 小鼠[70]、SCID 小鼠[71]和免疫缺陷型 BNX（B 是 beige 或减少的 NK 细胞数，N 是裸或

无胸腺，X 是 X^{id}；它可以减少淋巴因子激活的杀伤细胞）小鼠 [72] 异种移植模型，为改善人类造血干细胞的转移的研究奠定了基础。人工重新填充的免疫缺陷小鼠细胞，现在通常被称为 SCID 再生细胞或 SCID 细胞系重建细胞（SCID repopulating cells，SRC），被发现不同于体外测定的造血祖细胞，并且对用反转录病毒载体转导相对难以控制 [73]。通过用细胞因子刺激人 $CD34^+$ 细胞并延长离体培养时间，可以获得具有 Gamma 反转录病毒载体的 SRC 的有效转导 [74]。相反，用最小的离体培养可以获得用慢病毒和泡沫病毒载体有效转导 SRC [29, 75]。Ferrari 等的早期研究 [76] 使用 BNX 小鼠反转录病毒载体证实人 ADA 缺陷患者细胞的功能性校正。对免疫缺陷小鼠模型的进一步改进，例如 IL-2 常见 Gamma 链的缺失（NOG 和 NSG 小鼠）（见文献 [77]），已经允许使用移植的人类细胞的低拷贝数对骨髓和淋巴细胞进行机器人移植 [78]。使用少量移植的人类细胞进行骨髓和淋巴细胞的研究 [78] 最近产生了一种“人源化”小鼠，重现了能够模拟人类免疫缺陷病毒感染的功能性免疫系统（见文献 [79]）。然而，所有小鼠模型都受到短寿命和移植细胞上有限的增殖需求的限制。长期造血潜能可以通过使用连续移植中等接受者进行评估，但由于这需要从主要宿主环境中移除细胞并重新植入后续种植体，因此它不能长期植入。使用相同来源的反转录病毒标记的 $CD34^+$ 细胞比较狒狒重建细胞与狒狒 SRC，表明 SRC 植入与狒狒的长期植入无关 [80]。在这项研究中，对重新改装了这些基因组和 SRC 的个体克隆进行了比较，发现 6 周时常见的病毒载体整合，但在移植后 6 个月没有。这些结果表明，与非人灵长类动物相比，造血干细胞 / 祖细胞的不同是造成免疫缺陷小鼠造血重建的原因。因此，尽管免疫缺陷小鼠模型可用于改善造血干细胞的转基因技术，但 SRCs 中的转导频率可能与在人和大动物的长期重建细胞中观察到的频率无关。

（六）转基因到大型动物再生细胞

在大型动物模型（如犬科动物和猴科动物）中，通过转基因实验获得的长期标记频率比小鼠研究更准确地预测了转基因频率获得的临床试验。这可能是由于如前所述的相似干细胞动力学，以及在体外转导方案期间在这些模型中使用的细胞因子与人细胞因子，具有更高的同一性并因此也具有更多相似功能的事实。在大动物模型中转基因到长期重建细胞最初很难实现（见文献 [81]），但最近使用改进的 CH-296 纤连蛋白片段 [82] 观察到有效的转基因效率，通常与细胞因子混合物一起使用，包括干细胞因子、MGDF 和 Flt3L，也可包括 G-CSF、IL-3 和 IL-6。用足够的离体预刺激和培养时间，Gamma 反转录病毒现在可以用于稳定的多克隆转基因到灵长类动物长期重建细胞中，频率为 10% ～ 25%，有时能在外周血中达到 60%。

使用 HIV 衍生的病毒载体转基因到狒狒和恒河猴效率低下，可能是由于 Trim5α 的进入限制 [83]。Hanawa 等使用猴免疫缺陷病毒衍生的慢病毒载体 [84]，在恒河猴中实现了高水平的多系基因标记（平均 18%）。这种方式使用恒河猴 Trim5α 不受限。同时，使用 HIV 衍生的慢病毒载体获得了相似转基因频率到尾壳猕猴（Macaca nemestrina），它们允许基于 HIV 的慢病毒转导 [85, 86]。在这些研究中，双嗜性（猿猴免疫缺陷病毒）和 VSV-G（HIV）- 假型慢病毒载体的体外培养时间分别为 72h 和 48h。

在这些大型动物实验中，造血干细胞转导的限制因子尚不清楚，但有趣的是使用假型载体的慢病毒载体可以提高相似的转导效率。与反转录病毒兼嗜性包膜或与 VSV-G。在 CH-296 存在下的转导允许体外人 $CD34^+$ 细胞中的两性类载体饱和 [87]，因此有意义的是，确定通过组合具有不同假型的载体可以进一步增加转导效率。高效使用慢病毒载体 [88] 和泡沫病毒载体 [30]，使用更短的 18h 离体培养方案，已经实现了多克隆多系转基因到犬类再生细胞。总之，有效的转基因到大型动物再生细胞可以实现 γ 反转录病毒、慢病毒或泡沫病毒载体。然而，对于慢病毒和泡沫病毒载体，采用快速的体外转导方案可以增强植入。最值得注意的是，非人类灵长类动物模型现在可以通过使用杂交 HIV / 猿猴（S）IV 病毒进行模式 HIV 治疗。被称为“SHIV”。研究造血干细胞生物学和移植的能力在这个具有完整免疫系统的模型中已启用 HIV/AIDS 基因治疗的开创性工作 [89, 90]。这种特异性大动物模型的使用对于这些研究尤其重要，因为当使用抗 HIV 感染策略时，基因修饰的造血干细胞移植和淋巴系重建的水平显著影响治疗益处。

（七）体内递送转基因至造血干细胞

造血干细胞有效地归巢于骨髓，并提供终生造血功能的能力，有助于建立离体转导，这是将基因转至造血干细胞的最常用方法。然而，将载体制剂直接注射到受体中可能对诸如范科尼贫血等疾病特别有利，其中造血干细胞的离体操作存在问题，因为其易碎性以及诸如 HIV 的感染性疾病，且复杂的动员、收集和离体转导方法昂贵、不易于操作。另外的优点是不需要对大型动物和临床研究昂贵的造血干细胞的富集和离体培养，并且可以避免由于离体培养而丧失植入能力。直接经股动脉注射用 VLV–G 假型化的慢病毒载体导致小鼠造血干细胞中低但持久的转导水平 [91]，但 VSV–G 假型载体被人血清灭活，因此对于临床体内应用交替假型，如 Cocal 或替代载体泡沫病毒等类型很重要。

Ravin 等评估了将 RD114– 假型 Gamma 反转录病毒载体静脉内递送到 3 日龄 SCID–X1 狗体内 [92]。在该模型中，基因修饰的再生 T 细胞具有选择性优势，并且在 4 只狗中的 3 只中实现了治疗水平的校正 T 细胞。在使用最低剂量载体的狗体内未实现 T 细胞的治疗水平；校正的 T 细胞水平非常低并且存在有限数量的克隆。令人惊讶的是，在这项研究中，观察到大量基因修饰的 B 淋巴和骨髓细胞。由于预计这些细胞不具有选择性优势，这表明转基因相对有效。确定体内递送是否可用于在大动物模型中有效转导造血干细胞，以及确定慢病毒载体是否具有在造血干细胞中被认为是静止的造血干细胞的优势将是有趣的。

（八）输注前基因修饰细胞的扩增

在转导之前，长期再生细胞的离体扩增可以增加输注细胞的数量，并且增加基因修饰细胞的植入效率。输入更多数量的干细胞将更有效地与内源性干细胞竞争，因此需要较少的条件和毒性。这对于遗传性和传染性疾病尤其重要，其中只有降低强度的条件是可能的。虽然已经在体外证实了自我更新，但尝试用细胞因子混合物扩增长期再生细胞仅在造血干细胞中有一定程度的增加。

另一种方法是更直接地操纵涉及干细胞维持或扩增的途径，例如同源框蛋白或 Notch 和 Wnt 信号蛋白。Homeo 盒或 *Hox* 基因调节胚胎发生的分化；HoxB3 和 HoxB4 优先在骨髓细胞中表达，所述骨髓细胞高度富集原始细胞。来自 Gamma 反转录病毒载体的 HoxB4 的表达导致小鼠造血干细胞增加 40 倍 [93]，并且已经开发了 Tat–HoxB4 融合蛋白用于体外应用以避免来自永久性 HoxB4 表达的潜在遗传毒性。Wnt 和 Notch 途径涉及细胞自我维持。Wnt 蛋白和 Notch 配体也被用于扩增再生细胞，但观察到的扩增水平不那么显著。

最近尝试扩增造血干细胞的努力包括诸如多效生长因子（pleiotrophin，PTN）[94, 95]、前列腺素 [96, 97]、血管生成素样因子 5 和胰岛素样生长因子的组合 [98]；然而，加入芳香烃受体抑制药 StemRegenin 1（SR1），促进 $CD34^+$ 造血干细胞最显著的离体扩增 [99]。然而，目前尚不知道通过这些方法中的任何一种在患者造血干细胞移植的效果。此外，在离体造血干细胞扩增中，认为各类细胞因子的组合最可能产生最有治疗效果。Notch 途径调节和 SR1 的组合目前正在临床研究中，但可能更好地定义短期重建的效果而不是长期造血（见文献 [51]）。

（九）在体内扩增基因标记的细胞

使用体内选择增加基因修饰的再生细胞移植的百分比，可以扩大造血干细胞基因治疗对地中海贫血等造血疾病和 HIV 等感染性疾病的潜力，这些疾病需要相对较高的转基因水平 [100]。移植后细胞的阳性选择已经通过一种方法得到证实，其中结合并修饰受体分子转基因的二聚体将生长信号传递给细胞 [101]。小分子称为二聚化的化学诱导剂，修饰受体以除去其细胞外结构域并含有其小分子配体的结合区。迄今为止，这种方法的局限性在于尚未鉴定出能够扩增造血干细胞的受体。

使用对干细胞有毒的烷化剂｛如 1，3– 双 –（2– 氯乙基）–1– 亚硝基脲 [1，3–bis–（2–chloroethyl）–1–nitrosourea，BCNU] 或替莫唑胺｝进行阴性选择，以扩增受突变体 O6– 甲基鸟嘌呤保护的基因修饰的干细胞 –DNA 甲基转移酶（MGMT）转基因 [102]。在该方法中，药物 O6– 苄基鸟嘌呤使内源 MGMT 蛋白失活，但不使突变 MGMT 蛋白失活。在将突变体 MGMT 转基因离体转基因至造血干细胞后，用 BCNU 和 O6– 苄基鸟嘌呤处理对未接受 MGMT 转基因并导致基因修饰细胞扩增的细胞具有毒性。这种方法允许在大型动物模型中持续扩增再生细胞（图 8–4），阐明选择在非常原始的细胞中发生（见文献 [103]）。MGMT 介导的选择用于造血系统疾病（例如地中海贫血）的基因治疗，方法是通过将治疗性珠蛋白和 MGMT 转基因整合在双顺反子载体中。MGMT 至造血干细胞的转基因也可用于在治疗实

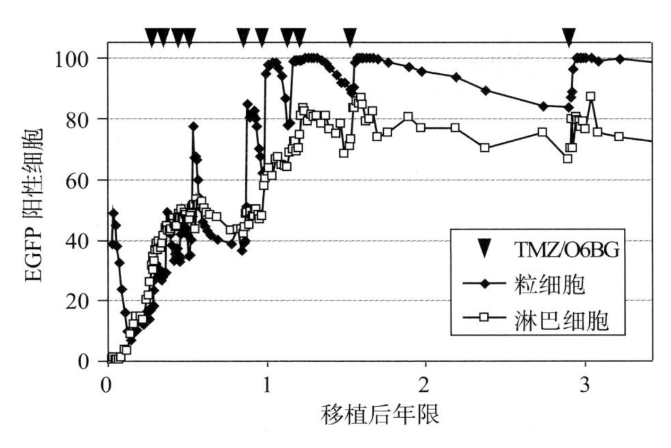

▲ 图 8-4　MGMT 介导的体内选择

一只狗用自体 CD34⁺ 细胞移植，该细胞用 Gamma 反转录病毒载体转导，表达 P140K 突变体 MGMT 和增强型绿色荧光蛋白。在造血重建后，使用烷基化剂替莫唑胺和 MGMT 抑制药 O6- 苄基鸟嘌呤进行一系列化疗，进行体内选择。基因修饰的粒细胞和淋巴细胞的稳定增加表明原始长期再生细胞的选择

体瘤或白血病期间保护造血系统免于高剂量化学疗法。早期临床研究探索了多药耐药基因 MDR-1 用于此目的，但标记效率非常低并且未观察到体内选择。最近，在预后不良的胶质母细胞瘤患者中使用 MGMT 介导的选择来评估造血系统的化学保护的临床研究，报道了包括 O- 苄基鸟嘌呤和替莫唑胺在内的联合化疗后存活率和造血化疗耐药性增加[104]。在该研究中，使用 Gamma 反转录病毒载体将突变的 MGMT 离体转移至 G-CSF 动员的患者 $CD34^+$ 细胞，并且在 96h 培养和转导期，将单一药剂 BCNU 作为化学疗法用于治疗脑肿瘤并且在输注基因修饰的细胞之后进行调节。随着 BCNU 诱导的骨髓抑制和表达突变型 MGMT 的 $CD34^+$ 细胞的去除，患者开始接受 28 天的替莫唑胺循环，标准化疗治疗胶质母细胞瘤，联合 O6- 苄基鸟嘌呤。在每次化疗周期后观察这些患者的外周血中基因修饰细胞的瞬时增加，与化疗引起的轻度骨髓抑制一致。然而，每个患者中基因修饰的集落形成细胞的数量随着时间和化疗而增加，表明在该体内用该方案实现了干细胞 / 祖细胞水平的选择。在研究期间 3 名患者中有 2 名患者周围血白细胞的基因修饰细胞水平超过 35%，具有相对低水平的基因修饰细胞的第三名患者在移植后约 10 个月的 9 个疗程的联合化疗后失去基因标记。这表明，如果有少量造血干细胞可用于造血，则化学选择可能诱导克隆耗竭。然而，相同突变体 MGMT 的大型动物研究并未导致基因修饰细胞超时丧失，并且还证明了基因修饰的长期体内选择。即使初始基因标记较低（＜ 5%），集落形成和外周血白细胞也达到高水平（＞ 80%）[86]。大多数这些动物与 BCNU 联合接受 O6- 苄基鸟嘌呤，而不是替莫唑胺。据推测，BCNU 和替莫唑胺之间的选择动力学差异是由每种药物诱导的细胞毒性 DNA 损伤类型所致，并且细胞分裂的数量需要产生细胞毒作用。这表明与 O6- 苄基鸟嘌呤组合时，BCNU 诱导的 DNA 损伤对造血干细胞的细胞毒性更大。

另一种介导基因修饰细胞体内选择的策略是通过敲除次黄嘌呤核糖基转移酶（hypoxanthine ribosyl transferase，HPRT）干扰 RNA 基因表达[105]。已经用于治疗白血病的 6- 硫鸟嘌呤（6-thioguanine，6TG）和 6- 巯基嘌呤（6-mercaptopurine，6MP）等嘌呤类似物被转化为欺骗性嘌呤核苷酸，可在细胞分裂过程中掺入 DNA 中，导致错配修复途径激活，细胞周期停止并开始细胞凋亡。将这些嘌呤类似物转化为其生物活性的细胞死亡起始形式需要 HPRT 功能，因此，通过在转基因盒内包含 HPRT 特异性干扰 RNA，表达基因修饰的细胞将抵抗 6TG 和（或）6MP 的作用。这些嘌呤的主要毒性是骨髓抑制，尽管一些患者也从 6TG 治疗中发现了肝毒性[106]。这些口服药物的广泛临床应用表明，它们可以长期耐受并且可以滴定以达到最小的血液学毒性。小鼠造血干细胞的前期临床研究表明，慢病毒介导的干扰 RNA 介导的嘌呤类似物（interfering RNA-mediated，iPAR），对敲除 HPRT 表达的影响导致移植小鼠的 6TG 抗性[105]。当用 6TG 处理时，这些小鼠表现出外周血和骨髓中 iPAR 基因修饰细胞的增加，然而，需要延长 6TG 的处理以引起选择（2 个周期包括 21 天中 15 天的每日施用，周期间隔 2 ～ 3 周），并且在第二周期后仅监测造血干细胞选择的稳定性仅 5 周。此外，基因修饰的造血干细胞维持水平在所治疗的小鼠中变化很大（造血干细胞中范围为 0% ～ 44.8%），并且没有进行克隆分析来排除体外观察到的体外选择的超外显子扩增。考虑到已知的致癌性，对于烷化剂化学疗法，该策略可以提供毒性较低的替代物，以达到对患者群体治疗有益的基因标记水平。

（十）转基因的免疫反应

在许多情况下，递送至造血干细胞的转基因是外源的，并且存在对基因修饰的造血重建细胞的免

疫应答的潜力。在基因标记研究中，外源蛋白如新霉素磷酸转移酶或绿色荧光蛋白已在造血干细胞及其后代中表达。在表达这些蛋白质的细胞中，它们可以通过 MHC Ⅰ类和Ⅱ类途径加工和呈递，并且可以触发细胞毒性，辅助性和记忆性 T 细胞应答。已经显示来自绿色荧光蛋白的加工肽引发 T 细胞免疫应答，其中包括移植的小鼠、狒狒和恒河猴。对于临床应用，免疫应答也可能是一个问题，其中患者可能表达截短形式的治疗性转基因或根本不表达转基因。在这些情况下，免疫系统可能将治疗性转基因识别为外来的。这已经在 Hurler 综合征的犬临床前模型中观察到，其中强烈的体液反应与体内再生细胞的丧失相关 [107]。在使用清髓性移植前调节方案的环境中，消除预先存在的免疫细胞并且可以建立对外来转基因的耐受状态。然而，即使使用高强度调节，也观察到对外来抗原特异的细胞毒性 T 细胞 [108]。环孢素已成功用于抑制基因修饰细胞移植后犬科动物免疫应答。预计在临床基因治疗情况下会发生免疫应答，其中存在严重的预先存在的免疫缺陷，例如 SCID-X1 和免疫应答，迄今已报道在各种利用自体基因修饰的 HSC 的临床中，如后所述。

五、造血干细胞转基因的临床试验早期研究

初始临床造血干细胞基因标记研究表明，在人类重建细胞中可以获得持久基因标记 [10, 11]。使用多药耐药基因 *MDR-1* [109–111] 进行了试图转导造血干细胞的早期治疗性临床试验。*MDR-1* 基因 P- 糖蛋白的产物是依赖于能量的药物外排泵，其降低了多种药物和异生素的细胞内浓度，包括化疗药物如依托泊苷。该方法是保护造血系统免受用于根除肿瘤的化学治疗剂的骨髓抑制作用。在这些研究中，转基因率非常低，在 10^4 个细胞中少于 1 个，类似于犬科动物和原代模型中的早期研究。另外的早期临床造血干细胞转基因研究证实了 ADA-SCID [112, 113] 和戈谢病 [114] 的低水平但持久的基因标记，但未实现治疗益处。

1995 年，美国国立卫生研究院（the National Institutes of Health，NIH）委托编写的一份报告得出结论，转基因效率低表明更多的重点放在转基因的基本方面，新的载体发育和干细胞生物学的研究，但是对于评估基因治疗方法的各个方面的临床研究有明确和合理的需求 [115]。对造血干细胞转基因进行了改进，并进行了几项临床研究，包括范科尼贫血 [116]、白细胞黏附缺陷 [117] 和获得性免疫缺陷综合征 [118] 的试验，但没有明显的治疗益处。迄今为止，用于转基因至造血干细胞的临床试验已使用 Gamma 反转录病毒和慢病毒载体。泡沫病毒载体正在前临床应用中热度颇高，但目前尚未批准泡沫病毒载体用于介入基因治疗临床试验。表 8-1 总结了最近的造血干细胞转基因临床试验。

六、遗传病

（一）重症联合免疫缺陷综合征

进行了 20 多年的造血干细胞基因治疗的临床研究，包括 X 连锁和 ADA 缺陷的 SCID 综合征，已经提供了大量的信息，而这些信息亦已显著地激励了对其他疾病的基因治疗策略的发展和改善。从法国开始的一项大型国际努力，总共进行了五项临床试验，治疗了超过 50 名患者，其中 20 名患有 X-SCID，至少 30 名患有 ADA-SCID [12, 119–123]，第一次随访超过 13 年 85% 的 X-SCID 患者和超过 70% 的 ADA-SCID 患者已经纠正了免疫缺陷，仅有 2 名 X-SCID 患者已经死亡。如前所述，这些研究的成功受到了 5 例接受治疗的 X-SCID 患者白血病的发展的阻碍，所有这些患者由于转基因和邻近癌基因的近端癌基因的去调节表达，而发生了非控制性的 T 细胞扩增。其中，1 名患者因白血病死亡，但其他 4 名患者均采用标准治疗方法治愈。但是，在接下来的 5 年中，随访显示 36 名 SCID 患者从临床上受益于这些研究，从所有治疗患者的克隆组成分析中获得的结果为研究体内造血提供了有价值的工具。以下描述了每种疾病和相关的临床研究。

（二）SCID-X1

第一个明确治疗的造血干细胞基因治疗试验报告为 SCID-X1 [12, 124]，其由常见细胞因子受体 γ 链（γ_c，IL2RG 基因座）的突变引起，导致成熟 T 淋巴细胞和 NK 细胞缺失。纠正的 SCID-X1 淋巴祖细胞由于 γ_c 受体介导的存活和增殖信号的恢复而具有很强的选择性优势。没有 HLA 相同同胞的患者符合研究资格，并且由于免疫缺陷，没有给予移植前调理。使用双嗜性包膜假型化的 γ 反转录病毒载

表 8-1　最近的造血干细胞临床基因治疗研究

参考文献	疾病类型	患者例数	年　龄	载　体	Env	HSC 来源	动员剂	离体培养条件			预处理	输液前标记	细胞输注数目（×10^6/kg）	疾病反应
								时　间	FBS	细胞因子				
Cavazzana-Calvo 等，2000 [12]，Hacein-Bey-Abina，2003 [13]，Ginn 等，2005 [197]	SCID - X1	10	1—11 个月 *	Gamma	Ampho	BM	无	3 天	4%	3，F，M，S/3，F，S，T	无	10% ～ 40%*	14 ～ 38*	7/10 完全缓解 2/10 部分缓解 4 复发
Gaspar 等，2004 [121]	SCID - X1	4	4—33 个月	Gamma	GALV	BM	无	3 天 /96h	无	3，F，S，T	无	27% ～ 58%	8 ～ 26	4/4 完全缓解 1 复发
Thrasher 等，2005 [128]	SCID - X1	2	15，20 岁	Gamma	Ampho/GALV	BM	无	3 天 /96h	4%/无	3，F，M，S/3，F，S，T	无	13% ～ 30%	2.8，35	0/2
Chinen 等，2007 [129]	SCID - X1	3	10—14 岁	Gamma	GALV	PB	G-CSF	4 天	无	3，6，F，S，T	无	39% ～ 45%	29 ～ 31	1/3 部分缓解
Aiuti 等，2002，Aiuti 等，2009 [119, 122]	ADA	10	0.6—5.6 岁	Gamma	Ampho	BM	无	4 天	4%	3，F，S，T	白消安	12% ～ 56%	0.9 ～ 13.6	5/10 完全缓解 4/10 部分缓解
Gaspar 等，2006，Gaspar 等，2011 [136, 137]	ADA	6	0.5—3.2 岁	Gamma	GALV	BM	无	96h	无	3，F，S，T	美法仑或白消安	5% ～ 50%	＜ 0.5 ～ 5.8	4/6 完全缓解
Candotti 等，2012，Engel 等，2007 [123, 198]	ADA	10	1.2—20 岁	Gamma（MND or GC sapM）	GALV	BM	无	5 天	NR†	F，M，S	无或白消安	0.1 ～ 1.8‡	0.7 ～ 9.8	3/10 仅预处理的患者，ERT 撤除
Ott 等，2006 [140]	CGD	2	25，26 岁	Gamma	GALV	PB	G-CSF	5 天	无	3，F，S，T	脂质体白消安	39.5% ～ 45%	3.6 ～ 5.1¶	2/2 完全缓解克隆扩增 2/2 转基因丢失，死亡

（续表）

参考文献	疾病类型	患者例数	年　龄	载　体	Env	HSC 来源	动员剂	离体培养条件			预处理	输液前标记	细胞输注数目（×10⁶/kg）	疾病反应
								时　间	FBS	细胞因子				
Kang 等，2010，Kang 和 Malech，2012 [143, 144]	CGD	3	19，28 岁	Gamma	Ampho	PB	G-CSF	96h	1%	3，F，S，T	白消安	25% ～ 73%	18.9 ～ 71	2/3 死于重症感染
Kim 等，2008 [145]	CGD	2	9，18 岁	Gamma	NR†	PB	G-CSF	NR†	NR†	NR†	白消安和氟达拉滨	10.5% ～ 28.5%	5.4，5.8	0/2
Grez 等，2011 [142]	CGD	4	5—27 岁	Gamma	Ampho or GALV	PB	G-CSF	NR†	NR†	NR†	左旋苯丙氨酸氮芥	5% ～ 20%	0.2～10.6	0/4 基因治疗后 42 天全部丢失
Cartier 和 Aubourg，2010 [199]	ALD	2	7，7.5 岁	Lenti	VSVG	PB	G-CSF	2 天	无	F，M，S	白消安和环磷酰胺	33% ～ 50%	4.6 ～ 7.2	2/2 与移植相同
Naldini，2011 [52]	MLD	1	NR+	Lenti	NR†	NR†	NR†	NR†	NR†	NR†	白消安	NR†	NR†	1/1 维持基因
Adair 等，2012 [104]	GBM	3	51—56 岁	Gamma	GALV	PB	G-CSF	＜96 小时	无	G-CSF，F，S，T	BCNU	74% ～ 79%§	7.5～21.9	1/3 完全缓解
DiGiusto 等，2010 [175]	HIV	4	25—55 岁	Lenti	VSVG	PB	G-CSF	2 天	无	F，S，T	BCNU，依托泊苷，环磷酰胺	0.11% ～ 0.15%**	4.1 ～ 8.1	3/3 延长生存

3. 白细胞介素 -3；6. 白细胞介素 -6；ADA. 腺苷脱氨酶；Ampho. 双嗜；BM. 骨髓；FBS. 胎牛血清；F.Flt3 配体；GALV. 长臂猿白血病病毒；G-CSF. 粒细胞集落刺激因子；M. 巨核细胞增长因子；NR. 未报告；PB. 外周血；S. 干细胞因子；SCID-X1.X 连锁严重联合免疫缺陷；T. 血小板生成素。* 报告的患者；† 未报告；‡ 每个细胞的载体拷贝数；§ 甲基纤维素中的基因修饰的集落形成细胞；¶CD34，gp91+ 细胞输注

体转导的自体 CD34+ 细胞。在最初的 10 名患者中，T 细胞发育发生在尿液中，并且 T 细胞重建与输注的 CD34+ 细胞的剂量相关 [12]。在这些研究中，检测到少量（1%）转导的髓样细胞，并且通过线性扩增介导的 PCR 分析载体整合位点，证明了多克隆 T 细胞再增殖和具有自我更新能力的原始多能源祖细胞的转导 [125]。Gaspar 及其同事在英国使用 GALV 包膜假型化的 Gamma 反转录病毒载体成功治疗了另外 4 名患者 [121]。这些作者最近报道，在目前治疗的总共10名患者中，6名患者具有免疫功能恢复，并且无须预防性免疫球蛋白替代 [126]。这些研究的成功部分归因于改进的基因递送到 CD34+ 细胞的转导方法，包括 CH-296 和干细胞因子、MGDF、IL-3 和 Flt3L 的细胞因子混合物。对于这两项研究，T 细胞谱系是多样的，并且 T 细胞受体切除环（T-cell receptor excision circle，TREC）分析在移植后很长时间内鉴定了幼稚 T 细胞，即使在没有显著的髓样细胞的情况下也是如此。因此，基因治疗方法可以获得比用 HLA 相同和半相合同种异体移植观察到的更好的长期胸腺生成，其中在没有移植前调节的情况下造血仍然是宿主来源 [127]。

对 15 岁和 20 岁接受治疗的 2 名患者，SCID-X1 基因治疗失败 [128]。对这两名患者体外有效转移 CD34+ 细胞，并且在其中 1 名患者体内，B 细胞、NK 细胞和髓样细胞中的标记水平与成功治疗的 1 岁以下患者相似。Chinen 等将基因治疗作为 3 名分别为 10 岁、11 岁和 14 岁患者的抢救治疗，这些患者之前从父母那里接受了 T 细胞耗竭的骨髓移植物，但是频繁感染和慢性腹泻使得免疫重建不完全 [129]。在该研究中，G-CSF 动员的外周血 CD34+ 干细胞用 GALV- 假型 Gamma 反转录病毒表达 Gamma 转导，并且在没有预先调节的情况下输注。所有 3 名患者在移植后至少 12 个月内在骨髓和淋巴系中都有可检测的反转录病毒标记。10 岁的患者在 T 细胞中具有相对较高的基因标记，与该谱系强烈的选择优势一致。在这个 10 岁的患者体内，CD4+ 和 CD8+ 计数增加，CD4+ CD45RA+ 幼稚细胞和 TREC 持续存在，表明胸腺功能恢复。Vβ 光谱类型分析显示 T 细胞受体多样性增加，因此，可以该患者体内已确立治疗益处，该作者也指出，除了年龄小之外，该患者还具有先前完全 T 细胞重建的先前半相合骨髓移植。对于 SCID-X1，在具有胸腺潜能损失的老年患者中，重建胸腺生成的能力可能受损。因此，应该尽早地开始基因治疗，而且先前的胸腺活动可以帮助预测老年患者的成功。

在法国和英国的研究中，20 名登记的 SCID-X1 患者中有 17 名已成功接受治疗。不幸的是，5 名患者发现白血病，其中 4 名来自法国的试验，1 名来自英国的试验，所有这些都是载体介导的，最初抑制了对反转录病毒基因治疗的热情。1 名患者因白血病而死亡，但是其他 4 名患者对白血病的治疗有反应，并保留基因修饰的幼稚 T 细胞。然而，该疾病的发病率和死亡率加上现有移植协议的局限性支持了这种方法的继续使用和改进。这些持续努力的主要焦点是改进的载体系统，旨在减少载体介导的插入诱变的恶性肿瘤的可能性（稍后会进行讨论）。来自这些研究的临床前数据表明即将进行的新载体类型的其他研究 [67, 130, 131]。

（三）腺苷脱氨酶缺乏症

在 ADA-SCID 中，脱氧腺苷三磷酸的积累通过淋巴细胞前体中的细胞凋亡诱导细胞死亡，从而损害淋巴细胞的发育和功能。ADA-SCID 是最早提出用于临床试验的疾病之一，因为该基因是可用的并且可以从反转录病毒载体表达，治疗效果所需的蛋白质水平估计为正常水平的 10% ～ 15%，并且校正的 T 细胞将具有选择优势。1990 年对 ADA 缺陷患者基因导入的首次临床研究一开始就使用 T 细胞作为靶点 [132]，Aiuti 等观察到，在 1 名患者移植淋巴细胞后，停用聚乙二醇（polyethylene glycol，PEG）-ADA 酶替代疗法（enzyme replacement therapy，ERT）导致免疫重建 [133]。因此，对于 ADA，酶替代疗法可能会降低基因修饰细胞的生存优势，限制 ADA 转基因的潜在治疗效果。Aiuti 等使用 Gamma 反转录病毒载体转导的 CD34+ 骨髓细胞治疗 2 例患者，观察持续植入和临床改善，并恢复外周血淋巴细胞中的 ADA 活性 [119]。与先前的研究不同，这些 ADA 患者接受了非清髓性移植前用白消安调节 [输注前第 3 天和第 2 天，2mg/(kg•d)]，而没有接受聚乙二醇 -ADA 酶替代疗法。在淋巴细胞亚群中，首先在 B 细胞和 NK 细胞中检测到增加的细胞数，然后是 T 细胞。2 名患者均在多个谱系中修复了细胞，包括粒细胞、红细胞、巨核细胞和淋巴样细胞。淋巴子集中基因修饰细胞的频率较高，表明这些细胞具有更强的选择性优势。实际上，外周血和骨髓中的所有 NK 细胞都被转导。在 B 淋巴细胞中，转导的 B 细胞的频率在外周血中高于骨髓，表明校正的外周 B 淋巴细胞的生长或分化优势。

这些研究者现在已经治疗了至少 30 名没有白血病表征的患者。大多数这些患者的整合部位分析已经发表[134, 135]，并揭示了具有染色质结构和局部组蛋白修饰引导子插入的多克隆性，还将这些结果与在用相同载体转导的外周血淋巴细胞中鉴定的插入物进行比较，并移植到 ADA-SCID 患者体内，这揭示了与各细胞类型的转录谱一致的整合型特征性细胞差异[135]。Gaspar 等[136, 137]治疗 6 例无 HLA 匹配供体的患者，使用 GALV 包膜假型化的 Gamma 反转录病毒载体对聚乙二醇 -ADA 替代疗法反应差。聚乙二醇 -ADA 在治疗前 1 个月停止，自体骨髓 $CD34^+$ 细胞被转导和输注在用 $140mg/m^2$ 的美法仑调理后的 5 名患者中。第六名患者在基因修饰的细胞融合之前接受 4mg/kg 白消安调节。在基因治疗后，6 名患者中有 4 名患者的 T 细胞计数增加，并且持续超过 5 年。其他两个人在酶替代疗法中保持良好状态。在美国进行的第三项研究包括 10 名 ADA-SCID 患者，并比较两种不同的 γ 反转录病毒载体，均基于骨髓增生性肉瘤病毒（myeloproliferative sarcoma virus，MPSV），一种载体使用 MPSV LTR，另一种使用 MPSV 修饰的 MND LTR[123]。在该研究中治疗的前四名患者在输注基因修饰的细胞之前未接受任何调理，并且在移植过程期间保持酶替代疗法。其中两名患者年龄较大（15 岁和 20 岁），另外两名患者为儿童（4 岁和 6 岁）。在老年患者中仅观察到短暂的低水平基因标记，而在基因治疗后长达 9 年的年轻患者中维持一些基因标记。然而，这种持续的标记也是低水平的，尽管不像成年患者中观察到的那样低。在基因治疗之前，该研究继续对剩余的 6 例 ERT 戒断和白消安（65 ～ $90mg/m^2$）患者进行治疗。其中 3 名患者在基因治疗后显示出完全的免疫重建和无效酶替代疗法长达 5 年。在持续基因标记＞ 1% 的患者中，整合位点分析显示多克隆造血重建具有低水平多样性。虽然确定了包含 MDSI1 和 LMO2 的常见插位点的克隆，但没有报道这些克隆明显扩大的临床后果。在迄今接受治疗的所有 AD-SCID 患者中，至少 19 名患者在基因治疗后不需要酶替代疗法。与 X-SCID 相比，完全免疫缺陷校正的差异被认为与这种疾病的造血后果有关，并且在老年患者和具有不同预处理历史的患者中进一步研究表明，幼稚 T 细胞生成的动力学对年轻患者和先前的治疗不包括失败的半相合骨髓细胞移植或酶替代疗法的患者更快[123]（并见文献 [138]）。这些研究支持 ADA-SCID 的基因治疗作为缺乏 HLA 特异的骨髓供体的患者的可行方法，并且在诊断和确定合适的供体确实不存在后建议尽早干预。他们还强调需要在基因修饰的细胞输注之前进行制备性调节以实现植入的治疗水平。

（四）X 连锁慢性肉芽肿病

慢性肉芽肿病是由烟酰胺酰胺核苷酸磷酸吞噬细胞氧化酶（phox）复合物中的缺陷引起的，大约 70% 的患者在编码 $gp91^{phox}$ 亚基（X 连锁慢性肉芽肿病）的 X 染色体基因中具有突变。结果，吞噬细胞的抗菌活性由于不能产生活性氧而受到损害，并且患者反复感染肉芽肿病变。与 SCID-X1 或 ADA-SCID 不同，转基因到骨髓细胞需要转基因，不能给予生长优势基因修饰细胞，因此高水平的转基因是必要的，以观察治疗效果。与这一点一致的是，在没有调节的情况下，早期尝试基因治疗慢性肉芽肿疾病导致转基因水平低而没有治疗效益[139]。

Ott 等在输注前第 3 天和第 2 天用 4mg/（kg • d）的脂质体白消安对非清髓性预处理后治疗 2 例患者[140]。在该研究中，用 GALV 包膜假型化的 Gamma 反转录病毒载体转导 G-CSF 动员的 $CD34^+$ 细胞。在 2 名患者中，观察到高水平的基因标记，并且外周血白细胞中的基因标记 1 和 2 分别增加至 46% 和 53%，然后分别降低至 27% 和 30%。呼吸爆发活动的生化证据被证实，尽管观察到的超氧化物产生水平低于野生型细胞，但 2 位患者均获临床益处。载体整合体的分析最初显示高度多克隆的再增殖，但在 3 个月后，在 MDS1-EVI1、PRDM16 和 SETBP1 基因座中具有插入的克隆开始占主导地位，且发现通过载体中的强脾脏形成病毒启动子对这些基因的反式激活有助于克隆扩增，在这些患者中观察到的初始临床益处归因于这种扩张。然而，患者出现了 MDS-EVI1 基因座的激活导致基因组不稳定、单体性 7 和骨髓增生异常的发展[15]。然后，两名患者在基因治疗后细菌和真菌感染的初始消退后，通过病毒启动子的甲基化证明了治疗性转基因的沉默。1 名患者在结肠穿孔后死于严重的细菌性败血症，该患者的基因标记仍然很高，但转导细胞的功能大大降低。第二名患者接受了来自不相关的 HLA 匹配供体的同种异体骨髓移植。由于在输注基因修饰细胞之前使用白消安，对于同种异体骨髓细胞移植，使用氟达拉滨、美法仑和抗胸腺细胞球蛋白（antithymocyte globulin，ATG）的预处理方案。该患者在移植后迅速恢复，并且在异基因骨髓细胞移植后第 115 天显示 99.5% 的供体嵌合体几乎完成消除含有单体性的 MDS1/EVI1 克隆。在 8.8mg/kg 脂质体白消安调节后，另一组用相同的载体和方案对患有难治性构巢曲霉感染的第三位患者进行肺部感染治疗，在给予基因治疗后 86 天达到稳定的基因标记 20%[141]。然而，该患者还出现了克隆性骨髓增生（见文献 [142]）。

在 NIH 进行的第三项研究中，3 名患有无法治愈的感染患者在输注 $CD34^+$ 细胞前接受 10mg/kg 布洛芬治疗，所述 $CD34^+$ 细胞用编码 $gp91^{phox}$ 的基于 MFGS 的 Gamma 反转录病毒进行基因修饰作为补救治疗[143]。其中 1 名患者在大约 11 年前同一组的早期研究中接受过基因治疗，在基因治疗之前没有进行调节。尽管在细胞输注时 [（18.9 ～ 71.0）× 10^6/kg 体重] 最初具有高转导效率（25% ～ 73%）和大细胞剂量，但外周血中基因修饰的细胞水平下降至 1% 和 0.03%。3 例患者中有 2 例在 4 周后无法检测到。对于第一位患者，其中 1% 基因标记在外源性血液中保持稳定直至基因治疗后 34 个月，不同谱系之间的克隆追踪表明至少少数造血干细胞被转导。该研究最近的一份报告显示，在第一次报道时可检测出基因标记下降的 2 名患者清除了他们的初始感染，并且自基因治疗以来已经持续了超过 5 年的基因标记，尽管水平非常低（0.7% ～ 0.03%）[144]。另外，在韩国首尔进行的一项研究中，在用 6.4mg/kg 白消安和 120mg/m^2 氟达拉滨调理后，用编码鼠类白血病病毒的 MT-$gp190^{phox}$ 编码的 Gamma 反转录病毒转染了 $CD34^+$ 细胞[145]，该研究报道了转导效率分别为 10.5% 和 28.5%。在基因治疗后不久，超氧化物生成细胞也可以短暂检测到，在这两个患者中分别下降到 0.1% 和 0.4%。同样地，伦敦的一项临床试验移植了 4 名基因修饰细胞患者；3 名患者在 CGD 试验中使用相同的 Gamma 转座病毒，其中 1 例患者发生骨髓增生异常，1 名患者的细胞用 NIH 试验中使用的 Gamma 反转录病毒转导（见文献 [142]）。在这项研究中，4 名患者均术前接受单剂美法仑，剂量为 140mg/m^2。其他研究也报道了类似的转导效率，并且细胞剂量范围在（0.2 ～ 10）× 10^6/kg 体重。同样，在移植后 1 个月观察到低水平的基因标记，并且在基因治疗后第 42 天降至不可检测的水平。

来自这些研究的组合数据，其中仅有 3 个显示治疗益处的患者，例如插入诱变和克隆扩增的结果，表明植入是成功 CGD 基因治疗的最重要障碍。此外，类似的，Gamma 反转录病毒已被成功用于其他类似的基因治疗应用骨髓抑制水平，证实移植的 CGD 细胞缺乏体内选择性优势。在这些试验中，Gamma 反转录病毒被用于转基因，有效的 Gamma 反转录病毒转导所需的延长培养时间可能会损害基因修饰的 $CD34^+$ 细胞的多能性。还有人提出，它们所居住的造血干细胞和微环境在 CGD 患者中都会受到持续炎症的损害[142]。此外，已假定造血干细胞中的组成型 $gp190^{phox}$ 表达导致高水平的活性氧物质，从而导致该细胞类型的细胞毒性。计划利用慢病毒载体减少体内操作以及其他调节方案和成熟骨髓细胞定向 $gp190^{phox}$ 表达的其他试验。

（五）Wiskott-Aldrich 综合征

Wiskott-Aldrich 综合征是一种隐性的原发性免疫缺陷，具有 X 染色体连锁，表现为反复感染、血小板减少、湿疹和自身免疫。WAS 蛋白（WASP）在该患者人群中缺乏功能，调节造血干细胞中的肌动蛋白聚合，作用于促进细胞信号传导和运动，并形成免疫突触（见文献 [146]）。因此，WAS 基因的突变产生复杂的生物学表现，包括有缺陷的 T 细胞和 B 细胞功能，NK 细胞免疫突触的功能受损以及所有白细胞中的迁移能力受损。由于 WASP 表达仅限于造血干细胞，因此提供功能性 WAS 基因的基因修饰白细胞将具有超过未修饰的体内选择性优势细胞。Boztug 等最初报道了用表达功能性 *WAS* 基因的 GALV- 假型 γ- 去甲病毒基因修饰动员自体造血干细胞的两名 Wiskott-Aldrich 综合征患者的治疗[147]。在细胞输注前 3 天和 2 天，患者用 4mg/kg 白消安调节，在两名患者中，观察到高水平的基因标记的表达 WAS 的白细胞，其与淋巴谱系倾斜。功能矫正恢复了 NK 免疫突触形成，增加了 T 细胞受体在 T 细胞中的使用和这些患者中的 B 细胞数量。

临床上，两名患者在基因治疗后6～9个月内表现出血小板增加，且出血的临床表现停止。两名患者的感染发病率和严重程度均有所下降，尽管一名患者在基因治疗后2年经历了肺炎球菌性脑膜炎，猜测是由于先前的脾切除术或B细胞重建不足导致。两名患者均表现出自身免疫症状减轻。最初的基因修饰的细胞植入被观察到是多克隆的，并且在基因治疗的其他临床试验中报道了一些偏向于普通的整合物，这些是将Gamma反转录病毒载体用于基因导入的临床基因治疗试验。

该试验继续招募并治疗另外8名患者；然而，在2009年，据报道，1名患者发生了反转录病毒插入的克隆性T细胞白血病在LMO2基因座的近端，在上述X-SCID试验中观察到的5个白血病克隆中发现了相同的遗传基因座，该试验也利用Gamma反转录病毒载体进行基因传递[148]。从那时起，至少又有一名患者发展成T细胞白血病，同时伴有寡核苷酸扩张，与LMO2近端反转录病毒整合事件相关[149]。这表明，治疗性基因表达组合介导的体内选择性优势与Gamma反转录病毒构建体的原癌基因近端插入导致局部基因表达增强，特别是*LMO2*基因的组合，极大地增加了接受基因疗法治疗患者的白血病转化倾向。

第二个国际合作在SIN慢病毒中用于在WAS启动子控制下传递WAS基因的WAS基因治疗试验目前正在进行中，迄今为止已经治疗了3名患者[52]。目前，该试验中没有证据表明克隆扩增或白血病，慢病毒转移的WAS基因表达的治疗效益似乎是表型校正[150]。

（六）β-地中海贫血

β亚型的血红蛋白病是最常见的单一基因遗传疾病，由β-珠蛋白基因簇的突变引起，并且表现为很少或没有成人血红蛋白A的产生。表型症状包括较差的红细胞前体成熟；在Cooley贫血（显著减少或缺乏β-珠蛋白产生）中，需要输血依赖性的严重贫血可导致铁超负荷，这是β-地中海贫血患者死亡的主要原因。如果可以获得未受影响的匹配供体，并且患者输注良好且螯合并具有良好的器官功能，则骨髓移植可以治愈，但是这种临床情况不适用于大多数β-地中海贫血患者，这使得自体基因治疗成为可行的临床治疗选择。然而，对于需要治疗的高水平红细胞特异性表达，必须有效转移包含β-珠蛋白基因及其内含子，以及β-位点对照区的复杂转基因盒。最初的临床工作人员使用慢病毒构建体来提供所需的遗传因素，并报道了两名患者的治疗方法，其中1名患者由于输注基因修饰细胞的技术妥协而无法通过转基因载体进行移植，另一名患者在给予白消安[3.2mg/（kg·d），连续4天]预处理后进行了基因修饰细胞的移植[151]。该患者在基因治疗后的第一年内需要总共10次输血，但在6～12个月内，输血频率明显下降（与第1～5个月所需的7次输血相比），1年后，患者不再依赖输血。然而，这一临床受益被发现与基因修饰细胞的寡克隆扩增相关，其中高迁移率族AT-hook2（*HMGA2*）基因的第三个内含子中具有原病毒整合。*HMGA2*表达在该患者的红系细胞中显著增加，但随时间稳定。该患者的骨髓未显示白血病转化的临床症状，仅注意到β-地中海贫血患者中常见的红细胞增生。这是插入基因激活与慢病毒转导的HSC寡克隆扩增相结合的第一份报告。目前在多种临床病情的HSC基因治疗患者中，已经没有白血病转化的HMGA2相关载体插入的发生[104, 152]。

（七）范科尼贫血

尽管作为造血干细胞基因治疗的早期候选者，如慢性肉芽肿病、范科尼贫血代表了一种具有挑战性的单基因疾病，其成功的疗效得益于基因治疗。范科尼贫血是一种常染色体隐性遗传疾病，由于在15种不同基因中的任何一种起作用的突变导致，其产物与协调识别和修复受损DNA一致。瑞士儿科医生Guido Fanconi首先描述范科尼贫血的临床表现很复杂，可能包括先天性缺陷、短小、皮肤和手臂异常，头部、眼睛、肾脏、肛门以及发育障碍。几乎一致地，90%的范科尼贫血患者在40岁时发生骨髓衰竭。范科尼贫血患者也显著地展现了急性髓系白血病和其他癌症（包括上皮和鳞状细胞癌）的风险上升[153]。由于DNA修复缺陷，范科尼贫血患者极易受到DNA损伤因子的影响，如电离辐射和化学疗法诱导细胞毒性效应的DNA损伤，甚至使传统的骨髓移植具有挑战性。然而，到目前为止成功的造血干细胞基因治疗的最大障碍被认为是缺乏可用于基因修饰的造血干细胞，以及这些造血干细胞在离体操作时的脆弱性[116, 154]。在两项临床试验尝试中，一项治疗C互补组的范科尼贫血患者（*FANCC*基因突变）[116]，另一项治疗A互补组患者

（*FANCA* 基因突变）[154]，两者均使用 Gamma 反转录病毒治疗 *FANCC* 和 *FANCA* 转基因，共有 8 名患者注入基因修饰细胞。在任一试验中输注基因修饰细胞之前未使用任何调理疗法，这使得范科尼贫血患者对 DNA 损伤剂的易感性增加。两项研究均表明仅在一些输注患者中进行短暂植入，因此，短暂植入患者仅获得短暂临床疗效。

进一步的临床前研究已经提倡使用慢病毒载体来减轻基因转移，因为这些载体允许更短的体内外操作时间，猜测短时间可以改善范科尼贫血患者可用的有限数量的造血干细胞的存活率和植入潜力 [155, 156]。此外，通过在培养基中添加抗氧化剂，以及在低氧条件下培养的培养物，多个组显示出在生活操作期间造血干细胞保存的明显益处，因为这降低了体外造血干细胞的氧化应激量 [157, 158]。2010 年一个国际工作组成立，以确定范科尼贫血患者造血干细胞基因治疗的最佳策略，并报道下一步应该包括一个安全修饰的慢病毒，指导人类磷酸甘油酸激酶启动子的范科尼贫血基因表达，并尝试减少氧化应激的微小体内培养 [159]。目前，1 期临床试验正在招募范科尼贫血患者，以评估推荐方法的可行性和安全性 [158]。然而，先前试验中缺乏植入或体内增殖优势，以及对其他疾病如 ADA-SCID、X-CGD 和 β- 地中海贫血造血干细胞基因治疗的结果，表明在基因修饰造血干细胞输注之前可能需要一些制备方案，以在范科尼贫血患者中实现颇有疗效的植入。另一种方式是在移植后的体内选择还可以通过消除未修饰的细胞来改善植入和增殖，这证明范科尼贫血细胞对诸如环磷酰胺等药剂的敏感性可以提供有效植入方法和（或）体内此药物极低剂量的选择 [160]。

七、溶酶体贮积症

（一）X 连锁肾上腺脑白质营养不良

X 连锁肾上腺脑白质营养不良（X-linked adrenoleukodystrophy，X-ALD）是由 *ABCD1* 基因突变引起的严重遗传性疾病，其蛋白质产物 ALD 转运蛋白代谢过氧化物酶体膜中的非常长链脂肪酸。功能性 ALD 转运的丧失严重影响血浆和组织中的长链脂肪酸积累以及 ALD 雄性中枢神经系统内的进行性脱髓鞘。这些患者中有 65% 具有终生发生致命性脑脱髓鞘的风险 [161]。在脱髓鞘的早期阶段进行的同种异体骨髓细胞移植是唯一一种已经证明可以稳定 ALD 男性大脑髓鞘形成的治疗方法。这种稳定化的机制来自用供体髓单核细胞替代宿主脑小神经胶质细胞，尽管这种替代物阻止脱髓鞘的确切机制尚不清楚 [162, 163]。然而，由于 ALD 转运蛋白不被分泌，因此在用同种异体骨髓细胞移植治疗的患者中发生了非交叉校正。此外，对于所有患者都没有合适的供体，并且对于那些供体被鉴定的患者，与同种异体移植相关的并发症的风险，包括 GVHD，仍然是一个问题。

慢病毒介导的 *ABCD1* 转基因到小鼠 ALD1 缺陷型造血干细胞 / 祖细胞的临床前研究表明，在基因治疗后 1 年内，20% ～ 25% 的脑小胶质细胞被替代 [164]。来自 COR 患者的 $CD34^+$ 细胞的基因修饰也导致有效的 ALD 转运蛋白表达，并且这些细胞在移植后迁移至 NOD/SCID 小鼠的脑中，在那里它们分化成小胶质细胞 [165]。最初的临床研究使用 VSV-G 假型 HIV-1 衍生的 SIN 慢病毒载体，该载体组成性地从淀粉样增生性肉瘤病毒增强子，阴性对照区域缺失，dl587rev 引物结合位点取代（MND）启动子 [166] 中表达 *ABCD1* 基因。2 名患者注射了用该病毒载体转导的 G-CSF 动员的 $CD34^+$ 细胞，在用环磷酰胺和白消安进行清髓性预处理后，MOI 为 25，因为体内缺乏对基因修饰细胞的选择性优势。2 名患者都没有确定的 HLA 匹配的骨髓或脐带血供体。移植后 2 周内造血恢复，1 年内免疫恢复。2 名患者的基因突变导致外周血细胞中不可检测的 ALD 转运蛋白表达，因此转基因 *ABCD1* 的表达被用作确定循环中基因修饰细胞的水平的手段。在基因治疗后 2 个月，2 名患者中 22% ～ 30% 的外周血细胞表达 ALD 转运蛋白，平均每个细胞拷贝数＜ 1。整合位点分析揭示了多克隆重构，没有显性克隆的证据，并且鉴定了不同谱系的纯化细胞群中相同的整合位点，表明真正的造血干细胞基因修饰已经实现但是处于非常低的水平。重要的是，在 2 名患者中，移植后 12 ～ 16 个月发生脑脱髓鞘停滞，并且通过 MRI 保持稳定直至最近的随访（36 个月）。虽然这种方法被认为是治疗 X-ALD 的突破性方法，但目前正在进行旨在增加转导的造血干细胞数量，从而缩短移植后脱髓鞘停滞时间的其他研究。虽然这些初步结果证明了慢病毒介导的转基因以实现具有安全性的治疗性基因表达（即缺乏插入诱变）的效用，但是需要额外的后续追踪以充分评估长期益处和风险。然而，该研究的另一个重要特征是基因修饰细胞的成功植入，在骨髓清除调节后没有体内选择性优势，突出了制备方案在基因治疗中实现治疗性有益造血的重要性。

（二）异色性脑白质营养不良

异染性脑白质营养不良（metachromatic leukodystrophy，MLD）是一种常染色体隐性遗传疾病，由 *ARSA*（arylsulfatase A）基因或其激活蛋白——鞘脂激活蛋白 -B（见文献 [167]）的突变引起。这些基因的突变导致可变的 ARSA 表达和半乳糖基和乳糖基硫酸酯的积累，表现出这些分子在少突胶质细胞的异染性颗粒以及许多其他细胞类型中的积累。临床症状根据发病年龄不同，并影响中枢和外周系统。由于症状发作可以在任何时间发生，并且随着发病阶段而变化，MLD 分为四个类别：婴儿晚期、幼年期、幼年期和成年期。婴儿晚期 MLD 和早期青少年 MLD 是最常见的诊断阶段，所有形式都被认为是终末期，目前仅为患者提供支持性护理。最近，酶替代疗法已进入早期临床试验。然而，血脑屏障渗透一直是一个重要的障碍，疗效数据尚未确定（见文献 [167]）。有冲突证据表明，来自未受影响的供体的骨髓移植导致显著的治疗益处，并且这应该是由于在快速进展的情况下脑小胶质细胞和巨噬细胞 / 组织细胞的缓慢替代。此外，与同种异体骨髓细胞移植相关的风险仍存在，并非每个患者都有可用的 HLA 匹配供体。使用慢病毒载体在组成型人磷酸甘油酸激酶启动子控制，下输送 *ARSA* 基因的基因治疗的临床研究在 MLD 小鼠中产生显著的治疗益处，甚至比未受影响、未经基因修饰的骨髓更具有逆转神经功能缺损作用 [168, 169]。最近开展了一项治疗 MLD 患者的 1 期临床试验，有效性和安全性的初步报告尚未确定 [52]。初步报道表明，与 ALD 试验一样，患者在输注基因修饰细胞前接受了全面清髓化疗（白消安）治疗。在基因治疗后的第一个 6 个月内，该标记保持稳定 [17]。

八、实体瘤

多形性胶质母细胞瘤

多形性胶质母细胞瘤（glioblastoma multiforme，GBM）是一种致命性脑膜炎，几十年的临床研究提供了很少的治疗选择。不符合手术干预条件且选择姑息治疗的患者仅在诊断后的 3 个月内存活。最有效的疗法包括手术以尽可能多地去除原发肿块，然后进行头颅聚焦放射治疗，同时给予替莫唑胺、烷化剂化学疗法，随后进行替莫唑胺的辅助周期。然而，这种强烈的治疗策略为 GBM 患者（21 个月）增加了不到 2 年的中位生存期。此外，对于大约 60% 的 GBM 患者，肿瘤细胞的表观遗传变化导致内源性甲基鸟嘌呤甲基转移酶（methylguanine methyltransferase，MGMT）的表达增加，MGMT 是一种修复由替莫唑胺引起的细胞毒性 DNA 损伤的蛋白质，使肿瘤细胞对标准疗法具有抗性 [170]。一种小分子，O6- 苄基鸟嘌呤，可以不可逆地灭活 MGMT，并假定在 GBM 细胞中恢复替莫唑胺的敏感性；然而，评估该治疗策略疗效的早期试验导致严重的造血毒性 [171, 172]。早期研究报道，MGMT 表达在大多数血细胞中是表观遗传学上的，并且在造血干细胞中检测不到，使得对 O6- 苄基鸟嘌呤和替莫唑胺的组合特别敏感 [173]。有趣的是，在造血室外没有观察到该方案的毒性。因此，设想基因治疗可以在骨髓中提供 MGMT 表达以保护造血隔室免于化疗诱导的毒性，而脑肿瘤细胞保持敏感。如前所述，化学抗性基因如突变 MGMT，赋予对烷化剂化学疗法的抗性，是一种有前途的方法，用于介导在患者群体中基因修饰细胞的体内选择，其中选择性优势不是由基因修饰赋予的。突变 MGMT 的特异性是能够维持 DNA 修复能力，同时对 O6- 苄基鸟嘌呤的抑制作用不敏感。

首次用突变型 MGMT 进行造血干细胞基因治疗的试验是在成年 GBM 患者中进行的，这些患者在肿瘤细胞中显示出未甲基化（表达）MGMT 的预后不良表型 [104]。在没有伴随的替莫唑胺的外科手术干预和标准放射后，3 名患者用 600mg/m^2 剂量的单一药剂 BCNU 作为调理剂和化学疗法治疗，因为已知该药剂穿过血脑屏障且对 GBM 细胞具有活性。在施用 BCNU 后 2 天，患者接受 G-CSF 动员的 CD34$^+$ 细胞，所述 CD34$^+$ 细胞用 GALV- 假型 γ- 反转录病毒转导，从内源性病毒 LTR 启动子表达突变 MGMT P140K。移植后 1 个月内，基因标记水平在循环白细胞的 35% ～ 60% 之间（图 8-5），患者开始接受联合化疗，包括奥曲唑胺和替莫唑胺，据报道，用的是以前试验中最大耐受剂量的替莫唑胺剂量，不包括基因治疗（472mg/m²）。在没有基因治疗试验中，所有 3 名患者都能够接受比先前试验报告的患者更多的化疗周期，并且所有患者都存活超出预期平均值，其中 1 名患者存活并且在 9 个化疗周期后显然无疾病。这些患者的 Clonalan 分析确实显示，在 2 个或 3 个化疗循环后出现 3 个显性克隆，2 个在同一患者中，包括在含有 PR 结构域的 16（PRDM16）和 *HMGA2* 基因附近的整合。然而，基因修饰的细胞库中发生的这种克隆偏移没有在白细胞区室中的继续扩张，也没有骨髓或外周血中的 MDS 或白血病的证据。报道还指出，随着时间的推移和化学疗法在常见的基因组位点上含有原病毒插入的克隆的富集，并且这些基因座与其他临床试验中报道的使用 Gamma 反转录病毒载体进行转基因的那些基因座重叠。重要的是，在研究期间，没有患者显示出造血后的毒性，这强调了这种策略在癌症治疗中的潜力。尽管这些患者缺乏白血病转化，但使用慢病毒载体介导转基因被认为是避免插入突变和潜在转化的替代方法，可用于未来的研究。

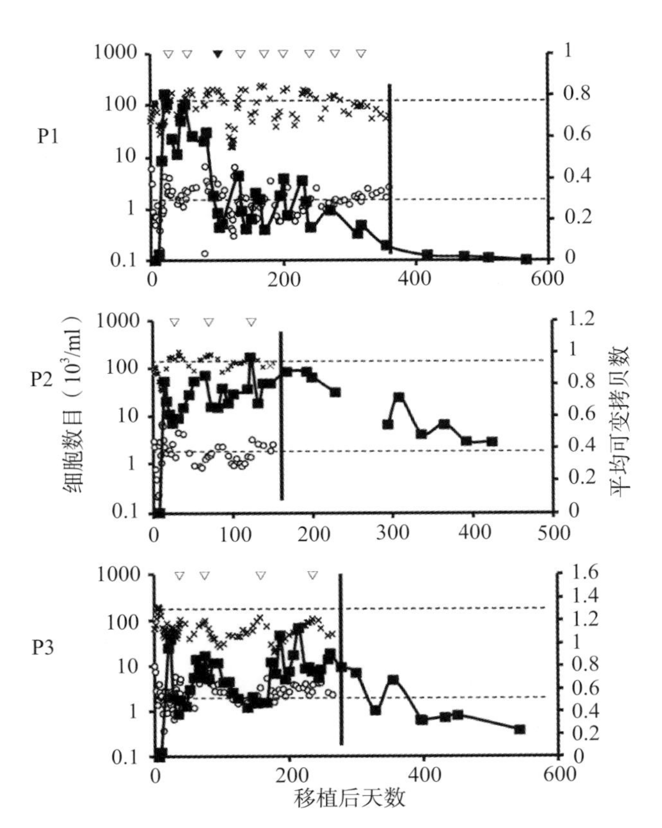

▲ 图 8-5　三种胶质母细胞瘤患者中 *P140K* 基因修饰细胞的持久性和化学保护作用

P1*y* 轴代表外周中的中性粒细胞计数绝对值，淋巴细胞和血小板计数随时间和化疗的变化。细胞计数为每立方毫米数（mm³），显示基因修饰细胞移植后的不同时间点（*x* 轴）。十字（x）代表血小板，空心圆（○）代表中性粒细胞计数绝对值。虚线（-）表示血小板（上虚线）和中性粒细胞计数绝对值（下虚线）的再处理阈值。P2*y* 轴表示每个基因组的平均原始手性拷贝数，其通过实时 PCR 在大量白细胞中的不同时间点 - 移植（*x* 轴）（闭合方块■）确定。倒三角形（▽）表示 O6BG/TMZ 化疗的周期。P1 图中的闭合倒三角形（▼）表示 TMZ 的单剂量递增循环（590mg/m²）（引自 Adair 等，2012 年[104]。已从美国科学促进会获得许可）

九、传染病 HIV

虽然 HAART 的发展极大地改善了 HIV 患者的预后，但它并不具有疗效，而且意味着患者的巨大开支以及与治疗相关的不良反应和病毒进化相关的风险。最近，有确凿证据表明移植造血干细胞可导致功能性 HIV 治愈，当 HIV 白血病患者移植了来自供体的同种异体骨髓，该供体在骨髓清除化疗后携带 *CCR5* 基因突变，在没有 HAART 的情况下，导致接受者明显消除可检测的 HIV[53]。然而，该策略的广泛使用受限于突变体 CCR5 携带者的百分比以及鉴定 HLA 匹配的骨髓供体的组合困难。如前所述，靶向基因破坏是目前正在追求的一种策略，即产生自体突变 CCR5 造血干细胞的方法。另一种策略是将其产品能够干扰 HIV 感染的转基因到自体 HSC。自体造血干细胞移植治疗高风险或复发的获得性免疫缺陷综合征（acquired immune deficiency syndrome，AIDS）相关淋巴瘤（AIDS related lymphoma，ARL）接受清髓性预处理可显著支持长期生存[174]。同一组首先尝试在该群体中进行造血干细胞的基因治疗，因为这些患者在细胞治疗之前已经接受了自体造血干细胞和清髓性调节[175]。在这项研究中，共有 7 名患有高风险或复发性 AIDS 相关淋巴瘤的患者同意接受治疗，其中包括用于动员的 G-CSF（10μg/kg），然后进行白细胞分离术以收集总共 5 × 10⁶ 个 CD34⁺ 细胞 /kg 体重。将这些 CD34⁺ 细胞中的一半冷冻保存为未经处理的治疗产物，另一半用编码 3 种 HIV 抗反转录因子的 VSV-G 假型载体进行慢病毒转导。一种基因产物用 CCR5 核酶抑制病毒进入，第二种基因产物通过病毒 tat/rev 元件的 RNA 干扰抑制病毒 RNA 转运，第三种基因产物通过表达 decoyRNA 抑制病毒转录的起始。1 名患者表现出进行性疾病预防性治疗，另一名患者未能达到 5 × 10⁶CD34⁺ 细胞 /kg

的既定收集目标。在剩余的 5 名患者中，1 名患者仅给予未操作的细胞产物，因为转导的细胞产品在输注前未达到释放标准（活力）。所有 5 名患者在细胞输注前均接受了清髓性预处理，包括 BCNU、依托泊苷和环磷酰胺。接受基因修饰的细胞产物的 4 名患者也接受未经处理的细胞产物，并且所有患者在整个研究期间保持在 HAART 上。所有患者移植后 11 天，连续 3 天 ANC ＞ 500/μl。从转导产物中分离的 4 周培养起始细胞的转导效率的体外评估非常低（0.11% ～ 0.15%）。在报道时，已经进行了 18 个月的随访，所有患者都处于缓解期。这些患者的基因标记范围为外周血单核细胞的 0.02% ～ 0.32%。这些患者的病毒载量检测不到，考虑到 HAART 在整个治疗期间都得到维持，这并不奇怪。1 名患者在基因治疗后 15 个月显示病毒载量增加 890 基因拷贝，在第 12 和 15 个月之后 HAART 停止。患者在此测试结果后恢复 HAART，之后恢复到不可检测的病毒载量。据推测，未经处理的细胞产物的共同输注和 HAART 治疗的连续性可能有助于在这些患者中观察到的低水平基因标记。

十、载体介导的插入诱变

（一）SCID-X1 型白血病、慢性肉芽肿病和 Wiskott-Aldrich 综合征试验

反转录病毒有效整合到基因组中的能力也是一个缺点，反转录病毒载体是插入诱变剂，可引起白血病，如法国 SCID-X1、CGD 和 WAS 基因治疗试验中所观察到的。人们早就知道许多 Gamma 反转录病毒（以前是致癌病毒）引起白血病，但之前认为复制不能的载体具有导致恶性肿瘤的插入突变的低风险。由于先前临床 T 细胞基因中的载体整合研究中未观察到白血病，可能部分归因于 T 细胞的生物学[176]。在许多造血干细胞大动物转基因实验中也没有观察到白血病（见文献 [61]）。这与具有复制能力的病毒形成对比，其中体内多轮感染将极大地增加恶性肿瘤的风险。当复制能力的反转录病毒污染的载体制剂用于转基因到富集的骨髓细胞时，在 10 个恒河猴中有 3 个观察到白血病[177]。

在骨髓增生异常或白血病发展的所有 3 个试验中，没有证据表明具有复制能力的反转录病毒，并且研究了表征载体整合位点，以了解转化细胞的病因学。在 X-SCID 和 WAS 试验中鉴定的白血病细胞中，在 *LMO2* 和 *CCND2* 基因附近观察到载体整合体。 *LMO2* 基因编码参与早期造血的转录因子，其先前通过染色体转位参与白血病发生（见文献 [178]）。还不清楚 γ_c 的治疗性转基因是否参与白血病，可能是通过异常的 IL 受体信号传导。发现慢病毒载体中 γ_c 的表达在小鼠模型中引起淋巴瘤[179]，来自小鼠肿瘤的病毒整合数据库鉴定出在 IL2RG 和 LMO2 基因座上整合的白血病[180]，表明它们合作促成在人 CD34$^+$ 细胞中单独 γ_c 的过表达对体外 T 细胞发育没有影响，这表明 LMO2 的整合可能代表主要的致癌事件，并且在强烈的增殖压力下，用 γ_c 转基因恢复 IL-7 信号传导产生未成熟细胞的白血病前期条件[181]。然而，在 WAS 基因治疗试验中，插入近端 LMO2 的白血病的发展表明，造血干细胞基因治疗与 Gamma 反转录病毒载体的插入突变和基因毒性超出 X-SCID 范围，超出其他疾病。这一数据表明特定疾病，特别是那些治疗性转基因赋予固有疾病的疾病。选择性优势基因修饰细胞，从载体介导的插入诱变的角度可能具有固有的风险，并且临床前模型可以产生对所提出的临床试验的潜在不良反应的见解。然而，在用基因疗法治疗的慢性肉芽肿病患者中，脊髓空洞病毒整合和 *MDS/EVI1* 基因插入激活导致的脊髓发育不良的报道表明，治疗性转基因的选择性优势可能不是导致白血病发生的唯一因素。更多的混淆是发生没有近端基因激活的扩增克隆，其在没有白血病转化证据的情况下保持稳定升高，例如在包括 β- 地中海贫血和 GBM 患者的基因治疗试验中观察到的 PRDM16 和 HMGA2 克隆。这些观察结果支持越来越多的证据表明正常细胞转化为肿瘤细胞需要多基因和表观遗传事件（见文献 [17]）。

（二）载体前体对宿主基因的失调

对更安全的造血干细胞基因治疗进行积极研究的一个领域是开发和测试改进的安全性载体。Gamma 反转录病毒载体倾向于整合基因的启动子[182]，慢病毒载体优先整合到高度表达的转录本中[183]，泡沫病毒载体在较少发生的反转录病毒载体附近整合较少，并且比转录物内的两个 Gamma 反转录慢病毒载体更少[184]。虽然这些整合偏好的机制尚未得到很好的理解，但它们似乎部分地通过束缚预整合复合物和宿主蛋白之间的相互作用以及宿主染色

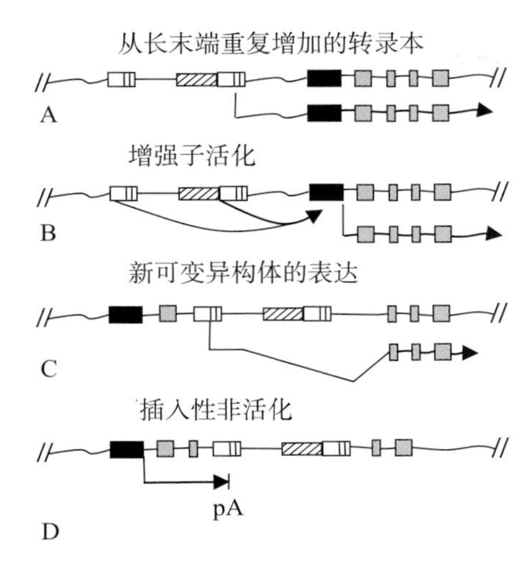

▲ **图 8-6　通过整合的载体原病毒对细胞基因的失调**

整合的载体前病毒可以通过几种机制调节原癌基因、肿瘤抑制基因或参与造血的基因的基因表达。文中列举了 4 个反常实例。整合的载体前病毒由两个长末端重复表示，内部转基因用阴影框表示。细胞基因启动子和外显子分别用黑框和灰盒表示。A. 从载体 3'LTR 开始的转录以增加的水平转录细胞基因。B. 载体长末端重复中的增强子激活细胞启动子转录的转录。C. 来自载体 5'LTR 的转录产生了非依赖性 mRNA，其产生细胞基因的新截短同种型，其可具有与天然形式不同的性质，包括致癌性。D. 载体原病毒整合在第二和第三外显子之间，从而使用 3'LTR 多腺苷酸化信号通过过早的多腺苷酸化破坏细胞基因的转录

质的状态来定义（见文献 [185]）。通过反转录病毒载体进行整合可以通过几种机制解除宿主基因的调控（图 8-6），有可能导致克隆显性，如 CGD 试验中所观察到的以及在法国 SCID-X1 试验中观察到的白血病。Gamma 反转录病毒载体整合体可以从插入物中调节超过 500kb 的基因表达 [186]，犬繁殖细胞中整合子频率的比较表明，在相关基因附近观察到相当大比例的 Gamma 反转录病毒、慢病毒和泡沫病毒载体，与恶性肿瘤密切相关 [187]。因此，降低整合载体前病毒以调节附近基因表达的载体设计应该有降低恶性肿瘤的可能性。

（三）降低潜力的方法

对于载体介导的恶性肿瘤，可以进行若干修改以改善载体安全性，包括使用 SIN 载体。与 SCID-X1 试验中使用的 LTR 驱动的载体不同，在 SIN 载体中除去启动子—增强序列，大大降低了 3'LTR 转录激活的可能性和两种 LTR 的增强活化。将绝缘子序列插入干扰附近基因的增强子激活的 LTR 也已被提出作为安全特征，并且在人 T 细胞系中的实验表明，带有鸡 HS4 绝缘子的慢病毒载体可能具有降低的克隆优势潜力 [188]。在前面讨论的报道的 β- 地中海贫血基因治疗中，使用了具有鸡 HS4 绝缘子的治疗性 β- 球蛋白病毒单倍体病毒载体。有趣的是，在本研究中观察到的显性克隆中，该载体中仅存在一个 HS4 250bp 核心元件的拷贝，尽管它被设计为具有两个拷贝。单个 250bp 核心区域不包含 1.2kb 鸡 HS4 绝缘子的完全绝缘能力，这可能导致该载体修饰无法阻断多克隆抗体。提高安全性的直接方法是，在 SIN 载体的背景下使用谱系特异性启动子，将基因表达限制为所需的造血谱系。这应该可以降低原癌基因干细胞和不需要基因表达的谱系的可能性（见文献 [189]）。有研究通过修饰反转录病毒预整合复合物的组分，来努力将反转录病毒载体整合到确定的位置。酵母 LTR 反转录转座子为靶向整合到真核基因组中提供了令人信服的先例。酵母反转录转座子有许多相似的反转录病毒，但对整合具有显著的特异性。Ty3 反转录转座子整合在一个小窗口中，两个或三个 Pol Ⅲ转录物上游的核苷酸。到目前为止，靶向反转录病毒载体的整合效率低得多。在研究中，具有独特地址的锌指蛋白与慢病毒 Pol 融合 [190]。整合特性已修改，但滴度大大降低，限制了此方法的潜力。使用表达宿主蛋白透镜蓝素衍生生长因子（lens epithelium-derived growth factor，LEDGF）的修饰形式的工程化靶细胞，实现了慢病毒载体的重新靶向。LEDGF 含有结合 HIV 整合酶，并与 HIV 预整合复合物相互作用的结构域，从而将复合物束缚在 LEDGF 结合的位点。通过修改 LEDGF 的结合特异性，可以重新靶向 HIV 整合 [191-193]。该方法表明可以实现反转录病毒载体的有效再靶向。然而，现在的挑战是设计一种方法来有效地靶向正常 $CD34^+$ 细胞中的整合，所述正常 $CD34^+$ 细胞之前未用改变的 LEDGF 进行修饰。

另一种方法是通过使用基因靶向方法校正造血干细胞基因或在特定染色体定位处引入治疗基因来避免整合。通过转染靶向的常规基因的频率在人初级细胞中是低的，但是通过切割可以大大增加靶向频率使用核酸酶刺激同源重组的靶位点。使用 ZFN 在多达 18% 的人造血干细胞中获得 γ_c 基因座的修饰 [194]，并且使用该方法的靶向基因添加在造血干细胞系中也是非常有效的 [195]。已经开发出整合酶缺陷的慢病毒载体，用于将 DNA 供体模板和 ZFN

有效递送至干细胞。表达 ZFNs 的非整合型慢病毒载体导致在造血干细胞系中高达 30% 的细胞靶向，在多达 5% 的人类造血祖细胞中添加靶向基因[196]。

十一、总结和未来方向

富集和转导人类种群细胞的能力的进步已导致最近在造血干细胞基因治疗中取得的成功。在 3 种 Gamma 反转录病毒介导的造血干细胞基因治疗的临床试验中，不幸发生白血病激励了对不同转基因途径的相对安全性定义和开发更安全的载体的研究。然而，还需要强调的是，对于像 SCID-ADA 这样的疾病，甚至当下的载体技术似乎也是安全和高效的。对于与插入诱变有关的疾病，正在探索新的载体系统和基因靶向 / 编辑方法。许多最近描述的核酸酶包括 ZFN、归巢核酸内切酶（homing endonucleases，HE）和 Tal 效应核酸酶（Tal effector nucleases，TALEN）目前正处于临床前研究中。目前使用 ZFN 破坏 HIV 患者 T 细胞中的 CCR5 基因座正处于临床研究。因此，在接下来的 5 年中，可以预期大多数上述疾病的 HSC 基因治疗将转移到更新，更安全的载体系统，如慢病毒载体，泡沫病毒载体或 α 反转录病毒载体。对于一些可以用基因破坏进行治疗的疾病，例如 CCR5 破坏产生抗 HIV 感染的细胞，我们也期望进行核酸酶介导的基因编辑研究。这些进展很可能转化为影响造血系统的许多遗传疾病的治愈，并扩展到其他疾病，如 HIV，基因疗法可以恢复其免疫功能，而对于某些癌症，造血干细胞基因疗法可以提高血液和骨髓细胞的耐化学性，从而导致更有效的化疗剂量并提高生存率。

免疫学篇

Immunology

第9章 造血干细胞移植的免疫学概述

Overview of Hematopoietic Cell Transplantation Immunology

Paul J. Martin　Warren D. Shlomchik　著
乔　曼　译
周　萌　韩　悦　陈子兴　校

一、概述

免疫学在异基因造血干细胞移植中起着主要作用。任何涉及植入、GVHD、恶性肿瘤的控制、免疫耐受、免疫重建等免疫机制的认知，都需要我们对移植物在移植过程中引发的免疫反应所涉及的细胞和分子组成有所了解。而如要深入了解同种异体反应的细胞学基础，则需要知晓免疫识别、免疫系统的发育以及免疫反应的本质。本章将向读者介绍造血干细胞移植相关的免疫学知识。引文选自最近文献中相关的综述和报道，以及详述具体内容的其他章节。

二、病原体反应和移植反应之间的根本区别

免疫系统本是对病原体的防御而进化形成的，并非在造血干细胞移植的选择下进化而来，因此，病原体和异基因移植所诱发的免疫反应之间的差异值得思考（表 9–1）[1]。抗病原体的免疫机制是病原体首先遭遇固有细胞，包括抗原提呈细胞，这些细胞通过一系列的传感机制检测到病原体来源产物的存在，并解码病原体的本质，从而产生针对特定病原体的信号和介质。这些固有细胞直接介导抗病

表 9–1　移植免疫反应与病原体免疫反应对比

特　征	感　染	GVHD
反应性 T 细胞的来源	体内原有	输注
特定病原体	有	无
抗原提呈细胞成熟与抗原提呈相关	是	否
抗原清除	多样的	否
抗原表达	一般局部表达	普遍存在
T 细胞进入组织的特异诱导信号	有	无
供受者的抗原提呈细胞嵌合	无	有
显性免疫	是	是

（引自 Shlomchik，2007[1]）

原体免疫，并将病原体来源的抗原提呈给 T 淋巴细胞，从而引发适应性免疫应答。这种固有免疫和适应性免疫的联合反应可以共同抑制和清除病原体。而在造血干细胞移植中，无论是供体还是受体的固有细胞，都没有类似病原体来源产物这样的等效物存在。然而，注入的供体细胞既能激发受体免疫细胞的免疫反应，使其在某些条件下存活下来，又能对受体产生强大的免疫反应。病原体和同种异体抗原在持久性和作用位置上也不同。病原体通常只对某细胞的亚群具有激活性，因此只有一小部分抗原提呈细胞提呈病原体产物。在造血干细胞移植中，每个受体细胞都是同种异体抗原的来源，每个供体来源的抗原提呈细胞都可以随时获得同种异体抗原，受体抗原的供应是无限的，类似于慢性感染。同样，对于排斥反应，所有供体细胞和抗原提呈细胞都是同种异体抗原的来源。其他相关差异也同样值得考虑。成熟的供体 T 细胞是 GVHD 和移植物抗白血病效应（graft-versus-leukemia effects，GVLEs）的主要介质，它们被注入后必须找到同种异体抗原提呈的位置，而在病原体暴露时，它们已经存在于次级淋巴器官中。最后，造血干细胞移植前用于控制恶性细胞的大多数预处理方案和一些治疗方法都能创造一个淋巴细胞减少的环境，这对 T 细胞的活化和有效反应的发展有显著的影响。

三、造血干细胞移植与实体器官移植的根本区别

造血干细胞移植与大多数其他器官的移植有根本的区别。在实体器官移植中，移植物通常只含有有限数量的具有免疫功能的细胞。主要的临床关注重点在于防止受体免疫系统发生排斥反应。一般需要终身服用免疫抑制药物来防止移植时受体的细胞免疫和体液免疫产生的排斥反应，以及移植后受体来源的免疫前体产生排斥反应。

造血干细胞移植前的预处理方案（见第 19 ～ 23 章）根据其强度的不同消除了受体免疫系统的不同数量的前体和成熟细胞。移植物含有大量的前体和成熟细胞，可以替代相应的受体成分。因此，供体移植物在受体体内可重建免疫系统。临床主要关注的不仅是如何防止在预处理后存活的受体细胞对移植物产生排斥反应，而且还要防止供体细胞在受体体内引起免疫介导损伤（如 GVHD），同时允许免疫重建以识别和控制病原体。移植后应用免疫抑制药物（见第 81 章）主要用于预防 GVHD，最终，有可能在大多数患者中结束这种治疗。随后移植物的持续存在和 GVHD 的缺失，以及宿主免疫防御的恢复，表明供体和受体之间已经达到了一种免疫耐受状态，尽管维持这种耐受的机制尚未完全阐明。

四、移植抗原

（一）主要组织相容性抗原

由移植物引起的免疫反应是由移植或组织相容性抗原引起的（见第 10 章）。编码移植抗原的基因位于 MHC 的内部和外部[2]。人类 MHC 位于 6 号染色体短臂上，包含一系列基因、编码两种不同类型的高多态性细胞表面糖蛋白，称为 HLAs。HLA Ⅰ类抗原包含一条多态性 α 链与 $β_2$ 微球蛋白非共价结合。由三个基因座 HLA-A、HLA-B 和 HLA-C 编码的 HLA Ⅰ类抗原在造血干细胞移植中可引起免疫反应。其他Ⅰ类区域基因编码的抗原作用尚未明确。截至 2012 年 8 月，共报道了 1448 个 HLA-A 等位基因、1988 个 HLA-B 等位基因和 1119 个 HLA-C 等位基因的外显子多态性变化（http://www.ebi.ac.uk/imgt/hla/stats.html）。

HLA Ⅱ类抗原由三个位点的基因编码（HLA-DR、-DQ 和 -DP），包含一条单一的 α 链和一条 β 链非共价结合而成。DRA、DQA1 和 DPA1 分别编码 HLA-DR、-DQ 和 -DP 的 α 链，DRB、DQB1 和 DPB1 基因分别编码 β 链。九个特征性的 *DRB* 基因编码多态性 HLA-DR β 链。DRB1、-DQ 和 -DP 基因编码的抗原在造血干细胞移植过程中可以引发免疫反应。其他 *DRB* 基因编码的抗原的作用尚未确定。截至 2012 年 8 月，共报道了 2 个 HLA-DRA 等位基因、860 个 HLA-DRB1 等位基因、29 个 DQA1 等位基因、126 个 DQB1 等位基因、17 个 DPA1 等位基因和 134 个 DPB1 等位基因。HLA Ⅰ类和Ⅱ类分子的广泛多态性也是一种保护机制，其通过增加可被免疫系统识别的病原体相关抗原的范围来保护个体和种群。

（二）人类白细胞抗原配型

编码 HLA Ⅰ类和Ⅱ类抗原的基因紧密相连，

在家庭成员中呈“单倍型”方式遗传，重组的频率很低[2]。HLA 相合的同胞供者在家庭成员中很易鉴别，尤其是家庭成员的 HLA 为杂合型、父母单倍体能够被可靠地标记和鉴定。对于一个患者而言，他能找到与父母单倍体完全相合的同胞供者的概率为 25%，称为“HLA 基因型相合”。同胞全相合不仅是在配型分析的 HLA 分子多态性方面，而且在其他 MHC 多态性方面均相合。对于无关供者而言，“HLA 相合”的含义则不同，相合仅指检测位点的多态性相合，而其他 MHC 分子可能不相合。由于 HLA 抗原高度多态性的免疫学特性，两个非亲缘无关供受者在 HLA–A、–B、–C、–DR、–DQ 和 –DP 的位点均完全相合的概率微乎其微。

HLA 单倍型相合是指它们具有一个共享的单倍体，该单倍体在 MHC 中的所有多态性在遗传上是相同的，两个不同的非共享的单倍体则一个在供体中，另一个在受体中。非共享单倍体的匹配是基于测试所包含的相对有限的多态性，除非非共享单倍体因亲代减数分裂重组而不同。在这些情况下，一部分非共享 MHC 单倍体是相同的，其在多态性上有所下降。

（三）人类白细胞抗原的结构和抗原表达的细胞生物学

MHC Ⅰ类和Ⅱ类分子结合短肽表达于细胞表面，可被 T 细胞识别（图 9–1）[3]。每个特定的 MHC 分子在结合具有显著特征的多肽方面通常表现出一种特征性的偏好，并且这种偏好在一定程度上导致了 T 细胞反应的 MHC 限制性。MHC Ⅰ类和Ⅱ类抗原具有相似的结构[2]。总体结构均由一层 8 个反向平行的 β 链反向平行地覆盖在 2 个 α 螺旋上，它们之间留下一个槽或间隙可结合小分子多肽。HLA 分子的多态性残基主要位于 β 片层和 α 螺旋，并且这些残基都指向两螺旋之间的凹槽，在这里多态性残基帮助确定多肽的特性，以结合到一个给定的 HLA 分子上。

由于 MHC 分子将同种异体抗原提呈给异体反应的 T 细胞，因此了解蛋白质抗原如何被加工成肽段以及 MHC 分子如何提呈这些多肽非常重要。在几乎所有的有核细胞中，结合 MHC Ⅰ类分子的多肽都可以由内源性蛋白生成[3]。在更小的细胞亚群中，包括一些 APCs，结合 MHC Ⅰ类分子的多肽可以从内吞蛋白质中产生，包括从内吞细胞或细胞片段中包含的蛋白质中产生，或者从表面受体所摄取的蛋白质中产生[4]。这个过程称为“交叉提呈”。泛素化修饰的内源性或外源性蛋白在细胞质中被蛋白酶体降解[5]。这些蛋白酶以基本形式存在于所有细胞中，并在干扰素刺激的细胞中以一种被诱导的“免疫蛋白酶体”的形式存在。免疫蛋白酶体产生的多肽与基本蛋白酶体产生的多肽不同，且与移植尤为相关。产生的多肽通过腺苷三磷酸依赖的转运机制被转移到内质网腔内。该转运机制主要依靠含有 8 ～ 12 个氨基酸且有一个羧基端的疏水残基的多肽来最有效地发挥作用。多肽在内质网结合 MHC Ⅰ类分子。

结合 MHC Ⅱ类分子的肽通常来源于细胞外蛋白，这些蛋白通过内吞作用和其他一些机制进入细胞[3]，有时细胞内的蛋白质也会直接提呈。核内物质酸化激活蛋白酶，使内化的蛋白质降解为多肽。当核内物质与含有新合成膜蛋白的囊泡融合并运输到细胞表面时，多肽与 MHC Ⅱ类分子结合。多肽与 MHC Ⅰ类和Ⅱ类分子的结合过程是由肽段特定的残基侧链与 MHC 分子的 α 螺旋之间的凹槽中的多态性残基相匹配嵌入的过程。

（四）次要组织相容性抗原

次要组织相容性抗原（minor histocompatibility antigens，mHAs）是编码多态性的 MHC 结合肽的产物，能够区分受体和供体[2, 6]，而主要的组织相容性抗原源自于完整的 MHC 分子的多态性。mHAs 的产生机制多种多样，包括基因的插入和缺失、Y 染色体同源物与 X 染色体同源物的差异、单个核苷酸多态性导致的氨基酸编码改变、等位基因 mRNA 剪接变异以及氨基酸的翻译后修饰等。如前文所述，产生 mHAs 分子的蛋白质必须被加工成多肽以供 MHC 表达。T 细胞对 mHA 的特异性识别即由多态性肽和与其结合的 MHC 分子决定，也由 T 细胞受体与肽 –MHC 复合体结合的有效性决定。在 MHC 无差异的情况下，当 MHC 分子提呈的抗原肽因多态性产生的一个氨基酸改变就足以使 T 细胞产生同种异体免疫反应。目前在生化方面仅识别了少数 mHAs。在小鼠中进行的基因研究已经识别出 40 多个编码 mHAs 的位点，每个位点通常具有两个已知的等位基因。人类基因组包含超过 15 000 个单个核苷酸多态性改变的蛋白质。由于这些多态性分布在整个基因组中，所以除了同卵双生的兄弟姐妹外，即使在 HLA 匹配的情况下，mHAs 的差异性也相当大，但在供受体之间免疫系统只对少量的“免疫显性”抗

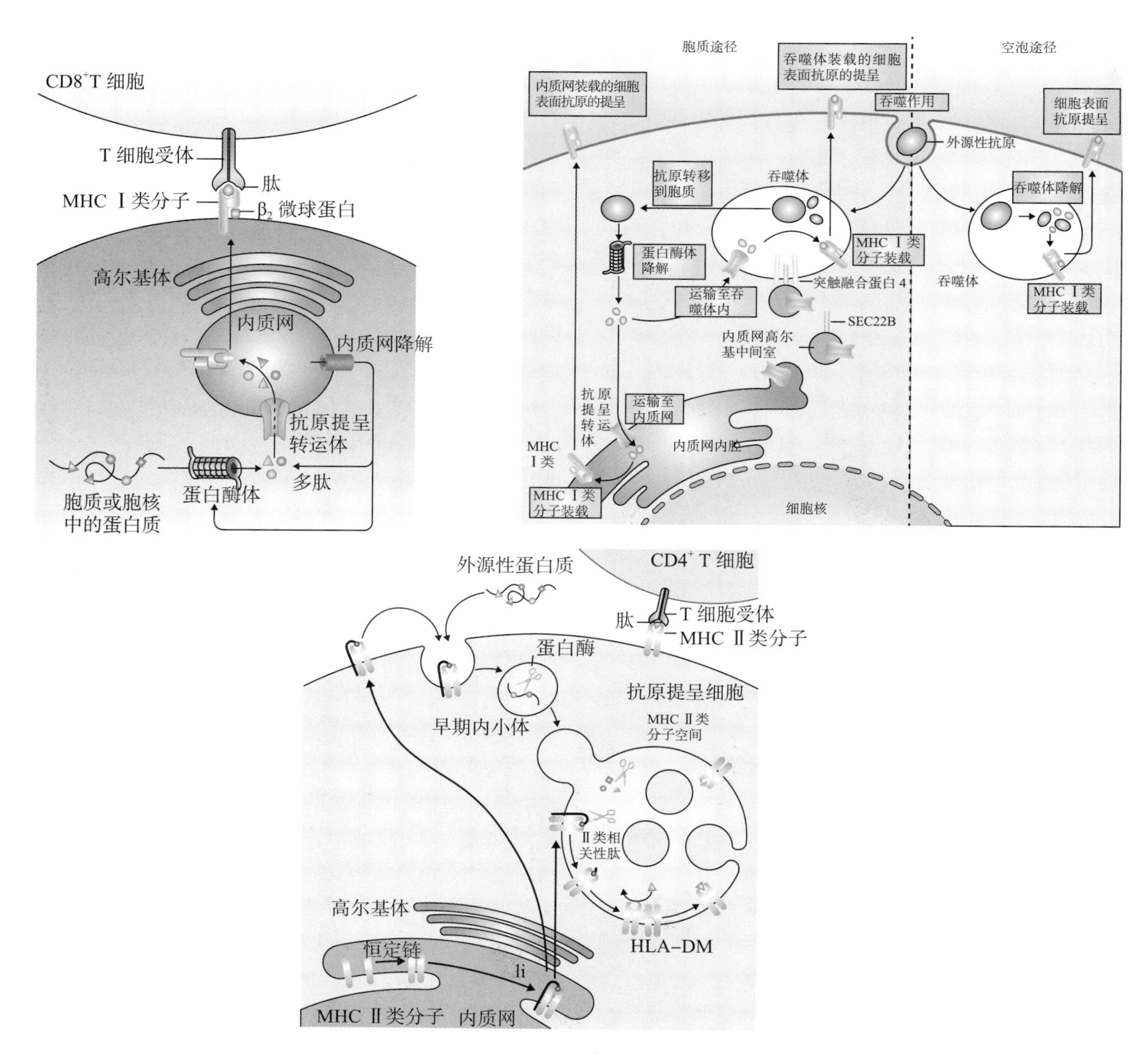

▲ 图 9-1　抗原的提呈

左图：MHC 提呈。内源性的细胞内蛋白在胞质中被蛋白酶体降解形成多肽。多肽通过内质网降解后被传递到细胞质中。细胞质多肽通过抗原提呈转运体导入内质网，装载到 MHC Ⅰ类分子中，通过高尔基体将抗原呈递到 CD8⁺ T 细胞表面。右图：MHC Ⅰ类分子的交叉提呈。在空泡途径中，内吞作用摄取的物质在吞噬体中被降解为多肽，然后被装载到 MHC Ⅰ类分子中，再传递到细胞表面。在胞质途径中，吞噬作用摄取的物质被输送到细胞质中，再被蛋白酶体消化成多肽。多肽被运输到内质网或吞噬体，装载到 MHC Ⅰ类分子中，并传递到细胞表面。肽进入两种间隔内均要通过抗原提呈转运体介导。从内质网转移到内质网高尔基中间室是抗原提呈转运体与吞噬体结合来介导完成的。抗原提呈转运体从内质网高尔基中间室转运到吞噬体是 SEC22 与突触融合蛋白 4 相互作用的结果。

底图：MHC Ⅱ类分子提呈。外源性蛋白质通过吞噬作用、内吞作用、胞饮作用和摄取受体被摄取后，被早期内小体和 MHC Ⅱ类分子空间内的蛋白酶消化。MHC Ⅱ类分子在内质网中合成，并与恒定链结合。这些复合物可直接或者通过表面内吞作用被输送到 MHC Ⅱ类分子空间内。在这个区域内，恒定链被蛋白酶裂解，在 MHC 分子的 α 螺旋之间的凹槽内留下Ⅱ类相关性恒定肽。通过分子伴侣（人类 HLA-DM，小鼠 H2-M）的影响，Ⅱ类相关性恒定肽被内化的多肽取代。肽携带 MHC Ⅱ类分子被运送到细胞表面，作为抗原被提呈给 CD4⁺ T 细胞（引自 Neefjes 等，2011 [3]，Joffre 等，2012 [158]。经 Nature Publishing Group 许可）

原的不匹配做应答反应。

（五）对主要抗原和次要抗原免疫反应的差异

针对 MHC 抗原的免疫应答与针对 mHAs 的免疫应答有很大差异 [7]。据估计，T 细胞对任意 MHC 抗原做出免疫应答的频率为 1% ～ 10%。因此，产生针对 MHC 抗原的体外反应不需要体内启动。通过血清学检测，MHC 抗原还可诱导同种异体免疫抗体反应。T 细胞对任意给定的 mHA 做出反应的频率为 0.01% ～ 0.10%。理想的针对 mHAs 的体外反应的产生通常需要在体内预先启动，但在反复刺激下，可以从初始 T 细胞中产生对 mHAs 有反应的扩增 T 细胞群[8]。加载到 MHC 分子中的多态性多肽不会产生抗体反应，但供体 B 细胞可以针对受体特异性的蛋白产生抗体[9]。至少有两种机制可以解释 T 细胞对主要组织相容性抗原的反应频率比对 mHAs 的更高。第一，给定的主要组织相容性抗原与一组不同的多肽结合，这些多肽都可以被提呈给 T 细胞，而肽 –MHC 复合物的集合可引发多组 T 细胞克隆反应，每一组克隆都针对不同的肽 –MHC 复合物。与此相反，mHAs 是由一个单一肽组成，通过特定 MHC 分子提呈给 T 细胞，该复合物在一组单一的 T 细胞克隆中引起反应，这些克隆都针对同一肽 –MHC 复合物。这一理论框架与观察结果相一致，即主要组织相容性抗原的表位的种类和参与应答 T 细胞的数量远远大于 mHAs。第二个假说是，某一种 T 细胞克隆可以识别一个特定的 MHC 分子，可以结合多种不同的肽；而特异性 T 细胞克隆针对 mHAs 识别一个特定的肽与一个特定的 MHC 分子连接。根据这种假设，TCR 结合主要是与 MHC 分子的相互作用，而不是与肽的相互作用。识别主要组织相容性分子与多种多肽结合的能力大大增加了细胞表位的表面密度，这些表位可用于刺激 T 细胞克隆，并且可能使亲和力较低的 TCRs 参与 T 细胞的激活。无论机制如何，能够识别主要组织相容性抗原的 T 细胞相对于 mHA 的频率更高，这具有重要的现实意义，对于移植物中任意数量供体 T 细胞，由主要组织相容性抗原引起的 GVHD 比由 mHAs 引起的 GVHD 更为严重。

五、免疫系统中细胞的运动

免疫反应的发展形成需要细胞在全身组织中高度协调的迁移。胸腺和骨髓分别是产生 T 细胞和 B 细胞的初级淋巴器官，脾脏、淋巴结、肠道 Peyer 斑块和支气管、黏膜相关淋巴组织等特殊部位是淋巴样细胞成熟并启动免疫反应的次级淋巴器官。在免疫应答的传入阶段，次级淋巴组织和器官作为细胞运动这一高度动态过程的中心交汇点，使应答 T 和 B 细胞遭遇携带抗原的抗原提呈细胞。一些抗原提呈细胞在外周血中获得抗原后迁移到次级淋巴器官和组织，而另一些抗原提呈细胞则驻留在次级淋巴组织和器官中，通过直接感染、捕获游离抗原或吞噬其他携带抗原的细胞获得抗原[10, 11]。在造血干细胞移植背景下，所有受体抗原提呈细胞均可直接提呈同种异体抗原，而所有供体来源的抗原提呈细胞均可广泛接触到受体蛋白质，其中包括可间接提呈的同种异体抗原多肽。在免疫应答的传出阶段，活化的 T 细胞离开次级淋巴器官和组织，迁移到外周组织，活化的 B 细胞形成生发中心产生抗体、记忆 B 细胞和浆细胞。T 细胞在免疫应答的传入阶段穿过血管内皮进入次级淋巴组织，在免疫应答的传出阶段从这些组织进入外周组织的运动受到选择素[12]、整合素[13]、趋化因子[14]、鞘氨嘧啶 1– 磷酸盐受体[15]和某些维生素的调控。

六、固有免疫应答和适应性免疫应答

正如下面所要讨论的，许多病原体适应性免疫的触发与固有免疫系统的预先激活有关。固有免疫系统包括快速参与的抗原效应器和启动适应性免疫的抗原提呈细胞。免疫系统通过受体来识别病原体相关分子产物（pathogen associated molecular products，PAMPs）[16, 17]的假说，在跨膜 Toll 样受体（Toll like receptor，TLRs）[18]中首先得到证实。这个受体家族可以识别各种 PAMPs，包括脂多糖（lipopolysaccharides，LPSs）、DNA、RNA 和肽聚糖[19a]。TLRs 在细胞表面或核内均可结合配体。C 型凝集素受体（C–type lectin receptors，CLRs）是第二类细胞表面的跨膜糖蛋白受体，可以识别 PAMPs 如甘露聚糖、β_2 葡聚糖等[19b]。细胞质中也含有 PAMP 识别系统。核苷酸结合低聚区域（nucleotide–binding oligomerization domain，NOD）包含富含亮氨酸的重复低聚区（leucine–rich–repeat，LRR） 受 体（NOD LRR–containing receptors，NLRs），可识别各种 PAMPs 和细胞应激的转归产物，以及尿酸盐、石棉等无菌炎症介质[20]。Rig1 样受体（Rig–1–like receptors，RLRs）识别病毒 RNA[21]。最后，细胞质可以通过激活聚集在干扰素基因的刺激物（stimulator of interferon genes，STING）上的信号通路的机制来感知核酸。这些检测系统导致了核因子 kappa B（nuclear factor kappa B，NF-κB）的激活，炎症介质如细胞因子、干扰素的生成，还有共刺激分子的上调。综上所述，这些下游效应既赋予了固有细胞自身抗病原体的特性，又使抗原提呈细胞能够塑造出适应性的 T 细胞反应来应对入侵微生物或应激源。

肠道、皮肤和肺等屏障器官具有高度复杂的机制来调节固有免疫系统和适应性免疫系统之间的相互作用，因为它们必须能够区分入侵的病原体和共生体，而这些共生体可能也会表达 PAMPs[22, 23]。在异体免疫 T 细胞反应的背景下，每一个抗原提呈细胞都有可能提呈一些同种异体抗原，而这些检测系统的参与可能会影响异体免疫反应。与这一假说一致的是，人类某些受体的多态性与移植结果有关，包括 GVHD。在小鼠模型中，当抗原提呈细胞缺乏对这些受体的任何一个主要类别做出反应的能力时，就会发生同种异体免疫 T 细胞反应，这表明不需要单一的固有受体系统[24]。

七、自然杀伤细胞反应的调节

NK 细胞是固有免疫系统的一个组成部分[25]（见第 11 章）。这些细胞来自骨髓，在淋巴结和扁桃体中发育，表达 CD56 和 CD16，不表达 CD3。NK 细胞通过细胞毒活性和细胞因子的产生来调节自身作用，这些细胞因子包括 γ 干扰素（interferon-gamma，IFN-γ）[26, 27]、肿瘤坏死因子 -α（tumor necrosis factor-alpha，TNF-α）[28] 和 GM-CSF。NK 细胞既表达兴奋性细胞表面受体，也表达抑制性细胞表面受体，NK 细胞的功能就是调节这些受体介导的兴奋和抑制信号的整体平衡（图 9-2）[29]。因 NK 细胞具有识别 MHC Ⅰ类异体抗原的能力，故其在移植中颇为重要[30]。

人类 NK 细胞共同表达多种与 CD94 相关的杀伤凝集素样受体，杀伤细胞免疫球蛋白样受体（killer-cell immunoglobulin-like receptors，KIRs）和自然细胞毒受体。小鼠的 NK 细胞也具有杀伤凝集素样受体，而没有 KIRs。单个 NK 细胞通过随机机制表达数量有限的受体。具有短细胞质尾的受体与含有激活 NK 细胞的免疫受体酪氨酸结合激活序列（immunoreceptor tyrosine-binding activation motifs，ITAMs）的信号蛋白分子有关。而长尾细胞质受体含有免疫受体酪氨酸结合抑制序列（immunoreceptor tyrosine-binding inhibitory motifs，ITIMs），可以抑制 NK 细胞的活化。大多数凝集素样受体和 KIRs 一样与 MHC Ⅰ类配体结合。NKG2D 是一种不一样的凝集素，类似于激活受体，它可以识别 MHC Ⅰ类样分子 MIC-A 和 MIC B 分子，以及在细胞应激时表达的其他分子[31]。自然细胞毒受体可激活 NK 细胞对感染的反应，但这些受体的配体尚未完全明确。

在 NK 细胞的发育过程中，NK 细胞被“教会”具备功能和自我耐受，这样它们就不会对正常表达

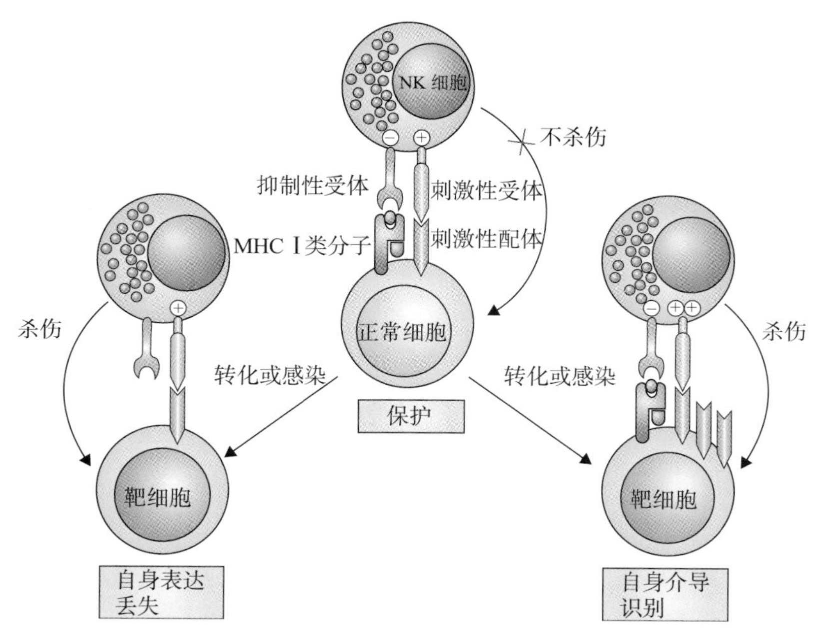

◀ **图 9-2　NK 细胞的活化**

NK 细胞既表达抑制性受体，也表达刺激受体或激活性受体。NK 细胞不会杀伤正常细胞，因为自体 MHC Ⅰ类分子可结合到 NK 细胞的抑制性受体上，这种抑制性信号会覆盖任何来自正常细胞上的刺激配体产生的激活信号。NK 细胞可以杀死因感染或恶性转化而改变的靶细胞，这可能是由于自身 MHC Ⅰ类分子表达丢失或下调（左侧），也可能是由于刺激性配体表达增加（右侧）（引自 Raulet and Vance 2006[29]with permission of Nature Publishing Group）

自体 MHC Ⅰ类分子（抑制性受体的配体）的细胞做出应答反应，除非像 NKG2D 这样的能够完全超越抑制性信号的受体[29, 32–34]。在某些情况下，供体 NK 细胞可以识别受体体内的恶性细胞，这有助于发挥 GVLE，或许是因为在 MHC 不匹配的受者体内，恶性细胞不表达供者 MHC Ⅰ类分子，而 MHC Ⅰ类分子就如同供者 NK 细胞的抑制性受体配体的作用，也或许是因为恶性细胞表达的激活性配体的效果超越了抑制配体的影响。

八、T 细胞的自我耐受和抗原识别

（一）抗原识别中的重要分子

适应性免疫反应是由 T 淋巴细胞和 B 淋巴细胞协调和介导的。在 T 细胞中，免疫识别是由 TCR 介导的；而在 B 细胞中，免疫识别是由免疫球蛋白分子介导的。一般来说，每个 T 细胞和 B 细胞只表达一种单一的受体以识别抗原表位。这两种类型的细胞利用类似的机制来产生无数差异性的克隆性分布的受体。这种差异性最初是由体细胞重排产生的，体细胞重排将 V（可变）、D（多样性）和 J（连接）片段以不同的组合连接起来，从而在 T 细胞和 B 细胞之间编码大量不同的克隆分布受体。TCRs 识别 MHC 分子提呈的抗原肽，而 B 细胞受体和分泌的免疫球蛋白（Ig）可以识别不含任何提呈分子的蛋白质。TCR 和 Ig 基因重排的高通量测序可以表征 T 细胞和 B 细胞受体的克隆库，并可能有助于阐明诸如 GVHD 和 GVLEs 中免疫应答中的生物学意义。

（二）T 细胞受体信号

T 细胞的信号转导导致了众多基因的转录激活，其信号转导通过激活蛋白 -1（activator protein-1，AP-1）、NF-κB 和活化 T 细胞核因子（nuclear factor of activated T cells，NF-AT）[35] 实现。大体来说，这个过程开始于“免疫突触”的形成，这些突触是指在细胞膜上 TCR-CD3 复合物、CD2 和 CD4 或 CD8 相对集中的小区域[36–38]。与 TCR-CD3 复合物的胞质域有关的分子与 CD4 或 CD8 相组装连接后，可启动一连串的蛋白质酪氨酸磷酸化导致磷脂酶 Cγ 的活化。磷脂酶 Cγ 劈开细胞膜上的 4，5 二磷酸磷脂酰肌醇（phosphatidylinositol 4，5-diphosphate，PIP_2），形成甘油二酯（diacylglycerol，DAG）和 1，4，5 三磷酸肌醇（1，4，5-triphosphate，IP_3）。甘油二酯激活蛋白激酶 Cθ，导致 NF-κB 从胞质移动至细胞核。在细胞核内，NF-κB 家庭成员可发挥对众多细胞因子（包括 IL-2）的转录调节作用。甘油二酯还可激活 p21Ras 通路，导致 Fos 的活化，Fos 作为 AP-1 启动子复合物的一个组分，参与 IL-2 和其他参与活化的基因的转录。IP_3 从细胞内释放 Ca^{2+}，允许细胞外 Ca^{2+} 流入，从而激活钙调神经磷酸酶——一种具有丝氨酸 / 苏氨酸磷酸酶活性的酶。活化钙调神经磷酸酶使 NF-AT 去磷酸化，然后 NF 从细胞质转移到细胞核，与 AP-1 共同激活转录。免疫抑制药物环孢霉素和他克莫司与细胞内蛋白结合，形成药物 - 蛋白复合物，抑制钙调神经磷酸酶的酶活性，从而阻止 NF-AT 的活化，干扰抗原刺激后 T 细胞的信号转导。

（三）T 细胞的胸腺选择

T 细胞的前体细胞来源于迁移到胸腺的造血干

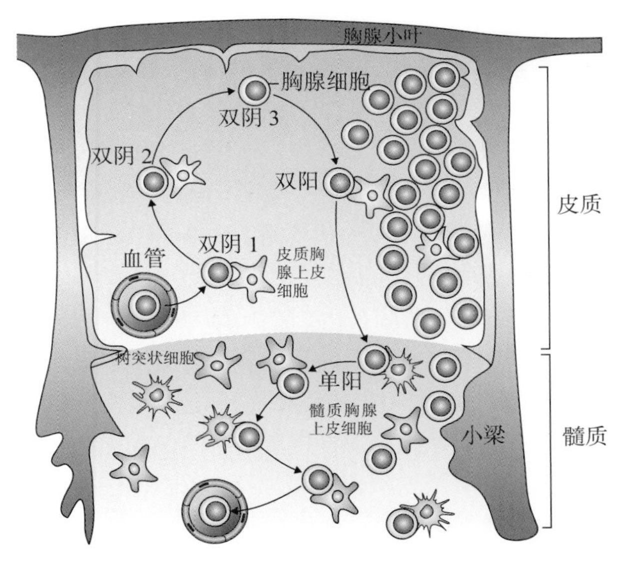

▲ 图 9-3　胸腺选择

骨髓来源的前体细胞通过血管进入胸腺，在胸腺皮层经历三个发展阶段，以 CD4 和 CD8 均缺乏表达的双阴（DN）细胞开始，以同时表达 CD4，CD8 和 T 细胞受体 β（TCRβ）的双阳（DP）细胞结束。表达 TCRβ 受体的 DP 细胞与结合 MHC 分子结合，在胸腺皮质上皮细胞内被阳性选择；而那些缺乏 TCRβ 受体未结合 MHC 分子的 DP 细胞在皮质上皮细胞内因忽视作用而死亡。被阳性选择的 DP 细胞失去 CD4 或 CD8 的表达，表达 CD4 或 CD8 的单阳性（SP）细胞转移到髓质，与髓质胸腺上皮细胞（mTEC）和树突状细胞（DC）相互作用。表达 TCR 的 SP 细胞对 mTEC 或树突状细胞上的 MHC 分子有很高的亲和力时，通过阴性选择而死亡。故胸腺产生的 T 细胞表达 TCR，这些 TCR 对自身 MHC 分子具有中等的活性（引自 Klein et al. 2009[40] with permission of Nature Publishing Group）

细胞（图 9-3）。胸腺 T 细胞成熟时，"阳性"选择受体与自身 MHC 肽复合物亲和力适中的 T 细胞，而删除受体与自身 MHC 肽复合物亲和力较高的 T 细胞（"阴性选择"）[39-41]。受体低于亲和力阈值的 T 细胞会因被"忽视"而死亡。"阳性选择"的过程主要由胸腺皮质的上皮细胞介导。"阴性选择"的过程主要由骨髓来源的树突状细胞（DCs）和胸腺髓质的上皮细胞介导。特别是，胸腺髓质上皮细胞具有混杂的蛋白质表达，这些蛋白质是胸腺外器官的组织特异性蛋白，从而消除了 T 细胞对外周自体组织的反应。与胸腺上皮细胞的相互作用也可能导致发育中的 T 细胞对自身 MHC 分子变得无反应或免疫无能。另一种可能是，具有 TCRs 高亲和力的 T 细胞被诱导表达转录因子 $FoxP_3$，然后这些细胞分化为调节性 T 细胞（Treg），可抑制周围的 T 细胞免疫反应 [42]。阴性选择、免疫沉默的诱导和 Treg 细胞的产生是建立自我耐受的主要中心机制（见第 12 章）。

九、被抗原提呈细胞激活的 T 细胞的活化、效应分化和效应功能

能够启动初始 T 细胞并激活记忆 T 细胞的主要造血干细胞种类有树突状细胞、B 细胞、巨噬细胞和嗜碱性细胞。树突状细胞包括不同细胞类型的异质性集合，它们共同表达 CD11c 和 MHC Ⅱ类分子。树突状细胞亚群由不同的骨髓来源的前体细胞通过不同的发育途径产生，通常受到炎症的进一步影响 [43, 44]。树突状细胞亚群位于不同的位置（例如外周组织与初级或次级淋巴器官），每个器官都有自己的树突状细胞组合。朗格汉斯细胞是表达 langrin 的表皮树突状细胞的一个亚群。与常见的树突状细胞不同，朗格汉斯细胞来源于皮肤的前体细胞。

在周围组织发生感染时，树突状细胞通过内吞、胞饮、直接感染等方式获得抗原，而后迁移至淋巴结。到达淋巴结后，树突状细胞直接将抗原提呈给 T 细胞或将抗原转移给其他抗原提呈细胞提呈，TCR 与 MHC- 抗原肽复合物之间的相互作用需要 T 细胞与树突状细胞密切接触 [45]。T 细胞上的 CD11a/CD18[白细胞功能相关抗原 1（leukocyte function-associated antigen-1，LFA-1）] 和 CD2 各自分别与在抗原提呈细胞上 CD54（细胞内黏附分子 1）和 CD58（LFA-3）互相结合，这种黏着相互作用有助于克服这些细胞表面净负电荷所产生的排斥力 [13]。在信号传导时这些分子也表现在外部，这对 T 细胞的激活有益。充分活化的 T 细胞，包括那些产生同种异体免疫反应的细胞，需要 T 细胞上的 TCRs 和抗原提呈细胞上的 MHC- 抗原肽复合物之间有足够的相互作用 [46]。TCR 的信号传导可诱导 LFA-1 构象的亲和力升高，进一步使 T 细胞与抗原提呈细胞之间的界面黏着。CD28 与其配体 CD80 和 CD86 之间的结合促进了 IL-2 的产生。CD28 的信号传导对于初始型 CD4 细胞和初始型 CD8 细胞的激活尤为重要。IL-2 可刺激活化的 T 细胞增殖，也可刺激 CD4 细胞分化成各种效应 T 细胞亚群（见下文）[47]。IL-2 还能刺激 CD8 细胞向效应细胞分化、向记忆细胞转化，在维持 Treg 细胞中起着至关重要的作用。

在小鼠 GVHD 模型中已证实 [48-50]，供体 T 细胞的初始激活主要发生在受体的次级淋巴器官中。由于给定的抗原肽 -MHC 与 T 细胞结合的概率非常低，因此有学者已经研究出专门的机制来增加特异性的 T 细胞与抗原提呈细胞携带的抗原建立接触的概率 [51, 52]。成功的相互作用是通过 T 细胞在淋巴器官内的网状细胞网络中以及在淋巴器官之间的血液和淋巴中的再循环来促进的。此外，活化的抗原提呈细胞可释放 T 细胞的可溶性"诱饵"。最佳的 T 细胞活化需要募集辅助细胞。例如，$CD8^+$ T 细胞的反应会被其局部共存的 $CD4^+$ T 细胞的活化而大量修饰，NK 细胞可以影响抗原提呈细胞的功能，从而影响 T 细胞的反应。

十、T 细胞的分化

T 细胞的激活和分化并不完全基于 TCR 信号传递，或者说，T 细胞的活化和分化反映了许多受体对抗原提呈细胞和其他辅助细胞配体反应的级联信号的总和 [53, 54]。结果取决于这些信号的强度、持续时间、时机和频率。这种复杂的组合信号提供了足够的信息来产生大量的 T 细胞反应。初始 T 细胞激活的一个简化框架涉及三种受体的信号传导：TCR、抗原提呈细胞上共刺激分子参与的受体（表 9-2）[55-58] 和细胞因子受体 [59, 60]。对于 $CD4^+$ 细胞来说，这些信号的整合导致了产生多种不同类型的 T 细胞，包

表 9-2　参与共刺激的受体和配体

T 细胞受体	分子超家族	T 细胞最初表达的阶段	抗原提呈细胞上的配体	对 T 细胞的功能影响	对抗原提呈细胞的功能影响
CD28	Ig	初始	B7-1/B7-2（CD80/CD86）	刺激	未知
CD27	TNF	初始	CD70	刺激	未知
CD40L（CD154）	TNF	早期活化	CD40	未知	刺激
CTLA4（CD152）	Ig	早期活化	B7-1/B7-2（CD80/CD86）	抑制	未知
ICOS	Ig	早期活化	B7h	刺激	未知
PD-1	Ig	早期活化	PD-L1/PD-L2	抑制	未知
CD160	其他	效应或记忆	HVEM	抑制	未知
HVEM	TNF	效应或记忆	LIGHT	刺激	未知
OX40（CD134）	TNF	效应或记忆	OX40 - L	刺激	未知
GITR	TNF	效应或记忆	GITR-L	刺激	未知
4-1BB（CD137）	TNF	效应或记忆	4-1BBL	刺激	未知
CD30	TNF	效应或记忆	CD30L	刺激	未知
TIM-1	TIM	效应或记忆	TIM-4	刺激	未知
TIM-2	TIM	效应或记忆	Sema4a	抑制	刺激
TIM-3	TIM	效应或记忆	Galectin-9	抑制	刺激

CTLA4. 细胞毒 T 淋巴细胞抗原 -4；ICOS. 诱导共刺激分子；PD. 程序性细胞死亡；HVEM. 单纯疱疹病毒进入介导 A；GITR. 糖皮质激素诱导的 TNF 相关蛋白；TIM. T 细胞 Ig 结构域和粘蛋白结构域家族；Ig. 免疫球蛋白；TNF. 肿瘤坏死因子；LIGHT. 疱疹病毒进入介导的配体；Sema. 轴突导向因子；后缀 R. 受体；后缀 L. 配体（引自 Li 等 [58]）

括辅助性 T 细胞（T helper，T_H）1、T_H2、T_H17、滤泡 T 辅助（T follicular helper，T_{FH}）细胞、Tr1、T_H9、诱导的 FoxP3$^+$ Treg 细胞。每个亚群产生一组特征性的优势细胞因子。对于许多亚群，CD4$^+$T 细胞的分化依赖于独特的细胞因子的激活和特定转录因子的诱导（图 9-4）[61, 62]。例如，IFN-γ、IL-12 和 IL-18 诱导 T-bet 表达并向 T_H1 细胞分化；IL-4 和 IL-33 诱导 GATA3 表达并向 T_H2 分化；IL-1 和 IL-6 诱导 RORγT 表达并向 T_H17 细胞分化；TGF-β 诱导 FoxP3 表达，并诱导调节性 T 细胞的分化。通常，一种类型的活化会抑制另一种类型的发育 [63]。可塑性增加了复杂性，因为细胞可以具有混合表型，也可以从一种表型恢复到另一种表型 [64]。初始的 CD8 细胞也可以分化成这些类似的亚群。然而，CD8 反应的调控似乎更倾向于影响效应 T 细胞和记忆 T 细胞之间的分化 [65]。初始抗原活化后，CD8 细胞增殖旺盛而后凋亡，少量 CD8 细胞作为记忆细胞长期存在 [66]。持续的炎症可促进其向短期效应细胞的分化。炎症较轻时，活化的 CD8 细胞更容易分化为记忆细胞。

CD28 与 CD80 和 CD86 相互作用的共同刺激对 T 细胞的初始激活至关重要，随后的共同刺激可进一步塑造 T 细胞反应的特征和程度。共刺激分子一般属于 CD28 或 TNF 受体家族，并根据其对 T 细胞存活、增殖和效应功能产生刺激或抑制作用而分类 [58]。因为静止的 T 细胞表达 CD28，它们对

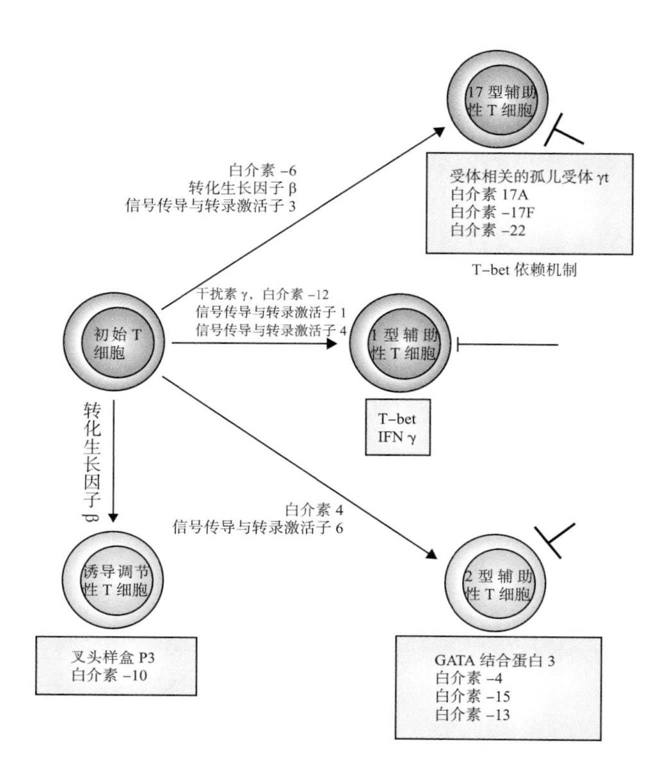

◀ **图 9-4　T 辅助细胞的分化**

CD4 细胞活化后，根据主导的环境细胞因子，通过信号传导与转录激活子（signal transducer and activator of transcription，STAT）分子，驱动细胞内特有的信号传递，初始型 CD4 细胞可以分化为多种功能不同类型的效应 T 细胞。IFN-γ 和 IL-12 主导的激活驱动 STAT1 和 STAT4 信号通路，通过诱导转录调控子 T-bet 的表达，产生 T_H1 细胞。T_H1 细胞产生 IFN-γ，在细胞介导的免疫中发挥重要的作用。IL-4 主导的激活驱动 STAT6 信号通路，通过诱导 GATA3 的表达，产生 T_H2。T_H2 细胞产生 IL-4、IL-5 和 IL-13，在体液免疫中发挥重要作用。IL-6 和 TGF-β 主导的激活驱动 STAT3 信号通路，通过诱导表达的转录调控因子 RORγt，产生 T_H17。T_H17 细胞产生 IL-17 和 IL-22，在细胞介导的炎症反应中发挥重要作用。TGF-β 主导的激活，通过诱导表达的转录 FoxP3，产生诱导 iTreg。iTreg 细胞产生 IL-10，并作为调节因子抑制免疫反应（引自 Campbell 和 Koch，2011。经 Nature Publishing Group 许可）

易受 CD80 和 CD86 相互作用的早期调控的影响。相比之下，其他共刺激分子受体如 CD27、ICOS、OX40、4-1BB 仅在初始激活后表达。T 细胞也可以通过参与共刺激受体来调节抗原提呈细胞 [67]，特别是 CD4 细胞上的 CD40L 激活抗原提呈细胞，传导免疫球蛋白类别转换的信号。某些共刺激受体向 T 细胞传递抑制性信号，下文将进一步讨论 [68]。

十一、共刺激分子和细胞因子受体的信号传导

CD28 介导的共刺激信号有助于 T 细胞的充分活化。CD28 信号通路激活磷脂酰肌醇 3- 激酶（phosphatidylinositol 3-kinase，PI3K），这是一种将 PIP_2 转化为 3，4，5- 三磷酸磷脂酰肌醇（phosphatidylinositol 3，4，5-triphosphate，PIP_3）的酶。在细胞膜上，PIP_3 既募集磷脂酶 Cγ，也募集可以激活磷脂酶 Cγ 的胞质酪氨酸激酶（见上图）。通过 PIP_3 或 Ras 信号通路激活 mTOR 通路。mTOR 是一种丝氨酸 - 苏氨酸激酶，它可促进 NF-κB 迁移至细胞核，从而增加 IL-2 和 IL-2R 的表达。mTOR 至少存在于两种截然不同的复合物之中。免疫抑制药物西罗莫司与细胞内蛋白结合，形成药物 - 蛋白复合物，可抑制某种上述含有 mTOR 的复合物。西罗莫司通过抑制 PI3K 和 mTOR 信号转导，可抑制一定的共刺激通路和细胞因子反应 [69]，这对效应 T 细胞的功能抑制作用比 Treg 细胞更强 [69, 70]。

许多细胞因子受体具有异二聚体结构。在某些情况下，一条共同的链被几种不同类型的细胞因子受体作为合作伴侣。例如，IL-2、IL-4 和 IL-15 的受体拥有相同的 $γ_c$ 链，作为异二聚体中的一员。细胞因子与受体的两条链结合，将细胞膜中各自的二聚体组分结合在一起。这种二聚化作用激活了二聚体伴侣细胞质尾部的 Janus 激酶（Janus kinase，JAK）结构域。磷酸化的 JAK 结构域招募并激活信号转导子和转录激活因子（signal transducers and activators of transcription，STATs）。磷酸化 STAT 二聚体易位至细胞核，在细胞核内启动基因转录。

促炎症因子 T 细胞效应功能

每一种 T 细胞在抗原暴露后产生的功能的详细描述，超出了本章的范围，但已成为许多综述的主题 [64, 71-73]。CD4 细胞上的 TCRs 仅被 MHC Ⅱ $^+$ 细胞激活，MHC Ⅱ类的表达远比 MHC Ⅰ类的表达受限。MHC Ⅱ类分子的表达随着抗原提呈细胞的活化而上调。因此，T_H CD4 细胞能够很好地协调其他免疫细胞的活动 [53, 74, 75]。T_H1 细胞产生 IFN-γ，

介导经典的巨噬细胞活化，促进特定类型的抗体反应。T_H1 产生的 IFN-γ 提示了在炎症组织激活后也可以有不表达 MHC Ⅱ类分子的细胞产生旁观者效应 [27]。许多 $CD4^+$ T 细胞的同步激活，可发生在同种异基因造血干细胞移植后，可以通过炎症性细胞因子如 IFN-γ 和 TNF-α 的扩展来诱导系统性毒性反应。T_H2 细胞产生 IL-4 和 IL-5，促进 IgG1 和 IgE 反应，并帮助招募抗寄生虫免疫所需的嗜酸性粒细胞。T_H17 细胞产生 IL-17，一种可以刺激中性粒细胞对细菌和真菌产生反应的细胞因子。T_H17 细胞也与炎症性肠病和自身免疫性脑炎的模型有关。T_{FH} 细胞促进生发中心反应和 B 细胞受体的成熟。非造血干细胞可以上调表达 MHC Ⅱ类分子，例如在对 IFN-γ 应答时。通过这种机制，$CD4^+$T 细胞可以对非造血干细胞造成直接损伤。$CD4^+$T 细胞可通过表达 Fas、TNF-R1、TRAIL-R 等 TNF 家族配体以及释放含有穿孔素和颗粒酶的颗粒而产生细胞溶解作用。$CD8^+$T 细胞可以与更多的细胞相互作用，因为 MHC Ⅰ类分子几乎在所有有核细胞上都有表达。$CD8^+$T 细胞通过参与死亡受体和释放含有穿孔素和颗粒酶的颗粒来杀死被病毒感染的细胞，在介导抗病毒反应中发挥关键作用 [66, 76]。$CD8^+$T 细胞亦产生促炎症细胞因子，包括 IFN-γ 和 TNF-α。

十二、外周耐受与 T 细胞应答

尽管诱导中枢耐受的机制冗余，但一些自反应性 T 细胞从胸腺中产生并迁移到外周。因此，一定有某些机制来防止这些细胞被激活和扩增，从而降低自身免疫的风险 [77]。此外，在应对感染的过程中，必须避免自体低亲和力的细胞对组织的过度损伤。免疫系统在进化过程中逐步完善 T 细胞应答的每一个步骤以减少这些风险，例如，TCR 自体激活受到高度调控，减少 TCR 信号转导的磷酸酶在 TCR 参与后几乎立即被激活 [78]。作为维持外周耐受的机制，通过树突状细胞在胸腺外和淋巴结间质细胞表达的自身抗原，在缺乏先天报警信号的情况下，可导致增殖后缺失或无能 [44, 79, 80]。

活化的 T 细胞同时协同上调抑制性受体 [58, 81]。CD28 家族成员 CTLA4 是一种典型的抑制性受体，其在 T 细胞活化后的早期被诱导。与 CD28 相比，CTLA4 对 CD80 和 CD86 的亲和力更高。CTLA4 在调节 T 细胞反应方面的重要性在自身免疫中得到了体现，这种自身免疫发生在 CTL4 基因缺失或外源性药物阻断时。T 细胞上的 Fas 也可下调 T 细胞的反应性，Fas 或 FasL 缺陷小鼠和人类均有自身免疫综合征 [82]。CD28 家族的另一个成员 PD-1 通过其配体 PD- 配体 1 和 PD- 配体 2（也分别称为 B7H1 和 B7DC）的参与抑制 T 细胞的应答。PD-1 的缺失会导致自身免疫综合征，但其严重程度低于 CTLA4 的缺失。当用试剂阻断 PD- 配体 1 时可诱导抗肿瘤 T 细胞反应，实验表明 PD-1 和 CTLA-4 均有助于调控 GVHD。TGF-β 和 B 与 T 淋巴细胞弱化子（B and T lymphocyte attenuator，BTLA）也可下调 T 细胞反应。慢性抗原刺激导致 T 细胞反应性低下的状态称为衰竭。PD-1、TIM-3、LAG-3 等受体参与了 T 细胞的衰竭，当它们被阻断时可部分恢复 T 细胞的功能。PD-1、TIM-3、BTLA、CTLA4 均可调控异源性 T 细胞反应。

具有主要调节功能的 T 细胞也可下调 T 细胞的反应性，并促进免疫耐受 [83–86]。源于胸腺的 FoxP3 依赖的 Tregs 有助于维持耐受性，其基因缺失或删除会导致严重的自身免疫病。传统的 T 细胞也可以被诱导成为表达 FoxP3 的 Treg 细胞。这种分化只发生在特定的树突状细胞亚群。在体 Tregs 细胞的作用，其确切机制尚未完全阐明，但证据支持 Treg 细胞可产生 IL-10，TGF-β 以及包括穿孔素和颗粒酶在内的细胞毒性物质（图 9-5）[87]。最后，活化的 T 细胞可以分化为具有调节功能的 FoxP3 阴性细胞，以表达 IL-10 为特征 [85, 88]。

十三、T 细胞记忆

在体 T 细胞表现初级和次级两种免疫反应 [63, 66, 89]。“初级”反应发生在免疫“初始”细胞第一次遇到特定抗原的时候。初次接触抗原后，大约经过 1 周时间的发育，扩增为特异性的效应细胞克隆，具有识别该抗原的 TCRs。当抗原消失后克隆扩增会减少。初始 T 细胞受到刺激后，非对称分化为效应和记忆 T 细胞。记忆 T 细胞至少可以分为两个不同的亚群 [90, 91]。“中心”记忆群体类似于未经历抗原接触的初始 T 细胞群体，迁移到淋巴组织，长期存活；而“效应”记忆群体与接触过抗原的效应 T 细胞群

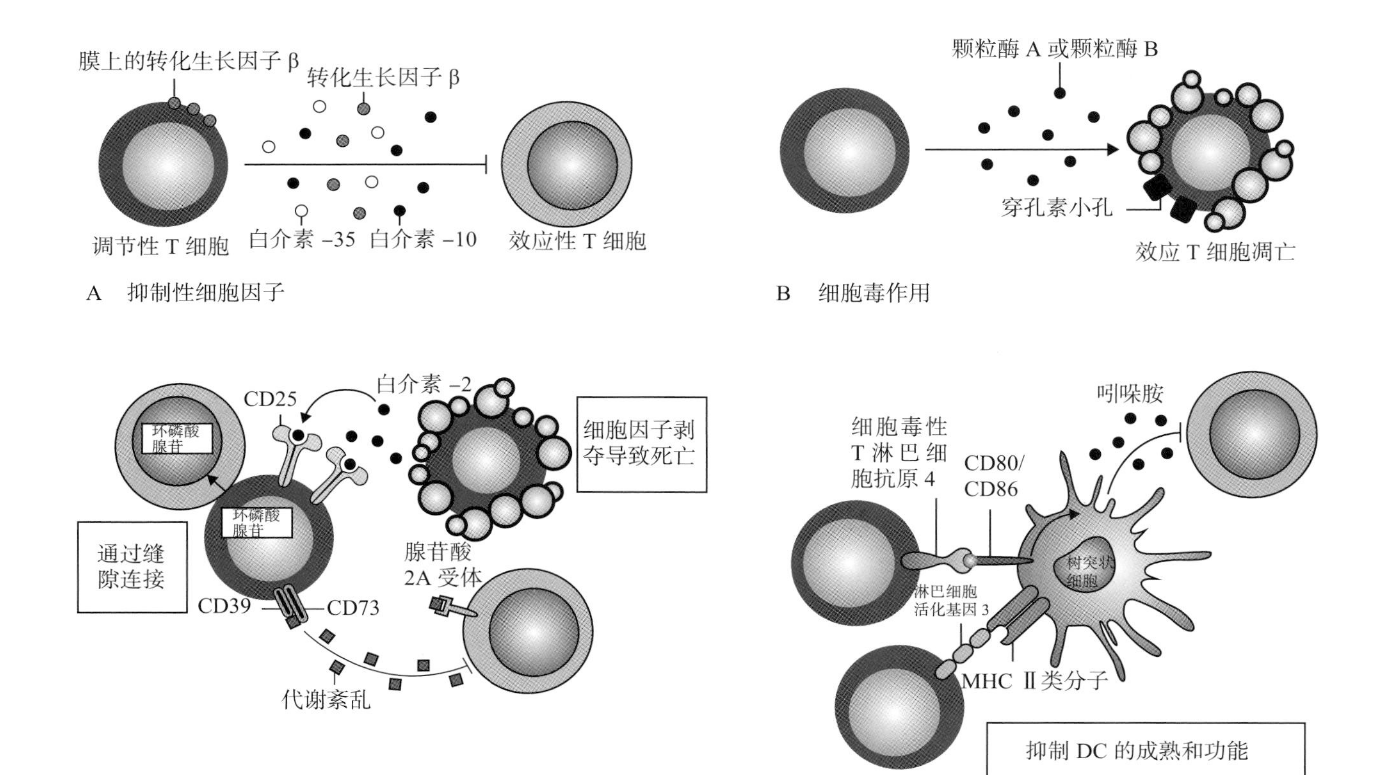

▲ 图 9-5 调节性 T 细胞的作用机制

A. Treg 细胞可以抑制免疫反应通过产生细胞因子（如 TGF-β）、IL-35 或 IL-10 抑制效应 T 细胞的反应；B. 通过颗粒酶或穿孔素介导的机制杀死效应细胞；C. 通过使效应细胞代谢紊乱，包括竞争 IL-2，递送 cMAP 或通过 CD39 或 CD73 介导机制在释放腺苷酸后通过腺苷酸 2A 受体（adenosine 2A receptors，$A_{2A}R$）发生的信号传导；D. 当 Treg 上的淋巴细胞活化基因 3（lymphocyte activation gene 3，LAG3）与树突状细胞上的 MHC Ⅱ类分子结合时，通过干扰树突状细胞的成熟和功能；当 Treg 上的 CTLA4 与树突状细胞上的 CD80 和 CD86 结合时，通过产生吲哚胺 2，3- 二氧合酶（indoleamine 2，3-dioxygenase，IDO）诱导树突状细胞抑制效应物的功能。IDO 会导致色氨酸的耗竭，这会抑制效应 T 细胞的功能（引自 Vignali 等，2008 [87]。经 Nature Publishing Group 许可）

体相似，优先迁移至非淋巴组织，寿命较短 [92]。记忆 T 细胞的一般特征是经过高 TCR 亲和力选择，黏附分子表达增加，迁移模式改变，表达特征性的细胞因子和响应模式 [93]。记忆细胞再次接触抗原后反应迅速。记忆细胞的“二次”反应需要数天时间形成，但其比初级免疫反应更强烈。CD4 细胞是维持 CD8 记忆 T 细胞生存和功能所必需的 [94]。IL-7 对记忆性 CD8 细胞的存活有重要作用，IL-15 对记忆性 CD8 细胞的增殖是必要的 [95]。

十四、异基因造血干细胞移植的供体选择

供者和受者之间的免疫遗传关系对造血干细胞移植的结果影响很大，比实体器官移植的影响大得多 [2]。然而，受限于目前的情况，这些差异在分析免疫结果时最为明显，如移植物排斥反应和 GVHD 的发生率和严重程度，而在无病生存（disease-free survival，DFS）分析时则不那么明显。由于 MHC 配型匹配可以避免主要组织相容性抗原激活 T 细胞，所以从 HLA 基因型相同与否的角度来看移植后的最佳选择是同胞的供体，但只有 30% 的患者有这样的供体。一些没有 HLA 同胞全相合供体的患者有 HLA 单倍体家族成员，而且单倍型的不匹配也是有限的（见第 44 章）。之前的研究已经表明，接受 HLA 单倍体移植的患者，如果 HLA-A、-B 或 -DR 抗原不相容，其无病生存与接受 HLA 基因相同的同胞供者骨髓的患者相类似，尽管 HLA 不匹配会增加 GVHD 的风险。如果患者在 2 个或 3 个基因位点不合情况下接受的移植，当在造血干细胞移植后

使用传统的免疫抑制方案时，其存活的概率显著降低。在这种情况下，GVHD 相关问题可以通过从移植物中去除 T 细胞或在移植后给予环磷酰胺来解决，这些方法可以消除识别受者的异体抗原后被激活的 T 细胞。

当患者家庭中缺少一位合适供体时，HLA 表型匹配的无血缘关系的供者或脐带血供者也可以成为造血干细胞移植的一种选择（见第 45 章和第 39 章）。无关造血干细胞移植之所以成为可能，是由于建立了大量个体 HLA 配型的登记库和可作为造血干细胞重要来源的脐带血库。目前根据美国和其他国家现有的相关登记资料，至少有 70% 的白人能够寻找到一位 HLA-A、-B 表型匹配且 DRB1 等位基因匹配的非亲缘供体。在西班牙裔和黑人人群中，HLA 等位基因更加多样化，在这些人群中匹配无关供者的成功率低于白人。如果允许一个 HLA-A、-B 或 -DRB1 错配，那么就有可能为更多的患者找到供体。在某些情况下，对于类似的患者，HLA-A、-B、-C、-DRB1 和 DQB1 等位基因匹配的无关供者的无病生存，可能与 HLA 基因型相同的同胞供者的无病生存相当（见第 45 章）。

十五、受供受者遗传差异影响的结果

（一）移植物

造血干细胞移植术后移植物排斥反应可以表现为初始未植入或植入后发展为全血细胞减少或骨髓发育不全。在人类中，排斥反应、药物毒性、败血症和某些病毒感染都可能导致移植失败。当患者出现移植失败时，支持植入失败诊断的关键是发现供体细胞的缺失和受体 T 细胞的存在。如果供体细胞持久存在，则植入失败概率较低，即使可以检测到受体的 T 细胞。

动物模型的实验证明，受体的抗体、NK 细胞和 T 细胞均可介导异基因骨髓移植植入不良或者植入失败[96]。对供体主要组织相容性抗原具有抗体的小鼠，在造血干细胞移植后 3h 内即排斥供体细胞。NK 细胞介导的植入不良或者植入失败不涉及免疫启动，发生在移植后的 1～2 天内[30]。这些发挥效应的产物寿命不到 1 周，但对辐照有很强的抵抗力。在啮齿类动物中，NK 细胞介导的植入不良或者植入失败可以通过受者使用环磷酰胺或在移植前使用抗体来耗尽 NK 细胞这两种办法来克服。由于 NK 前体对辐照敏感，也可以通过受体的分剂量辐照来克服 NK 介导的排斥反应，两次辐照间隔 1 周。由未启动 T 细胞介导的植入不良或者植入失败直到移植后 7～8 天才发生。

T 细胞介导的植入不良或者植入失败概率可随着移植前本病的进展或多次输血致敏而增加。T 细胞比 NK 细胞的效应物有更长的寿命，而且通常比 NK 细胞对辐射更敏感。输血诱导的致敏可导致植入不良或者植入失败的风险增加，而移植前高水平全身照射可使其风险降低，这些都清楚地表明受体 T 细胞是介导造血干细胞移植植入不良或者植入失败的效应物。HLA 不匹配的造血干细胞移植后移植失败的患者的血液中分离出了具有抗供体 HLA 特异性的细胞毒活性的受体来源 T 细胞，这也支持了这一假说。HLA 相合的供体移植后出现的延迟性植入，这一现象不支持 NK 细胞在植入不良或者植入失败中的发挥作用。如果假设环磷酰胺这一药物对人类和小鼠的 NK 细胞有类似的作用的话，那么在移植前接受高剂量环磷酰胺的患者中，NK 介导的排斥反应似乎也不太可能发生。

受体的 NK 细胞或 T 细胞可能引起骨髓移植植入不良或者植入失败，但机制尚未完全阐明。虽然看似细胞介导的细胞毒性可能与此有关，但当受体缺乏穿孔蛋白、颗粒酶 B 或 FasL 功能时，仍可产生异基因骨髓移植的植入不良或者植入失败。这些结果表明受体效应因子杀死供体造血干细胞的机制复杂，GVLEs 也显示了这一点（见下文）。人们观察到某一种族小鼠来源的 NK 细胞，当其同时缺失穿孔蛋白和 FasL 介导的细胞毒性机制时，它不能介导骨髓移植的植入不良或者植入失败，这些观察结果支持了这一假说。因为造血干细胞在稳态条件下不表达 Fas，任何参与骨髓移植排斥的潜在的 FasL 介导机制需要诱导 Fas 表达，可能还需要暴露于 IFN-γ 或 TNF-α。另外，细胞毒 T 淋巴细胞（cytotoxic T lymphocytes，CTLs）或 NK 细胞释放的 TNF-α 对造血干细胞可以直接抑制或产生细胞毒影响。受体对供体来源的异体抗原发生免疫反应后，CD8 细胞对移植物的排斥反应似乎并非由穿孔蛋白或 FasL 的机制介导。

移植失败的风险取决于供受体之间遗传差异的程度。特别是，非亲缘骨髓移植的移植失败与 HLA

Ⅰ类错配有关。HLA Ⅰ类分子的差异与移植失败之间的关系最早是在移植前未接受过强化疗的慢性粒细胞白血病和其他一些疾病的患者中观察到。移植前输血或妊娠会诱导受体对供者产生异体免疫，这也会大大增加植入不良或者植入失败的风险。当胎儿或输血的供体碰巧与移植的供体存在共同的移植抗原时，就可能发生异体免疫。受体对某些异体抗原的敏感性可以通过识别供体的 T 细胞或 B 细胞的抗体来检测。致敏后，植入不良或者植入失败可能是由预处理后仍存活的记忆 T 细胞引起的，也可能是由于抗体介导的供体细胞的破坏引起的[97]。

在移植前使用更强的预处理方案可以清除更多的受体 T 细胞，这可以降低植入不良或者植入失败的风险，但这种方法不能降低通过抗体介导的植入不良或者植入失败风险。在移植后给予免疫抑制药，如甲氨蝶呤和环孢素，可以干扰在预处理后仍存活的受体细胞的功能，这可降低植入不良或者植入失败的风险。供体 T 细胞还可以通过识别任何存活的受体 T 细胞，并主要通过穿孔蛋白介导的细胞毒机制消除它们，从而在预防植入不良或者植入失败方面发挥关键作用。在一定的实验条件下，供体 NK 细胞和 T 细胞在不引起 GVHD 的情况下，还可以防止植入不良或者植入失败的发生。其他实验表明，供体前体浆细胞样树突状细胞可促进骨髓移植。

（二）急性 GVHD

GVHD 是影响异基因造血干细胞移植预后的一项重要因素（见第 83、84 章和文献 [1]、[98–100]）。急性 GVHD 是由成熟的供体 T 细胞引起的。供体 T 细胞识别到受体组织为非自体后，通过直接的细胞溶解机制和间接的细胞因子释放，或者通过激活其他细胞，如巨噬细胞，引起组织损伤。GVHD 可由识别受体的 MHC 异体抗原和 mHAs 的 T 细胞诱导。在 MHC 错配的情况下，高前体频率的诱导供体 T 细胞产生异源反应，这导致 GVHD 的风险增加，但 MHC 异体抗原只能由受体细胞提呈。造血干细胞移植后不久，大多数引起 GVHD 的受体造血抗原提呈细胞被缺乏 MHC 错配的供体细胞所替代。实验结果表明，应答的供体 T 细胞可能需要造血抗原提呈细胞的持续刺激才能维持 GVHD 的全部活性，而识别 MHC 错配的 T 细胞，在初始激活后，随着受体抗原提呈细胞消失，可以进行一定程度的恢复。相反，mHAs 可以由受体或供体细胞提呈，而且这些抗原甚至可以在受体抗原提呈细胞消失之后仍在整个移植后的时期被提呈。尽管供受体之间都有大量潜在的 mHAs，但其中一些 mHAs 更具有针对性。这种免疫优势也是 T 细胞对病原体反应的特征。确定某一抗原是否具有免疫优势，可能取决于反应 T 细胞前体的频率以及抗原的有效性和组织分布。

供体 T 细胞最初主要在受体的次级淋巴器官中被激活。当脾脏或其他次级淋巴器官缺失的情况下，GVHD 仍可以发生[101]。较轻的 GVHD 是在脾脏和次级淋巴器官均缺失的情况下引起的[49, 50]。在这种情况下，启动可能发生在骨髓中。初始的供体 T 细胞表达表面分子，促进其向次级淋巴器官的募集。CD62L 和 CCR7 可促进 T 细胞进入淋巴结，并定位于脾脏和其他次级淋巴器官的 T 细胞区，虽然它们的表达并不是诱导 GVHD 的绝对必要条件[50, 102]。

供体 CD8 和 $CD4^+$ T 细胞的激活最初由受体抗原提呈细胞驱动。供体抗原提呈细胞上的 MHC Ⅰ类分子交叉提呈受体的 mHAs，并不会产生足以启动病理性 GVHD 的 $CD8^+$ T 细胞反应，但供体抗原提呈细胞间接提呈的受体抗原可促进 GVHD 的后期演化[103]。供体 $CD4^+$ T 细胞的早期激活依赖于受体的抗原提呈细胞，因为供体 T 细胞转移时供体来源的抗原提呈细胞不存在。无论是受体还是供体的抗原提呈细胞都足以诱导 CD4 介导的 GVHD 以对抗 mHAs。尽管存在这种情况，但受体抗原提呈细胞很可能是最初的激活因子，因为从移植物中产生功能性供体来源的抗原提呈细胞需要时间。一种完全不同的 GVLE 模型可证明这种活跃程度的差异，在 CD4 介导的 mHA 中供体抗原提呈细胞不足，这种 GVLE 模型中的供体抗原提呈细胞对供体 CD4 细胞的激活发生的太晚，以至于无法控制大量快速增殖的恶性细胞[104, 105]。

大量的工作证明，受体抗原提呈细胞在 GVHD 中发挥作用。在 MHC 不匹配的模型中，经典树突状细胞、浆细胞样树突状细胞和 Langerhans 细胞足以启动 GVHD。临床上，关键问题是识别出诱导 GVHD 所需的受体抗原提呈细胞的亚群。就这点而言，Langerhans 细胞、B 细胞和浆细胞样树突状细胞均未参与[106–108]。令人惊讶的是，当使用多种模型和方法对经典的树突状细胞进行深度祛除甚至伴有浆细胞样树突状细胞、B 细胞和 Langerhans 细胞的耗尽时，GVHD也并没有被预防[106, 109]。其中一些实验是在需要造血的抗原提呈细胞的系统中进行的，这表明仅其他的受体造血抗原提呈细胞就足够了。特别是 $CD11c^{-}MHC\ II^{+}$ 类的髓系细胞，包括巨噬细胞，靶向性不佳，这些细胞群是否足够尚待检验。极少量的靶向性受体APCs足以诱导GVHD的可能性是很难排除的。一些研究结果提示，受体中的非造血干细胞可以在没有功能性造血抗原提呈细胞的情况下启动GVHD[109-111]。后续工作已经开展来识别能够激活异源反应T细胞的供体抗原提呈细胞。结果表明，供体常规的树突状细胞对于向供体T细胞提呈受体mHAs至关重要[103, 112]。在人类中，B细胞可能在促进慢性GVHD中发挥重要的作用（见下文）。当男性受体接受了女性供体的异体移植物后，存在识别男性抗原的抗体，这与慢性GVHD相关，而消耗B细胞可作为一种有效的慢性GVHD治疗方法。目前大家公认的模式是，抗原提呈细胞首先被先天信号激活，这是优化T细胞启动和效应分化的必要条件[113]。长期以来，人们一直主张预处理后肠腔内LPS的易位是GVHD发展的重要第一步。认为LPSs，或许还有其他TLR配体，至少部分可以激活受体的抗原提呈细胞从而发挥作用。然而，最近的研究表明，当受体抗原提呈细胞不能对TLR配体、IL-1或Ⅰ型IFNs做出反应时，GVHD的发展并不会受到影响[24]。全身放疗丰富了CD80和CD86高表达的受体抗原提呈细胞，但尚未证实这种成熟对GVHD的发展至关重要，且在没有任何受体条件作用的情况下，异体反应性T细胞仍可激活。当受体抗原提呈细胞不能被TLR、IL-1或Ⅰ型IFN激活时，在GVHD中缺乏主要表型改变，与此相反，最近的研究表明，补体和ATP都可能激活启动GVHD的抗原提呈细胞。

在小鼠中，与初始T细胞相比，记忆型T细胞引起GVHD的能力较低。在多供体受体配对比较中，效应记忆细胞很少或不引起GVHD。中央记忆型T细胞的数据是混杂的，一些研究表明它们不会导致GVHD，另一些研究则表明与初始T细胞相比，它们导致的GVHD不那么严重[114]。效应记忆CD4细胞不能引起GVHD，不能用CD62L表达缺失和相对不能运输到淋巴结来解释，因为在效应记忆细胞上强制表达CD62L并不能恢复其引起GVHD的能力。同样，在没有淋巴结的情况下，初始T细胞也会导致GVHD。近期数据显示，效应记忆型T细胞导致GVHD的能力降低与TCR固有的依赖性和独立性均有关[115, 116]。

在疾病的输出阶段，被激活的供体T细胞迁移到靶器官，引起皮肤、肝脏和胃肠道的组织损伤。靶组织表达的趋化因子可与T细胞上的趋化因子受体结合，这有助于将T细胞吸引到这些组织中。来自CD4和CD8亚群的活化型T细胞都产生促炎症细胞因子，两个亚群都产生CTLs。没有单一的效应机制可以解释急性GVHD的整个临床表现过程（见第13章和第83章）。有些患者在移植后10天内出现高热、融合的红斑性皮疹、血管渗漏、肺浸润和水肿。在这种情况下，可以适当地将该病视为一种细胞因子风暴，一般在高剂量糖皮质激素治疗后表现出显著改善。然而，在大多数患者中，该病表现为缓慢进展的麻疹样皮疹或厌食症、恶心和呕吐。在这些更典型急性GVHD病例中，他们没有明显全身毒性的表现，细胞因子风暴的作用仍有待确定。

细胞因子在GVHD的发病机制中起着复杂的作用，对于哪些细胞因子和哪些 T_H 亚群参与GVHD的研究人们已经投入了大量的精力[117, 118]。在GVHD的小鼠模型中，产生IFN-γ的T细胞占主导地位，T_H2 细胞数量较少，而生产IL-17的细胞微乎其微。有些实验数据显示，在特异性细胞因子的作用下或以试剂中和细胞因子的过程中，T细胞功能受抑，这难以解释，因为这些细胞因子具有自分泌和旁分泌调节功能，并能抑制其他 T_H 亚群的扩张。例如，IFN-γ有多效促炎作用，中和了IFN-γ并使用供者T细胞，这样不能产生IFN-γ加剧的GVHD。这些结果表明，IFN-γ实际上有一个复杂的双重角色，可促进和控制小鼠GVHD[27]。GVHD患者十二指肠活检中嗜酸性粒细胞的存在支持了2型细胞参与疾病的发病机制。在一项研究中，当缺乏IL-17a时,GVHD更严重，同时IFN-γ表达增加，表明前者抑制了后者。然而，另一项研究显示，与野生型T细胞相比，受体IL-17a缺乏的T细胞在GVHD中差异不大[119]。不同实验结果表明，T_H1、T_H2、T_H17 细胞均可引起GVHD，但由于缺乏的细胞因子不同，临床表现和组织病理学模式也不尽相同。

细胞介导的细胞毒机制明显参与GVHD的发

病。在 MHC 匹配、mHA 不匹配的模型中，非造血靶组织表达 MHC Ⅰ类分子是 $CD8^+$ T 细胞介导的 GVHD 的必需条件。相反，$CD4^+$ T 细胞介导的 GVHD 则不需要非造血靶组织表达 MHC Ⅱ类分子。大量的研究致力于了解细胞溶解的机制，重点在于研究基因缺陷性 T 细胞。与野生型 T 细胞相比，穿孔素缺陷性 T 细胞诱导的 GVHD 病情较轻。在 mHAs 引起的 GVHD 模型中，FasL 缺失的供体 T 细胞引起恶病质，但未引起 B 淋巴样发育不全或皮肤或肝脏的炎性病变。这些结果很难解释，因为穿孔素和 Fas 都在调节 T 细胞反应中发挥作用。Fas 缺陷的受体肝脏 GVHD 的严重程度降低，但其他器官 GVHD 的严重程度增加。在野生型受体中，中和 FasL 可预防肝损伤，但在肠道 GVHD 中无效，而中和的 TNF-α 可改善肠道的 GVHD，但对肝脏 GVHD 无效。同时中和 FasL 和 TNF-α 可以预防所有器官的 GVHD。综上所述，多种细胞病理和炎症机制参与传入和传出途径导致了 GVHD。

在一定条件下，活化的供体 NK 细胞可降低 GVHD 的严重程度[30, 120]。解释这一效应的机制包括供体 NK 细胞可产生 TGF-β 或 IL-4，或者在移植后供体的 NK 细胞可快速清除受体的树突状细胞或者异体反应性 T 细胞。在小鼠中，供体 $CD25^+CD4^+$ Treg 细胞也可以降低 GVHD 的严重程度。向移植物中加入大量 Treg 细胞，GVHD 可被改善；而从移植物中去除这些细胞则会加重 GVHD。Treg 细胞预防 GVHD 的能力部分是由于其可以产生 IL-10。初步临床试验结果显示 Treg 细胞可减少人类 GVHD[121, 122]。对 Treg 细胞进行更广泛的试验需要开发更好的方法来分离出大量的 Treg 细胞或使其在培养基中扩增。

临床研究表明，急性 GVHD 的风险取决于供受体之间的遗传差异程度。无血缘关系的供体比有血缘关系的供体导致 GVHD 的风险更大，这主要是因为不可避免的 MHC 差异。GVHD 的风险，多位点不匹配的高于单个位点不匹配的。移植后免疫抑制药的类型和预防方案的依从性也影响了 GVHD 的风险。目前广泛使用的最有效的治疗方案包括抗代谢物，如甲氨蝶呤或吗替麦考酚酯，与钙调神经磷酸酶抑制药（环孢霉素或他克莫司）或西罗莫司（见第 81 章）联合使用。多药方案比单药方案更有效。急性 GVHD 可以通过从供体骨髓中祛除成熟 T 细胞来预防（见第 82 章）。然而，虽然这样可以降低 GVHD 的风险，却也会导致移植失败、白血病复发风险的增加以及免疫重建延迟（见下文）。

研究人员正试图确定是否可以将引起 GVHD 的供体细胞与可以预防排斥、消除恶性祖细胞或启动免疫重建所需的供体细胞相区分。在过去，许多临床试验都采用了旨在耗竭全部 T 细胞的方法，尽管 GVHD 是由相对较少的可识别受体组织相容性抗原的供体细胞亚群引发的。在未来，可能使用以下方法来预防 GVHD 的发生：通过特异性的耗尽可以识别受体异基因抗原的供体 T 细胞，或者通过干扰 T 细胞最佳活化所需要的激活性共刺激信号，也可通过一些干扰性机制包括 T 细胞在体内的迁移[123]，又或者通过药物的管理来增加可以识别受者异基因抗原的供者 T 细胞的凋亡，还可以通过输注 Treg 细胞[121, 122, 124, 125]，或通过使用可促进 Treg 细胞在体内扩增的药物治疗[126]等。所有这些方法都有可能干扰 GVLEs。另外，GVHD 的严重程度可能会随着保护胃肠道完整性[127, 128]或减少肠道炎症[129]的药物的使用而降低。

（三）慢性 GVHD

导致慢性 GVHD 的生物学机制不像导致急性 GVHD 的生物学机制那样清楚[100, 130, 131]。虽然急性 GVHD 已被公认为慢性 GVHD 的危险因素，但有证据表明，慢性 GVHD 并不仅仅是急性 GVHD 的终末阶段。并不是所有急性 GVHD 病例都发展为慢性 GVHD，慢性 GVHD 可以在没有任何明显急性 GVHD 的情况下发展出现。慢性 GVHD 的特点是临床和病理异常与急性 GVHD 无关。慢性 GVHD 的早期皮肤表现为单核细胞的炎性浸润，真皮表皮交界处发生破坏性变化，伴不规则棘皮病、角化过度或萎缩。该病的演变以真皮纤维化增加为特征，最终导致真皮硬化（见第 26 章）。慢性 GVHD 的其他病理特征包括肺泡小管腺和皮肤汗腺、唾液腺和泪腺的破坏。基于临床和实验观察，有几个假说被用来解释慢性 GVHD 的发病机制，尽管其中没有一个动物模型可以包含在人类中观察到的所有慢性 GVHD 的特征。移植物中的 T 细胞明显参与了慢性 GVHD 的发生，尽管引起慢性 GVHD 的靶抗原可能不同于引起急性 GVHD 的靶抗原。纤维化的特征提示慢性抗原刺激可发挥一定作用。慢性 GVHD 的硬化表现可能是由成纤维细胞生长因子受体和

PDGFR 等促纤维化受体酪氨酸激酶的激活引起的。例如，皮肤硬化与存在 PDGFR 的竞争性自身抗体有关，在某些情况下，使用酪氨酸激酶抑制药治疗后，硬化表现有所改善。这些抗体的存在与硬化表现的发展之间的因果关系仍然有争议，并且有可能在一些患者使用酪氨酸激酶抑制药治疗后观察到的改善是通过与自身抗体无关联的机制发生的。在人类中，与骨髓相比，使用生长因子动员外周血细胞与慢性 GVHD 的风险增加有关，但对小鼠的实验研究表明，T 细胞不能解释这种效应。Ⅱ期临床研究显示，在一些患者使用 B 细胞特异性单克隆抗体治疗后，慢性 GVHD 的临床表现有所改善，这表明 B 细胞在该病的发病机制中发挥了作用。TGF-β 或其他成纤维化细胞因子的过度产生可能导致纤维化的发展。全身放疗、急性 GVHD 或免疫抑制药物引起的胸腺损伤可能导致阴性选择失败，允许供体来源的 T 细胞的产生，这些 T 细胞可识别受体特异性异体抗原以及与供体共享的抗原 [132]。慢性 GVHD 可能是由于造血干细胞移植后天然或诱导的 Treg 细胞产生不足或功能不全所致 [133, 134]。综上所述，包括 T 细胞、B 细胞、非淋巴细胞和 Treg 细胞在内的多种途径均可导致慢性 GVHD 的发生。

（四）移植物抗白血病效应

异基因造血干细胞移植的治疗优势不仅在于能够进行强度更大的化疗和放疗，还在于移植物介导的抗肿瘤作用（见第 16 章）。这种 GVLE 的实验证据早在首次临床移植前几年就有报道。GVLEs 的临床证据最初来自回顾性观察，即发生 GVHD 的患者白血病复发的频率低于未发生 GVHD 的患者。供体 T 细胞显然是 GVLEs 的主要介导者。在供体骨髓中祛除 T 细胞除了降低 GVHD 外，还会增加复发风险。急性白血病在祛除 T 细胞的骨髓移植后复发的风险与移植未处理骨髓后没有发生 GVHD 的患者的风险相当。动物实验也明确表明，异体反应性供体 T 细胞介导 GVLEs。

在急性白血病患者中，GVLEs 与 GVHD 关系密切。相比之下，接受去 T 细胞移植的慢性期慢性髓系白血病患者比接受未去 T 细胞移植但未发生 GVHD 的患者有更高的复发风险。这些结果表明，在慢性期慢性髓系白血病患者中，小幅度的异源性 T 细胞反应对 GVLEs 可能已经足够，同时不足以导致明显的临床 GVHD 出现。因此，恶性慢性期慢性髓系白血病干细胞（及其正常的对应细胞）对异基因 T 细胞的攻击极为敏感。

异源性 T 细胞介导 GVLEs 的机制已经在小鼠模型中得到了很好的解释 [135]。$CD4^-$ 和 $CD8^-$ 介导的 GVLEs 都需要供体 TCRs 识别受体肽 –MHC 复合物 [104]。T 细胞还必须与白血病细胞上的 ICAM 1 发生黏附作用。T 细胞的关键效应分子随着使用的白血病模型和配对的种类而变化。在基因缺陷的 T 细胞实验中穿孔素、FasL 和 TRAIL 的基本作用已被报道，但这些实验的结果可能难以解释，因为这些基因在供体 T 细胞中的缺失可能会产生超出细胞毒活性的影响 [82]。相反，反转录病毒介导的易位致癌基因所诱导的基因缺陷白血病的实验表明，Fas、TRAIL-R、TNF 受体或穿孔素并不是必需的，这表明负责 GVLEs 的 T 细胞效应机制是高度冗余的。

NK 细胞也介导了 GVLEs[83]。在 HLA 半相合的深度去除 T 细胞、高 CD34 含量、没有应用以钙调磷酸酶为基础的免疫抑制的造血干细胞移植中，人们首次观察到了针对急性髓系白血病而非急性淋巴细胞白血病复发的保护作用，通过供受体 HLA Ⅰ类的位点可预测供体的 NK 细胞缺乏对受体 HLA Ⅰ类分子的可产生适度抑制 [136]。重要的是，异体反应性 NK 细胞并不导致 GVHD。最近的研究表明，在 HLA 不匹配的无关供体的未去 T 细胞的移植中，NK 细胞可以防止受体急性髓系白血病的复发 [137]。在这项研究中，GVLEs 与供体 NK 细胞激活受体的 KIR2DS1 表达有关，但当供体强表达与激活性受体结合的 MHC Ⅰ类的配体时，并未观察到效果，因为这种条件诱导的表达这种特定受体的 NK 细胞呈现低反应。最后，只有当受体细胞表达至少一种 MHC Ⅰ类配体并与激活性受体结合时，才能观察到这种效应。

我们在不断调整干预措施，以使 GVLEs 能取得最大治疗获益，但并未取得完全成功。在高危恶性肿瘤患者中，移植后 4 天内给予骨髓供者未辐照的外周血白细胞层细胞，可导致难以逆转的 GVHD 及高移植相关死亡风险。对于移植后复发的恶性肿瘤患者，有时仅通过停用免疫抑制即可缓解。在没有 GVHD 的患者中，可以通过注射供体淋巴细胞来诱导缓解（见第 69 章和第 70 章）。70% ～ 80% 的慢性期慢性髓系白血病患者可以出现这种缓解；慢性髓系白血病患者急变期、骨髓瘤、骨髓增生异常和急性髓细胞性白血病中的缓解率较低，而急性淋巴细胞性白血病患者的缓解率则更低。供者淋巴细胞输注可引起急性或慢性 GVHD 和短暂的骨髓发育不全，这取决于给予 T 细胞的数量和受体与供者之间 HLA 不匹配的程度。

从临床角度来看，核心问题是 GVLEs 是否可以与 GVHD 分离 [138, 139]。T 细胞介导的 GVLEs 与 GVHD 的分离可以通过供体 T 细胞来实现，供体 T 细胞识别 MHC Ⅰ类限制性 mHAs，仅在受体造血干细胞和恶性细胞上表达 [140]。或者，T 细胞也可以被改变，使那些有助于 GVHD 但 GVLEs 不需要的功能失效。最后，T 细胞可以被编辑以限制它们迁移到 GVHD 靶组织的能力，如肠，恶性细胞不太可能驻留的地方。这种策略已经在动物模型中得到了成功的验证。供体 NK 细胞可能特别适合于介导没有 GVHD 的 GVLEs，因为它们不会引起 GVHD。

十六、免疫耐受的形成

造血干细胞移植后的免疫耐受在功能上定义为在没有免疫抑制药物的情况下存在免疫反应而无植入不良或植入失败或明显的 GVHD[141]（见第 12 章）。在任何时间点，免疫反应可能涉及受体中 T 细胞的三个主要群体：残余受体 T 细胞、异体移植物中包含的成熟 T 细胞的后代，以及从胸腺中供体祖细胞中成熟的供体来源的 T 细胞。移植物中异体反应性受体残余的 T 细胞和成熟 T 细胞的子代可以通过多种机制被控制。在正常生理条件下，周围耐受需要主动抑制，因为自身免疫是在 Treg 细胞缺失的情况下发生的，造血干细胞移植后也是如此。与此假设一致，无论临床是否发生明显的 GVHD，所有异基因造血干细胞移植患者均可通过体外实验检测供体来源的辅助性 T 和细胞毒 T 细胞识别受体的异体抗原。如上所述，Treg 细胞的重构可能在预防慢性 GVHD 中发挥重要作用。其他可能控制移植物中异体反应性受体 T 细胞和成熟 T 细胞后代的机制包括克隆缺失或通过慢性抗原刺激诱导无反应性或耗竭 [142–146]。

在胸腺中，非造血的胸腺成分通过直接和间接机制表达受体抗原，供体来源的树突状细胞通过直接机制提呈供体抗原，通过间接机制提呈受体抗原，从而阴性选择源自供体来源的祖细胞的 T 细胞 [147]。一些证据表明，GVHD 可损害中枢耐受性，原因可能是对非造血胸腺成分的损害，也可能是供体来源树突状细胞的功能异常。这些结果提高了对表位（而非 mHAs）的自身免疫反应，从而可能导致发生晚期 GVHD。

十七、免疫重建

（一）T 细胞重构途径

造血干细胞移植后，所有患者均出现严重的免疫缺陷，其原因包括预处理方案、供体 T 细胞的作用以及免疫抑制药物的使用。用供体细胞重建可以纠正这种免疫缺陷（见第 15 章）。骨髓来源的细胞、NK 细胞和自然生产 IFN-α/β 细胞的初始免疫功能的重构发生在移植后的第一个月，适应性免疫的重构随后。适应性免疫重建延迟的危险因素包括脐带血细胞的使用、无关供者或移植物含 CD34 细胞或 T 细胞量较少、受体或供体的年龄较大、急性或慢性 GVHD 的发生以及大剂量糖皮质激素的应用。

T 细胞的重建既可以通过移植物中成熟 T 细胞群的非胸腺依赖性扩增，也可以通过骨髓源性细胞在受体胸腺中的成熟来进行 [148]。临床和实验研究均表明，移植后 T 细胞的初始重构主要发生在移植物中成熟供体 T 细胞增殖时，而胸腺中新 T 细胞的贡献在移植后才显现出来。移植物中被转移的记忆性 T 细胞具有直接的保护作用，而移植物中的初始 T 细胞和移植后通过胸腺产生的新 T 细胞只有在感染或免疫启动后才具有保护作用。胸腺中新 T 细胞的产生在整个生命周期中都存在，但随着年龄的增长而逐渐减少，这种减少至少部分是胸腺固有的性质，而不是造血系统特有的。放疗、造血干细胞移植前后应用的免疫抑制药物、GVHD 影响移植后胸腺功能的恢复，对成人的影响较儿童更为深刻。与 CD8 细胞相比，T 细胞胸腺通路的重建对 CD4 细胞的恢复更为重要。由于这些原因，在 T 细胞重构过程中胸腺非依赖性和胸腺依赖性途径的作用的平衡在 $CD4^+$ 和 $CD8^+$ T 细胞之间存在差异，这取决于患者的年龄、移植物中 T 细胞的数量以及移植后的时间间隔。在人类，胸腺 T 细胞的产生可以通过以下方式评估：影像学研究观察到胸腺体积的增加、TRECs 的细胞比例或数量的增加和表达 $CD45RA^+$

$CD30^+$ $CD45RO^-$ 的细胞百分比和数量的增加，这些正是刚从胸腺移出细胞的表型特征。TRECs 是在胸腺发育过程中 T 细胞上的 *TCR-A* 和 *-B* 基因重排过程中形成的。由于 TREC DNA 在细胞分裂过程中没有复制，所以随着新进胸腺细胞的增殖，包含 TREC 的细胞的比例降低。因此，最有价值的胸腺输出的衡量是评估 TREC 含量和 T 细胞增殖程度。在淋巴细胞减少的小鼠中，来自胸腺的初始 T 细胞由于体内平衡刺激而增殖，在缺乏特定抗原刺激的情况下，从初始表型转化为假记忆表型。这一过程是由外周血 T 细胞库的缺乏引起的。新进从胸腺移出的 T 细胞增殖并转化为假记忆表型，除非外周序列中已经含有具有相同 TCR 特异性的 T 细胞。因此，外周血中初始 T 细胞的存在表明胸腺的输出和 T 细胞库中至少某些特异性是充分的。

免疫恢复的时间因免疫系统的不同组成部分和功能而异。在受体行 HLA 全相合同胞骨髓移植后，在体外应用促分裂剂来刺激 T 细胞的增生反应，在 4 ～ 6 个月的时间开始达到正常范围，外周血 CD4 细胞的数量在 7 ～ 9 个月后开始达到正常范围，通过体外刺激 B 细胞恢复产生的免疫球蛋白 G 在 7 ～ 9 个月后开始达到正常范围。在行去 T 细胞骨髓移植时，免疫应答的恢复会延迟数月，在移植时应用造血生长因子动员干细胞的，CD4 细胞的恢复加速。对某些病原体的长期免疫重建可能是由移植后暴露于抗原而产生的新记忆细胞而产生的。

在造血干细胞移植后的前 3 个月，胸腺非依赖性重建途径中，不同 T 细胞间的选择性增殖会导致 TCRs 在重新分布时产生严重偏移。在此期间，TCR 基因重排谱仍然异常的有限且不稳定。这一时期 T 细胞库的变化最有可能是由异体抗原驱动的增殖引起的，尤其是在 GVHD 患者中。

在移植后的前 3 年，通过胸腺中骨髓细胞的成熟而产生的 T 细胞逐渐稀释移植物中成熟 T 细胞的后代。随着这种置换，TCR 基因重排谱逐渐趋于正常。TCR 基因重排谱恢复正常的速率取决于移植物中成熟 T 细胞的数量和胸腺功能的水平。由胸腺非依赖性通路产生的细胞被胸腺依赖性的替换，这一过程在含有大量成熟 T 细胞的移植物中可能发生得更慢，而在移植物中含有少量成熟 T 细胞时可能发生得更快。在胸腺功能严重受损的患者中，TCR 基因重排谱异常可持续 3 年以上。TCR 基因重排谱在持续混合嵌合患者中仍然存在异常，即使没有 GVHD，其原因尚不明确。HCT 后 B 细胞中免疫球蛋白基因重排的多样性也降低了。

（二）在免疫重建中 GVHD 的影响

GVHD 至少通过几种不同的机制破坏 T 细胞的免疫重建。GVHD 对胸腺上皮细胞造成损伤，从而通过胸腺依赖途径减少 T 细胞重构和 TCR 库的多样性 [149]。GVHD 可能通过引起微环境的异常，减少功能性外周 T 细胞龛的数量，从而减少可容纳在外周的 T 细胞总数。由受体异体抗原的刺激导致的激活可以诱导识别受体异体抗原的大部分供体 T 细胞的凋亡，在 GVHD 中，不能识别受体异体抗原的供体 T 细胞被诱导表达 Fas，变得容易受到表达 FasL 的供体 T 细胞导致的同族互相杀伤或旁观者细胞凋亡的影响。GVHD 还会损害 APCs 的功能，尤其是对 $CD4^+$ T 细胞的抗原的提呈 [150]。急性和慢性 GVHD 均阻滞 B 淋巴细胞的产生。慢性 GVHD 的患者直到慢性 GVHD 解决和开始停用免疫抑制药物后才逐步恢复免疫能力。

（三）机会性感染是免疫重建受损的一个指标

机会性感染是造血干细胞移植术后免疫缺陷的重要临床指标。与机会性感染有关的病原体主要包括 Epstein Barr 病毒（EBV）（见第 90 章）、巨细胞病毒（见第 87 章）、腺病毒和 BK 病毒（见第 93 章）、HHV6 病毒（见第 92 章）和真菌生物体（见第 86 章）。由 EBV 感染引起的淋巴增殖性疾病的发展是造血干细胞移植后与免疫缺陷相关的机会性感染的一个特别突出的例子 [151]。当患者行去 T 细胞移植时或在造血干细胞移植后接受过去 T 细胞药物治疗，发生致命的并发症的风险会增加，这表明供体来源的记忆性 T 细胞的转移和持久性的病原体特异性免疫在控制 EBV 感染时发挥了重要的作用。巨细胞病毒、真菌和腺病毒感染的危险因素非常相似。长期淋巴细胞减少是这些危险因素中的一个共同点。特别是，CD4 淋巴减少与造血干细胞移植后机会性感染的风险密切相关。此外，T 细胞功能更细微的异常可能增加机会性感染的风险，例如 T 细胞信号转导的性质缺陷和激活的巨细胞病毒特异性 CD8 细胞 TNF-α 的产生减少。

（四）增强免疫重建的方法

在一定条件下，EBV 特异性免疫可被重建，少量供体淋巴细胞输注可诱导 EBV 相关淋巴增生性疾病的消退。另外，针对特定病原体的免疫反应可以通过注射抗原特异性 T 细胞系或 T 细胞克隆来重建（见第 15 和 68 章）。免疫重建也可以通过各种其他策略来加快。在小鼠体内，角质细胞生长因子可以保护胸腺上皮免受照射和 GVHD 的影响，从而通过移植后的胸腺依赖途径改善免疫重建[152]。胸腺上皮是 IL–7 的来源，IL–7 是一种生长因子，参与 T 细胞的产生和维持 T 细胞在周围环境中的稳态。这种细胞因子的外源性给药并不能逆转 GVHD 对胸腺基质功能的影响，但可以通过直接作用于胸腺中发育的 T 细胞而促进 T 细胞的产生[153]。外源性给药 IL–7 还能刺激成熟 T 细胞增殖，保护 T 细胞不凋亡，增强 T 细胞功能。尽管外源性给药 IL–7 会加重未受辐射小鼠造血干细胞移植后的 GVHD，但在因淋巴细胞减少而导致内源性 IL–7 水平升高的辐照小鼠中未观察到这种效应。对受体异体抗原反应的供体 T 细胞的数量增加，但其 IL–7 受体 α 链的表达减少，其他 T 细胞则不同。因此，IL–7 对识别受体异体抗原的 T 细胞影响不大，但能刺激对免疫重建可能很重要的其他 T 细胞的增殖。造血干细胞移植后外源性给予 IL–7 的影响与外源性给予 IL–15 的影响相似。然而，在某些情况下，外源性给予 IL–15 可加重接受过辐照受体的 GVHD。其他增强造血干细胞移植后免疫重建的潜在方法包括雄激素阻断、Flt3 配体或 IL–22 的应用[154]，以及合成的寡脱氧核苷酸的使用，这些寡脱氧核苷酸含有未甲基化的胞嘧啶鸟嘌呤基，可通过防止 T 细胞死亡而扩大初始和记忆群体。

在大多数没有慢性 GVHD 的受者中，免疫功能已充分恢复，可在造血干细胞移植后 1 年后接种白喉、百日咳、破伤风疫苗和肺炎球菌疫苗，机体可做出免疫应答（见 106 章）。在一定程度上，从供体转移过来的有抗原经验的记忆性 T 细胞参与了这种免疫重建，移植后受体对多糖蛋白偶联疫苗的免疫应答可以通过移植前供体接种疫苗的方式得到增强。活病毒疫苗，如麻疹、腮腺炎、风疹和口服脊髓灰质炎疫苗，即使在健康的受体中，也至少要等到移植后 2 年才可以接种，以防止无意中感染这些减毒病毒毒株。应避免给慢性 GVHD 患者或任何正在服用免疫抑制药物的人接种这些疫苗。

十八、结论

虽然本章分别关注的是植入、GVHD、对恶性病的控制、耐受和免疫重建的结果，但它们作为一个整体过程的不同方面仍然高度相关。因此，评价旨在影响造血干细胞移植一种特定免疫结果的干预措施需要对其他免疫结果进行同等的监测审查。从历史上看，临床造血干细胞移植是从动物研究中获得的生物医学知识和理解发展而来的。小鼠模型具有定义明确的免疫遗传学以及大量用于剖析造血干细胞移植免疫生物学中涉及的细胞和体液机制的试剂和方法的优点，而犬类和非人类灵长类模型则更接近于模拟大型远亲物种的造血干细胞移植在免疫学和医学方面的挑战。动物模型所提供的广泛的实验操作，在阐明原理方面取得了快速进展，这些原理提高了我们对造血干细胞移植免疫学及其所有相互关联的复杂的生物医学理解。当解释结果和应用结论以供实际临床运用的时候，我们必须仔细考虑到所有给定的实验模型的约束条件和物种之间的差异[155–157]。

第 10 章 组织相容性 Histocompatibility

Effie W. Petersdorf 著
顾骋园 译
范 祎 韩 悦 陈子兴 校

一、概述

人类 MHC 是一个位于人第 6 号染色体短臂长约 7.6Mb 的 DNA 片段，大约包含了 300 多个基因，其中 20% ～ 30% 具有免疫相关功能 [1, 2]（图 10-1）。其主要功能是参与抗原处理与抗原提呈（经典的 *HLA-A*、*B*、*C*、*DM*、*DO*、*DP*、*DQ* 和 *DR* 基因，*PRSS16* 基因，*PSMB* 基因，*AP* 基因，*UBD* 基因），炎症（*ABCF1*、*AIF1*、*DAXX*、*IER3*、*LST1*、*LTA*、*LTB*、*NCR3* 及 *TNF*）促白细胞成熟（*DDAH2* 及 *LY6G*），补体级联反应（*BF*、*C2*、*C4A*、*C4B*）、母胎免疫（非经典 Ⅰ 类基因 *HLA-E*、*F*、*G* 基因），应激反应（*MICA/MICB* 基因）免疫调节（*NFKB*、*RXRB*、*FKBPL* 基因），免疫球蛋白超家族（*AGER*、*BTN*、*C6orf23*、*MOG*）。

HLA 基本全部表达于有核细胞，这种泛表达有助于机体接纳或者排斥移植物这一基本功能的实现。大多数个体为杂合的二倍体型，HLA 基因座的两个单倍型分别来自父亲和母亲。对于特定的一个 HLA 基因座，HLA 抗体均由两个 HLA 等位基因编码并共同表达，因此作为杂合子在该位点可表达两个不同的抗原。在造血干细胞移植的供 – 受体组织相容性中，HLA 基因的广泛多态性以及基因位点间紧密连锁的复杂关系具有极其重要的意义。

在 20 世纪 50 年代早期，首次证实了人体中存在 MHC。科学家发现，那些接受输血并出现输血反应（发热）的受者，他们的血浆可以导致血制品供者血浆中的白细胞聚集 [3]。随后的研究表明，白

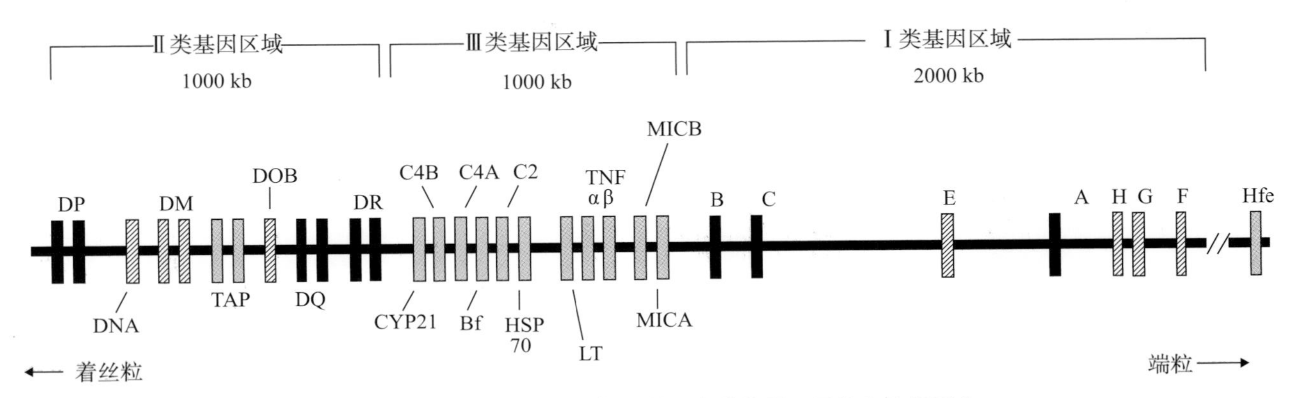

▲ 图 10-1　人类主要组织相容性复合体位于 6 号染色体短臂上

Ⅱ类基因 *HLA-DP*、*-DNA*、*-DM*、*-DOB*、*-DQ* 和 *-DR* 基因以及 Ⅰ 类基因 *HLA-B*、*-C*、*-E*、*-A*、*-H*、*-G* 和 *-F* 基因以黑色显示；实心灰色条带表示可编码经典移植抗原的基因。其他 HLA 区域相关基因以灰色表示：抗原肽转运蛋白（TAP）；21- 羟化酶（CYP21 也称为 21-OH 或 P_{450}-C21B）；补体成分 C4；补体旁路途径的备解素因子 B（Bf）；补体成分 C2；热休克蛋白（HSP70）；肿瘤坏死因子（TNF）复合物及淋巴毒素 A（LTA）；MICB；MICA；血色病基因（Hfe）。从 *HLA-F* 基因端粒到 *Hfe* 基因的距离约为 4000kb

细胞抗体也可出现在经产妇的血清中。Dausset 和 Payne 命名这一新发现的白细胞抗体系统为 HLA，HLA 一词是由“human-1”（HU-1），“leukocyte antigen”（LA）共同组成[3-7]（表 10-1）。自从 1964 年以来，16 个国际相容性协作组织做的一系列工作，极大地拓展了我们对 HLA 系统的认知，并进一步规范了 HLA 的分型及命名方法[8-21]（表 10-2）。

HLA 通过经典孟德尔方式遗传（图 10-2）。在免疫应答过程中，免疫系统的细胞通过识别由人类 MHC 基因编码的细胞表面分子而发挥作用。T 细胞结合 MHC 分子识别以肽碎片呈递的外源性抗原。在 T 细胞识别抗原之前，抗原必须经抗原呈递细胞处理，结合“自体”MHC 分子，运输到细胞表面。许多不同的肽抗原可以被加工并呈递给 T 细胞，肽抗原来源于细菌、病毒、毒素和外来细胞和组织及自体组织和细胞产品。肽结合模体是指 HLA 分子形成一个特殊的空间构象，这些 HLA 分子可以提供 HLA 系统在肽呈递、免疫应答和疾病易感性中作用的相关重要信息[22-24]。MHC 在抗原呈递中的作用有助于解释 MHC 在人群中的广泛多态性：MHC 的多态性越大，可以呈递给免疫系统的外源性的肽段就越多。MHC 基因通过选择那些能够结合和呈现用于 T 细胞识别的抗原来影响 T 细胞免疫应答。由于在同种异体反应中 T 细胞的活化过程 MHC 分子中起着重要作用，所以 MHC 分子对移植有着重要影响。

随着 DNA 分型方法的出现，现在可以通过其独特的序列来定义每类 HLA 分子[25]（http://www.ebi.ac.uk/imgt/hla）。对于特定的 HLA 基因座，最多可有两个等位基因（如 A*02:01）。由两个双亲来源的单倍型表达的等位基因共同构成“基因型”（例如 HLA A*02：01、*03：01）。与 HLA 抗体结合的分子称为 HLA 的“抗原”。两个亲本染色体来源的等位基因编码的特定位点上的两个抗原共

表 10-1　组织相容性常用术语定义

术　语	定　义	举　例
等位基因编码	一种将相关等位基因分组的系统，通常由分型技术定义	HLA-DQB1*02AB 表示 HLA-DQB1*02:01 或 02:02
祖传单体型	来源于同一祖先的高度保守的 HLA 单体型	HLA-A1B8DR3（“8.1”祖传单体型）
错配方向	宿主抗移植物：受体中不存在供体等位基因在	受体：HLA-B7，7　供体：HLA-B7，8
	移植物抗宿主：供体中不存在受体等位基因	受体：HLA-B7，8　供体：HLA-B8，8
表位	免疫原性分子的一部分	交叉反应：两个或更多 HLA 抗原可以有相同的表位
		特异性：每种表位只对应一种特异性抗原
基因型	某一生物个体 HLA 等位基因序列	HLA-A*01:01，02:01
单倍体相合	具有相同一条染色体的亲属，另一条不同的染色体匹配位点不定	受体：A1，2、B7，8、DR2，3；供体：A1，11、B8，44、DR3，4
单体型	一条染色体某一特定区域的一组相互关联，并倾向于以整体遗传给后代的单核苷酸多态的组合	HLA-A1，B8，DR3
杂合	在 HLA 位点上有两种不同的 HLA 等位基因 / 抗原	HLA-A*02:01，02:05（注意：该基因型具有纯合子 A2，2 表型）
HLA	HU-1（人-1 抗原）和 LA（白细胞抗原）	决定组织类型的人类白细胞抗原
HLA 等位基因	基因的另一种形式；独特的序列变异体	HLA-A*02:01
人类白细胞抗原	同种抗血清所表达的 HLA 蛋白	HLA-A2
HLA Ⅰ类基因	编码 HLA 基因的 MHC 端粒区（远离着丝粒）	HLA-A，HLA-B，HLA-C（“经典Ⅰ类基因”）HLA-E，F，G;MICA，MICB（“非经典Ⅰ类基因”）

（续表）

术 语	定 义	举 例
HLA Ⅱ类基因	编码HLA基因的MHC着丝粒区域（靠近着丝粒）	HLA-DR，HLA-DQ，HLA-DP
HLA Ⅲ类基因	Ⅰ类HLA-B和Ⅱ类HLA-DR之间的MHC映射区域	肿瘤坏死因子（TNF）；补体途径基因
纯合	HLA基因座上相同等位基因/抗原的相同拷贝	HLA-A*01:01，01:01
血缘一致性	基因型相同的兄弟姐妹继承了相同的母亲和父亲的6号染色体	患者及兄弟姐妹的母系单倍体为A1B8DR3，父系单倍体为A2B7DR2
状态一致性	偶然具有相同HLA抗原表型匹配无关个体	HLA-A1，2B7，8DR2，3患者和供者
白细胞抗体交叉配型	针对移植供体HLA Ⅰ和Ⅱ类抗原的患者血清中抗体的定量分析	
连锁不平衡	等位基因或抗原的非随机关联出现	HLA-B8和HLA-DR3；HLA-B8和HLA-C7；HLA-DR3和HLA-DQ2
匹配程度	移植供体和受体匹配的HLA等位基因/抗原总数	五个位点定义（在HLA-A、-B、-C、-DRB1、-DQB1共有10个可能的决定位点）：10/10（完全匹配）；9/10（一个HLA不匹配的等位基因或抗原）；8/10（两个不匹配的等位基因或抗原）等等。四个位点定义（在HLA-A、-B、-C、-DRB1共有8个可能的决定位点）：8/8；7/8；6/8等。三个位点定义（HLA-A、-B、-DRB1-6个可能的决定位点）：6/6、5/6、4/6等。
混合淋巴细胞培养	淋巴细胞接受同种异型抗原的刺激而发生活化、增殖，测定受体和供体主要组织相容性抗原相容的程度	
MHC	主要组织相容性复合体	6号染色体p21.3的一个7.6-Mb区域，编码移植中重要的组织相容性基因
自然杀伤性免疫球蛋白样受体（KIR）	19号染色体q13.4编码的一种多基因系统，负责先天免疫	抑制性受体：KIR2DL3、KIR2DL2、KIR2DL1、KIR3DL1；活化性受体：KIR2DS1、KIR2DS2、KIR2DS3、KIR2DS4、KIR2DS5、KIR3DS1
非遗传性母系抗原匹配	患者和供体之间HLA抗原错配，但患者和供体母亲之间共享的HLA抗原	患者：HLA-A1，2；供者：HLA-A1，3；供着母亲：HLA-A1，2
表型	即个体的HLA蛋白	HLA-A1，2
残基	HLA蛋白的一种氨基酸	Ⅰ类分子的116残基
单核苷酸多态性	人类遗传变异的最简单形式。基因组水平上由单个核苷酸的变异所引起的DNA序列多态性	A和T；A和C；A和G；T和G等等
标签单核苷酸多态性	一种在高度连锁不平衡的基因组区域中具有代表性的单核苷酸多态，对于全基因组关联研究具有非常重大的作用和意义	
分型分辨率	低分辨率：相当于抗原的广泛等位基因家族	血清学定义的HLA-A2；分子方法定义为A*02
	中分辨率：抗原家族中的一组相关等位基因	HLA-A*02:01/02:05
	高分辨率：测定DNA序列（最少4位，通常6位）	HLA-A*01:01:01

表 10–2 国际组织相容性工作组

工作组	年 份	主 席	地 点	进 展	参考文献
第一届	1964	D.B. Amos	美国达姆勒	对 Hu–1、LA 和四种抗原进行研究；MLC；微细胞毒性血清学技术	[8]
第二届	1965	J.J. van Rood	荷兰莱顿	计算机数据分析	[9]
第三届	1967	R. Ceppellini	意大利都灵	家系研究	[10]
第四届	1970	P. Terasaki	美国加利福尼亚州洛杉矶	27 个 HLA–A、–B 和 –C 进行定义	[11]
第五届	1972	J. Dausset	法国，Evian	全球 49 个群体的分型	[12]
第六届	1975	F. Kissmeyer-Nielsen	丹麦奥尔胡斯丹麦奥胡斯	对 Dw 特异性阐述	[13]
第七届	1977	W. Bodmer	英国牛津	DR1–7 特性定义；HTC 试验	[14]
第八届	1980	P. Terasaki	美国加利福尼亚州洛杉矶	对 HLA–MB（DQ）和 MT（DR52/53）定义；肾移植和相关疾病的 HLA	[15]
第九届	1984	E. Albert，W. Mayr	德国慕尼黑；奥地利维也纳	新的Ⅰ和Ⅱ类特异性基因；肾移植 HLA–Ⅱ	[16]
第十届	1987	B. Dupont	美国纽约	建立 RFLP/T 细胞克隆和 HTC 方法；创建标准化纯合细胞系面板	[17]
第十一届	1991	T. Sasazuki，K. Tsuji，M. Aizawa	日本横滨	HLA–Ⅰ的 PCR 分型；人类学	[18]
第十二届	1996	D. Charron	法国圣马洛和巴黎	测序；Ⅰ类 DNA 分型；医学中的 HLA	[19]
第十三届	2002	J. Hansen	加拿大维多利亚	虚拟 DNA 分析；单核苷酸多态性标记的鉴定；人类学，HCT 中的 HLA	[20]
第十四届	2005	J. McCluskey	澳大利亚墨尔本	MHC 和人类学、疾病、感染、HCT、癌症、非经典 HLA 基因	[21]
第十五届	2008	M. Gerbase - DeLima，M. Moraes	巴西布齐奥斯和里约热内卢	人类学、疾病、HCT、非经典基因	
第十六届	2012	S.G.E. Marsh，D. Middleton	英国利物浦	HCT、MICA、抗体、单倍型、KIR、数据管理方法、生物信息学、NGS、老化	

HCT. 造血干细胞移植；HLA. 人白细胞抗原；HTC. 纯合型细胞；MLC. 混合淋巴细胞培养；PCR. 聚合酶链反应；RFLP. 限制性片段长度多态性；SNP. 单核苷酸多态性；NGS. 二代测序

称为“表型”（如 HLA–A2、A3）。HLA 系统基因之间的显著差异已经大大超出了我们的预想，它反映了 MHC 在免疫应答、疾病易感性和非易感性中发挥的重要作用[26]。了解 HLA 多态性对于理解组织相容性抗原是如何通过与 T 细胞（第 9 章）、NK 细胞和 KIRs（第 11 章）相互作用，以及呈现 mHA（第 16 章）而成为移植决定因素有极大帮助。

二、人类白细胞抗原基因：结构与功能

1999 年对 MHC 进行了首次测序[27, 28]（http://www.hapmap.org/；http://www.sanger.ac.uk/HGP/Chr6/）。MHC 的“中央”有一个长度为 4MB 的部分，包含经典和非经典 HLA 基因。“扩展的 MHC”或 xMHC 包括总长约 7.6Mb 的序列，从端粒末端的 *HIST1H2AA* 基因延伸到着丝粒末端的 *RPL12P1*

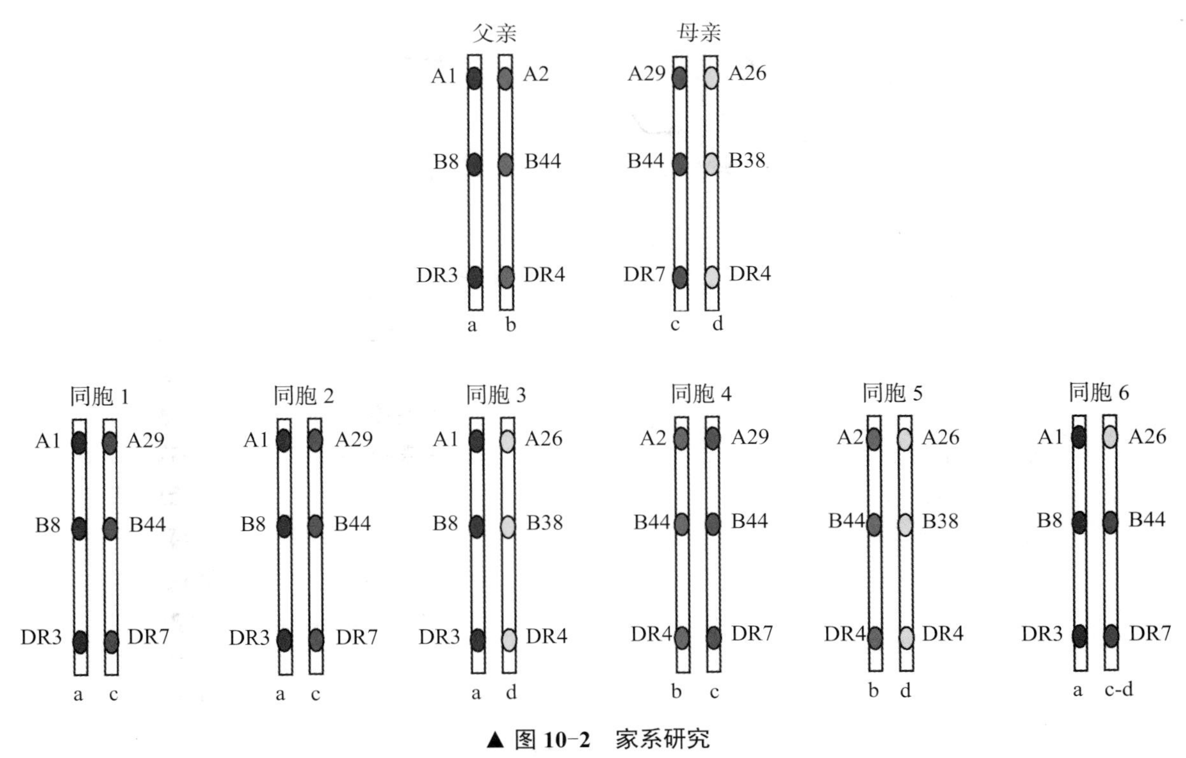

▲ **图 10-2　家系研究**

父系单倍型被命名为 a/b，母系单倍型被命名为 c/d。同胞 1 为先证者。与同胞 1 相比，同胞 2 是 a/c（HLA 基因通常相同），同胞 3 是 a/d（单倍体），同胞 4 是 b/c（单倍体），同胞 5 是 b/d（完全不匹配），同胞 6 是 a/c-d（母系为 c-d 重组体）。仅在移植物抗宿主（GVH）载体中，同胞 1 和 4HLA-B 不匹配。在 GVH 和宿主抗移植物载体中，同胞 1 和 6 仅 HLA-A 不匹配；由于是母体重组单倍体，它们 HLA-B 到 DR 均能匹配

基因。我们可将整个 HLA 复合体的基因分成三类：Ⅰ类、Ⅱ类和Ⅲ类基因（图 10-1）。HLA 按其分布和功能分为Ⅰ类抗原和Ⅱ类抗原，均是免疫球蛋白基因超家族的一部分。尽管Ⅰ类和Ⅱ类基因在序列和结构上有所不同，它们都编码多肽，这些多肽对 T 细胞识别功能和移植组织相容性有着至关重要的作用。

HLA 基因一大特征就是多态性（http://www.ebi.ac.uk/imgt/hla）。HLA 的多态性也是 MHC 分子主要免疫功能的一种表现，MHC 分子可以结合并提呈具有抗原性及潜在致病性且能够被抗原特异性 TCRs 所识别的多肽。HLA Ⅰ类和Ⅱ类分子结构不相同的特性导致了它们在激活不同 T 淋巴细胞群体中各自不同的作用。细胞毒性 T 淋巴细胞识别 HLA Ⅰ类分子提呈的抗原肽，而辅助性 T 淋巴细胞则识别 HLA Ⅱ类分子所提呈的抗原肽。

HLA Ⅰ类和Ⅱ类分子是由不同的 α 链和 β 链以非共价键组成的异二聚体。Ⅰ类分子最初是用同种异体血清进行分型，Ⅱ类分子则通过如混合淋巴细胞培养（mixed lymphocyte culture，MLC）反应的功能测定进行分型[29]。

（一）Ⅰ类基因区域

1. 经典 HLA 基因

HLA Ⅰ类区域至少存在 17 个基因座，包括若干假基因（图 10-1）。这些基因座中有 3 个基因，称为Ⅰ a 类基因，编码了 HLA-A、-B 和 -C 抗原，这些同种异体抗原对移植配型起着至关重要的作用。HLA- A、-B、-C 基因座具有高度多态性，其中 HLA -B 基因座是人类基因组中多态性最高的基因（http//www.ebi.ac.uk/imgt/hla）[25]。*HLA-A*、*-B*、*-C* 基因由 8 个外显子和 7 个内含子组成。外显子 1 是前导序列，外显子 2、3 和 4 分别编码Ⅰ类分子的 α_1、α_2 和 α_3 结构域；第 5 外显子编码跨膜部分，外显子 6、7 和 8 编码胞质尾区。HLA Ⅰ类分子由 α 链（重链）与 β_2 微球蛋白（轻链）在细胞表面非共价结合组成，其中 α 链长度为 338 ～ 341 氨基酸残基。β_2- 微球蛋白基因位于 15 号染色体，处 HLA 复合体之外。在结构上，Ⅰ类分子包括两个 α-

螺旋区，它们覆盖在 8 股反向平行 β 折叠片层上，共同形成肽结合的功能槽[22]。Ⅰ类基因外显子 2 和 3 内的核苷酸替换不是随机分布的，而是集中在离散的高变区。α_1 和 α_2 结构域内的相应多态性位点有利于肽片段的结合，以便提呈给 TCR[30]。这些多态位点决定了分子的同种特异性，并以此作为它们的命名基础（http://www.ebi.ac.uk/imgt/hla）。具有多态性的 HLA-C 分子第 77 ～ 80 氨基酸残基和 HLA-B 分子 77 ～ 83 残基（后者构成 Bw4 表位），决定了 NK 细胞受体特异性识别 HLA-C 和 -B 配体（详见下文和第 11 章中描述）。

2. 非经典基因

Ⅰ类区域包含至少 3 个非经典基因——*HLA*、*E*、*F* 和 *G*（Ⅰ b 类）[31] 和两个Ⅰ类类似基因——*MICA* 和 *MICB*[32]。HLA、E、F 和 G 基因座与Ⅰ a 类基因在整体结构以及外显子序列与编码分子功能方面非常相似。Ⅰ b 类基因在免疫应答中起着极为特殊的作用，在适应性免疫和固有免疫途径中都具有突出的作用。经典Ⅰ a 分子和非经典Ⅰ b 分子的一个区别在于它们的组织表达方面：Ⅰ a 类分子表达于所有有核细胞，也因此大多数组织中都存在Ⅰ a 类分子，但Ⅰ b 类分子的分布更受限制并且趋向于组织特异性。其中，HLA E 的表达最为广泛[33]。HLA-G 在胎盘组织中特异性表达[34]，而 HLA-F 在膀胱、肝脏、胎盘和淋巴样干细胞上表达[35]。HLA-E 和 -G 分子作为 NK 细胞受体的配体，从而调节 NK 细胞的功能[36, 37]。HLA-E 分子与Ⅰ a 类 MHC 分子来源的信号肽特异性结合（此肽段序列高度保守），促进 CD94/NKG2 类 NK 细胞受体与细胞表面相互反应。

MICA 和 *MICB* 基因与经典Ⅰ类蛋白具有氨基酸序列的同源性，但与 *HLA*、*A*、*B*、*C* 还是有不同之处：缺乏与 β_2- 微球蛋白之间关联[38]，由于肽结合沟较浅而缺乏与肽的结合功能[32]。MIC 蛋白在肠上皮中表达，并可作为细胞应激反应基因被热休克反应所诱导，从而发挥重要作用[32]。MICA 和 MICB 产物是 NKG2D 激活受体的配体，并参与 NK 细胞免疫监视和 T 细胞的共同刺激反应[39]。

（二）Ⅱ类基因区域

HLA Ⅱ类区域由 9 个不同的基因组成：*DRA*、*DRB1*、*DRB3*、*DRB4*、*DRB5*、*DQA*、*DQB*、*DPA* 和 *DPB*。Ⅱ类区域还编码 *TAP* 和 *LMP*，它们在转运和负载Ⅰ类分子及肽段方面起作用。另外 6 个基因及基因片段要么是非功能性假基因，要么就不编码目前已知参与移植相关免疫反应的相关蛋白。自从 20 世纪 70 年代中期有了对 HLA -A、-B（1965 年）和 -C（1971 年）基因座的描述之后，Ⅱ类基因被统称为 HLA-D 区基因。根据其基因序列的同源性程度以及它们在 HLA-D 区的位置，将Ⅱ类基因分为 DR、DQ、DO、DN 和 DP 五个家族。Ⅱ类的 *HLA-DR*、*-DQ* 和 *-DP* 基因与Ⅰ类基因一样，具有高度多态性。（http://www.ebi.ac.uk/imgt/hla）[25]。

Ⅱ类分子由一条单链多态（DQ 和 DP）或非多态（DR）性的 α 链与一条具有多态性的 β 链非共价结合所组成[23]。HLA-DR、-DQ 和 -DP 抗原的 β 链分别由 *DRB*、*DQB* 和 *DPB* 基因编码。多态性的 HLA-DRβ 链由 4 个不同的 *DRB* 基因（*DRB1*、*DRB3*、*DRB4* 和 *DRB5*）编码。在 HLA-DRB 区域内，从一个单体型到另一个单倍型可表达不同数量的基因（图 10-3）。例如，DRB 单倍型中的 DR1 包括 4 个基因：1 个多态性的 *DRB1* 基因、1 个非多态 *DRA* 基因和 2 个假基因。相反，DRB 单倍型的 DR3 包括 5 个基因：1 个多态性的 *DRB1* 基因、1 个非多态性的 *DRA* 基因、1 个多态性的 *DRB3* 基因和 2 个假基因。HLA-D 区具有更强的多态性可能是因为一条亲本染色体编码的多态 DQ α 链与另一条亲本染色体编码的多态 DQβ 链进行反式配对所造就的。

Ⅱ类分子中的多态性位点分别定位在 α 的 α_1 结构域和 β 链的 β_1 结构域中的特定区域，以便能够结合大量肽段[30]。多态性的 α_1 和 β_1 结构域也决定了Ⅱ类分子的同种特异性。已知 *DRB1* 和 *DQB* 基因编码的抗原是造血干细胞移植中免疫反应的有力刺激物（第 45 章）。

（三）Ⅲ类基因区域

HLA Ⅲ类区域位于Ⅱ类（着丝粒边界）和Ⅰ类（端粒边界）之间区域（图 10-1）。Ⅲ类区域包括约 700kb DNA 在内的约 60 个基因，使其成为人类基因组中基因密度最高的区域。该区域中超过 14% 的序列是可编码的，平均每 100kb DNA 就有 8.5 个基因。Ⅲ类区域基因与 HLA 基因座共同呈现正性连锁不平衡，同时几种常见的 xMHC 单倍型也表现出单倍型的多态性[40]。Ⅲ类基因区域与许多自身免疫病和传染病的易感性有关[26]。其已证实的功能包括

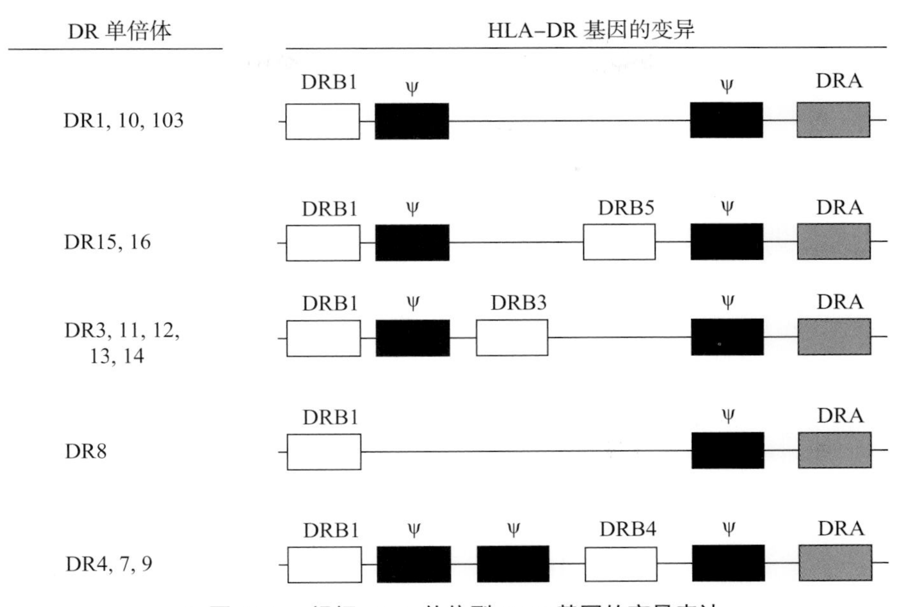

▲ **图 10-3　根据 HLA 单倍型 DRB 基因的变异表达**

白色盒为 DRB 基因；灰色盒为非多态性 DRA 基因；黑色盒为假基因

基因编码补体成分 C2、C4 和 Bf、TNF、某些转运蛋白和热休克蛋白。

三、人类白细胞抗原的历史

1958 年对第一次对人类白细胞抗原群体的描述激发了全世界对 HLA 系统的基因结构及生物学功能的兴趣。显而易见，阐明 HLA 系统的工作十分必要，完成此工作也远远超出单个实验室的能力范围。这导致从 1964 年开始，各国研究人员组成的国际组织愿意分享试剂和未公布的数据（表 10-2）。最初的 HLA 抗原是由个体研究者使用他们自己的试剂、抗血清和细胞基因集合以及使用当地各种成熟的实验室试验来确定的。交换试剂十分必要，由此可经行比较抗血清和标准化定义抗原、建立通用名称和发展标准化检测方法。因此，国际 HLA 工作组拟定了一个促进这类合作的严谨机制，除此之外，还创建了向世界推广新技术和试剂的论坛会。

（一）早期：1964—1972

在 20 世纪 50 年代后期，通过白细胞凝集抗体（IgM）试验发现了 HLA 抗原。第一届 HLA 研讨会（1964 年）引入了一种补体依赖性微滴分析方法，该方法只需要相对高特异性和重复性的微量细胞毒性（IgG）抗体就可操作。仔细选择细胞毒性抗血清以检测 HLA 的特异性，这些血清通常来自于通过妊娠自然免疫 HLA 同种抗原的多产妇。体外混合淋巴细胞培养也在第一次研讨会上进行了讨论研究。混合淋巴细胞培养试验包括培养反应性白细胞，这些细胞后来鉴定为 T 淋巴细胞，与第二方刺激细胞，并监测随后反应增殖情况。反应的大小被认为是反映两个细胞群体的某些 HLA 抗原差异，尽管这些抗原的确切性质尚不清楚。

第 3 届 HLA 研讨会（1967 年）阐明了 HLA 抗原是两个紧密连锁的基因位点产物。遗传学家和免疫学家共同组成了建立标准化命名法的命名委员会。随后采用了“HL-A”（H 代表 Dausset 的 Hu1 系统，L 代表白细胞，A 代表该系统中第一个识别位点的 A）[41]。

到第 4 届 HLA 研讨会（1970 年），已经有官方定义了 11 个特异性 HL-A（HL-A1、-A2、-A3、-A5、-A7、-A8、-A9、-A10、-A11、-A12 和 -A13），并且按照发现和报道的顺序分配了数字名称。至少有 8 个其他的特异性 HLA 被给予临时的官方名称（例如 w27），表示可能的但并未证实。同时还有证据表明 HL-A 系统内存在第三个亚位点[42]。在第 5 次研讨会（1972 年）之后，命名委员会证实了 HL-A 系统中至少存在两个亚位点，并将已知的抗原划分到两个不同的分离序列中，第一个 /LA 序列

以及第二个 /FOUR 序列。引起混合淋巴细胞培养反应中刺激的位点编码决定因子的同一性仍有待阐明。在混合淋巴细胞培养反应中，引起刺激反应的编码基因位点的同一性仍有待阐明。

（二）中期：1975—1984

这一时期最重要的进展是确定Ⅱ类区域的血清学方法的改良，随着Ⅱ类区域的细胞分析的发展，开始认识到 HLA 多样性的巨大，最终开创了检测 HLA 的 DNA 时代。1975—1984 年期间举办了 4 次国际研讨会（表 10-2）。直到第 6 次研讨会（1975 年），人们才认识到 HLA-D 区抗原的差异性可导致混合淋巴细胞培养测定中的淋巴细胞活化和增殖[43]。第 6 次研讨会首次使用纯合分型细胞（homozygous typing cells，HTCs）技术来研究新定义的 HLA D 基因座的决定因子[44]，对在 B 细胞上而非 T 细胞上表达的 HLA 抗原被称为"类Ⅰ a 抗原"或"D 区相关 B 细胞抗原"，它们的描述为将来描述 HLA-DR 位点铺平了道路。在第 6 次研讨会之后，世界卫生组织命名委员会通过了"HLA"一词，以反映 MHC 多基因位点的性质。

尽管自 20 世纪 60 年代后期以来，直接混合淋巴细胞培养已被用作造血干细胞移植中供体选择的工具，但其作为组织相容性检测方法，极大地受限于供体血清 HLA-D 区域与 HLA-A、-B、-DR 组织相容性。最终公布的数据表明，混合淋巴细胞培养不能始终预测临床严重急性 GVHD[45]。20 世纪 80 年代后期，以 DNA 为基础的检测方法取代了直接混合淋巴细胞培养法和 D 区纯合分型细胞技术在造血干细胞移植供受体相容性评估中的应用。相比之下，白细胞抗体交叉配型仍用作造血干细胞移植组织相容性的重要指标。在历史上，白细胞抗体交叉配型是使用受者血清与供者淋巴细胞进行补体依赖的细胞毒性测定。最近，利用高度灵敏和高特异的流式细胞术进行交叉配型。在交叉配对试验中用分离出的 T 和 B 淋巴细胞作为靶细胞，可证明 HLA Ⅰ类和Ⅱ类抗原的抗体。在补体依赖的细胞毒性试验中，抗供体阳性结果表明造血干细胞移植受者中存在供体导向的 HLA 抗体，这高度预测移植失败可能[46]。相同的，通过流式细胞术交叉配型以检测患者抗供体抗体，阳性结果可预测移植物失败风险[47]。

在 20 世纪 80 年代中期，随着大量高特异性 HLA 抗血清的应用和对不同靶细胞的检测，血清学分型变得更加精细。很快人们认识到可操作性单特异性抗体可以检测由多个 HLA Ⅰ类基因产物所共有的同种异体表位[48]。术语"交叉反应"用来描述由两个或更多不同的 HLA 抗原共有的抗原表位，"共有特异性"用来描述由多个不同的抗原共有的表位，"独有特异性"用来描述单个抗原独有的表位。共有特异性和独有特异性的鉴定方法为血清学交叉反应性的抗原聚集构成交叉反应组（cross-reactive antigens into crossreactive groups，CREGs）提供了手段。在早期非亲缘供体移植的经验中，当无匹配的供体时，CREG 错配的非亲缘供体可考虑采用[49]。到第九届 HLA 研讨会（1984 年），已经定义了 124 多个 A、B、C、D（经混合淋巴细胞培养确定）、DR、DQ 和 DPHLA 特异性位点[50]。

（三）后期：1987 年至今

HLA 研讨会为测试同种异体免疫原性的功能分析提供了独有的框架流程。其中主要的是限制性稀释试验，是一种对混合淋巴细胞培养的改良，它是把患者和供体细胞在初始 3 ～ 6 天共培养，随后限制性稀释，最终可得出患者对供体和（或）供体对患者产生的同种异体免疫反应的读数，从而可以测量细胞毒性 T 淋巴细胞前体细胞和辅助 T 淋巴细胞前体细胞的比率[51, 52]。患者抗供体细胞毒性 T 淋巴细胞前体细胞和（或）辅助性 T 淋巴细胞前体细胞的比率的升高，可能预示着同种异体移植排斥反应的风险增加，而供体抗患者前体细胞比率的升高可能预示着 GVHD 的风险增加。目前，细胞方法已经被 DNA 分析法所取代，尽管当有几个其他条件相等的供体可用时，前者在供体筛选时可能仍有一些用处[53]。

20 世纪 80 年代中期，聚合酶链式反应（polymerase chain reaction，PCR）技术的发现将 HLA 领域推向了 DNA 时代。同时，由于该基因位点序列信息的可用性，基于 PCR 的检测 HLA-DR 方法是可行的。第十届研讨会（1987 年）首次引入基于 DNA 的实验室方法进行组织分型。在临床和研究应用中，出现了三种主要的技术：序列特异性引物（sequence-specific primer，SSP）方法[54]（图 10-4 和图 10-5）、序列特异性寡核苷酸探针（sequence-specific oligonucleotide probe，SSOP）杂交[55, 56]（图 10-6 和图 10-7）和直接自动测序分型

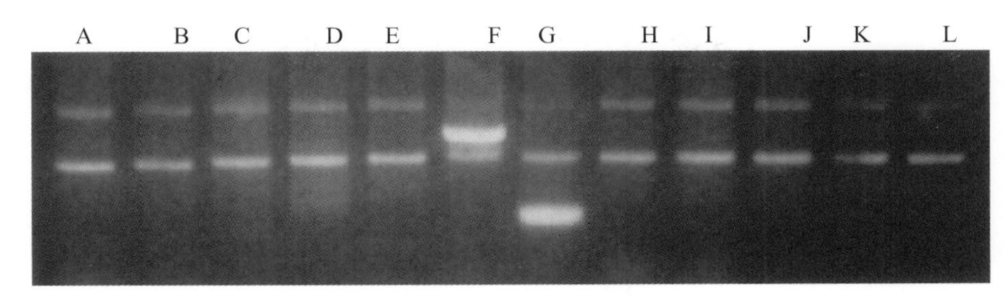

▲ 图 10-4　HLA 序列特异性引物分型

在 SSP 方法中，设计了一组扩增引物来检测由一个或一组等位基因编码的所有已知多态性。首先对每对引物进行 PCR。首先对每对引物进行 PCR，然后将 PCR 产物在凝胶上进行电泳，并对存在或不存在适当大小的 PCR 产物进行评分。通过检测阳性和阴性的 PCR 反应来进行 HLA 分型。SSP 方法的优点包括：成本相对较低、技术简单以及实现低分辨率分型速率。高分辨率分型需要尽可能多的引物，因此大量的 PCR 反应是必要的，因此增加了分析的时间和成本。该图显示了一个典型的 SSP 分析结果，用一组 HLA-C 引物对扩增一个单样本的基因组 DNA，在琼脂糖凝胶上进行电泳，用溴化乙锭染色，并用紫外线透照显示。所有引物配对扩增子（通道 A-L）显示从内部控制性引物中扩增出 796 碱基对（bp）片段，证明在每个样本均成功进行 PCR 扩增。对通过 F 通道（C*07:01/07:02/07:03 片段长 1062bp）和 G 通道（C*06 片段长 304bp）特异性扩增产物进行鉴别，我们可将样本分为 C*06 和 C*07 两种类型

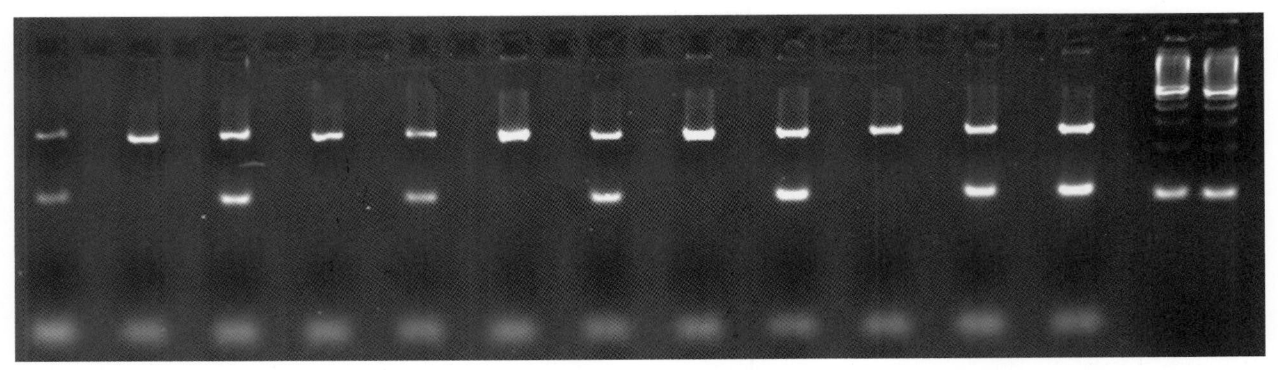

▲ 图 10-5　序列特异性引物对 **KIR2DS2** 等位基因进行分型每条通道都代表一个独特的 **DNA** 样本。较低条带表示一个长约 **110bp** 的 **PCR** 扩增产物，同时表明样品中存在 **KIR2DS2**[87]

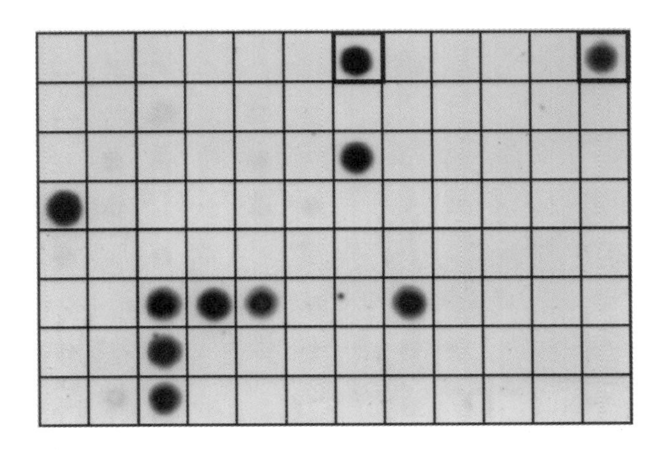

◀图 10-6　序列特异性寡核苷酸探针“正向印迹”分型

利用该方法，我们通过 PCR 扩增感兴趣的 HLA 基因，并将其固定在尼龙膜上。然后将标记有用报告分子（放射性或非放射性）的寡核苷酸探针与膜杂交。将膜结合 DNA 和互补序列探针杂交，而那些只要有一个核苷酸错配的探针都不会发生杂交。采用正、负杂交模式，推导出目标 DNA 的 HLA 类型。用这种方法，只能对已知的 HLA 基因多态位点进行了检测，因此无法用序列特异性探针探测未定义的基因区域信息。尽管探针杂交的新模式可能表明可能存在一个新的等位基因，但在探针区域外具有多态性的等位基因可能仍无法被检测到。由于许多被检测 HLA 基因样本可以在同一组尼龙膜上进行检测，因此 SSOP 方法特别适合于高容量的 HLA 分型。该图显示了 12 个已知对照样本和 82 个未知样本的基因组 DNA 的 SSOP 分型结果，这些样本用 HLA-A 位点特异性引物进行扩增，在一系列尼龙膜上印迹，并用一组 HLA-A 位点探针进行探测。可用化学发光法和 X 射线胶片法检测碱性磷酸酶标记的正向杂交探针。在本例中，仅在外显子 2 的密码子 62 和 63 的 a*29 和 a*43 中发现的特定于序列的探针显示与两个对照样品（用粗体勾勒）和八个未知试验样品呈阳性杂交。在本例中，探针仅与两个对照样品（用粗体勾勒）和八个未知试验样品的 A*29 和 A*43（位于外显子 2 的密码子 62 和 63）特定于序列正向杂交

▲ **图 10-7　序列特异性寡核苷酸探针“反向探针”分型**

在该试验中，序列特异性探针固定在固相载体上。样本 DNA 在 PCR 扩增过程中被标记，并允许与固定探针板杂交。与正向 SSOP 一样，HLA 等位基因是由正向和反向探针反应模式推导出来的。在此图中，用 DRB 位点特异性生物素标记引物扩增基因组 DNA，并与固定在尼龙膜条上的一组 DRB1、DRB3、DRB4 和 DRB5 序列探针杂交。正向杂交反应检测，通过对形成条带深浅，经行计算机程序分析。样本 A 带表示 DRB1*15 或 -16、B 带和 C 带表示 DRB1*04、D 带表示 DRB4*01 和 E 带和 F 带表示 DRB5*01:01 或 *01:04

（sequencing-based typing，SBT）[57, 58]（图 10-8）。随着这些方法越来越多的在科研和临床中应用，发现新的 HLA 等位基因也越来越多，因此，HLA 命名委员会引入了新的指南来命名 HLA 等位基因。等位基因由遗传位点（DRB1）定义，并在该基因名称后用星号分离其等位基因。等位基因名称的前两个数字对应于该等位基因相应的血清特异性，而后两个数字专用于代表该等位基因序号。1989 年，官方首次指定已测序的 HLA 等位基因名称，共检测并公布了 56 个 HLA Ⅰ类和 78 个 HLA Ⅱ类等位基因。1990 年，HLA 基因（即那些不能引起编码 HLA 分子的氨基酸组成改变的基因）中发现“沉默”（同义词）的核苷酸替换，因此在等位基因名上加上第五位数（以及后来的第六位数）。

基于 DNA 的试验方法成为第 11 届研讨会（1991 年）的重要主题，这个研讨会探讨了 HLA Ⅱ类基因的多样性程度，并首次介绍 HLA Ⅱ类分型的高通量策略。1994 年，第一个 HLA 无效等位基因 DRB4*01012N 被确认。为了适应 HLA 基因编码区和非编码区多态性数量的增加，在命名系统中增加了额外的数字。从 2002 年开始，HLA 等位基因扩展到 8 个数字，为编号更多基因提供了更大的空间。基于许多 DNA 的分型法定义的等位基因没有血清学定义的等位基因，因此对 HLA 命名系统的灵活性和适应性提出了进一步的要求。由于 PCR 的方法

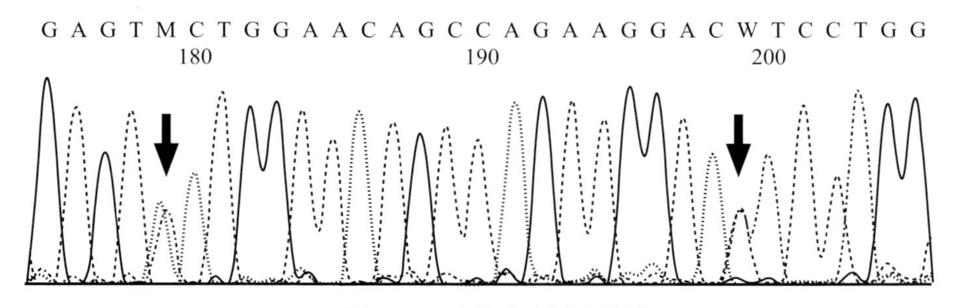

▲ **图 10-8　直接荧光测序分型**

首先将 HLA 基因进行 PCR 扩增。然后使用荧光标记的引物（染料引物，通常为 5 号引物）对 PCR 产品进行循环测序。或者，双脱氧核苷酸 ddATP、ddTTP、ddGTP 和 ddCTP 可以分别用荧光标签进行标记（染料终止子）。在染料引物测序中，标签被接入 HLA 序列的 5′ 端，在染料终止子测序中，在 3′ 端接入标记的双脱氧核苷酸可终止测序反应。在这两种方法中，测序反应均使用自动测序仪在聚丙烯酰胺凝胶上进行电泳。荧光信号被计算机程序捕获并可解读为 DNA 碱基序列。HLA 等位基因的分型主要是通过将衍生序列与已知基因序列进行比较来完成的。该图显示了来自 HLA-DRB1*08:01、12:01 阳性样本的 DRB1 外显子 2（残基 60 和 67）多态性位置 179 和 199（箭）的部分序列色谱图。使用直接自动荧光染料标记引物法在生物系统 377 型测序仪（美国加利福尼亚州福斯特市 ABI）上对基因组 DNA 进行测序。每个测序片段通过激光诱导发出荧光信号，被软件捕捉并分析解释，可在色谱图上识别出 A、C、G 或 T 核苷酸碱基（杂合子位置除外）。利用国际生物化学代码联合会，杂合子 179 位置的 M，表示来自 A（DRB1*08:01）和 C（DRB 1*12:01）的信号，而 W 位于 199 处则表示包含 T（DRB 1*08:01）和 A（DRB 1*12:01）

在 20 世纪 90 年代中期在第 12 届 HLA 研讨会（1996 年）上得到了应用，其应用于经典 I 类等位基因的鉴定是基于群体分析的一大突破。第 12 届研讨会讨论了包括人类多样性、癌症中的 HLA、移植和疾病的研究，以及对新定义的 HLA 基因、等位基因和单倍型的深入研究。

随着基于 DNA 的分型技术在 HLA 研究中地位的稳固，第 13 和第 14 届 HLA 研讨会更重视国际协作，以进一步研究 MHC 在疾病模型中的功能意义。第 13 次研讨会（2002 年）发起了新的研究计划，包括细胞因子基因多态性、造血干细胞移植、疾病、癌症、生殖、肽库、KIR 系统和 mHA 的研究。第 13 届研讨会的主要贡献就是与美国 NIH、美国国立生物技术信息中心和美国医学图书馆合作建立了一个公共数据库（dbMHC）。到 2008 年，不断有新发现的等位基因，不断增加的数量急需一个新的命名法以适应新序列的增长。世界卫生组织 HLA 系统命名委员会开发了一个独特的允许无限数量等位基因单独命名的命名法，下文中将描述。最近的第 16 届国际 HLA 研讨会（2012 年）聚焦于 MHC 多样性在实体器官移植和自身免疫疾病中的生物学意义，以及支持数据分析的信息学的发展。国际造血干细胞移植组织相容性工作组（The International Histocompatibility Working Group in Hematopoietic Cell Transplantation，IHWG in HCT）研究 HLA 和 KIR 基因在无关供体移植中的作用（第 45 章）[59]。脐带血及单倍体移植研究已初见端倪，为分析 MHC 区及基因组的深入研究奠定了重要基础。

四、命名

截至 2015 年 4 月，已确定 3107 个 HLA、3887 个 HLA、2623 个 HLA、1726 个 HLA、780 个 HLA、DQB1 和 520 个 HLA、DPB1 等位基因（http://www.ebi.ac.uk/imgt/hla）[25]。为了适应快速的序列发现速度，世界卫生组织 HLA 系统命名委员会于 2008 年建立了新的命名法（http://www.ebi.ac.uk/imgt/hla）。用一个连接号将 HLA 前缀与基因分开（如 HLA-A）。在基因之后，以星号划分四种信息（按顺序排列）：血清学等价物、特异性蛋白、同义替换，影响表达的非编码变异。这些数字中的每一个数字都用冒号（:）分隔。例如，HLA A*02:101:01:02N 表示 A2 家族的 HLA-A 等位基因。它具有唯一的编码序列名为 101，同义变化为 01，且为 02 无效等位基因。使用冒号来分离这四个类别，并可无限数量的命名新等位基因。KIR 基因座的命名类似于 HLA 采用的命名法，这也是 HUGO 基因组命名委员会（the HUGO Genome Nomenclature Committee，HGNC）的责任[60]。KIR 基因是描述其分子结构的基因。这个名字以 KIR 的首字母缩写开头，后面跟着免疫球蛋白类似结构域的数量，以及“结构域”的字母“D”。在 D 之后，字母“L”表示具有“长”胞质尾区的分子，而“S”用于“短”胞质尾区分子，而“P”表示“假基因”。该名称可以表示编码具有上述结构的蛋白质的基因的数目。例如，“KIR2DL1”表示具有两个结构域的蛋白质，一个长的胞质尾区，并且是第一发现的蛋白质。KIR 基因系统的完整描述在将第 11 章中介绍。

五、主要组织相容性复合物的特征：连锁不平衡和单倍型

如果每个 HLA 等位基因随机出现，那就可能有超过 5.7×10^{31} 个不同的 HLA-A、-B、-C、-DRB1 和 -DQB1 表型，并且找到匹配的不相关供体基本是不可能的。然而，HLA 区域的特征是连锁不平衡阳性，其中两个或更多的等位基因以非随机关联形式出现，并且以高于随机预测概率（即它们各自的等位基因频率的乘积所得的概率）。因此在无关个体的研究中，鉴于人群中表型或基因型的已知频率，连锁不平衡通常被用作偏离预期的数学预测[61]。

HLA-B 和 C 以及 HLADR 和 DQ 之间的有较强的连锁不平衡存在，这增加了患者和供者 HLA-A、-B 和 -DR 匹配的可能性，HLA-C 和 DQ 匹配可能性也将明显增高。相反，HLA-B 或 -DR 中的错配分别增加了 HLA-C 或 -DQ 错配的机会。HLA-A1、-B8 和 -DR3 在北美人群中最为常见的单倍型，这种连锁不平衡也成为鉴定无关供体的一个极好的例子。两个位点（例如 A1 和 B8）的匹配几乎总是决定第三个（例如 DR3）、第四个（例如 C7）和第五个（例如 DQ2）位点的匹配。此外，通常会发现一个抗原（例如 HLA B8）与另一抗原的存在特征性的连锁不平衡，并由特定和特征性的等位基因

（例如 HLA B*08:01）所编码。以 HLA -A1、-C7、-B8、-DR3、-DQ2 单倍型为例，编码该组表型定义的抗原的等位基因分别为 HLA-A*01:01、-C*07:02、-B*08:01、-DRB1*03:01 和 -DQB1*02:01。成功识别合适的无关供体与受体所遗传单倍型组合的等位基因有关。当患者具有 HLA 单倍型且该等位基因组合较稀少时，可考虑不全位点相合，即部分位点相匹配的供体。连锁不平衡现象还解释了在既往样本研究中未发的无关供体和移植受体之间高度复杂的多位点 HLA 错配模式[62, 63]。

HLA 等位基因作为同一条 DNA 上的一个单倍型整体遗传。只有在家系研究中确定标记的分离，才能对单倍型进行严格的鉴定。家系研究在异基因移植的早期计划中起着重要的作用。家系研究可作为检测患者基因型的决定性手段，并可确定 HLA 基因型完全相同的兄弟姐妹作为供体。患者和兄弟姐妹遗传相同两条亲本单倍体的概率为 25%（“HLA 基因完全相同”或“同源相同基因”）（图 10-2）。患者和兄弟姐妹遗传同一条父系或母系单倍体和另一条不同（非共享）单倍型的概率为 50%（“单倍体相同”）。患者和兄弟姐妹没有相同的父母单倍型的概率是 25%。HLA 基因型完全相同的同胞兄弟姐妹，因此不仅共有相同的 HLA 等位基因和抗原，同时单倍型相关的所有变异也相同。单倍体相同的同胞兄弟姐妹仅共有单倍体是相同的；它们另一不相同的单倍体则有不同程度地错配。在极少数情况下，母系或父系来源单倍体重组事件导致两个原本匹配的兄弟姐妹之间的 HLA 不匹配。无关供体和患者有相同的 HLA 抗原和等位基因时，由于他们没有相同的父系或母系单倍体，因此被称为“状态同一”。

单倍型包括已知的 HLA 等位基因，还对应相同的 DNA 链，以及未发现的基因位点间的变异。术语“祖传单体型”（ancestral haplotypes，AHs）和“保守的扩展单体型”指的是特定的一长段保守 DNA 序列，这些 DNA 序列被认为是来源一个原型祖先[64]。祖传单体型包括 HLA -B7、-B8、-B13、-B35、-B44 和 -B57，在白人种群中出现频率较高[40, 64]。新的种族特异性单倍型是通过在低连锁不平衡保守区域的位点间进行重组而产生。包含基因转换、遗传漂变和平衡选择的重组事件导致这些单体型不仅共有的相同的 HLA 等位基因，而且阻断了具有较强连锁不平衡高度保守序列的 HLA 等位基因[40, 65-67]。以这种方式，HLA 等位基因是非典型遗传变异的标志，包括在移植中具有潜在意义的新基因（下文将描述）。一个特定的 HLA 等位基因也可能在一个或几个不同的单体型上找到[66, 68, 69]。虽然单倍型特异性的等位基因和基因区域在许多常见的单体型中已经有特征性表现，但在不相关的染色体上，其他不太常见的单体型间的基因区域共享程度尚不明确。

（一）MHC 基因间的变异

目前，支持异基因造血干细胞移植相关的经典 HLA 基因（组织相容性试验检测为基础），仅代表人类 MHC 总基因中极少数一部分。通过有关微卫星和单核苷酸多态性（single nucleotide polymorphisms，SNPs）的构成及内容的相关信息（第 45 章）[2]，推进了寻找 MHC 新基因在移植中的重要性（第 45 章）[2]。

微卫星是 MHC 中详细研究的非编码变异最早结构形式。微卫星是二、三、四、五核苷酸重复和复杂重复，在构建第二代人类基因组图谱中起着重要作用[70]。自 1996 年以来，在 MHC 中央区已经鉴定了 400 多个微卫星，其中 241 个呈多态性，平均每 16kb 出现一个微卫星。虽然微卫星标记本身不太可能导致疾病易感性，但是微卫星可以功能性编码和作为调节因素。位于编码序列上游启动子区的微卫星可以提高表达载体和结合调节蛋白位点的功能，并影响转录功能[71]。

微卫星是 MHC 中影响是否进行移植决定的有力工具[72, 73] 对 344 对 HLA 配对的非亲缘供受体中的 31 个标记进行分析，微卫星在大部分 MHC 中呈较强的连锁不平衡[73]。五种常见的白种人单体型（HLA-A1、-B8、-DR3，-A3、-B7、-DR2，-A2、-B44、-DR4，-A29、-B44、-DR7 和 -A2、-B7、-DR2）用称为“单倍体特异性杂合度”的新方法来检测，以预测有信息性的微卫星。利用 3 个微卫星位点可以预测 HLA -A1、-B8、-DR3 和 HLA -A3、-B7、-DR2 单体型，其准确率均在 90% 以上（分别是 D6S265/D6S2787/D6S2894 以及 D6S510/D6S2810/D6S2876）。这些结果表明微卫星是 HLA 单体型的信息性标志，并且序列变异发生于经典 HLA 基因位点之外。

SNP 具有最丰富的遗传变异性[74]。dbSNP 公共存储库中已经有超过 1100 万个 SNP，估计平均每 180 个碱基可出现一个（http://www.hapmap.org/; http://www.sanger.ac.uk/HGP/Chr6/）[28]。据估计，4% 的 SNP 发生在编码区，96% 发生在基因的非编码区 [75]。SNPs 是人类遗传变异的最简单形式，它们代表两个不同的等位基因水平的单核苷酸变异，例如 A–G，T–A，C–T 碱基间的变异。由于 SNPs 对基因型有非常有效的影响作用 [76]（图 10–9），因此为了确定基因组 DNA 中 SNP 的连锁已经做出了极大的努力，特别在单体型模块中的 SNP 构成，以及识别可代表单体型模块可能的标志性 SNPs。大多数情况下，由于分别检测时可检测不到易感标记，因此单体型可代表非基因型标志。以这种方式，使用单体型对疾病谱中复杂的人类疾病关联研究尤为重要，其中个体遗传变异程度各有不同，仍是未知 [77]。

国际人类基因组单体型图计划（HapMap）和 1000 基因组计划为分析全基因组 SNP 奠定了基础，以研究人类不同种族基因组的内容和构成、连锁不平衡程度以及单体型变异体构成。对 MHC 内 SNP 的分析显示较明显的单体型构成，SNP 模块长度延伸到 40 ～ 80kb。HLA 单体型具有 SNP 特征保守性，并且 HLA 单体型模块大小和内容彼此均不相同。通过对 8 个 HLA 纯合分型细胞系进行测序 [2]，发现跨 MHC 的离散区域之间存在单倍型多样性，由 HLA–A、–B 和 –DR 组织类型定义这样的单倍体型长度为 20 ～ 60kb，表现出更高的单倍型多样性。

（二）KIR 基因与单倍体型

HLA–A、–B、–C 是 KIR 受体的配体，因此与适应性免疫系统密切相关。NK 细胞受体具有抑制或激活的潜能，同时能平衡效应器功能，从而导致 NK 细胞对自身 MHC 抗原的改变或丢失 [78]。抑制性 NK 细胞受体包括 KIRs 和编码在 19q13.4 号染色体上的免疫球蛋白样转录物。遗传 KIR 变异是通过等位基因和单倍型多样性产生的 [60, 78]。抑制性受体 KIR2DL3、KIR2DL2 和 KIR2DL1 识别由 HLA C 抗原呈现的表位，而 KIR3DL1 受体识别由某些 HLA–B 抗原表达的 HLA–Bw4，下面将详细描述。免疫球蛋白样转录物 1 受体作为配体可识别 HLA–A、–B、–C、–G、–E 和 –F。第二组结构不同的抑制性受体由与 NKG2A 共价结合的 CD94 组成，称为 C 型凝集素受体；这些基因由染色体 12p12–p13 所编码，并且是 HLA–E 的受体。

现已对抑制性 KIR 受体及其 HLA–C、–B 配体

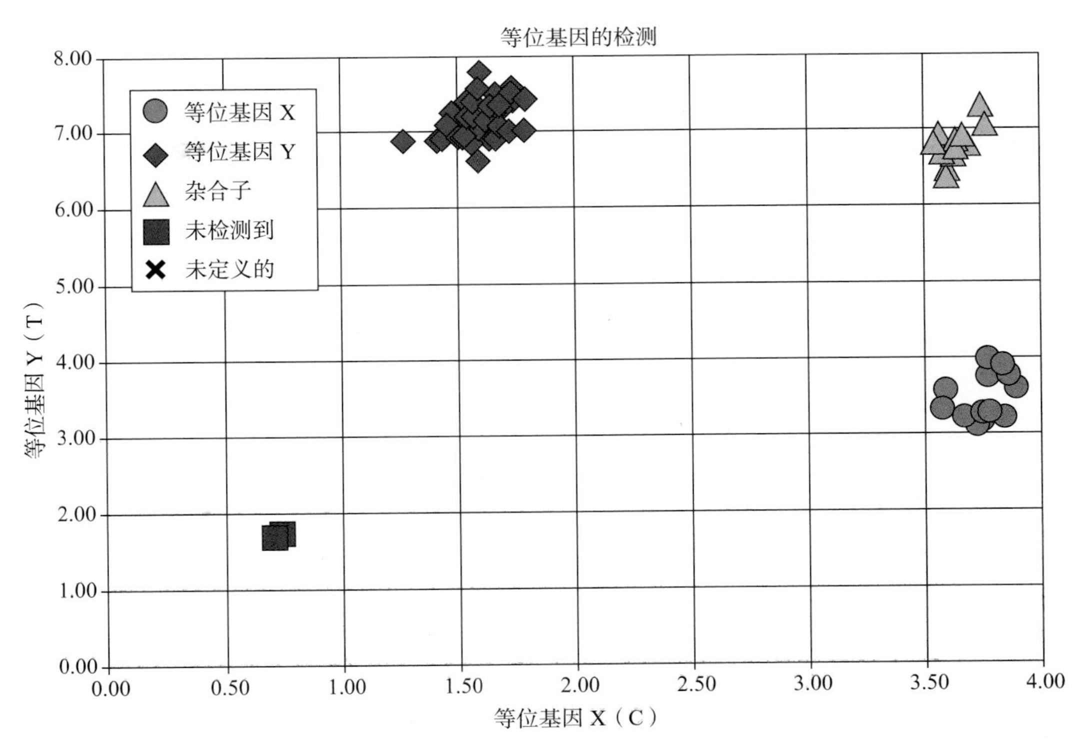

▲ **图 10–9 使用 TaqMan 化学的 SNP 基因分型** [76]

简单的双等位 SNP，基因分型为纯合子“等位基因 X”（圆圈）、纯合子“等位基因 Y”（菱形）或杂合子（三角形）

进行了较系统的研究。抑制性 KIR 受体的配体特异性受 HLA-C 上的 77 残基和 80 残基以及表达在某些 HLA-B 和 -A 分子上的 HLA-Bw4 表位控制 [78]。移植受体和供体的 HLA -A、-B、-C 基因的高分辨分型有助于确定配体的存在 / 缺失和杂合性 / 纯合性、供受体配体错配、抑制性 KIR 特异性的相关信息。根据 HLA-C 残基 77/80 多态性，HLA-C 配体分成两类。丝氨酸 77/ 天冬酰胺 80 的多态性由 HLA-C 组群“C1”分子编码（HLA-C1；C3，除了 C*03:07、*03:10、*03:15；C7，除了 C*07:07、*07:09；C8；C12，除了 C*12:05、*12:041/2；C13；C14，除了 C*14:04；C*15:07 和 C16，除了 C*16:02），并且也是抑制性 KIR2DL2 和 2DL3 受体配体。天冬酰胺 77/ 赖氨酸 80 多态性由 HLA-C 组群“C2”分子编码（HLA -C2；C*03:07；C*03:15；C4；C5；C6；C*07:07，*07:09；C*12:05，*12:041/2；C15，除了 C*15:07；C*16:02；C17；C18），是 KIR2DL1 受体配体。第三配体组通过表达于 B5、B13、B17、B27、B37、B38、B44、B47、B49、B51、B52、B53、B58、B59、B63、B77、B*15:13、B*15:16、B*15:17、B*15:23 和 B*15:24 序列的 HLA-Bw4 表位来确定；Bw4 确定的配体被抑制性 KIR3DL1 受体所识别。

KIR 单倍体型有两大类，分别被称为“A 组”和“B 组”[60, 78]。A 组单倍体型主要编码抑制受体和活化 *KIR2DS4* 基因。B 组通过编码更多的活化基因如 *KIR2DS1*、*KIR2DS2*、*KIR2DS3*、*KIR2DS5* 和 *KIR3DS1*，表现出了 B 组单倍体型的广泛多样性。抑制性 KIR 受体对 I 类配体的亲和远大于活化的 KIR 受体。HLA 通过作为配体的作用，在选择 NK 细胞抑制性 KIR 的外周血型中起着主导作用。HLA 作为配体，在选择外周 NK 细胞抑制性 KIRs 中起着主导作用。在正常发育过程中，特异性识别自身 I 类抑制性 KIR 的 NK 细胞被选择性富集。虽然抑制和活化的 KIR 在 NK 细胞和一些 T 细胞上均有表达，但抑制性 KIR 占优势。

已知活化受体的配体属于 MHC I 类分子。Kir2ds1 和 Kir2ds4 为 HLA-C 受体、CD94/NKG2C 为 HLA-E 受体，NKG2D 为 MHC I 类多肽相关序列 A 和 B 受体，以及维 A 酸早期转录 -1/UL16 结合蛋白（RAET1/ULBP）。

（三）供体抑制 KIR 介导的杀伤模型

供体 NK 细胞对宿主细胞的同种异体反应可能出现在两种 HLA 错配以及 HLA 匹配可能。如第 11 章和第 44 章所述，Perugia 团队的率先发现，受体靶细胞易通过供体 NK 细胞识别 HLA 配体后被分解，这为解释 HLA-NK 遗传体系提供了一个模型 [79, 80]。在最初的观察中，当 HLA I 类配体存在于供体，但在受体不存在时，移植物抗宿主（graft-versus-host，GVH）载体 KIR 配体会发生错配。在 HLA 错配移植的情况下（单倍体不匹配的相关供体及受体和 HLA 不匹配的无关供体和受体），由于 HLA 不匹配，受体可能缺少供体中存在的合适配体（表 10-3）。受体的靶细胞易受供体 NK- 细胞杀伤产生的同种反应影响，这是由于供体 NK 细胞不受抑制。受体靶细胞包括残留的宿主白血病或肿瘤细胞。例如，在同时具有 C1（HLA-C8）和 C2（HLA-C6）表位的供体和仅具有 C1（HLA-C8，C8 纯合子）表位的受体发生错配情况下，供体抑制性 KIRs 不被激活，因此受体靶细胞被溶解。对于 bw4 表位，供体抑制 KIRs 不受 bw4 阳性供体和 bw4 阴性受体的抑制。例如，这种的情况呈现在 B44、18- 阳性供体和 B18、18- 阳性受体 [供体 BW4（B44）、BW6（B18）；患者 BW6（B18）、BW6（B18）] 以及 B44、52- 阳性供体和 B18、35- 阳性受体 [供体 BW4（44）、BW4（B52），患者 BW6（B18）、BW6（B35）]。I 类的高分辨率分型为检验配体错配和缺失的相关假设提供了有效的数据。

六、异基因移植供者的组织相容性检测

（一）检测方法

由于 HLA 抗体具有广泛的反应性，两个或多个独特的序列（例如，HLA-A*02:01 和 *02:05）可能具有相同的血清学定义的表型（例如，HLA-A2）。随着以 DNA 的分型为基础的方法广泛使用，越来越多的 I 类和 II 类等位基因相继被发现，但还没有通过血清学方法检测表现出来。为了从血清学到基于 DNA 分型方法的命名法过渡，我们定义了“血清学等效”这一名称 [81]。

基于 DNA 的分型方法依其在分析定义 HLA 基

表 10-3 无关供体造血干细胞移植中自然杀伤 KIR 配体的模型

模 型	机 制	配 体			举 例
		受 体	供 体	方 向	
配体错配	由于供－受体 HLA Ⅰ类不匹配，受体的靶细胞缺少供体中存在的同种异型Ⅰ类分子	C1，C1 和 Bw4；Bw4	C1，C2 和 Bw4；Bw6	受体无 C2；GVH；	HLA - B15 对 B13 错配的单倍体供体和受体：供体 B*27:05（Bw4），C*01:01（C1）；B*15:01（Bw6），C*04:01（C2）受体 B*27:05（Bw4），C*01:01（C1）；B*13:01（Bw4），C*03:02（C1）；
		C1，C2 和 Bw4，Bw6	C1，C2 和 Bw6，Bw6	供体中无 BW4；HVG	HLA - B18 对 B52 不匹配的单倍体供体和受体：供体 B*15:01（Bw6），C*04:01（C2）；B*18:01（Bw6），C*07:01（C1）受体 B*15:01（Bw6），C*04:01（C2）；B*52:01（Bw4），C*12:02（C1）
配体缺失	尽管有 HLA 具有其特性，但宿主细胞缺少Ⅰ类配体来提供抑制信号	C1，C1；Bw4，Bw4 或 C1，C1，Bw4，Bw6	供体 KIR2DL1 无 C2 配体，KIR3DL1 无 Bw4 配体		受体 B*13:01（Bw4），C*03:02（C1）；B*27:05（Bw4），C*01:01（C1）或 B*13:01（Bw4），C*03:02（C1）；B*08:01（Bw6），C*07:01（C1）
		C1，C1；Bw6，Bw6			受体 B*39:01（Bw6），C*12:03（C1）；B*07:02（Bw6），C*07:02（C1）
		C2，C2；Bw4，Bw4 或 C2，C2；Bw4，Bw6	供体 KIR2DL2 无 C1		受体 B*44:05（Bw4），C*02:02（C2）；B*13:02（Bw4），C*06:02（C2）或 B*44:05（Bw4），C*02:02（C2）；B*15:01（Bw6），C*04:01（C2）
		C2，C2；Bw6，Bw6	供体 KIR2DL2 无 C1 且供体 3DL1 无 Bw4		受体 B*18:01（Bw6），C*05:01（C2）；B*13:02（Bw6），C*06:02（C2）

C1. 即 HLA-C 组Ⅰ类同种异体分子，KIR2DL2 和 2DL3 受体识别丝氨酸 77 和天冬酰胺 80；C2. 即 HLA-C 组Ⅱ类同种异体分子，KIR2DL1 受体识别 HLA-C 同种异体分子编码的丝氨酸 77 和天冬酰胺 80；Bw4. 抑制受体 KIR3DL1 识别特定 HLA-B 和 HLA-A 分子上表达的 HLA-Bw4 表位；GVH. 移植物抗宿主；HVG. 宿主抗移植物

因的核苷酸序列时所需分辨水平不同而不同。当 DNA 分型方法分析血清学定义的 HLA 抗原等效物（例如，HLA-A2）时，该方法被称为“低分辨率”。如下文所述，使用有限数量探针的 SSP 方法和 SSOP 方法可能仅能提供特定 HLA 基因的有限序列信息，相当于血清学也可检测到的序列信息。可以提供血清学水平以外但缺少等位基因水平信息的 HLA 分型方法称为“中间分辨率”。例如，使用一组较为完整的 PCR 引物的 SSP 方法，或使用更多更广泛探针的 SSOP 方法，可以识别扩增 DNA 样本中是否存在 HLA-A*02:01 或 -02:09，但可能无法区分等位基因。此中间分辨率结果的特征表现为“HLA-A*02”或“HLA-A*02:01/09”。可以提供核苷酸序列信息以精确识别 HLA 等位基因（如 HLA-A*02:01）的分型方法被称为“高分辨率”。高分辨率分型结果可通过 SBT HLA 基因（或使用大型寡核苷酸探针测试基因内所有已知变异区域来实现。为了解释 HLA 分型结果以及选择移植供者，有必要了解分型是在低分辨率、中分辨率还是高分辨率下进行。通过低分辨率分型方法“匹配”的 HLA-A 和 B 抗原受体和供体可能在 HLA-A 和（或）B 等位基因中出现不匹配（详见第 45 章）。基于 DNA 的分型方法广泛应用和认可，现已对无关造血干细胞移植的组织相容性指南进行了修订[82]。

（二）SSP

SSP 为 HLA 等位基因低到中分辨率检测提供了一种简单、低成本的方法。SSP 方法采用一组能扩增特定 HLA 基因座或等位基因[54, 83-86]（图 10-4）和 KIR 基因[87, 88]（图 10-5）的 PCR 引物。SSP 方法是以 PCR 引物设计为基础，其设计序列与一个或多个核苷酸碱基互补，从而区分 *HLA* 等位基因、*KIR* 等位基因或 *KIR* 基因。根据需要，可以设计引

物面板来区分特定 HLA 基因座的主要血清学等效家族；或者，可以设计引物来确定特定血清学家族中的等位基因家族，其中特定等位基因。例如，SSP 分型方法可以区分 HLA-A1、-A2、-A11 等。SSP 引物还可以在 HLA-A*02 家族中的 A*02:05 等位基因中识别 A*02:01 等位基因。用引物进行 PCR 扩增后，将产物置于凝胶上进行电泳操作。一个扩增产物的存在表现为一个条带信号，并证明 HLA 等位基因存在。HLA 组织类型通过评估整个引物面板的正负扩增模式来确定（图 10-4）。当 SSP 引物被设计用于分析 KIR 基因特异性，从而分析基因多态性时，那么一个扩增产物就是一个 KIR 基因存在的证据（图 10-5）。SSP 方法对于确定 KIR 基因的存在和对血清学等效 HLA 等位基因分型具有很高的成本效益。SSP 方法由于发生较多的 PCR 反应，因此 SSP 方法对 HLA 等位基因分型比探针法或基于测序的方法需要的成本更低。

（三）SSOP

SSOP 方法分析鉴定等位基因分辨率高，且适用大样本容量分析。用于 HLA 等位基因分型的 SSOP 方法采用固相支持来固定 PCR 扩增产物 [55, 56, 89, 90]（图 10-6 和图 10-7）。类似基于 SSOP 的方法也被用于 KIR 基因的分型 [91]。寡核苷酸探针的长度在 15 ～ 30 个碱基之间，并与已知 HLA 等位基因序列多态性互补。目标 DNA 经 PCR 扩增后，固定在固相载体上，并与探针进行杂交。当探针与目标 DNA 具有完全互补时，探针退火后，可检测到杂交探针的标记。或者，将探针固定在固相载体上，这样目标 DNA 就可以与之杂交。无论探针还是靶点都是被固定的，这两种方法都需要设计一组相对全面广泛的探针来检测 HLA 等位基因家族。等位基因的分型是通过靶 DNA 与整个探针板的反应来进行的。SSOP 方法可用于检测几乎所有目前所知的 HLA 等位基因；如果出现一个新的替换，而 HLA 序列区域中没有设计相关探针，那么这个替换就会被遗漏。Luminex® 系统是最近出现的一种新的以探针为基础的分型技术，该系统使用包被有寡核苷酸的荧光磁珠进行检测，目标 DNA 经 PCR 扩增后，可以在 96 孔板模型中与珠子杂交。用荧光染料可标记显示与珠子杂交的目标 DNA。该方法可处理多达 96 个样本，机器处理样本以及自动数据分析，从而经行高效的分型。

（四）SBT

SBT 是基于测序的检测方法，也是唯一能够全面评估 HLA 或 KIR 序列（核苷酸）的方法 [57, 58, 92, 93]。SBT 方法可以更准确地发现 HLA 基因突变。其中最广泛使用的 SBT 方法是自动荧光循环测序。对于 HLA Ⅰ类基因，外显子 2、3 或 4 可单独进行 PCR 扩增，或设计引物扩增包含外显子 2 和外显子 3 较长的基因片段。对于 HLA Ⅱ类基因，多态外显子 2 可经 PCR 进行扩增。KIR 基因包含 8 ～ 9 个外显子；PCR 也可以对几个重叠的外显子组进行扩增。经 PCR 扩增后，使用荧光标记引物或荧光标记双脱氧核苷酸进行测序。将测序模板置于自动测序仪的凝胶上进行电泳（图 10-8）。新的测序方法，被称为“二代测序（NGS）”，可以同时对数百万单个 DNA 分子进行测序，并可提供稍长的克隆读取长度 [94]。等位基因的分型主要借助软件完成，并使用质谱法对 17 个 Kir 基因进行类型分析，并定义新的 Kir 基因等位基因 [95]。

（五）供者选择

供者选择对象首先考虑移植受者的家庭成员，再进行全面评估（图 10-2）。家系研究包括父亲、母亲、全部兄弟姐妹和其他亲属的 HLA 分型。家系研究证实了受试者的基因型和单倍体型，并提供了基因全相合的兄弟姐妹和（或）单倍体相合的家庭成员等信息。当有不止一个合适的相关供者时，可考虑额外的选择标准，比如不匹配的母系或父系单倍型上的 HLA 不相合位点的数量，以及是否存在 HLA-KIR 配体纯合性等相关因素。当有几个同样匹配程度的无关供体可选时，非 HLA 因素，包括供体年龄、产次、性别和巨细胞病毒感染情况，应考虑为供体选择因素（第 45 章）。

对于任何与患者不匹配的供体，HLA 不相容性载体则具有较强的生物学意义（表 10-4）。1994 年，Anasetti 和 Hansen[96] 在亲缘单倍体移植失败和急性 GVHD 的病例中提出了 HLA 错配载体或“方向”的概念。错配载体可定义为宿主抗移植物（host-versus-graft，HVG）和移植抗宿主同种异体反应。存在供体抗原或供受体不具有相同等位基因决定了宿主抗移植物同种异体识别。而受体抗原的存在或供受体不共享等位基因则为移植抗宿主同种异体识别提供了免疫基础。如若宿主抗移植物和移植抗宿主体同时存在于某一特定的 HLA 位点上，

表 10–4 人类白细胞抗原错配方向

方 向	定 义	举 例	
		供 体	受 体
HVG	受体中不存在供体等位基因或抗原	B*08:01，44:02[a] B*08:01，44:02[b]	B*08:01，44:05B*08:01，08:01
GVH	供体中不存在受体等位基因或抗原	B*08:01，44:02[a] B*08:01，08:01[b]	B*08:01，44:05B*08:01，44:05

GVH. 移植物抗宿主；HVG. 宿主抗移植物；a 这些组合包含双向（HVG 和 GVH 疾病）失配方向；b 单向不匹配

供体和受体之间的不匹配则为“双向”不匹配，如仅存在其中一个载体，则为“单向”不匹配。当供体为纯合子，受体为杂合子且与供体共享一个等位基因或抗原时（例如，患者 A*02:01、*02:05 与供体 A*02:01、*02:01），则发生移植抗宿主载体单向错配。当患者为纯合子，供体为杂合子且与患者共享一个等位基因（例如，患者 A*02:01、*02:01 与供体 A*02:01、*02:05）时，则发生宿主抗移植物载体单向不匹配。

单倍体相合的兄弟姐妹不匹配程度可能与非共享单倍体相关，这取决于母系和父系的 HLA 单倍体是否偶然编码相同的 HLA 抗原或等位基因。儿童的单倍型与母亲（“遗传性母系 HLA 抗原”）或父亲（“遗传性父系 HLA 抗原”）相关。非遗传性母系抗原（non–inherited maternal antigens，NIMAs）或非遗传性父系抗原（non–inherited paternal antigens，NIPAs）与在非共享单倍型上表达的 HLA 抗原相关。NIMAs 和 NIPAs 均具有临床意义。NIMA 暴露于子宫内时，可出现免疫耐受，而 NIPA 的暴露则会发生免疫不耐受。母 – 子移植后发生急性和慢性 GVHD 风险和移植相关死亡率较父 – 子移植低，这与供体对 NIMA T 细胞反应的特异性抑制相关 [97]。除了母系和父系共享 HLA 抗原外，其他单倍体相合的家庭成员选择还可考虑由 HLA–B、–C 和某些 HLA–A 等位基因编码的错配或缺失 HLA–KIR 配体等因素。因此，受体 HLA Ⅰ类等位基因高分辨率分型可以确定患者是 Bw4 阳性还是阴性，以及受体是 C1/C2 杂合子、C1/C1 纯合子还是 C2/C2 纯合子等必要信息。

无关供体的组织相容性检测包括 5 个位点：HLA–A、–B、–C、–DRB1 和 –DQB1。在干细胞移植中，供体分型和每个基因座的匹配因素产生 10 个可能的等位基因。在 5 个基因座上有相同 10 个等位基因的供受体通常被称为“10/10 等位基因匹配”。“8/8” 是指 HLA–A、–B、–C 和 –DRB1 四个位点的高分辨率相匹配。“6/6” 是指三种类型的位点 HLA–A、–B 和 –DRB1：然而，这三个基因的分辨率不一定都要求很高，像脐血移植一样，其中 HLA–A 和 B 分型通常低分辨率就可以，而 DRB1 分型通常需要高分辨率。除了无关供体 HLA 相合，移植前评估受者血清中是否存在抗 –HLA 抗体至关重要，若交叉匹配阳性，则患者植入失败风险较高 [46, 47]。

七、结论

HLA 系统的基因编码了一系列复杂的组织相容性分子，这些分子对免疫应答和组织移植是否成功起着核心作用。对接受骨髓移植的患者进行组织相容性测试的主要目的是确定合适的 HLA 相合的供体，从而降低因 HLA 不相容性导致移植后并发症的风险。近年来，基于 DNA 的方法的出现使得我们能够在等位基因水平上分析 HLA 基因，从而提高了我们对基因分型和匹配的精度及进展速度。未来组织相容性检测在同种异体移植中不仅要考虑到经典的 HLA 基因，还要考虑与单倍体型和 KIR 基因相关的 HLA 位点功能变异等因素。最终，理解移植中组织相容性屏障的关键在于掌握 MHC 区域的内容和单倍体型遗传变异的组织信息。

第 11 章 自然杀伤细胞与异基因造血干细胞移植
Natural Killer Cells and Allogeneic Hematopoietic Cell Transplantation

Michael R.Verneris　Jeffrey S. Miller　著
王如菊　译
范　祎　韩　悦　陈子兴　校

一、概述

NK 细胞是一种大颗粒淋巴细胞，表达 CD56（神经细胞黏附分子，NCAM）并缺乏 CD3 受体（即 $CD56^+CD3^-$）。NK 细胞占外周血淋巴细胞的 10% ～ 15%，是免疫系统的重要组成部分。NK 细胞的缺失或功能缺陷可导致反复威胁生命的病毒感染 [1]。NK 细胞同样与肿瘤监视有关，因为它们杀伤肿瘤细胞而不杀伤正常、非癌变的细胞。这是通过显示许多非重新排列、具有独特特异性的种系表面受体来实现的。这些受体检测 MHC Ⅰ类子和“应激”受体的存在或缺失，两者在恶性转化和（或）病毒感染过程中均受到干扰。除了细胞毒反应外，NK 细胞也是细胞因子的重要来源，这些细胞因子反馈给适应性免疫系统，包括 T 细胞、B 细胞和树突状细胞。NK 细胞直接与这些细胞相互作用，从而形成适应性免疫应答。NK 细胞作为异基因造血细胞移植后最早恢复的淋巴细胞群之一，可能在造血干细胞移植后发生的早期免疫事件中起重要作用。本章的目的是提供与异基因造血干细胞移植相关的 NK 细胞生物学的最新信息。由于小鼠 NK 细胞和人类 NK 细胞既有相似之处，也有不同之处，因此我们将重点研究人类 NK 细胞，但在必要时，也会包含相关的小鼠信息。

二、NK 细胞亚群：$CD56^{bright}$ 和 $CD56^{dim}$NK 细胞

根据 CD56 及低亲和力 Ig 受体 CD16（$F_c\gamma R$ Ⅲ）的表达强度，NK 细胞分为两个亚群。85% ～ 90% 的 NK 细胞表达 CD16，并且其中大部分细胞 CD56 表达较弱。因此，$CD56^{dim}CD16^+$NK 细胞占循环 NK 细胞的大部分。NK 细胞中小部分（10% ～ 15%）高表达 CD56。$CD56^{bright}$ 细胞的 CD16 表达很低或缺失（即 $CD56^{bright}CD16^{-/+}$）。这两种 NK 细胞亚型对外源性细胞因子刺激的反应、细胞毒性以及产生细胞因子方面是不同的，表明它们在免疫反应中可能作用不同（见文献 [2]）。

IL-2 和 IL-15 等细胞因子对 NK 细胞的生长、发育和活化至关重要。由于这些细胞因子要传递细胞内信号，因此需要三聚体蛋白复合物的表达。这种复合物由共有的 γ 链（CD132）、β 链（CD122）和“特有的”一条链组成 [IL-2α（CD25）或者 IL-15α]。然而 $CD56^{bright}$ 和 $CD56^{dim}$NK 细胞在共有的 γ 链（CD132）上表达没有区别，但是在 IL-2 受体的另外两条链（α 和 β）上的表达不同。只有 $CD56^{bright}$NK 细胞具有与 IL-2 受体高亲和力的三条链（α、β、γ），并且 pg 数量的 IL-2 即可使其扩增 [3-5]。相反的，$CD56^{dim}$NK 细胞只表达 IL-2 受体的 β 和 γ 链，同时在相同条件下增殖作用很弱 [3-5]。大约一半的 $CD56^{bright}$NK 细胞表达干细胞因子受体

（CD127，c-KIT）和 IL-7 受体（CD127），并对这些细胞因子产生反应，而 $CD56^{dim}$ 细胞缺乏这些受体，因此对这些早期起作用的细胞因子不敏感。

$CD56^{bright}$ 和 $CD56^{dim}$NK 细胞的功能也不同。与 CD56dimNK 细胞相比，$CD56^{bright}$ 在被单核细胞来源的细胞因子，比如 IL-2、IL-15 和 IL-18 激活后，明显产生更多的 IFN-γ、TNF-α、TNF-β、GM-CSF、IL-10 和 IL-13[2, 6, 7]，然而 $CD56^{dim}$NK 细胞通过与靶细胞接触产生细胞因子。相比之下，$CD56^{dim}CD16^{+}$NK 细胞的穿孔素和颗粒酶 B 比 $CD56^{bright}$ 细胞多 10 倍[7]。因此，新分离的 $CD56^{dim}$NK 细胞比 $CD56^{bright}CD16^{-}$ 细胞具有更高的细胞毒性[4]。然而，在细胞因子中进行短期培养后，两种 NK 细胞亚型表现出相似的杀伤能力[4]。如上所述，$CD56^{bright}$ 和 $CD56^{dim}$NK 细胞在低亲和力 Ig 受体 CD16 的表达上存在差异，因此，$CD56^{dim}CD16^{+}$NK 细胞可以通过抗体依赖细胞介导的细胞毒性作用（antibody-dependent cellular cytotoxicity，ADCC）识别并杀伤被抗体包被的靶标。抗体包被的 B 细胞（抗 -CD20，利妥昔单抗）、乳腺癌细胞（抗 Her2neu，曲妥珠单抗）以及骨肉瘤细胞（抗 EGFR，西妥昔单抗）可以更有效地被 NK 细胞杀伤[8-10]。综上所述，NK 细胞的两种亚型具有不用的免疫作用，$CD56^{bright}$NK 细胞产生细胞因子，而 $CD56^{dim}$NK 细胞具有更多的细胞毒性 / 效应作用。另外，CD16 传递了一个强有力的活化信号至 $CD56^{dim}$NK 细胞，因次，通过使用 CD16 抗原双特异性免疫激活药，人们正在考虑特异性靶向 NK 细胞的新策略。

三、NK 细胞的细胞毒性

NK 细胞区别于大多数其他细胞类型的一个显著特征是能够直接杀伤肿瘤细胞系（K562），而不需要预先的抗原启动或细胞因子的刺激。NK 细胞毒性的第一步是在 NK 细胞及靶细胞之间建立稳定的联系，称为“免疫突触”（immune synapse，IS）。研究表明，免疫突触形成初期为 NK 细胞表面 CD2 和 β_2- 整合蛋白（CD11a 和 CD11b）与靶细胞配体的结合。这些蛋白在 NK 细胞和靶细胞接触后形成环状结构，形成免疫突触的外围[11]。紧接着，大量的 NK 细胞表面受体被招募到免疫突触中间。假设激活信号的平衡强于抑制受体的信号，肌动蛋白聚合促进细胞毒性颗粒向免疫突触中心重新分布[11]，并最终释放。

NK 细胞的靶向杀伤作用通过两种独立的机制：①颗粒释放途径；② TNF 超家族死亡受体的膜表达。NK 细胞含有溶酶体颗粒，其可储存大量细胞毒蛋白，包括丝氨酸蛋白酶（颗粒酶 A、B、H、K 和 M）、穿孔素和颗粒酶。活化后，这些颗粒在 NK 细胞内重新分布并释放到免疫突触中。这些丝氨酸蛋白酶一旦释放，就会进入靶细胞，诱导细胞凋亡。参与第二种杀伤方法的两种最具特征性的膜受体是 FasL 和 TNF 相关凋亡诱导配体（TNF-related apoptosis-inducing ligand，TRAIL）[12]。FasL 与 Fas 受体（CD59）结合，后者广泛表达，包括在人体肝细胞上。至于 TRAIL，肿瘤细胞选择性表达两种受体（DR4 和 DR5）[13]。不管是 FasL 还是 TRAIL 结合到肿瘤靶细胞表面，都可导致 caspase 依赖死亡通路激活，最终导致靶细胞的凋亡。许多恶性肿瘤靶细胞系和临床急性白血病、MDS 的样本表达 Fas 或者 TRAIL 受体[14-16]。

四、主要组织相容性复合物特异性 NK 细胞受体：KIR 和 CD94/NKG2A

（一）“迷失自我”假说

在理解控制 NK 细胞触发的受体方面已经取得了重大进展。通过 Karre 和 Ljunggren 开创性的工作，我们发现恶性肿瘤细胞系的亚克隆相比较亲本系，对 NK 细胞的杀伤作用更加敏感。进一步的实验表明，更加敏感的亚克隆不表达 MHC Ⅰ类分子。这一观察导致了“迷失自我”假说，该假说预测 NK 细胞受到自身 MHC 的抑制[17]。这个假说合理地解释了 NK 细胞如何耐受正常组织，但同时可以杀伤低表达或者不表达 MHC Ⅰ类分子的肿瘤细胞或病毒感染细胞。自从这项观察后，MHC Ⅰ类分子特异性受体已经在许多物种的 NK 细胞上被识别（见文献 [18, 19]）。有趣的是，部分受体在老鼠和人类中是特有的，这表明它们近代（且平行）的进化可能是为了应对传染病的挑战[20]。在人类，两类 MHC 特异性受体系统已经被识别和表征：①杀伤细胞抑制性受体（KIR）家族；② c 型凝集素受体，由 NKG2A、-C 和 -E 分子及 CD94 形成的异二聚体复合物组成（图 11–1）。

（二）KIR 受体

KIR 的基因位点在人类染色体 19q13.4，由多达 15 个单个细胞表面受体的多基因家族组成（见参考文献 [19–21]）。根据细胞外和细胞内结构域，进一步区分 KIR 基因。这些结构域分别调节配体结合和信号传递。一般来说，根据胞外段 Ig 样结构域的数目，KIR 基因分为 *KIR2D* 和 *KIR3D*。KIR 受体也根据细胞内信号区域的长短，分为“长”和“短”两类。具有长细胞内信号结构域的 KIR 包含免疫受体络氨酸抑制基序（（immunoreceptor tyrosine–binding inhibition motif，ITIM），其招募抑制信号蛋白，比如 SHP–1 和 SHP–2[22, 23]，使得 NK 细胞的活性显著下降（见参考文献 [21]）。相反的，短结构域的 KIR 缺乏 ITIMs，反而与衔接蛋白（如 DAP12）相关联，从而转导活化 NK 细胞的信号 [24]。因此，具有细胞内短结构域的 KIR 起活化作用，而那些长的包含 ITIM 结构的 KIR 起抑制作用。命名法委员会将抗原分化群中的 CD158 分配给 KIR 基因，每一个基因位点由一个小写字母 ± 一个数字组成（比如 KIR3DL1=CD158e1）[25]。

考虑到人类 MHC 巨大的多态性，很难想象单个 KIR 如何识别来自不同个体的多个 MHC 等位基因。X 线成像技术显示，KIR 如同 TCR 一样，与 MHC 分子表面相互作用，但是更多地作用于右侧和肽结合孔外 [26]。这与在 HLA–B 的 77 ～ 83 位和 HLA–C 的 80 位的保守延伸氨基酸赋予的序列相对应 [19]。因此，尽管 MHC Ⅰ类分子等位基因具有巨大的多态性，但这种氨基酸伸展的排列方式分为两类，即 HLA–B 的 Bw4 和 Bw6。同样的，根据 80 位点是天冬酰胺或者赖氨酸，HLA–C 可分别分为 C1 和 C2 两组。这些 HLA–B 和 –C 的二型性将高度多样化、多等位基因的 MHC Ⅰ类分子识别转化为一个双等位系统。然而，由于 KIR 基因和 HLA 的多态性决定了抑制信号的强度，因此还存在进一步的复杂性。迄今为止，HLA–Bw6 等位基因似乎未被 KIR 识别。相反，HLA–C1 和 –C2 是不同 KIR 受体的配体（分别为 KIR2DL2/KIR2DL3 和 KIR2DL1）。尽管已知许多抑制性 KIR 受体是 MHC Ⅰ类分子特异性受体，但 KIR 家族中也包含一些特异性不明确的受体，除了与 HLA–C2 低亲和力结合的 KIR2DS2 外，大部分的活化性（或短的）KIR 特异性都不明确。

KIR 基因位点是一种多基因家族；然而，个体

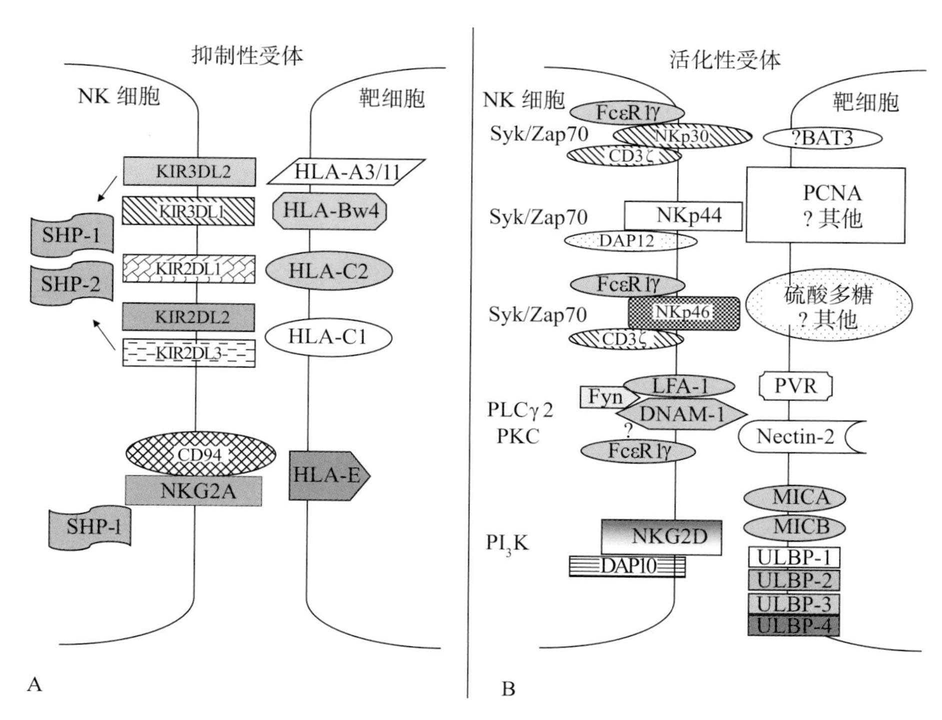

▲ **图 11–1　NK 细胞受体及其配体**

图示各种抑制性受体（A）及活化性受体（B）及其配体，也显示了相关的衔接蛋白和被激活的细胞内信号通路

拥有的 KIR 基因数量不同（图 11–2）。通过测序 68 个个体的 KIR 区域后，Uhrberg 等发现所有个体具有一组基因框架，包括 KIR3DL3、KIR2DL4 和 KIR3DL2。他们还识别出基因含量不同的常见单倍型，即单倍型 A 和 B[27]。尽管这两种单倍体都包括抑制和活化 KIR 基因，A 型单倍体的基因较少，通常只有一个活化受体（KIR2DS4）。而 B 型单倍体不仅含有完整的抑制性基因，而且还表达了大量活化 KIR 基因 [27]。这些单倍体在欧洲人中出现的频率大致相等 [28]。Cooley 等的一项多变量分析研究表明，急性髓系白血病患者的供体表达 KIR B 基因，特别是着丝粒为 KIR B 单倍型（B/B 纯合子），其复发率显著降低，且生存率提高 [29]。与许多其他研究类似，这项研究结果只在髓系白血病患者中发现，而不能在淋巴细胞白血病患者中见到。因此，NK 细胞介导的移植物抗白血病（graft–versus–leukemia effect，GVL）效应似乎主要针对髓系白血病，而并不是所有供体对 GVL 都是等效的。选择 NK“超级供体”来进行髓系白血病的移植也许是可能的。

为了进一步增加 KIR 系统的复杂性，每一个基因显示出相当大的多态性 [27]，其中一些具有十分重要的功能。例如，KIR3DL1*004 不在细胞表面表达，所以不能识别其特异性配体 Bw4[30]。由于 KIR 和 MHC 存在于不同的染色体上，并且在减数分裂时不分离，因此进一步的复杂性得到了重视。这就导致一种情况，一些个体表达他们没有相关配体的受体 [27]。因此，KIR 同源分布在单个 NK 细胞上，形成了一个由 NK 细胞组成的复杂系统，每个细胞都表达不同的 KIR 受体组合（图 11–2）。这就创建了一个 NK 细胞网络，可以识别目标细胞上单个 MHC 基因的微小改变。虽然超出了本章的范围，但 KIR 并不局限于 NK 细胞，也主要在记忆表型的 $CD8^{+}$T 细胞上观察到，并可能在这些反应中发挥作用。

（三）NKG2A

NKG2A 是另一种在大部分 NK 细胞表达的 MHC 特异性抑制性受体。NKG2A 必须与 CD94 结合，形成异二聚体蛋白复合物 CD94/NKG 2A，才能在细胞表面表达 [31]。与抑制性 KIR 一样，NKG2A 在胞质区末端含有两个 ITIM 区域 [31]，连接该复合物后引起强烈的细胞毒抑制作用 [32]。与识别经典 MHC 一类蛋白（HLA–A、–B、–C）的 KIR 不同，CD94/NKG2A 识别 HLA–E[33, 34]。值得注意的是，经典 MHC Ⅰ类分子前导肽的一小部分（氨基酸 3–11）嵌合在 HLA–E，并且在其表面稳定表达，因而可以与 CD94/NKG2A 结合 [32, 33]。因此，KIR 直接评估靶细胞表面 MHC Ⅰ类分子的表达，而 CD94/NKG 2A 不仅直接评估 HLA–E 的表达，还间接检测 MHC Ⅰ类分子的表达，因为如果 HLA–A、–B 和 –C 不表达，则 HLA–E 槽的前导序列不表达，使得 HLA–E 的表达量下降。

NKG2A 是 NK 细胞基因簇中发现的 NKG2 基因家族中的一员 [35]。这个基因家族中的其他成员也被研究过，包括 NKG2C、NKG2E 和 NKG2D（见下文）。类似于“长胞质”和“短胞质”KIR，它

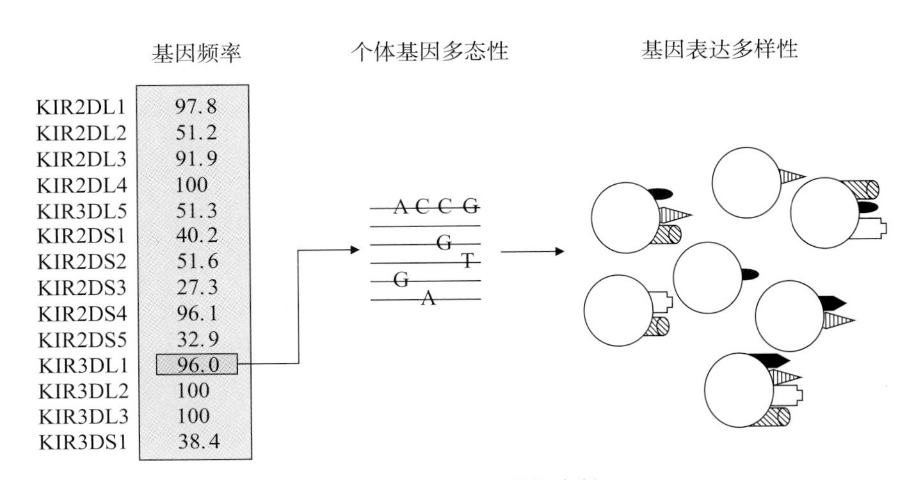

▲ **图 11–2　KIR 的复杂性**

个体表达基因数量和类型不同，数据显示的是大于 450 名患者类型（未公布的观察，左图）。此外，单个 KIR 基因在核苷酸水平（即多态性，中图）和细胞水平（右图）具有相当大的多样性

们也有相似的胞外结构域，但是胞内信号结构域不同，NKG2C 与 NKG2A 的胞外部分具有相当大的同源性，也能识别 HLA-E。但与 NKG2A 不同的是，NKG2C 和 NKG2E 没有 ITIMs，并通过与 DAP12 连接来介导 NK 细胞活化[36]。当暴露于汉坦病毒或巨细胞病毒等病毒后，NKG2C 的作用随着表达量的增加而增加。

五、NK 细胞活化受体：NKG2D、自然细胞毒性受体以及 DNAM-1

（一）NKG2D

NKG2D 以同源二聚体形式存在，这和与 CD94 形成异质聚合体的其他 NKG2 成员（NKG2A、-C、-E 等）不同[37, 38]。通过 NKG2D 与配体的相互作用（见下文）来传递信号可以覆盖抑制性 KIR。NKG2D 无直接传递信号功能，而是通过衔接蛋白 DAP10 来传递细胞内信号（图 11-1）[37]。DAP10 依次募集 PI3 激酶蛋白的 p85 亚基[37]。另外，NKG2D 触发引起细胞因子的产生（TNF-α、GM-CSF、IFN-γ）[39]。

NKG2D 与两组自身蛋白结合，这两组蛋白似乎优先表达在受损细胞，比如恶性肿瘤细胞。NKG2D 的一类配体是 MHC Ⅰ类多肽相关序列 A 和 B（MICA 和 MICB）。这两种密切相关的 MHC 样蛋白位于 MHC 基因复合物内，约为 HLA-B 的 46kb 着丝点。MICA 的启动子区域包含一种热休克蛋白样成分，类似于 HSP70，因此，MICA 和 MICB 在细胞分裂、辐射诱导基因毒作用、肿瘤转移和感染（病毒和细菌）后表达[40-43]。MICA 同时在正常细胞表面限制性表达，并在胃肠道表达水平最高，胃肠道是 GVHD 的一个靶组织[40]。与 MHC Ⅰ类分子相似，MICA 和 MICB 也具有多态性，分别包含大约 58 和 18 个独立的等位基因。这些等位基因显示出与 NKG2D 不同的结合亲和力[44]，再次反映了 NK 受体 - 配体相互作用的复杂性。NKG2D 识别的另一组配体是 UL16- 结合蛋白 ULBP1-6，其与 MICA/B 蛋白的同源性很低。与 MICA 和 MICB 一样，ULPB1-6 同样在肿瘤组织和新分离的肿瘤细胞上表达[45, 46]。

（二）自然细胞毒受体

自然细胞毒受体（natural cytotoxicity receptors，NCRs）是由 Moretta 团队鉴定出来的，他们在培养了针对 NK 克隆性的单克隆抗体后，对这些抗体进行筛选，以确定它们是否具有触发 NK 细胞毒性的能力，通过这种方法，这些研究人员识别出了三种功能相似但结构不同的 NK 活化受体。总的来说，这些受体被称为 NCRs，因为它们在 NK 细胞识别恶性靶标时起重要作用。第一个受体 NKp46，被认为是 Ig 超家族的Ⅰ类跨膜受体，位于 19 号染色体的白细胞受体复合物（19q13.4）[47]。第二个受体 NKp30，是在 6 号染色体上 MHC 基因复合体的 TNF 簇中发现的Ⅴ型受体[48]。NKp30 和 NKp46 几乎表达在所有休眠和活化的人类 NK 细胞上。第三类 NCR，NKp44 只在 IL-2 活化的 NK 细胞上发现。与 NKp30 相似，NKp44 基因同样位于人类 6 号染色体上 MHC 基因复合物的 TNF 簇中。

与其他 NK 细胞受体一样，NKp30、44 和 46 不能直接传递信号，需要依赖连接蛋白传递活化信号。NKp30 和 NKp46 与 CD3ζ 和 FcεR1γ 连接，而 NKp44 与 DAP12 连接。连接这些受体引起 Ca^{2+} 流出，细胞毒作用及细胞因子释放。NCRs 在识别和杀伤众多恶性肿瘤靶标方面至关重要（见文献 [49]）。单个受体的抗体阻断表现出一定的细胞毒性减弱，然而，当阻断两个或更多的 NCR 受体时引起细胞毒作用的显著降低，表明这些受体相互合作。尽管大部分个体的 NK 细胞具有较强的 NKp30 和 NKp46 表达，但也有一些表现出 NCR^{dim} 表型，这与降低 NK 细胞的细胞毒作用有关[48, 50]。

NKp44 和 NKp46 可以识别病毒产物，比如血细胞凝集素[51]。同样的，Chisholm 和 Reyburn 证明被牛痘病毒感染的细胞容易被 NK 细胞溶解。通过溶解的受体，他们进一步证明了 NKp30、NKp40 和 NKp46 配体表达量的增加[52]。这些配体是病毒感染诱导的自身蛋白还是自身是病毒蛋白还有待商榷。这些配体可能在发生恶性转化的细胞上表达增加，例如 NKG2D 配体 MICA 和 MICB。进一步支持 NCR 识别自身蛋白的是 NKp30 通过 NKp30 与不成熟的 DCs 相互作用[53]，这意味着树突状细胞表达了 NKp30 的配体。HLA-B 相关转录物 3（BAT3）表达在树突状细胞，可能是 NKp30 的配体[54]。其他的研究也表明 MHC 相关受体 B7H6 是 NKp30 的配体。

（三）DNAM-1

DNAX 辅助因子 -1（DNAM-1，CD226）是 NK 细胞和 T 细胞同时表达的受体，也参与了细胞毒的触发[55]。DNAM-1 可识别的配体包括脊髓灰质炎病毒受体(PVR,CD155)及粘连蛋白 -2(CD112)，神经母细胞瘤和白血病细胞的 NK 细胞毒性与 PVR 和（或）粘连蛋白 -2 的表达相关[42, 56, 57]。DNAM-1 与 NKp46、-2B4 等其他 NK 细胞受体协同作用，诱导 Ca^{2+} 流出，细胞因子（IFN-γ 和 TNF-α）释放和细胞毒作用，从而活化处于休眠状态的 NK 细胞[58]。

六、NK 细胞杀伤白血病

在异基因造血干细胞移植领域，NK 细胞可以识别白血病和 MDS 细胞具有重要意义，因为了解这些过程可能有助于增强 GVL 作用。大多数的体外研究表明急性髓系白血病患者样本比急性淋巴细胞白血病细胞更加敏感。考虑到 NK 细胞的细胞毒性是抑制性和活化性 NK 细胞受体信号通路之间的一种平衡，急性淋巴细胞白血病系的细胞毒性相对较低可能是抑制性受体配体的高表达（比如 HLA Ⅰ类分子），或者活化受体配体的低表达，或者两者兼有。事实上，与急性髓系白血病细胞相比，急性淋巴细胞白血病患者样本均有更高的 MHC Ⅰ类分子的表达量(比如 KIR-L)，其负向调节 NK 杀伤作用[42]。NK 对急性淋巴细胞白血病的杀伤作用和 HLA Ⅰ类分子表达密度密切相关（HLA 表达越高，杀伤作用越弱）[59]。另外，当急性淋巴细胞白血病细胞具有较多数量的 HLA Ⅰ类分子，同时使用了 KIR-L 错配的供体 NK 细胞（见下文），杀伤作用会增加[59]。

尽管相对于急性髓系白血病细胞，急性淋巴细胞白血病细胞中 HLA Ⅰ类分子的含量较高，但大多数恶性肿瘤细胞与正常细胞相比，HLA 的表达量较低，这可能是 T 细胞选择的结果。通过使用大量的 HLA-A 和 -B 等位基因特异性单克隆抗体和 32 例患者样本（慢性髓系白血病、急性淋巴细胞白血病和急性髓系白血病），Demanet 等发现与正常淋巴细胞相比，65% 的样本具有一种或多种 HLA Ⅰ类分子表达的下降。然而，有趣的是，当他们将下调的 HLA-B 等位基因分为 Bw4 和 Bw6 两组同种异体后，他们发现 Bw6 等位基因的下调明显多于 Bw4[60]。考虑到抑制性 KIR 受体 KIR3DL1 能识别 Bw4 而不能识别 Bw6 等位基因，这可能意味着这些白血病细胞被选择来逃避 NK 细胞和 T 细胞的免疫监视。在一项相关的研究中，Verheyden 等检测了患者的 KIR 基因是否与罹患白血病风险相关。在他们对 96 名急性和慢性白血病患者和 148 名对照者的研究中，他们发现白血病患者更可能表达 KIR2DL2，并且 HLA-C 特异性 KIR 单倍体是杂合的。这些患者表达全部或者大部分抑制性 KIR（以及它们的配体），从而造成 NK 细胞过度抑制的情况，这可能有利于白血病细胞逃避免疫监视[61]。这些研究人员在另一组患者群体中发现，慢性淋巴细胞白血病和急性髓系白血病患者与对照组相比，更可能表达一个特定的 KIR 及其相应的配体(MHC Ⅰ类分子)，这说明 NK 细胞参与恶性肿瘤的免疫监视，并且其反应可被 KIR 和对应 MHC 之间的相互作用抑制[62]，在 HIV 中也有类似的发现[63]。

NK 细胞裂解靶细胞，也需要来自活化受体的信号，其在恶性肿瘤细胞上的表达可能预示着对 NK 细胞杀伤作用的敏感性。例如 Pende 和他的同事发现 NKG2D 的配体 ULBP1-3 在所有 T- 急性淋巴细胞白血病细胞系和患者样本中表达，但是在前 B- 急性淋巴细胞白血病患者的标本中基本缺失[41, 42]。同样，只有急性髓系白血病样本中的少数（7/25）表达 NKG2D 配体[42]。相反的，Salih 等发现大于 50% 的急性髓系白血病、急性淋巴细胞白血病和慢性髓系白血病患者样本表达 NKG2D 配体，这可能因为这些试验使用了不同试剂[46]。重要的是，MHC Ⅰ类链相关分子（MICA）可以从细胞表面脱落，并在患者的血清中发现[46, 64]。游离的 MICA 可作为一种诱骗剂连接到 NKG2D，从而抑制受体功能和白血病的识别。因此，初诊的急性髓系白血病患者，NKG2D 在细胞表面的表达较低[65]。大部分急性髓系白血病患者标本表达 DNAM-1 配体（PVR 和粘连蛋白 -2），而其在急性淋巴细胞白血病标本表达相对低表。通过患者个人样本，证实 DNAM-1 参与了 NK 细胞对靶标的细胞毒作用[42]。

大部分个体的 NK 细胞表达大量的 NCRs，构成 NCR^{bright} 表型。然而，少量（10% ～ 15%）正常供体 NCR 表达很低，为 NCR^{dim} 表型[66]。这种 NCR^{dim} 表型与体外较低的自然细胞毒性有关。在诊断时，大于 60% 的急性髓系白血病患者为 NCR^{dim} 表型[67]。当这些患者通过治疗达到血液学缓解后，大部分获得 NCR^{bright} 表型，表明白血病导致受体表达的下降，这可能归因于游离 NCR 配体的释放或者细胞因子的加工导致 NCR 表达的下降（如 TGF-β 或者 IL-10）。然而，其他研究者发现患者初诊时 NKp46 的表达与对照组是一样的 [65]。

人们也研究了克服白血病细胞对 NK 细胞毒性耐药的方法。比如，通过细胞因子刺激（IL-2、IL-12 和 IL-15）和培养在淋巴细胞系的环境中，可以活化 NK 细胞，使 NK 细胞杀伤自身急性淋巴细胞白血病细胞的基线可以提高 [68]。为了将 NK 细胞靶向至急性淋巴细胞白血病，Imai 等用嵌合抗原受体（chimeric antigen receptor，CAR）改造 NK 细胞，嵌合抗原受体由 CD19mAb 外源部分和 CD3ζ、4-1BBL 内部信号域组成。表达该 CAR 的 NK 细胞对耐 NK 的急性淋巴细胞白血病细胞系及患者样本都显示出了显著增加的增殖、活化和杀伤作用 [69]。这种方法的局限性在于需要将嵌合抗原受体引入 NK 细胞，而 NK 细胞天生对反转录病毒转导具有抵抗力。为了克服这一问题，Gleason 等使用可识别 CD16 和 CD19（或者 CD22）的单链可变片段（scFvs），使 NK 细胞靶向 B 系肿瘤细胞 [70]。这些 CD16×CD19 试剂通过直接活化 CD16（导致颗粒的释放及细胞因子的产生），并且可能通过活化免疫突触将 NK 细胞与恶性 B 肿瘤细胞密切接触，从而强有力地提高了 NK 细胞的细胞毒作用。其他已经被研究用来增强 NK 杀伤肿瘤细胞的方法，包括化疗使细胞成为更好的靶点。例如，通过混合分化剂（5-aza-2-deoxycytidine，trichostatin，维生素 D_3，bryostatin-1 和所有的反式 - 维 A 酸）处理急性髓系白血病细胞，引起 NKG2D 配体 ULPB1 的分化，其反过来又增加了 NK 细胞对急性髓系白血病靶点的杀伤作用 [71]。相似的，组蛋白去乙酰化酶抑制药木抑素 A 增加了白血病细胞上 NK2G 配体（MIC A 和 B），从而增加了 NK 细胞的杀伤作用 [72]。另外，IFN-γ 引起了急性髓系白血病患者样本 NCR 配体数量的轻度增加，并使细胞毒作用增加 [45]。

七、NK 细胞由造血祖细胞发育而来

与其他造血干细胞一样，人类 NK 细胞也来源于 $CD34^+$ 祖细胞。细胞因子 IL-2、IL-3、IL-7 和 IL-15，干细胞因子，FLT-3L 等促进了这些祖细胞在体外沿 NK 细胞谱系分化 [73]。这些细胞因子中，由于 $IL\text{-}15^{-/-}$ 小鼠体内缺乏 NK 细胞，因此 NK 细胞的发育只需要 IL-15[74]。相反的，被改造过表达 IL-15（IL-15 转基因）的小鼠在 CD8T 细胞和 NK 细胞区均出现失控的淋巴增殖 [75]。因此，尽管 IL-15 并不仅仅表达在 NK 细胞，但它在 NK 细胞稳态中起着核心作用。此外，NK 细胞的发育严重依赖于基质细胞。未定向的 $CD34^+CD38^-$ 细胞在细胞因子的存在下培养，表现出向 NK 细胞分化倾向；然而，如果在胎儿肝基质细胞系（和细胞因子）存在的情况下培养相同的祖细胞，NK 细胞的成熟和扩张都会显著改善 [76]。NK 细胞发育的增强是以接触 - 依赖的方式发生的 [76]，然而，参与这一过程的受体 - 配体仍有待识别。因此，局部环境和细胞因子均会影响 NK 细胞的发育。

造血干细胞发育过程中逐步出现表面受体的获得和丢失，可用来从功能上表征分化过程中的不同阶段（图 11-3）。这样一种人类 NK 细胞发展的模式已经被提出（见文献 [77]）。最早表达在 $CD34^+$ 祖细胞提示其极可能向 NK 细胞分化的抗原包括 CD7、CD10、CD45RA、CD122 和整合素 β_7[77]，这些被称为 I 期或者 NK 前体细胞，在上述提到的细胞因子的影响下，表现出分化为 NK 细胞能力的增强，对基质支持的需求减少，这表明携带这些受体的细胞致力于分化为 NK 细胞系。随后，NK 祖细胞通过 NK 前体（第二步）和未成熟 NK 细胞（第三步）转化，特征是失去表达在未成熟祖细胞（CD34 和 CD38）的表面蛋白，并且获得细胞因子受体（IL-3R 和 IL-7R）以及黏附分子（LFA-1）。最后，分化的 NK 祖细胞在 NK 细胞发育的 $CD56^{bright}$ 期，获得活化受体（NKp30、NKp 44、NKp 46 和 NKG2D）和抑制性受体 CD94/NKG2A，并最终 $CD56^{dim}$NK 细胞表达 KIR（Ⅴ期）。虽然在小鼠骨髓中可以见到相似的分化步骤，但人类 NK 细胞分化的场所貌似在次级淋巴组织，如淋巴结和扁桃体 [78, 79]。

八、固有淋巴细胞

最近，有人提议将 NK 细胞重新分类为更大细胞群的一部分，这些细胞现在被称作固有淋巴细胞（innate lymphoid cells，ILC）[82]。尽管 NK 细胞是 ILC 中被认识最多的（ILC1），这个家族中其他细胞类型也被表征了，包括 2 类 ILCs（ILC2，自然辅助细胞

或者 nuocytes[80]）和表达视磺酸受体相关独立受体 -γt（RORγt）转录因子的 ILCs（RORγt$^+$ILCs）[81, 82]。与 T 细胞群体相似，ILC 细胞通过转录因子的表达来定义，而其表明了功能。例如，ILC1 表达 T-bet，并且在 IL-12 和 IL-18 刺激后产生 IFN-γ 和 TNF-α。ILC2 细胞表达转录因子 ROR-α 并且在胞外寄生虫感染后分泌 Th2 相关细胞因子（IL-5 和 IL-31）[80, 83]。顾名思义，RORγt$^+$ILCs 表达 RORγt 转录因子，同时在细菌感染和（或）消化道损伤时，产生对 IL-1β 和 IL-23 的应答，释放 IL-22（ILC22）和（或）IL-17[84, 85]。存在于 NK 祖细胞Ⅲ期的那些细胞（图 11-3），是一个独特而稳定的细胞系，还是发育成传统的 NK 细胞，目前仍存在争议。有趣的是，在血液和骨髓移植中，RORγt$^+$ILC3 细胞在幼儿发育及成年后的再生过程中调控淋巴组织[81, 86]。目前，异基因造血干细胞移植后这些细胞修复的动力学尚不清楚。鉴于其特性，过继转移 RORγt$^+$ILC 细胞具有加速移植后免疫反应的潜能，来对抗感染和肿瘤疾病。

九、自然杀伤细胞自我耐受的发展

NK 细胞获得自我耐受的机制被称作“NK 细胞教育”。几种整合抑制受体信号和获得效应功能的模型已经被提出。“licensing 点”描述的是一种终末分化步骤，NK 细胞要获得成熟的功能必须收到合适的信号，而该信号需要抑制性受体与自身 MHC 结合[87, 88]。因此，缺乏抑制受体的人群 NK 细胞低反应性[89]。为了支持这一观点，体外分化模型显示 NK 细胞只有获得 CD94/NKG2A 后才能获得功能（杀伤作用及产生细胞因子）[90]。因此，NK 细胞自我耐受可能是协调的遗传发育序列的结果，在此期间，成熟的 NK 细胞功能与获得足够自身抑制分子的表达相同步。然而，小鼠造血干细胞移植实验表明，成熟 NK 细胞转移到不同 MHC Ⅰ类分子的菌株中，可以迅速活化或抑制细胞毒性[91, 92]。这些发现对研究人类造血干细胞移植具有重要意义，提示 licensing 并不是唯一的发育过程，成熟 NK 细胞的功能可以根据受体 MHC Ⅰ类分子的改变而改变。

十、异基因造血干细胞移植后自然杀伤细胞的重建

异基因造血干细胞移植后免疫系统的重建受到诸多因素的影响，包括预处理强度、造血干细胞的

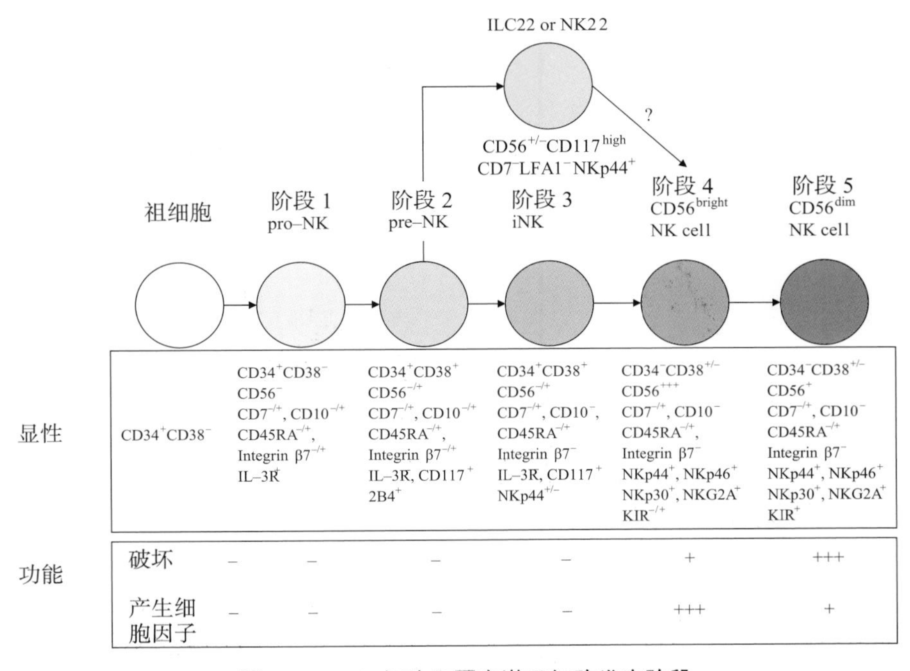

▲ **图 11-3　NK 细胞和固有淋巴细胞发育阶段**

NK 细胞从祖细胞发育而来，发育过程中失去并获得表面受体，显示了 NK 细胞发育中一些标志性受体和功能特性。没有显示 CD94$^-$NKG2A$^+$NK 细胞的个体发育[89, 143]。这些细胞如何适应当前 NK 细胞发展的“线性”模式是未知的。图中提出一种概念，固有淋巴细胞与传统的 NK 细胞具有一些相似的表型特征，并可能产生传统的 NK 细胞（用带问号的箭表示）（引自 Freud 和 Caligiuri，2006[77]）

来源、移植方法、GVHD 预防以及宿主因素（比如年龄和免疫功能）。NK 细胞通常在移植后 1 个月内恢复，因此是造血干细胞移植后第一批恢复的淋巴细胞，与干细胞来源无关。Peterson 等对比了减低强度和清髓条件下 NK 细胞的重建，他们发现 NK 细胞的重建十分迅速（28 天）并且没有差异[93]。据报道，脐带血、骨髓以及单倍体移植后 NK 细胞也有类似的快速重建[94-96]。在移植后 NK 细胞功能恢复方面，一些研究显示 NK 细胞具有较强的细胞毒性[97]，而另一些研究发现杀伤作用及细胞因子产生作用受到损害[98, 99]。目前还不清楚移植后早期 NK 细胞功能是否对移植结果有影响。有一个问题是恢复的 NK 细胞是否具有与供体相同的 KIR 序列，Shilling 等对移植后的患者进行了长达 3 年的随访，从而解决了这一问题[100]。在移植后早期，大部分患者高表达 CD94/NKG2A，低表达 KIR，而其在骨髓移植后一段时间内逐渐升高。根据 KIR 的获得，患者被分为三组。第一组患者占大多数，他们在移植后 6 ～ 9 个月内获得了与供体相似的 KIR 模式。第二组患者需要更长的时间（达 3 年），但是最终显示和供体相似的 KIR 分布。最后一组患者只有很少的 KIR 获得，并且有多种疾病。

GVHD 的预防和治疗可能同样影响 NK 细胞的重建和功能。Vitale 等研究了急性 GVHD 后，激素治疗前、治疗时和治疗后移植受体的 NK 细胞。他们发现细胞毒性急剧下降，这与 NKp30 和 NKp46 的减少有关[101]。Wang 等使用生理浓度的环孢素培养 NK 细胞，发现其显著抑制 $CD56^{dim}$NK 细胞的增殖，对 $CD56^{bright}$ 细胞的影响很小[102]。在环孢素中培养 1 周后，NK 细胞保留了细胞毒作用和分泌细胞因子的能力，与对照组对比无差异。考虑到在移植后早期 $CD56^{bright}$ 细胞占主导地位[103-105]，可能提示环孢素在 NK 细胞移植后早期恢复表型和功能方面具有重要作用，这一研究发现非常有趣。Giebel 等对移植后 30 天的患者外周血 NK 细胞数量进行了评估，结果发现接受激素治疗来预防 GVHD 的患者与未接受激素治疗的患者相比，NK 细胞的数量较少。与激素治疗不同，是否接受 ATG 治疗不影响患者外周血 NK 细胞数目[106]，这表明激素对 NK 细胞的恢复具有更持久的影响。Cooley 等对比了不管接受祛除 T 细胞或未祛除 T 细胞移植后 100 天受体与供体 NK 细胞的数目，发现 NK 细胞的比例是一样的。然而在移植后 100 天的时候，T 细胞未去除移植的患者与 T 细胞去除患者相比，具有更多的 KIR，并且有更高比例的 IFN-γ 产生 NK 细胞，提示移植物中的 T 细胞影响 NK 细胞的重建[105]。Freud 等同样在体外证实了 T 细胞可以促进祖细胞向 NK 细胞分化[79]。

十一、自然杀伤细胞 - 树突状细胞相互作用

树突状细胞是专职抗原递呈细胞，在许多免疫应答中至关重要。树突状细胞以未成熟的状态（iDCs）存在于循环和外周组织中。这些细胞具有吞噬作用，但是递呈肽抗原给 T 细胞的作用很弱。然而，在活化后，成熟 DCs（mDCs）可以有效刺激初始 T 细胞反应。NK 细胞和树突状细胞相互之间作用是通过可溶性因子（比如细胞因子）和细胞与细胞间接触。

NK 和树突状细胞的相互作用，同样被称作“串流”，可以导致多种结果，包括两种细胞类型的相互激活。通过与成熟的或不成熟的树突状细胞（iDC 或者 mDC）共同培养，NK 细胞增殖并且表达活化标志（CD25），从而获得细胞毒作用，同时产生 IFN-γ 和 TNF-α[53, 107]。这是由树突状细胞繁衍的细胞因子驱动，包括一类 IFNs（α 和 β）、IL-12 和 IL-18，并且通过树突状细胞上的受体 IL-15α 将 IL-15 反式递呈给 NK 细胞[108-111]。相同的条件（NK 和 iDC 共培养）也会导致 iDC 成熟，其特征为获得 CD83 和 CD86，同时具有启动同种反应性 T 细胞反应的能力[53, 107, 112]。NK 细胞诱导的树突状细胞成熟（反之亦然）部分是通过其配体（在树突状细胞）连接 NKp30（在 NK 细胞）[53, 107]。其他研究表明，NK 细胞上的 NKG2D 及树突状细胞上的 MICA/B 的相互作用对于细胞间相互作用也很重要[112]。

矛盾的是，NK 细胞也可以杀伤树突状细胞。树突状细胞的成熟状态影响了对 NK 细胞杀伤作用的敏感性。与 mDCs 相比，iDCs 细胞表面 MHC Ⅰ类分子含量相对较低，并且对 NK 细胞的杀伤作用更敏感[53, 107]。mDCs 上 MHC Ⅰ类分子含量越高，导致对自体 NK 细胞而非异体 NK 细胞的相对抵抗性越强。通过阻断针对 MHC Ⅰ类分子的单克隆抗体，NK 细胞杀伤自体 mDCs 的作用可以增强，提

示 KIR 受体参与其中[107]。同样的，表达不能识别 mDC 上 MHC 的 KIR 受体的 NK 细胞具有更好的细胞毒作用（比如 KIR–L 错配）。与杀伤肿瘤靶标相似，NK 细胞杀伤树突状细胞是通过 NKp30、NKG2D 和 DNAM–1[53, 107, 112, 113]。在造血干细胞移植中，NK 细胞和树突状细胞的相互作用十分重要，因为受体来源的树突状细胞可以递呈抗原至供体的 T 细胞，并且诱导 GVHD[114]。利用小鼠模型的研究表明，供体来源的 NK 细胞可以清除这些受体树突状细胞，从而防止 GVHD[115]。

十二、自然杀伤细胞、病毒感染以及“自然杀伤记忆”

NK 细胞的遗传缺陷和（或）功能障碍与严重、危及生命的病毒感染相关，包括疱疹病毒家族成员的感染，像水痘 – 带状疱疹病毒[116, 117]、巨细胞病毒[118]和 EB 病毒[119]。同样，穿孔素基因突变的人群（如嗜血细胞性淋巴组织细胞增多症）会导致致命、无法控制的病毒感染。造血干细胞移植后，疱疹病毒会再次活化，NK 细胞是否在此过程中发挥作用还不清楚。NK 细胞活化蛋白 Ly49H 在某些小鼠株中的表达与小鼠巨细胞病毒易感性之间存在明确的相关性[120]。尽管 NK 细胞被描述成不具有免疫记忆的自然免疫细胞，但 Lanier 团队最近的研究揭示了抗原特异性 T 细胞和预先受到抗原挑战的 NK 细胞之间具有惊人的相似性，从而对这一理论提出了质疑。特别是当小鼠感染巨细胞病毒后，“类似记忆的” $Ly49H^{+}$NK 细胞在小鼠体内持续存在。这些细胞通过增殖和效应器功能对继发性小鼠巨细胞病毒挑战做出快速反应，其特性与记忆细胞相一致[121]。人类暴露于巨细胞病毒后，一群表达 NKG2C 的 NK 细胞出现。这些细胞是否是“记忆 NK 细胞”尚不完全清楚，但在急性感染期间，$NKG2C^{+}$NK 细胞扩增超过 4 周，并且持续至移植后 1 年[122]。在与靶细胞接触后，这些 NK 细胞主要表达自身 KIR 以及产生大量 IFN–γ。但是，这并不证明 NK 细胞具有记忆。在第二项研究中，评估成人供体造血干细胞移植受者，检测供体 / 受体巨细胞感染的状态对 $NKG2C^{+}$NK 细胞的表达和功能的作用，以确定对继发性巨细胞感染事件的反应。与预期的一样，临床巨细胞感染再活化后可以看到 $NKG2C^{+}$NK 细胞的扩增。另外，当供体和受体都是巨细胞感染血清学阳性，在没有检测到巨细胞感染病毒血症时它们也会扩增。当血清学巨细胞感染阳性的受体接受巨细胞感染阳性供体的移植物后，可以检测到 NK 细胞上 NKG2C 的上调。这些体内扩增的 $NKG2C^{+}$NK 细胞功能非常强大。总之，增强的第二次暴露与 NK 细胞记忆一致，提示它们是可移植的。

十三、临床研究

异基因造血干细胞移植通过调节治疗（化疗和放疗）和免疫介导的消除耐药白血病细胞发挥作用。后一点被称为 GVL，是由同种反应性 T 细胞和 NK 细胞介导。NK 细胞同种反应性在过去 10 年引起了极大关注，部分原因是观察到同种反应性 NK 细胞可以在没有 GVHD 情况下诱导 GVL[115, 123]。考虑到造血干细胞移植中 HLA 配型相合的重要性，并且每个 KIR 受体识别特异等位基因决定了 HLA，这样的相互作用在 GVL 反应中可能十分重要。然而，这样的相互作用是复杂的，并且还没有被完全理解。例如，每个 NK 细胞上 KIR 的表达是一个随机的过程，因此每个 NK 细胞表达数量不同的 MHC Ⅰ类分子特异性的 KIR 受体[27]。所以，包含在所有潜在供体循环中的是一个异质性 NK 细胞池（关于 KIR 表达，见图 11–2），并且在任何一个个体，这些细胞中可能只有一小部分具有同种反应性（即不受 KIR–MHC 相互作用的限制）。

Perugia 团队在 T 细胞清除和 $CD34^{-}$ 选择性单倍体移植背景下，发现 NK 细胞的同种反应性在 GVL 中很重要[115, 124]。在这些移植中，供体（父母或者兄弟姐妹）与受体为同一单体型，但另一个单倍型不相合。这使得同种反应性是可以存在的，尤其是当供体 NK 细胞表达的 KIR 不能识别受体白血病细胞上的 MHC，从而实现了“迷失自我”假说。如图 11–4 所示，在单倍体移植后可发生三种情况：① NK 细胞在移植物对抗宿主方向上的同种反应，有利于 GVL 反应；② NK 细胞的同种反应在宿主抗移植物反应上，有利于排斥反应；或者③由于供体和受体对 HLA 表位的相容性，没有异源反应。

总的来说，表达 HLA–C 受体的 NK 细胞之间的同种反应似乎比 HLA–B 的同种反应明显[125]。这可能由于 HLA–C 特异性 KIR 受体数量更多以及他

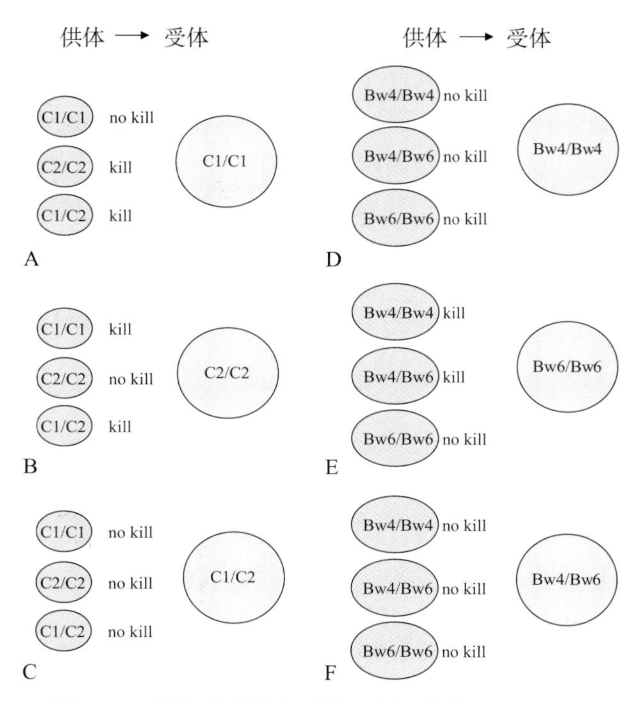

▲ **图 11-4 移植后的潜在结果取决于供体和受体 KIR-L 的兼容性**

A ～ C. 根据供体和受体 HLA-C 二型性（C1/2）；D ～ F. HLA-B 二型性（Bw4/Bw6）所可能产生的结果。（引自 Wit 和 Christiansen，2006[144]）

们与配体之间更强的亲和力相关。因此，Ruggeri 等在研究移植后 NK 细胞同种反应性的报道中发现，单倍体相合移植后产生的大多数同种反应性克隆 NK 细胞对 HLA-C 的反应具有差异[124]。这种克隆可以在移植后 1 ～ 3 个月的患者体内检测到。在 KIR-L 不相合的移植后（见下文），这些抗受体 NK 细胞克隆可在所有患者中检测到，但是在 KIR-L 相合的移植受体中基本检测不到[115]。接受 KIR-L 错配供体移植后的急性髓系白血病患者，5 年内复发的概率较低。相比之下，相似数量的急性髓系白血病患者以相同方式接受 KIR-L 相合的供体移植后预后较差，75% 的患者 5 年内复发[115]。重要的是，KIR-L 错配的影响仅限于髓系白血病患者，在急性淋巴细胞白血病患者接受 KIR-L 不相合供体的移植后，均未观察到复发或生存获益。Perugia 团队的一项最新分析显示，化疗后复发的患者并不能从 KIR-L 错配供体的移植中受益[126]。

上述关于 NK 同种反应性的观察被称作“配体 - 配体”模型，预测 NK 细胞的同种反应性是基于受体相对于供体是否存在 MHC Ⅰ类分子等位基因（HLA-B 或 C），即供体和受体是否表达相同或不同的 HLA-Bw4 或 HLA-C1/C2 等位基因。因此，运用配体 - 配体模型的 KIR 配体不相合分析，可以看作是 HLA-B 和 C 等位基因在 GVH 方向上供体 - 受体表位相似性的分析。使用该模型确定 KIR-L 不相合状态可以通过一种在线工具执行，该工具可在 http://www.ebi.ac.uk/ipd/kir/ligand.html 获得。然而，这种方法可能具有局限性，因为其假定特定的供体表达相应配体的 KIR 受体。众所周知，每个人的基因组中包含的 KIR 基因的数量是不同的，因此并不是所有人都会表达所有的 KIR 受体[27]。Leung 和他的同事考虑了是否供体和受体在 HLA-B 和 C 等位基因方面是不同的，同时也检测了供体是否表达了不相合 HLA 一类等位基因的 KIR 受体（比如 KIR-L）。他们发现，使用他们的“受体 - 配体”模型，不论是急性髓系白血病还是急性淋巴细胞白血病患者，使用表达恰当 KIR 的 KIR-L 不相合供体来移植，患者均具有较低的白血病复发率[127, 128]。

重要的是，并非所有研究者都证明急性髓系白血病患者经过 KIR-L 错配供体的单倍体移植后可以获益。Nguyen 等采用与上述研究相同的方案和外周血祖细胞选择技术，将 10 例急性髓系白血病患者进行单倍体移植（8/10KIR- 错配）。然而，与上述研究结果不同，他们发现所有患者均因复发（7/10）或者感染（3/10）而死亡[99]。作者证实了这一过程后 NK 细胞在表型和功能上的恢复都是不成熟的，推测这可能可以解释他们的临床发现。

KIR-L 错配是否会影响无关供体移植的预后，是目前许多回顾性研究的课题，其结果不尽相同。首先，Davies 等一项大规模的研究分析显示，KIR-L 错配供体 T- 细胞祛除移植后对急性髓系白血病患者的复发率没有影响[129]。不久之后，Giebel 等发现在非亲缘供体移植，KIR-L 错配对急性髓系白血病患者具有保护作用[130]。有趣的是，后一项研究将 ATG 用于体内 T 细胞耗竭，从而推测 T 细胞可能会影响 NK 细胞的同种反应性。Hsu 等在 T 细胞耗竭匹配的同胞队列中也获得了类似的结果[131]。

使用 KIR-L 错配供体除了对复发有影响，可能对移植相关预后也有一定影响。比如说，Schaffer 等发现在 KIR-L 不相合受体，因为感染并发症的发生率更高，所以有更高的治疗相关死亡率[132]。相似的，Kroger 等发现 KIR-L 不相合受体具有更高的治疗相关死亡率[133]。De Santis 等通过研究 HLA–C 不相合，发现C1和C2表位不相合的供体和受体中，如果不相合在 GVH 方向上，则会有更多Ⅱ～Ⅳ级 GVHD 发生[134]。相反的，如果不相合在排斥方向上（宿主抗移植物），会发生更多的排斥反应。不管在哪种方向，这些研究者发现 KIR–L 不相合与差的预后及增加的治疗相关死亡率相关[134]。然而，通过分析一个大数据库（n=1571），Farag 等发现不管哪种方向的 KIR–L 错配，对移植后非复发死亡率均没有影响[135]。显然，不同造血干细胞来源、预处理方案、GVHD 的预防可能影响研究观察结果。

除了 KIR–L 错配，一些研究人员还根据特异性 KIR 的存在或缺失，或者 KIR 受体的数量进行了分析。在 HLA 全相合的移植中（HLA8/8），不会发生 KIR–L 不相合；然而，接受同时表达 KIR2DS1 和 KIR2DS2 供体的受体，因为白血病复发率的下降而具有较好的预后[136]。在一项大型的国家骨髓捐赠计划（NMDP）研究中，Cooley 等发现供体具有更多活化的 KIR，则急性髓系白血病患者的复发率更低，有更长的无疾病生存期[29]。Chen 等发现，在匹配的相关供体中，活化的 KIR 越多，则治疗相关死亡率发生率更低，总体生存率（overall survival，OS）更高[137]。供体更多数量的 KIRs（包括活化的和抑制的）与减少的 GVHD 及延长的总体生存率有关[134]。

十四、自然杀伤细胞过继转移治疗难治性白血病和癌症

另一种运用 NK 细胞同种反应性来提高抗肿瘤作用的方法是通过 NK 细胞过继转移。这可以通过几种策略来实现。一种方法是使用超生理浓度的细胞因子（比如高浓度的 IL–2）使得体外 NK 细胞扩增。这种安全且有效的方法是在一项试验中确定的，这个试验通过使用在 IL–2 环境下过夜而活化的单倍体相关供体 NK 细胞，将其输注入 43 例转移性黑色素瘤、转移性肾癌、难治性霍奇淋巴瘤和急性髓系白血病患者体内[123]。该试验测试了三种不同强度的预处理方案，证实只有在接受完全清除淋巴细胞的化疗方案的患者中存在 NK 细胞的成功扩增，其方案具体为：移植前 4 天和 5 天起每天给予环磷酰胺（60mg/kg）输注，并且移植前 5 天到移植前 1 天起每天输注氟达拉滨（25mg/m^2）。NK 细胞在第 0 天时输注，紧接着在 2 周内皮下注射 6 倍浓度的 IL–2（1000 万 U）。在用祛除淋巴细胞的方案化疗 28 天内，发现大量的内源性 IL–15。IL–15 水平和淋巴细胞绝对值之间存在明显的负相关，同时 IL–15 的高水平与 NK 细胞的成功扩增相关，这支持了 IL–15 对于 NK 细胞稳态的重要性。在 19 例预后不良的急性髓系白血病患者中，5 例达到了完全缓解。得到缓解的患者循环 NK 细胞的比例明显升高，其对 K562 靶标具有更强的细胞毒作用，提示临床疗效是由体内扩增的供体 NK 细胞的同种反应性介导的。在循环中出现单倍体相合的 NK 细胞是瞬时的，并且我们猜测这些细胞被受体 T 细胞排斥。为了克服这个障碍，一些研究者正在计划 NK 细胞的临床试验，这些细胞在人工喂养细胞或者 EB 病毒淋巴母细胞样细胞系下扩增了很长一段时间。然而，不管是在短期或是长期培养环境中，将 NK 细胞从高浓度细胞毒培养媒介中移除，可能会引起细胞的死亡，这引起了关注。另外，活化后的 NK 细胞，其大小和黏附受体表达发生显著变化，这可能会改变他们在体内的归巢特性。

另外，IL–2 的输注具有激活高表达 IL–2Rα（CD25）的调控 T 细胞（CD25）的作用。这些调控 T 细胞可以损害 NK 细胞的功能，可能还会导致细胞膨胀[138]。为了克服这一问题，IL–15 可能是促进异源性 NK 细胞过继转移最好的选择，因为它对调控 T 细胞活化影响最小。

十五、结论

NK 细胞在移植后恢复较早。这些细胞在没有预先启动的情况下杀伤恶性肿瘤细胞，而是利用数量有限的膜上识别受体。通过理解这些受体和他们的配体，形成了 NK 细胞如何在异体移植后发挥介导 GVL 作用的理解。然而，对于运用哪些受体和通过什么方式最大限度活化 NK 细胞，我们还没有完全了解。当前，过继转移的异源性 NK 细胞的治疗潜力存在一些局限性。从淋巴细胞分离收集 NK 细胞的产量有限。尽管 NK 细胞可以在体内成功扩增，但是这种成功具有不确定性，并且扩增的细胞群是有限的。另外，引导 NK 细胞至肿瘤部位的归巢信号尚未完全了解。此外，由于可变的 KIR 库

表达，或 NK 细胞或副细胞亚群的差异，体内扩增的 NK 细胞群体的同种反应性可能具有异质性。通过 mABs 来封闭 NK 细胞抑制受体也许可以增加对肿瘤的杀伤性 [139]，更复杂的 NK 细胞产物的亚群选择技术可能会影响固有和获得性免疫反应之间的相互作用，比如说，通过去除任何调控 T 细胞可以抑制 NK 细胞的增殖和杀伤作用，同时可以增强扩增的 NK 细胞的免疫效应功能 [140]。通过改进运用去除淋巴细胞的化疗方案，或者使用外源性细胞因子，NK 细胞的增殖作用可以加强。辐照后的细胞系 NK-92、KHYG-1 和胚胎干细胞来源的 NK 细胞，可能可以给 NK 细胞提供大量的供给，但其体内的归巢和存活情况尚不清楚 [141, 142]。任何来源的体外扩增的细胞都可以通过基因修饰来表达肿瘤特异性受体。例如，NK92 细胞系通过转染嵌合抗原受体 HER2/neu，对 HER2/neu 阳性的靶标具有更强的细胞毒作用 [142]。最后，NK 细胞抗肿瘤作用不仅取决于 KIR 配体不相合状态，还与肿瘤适当的活化配体的表达有关。未来增强肿瘤细胞表面活化配体表达的方法，可能可以增加其对 NK 细胞介导的裂解的敏感性。其他研究 NK 细胞免疫治疗的方法，包括利用转染基因改造 NK 细胞，将 NK 细胞纳入树突状细胞疫苗治疗，同时与沙利度胺、TLR 激动药和单克隆抗体等免疫调节药物联合治疗以靶向抗体依赖的细胞毒作用。

第 12 章 免疫耐受性机制 Mechanisms of Tolerance

Defu Zeng　Samuel Strober　著
顾　斌　译
王如菊　韩　悦　陈子兴　校

一、概述

在经典实验中，Medawar 和同事给新生小鼠注射一株来自另一只小鼠的淋巴组织细胞。受体小鼠长大成年后，它们永久地接受了来自供者小鼠的皮肤移植物，但排斥了第三方来源的皮肤移植物，这种现象被称为“对外源细胞的主动获得性耐受”[1]。约 20 年后，为了这种方法用于成年小鼠而非新生小鼠，斯坦福大学的研究人员开发了第一个非清髓性研究方案［全淋巴放疗（total lymphoid irradiation，TLI）］，结果为永久接受骨髓和皮肤的联合移植物，并伴随稳定混合嵌合体的形成而不发生 GVHD[2]。先前对骨髓移植小鼠的研究采用受体的全身放疗以决定受体，当供受体小鼠间有多种次要组织相容性抗原或单一主要组织相容性抗原不同时，植入后几乎总是伴随发生 GVHD [3]。移植免疫耐受现在被定义为一种生理学状态，即免疫系统对同种异体器官或组织移植物不产生破坏性应答。现已知这种破坏性应答由同种异体反应性 TCRαβ$^+$ T 细胞、B 细胞、NK 细胞和各种其他细胞介导，但 T 细胞发挥了主导作用。本章重点介绍耐受机制，包括由同种异体反应性 TCRαβ$^+$ T 细胞在器官移植中介导的宿主抗移植物反应和在造血干细胞移植中介导的移植物抗宿主反应；前者引起移植排斥反应，后者可引起 GVHD。

二、同种异体反应 T 细胞免疫耐受的一般机制

同种异体反应性 T 细胞包括移植前外周淋巴组织中的成熟的 T 细胞、移植后源自造血干细胞和祖细胞的新的 T 细胞。在胸腺中发育的 T 细胞与抗原相遇后诱导的耐受被定义为中枢性耐受。在外周淋巴组织中成熟 T 细胞与抗原相遇后诱导的耐受称为外周性耐受。T 细胞耐受的一般机制包括克隆缺失、忽视、无能、耗竭和抑制。这些机制可以同时涉及中枢性和外周性耐受，克隆缺失是中枢性耐受的主要机制，无能、耗竭和抑制是外周性耐受的主要机制。

（一）克隆缺失

Burnet 理论认为未成熟的 T 细胞在发育过程中遇到它们的抗原会产生克隆性缺失而不是被激活 [4]。这个理论得到了 Kappler 及其同事的证实，占小鼠 T 细胞总数约 10% 的表达 Vβ17a$^+$ TCR 的 T 细胞亚群不表达 I-E 分子。相反，表达 I-E 分子的小鼠 Vβ17a$^+$ 细胞明显减少。当 I-E$^+$ 和 I-E$^-$ 菌株交叉，后代 F1 在外周只含有少量 Vβ17a$^+$ 细胞；这种消除过程主要发生在胸腺。Vβ 特异性 TCR 的 T 细胞克隆缺失被发现是由小鼠乳腺肿瘤病毒（mammary tumor virus，Mtvs）超级抗原介导的，它通过同时与 Vβ17aTCR 和 I-E 分子相互作用激活 T 细胞 [5]。未成熟的自身反应性胸腺细胞的缺失也通过 H-Y 抗原特异的转基因 T 细胞被证实了；这

些 T 细胞在雄性小鼠的胸腺中显著减少[6]。因此，克隆缺失是通过胸腺阴性选择的中枢性耐受的主要机制。

未成熟 T 细胞的胸腺克隆缺失主要是由造血干细胞衍生的抗原提呈细胞（如，$CD11c^{+}$ 树突状细胞和 B1B 细胞）在胸腺中介导，特别是树突状细胞[7]。胸腺上皮细胞可以介导识别组织特异性抗原的 T 细胞的缺失，这个过程通常由自身免疫调节蛋白调节[8]。胸腺树突状细胞介导的克隆缺失通常发生在皮质和髓质的交界处，但它也可以发生在皮质[9]。循环的活化 T 细胞和携带外周组织特异性抗原的树突状细胞也可以进入胸腺介导克隆缺失[10, 11]。

当未成熟的 T 细胞与抗原提呈细胞的相互作用亲和力很高时，胸腺发生克隆缺失。亲和力影响因素包括：TCR 亲和力和密度的变化、抗原 –MHC 的密度和抗原提呈细胞表达的共刺激分子。更高的亲和力和共刺激性信号会增强克隆缺失[12]。转基因的自身反应 T 细胞克隆缺失通常发生 $CD4^{-}CD8^{-}$ 胸腺细胞向 $CD4^{+}CD8^{+}$ 转变阶段；非转基因 T 细胞克隆缺失通常发生处在皮质以及皮髓质交界处的 $CD4^{+}CD8^{+}$ 胸腺细胞发育晚期[9]。早期的 $CD24^{hi}CD4^{+}CD8^{-}$T 细胞可以通过与表达包括 CD40 和 B7 共刺激分子的抗原提呈细胞相互作用在髓质被去除[13]。

胸腺缺失的激活阈值远低于外周 T 细胞活化，因此从胸腺缺失中逃脱的自身反应性 T 细胞，通常不会在外周被低亲和力的作用配体激活[14]。但是，克隆缺失不仅限于未成熟的胸腺细胞，外周的成熟 T 细胞也可以通过激活诱导细胞死亡发生克隆缺失[15]。成熟供者反应性 T 细胞在共刺激阻断（抗 CD40L 和 CTLA–4–Ig）条件下，可以在造血干细胞移植早期的外周发生克隆缺失[16]。由供者 MHC 匹配或错配的骨髓移植形成的混合嵌合体中，供者型抗原提呈细胞介导了供者反应性 T 细胞的胸腺缺失，并为供者型组织和器官移植提供免疫耐受[17]。GVHD 会对甲状腺造成损害，这可能导致宿主反应性 T 细胞胸腺缺失和慢性 GVHD 的发展[18, 19]。

即使在正常的胸腺阴性选择下，正常个体中的自身反应性 T 细胞的克隆缺失或胸腺中 HCT 受者的同种异体反应性 T 细胞也很少完成，并且一些自身或同种反应性T细胞可以输出到外周淋巴组织中。在那里，它们受外周耐受机制控制，包括忽视、无能、耗竭和抑制。

（二）忽视

免疫忽视被定义为淋巴组织中自体或同种异体反应性 T 细胞未被激活的状态，因为抗原水平低于激活 T 细胞所需的阈值水平。例如，来自肿瘤细胞的自身抗原可能太低而无法激活淋巴结引流中的抗原特异性 T 细胞[20]。不含白细胞的同种异体移植物允许同种异体抗原留在淋巴组织外，并且可以避免免疫排斥[21]。

（三）无能

T 细胞无能是一种状态，在此状态下，T 细胞在遇到抗原后内在的功能性失活，但作为低反应性 T 细胞仍然存活一段时间[22]。T 细胞无能的基本类型分为两类：T 细胞克隆无能和适应性耐受。前者通常在体外诱导，主要是由于 T 细胞不完全活化引起的生长停滞状态；后者也称为体内无能，是由于在没有共刺激信号传导的情况下，由抗原提呈细胞递呈超抗原或特异性肽，从而对周围 T 细胞造成攻击[22]。T 细胞克隆无能和适应性耐受具有许多共同和显著的特征：两者都涉及 $CD4^{+}CD8^{+}$ 细胞，都表现出很少的 IL–2 产生和低反应性，并且两者都可以通过抗 OX40 单克隆抗体处理来逆转。然而，尽管 T 细胞克隆无能显示出对增殖的抑制，但它没有显示效应功能的降低，例如产生 IL–4 和 IFN–γ 以及细胞毒性活性。相反，T 细胞适应性耐受不仅显示出对增殖的抑制，而且还显示减少了 IL–4 和 IFN–γ 的产生，降低了细胞毒性活性。尽管 T 细胞克隆无能不能下调 IL–2R，并且可被外源 IL–2 逆转，但 T 细胞适应性耐受确实阻断 IL–2R 信号传导，并且外源 IL–2 不能逆转它。最后，CTLA–4 信号传导涉及 T 细胞适应性耐受但不涉及 T 细胞克隆无能；持续存在抗原是维持 T 细胞适应性耐受所必需的，而不是克隆无能[22]。

T 细胞无能通常由 TCR 刺激（信号 1）诱导，而没有伴随的 CD28 和 IL–2R 信号传导（信号 2）。在缺乏信号 2 的情况下，TCR 信号传导导致钙内流和 NF–AT 的激活，并诱导一系列无能蛋白，包括 E3 泛素连接酶 Cbl–b、Itch 和 Grail，它们降解邻近的 TCR 信号分子[23]。信号 2 导致 PI3–AKT–mTOR 途径的激活和 IL–2 的产生，这可以逆转 T 细胞无能[24]。无能 T 细胞在细胞周期的 G_1/S 检查点被阻断并处于代谢无能状态，其特征在于不能上调营养转运蛋白，例如CD71、CD98和Glut1[25]。激活AKT-mTOR途径，通过刺激糖酵解和上调关键营养转运蛋白，是诱导T细胞代谢机制从分解代谢转变为合成代谢所必需的[26]。这为T细胞的最佳激活、增殖和分化奠定了基础。这种T细胞活化和无能转换也可以通过非AKT-mTOR依赖性途径调节。表达IDO的浆细胞样树突状细胞，激活反应T细胞中的GCN2激酶并介导T细胞无能[27]。此外，单独的TCR信号传导已被证明可以上调T细胞上的A2A腺苷受体，而A2A受体与组织衍生的腺苷的相互作用可以抑制Ras-Map激酶途径的激活，并导致T细胞无能[28]。

T细胞无能通常参与外周耐受，供者特异性无反应性已在动物模型和器官移植免疫耐受患者中显示，但T细胞无能在移植耐受中的作用不容易与克隆缺失区分开来，因为两者都可能导致混合淋巴细胞反应（mixed lymphocyte reaction，MLR）测定中缺乏同种异体反应性。用阻断钙调磷酸酶-NFAT途径和诱导T细胞无能的钙调磷酸酶抑制药（例如环孢素和他克莫司）治疗可以阻止诱导移植耐受；相反，用阻断PI3-AKT-mTOR通路和增加诱导T细胞无能的mTOR抑制药（例如西罗莫司）治疗可以促进诱导移植免疫耐受[29]。此外，发现“感染耐受性”与Treg细胞诱导同种异体反应性T细胞的无能相关[30]，后一发现表明T细胞无能为移植免疫耐受做出重要贡献。

（四）耗竭

T细胞耗竭是T细胞功能障碍的状态，其定义为：①效应功能差，例如细胞因子（如IFN-γ、TNF-α、IL-2）产生数量和细胞毒性显著下降；②上调抑制性受体如PD-1和Tim-3的表达[31]。T细胞耗竭通常出现在慢性感染和癌症的情况下[31]。T细胞耗竭在以下方面不同于T细胞无能：①虽然两者都是低反应性的，T细胞无能在第一次抗原刺激时诱导产生，并且由于缺乏共刺激而迅速出现；而T细胞耗竭发生在T细胞完全激活后伴随共刺激。T细胞耗竭是渐进性的，随着时间的推移功能障碍恶化。②虽然NFAT在这两种情况下都有作用，但是像Grail这样的无能相关基因似乎并没有在耗竭的T细胞中被上调；相反，控制细胞终末分化的Blimp在耗竭的T细胞过度表达，后者与许多抑制性受体如PD-1、Tim-3、LAG3（CD160）和CD244（2B4）的上调表达有关。③维持而不是诱导无能需要持久的抗原，但是诱导耗竭需要持久性抗原。④尽管无能和耗竭都涉及$CD4^+$和$CD8^+$T细胞，但用$CD4^+$T细胞更适宜研究无能，而$CD8^+$T细胞更适宜研究耗竭[31]。

T细胞耗竭对器官移植免疫耐受的作用尚不清楚。器官和骨髓联合移植诱导耐受的全淋巴放疗的预处理方案已经显示，可以诱导宿主$CD8^+$T细胞中$PD-1^+Tim-3^+$耗竭的表型[32]。后一种宿主细胞不能排除是建立嵌合状态和克隆缺失的供者骨髓细胞。此外，据报道，同种异体反应性$CD8^+$T细胞耗竭和移植物抗肿瘤（graft-versus-tumor，GVT）效应的丧失是由造血干细胞移植受者中非造血干细胞的抗原递呈介导的[33]。据报道，体内OX40连接扩增了$CD4^+Foxp3^+$Treg细胞，但导致Foxp3的表达下调和Treg细胞的耗竭[34]。

（五）抑制

Strober及其同事在20世纪80年代初的研究表明，新生小鼠和成年大鼠的脾脏和成体骨髓中存在自然产生的免疫抑制细胞，抑制性T细胞有助于全淋巴放疗治疗受者的同种异体移植耐受[35]。Hall等还表明，环孢素治疗后大鼠心脏移植受者中存在抑制性T细胞，抑制性T细胞在没有连续环孢素治疗情况下有助于移植物的长期存活[36]。在20世纪90年代中期，Sakaguchi及其同事发现$CD25^+CD4^+$T细胞调节组织特异性自身免疫疾病[37]，随后发现$CD25^+CD4^+$Treg细胞表达Foxp3[38]。尽管很多免疫学家曾经持怀疑态度，但现在人们普遍认为，正常的免疫系统包含各种天然存在的免疫调节细胞，这些细胞针对各种抗原具有特异性。除了$Foxp3^+CD25^+CD4^+$Treg细胞外，还有其他$CD4^+$和$CD8^+$Treg细胞以及Breg细胞、树突状细胞和髓系细胞[39]。以下是主要免疫抑制细胞的总结。

1. $CD4^+CD25^+Foxp3^+$Treg细胞

$CD4^+CD25^+Foxp3^+$Treg细胞可分为胸腺发育的自然（nTreg）细胞和诱导（iTreg）细胞，后者来自于成熟的$CD4^+$T细胞在T细胞活化和分化期间的外周淋巴组织中。人们认为在胸腺基质细胞中对自身抗原具有中度TCR亲和力的胸腺细胞被激活表达Foxp3，并成为$Foxp3^+$nTreg细胞；对自身抗原缺乏亲和力的胸腺细胞成为$Foxp3^-$常规T细胞；并且对自身抗原具有高亲和力TCR的胸腺细胞进行阴性选择[40]。在 $HSA^{hi}CD4^+$ 单阳性阶段而不是 $CD4^+CD8^+$ 双阳性阶段，nTreg 细胞在胸腺髓质而非皮质中被阳性选择。胸腺上皮细胞或髓质造血干细胞来源的抗原提呈细胞足以介导阳性选择，尽管尚不清楚不同的抗原提呈细胞是否选择具有不同抗原特异性的 nTreg 细胞。诸如 TCR 信号传导和由 CD28 介导的共刺激信号传导的内在因素以及细胞因子（例如，IL-2 和 IL-15）等外在因素的调节选择。CD28 缺陷导致 nTreg 细胞发育不良[41]。

外周的大多数 $Foxp3^+CD4^+$Treg 细胞是 nTreg 细胞，外周 nTreg 细胞存活需要存在自身抗原，但也存在 iTreg 细胞，它们在次级淋巴器官或炎症组织的 T 细胞活化和分化过程中从常规 $CD4^+$T 细胞衍生而来[42, 43]。在体外培养期间，在 TGF-β 或维 A 酸存在下，常规 T 细胞上调 Foxp3 表达并成为 iTreg 细胞[44, 45]。由于 IL-6 和 IL-1 的存在，这种分化可以转移到 Th17[45]。在体内，常规 T 细胞可以在小肠黏膜等产生耐受的微环境中，以及急性和慢性炎症期间分化为 iTreg 细胞，但 iTreg 细胞的产生率远低于效应 T 细胞[46]。应用非去除性抗 CD4 单克隆抗体，能削弱辅助受体参与和阻断 PI3-AKT-mTOR，导致 iTreg 细胞的产生[47, 48]。nTreg 和 iTreg 细胞的共同特征是表达一种或多种抗炎分子如 IL-10、TGF-β 或 IL-35，和（或）抑制分子如 CTLA-4、LAG-3、GITR、CD39 或 CD73。虽然体内产生的 iTreg 和胸腺产生的 nTreg 细胞具有相似的基因表达谱，但 nTreg 细胞倾向于具有更高的 Gzmb（颗粒酶 B）、Ikzf2（helio）和 Nrp1（神经毡蛋白 -1）基因表达，而 iTreg 细胞中的 Il10（IL-10）、Ctla4（CTLA-4）、Ebi3（IL-35 的组分）和 Klrg1 基因[46]表达更高。

Treg 细胞通过以下几种机制下调 T 细胞稳态扩增、自身免疫和同种异体免疫：① IL-2 的消耗，表达对 IL-2 具有高亲和力的 CD25IL-2Rα 的 Treg 细胞在捕获 IL-2 方面比自然或效应 T 细胞更有效[49]。② 表达高水平 CTLA-4 的 Treg 细胞，对 CD80 和 CD86 具有比 CD28 更高的亲和力，特别是对 CD80。与常规 T 细胞相比，TregCTLA-4 与抗原提呈细胞（例如树突状细胞）相互作用具有更高的亲和力，并且该相互作用还激活树突状细胞中的 IDO 依赖性色氨酸对免疫抑制犬尿氨酸的分解，从而诱导树突状细胞凋亡或诱导树突状细胞进入，使幼稚 T 细胞达到不能活化的耐受状态。这种相互作用还可以激活树突状细胞中的 Foxp3，并随后下调树突状细胞中 IL-6 的产生。Treg 细胞上的 CTLA-4 也可以诱导来自抗原提呈细胞的 CD80 和 CD86 的内吞作用和胞啃作用[50]。③ Treg 细胞可分泌 TGF-β、IL-10 和 IL-35 等抑制性细胞因子，并通过颗粒酶 B 直接杀死靶淋巴细胞[51, 52]。④ nTreg 和 iTreg 细胞协同可以产生最佳的免疫抑制作用。例如，在自身免疫性结肠炎模型中，只有当幼稚 T 细胞群从野生型小鼠，而非体内可产生 Foxp3iTreg 细胞的 Foxp3 缺陷小鼠中获得时，才能完全拯救小鼠[43]。

2. $CD8^+Foxp3^+$Treg 细胞

近年来已报道了几种类型的 $CD8^+$ 调节性 T 细胞，包括：①在小鼠实验性自身免疫性脑脊髓膜炎（encephalomyelitis，EAE）和在阿仑单抗（抗 CD52）治疗后的肾移植患者中鉴定的 $CD8^+CD28^-$T 细胞[53, 54]；②在长期接受免疫抑制药治疗的肾移植患者中鉴定的产生 $CD8^+$IL-10 的 T 细胞[55]；③在自身免疫性糖尿病 NOD 小鼠中鉴定的 $Foxp3^-CD8^+122^+CXCR3^+$T 细胞[56]；④在用共有肽[57]进行致耐受性治疗后的系统性狼疮小鼠和在自体造血干细胞移植后的狼疮患者以及多发性硬化患者[59]中鉴定的 $Foxp3^+CD8^+$T 细胞[58]。

据报道 $Foxp3^+CD8^+$T 细胞与经典 $CD4^+Foxp3^+$ Treg 细胞共享发育和表型特征；$Foxp3^+CD8^+$T 细胞可以在胸腺中自然产生，尽管 $CD8^+CD4^-$T 细胞在胸腺中所占的百分比远低于 $Foxp3^+CD4^+$T 细胞。$Foxp3^+CD8^+$T 细胞可以是 $CD28^+$ 或 $CD28^-$，并表达高水平的 CTLA-4、CD25、GITR 和 CD103[60]。$Foxp3^+CD8^+$T 细胞可以从肠系膜淋巴结中的常规 $CD8^+$T 细胞转换而来，或用 IL-2、TGF-β 和维 A 酸进行体外培养，并通过阻断 AKT-mTOR 途径而促进该转换。它们可以以细胞 - 细胞接触方式抑制自身免疫和同种异体免疫，杀死活化的 T 细胞和 B 细胞，并预防狼疮、同种异体移植物排斥和 GVHD[61-63]。

3. NK T 细胞

与识别由多态性抗原递呈分子 MHC Ⅰ和Ⅱ所递呈的肽抗原的传统 T 细胞不同，NK T 细胞识别由非多态性抗原递呈分子 CD1d 呈递的脂质抗原。因此，NK T 细胞代表一系列发育和功能不同的 T 细胞亚群。在抗原与 TCR 接合后数小时，NK T 细胞产生大量的 Th1（即 IFN-γ）、Th2（即 IL-4）和 Th17（即 IL-17）细胞因子，促进细胞介导的对肿瘤和感染病原体的免疫，或抑制自身免疫和同种异体免疫[64]。NK T 细胞可分为Ⅰ型和Ⅱ型亚群。Ⅰ型 NK T 细胞表达不变的 TCRα 链（小鼠为 Vα14Jα18，人为 Vα24Jα18）与有限多样性的 TCRβ 链耦合，后者包括小鼠的 Vβ8.2、-7 和 -2 以及人类的 Vβ11[64]。Ⅰ型 NK T 细胞包括小鼠中的 $CD4^+$ 或 $CD4^-CD8^-$ 以及人中的 $CD4^+$，$CD8^+$ 或 $CD4^-CD8^-$ 的亚型。Ⅰ型 NK T 细胞识别典型的脂质抗原糖鞘脂 α- 半乳糖神经酰胺（α-GalCer）；他们还能识别细菌糖脂（如 α- 半乳糖醛酸神经酰胺）和哺乳动物糖脂如异球三嗪糖基神经酰胺（iGb3）[64]。可以通过用 CD1d-αGalCer 四聚体染色来鉴定Ⅰ型 NK T 细胞[64]。Ⅱ型 NK T 细胞通常表达不同的 TCRαβ，但是一些亚组具有偏向的谱系，例如与 Jα9 或 Vβ8 耦联的 Vα3.2 或 Vα8。Ⅱ型 NKT 细胞通常是 $CD4^+$ 或 $CD4^-CD8^-$，并识别硫苷脂、溶血磷脂酰胆碱或非脂质小芳香分子[65]。它们可以用载有硫苷脂的 CD1d 四聚体进行鉴定[65]。

NK T 细胞发展的研究主要涉及Ⅰ型的不变亚型。NK T 细胞在胸腺中发育并在 $CD4^+CD8^+$ 胸腺细胞阶段与常规 T 细胞发生分离，并且 $CD4^+CD8^+$ 胸腺细胞上表达的 CD1 对 NK T 细胞具有阳性选择作用[64]。NK T 细胞的阴性选择尚不清楚，但 NK T 细胞的发育因过表达 CD1d 的树突状细胞的存在而受限，这表明树突状细胞可能介导其阴性选择。NK T 细胞的胸腺分化涉及选择、增殖和成熟三个阶段；选择和增殖发生在胸腺中，成熟在外周继续[66]。分化过程与表面标志物和细胞因子谱的变化相关。因此，NK T 细胞在出生时就具备“记忆”，这意味着它们在小鼠胸腺中获得了经历抗原暴露的 CD44hi 表型[66]。

NKT 细胞同时产生 Th1、Th2 和 Th17 细胞因子可能是由于存在功能不同的亚群。例如，人类Ⅰ型 $CD4^+$NKT 亚群在体外产生 Th1 和 Th2 细胞因子，而Ⅰ型 $CD8^+$ 或 $CD4^-CD8^-$NK T 细胞在体外产生 Th1 细胞因子[65]。小鼠胸腺中的 $NK1.1^-$ 和 $NK1.1^+$1 型 NKT 亚群在细胞因子谱中具有显著差异。$NK1.1^-$ 亚群产生大量的 IL-4，且 IFN-γ 很少，而 $NK1.1^+$ 亚群产生大量的 IFN-γ，并含有少量的 IL-4[65]。表达 IL-25 受体的 $CD4^+$NKT 细胞亚群在 IL-25 刺激的反应下产生大量 IL-4 和 IL-13，但 IFN-γ 很少[65]。Ⅰ型 NKT 细胞的另一个亚组称为 NK T-17；它们是 αGalcer 四聚体 $^+NK1.1^-CD4^-$；它们表达核转录因子 RoRγt 并产生大量的 IL-17[65]。

NK T 细胞在促进和抑制免疫应答中的矛盾作用也可能是由于不同的 NK T 亚群。例如，发现 $IL-25R^+$ 而非 $IL-25R^-$1 型 NKT 细胞介导过敏性组织损伤[67]。Ⅰ型 NKT 细胞增强，但Ⅱ型 NKT 细胞抑制肿瘤免疫监视[68]。此外，Ⅱ型 NKT 细胞介导Ⅰ型 NK T 细胞的无能并预防炎性肝病[68]。NK T 细胞的异常细胞因子谱与 1 型糖尿病和系统性红斑狼疮相关[69, 70]。预防同种异体移植物排斥和预防 GVHD 与 NKT 细胞产生 IL-4 有关[32, 71]。在人类中，造血干细胞移植后恢复早期供者骨髓移植或供者嵌合细胞中的 NK T 细胞水平是急性 GVHD 的有力预测因子[72]。

4. 调节性 B 细胞

尽管 B 细胞在体液免疫和抗原提呈细胞功能中起重要作用，它可以扩大细胞自身免疫和慢性 GVHD[73-75]，20 世纪 70 年代最初报道了 B 细胞具有抑制能力，B 细胞的去除，使脾细胞不能抑制豚鼠的皮肤迟发型超敏反应（delayed-type hypersensitivity，DTH）[76]。随后，在 20 世纪 80 年代早期，据报道抑制性 B 细胞与小鼠中抗原特异性 T 抑制细胞的诱导有关[77]。然后在 2002 年令人信服地证明了产生 IL-10 和上调 CD1d 表达的 Breg 细胞可以抑制慢性肠道炎症[78]。目前，已表明 Breg 细胞在小鼠模型和人类如脑脊髓膜炎、胶原诱导的关节炎、结肠炎和系统性红斑狼疮等多种自身免疫疾病中下调自身免疫[79]。Breg 细胞还可以抑制抗肿瘤免疫，增强器官移植免疫耐受的诱导，并预防 GVHD[79]。

Breg 细胞的起源尚不清楚。虽然一些数据表明 Breg 细胞是从幼稚滤泡 B 细胞发育而来的，但其他数据表明 Breg 细胞来自一个共同的祖细胞，它产生边缘区（marginal zone，MZ）和 T2 过渡 B 细胞[79]。除了产生 IL-10 外，Breg 细胞通常还具有 $CD19^+CD5^+CD1^{hi}CD21^{hi}CD23^{hi}$ 的 MZ-T2B 细胞表面表型[79]。最近，它们被鉴定为 $CD19^+TIM-1^+$，因为产生 IL-10 的 B 细胞约有 70% 是 $TIM-1^+$；TIM-1 也优选由 MZ-T2B 细胞表达，约 30% 的 $TIM-1^+$MZ-T2B 细胞表达 IL-10[80]。

Breg 细胞的激活和扩增与 TLR、CD40 和 CD86 的信号传导密切相关，但尚不清楚是否需要 BCR 信号传导[79]。仅在 B 细胞上缺乏 MyD88、TLR2 或 TLR4 的小鼠出现慢性脑脊髓膜炎，而在树突状细胞或单细胞上的 TLR 参与引发促炎反应。TLR 对 B 细胞的参与激活了负调节作用，抑制过度的炎症反应。局限于 B 细胞的 CD40 缺陷的小鼠患有更严重的脑脊髓膜炎，并出现 IL-10 产生显著降低以及致脑炎性 Th1 和 Th17 应答的增加。B 细胞上 CD86 的表达是介导 EAE 恢复的必要条件[79]。Breg 细胞可通过分泌 IL-10 直接抑制 Th1、Th2 和 Th17 以及促炎性巨噬细胞[78]。此外，Breg 细胞可以通过分泌 IL-10 增强 Tr1CD4$^+$ 抑制性 T 细胞的诱导，并增加 FoxP3$^+$CD4$^+$T 细胞的扩增[79]。虽然 Breg 细胞表达高水平的 CD1d，据报道 CD1d^{hi}B 细胞在狼疮小鼠中产生 IgM 自身抗体[81]，但 Breg 细胞对 CD1d 反应性 NKT 细胞的影响尚不清楚。

5. 致耐受性的树突状细胞

长期以来，树突状细胞被认为是在连接先天免疫和适应性免疫方面发挥关键作用的专业抗原提呈细胞；树突状细胞构成骨髓来源细胞的异质群体，其可以诱导免疫和耐受[82]。树突状细胞致耐受性不是树突状细胞亚群特异性的或仅限于抗原提呈细胞的未成熟状态。致耐受性树突状细胞将抗原呈递给抗原特异性 T 细胞，但对效应 T 细胞的活化和增殖传递不充分的共刺激信号或抑制信号。这导致常规 T 细胞凋亡和周围淋巴组织中 Treg 细胞无能或生成和（或）扩增[83]。致耐受性树突状细胞的主要特征包括：①捕获并将抗原递呈给抗原特异性 T 细胞的能力；②低表达 MHC 分子和共刺激分子（例如 CD40、CD80、CD86、OX40L、ICOSL），但高表达 PD-L1；③ IL-12 产量低，IL-10 和 IDO 产量高；④对“危险信号”的成熟抗性，如高迁移率族蛋白（HMGB1）、TLR 配体或 CD40 连接[83]。

致耐受性树突状细胞可以是髓样或浆细胞样树突状细胞，后者通常比前者更具致耐受性[84]。致耐受性树突状细胞可以是自然树突状细胞亚群，例如胸腺中的树突状细胞和肠肺组织中的稳态 CD103$^+$ 树突状细胞，还可诱导树突状细胞亚群在肿瘤环境等异常情况下发育[83]。重要的是要强调在小鼠和人类中致耐受性树突状细胞和 Treg 细胞之间存在双向反馈。例如，在 Hassall 小体产生的胸腺基质淋巴细胞生成素（thymic stromal lymphoietin，TSLP）的影响下，胸腺树突状细胞，特别是浆细胞样树突状细胞，增强了胸腺中 nTreg 细胞的发育[85]。在外周淋巴组织中，致耐受性树突状细胞也促进幼稚 T 细胞产生 Treg 细胞，而 Treg 细胞使树突状细胞祖细胞成为致耐受性树突状细胞[86]。树突状细胞增加可导致 Treg 细胞增加，而树突状细胞的组成型缺失导致致命的自身免疫[79]。致耐受性树突状细胞可分泌 IL-10、TGF-β 和（或）维 A 酸以诱导幼稚 T 细胞成为 Treg 细胞；反过来，Treg 细胞上的 CTLA-4 可以与树突状细胞上的 B7 相互作用，导致树突状细胞中的 IDO 活化，并产生耐受特征[87]。

浆细胞样树突状细胞可以将外周抗原转运到甲状腺以促进中枢耐受[88]。输注 CCR9$^+$ 致耐受性浆细胞样树突状细胞可抑制急性 GVHD[89]，输注地塞米松激活的致耐受性树突状细胞可延长同种异体皮肤移植物存活[90]。PD-L1$^+$ 浆细胞样树突状细胞的增加与患者 Treg 细胞和肝移植耐受性的增加有关[91]。

6. 髓样来源抑制细胞

髓样来源抑制细胞（myeloid-derived suppressor cells，MDSCs）被定义为具有抑制功能的髓样细胞[92]。虽然最初在癌症患者中有描述，但 MDSCs 也存在于其他炎症环境中，如实体器官移植和同种异体造血干细胞移植，其中 MDSCs 促进器官移植免疫耐受，并抑制 GVHD[93, 94]。尽管它们具有异质性，但大多数 MDSCs 表达了常见的表型标记；小鼠 MDSCs 表达不含 MHC Ⅱ 的 CD11b 和 Gr-1，人 MDSCs 表达 CD11b、CD33、CD34 和低水平的 HLA-DR[95]。具有这些标记的骨髓祖细胞在正常小鼠和人类中通常不具有抑制性，并且可能随后分化为巨噬细胞、DCs 和粒细胞[95]。

MDSC 的激活和分化受到同一微环境中存在的其他细胞产生的因子的调节，包括基质细胞、活化的 T 细胞和肿瘤细胞[95]。肿瘤环境中的抗炎细胞因子如 IL-10、TGF-β、IL-13 和 IL-4 可通过激活 Stat6 和 Stat4 途径来增强 MDSC 的扩增和抑制功能[95]。在移植中，缺血性供体同种异体移植和外科手术过程导致组织释放炎症信号，从而动员骨髓 CD11b$^+$Gr-1$^+$ 细胞进入循环和移植物的浸润[96]。MDSCs 的免疫抑制机制包括：① MDSCs 可通过产生 iNOs 和精氨酸酶 1 直接抑制效应 T 细胞、B 细胞和 NK 细胞的增殖和细胞因子产生，这一过程需要IFN-γ在MDSC中激活STAT1途径；② MDSCs可增强$Foxp3^+CD4^+$Treg细胞的诱导，间接耐受T细胞；该过程还需要IFN-γ激活MDSCs及其产生的IL-10和TGF-β以及PD-L1的上调[96]。

7. 其他抑制细胞

(1) Tr1细胞：在IL-10存在下，人类$CD4^+$T细胞可在混合白细胞培养物中转化为所谓的“Tr1”细胞。Tr1细胞是$Foxp3^-$并通过分泌IL-10和TGF-β抑制效应T细胞增殖；Tr1细胞可以起到抑制GVHD和同种异体移植排斥的作用[97]。

(2) DN调节性T细胞：$CD4^-CD8^-$（双阴性，DN）Treg细胞的亚群具有$\alpha\beta TCR^+CD4^-CD8^-$ $CD25^+$ $CD28^-NK1.1^-$ $CD30^+CD44^-$的独特表面表型，并且区别于$CD4^-CD8^-$NKT细胞[98]。双阴性Treg细胞具有独特的抑制机制，通过胞啃作用和递呈同种异体MHC-肽复合物来靶向杀死具有相同TCR特异性的$CD8^+$T细胞，并且这种杀死作用具有Fas-FasL依赖性[98]。据报道双阴性调节性T细胞可预防移植物排斥、GVHD和自身免疫性糖尿病的发展，并有助于在非清髓性预处理受体中诱导混合嵌合[99]。

(3) 多能间充质基质细胞：多能间充质基质细胞构成异质的前体细胞群，被发现于所有哺乳动物支持性基质组织区室内，但骨髓、脂肪组织和脐带是最常用的细胞来源[100]。一般表型是$CD73^+CD90^+CA105^+$以及$CD11b^-CD14^-CD34^-CD45^-$ $CD19^-CD79a^-HLA^-DR^-$[100]。多能间充质基质细胞可释放大量分子（如IL-10、TGF-β、半乳糖凝集素1、半乳糖凝集素3和白血病抑制因子），以及具有免疫调节特性的生物活性代谢物（如一氧化氮、一氧化碳和PGE2）[100]。利用这些分泌因子和细胞接触依赖性机制，MSCs抑制$CD4^+$和$CD8^+$T细胞增殖，细胞因子产生和细胞毒性，并且还调节树突状细胞并增加Treg细胞的产生[100]。多能间充质基质细胞的输注已被证明可以增强器官移植耐受性和预防GVHD[101]。

8. 不同抑制细胞之间的相互作用

器官移植或造血干细胞移植后，同时激活促炎和抗炎先天性和适应性免疫应答；先天免疫应答之后是适应性免疫应答。尽管在同种异体移植物和外周淋巴组织中的各种抑制细胞介导调节活性，但在没有任何其他形式的免疫抑制治疗的情况下，由炎症先天免疫细胞和同种异体反应性T细胞介导的排斥和GVHD将占主导地位，这是由Wood等提出的[39]。输注特定的抑制性细胞亚群已被证明可以抑制对移植物排斥或预防GVHD，并且输注的抑制细胞可能与受者中的其他抑制细胞相互作用。据报道，用全淋巴放疗和ATG预处理或用抗CD3单克隆抗体预处理，可增加NK T细胞和$Foxp3^+$Treg细胞的百分比，并防止同种异体移植排斥和GVHD[32, 102]。最近的研究表明，NK T细胞和Treg细胞都是预防GVHD所必需的，而NK T细胞通过分泌IL-4介导Treg细胞的扩增[32]。因此，抑制细胞的最佳效果可能取决于不同类型抑制细胞网络内的相互作用。

三、诱导宿主对同种异体器官移植物的免疫耐受

诱导对人类同种异体器官移植的免疫耐受仍然是该领域的“可望而不可即的目标”，因为耐受性避免了慢性免疫抑制治疗，并且预防了急性和慢性排斥。在实验室动物模型中诱导免疫耐受的方法可以分为两个主要类别：主要诱导外周耐受的非嵌合方法和诱导中枢和外周耐受的嵌合方法。

（一）主要的非嵌合移植耐受诱导方案

许多试剂，如化学免疫抑制药、抗CD3、抗CD4、抗CD8、抗CD52单克隆抗体和ATG，已被用于预防移植物排斥，但只有一些方案已被证明能够在至少小鼠模型中诱导免疫耐受。以下是主要治疗方案的归纳。

1. 共刺激阻断诱导的移植耐受性

共刺激信号对于最佳T细胞活化、增殖和分化至关重要，并且提出阻断共刺激信号以诱导T细胞无能和凋亡。据报道，$CD28^-$CD80/CD86，$CD40L^-$CD40或LFA-1/ICAM-1之间相互作用的阻断增强了小鼠模型中移植耐受的诱导，但尚未在非人类灵长类动物或人类中发现该情况[103]。从小鼠到非人类灵长类动物或人类转化共刺激阻断方案诱导免疫耐受仍存在挑战，这可以通过以下障碍来解释。①非人类灵长类动物和人类可能具有更高频率的同种异体反应性T细胞前体，因为在小鼠模型中，高频率存在的幼稚T细胞似乎不需要在促发期间进行共刺激，并且仅需要较少的增殖周期来产生足够的激活T细胞以介导移植物排斥[104]。②非人类灵长类动物和人类可能具有更高频率的同种异体反应记

忆T细胞，这可能来自先前的移植、输血、怀孕或环境暴露于病原体。病原体特异性记忆T细胞可能表现出与同种异体肽的交叉反应：MHC配体[105]和可能具有较低的激活阈值的记忆T细胞[106]。③器官移植过程中的感染和组织损伤可能会阻止免疫耐受的诱导或打破共刺激阻断和供者特异性输注引起的免疫耐受[107]。因此，在人类中诱导移植免疫耐受可能需要将降低T细胞制剂与共刺激阻断药结合的方案，该方案不仅针对幼稚T细胞，也针对记忆T细胞。

通过CTLA4-Ig阻断CD28/CD80/CD86通路诱导小鼠模型中胰岛或心脏移植的免疫耐受[108, 109]，但CTLA-4-Ig的施行仅在非人类灵长类动物中延长肾移植物的存活时间[110]。LEA29Y是亲和力增强的第二代CTLA-4-Ig，其在体外抑制T细胞活化的效率增加10倍，并且与第一代CTLA-4-Ig相比还显著延长了非人类灵长类动物的移植物存活。当作为含有霉酚酸酯（mycophenolate mofetil，MMF）和类固醇或抗IL-2R的联合免疫抑制方案的一部分时，LEA29Y也显著改善了移植物存活[111]。Ⅱ期和Ⅲ期临床试验表明，使用LEA29Y（belatacept）联合免疫治疗可有效减少肾移植患者的免疫抑制药[112]。

人源化抗CD80/CD80单克隆抗体的使用显著延长了非人类灵长类动物的肾移植物存活[113]，Ⅰ期临床试验证明是安全的[114]，但尚未报道用于评估疗效的Ⅱ期试验。在小鼠模型中，拮抗和激动性抗CD28单克隆抗体均增强了移植耐受的诱导，尽管具有不同的机制：前者抑制T细胞增殖，后者促进T细胞凋亡[115, 116]。不幸的是，激动性抗CD28引起人类T细胞过度活跃和严重的细胞因子风暴[117]。然而，特异性阻断CD28-CD80/CD86相互作用的拮抗性抗CD28单克隆抗体增强CTLA-4介导的免疫调节，当与钙调磷酸酶抑制药环孢素联合使用时，扩增Treg细胞并显著延长心脏移植物存活率[118]。

通过抗CD40L单克隆抗体阻断CD40L-CD40相互作用，可抑制树突状细胞成熟和T细胞活化[119]，增加T细胞分泌免疫调节细胞因子和T细胞凋亡[120]，减少活化的T细胞[121]，增加常规$CD4^+$T细胞产生$FoxP3^+$Treg细胞[122]。抗CD40L联合CTLA-4-Ig诱导小鼠模型皮肤和心脏移植物耐受[123]，并防止非人类灵长类动物肾移植排斥反应[124]。单独施用人源化抗CD154并延长疗程也能够预防非人类灵长类动物的急性肾移植物排斥[125]。此外，CTLA-4-Ig和抗CD154与西罗莫司而不是环孢素联合给药能够诱导小鼠模型中的心脏和皮肤移植物的免疫耐受[126]。供者特异性细胞输注与抗CD40L联合治疗显著延长了同种异体皮肤移植物的存活率，并以CTLA-4依赖性方式删除同种异体反应性T细胞[127]。特异性细胞输注、抗CD40L和西罗莫司的联合治疗延长了非人类灵长类动物的同种异体皮肤移植物存活率，这被认为是最有希望的增强移植物存活的共刺激阻断方案之一[128]。不幸的是，在出现意外血栓栓塞不良反应后，停止了使用抗CD154单克隆抗体的临床试验[129]。另外，开发了人源化抗CD40单克隆抗体，并且抗CD40与CTLA-4-Ig（LEA29Y）的使用显著延长了非人类灵长类动物的同种异体胰岛移植存活[130]，但尚无人体试验的报道。

LFA-1/ICAM相互作用在免疫突触形成、T细胞活化和迁移中起重要作用[131]。LFA-1阻断减弱T细胞活化，抑制T细胞迁移到炎症部位，并限制淋巴结中的效应细胞和调节性T细胞[132]。最初报道通过抗LFA-1和抗ICAM-1阻断LFA-1/ICAM相互作用诱导小鼠心脏和皮肤同种异体移植物的免疫耐受[133]。抗LFA-1治疗与抗CD40L在诱导肝细胞同种异体移植物的免疫耐受中具有协同作用[134]。当与免疫抑制药一起使用时，人源化抗LFA-1单克隆抗体能够显著延长恒河猴心脏移植物的存活[135]。最近的报道显示，抗LFA-1单克隆抗体可以靶向作用于记忆T细胞，与抗LFA-1和CTLA-4-Ig的联合治疗，或与抗LFA-1、抗IL-2Rα和西罗莫司联合治疗可以使恒河猴胰岛同种异体移植物的长期存活，然而单独使用这些试剂却没有效果[136]。CD2特异性融合蛋白alefacept（LFA-3-Ig）与CTLA-4-Ig联合使用，可特异性消除记忆T细胞，防止非人类灵长类动物的肾移植排斥反应和同种抗体形成[137]。因此，消除记忆T细胞和诱导幼稚T细胞耐受的共刺激阻断方案可以代表诱导器官移植耐受的新方法。

2. 抗CD4单克隆抗体诱导移植耐受性

最初显示，未去除性抗CD4和抗CD8单克隆抗体与供者骨髓和T细胞去除的脾细胞一起给药，可诱导小鼠模型中来自MHC匹配供体的皮肤移植物的免疫耐受[138]。随后，发现来自初级耐受受者

的 $CD4^+T$ 细胞能够耐受受者中的幼稚 T 细胞，这种现象被称为“感染耐受性”[139]。最后发现抑制性 $CD4^+T$ 细胞是 $CD25^{hi}$ $Foxp3^+CD4^+Treg$ 细胞[47]。另一方面，据报道，去除性抗 CD4 单克隆抗体与特异性细胞输注组合可以显著减少但未完全消除 $CD4^+T$ 细胞，可诱导完全 MHC 不匹配受者的心脏同种异体移植物的免疫耐受，该耐受性与受者中存在抑制性 $CD4^+T$ 细胞相关[140]。随后发现耐受受者中的抑制性 $CD4^+T$ 细胞是胸腺来源的 nTreg 细胞[141]。抗 CD4 单克隆抗体可以选择性地扩增同种异体抗原特异性 $Foxp3^+Treg$ 细胞[142]。尚未报道去除或非去除性抗 CD4 方案的临床转化。

3. 其他可能增强诱导移植耐受的治疗方案

据报道，在大鼠模型中，用非 FcR 结合和非去除性抗 CD3 单克隆抗体可诱导心脏免疫耐受，但不能诱导皮肤免疫耐受，耐受诱导与诱导 Th2 细胞和 T 细胞无能相关[143]。一项研究表明，非去除性抗 CD3 单克隆抗体选择性地去除活化的致病性 T 细胞，同时通过 Helio 的表达增加并保护 nTreg 细胞[144]。在移植后适当的时间（约 7 天）施用非去除性抗 CD3 能够诱导胰岛同种异体移植物的免疫耐受[145]。同时用 ATG 去除 T 细胞和用 CTLA-4-Ig 联合西罗莫司阻断共刺激，能显著延长小鼠模型中皮肤同种异体移植物的存活时间，其中效应 T 细胞减少，Treg 细胞扩增[146]。用低剂量钙调蛋白抑制药联合去除 T 细胞、B 细胞、NK 细胞和单核细胞的阿仑单抗（抗 CD52，Campath-1H）治疗肾移植患者可以实现移植物接受，同时减少免疫抑制，这与增加 Breg 和 $Foxp3^+CD4^+Treg$ 细胞有关[1, 46, 147, 148]。

尽管常规 T 细胞可以被诱导瞬时表达 Foxp3，然后在炎症环境中成为致病性 T 细胞，但具有 Foxp3 基因位点 DNA 去甲基化的“真正”Treg 细胞不会成为致病性 T 细胞[149]。体外扩增的同种异体抗原特异性 nTreg 细胞在大鼠模型中对心脏同种异体移植物排斥方面具有强大作用[150]，目前正在进行一项细胞治疗的多中心Ⅰ/Ⅱ期临床试验，包括扩增的 nTreg 细胞、Tr1 细胞、髓样来源抑制细胞和活体肾移植中的致耐受性树突状细胞[151]。

（二）诱导嵌合体和移植耐受性的临床方案

嵌合体是在供者造血干细胞和其他祖细胞植入到异基因受者体内，并发育成淋巴-造血干细胞后形成的。当供者干细胞来源的淋巴-造血系统完全取代宿主的时候，它被称为完全嵌合体；当供者和宿主型淋巴-造血系统共同存在于受者中时，它被称为混合嵌合体。供者干细胞植入的主要障碍是受者 T 细胞、B 细胞、NK 细胞和其他细胞介导的排斥反应，同种异体反应性受者 T 细胞起主导作用。在接受者的清髓性或非清髓性预处理后，可通过同种异体造血干细胞移植诱导混合和完全嵌合状态。

经典的同种异体造血干细胞移植被设计用于治疗恶性血液病患者，其中受者通常使用清髓性或非清髓性全身放疗或高剂量化疗进行治疗。患者通常发生完全嵌合，并且通过全身放疗预处理和（或）移植的输注供者 T 细胞消除预先存在的供者反应性 T 细胞。造血干细胞移植后供者反应性 T 细胞的重新发育在没有 GVHD 的情况下由胸腺中的供者型抗原提呈细胞阴性选择。输注供者 T 细胞可介导 GVHD 和 GVLEs。HCT 方案不仅用于治疗人类恶性肿瘤，还用于器官移植免疫耐受的诱导。使用该方法的临床方案总结如下。

1. Stanford 临床耐受诱导方案（混合嵌合体）

全淋巴放疗最初是由 Stanford 大学医学中心的 Kaplan 及其同事用作霍奇金淋巴瘤的治疗方案。在 20 世纪 70 年代后期，Stanford 大学的研究人员将非清髓性全淋巴放疗应用于实验动物研究，作为骨髓移植的预处理方案，以在 MHC 不匹配的小鼠和大鼠中实现混合嵌合。这些动物发生了混合嵌合，未显示出 GVHD 的迹象，并且对供体型皮肤和心脏移植具有耐受性[152]。这是第一次证明稳定的混合嵌合体可以在成年实验动物中建立。

为了适应死亡供体器官移植的临床情况，在移植物的可获得性时间不可预测的情况下，改变了预处理方案，在器官移植到位之后进行全淋巴放疗和 ATG 的施用[153-156]。因此，大鼠或小鼠在器官移植后立即给予全淋巴放疗和 ATG，并在预处理后立即注射供体 BM 细胞[153-156]。得到的混合嵌合体对供体皮肤和心脏移植物具有耐受性，并且没有显示 GVHD 的迹象[153-156]。与用全身放疗条件下的受者相比，当供体脾细胞加入供体骨髓细胞以诱导完全的嵌合体时，全淋巴放疗和 ATG 预处理的受体对 GVHD 诱导具有高度抵抗性[157]。GVHD 的预防与残留的宿主型 NKT 细胞的富集有关，后者通过激活供体型 Treg 细胞而分泌 IL-4 来抑制 GVHD[157]。除了由胸腺中供体抗原提呈细胞植入所致的中央胸腺缺失外，外周 NKT 和 Treg 细胞也有助于供体移植免疫耐受，因为 NKT 缺陷型 $CD1d^{-/-}$ 或 $Ja18^{-/-}$ 受体混合嵌合体仍然排斥供体心脏移植[158]，并且用抗 CD25 单克隆抗体去除 Treg 细胞也引起供体移植物排斥[159]。耐受性取决于宿主 NK T 细胞和宿主 Treg 细胞之间的相互作用，使得 Treg 细胞在暴露于 NK T 细胞来源的 IL–4 后极化而分泌 IL–10[160]。与之类似，MDSCs 是以 IL–4 依赖性方式与 NK T 细胞相互作用后诱导耐受所必需的[161]。因此，调节细胞网络有助于在该方案中预防 GVHD 和移植物排斥（图 12–1）。

全淋巴放疗和 ATG 预处理方案首先用于 HLA 相合的造血干细胞移植，治疗白血病和淋巴瘤患者以诱导完全嵌合。与小鼠模型观察到的一致，预处理方案显著降低了 GVHD，但在这些患者中保留移植物抗肿瘤效应[162]。该方案被修改以在 HLA 相合的肾移植患者中诱导混合嵌合体。受者在肾移植后给予全淋巴放疗，并从术中开始输注 ATG。此后，给受者注入 G–CSF 动员的供者 $CD34^+$ 祖细胞和 $CD3^+T$ 细胞。结果发现，17/22 例患者出现多系混合型而未出现 GVHD 征象；18 名嵌合受体就撤除免疫抑制药物，而未发生随后的排斥反应。与常规幼稚 $CD4^+T$ 细胞相比，耐受性与早期 $CD4^+CD25^+Treg$ 和 NKT 细胞的高比率相关；来自耐受受者的 T 细胞显示对供者同种异体抗原的特异性应答[163, 164]。这些研究表明，全淋巴放疗和 ATG 预处理可以促进 HLA 相合人类的持续性混合嵌合体和移植免疫耐受的产生。目前的研究正将该方法应用于单倍体相合或全部 HLA 不相合的受者。

2. MGH 临床耐受诱导方案（混合嵌合体）

在 20 世纪 80 年代早期，Massachusetts General 总医院（MGH）的研究人员使用来自供体和宿主的 T 细胞去除骨髓细胞的混合物来诱导清髓性全身放疗预处理后同种异体或异种啮齿动物受体中的混合嵌合体，嵌合受体对供体型皮肤移植物显示出特异性免疫耐受[165]。为了避免清髓性全身放疗的毒性，研究人员开发了一种非清髓性预处理方案，包括 3cGy 全身放疗、700cGy 胸腺放疗以及去除性抗 CD4 和抗 CD8 单克隆抗体；在这种预处理方案中，供体全骨髓细胞的输注能够在完全 MHC 不匹配的同种异体小鼠受体中诱导混合嵌合体，并且受体对供体皮肤移植物产生耐受性[166]。在该模型中，胸

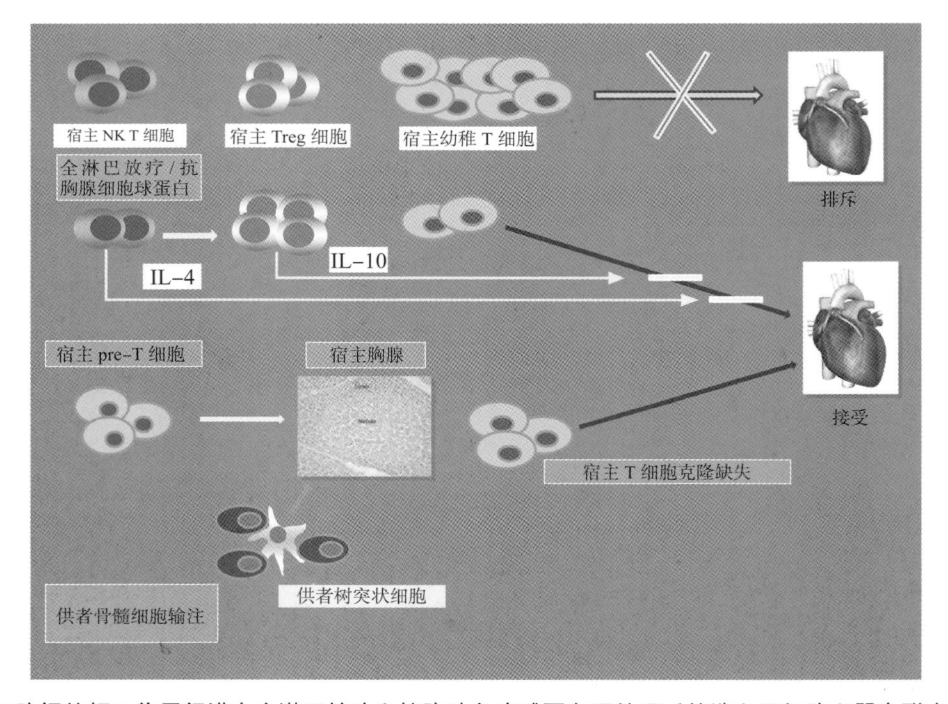

▲ 图 12–1 细胞间的相互作用促进在全淋巴放疗和抗胸腺免疫球蛋白预处理后的造血干细胞和器官联合移植的耐受性

预处理方案改变 T 细胞亚群的平衡，由于各自放射敏感性不同，减少的幼稚 T 细胞的数量比 NK T 细胞和 Treg 细胞明显。预处理后，宿主 NK T 细胞分泌 IL–4 激活宿主 Treg 细胞分泌 IL–10。NK T 细胞和 Treg 细胞及其分泌这些细胞因子抑制宿主幼稚 T 细胞排斥供者造血干细胞和移植器官。一旦供者造血干细胞植入并建立混合嵌合体，宿主 T 细胞和其前体细胞被阴性选择，导致针对供者同种异体抗原的克隆缺失。免疫调节和克隆缺失促进了免疫耐受

腺内清除是维持供体特异性耐受的主要机制 [167, 168]。研究人员在小鼠体内开发了一种毒性更低的预处理方案，使用抗 CD40L 和 CTLA-4-Ig 的共刺激阻断来代替胸腺放疗和去除抗体 [16]。在该方案中，共刺激阻断和供体骨髓细胞的输注介导了先前存在的供体反应性 $CD4^+$ 和 $CD8^+$T 细胞的早期耐受，以便建立混合嵌合 [169, 170]。混合嵌合体中的胸腺内清空也维持了长期耐受性。其他研究还发现，宿主型 Treg 细胞也有助于诱导和维持通过共刺激阻滞方案建立的混合嵌合体的耐受性 [171]。

将改良的实验动物预处理方案应用于人类以诱导混合嵌合和肾移植免疫耐受。首先，患有多发性骨髓瘤和终末期肾病的患者接受环磷酰胺、马 ATG 和胸腺放疗，然后用来自 HLA 相合供者的骨髓和肾进行移植。移植后 60 天，患者接受供者淋巴细胞输注。7 名患者发生嵌合现象，3 名患者在停用免疫抑制药后具有长期正常或接近正常的肾功能；混合嵌合体未显示 GVHD 的迹象，但完整嵌合体显示需要免疫抑制药物治疗的慢性 GVHD 症状 [172]。进一步改良预处理方案以诱导非肿瘤 HLA 单倍型相合的终末期肾病患者的肾移植耐受性。患者用环磷酰胺、抗 CD2 单克隆抗体和胸腺放疗预处理，然后移植供者骨髓和肾移植物。尽管在前 5 名患者中仅有短暂的混合嵌合状态，但在 4 名患者中观察到无免疫抑制药使用的肾移植植入，1 名患者由于体液排斥而移植物早期丢失。除 $Foxp3^+CD4^+$Treg 细胞的比例增高外，移植物接受程度还与增殖和细胞毒性测定中的供者特异性无反应相关 [173, 174]。然而，共有 10 名患者的一项随访研究显示，2/10 患者早期移植失败，另一名患者有慢性排斥反应，9/10 患者植入综合征有明显的短暂移植物功能障碍。虽然 7 名患者停用了免疫抑制药物，但移植物的损伤限制了这种方法 [175]。

3. Northwestern 临床耐受诱导方案（完全嵌合体）

通过清髓性预处理和移植 MHC 不匹配的去除供体 T 细胞的骨髓或骨髓干细胞，来诱导 NOD 小鼠的完全嵌合状态，旨在诱导对供体胰岛移植物的免疫耐受而不引起 GVHD[176]。据报道，使用非清髓性预处理方案的 5 例 HLA 不相合患者中诱导肾移植接受而不引起 GVHD，这些患者接受了两剂环磷酰胺、200cGy 全身放疗和三剂氟达拉滨的治疗然后注射供者骨髓，促进细胞和低剂量供者 T 细胞植入 [177]。移植后免疫抑制用的是他克莫司和霉酚酸酯。获得完全嵌合状态的患者完全从免疫抑制药物中撤出而未发生随后的排斥 [177]。大约一半患者建立了稳定的嵌合状态，其余患者失去嵌合状态 [178, 179]。然而，人们担心完全 HLA 不相合的完整嵌合体的免疫功能，因为 5 位受者中的一位遭受了与肾移植失败相关的几乎致命的感染性并发症 [177]。

此外，用供体型细胞完全取代宿主型淋巴造血系统存在相当大的急性或慢性 GVHD 风险。完全供体嵌合体对供体器官移植的接受并不说明宿主对供体的免疫耐受，因为不存在宿主免疫细胞。混合嵌合体仍然可以在胸腺中产生供体反应性的宿主型 T 细胞，混合嵌合体可以介导供体反应性的 T 细胞的中枢和外周耐受。供体来源的抗原提呈细胞可以介导移植后新发育的供体反应性的宿主型 T 细胞的胸腺阴性选择，Treg 和 NK T 细胞可以控制外周的残留供体反应性 T 细胞 [17, 158]。在用清髓性全身放疗预处理和输注供者和宿主型 T 细胞去除的 B 骨髓细胞建立的混合嵌合体中，胸腺缺失足以预防供者器官移植的排斥 [168]。在使用非清髓性预处理方案（如全淋巴放疗或共刺激阻断）建立的混合嵌合体中，除了中央缺失外，还需要宿主和供体型调节性 T 细胞如外周的 NK T 细胞和 Treg 细胞来预防残留的宿主外周 T 细胞对供体器官的排斥 [158, 180]。由混合嵌合体提供的这种缺失调节耐受性的效应特别强，能使宿主在最广泛的组织相容性屏障上接受高免疫原性原发性皮肤或小肠的移植物 [17]。

4. 用于诱导混合嵌合体的无辐射方案

如上所述，在 Stanford、MGH 和 Northwestern 预处理方案中使用低剂量全身放疗、全淋巴放疗或胸腺放疗来诱导嵌合和耐受。研究人员还在寻找一种无辐射预处理方案，以减少诱导混合嵌合现象的不良反应。以下是主要无辐射预处理方案的摘要：

（1）基于共刺激阻滞的方案：Wekerle 等报道大剂量供体骨髓细胞的注射和抗 CD40L 和 CTLA-4-Ig 的给药，能够在 MHC 不匹配的非自身免疫小鼠受体中诱导稳定的混合嵌合体和供体特异性免疫耐受，而无须细胞减灭预处理。输注宿主型 $FoxP3^+CD4^+$Treg 细胞能够增加供体细胞植入，并减少所需的供体骨髓细胞剂量 [181, 182]。在自身免疫小鼠或大型动物模型中尚未尝试该方案。

（2）基于抗 CD3/CD8 单克隆抗体的预处理方

案：自身免疫小鼠以及实验室大型动物和人类中预先存在的同种异体反应性记忆 T 细胞对共刺激阻断的耐受性具有抵抗性，并且仍然是诱导混合嵌合体的主要障碍。供体 $CD8^+T$ 细胞在促进供体干细胞移植中起主要作用，并且在诱导 GVHD 方面不如 $CD4^+T$ 细胞强 [74, 183, 184]。此外，$CD4^+T$ 细胞可干扰供体干细胞移植 [184]。由全身放疗或高剂量化学疗法引起的组织损伤在启动 GVHD 中起主要作用 [185, 186]。因此，希望之城国家医学中心的研究人员设计了一种无辐射的抗 CD3/CD8 单克隆抗体预处理方案，然后输注供体骨髓和 $CD4^+T$ 去除的脾细胞，用于诱导自身免疫小鼠的免疫细胞。

如图 12–2 所示，受体小鼠用抗 CD3/CD8 单克隆抗体预处理以部分去除宿主 T 细胞，并在残留的宿主 T 细胞上下调 TCR–CD3 复合物。宿主 T 细胞直到抗体注射后约 10 天才重新表达它们的 TCR。在抗体注射后第 7 天输注供体骨髓和 $CD4^+T$ 去除的脾细胞（$CD8^+T$ 细胞）避免了抗 CD3/CD8 单克隆抗体对供体 $CD8^+T$ 细胞的负面影响，因为此时抗体已不能检测到。后一种细胞可以杀死“解除武装的”宿主 T 细胞，以促进供体细胞植入。在这种无辐射的抗 CD3/CD8 预处理方案中，非自身免疫和自身免疫小鼠均根据输注的供体 $CD4^+T$ 去除脾细胞的剂量产生混合和完全嵌合，并且混合或完全嵌合体均未显示出任何 GVHD 迹象 [102, 187]。与 MHC 不匹配供体骨髓的混合嵌合体，不仅能够耐受同种异体免疫并在非自身免疫受体中提供长期供体特异性耐受，而且能够耐受自身反应性 T 细胞并逆转 1 型糖尿病小鼠和系统性红斑狼疮小鼠的自身免疫 [188, 189]。通过无辐射抗 CD3/CD8 预处理方案预防 GVHD 可通过多种机制给予解释，包括：①避免 TBI 或高剂量化疗引起的组织损伤；②去除淋巴结中 CCR7 树突状细胞，其抑制供体 T 细胞组织归巢和趋化因子受体，并且还减少趋化因子在 GVHD 靶组织的释放，从而阻止供体 T 细胞迁移到 GVHD 靶组织中 [190, 191]；③在可以预防 GVHD 的残留宿主 T 细胞中维持高百分比的 NK T 细胞和 Treg 细胞 [102]；④维持 B7–H1（PD–L1）等保护性分子的组织表达，使浸润性 T 细胞可以耐受 [192]；⑤在长期嵌合体中将注射的 $CD8^+T$ 细胞转化为调节性 T 细胞如 $FoxP3^+CD8^+T$ 细胞 [187]。

将这种无辐射抗 CD3/CD8 单克隆抗体预处理方案转化为临床应用的主要障碍是由 FcR 结合完整抗 CD3 引发的细胞因子风暴 [193]。尽管不引起细胞因子风暴的 FcR 非结合抗 CD3 单克隆抗体不能促进混合嵌合体的诱导，但序贯注射 FcR 非结合和 FcR 结合抗 CD3 能够避免细胞因子风暴，并促进晚期糖尿病 NOD 小鼠混合嵌合体的诱导，并重建中

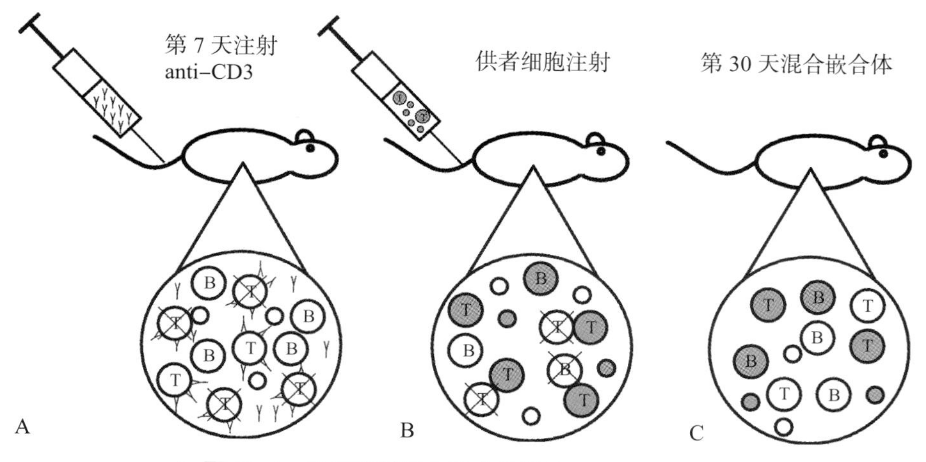

▲ 图 12–2　用于诱导混合嵌合体的抗 CD3/CD8 预处理

A. 向受体小鼠注射抗 CD3 和抗 CD8 单克隆抗体以消耗大多数受体 T 细胞和剩余的存活 T 细胞下调其 T 细胞受体的表达；B. 预处理后 7 天，注射的抗体已从系统中清除，供体 T 细胞和干细胞（阴影细胞）注射到受体小鼠体内。供者 T 细胞被激活并杀死表达很少 TCR 的“解除武装的”残留宿主 T 细胞，以防止供体干细胞排斥并促进植入；C. 在造血干细胞移植后 30 天，来自祖细胞的新的供体和宿主型 T 细胞开始重新填充系统并建立混合嵌合体

枢和外周耐受[194–197]。

四、总结和未来方向

在 Medawar 及其同事首次报道小鼠移植耐受诱导后的 70 年，在接受供者造血干细胞移植的少数肾移植患者中终于实现了对成人的嵌合体和免疫耐受的诱导[163, 164, 173, 174, 177, 178]。为了促进更好地应用诱导嵌合体和移植耐受性，需要做更多的工作，包括扩展到各种器官的所有活体或已死的供者移植物。将来可能会进行更简单、毒性更小的测试程序，如无辐射的临床耐受性方案以及那些不需要嵌合的方案。

志谢：感谢 Defu Zeng 实验室的 Jeremy Racine，Miao Wang，James Young 和 Kaniel 提供了文件检索的支持。我们为由于篇幅原因未能在本章节引用他们的相关工作而感到歉意。

第 13 章 移植物抗宿主病的病理生理学

The Pathophysiology of Graft-versus-Host Disease

James L.M. Ferrara　Joseph H. Antin　著
顾　斌　译
宋宝全　韩　悦　陈子兴　校

一、急性移植物抗宿主病病理生理学：三步模型

急性 GVHD 是由炎症环境中供体 T 细胞和宿主组织之间复杂的相互作用引起的。急性 GVHD 病理生理学可以被认为涉及固有免疫系统和适应性免疫系统的三步过程（图 13-1）。这三个步骤包括：①预处理方案导致受体中组织损伤；②供体 T 细胞活化和克隆扩增；③细胞和炎性因子。该模式的本质是单核吞噬细胞及其他辅助细胞与活化的供体 T 细胞分泌的细胞因子之间的复杂相互作用。

在步骤 1 中，预处理方案导致全身宿主组织的损伤和活化。炎性细胞因子和趋化因子通过增加 MHC 抗原、黏附受体和宿主抗原提呈细胞上的其他分子的表达，来增强供体 T 细胞识别宿主的同种异体抗原。胃肠道黏膜损伤的一个重要因素是内毒素和 PAMPs 泄漏到循环中，通过 TLRs 激活固有免疫细胞。

在步骤 2 中，宿主和最合适的供体抗原提呈细胞以肽 -HLA 复合物的形式向静息 T 细胞呈递同种异体抗原。共刺激信号是 T 细胞活化所必需的，这些信号进一步激活抗原提呈细胞并增强 T 细胞刺激。

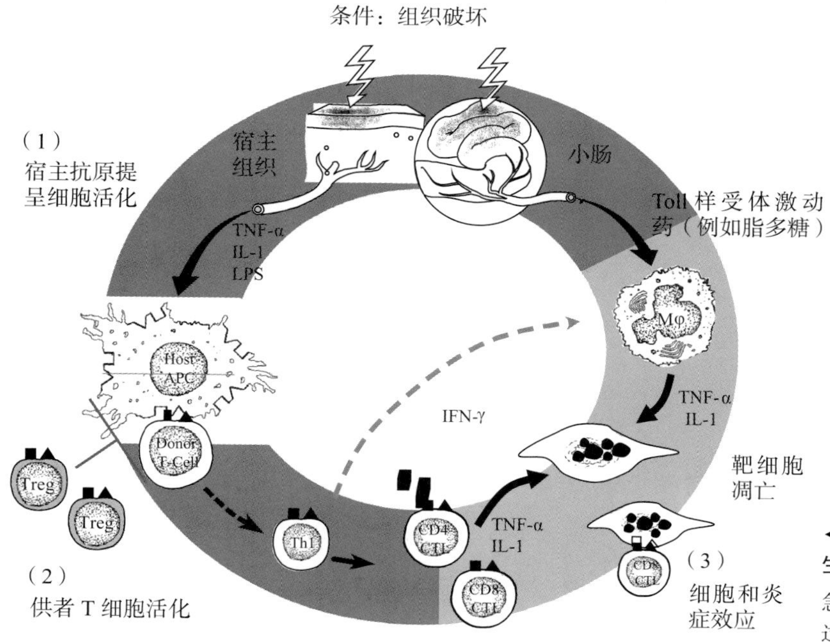

◀ **图 13-1　急性移植物抗宿主病的病理生理学**

急性移植物抗宿主病病理生理学可以通过三步过程进行总结

T 细胞活化的特征表现为细胞增殖和细胞因子的分泌。Treg 细胞作为移植物抗宿主反应的强大牵制，此时也会相应扩增。

在步骤 3 中，功能性的单核吞噬细胞、NK 细胞和中性粒细胞通过介质提供的次级信号被激活，这些介质包括通过受损的肠黏膜泄漏的 LPS。炎性细胞因子的释放刺激宿主组织产生炎症趋化因子，导致效应细胞进入相应靶器官。这种机制放大了局部组织损伤并促进炎症反应，从而导致靶组织破坏。

（一）步骤 1：预处理方案的影响

在造血细胞移植之前，患者的组织已经被疾病本身及其相应治疗、感染和移植预处理所破坏。预处理方案激活宿主抗原提呈细胞，这对刺激干细胞移植物中输注的供者 T 细胞至关重要。这个过程有助于解释 GVHD 的许多独特且看似无关的特征。例如，GVHD 的风险随着白血病进展、某些强化预处理方案和病毒感染史而增加 [1]。全身放疗在这个过程中特别重要，因为全身放疗能够激活宿主组织分泌一系列细胞因子，如 TNF-α 和 IL-1[2]，并诱导胃肠道内皮细胞、上皮细胞损伤 [3]。并且通过 LPS 和 PAMPs 易位进入体循环而导致进一步的胃肠道和全身性 GVHD 发生。预处理强度、炎性细胞因子和 GVHD 严重程度之间的关系已经被动物模型 [4] 和临床观察 [1] 所证实。

（二）步骤 2：供者 T 细胞活化和细胞因子分泌

1. 供者 T 细胞激活

小鼠研究表明仅宿主的抗原提呈细胞既是必需的又足以激活供者 T 细胞 [5]。供者 T 细胞迁移到次级淋巴器官，如派尔集合淋巴结、淋巴结和脾脏，在这些部位 T 细胞再次遇到宿主抗原提呈细胞 [6]。在造血干细胞移植后，宿主和供者来源的抗原提呈细胞立即存在于次级淋巴器官中。供者 TCRs 可识别宿主抗原提呈细胞（直接递呈）或供者抗原提呈细胞（间接递呈）上的同种异体抗原。在直接递呈期间，供者 T 细胞识别与同种异体 MHC 分子结合的 mHAs 或外源 MHC 分子本身。在间接递呈期间，T 细胞对由宿主蛋白质降解产生的同种异体肽产生反应，然后由供者 MHCs 递呈 [7]。在 GVHD 到 mHAs 中，直接递呈是主要的，因为来自宿主的抗原提呈细胞比来自供者的抗原提呈细胞发挥更关键的作用 [8]。一些实验室已经证明幼稚（CD62L^{+}）T 细胞能诱导除实验中的 GVHD，而记忆（CD62L^{-}）T 细胞则不能，尽管记忆干细胞可能参与 [9]。

抗原识别后的 TCR 信号传导诱导黏附分子的构象变化，导致对抗原提呈细胞的更高亲和力结合 [10]。T 细胞全部激活还需要抗原提呈细胞提供的共刺激信号。目前，在 T 细胞上有四种已知的 CD28 超家族成员：CD28、细胞毒性 T 淋巴细胞抗原 4（CTLA-4）、诱导型共刺激分子和程序性细胞死亡受体 -1（programmed death-1，PD-1）。此外，还有 4 种 TNF 受体家族成员：CD40 配体（CD154）、4-1BB（CD137）、OX40 和单纯疱疹病毒糖蛋白 D 或疱疹病毒进入介质。最具特征性的共刺激分子 CD80 和 CD86 通过 CD28 传递阳性信号，降低 T 细胞活化的阈值并促进 T 细胞分化和存活，而通过 CTLA-4 的信号传导是抑制性的 [11]。

最有效的抗原提呈细胞是树突状细胞；然而，树突状细胞和其他半专业抗原提呈细胞（例如单核细胞 / 巨噬细胞和 B 细胞）对 GVHD 发展中的作用仍有待阐明。供者抗原提呈细胞也可能增强 GVHD，但在皮肤中，宿主来源的朗格汉斯细胞似乎对供者 T 细胞的活化至关重要 [11]。通过 TLRs 和其他固有免疫受体，如 NOD 受体，发出的信号可能充当“危险信号”并激活宿主抗原提呈细胞，从而扩增供者 T 细胞的应答 [12]。损伤相关分子模式（damage-associated molecular patterns，DAMPs）的释放激活炎症，这是一种多组分多聚体，可导致 caspase 1 级联的激活。介导表观遗传修饰药物，如组蛋白去乙酰化酶抑制药伏立诺他，也可能通过降低树突状细胞反应而抑制 T 细胞活化 [13]。

2. 供者 T 细胞分泌的细胞因子

有几个因素会影响树突状细胞，从而改变幼稚 CD4^{+}T 细胞分泌细胞因子。这些因素包括树突状细胞激活的类型和持续时间以及树突状细胞：T 细胞比率和 T 细胞相互作用期间存在的树突状细胞亚群的比例 [14]。IL-2 在对同种异体抗原的免疫应答中的控制和扩增中具有关键作用。在异基因骨髓移植后第 1 周加入低剂量的 IL-2 可以增加 GVHD 的严重程度和死亡率 [15]。在输注 T 细胞后短时间内给予 IL-2 单克隆抗体或其受体可以预防 GVHD 发生 [16]，但这种策略在降低严重 GVHD 的发生率方面只获得一定程度的功效 [17]。IL-15 是体内启动同种异体 T 细胞分裂的另一种关键细胞因子 [18]，血清 IL-15 水平升高与患者急性 GVHD 发生相关 [19]。

IFN-γ 水平升高与急性 GVHD 发生相关 [20]，从 GVHD 患者中分离出的大部分 T 细胞克隆可以产生 IFN-γ[21]。对 mHAs 特异并产生 IFN-γ 的 CTLs 也与人类疾病的皮肤外植体分析中 GVHD 反应的严重程度相关 [22]。IFN-γ 增强抗原递呈并将效应细胞募集到靶器官中 [23]。同时，IFN-γ 改变靶细胞，使其在 GVHD 期间更容易受到损伤。在一些造血干细胞移植实验中，IFN-γ 通过一氧化氮的诱导介导 GVHD 相关的免疫抑制 [24]。在造血干细胞移植后的早期时间点，IFN-γ 可能通过增强 Fas 介导的供者活化 T 细胞凋亡而反常地降低 GVHD 发生 [25]。骨髓移植后早期高剂量的外源性 IL-2 可保护动物免于 GVHD 导致的死亡 [26]。有人提出 IL-2 可能通过抑制 IFN-γ 实现其保护作用 [20]。这种矛盾可以通过供者T细胞活化、扩增和收缩的复杂动力学来解释。最近有文章对各种细胞因子在介导 GVHD 损伤中的复杂作用进行阐述 [27]。

Treg 细胞

在人类和小鼠中，Treg 细胞缺乏会导致免疫功能失调和自身免疫疾病（见第 14 章）。人类 IPEX 综合征是由 FOXP3 功能缺失引起的 [28]，而皮癣小鼠是由于缺乏转录因子 FOXP3 而导致的类似综合征 [29]。FOXP3 似乎作为天然 Treg 细胞发育和功能的主要控制基因，天然 Treg 细胞通常占循环 $CD4^+$T 细胞群的 5% ～ 10%。Treg 细胞通过产生抑制性细胞因子（IL-10）和 TGF-β 抑制固有和适应性免疫功能 [30]，并通过细胞接触依赖抑制抗原提呈细胞功能 [30]。纯化的 $CD4^+CD25^+$Treg 群体的加入可以抑制常规 T 细胞的增殖和阻止 GVHD 发生 [31]。实验中，体外光分离置换法通过其对 Treg 细胞的诱导降低 GVHD[32]。使用钙调神经磷酸酶抑制药和 GVHD 导致的胸腺损伤，可能干扰控制 GVHD 的足够数量的 Treg 细胞的发育 [33]。另一种调节群体由 NK1.1$^+$T 细胞组成。外周血和骨髓 NK1.1$^+$T 细胞均可通过其分泌的 IL-4 来预防 GVHD[34]。

（三）步骤 3：细胞和炎症效应

急性 GVHD 的病理生理学是产生多种细胞毒性效应产物最终导致靶组织的损伤。大量的实验和临床数据表明，可溶性炎症介质与 CTL 和 NK 细胞直接介导的细胞凋亡一起发挥作用，引起全方位的损伤。因此，GVHD 的效应阶段涉及固有免疫应答和适应性免疫应答的两个方面，以及步骤 1 和步骤 2 期间产生的物质间协同的相互作用。

1. 细胞效应器

在通过 TCR-MHC 相互作用识别靶细胞后，CTL 将穿孔素插入靶细胞膜，形成“穿孔蛋白孔”，使颗粒酶进入细胞并通过各种下游效应途径诱导细胞凋亡 [35]。Fas 的连接导致死亡诱导信号复合物的形成和随后的半胱天冬酶激活 [36]。T 细胞上的许多配体也具有对 TNF-α 受体样死亡受体（DRs）进行三聚化的能力，例如 TRAIL（DR4，5 配体）和 TNF 样弱凋亡诱导因子（TWEAK：DR3 配体）[37]。

在没有穿孔素依赖性杀伤的情况下也可以发生致死性 GVHD，证明穿孔素 / 颗粒酶途径在靶器官损伤中起重要但非排他性的作用。$CD4^+$CTL 在急性 GVHD 期间优先通过 Fas/FasL 途径发挥作用，而 $CD8^+$CTL 主要使用穿孔素 / 颗粒酶途径，与涉及细胞介导的细胞溶解的其他病症一致 [11]。

炎症细胞因子如 IFN-γ 和 TNF-α 在 GVHD 期间上调 Fas（一种 TNF 受体家族成员）的表达 [38]。而 GVHD 期间，供者 T 细胞上的 FasL 表达也增加 [39]。在急性 GVHD 患者中也观察到可溶性 FasL 和 Fas 的血清水平升高 [40]。在实验中，FasL 缺陷的供者 T 细胞所致的肝脏、皮肤和淋巴器官的 GVHD 显著降低 [41]。Fas/FasL 途径在肝脏 GVHD 中尤为重要 [42]。

2. 炎症效应器

使用骨髓嵌合体的小鼠研究证实炎性细胞因子（效应期）在急性 GVHD 中的核心作用，这些小鼠的，MHC Ⅰ类或Ⅱ类同种异体抗原不在靶上皮细胞上表达，而仅在抗原提呈细胞上表达 [5]。即使在没有上皮同种异体抗原的情况下，也会在这些嵌合体中诱导 GVHD 靶器官损伤，并可通过中和 TNF-α 和 IL-1 来预防死亡和靶器官损伤。

GVHD 的严重程度与靶组织中高水平的 TNF-α mRNA 有关 [43]。输注抗 TNF-α 单克隆抗体可以抑制靶器官损害，通过给予可溶形式的 TNF-α 受体也可以降低死亡率 [2]。大量的实验数据进一步表明在 GVHD 中，TNF-α 是一种重要的效应分子 [5, 43, 44]。

在 GVHD 的效应期，IL-1 的分泌似乎主要发生在脾脏和皮肤这两种主要的靶器官。然而，在一项随机试验中，预处理后不久使用 IL-1 受体抑制药并未成功预防急性 GVHD[45]。冗余的炎症途径可能绕过 IL-1 或 TNF-α 的直接抑制，这就降低了靶向单细胞因子以预防临床急性 GVHD 的临床效益。

最后，巨噬细胞还可以产生大量的一氧化氮，一氧化氮在靶组织损伤和 GVHD 诱导的免疫抑制中发挥重要作用 [24]。一氧化氮抑制肠道和皮肤上皮干细胞的增殖，而 GVHD 的发作之前伴随着血清中一氧化氮氧化产物的增加 [46]。

3. TLRs 和固有免疫

单核细胞上的 TLRs 可被在步骤 1 中预处理方案损伤的肠黏膜中渗透的 LPS 和 PAMP 等分泌细胞因子刺激。同样与预处理相关损伤释放的 DAMP 也可能加剧炎症信号。在效应器期间对胃肠道的损伤可导致正反馈回路，其中增加的新病灶导致进一步的细胞因子产生和进行性肠损伤，表现为急性 GVHD 中可传播的“细胞因子风暴”。有证据表明急性 GVHD 期间对胃肠道的损害在全身性疾病的波及中起主要作用 [47]。

该概念框架强调了胃肠道微生物群在急性 GVHD 发展中的作用 [48]。LPS 是革兰阴性细菌的主要结构组分，并且是细胞活化的有效刺激物，可以引发广泛的炎症反应。特别是，LPS 可以刺激肠相关淋巴细胞和巨噬细胞。在同种异体造血干细胞移植后出现 GVHD 的动物中，LPS 出现在体循环中之前，已经在肝脏和脾脏中累积。血清中升高的 LPS 水平与同种异体 HCT 后发生的肠组织病理学改变的程度直接相关 [49]。如果给予移植的小鼠抗生素以消毒肠道或将其置于无菌环境中，可以预防 GVHD 所致的死亡 [50]。作为细胞表面 LPS 竞争性抑制药并阻断 NF-κB 激活和核转位的分子，可以阻断对 LPS 的生物反应，导致炎性细胞因子释放减少，降低 GVHD 严重程度，同时保留有效的 GVL 并改善无白血病生存 [51]。

细胞效应器的转换：效应细胞向 GVHD 靶组织迁移的调节发生在复杂的趋化信号环境中，这些信号募集效应细胞，如 T 细胞、中性粒细胞和单核细胞 [52]。T 细胞受到刺激后可迅速转换趋化因子受体表达，获得新的迁移能力 [53]。巨噬细胞抑制蛋白 -1α 在 GVHD 期间将 $CCR5^+CD8^+T$ 细胞募集到肝脏、肺和脾脏等器官中 [54]，并且在 GVHD 相关肺损伤中数种趋化因子水平升高 [55]。在树突状细胞激活 T 细胞后，黏附分子和趋化因子受体的分布将细胞引导至树突状细胞来源的器官。例如，在皮肤中淋巴结转移的活化 T 细胞表达皮肤淋巴细胞抗原 [56]。表达皮肤淋巴细胞抗原的 T 细胞仅来源于皮肤中，从而可介导皮肤 GVHD。在一项小型Ⅱ期研究中，将 CCR5 抑制药 maraviroc 加入到标准 GVHD 预防中可显著降低胃肠道中的 GVHD[57]。同样，$\alpha_4\beta_7$ 是归巢到胃肠道和肠道相关的淋巴组织所必需的 [58]。因此，当细胞表面携带胃肠道黏附受体（例如 LPAM-1）和趋化因子受体（例如 CCR25）时，可以加强细胞之间的黏附，然后通过血管转移到适当的器官中。间充质干细胞似乎也可以减轻严重的胃肠道 GVHD，但其作用机制尚不清楚 [59]。

二、GVHD 预防：从动物模型到临床实践

GVHD 预防和治疗策略的发展受限于对 GVHD 潜在病理生理学的理解。这种概念上的限制导致了基于 GVHD 的“肿瘤学”模型方法，即由于 GVHD 风险大且危及生命，因此治疗中需要使用高剂量免疫抑制药方案。就像我们使用联合化疗来治疗恶性肿瘤一样，在 GVHD 中使用高剂量的多种免疫抑制药。尽管通常可以合理控制 GVHD 的临床表现，但这种“霰弹枪”方法仍有不足，通常与机会性感染、淋巴组织增生性疾病或潜在恶性肿瘤的复发相关。实际上，通常在 GVHD 处于缓解期因为感染导致了死亡。因此，治疗目标应该是减少与 GVHD 相关的非特异性组织损伤，同时允许有效的免疫恢复。

上面描述的三相模型可以进行简单地概括。GVHD 是移植内在的正常免疫系统（供者）对组织损伤的夸大和失调的反应。供者的免疫系统反应就好像应对大规模和不受控制的感染一样，这种应对导致了 GVHD 的临床表现。高剂量化疗、放射治疗手段的应用使得内在组织损伤，引发黏膜屏障的破坏，使 LPS、PAMP 及刺激炎性体 DAMP 进入组织，进一步激发炎症反应。树突状细胞上的 TLRs 与内毒素结合并激活内在传导信号，导致树突状细胞成熟并诱导炎症 [60]。共刺激分子、MHC 分子、黏附分子、细胞因子、趋化因子、前列腺素和其他炎症介质的上调导致触发对靶组织的攻击，从而加速恶化。所以，细胞因子风暴的成分 [61]、风险因素的假说 [12]，以及更多传统的适应性和固有免疫概念 [62] 中的这些分子都可能参与。此外，随着我们对调节和抑制炎

症的抑制途径认识的提高，增强调节机制而不是试图造成免疫麻痹成为一种可能的治疗策略。表 13–1 显示了针对 GVHD 各个阶段的一些例子。

（一）步骤 1：减低强度的预处理方案

受 GVHD 影响的三种主要器官是皮肤、肠道和肝脏。这三种器官共同的线索似乎都是暴露在环境中。皮肤和肠道具有非常明显的屏障功能和发育良好的网状内皮系统。驻留在这些器官中的 DCs 将抗原呈递给幼稚 T 细胞，改变其细胞表面特征，导致它们汇聚到这些起始树突状细胞的特定器官。同样，肝脏是肠道下游的第一道防线。人们可能会料想肺组织也成为类似的目标；然而其暴露程度较低，特别是对革兰阴性杆菌，可能会降低其作为主要靶器官的地位。不过，最近已有研究清楚显示肺损伤可能反映 GVHD 的程度。所有这些器官均富含树突状细胞，除了引导适应性免疫系统的攻击外，还可能产生有害细胞因子。这些器官均易受到预处理的损害，其屏障功能破坏将使生物体或内毒素进入循环。

表 13–1 预防或治疗 GVHD 的方法的实例

步骤	潜在干预 [a]
步骤 1：预处理的影响	减低强度的预处理
	使用单克隆抗体或其他非细胞毒性剂
步骤 2：供体 T 细胞的活化和细胞因子的产生	肠道清洁和预防性抗病毒
	皮质类固醇激素
	钙调神经磷酸酶抑制药
	霉酚酸酯，甲氨蝶呤
	环磷酰胺
	mTOR 抑制药（西罗莫司）
	蛋白酶体抑制药（硼替佐米）
	抑制共刺激
	临床使用 Treg 细胞（低剂量 IL–2）
	组蛋白去乙酰化酶抑制药（伏立诺他）
	体外光照
步骤 3：细胞和炎症	T 细胞去除（体内和体外）
	细胞因子抑制药（依那西普、英夫利昔单抗、抗 BAFF）
	CCR5 抑制药（maraviroc）
	酪氨酸激酶抑制药（例如 PDGFRα 抑制药）

a. 列出的许多干预措施跨越了步骤 2 和步骤 3。BAFF. B 细胞活化因子

该模式的一个预期是减低预处理的强度与 GVHD 发生较轻相关。在供者淋巴细胞输注后最初观察到这种效应。输注 T 细胞而未用药物预防 GVHD，但所致的 GVHD 发生率和严重程度却低于预期。可以推断，由于细胞本身较少损伤，较少黏膜损伤减少了内毒素暴露，减低强度的预处理方案可能与 GVHD 较轻相关。但现有数据表明，减低强度预处理方案后 GVHD 的发生率与常规剂量预处理后的发生率相似 [63]。有趣的是，GVHD 的发作相应延迟，急性和慢性 GVHD 的重叠综合征更为普遍。这些结果表明，高剂量方案的初始组织损伤加速了 GVHD 的发展，而减低强度的方法似乎对慢性 GVHD 几乎没有影响。所以，虽然减少细菌定植和用较低强度预处理方案减少组织损伤的数据是启发性的的有上述基本概念的支持，但是该效果不足以在人体移植中充分控制 GVHD。

（二）步骤 2：供者 T 细胞的调节

1. 减少 T 细胞数量

20 世纪 80 年代单克隆技术的出现导致了一个合乎逻辑的结论：药物性减少 T 细胞的数量可以部分控制 GVHD，但是可能存在药物诱导毒性的风险，因此用单克隆抗体、免疫毒素、CD34 分选或物理技术可能更有效 [64]。此外，识别和靶向特定 T 细胞亚群的可能性使移植物可以先在体外操作处理，从而在控制 GVHD 同时允许免疫恢复以及保留 GVL 功能。典型的未处理的骨髓移植物需要输注 T 细胞数目约为 10^7/kg（受者体重）。建立明确的剂量 – 应答关系是困难的，因为急性 GVHD 的风险取决于简单剂量以外的因素，例如：次要组织相容性差异、病毒暴露、疾病及其阶段、供者年龄和受者年龄。逆流淘析的研究表明，10^6/kg T 细胞数联合环孢素所致的 GVHD 发生率与单独环孢素相似，但 5×10^5/kg T 细胞数联合环孢素导致的总体发生率为 22%，并且仅观察到局限的皮肤受累 [65]。在没有补充免疫抑制药的情况下凝集素去除 T 细胞后，大约 10^5/kg 的 T 细胞剂量与完全控制 GVHD 相关 [66]。最近，高数量干细胞和小于 3×10^4/kg 的 $CD3^+$T 细

胞数的联合应用可准许进行半相合移植而不发生GVHD[67]。

由于有植入失败的风险，使用大量单克隆抗体的全T细胞去除已基本被放弃[68]。然而，明显的是，即使是T细胞亚群的去除也必须谨慎进行。单独去除$CD4^+$或$CD8^+$ T细胞可能与高植入失败率相关[69]。而$CD5^+$或$CD6^+$ T细胞的去除似乎与低植入失败率有关[70]。原因可能是，在初始预处理下存活的抗辐射T细胞是移植物被排斥的主要因素。当干细胞来源富含T细胞时，移植物抗宿主反应将进一步减少能够产生同种异体反应的残留群体，从而降低移植物被排斥。在某种程度上，可以通过增加预处理方案的强度、回输T细胞[65]或使用额外的免疫抑制药[72]来控制植入失败率[71]。与T细胞去除相关的其他问题包括EB病毒诱导的淋巴组织增殖性疾病的发生率较高，GVL的丧失伴随着复发的增加，以及由于供者免疫活性T细胞的被动减少而导致免疫恢复延迟。通过增加预处理强度、延迟T细胞输注[73]、应用利妥昔单抗[74]或输注特异性T细胞[75]也可以解决这些问题。然而，在任何情况下，T细胞去除的应用并未使生存率得到改善。一项关于无关供者造血干细胞移植的大型多中心研究同样显示，T细胞去除后治疗结果并无明显改善[76]。尽管未在随机试验中证实，在急性白血病缓解早期，与常规GVHD预防相比，CD34分选和强化预处理方案似乎可以获得相似的生存率和较低的慢性GVHD[77, 78]。ATG和阿仑单抗均能去除体内T细胞。某些研究表明，ATG可以减少急性和慢性GVHD[79]。阿仑单抗也可降低急性和慢性GVHD，但往往伴随着较高的复发率和植入失败率[80]。对体内T细胞去除作用的观察数据库分析显示，强度减低的预处理方案效果较差[81]。不过，一项高强度调节造血干细胞移植的随机试验报道相似的生存率，但在接受ATG治疗的患者中慢性GVHD显著降低[82, 83]。因此，T细胞去除的作用，无论是体内还是体外，仍有待确认。

2. 减少T细胞活化

使用钙调神经磷酸酶抑制药环孢素或他克莫司是目前GVHD预防的标准方案。两种药物都与亲免疫蛋白结合：环孢素结合亲环蛋白，他克莫司结合FKBP12，然后形成药物和结合蛋白、钙、钙调蛋白和钙调神经磷酸酶的复合物，从而抑制钙调神经磷酸酶的磷酸酶活性。这种作用可能会阻止NF-AT的去磷酸化和转移，NF-AT是一种被认为能够启动基因转录以形成淋巴因子，如IL-2和IFN-γ的核因子，最终结果是抑制T细胞活化。作为单一药物，环孢素与甲氨蝶呤疗效相似[84]。然而，与甲氨蝶呤联合使用时，GVHD的发生率显著降低，生存率也有所提高[85]。随后的临床试验表明，与环孢素联合甲氨蝶呤相比，他克莫司与甲氨蝶呤的两种组合没有优势[86]。树突状细胞似乎对急性GVHD的发展至关重要[8]；因此，干扰树突状细胞功能可能会阻止GVHD进展。目标是选择性地或暂时地抑制树突状细胞前体细胞的功能直到植入，再恢复其功能。Alemtuzumab是一种广谱的抗体，靶向B细胞、T细胞、单核细胞和树突状细胞。当在造血干细胞移植之前使用该药，受者树突状细胞被选择性地去除，而供者树突状细胞重新填充到受者体内[87]。这些观察结果很难与伴随的T细胞去除分开，但它们可能与促进树突状细胞转化从而改善GVHD的目标一致。

3. 减少T细胞增殖

第一个应用的GVHD预防方案是给予间断的低剂量甲氨蝶呤，由Thomas及其同事在狗的模型上开发出来的[88]。Santos等研发了另一种基于环磷酰胺[89]的方案，但从未被广泛采用。该方法的原理是在移植后立即间隔地使用细胞周期特异性化学试剂，此时T细胞在暴露于同种异体抗原后处于开始分裂阶段。与无预防相比，这是一种预防GVHD的有效方法[90]；然而，这些方法对GVHD的控制并不全面。随后，ATG或泼尼松或两者同时加入可逐渐改善GVHD的发生率，但生存率没有改善[91]。最终，甲氨蝶呤的治疗过程被缩短，并与环孢素或他克莫司相结合，从而形成目前的GVHD预防金标准。最近，已有研究表明，干细胞输注后，高剂量环磷酰胺可替代甲氨蝶呤。干细胞对环磷酰胺不敏感，但可以根除活化的T细胞。这种方法似乎与他克莫司和吗替麦考酚酯联合使用有效，并且似乎有助于造血干细胞移植跨越HLA屏障[92]。环磷酰胺的使用也可能降低慢性GVHD[92, 93]。

吗替麦考酚酯是另一种可以预防GVHD的有效的药物，且与甲氨蝶呤相比具有更少的黏膜炎和骨髓毒性。吗替麦考酚酯是霉酚酸的前体药物，是肌苷一磷酸脱氢酶的选择性抑制药，并从一开始就抑制鸟苷核苷酸从头合成途径。由于 T 淋巴细胞依赖于嘌呤的初始合成，霉酚酸抑制 T 细胞对同种异体刺激的增殖反应。骨髓和黏膜细胞可以利用补救途径，因此该药物对黏膜和骨髓恢复的毒性较小。霉酚酸还可以阻止与内皮黏附有关的糖蛋白的糖基化，并可以减少白细胞向炎症部位的募集。霉酚酸不会抑制 T 细胞的活化，但会阻止其 DNA 合成和增殖 [94]。一些临床试验显示吗替麦考酚酯与环孢素或他克莫司联合应用可以有效控制 GVHD，但不能完全控制。

西罗莫司是一种大环内酯，其结构与他克莫司和环孢素相似。这三种药物都与亲免疫蛋白结合；然而，西罗莫司与 FKBP12 形成复合体，通过干扰信号转导和细胞周期进程来抑制 T 细胞增殖。与环孢素或他克莫司相比，西罗莫司影响淋巴细胞活化的晚期阶段。西罗莫司 –FKBP12 复合物与 mTOR 结合，后者阻断 IL–2 介导的信号转导途径，阻止 G_1/S 期转换。该药物对 IL–2、IL–4、IL–7、IL–12 和 IL–15 诱导的 T 细胞增殖的作用具有相似。有趣的是，它也可能通过抑制 CD28 介导的对 NF–κB 抑制药的阻断作用和 c–Rel 易位至细胞核而干扰共刺激 [95, 96]。西罗莫司的一个潜在优势是与钙调神经磷酸酶抑制药相比，西罗莫司更能抑制 Treg 细胞。由于它通过独立的机制发挥作用，因此西罗莫司与他克莫司和环孢素均具有协同作用。由于西罗莫司 –mTOR 复合物不与钙调神经磷酸酶结合，因此西罗莫司也没有肾毒性和神经毒性，这使得联合治疗具有吸引力。蛋白酶体抑制药硼替佐米对细胞因子信号传导和 NF–κB 活化具有良好的效果。它可以去除同种异体反应性 T 细胞，同时保留 Treg 细胞。它通过干扰 TLR4 活化来抑制抗原提呈细胞，并减少 IL–6 诱导的 T 细胞分化 [97]。

（三）步骤 3：阻断炎症刺激和效应器

1. 减少器官的暴露

消除微生物暴露可以预防 GVHD 的第一个提示来自于小鼠的无菌实验，该实验中，直到用革兰阴性菌定植才观察到小鼠的 GVHD。从该模型推导的另一个假设是，用细菌减少肠道定植可以预防 GVHD。后来，清洁肠道和层流空气环境的使用与重度再生障碍性贫血患者较少的 GVHD 和较好的生存率相关。相似的是，在部分而不是全部的恶性肿瘤患者中，清洁肠道能够使得 GVHD 的发生率变低。然而，尽管登记分析了大量的患者 [98]，但参与中心的护理异质性可能会掩盖一个重要的影响。病毒感染，特别是疱疹病毒，也可能与 GVHD 有关。

2. 阻断效应器

几种炎性因子的滴度可用作急性 GVHD 的生物标志物和推荐的治疗靶点。最近的研究已经将再生 3α 鉴定为对胃肠道 GVHD 特异的生物标志物，而胃肠道是对治疗反应最不敏感的靶器官 [99]。此外，多中心试验应用一个新的 Ann Arbor 评分系统使用一组三个生物标记物 [TNFR1、再生 3α 和 ST2（可溶性 IL–33 受体）] 对 GVHD 进行危险分层，并可以预测非复发死亡率，允许从症状开始时进行定制治疗方案（图 13–2）[100]。作为针对 TNF–α 的治疗，无论对于 GVHD 预防还是类固醇耐药性 GVHD 的治疗都能产生部分反应 [101]。然而，如上文对 IL–1 抑制所述，冗余途径可能排除针对单细胞因子的有

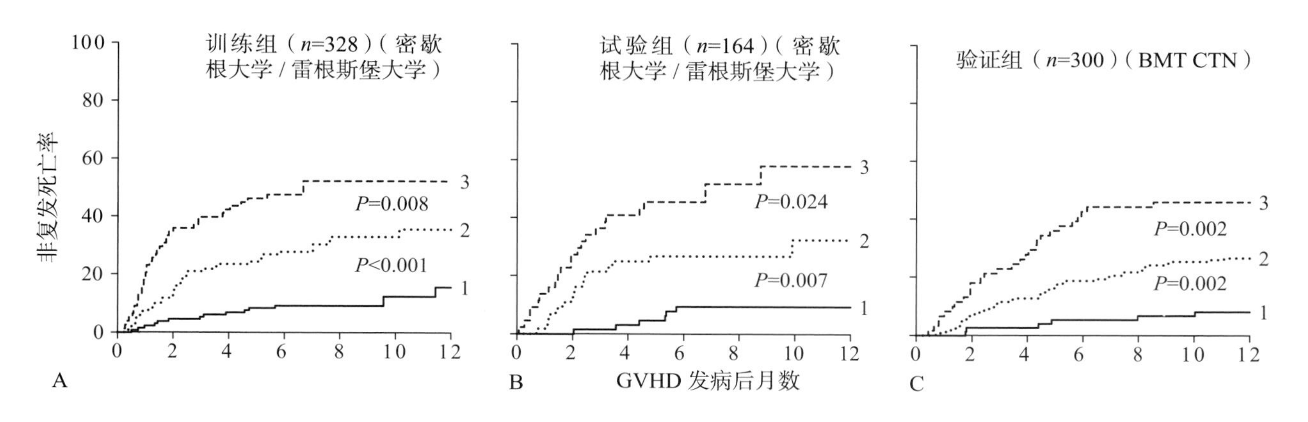

▲ **图 13–2 Ann Arbor 在 GVHD 发病时的非复发死亡率评分比较**

A. 来自密歇根大学和雷根斯堡大学的 328 名患者 Ann Arbor 评分为 1 分、2 分或 3 分的非复发死亡率的累积发生率；B.164 名患者的数据；C. 骨髓移植的 300 名患者多中心验证集临床试验网络（引自 Levine 等，2012[100]）

效治疗。阻断趋化因子可以阻止 GVHD 期间淋巴细胞的募集、定位和活化。阻止淋巴细胞进入次级淋巴器官、获得适当的归巢和黏附分子，或改变它们进入靶组织能力都可以减少 GVHD 发生 [102]。

三、慢性移植物抗宿主病

重要的是要认识到慢性 GVHD 最初是在时间上而不是在临床或病理生理上定义的。最初的临床报告描述的慢性 GVHD 是造血干细胞移植后至少 150 天发生的临床问题 [103]。按照惯例，许多移植临床医生和科学家使用造血干细胞输注后第 100 天区分急性和慢性 GVHD。然而，应该认识到急性 GVHD 的表现可能在第 100 天后发生，而与慢性 GVHD 相关的问题可能在第 100 天之前发生。因此，对于慢性 GVHD 优选考虑的是症状和体征本身而不是临床发病的时间。美国 NIH 关于慢性 GVHD 的会议确认了四类 GVHD（表 13–2）[104]（见第 85 章）。

尽管最近很多的动物模型似乎更能反映人类慢性 GVHD，但是缺乏慢性 GVHD 关键方面的动物模型限制了我们阐述该种疾病的病理生理学的能力 [105]。慢性 GVHD 可以被认为是具有同种异体免疫和自身免疫成分的一类疾病 [105, 106]。实际上，在造血干细胞移植后通常观察到自身抗体产生，并且慢性 GVHD 的一些临床表现类似于硬皮病、扁平苔藓和其他自身免疫病。来自慢性 GVHD 动物的 T 细胞在没有 IL–2 的情况下产生细胞因子的模式，例如 IL–4 或 IFN–α，与部分 Th2 T 细胞诱导损伤的慢性 GVHD 表现一致 [107]。嗜酸性粒细胞增多症通常是慢性 GVHD 的早期表现，进一步支持了 Th2 表型的细胞是慢性 GVHD 过程的主要介质 [108]。

诱导自身免疫攻击的一种机制可能是胸腺损伤或免疫抑制药或两者都失去了正常的调节机制。慢性 GVHD 患者循环 Treg 细胞较少，胸腺生成的幼稚 Treg 细胞受损，而重建的 Treg 细胞主要具有活化 / 记忆的表型。针对造血干细胞移植后 $CD4^+$ 淋巴细胞减少情况，Treg 细胞获得比常规 T 细胞更强的增殖能力，但对 Fas 介导的细胞凋亡具有增加的易感性。Treg 端粒长度较短，而 Treg 端粒酶活性和 BCL–2 表达均与慢性 GVHD 的严重程度呈负相关 [109, 110]。Treg 细胞的异常导致自身免疫现象越来越多地参与急性和慢性 GVHD 发病机制 [111]。此外，Treg 细胞也参与预防自身抗体的产生 [112]。

表 13–2　美国国立卫生研究院共识会议移植物抗宿主病分类

	时　间	急性特征	慢性特征
急性			
典型	＜100 天	是	否
持续、反复或迟发的	≥100 天	是	否
慢性			
典型	无界限	否	是
部分	无界限	是	是

自身免疫的另一种解释可能是早期急性 GVHD 时 T 细胞的大量凋亡限制巨噬细胞 / 树突状细胞系统，导致自身抗原表达 [113]。慢性 GVHD 中的自身反应性细胞与受损的胸腺有关，胸腺可能受到急性 GVHD 或预处理方案的损伤，或者受年龄相关的退化和萎缩的影响。因此，胸腺去除自身反应性 T 细胞和诱导耐受的正常能力均可受损。

最后，越来越多的数据支持 B 细胞在慢性 GVHD 中的作用。在小鼠慢性 GVHD 模型中，肺和肝脏的纤维化与 $CD4^+$T 细胞和 $B220^+$B 细胞浸润和同种抗体沉积相关。从不分泌 IgG 同种抗体的小鼠获得的供体骨髓较少引发慢性 GVHD，并且阻断生发中心的形成可以抑制慢性 GVHD[106]。抗 CD20 单克隆抗体利妥昔单抗已在临床用于治疗严重的自身免疫性疾病，包括自身免疫性溶血性贫血和特发性血小板减少性紫癜。目前系列研究表明抗 B 细胞对于治疗慢性 GVHD 可能是一种有意思的方式 [114]。异体抗体可促进抗原与效应 T 细胞的交叉呈递，从而扩增 T 细胞对 mHAs 的反应 [115]。供体 B 细胞能够产生对受体 mHA 特异的抗体应答，并且慢性 GVHD 发生与高滴度 mHA 抗体的存在显著相关 [116]。mHAs 抗体的存在也表明供体 B 细胞与供体 CD4 T 细胞具有显著的相互作用 [116]。B 细胞扮演抗原提呈细胞角色，处理和递呈有限的抗原给 T 细胞。慢性 GVHD 患者中同种抗体和高血浆 B 细胞活化因子（B cell–activating factor，BAFF）水平的存在，表明 B 细胞在疾病发病中发挥作用。BAFF 促进活化 B 细胞的存活和分化。与不伴慢性 GVHD 患者或健康供体相比，慢性 GVHD 患者具有更高的 BAFF/B 细胞比率。高 BAFF 浓度与能够产生 IgG 的活化 B 细胞相关，无须额外的抗原刺激 [117, 118]。最近研究表明，在女性供男性移植中，分离供体获得的 T 细胞，能够识别供体和受体非多态性 X 染色体编码的蛋白质（例如 DBX）[119]，以及产生针对多态性 Y 染色体编码的蛋白质（DBY）的抗体 [116]。在这种情况下，同种异体反应可以通过宿主抗原与供体 T 细胞的交叉递呈来灭活对慢性 GVHD 起至关重要的供体抗原提呈细胞 [120]。所以，在慢性 GVHD 过程中，对自身的耐受性丧失可能导致供体 T 细胞识别自身和受体抗原 [121]。

四、结论

造血干细胞移植的并发症，特别是 GVHD，仍然是同种异体造血干细胞移植在各种疾病中广泛应用的主要障碍。细胞因子网络的阐述以及细胞毒性直接介质的最新进展已经可以使我们更好地理解这种复杂疾病的过程。GVHD 可被认为是供体淋巴细胞遇到外来抗原产生正常炎症机制的扩大和有害表现。预处理方案或感染造成的组织损伤，通过穿孔素 / 颗粒酶和 Fas/FasL 途径，介导细胞因子诱导的损伤，以及通过募集诸如粒细胞和单核细胞的次级效应物，进一步扩大上述损伤。胸腺损伤和 Treg 功能的丧失可以增强 T 细胞和 B 细胞对供体细胞组织相容性抗原的识别。此外，除了增强 T 细胞相关的细胞损伤之外，自体和异体抗体的产生还可能进一步导致组织损伤。这种复杂的网络系统的重度炎症表现是我们目前对 GVHD 的临床认知。

第 14 章 造血干细胞移植的免疫调节

Immune Regulation in Hematopoietic Cell Transplantation

Robert S. Negrin　Jerome Ritz　著
顾　斌　译
周　萌　韩　悦　陈子兴　校

一、概述

免疫调节至关重要，许多疾病状态均是由失效或过度的免疫应答所引起或加剧的，这在同种异体造血干细胞移植后尤为明显。功能性免疫反应可以根除白血病和其他血液系统恶性肿瘤的微小残留病灶，即移植物抗肿瘤效应；而失调的免疫反应可导致免疫介导的 GVHD，破坏宿主的组织。更深入地了解其机制和更有效地操控免疫调节可显著改善同种异体造血干细胞移植效果，并且还可以将其扩展到各种其他领域，包括诱导实体器官移植的免疫耐受和治疗自身免疫性疾病。因此，免疫调节机制的研究在临床工作中具有举足轻重的作用。在本章中，我们将回顾如何利用免疫调控降低 GVHD 的风险和加速免疫恢复的新进展。我们关注的重点是细胞免疫调节以及如何调控在临床中发挥重要作用的各种细胞亚群。

在同种异体造血干细胞移植的背景下，由于受者的免疫系统被来自供者干细胞的免疫细胞所取代，因此机体的整个免疫调节系统均须重新建立。值得的注意是，因为干细胞移植物中的效应细胞识别并应答受者中广泛表达的同种异体抗原，所以从受者到供者造血的转变通常很快即可完成。这种独特的现象将同种异体造血干细胞移植与其他免疫调节异常所致的疾病区分开来，并为确定不同免疫调节细胞的功能以及研究这些细胞在免疫耐受机制中发挥的作用提供了机会，同时也有益于临床去开发更有效的免疫调节新方案。

免疫功能的调节是一个涉及多种重要机制的复杂过程。鉴于这些机制在维持自身免疫耐受和预防自身免疫应答方面至关重要，它们通常是部分冗余且相互联系的。我们关键要理解的是免疫应答是机体对感染和组织损伤特征的反应。在同种异体造血干细胞移植的情况下，由于免疫效应细胞（主要是供者 T 细胞）对受者同种异体抗原产生应答而导致 GVHD 病理生理学改变，上述的免疫应答不复存在。通过使用小鼠模型，已经确定 T 细胞活化存在多个引发位点，导致供者移植物中存在的同种异体反应性 T 细胞增殖、被激活、扩增和渗透至 GVHD 靶组织，主要是胃肠道、皮肤和肝脏[1, 2]。在这些部位，供者 T 细胞导致组织损伤、器官功能障碍和感染风险增加。正常免疫反应调控还涉及对免疫调节至关重要的促炎和抗炎细胞因子[3]。此外，Treg 细胞已经被证实在免疫调节中起重要作用。进一步的工作还确认了其他具有免疫调节潜力的细胞群，如 NK T 细胞、MDSCs、B 细胞、间充质基质细胞和抗原提呈细胞。由于其潜在的临床适用性，我们重点关注上述的调节性细胞群体，包括 Treg 细胞，NKT 细胞和 MSCs 以及在体内外调控这些细胞的方法。第 12 章还描述了这些不同细胞群的许多特性以及它们在诱导实体器官移植后免疫耐受中的作用。

二、调节性细胞群

大量证据表明，多种细胞群均能够在免疫调节中发挥作用（表 14-1）。抑制性细胞的概念最初是依据测量混合淋巴细胞反应抑制的体外试验提出的。在该测定中，将经放疗的刺激性细胞与效应细胞混合，然后加入 [^{3}H] 胸腺嘧啶。效应细胞增殖并与 [^{3}H] 胸腺嘧啶结合，最终可通过测量这些细胞掺入的放射活性来定量。添加能够抑制混合淋巴细胞反应的不同细胞群对于鉴定特定的调节性细胞群至关重要，这还是用于测量调节细胞功能活性的关键体外测定方式。共表达 IL-2 受体 α 链（CD25）的 CD4$^+$T 细胞群体能够抑制混合淋巴细胞反应，这些细胞被称为调节性 T 细胞（Treg 细胞）[4, 5]。后续研究发现 Treg 细胞可表达 FoxP3 转录因子，这是自然调节性 Treg（nTreg）细胞的特征 [6]。有趣的是，将 FoxP3 导入常规 T 细胞可以使其获得免疫调节的能力，确立了表达 FoxP3 在 Treg 功能中核心作用。此外，基因突变导致 FoxP3 的灭活可引起严重的自身免疫疾病，这在动物模型和人体上均都到证实 [7]。尽管大多数 Treg 细胞来源于胸腺，但也有证据显示它们在体内可通过常规 CD4 T 细胞向 Treg 细胞转化而产生，这些被称为诱导性 Treg（iTreg）细胞。它们表达 FoxP3 并具有调节功能，这种调节功能随着 FoxP3 的表达而持续存在 [8-10]。

虽然 Treg 细胞在体内抑制混合淋巴细胞反应和自身免疫应答的确切机制尚未完全阐明，但普遍认为细胞接触很重要，各种不同的细胞因子和细胞表面分子起着重要作用 [11]。显然，除 CD4 和 CD8T 细胞外，Treg 细胞还能够抑制多种免疫细胞，包括树突细胞、B 细胞、巨噬细胞、NK 细胞和 NKT 细胞 [11, 12]。

（一）自然调节性 T 细胞在抑制 GVHD 中的作用

nTreg 细胞能够抑制自身免疫的能力引发了一些研究，旨在探索这些调节性细胞在 GVHD 病理生理学中的潜在作用。小鼠模型在证明调节性细胞群的生物学功能方面发挥了重要作用，贯穿着从最初的焦点 nTreg 细胞到最近的多种其他细胞群体。最初的研究集中于从供者脾细胞接种物中去除 CD25$^+$T 细胞，以研究这些细胞在 GVHD 动物模型中的作用。这些研究表明，去除 CD25$^+$ 细胞的 T 细胞通常约占 CD4$^+$T 细胞的 10%，与输注未去除 CD25$^+$ 的供者 T 细胞相比，更易诱导出 GVHD[13]。使用不同的主要和次要组织相容性错配的动物模型，发现最初以 1 ∶ 1 的比例添加 nTreg 细胞与常规 CD4 和 CD8 细胞可以抑制 GVHD[13-16]。通常，这些研究设计为在移植后第 1 天过继转移骨髓来源的（去除或者不去除上述 T 细胞）高度纯化的 CD4$^+$CD25$^+$FoxP3$^+$nTreg 和常规 T（Tcon）细胞群体，结果显示可以使造血恢复。人类细胞中进行了类似的研究，用来评估 CD25 敲除的干细胞在移植到免疫缺陷的小鼠受体后引起异种 GVHD 的能力 [17]。这些研究充分证实 nTreg 细胞抑制 GVHD 的可能性，并为这些研究结果转化应用于临床提供了初步的可行性。进一步的工作证明，nTreg 细胞选择性地抑制 Tcon 细胞，并在 GVHD 诱导期间主动复制。在这些研究中，还观察到 nTreg 细胞在同种异体移植环境中能够快速增殖，特别是在经历过辐照的受者中，这与体外观察到的结果相反——Treg 细胞通常不在混合淋巴细胞反应中扩增 [18]。该发现表明，在 Tcon 细胞之前添加 Treg 将允许后者在体内增殖和扩增，并且可以有效降低抑制 GVHD 所需的 Treg 细胞的数量。由于 nTreg 细胞相对稀少，难以获得足够的数量用于体内发挥功能，因此

表 14-1 同种异体造血干细胞移植中的免疫调节细胞亚群

亚 群	特征表型	附加表面标志
CD4 调节性 T 细胞（CD4Treg 细胞）	CD3$^+$ CD4$^+$ FoxP3$^+$ CD25$^+$ CD127^{low}	CD152（CTLA - 4）$^+$ GITR$^+$ CD223（LAG3）$^+$
自然杀伤 T 细胞（NK T 细胞）	CD3$^+$ CD56$^+$	CD161$^+$ Vα24i$^+$ CD4$^{+/-}$ CD8$^{+/-}$
间充质干细胞	CD73$^+$ CD90$^+$ CD105$^+$ CD34$^-$ CD45$^-$ HLA - DR$^-$	CD11b$^-$ CD14$^-$ CD19$^-$ CD29$^+$ CD44$^+$ CD71$^+$ CD79a$^-$ CD166$^+$
髓系来源抑制性细胞	CD11b$^+$ CD14$^-$ CD15$^+$ CD33$^+$	CD66b$^+$ CD124$^+$ VEGFR1$^+$ HLA - DR$^-$

体内扩增对于将这些概念转化为临床可行是至关重要的。在这些研究中，在 Tcon 细胞前 2 天添加 nTreg 细胞使 nTreg 细胞需求量减少 5 ～ 10 倍，同时仍能保持抑制 GVHD 的功能 [18]。另一种临床上可行的方案是在过继治疗之前体外扩增 nTreg 数量（见下文）。

这些研究的另一个重要组成部分是检测 nTreg 细胞对移植物抗肿瘤效应的影响。部分文献报道移植物抗肿瘤效应并不是在所有肿瘤模型中均得以保留 [4, 15, 19]。nTreg 细胞在同种异体造血干细胞移植的情况下选择性地抑制 Tcon 细胞增殖，从而抑制其进一步诱导的 GVHD 这一病理学过程，这可以在一定程度上解释 nTreg 细胞如何选择性抑制 GVHD 而不影响移植物抗肿瘤效应。然而，当前体 T 细胞与同种异体抗原接触频率很高时，T 细胞的增殖对移植物抗肿瘤效应就不是必需的，因为能够识别这些同种异体抗原的 T 细胞数量相对较高且足以清除肿瘤。因此，抑制 Tcon 细胞增殖可以有效抑制 GVHD，但仍然保留移植物抗肿瘤，特别是在肿瘤负荷相对较低的环境中，类似典型的动物模型，以及预处理后拟接受异基因造血干细胞移植的这部分患者。穿孔素和颗粒酶在移植物抗肿瘤效应中发挥了重要作用。目前仍然不能确定这些假说与临床实践是否相符，然而，这些体内模型的试验结果仍然使其临床应用的转化充满希望。

另一个问题是体内 nTreg 细胞的输注或扩增是否会导致受者严重而广泛的免疫抑制。一些研究证实接受 nTreg 细胞输注的动物在免疫重建方面确实有改善，如免疫效应细胞数量的恢复，以及小鼠巨细胞病毒等感染因子攻击之后的恢复 [4, 20, 21]。这些发现被认为是由于 nTreg 细胞抑制 GVHD 诱导的对淋巴结和胸腺等次级淋巴组织的损伤，从而在移植后环境中更有效地恢复免疫。总之，这些研究为各种下述移植后选择性扩增或增强 nTreg 细胞的方法奠定了基础。

（二）Treg 细胞的体外扩增

由于 nTreg 细胞的相对缺乏，该细胞群的扩增被认为对于临床应用具有重要意义。几个研究团队已经证明，小鼠和人的 nTreg 细胞可以在体外扩增 [14, 22-24]。为了诱导扩增，首先需要激活，其方式是在 TGFβ 和抗原提呈细胞存在下 CD3/CD28 的刺激。通过这种方法，可以在 14 ～ 21 天的培养期内实现 nTreg 细胞的显著扩增，产生较多的细胞数，以将其用于体内生物学功能的研究。人类 nTreg 细胞的类似扩增也已完成。然而，在所有这些研究中，最主要的限制是尽管 Treg 细胞可以在体外增殖，但常规 T 细胞的增殖通常会超过这些目标培养物并且优先扩增 [25]。已经采用多种策略来抑制 Tcon 细胞增殖，包括使用西罗莫司选择性抑制 Tcon 细胞以及选择性去除 Tcon 细胞 [26]。如下所述，该策略也已应用于临床。在扩增之前分离 $CD45RA^+CD4^+CD25^+$ 细胞已显示可获得抑制性的多克隆 Treg 细胞的稳定扩增 [27]。以外，也有其他方法可获得稳定的 Treg 细胞扩增 [28]。

（三）Treg 细胞功能的关键要求

虽然 Treg 细胞的功能、调控和自身稳态等许多方面尚未完全阐明，但大量的实验室研究结果提高了我们对 Treg 细胞生物学特征的理解，以及这些细胞在体内免疫反应调节中的重要作用 [8-11]。例如，研究表明 CD62L（进入淋巴结所需的一种分子）的表达对于体内 Treg 细胞功能是必需的，尤其是细胞在淋巴结内的迁移时。这些研究表明约 50% 的 nTreg 细胞表达 CD62L，而 50% 通常是 $CD62L^-$。两种细胞群均抑制 MLR，但只有 $CD62L^+$nTreg 细胞可在体内发挥作用 [29, 30]。许多其他研究已着手鉴定 nTreg 细胞在 GVHD 模型中发挥功能所必需的小分子物质 [31, 32]。在这些分子中，PD-1 和 PD-L1 被认为在 Treg 细胞与效应 T 细胞的相互作用中起重要作用 [33, 34]。虽然尚不清楚 Treg 细胞如何在 GVHD 和其他免疫应答中起作用，但已发现了多种相关的细胞因子，包括 IL-10、TGF-β、FLT3- 配体、IFNγ 和 IL-35[35-40]。Treg 细胞不能分泌 IL-2，但大量 IL-2 的高亲和力受体的表达使得这些细胞优先螯合 IL-2，并减少其他 T 细胞与这种关键生长因子的结合 [41-43]。抗原提呈细胞功能的改变和直接细胞毒性等其他细胞相互作用，也被认为是 Treg 细胞发挥功能的重要机制 [11, 31, 42, 44, 45]。将这些研究结果推广到临床应用时，最关键问题是这些研究对人类 Treg 细胞功能的相关性。研究特定分子在人体 Treg 细胞功能中的作用非常困难，分离至体外研究特定分子的相互作用是否对维持 Treg 细胞抑制混合淋巴细胞反应或免疫缺陷动物模型中异种 GVHD 的能力至关重要。确定在临床应用时执行分离和（或）体外扩增步骤时是否发生上述相互作用是十分必要的。这些研究需要进一步深入，以更好地阐明临床上不同细胞表面分子对 Treg 细胞功能的关键影响。

（四）Treg 细胞的体内稳态

与常规 T 细胞一样，Treg 细胞来源于在胸腺中成熟并受到阴性和阳性选择的淋巴前体细胞。这导致成熟的 $CD4^+$Treg 细胞具有高度多样化的 αβT 细胞受体池，以便输出到外周血并循环至次级淋巴器官和外周组织[46]。在健康个体中，Treg 细胞占 $CD4^+$T 细胞总数的 1.5% ～ 10%，而人外周血含有 $CD4^+$Treg 细胞 10 ～ 80 个 /μl。与其他 T 细胞群一样，通过在胸腺中连续产生幼稚 Treg 细胞，外周 Treg 细胞维持在恒定水平。稳态增殖是成熟的 Treg 细胞必经的过程，胸腺生成的和稳态增殖的细胞都被凋亡细胞所抵消，以维持外周 Treg 细胞的正常水平。虽然所有 T 细胞群都受稳态控制的影响，但最近的研究表明，不同的 T 细胞群体受到不同机制的调控。这在 Treg 细胞中体现得尤其明显：Treg 细胞高度依赖于 IL–2 并且增殖速率比 Tcon 细胞更快[47–49]。这种高水平的增殖通过增加对细胞凋亡的易感性来抵消，部分通过增加 CD95 的表达来介导[47]。由于这种高水平的内源性增殖，Treg 细胞与 Tcon 细胞相比具有显著缩短的端粒，这进一步促使细胞衰老并增加对细胞凋亡的易感性[48]。

在同种异体造血干细胞移植的情况下，胸腺功能明显受损，特别是在成人中，胸腺生成的幼稚 Treg 细胞显著减少[47]。因此，造血干细胞移植后正常 Treg 细胞数量的维持主要依赖于记忆 Treg 细胞的增殖，故后者数目显著增加。然而，与 Tcon 细胞相比，高度增殖的 Treg 细胞具有显著缩短的端粒并表达更高水平的 CD95 和更低水平的 Bcl–2 蛋白。同种异体造血干细胞移植后，Treg 细胞比 Tcon 细胞更容易发生细胞凋亡，这种稳态失衡导致 Treg 细胞相对缺乏。这在患有慢性 GVHD 的患者中最为明显，并且可能导致这些患者中慢性组织损伤的持续存在[47]。

（五）Treg 细胞生物学特性的临床转化

Treg 细胞抑制 GVHD 但仍允许移植物抗肿瘤应答和有效的免疫重建作用，使得该细胞群的临床转化尤为重要。此外，在已经建立的许多自身免疫动物模型中，Treg 细胞已被证实具有免疫效应，因此在造血干细胞移植领域的临床转化对其他临床疾病也具有巨大的影响[50]。然而，这些概念在临床上的转化仍然存在很大的难度，包括在外周血中循环的细胞数量相对较少以及难以用相当常见的表型分离这些细胞亚群。尽管 $CD4^+$ 和 $CD8^+$T 细胞在结构上并不表达 CD25，但人体效应 T 细胞在被抗原活化后，体外和体内均可表达 CD25。因此，除 Treg 细胞外，$CD4^+CD25^+$ 细胞的分离和扩增通常包括活化的 T 细胞。由于 FoxP3 是一种细胞内转录因子，FoxP3 的表达与否不能用于细胞的分离；然而，该转录因子的表达可以定义分离后细胞群的纯度。因此，寻找可能在临床上有用的其他标志物势在必行。许多研究已经揭示了很多潜在的标志物，到目前为止，寡表达或者不表达 CD127（IL–7 受体）被认为是最合适的表面标记[51, 52]。人样品中 $CD3^+CD4^+CD25^+CD127^{low}$ 的细胞表型能可靠地将这些细胞与常规 $CD4^+$ T 细胞（$CD3^+CD4^+CD25^-CD127^{high}$）和 $CD8^+$T 细胞区分开来。基于这些标记物，可以尽可能减少效应 T 细胞的混杂，分离出纯度较高的多克隆 Treg 细胞群体。

（六）Treg 细胞在人类 GVHD 中的作用

目前已经建立了许多方法来评估 Treg 细胞在人类 GVHD 病理生理学中的作用（图 14–1）。有学者试图探究急性或慢性 GVHD 的发生发展和严重程度与干细胞移植物中 Treg 细胞数量的潜在联系。虽然临床文献报道的结果并非一致，但大多数研究发现，干细胞产物中 Treg 细胞数量或频率的增加可降低植入后 GVHD 的发生率[53–55]。

一些研究还在移植后的不同时间点测量外周血中的 Treg 细胞计数，并将这些结果与 GVHD 的发生与否相关联。尽管这些研究的结果也不完全一致，但它们普遍支持较低数量的 Treg 细胞与更高的急性和慢性 GVHD 发生率相关[47, 56–65]。用于检测和定量 Treg 细胞的方法的不同可能有助于解释其中的一些差异，但是与 GVHD 无关的许多因素也可能影响移植后不同时间点在血液中循环的 Treg 细胞

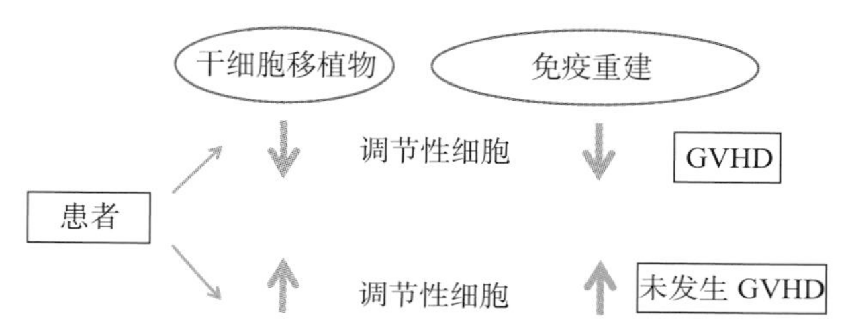

▲ 图 14–1　调节性细胞在移植物抗宿主中的作用

的数量。一项研究结果显示移植后早期 Treg 细胞的数量与 GVHD 风险相关，其中 Treg 细胞较少的患者 GVHD 风险较高 [66]。另一项独立的研究也显示慢性 GVHD 的有效治疗导致 Treg 细胞数量的提升，进一步支持了 Treg 细胞在人类 GVHD 中具有重要作用 [57]。所有这些研究都有一定的局限，包括供者移植物中 Treg 细胞范围相对较窄，以及由于淋巴结及 GVHD 靶组织取样较困难，多数标本只能选择血液等。一些研究已经能够评估在 GVHD 发生位点的 Treg 细胞组织含量，进一步支持 Treg 细胞在干细胞移植后同种异体反应中的重要意义 [56, 67]。尽管如此，这些研究只展示具有相关性，并没有最终确定 Treg 细胞在 GVHD 病理生理中的作用。因此，迫切期待着评估纯化 Treg 细胞群过继免疫效果的临床研究。

（七）在同种异体造血干细胞移植中过继转移 Treg 细胞

两项已发表的临床研究显示 Treg 细胞在调控 GVHD 中起主要作用。第一项研究是 Perugia 大学在高危组白血病患者中进行的，这些患者没有 HLA 匹配的亲缘或无关供者 [68]。患者接受清髓性预处理治疗，然后选择来自半相合供者的 $CD34^+$ 筛选的造血干细胞。在干细胞移植前 4 天，患者接受单剂量的高度纯化的供者 Treg 细胞输注。在干细胞输注后，患者还接受了确定剂量的供者 Tcon 细胞。该课题组先前的研究表明，单倍体移植在不应用任何免疫抑制药的情况下将 GVHD 风险降到最低的可能是存在的 [69]。然而，这些患者免疫恢复非常缓慢，而且容易复发和并发机会性感染。添加 Tcon 细胞可降低感染风险并可能提高移植物抗肿瘤效应，但供者 T 细胞输注受到 GVHD 风险的限制。具体来说，输注供者 $CD3^+$ T 细胞少至 5×10^4/kg 即可导致严重而致命的 GVHD。

随后 Perugia 的研究采用了两步分离过程，在造血干细胞动员之前从半相合供者中纯化 Treg 细胞 [68]。简而言之，供者采集物首先去除 $CD19^+$ B 细胞和 $CD8^+$T 细胞，随后 $CD25^+$ 细胞经选择性分离后获得具有 50% ～ 75% 纯度的表达 $FoxP3^+$ 的 Treg 细胞群。所有操作均使用 CliniMACS 分离系统（Miltenyi Biotec）和临床级试剂。在供者 Tcon 细胞之前输注供者 Treg 细胞是基于这样的假设：在 Tcon 细胞之前添加 Treg 细胞可以安全输注更多数量的 Tcon 细胞。研究结果显示，输注 Treg 细胞高达（2 ～ 4）$\times 10^6$/kg 没有显著的临床毒性。输注相同数量的 Tcon 细胞，仅发生有限的急性 GVHD 风险，这清楚地证明了 Treg 细胞群体在体内具有抑制同种异体反应的能力。在第一次试验中，28 名患者接受了治疗，26 名患者成功植入。在这 26 名可评估的患者中，只有 2 名患者发展为Ⅱ～Ⅳ度 GVHD[68]。更重要的是，接受供者 Treg 和 Tcon 细胞输注的患者似乎具有更良好的免疫重建和更低风险的疾病复发。然而，移植相关的死亡率仍然很高，主要是由于感染。因此，试验设计需要进一步改进以改善这些临床结果。就目前为止，该研究已经提供了明确的证据表明 Treg 细胞在体内具有有效的生物学功能，因为尽管输注了在其他情况下不可耐受剂量的 Tcon 细胞，但相对来说几乎没有患者发生显著的 GVHD。

第二项研究来自 Minnesota 大学，使用来自脐带血扩增的 Treg 细胞，以降低双份脐带血移植后 GVHD 的风险。鉴于脐带血中造血干细胞数量相对较少，在成人患者中大多使用双份脐带血来增强植入 [70]。双份脐带血的使用增加了 GVHD 的风险，因此 Minnesota 小组进行了一项临床试验，旨在探究输注第三方体外扩增的 Treg 细胞是否可以降低这种风险 [71]。在该研究中，使用 CliniMACS 系统从第三方 HLA 不匹配的脐带血中分离 $CD25^+$ 细胞以纯化 Treg 细胞。分离的细胞用抗 CD3/ 抗 CD28 免疫磁珠和 IL–2 刺激扩增至少 14 天。在大多数情况下，体外扩增时间均需延长以便提供第二次 Treg 细胞的输注。23 名患者中有 17 名（74%）患者接受了靶细胞剂量水平的 Treg 细胞输注。而由于培养扩增不足，有 5 名患者接受的 Treg 细胞输注剂量低于规定的细胞剂量。在计划接受两次 Treg 细胞输注的 18 名患者中，13 名患者在 +1 天和 +15 天分别接受了靶向 Treg 细胞剂量输注。总体而言，18 名患者接受总 Treg 细胞剂量＞ 30×10^5/kg。该研究表明 Treg 细胞可以从脐带血扩增应用于临床，并且在 23 名接受治疗的患者中未观察到输注毒性。输注后，可以在 14 天内检测到脐带血来源的 Treg 细胞，在 +2 天观察到最大比例的循环 $CD4^+CD127^-FoxP3^+$ 细胞。因为这些是第三方 Treg 细胞，所以预计这些细胞不会无限期地持续存在。虽然在该研究中很难评估 Treg 细胞的生物学功能，但可以发现 GVHD 风险与历史对照组相比明显降低[71]。

综上，这两项研究显示了在临床上规模性应用 Treg 细胞的可行性：较低的输注毒性和有效的生物活性（图 14–2）。这些研究为 Treg 细胞的进一步临床应用奠定了基础，包括高度纯化的 nTreg 细胞、离体扩增的 Treg 细胞和诱导性 Treg 细胞，用于预防和治疗 GVHD。显然，未来的研究仍有几个主要问题需要解决，包括输注的 Treg 细胞所需的纯度、活化状态、细胞表面归巢和功能性受体的表达、细胞剂量以及归巢到生物位点的能力。是否需要多次输注 Treg 细胞来持续抑制 GVHD 并建立对受体组织长期的免疫耐受仍有待阐明。最后，在未来的研究中，还必须仔细评估增强的 Treg 细胞功能是否也会抑制移植物抗肿瘤效应。总之，这些研究为可能的临床转化提供了可靠的证据，未来的研究将集中在这一重要的调节细胞亚群的临床应用潜能。

（八）免疫抑制药物对 Treg 细胞功能的影响

许多研究探讨了常规免疫抑制药物对 Treg 细胞功能的影响。这些研究表明钙调神经磷酸酶抑制药如环孢素 A 和他克莫司通常会抑制 Treg 细胞功能，但这可以通过给予 IL–2 来部分抵消[72, 73]。这两种免疫抑制药物均可抑制 T 细胞产生 IL–2，因此 Treg 细胞所需的这种细胞因子产生量减少，这被认为是这些药物在体内抑制 Treg 细胞的一种附加机制。其他免疫抑制药物，如西罗莫司，似乎对 Treg 细胞功能影响较小[74]。这可以通过以下观察来解释：在 T 细胞受体激活后，常规 $CD4^+$T 细胞主要通过 mTOR 途径发出信号，而 $CD4^+$Treg 细胞主要利用 Stat5 途径[73]。最近的研究还探究了新药对 Treg 细胞功能的影响。例如，去甲基化药物如地西他滨和阿扎胞苷，可诱导 Treg 细胞 FoxP3 的表达，并在动物模型中抑制 GVHD[75]。JAK/STAT 途径也在活化的 Tcon 和 Treg 细胞的增殖中起作用，并且正在探寻通过调节该途径选择性抑制 Tcon 细胞的方法[32, 76]。α_1– 抗胰蛋白酶是另一种新型药物，已被发现通过抑制促炎细胞因子，选择性地减少效应 T 细胞的扩增和增强 Treg 细胞的恢复来降低 GVHD[77, 78]。到目前为止，大多数相关研究都是在体外或动物模型中进行的；在临床造血干细胞移植中尚没有可接受的避免使用钙调神经磷酸酶抑制药的用药方案。西罗莫司和霉酚酸酯的组合已在临床上使用并且被证实可导致更高数量的 Treg，然而，与更常规的基于钙调神经磷酸酶抑制药的组合相比，该方案毒性与 GVHD 风险并没有明显降低[79]。

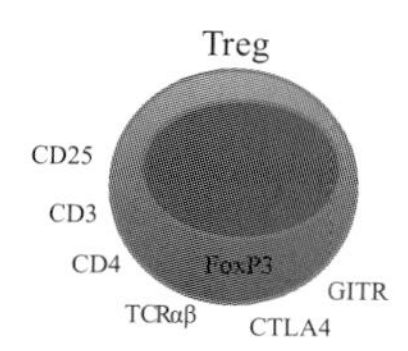

过继细胞疗法
- 单采血液成分来源于供体干细胞
- 来自第三方捐赠者的细胞
- 体外纯化和扩增

体内药理学操作
- 低剂量 IL–2
- Treg 保留免疫抑制药（西罗莫司）
- 去甲基化药物
- α_1– 抗胰蛋白酶

▲ 图 14–2　增强 CD4 调节性 T 细胞功能的临床方法

（九）Treg 细胞在体内的激活和扩增

虽然过继免疫实验是调节造血干细胞移植后 Treg 细胞功能的有效方法，但学者们还是探索出替代方法来扩增体内 Treg 细胞群。在动物模型中，这可以通过使用 IL–2 来实现，IL–2 是 Treg 细胞自身不能分泌但不可或缺的关键稳态细胞因子[3, 80]。在这些研究中，IL–2 治疗可以导致 Treg 细胞在几种不同动物模型和人体内的选择性扩增[81–84]。当应用自身免疫模型进行验证时，IL–2 治疗后体内 Treg 细胞的选择性扩增有效地逆转了疾病的表现[82]。在同种异体移植物排斥模型中，IL–2 治疗可促进同种异体移植物的长期耐受，此过程并不依赖额外的免疫抑制[81]。在同种异体造血干细胞移植模型中，IL–2 与西罗莫司合用，以增强对常规 CD4 T 细胞的抑制作用。在该模型中，IL–2 与西罗莫司的组合提高了生存率并降低了 GVHD 致死率。这与 nTreg 细胞的选择性扩增、供者常规 $CD4^+$T 细胞向 iTreg 细胞的转化以及炎性细胞因子的产生减少有关[85]。

Dana–Farber 癌症研究所的研究人员已经在难治性慢性 GVHD 患者中探索使用低剂量 IL–2 来扩增 Treg 细胞[86]。他们早期的研究表明，慢性 GVHD 患者的 Treg 细胞数量较少，皮下每日注射低剂量 IL–2 会导致 Treg 细胞扩增。由于所有 Treg 细胞均表达高亲和力的 IL–2 受体，低浓度的配体足以启动受体介导的信号通路。因此，根据常用于治疗转移性黑素瘤的 IL–2 剂量，本研究确定了相对较低三个 IL–2 剂量水平。共纳入 29 个患有长期慢性 GVHD 的患者，结果提示每日皮下注射 $1 \times 10^6 U/m^2$，8 周为一疗程是 IL–2 的可耐受剂量。重要的是，这种治疗与外周血中 Treg 细胞数倍增 8 倍有关，而该过程中常规 $CD4^+$ 或 $CD8^+$T 细胞并没有任何增加。在 IL–2 治疗期间，NK 细胞也受到影响并扩增了 2.5 倍。在 23 名可评估的患者中，12 名患者的主要反应涉及疾病的几种不同的临床部位。在有临床反应的患者中，每日 IL–2 治疗在休息 4 周后恢复，该治疗方式在几名患者中维持超过 1 年。虽然 IL–2 也可以促进效应 T 细胞的扩增，但 IL–2 对 Treg 细胞的作用占优势，并且该试验中没有患者在低剂量 IL–2 治疗时出现慢性 GVHD 的进展。

在该临床试验的背景下，开展了许多进一步探究 IL–2 疗法生物学效应的临床研究 [87]。在开始 IL–2 治疗之前，所有患者均出现外周血中 Treg 细胞数量减少。在 8 周治疗期间，IL–2 在所有患者中均诱导出 Treg 细胞稳态的一系列连续变化，包括更旺盛的增殖和更多幼稚 Treg 细胞的胸腺输出。Bcl–2 的细胞内表达也增加，而且扩增的 Treg 细胞在体外更能对抗细胞凋亡。低剂量 IL–2 对 Tcon 细胞的影响很小，这导致 Treg/Tcon 细胞比例增加了 5 倍。总之，这些发现一定程度上明确了低剂量 IL–2 疗法恢复 $CD4^+$T 细胞亚群稳态，并促进活动性慢性 GVHD 患者免疫耐受重建的机制。这些研究显示了 Treg 细胞扩增的广阔应用前景，未来的研究结合 Treg 细胞过继免疫与低剂量 IL–2 治疗可能进一步增加其潜在的临床获益 [88]。临床前期动物实验为同种异体 HCT 后调控 $CD4^+$Treg 细胞的各种方法奠定了基础，并为不同的临床环境中设计临床试验提供了帮助。

（十）自然杀伤 T 细胞

除 Treg 细胞外，其他细胞群体亦具有免疫调节活性。共表达 T 细胞标记（NK T 细胞）的罕见 NK 细胞群也被证实，主要通过产生免疫调节细胞因子如 IL–4 而具有免疫调节活性 [89, 90]。动物模型研究已经证明 NK T 细胞群可以抑制自身和同种免疫功能，再次为临床应用奠定了基础。由 CD1d 分子表达的糖脂抗原选择性激活非变异的 NKT（iNKT）细胞。这些细胞表达以不变的 TCRα 链与可变 TCRβ 链耦联为特征的不同的 TCR。两个主要的 iNKT 细胞亚群具有不同的功能活性并且在激活后产生不同系列的细胞因子 [89, 91]。这些细胞似乎在造血干细胞移植后调节免疫反应中起重要作用 [92, 93]。与 Treg 细胞的研究相似，需要设计试验去探究干细胞移植物的 iNKT 细胞数目与随后的 GVHD 风险之间存在相关性 [94]。在这些研究中，干细胞移植物中 iNKT 细胞数量的增加与移植后 GVHD 发生率的降低有关。同样，移植后 iNKT 细胞重建的分析表明，iNKT 细胞的早期恢复对 GVHD 风险的降低和生存率的提高有一定的提示作用 [95]。

Strober 及其同事将上述概念转化应用于临床，在小鼠模型中使用全淋巴放疗联合 ATG，导致传统 $CD4^+/CD8^+$T 细胞与 NK T 细胞比例的改变，从而使 GVHD 风险的显著降低 [96]。在该模型中，NK T 细胞显示具有相对抗辐射性，因此暴露于全淋巴放疗后抑制较少，在用 TLI–ATG 制备的动物组织中该比率改变显著。结果，经 TLI–ATG 预处理的动物与全身放疗预处理动物相比，可以移植 1000 倍的常规 $CD4^+/CD8^+$T 细胞，而后者可导致致死性的 GVHD。IL–4 的产生至关重要，目前认为其在 CD1 存在的条件下被激活，因为缺乏 IL–4 或 CD1 的动物模型没有上述生物学效应。因此，改变受者预处理方案可能会影响 NK T 细胞调节细胞的比例，并在造血干细胞移植后具有深远的生物学效应，此外，这些动物实验还证实了 NK T 细胞与供者移植物中 Treg 细胞的相互作用发挥了重要的生物学功能 [97]。

这些临床前期研究为 TLI–ATG 方案的应用于临床奠定了基础，该方案在门诊患者中是可以接受的，并且使急性 GVHD 和移植相关死亡率显著降低 [98–100]。此外，在 TLI–ATG 方案的移植患者中，在预处理后和输注供者移植物之前，可观测到受者 NK T 细胞出现短暂的激增，这与动物模型预测相关 [98]。TLI–ATG 预处理具有良好的耐受性，适用于老年患者和并发症患者的治疗，包括曾接受过自体移植的患者 [99]。此外，GVHD 风险的降低为探索用于联合骨髓和实体器官移植的免疫耐受提供了可能。最初是在肾移植的情况下，许多患者已成功地降低免疫抑制药物的用量 [101]（参见第 12 章）。

对 NK T 细胞过继免疫治疗的进一步研究发现这些细胞群也能够抑制 GVHD[102, 103]。有趣的是，与 Treg 细胞在动物模型中的作用相比，更低数量的 NK T 细胞即可发挥功能 [104]。尽管已经利用生物发光成像的方法证实，Treg 细胞可抑制同种异体反应的常规 T 细胞的增殖，但是在输注 NK T 细胞后，并未对常规 T 细胞的增殖产生抑制，表明 NK T 细胞通过其他途径发挥抑制 GVHD 的作用。此外，动物模型的结果显示使用 αGalCer 激活 NK T 细胞与 Treg 细胞相互作用，可以抑制 GVHD[105]。这一概念已转化为正在进行的 Ⅰ / Ⅱ 期临床试验。借助于动物模型，NK T 细胞已经被证明在抑制 GVHD、降低移植相关的发病率和死亡率等方面具有重要意义，并被适当扩展到临床。

（十一）间充质干细胞

间充质干细胞是从骨髓、脂肪组织和其他部位分离的一群异质细胞，已经在许多不同的临床中心进行了相关研究[106]。间充质干细胞具有免疫调节和抗炎的特性已经显示，并已发现在急性和慢性 GVHD 的治疗中有一定作用。动物研究结果表明，间充质干细胞抑制同种异体反应性 T 细胞增殖，其结果与间充质干细胞抑制 GVHD 的能力有关[107, 108]。在其他研究中，重复注射间充质干细胞可延迟但未阻止 GVHD[109]。在 GVHD 的犬模型中观察到类似的结果，尽管具有与人类间充质干细胞相似的性质，但未能改善同种异体造血干细胞移植的生存率[110]。虽然上述动物模型结果有些令人沮丧，但已有病例报告重度难治性 GVHD 对间充质干细胞输注治疗有效[111]。这些鼓舞人心的结果促进了更多临床试验的实施，包括间充质干细胞联合皮质类固醇作为一线治疗急性 GVHD 的前瞻性 Ⅱ 期试验。在一项研究中，32 名患者在首次用皮质类固醇治疗后 48h 内接受了两种不同剂量的间充质干细胞（2×10^6/kg *vs* 8×10^6/kg）。观察到 94% 的高应答率，与使用间充质干细胞的剂量无关[112]。在这些充满希望的结果的基础上，进行了两项前瞻性随机试验，比较间充质干细胞与安慰剂的疗效。最终结果尚未确定，据报道他们没有达到 GVHD 有效率的主要终点，尽管肝脏 GVHD 患者的子集分析显示间充质干细胞可能对治疗有利。

尽管有这些不足，但人们对于间充质干细胞治疗急性和慢性 GVHD 仍然存在很大的兴趣[113]。总体而言，间充质干细胞的潜在治疗作用受到使用间充质干细胞群体的异质性和这些细胞在体内不确定的作用机制的限制。导致间充质干细胞异质性的关键因素包括临床试验中使用的细胞是自体的还是同种异体的、它们来自何种组织、分离方法、体外细胞分裂的数量以及扩增后的细胞表面表型[114]。需要进一步的研究来解决这些问题并建立所制造的间充质干细胞产物体外效应的测定方法，可用于比较不同的间充质干细胞产物并预测这些细胞在体内的功能活性。

（十二）髓样来源抑制细胞

MDSCs 被认为是一群在肿瘤组织中蓄积并抑制免疫应答的细胞[115]。MDSCs 可以在 G–CSF 和 GM–CSF 的存在下从骨髓细胞培养，并且已经发现可以抑制体外免疫应答。这些细胞也在同种异体造血干细胞移植的小鼠模型中进行了研究：如果向干细胞移植物中添加 MDSCs 可抑制 GVHD；相反，如果从移植物中剔除 MDSCs，则会加剧 GVHD[116]。移植后，在没有 GVHD 的小鼠中发现了更多的 MDSCs；在肿瘤复发部位也注意到 MDSC 的积累。据报道，对 IL–13 有反应的 MDSC 的子集抑制 GVHD 而不抑制移植物抗肿瘤反应[117]。

（十三）其他免疫调节细胞

其他免疫调节细胞亚群，包括 $CD8^+$Treg 细胞和调节性 B 细胞，也已在动物模型中被证明具有免疫调节功能[118–120]。已经发现从常规 $CD8^+$T 细胞诱导的 $CD8^+$Treg 细胞有效抑制 GVHD 的作用[121, 122]。然而，由于外周血中这些细胞的数目匮乏、表型变化多样以及不明确这些细胞群体是否可在体外诱导，这些细胞的潜在临床应用价值仍然有限。尽管大多数研究都是在小鼠模型中进行的，但 CD8Treg 细胞群已用于人类细胞进行研究[123, 124]。然而，尚不清楚人与鼠的 $CD8^+$Treg 细胞群是否一致，而且这些细胞调节其他免疫细胞的机制尚不清楚。重要的是，$CD8^+$Treg 细胞在人类同种异体造血干细胞移植后在 GVHD 中的潜在作用尚未被阐明。

三、结论

免疫调节机制在各种不同的疾病中发挥着核心作用。在急性和慢性 GVHD 中，功能失调的免疫反应是其病理生理学特征。如何增强免疫调节细胞数量和功能以及调节细胞亚群的过继免疫治疗，对于改善接受同种异体 HCT 的患者的预后具有重要意义。但是许多问题仍需要通过实验技术的改进进一步阐明。欣慰的是，从动物模型得出的早期临床研究结果证明了这些细胞亚群的生物学影响和临床转化的可行性。这些研究在造血干细胞移植领域具有重要意义，也与其他临床病症如自身免疫疾病和实体器官移植免疫耐受相关。

第 15 章 造血干细胞移植后的免疫重建
Immune Reconstitution Following Hematopoietic Cell Transplantation

Jarrod A. Dudakov　Miguel - Angel Perales　Marcel R.M. van den Brink　著
顾　斌　译
施晓兰　韩　悦　陈子兴　校

一、概述

造血干细胞移植后会伴随免疫缺陷，异基因移植后免疫缺陷比自体造血干细胞移植后更为严重。细胞杀伤性的预处理在清除肿瘤细胞的同时，也显著损耗了受体的免疫系统，特别是淋巴系细胞（参见文献 [1]），并创造了让造血干细胞成功植入其骨髓龛位的条件。鉴于清除适应性免疫系统可防止供体干细胞免受宿主细胞的攻击，从而促进造血干细胞移植的植入，然而淋巴系免疫系统复原的延迟与高发病率和高死亡率相关，更有导致恶性复发的潜在风险 [2, 3]。移植后免疫耗损在 T 细胞系尤为突出，对负性调控极为敏感，并长期处于抑制状态（图 15–1）。由此可见，免疫系统的再生仍远未满足临床需求。目前还没有美国 FDA 批准的免疫重建策略，然而，临床前和临床研究已确认了一些很有希望的免疫再生治疗策略。

在本章中，我们将探讨造血干细胞移植后的免疫重建，主要分析导致移植后免疫恢复延迟的因素和因此带来的临床后果。我们还讨论目前用于监测移植后免疫恢复的临床和研究方法，并重点关注目前正在研究的一些以加强移植受者免疫恢复的潜在策略。

二、稳态淋巴细胞生成

造血干细胞在整个生命中处于中心地位，它们具有分化并发育成所有造血谱系的能力 [4]，在造血干细胞和祖细胞水平上都能向髓系和淋系形成分支 [5]。事实上，早期的造血祖细胞从表型上鉴定为完全定向或偏向淋系 [6–8]。此外，动物研究中越来越多的证据表明，功能性分支发生在最原始的造血干细胞上，即偏向淋系和髓系干细胞 [9, 10]。偏向髓系和淋系干细胞的比例变化可以解释年龄相关性的淋巴功能下降 [11, 12]。淋巴祖细胞分化为骨髓中的 B 系或胸腺中的 T 系是一个复杂的过程，涉及多能祖细胞的转录调控。就 T 细胞而言，它们源于骨髓，进入胸腺，并经历一系列不同的阶段而发育，这些阶段受各自微环境的严格控制。这个分化过程在人的一生

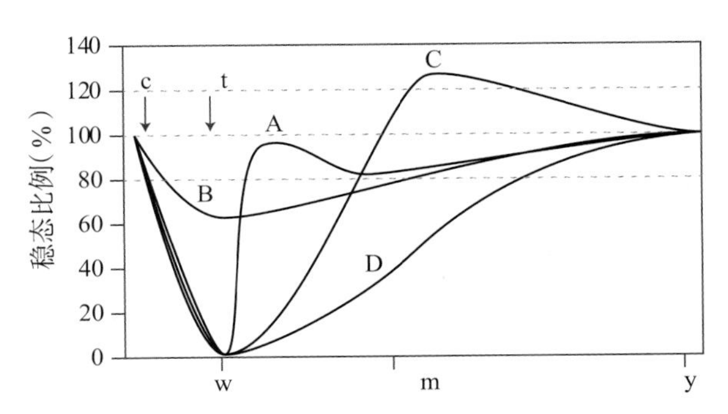

▲ 图 15–1　显示一定比例的稳态水平的免疫细胞总数的说明图

图示近似时间范围在清髓性预处理（c）后的数周（w），数月（m）和年（y）和造血干细胞移植（t）。A. 中性粒细胞 / 单核细胞；B. 浆细胞 / 树突细胞；C. B 细胞 /CD8⁺ 细胞；D.CD4⁺ 细胞 /NKT 细胞（引自 Storek，2008[198]）

中持续存在，会随着年龄的增长而显著下降，从而形成成熟的幼稚 T 细胞和 B 细胞，构成适应性免疫系统的支柱。

从造血干细胞到 B 细胞的进展经历一系列独特的发育步骤，并依赖于骨髓龛产生的特定因子以及促进成熟 B 淋巴细胞分化和发育的下游信号事件 [13]。T 细胞发育更为复杂，它始于骨髓并在胸腺中经历一系列明确界定的阶段。传统认为胸腺含有的非自我更新细胞能够维持胸腺生成 [14]，而不是依赖于定期从骨髓进入循环及形成胸腺的祖细胞的输入（详见文献 [15, 16]）。但是最近在小鼠模型中进行的两项研究表明，至少在免疫缺陷的情况下，胸腺中存在一些位于胸腺内的自我更新的 T 系祖细胞有助于胸腺形成 [17, 18]。尽管从循环祖细胞中接种于胸腺的基本过程已经确定，但对循环 T 系祖细胞的精确识别仍然难以捉摸。然而，越来越清楚的是，有多种具有 T 细胞分化能力的循环细胞可以种植于胸腺，其表型和谱系限制各不相同 [15, 16]。此外，它们进入胸腺的确切机制才刚刚开始为人所知（见文献 [16]）。一旦进入胸腺，T 系祖细胞会经历一系列发育成熟的步骤，除了依赖于其特异性 T 细胞受体及其对自身或外来抗原的亲和力的正性和负性选择，还依赖使童贞 T 细胞形成并能输出到外周血的特定微环境区（见参考文献 [19]）。尽管 T 细胞发育主要限于胸腺，但最近的研究发现，可能存在一定程度的胸腺外 T 细胞发育，包括人类扁桃体中的常规 T 细胞发育 [20-22]。根据另一项研究表明，随着年龄的增长，在人类胸腺中幼稚 T 细胞输出可以忽略不计 [23]。然而，尽管在稳态下老年人存在明显冗余，但在免疫耗竭后，胸腺很可能对重建幼稚 T 细胞受体池相当有益。

三、移植后免疫缺陷的成因是什么

影响移植后免疫缺陷的程度和持续时间有几个因素，包括年龄相关的胸腺退化、移植前化疗引起的胸腺损伤、放射和（或）抗体治疗、移植细胞的来源和纯度、供受者之间 MHC 和 mHA 的差异、移植后免疫抑制药的使用和 GVHD。

（一）受体情况和免疫重建之间的关系

成功的造血干细胞植入需要以下条件：①在骨髓中腾出龛位以有效植入供者干细胞；②减少受者免疫细胞对移植物的排斥。经典的预处理方案包括细胞杀伤性的化学治疗药物例如环磷酰胺和白消安，全身放疗和（或）抗体（如 ATG 或阿仑单抗）[24]，这导致免疫系统的所有血液细胞严重耗尽。烷化剂化疗和辐射均靶向高增殖细胞 [25]，包括发育中的和幼稚淋巴细胞，尤其使它们在治疗后耗尽 [26]。ATG（或阿仑单抗）的使用进一步消耗宿主 T 细胞，并可能损害供者来源 T 细胞的早期发育，因为这些抗体在给药后会在患者体内存留数周。

增加预处理强度可以显著提高不相关不相合的造血干细胞的植入，但也增加治疗相关毒性并进一步延长移植后免疫缺陷 [27]。此外，骨髓和胸腺中的造血细胞龛位受到移植预处理的极大影响。特别是在胸腺中，上皮微环境可能受到明显损害，导致 T 细胞发育减少。胸腺损伤的严重程度与预处理方案的剂量相关，尤其影响上皮微环境，并与移植后免疫恢复的速度相关 [28-32]。尽管年轻患者胸腺中的上皮区可以从这些细胞杀伤治疗中恢复 [33, 34]，但这种再生能力依赖于年龄，老年患者的胸腺再生能力较差 [35]。胸腺对用作 GVHD 预防的免疫抑制药以及 GVHD 本身及其治疗（如高剂量皮质类固醇）引起的损伤也非常敏感 [36-40]。

（二）移植成分和免疫重建的关系

降低 HLA 不合或轻微错配的移植中 GVHD 发生率的最有效方法是从移植物中特异性去除所有供者 T 细胞，或用纯化的干细胞作为移植物。尽管大大降低了 GVHD 的风险，但接受去除供者 T 细胞或富含干细胞的移植物的患者也可能经历长时间的免疫缺陷 [41, 42]，并增加感染相关并发症和死亡率 [43]。此外，对于接受造血干细胞移植的恶性血液病患者，去除抗白血病的供者 T 细胞则可能会减少有益的 GVL 的作用。因此，在这种情况下，使用纯化的移植物可能会增加复发率 [44, 45]。

应该注意的是，移植物抗白血病作用的效力在不同的恶性疾病间存在明显的差异。例如，在患有慢性髓系白血病的患者中，T 细胞去除与复发风险增加相关 [46]，而供者淋巴细胞输注（donor lymphocyte infusion，DLI）治疗 T 细胞去除的大多数患者与非 T 细胞去除移植物的接受者相比，两组的完全缓解率和总体生存率之间没有显著差异。相比之下，研究报道显示对于急性髓系白血病或急性淋巴细胞白血病患者而言，T 细胞去除的干细胞移植后复发率相对低[47–49]。最近发表的急性髓系白血病回顾性分析，比较了 115 例接受清髓性预处理后接受 T 细胞去除移植的患者和 181 例接受未经处理的移植物的患者，结果显示，T 细胞去除组与未经处理的移植物组相比受者 3 年复发率无显著差异（18% *vs* 25%，$P = 0.3$）[50]。

造血干细胞成功的最关键决定因素之一是移植的干细胞的数量和质量[51]。尽管免疫系统随着年龄的增长而逐渐减弱是一种公认的现象[52, 53]，但至少这种减弱的部分原因是造血干细胞功能的降低（见参考文献 [11]）。随着年龄的增长，造血干细胞植入和重建潜力较前下降[54, 55]，并且总体上偏离了淋系而转向髓系[56, 57]。因此，干细胞供者的年龄在决定移植结果方面具有相当大的临床重要性[58, 59]。

此外，干细胞的来源也可能对移植结果产生重大影响。目前，常用的干细胞来源是骨髓干细胞、外周干细胞和脐带血干细胞。骨髓干细胞比外周干细胞能更快速地归巢到骨髓[60]；通过血小板和中性粒细胞重建判断，使用外周干细胞者其造血植入明显更快[61]，这可能是由于外周干细胞中含有更多的 MPP[61]。虽然初步研究似乎表明，在造血干细胞移植后使用脐带血移植后免疫重建延迟可能是由于与骨髓或外周干相比，脐带血仅包含原始造血干细胞[62, 63]，后来的研究表明，在预处理过程中使用 ATG 可能是免疫重建延迟的主要原因[64]。

（三）GVHD 对造血干细胞移植后免疫重建的影响

虽然理想情况下希望所有造血干细胞移植患者能输注 HLA 相合的细胞，从而获得最大的疗效[24, 65]，但事实上并非所有患者都有 HLA 全相合的供者。只有 40% 的患者接受了 HLA 亲缘全相合的移植[66]。一些研究已经确定，在 GVHD 过程中，血液系统可以是同种异体反应性 T 细胞的直接靶目标。具体而言，对于支持造血功能的骨髓微环境龛位和胸腺细胞生成至关重要的胸腺，在 GVHD 过程中会受到严重影响[38–40, 67]。这将导致严重长时间的免疫缺陷，以此可以解释在 GVHD 患者中全血细胞减少症相关报道。

四、免疫缺陷延长的后果

造血植入和免疫重建的速度和质量对干细胞移植的并发症发病率和死亡率具有显著影响，在同种异体移植中尤其如此。异基因造血干细胞移植后 B 细胞和 T 细胞重建的缺陷可持续超过 1 年，并且与感染风险增加[68–70]、对疫苗反应降低[71]、原发恶性病复发[72, 73]，以及继发性恶性肿瘤的发生相关[44]。尽管采用了新方法预防和治疗侵入性病毒、真菌和寄生虫感染，但机会性感染是移植后并发症和相关死亡的重要主要原因[68, 74]。由于免疫恢复的延迟，无关供者造血干细胞移植感染的总体风险较前增加，尤其是移植后感染的发生率[68, 74]。

五、造血干细胞移植后内源性免疫重建

（一）固有免疫的重建

固有免疫由两个基本部分组成：①造血细胞，包括中性粒细胞、巨噬细胞和 NK 细胞；②非造血成分，包括物理屏障，如皮肤和黏膜表面[75, 76]。尽管非造血成分可能受到包括化学疗法和放射疗法在内的造血干细胞移植预处理的影响，但它们在移植后迅速恢复[77]。然而，在 GVHD 的情况下，物理屏障包括皮肤和黏膜尤其会被攻击[78]。造血干细胞移植后第一个植入的细胞是单核细胞，接着是粒细胞、血小板和 NK 细胞[77]。中性粒细胞计数在 2 ～ 4 周内恢复正常；但是，从功能上来说，它们在移植后的短时间内可能仍然不是最理想的[79]。虽然巨噬细胞不会因移植预处理而显著耗尽，但在移植后的最初几个月，它们逐渐被供者来源的巨噬细胞取代[80]。在功能上，单核细胞可能保持长达 1 年的最佳状态[81, 82]。NK 细胞在造血干细胞移植后的最初几周内在数量和功能上恢复[83]。NK 细胞恢复对植入和复发的重要性在其他部分（第 15 章）讨论。

（二）适应性免疫的重建

尽管淋巴细胞对负面刺激极为敏感，但是它们具有非凡的内源性再生能力，能够在感染、休克或细胞减灭疗法后更新免疫能力[36, 84]。然而，适应性免疫系统，特别是 T 细胞的恢复是缓慢的，这反映在幼稚 T 细胞的长期缺陷和功能降低[85, 86]。通过（记忆）T 细胞的外周扩增或内源性 T 细胞发育，可以使 T 细胞数量的恢复。尽管在非 T 细胞去除的移植物的造血干细胞移植受者中存在 T 细胞的外周扩增，但这最终导致 T 细胞受体池缩小和适应性免疫受

损[26, 33]。事实上，CD8$^+$T 细胞在年轻和老年患者中都能迅速恢复[87]；然而，这些主要的克隆扩增填补了造血龛位[88, 89]。

因此，有效重建 T 细胞受体池的多样性和功能需要有功能性的胸腺[90]。这种在移植后产生有效 T 细胞库的胸腺依赖性是老年患者的一个关键障碍，胸腺萎缩是自然的衰老过程[91]。虽然最近的研究表明，老年人胸腺在稳态下不会产生任何幼稚 T 细胞[23]，但据报道，存在 TRECs 和胸腺输出物的其他标志物，表明移植后胸腺确实有助于 T 细胞池恢复[41, 92, 93]。然而，与儿童相比，胸腺因年龄而萎缩的成年人在化疗或造血干细胞移植后恢复的能力明显受损[33, 85, 94]。完全免疫恢复被认为可能直到中年，而在老年患者中，幼稚 T 细胞受体池从未完全恢复[95]，并且与感染性并发症有关[69]。虽然不如 T 细胞缺失那样引人关注，B 细胞的重建也有明显的延迟[96]。与 T 细胞受体池一样，B 细胞抗体池也严重减少并且恢复时间延长[97]，平均持续时间为自体移植后 6 个月，异基因造血干细胞移植后 9 个月[98]。在异基因造血干细胞移植之后，这种被减少的 B 细胞重建主要归因于 GVHD 及对其治疗的影响[99]。

六、T 细胞重建的功能分析（监测）

有许多方法可用于评估移植后的免疫恢复（表 15-1）。这些方法有相对简单且容易获得的临床参数，例如绝对淋巴细胞计数（absolute lymphocyte count, ALC）、淋巴细胞亚群（CD4$^+$ 和 CD8$^+$T 细胞、NK 细胞、B 细胞）或抗体滴度的测量，到更复杂和非常规测定的 T 细胞库和 B 细胞库。

绝对淋巴细胞计数已被证明可预测自体和同种异体造血干细胞移植后的存活和复发。在梅奥诊所进行的研究中，早期淋巴细胞恢复（定义为第 15 天的绝对淋巴细胞计数＞500/μl）是患者自体造血干细胞移植后无进展和总体生存率的独立预后因子，这些患者包括多发性骨髓瘤、非霍奇金淋巴瘤、套细胞淋巴瘤、霍奇金淋巴瘤、急性髓系白血病、原发性系统性淀粉样变性和转移性乳腺癌[100]。这些回顾性研究的结果在非霍奇金淋巴瘤患者的前瞻性研究中得到进一步证实，第 15 天的 NK 细胞确定为影响生存的关键的淋巴细胞亚群[101]。此外，自体造血干细胞移植后淋巴细胞减少症的发展与弥漫性大 B 细胞淋巴瘤（diffuse large B-cell lymphoma, DLBCL）的复发风险相关[102]，同样，在同种异体造血干细胞移植的患者中进行的研究也显示绝对淋巴细胞计数与移植后结果之间存在关联。在常规移植的患者中，第 21 天或第 30 天的较高的绝对淋巴细胞计数与总生存率和无病生存率的改善相关，并且复发率也较低[45, 103]。

对接受部分 T 细胞去除并给予早期 T 细胞回输的干细胞移植的患者，第 30 天绝对淋巴细胞计数大于中位数与改善的生存相关，并且复发率、非复发死亡率和急性 GVHD 均较低[104]。在接受相同移植方案的慢性髓系白血病患者中也观察到了类似的结果[105]。此外，在慢性髓系白血病患者中，第 30 天的绝对 NK 细胞数也能预测生存和分子缓解率。在另一项 CD34$^+$ 筛选的移植物 T 细胞回输的研究中，第 30 天的绝对淋巴细胞计数也能有力预测非复发死亡率和总体生存率[106]。最后，在脐带血移植的患者中，第 30 天的绝对淋巴细胞计数也可预测无进展生存和总生存率[107]。

淋巴细胞群（包括 T 细胞、B 细胞和 NK 细胞）的定量也常规在临床上开展。早期 CD4$^+$T 细胞恢复已显示与总生存[108]、非复发死亡率[108, 109]和机会性感染风险相关[108, 109]。在 95 例接受清髓性异基因干细胞移植的患者的前瞻性研究中，无进展生存期与 CD3$^+$ 和 CD8$^+$T 细胞水平、Treg 细胞和髓样树突状细胞升高有关[110]。

最近，多参数流式细胞术已被用于进一步定义 T 细胞、B 细胞和 NK 细胞的亚群，以及诸如树突细胞的髓系亚群。CD4$^+$ 和 CD8$^+$T 细胞亚群包括由 CD45RA、CD28、CD27、CD62L 和 CCR7 表达定义的幼稚、效应、效应记忆和中枢记忆亚群[111-113]。CD45RA 和 CCR7 表达的组合区分幼稚（CD45RA$^+$CCR7$^+$）、中枢记忆（CD45RA$^-$CCR7$^+$）、效应记忆（CD45RA$^-$CCR7$^-$）和效应（CD45RA$^+$CCR7$^-$）T 细胞。例如，在 T 细胞去除的同种异体干细胞移植后的早期，效应记忆 CD4$^+$ 和 CD8$^+$T 细胞被鉴定为主要的 T 细胞亚群[93]。另外的 CD4$^+$T 细胞亚群包括调节性 Treg 细胞，其定义为 CD4 的共表达、CD25 和 FoxP3 的高表达[114]，以及分泌白细胞介素 -17 的辅助 T17 细胞[115]。此外，可以通过检测最近的胸腺迁移物（recent thymic

表 15-1　分析免疫重建的测试

测　试	细胞亚群	临床 *vs* 研究	注　释
定量测试			
血液学			
CBC+ 差异性	中性粒细胞	临床	中性粒细胞恢复
	淋巴细胞		淋巴细胞恢复
流式细胞术			
淋巴细胞亚群	T、B、NK 细胞淋巴	临床	淋巴细胞亚群恢复
T 细胞亚群	T 细胞	研究	幼稚、记忆、效应亚群和调节性 T 细胞
最近胸腺输出	T 细胞	研究	胸腺输出
B 细胞亚群	B 细胞	研究	幼稚、记忆亚群
NK 细胞亚群	NK 细胞	研究	NK、NKT
分子测试			
TRECs	T 细胞	研究	胸腺输出
KRECs	B 细胞	研究	B 细胞恢复
功能分析			
增殖反应	T 细胞	临床	对有丝分裂原、召回抗原、病毒抗原反应
抗体	B 细胞	临床	对召回抗原、疫苗反应
ELISPOT	T 细胞	研究	对（病毒、肿瘤）特异性抗原反应
流式细胞术			
细胞内细胞因子	T 细胞	研究	对（病毒、肿瘤）特异性抗原反应
四聚体	T 细胞	研究	对（病毒、肿瘤）特异性抗原反应
免疫多样性			
分子测试			
谱型	T 细胞	研究	T 细胞库
	B 细胞	研究	B 细胞库
二代测序	T 细胞、B 细胞	研究	T 细胞、B 细胞库

CBC. 全血细胞计数；TRECs. T 细胞受体切除环；KRECs. kappa 缺失重组切除环

emigrants，RTEs）来评估胸腺输出，其表型为 CD4^{+}CD45RA^{+}CD31^{+}CD62L^{bright}CD95^{dim} 和 CD8^{+}CD103^{+}CD62L^{bright}CD95^{dim}[116, 117]。通过鉴别表达 CD27、IgM 和 IgD，B 细胞也可分为记忆与幼稚 B 细胞群[118, 119]。这些标记区分 CD27^{-}IgD^{+} 幼稚 B 细胞，CD27^{+}IgD^{+}“能够切换”的记忆细胞和 CD27^{+}IgD^{-}“同种型转换”记忆细胞[120]。不同的 NK 群体包括 NK 和 TCR-Valpha-24^{+}NK T 细胞。最后，树突状细胞包括髓样树突状细胞（CD123$^{low/+}$ CD11c^{+}）和类浆细胞样树突状细胞（CD123^{bright}CD11c^{neg}）[121]。

流式细胞术还通过细胞因子检测或四聚体（参见下文）来用于鉴定抗原特异性应答。

除定量测试外，许多功能测定还提供有关移植后免疫恢复的重要信息。对有丝分裂原（PHA 和 OKT3）、病原体（念珠菌、破伤风）、病毒（巨细胞病毒、单纯疱疹病毒、水痘－带状疱疹病毒、腺病毒）和同种异体抗原的增殖反应（通过 ^{3}HTdR 掺入测定）可以评估 T 细胞的功能[68, 122, 123]。

更多定量功能测定包括 ELISPOT，通过流式细胞术检测的细胞内细胞因子分泌和四聚体。前两个通过检测 $CD4^{+}$ 或 $CD8^{+}$T 细胞产生的抗原特异性细胞因子来提供功能信息。最后一种测定直接测量与特定肽 –MHC 复合物反应的 T 细胞，包括可能没有功能活性的细胞。通过用细胞、裂解物、蛋白质或肽刺激可以引发抗原特异性细胞因子分泌。特别是，使用跨越蛋白质的重叠十五肽库具有能够检测 $CD4^{+}$ 和 $CD8^{+}$ 反应的优点，而不受患者 HLA 的限制[124]。这些分析可用于检测病毒特异性反应，包括巨细胞病毒[125, 126]和 EB 病毒[127, 128]的反应，以及对肿瘤抗原如 WT1 的反应[129, 130]。巨细胞病毒特异性反应可能预先判断巨细胞病毒再激活或复发性病毒血症风险较高的患者[125, 126]。相比之下，移植后淋巴细胞增殖性疾病（post-transplant lymphoproliferative disorder，PTLD）的风险似乎并未通过 EB 病毒特异性 T 淋巴细胞的频率来预测[128]。这些检测方法也可用于过继免疫治疗后追踪细胞[131, 132]。流式细胞术检测细胞内细胞因子分泌的优势之一是能够检测分泌多种细胞因子的多功能 T 细胞。多功能 T 细胞已经在许多传染病临床前模型中以及感染 HIV-1 或使用牛痘构建体免疫的患者中得到证实[133, 134]。这些研究表明，多功能 T 细胞反应与病毒复制控制的改善相关，这表明有效的疫苗应该试图引发这些类型的反应[135]。肿瘤特异性多功能 $CD8^{+}$T 细胞也被检测出针对 gp100 和酪氨酸酶免疫的晚期黑素瘤患者[136]。

除了使用流式细胞术评估胸腺输出，还可以根据 Douek 等开发的方法，通过实时定量 PCR 测量纯化的 $CD4^{+}$ 和 $CD8^{+}$T 细胞中的 TREC 的定量[137]，用作胸腺生成的标志物。与 T 细胞去除的移植物相比，TRECs 在年轻受者和常规移植物接受者中表现出更快的恢复[138]，而慢性 GVHD 的发生显著降低 TRECs[139]。此外，低 TREC 值与严重的机会性感染强烈相关[138, 140]，还比较了不同干细胞来源（有血缘关系的、无关的供体，脐带血）的受体之间的 TREC 水平，并且发现移植后 6 个月具有可比性[110]。与 TREC 类似，kappa 缺失重组切除环（kappa-deleting recombination excision circles，KRECs）的检测反映了新衍生的功能性骨髓 B 细胞[141, 142]。

除了上述定量和功能测定之外，对恢复免疫系统的更详细了解是基于对 TCR 和 B 细胞受体基因重排多样性的分析，其通常使用分子技术。使用 CDR3 大小抗原谱方法[143, 144]分析每个 Vbeta 亚群内的 TCR 谱系多样性。类似地，使用 Vh 引物分析免疫球蛋白重链（immunoglobulin heavy chain，IGH）多样性。

随着二代测序的出现，对 T 细胞和 B 细胞多样性日益详细的分析正在出现。使用这种方法，我们最近研究了同种异体造血干细胞移植中的 TCR 多样性，发现 $CD4^{+}$T 细胞的多样性显著高于 $CD8^{+}$T 细胞，突出了分别研究这些细胞亚群的必要性[145]。此外，对不同类型造血干细胞移植的受者的比较显示，在脐带血接受者中观察到多样性最快恢复，其次是常规移植物和 T 细胞去除的移植物。6 个月后，脐带血接受者接近健康对照的 TCR 多样性。该方法还可以鉴定和监测个体克隆类型，包括对病毒表位特异的已知克隆型。

造血干细胞移植后免疫重建的研究依赖于各种定量和定性分析。随着新技术的出现，如深度测序及其提供信息的能力，不仅可以提供 TCR 多样性，还可以提供特定克隆型随时间推移的频率。未来的前瞻性研究将需要使用综合方法，其中使用几种互补方法同时分析免疫恢复，然后，可以将使用不同方法获得的数据以及免疫恢复的测量结果与临床结果（例如存活、感染和复发）相关联[110, 146]。

七、改善免疫重建的治疗策略

在临床前研究中已经开发了几种可以促进造血干细胞移植后免疫重建的方法，尽管迄今为止只有少数已经进展到临床试验。这些策略包括给予外源性重组细胞因子或生长因子、基于激素的疗法和过继性细胞疗法。

（一）细胞因子和生长因子

目前促进免疫重建的几种策略集中在使用生理细胞因子和生长因子。角质形成细胞生长因子

（keratinocyte growth factor，KGF）、IL-7、Flt-3 配体和生长激素的外源性给药已显示出其帮助重建潜力的前景。

最有希望的免疫增强疗法之一，以及具有一些阳性临床数据的疗法之一是促淋巴细胞因子 IL-7，它可直接作用于 T 和 B 淋巴前体细胞[147, 148]。除了在老年小鼠中或在异基因造血干细胞移植后帮助外周 T 细胞功能外，用 IL-7 治疗增强了胸腺生成和新近的胸腺输出物[149, 150]。IL-7 诱导的胸腺再生的机制在于其增强淋巴细胞和淋巴前体增殖的能力。在动物模型和人类中，IL-7 可以使 T 细胞增殖、T 细胞数量增加和 TCR 多样性增加[149, 151]。初步临床试验表明，重组人类 IL-7 可以使实体瘤或 HIV 感染患者 $CD4^+$ 和 $CD8^+$T 细胞扩增[152-154]。最近的一项 I 期试验显示重组人类 IL-7 在 T 细胞去除的同种异体造血干细胞移植受者中耐受良好，并且诱导外周 $CD4^+$ 和 $CD8^+$T 细胞的快速增加[93]。重组人类 IL-7 还导致移植受体中 TCR 多样性增加和功能性病毒特异性 $CD8^+$T 细胞的产生。

已经发现 KGF 显著增加老年小鼠和放疗或化疗后的胸腺细胞[155-157]。诱导胸腺上皮细胞增殖和扩增的 KGF，[158] 也可以保护胸腺上皮细胞（thymic epithelial cells，TEC）免受 GVHD 介导的胸腺损伤[157]。虽然 KGF 已被批准用于高剂量化疗（包括造血干细胞移植）接受者的黏膜炎的预防性治疗，但目前还没有关于 KGF 增强患者 T 细胞重建能力的临床数据。

生长激素也被提出作为可能的免疫重建疗法。外源性生长激素治疗使老年性胸腺再生[159]并增强骨髓中的骨髓祖细胞功能[160]。生长激素也被证明可以逆转辐射相关的骨髓功能丧失，这种功能是由集落形成决定的[160]。生长激素和 T 细胞恢复的临床经验仅限于 HIV 患者的研究，但已被证明可显著增强胸腺功能和抗病毒反应[161, 162]。

已经评估了几种其他细胞因子和生长因子在重建免疫系统中的有益作用。这些包括 IGF-1，其促进胸腺上皮细胞扩增并增强造血干细胞移植后的重建[163]；IL-22，促进胸腺上皮细胞的增殖和存活[84]；IL-15，主要促进循环 NK 细胞和 T 细胞的增殖[164]；以及 IL-12，它可以刺激胸腺表达 IL-7 并增强移植后的造血植入[165]。最近还发现 IL-12 和 IL-15 作用于调节性淋巴组织诱导细胞和 NK 细胞[166, 167]。此外，临床前研究表明，给予 Flt-3 配体还可以增强胸腺依赖性和非依赖性 T 细胞重建[168, 169]。Flt-3 配体的效果主要源于骨髓中 + 祖细胞的扩增[170]。然而，T 细胞重建的提升是以 B 淋巴细胞生成下降为代价的，在外源性给予 Flt-3 配体时下降尤为明显，尤其是其对骨髓祖细胞的影响[171]。

（二）激素疗法

由于性激素与胸腺生成[172, 173]、B 淋巴细胞生成[174]和早期淋巴前体细胞[175]的退化有关，性激素消融（sex steroid ablation，SSA）已被研究其增强免疫重建的潜力。通过破坏上游激素信号，阻断性激素受体的结合或使激素本身失活，可以在药理学上实现性激素消融。性激素消融导致重建胸腺结构并增强输入循环祖细胞的能力[176]，并随后增强老年小鼠和人的胸腺生成[35, 177, 178]。然而，性激素消融的作用并不仅限于增强胸腺的 B 淋巴细胞生成和淋巴样前体细胞[179, 180]，还在自体[181]、同种异体[182, 183]造血干细胞移植以及细胞杀伤治疗后增强整体免疫恢复[28, 35, 180]。事实上，性激素消融已被证明可以改善前列腺癌患者的胸腺功能，这些患者在专门的 I 期试验中常规接受促黄体激素释放激素（luteinizing hormone-releasing hormone，LHRH）激动药治疗，还有一些自身和异基因造血干细胞移植的接受者也参加了这个试验[92]。

（三）细胞疗法

鉴于某些免疫重建的延迟是由于移植的造血干细胞发育成幼稚淋巴细胞所需的时间，一些研究小组试图通过分离和共移植骨髓来源的淋巴前体细胞来增强免疫重建[184]。然而，这种方法受到淋巴祖细胞供应的严重限制。使用 Notch-1 刺激产生 T 细胞的体外系统的出现，提供了可用于过继治疗的大量 T 系前体细胞[185, 186]。将 T 细胞前体细胞过继转移到致死性放疗的异基因造血干细胞移植受者中可明显增强胸腺细胞生成和嵌合状态，从而转化为增强的外周 T 细胞重建[185]。此外，最近的研究表明，即使没有胸腺，前体 T 细胞也可以发育成功能性 T 细胞[21, 22]。除了它们对移植后免疫重建的显著益处外，体外产生的前体 T 细胞还可以进行遗传工程修饰以获得肿瘤特异性，随后用于肿瘤靶向免疫治疗[187]。重要的是，前体 T 细胞可以通过 MHC 屏障并发育成宿主耐受和完全相容的 T 细胞[187]。

除了这些增强已经存在的免疫系统的疗法，鉴于胸腺随着年龄的变化和经过反复的细胞杀伤治疗后，几种策略集中在建立一个全新的胸腺以重建免疫 [188, 189]。虽然这些策略仍处于临床前期，但这可能通过使用内源性胸腺上皮祖细胞来实现，这种细胞在早期发育过程中可以产生整个胸腺 [190, 191]。迄今为止，成年胸腺中相似细胞族的特性和存在仍然难以捉摸 [192, 193]。然而，这可能没有实际意义，因为最近的一项研究已经指导将胸腺上皮细胞重编程为功能性多能皮肤干细胞 [194]。通过将皮肤上皮重编程为内源性胸腺上皮祖细胞，这种反向的方法将提供一个极好的机会，通过直接移植内源性胸腺上皮祖细胞来重建胸腺或体外产生可移植的胸腺。最近已经实现的另一种替代方法是诱导多能干细胞分化导向内源性胸腺上皮祖细胞谱系。已经证明这种方法有助于异基因造血干细胞移植后的胸腺重建 [195]。

（四）联合疗法

胸腺间质细胞与发育中的造血细胞之间有广泛的交叉效应 [16]，这表明联合治疗可以比单独治疗提供更大的重建能力。使用 KGF 的临床前研究表明，它可以与其他重建疗法一起有效地使用，成功地增强前体 T 细胞 [185]、性激素消融 [31] 和 p53 的暂时抑制 [196]。然而，IL-7 不太可能与 KGF 或性激素消融联合使用，因为这两种方法都促进胸腺内 IL-7 的生成，而对基因敲除小鼠的研究表明这两种重建策略都依赖于 IL-7[155, 182]。另一种可能有用的组合策略是，将作用于胸腺的疗法与作用于胸腺前淋巴祖细胞的疗法结合起来。事实上，这种策略的基本原理得到了近期研究的支持，这些研究表明，在造血干细胞移植后，骨髓来源的淋巴前体细胞的供应限制了胸腺重建 [197]。

八、结论

造血干细胞移植与免疫恢复的延迟相关，后者对移植后的由感染和复发所致的并发症和死亡率有极大的影响。移植后免疫缺陷是由多种因素引起的，包括年龄依赖性的胸腺退化、预处理诱导的胸腺损伤、胸腺 GVHD、GVHD 预防（包括体内或体外 T 细胞去除），以及免疫抑制的治疗。我们在了解和监测移植后免疫恢复方面取得了重大进展。随着深度测序等新技术的引入，我们不仅可以获得有关 TCR 多样性的信息，还可以获得特定克隆型随时间推移的频率。最后要提及的是，研究者正在开发新的治疗方法以促进移植后 T 细胞的恢复，其中一些目前正用于临床研究，如 IL-7、KGF、性激素消融和生长激素。

第 16 章 人体移植物抗肿瘤效应生物学及其探索

Biology of the Human Graft-versus-Tumor Response and How to Exploit It

Edus H. Warren 著
龚欢乐 译
马守宝 韩 悦 陈子兴 校

一、人类异基因造血干细胞移植中移植物抗肿瘤效应的定义性特征

研究人员利用小鼠模型最初发现，异基因骨髓移植后供者来源的免疫细胞能有效帮助清除白血病[1, 2]。通过高强度预处理的晚期白血病患者在异基因造血干细胞移植后白血病复发率的回顾性研究发现，异基因移植后 GVT 效应与急性和慢性 GVHD 的发生发展有关[3, 4]。随后，3 个独立的发现皆表明了移植物抗肿瘤效应确实存在。第一，异基因造血干细胞移植后恶性肿瘤复发的患者停用免疫抑制药后肿瘤完全消退。急性淋巴细胞白血病、急性髓系白血病、慢性髓细胞白血病、慢性淋巴细胞白血病、Burkitt 淋巴瘤、弥漫性大 B 细胞和滤泡性非霍奇金淋巴瘤、多发性骨髓瘤、卵巢癌和非小细胞肺癌移植后的患者中都观察到了类似的现象[5-7]。第二，对移植后顽固或复发的肿瘤患者，输注供者来源的淋巴细胞能有效清除肿瘤[8, 9]。供者淋巴细胞输注的抗肿瘤效应在异基因造血干细胞移植后慢性期复发的慢性粒细胞白血病患者中最为显著，但在非霍奇金淋巴瘤、多发性骨髓瘤等多种白血病中也有一定效果。第三，减低强度预处理异基因造血干细胞移植能够获得供体造血细胞的稳定植入，尽管这些植入的造血细胞只有很弱的肿瘤杀伤能力，但是仍然使得晚期恶性血液肿瘤以及一些实体肿瘤，例如转移性肾细胞癌、转移性结肠癌和转移性乳腺癌患者，获得了持续的完全缓解。

对那些接受 HLA 同胞全相合移植的早期或晚期白血病患者复发率的回顾性研究，人们发现了移植物抗肿瘤效应的三大定义性特征[3, 4, 10-14]。通过无 GVHD、急性 GVHD、慢性 GVHD 或者同时发生急性和慢性 GVHD 的患者移植后肿瘤的复发率的比较，发现移植物抗肿瘤效应与 GVHD 的发生发展紧密相关（图 16-1）。然而，通过同基因移植患者与未发生急性或者慢性 GVHD 的 HLA 配型相

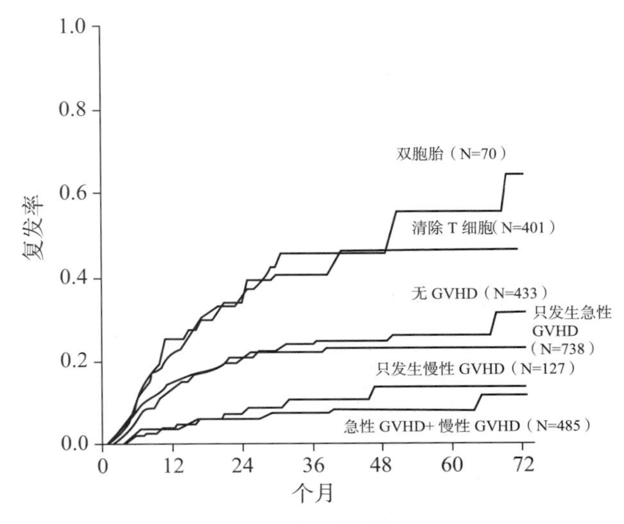

▲ 图 16-1 2254 例 HLA 配型相符的同胞供者的异基因骨髓移植受者复发概率精算

根据移植物的类型和急性或慢性移植物抗宿主病的发展，2254 例 HLA 配型相符的同胞供者的异基因骨髓移植受者在慢性髓系白血病的第一个慢性期、急性髓系白血病的第一个缓解期或急性髓系白血病第一个缓解期中的复发精算概率（引自 Horowitz 等，1990[10]。经美国血液学学会许可转载）

符的异基因移植患者的对比研究发现，异基因移植本身就具有抗白血病效应，且独立于具有临床意义GVHD。最后，当对比接受未经修饰供者来源的细胞与移植前清除供者来源的T细胞的HLA配型相合的异基因移植患者后发现，去除供者来源的T细胞后GVL的作用减弱了。

二、移植物抗肿瘤功能的遗传决定因素、效应细胞和靶分子的鉴定

（一）自体与同基因造血干细胞移植

尽管“移植物抗肿瘤效应”这一常用术语，从字面上看意味着是异基因移植后供者来源细胞发挥的移植物抗肿瘤作用，但在自体移植或者同基因移植中也存在一定的移植物抗肿瘤效应。由于缺乏合适的对照，在自体移植和同基因移植后供者来源细胞（包括供者造血细胞分化而来的细胞）的抗肿瘤作用往往难以鉴定。理论上，供者来源的免疫细胞在肿瘤特异性抗原或肿瘤相关抗原刺激后，也能在自体移植和同基因移植患者中发挥抗肿瘤作用。实例包括慢性粒细胞白血病患者中的BCR/ABL融合蛋白；急性早幼粒细胞白血病患者中的PML/RARα融合蛋白；髓系和淋系白血病中高表达的WT1和蛋白酶3，这些都是潜在的肿瘤特异性抗原或肿瘤相关抗原。在同基因移植患者中，同胞移植后的复发率与输注的有核细胞数成反比。这一发现表明，尽管同基因移植后移植物抗肿瘤效应很微弱，但确实存在[15]。在1例多发性骨髓瘤患者接受同基因移植后取得完全缓解的样本中检测发现，其体液免疫反应与$CD8^+$T细胞反应能对骨髓瘤细胞中高表达的蛋白产生有效应答。然而，这些反应的抗肿瘤机制目前尚不明确[16]。迄今为止，几乎没有实验证据表明，自体或同基因造血细胞移植后移植物来源的免疫细胞能介导显著的自发抗肿瘤作用。

许多临床试验都对自体或同基因造血细胞移植物中移植物抗肿瘤反应活性的刺激或增强方法进行了评估。在自体造血细胞移植中，对移植后单独给予IL-2或者联合体外活化的自体效应细胞的评估最为广泛[17]，但各临床试验之间的结果并不一致。使用灭活的白血病细胞与淋巴细胞混合后一起输注的方式可以激活供者来源细胞的抗肿瘤反应。在一项基于供体淋巴细胞与灭活自体白血病细胞的过继性转移对同基因造血干细胞移植受者刺激移植物抗肿瘤活性，使输注的供体淋巴细胞获得免疫以治疗受体肿瘤的试验中，只有一小部分患者获得了与此相关的长期无病生存[18]。然而，用供者细胞和自体肿瘤进行免疫治疗对临床结果的影响尚不能完全评估。啮齿类动物模型的研究表明，在自体或同基因造血干细胞移植后给予环孢素可引起同基因GVHD的自身免疫综合征，其急性和慢性期与异基因造血干细胞移植后的GVHD极为相似[19]。啮齿类动物同基因GVHD中活化的效应淋巴细胞对MHC Ⅱ类因子的识别是混乱的，这些细胞能够识别和清除部分表达MHC Ⅱ类分子的肿瘤细胞。因此，这些临床前的研究促进了在自体或同基因造血干细胞移植后应用环孢素来诱导同基因GVHD，并增强抗肿瘤活性的临床试验[20]。尽管这些试验中的许多患者确实出现了GVHD的症状，但这些诱导的GVHD并没有表现出更好的抗肿瘤反应。近年来，人们越来越关注在受体肿瘤细胞中过度或异常表达的基因编码的肿瘤特异性，或肿瘤相关抗原对T细胞介导的抗肿瘤效应的刺激作用。一般来说，这些抗原也是异基因造血干细胞移植后免疫治疗的潜在靶点，本书相应章节会详细讨论，在此不再赘述。

（二）异基因造血干细胞移植

与异基因造血干细胞移植相关移植物抗肿瘤效应的关键遗传决定因素、效应细胞和靶分子，受供受者之间遗传差异的程度和性质，造血细胞移植的来源、组成和加工以及受体肿瘤类型的强烈影响。大量证据表明，供者$CD4^+$和$CD8^+$T细胞识别受者细胞表面的抗原肽–MHC复合物，是MHC相合供者接受造血干细胞移植后调控移植物抗肿瘤活性的关键因素。尽管目前还没有直接证据表明供者NK细胞在移植物抗肿瘤效应中发挥了重要的功能，但越来越多的证据指出，尤其是在髓系白血病患者中NK细胞促进了移植物抗肿瘤反应活性。相反地，许多研究表明，供者NK细胞可能在MHC不相符的造血干细胞移植受者的移植物抗肿瘤反应中发挥主要功能，尤其是在体内或体外去除T细胞以防止致死性移植物抗宿主病时，供者NK细胞在移植物抗肿瘤反应中发挥了关键作用。接下来，我们将分别讨论MHC相符和不相符患者中的移植物抗肿瘤反应特性。

1. 单倍体与MHC不匹配中的移植物抗肿瘤效应

目前，对于那些找不到全相合供者的患者可以

考虑进行单倍体造血干细胞移植。为了降低发生重度 GVHD 的风险，移植物通常会在移植前进行体外供者来源的 T 细胞（约 1×10^4CD3$^+$ 细胞 /kg）清除，或者在移植后早期用环磷酰胺或 ATG 等药物体内清除供者来源 T 细胞（单倍体供者的造血细胞移植详见第 46 章）。位于意大利 Perugia 的移植小组做了开创性的工作，他们发现单倍体造血干细胞移植后，当供者 NK 细胞与受者恶性肿瘤细胞发生反应时，疾病很少复发 [21, 22]。这一发现进而引发了一种关于供者 NK 异基因反应活性的预测算法。该算法由单倍体造血干细胞移植后供者 – 受者 MHC 基因型，以及这些基因型是否预测了一类编码于 19q 号染色体上 KIR 基因座的淋巴细胞受体的不相容性决定。KIR 基因座中的基因编码了在 NK 细胞和 αβ 或 γδT 细胞亚群中表达的跨膜受体，这些跨膜受体能够和 MHC Ⅰ类等位基因的特异亚基结合，受到 MHC 结合肽的调控 [23, 24]，并参与 NK 细胞和 T 细胞对靶细胞的特异性识别。Perugia 课题组的研究揭示了具有抑制功能的 KIR 受体亚群的供者 – 受者不相容性与较低的复发率密切相关。供受体不相容性移植患者来源的表达抑制性 KIR 受体的供者 NK 细胞亚群是指在供者 NK 细胞中表达 MHC Ⅰ类特异性受体——抑制性 KIR，但在受者的 NK 细胞中并不表达。这类 NK 细胞被称为“缺失自我”识别的 NK 细胞。功能性分析发现，在体外他们对受者的淋巴细胞、树突状细胞和白血病母细胞具有较强的细胞毒作用。此外，NK 的细胞毒性主要针对淋巴造血细胞，包括植入 NOD/SCID 小鼠体内的人白血病细胞 [22]，而对非造血细胞没有作用。这一现象被认为是在没有发生临床重度 GVHD 症状的情况下观察到有效的移植物抗肿瘤活性的原因。在这些开创性研究中一个令人惊讶的发现是，单倍体造血干细胞移植中，与供者 NK 异基因反应相关的移植物抗肿瘤活性对髓系白血病的疗效远高于淋系白血病。但是，其机制至今尚未完全阐明。这可能与淋系白血病细胞表面往往不表达异基因活化的供体来源的 NK 细胞活化所需要的配体有关 [25]。

许多研究证实了 T 细胞清除的单倍体中供体 NK 同种异体反应发挥的重要作用，这也促使了一些在单倍体移植 [26, 27] 和其他移植模型 [28, 29] 中对异基因活化的 NK 细胞功能进行的临床研究。作为“缺失自我”模式的替代，“缺失配体”模式被提出。在受者中缺乏供者 NK 细胞所表达抑制性 KIR 的任何特定 MHC Ⅰ的情况下，无论受者是否表达那种 MHC Ⅰ特异性，这种模式能更宽泛地定义供受者 NK 细胞之间 MHC Ⅰ类分子抑制性 KIR 表达的不相容性 [26]。这一模型成功地预测了某些清除供者 T 细胞的 MHC 相符同胞移植 [28] 和无关供者移植 [29] 中控制白血病的移植物抗肿瘤活性。在这些移植中，供者来源的 NK 细胞的异基因反应活性在移植物抗肿瘤中发挥了主要功能。尽管目前还不确定“缺失自我”和“缺失配体”两种模式能否准确预测 MHC 相符和不相符的受者接受清除 T 细胞造血干细胞移植后的 NK 细胞反应活性，但大量的临床和实验数据表明，异基因反应的供者 NK 细胞在 T 细胞缺失的单倍体或多个 MHC 位点不匹配的造血干细胞移植中的移植物抗肿瘤反应中发挥了重要作用。

对单倍体造血干细胞移植后复发急性髓系白血病或 MDS 患者的白血病原始细胞进行分析，结果进一步表明，在这些移植类型中对受者非共有单倍体的 MHC 特异性分子产生反应的供者淋巴细胞是调节移植物抗肿瘤活性的主要因素。在 17 例单倍体造血干细胞移植后复发的患者中，有 5 例在移植后输注供者 T 细胞后仍出现白血病细胞。这 5 例患者失去了供者不共享的全部受者 MHC 单倍型，因而表现为获得性染色体 6p 的单亲二倍体 [30]。通过对 3 例急性髓系白血病患者中在单倍型造血干细胞移植后复发白血病的 2 例患者的观察，再次证明了通过获得性单亲二倍体的机制，导致非共享受者 MHC 单倍型的缺失 [31]。

异基因反应性供者 T 细胞、供者 NK 细胞或这两类细胞一起很有可能介导了供者 MHC 不相符的去除（或部分去除）供者 T 细胞的造血干细胞移植中的移植物抗肿瘤活性。由于缺乏相关临床和实验室数据，很难在这类造血干细胞移植中评估供者 T 细胞和 NK 细胞对移植物抗肿瘤活性的贡献。供者 T 细胞和 NK 细胞对移植物抗肿瘤的作用的影响可能取决于 T 细胞的去除程度，以及供受者 MHC 基因座不相符的特征和数量。供者 T 细胞尤其可能在 MHC Ⅱ类等位基因不相符时起更重要的作用，而不是 MHC Ⅰ类等位基因。这是由于供者 NK 细胞的异基因反应特异性主要由靶细胞上表达的 MHC Ⅰ类而不是Ⅱ类分子决定 [32, 33]。来自供者的移植物在单个 MHC Ⅰ类 [34, 35] 或Ⅱ类 [36] 位点不匹配的受者中的 GVHD 和移植物抗肿瘤反应通常由供者 T 细胞决定，这些 T 细胞更易与不匹配 MHC 等位基因的受体发生反应。

2. MHC 相符的造血干细胞移植中的移植物抗肿瘤效应

染色体 6p 上编码供受者之间 MHC 基因位点的差异性是异基因造血干细胞移植后致死性 GVHD 发生的最主要危险因素 [37, 38]。因此，大多数异基因造血干细胞移植患者接受的供者造血干细胞，在 MHC 上具有典型的基因型或表型匹配。患者接受 MHC 匹配供者清除 T 细胞的移植后复发率增加 [10, 12]，这一结果表明，供者 T 细胞在 MHC 匹配造血干细胞移植后的移植物抗肿瘤反应中起着关键作用。对移植后复发患者给予来自 MHC 匹配供者的清除 CD8⁺T 细胞的供者淋巴细胞输注研究 [39, 40] 表明，CD4⁺T 细胞能够介导移植物抗肿瘤反应。一项关于 CD8⁺T 细胞在移植物抗肿瘤作用的研究表明，在造血干细胞移植 [41] 或供者淋巴细胞输注 [42–46] 后，CD8⁺T 细胞在体内对受者肿瘤细胞具有体外反应一样的增殖能力。一项关于 NK 细胞在 MHC 匹配患者接受 T 细胞清除的造血干细胞移植后移植物抗肿瘤活性的研究报告表明，供者的 KIR 基因型与 MHC 相符 [47, 48] 和不相符 [49–51] 移植患者的复发风险有关。但这项研究显示的 NK 细胞有助于移植物抗肿瘤的直接证据有限 [52, 53]，而另一些证据恰恰相反 [54]。

3. 次要组织相容性抗原

GVHD 和 GVT 反应大多数发生在接受来自 MHC 基因型或表型匹配的去除 T 细胞的供者造血细胞移植中。因此，GVHD 和 GVT 可能是供者 – 受者在 MHC 外多态性位点的遗传差异导致的。而这些差异性位点被称为次要组织相容性（次要 H）位点。次要 H 位点编码的短肽被称为次要 H 抗原。小鼠 [55, 56] 和人类 [57, 58] 的研究表明，供者 CD8⁺ 和 CD4⁺T 淋巴细胞能分别识别细胞表面表达的 MHC Ⅰ类和Ⅱ类分子，这些分子由 MHC 外编码的多态性基因决定。CD4⁺T 细胞能够识别经溶酶体降解细胞吞噬的外源蛋白或细胞内产生的内源性蛋白后，提呈到细胞表面的抗原肽，这种抗原肽能与 MHC Ⅱ类分子形成异源二聚体复合物。由于抗原肽 –MHC Ⅱ类分子形成的异源二聚体中蛋白结合域末端的“开放”结构，抗原肽 –MHC Ⅱ复合物比抗原肽 –MHC Ⅰ复合物更稳定。供者 T 细胞对受者细胞表面提呈的次要 H 抗原的识别被认为是调节 GVHD 和移植物抗肿瘤反应的关键。

4. 次要 H 抗原的分子特征

大多数接受去除 T 细胞移植物的造血干细胞移植受者中都能分别分离出对 MHC Ⅰ类、Ⅱ类分子次要 H 抗原特异性应答的 CD8⁺ 和 CD4⁺T 细胞克隆 [59]。生物化学和遗传技术已被用来确认编码造血干细胞移植受者 T 细胞克隆特异性识别的人次要 H 抗原的基因，并定义这些基因多态性的本质 [60]。人类遗传学领域的全球合作倡议，如单倍体图谱计划 [61–63] 和 1000 个基因组计划 [64]，大大加快了次要 H 抗原的发现和鉴定。截至 2013 年初，至少有 50 个编码 CD8⁺ 或 CD4⁺T 细胞识别的次要 H 抗原的不同基因被鉴定出来（图 16–2）。尽管在常染色体上几乎每一条都携带这些基因，但在 Y 染色体上至少有 6 个不同的基因编码决定男性的特异性次要组织相容性抗原（H–Y 抗原）。人类基因组中序列的改变和结构变化都能产生次要 H 抗原。许多次要 H 抗原的同义编码是由蛋白质编码序列中的非同义单核苷酸多态性（nsSNPs）产生的，并能引起具有免疫原性的单氨基酸多态性。例如，原型次要 H 抗原 HA–1 是由 *HMHA1* 基因中的 nsSNP 产生，进而引起蛋白产物中组氨酸 – 精氨酸多态性 [65]。*HMHA1* 基因的一段 VLHDDLLEA 肽段就表现出了这种多态性，它能与 HLA–A*02:01 结合（图 16–3）。但另一个等位基因的同源肽段 VLRDDLLEA 与 HLA–A*02:01 的结合能力很弱，而且结合后也很快分离 [66, 67]。因此，在 HLA–A*02:01⁺ 的供受者造血干细胞移植中，CD8⁺T 细胞对 HLA–A*02:01 中 VLHDDLLEA 肽段的特异反应经常表现出不一致性，因为这个抗原的等位基因在受者中阳性，但供者内却是阴性。除了影响抗原肽与自身 MHC 分子的结合之外，nsSNPs 引起的氨基酸多态性还能改变这种肽段在蛋白酶体中的产生 [68]，通过 TAP 到内质网的运输、抗原提呈的相关转运 [69] 或被提呈到细胞表面与 MHC 分子形成复合物后被 T 细胞的识别 [70]。

虽然 nsSNP 产生的大多数次要 H 抗原是同义蛋白序列，但是人类基因组的变化也能以其他方式产生次要 H 抗原。例如，常染色体基因中的单核苷酸多态性可以通过产生终止密码子 [71] 或通过改变 mRNA 剪接位点来产生次要 H 抗原 [72, 73]。在 *P2RX5* 基因中单个核苷酸的插入或缺失引起的阅读

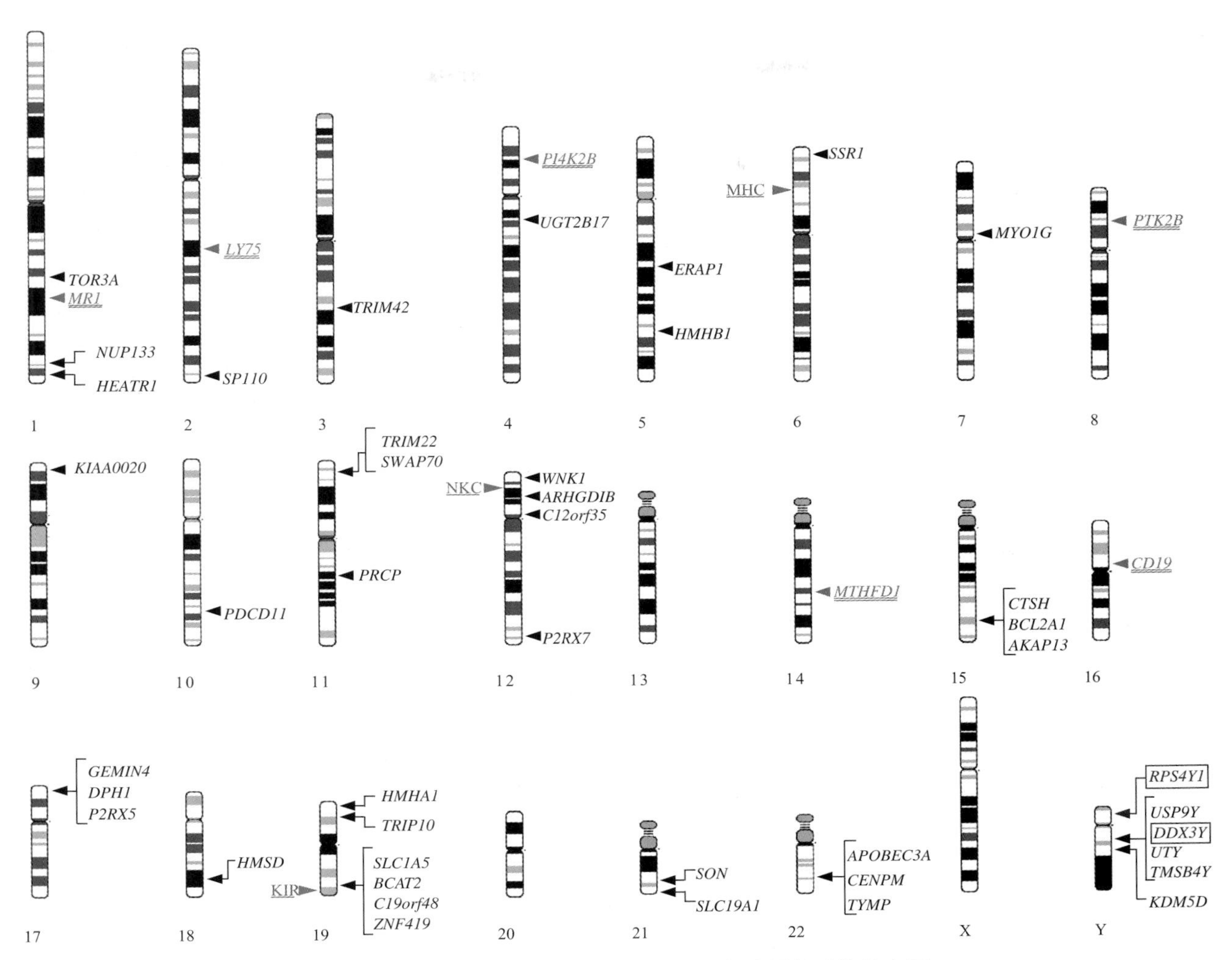

▲ **图 16-2　影响异基因 HCT 环境中组织相容性的遗传位点图**

相应染色体左侧的单下划线标签和箭头指示了 MHC 和另外两个多基因簇 NKC 和 KIR 基因座的染色体位置。相应染色体右侧的标签和箭头指示了编码 T 淋巴细胞定义的次要组织相容性抗原的基因的染色体位置。黑色标签表示了编码 $CD8^+$T 细胞识别的 MHC Ⅰ类限制性次要 H 抗原的基因。双下划线标记了编码 $CD4^+$T 细胞识别的 MHC Ⅱ类限制性次要 H 抗原的基因。方框标注了编码同时具有 MHC Ⅰ类和Ⅱ类限制性的次要 H 抗原（引自 Warren 等，2012[60]。经美国血液学学会许可转载）

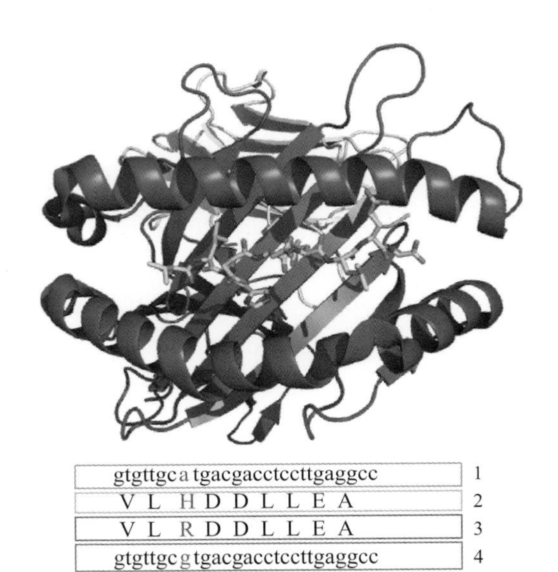

◀ **图 16-3**　（上图）**HLA-A*02:01** 的结构，与次要组织相容性抗原 **HA-1** 编码的多肽 **VLHDDLLEA** 在其肽结合域中结合。**HLA-A*02:01/HA-1** 肽结构来源于蛋白质数据库，编号为 **3D2566**，并由 **PyMOL** 软件系统制作 [173]。（下图）**HMHA1** 基因的抗原和非抗原等位基因的核苷酸序列，该等位基因的间隔跨越 **nsSNP** 产生次要 **H** 抗原 **HA-1** 及其相应的肽序列

框移码同样被证明能产生次要 H 抗原[74]。一些由 SNPs 编码的次要 H 抗原并不位于同样的蛋白编码基因里。一些位于较隐蔽、非典型的开放阅读框中 SNPs 导致的常染色体次要 H 抗原，如 HMHB1[70] 和 C19orf48[75]，它们的蛋白产物目前还没有鉴定出来。另一个次要 H 抗原由蛋白编码区 3' 端的非翻译区编码[76]。基因组结构改变也可能导致次要 H 抗原的不同。在迄今为止研究过的每一个人类样本中，4 号染色体长臂上的 *UGT2B17* 基因中都有一小段等位基因被删除[77, 78]。当供受者一方的基因中表达这一序列，而另一方为缺失的纯合子时，*UGT2B17* 基因编码的一段多肽也能称为次要 H 抗原[79]。*UGT2B17* 来源的次要 H 抗原已经被鉴定出是由 HLA-A*29:02、HLA-B*44:03 和 HLA-A*02:06 提呈。另外，UGT2B17 来源的其他多肽可能与别的 MHC 等位基因结合并成为次要抗原。

5. 雄性特异性 H 抗原

位于 Y 染色体的一小类基因能够编码雄性特异性 H 抗原（H-Y），在供受者性别不匹配的移植中它们是雌性来源的 T 细胞的靶点。这类基因与大多数其他 Y 染色体基因的区别在于，它们具有编码 X 染色体同源物的序列，这些蛋白质的序列与 Y 编码的亚型具有 81% ～ 99% 的同源性，并且它们在睾丸内和睾丸外均广泛表达[80, 81]。这类基因可能来源于由人类祖先常染色体进化形成的 X 染色体和 Y 染色体[81]。这些 Y 染色体基因编码的蛋白与其同源的 X 染色体的蛋白产物之间存在大量的序列差异，导致了在 MHC 再匹配的造血干细胞移植环境中产生大量可能作为女性 T 细胞靶点的雄性特异性抗原肽。此外，这些基因在睾丸外表达，导致了在睾丸外免疫耐受区雌性来源的 T 细胞对这些提呈抗原肽的反应。H-Y 抗原的免疫重要性可能因为 Y 染色体作为单一功能遗传元件而增强，因此所有 H-Y 抗原都处于完全连锁不平衡状态。迄今为止，已经鉴出 25 种以上的人类 H-Y 抗原，但很可能还有更多的 H-Y 抗原有待发现。

6. 正常组织和白血病中次要 H 抗原的表达

对正常组织和恶性组织中次要 H 抗原表达谱的研究发现，次要 H 抗原特异性 T 细胞反应对移植物抗肿瘤活性的潜在作用。在体外，许多次要 H 抗原在造血细胞和非造血细胞中都有表达[59, 82]。这一发现提示，T 细胞对次要 H 抗原的反应可能在移植物抗肿瘤和 GVHD 中都有作用。然而，一部分重要的次要 H 抗原仅在造血来源的细胞中表达[59, 82, 83]，增强 T 细胞对这些次要 H 抗原的反应可以选择性地促进移植物抗肿瘤活性。进一步体外实验表明，对造血细胞中特异性表达的次要 H 抗原起反应的 $CD4^+$ 和 $CD8^+$T 细胞克隆能够识别淋系和髓系白血病细胞[59, 83–86]，并抑制白血病细胞生长[85, 86]。次要 H 抗原特异性的 $CD8^+$ CTL 抑制人急性白血病在 NOD/SCID 小鼠中的植入[87]。这一发现表明，次要 H 抗原特异性 CTL 能靶向杀伤表达次要 H 抗原的白血病干细胞。

7. 次要 H 抗原特异性 T 细胞对 GVT 效应的作用

对造血干细胞移植或供者淋巴细胞输注后患者体内发生的免疫应答，在细胞和分子层面的解析有力地证明了，受者白血病细胞表达的次要 H 抗原是 MHC 匹配的造血干细胞移植中移植物抗肿瘤应答的重要靶点。

通过一系列流式细胞术分析次要 H 抗原与 MHC 四聚体组成的复合物，检测和计数在造血干细胞移植受者血液中的次要 H 抗原特异性 T 细胞显示，患者恶性肿瘤消退前和期间的外周血中，对受者白血病细胞反应的次要 H 抗原特异性 T 细胞的百分比升高。在接受同胞移植的等位基因 HLA-A*02:01 阳性的男性受者体内，发现 Y 染色体上 *KDM5D* 基因编码的 H-Y 抗原的决定簇特异性 $CD8^+$T 细胞大量增殖[88]。这种抗原特异性的 $CD8^+$T 细胞增殖在时间上与 CML 患者体内肿瘤消退期相吻合[41]。在抗肿瘤反应高峰期，抗原特异性的 $CD8^+$T 占外周血总 $CD8^+$T 细胞的 15.9%。流式分选得到的抗原特异性的 $CD8^+$T 在体外能杀伤受者的白血病细胞。在造血干细胞移植后接受供者淋巴细胞输注治疗的复发难治患者体内，也能检测到一些其他次要 H 抗原的决定簇特异性 $CD8^+$T 的增殖。在 HLA-A*02:01 阳性的 Ph^+ 急性淋巴细胞白血病或慢性髓系白血病患者体内可以观察到，对 HLA-A*02:01 等位基因上 *HMHA1*[65] 和 *MYO1G*[57, 89] 基因分别编码的次要 H 抗原 HA - 1 和 HA-2 特异性 $CD8^+$T 细胞能在体内增殖情况，与供者淋巴细胞输注后的临床反应一致[43, 45, 90, 91]。$CD8^+$T 细胞对 *P2RX5*[74]、*TRIP10*、*SWAP70*、*SON* 和 *NUP133*[76] 编码的次要 H 抗原的反应，在其他接受供者淋巴细胞输注的慢性髓系白血病患者中也有报道。体外实验发现，患者体内扩增的次要 H 抗原特异性 T 细胞能特异性识别 CD34 阳性的白血病祖细胞。此外，在 1 例多发性骨髓瘤患者中我们同样观察到 CD8⁺T 细胞对由 *c12orf35* 基因编码的次要 H 抗原的反应，与供者淋巴细胞输注后缓解情况一致 [92]。在 MHC 匹配的造血干细胞移植中，次要 H 抗原特异性 T 细胞也可能有助于实体瘤的清除。1 名转移性肾细胞癌的患者在接受 IFN–α 预处理的供者淋巴细胞三次输注治疗后呈现出长期缓解 [75, 93]。患者外周血单个核细胞中能够分离出多种特异性识别转移性肾细胞癌细胞表面次要 H 抗原的 CD8⁺ 细胞毒性 T 细胞，包括识别 HA–1 抗原的 CD8⁺T 细胞。在非恶性细胞中，HA–1 仅表达于造血细胞 [82]。在原发性肾细胞癌细胞中 HA–1 表达异常，这一发现与之前关于上皮细胞来源的实体肿瘤中的研究一致 [94, 95]。

尽管抗原特异性的 T 细胞分析表明，临床移植物抗肿瘤活性与针对特异性次要 H 抗原的 T 细胞反应相关，但大多数患者的移植物抗肿瘤效应可能包括对多种不同靶抗原的同时反应，用抗原特异性技术监测的话这一结果可能更为明显。一系列对慢性髓系白血病 [96] 或多发性骨髓瘤 [97] 患者接受 MHC 相符的同胞供者淋巴细胞输注后其外周血特异性 CD4⁺T 细胞的研究显示，多个不同抗原特异性的 T 细胞亚群同时参与移植物抗肿瘤反应。此外，在几个 CD4⁺T 细胞特异性的供者淋巴细胞输注治疗的慢性髓系白血病患者中也观察到，一群次要 H 抗原特异性的 CD8⁺T 细胞的增殖，但是这些增殖的 CD8⁺T 细胞所识别的抗原还有待鉴定 [42]。在 CD4⁺T 细胞特异性的供者淋巴细胞输注治疗的多发性骨髓瘤患者中发现，一群识别骨髓瘤抗原的 CD8⁺T 细胞在体内显著增殖 [44]。3 例接受未经选择性供者淋巴细胞输注治疗的多发性骨髓瘤或慢性髓系白血病患者外周血分泌 IFN–γ 的 T 细胞检测，发现存在多个不同次要 H 抗原特异性 CD8⁺T 细胞亚群 [46]。对供者淋巴细胞输注有反应的慢性髓系白血病患者进行分析发现，同时存在 4 种不同 HLA–B*40:01 特异性次要抗原的 CD8⁺T 细胞反应 [76]。

多个 MHC 匹配移植结果的回顾性研究试图通过将特异性次要 H 抗原基因座上供者 – 受者基因差异与移植后复发或疾病缓解联系起来，以便分析次要 H 抗原特异性的 T 细胞对移植物抗肿瘤的影响。在常染色体上关于次要 H 抗原差异的研究结果并不一致，但其中大部分的结果显示，基因座上编码 HA–1[98]、HA–8[99] 或 UGT2B17[100] 抗原的供者 – 受者差异性，与造血干细胞移植后抗白血病作用之间没有显著相关性。由于次要 H 抗原种类众多，使得如果没有数百个以上正确的特异性次要 H 抗原识别，供者 – 受者之间很容易形成错配，而这也正是导致未能正确分析两者相关性的最有可能的原因 [60, 64]。因此，单独一个位点差异引起的临床效应占复发总风险的比例很小。相反地，几项对移植结果的大型回顾性分析表明，女性造血细胞移植给男性受体（F → M HCT）的复发率低于所有其他供体 – 受体性别组合，总的来说，这一发现表明 T 细胞对 H–Y 抗原的反应是一个临床上可测量的抗白血病作用 [101–103]。在接受移植的慢性髓系白血病、急性髓系白血病和急性淋巴细胞白血病患者中，F → M 造血干细胞移植后的复发率较低，在控制了 GVHD 后更加明显 [102]。白血病干细胞中一些 H–Y 抗原的表达也证明了 H–Y 对移植物抗肿瘤的作用 [104]。F → M 造血干细胞移植后临床上明显的抗白血病作用一开始令人非常惊讶，因为在任何一个常染色体次要 H 位点上并没有与供者 – 受者差异相关的显著的抗白血病作用。然而，通过以下几点我们可以轻松认识这一矛盾现象：①人类 Y 染色体包含至少 15 个可能编码次要 H 抗原的基因 [80, 81]；②由于它们的蛋白质产物与其 X 染色体同源物之间存在广泛的序列差异，这些基因中的每一个都可能编码几种不同的 H–Y 抗原；③ H–Y 基因编码两个 MHC 类，Ⅰ和Ⅱ类限制性 H–Y 抗原；④所有 H–Y 抗原处于完全连锁不平衡状态。因此，在任何 F → M 造血干细胞移植中，Y 染色体可能刺激 CD8⁺ 和 CD4⁺T 细胞对多种不同次要 H 抗原的反应。

8. 在无关供者 HCT 中 HLA–DP 作为 GVT 应答的靶点

HLA–DP 分子阳性的无关供者移植患者中，受者 HLA–DP 分子特异性的异基因反应性 CD4⁺ 供者 T 细胞可能在移植物抗肿瘤活性中发挥重要作用。尽管大多数供体 – 受体之间 HLA–A、B、C、DRB1 和 DQB1 以及 HLA–DP[60] 匹配，但几项大型回顾性研究表明，大概 80% 的无关供者 – 受者之间存在一个或两个 HLA–DP 等位基因不匹配 [105–107]。这些研究表明，供者 – 受者在 HLA–DP 上的不匹配与移植后复发率显著降低有关。HLA–DP 阳性恶性肿瘤患者接受 HLA–DP 不匹配的无关供者供者淋巴细胞输注治疗后对其特异性 T 细胞应答分析发现，受者 HLA-DP 等位基因特异性的供者 $CD4^+T$ 细胞发挥了很强的抗肿瘤活性[108]。

9. T 细胞对非多态性肿瘤相关抗原的应答

越来越多的证据显示，髓系和淋系白血病细胞中异常或过度表达的基因所编码的非多态性抗原也是 T 细胞应答的靶点，这些抗原在 MHC 相符的造血干细胞移植后对移植物抗肿瘤效应中发挥了重要作用。PR3 和弹性蛋白酶来源的 PR1 是 HLA-A*0201 基因型特异性的肽段。在一些 MHC 相符的 HCT 后，肿瘤缓解的 HLA-A*02:01 阳性的 CML 患者血液中检测 PR1 特异性的 $CD8^+$ 细胞毒性 T 细胞比例增加[109]。PR3 也被称为原髓细胞素，它和弹性蛋白酶都是正常前髓细胞来源的原发性嗜蓝粒细胞颗粒，以及急性髓系白血病和慢性髓系白血病肿瘤的主要成分。PR1 抗原特异性的 CTL 细胞能在体外识别髓系白血病细胞[110]，并抑制慢性髓系白血病的集落形成[111]。晚期慢性髓系白血病患者 CD34 阳性髓系祖细胞中 PR3 或弹性蛋白酶的高表达与异基因造血干细胞移植后的预后有关[112]。

恶性细胞表面特异性表达的一些其他非多态性基因的蛋白质产物也可以作为移植后移植物抗肿瘤反应的靶点。在一个有 10 名急性淋巴细胞白血病患者的研究中发现，在 5 名患者中检测出 WT1 蛋白特异性的 $CD8^+T$ 细胞[113]。WT1 蛋白特异性的 $CD8^+T$ 细胞仅在移植前 WT1 阳性的受者中检测到。移植后 WT1 特异性 CTL 的存在与骨髓中 WT1 表达下降有关。在恶性血液病中，尤其是晚期多发性骨髓瘤患者体内会出现肿瘤睾丸抗原的表达。多发性骨髓瘤和急性白血病患者接受 MHC 匹配的造血干细胞移植后也能检测到肿瘤睾丸抗原，如 NY-ESO-1[114] 和 MAGE 家族的几个成员[115]特异性的 $CD8^+$ 和 $CD4^+T$ 细胞反应。接受异基因造血干细胞移植的实体瘤患者体内也能发现靶向肿瘤特异性抗原的供者 T 细胞免疫应答。在非清髓性 MHC 匹配的造血干细胞移植治疗后获得长期缓解的转移性结肠癌患者体内发现，肿瘤特异性 $CD8^+T$ 细胞能对人内源性 E 型反转录病毒编码的抗原肽产生有效应答[116]。

10. NK 细胞在 MHC 匹配的 HCT 中对移植物抗肿瘤效应的作用

间接证据表明，供者来源的 NK 细胞在 MHC 匹配的造血干细胞移植中能调节移植物抗肿瘤作用。一些回顾性研究表明，在相关[28, 48, 117]和无关供者[29, 49–51, 118]造血干细胞移植后，髓系白血病的复发与供受者 MHC 基因型、供者 KIR 单倍型和基因表达量有关。*KIR* 基因具有多态性和高度同源性，19 号染色体长臂上 KIR 基因座的含量也具有多态性。已鉴定出激活受体的基因含量可以将 KIR 单倍型区分为 2 个基本类型，分别称为 A 型和 B 型（图 16-4）。对 MHC 和 KIR 基因型和移植后复发的一个最大最有说服力的研究表明，B 型 KIR 单倍型供者或其一个或多个组分（可能是编码激活 NK 受体的 KIR2DS1 基因）与接受不相关造血干细胞移植

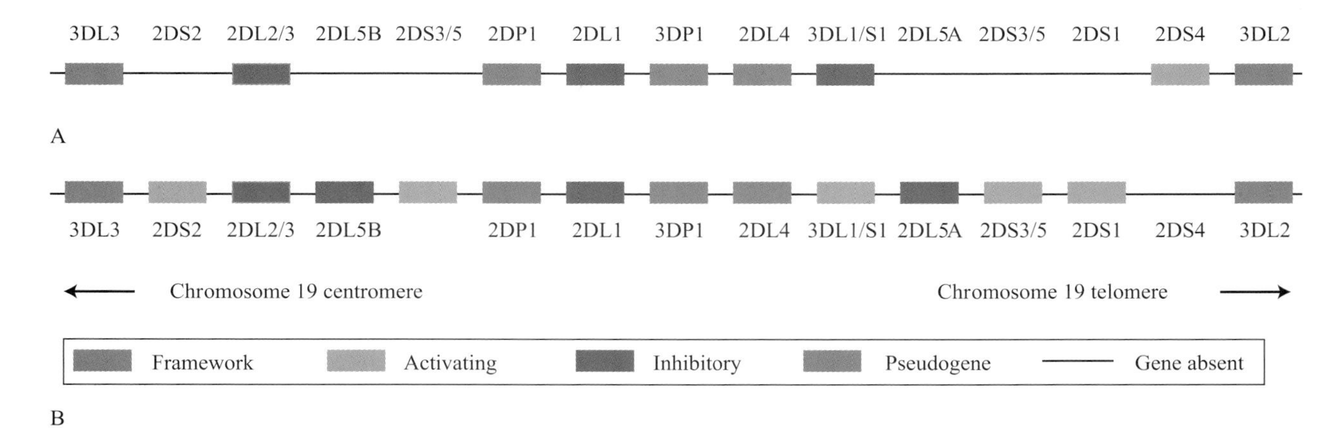

▲ **图 16-4 19 号染色体上长臂上人 KIR 基因座的基本结构和基因含量**

两个假设的单倍型：A 和 B 单倍型。方框中第 1 个表示的是框架基因（可以编码基因或假基因）、第 2 个表示非框架激活基因、第 3 个表示抑制基因、第 4 个表示假基因（改编自 EMBL-EBI，http://www.ebi.ac.uk/ipd/kir/sequenced_haplotypes.html，2014 年。经 EMBL-EBI 许可使用）

治疗的急性髓系白血病和其他髓系肿瘤受体较低的复发率相关[49-51]。移植后早期高水平的供者 NK 嵌合体与非清髓性造血干细胞移植受者复发率较低有关[119]。尽管这些关联的细胞和分子机制尚不清楚，但他们与异基因活化的供者 NK 细胞可能介导接受 MHC 匹配供者的造血干细胞移植后，受者中出现的抗肿瘤活性相一致。

11. B 细胞对移植物抗肿瘤效应的作用

对异基因造血干细胞移植受者血清的分析表明，某些情况下供者来源的细胞对造血干细胞移植受者细胞表达的多态性和非多态性抗原的体液免疫反应可能促进移植物抗肿瘤效应。1979 年首次提出了抗体可能对 H–Y 蛋白产生反应。当时发现，1 名大量输血的女性再生障碍性贫血患者的血清中免疫球蛋白 M 抗体主要（但不完全）由男性供者的细胞产生[120]。对接受 F → M 造血干细胞移植治疗的男性患者的分析表明，在大约 50% 的病例中可以检测到对 Y 染色体蛋白的高滴度 IgG 反应[121, 122]。绘制 H–Y 特异性抗体的精细特异性图谱表明，Y 染色体某一区域编码的蛋白在其同源的 X 染色体中没有相对应的蛋白产物[121]，这一发现与 H–Y 抗原特异性的 T 细胞应答一致。一项对 121 名造血干细胞移植患者和 134 名健康对照者的研究发现，对 5 个 Y 染色体基因（*DBY*、*UTY*、*ZFY*、*RPS4Y* 和 *EIF1AY*）中的一个或多个蛋白产物发生反应的抗体，有 52% 在接受女性供者的男性患者中检测到，但只有 9% 在接受男性供者的男性患者中检测到，有 41% 在健康女性中检测到，但只有 8% 在健康男性中检测到[122]。对这 5 个 Y 染色体基因中的一个或多个发生反应的抗体也与取得疾病缓解的时间密切相关，这表明对 Y 染色体基因产物的体液反应，可能是接受 MHC 匹配的女性造血干细胞移植的男性受体中移植物抗肿瘤反应的标志物[102]。

对供者淋巴细胞输注反应的异基因造血干细胞移植受者的 SEREX（通过克隆表达的重组 cDNA 对抗原的血清学鉴定）分析发现，移植物抗肿瘤活性与对受者肿瘤细胞中表达蛋白的体液免疫反应有关。对接受供者淋巴细胞输注治疗取得完全缓解的长期或复发性慢性髓系白血病或多发性骨髓瘤患者分析发现，对过度或异常表达的非多态性抗原做出了高效的 IgG 应答。虽然大部分体液反应是针对细胞表面不表达的分子，但在多发性骨髓瘤患者接受供者淋巴细胞输注治疗后[123, 124]血清中还是能检测到针对细胞表面表达的 B 细胞成熟抗原（B–cell maturation antigen，BCMA）抗体[125, 126]。含有抗 BCMA 抗体的血清能够诱导对 BCMA cDNA 转染的肿瘤细胞系，以及表达 BCMA 的原发性骨髓瘤细胞补体介导的靶细胞的裂解和抗体依赖性细胞毒作用。这一发现提示 BCMA 可能是多发性骨髓瘤中移植物抗肿瘤反应的潜在靶点。对造血干细胞移植后骨髓瘤患者进行检测发现，肿瘤特异性抗原（如 NY–ESO–1）的抗体与供者体内 NY–ESO–1 特异性 $CD8^+$ 和 $CD4^+$T 细胞应答有关[114]；但是，这些抗体是否有助于移植后移植物抗骨髓瘤活性，还是只是作为其移植物抗肿瘤反应的标志物目前尚不清楚。

12. 人类基因组多样性与次要 H 抗原的数量

近 5 年来随着高通量 DNA 测序技术的出现，使得近年来对人类遗传变异进行了更加全面的探索。随着人类全基因组测序指数级增长，我们对于人类种群内和种群间的遗传多样性比在 2000 年完成第一个人类基因组计划时更加清楚。例如，1000 个基因组计划的初步结果表明，任何个体的基因组与人类基因组序列对比都会有 10 000 ～ 11 000 个 nsSNPs 不同[64]；因此，进一步推测可得，任何两个无关个体的基因组之间差异的 nsSNPs 数量巨大。同时检测人类基因组结构差异（检测时定义为至少 50bp 的序列差异[64]）的进展表明，任何两个单独的基因组在结构上也有大量差异。事实上，结构多样性比单核苷酸多态性更能体现个体间的遗传性核苷酸序列的多样性（结构变异为 0.5% ～ 1%，单核苷酸变异为 0.1%）[127]。

人类基因组多样性的丰富程度对理解基因组多态性如何促进移植物抗肿瘤反应具有重要影响。此外，也有利于运用这些免疫应答来减少复发和改善造血干细胞移植的预后结果。基因组中大量的序列和结构多态性意味着在 MHC 匹配的同种异体造血干细胞移植环境中，存在大量的蛋白质和肽链可能激活供者 T 细胞、NK 细胞和 B 细胞，并作为它们的靶点而介导移植物抗肿瘤反应活性。在细胞和分子水平上对移植物抗肿瘤应答的详细分析开始，展现任何一个造血干细胞移植受者中的移植物抗肿瘤都可能被受体肿瘤细胞上异种抗原的多态性和自身非多态性抗原的过度或异常表达特异性的免疫应答所介导。这种应答的多样性可能是介导有效移植物抗肿瘤作用的关键之一。尽管如此，异基因造血移植后疾病的持续或复发仍然是治疗失败的主要原因，加强对移植物抗肿瘤应答的认识和理解是亟须研究的重点。对基因组多样性的认识表明，还有大量的多态性有待发现，但同时也表明，全基因组测序的方法了解移植物抗肿瘤可能是成功的关键。

三、增强移植物抗肿瘤效应的策略

早期对抑制 GVHD 效应并降低异基因造血干细胞移植后的复发率的方法，来自于对移植物抗宿主病是由移植物造血细胞中含有或来源的细胞介导的认识。然而那些外源性免疫抑制的方式虽能抑制 GVHD，但也会抑制移植物抗肿瘤应答。在 MHC 匹配的同胞移植中完全忽略 GVHD 的预防导致了严重和超急性 GVHD。GVHD 相关死亡率的增加阻碍了实行降低肿瘤复发率的目标 [128]。在 MHC 匹配的同胞骨髓细胞移植后给予供者外周血白膜层细胞和标准疗程的甲氨蝶呤作为 GVHD 的预防手段，反而导致急性 GVHD 严重程度和致命性增加，同时也阻碍了对复发率影响的检测 [129]。造血干细胞移植或供者淋巴细胞输注后与移植物抗肿瘤活性相关的 T 细胞和 B 细胞免疫应答的特征及其识别抗原靶点的分析表明，移植物抗肿瘤和 GVHD 反应的靶点并不完全一致。目前许多移植物抗肿瘤治疗的策略都是旨在加强供者对受者肿瘤细胞表面选择性或特异性表达抗原的免疫反应，而这些抗原在 GVHD 靶组织中并不大量表达。此外，人类基因组中大量的序列和结构多样性促使了寻找新的多态性基因座，以发挥潜在的移植物抗肿瘤的治疗作用。

（一）识别基因座与移植物抗肿瘤活性的关系

人类基因组中广泛存在的序列和结构多样性表明，基因组多样性可以作为增强移植物抗肿瘤的潜在方法，但也由此引出了一些新的挑战。基因组中多态位点的哪一部分能促进 T 细胞或 B 细胞对移植物抗肿瘤反应的有效应答？是否存在对移植物抗肿瘤活性有重要贡献的供者 – 受者不一致的特定的常染色体位点？供受者中是否存在不依赖于配型、能影响移植物抗肿瘤活性的遗传变异？基因芯片技术能同时测定 SNP 基因型和分布在整个基因组中数百万个独特位点的拷贝数，全基因组相关分析为解决这些问题提供了广阔的前景。运用全基因组的方法鉴定与移植物抗肿瘤相关的基因座可能有助于发现在供者 – 受者不匹配的移植中与较低复发风险相关的多态性位点，以及不依赖供者 – 受者配型的与较低复发风险相关的遗传变异。

MHC 基因型相同的同胞特别适合用全基因组方法研究基因座与移植物抗肿瘤活性的相关性。同胞之间共享了 50% 的基因组，在基因组中平均有 25% 的等位基因是相同的。如果复发风险受到常染色体上供受者特异位点差异的影响，我们提出以下合理的科学假说，移植后复发的造血干细胞移植受者与不复发的受者相比，在这一假定的两条同源染色体上的“GVT 染色体特异位点”平均来说基因一致性更高。因此，在 MHC 一致的同胞移植中，移植后复发的患者供受者之间 MHC 内移植物抗肿瘤染色体特异位点一致的比例要高于 25%，而在未复发的患者中，MHC 内特异性等位基因相似度要低于 25%（图 16–5）。目前，研究人员对 3500 名髓系肿瘤患者，在接受 MHC 一致的同胞供者去除 T 细胞的异基因 HCT 后，开展单中心回顾性分析来验证这一假说。

（二）供者选择

目前异基因造血干细胞移植患者主要是选

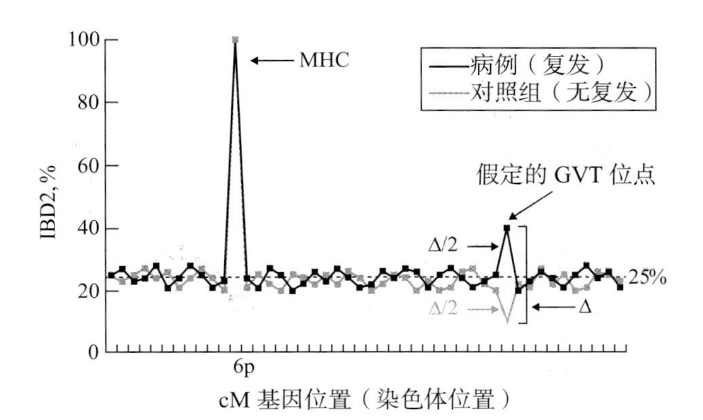

◀ 图 16–5 通过对分布在整个基因组中的大量多态位点上的供体 – 受体基因一致的两个等位基因的评估来确定假定的“GVT 基因座”

使用高通量寡核苷酸阵列对 MHC 相符的同胞供体 – 受体基因组中分布在的几十万个多态性位点进行基因分型。尽管在 MHC 以外的任何给定多态性位点上具有相同基因型的供体 – 受体对的平均数大概为 25%，但实际观察到的分数将围绕该平均值波动。Δ 标记的是假设的“GVT 基因座”。在复发的受者（“病例”）中预计具有相同基因型的供体 – 受者对的 GVT 基因座显著高于在非复发受者中具有相同基因型供体 – 受者对的百分比（“病例”）。

择 *HLA-A*、*B* 和 *C* 基因2号和3号外显子，以及 *HLA-DRB1* 基因2号外显子序列相同的供者[130]。根据供者基因型的特异位点选择供者，有利于提高造血干细胞移植受者体内的GVL效应，同时并不增加其患GVHD的风险。例如，几项大型的回顾性研究表明，选择供者和受者MHC上特异位点的基因，特别是编码HLA-DP异二聚体α和β链的基因，有可能会改善移植的预后[105-107, 131]。对于移植后复发风险较低的患者，选择一个与HLA-DP受者匹配的供者可能有助于降低严重GVHD的风险。相反，对于那些高复发风险的患者来说，选择与HLA-DP受者不匹配的供者可能更为有益，因为这种不匹配的基因型能够降低复发率[105, 106, 131]。供者和受者MHC外基因座的基因型也可能对提高异基因造血干细胞移植后GVL反应有益。接受一个或多个B型KIR单倍型[49, 50]或KIR基因（如 *KIR2DS1*）单倍型[51]供者的髓系白血病患者移植后复发率较低，表明了 *HLA-A*、*B*、*C* 和 *DRB1* 中两个或两个以上基因匹配的供者是KIR基因型和基因表型的最佳供者。确定供者中B型KIR单倍型的组成能降低髓系白血病患者的复发率以及促进其预后，并有利于进一步阐明相关的细胞和分子机制（第46章对供体选择进行了更深入的阐述）。

（三）供者或受者接种疫苗

许多移植中心正在研究基于供者或受者疫苗的主动免疫治疗方法来增强移植物抗宿主病。除了少数特例，这些对造血干细胞移植受者的免疫方法，由于健康供者对次要H抗原或非多态性肿瘤相关或特异性抗原免疫的安全性问题大部分尚未取得较好的疗效。目前已经完成或还处于临床试验阶段的免疫原，包括全蛋白、特异性肽或多肽混合物、DNA，以及如肿瘤细胞和树突状细胞等全细胞。其中大多数免疫原都经过基因或生物化学修饰的方法以增强其免疫原性，各种佐剂的作用也正在评估中。迄今为止，少量已发表的供者疫苗接种试验，研究了从多发性骨髓瘤患者中获得的纯化特异性蛋白用于处理MHC匹配的同胞供者[132, 133]。在这些试验中，目前尚未发现纯化的特异性蛋白进行疫苗接种存在明显毒性。在捐献骨髓的供者以及1例淋巴细胞的同胞受者中检测到细胞和个体基因特异的体液免疫应答。

目前大部分的疫苗研究都是通过对造血干细胞移植受者的移植后疫苗接种，促进对许多患者共有的肿瘤相关抗原的免疫应答。用包含WT1或BCR-ABL的蛋白序列合成的多肽或用PR1多肽（来源于PR3或中性粒细胞的弹性蛋白酶）的疫苗接种在非移植环境中被大量研究，在造血干细胞移植环境中的研究程度较低。移植后复发的慢性髓系白血病患者已经可以接受BCR-ABL融合肽治疗，在一些患者中可以检测到BCR-ABL融合肽特异性的 $CD4^+T$ 细胞反应[134]。异基因造血干细胞移植和非移植环境中的急性髓系白血病、慢性髓系白血病和MDS患者注射PR1肽疫苗后，部分患者能够取得长期缓解[135]。然而，对PR1肽疫苗的 $CD8^+T$ 细胞应答往往表现出低亲和力和较差的持久性。识别PR1/HLA-A*02:01复合物的小鼠单克隆抗体已经成功开发，且这种复合物在正常造血干细胞、骨髓母细胞和单核细胞的表面确实存在表达[136]。这种抗原在正常、未转化细胞表面的表达在一定程度上说明了为何在HLA-A*02:01阳性个体中，PR1肽疫苗接种往往不能产生高亲和力的HLA-A*02:01限制性的PR1特异性的 $CD8^+T$ 细胞反应。

一些患者来源的特异性细胞疫苗由不含或含有其他成分的辐照自体肿瘤细胞组成，这些疫苗在造血干细胞移植受者中显示出安全性和免疫原性。一种由放疗后的自体白血病细胞与经IL-2和CD40配体基因转导的皮肤成纤维细胞混合而成的疫苗，在9名急性白血病接受异基因造血干细胞移植治疗的移植后患者内注射[137]。用受者细胞接种的疫苗不会引发GVHD，并且在接种疫苗后的几个受者中都能检测到白血病特异性的细胞和体液免疫反应。在另一项临床试验中，移植后早期给高危急性髓系白血病和MDS患者注射了一种由用 *CSF2*（*GMCSF*）基因转导的辐照自体白血病细胞组成的细胞疫苗[138]。疫苗接种未显示意外的毒性，也未发现能加重GVHD。在一些患者体内疫苗接种显示了疫苗诱导的免疫应答。尽管这两种疫苗都在单中心早期试验中进行，这些试验并不能提供疫苗对GVL活性具有决定性作用，但与以往实验对照相比，两个试验治疗的患者的结果令人鼓舞。因此，在异基因造血干细胞移植后进一步评价这些有希望增强肿瘤特异性免疫的方法有待进一步研究。

（四）过继细胞疗法：供者淋巴细胞

供者淋巴细胞输注对造血干细胞移植后复发性

慢性髓系白血病的治疗具有显著疗效，但也伴随着常见的严重毒性，尤其是GVHD和骨髓抑制[9, 139, 140]。这使得人们对开发具有更大的抗肿瘤功效、对抗更广泛的恶性肿瘤，以及对正常非恶性组织的毒性更小的选择性更强的过继细胞疗法愈加关注。供者来源细胞的过继转移能通过在注射前对细胞产物进行体外选择和操作，对受者和供者进行预处理来促进移植物抗肿瘤效应，并提高过继疗法的安全性和有效性。过继输注疗法也能够在输注前对细胞进行基因修饰和标记，以增强其抗肿瘤能力，提高其安全性，并促进对输注后体内持久性和流通的精确监测。

有研究在供者淋巴细胞输注前，通过增加剂量和选择性去除供者淋巴细胞产物中的 $CD8^+$T 细胞来促进抗白血病作用，同时还能减少由 GVHD 引起的毒性。持续增加的供者 $CD3^+$T 淋巴细胞剂量被证明是治疗移植后复发性慢性髓系白血病的有效方法[141, 142]。按受体体重（1 ～ 2）$\times 10^7$$CD3^+$T 细胞 /kg 范围的剂量输注与临床上有高抗肿瘤应答率和低 GVHD 发生率有关。对这个剂量没有效应的患者通常会对随后的更高剂量做出应答，而此时的 GVHD 风险也会更大。供者淋巴细胞输注治疗慢性粒细胞白血病的疗效归因于 $CD4^+$T 细胞的活性，而供者淋巴细胞输注相关的 GVHD 则是由于输注的 $CD8^+$T 细胞的活性。供者淋巴细胞产物选择性地清除 $CD8^+$T 细胞已用于治疗移植后复发的慢性髓系白血病和多发性骨髓瘤[39, 40]。在大多数慢性髓系白血病患者和许多骨髓瘤患者中都能观察到这两种细胞反应，其 GVHD 的发生率也低于过往研究的对照。在这些研究中较低的 GVHD 发生率是由于在供者淋巴细胞输注过程中清除了 $CD8^+$T 细胞，还是仅仅由于使用的细胞数较少，目前尚不能得出有效结论。

为了提高传统供者淋巴细胞输注的抗肿瘤活性，人们探索了多种策略，但效果并不理想。单独的细胞因子如 IL-2 或 IFN-α 给药并不能持续提高供者淋巴细胞输注的疗效，但是在对供者淋巴细胞输注或供者淋巴细胞输注和 IFN-α 不敏感的患者中，使用 IFN-α 联合 GM-CSF 能产生有效的供者淋巴细胞输注临床反应[143]。然而，令人惊讶的是，在降低异基因造血干细胞移植和供者淋巴细胞输注强度之后，几个长期转移性肾细胞癌患者中，IFN-α 与肿瘤长期消退相关[93, 144]。目前尚不清楚在这种情况下，IFN-α 是否在对宿主中供者来源效应细胞的激活或增殖发挥了主要作用，或对受者肿瘤细胞具有直接的抗肿瘤作用。在化疗联合传统供者淋巴细胞输注治疗 18 例各种肿瘤复发或移植后持续存在的侵袭性恶性肿瘤患者中，通过共刺激分子 CD3/CD28 体外活化和扩增的供者淋巴细胞有 8 例取得了完全缓解[145]。在一项试点试验中，研究了从供者淋巴细胞输注移植物中去除 $CD4^+CD25^+$ 的调节性 T 细胞，观察在输注前不使用或使用清除淋巴化疗的治疗效果[146]。在一些对未经修饰的供者淋巴细胞输注治疗无效应的患者中，可以观察到持续的 GVL 活性并伴随 GVHD 的发生。

免疫检查点抑制药如易普利单抗，在实体瘤患者中具有积极的抗肿瘤活性。这表明这些药物可与供者淋巴细胞输注联合使用，以增强其抗肿瘤效果。单剂量易普利单抗在治疗移植后肿瘤复发中的安全性和有效性已经在一项 29 名患者的研究中进行了测试[147]。虽然在 4 名患者中发现器官特异性免疫不良事件，并且观察到 3 例不良临床反应（2 个完全反应，1 个部分反应），但未有患者发现恶性 GVHD。这些结果表明，易普利单抗可与供者淋巴细胞输注联合使用，且无明显毒性。最近一项在几种不同类型的晚期实体瘤中的试验表明，通过单克隆抗体阻断 PD-1/PD-L1 信号轴与晚期实体瘤的持久消退相关[148, 149]。因此，使用这些药物阻断 PD-1/PD-L1 信号可以增强供者淋巴细胞输注的抗肿瘤作用。

体外通过导入诱导自杀基因的方法对供者淋巴细胞进行基因修饰，这使得供者淋巴细胞在引起 GVHD 或其他毒性的情况下在体内被清除，可显著提高供者淋巴细胞输注的安全性。意大利米兰的一个移植课题组首创的这一方法，并将单纯疱疹病毒胸苷激酶（herpes simplex virus thymidine kinase, HSV-TK）基因导入单倍体相关供者来源的去除 T 细胞的淋巴细胞中。随后，该方法被运用到 MHC 相符的含有 T 细胞的移植中[151]。与含有 T 细胞的供者淋巴细胞输注相比，清除 T 细胞后导入自杀基因后由于转基因的免疫原性，其抗肿瘤效果更强。目的基因特异性的 $CD8^+$T 细胞反应会显著抑制造血干细胞移植受者体内所输注含有供者 T 细胞的淋巴细胞的存活[150-152]。尽管在清除 T 细胞的造血干细胞移植受者体内能检测到 T 细胞对转基因产物的反应，但是在大部分受者体内过继细胞输注仍然有助于提高移植物抗肿瘤效应[152]。在大多数有效应

的患者中，肿瘤消退与 GVHD 的发展是暂时相关的，而 GVHD 在很大程度上可由序贯的更昔洛韦治疗而得到控制。在单倍体相关移植中，研究人员也检测了经典自杀基因 caspase 9 死亡结构域和 FK506 结合蛋白（FK506-binding protein，FKBP）结构域融合基因的作用[153]，它能被其他惰性药物活化并使 FK506 结合蛋白结构域二聚化[154]。转导携带可诱导自杀基因的供者 T 细胞在输注后的百分比增加，表明转基因的 T 细胞免疫原性较低，并在发生 GVHD 时能够通过单剂量的二聚药物使其快速清除。

（五）供者淋巴细胞编辑的过继细胞治疗

未经选择的供者淋巴细胞产物中的 T 细胞百分比较低，在受者肿瘤细胞和肿瘤细胞产物被活化后能促进 GVHD 的发生发展。这一现象激发了人们对体外选择性地扩增肿瘤活化的效应细胞亚群用于细胞过继输注治疗的兴趣。例如，在体外通过反复刺激供者外周血单个核细胞（periphery blood mononuclear cell，PBMC）和受者慢性髓系白血病细胞而产生的供者来源的 CTL 的输注，在移植后晚期复发的慢性髓系白血病患者中取得了完全缓解，而未修饰的供者淋巴细胞输注在该患者体内无效[155]。虽然体外处理细胞对消除残留白血病的作用还不能完全确定，但与未修饰的供者淋巴细胞输注相比，使用肿瘤活化细胞的产物进行过继输注治疗确实具有潜在优势。在过去的 10 年中，过继细胞输注的治疗方法在临床前的发展和临床运用中对增强移植物抗肿瘤活性取得了巨大进展。在几乎所有的病例中，研究人员广泛地研究了不同细胞的移植物抗肿瘤效应，包括了 CD8$^+$ T 细胞、CD4$^+$T 细胞、能天然识别受体肿瘤细胞选择性或特异性表达抗原的细胞亚群、经基因修饰后能与受者肿瘤细胞表达的分子或抗原特异性效应的供者淋巴细胞。开发和持续优化平台，体外快速扩增 cGMP 级别的肿瘤活化细胞至临床应用所需数量，是成功开发和评估这些过继输注治疗策略的关键。基因转导技术和转基因设计等技术的进步也加速了细胞过继治疗的发展。

使用受者肿瘤细胞表达的抗原，如次要 H 抗原、非多态性肿瘤相关抗原和病毒抗原等，激活供者T细胞而进行细胞治疗是近年来研究的一大热点。受者造血细胞中表达的组织限制性次要 H 抗原具有特异性，而对受者成纤维细胞不具有特异性的供者来源的 CD8 阳性细胞毒性 T 细胞克隆已经被用于治疗 7 例急性白血病或 MDS 晚期复发的患者[156]。尽管 5 例患者在治疗后获得短暂的完全缓解，但过继输注的细胞在体内存活时间有限，有 3 例患者出现 CTL 后的肺部毒性。一项临床研究显示，在 HA-1 阳性的白血病复发患者中使用识别造血特异性 HA-1 次要 H 抗原的供者来源 T 细胞治疗，表现出极小的毒性而且无 GVHD 症状发生。但是发挥的临床治疗作用非常微弱，而且与之前的研究类似，过继输注的细胞在受者体内存活的时间非常有限[157]。对 14 名接受清除供者 T 细胞移植的慢性髓系白血病患者使用 PR3、WT1 或 BCR-ABL 融合基因来源的抗原肽活化 CD8$^+$T 细胞实施预防治疗，其中 7 名患者获得了长期缓解，细胞治疗并不会引起 GVHD 也无其他毒性[158]。在另一项预防或治疗急性白血病或 MDS 复发的试验中，11 名患者接受了 WT1 特异性的 CD8$^+$T 细胞群的治疗。尽管 1 名患者出现病因不明的肺部毒性，但其他患者耐受良好。在一些患者中，过继输注的细胞的持续时间较长，且与抗肿瘤活性相关[159]。使用 B 病毒抗原或睾丸癌抗原 MAGE-A4 特异性的 T 细胞分别预防或治疗 EB 病毒阳性[160, 161]和 EB 病毒阴性[162]移植后复发的淋巴瘤，在一些患者中发现能发挥有效的抗肿瘤活性并取得了长期的完全缓解。

转基因设计和将基因转导到初始 T 淋巴细胞以改变其特异性的技术取得显著进展，在大多数情况下避免了需要分离对目的抗原具有天然特异性的供者 T 细胞（通常较为稀少），积极地改变了过继性细胞治疗的领域。这些进展使多克隆供者 T 细胞无论其自身抗原特异性如何，都能够通过导入编码对 MHC 分子递呈的肿瘤肽特异性 T 细胞受体 α 链和 β 链的基因，或导入由免疫球蛋白典型的抗原结合域与 TCR-CD3 复合物的胞质信号域和一个或多个共刺激域融合而组成的嵌合抗原受体[163]，而能识别肿瘤相关或特异性抗原（相关综述，详见参考文献 [164]）。转入 TCRs 的 T 细胞保留了来自受者来源 T 细胞的 MHC 限制，然而，转导了嵌合抗原受体的 T 细胞的细胞毒性对表达靶抗原的细胞不具限制性，通常是一种具有胞外结构域的跨膜分子，其嵌合抗原受体的免疫球蛋白部分具有特异性。在细胞过继治疗中，TCR 和嵌合抗原受体转导的供者 T 细胞可在体外扩增，并保留转基因受体的表达和抗原特异性。由于未经选择的多克隆供者淋巴细胞群可能含有T细胞，其固有特异性可能诱导受体细胞表达次要H抗原，因此，目前在异基因造血干细胞移植后使用的TCR或嵌合抗原受体转导的供者T细胞的基因化策略，需要分离出对常见病毒病原体感染后特异性的供者T细胞，通常使用的是疱疹病毒，如EB病毒或巨细胞病毒，然后用所需的TCR或嵌合抗原受体转基因进行基因修饰。天然病毒特异性基因修饰的T细胞通常比肿瘤特异性T细胞在健康供者血液中更为常见，因为原则上是通过病毒转导TCRs或嵌合抗原受体而创造一群具有有效和特异性抗肿瘤活性的效应细胞群体。而这群效应细胞群体由于它们的TCR对病毒抗原具有特异性，因此在过继输注后并不会引起GVHD。TCR或嵌合抗原受体转导的T细胞在体外扩增后已经广泛运用于自体细胞的过继输注治疗，1名异基因造血干细胞移植后慢性淋巴细胞白血病复发的患者，经供者来源的转导CD19分子的特异性CAR-T细胞治疗后，奇迹般地显示出肿瘤消除[165]。利用ZFN破坏T细胞内源性TCRα和β链基因座，是一种最大限度降低GVHD风险和多克隆TCR或CAR转导供者T细胞带来的其他潜在毒性的方法[166]。ZFN能在不损害转基因受体的特异性和功能的情况下，将其自身编码的TCR分子阻断。

（六）调节性T细胞的过继治疗

有研究发现，体外扩增的$CD4^+CD25^+$Treg细胞在体外能够抑制$CD8^+$、$CD4^+$T效应细胞以及NK细胞的活性或功能。进一步的研究证据表明，这些细胞能够在体内调节免疫应答（参见参考文献[167]和本文第12章）。在人类异基因造血干细胞移植后，这些细胞在GVHD和移植物抗肿瘤中的作用仍不明确。然而在小鼠研究中发现，$CD4^+CD25^+$Treg的过继输注可以抑制MHC不相符的造血干细胞移植后的GVHD[168-170]，同时不影响移植物抗肿瘤效应[171]。这些研究表明，使用调节性的T细胞过继输注可能在人类造血干细胞移植中抑制GVHD的同时也保留移植物抗肿瘤效应。从脐带血中体外扩增Treg细胞进行过继治疗的临床试验发现，过继输注的细胞是安全且可耐受的[172]。这提示，有待更多的试验研究是否在抑制GVHD的同时能保留移植物抗肿瘤效应。

（七）提高过继细胞治疗安全性和有效性的策略

尽管在过去10年中，通过细胞疗法提高异基因造血干细胞移植后的移植物抗肿瘤效应取得了巨大的进展，但仍有许多工作有待进一步研究。例如，为了获得最佳的抗肿瘤效果，移植物抗肿瘤效应细胞需要在体内保留较长时间，但在许多研究中发现输注的细胞存活时间有限。目前提高细胞治疗的存活时间和抗肿瘤作用的方法包括在细胞输注前清除受者的淋巴细胞、在输注时同时，给予T细胞因子、对细胞进行基因修饰等。许多最近的研究也表明，无论过继输注的是天然的肿瘤活化的，还是通过基因修饰的T细胞，其内在分化状态是过继细胞治疗成功的重要决定因素。越来越多的证据表明，$CD8^+$T细胞的分化状态与其过继转移后的增殖能力和持续时间呈负相关。对细胞分化状态与体内存活时间和功能的进一步理解，有助于促进过继输注细胞在体内持续发挥移植物抗肿瘤效应。通过对细胞进行基因修饰使其对异基因造血干细胞移植环境中常用的免疫抑制药（如皮质类固醇和霉酚酸酯－莫菲特）产生耐药性也是研究的一个重点和热点。这些研究的成功，将有助于患有或有GVHD风险的患者使用过继细胞疗法。进一步研究移植前清除供者造血细胞中异基因活化的T细胞的移植平台，将很可能促进移植中的过继疗法，特别在使用未经处理而富含T细胞治疗时有高GVHD盛行的情况下。在清除供者中异基因活化的T细胞疗法中，即使不能完全清除可能潜在促进GVHD的异基因活化T细胞，也将减轻移植受者免疫重建不良的问题。

四、结论

与异基因造血干细胞移植相关的移植物抗肿瘤效应是人类免疫治疗有效的最明显例子。供者与受者之间的遗传差异不仅是造血干细胞移植治疗效果的关键，也是其主要限制GVHD的根源。对移植物抗肿瘤反应的细胞和分子机制研究表明，MHC相符造血干细胞移植后的移植物抗肿瘤效应可能由供者$CD8^+$和$CD4^+$T细胞识别多态基因编码的受者次要H抗原启动。这种异基因反应可能会招募额外的识别受者肿瘤细胞中过度或异常表达的非多态性基因编码的肿瘤特异性或肿瘤相关抗原的效应细胞。越来越多的证据也表明，供者的NK细胞和B细胞也有助于促进移植物抗肿瘤反应的活性。因此，大多数 HCT 受者中的移植物抗肿瘤反应可能包括针对大量多态性和非多态性靶抗原的一系列免疫反应。选择性地表达某些在受者造血细胞和受者肿瘤细胞中表达，但在受者非造血组织中不表达的移植物抗肿瘤靶抗原，可能是在不诱导或加重 GVHD 的情况下增强移植物抗肿瘤活性的治疗策略。人类基因组中大量的序列和结构多样性研究表明，有可能存在大量的多态性蛋白质和肽序列，免疫疗法中靶向这些序列可能有助于增强移植物抗肿瘤效应。然而，在不加重 GVHD 的情况下利用异基因的免疫反应来增强移植物抗肿瘤的效果很可能是有限的。因此，增强异基因造血干细胞移植后特异性抗肿瘤免疫应答而非异基因免疫反应的干预措施可能最有利于改善异基因造血干细胞移植的预后。

第 17 章 造血干细胞移植中的树突状细胞 Dendritic Cells in Hematopoietic Cell Transplantation

Miriam Merad　Edgar G. Engleman　著
马守宝　译
陈　佳　韩　悦　陈子兴　校

一、树突细胞网

树突状细胞（dendritic cells，DCs）是一类造血细胞，与 B 细胞和巨噬细胞同属抗原提呈细胞家族。两个主要的 DC 亚群包括常规的 DCs 和浆细胞样树突状细胞（plasmacytoid dendritic cells，PDCs）。尽管皮肤中的朗格汉斯细胞（Langerhans cells，LCs）已经在 1868 年被描述，但它们作为抗原提呈细胞的作用直到 1973 年才被认可，当时 Steinman 和 Cohn 将小鼠脾脏中的 DCs 确认为初级免疫应答的有效刺激物（见参考文献 [1]）。此后不久，几个研究小组报告了啮齿动物和人类非淋巴组织中 DCs 的存在，并初步证明该群细胞促进了心脏和肾脏移植的排斥反应（见参考文献 [2]）。然而，体内 DCs 数量稀少，缺乏与单核细胞 / 巨噬细胞区分的标记，以及提纯该群细胞所涉及的问题，导致对 DCs 生物学作用的认识进展缓慢。直至 20 世纪 90 年代，从血液中分离 DCs[3, 4] 和体外从骨髓或体外单细胞中培养 DCs[5] 等方法的进展，使 DCs 领域的研究获得了爆炸性的增长。在被发现 40 年后，DCs 对外来抗原产生适应性免疫应答的精湛能力已无可争辩，而其在诱导自身抗原免疫耐受中的作用也越来越明显。因此，调控 DCs 的潜在临床获益，包括用于疫苗和针对病原体、肿瘤和（或）自身免疫疾病的抑制治疗，当前正受到学术界和产业界的追捧。由于 DCs 系统这一发现的重要性得到公认，Ralph Steinman 获得了多项权威奖项，包括 2003 年的盖尔德纳奖、2007 年的拉斯克奖和 2011 年的诺贝尔生理学医学奖 [6]。

（一）经典或传统树突状细胞（图 17–1）

经典 DCs 指的是除 PDCs 之外的所有 DCs。DCs 占组织造血细胞的一小部分，后者主要存在于淋巴和非淋巴组织。DCs 具有较强的感知组织损伤、捕获环境和细胞相关抗原，以及将细胞外抗原加工成 MHC Ⅰ和 MHC Ⅱ肽段的能力 [7–9]。在稳定状态和炎症状态 [10] 下，DCs 还具有负载组织抗原后迁移到淋巴结 T 细胞区的独特能力，并引发初始 T 细胞应答 [11]。DCs 在细胞表面上构成性表达造血标记物 CD45，MHC Ⅱ和 CD11c，并且缺乏 T 细胞、NK 细胞、B 细胞、粒细胞和红细胞谱系标记。然而，该定义非常有限，不应单独用于定义 DCs，特别是在非淋巴组织中。实际上，CD11c 在数个巨噬细胞群体也有显性表达，特别是肺和肠巨噬细胞，但也表达在 DCs 前体细胞和其他白细胞上。目前已有额外的标志来区别 DCs 和巨噬细胞。例如，Flt3，也称为胎肝激酶 2（fetal liver kinase 2，Flk2）或 CD135，是用于区分 DCs 与巨噬细胞的理想标志。

（二）非淋巴组织中的树突状细胞（图 17–2 和图 17–3）

DCs 在不同器官内占组织细胞的 1% ～ 5%，并且主要包括两大亚群，即 $CD103^+$ $CD11b^-$ 和 $CD11b^+$ DCs 亚群。

1. $CD103^+$ $CD11b^-$DCs 亚群

$CD103^+$ $CD11b^-$DCs 亚群（此处称为 $CD103^+$

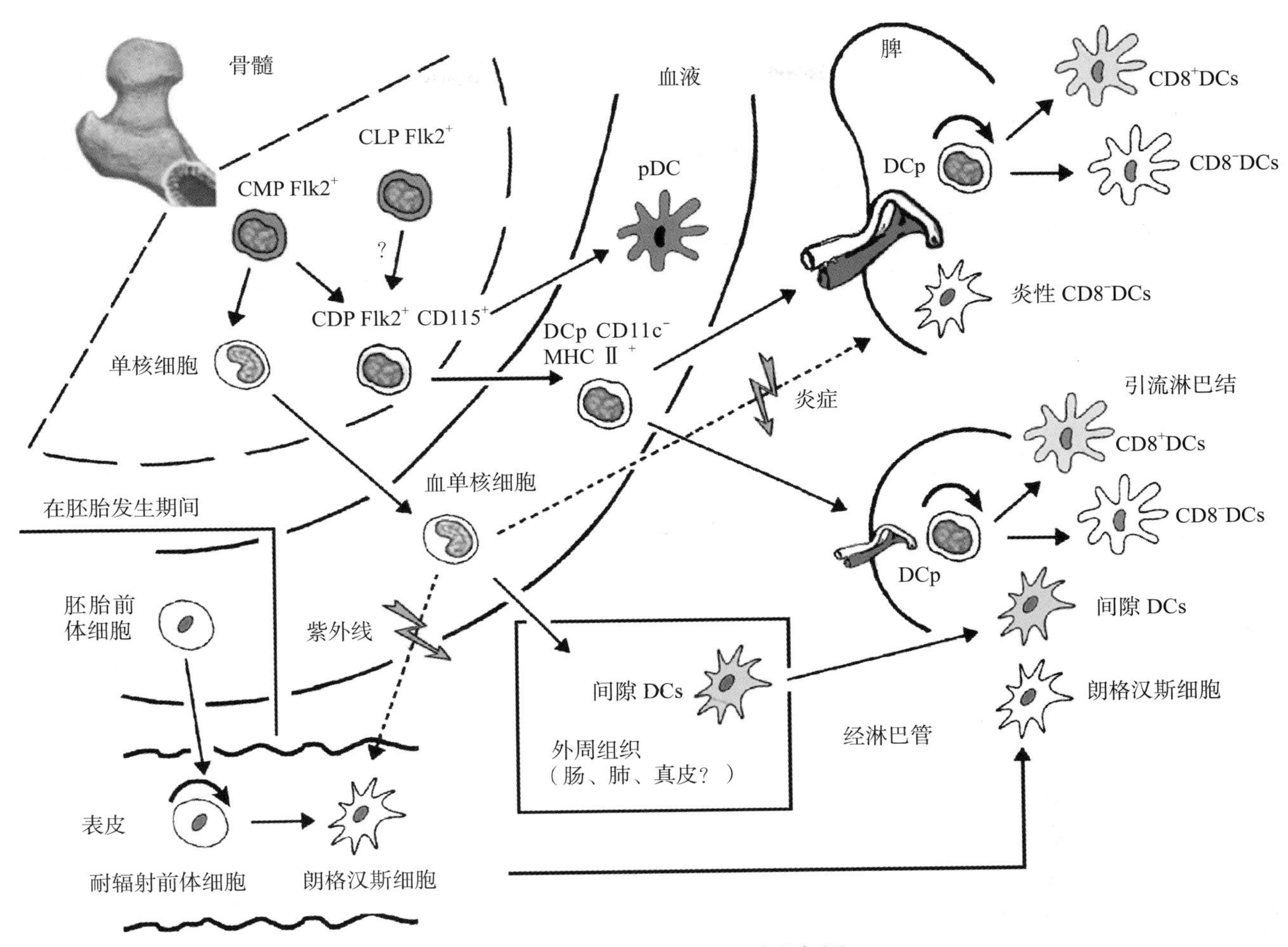

▲ **图 17-1 小鼠中树突状细胞的起源**

该图说明了小鼠 DCs 分化途径的假设。胚胎造血前体细胞在皮肤中产生朗格汉斯细胞。朗格汉斯细胞由放射耐受造血祖细胞维持，在稳态条件下持续存在。在严重的皮肤损伤后，局部朗格汉斯细胞祖细胞被清除并通过循环的单核细胞获得重建。共同髓样前体细胞（CMP）和共同淋巴样前体（CLP）产生 DCs，但 DCs 分化潜能在小鼠和人中受限于 Flk2（fms 样酪氨酸激酶 2，Flt3L 的受体）- 阳性的细胞群体。已经在骨髓中鉴定出共同 DCs/ 浆细胞样 DCs 前体细胞（CDP）为 $Flk2^+CD115^+$ MHC Ⅱ $^+$ 细胞。该前体细胞可能来自 $Flk2^+$ CMP 和 $Flk2^+$ CLP，尽管尚未得到证实。CDPs 产生 PDCs 和血液中的 DCs 前体细胞（DCps）（MHC Ⅱ $^+$ $CD11c^-$），其可以进一步在淋巴器官中分化为 $CD8^+$ 和 $CD8^-DCs$。淋巴器官 DCps 原位分裂三或四个周期。与淋巴器官 DCs 相反，尚不清楚 CDP 是否参与非淋巴组织中的 DCs 稳态。另一方面，已经显示单核细胞可在肠、肺，也可能包括真皮等非淋巴组织中产生 DCs，而在稳态下不产生脾 DCs。然而，在炎症条件下，可以诱导单核细胞分化成脾 DCs 和表皮朗格汉斯细胞。除了从外周非淋巴组织迁移的 DCs 之外，淋巴结和黏膜相关淋巴组织含有源自血液的 DCs（即 CDP 后代）。例如，皮肤引流 LNs 而非肠系膜 LNs 包含 LC 来源的 DCs，而两种 LNs 都包含 $CD8^+DCs$。MHC. 主要组织相容性复合物；UV. 紫外线

DCs）与淋巴组织 $CD8^+DCs$ 共享起源和功能，包括交叉递呈细胞相关抗原的优异能力 [12, 13]。$CD103^+$ DCs 分布在大多数结缔组织。总 DCs 中 $CD103^+$ DCs 的比例很少超过 20%。在肠道中，$CD103^+$ $CD11b^-$ 树突状细胞在派尔集合淋巴结中富集，并在细胞表面共表达标记 CD8，低水平表达 MHC Ⅱ，表现为淋巴组织驻留的 $CD8^+$ DCs，而大多数固有层 $CD103^+$ DCs 表达 CD11b，将在下面的 $CD11b^+$ DCs 部分讨论 [14, 15]。$CD103^+$ DCs 缺乏巨噬细胞标志 CD11b、CD115、CD172a、F4/80 和 CX3CR1。其 Flt3 表达水平高于 $CD11b^+$ DCs，应答于 Flt3L 而增殖，且在 $Flt3L^{-/-}$ 小鼠中表达显著降低 [16]。除肠和胰腺的 $CD103^+$ DCs 外，$CD103^+$ DCs 通常表达 C 型凝集素受体胰岛蛋白 [16, 17]。CD103 表达依赖于组织环境，并且通过局部产生的细胞因子 Csf–2 来调节 [18–21]。

2. $CD11b^+$ 树突状细胞亚群

$CD11b^+$ DCs 亚群是一群异质性的组织抗原提呈细胞群体，由组织 DCs 和巨噬细胞的混合物组成，是 DCs 和巨噬细胞在组织免疫中的作用无法区

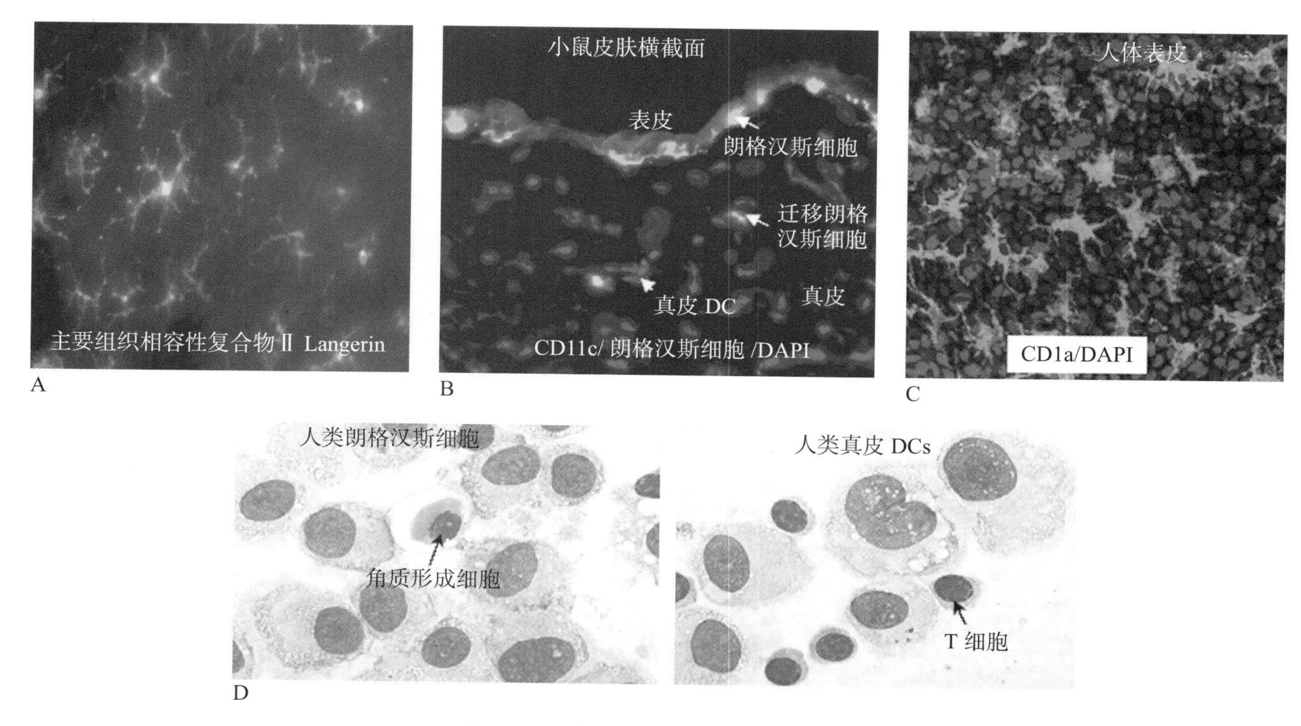

▲ 图 17-2　小鼠和人类的皮肤树突状细胞

A. 从 C57BL/6 小鼠分离的表皮层，并染色 MHC Ⅱ类分子和 Langerin。朗格汉斯细胞共表达 MHC Ⅱ类和 Langerin，形成非常紧密的细胞网络，与真皮 DCs 形成对比，后者分布更为稀疏；B. 用抗 CD11c、抗 Langerin 和 DAPI（染色细胞核）染色的小鼠皮肤横截面显示朗格汉斯细胞和真皮 DCs。朗格汉斯细胞共表达 CD11c 和 Langerin，而真皮 DCs 表达 CD11c 但不表达 Langerin。朗格汉斯细胞仅存在于表皮中，但迁移至淋巴结过程中的迁移朗格汉斯细胞也可以在真皮中发现；C. 用抗 CD1a 抗体染色的人表皮层。人朗格汉斯细胞表达 CD1a，代表了表皮中的主要造血细胞群体，形成紧密的细胞网络，构成与环境的第一道免疫屏障；D. 从人皮肤中分离表皮和真皮层并培养 2 天，使朗格汉斯细胞和真皮 DCs 迁移到培养基中。迁移细胞用 Giemsa 染色。箭所指为表皮中污染的角质形成细胞和在真皮中污染的 T 细胞（引自 M. Bogunovic 和 M. Merad 未发表的资料，以及 M. Collin 未发表的资料）

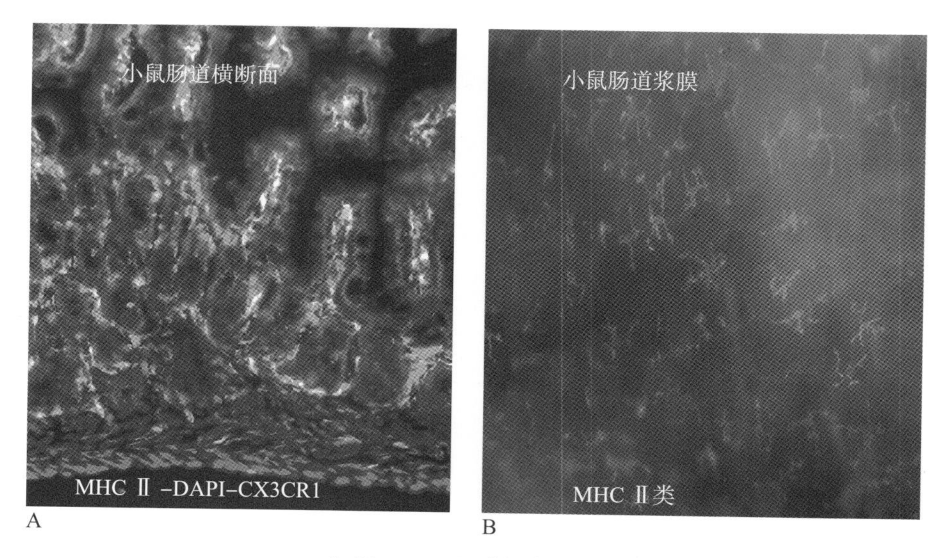

▲ 图 17-3　肠道树突状细胞

A. 从 CX3CR1-GFP 转基因小鼠结肠分离的横截面。CX3CR1 是肠道 DCs 的标记。该切片用抗 MHC Ⅱ类抗体和 DAPI 染色。肠道 DCs 是 MHC Ⅱ $^{+}$ CX3CR1/GFP^{+}；B. 用抗 MHC Ⅱ类抗体染色的肠道浆膜全组织标本。浆膜 DCs 形成类似于表皮朗格汉斯细胞网络的细胞网络（经 M. Bogunovic 和 M. Merad 许可转载）

分的主要原因。大多数 CD11b$^+$ DCs 常缺乏整合素 CD103 但表达整合素 CD11b。在肌肉和固有层中，CD11b$^+$ DCs 来自于 DCs 限制性前体细胞和单核细胞，但区分两种个体发育过程迥异的亚群的标记在组织之间各不相同。例如，在肌肉中，FcgRI 的表达有助于区分这两个亚群[22]，而 CD103 的表达有助于区分固有层中的两个 CD11b$^+$ DCs 亚群[14, 23]。

（三）表皮朗格汉斯细胞

表皮朗格汉斯细胞是分布在皮肤表皮层的 DCs[17]。表皮朗格汉斯细胞占表皮细胞的 3%～5%，大约 700/mm^2 [17]。表皮朗格汉斯细胞通过其独特的个体发育和稳态特性与其他组织 DCs 相区别[24]。表型上，与皮肤 DCs 相比，表皮朗格汉斯细胞表达较低水平的 MHC Ⅱ，中间水平的 CD11c 和非常高水平的 C 型凝集素（CD207）。胰岛蛋白参与细胞质内 Birbeck 颗粒的形成，后者长期以来作为朗格汉斯细胞一个明显但具有特异性的标记。小鼠朗格汉斯细胞一律为 CD11b$^+$ 和 F4/80$^+$，缺乏 CX_3CR1 的表达[17]。与大多数 DCs 不同，朗格汉斯细胞不依赖 Flt3 和 Flt3L[16]，但其发育需要 Csf–1 和 Csf–1R[25]。

（四）组织迁移性树突状细胞

组织迁移性 DCs 位于外周淋巴结（lymph nodes，LNs）中，与血液中的淋巴样定植 DCs 相反，已通过淋巴系统迁移至组织引流淋巴结[26]。迁移性 DCs 的性质取决于外周淋巴结引流的部位[27, 28]。尽管大多数组织迁移性 DCs 在外周淋巴结中死亡，但有证据表明，部分 DCs 通过输出淋巴管进入血液并在组织免疫应答和耐受中发挥作用（见参考文献[26, 29]）。在稳定状态下非淋巴组织 DCs 不断地通过输入淋巴管迁移到充满抗原的外周淋巴结的 T 细胞区域[26]，在炎症信号刺激下这个过程增加了许多倍（见参考文献[26, 29, 30]）。DCs 向引流外周淋巴结的迁移由 CCR7 控制[30, 31]。缺乏迁移性 DCs 的 CCR7$^{-/-}$ 小鼠[31] 有助于表征组织迁移性 DCs。在稳定状态下，高 MHC Ⅱ表达和 CD11c 低水平表达可用于区分迁移性 DCs 与定植 DCs。但是，这些特征在炎症环境中则会失效。

（五）浆细胞样树突状细胞

在文献 [32] 中对 PDCs 进行了广泛的描述。与 DCs 类似，浆细胞样 DCs 构成型地表达 MHC Ⅱ并且缺乏 CD3、CD19、CD14 和 CD56 等谱系标记。尽管人类 PDCs 的 CD11c 表达非常低甚至不可测出，但其表达 CD4 和 CD45RA 抗原、c– 型凝集素受体 BDCA2 以及 BDCA4，一种常用于体内鉴定 PDC 的神经元受体。人类 PDCs 也表达高水平的 IL–3 受体（CD123）。小鼠 PDCs 表达低水平的整合素 CD11c，表达低水平的谱系标记 CD45RA/B220 和 ly6C/GR–1 分子，缺乏 CD11b，并表达浆细胞样 DC 抗原 –1（plasmacytoid DC antigen–1，PDCA1）和 siglec–H，属唾液酸结合免疫球蛋白样凝集素（Siglec）家族的成员，最近被鉴定为小鼠 PDCs 的特异性表面标志物。在稳定状态下，PDCs 在骨髓中产生，进入血液循环通过高内皮微静脉进入淋巴结，并在淋巴结的副皮质 T 细胞富集区域中积聚。因此，PDCs 的迁移模式非常类似于淋巴细胞，但明显不同于 DCs。当淋巴结引流炎症部位时，PDCs 的迁移大大增强。稳定状态下，皮肤等非淋巴外周组织中 PDCs 缺失，但可出现在炎症部位中。

（六）人类树突状细胞

我们对人类 DCs 异质性的理解大部分源于对皮肤和血液 DCs 的研究。然而，流式细胞术的不断改进实现了大量表面标记的相互关联，而近来新基因组谱分析方法的发展促进了对人类 DCs 异质性理解的深化。人类 DCs 定义为缺乏谱系（Lin）标记（CD3、CD19、CD14、CD20、CD56、GPA），并构成性 MHC Ⅱ的细胞。人类 PDCs 最初被描述为 Lin$^-$MHC Ⅱ$^+$CD11c$^-$CD4$^-$CD123（IL–3 受体）$^+$ 并且称为 DC2[33, 34]。术语 DC2 不再使用，PDCs 最佳表型为 Lin$^-$ MHC Ⅱ$^+$CD303$^+$（BDCA2）CD304$^+$（BDCA4$^+$），而人类 DCs 的表型为 Lin$^-$ MHC Ⅱ$^+$CD11c$^+$ [35–37]，尽管在人类中，CD11c 也在大多数单核细胞和巨噬细胞上表达。小鼠循环中的前 DCs 一旦到达外周组织就分化为成熟的 DCs 亚群，而人类与之相反，两个表达非重叠标记 CD1c$^+$（BDCA1$^+$）或 CD141$^+$（BDCA3$^+$）[38–40] 的两个 DCs 亚群均存在于血液循环中。CD1c$^+$ 树突状细胞代表迄今为止人体血液中最多的 DCs 亚群，而 CD141$^+$DCs 则形成微小的血液群体。多种小鼠和人 DCs 亚群转录组的基因芯片（Meta）分析以及该群细胞的功能研究表明，人 CD141$^+$DCs 与小鼠 CD8$^+$DCs 有关，而人 CD1c$^+$ DCs 与小鼠 CD11b$^+$DCs 有关[41, 42]。

（七）体外培养的树突状细胞和浆细胞样树突状细胞

在人类中，CD34$^+$ 造血祖细胞通常用于培养朗格汉斯细胞和真皮 DC 样细胞[43]。单核细胞也是 DC 样细胞的常见来源，称为单核细胞来源的 DCs。GM-CSF 是最常用于体外获得 DCs 的细胞因子，但其对于稳态小鼠的 DC 发育并非必须[44]。体外获取人类朗格汉斯细胞样细胞或体内获取小鼠朗格汉斯细胞均需 TGF-β[45]。在单用 GM-CSF 或联用 TNF 时，小鼠骨髓细胞也可用于获取 DC 样细胞[43]。PDCs 可以通过骨髓细胞在富含细胞因子 Flt 3 的培养物中的产生[44]。尽管体外培养的 DCs 与体内产生的 DCs 不同，但这些培养体系对分析 DCs 功能的分子基础非常有价值。

二、树突状细胞的功能

与大多数细胞群体不同，DCs 由一组包括功能和表型在内的属性所定义。摄取、加工和呈递抗原的能力，选择性地通过组织迁移的能力，以及触发初始 T 细胞反应的能力，定义了 DCs 的属性。在 20 世纪 70 年代后期，在比较了 DCs、B 细胞和巨噬细胞刺激原发性混合淋巴细胞反应的能力之后，DCs 的优越性得以明晰，并可利用供体 T 细胞和受体的 DC 建立移植物排斥模型。正常情况下，进行混合淋巴细胞反应采用的是等量的刺激细胞（抗原提呈细胞）和反应细胞（T 细胞），但一个 DC 就可激活 100 ～ 3000 个 T 细胞，这与 DCs 专门用于启动免疫的概念一致[1]。一系列简单明了的研究随后表明，缺乏 DCs 的小鼠在启动过继 T 细胞反应时存在缺陷[46]，而遗传性巨噬细胞缺乏（$Csf-1^{op/op}$）的小鼠则不然[47]。现已明确 DCs 构成的激活 T 细胞的专门系统，不仅针对 MHC 错配的蛋白，也针对 mHAs 和外源蛋白质。

最近，一些研究已经证明，除了诱导免疫外，DCs 在诱导中枢和外周耐受中也发挥关键作用，这一功能或可用于异基因造血干细胞移植。尽管以一种高效的抗原呈递细胞诱导耐受似乎违反常理，但现已明确除了免疫之外，诱导耐受所需的两个关键功能为 DCs 所特有[1]。首先，DCs 的抗原摄取和迁移能力使初始 T 细胞有效地接触到本不会遇到的外周抗原。事实上，位于人体不同解剖部位的细胞来源抗原必须被在血液中循环的 T 细胞发现和识别。由于大多数细胞表面抗原 -MHC 密度低（每个细胞低于 100 个分子），这使得这项工作更加困难，必须通过出现频率为 $1/10^6$ 的 T 细胞克隆上的低亲和力 T 细胞受体来识别这些复合物[1]。此外，大多数体细胞缺乏能够启动 T 细胞克隆性扩增、细胞因子产生和细胞毒性 T 细胞发育的共刺激分子。DCs 提供了一种克服上述挑战的方法。DCs 分布于大多数组织中，捕获并处理抗原并在其表面表达大量 MHC- 肽复合物。提呈抗原的 DCs 迁移到淋巴结 T 细胞富集区域。DCs 的第二个主要特性是将环境信号传递给 T 细胞的能力，其方式决定了 T 细胞对该类抗原反应的性质。DCs 传递环境信号的能力取决于它们通过成熟过程应对环境刺激的应答能力[48]。

DCs 最复杂也是最吸引人的方面之一是其原位成熟的过程，在朗格汉斯细胞的研究中首次被揭示。因此，新分离出的朗格汉斯细胞的 MHC Ⅱ表达水平低，无法向初始 T 细胞递呈抗原。然而，体外培养后，朗格汉斯细胞的 MHC Ⅱ类和 T 细胞共刺激分子的表达增加，并且能够在体外触发初始 T 细胞[1]。随后的研究表明，当朗格汉斯细胞接收到特定的炎症信号时，可被诱导离开表皮转移到引流 LN，并定位于 T 细胞区域。这些结果确立了 DCs 作为免疫哨点的概念，使循环中缺乏组织迁移能力的初始 T 细胞能够获取周围组织抗原。

最近还有研究提示，DCs 不仅能够呈递和启动针对组织抗原的免疫应答，还能引导 T 细胞逆向迁移至其起源组织，这对于 DCs 在感染部位获得抗原的情况尤为有益[49]。诸多刺激因素，如 TLR 信号、炎性细胞因子、CD40 等 T 细胞配体，以及未成熟 DCs 之间同型接触被破坏等，会引发一系列生化和表型的变化，从而导致 DCs 成熟（见参考文献 [50]）。首先，巨胞饮摄取增加，继之内吞活性下调。其次，MHC 分子从溶酶体室逸出并被运输到细胞膜。最后，细胞表面的 MHC Ⅱ类分子、共刺激分子和 MHC Ⅰ类分子的水平升高，并延伸到指状突起或树突，显著增强了 DCs 向引流 LNs 的迁移及其与环境中其他细胞相互作用的能力。伴随这些事件，细胞还增强了它们形成和积累肽 -MHC Ⅱ类复合物的能力，甚至使用在暴露于成熟刺激之前内化的抗原。成熟过程的终点导致功能完全的 DCs 能够与初始 T 细胞结合。

大多数关于 DCs 成熟的研究在损伤信号的背景下进行，因此会错误地认为 DCs 成熟仅在炎症的背景下发生。当前显而易见的是，稳定状态的淋巴结中存在成熟的 DCs，提示成熟过程可以独立于炎症信号发生[48]。DCs 在稳态中的免疫作用成为众多实验室的焦点。有相当多的证据表明，在成熟组织来源的DCs持续稳定地流向引流淋巴结的T细胞区时，不仅可以启动免疫反应，还可通过清除自身反应性 T 淋巴细胞和（或）扩增调节 T 细胞来维持外周的免疫耐受[51]。

（一）抗原呈递

抗原呈递在文献 [50] 中得到了广泛的综述。所有 DC 群体构成性地表达高水平的 MHC Ⅱ类分子，用于呈递源自外源性抗原的肽段。这些抗原的捕获机制可以根据内化物的大小和（或）内化机制来区分，包括吞噬作用、巨胞饮作用、网格蛋白依赖性受体介导的内吞作用和小窝蛋白介导的内吞作用。吞噬作用可摄入直径大于 1μm 的大颗粒或细胞。巨胞饮作用在 DCs 和巨噬细胞中是构成型的，并且可以吸收大量细胞外液和可溶性抗原。DEC-205 和 FcRγ 等受体在与其配体连接后形成复合物，通常被网格蛋白包被的囊泡内化。通过任一机制内化的蛋白最终到达核内体 / 溶酶体室，被其中的蛋白酶加工并加载到 MHC Ⅱ类分子上。一般 MHC Ⅰ类途径提供内源性细胞抗原的呈递。例如，在病毒感染的细胞中，细胞液中表达的病毒蛋白受到蛋白小体蛋白酶水解作用的影响，产生的肽通过与抗原处理相关的转运蛋白（TAP 转运蛋白）转运到内质网腔内，并装载到 MHC Ⅰ类分子上。尽管这一过程适用于被感染的 DCs，但未被感染的 DCs 也可以通过被称为交叉呈递的过程进行摄取、加工病毒抗原并呈递至 $CD8^+$ T 细胞。可溶性外源性抗原也可以交叉呈递给 $CD8^+$T 细胞。现已明确，DCs 的交叉呈递效率最高，但其他细胞如巨噬细胞和肝窦状隙内皮细胞，也可能具有这种潜力。交叉呈递的调节机制目前是一个研究热点领域。

（二）同种异体 T 细胞的激活

同种异体反应是 T 细胞对胸腺发育过程中未遇到的 MHC 复合物或 mHAs 的应答。异体 T 细胞应答的性质取决于受体呈递的 MHC 分子是否与供体 MHC 匹配。一般认为针对外源性抗原的 T 细胞的出现率大约是 $1/10^6$，而识别异体 MHC 分子的 T 细胞出现率率高出 1000 倍（$1/10^3$），这导致了一个非常强烈的初级异体反应[52]。同种异体反应特异性的分子基础一直存在争议，一些研究表明，T 细胞对同种异体 MHC- 肽复合物应答的肽特异性低于针对常规抗原的应答，并且这种“降级”的应答解释了同种异体反应性 T 细胞的高频率[52]。一项小鼠研究很好地阐明了，同种异体反应性 T 细胞的高前体细胞频率是由于多特异性而不是“降级”导致，因为 T 细胞具有胚系编码能力以识别多种不同的肽 -MHC 错配分子[53]。

在目前的临床移植条件下，供体和受体的 MHC 分子通常是相合的。在这些情况下，供体 T 细胞识别的 MHC 限制性 mHA 肽来自于受体而非供体的多态性基因的蛋白质产物[54]。与实体肿瘤相关抗原相比，所有 mHAs 理论上都应该能够引发 T 细胞反应，因为供体免疫系统不能耐受这些抗原。针对 mHAs 免疫应答的临床表现可能取决于编码这些抗原的蛋白质的特定组织表达。在许多组织中构成性表达的 mHAs 可能是抗宿主组织（GVHD）和肿瘤（移植物抗肿瘤）的联合异体免疫应答的靶标，而针对造血系统限制性抗原的 T 细胞应答，包括恶性造血细胞克隆，或可介导移植物抗肿瘤效应而不引起重度 GVHD。大量人类 mHAs 被相继发现，包括衍生自常染色体基因的 mHAs，例如 HA-1、HA-2、HA-3、HA-8、HB-1 和 BCL2A1，以及衍生自 H-Y 基因的那些 mHAs[55]。迄今鉴定的大多数 mHAs 特异性 T 细胞应答均针对在造血细胞上表达的 mHAs，这有利于宿主专职抗原提呈细胞直接呈递抗原，这一方式相比供体抗原提呈细胞交叉递呈或可更有效地诱导肿瘤特异性 $CD8^+$ T 细胞，因为后者需要摄取外源性抗原。患者和供体的目标 mHA 等位基因变异的具体基因组分型，以及检测恶性细胞上目标 mHA 的表达和功能识别，有望为临床移植提供新的免疫治疗策略。

（三）浆细胞样树突状细胞的功能

人和小鼠 PDCs 的一个重要功能是对感染性病原体产生应答，分泌大量 IFN-α。除了其抗菌特性外，IFN-α 还可以促进 1 型 T 辅助细胞分化，并参与自身免疫性疾病的发生[56]。PDCs 捕获抗原并向 T 淋巴细胞递呈的能力正在多个环境中进行检验。新鲜分离的人和小鼠 PDCs 诱导 T 细胞增殖的能力很低；然而，PDCs 被激活后可分化为成熟的 DCs，表达高水平 MHC Ⅱ类分子和共刺激分子，具有刺激 T 细胞的高活性[46]。更多的近期研究表明，暴露于免疫复合物的 PDCs 可以利用它们的表面 Fc 受体来摄取这些复合物中存在的抗原，进一步加工并呈递给 $CD4^+$ 和 $CD8^+$ T 细胞 [57]。在人类中，新鲜分离的 PDCs 可诱导具有各种抗原特异性的人 $CD4^+$T 细胞克隆失能。T 细胞产生 IL-2 和 IFN-γ 的能力受损，而 IL-10 的分泌增加。加入外源性 IL-2 可逆转 T 细胞失能。在小鼠中，新鲜分离的抗原负载的脾脏 PDCs 仅诱导抗原特异性 T 细胞微小增殖，且不伴有细胞因子极化。因此，PDCs，特别是在其未成熟状态或某些解剖学定位中的 PDCs，可能具有诱导免疫耐受性的功能，尽管这些功能的确切性质和机制仍有待探索 [46]。在异基因造血干细胞移植中，G-CSF 动员后的供者外周血单核细胞中有更多的 PDCs，供者淋巴细胞输注中也同样存在。因此，PDCs 的免疫调节特性应在上述背景下进行研究。

（四）非专职抗原提呈细胞

非专职抗原提呈细胞是指除了专职抗原提呈细胞外，其他可以在生理或病理条件下表达 MHC Ⅱ类分子、共刺激分子以及 MHC 恒定链、HLA-DM 和 HLA-DO 等辅助因子的细胞类型。该群细胞，包括内皮细胞 [58] 和部分上皮细胞 [59]，有时被称为非专职抗原提呈细胞。该群细胞具有异质性的能力，以加工和递呈通常来源于内源蛋白质的肽。GVHD 等诱导的组织炎症反应也可能提高非专职性抗原提呈细胞的递呈能力，增强局部炎症 [60]。

三、稳定条件中的树突状细胞稳态

根据我们目前对 DCs 稳态的理解，血源性 DC 前体细胞持续向外周组织和淋巴器官募集，从而产生未成熟的终末期分化的 DCs。外周组织 DCs 通过传入淋巴管迁移至引流淋巴结后，其存活时间以天计数 [61]。最近的研究重新评估了局部更新对静态条件下 DCs 稳态的重要性。对生物特性相似的小鼠研究表明，与脾脏和淋巴结中的其他 DCs 群体相比，朗格汉斯细胞仅由驻留在皮肤中的局部造血前体细胞维持 [62]。DCs 的局部自我更新现已在脾脏、淋巴结和真皮等组织中得到证实，尽管水平低得多 [63]。短脉冲标记实验标记出约 5% 的组织 DCs 与单核细胞或血液 DCs 无显著关联，排除了近期血液来源的细胞对标记组织的影响 [63]。在人类中，细胞周期分析显示 2% ～ 3% 的朗格汉斯细胞处于 S/M_2 期，Ki-67 抗体标记阳性的比例也类似（M.Bogunovic 和 M.Merad 未发表的数据）。在人类骨髓移植 1 年后方可确定能筛选出受者朗格汉斯细胞 [64]，而供者的朗格汉斯细胞可在移植的四肢中持续存在 [63]。

重要的是，与稳定状态相反，严重的皮肤损伤可导致自我更新的朗格汉斯细胞前体细胞被清除，继而是血源性单核细胞的募集并以 csf-1 依赖性方式分化为朗格汉斯细胞 [63]。与此一致的是，先前的研究表明，在实验性炎症条件下，DCs 显然来自经典的单核细胞 [65, 66]，由此建立了 DCs 稳态显著依赖于静息或炎症状态的概念。

炎症部位中单核细胞来源的树突状细胞

一些研究表明，单核细胞可浸润炎症组织并分化成 $CD11c^+$ DCs[67-69]。近期实验初步揭示了在这些部位中 DCs 形成的机制。这些研究表明，T 辅助细胞通常与炎症组织中的单核细胞 / 巨噬细胞伴随出现，可以驱动单核细胞向 DCs 分化 [70]。例如，在银屑病患者受累皮肤中，TH1 和 TH17 细胞与单核细胞相互作用并诱导其分别分化成 TH1 和 TH17 介导的 DCs。相应地，在急性特应性皮炎中，TH2 细胞与单核细胞相互作用并促进 TH2 介导的 DCs 的形成。DCs 形成需要细胞接触，而 TH 亚群特异性细胞因子调控 DCs 的功能和 DC 亚群特异性表面分子的表达。有趣的是，经过一组 TLR 激动药的刺激后，T 细胞诱导的 DCs 亚群的表型仍保持不变，表明 TH 来源的信号对 DCs 功能的影响要高于下游 TLR 信号。

虽然这些结果是在对人类细胞的研究中获得的，但我们最近在小鼠中证实，激活 TH1、TH2 和 TH17 亚群，也能促进单核细胞分化成功能特异性的 DCs（M. Davidson 和 E. Engleman 在准备中）。有趣的是，在小鼠系统中，尽管所有的 T 辅助亚群都可诱导 DCs 的形成，TH17 细胞却独特地促进 IL-12/IL-23 的形成，产生 DCs 可以使初始 T 细胞和 TH17 细胞均极化为 TH1 表型。在实验性自身免疫性脑脊髓炎（experimental autoimmune encephalomyelitis，EAE）（一种多发性硬化的小鼠模型）小鼠的炎症脊髓中观察到的这种现象，可能解释了之前在该类小鼠脊髓中记录到的定向 TH17 细胞转化向分泌 IFN-γ 的 TH-1 细胞转换的原因 [71]。

这些结果表明，TH 细胞通过介导单核细胞分化为 DCs 来调节二级免疫应答，后者再触发初始 $CD4^+$T 细胞获得与 TH 细胞亚群类似的效应功能以启动 DC 分化。该扩增环在记忆反应期间是有益的，但如果在炎性疾病期间不受控制则是有害的。在大多数慢性炎症组织中 TH 细胞的数量优势表明该群细胞可能主要负责塑造局部的 DC 库。然而，这并不排除单核细胞也接收来自其他细胞类型的信号的可能性。NK、$CD8^+$ 和 NK T 细胞也可以启动 DC 分化 [72–74]。

四、树突状细胞对预处理的应答

（一）预处理

许多不同的方式用于造血干细胞移植受者的预处理。在人类中，清髓性放疗和基于烷化剂的方案仍然与一系列新的减低强度和微小或非清髓性方案一样应用于临床。预处理通常需要数天，并且移植后需要常规地维持免疫抑制状态。在小鼠实验中，传统上采用骨髓抑制或致死剂量的放射而不进行移植后免疫抑制 [75]。减低剂量预处理方案虽然已经建立 [76, 77]，但大多数小鼠研究仍然采用单剂量放疗而不进行免疫抑制。

（二）预处理对血液树突状细胞的影响

与其他白细胞一样，外周血 DCs 也会被预处理治疗清除。临床研究显示，清髓性预处理后 DCs 和 PDCs 以及中性粒细胞和单核细胞一样都会快速丢失 [78]。减低强度预处理下 DC 亚群的变化尚不明确，但白细胞数量的保持提示 DCs 的清除也会减少。一项报道表明，减低预处理后 PDCs 比 DCs 更不稳定 [79]，另一项研究显示与高剂量预处理相比，单核细胞来源的 DCs 在减低强度预处理后更易被分离 [80]。部分减低强度预处理方案含有阿伦珠单抗（CD52 单克隆抗体），可迅速降低单核细胞与血液 DCs 等表达 CD52 的细胞数量而不涉及组织内的细胞 [81–84]。患者移植前 DCs 水平通常低于正常对照组，提示本病和前期细胞毒性化疗相关的骨髓增生低下，会降低外周 DCs 数量 [78]。

（三）预处理对组织树突状细胞的影响（图 17–4）

令人惊讶的是，在小鼠模型中，关于放疗预处理对 DCs 的直接影响的数据非常少。我们最近发现，接触电离辐射导致受者 DCs 产生的补体增加，产生 C3a 和 C5a 蛋白，从而调控供者 T 细胞存活和效应功能 [85]。暴露于电离辐射也会导致受者脾脏中 DCs 在 3 ～ 5 天内迅速丧失；在外周血、淋巴结和肝脏中也有同样的清除效应 [86]。大多数实验工作利用同种移植稳定植入后的嵌合度分析来推断各种 DCs 群体的放射敏感性。在这些研究中，脾脏和肝脏 DCs 几乎完全被替换。相比之下，作为真皮 DCs 的一个组成部分 [88] 的表皮朗格汉斯细胞 [62, 87] 和脑小胶质细胞等某些巨噬细胞群体 [89] 表现出相对的照射耐受性。朗格汉斯细胞在数周内恢复，几乎完全来源于局部的宿主细胞 [62]；长期存在的受者细胞在大脑中约占 70%[89]，而在真皮中大约占 20%[88]。淋巴结中受者细胞的含量取决于它们所引流的组织，值得注意的是，皮肤引流淋巴结在移植后含有的受者朗格汉斯细胞来源的 DCs 可高达 30%[87]。其他器官如肠道尚未进行详细评估，可能含有耐受细胞群的龛。小鼠 DCs 在减低强度预处理后的清除情况目前尚不清楚，可能会有很大不同，因为既往对组织巨噬细胞群体的研究证实，仅因分次放疗就可出现显著的保护效应 [90]。

迄今为止，预处理效应对人体组织 DCs 的分析仅限于皮肤。有几项研究发现了移植后第一周表皮朗格汉斯细胞的清除 [91–94]，而最近的数据表明清髓性预处理的效应更大 [64]。在人体移植中，一个重要

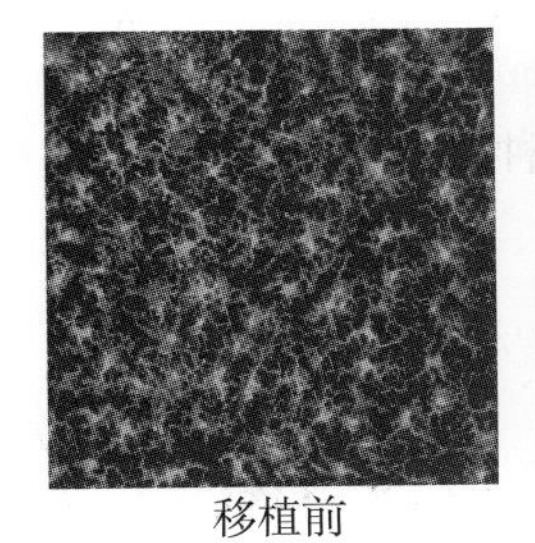
移植前

第 0 天

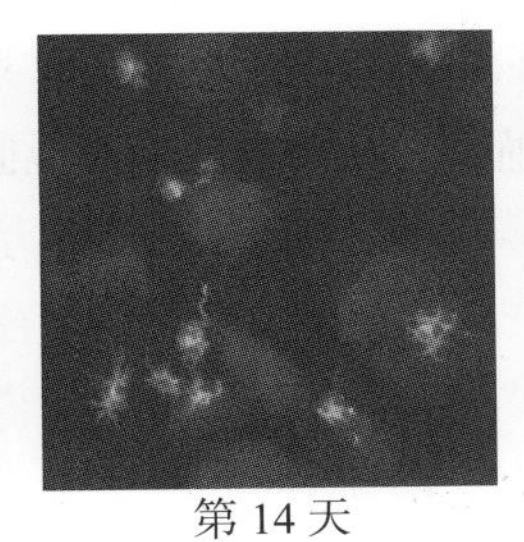
第 14 天

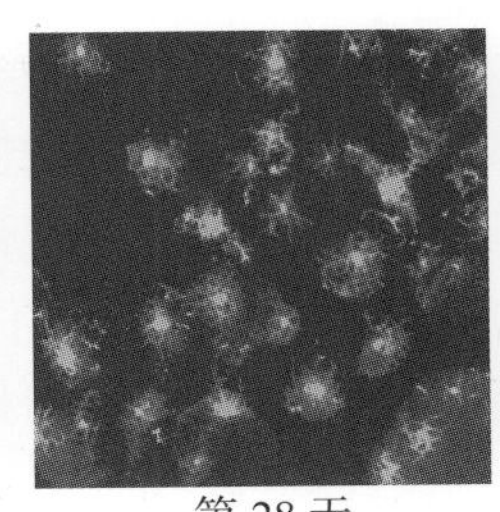
第 28 天

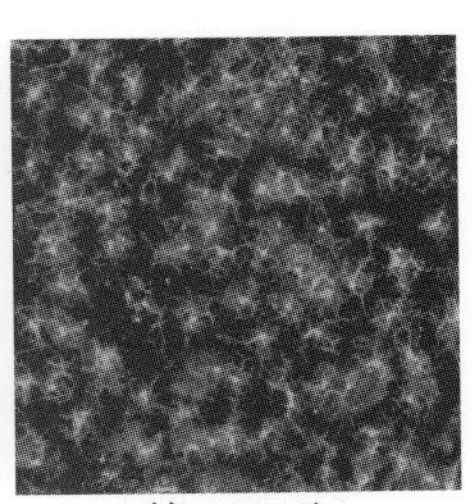
第 100 天

▲ 图 17–4　移植异基因造血干细胞患者的皮肤树突状细胞的转换

在移植后不同时间从患者分离的表皮层用抗 CD1a 染色。朗格汉斯细胞数量在第 14 天左右显著减少，并在移植后第 100 天左右恢复正常。比例尺：40μm（经 M. Collin 许可转载）

的变量可能是前期治疗的强度和间隔，因为患者在移植前白细胞（包括 DCs）的数量通常就低于正常对照 [64, 95]。

（四）预处理介导树突状细胞清除的机制

目前对预处理治疗调控 DCs 清除的机制知之甚少。部分药物可能直接发挥细胞毒作用，但更多研究者认为继发的细胞因子、趋化因子和内毒素释放可能是动员 DCs 离开组织的主要原因 [96–98]。皮肤移植朗格汉斯细胞动员过程中，局部来源的 TNF-α 和 IL-1β 的作用得到了充分的研究 [99]。不容忽视的是，单纯移植后增生不良，可导致严重的外周血白细胞减少，引起 DCs 群体快速显著减少。前体细胞清除与动员增强的影响在人类中难以解决，而在小鼠中，异种和同种移植可以区分那些或多或少依赖于血源性前体细胞的群体 [62, 100]。

（五）预处理对树突状细胞的定性影响

预处理对 DCs 性质的影响。放疗会诱导共刺激分子和 IL-12 表达的瞬时上调 [86]。与迁移的刺激一样，细胞因子和微生物产物的二次刺激可能很重要。虽然这尚未在移植的背景下直接显示，细胞因子和 LPS 抑制药控制 GVHD 的能力提供了某些间接证据 [97, 101]。一些研究还证明了 NK 细胞和其他固有免疫效应物能够激活 DCs（见参考文献 [102]）。

由于预处理强度降低，目前尚没有关于 DCs 活化状态的数据，但一般猜测对器官的直接毒性和即时免疫损伤均可得到改善。有趣的是，尽管更高的预处理强度可产生更强的炎症反应，但这可能在一定程度上移植前有更多的受体细胞被清除所抵消。在减低强度预处理后受体 DCs 可能保持“静默”，但是也有证据表明在某些方案后晚期 GVHD 的累积发生率高，这与最终识别受体 DCs 的显著负荷相一致 [103, 104]。

五、移植后的稳态：移植物的含量

异基因造血干细胞移植后 DCs 群体的恢复受复杂且相互影响的变量影响。供者造血细胞移植物含有 DCs 前体和成熟的 DCs[105, 106]。尽管输注后实际上检测不到，但不同移植物中 DCs 亚群的相对比例与移植预后有关。特别是在 G-CSF 动员的外周血祖细胞中，PDCs 的丰度是 DCs 的 5 倍，而在骨髓中，DCs 和 PDCs 的数量大致相等 [105, 106]。与此一致的是，G-CSF 动员的外周血祖细胞中 2 型 T 辅助细胞的比例远高于正常外周血或骨髓 [105, 106]。这些发现已被用于解释外周血祖细胞和骨髓移植后急性 GVHD 相同的发生率，即使外周血祖细胞中的总 $CD3^+$ 细胞含量比骨髓高 10 倍。一项报告显示在外周血祖细胞受者中，尽管 DCs 总数与 CD34 剂量和良好预后相关，但较高的 PDCs 与增高的复发死亡风险有关 [107, 108]。脐带血移植后 GVHD 风险相对较低也与脐带血 DCs 的明显不成熟或致耐受状态有关 [109]。

（一）树突状细胞的数值的恢复

随着精确血液 DC 计数的出现 [78]，许多研究分析了异基因造血干细胞移植后血液 DCs 的数值恢复 [78, 83, 108, 110–113]。在第一项研究中，DCs 活化抗原 CD83 和 CMRF-44 的表达被用于鉴定谱系阴性、MHC Ⅱ类阳性细胞为 DCs。随后的工作已将 DCs 定义为谱系阴性 MHC Ⅱ类阳性部分的 $CD11c^+$ 髓系或 $CD123^+$ PDCs。总的来说，DCs 恢复的速度比 PDCs 快 [79]，而且其快速重建与良好预后有关 [111–113]。考虑到正常的血液 DC 计数是由于良好的骨髓功能和未发生 GVHD，这可能并不令人惊讶。DCs 恢复显然与移植物中 CD34 细胞的剂量无关 [108]。

从早期对皮肤的研究来看，朗格汉斯细胞数量很明显在移植后数月减少，尽管预处理与后期效应的分离尚不清楚 [91–94]。血液精确 DCs 计数显示，DCs 数量的显著抑制与 GVHD 相关 [78, 79, 81, 110, 113]。在一项研究中，时间分辨率足以揭示急性移植物抗宿主病发病时所有血液 DCs 亚群会短暂增加，并证明皮质类固醇治疗是 GVHD 期间 DCs 清除的主要因素 [111]。最近的一项研究表明，激活抗原就在急性 GVHD 之前表达，因此每周两次监测可用于预测 GVHD[114]。DCs 激活的机制尚不清楚，但活化的 DCs 可能是 IL-12 的来源，其血清水平也具有预测价值 [115]。

（二）血液树突状细胞嵌合度

几项针对人类血液 DCs 嵌合度的研究表明，供者细胞可快速重建 DCs，与髓系植入平行。在所有这些研究中，总有一小部分患者体内含有很小比例的持续存在的受者血液 DCs[116–119]。尽管在后两项研究中样本量较大，但 DCs 植入和预处理、供者类型或 GVHD 之间未观察到显著相关性。这可能与大多数研究者使用较为一致的预处理方案有关。此外，相对较晚地对不同亚组患者（移植后 6 个月和 12 个月）进行抽样，可能也限制了这些研究的分辨潜力。将所有数据汇集在一起后，DCs 混合嵌合现象在减低强度预处理后出现的频率略高，尽管到目前为止还没有对真正的“非清髓性”或“最小”预处理后的 DCs 的嵌合度分析 [103, 104]。令人惊讶的是，GVHD 和 DCs 植入之间并没有明确的关系，尽管之前关于髓系植入的研究预测，急性 GVHD 可促进外周血白细胞的完全供者嵌合 [120, 121]。一项关于单核细胞来源的 DCs 的研究显示，供者植入、GVHD 和预防复发之间存在正相关关系，但这是否简单反映了髓系嵌合的整体情况尚不清楚 [80]。虽然费力，但需要对同质患者群体进行前瞻性研究，并进行频繁和严格的时间评估，以详细阐明这一点。

（三）外周组织树突状细胞嵌合度（图 17–5）

在动物模型中，存在大量关于骨髓移植后组织的外周 DCs 嵌合状态的数据。两种因素在确定组织中 DCs 的供体嵌合状态中起作用：放射敏感性或预处理的清除程度，以及移植物中供体 T 细胞的同种异体反应性。因此，在同系移植中，许多组织，例如表皮、真皮和皮下引流外周淋巴结，如上所述保留宿主 DCs [62, 88]。此外，一些研究表明宿主来源的巨噬细胞在脑、肺和肝脏中得以显著保留 [89, 90]。然而，当在异基因移植中引入宿主反应性供体 T 细胞时，情况则截然不同。供体 T 细胞的作用通常在以淋巴细胞输注，将混合髓系嵌合转化为完全供体嵌合的试验中得以阐明 [77]。通过供体 T 细胞将朗格汉斯细胞转化为供体类型，最清楚地证明了孤立性的持续受体 DCs 的情况 [87]。在此条件下，局部自我更新的朗格汉斯祖细胞被从皮肤中清除并被炎性单核细胞取代 [122]。皮肤是 GVHD 的靶器官这一事实在该过程中可能至关重要，供体 T 细胞不太可能消除非炎症器官，例如脑中的抗原呈递细胞。

组织中的 DCs 嵌合度在人类中更难以检查，因此迄今为止完成的所有人类移植受者的研究都局限

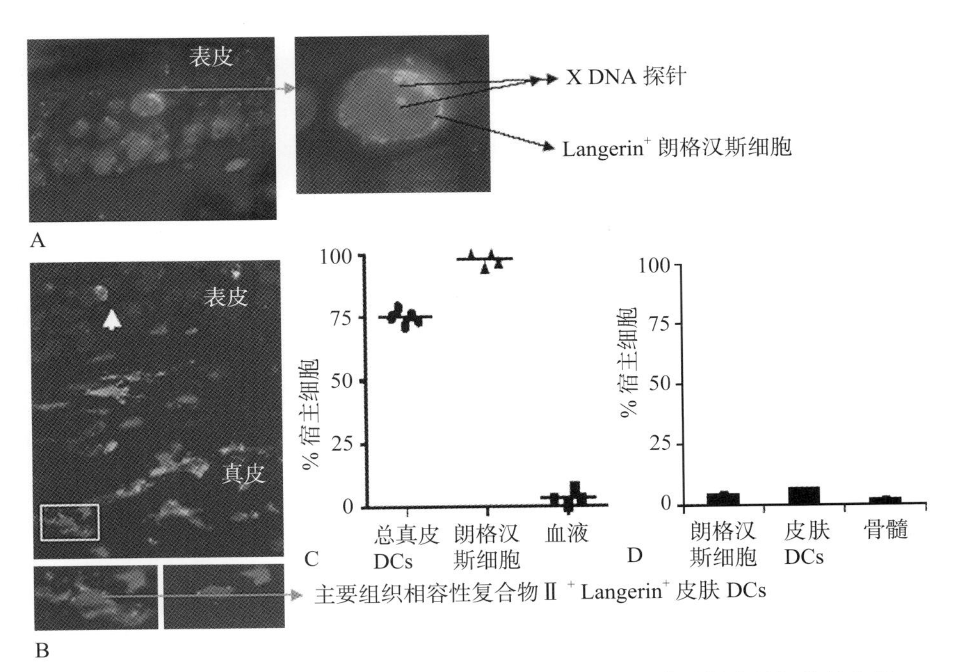

▲ 图 17–5　性别不合的异基因造血干细胞移植后患者的皮肤树突状细胞的命运

A～C. 尽管血液达到完全供体嵌合，宿主皮肤 DCs 仍持续存在。非炎症皮肤样本来自接受性别不合的减低强度异基因造血干细胞患者，且在 GVHD 发生之前。将 2mm 皮肤活组织检查的横截面进行 X（Cy3）和 Y（Cy2）DNA 探针的荧光原位杂交，然后用 Langerin（Cy3）和 HLA–DR（Cy5）进行免疫染色。细胞核用 DAPI 复染。从 1 例女供男移植中获得的一个代表性图像。A、B 所示组合中四个颜色通道中的三个的叠加图像显示表皮中宿主女性 XX^+Langerin$^+$ 朗格汉斯细胞（A）和真皮中的 HLA–DR$^+$Langerin$^-$DC（B）持续存在。放大倍数：×600；C 点图显示移植后 30 天，朗格汉斯细胞总数中剩余宿主 Langerin$^+$ 朗格汉斯细胞的百分比、真皮 DCs 总数中 HLA$^-$DR$^+$ Langerin$^-$ 细胞的百分比以及骨髓总白细胞中剩余宿主白细胞的百分比；D. 进展期皮肤 GVHD 病灶中无残留宿主 DCs。GVHD 受累皮肤样本分离自 4 名接受清髓性异基因造血干细胞移植并发生 GVHD 的患者。点图显示了 5 个不同患者中残留宿主朗格汉斯细胞、宿主真皮 DCs 和宿主骨髓有核细胞的百分比（引自 M. Merad 和 M. Bogunovic 未发表的资料）

于皮肤。一篇重要的早期论文使用奎纳克林鉴定男性 CD1a$^+$（OKT6$^+$）细胞的 Y 染色体，发现常规移植后受者朗格汉斯细胞可持续存在长达 120 天[123]。一份中期报告显示，随着时间的推移，朗格汉斯细胞没有明显的植入，这可能反映了共聚焦显微镜下联合免疫荧光和荧光原位杂交的技术困难[124]。最近观察迁移朗格汉斯细胞的研究发现，虽然在减低强度预处理作用后植入更慢，但其植入大多在 100 天内完成[64, 95]。既有的 GVHD 促进朗格汉斯细胞植入的作用只在 100 天时方可辨别，而无 GVHD 的患者在移植后至少 1 年内仍含有低比例的受体 LCs[64]。小鼠数据也显示受体皮肤 DCs 的持续存在，特别是在减低预处理后[88]。在人类中难以确定其他间质 DCs（例如脾或肝 DCs）是否表现出与朗格汉斯细胞或皮肤 DCs 相似的行为。从小鼠研究推测，朗格汉斯细胞具有独特的稳态机制，其他组织 DCs 应该与血液中髓系成分一样，更快地发生转换。鉴于这种假设，在大多数人类移植受者中，受者组织 DCs 的长期存活似乎不太可能。若干因素可促进人体内比小鼠更快的供者 DCs 植入，包括更大的 mHA 错配和移植物中更高的 T 细胞含量。先前的细胞毒性疗法在移植前削弱 DCs 群体，也可能导致受者细胞更快地被清除。与更高强度的移植相比，最低强度移植下植入缓慢[103]且 GVHD 显著延迟[104]，但仍然缺乏 DC 转换的数据。人体组织抗原提呈细胞的转换相对快速，但一个值得注意的例外是受者小胶质细胞的长期存活。它们的持久性可能与移植免疫学有关，但尸体解剖发现，超过 98% 的受者小胶质细胞在移植后可存活长达 6 年[125]。

六、急性移植物抗宿主病

（一）早期工作

急性 GVHD 主要是细胞介导的疾病。移植物中的供体 T 细胞和宿主骨髓来源的淋巴系统成分之间的相互作用首先被 Sprent 及其同事的实验所证明（见参考文献 [126] 中所述）。在这些研究中，向受体小鼠注入 T 细胞，随后通过胸导管套管从输出淋巴中收集，这一过程称为血液 – 淋巴滤过。异体反应性 T 细胞最初在淋巴器官中存留 24 ～ 48h，然后释放并可诱导二次受体的 GVHD。过滤既能影响 mHA 反应性 T 细胞的反应，即证明其 H–2 “限制性”[127]，又影响 H–2 差异所动员的 T 细胞[128]。通过提前 6 个月向受体移植骨髓，使得在 T 细胞输注时受体 DCs 被供者细胞所替代，可以证明 CD4 和 CD8T 细胞的活化即使未完全消除，也是被减弱的，尽管没有完全消除，因此很大程度上是依赖于受体骨髓来源的抗原提呈细胞[129]。

（二）最近的研究

血液淋巴过滤实验启示了一系列串联移植研究，他们详细定义了受体和供体 DCs 的作用[130–132]。Shlomchik 等的开创性研究使用 MHC Ⅰ类缺陷型骨髓移植物（来自 β_2 微球蛋白敲除小鼠）制备受体动物，证明受体抗原提呈细胞是有效诱导 CD8T 细胞介导的跨 mHA 错配 GVHD 所必需的[130]。对这一结果的解释是，受体抗原提呈细胞递呈Ⅰ类 MHC 相关的内源性 mHAs 比供体抗原提呈细胞抗原呈递细胞更有效，后者必须交叉表达外源性获得的相同抗原。后续研究修饰了供体细胞使其缺乏功能性抗原呈递能力，发现供体 DCs 不能介导但确实能够增强 CD8T 细胞依赖性急性 GVHD[131]。重要的是，要注意到在这些实验中并不存在 CD4$^+$T 细胞。虽然这些实验证明单独的 CD8$^+$T 细胞足以诱导急性 GVHD，但供体抗原提呈细胞或许能够在 CD4$^+$ 和 CD8$^+$T 细胞介导的完全异基因反应中更有效地交叉递呈抗原[133]。另一个模型表明供体 DCs 也可能通过 IL–15 参与诱导急性 GVHD[134]。

受体抗原提呈细胞对 CD4$^+$T 细胞介导的 GVHD 的贡献不如 CD8T 细胞介导的 GVHD 清晰，部分原因是 CD4$^+$ T 细胞在移植物抗宿主病中所具有的双重功能：辅助 CD8 介导的细胞毒性和细胞因子直接介导的器官损伤。反过来，从实验系统中去除 CD8$^+$T 和 NK 细胞可减少 IFN–γ 介导的非专职性抗原提呈细胞表达 MHC Ⅱ类分子，并可在有 CD4$^+$T 细胞加入时人为地增强专职性抗原提呈细胞的作用[102]。有一项研究中清楚地说明了 CD4T 细胞直接介导病理改变的可能性，其中单独在受体抗原提呈细胞上表达的单个 MHC Ⅱ类等位基因突变（相当于单个 mHA）足以诱导致死性的 GVHD[132]。然而，这一发现与先前在多重 mHA 错配模型中的研究结果却相反，该研究发现不仅是抗原提呈细胞，靶组织对同种异体抗原的要求也是严格的[135]。Shlomchik 及其同事通过使用缺乏共刺激分子表达的骨髓移植物或受体，在 mHA 错配模型中解释了受体和供体抗原提呈细胞各自的作用[136]。在这些实验中，受体和供体抗原提呈细胞均足以启动 CD4T 细胞介导的 GVHD。有趣的是，GVHD 的分布具有组织特异性，受体 DCs 更多引起皮肤 GVHD，而供体 DCs 主要介导肠道 GVHD。不过这些模型中的疾病模式是亚急性的，具有慢性 GVHD 的皮肤和肝脏特征。

（三）受体朗格汉斯细胞的持久性

部分抗原提呈细胞群体，特别是表皮的朗格汉斯细胞，在骨髓移植后不一定被供体来源的细胞取代，修正了上述结论[9]。在 T 细胞清除的条件下，几乎所有朗格汉斯细胞都能在 MHC 不相合的移植中存活，并且能够在输注供体 T 细胞和第二次炎症损伤（如辐射）后介导急性 GVHD[87, 137]。反过来，皮肤 GVHD 会导致受体朗格汉斯细胞的快速更新并呈完全供体嵌合[62, 87, 137]。当骨髓移植用作替代或灭活抗原提呈细胞的实验手段时，持续存在的受体抗原提呈细胞可能部分地解释高剂量 T 细胞的动员会加重 GVHD[129, 130]。

活化的 T 细胞能够清除残留的受体抗原提呈细胞，这一发现的重要性在于它使得急性 GVHD 的诱导成为自限性过程。Sykes 及其同事的研究已经详细探讨了供体 T 细胞促进混合嵌合的转化，证明炎症在控制 T 细胞进入组织中的重要作用[138]，以及在介导 GVL 效应时同时需要 $CD4^+$T 细胞和受体抗原提呈细胞[139]。在适当的条件下，同种异体反应性 T 细胞的动员可以被限制在造血系统内，从而在充分发挥 GVL 效应的同时阻止 GVHD 在其他组织中的病理过程[77]。靶向清除驻留在组织中的 DCs，特别是朗格汉斯细胞等自我更新的群体，同时保留脾脏和肝脏中的内脏 DCs，是否能获得类似的选择性益处，还有待确定。

（四）诱导 GVHD 的抗原提呈细胞

使用造血干细胞移植实验性制备受体抗原提呈细胞的局限性在于，抗原提呈细胞负责诱导急性 GVHD 的属性仍不清楚。虽然推测 DCs 发挥重要作用，但是 PDCs，B 细胞或巨噬细胞也可能起作用。受体“add-back”实验已经证明 DCs 在动物模型中足以诱导 GVHD[140, 141]，尽管用氯膦酸盐负载的脂质体去除受体巨噬细胞已显示也能够减弱 GVHD[142]。在动物模型中，受体 B 细胞对 GVHD 的影响可忽略甚至是负面[140, 143]。其他抗原提呈细胞可能在人类移植中更为重要，因为其中多克隆记忆 T 细胞参与异基因反应，较模型体系更聚焦于针对特定抗原动员初始 T 细胞。通过开发靶向宿主巨噬细胞同时保留宿主 DCs 的新方法，我们最近重新审视了宿主巨噬细胞在 GVHD 中的作用[144]。我们的数据显示宿主 DCs 和巨噬细胞对 GVHD 预后的影响相反。与 DCs 相比，宿主残余的巨噬细胞通过内吞同种异体反应性 T 细胞，并调节 T 细胞增殖，可降低活化的供体 T 细胞扩增，从而限制 GVHD 的严重程度[144]。在几种情况下已经报道了巨噬细胞的免疫调节作用。例如，在肿瘤中，巨噬细胞可通过以下数种机制调节 T 细胞功能，包括但不限于：产生可诱导的 iNOS、精氨酸酶和 IDO[145, 146]，这些产物都被证明可以在异基因造血干细胞移植后调节 GVHD[147–151]。

（五）移植物抗宿主病动力学

从临床角度来看，一个可能有争议的话题是，抗原提呈细胞对 GVHD 的贡献完全是基于一个简单事实的预测，即经典的急性 GVHD 发生在植入之前或植入过程中，此时只有受体抗原提呈细胞直接被预处理激活，而供体抗原提呈细胞微乎其微。尽管这在人类研究中的证据尚不明确，但 20 多年前，在 Perreault 及其同事的开创性研究中，关于受体 DCs 的关键作用就有过争论[91, 123]。有趣的是，最近的一项研究表明，移植前 CD14 计数与 GVHD 风险有关[152]，并且如上所述，有明确证据表明受体组织 DCs 在预处理治疗后仍然能够存活[64, 88]。

虽然供体 T 细胞和 GVHD 可促进 DCs 的植入，但是在试图证明受体抗原提呈细胞持续存在构成 GVHD 的“风险因子”时，同种异体反应对 DCs 转换的影响常常被忽略。移植前，每位患者都有 100% 的受体 DCs，移植后大多数患者转为 100% 供体来源的 DCs。GVHD 的发生与 DCs 从受体来源向供体来源的快速转换有关，这很可能在临床症状出现之前；受体 DCs 丢失越快，临床 GVHD 的风险越大。因此很难证明持续性存在的受体 DCs 和 GVHD 之间存在因果关系。由于这个原因，虽然受体抗原提呈细胞的持续存在可能与免疫抑制撤除后的原发急性 GVHD 相关，但也有可能激活的供体 T 细胞才是真正的危险因素，因为它们已经造成了供体 DCs 的完全植入。目前没有证据支持或反对这一说法。

研究持续存在的受体 DCs 在人体中的作用，一个更有前景的方法是，检测不同强度预处理方案的移植患者队列中 DCs 嵌合度与 GVHD 动力学之间的相关性。应用高剂量和减低强度氟达拉滨 / 美法仑的移植后 100 天时，朗格汉斯细胞的嵌合度没有明显差异，不过，仍然缺乏有关在 GVHD 动力学显著延迟的最小强度造血干细胞移植中的数据 [104]。明确 DCs 的植入是否有类似的延迟很有意义。那些采用了更为精细的选择性供体 T 细胞输注的小鼠模型研究，总体上支持这一推测。在高剂量预处理方案后，移植 1 个月后输注供体 T 细胞不会诱导产生 GVHD [141, 153]，但是在减低强度移植后，存在显著的部分嵌合的髓系细胞，GVHD 仍然可能会在数月后被诱导出来。与这些数据相关的是，临床发现随着时间的推移，供体淋巴细胞输注的毒性和功效都进行性下降 [121, 154]。如前小鼠研究所述，受体 DCs 丢失是主要原因 [77, 139]，尽管这与人类研究数据并不完全一致。供者淋巴细胞输注很少在前 3 个月使用，此时所有患者至少有 90% 存在供体朗格汉斯细胞 [64]，并可能在其他器官达到 DCs 的完全植入。除非一小部分受体 DCs 具有异常能力或在淋巴结中存在长期存活的迁移细胞，其他降低供者淋巴细胞输注作用的原因也应被考虑到，例如供体细胞的活化调节等 [155]。

（六）移植物抗宿主病的趋嗜性

GVHD 的一个主要生物学问题是它对皮肤、肠道和肝脏的趋向性。可能不止一种机制解释这种偏好。皮肤和肠道都是重要的上皮屏障，具有共生菌群和密集的抗原提呈细胞网络。简单从数量上看，这些器官以及骨髓、脾脏和肝脏，含有比其他通常不受 GVHD 累及的内脏和骨骼组织更多的 F4/80^{+} 常驻抗原提呈细胞 [156]。这些部位中的 DCs 也可能通过预处理被选择性地激活，既可能是因为上皮细胞本身更容易受损并释放炎症介质（脱发和黏膜炎是放化疗的突出特征），也可能是因为大量的共生微生物产物的侵入。有明确的证据表明 LPS 在肠道 GVHD 中发挥重要作用 [96, 101, 157]，这支持后一种说法。在皮肤和肠道中激活的 T 细胞也通过诱导特定的归巢受体高效地再循环到这些部位，从而形成组织损伤的反馈回路 [158]。活体成像研究明确显示肠道和脾脏参与了早期 T 细胞的激活 [159]，尽管在其他模型中，派尔集合淋巴结本身似乎是可有可无的 [160]。

可以想象，局部 DCs 的更新参与了 GVHD 对某些器官的趋嗜性。即使脾和肝 DCs 能快速激活供体 T 细胞 [86]，但这并不排除自我更新的 DCs 在延长 GVHD 的初始致敏阶段或影响移植物抗宿主应答谱方面的作用。然而供体 T 细胞一旦激活就会引发炎症，促使供体 DCs 的完全嵌合，这种效应将趋于精细和自我限制。在皮肤中，持续存在的受体朗格汉斯细胞足以产生皮肤 GVHD[87]。耐辐射的朗格汉斯细胞前体细胞可能其实是真皮细胞，其产生了间质性真皮 DCs 和朗格汉斯细胞，这两者在实验移植后都可能持续存在 [88, 122]。其他靶器官尚未经过仔细审查。即使肠系膜淋巴结中的 DCs 能够快速转换，但肠道和相关的派尔集合淋巴结仍可能存有耐辐射的 DCs 前体细胞 [62]。在肝脏中，大部分实质 DCs 迅速与血液 DCs 相平衡 [87]，但不排除局灶性 GVHD 靶点（如门脉系统）中有一小群循环 DCs。持续存在的受体 DCs 的相对重要性在减低强度移植后可能更大，有意思的是，单个器官的不典型 GVHD 比清髓移植中更常见。

七、慢性移植物抗宿主病

由于很多原因，慢性 GVHD 的发病机制很难研究。临床上慢性 GVHD 异质性很强，而且动物模型也没有急性 GVHD 那样令人信服。因此，任何一个成功的慢性 GVHD 模型必须能够解释人类慢性 GVHD 的多种基本特征。首先，慢性 GVHD 发生较晚，一般发生在移植后 100 天后。其次，尽管 T 细胞清除难以控制慢性 GVHD，但前期急性 GVHD 仍是一个主要的危险因素。再次，组织趋嗜性与急性 GVHD 不同，尽管慢性 GVHD 的特征可能迅速发展并与重症急性 GVHD 共存。最后，慢性 GVHD 对治疗的反应非常不同，大多对钙调磷酸酶抑制药耐药，但对皮质类固醇以及利妥昔单抗、沙利度胺、体外光疗和其他替代药物有反应。并伴有硬化、黏膜溃疡的慢性皮肤炎症、唾液和泪腺功能障碍以及慢性肝炎的特征，与人类自身免疫疾病有相似之处。目前尚不清楚这是否反映了两者具有相同的诱导过程或仅仅是慢性炎症的最终共同途径。

从简单的角度来看，慢性 GVHD 的延迟发作提示其更依赖于供体来源的抗原提呈细胞。临床医生和免疫学家长期以来认为，供体 DCs 的植入可能是急性向慢性 GVHD 进展的基础，因为不同来源的 DCs 改变了抗原呈递的通路（见参考文献 [126]）。在小鼠中，$CD8^+$ T 细胞介导的急性 GVHD 依赖于受体抗原提呈细胞，而 $CD4^+$T 细胞介导的亚急性 GVHD 仅需供体抗原提呈细胞 [135, 136, 161]。在 MHC 相合情况下，MHC Ⅰ类分子直接呈递给 CD8 细胞是自限性的，并且应随着受体抗原提呈细胞的去除而下降。相反，MHC Ⅱ类限制性抗原继续被供体抗原提呈细胞无限期地呈递给供体 $CD4^+$T 细胞。这个简单的模型通过选择不同的微小抗原，来解释急性和慢性疾病的病理谱，两者可能具有不同的组织特异性分布 [162]，以及 $CD8^+$ 和 $CD4^+$T 细胞介导的病理学的性质差异 [163, 164]。需要补充的是，急性 GVHD 会通过活化供体 DCs 来增加供体 $CD4^+$T 细胞的动员，从而加速慢性 GVHD 的出现。

更复杂的慢性 GVHD 模型需要借助胸腺功能障碍，主要是阴性选择的缺陷 [165, 166]。急性 GVHD 所致的阴性选择缺陷已在动物中有所描述 [167]。这种解释的价值取决于移植后胸腺依赖性免疫重建的程度。在成年人中，胸腺恢复随着年龄的增长而减弱，成熟的同种异体反应性 T 细胞可以独立于胸腺外存活，并诱导慢性 GVHD[168]。在几种动物模型中，成熟 T 细胞也介导与胸腺无关的慢性 GVHD[164]。胸腺中阴性选择的机制涉及骨髓来源的成分，尽管受体上皮成分仍然会被递呈，但从受体到供体的转换可能影响受体 mHA 用于阴性选择的可靠性。如果聚集于胸腺的供体抗原提呈细胞完全不能呈递抗原，就像用 MHC Ⅱ类缺失的骨髓移植的情况，那就可看到确切的胸腺依赖性的慢性 GVHD[165]。胸腺切除术具有保护作用，但这只证明了胸腺功能紊乱比没有胸腺更差。这一机制可能与年轻患者中出现的原发慢性 GVHD 有关，而在老年患者中不加区分地增强胸腺功能的尝试则应谨慎。

人类慢性 GVHD 中 DCs 的研究表明，组织中的 DCs 也相对被清除 [169]，但唯有供者来源的血液 DCs，尤其是 PDCs 的水平更高 [118]。目前没有关于组织中 DCs 嵌合状态的数据，这使得第三种假设难以排除，即慢性 GVHD 是由于少量长期存活的受体 DCs 的持续免疫激活的结果。尽管在人类移植中，所有患者在第 100 天时朗格汉斯细胞的供体嵌合率至少达到 90%，但略多于 1/3 的患者在移植后至少 1 年的时间内继续产生偶发的受体朗格汉斯细胞 [64]。这些细胞的慢性同种异体刺激可能解释了经常受累的皮肤和黏膜通常呈局灶性分布。但是这一观点的主要局限性在于，它不能解释先前患急性 GVHD 的患者，其慢性 GVHD 风险也增加，因为急性 GVHD 可以有效清除受体朗格汉斯细胞。另一个有趣的小鼠研究结果提示，持续存在的受体 B 细胞参与了慢性 GVHD [170]，但这必须在人体中进行验证，并且需要进一步的实验来比较原发慢性 GVHD 患者的病变和非病变皮肤。

八、移植物抗白血病效应

复发的免疫预防或 GVL 效应，可能是造血组织中移植物抗宿主效应的表现，因此它们遵循相同的细胞介导过程 [54]。供者淋巴细胞输注效应常伴随一过性全血细胞减少 [171]，并且是输血相关 GVHD 的主要特征 [172]，表明骨髓确实是植入免疫系统的靶器官之一。

动物模型证实了受体抗原提呈细胞在 GVL 效应中的重要性。$CD4^+$ 和 $CD8^+$ 细胞介导的 GVL 效应所需的是功能性的受体抗原提呈细胞而非供体抗原提呈细胞 [131, 173]。对于 $CD8^+$T 细胞介导的 GVL 效应，供体的异体抗原必须都存在于受体抗原提呈细胞和肿瘤细胞上；表达共刺激分子的肿瘤细胞系也无法替代专职抗原提呈细胞 [173]。有趣的是，稳定植入的供体抗原提呈细胞尽管不是 GVL 效应所必需的，但能够在较低的肿瘤负荷下介导某种 $CD8^+$T 细胞依赖性 GVL 效应，同时不引起 GVHD[131, 139, 173]。

在剂量提升的供者淋巴细胞输注的小鼠和人类研究中，GVL 效应的发生阈值似乎低于 GVHD，这表明进入 GVL 效应和 GVHD 之间的狭窄治疗窗口是可能的 [174, 175]。改变受体中宿主 DCs 的密度或位置可能有助于提高 GVL 效应。在小鼠模型中，受体内脏中的 DCs 足以引发强烈的白血病效应，且在造血组织中与供者 T 细胞可稳定接触 [77, 139, 173]。相反，在没有炎症的情况下，受体外周组织不会被同种反应性供体 T 细胞浸润 [138]。供体 T 细胞与内脏而非外周的 DCs 群体的相互作用可以选择性地促进 GVL 效应而不引起 GVHD[77, 138, 139, 173]。这一论点支持延迟 T 细胞反馈策略 [176] 和抢先供者淋巴细胞

输注 [121] 的逻辑，允许预处理的炎性损伤在供体 T 细胞输注之前消退。值得注意的是，最近的数据表明，在 MHC 相合嵌合体中启动 GVL 效应的要求比在错配的移植中更为严格。在相合的动物中，启动异体反应需要额外的淋巴细胞清除或 TLR 信号传导，而错配的嵌合体中启动 GVL 效应仅需 T 细胞输注 [177]。这些结果可能会对人类供者淋巴细胞输注的疗效设置新的限制，尽管与小鼠相比，人类移植后淋巴细胞明显减少 [169]。

最后，有人提出，在某些恶性肿瘤中，供者淋巴细胞输注可能直接起源于恶性克隆，能动员直接针对肿瘤相关抗原的供体 T 细胞 [120]。在慢性髓细胞白血病中，BCR-ABL 特异性的 DCs 可以在体外从单核细胞中获得 [178]，但在体内却从未检测到自发产生的这群细胞。类似的论点适用于滤泡性淋巴瘤中的 B 细胞 [179]。这些疾病对 GVL 效应的易感性可能不仅有赖于供体 T 细胞的有效动员，而且还归因于疾病缓慢的动力学和白血病克隆的相对正常的表型。在 GVL 效应较差的其他疾病中，GVHD 期间很容易发生疾病复发，这表明其因靶细胞逃避识别或抑制效应细胞，而不是由 T 细胞激活存在缺陷所致。

九、树突状细胞作为移植背景中的潜在治疗靶点

在围移植期和移植后，DCs 是潜在的治疗靶点。现在已知常规药物如钙调磷酸酶抑制药、霉酚酸酯和糖皮质激素通过调节 DCs 来介导其部分作用 [180-182]，并且如上所述，预处理治疗和单克隆抗体对 DCs 具有深远的影响。

许多涉及 DCs 的新方法也引起了人们的兴趣。30 年前提出的第一个设想是，清除受体的抗原提呈细胞或可预防 GVHD[123]。这种策略的主要反对意见与供体 T 细胞清除相似，即 GVL 效应也可能会丧失。多项研究模型显示缺乏合适的抗原提呈细胞确实会减少 GVL 效应，进一步证据表明 GVHD 和 GVL 效应是同一过程的不同方面 [77, 131, 141, 173]。还有人担心这可能不会诱导调节性 T 细胞，从而削弱了潜在的治疗优势 [183]。如前所述反驳的证据是，不同区域的 DCs 群体可能具有或多或少的诱导 GVHD 的倾向。通过用脂质体氯膦酸盐去除肝脾抗原提呈细胞来预防肝脏 GVHD，就是基于这一概念 [142]。鉴于单次非清髓性剂量的环磷酰胺预处理减少了小鼠的 GVHD，可能在人类中先前的细胞毒治疗可减弱移植物抗宿主反应 [184]。这可以解释，与接受诱导化疗的急性白血病患者相比，慢性髓细胞白血病患者具有相对较高的 GVHD 风险，而排除了疾病本身的生物学差异所致。

小鼠实验提出皮肤接受紫外线照射可作为促进受体朗格汉斯细胞清除的一种方法 [87]。紫外线照射的区域效应也可以通过总体的免疫抑制作用给予补充 [185, 186]。然而，由于某些应答具有一过性、细胞因子介导的特点 [187] 以及随后募集的针对皮肤的强效免疫刺激性抗原提呈细胞，保留意见仍然存在 [188]。至少有一项早期临床试验报道了 GVHD 增加，尽管移植后继续紫外线治疗的评估，紫外线照射在预处理阶段的选择性效应难以评估 [189]。另一种替代的局部疗法是抢先使用外用皮质类固醇 [190]。相比之下，在最近的一项研究中，17 名患者在使用减低强度预处理方案后接受了全身 UVB 照射治疗。引人注目的是，朗格汉斯细胞完全清除（每个视野＜1 个）的 9 名患者在移植后第 100 天仅产生 I 度 GVHD 甚至无 GVHD，提示移植后预防性 UVB 照射是安全的，应作为预防急性（皮肤）GVHD 的临床策略对其深入探讨 [191]。

最近一项小鼠研究发现，通过阻断 C3a 受体（C3aR）和（或）C5a 受体（C5aR）来调节 DCs 活化，也可能有助于降低同种异体反应性 T 细胞免疫，并改善 GVHD 预后 [85]。除调节宿主 DCs 功能外，扩增免疫抑制性巨噬细胞也是改善 GVHD 疗效的有效策略。在围移植期向小鼠过继输注利用 GM-CSF、IL-10、TGF-β1 和 LPS [192, 193]，或组蛋白脱乙酰基酶抑制药如辛二酰苯胺异羟肟酸（SAHA）[194]，或血管活性肠肽（VIP）[195] 诱导的免疫耐受性 DCs，可以降低 GVHD 的发生。我们最近发现移植前给予 CSF-1（一种巨噬细胞在体内发育、存活和增殖所需的细胞因子）能够扩增宿主巨噬细胞池并显著改善异基因造血干细胞移植后的 GVHD 发病率 [196]。

为了减轻移植物抗宿主反应而去除受者 DCs，与之相对的是移植后输注受体 DCs 以刺激供体免疫。这一猜想得到了实验模型的支持 [140, 141]，也可能是供者淋巴细胞输注的重要辅助手段，验证了基

于 DCs 的恶性肿瘤疫苗接种的概念。HLA 相合的异基因 DCs 用于移植后治疗已有令人鼓舞的临床试验报道[197]。在脐带血移植后无法找到供者，或者相合无关供者很难找到时，这种策略可能特别有用。其他研究表明，来自受体的调节性或耐受性 DCs 也可用于治疗 MHC 不相合模型中的 GVHD[193]。

总的来说，靶向 DCs 的治疗手段有别于现有手段之外的控制异体反应的潜能。CMRF–44 等抗体能够识别在任何位置的活化的 DCs，并且在补体存在的情况下溶解血液 DCs 和朗格汉斯细胞[82]。数年来，阻断共刺激受体一直被提倡为减弱 DCs 和 T 细胞最初接触的一种方法。新的小分子，如 sphingosin 受体抑制药 FTY720，对 DCs 有特异性作用，可防止其向淋巴结迁移，有报道称其对 GVHD 具有选择性作用[198]。Flt3 的抑制药也可以靶向 DCs，因为与 c–kit 和 CSF–1 相关的 Flt–3 受体似乎是 DCs 群体的分化和维持所必需的[199]。Flt–3 抑制药在改善实验性自身免疫性脑脊髓炎中表现出一些活性[200]。据报道，另一种新化合物 NK026680 也会干扰 DCs 的活化[201]。

十、结论

受体抗原提呈细胞在启动移植物抗宿主反应中的主要作用，以及在清除恶性肿瘤中的 GVL 效应的重要性，促使人们努力了解外周 DCs 的稳态。但是仍然存在许多问题，例如鉴定和明确参与 GVHD 效应的主要抗原提呈细胞的分布，特别是在完全复杂的免疫系统中。分离移植物抗宿主反应的不同组分已在动物实验中获得突出成果，在体内处理抗原提呈细胞的新方法也逐渐被开发出来。然而，我们尚未获得 DCs 靶向治疗可以改善 GVHD 相关的 GVL 疗效的证据。

第 18 章 造血干细胞移植治疗自身免疫性疾病的实验基础

The Experimental Basis for Hematopoietic Cell Transplantation for Autoimmune Diseases

Judith A. Shizuru 著
杨冰玉 马守宝 译
陈 佳 韩 悦 陈子兴 校

一、概述

自身免疫性疾病（autoimmune diseases，ADs）是一种异质性疾病，影响着美国人口的 5% ～ 8%，即 1400 万～ 2200 万人[1, 2]。当体内的抗原（称为自身抗原）成为免疫系统破坏的目标时，自身免疫性疾病就会发生。通常 T 细胞和 B 细胞反应与其发生密切相关。理论上，所有组织类型都可以作为自身反应的靶点，目前已经确定了 80 多个临床上不同类型的自身免疫性疾病。然而，目前还不清楚为什么某些器官比其他器官更容易受累。表 18–1 列出了 6 种最常见的自身免疫性疾病，包括类风湿关节炎（rheumatoid arthritis，RA）、系统性红斑狼疮（systemic lupus erythematosus，SLE）、1 型糖尿病（type 1 diabetes mellitus，T1DM）、Graves 病、多发性硬化和恶性贫血等。总的来说，这些疾病占自身免疫性疾病总数的 50%[3]。自身免疫反应通常是持续的，具有慢性组织损伤的表现（可能是因为自身抗原在目标组织上不断产生），在严重的情况下，只有表达自身抗原的细胞被破坏后，免疫反应才会减弱。大约 40 年前，人们发现造血细胞的输注可以改变啮齿类动物的自身免疫性疾病的进程。骨髓移植实验表明，疾病从自身免疫易感的啮齿动物转移到了未受影响的啮齿动物身上[4–6]，反过来，如

表 18–1 HLA 型与自身免疫性疾病易感性的关系

疾 病	受累器官	相关 HLA	相对风险[a]
强直性脊柱炎	关节	B27	87.4
Graves 病	甲状腺	DR3	3.7
多发性硬化症	中枢神经系统	DR2	4.8
1 型糖尿病	胰岛	DR3/DR4 杂合子	约 25
类风湿关节炎	全身 / 关节	DR4	4.2
系统性红斑狼疮	全身	DR3	5.8

a. 根据 HLA 等位基因在普通人群中的流行情况，通过比较观察到的携带 HLA 等位基因的患者数量和预期数量计算出的相对风险［部分引自 Murphy K.（ed.）*Janeway's immunobiology*，8e。New York，NY: Garland Science，2011. 经 Taylor & Francis 允许转载］

果将造血细胞从未受影响的啮齿动物移植到易感的啮齿动物身上，则可以预防疾病[5, 7–9]。本章的目的是提供理解造血干细胞移植如何以及为什么可以有效地治疗严重的自身免疫性疾病的基础，并描述有助于理解的临床前研究。临床最新进展详见第 67 章。本章首先概述了正常抗原特异性免疫反应是如何发展的，然后讨论了自身免疫发生的原因，最后详述了使用造血干细胞移植治疗自身免疫综合征的临床前研究。

二、免疫应答

（一）免疫应答的诱导和延续

当抗原特异性的“适应性”免疫应答出现失调时，自身免疫就会产生。当固有免疫细胞不能消除新的感染时，适应性免疫就会启动。T 淋巴细胞和 B 淋巴细胞是适应性免疫反应的两只手，在固有免疫细胞的帮助下，启动和发挥它们的最大效应。固有免疫细胞，包括髓系细胞、NK 细胞和吞噬细胞，依靠数量相对有限的恒定受体来识别微生物[10]。这些受体识别简单的分子和规则的分子结构模式，称为病原体相关分子模式（pathogen–associated molecular patterns，PAMP），它们主要存在于许多微生物中，而哺乳动物细胞中却没有。固有免疫细胞上的恒定受体包括 TLRs 和其他病原体识别受体（pathogen recognition receptors，PRRs）。相比之下，适应性免疫是建立在淋巴细胞克隆选择的基础上的，这些淋巴细胞表达一系列高度抗原特异性的受体，适应性臂在对病原体做出初始应答后形成免疫记忆，从而增强对同一病原体的后续应答。

适应性应答始于 T 细胞与专职抗原提呈细胞之间的相互作用，抗原提呈细胞将抗原呈递给初始 CD4T 细胞。由于 CD4T 细胞的活化可以诱导和延续下游的级联效应，并可能造成灾难性后果，因此它们的活化受到机体的严密调控[11–13]。B 细胞、巨噬细胞和树突状细胞是专职抗原提呈细胞，它们摄取外源蛋白抗原并通过胞内途径加工成肽片段，这些片段与 MHC Ⅱ类分子结合，使其表达在抗原提呈细胞表面。当病原体通过 TLRs 或 PRRs 向抗原提呈细胞发出信号时，抗原提呈细胞被诱导表达共刺激分子[10]。抗原提呈细胞迁移到引流的淋巴组织，在那里遇到循环的 CD4T 细胞。初始 $CD4^+$ T 细胞的激活必须满足两个标准：①克隆 T 细胞必须表达正确的 TCR，以识别与自身 MHC Ⅱ类分子结合的肽；②通过 TCR 识别和结合时必须同时要有共刺激激活信号的存在，而缺乏共刺激信号会导致 T 细胞失能——一种对抗原没有反应的状态[14]。只有同时表达高水平 MHC Ⅱ类分子和表达共刺激分子的专职抗原提呈细胞才会激活 T 细胞。抗原提呈细胞表达的共刺激分子包括 B7–1（CD80）和 B7–2（CD86），它们分别是 CD28、CD40、诱导共刺激配体（inducible costimulator ligand，ICOS–L）和各种黏附分子的配体[12, 13, 15]。抗原提呈细胞，尤其是 DCs，具有表型和功能上的可塑性，当遇到初始 T 细胞时，这些功能差异的表达决定了这种相遇是导致免疫反应性还是免疫耐受的产生[16]。一个 T 细胞遇到一个抗原提呈细胞的环境也会影响结果。具体来说，细胞因子环境可能会改变某些效应信号通路，导致 T 细胞反应的极化。

当 TCR 结合共刺激信号后，初始 CD4T 细胞通过快速增殖和分化做出响应。作为这一过程的一部分，它们开始表达新的受体分子，合成和分泌一些趋化因子和细胞因子，构成持续反应所需的“信号 3”。在信号 3 的影响下，T 细胞克隆可以扩增并发育成不同的效应表型。至少有 5 种 CD4T 细胞效应的表型已经根据其独特的细胞因子分泌模式而被表征（并且这个列表还在继续增长），它们基于各自独特的细胞因子分泌模式，激活独特的下游细胞反应[17–19]。这些亚型分别为 Th1、Th2、Th17、Tfhs 和 Tregs。当信号 3 为 IFN–γ 和 IL–12 时，Th1 细胞自身产生大量的 IFN–γ。Th1 免疫效应细胞有巨噬细胞、CD8T 细胞、B 细胞和产生 IFN–γ 的 CD4T 细胞。Th1 反应在保护细胞内包括病毒和细菌的病原体以及肿瘤细胞方面特别有效。Th2 细胞由 IL–4 诱导并分泌 IL–4、IL–5、IL–10 和 IL–13。Th2 细胞招募并活化嗜酸性粒细胞、肥大细胞和嗜碱性粒细胞，促进 B 细胞的类别转换并产生 IgE。它们的主要作用是控制寄生虫。Th17 由 IL–6 和 TGF–β 触发，分泌 IL–17、IL–17A、IL–17F、IL–21 和 IL–22，在组织炎症和中性粒细胞活化中发挥着对抗细胞外细菌的重要作用。CD4 细胞的第四个亚群现在被认为是帮助 B 细胞产生高亲和力抗体的主要群体，而不是以前认为的 Th2 细胞[18]。Tfhs 介导抗原特异性幼稚性或记忆性 B 细胞活化，并分泌 Th1 和

Th2 细胞特有的细胞因子，主要通过它们在 B 淋巴细胞滤泡中的位置和 CXCR5 的组成性表达而被鉴定和识别。

与其他 4 种有助于清除病原体的亚型不同，第五种亚型是 Tregs，它抑制 T 细胞功能，在抑制免疫和预防自身免疫反应方面起主要作用[20]。Tregs 是一个具有不同发育来源的异质性细胞群[21]。天然 Tregs 在胸腺中发育，可能是通过与含有自身肽的 MHC 分子的高亲和力结合而被选择的，而外周来源的 Tregs 则存在于全身和黏膜免疫系统中。$CD4^+$ Treg 亚群均表达 CD25 和 FoxP3[22]，后者与其他转录因子相互作用，从而促进非 Treg 细胞的活化[20]。两种类型的 Tregs 均能分泌 IL–10 和 TGF–β。IL–10 抑制树突状细胞分泌 IL–12，从而削弱其促进 T 细胞活化和 Th1 分化的能力。天然 Tregs 也可以通过直接细胞接触抑制发挥作用。

随着初始 $CD4^+$ T 细胞的活化及其分化和增殖，免疫系统下游效应元件被激活。无论效应机制是否主要涉及细胞或抗体介导的反应，在正常的免疫应答过程中，一旦病原体被破坏，免疫应答就会停止，只留下一群扩增的记忆淋巴细胞群。然而，在自身免疫中，自身抗原并不容易被消除。因此，通常限制免疫反应程度的机制不适用于自身免疫性疾病。相反，自身免疫性疾病往往会演变成一种慢性的状态。

（二）免疫反应的控制

在保卫宿主组织的过程中，为了防止自身反应的发展，机体存在一些检查点来防止不必要的淋巴细胞激活。这些机制通常分为中枢耐受和外周耐受。

1. 中枢耐受

在发育过程中，T 淋巴细胞和 B 淋巴细胞经过了严格的筛选过程来清除潜在的自我反应细胞[23, 24]。造血干细胞产生所有淋巴祖细胞。对于 T 细胞，祖细胞迁移到胸腺，并穿过这个特殊的微环境，这使得 T 细胞成熟、克隆扩增和克隆选择成为可能。在胸腺皮质中，发育中的 T 细胞（胸腺细胞）经过阳性选择，即只有那些 TCRs 能够与皮质上皮细胞上的肽 – 自身 MHC 复合物结合的胸腺细胞才能存活和成熟，从而产生仅限于自身 MHC 的胸腺细胞。阴性选择主要发生在胸腺髓质。这一过程去除了那些 TCR 与自身肽和自身 MHC 结合过分紧密的胸腺细胞，从而消除了潜在的自身反应细胞。胸腺髓质细胞参与自身反应性胸腺细胞的阴性选择[25]，并表达外周组织抗原（peripheral–tissue antigens，PTAs）[26]。很明显，许多（但不是全部）组织特异性抗原，如胰岛素在一种树突状细胞的亚类中表达，因此对这些抗原的自我耐受性可以通过中枢删除来产生。目前还不完全清楚这些“外周”基因是如何在胸腺中以异位表达的方式开启的。然而，已有研究表明，单个转录因子 AIRE（自身免疫调节因子）启动了胸腺中的许多外周基因表达[27]。在小鼠身上的研究表明，AIRE 基因的缺陷可以解释一种罕见的自身免疫性遗传形式——APECED（自身免疫性多内分泌病 – 念珠菌病 – 外胚层营养不良），其表现为多种内分泌组织的破坏，包括分泌胰岛素的胰岛。与利用造血干细胞移植治疗自身免疫密切相关的是，长期观察发现胸腺中骨髓来源的抗原提呈细胞位于细胞分层结构的顶端，并介导发育中的胸腺细胞的阴性选择。

与 T 细胞类似，表达与自身成分结合过于紧密的免疫球蛋白受体的未成熟 B 细胞，或在骨髓内死亡，或对抗原（无反应）的应答能力受损[24, 28]。删除发生在未成熟 B 细胞阶段，伴随着细胞表面 IgM（sIgM）的表达。sIgM 具有五聚体结构，当相互作用的自身抗原为多价时，特定抗原特异性的未成熟 B 细胞的删除似乎占主导地位，表明强烈的自身反应受体交联会导致发育停滞。过强的结合不仅导致 B 细胞克隆的清除，进一步的基因重排可以将自身反应性的 B 细胞替换成非自身反应的自身受体，从而挽救自身反应的 B 细胞。这种机制被称为受体编辑[28]。

2. 外周耐受

中枢删除是不完美的，自身反应克隆仍然可以逃脱清除并进入外周循环池。此外，借助于 T 细胞的选择过程本身，只有强烈的自身反应性克隆被淘汰，而那些识别自身 MHC 分子和外来肽的克隆则被阳性选择。因此，许多淋巴细胞对自身抗原有一定程度的低亲和力。在胸腺外的“外周”有几种机制来避免淋巴细胞自身反应性。

(1) 免疫忽略与无能：由于大多数自身蛋白的表达水平过低，不能作为淋巴细胞识别的目标，因此不能作为自身抗原。很可能只有极少数的自激蛋白质含有由给定 MHC 分子递呈的肽，其水平足以使效应 T 细胞识别，但是不足以诱导免疫耐受。能够识别这些罕见抗原的淋巴细胞将存在于个体中，但通常不会被激活；据说它们处于免疫无知状态[29, 30]。而当反应的阈值被抗原呈递和事件发生的环境所改变时，大多数自身免疫可能反映了这种免疫无知的细胞的激活。

当 T 细胞没有共刺激分子的存在，或者未成熟 B 细胞上的 sIgM 遇到弱交联的低价抗原（如小的可溶性蛋白），它们将进入一种长期的功能无应答状态，被称为免疫无能[13–15, 31]。T 细胞的无能性涉及对 TCR 信号通路的获得性阻断，而失活的 T 细胞克隆产生的 IL–2 数量可以忽略不计，这对于 T 细胞活化后的克隆扩增至关重要。在再刺激过程中，外源性 IL–2 水平升高可以克服无能[14]。然而，即使在抗原特异性 T 细胞的帮助下，无能 B 细胞也不能被其特异性抗原再次激活。

(2) 调节或抑制：不必要的免疫反应也可以被免疫抑制细胞所调控。$CD4^+CD25^+FoxP3^+$ Tregs[20, 22, 32, 33] 已经被证明可以在体内和体外抑制多种免疫反应。Treg 抑制不同于其他形式的自我耐受，因为 Treg 可以抑制识别抗原不同于 Treg 自身识别抗原的淋巴细胞，只要这些抗原来自同一个组织或由相同的抗原提呈细胞递呈。两种类型的 Tregs 已经在实验上被定义。“天然” Tregs 是一种中等程度的自身反应性 $CD4^+CD25^+FoxP3^+$，可通过抑制其他细胞来逃避胸腺缺失并对自身抗原做出反应。“外周来源”的 Tregs 在组织中发育，由“不成熟的”树突状细胞识别抗原后分泌的 TGF–β 所诱导。Tregs 在维持免疫耐受方面的重要性是显而易见的，因为携带突变 Foxp3，一个在 Treg 发育过程中起主要作用的转录因子，人和小鼠会发生严重的系统性自身免疫，称为 IPEX 综合征（免疫失调性多内分泌病肠病 X 连锁综合征）。

Janeway 和他的同事首次在多发性硬化症小鼠模型中报道了 B 细胞在自身免疫性疾病中的调节作用[34]。和 Tregs 一样，Bregs 也是抑制性细胞因子如 IL–10 和 TGF–β 的来源[35]。如何通过表面标记物或转录因子来识别这些细胞，以及 Bregs 是否在人类中自然存在，这个问题还有待解决[35]。

同时表达 NK 受体和 TCRs 的 NK T 细胞属于具有调节功能的异质群体[36]。最显著的研究亚类被称为恒定 NK T 细胞（iNK–T 细胞），它们的 TCR 多样性非常有限，因为它们表达单个 α 链（在小鼠中为 Vα14–Jα18，在人类中为 Vα24–Jα18），再加上一个 β 链与有限的 Vβ 基因重排片段。NK–T 细胞识别由单型糖蛋白 CD1d 呈递的糖脂抗原。激活后，iNK T 细胞产生大量的 IL–4 和 IFN–γ，这可能是使 T 细胞的应答发生极化的细胞因子的最初来源，特别是在 Th2 细胞极化的方向。在动物模型中，iNK T 细胞已被证明可抑制自身免疫，也可抑制 GVHD 应答[37–39]。

三、自身免疫病理

当免疫效应细胞对组织造成损伤时，就会出现自身免疫性疾病。这种反应可能是器官特异性的或全身性的，而且同一个体中可能存在多种自身免疫综合征。通常，对自身抗原的耐受缺失，例如 1 型糖尿病患者对胰岛素，系统性红斑狼疮患者对 DNA，是自身免疫性疾病的触发因素。然而，对于炎症性肠病（克罗恩病、溃疡性结肠炎），免疫应答失调是针对常驻在肠道内的共生菌群，而不是针对肠道组织本身[40]。组织学研究表明，造成组织破坏的明显原因是存在差异的，因为组织损伤中可以发现由 T 淋巴细胞或 B 淋巴细胞或非特异性炎症细胞激活的抗体占主导地位。基于上述研究，我们得出结论，不同的疾病主要是由体液（抗体）和细胞驱动的免疫应答来介导的。传统的免疫学疾病分类将这种综合征分为 4 种类型，即Ⅰ～Ⅳ型超敏应答。Ⅰ型应答是由 IgE 同型抗体引起的，被认为是过敏反应，而不是经典的自身免疫应答。Ⅱ～Ⅳ型涉及组织损伤。Ⅱ型应答由针对靶组织的抗体介导，Ⅲ型应答由抗体 – 抗原复合物沉积介导，Ⅳ型应答由细胞过程介导。然而，应该强调的是，这些分类并没有说明是什么触发了自身免疫应答这一更为基础和重要的问题，因为当自身免疫过程在临床上变得明显并被这一方案分类时，最初的起因则被实际组织损伤所引起的下游效应所掩盖。因此，认为自身免疫是涉及 T 细胞、B 细胞和先天免疫细胞的综合效应更为准确。例如，$CD4^+$ T 细胞几乎总是产生致病性自身抗体所必需的。相反，B 细胞通常在影响组织损伤的 T 细胞的最大激活中起主导作用。

（一）基因和环境

在自身免疫性疾病的发展过程中，遗传和环境因素似乎都是必需的。家族研究、动物模型和人类流行病学研究都支持这些因素在自身免疫性疾病易感性中的作用。通过对同卵双生子疾病发生率的分析，首次确定了遗传易感性的重要性。双胞胎的符合率从类风湿关节炎的约 15%[3, 41] 到系统性红斑狼疮的约 57%[3, 42] 不等。将这些比率与一般人群的发病率进行比较，可以预测遗传易感性是一个主要因素。例如，在美国一般人群中，罹患 1 型糖尿病的终身风险为 0.4%，而同卵双生子的符合率在 30% ～ 50% 之间 [43, 44]。对于兄弟姐妹而言，这个比率仍然明显高于普通人群 6%，但低于双胞胎。与同卵双生子相比，兄弟姐妹符合率的下降表明多个基因导致了遗传倾向。因此，虽然遗传易感性是主要因素，但大多数自身免疫性疾病的遗传模式是复杂的 [1, 3]。除了少数已知的导致自身免疫综合征的单基因病因素外，绝大多数自身免疫性疾病都是作为多基因性状遗传的，这意味着它们是由几个独立的分离基因以累积的方式相互作用而产生的。对特定自身免疫性疾病易感性的最古老和最一致的遗传标记是位于 MHC 内的某些基因的等位基因（表 18–1）。近年来，全基因组关联研究（genome-wide association studies，GWAS）提供了一长串其他候选易感基因，尽管这些等位基因的影响带来的风险要小得多 [45]。

近交系啮齿动物能够可靠地自发产生自身免疫性疾病（表 18–2），其特征与人类疾病相似。这些动物是高度近亲繁殖的，因此基因相同。与人类双胞胎一样，这些近亲繁殖群体中的许多（但不是全部）动物也会患上疾病。在基因相同的人类和啮齿类动物中，这种缺乏 100% 一致性的现象为环境相互作用在自身免疫性疾病发展中发挥重要作用提供了证据。在可以控制环境因素的啮齿动物中进行的观察显示，影响疾病发病率的一些因素包括接触感染性病原体和饮食 [46–50]。例如，无菌环境已被证明能抑制或增强自发产生的多发性硬化症 [51] 和糖尿病 [46] 小鼠的自身反应性。此外，在饲养 NOD 小鼠（一种 1 型糖尿病模型）的研究人员中，众所周知，某些常见的小鼠病原体，如蛲虫，可以显著降低糖尿病的发病率。当动物后来用相同抗原免疫时，口服蛋白质抗原已被证明会显著抑制系统的体液免疫和细胞免疫反应。这种现象叫作口服耐受 [52]。研究表明，高脂肪、高蛋白的饮食会增加 NOD 小鼠患糖尿病的概率和严重程度 [53]。

另一个导致自身反应的因素是性别二态性（两性异形）。性别二态性是指疾病发生率和（或）严重程度对性别的倾斜模式。在许多人类的自身免疫性疾病中，如系统性红斑狼疮和自身免疫性甲状腺疾病中，观察到人类女性的发病率显著高于男性 [54]。带有自身免疫性疾病的啮齿动物，如 NOD 小鼠，表现出类似的性别二态性现象。在 NOD 小鼠中，去势研究 [55] 和外源雄性激素的应用 [56, 57] 表明，与性别有关的激素对这种二态性有显著的影响。人类流行病学研究的数据证实了遗传和环境因素对自身免疫性疾病发病率的影响。这些研究清楚地显示了种族、地理和疾病易感性之间的联系。再次以 1 型糖尿病为例，芬兰的发病率是日本的 40 倍左右 [44]。

1. MHC 基因与对自身免疫性疾病易感性

对于自身免疫性疾病的易感性，最成熟的遗传关联是 MHC 的基因型 [58]，这种关联在 20 世纪 70 年代中期被注意到。最初，MHC Ⅰ类基因与脊椎关节病相关。强直性脊柱炎是一种炎症性疾病，可能是椎体关节自身免疫性疾病，其与 HLA–B27 Ⅰ类等位基因高度相关，使该病发生的概率增加 90 ～ 100 倍。后来，人们的重点转移到Ⅱ类而不是Ⅰ类 MHC 分子，因为在随后的研究中发现了Ⅱ类基因产物和其他自身免疫性疾病，如 Graves 病和 1 型糖尿病（表 18–1）频繁关联。在过去的 30 年里，HLA 分型技术已经从血清学检测发展到更敏感的分子学检测技术，这种检测技术可以检测核苷酸水平的变化（见第 10 章）。随着这种 HLA 基因分型技术变得更加精确，允许检测 MHC 的特定区域，使得这种关联变得更加紧密。例如，研究发现，高达 95% 的 1 型糖尿病白人受试者表达 HLA 等位基因 DR3 或 DR4，而正常人群中表达 HLA 等位基因 DR3 或 DR4 的比例约为 40%，且 DR3 和 DR4 的杂合个体 1 型糖尿病发病风险最高 [59]。经过这些观察了解到，1 型糖尿病与 DR3 和 DR4 等位基因之间的关联是由于 DR 之间的紧密联系和 DQ 等位基因，实际上 DQβ 等位基因赋予对疾病的易感性 [60]。Graves 病的 HLA 类型与疾病易感性之间的关系也发生了类似的演变。Graves 病是最早发现与 HLA 单倍型相关的自身免疫性疾病之一，也是最早发现与 MHC Ⅰ类基因型 HLA–B8 相关的疾病之一。然而，后来其发现与 HLA–DR3 的关联更强，而 HLA–DR3 与 HLA–B8 具有紧密联系 [61]。

表 18-2　自身免疫性疾病的动物模型

品系或名称	疾病模型	诱导 / 操作
NOD 小鼠	1 型糖尿病	自发的
BB 大鼠	1 型糖尿病	自发的
（NZB/NZW）F_1 小鼠	系统性红斑狼疮	自发的
MRL-*lpr*/*lpr* 小鼠	系统性红斑狼疮	自发的
BXSB 小鼠	系统性红斑狼疮	自发的
NZB/KN 小鼠	多发性关节炎	自发的
C57BL 小鼠	多发性硬化症（EAE）	髓鞘少突胶质糖蛋白肽诱导免疫
SJL 小鼠	多发性硬化症（EAE）	小鼠脊髓匀浆诱导免疫
Buffalo 大鼠	多发性硬化症（EAE）	大鼠脊髓匀浆诱导免疫
小鼠 - 变异株	多发性硬化症（EAE）	髓鞘抗原免疫同基因供体淋巴细胞的诱导转移
DBA1 小鼠	类风湿关节炎	Ⅱ型胶原诱导免疫
Buffalo 大鼠	类风湿关节炎	弗氏佐剂给药诱导

EAE. 啮齿类动物实验性自身免疫性脑脊髓炎

2. MHC 在自身免疫性疾病发病机制中的作用

尽管自身免疫性疾病与 MHC 单倍型之间的遗传关联已经得到了明确的证实，但这些分子参与自身免疫发病机制的方式仍是假设的。MHC 分子在 T 细胞选择、T 细胞个体发育和抗原递呈 T 细胞过程中都起着重要作用。据推测，某些自身免疫性疾病相关的 MHC 单倍型在发育过程中允许 T 细胞的错误选择和（或）允许自身肽异常呈递给 T 细胞，从而导致 T 细胞不适当的激活[62-64]。NOD 小鼠中与疾病相关的 MHC Ⅱ类等位基因 I-A^{g7} 与多肽结合不良，因此在驱动胸腺内阴性选择方面可能效率较低，这一观察结果支持了有缺陷的 T 细胞选择允许自身反应性 T 细胞逃避中枢耐受性的假设。此外，由于 MHC 等位基因与肽之间的结合亲和力不同，这会影响 T 细胞所识别的 MHC- 肽复合物的构象，并且 MHC 分子的多态残基可与 TCRs 直接接触，从而影响抗原识别，疾病相关的 MHC 单倍型可能使某些自身抗原出现异型和（或）单倍型对自身抗原产生足够强的免疫反应，从而诱导 T 细胞活化。上述假设推测自身免疫性疾病与 MHC 单倍型的关联直接来源于 MHC 基因产物的功能。虽然这一假设得到了来自人类和啮齿类动物的数据的充分支持，但还没有得到最终的证实。疾病关联清楚地映射到 MHC 区域；然而，在这一区域内还含有许多其他基因。另一种假设包括 MHC 单倍型仅作为一个标记，而真正的（尚未确定的）疾病相关基因与 MHC 等位基因密切相关。

3. 非 MHC 易感基因及其对自身免疫性疾病易感性

遗传易感性在自身免疫性疾病易感性中的重要性和几个基因对自身免疫性疾病表型的贡献的结论，促使人们寻找主要的非 MHC 易感基因。为了实现这一目标，已经形成了国际联盟，旨在收集大量受特定自身免疫性疾病影响的家庭群体，并利用最先进的技术进行全基因组分析，以定位和识别易感基因。对这些 GWAS 数据的分析证实了遗传与自身免疫的复杂关系以及 MHC 连锁的重要性。此外，数以百计的非 MHC 基因位点已被识别，但只有轻微或相当微弱的影响[65]。尽管如此，一些与多种疾病相关的位点揭示了相关基因的类别，这些基因反过来又涉及特定功能通路的参与（表 18-3）。这些通路包括驱动 T 和 B 细胞激活的细胞内信号通路、细胞因子和细胞因子受体的信号通路，以及介导免疫和微生物反应的通路[45, 65]。

两个被广泛引用的非 MHC 基因多态性与多种自身免疫性疾病风险相关的 GWAS 例子是蛋白磷酸

酶非受体 22 型（protein phosphatase non-receptor type 22, PTPN22）和细胞毒性淋巴细胞相关蛋白（cytotoxic lymphocyte-associated protein，CTLA-4）[45, 65]。*PTPN22* 编码一种调节 TCR 信号的细胞内酪氨酸磷酸酶，在胸腺阴性选择的阈值设置中起关键作用。敲除小鼠 *PTPN22* 同源基因可导致 T 细胞过度活化。*PTPN22* 的 SNPs 与人类 1 型糖尿病、系统性红斑狼疮、类风湿关节炎和 Graves 病有关。对许多自身免疫性疾病的遗传风险因素的这种聚类分析表明，这些疾病至少在一定程度上可能具有相似的潜在因果机制。CTLA-4 是由活化的 T 细胞产生的一种表面分子，通过其与抑制性共刺激分子的结合发挥负调节作用，在维持外周耐受性方面起着核心作用[66]。CTLA 4 基因多态性与 1 型糖尿病、类风湿关节炎、乳糜泻和斑秃有关，这再次支持了淋巴细胞信号阈值中枢基因通路调控失调可能是自身免疫性疾病的共同联系的观点（表 18-3）[45]。

通过 GWAS 获得的信息还处于早期阶段，人们对这些研究的实用性非常关注。人们关注的焦点之一是，大多数被鉴定出的基因位点是非编码的，而且许多基因还远未被发现；因此，它们不能立即为实验工作提供信息。然而，Lee 等[67]最近的一份报道提供了一个在小鼠和人类中整合遗传、临床和功能数据的例子，以阐明受非编码 SNP 影响的通路。通过使用局部基因型对照的资源，他们发现一个非编码 SNP 的特定等位基因与 FOXO3 的活性相关，FOXO3 是在抗原提呈细胞和 T 细胞中发现的一种转录因子。FOXO3 在 LPS 和其他 TLR-4 配体的作用下，下调 TNF 和其他促炎细胞因子，反之，上调 IL-10，这是一种抗炎细胞因子对 TLR 刺激的响应。这些结果与携带这种 SNP 单倍型的克罗恩病患者中观察到的临床病程一致。因此，未来我们可以期待将 GWAS 的应用范围扩大到包括遗传因素对疾病结局的影响，而不是通常对疾病易感性的关注。

4. 单基因自身免疫性疾病

大多数的自身免疫性疾病发生是由于多个基因

表 18-3 某些非 MHC 与自身免疫性疾病的主要关联

候选基因	可能的功能和作用机制	染色体定位	自身免疫性疾病
淋巴细胞活化和细胞内信号传导			
蛋白酪氨酸磷酸酶非受体 22 型（PTPN22）	淋巴细胞受体激活的调节	1p13	T1DM、RA、SLE、Graves 病、Crohn 病[a]
细胞毒性淋巴细胞相关蛋白（CTLA4）	抑制信号在 T 细胞中的传递	2q33	T1DM、RA、乳糜泻、斑秃
细胞因子和细胞因子受体			
白细胞介素 2/21 基因区	T 细胞营养生长因子；两种细胞因子的多个关联	4q26	T1DM、RA、乳糜泻，Crohn 病，溃疡性结肠炎
白细胞介素 -7 受体（IL7R）	IL-7 信号对 T 细胞分化 / 活化的影响	5p13	MS、原发性胆汁性肝硬化、斑秃
天然免疫与微生物识别			
核苷酸寡聚结构域 2（NOD2）	NF-κB 激活中细菌肽聚糖的检测	16q12	Crohn 病
干扰素调节因子 5	干扰素诱导，模式识别受体激活调控	7q32	SLE、RA、系统性硬化、原发性胆汁性肝硬化
转录因子			
信号转导和转录激活因子 4（STAT4）	介导多种细胞因子信号，包括 IL-12	2q32	SLE、RA[b]、原发性胆汁性肝硬化[b]、系统性硬化

a. 在这个牵连的遗传区域内，一种潜在的独特的联系已经被证明与这种疾病有关。b. 在亚洲或欧洲血统的患者中观察到这种疾病的遗传关联。T1DM.1 型糖尿病；RA. 类风湿关节炎；SLE. 系统性红斑狼疮；MS. 多发性硬化症（引自 Cho 和 Gregersen，2011[45]. 在 Massachusetts 医学学会的许可下复制）

的共同作用。然而，有一些已知的单基因的自身免疫性疾病。这些疾病通常是隐性或与 X 连锁的。虽然人类综合征已经被认识了几十年，但是控制基因的发现是在过去的 15 年里发生的，这是通过对小鼠进行基因操纵来询问基因效应的结果而实现的。这些综合征将在稍后的自身免疫性疾病基因工程部分详细描述。

（二）什么触发了自身免疫反应？

有几个假说可以解释是什么触发和延续了自身免疫性疾病的病理学。尽管淋巴细胞在发育过程中经历了严格的筛选过程以消除高亲和力自身反应性克隆，但大多数循环淋巴细胞对自身抗原的亲和力较低，对自身抗原没有应答。这些潜在、可能是自身反应的细胞，如果它们的激活阈值被共同激活因子降低，就可以被招募到自身免疫应答中。通过活化的抗原提呈细胞将抗原递呈给 T 细胞在许多情况下都可能发生，包括感染或非特异性组织损伤。人们普遍认为，很少有自身肽能触发一系列细胞事件，导致靶组织损伤[63, 68, 69]。实验数据表明，针对自身或外来蛋白的免疫应答通常集中在包含在该蛋白质中的一个或两个肽序列（称为表位）上，这些肽序列被称为显性表位。一旦针对显性表位的应答被触发，来自同一蛋白质的其他肽表位就成为靶点，从而扩大和延续免疫应答（图 18–1）。这种免疫应答从显性表位到次要显性表位的层级扩展称为表位扩展[69]。大多数自身肽也不能作为自身抗原，原因很简单，它们的水平太低，幼稚 T 细胞无法检测到。然而，少数未能诱导耐受的自身肽可能水平足够高，足以被 T 细胞识别。这些多肽可能是组织特异性蛋白的分解产物，人们认为只有特定的蛋白才能作为自身抗原，因为相对而言，自身免疫综合征相对较少，而且具有特定自身免疫性疾病的个体似乎能识别相同的抗原靶点。因此，如果抗原提呈细胞与激活的共刺激分子结合在一起，从而激活 CD4T 细胞，则可发生自身免疫。例如，自身反应的 B 细胞似乎能够通过将抗原通过其抗原受体结合在一起，并将衍生的肽呈递给 T 细胞，加工促炎细胞因子，并整合异位淋巴组织，从而推动系统性红斑狼疮的这一过程[70, 71]。在外源性病原体引起的“正常”免疫应答中，病原体的消除将导致免疫应答的停止。然而，在自身免疫中，自身抗原通常不容易被消除，因为它们大量过剩或无处不在的存在，就像系统性红斑狼疮自身抗原染色质的情况一样。因此，自身免疫性疾病往往演变成一种慢性的状态。

关于自身反应细胞如何被诱导应答的两个主要假设是分子模拟或组织损伤。分子模拟假说（如图 18–1 所示）表明，针对感染性病原体的免疫应答可以与自身抗原交叉反应，导致自身免疫破坏。因此，激发抗原可能是一种细菌或病毒来源的蛋白质，它与普遍存在的组织特异性蛋白质共享一个氨基酸序列。针对病原体的抗体或细胞毒性 T 细胞也会选择性地破坏表达交叉反应蛋白的正常组织有明显的啮齿动物嗜神经病毒的例子，如 Theiler 鼠脑脊髓炎病毒（Theiler’s murine encephalomyelitis virus，TMEV）和小鼠肝炎病毒（mouse hepatitis virus，MHV），它们感染中枢神经系统内的神经元和其他细胞，导致抗病毒免疫机制失调，最终发展为自身免疫[72]。在某些小鼠毒株中，颅内注射 TMEV 导致自限感染，而在其他毒株中，TMEV 感染导致类似多发性硬化的慢性脱髓鞘疾病。在 TMEV 诱导的脱髓鞘疾病中，通过改造病毒表达已知的脊髓蛋白免疫显性肽髓鞘蛋白脂质蛋白，可使自身免疫恶化。在人类多发性硬化症中，EB 病毒和麻疹病毒（measles virus，MV）已被证明与病理生理学有关联；然而，这些病毒与多发性硬化症之间的确切因果关系尚未被阐明[72]。

组织损伤假说将对器官损伤反应的局部炎症机制的激活作为刺激事件。在炎症过程中，趋化因子和细胞因子的释放招募了抗原提呈细胞、淋巴细胞和其他效应细胞。其结果可能是组织特异性抗原的释放和抗原提呈细胞的摄取，这可能导致自身抗原在足够高的水平上表现为一种免疫原。这两种假说并不是相互排斥的，因为病毒感染和直接损伤靶组织如中枢神经系统或胰腺 β 细胞可导致局部炎症和正常实质细胞死亡。在这种情况下，在共刺激信号和细胞因子的背景下通常不会出现的细胞抗原的出现，可能会刺激少数旁观者的自身反应性克隆的激活。

四、自身免疫性疾病的动物模型

啮齿动物自身免疫性疾病模型对疾病发病机制的理解具有重要意义。动物自身免疫性疾病有三种主要的研究模式：①自发产生的自身免疫性疾病；

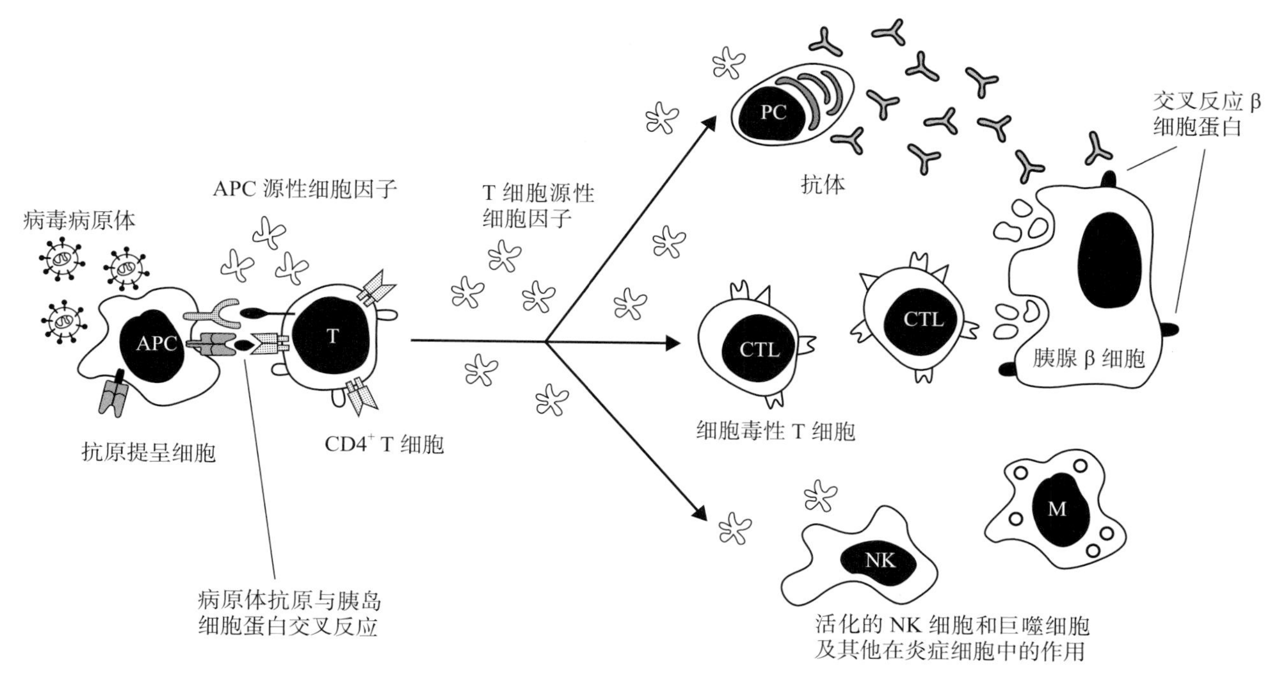

▲ **图 18-1 诱导自身免疫**

根据分子模拟假说，认为引起自身免疫反应的事件的示意图。活化的抗原提呈细胞通过疾病相关的Ⅱ类 MHC 将病原体内化，并将从病原体衍生出来的肽呈递给幼稚 CD4T 细胞。肽序列与胰岛 β 细胞上的某一组分发生交叉反应。CD4T 细胞在接收到该第一信号时被其同源抗原和来自抗原提呈细胞的共刺激信号激活。活化后，CD4T 细胞通过直接接触细胞和分泌细胞因子，激活下游效应机制。胰腺 β 细胞由于表达的蛋白质与刺激抗原含有相同的肽序列而被破坏。CTL. 细胞毒性淋巴细胞；M. 巨噬细胞；NK. 自然杀伤细胞；PC. 浆细胞

②抗原免疫或自身反应性成熟免疫细胞过继转移引起的自身免疫性疾病；③基因工程技术创造的自身免疫性疾病。许多关于自身免疫的原因的概念不是起源于这些动物模型，就是被这些动物模型中的观察所证实。这些模型及其同类人类疾病的例子见表 18-2。该模型依赖于遗传的同质性，因此受体和供体来自高度近交系。

（一）自发产生的自身免疫性疾病

自发产生自身免疫综合征的动物在揭示自身免疫性疾病遗传易感性的复杂性和了解导致组织破坏的细胞事件方面发挥了重要作用。即使是在近交系的动物中，也有可靠但不是 100% 的自体免疫综合征的发生，这一观察结果强调了遗传和环境因素在自体免疫发病机制中的相互作用的重要性[3, 73, 74]。某些 MHC 等位基因作为主要易感基因的重要作用，其他次要易感基因之间的相互作用，以及 T 淋巴细胞在自身免疫发病中的作用，都被这些动物实验的研究所证实。自发性自身免疫性疾病最广泛研究的模型是发生系统性红斑狼疮样综合征的小鼠和发生类似 1 型糖尿病疾病的 NOD 小鼠。

易发狼疮的小鼠包括新西兰黑（New Zealand black，NZB）和新西兰白（New Zealand white，NZW）的 F_1 杂交小鼠（NZB × NZW）、MRL-lpr/lpr 小鼠和 BXSB 小鼠[73, 75]。与人类系统性红斑狼疮一样，这些动物对核抗原和进行性严重肾小球肾炎也会产生自身抗体。肾外疾病的表现在不同模型中有不同的表现，包括脾肿大和淋巴结肿大、溶血性贫血、自身免疫性血小板减少、血管炎、血栓形成和关节炎。所有这些易发生狼疮的动物品系都表现出早期胸腺萎缩，其意义尚不清楚。在（NZB × NXW）F_1 模型中，MHC 的杂合度（MHC H-$2^{d/z}$ 型）直接影响疾病的严重程度。与小鼠狼疮相关的非 MHC 基因数据主要来自新西兰杂交模型，其遗传杂交已证实与 NZB 或 NZW 株的约 12 个位点有关[3, 73]。在 MRL 品系小鼠中，*lpr* 或 *gld* 突变的纯合性加速了狼疮的自身免疫反应[76]。*Lpr* 是 Fas（CD95）的自发突变，*gld* 是 Fas 配体的突变。Fas 配体与 Fas 结合，提示 Fas 携带细胞凋亡。MRL 株小鼠有大量的淋巴细胞积累和自身抗体的产生。虽然典型的系统性红斑狼疮患者没有 Fas 缺陷，但在 20 世纪 90 年代中

期，人们发现一种叫作自身免疫性淋巴增生综合征（autoimmune lymphoproliferative syndrome，ALPS）的罕见人类综合征，类似 MRL/*lpr* 小鼠，实际上是由 Fas 突变引起的[77]。BXSB 小鼠缺陷携带 Yaa（Y 染色体连锁自身免疫加速）基因[73, 78]，这导致 BXSB 小鼠中雄性比雌性发生更快速、更严重的狼疮样疾病。男性疾病严重度偏高，与雌性（NZB × NZW）F_1 小鼠、NOD 小鼠和许多人类自身免疫性疾病中疾病严重度往往偏向雌性的模式形成鲜明对比。

NOD 小鼠可发生一种类似人类 1 型糖尿病的综合征，是研究最详尽的动物自身免疫性疾病模型[74, 79]。该疾病的发病机制开始于 3 ～ 4 周龄时单核细胞浸润到产生胰岛素的胰岛。胰岛浸润在几个月的过程中进展缓慢，直到胰岛被破坏，小鼠在 6 ～ 9 月龄时出现高血糖症状。NOD 小鼠只表达一个 MHC Ⅱ类基因产物。这个Ⅱ类分子的序列，命名为Ⅰ -A^{g7}，是 NOD 株特有的，它与肽结合很差，这一特性被认为是这种基因型与自身反应性的关联的原因[62, 80]。此外，基因图谱研究表明，＞ 20 个非 MHC 基因座位参与了疾病的发展过程[81]。据报道，NOD 小鼠还有其他免疫缺陷[82, 83]，包括巨噬细胞的分化和功能缺陷，以及 Tregs 的缺陷或效应 T 细胞受 Tregs 调节的能力[84]。在糖尿病前期，通过长期注射针对 $CD4^+$ T 细胞的抗体，可以阻止这些小鼠发展为显性糖尿病，这表明 NOD 疾病是由 $CD4^+$ 细胞介导的[85, 86]。从这些小鼠中克隆出了能够转移疾病的致病性 T 细胞，而这些克隆的 TCRs 已经在引起糖尿病的非 NOD 背景转基因小鼠中表达[87–89]。一旦高血糖发展，NOD 小鼠很难治愈，因为像人类一样，高血糖的生理正常化只能通过胰岛或胰腺移植来纠正，这种移植既容易受到抗胰岛特异性免疫的破坏，也会由于异基因差异而产生排斥反应。

（二）自身免疫性疾病的免疫和细胞转移模型

传统品系的啮齿动物也可以通过从特定组织中提取的蛋白质或肽免疫或通过转移致病性淋巴细胞来诱发自身免疫综合征（表 18–2）。遗传易感性似乎起主要作用，因为某些品系比其他品系更容易引起致病反应。抗原诱导的自身免疫性疾病的最佳研究例子之一是啮齿动物病实验性自身免疫性脑脊髓炎[90, 91]。受实验性自身免疫性脑脊髓炎影响的小鼠或大鼠出现类似于人类神经系统疾病的症状——多发性硬化症。这些动物表现出瘫痪的症状，就像多发性硬化症一样，这种症状可以是进行性的，也可以是剧烈波动的。实验性自身免疫性脑脊髓炎由来自脊髓源性成分免疫诱发（图 18–2）。这些成分的范围是从乳化的脊髓本身，从脊髓衍生的蛋白质，或从脊髓蛋白质中特定的肽。已知在小鼠体内诱导实验性自身免疫性脑脊髓炎的蛋白质包括髓鞘碱性蛋白（myelin-basic protein，MBP）、蛋白质脂质蛋白（proteolipid protein，PLP）和髓鞘少突胶质细胞糖蛋白（myelin oligodendrocyte glycoprotein，MOG）。从这些蛋白质中提取的肽也能诱导实验性自身免疫性脑脊髓炎，这些肽的确切序列取决于免疫小鼠的 MHC 单倍型。对于任何给定的小鼠品系，只有某些肽序列是致病的，被称为免疫显性。正是由于对实验性自身免疫性脑脊髓炎中免疫优势肽的研究，才产生了表位扩展的假说[68, 69]，以此作为免疫应答得以延续并扩展到其他抗原特异性的机制。为了通过多肽或蛋白质免疫来诱导致病性自身免疫反应，这些抗原作为佐剂 [如弗氏佐剂和（或）百日咳毒素] 混合物的一部分进行给药是至关重要的。完全弗氏佐剂是一种含有死分枝杆菌的油浸水乳剂，被认为能通过两种方式提高免疫原性。首先，佐剂中的细菌产物通过 Toll 通路向抗原提呈细胞发出信号，导致共刺激分子和细胞因子的表达，并将静止的抗原提呈细胞转化为活化和迁移的细胞[92]；其次，佐剂中抗原的乳化作用是将可溶性蛋白抗原转化为微粒形式，而微粒形式更容易被抗原提呈细胞摄取。

另一种可重复诱导自身免疫性疾病的方法是将淋巴样细胞从受影响的免疫受体转移到未受影响的免疫受体。能够转移疾病的人群包括从外周淋巴器官（如脾脏或淋巴结）中提取的细胞[93, 94]，或从自身免疫靶组织（如 NOD 小鼠浸润性胰岛）中提取的细胞。此外也可以克隆具有单一抗原特异性的致病 T 细胞，从而转移疾病[87, 95, 96]。克隆的 T 细胞表达单一的 TCR，可以通过标记的单克隆抗体结合 TCRβ 链（vβ）的可变区或结合抗原识别部分的 MHC 肽四聚体复合物来追踪体内的免疫反应。来自这些克隆的受体也可以用来产生转基因动物。有趣的是，正常小鼠的成年 T 细胞中 $CD4^+CD25^+$ T 细

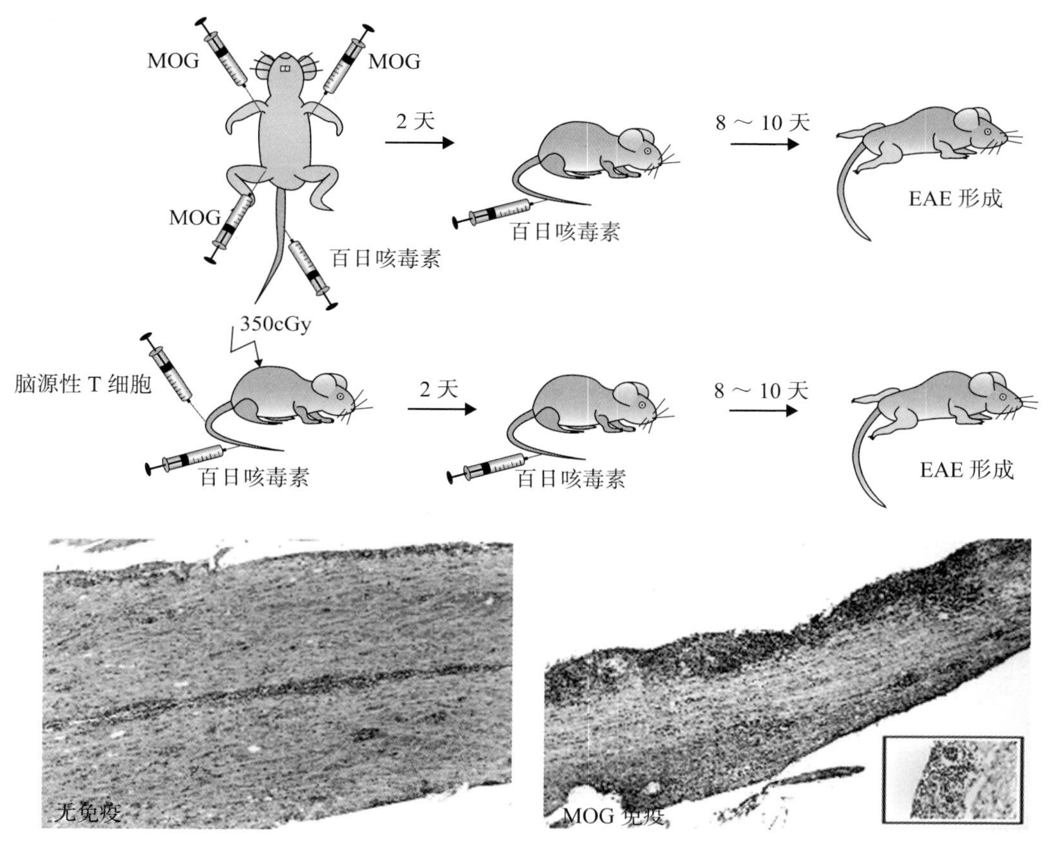

▲ 图 18-2 引起自身免疫性疾病的实验方法

实验性自身免疫性脑脊髓炎是一种类似于多发性硬化症的啮齿类动物疾病。上图显示了利用从髓鞘寡突细胞糖蛋白（MOG）中提取的肽诱导实验性自身免疫性脑脊髓炎的原理图。该肽在弗氏佐剂中乳化。在第0天，混合物被皮下注射到腹股沟和双侧腋窝区域。免疫小鼠在第0天和第2天通过静脉途径接受额外的佐剂注射（百日咳毒素）。或者，从用髓磷脂组分免疫的同系小鼠中获得的脑源性T细胞、T细胞克隆或淋巴细胞可以在第0天和第2天转移到用低剂量辐射加百日咳毒素制备的小鼠体内。实验性自身免疫性脑脊髓炎按0～5分分级为：0，无临床症状；1，尾张力丧失；2，尾和后肢无力；3，后肢麻痹；4，完全后肢麻痹；5，濒死或死亡。下图显示苏木精和伊红染色的脊髓来自无免疫小鼠（左）与MOG免疫小鼠（右）。注意，单核细胞浸润在免疫动物脊髓的脑膜区最为明显

胞的减少可以转移一种自身免疫综合征，这种综合征具有广泛的器官特异性表现，包括胃炎、卵巢炎、睾丸炎和甲状腺炎[32]。的确，这些转移研究是证明$CD4^+CD25^+FoxP3^+$ T细胞存在的重要手段之一[32, 97, 98]。

用于过继研究的合适受体是辐照动物，或不能产生T和（或）B淋巴细胞的遗传免疫缺陷品系[99]。两个突出的自然突变阻止淋巴细胞正常发育的例子是DNA修复缺陷导致患有严重联合免疫缺陷综合征（severe combined immunodeficiency syndrome，SCID）的小鼠，以及Wnt信号通路缺陷导致既无毛又无胸腺（裸鼠）的小鼠，裸鼠不能产生T细胞。然而，将它们的造血祖细胞移植到胸腺正常的受体体内会导致T细胞的正常发育。SCID小鼠的造血祖细胞即使在正常受体中也不能产生功能性T或B细胞。T和B细胞受体重排所需的重组激活基因（*RAG-1*或*RAG-2*）被基因工程敲除，导致了与SCID突变相似的缺陷，即*RAG-1*或*RAG-2*敲除小鼠不能产生功能性T或B细胞。

（三）自身免疫性疾病的基因工程

为了对自身免疫性疾病发病机制进行建模和研究，已经产生了在生理上表达分子或被敲除表达特定分子的基因工程小鼠。现在已经存在许多这样的基因操纵小鼠品系，使得动物在免疫系统的关键调节分子表达发生改变[100]。这些基因靶点包括但不限于MHC、淋巴细胞受体、转录因子以及细胞因子和趋化因子等可溶性分子。有一类遗传变异具有特别丰富的信息，就是那些引起自身免疫综合征的单基因性状。这一类包括敲除*AIRE*（自体免疫调节剂）基因，导致胸腺自身抗原表达减少。敲除AIRE基因的小鼠会出现类似于人类APECED的

自身免疫综合征[27]。FoxP3 转录因子的突变，是一些 Tregs 的关键分化因子，导致小鼠上出现人类 IPEX 综合征，这是一种与 X 相关的特征，表现为免疫失调、多内分泌失调和肠病[101]。在 IPEX 中，$CD4^+CD25^+$ Treg 的数量与健康个体相当。然而，这些细胞的抑制功能受损。CTLA–4 是 B7 分子在 T 细胞上的高亲和力抑制受体，它的敲除导致了一种致命的多器官淋巴细胞浸润综合征和淋巴器官严重肿大，这与全身自身免疫反应可能是针对多种尚未确定的自身抗原有关。这种在小鼠身上的深刻表型导致了对 CTLA–4 多态性与人类自身免疫性疾病相关性的研究，并且发现包括 Graves 病、1 型糖尿病和其他内分泌疾病在内的几种疾病与 *CTLA4* 多态性之间存在显著的相关性（表 18–3）[102]。虽然这些单基因畸变类型的动物在揭示自身免疫的基础生物学方面发挥了重要作用，但它们还没有被用于临床转化造血干细胞移植来治疗自身免疫性疾病，因此本章不讨论它们在造血干细胞移植中的应用。

五、造血干细胞移植与自身免疫性疾病的治疗

（一）历史回顾

临床前研究和移植病例报告支持应用造血干细胞移植治疗重度自身免疫性疾病[103, 104]。关于这一主题的临床文献（在第 67 章中回顾）包含了几个案例报告，这些病例报告表明，因传统适应证（如血液恶性肿瘤）且同时患有自身免疫性疾病的患者接受异基因造血干细胞移植治疗后，可获得长期改善甚至这两种疾病的完全缓解。与此相反，也有案例报道，自身免疫性疾病从受自身免疫性疾病影响的异基因造血干细胞移植供体转移到以前未受影响的受体。在评估临床文献与人类自身免疫性疾病治疗的相关性时，必须记住实验系统之间存在异质性，研究往往是为了回答有关自身免疫性疾病发病机制的基本问题，而不是直接转化到人类形成一个基础治疗。早期研究人员的一个目标是确定哪些细胞成分可以转移或预防疾病。因此，最初的研究是为了建立异体辐射骨髓嵌合体，以确定血液淋巴系统的移植是否能够改变啮齿动物对自身免疫性疾病的易感性。早在 20 世纪 60 年代，人们就知道某些小鼠品系，如 NZB，会发展出一种类似人类系统性红斑狼疮的综合征。1969 年，Denman 等[6] 证实，从 NZB 小鼠向 MHC 匹配的非自身免疫易感 BALB/c 小鼠（均为 $H–2^d$）移植骨髓细胞或脾脏细胞会导致受体疾病。之后的 1974 年，Morton 和 Siegel[4] 证明，转移到辐照受体的骨髓一方面可以将疾病从 NZB 供体转移到 MHC 匹配的 BALB/c 或 DBA/2 受体，另一方面，BALB/c 或 DBA/2 供体的骨髓可导致 NZB 受体抗核抗体（antinuclear antibody，ANA）滴度暂时正常化（图 18–3）[5]。在这些研究中没有测量供体嵌合，作者对 ANA 抑制的暂时性而非持续性提出的一种解释是，在 NZB 受体中可能只实现了短期嵌合。后来的研究支持了后一种观点，因为永久性异基因嵌合似乎是实现长期疾病控制的必要条件[105, 106]。在 Morton 和 Siegel 具有里程碑意义的研

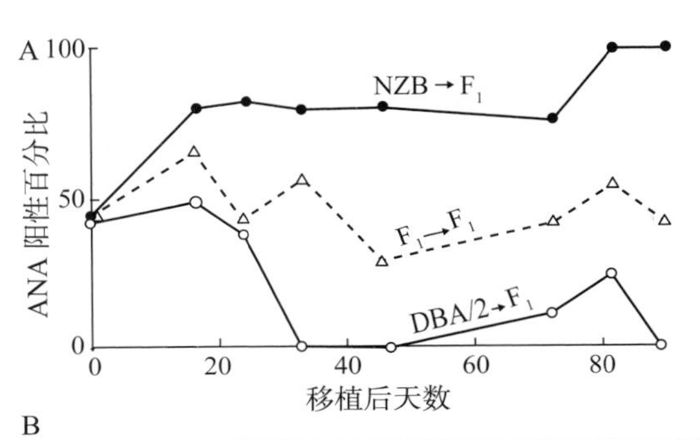

B

品系或嵌合体 [a]	ANA 发生率 [b]
完整的 DBA/2	0/20（0%）
DBA/2 → DBA/2	0/14（0%）
DBA/2 → NZB	9/45（20%）
NZB → NZB	25/26（86%）
完整的 NZB	59/61（97%）

a. 将 3 个月大的受者暴露在 800 ～ 1000R 范围内，然后移植来自 3 个月大供者的 3×10^6 个骨髓细胞，建立嵌合体。移植 3 个月后检测小鼠，对完整的 DBA/2 和 NZB 动物，检测 5 ～ 6 个月

b. 以鸡红细胞核为抗原，采用间接免疫荧光法对单个血浆样品进行 1 ∶ 20 稀释，测定 ANA。值表示每次检测的小鼠数量（百分比），显示 ANA 阳性

▲ 图 18–3　开创性研究表明，异基因骨髓移植会逆转自身免疫性小鼠的自身免疫

A. 用具有非自身免疫组织相容性的 DBA/2 小鼠与具有自身免疫倾向的新西兰黑（NZB）小鼠繁育产生（NZB × DBA/2）F_1 后代，具有中间 ANA。（NZB × DBA/2）F_1 受体和 NZB、DBA/2 或同基因 F_1 骨髓移植小鼠的致死性辐射表明，非自身免疫性 DBA/2 骨髓移植小鼠具有抑制 ANA 反应性的作用。同基因 F_1 和 NZB 移植均未抑制 ANA 反应。事实上，不同受体组的反应显示出对供体型 ANA 移植后显著的忠诚度。B.NZB 或 DBA/2 小鼠接受致死性辐射和同基因或异基因骨髓移植。移植后 3 个月随访血浆 ANA。完整对照组小鼠未接受操作。只有接受异基因 DBA/2 骨髓的 NZB 受体的 ANA 产生明显逆转（引自 Morton 和 Siegel，1979[5]。经 Lippincott Williams & Wilkins 许可转载）

究之后，其他研究人员在不同的系统性红斑狼疮模型中证实骨髓中含有能够转移疾病的细胞成分[7, 8]。

（二）自身免疫性疾病作为“干细胞紊乱”

这些开创性实验提出，自身免疫的病因是由造血干细胞及其分化的淋巴细胞后代的固有特性决定的，并且与宿主环境无关。事实上，后来在其他群体和不同的动物系统中观察到，骨髓的基因型起源（即来自易感或非易感品系）决定了动物是否发育或不受疾病保护。然而，并非所有的研究都符合这一概念。例如，NOD 病（糖尿病）已通过亲代 NOD 骨髓转移到与不同品系杂交的 NOD 小鼠的 F_1 代中[93, 107]。然而，当 NOD 骨髓转移到基因完全不同的受体时，辐射嵌合体会植入 NOD 骨髓，并在胰岛上形成淋巴细胞浸润，但多数未进展为显性糖尿病[108]。这些数据表明，虽然抗胰岛反应可以通过骨髓转移，宿主环境提供了额外的元素，使免疫应答得以持续，最终导致组织破坏。（另见后一节基因型和易感性）

这些文献中存在的不一致性并不令人惊讶，因为自身反应是由相互作用的遗传和随机因素共同作用的结果，这些因素影响血液淋巴细胞和其他组织。此外，骨髓移植物是具有不同功能的细胞的复杂混合物。由骨髓在受体体内转移和生成的群体包括那些控制抗原特异性免疫应答的群体——抗原提呈细胞和淋巴细胞。抗原提呈细胞表达 MHC 限制因素，有助于形成 T 淋巴细胞储备。因此，骨髓基因型对自身免疫易感性的影响是合理的。然而，自身免疫性疾病仅仅是造血干细胞疾病的概念过于简单化。在解释下面章节讨论的研究时，应该考虑调节免疫反应的其他因素。

（三）造血干细胞移植治疗自身免疫性疾病的原理

在自身免疫性疾病的临床前模型中，研究了自体和异体造血干细胞移植，这两种方法的疗效原理不同。自体造血干细胞移植的使用基于这样一种观点，即完全消除自体反应细胞（主要是 T 细胞）可以通过大剂量治疗实现，然后用含有很少或没有致病细胞的造血移植物进行挽救。这种方法类似于癌症的治疗，其中的预处理方案导致恶性细胞的减少，患者通过不包含或只有很少的癌细胞的造血移植物被“挽救”。认为诱发自身免疫的异常事件（如与正常组织交叉反应的病毒感染）很少发生，而自身免疫性疾病患者的疾病表现则反映了即使刺激事件已经过去，仍存在持续的效应反应。因此，淋巴消融和自体移植重建缺乏成熟的淋巴细胞被认为是“重置”免疫系统，这种疾病将不会复发，假设第二次致病事件触发自身反应的可能性极低。

异基因造血干细胞移植的基本原理同样是基于这样的假设，即用正常免疫系统替代有缺陷的免疫系统将消除自身反应性细胞。基因不同的造血细胞可能表达的基因可以改变受体的免疫应答，有利于耐受性，而不是免疫遗传。此外，成熟供体细胞（主要是 T 细胞）具有一种被称为“移植物抗自体免疫”（graft-versus-autoimmunity，GVA）的效应，即移植物同种反应细胞消除宿主自身反应性细胞。没有人期望 GVA 是针对自身反应性细胞的，因为它是一种移植物与宿主的效应，可以导致广泛的宿主 T 细胞耗竭。大多数临床前研究倾向于异基因而不是自体造血干细胞移植，认为这是阻断自身反应性更有效的方法。然而，最近人类疾病的多中心临床试验专门针对自体造血干细胞移植的应用（见第 67 章）[103, 109–111]。不愿对自身免疫性疾病进行异体而非自体造血干细胞移植的原因在于，对前者与手术相关的发病率和死亡率的担忧。

（四）术语的定义和实验方法

1. 自体、同基因、同源

由于从小型供体中获取自体造血细胞的实用局限性，在啮齿类动物中很少进行真正的自体造血干细胞移植。相反，使用来自与受体相同的自交系的同基因供体，或因一个或有限数量的非组织相容性基因而与受体不同的同基因供体。使用同源供体的优点是，基因差异可以确定移植受体中造血细胞（宿主残余而不是移植物）的来源。例如，除了 CD45 等位基因上的同源差异外，其他基因完全相同的小鼠是常见的实验室工具。CD45（以前称为 Ly5）在造血细胞的所有谱系中都有表达，在小鼠中有两个等位基因，CD45.1 和 CD45.2[112, 113]。单克隆抗体能够区分这两个等位基因。因此，使用标记单克隆抗体的染色分析，如荧光活化细胞分类器（fluorescence-activated cell sorter，FACS）分析或免疫组织化学，可以在移植受者中检测供者与宿主的造血细胞。男性移植到女性或反之亦然，在这种情况下，嵌合体分析需要进行原位杂交，以寻找 Y 染色体是否存在。另一种类型的供体称为假自体供体，这意味着在由抗原免疫[114]诱发疾病和受体的模型中，同基因或同基因供体进行类似的免疫。来自这些供体的移植物可能含有污染成熟的具有潜在致病能力的自体反应细胞，因此使用这些供体可以更准确地复制临床自体造血干细胞移植。来自同源或同系供体品系的移植物发生自发性疾病不被称为假自体移植，尽管在未经操纵的造血移植中存在着转移自身反应性细胞的类似潜力。在本章中，由于造血干细胞移植研究最初是使用同源、同基因或假自体供体进行的，并且了解到所有这些移植物类型都可以作为自体造血干细胞移植的模型。

2. 异基因造血干细胞移植的遗传差异及嵌合体的测定

根据定义，异基因造血干细胞移植使用与受体基因不同的供体。遗传差异是指供者和受者在多个基因区域发生错配，与遗传差异有限的同基因配对相区别。许多研究是在供体和受体对之间进行的，它们来自不同的祖先品系，因此在 MHC 和其他多个小的组织相容性抗原基因上都存在差异。早期应用抗血清或单克隆抗体检测供体嵌合体是可能的，可用于细胞毒性或染色试验。对于涉及 MHC 差异（MHC 不匹配和半相合）的移植，使用了识别 MHC 决定因素的试剂。由于试剂的限制，MHC 相同品系之间的嵌合体检测一直是比较困难的。事实上，早在 20 世纪 70 年代末，就有研究发现了等位基因特异性单抗，但这些研究并没有对嵌合体进行评估。用于检测嵌合体的最广泛的方法是基于抗体的检测。这些分析要求在造血细胞表面表达基因产物的品系之间存在等位基因差异，并且存在能够区分这些信息性等位基因标记的抗体试剂。用于这一目的的抗体试剂是那些能够识别 Lgp100[115] 的试剂，Lgp100 是在某些品系的淋巴细胞上表达的糖蛋白，CD45[112, 113] 是在所有造血细胞上表达的等位基因标记物。另一种非表面染色方法是利用小鼠基因组内识别的多态性 [116]，并进行 PCR 分析，以区分 MHC 匹配品系之间的造血细胞。

3. 预处理方案

在大多数的啮齿类动物研究中，受者都准备好接受致死性辐射的移植。清髓辐射剂量是应变特异性的，需要滴定研究，以确定因造血衰竭而死亡的剂量，而不是其他器官毒性 [7, 117, 118]。文献中存在辐射剂量的不均一性。由于这些剂量变化影响淋巴消融水平和异基因造血细胞移植的耐受程度，在比较不同实验结果时必须考虑辐射剂量的变化。

在啮齿类动物模型中使用非清髓性辐射的方法已经落后于对人类和大型动物的研究。相对于人类减低强度和非清髓调节方案的爆发性发展，相对较少的啮齿动物研究已经完成。然而，考虑到对传统异基因造血干细胞移植用于治疗自身免疫性疾病患者的发病率的关注，最近的啮齿类动物文献验证了这样一种观点：通过减低强度调节，建立混合嵌合体可能足以治疗自身免疫性疾病。

包括环磷酰胺和白消安在内的用于人类患者的化疗药物，已被用于研究，其目的是建立明确的临床移植模型 [119, 120]。环磷酰胺是目前对啮齿动物化疗药物研究最深入的药物，早期文献报道，单靠该制剂而不需造血细胞拯救，在改善大鼠实验性自身免疫性脑脊髓炎等自身免疫性疾病表现 [121] 及系统性红斑狼疮易感小鼠抗体产生和免疫异常方面非常有效 [122, 123]。二甲基白消安是一种与白消安有关的烷基化剂，具有较强的骨髓抑制活性，免疫抑制能力较弱，已用于啮齿动物造血干细胞移植的制备 [124, 125]。氟达拉滨，一种广泛应用于人类减低强度治疗的药物，也在动物身上进行了试验。不幸的是，小鼠对氟达拉滨及其同系药物的淋巴清除作用具有很高的耐药性，因此很难在使用该药物的小鼠中建立相应的低强度方案。

与啮齿动物模型系统合作的一个吸引人的优势是有大量的抗体试剂专门针对免疫细胞亚群和造血干细胞 / 祖细胞。虽然还没有研究表明单凭抗体就能有效地在野生型动物中植入异基因造血干细胞，但有报道表明，单用抗体治疗可使严重淋巴缺乏的小鼠 [126] 植入，而在 NOD 小鼠中，如果大剂量的 CD8 细胞与骨髓移植物结合 [127]，则可植入。以单克隆抗体为靶点的细胞在 NOD 小鼠 [128–130] 和非自身免疫品系中联合使用时具有增强植入的能力。

4. 造血移植类型

野生型供体的未分馏或 T 细胞去除的骨髓或裸（nu/nu）基因缺陷小鼠的骨髓已成为大多数研究的移植物来源。裸鼠作为供体动物是有用的，因为它们缺乏胸腺 [99]。因此，裸鼠骨髓移植不受 T 细胞污染，但当移植到具有功能性胸腺的受者体内时，其造血细胞会产生成熟的 T 淋巴细胞。一组研究人员通过将骨髓细胞与植物凝集素麦胚凝集素（wheat germ agglutinin，WGA）结合，进行阳性选择 [131]。

这种方法的基本原理是 WGA 阳性的骨髓细胞富含干细胞和祖细胞，以及免疫调节的“天然抑制因子”群体[132]。利用磁珠和荧光活化细胞对 $cKit^{+}Thy\text{-}1.1^{lo}Lin^{-/lo}Sca\text{-}1^{+}$（KTLS）[133, 134] 的复合表型进行分类，分离出高度纯化的造血干细胞（参见第 4 章），已被移植到自身免疫易感小鼠体内[129, 135, 136]。与骨髓相比，KTLS 造血干细胞移植物的 T 细胞含量降低了 5 倍以上。值得注意的是，在异基因移植中使用 KTLS 造血干细胞或其他操作的骨髓群体，与未操作的骨髓相比，宿主对植入的抗性水平存在显著差异。此外，KTLS 造血干细胞缺乏成熟的免疫细胞，因此不具有 GVA 活性。与 GVA 活性缺乏一致，KTLS 造血干细胞移植后仍有大量宿主 T 细胞存活[129, 135–138]。因此，移植物含量有可能直接影响自体和异体造血干细胞移植治疗自身免疫性疾病的效果。

5. 造血干细胞移植的时机

由于自身免疫性疾病在大多数啮齿动物模型中的进展具有很明显的特征，因此可以选择造血干细胞移植相对于预期疾病病程的时机。例如，在抗原诱导模型中，免疫动物在出现明显症状之前或之后采取移植。在自发产生的自身免疫性疾病中，移植可以在小鼠出现免疫功能异常但临床症状不明显的阶段进行，也可以在疾病后期进行。研究表明，如果动物在疾病的早期接受造血干细胞移植，即使有病理学改变，如 NOD 小鼠胰岛淋巴细胞浸润，或存在系统性红斑狼疮易感动物肾小球肾炎的证据，但不是在遭受终末期器官损害的时候，其自身免疫性疾病的治疗效果更好。如果一个器官已经被破坏，而这个器官本身是可以被移植替代的，那么可以同时进行器官和造血干细胞移植（见第 12 章）。这种方法在受自身免疫性疾病影响的动物身上最好的例子是那些同时接受异基因造血干细胞移植和供体匹配的胰岛以治疗显性糖尿病的 NOD 小鼠[128, 129, 139]。

六、自体造血干细胞移植

（一）概念验证

关于同源造血干细胞移植治疗自身免疫综合征的疗效，临床前文献中有相互矛盾的报道[7]。直到 20 世纪 80 年代末，人们普遍认为同基因造血干细胞移植对自身免疫性疾病的发病没有影响。事实上，从同基因供体移植的小鼠作为同种造血干细胞移植研究中的阴性对照，目的是将准备方案的效果与同种异体移植的效果区分开来，这是一个合乎逻辑的结论，因为人们认为，除非完全消除致病细胞，否则同种异体移植只会使持续的组织破坏永久化。事实上，在许多研究中[4, 129, 135, 140–142]，同基因对照组动物没有疾病改善，而异基因造血干细胞移植是有效的。然而，从 1989 年开始，van Bekkum 和他的同事进行了一系列的报道，证明在受抗原诱导的自身免疫性疾病影响的大鼠中，通过同基因移植可以获得显著的缓解[7, 143]。在有关弗氏佐剂所致关节炎的原始研究中，同基因骨髓细胞移植“对照”组出人意料地显示出与同种异体移植受体同等的疾病解决能力（图 18–4）[143]。有趣的是，在关节炎诱导前使用佐剂进行同基因骨髓细胞移植的大鼠，其疾病发生的频率和严重程度与未使用佐剂的大鼠相同，而在使用同基因骨髓细胞移植时受到疾病影响的大鼠进行再免疫后，并未再次诱发疾病。后来的研究重现了这一观察，同源骨髓细胞移植只有在抗原性攻击和免疫发生后才有效，而在免疫之前是无效的[144]。这些数据表明，影响造血干细胞移植有效性的一个因素是正在进行的免疫反应的中断，而在手术时（而不是在此之前）暴露抗原是将免疫应答从免疫原转移到耐受性所必需的。

同基因骨髓细胞移植的阳性结果在一项真正的自体移植研究中被重复，在这项研究中，骨髓是从关节炎大鼠身上获得的，方法是通过外科手术切除股骨，然后用骨髓清除辐射进行准备，并静脉回输了自身的骨髓细胞[145]。此后，为了减轻受影响动物的痛苦，在移植时使用与受体病情严重程度相同的假自体供体进行移植。

van Bekkum 及其同事在不同自身免疫性疾病大鼠模型实验性自身免疫性脑脊髓炎中证实了同基因和假自体骨髓移植的疗效[120, 146, 147]。在临床症状出现后不久给予清髓性辐照（850 ～ 1000cGy）可引起疾病的短暂加重，但大多数大鼠在同种骨髓移植后获得实验性自身免疫性脑脊髓炎的缓解[147]。尽管如此，这些动物中有一定比例的出现自发复发。非清髓性剂量为 750cGy 全身放疗加环磷酰胺的低强度条件作用也能使许多大鼠完全缓解，但自发复发率远高于清髓性治疗。因此，与佐剂诱导的关节炎相比，实验性自身免疫性脑脊髓炎对同基因骨髓细胞移植的疗效有更强的抵抗性。

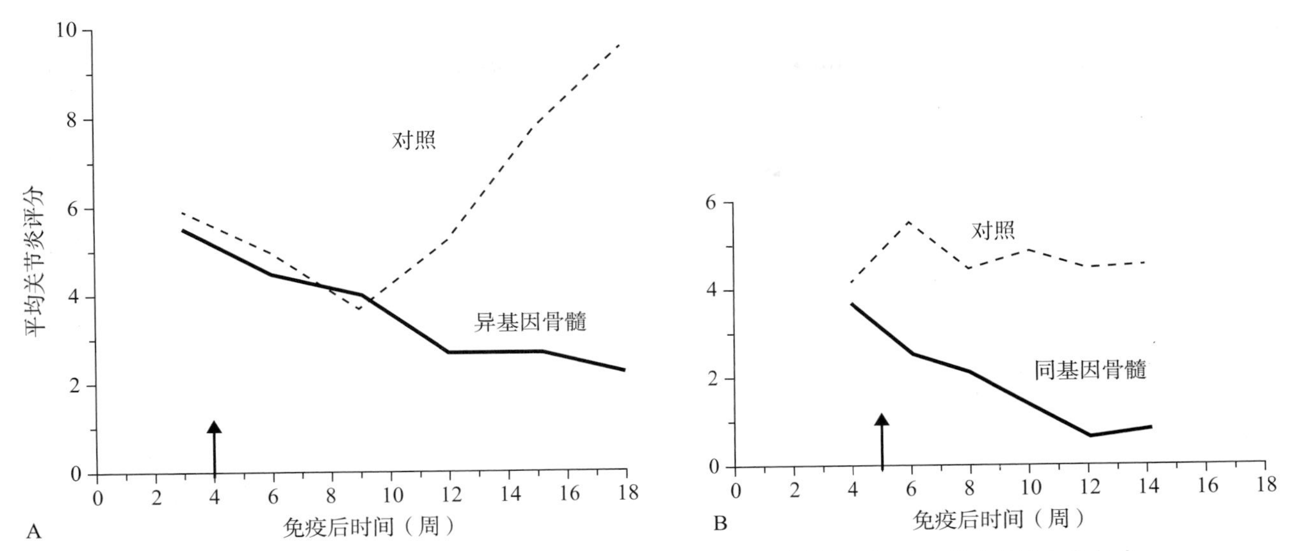

▲ 图 18-4 开创性研究表明，同基因和异基因骨髓移植可逆转佐剂性关节炎大鼠的自身免疫

A、B. 通过接种结核分枝杆菌诱导雄性 Buffalo 大鼠慢性佐剂性关节炎。将大鼠分为两组：（1）不经进一步治疗的动物（对照组）；（2）辐照（8.5Gy 全身放疗）并移植骨髓细胞的动物 [A. 同基因；B. 异基因（MHC 不匹配）]。箭头表示移植的时间。结果用关节炎评分的算术平均值表示（引自 van Bekkum 等，1989 年 [143]。经美利坚合众国国家科学院许可转载）

Karussis 和他的同事也证明了利用同基因骨髓细胞移植成功治疗不同啮齿动物属小鼠实验性自身免疫性脑脊髓炎或自发生系统性红斑狼疮（MRL–*lpr*/*lpr*）[94, 148, 149]。他们的实验性自身免疫性脑脊髓炎研究 [94, 150] 用两种剂量的骨髓消融辐射（900cGy *vs* 1100cGy）或单剂量环磷酰胺（300mg/kg）检测早期疾病患者的适应情况。环磷酰胺受体制剂的辐射效果略好于 1100cGy，两种处理均明显优于 900cGy。鉴于环磷酰胺在人类自身免疫性疾病治疗中的广泛应用，本课题组和其他课题组将环磷酰胺作为调理剂纳入研究具有高度的临床相关性，其使用是基于之前的一些报道，这些报道证明了单靠环磷酰胺治疗啮齿动物自身免疫性疾病的有效性 [121–123]。用全身放疗或环磷酰胺 + 同基因骨髓细胞移植治疗的小鼠在再接种脑源性疫苗时对疾病复发具有抗药性，从而得出结论，免疫消融后重建可诱导机体对自身抗原产生免疫耐受。同时也测试了高剂量环磷酰胺不与同基因骨髓联用的效果 [150]。虽然疾病症状有所改善，但存活率低于骨髓细胞移植组，提示早期造血功能挽救可优化治疗效果。值得注意的是，瘫痪 14 天或以上的小鼠只有轻微的治疗效果。这些研究者将他们对同基因骨髓细胞移植的研究扩展到易感系统性红斑狼疮的 MRL – *lpr*/*lpr* 小鼠（一种自发性疾病）上 [149]。与未经治疗的对照组不同，使用致死全身放疗或高剂量环磷酰胺制剂，使用 T 细胞去除或未处理的同基因骨髓抢救，可提高所有治疗组患者的生存率，改善血清学和病理学证据。然而，移植后＞ 20 周的长期随访显示，复发率很高。在两种预处理方案下，接受 T 细胞去除骨髓移植的患者疗效优于接受未处理的骨髓的患者。

（二）不同病程的自体造血干细胞移植

早期研究表明，造血干细胞移植的时机相对于疾病阶段是手术成功的关键。由于预期只有重度和长期自身免疫性疾病患者才有可能接受造血干细胞移，因此，与临床转化相关的时间因素促使研究人员对造血干细胞移植早期和晚期与疾病诱导相关的时间点进行比较。大多数报道都集中在实验性自身免疫性脑脊髓炎。Burt 等 [151] 在小鼠过继淋巴细胞转移实验性自身免疫性脑脊髓炎模型显示，同基因骨髓细胞移植治疗时机在小鼠急性而非慢性期（分别为第 14 天和第 75 天）可改善临床和预防胶质瘢痕形成。Herrmann 等 [144] 观察到，如果大鼠在免疫后（第 17 天）出现急性疾病的高峰期（第 17 天）接受治疗，则同基因、假自体和同种异体供体移植可减轻患 MOG 所致实验性自身免疫性脑脊髓炎大鼠的疾病症状，但当疾病处于慢性期（第 140 天）时，则不能减轻这种症状。Cassiani–Ingoni 等 [152] 跟踪了 EAE 感染小鼠中枢神经系统中标记的绿色荧光蛋白同源骨髓细胞，这些细胞在疾病早期或慢性阶段被辐照并注射。与其他报道一致，在疾病早期进行移植更有效。然而，外周免疫系统的改变，即供体元素的重建，并不影响宿主胶质细胞对中枢神经系统损伤的炎症反应。他们的结果表明，在靶组织内发生的自身免疫性疾病的病理生理学可能会随着时间的推移而发展，即使是淋巴反应的积极调节也不足以中断组织损伤的过程。

（三）自体造血干细胞移植失败：T 细胞耗竭能改善预后吗？

为什么有些动物自身免疫性疾病对同基因造血干细胞移植有反应，而另一些动物则没有，这是一个争议性的话题。这种差异的一个假设是，抗原引起的疾病比自发产生的疾病更适合用自体造血干细胞移植治疗。事实上，所有显示使用同基因造血干细胞移植成功的长期“治愈”的报道都是在患有抗原诱导疾病的动物身上进行的。van Bekkum[7] 认为抗原诱导的自身免疫性疾病是更现实的人类疾病模型，因为它们的病因似乎更接近于在人类同类组织中被认为诱发疾病的事件，例如暴露于与正常组织交叉反应的抗原。虽然这一点还没有得到证实，但是上述的成功为建立大型临床试验奠定了基础，这些试验测试了使用自体造血干细胞移植治疗严重和难治性人类 ADs[103, 109–111]（见第 67 章）。

自发引起的疾病对同基因骨髓细胞移植没有反应的一个可能原因是，预形成的自身反应细胞没有从移植物中完全去除。事实上，在自发发生的狼疮和 MRL- *lpr*/*lpr* 模型中，同基因骨髓细胞移植在接受 T 细胞去除和非 T 细胞去除骨髓的患者中显示出更好的效果 [149]。在抗原诱导的大鼠实验性自身免疫性脑脊髓炎模型中，假自体、同基因和 T 细胞去除骨髓的比较结果也有所不同。自体供体骨髓加外周淋巴细胞的大鼠自发复发率明显高于对照组（$P < 0.05$）[146]。鉴于新技术允许分离高度纯化的 KTLS 造血干细胞，没有 T 细胞污染，以及更严格地消耗内源性宿主 T 细胞与单克隆抗体的能力，已经进行了一些研究，以重新评估使用这种操作的同基因造血干细胞移植在治疗自发自身免疫小鼠方面是否更成功。在 Beilhack 等 [129] 的实验中，分别用来自标准 NOD 小鼠和 Thy -1.1 同源 NOD 小鼠的纯化 KTLS 细胞和标记 T 细胞组成的移植物，拯救了准备接受清髓性辐照和抗 T 细胞抗体移植的糖尿病前期 NOD 小鼠。尽管如此，大多数小鼠移植后 6 个月内出现高血糖。在同一研究中，KTLS 异基因造血干细胞阻断了 100% 小鼠的糖尿病发展（图 18–3）。同样，同基因 KTLS 造血干细胞移植未能改变大剂量（1450cGy）辐射条件下易发狼疮（NZB × NXW）F_1 小鼠的疾病表现 [135]，而相同的造血干细胞移植物则使狼疮症状明显改善和长期存活。因此，在至少两种自发自身免疫性疾病模型中，侵袭性骨髓和淋巴消融以及用没有成熟淋巴细胞的基因完全相同的移植物进行挽救都不足以阻断自身免疫。虽然这些数据似乎支持自身免疫是由于“有缺陷的干细胞”而产生的，但正如本章前面所讨论的，NOD 和（NZB × NXW）F_1 等动物的自身免疫是基于存在于造血谱系和外部的多种遗传缺陷的。

（四）基因治疗辅助自体移植

自体造血干细胞移植治疗自身免疫性疾病的目的是消除致病细胞，建立新的无活化致病细胞的免疫系统。这种“传统”方法涉及血液淋巴系统的再生，该系统遵循由环境中遇到的随机事件驱动的遗传脚本程序。因此，免疫“重置”以减轻或治愈疾病的预期结果在一定程度上取决于运气。由于实验生物学家可以常规地产生基因改变的细胞系，因此出现了这样一种想法，即骨髓可以被设计成表达能够在移植后将平衡向免疫耐受方向倾斜的分子。有几个实验室报道，通过在血液淋巴细胞中表达特定的“保护性”分子并移植到自身免疫敏感或受影响的宿主体内，成功地阻断了自身免疫病理 [153, 154]。由于抗原提呈细胞在诱导和维持中枢和外周耐受方面的重要性，人们一直在寻求抗原提呈细胞强制表达自身或新抗原。在这方面，通过 MHC Ⅱ级启动子的靶向表达，使得已知是特定自身免疫性疾病主要靶点的分子可以在抗原提呈细胞上表达。Murphy 等 [155] 采用双重转基因自身免疫性胃炎模型，证明骨髓从表达由 MHC Ⅱ类启动子驱动的胃抗原（H / K / ATP 酶）的抗病转基因小鼠，转移到由于促炎 GM–CSF 的表达，而发展为胃炎的小鼠确定了对抗原的耐受性。Steptoe 等 [156] 在 NOD 小鼠中进行了类似的试验。胰岛素原是胰岛素的前激素前体，被认为是驱动人类和小鼠 β 细胞破坏的关键自身抗原。在 MHC Ⅱ类启动子的控制下，获得表达胰岛素原的 NOD 转基因小鼠。转基因造血细胞移植对糖尿病前期 NOD 小鼠的糖尿病发展有明显的抑制作用 [156]。

这种基因治疗可以在人类身上进行的概念是通过同基因细胞的移植来证明的，这些细胞是在体内用自身抗原反向传递的，而不是从转基因供体中获得的。在一项研究中，胰岛素原介导的骨髓抑制 NOD 受体的胰岛素炎 [157]，在另一项研究中，MOG 介导的细胞既能保护小鼠不受实验性自身免疫性脑脊髓炎的影响，又能阻断疾病的进展 [158]。虽然这一方法很有前途，但它只适用于已知主要抗原的自身免疫性疾病（因此耐受性是针对自身抗原的），而对于大多数人类自身免疫性疾病来说，这种情况通常不是这样；与器官最终损伤相关的移植时间的限制同样适用于这种基因操纵的细胞。此外，与自体造血干细胞移植的最佳治疗需要强化免疫消融的观点一致，将自身抗原表达细胞移植到非清髓受体中的效果不如清髓法。

鉴于已知的疾病易感性 MHC Ⅱ类等位基因的作用，Ⅱ类分子本身已成为基因操纵的靶点（图 18-5）。NOD 小鼠表达一个与疾病易感性（Ⅰ -A^{g7}）密切相关的 MHC Ⅱ类分子。Tian 等 [159] 用非易感的Ⅰ -Aβ^{d}-GFP 或Ⅰ -Aβ^{k}-GFP 结构对 NOD 骨髓细胞进行反转录病毒转导。这两种反转录编码的 MHC Ⅱ类基因在 NOD 骨髓中的表达，在移植到幼龄放疗过的 NOD 小鼠体内时，可以防止胰岛炎症和高血糖。该研究还表明 MHC Ⅱ类 -GFP 转导的骨髓细胞可以对胰岛的反复自身免疫性起到保护作用，因为明显高血糖的 NOD 小鼠如果移植转导的骨髓和 NOD-SCID 胰岛可以治愈疾病，而接受 GFP 转导的骨髓和胰岛的对照组则会迅速破坏其胰岛 [160]。值得记住的是，MHC Ⅱ类基因产物是组织相容性抗原。因此，在基因治疗和移植修饰细胞的过程中，这些分子的表达可能会导致移植物耐受性增加，甚至可能导致慢性 GVHD[30, 161]。

另一个相关的研究领域是过继免疫疗法，该疗

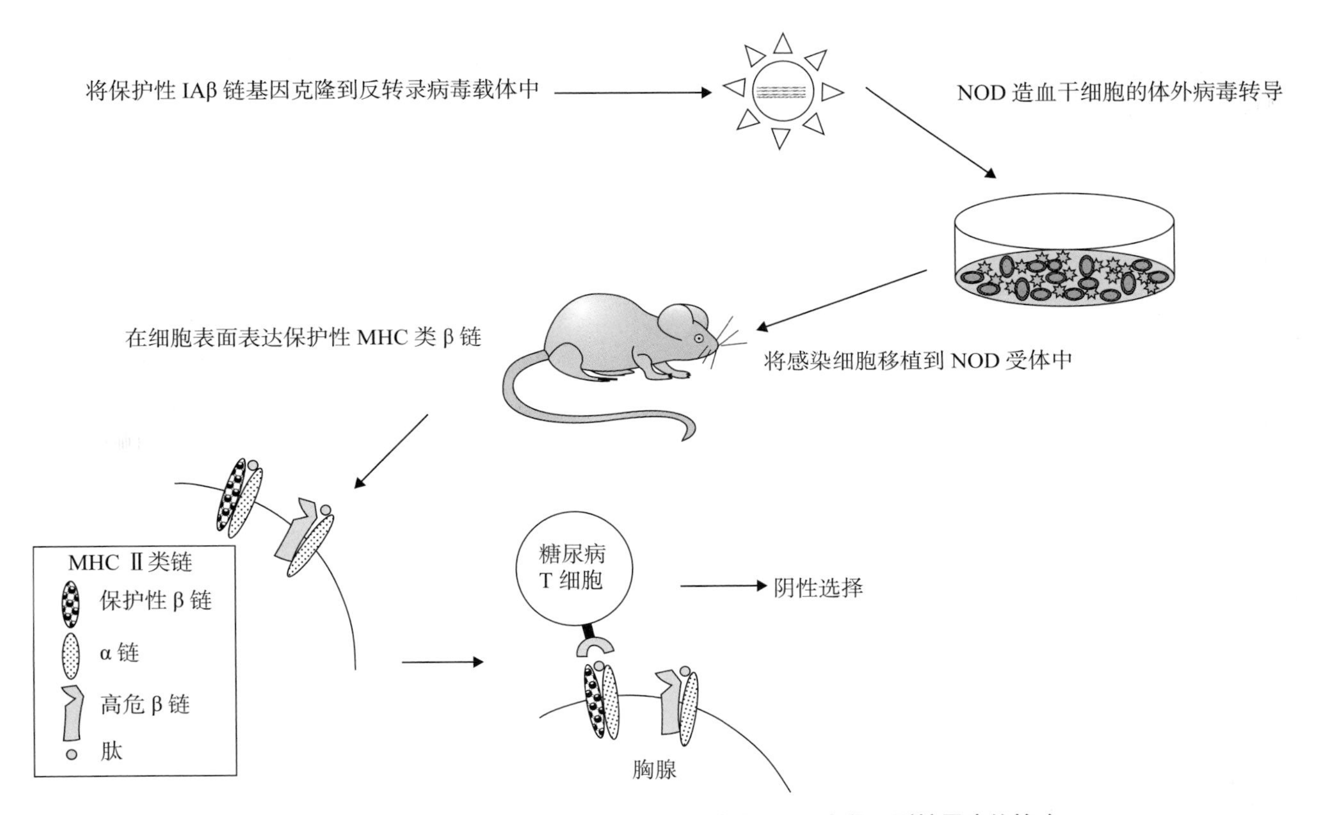

▲ **图 18-5　利用造血干细胞基因工程技术防治 NOD 小鼠 1 型糖尿病的策略**

从保护性单倍型出发，将携带 MHC Ⅱ类 β 链基因的反转录病毒克隆到反转录病毒载体中。然后，产生的重组病毒被用于将基因传递给 NOD 小鼠的造血干细胞，这些造血干细胞随后被移植到条件性 NOD 小鼠体内。保护性 β 链基因的产物竞争内源性 α 链到达 MHC Ⅱ类阳性细胞的细胞表面，恢复非自身免疫性、野生型 MHC Ⅱ类分子在细胞表面的表达。这些恢复的分子的表达阻止了 T 细胞的发育，从而导致糖尿病 [引自 Tian 等，2009 年（http://www.discoverymedicine.com/Chaorui - Tian/2009/07/24/preventing - autoimmune - diabetes - through - gene - therapy/）。2014Discovery Medicine 版权所有，保留所有权利]

法的靶点是特定血淋巴系细胞的基因表达。已经测试了原代 T 细胞、Tregs、T 细胞杂交瘤、B 细胞和树突状细胞[162]。当用调节蛋白如 IL-4、IL-10、抗 TNF 等转导时，这些群体已被证明优先回到炎症部位，并在自身免疫动物模型中改善疾病。虽然这种形式的细胞治疗在体内已经被证明是有效的，但它的有效性可能会在自体造血干细胞移植的背景下增强。与无条件受体相比，自体造血干细胞移植能显著减少致病性细胞，并能提供一个能够促进基因修饰群体（例如通过稳态增殖机制）扩大的宿主环境。

七、异基因造血干细胞移植

与支持使用自体造血干细胞移植治疗自身免疫性疾病的文献相冲突的是，有几项研究表明，异基因造血干细胞移植可以成功地治疗自发型和诱导型啮齿动物 ADs[7-9]。事实上，Morton 和 Siegel 的开创性研究（图 18-3）表明异基因而非同基因骨髓细胞移植[5]的成功推动了这一领域的研究。各实验之间存在差异，包括实验模型、供者 / 宿主遗传差异程度、供体嵌合结果的测量、造血移植类型、预处理方案以及造血干细胞移植程序相对于疾病表现的时机。因此，鉴于这些异质性，啮齿类动物通过一种异基因造血干细胞移植方法不断地被治愈，这是非常引人注目的。

（一）异基因造血干细胞移植治疗自发性自身免疫性疾病

1985 年，Ikehara 和 Good 开始了一系列的研究，证明异基因骨髓细胞移植可以成功地治疗患有明显临床症状的小鼠自发产生的自身免疫性疾病[8,9]。与先前的报道类似，自发出现系统性红斑狼疮样综合征的小鼠被移植，包括 MRL-*lpr*/*lpr*（NZB × NBW）F_1 和 BXSB 品系小鼠[163,164]。尽管治疗是在疾病的相对晚期阶段开始的，但症状还是得到了改善。他们继续在幼龄 NOD 小鼠实验中显示出对进行性胰岛素炎和糖尿病的保护作用[165]。在他们的研究中，小鼠准备接受致死辐射（清髓性）移植，在最初的报道中，受者从野生型小鼠或有 nu/nu 缺陷的小鼠中获得 T 细胞去除骨髓或骨髓。因此，成熟的 T 细胞没有被转移，而是移植物产生了功能性的T细胞。这种移植物不能引起 GVHD，但其清除宿主 T 细胞的能力也受到限制。大多数实验是在 MHC- 不匹配的供体 - 受体对之间进行的。供体嵌合性采用 H-2 特异性抗血清结合补体试验评价，结果显示，90% 以上的脾细胞为供体型。除了 MRL-*lpr*/*lpr* 系统系红斑狼疮感染小鼠[106]和 NZB/KN 发展为自发性炎症性多关节炎的小鼠[105]，这种异基因造血干细胞移植不仅在阻断疾病进展方面取得成功，而且在解决已经建立的炎症病变方面也同样成功[163]。

（二）自身免疫性造血干细胞的竞争优势？

Ikehara 和同事进一步研究了异基因骨髓细胞移植在 MRL-*lpr*/ *lpr* 和 NZB/KN 小鼠中失败的原因[105, 106]。在这些品系中，造血干细胞移植引起了临床表现的初步逆转和其他免疫异常的恢复；然而，移植的效果是短暂的，小鼠经常复发[163]。复发小鼠的 H-2 分型显示与症状恢复和供体嵌合体丧失的相关性。这些移植失败是由于自身免疫宿主系的抗辐射性造血干细胞异常所致。MRL-*lpr*/*lpr* 小鼠造血干细胞的另一个竞争优势与基质细胞的黏附增强有关。MRL-*lpr*/*lpr* 小鼠表达高水平的神经细胞黏附分子（neural cell adhesion molecule，NCAM）[166]，支持基质细胞系造血[167]。在 MRL-*lpr*/*lpr* 模型和关节炎 NZB/KN 模型[105]中，MHC- 不匹配的骨髓和长期无病生存均通过加强供体骨移植的预处理方案和植入获得成功[106]。增加骨髓移植的基本原理基于研究者早期的研究，研究表明供体骨髓在 H-2 匹配的骨移植物上有更好的定植和增殖[8]，这与 H-2 相容骨髓基质促进造血细胞植入的观点一致。

对自发糖尿病 NOD 小鼠造血移植特性的研究同样表明，与来自抗病品系的造血干细胞 / 祖细胞相比，这种疾病易感品系的造血干细胞 / 祖细胞具有更强的植入潜能[168]。在辐照受体中，NOD 祖细胞与宿主型造血干细胞联合使用具有竞争优势。与至少四株抗病对照株相比，它们在体内产生更多的脾集落形成单位（CFU-Ss），在体外产生更多的 CFU-GMs。增强对 SDF-1 的趋化作用和对骨髓基质的黏附被认为是允许更好的 NOD 造血干细胞植入的潜在机制。

某些自身免疫倾向品系的造血干细胞占造血的主导地位，这与同种造血干细胞移植治疗人类自身免疫性疾病的方法有关。如果自身免疫性疾病患者的造血干细胞确实具有竞争优势，那么设计合适的预处理方案和移植物含量，以允许供体细胞永久嵌合将是一个更大的挑战。然而，造血干细胞的植入潜能与自身免疫之间是否有联系，还有待证实。众所周知，在非自身免疫性疾病易发品系中，造血干细胞的细胞自主行为存在差异[169-171]。因此，MRL-*lpr/lpr*、NZB/KN 和 NOD 小鼠的观察结果可能反映了与自身免疫无关的造血干细胞特征。

（三）纯化造血干细胞的移植

NOD[129, 136] 和狼疮倾向（NZB×NXW）F_1 模型[135] 的报道表明，纯化的同基因或同型造血干细胞对基因易感小鼠的自身免疫性疾病没有影响。然而，在同样的研究中，异基因 KTLS 造血干细胞的植入成功地阻断了自身免疫的发病机制。Beilhack 和同事[129, 136] 在糖尿病前期 NOD 小鼠中显示，植入纯化的 MHC 不匹配的造血干细胞或 BM 对胰岛炎症具有同等的保护和解决作用。值得注意的是，这些群体之间的血液嵌合模式有显著差异。经过纯化的造血干细胞移植的 NOD 小鼠在移植后较长一段时间内仍是混合 T 细胞嵌合体，而骨髓移植的小鼠则迅速转变为完全供体 T 细胞类型。在两组中，其他血细胞系（B 细胞、巨噬细胞、粒细胞）均为 100% 供者来源。在自发产生的自身免疫性疾病动物中，持久性宿主 T 细胞的意义在于这些宿主细胞具有自我反应性的潜力（在后一节中详细讨论了异基因造血干细胞移植消除自身反应性的机制）。Smith-Berdan 等[135] 在（NZB×NXW）F_1 狼疮易感小鼠中移植单倍体相同的 KTLS 造血干细胞时进行了类似的观察。狼疮症状得到稳定或逆转，受体是混合 T 细胞嵌合体，而 B 细胞和髓系间隔来源于供体。这些数据共同提供了证据，证明仅异基因造血干细胞就能产生改变抗辐射自身反应性细胞活性的元素，而完全替换供体 T 细胞并不是从异基因造血干细胞移植中获得疗效的必要条件。

（四）异基因造血干细胞移植与抗原诱导的自身免疫性疾病

1. 基因型和易感性

诱发自身免疫性疾病与自发自身免疫性疾病的重要区别在于，后者通常出现在具有多重免疫缺陷的遗传背景下，而前者是在野生型动物中诱导的，需要有目的地免疫以打破 T 细胞耐受性。尽管如此，诱发自身免疫性疾病的易感性似乎也是特定株，因为观察到，对于任何特定的抗原免疫方案，某些啮齿动物株更有可能发展自身免疫，而另一些则具有抵抗力。与自发产生的自身免疫性疾病类似，许多关于自身抗原免疫啮齿类动物骨髓移植实验的早期文献试图识别控制自身反应的细胞元素。因此，这些研究并不是为了检测骨髓细胞移植在疾病诱导后涉及骨髓细胞移植的治疗潜力，而是将重点放在已经建立的放射性骨髓嵌合体中的疾病诱导上。与自发产生自身免疫性疾病的研究一致，骨髓基因型似乎决定了疾病的易感性或抵抗力[7]。此外，1981 年至少有两份独立报告[172, 173]，其作者推测骨髓基因型发挥其自身反应或保护作用的机制是在 T 细胞的抗原呈递水平，这一假设仍然令人信服，尽管有待证实。

Korngold 等[142] 在实验性自身免疫性脑脊髓炎模型中发表了一个值得注意的例外，证明骨髓基因型是诱导自身免疫性疾病发生的唯一决定因素。在该研究中，在 MHC 匹配的品系小鼠之间进行了互惠移植，这些小鼠对小鼠脊髓匀浆（mouse spinal cord homogenate，MSCH）（SJL）或低应答者（B10.S）都有高度反应。来自 SJL 脊髓的 MSCH 嵌合体的攻击导致 B10.S 进入 SJL 嵌合体的发病率较高，但在 SJL 至 B10.S 小鼠中的发病率却不高，表明低应答者的骨髓不能保护受体。如果用来自 B10.S 小鼠的 MSCH 免疫嵌合小鼠，结果不同，因为 B10.S 进入 SJL 和 SJL 进入 B10.S 嵌合体都出现了严重的疾病。这些数据表明，非造血因素如中枢神经系统内的元素，可控制实验性自身免疫性脑脊髓炎的发展。同一课题组在复发的实验性自身免疫性脑脊髓炎模型中发表了另一项研究[141]。这些实验表明，从第三方 MHC 异种 BALB/c 或 B10.S 小鼠获得的 MSCH 免疫可使 B10.S 进入 SJL 嵌合体，而不是 SJL 进入 B10.S 嵌合体，这再次表明实验性自身免疫性脑脊髓炎的发育受到了造血系统以外的因素的限制。

2. 异基因造血干细胞移植治疗自身免疫性疾病

据报道，自 20 世纪 80 年代末开始，异基因造血干细胞移植成功治疗了晚期诱导的自身免疫性疾病。van Bekkum 和同事在大鼠中建立了佐剂诱导的关节炎和实验性自身免疫性脑脊髓炎模型，并结合上述自体造血干细胞移植研究，测试了 MHC 不匹配移植的疗效[7]。在佐剂性关节炎模型中，首次描述了同基因与异基因骨髓细胞移植作用的等效性（图 18-5）[143]，易感大鼠在接种佐剂（结核分枝杆菌）后的数周或数月接受非易感 MHC 不匹配大鼠的骨髓或同基因骨髓，最有效的结果是在免疫后

4～7 周出现临床症状后不久开始治疗，后期治疗的大鼠恢复有限，病情稳定，但没有完全康复。在受疾病影响的异基因或同基因骨髓受体中也发现了相同的反应。

在大鼠实验性自身免疫性脑脊髓炎模型中进行了同基因与 MHC 不匹配异基因骨髓细胞移植的比较研究[120, 144]。1995 年，van Gelder 和 van Bekkum 在大鼠脊髓匀浆（rat spinal cord homogenate，RSCH）加佐剂模型中进行了移植，比较同源移植与 T 细胞去除骨髓或 T 细胞去除裸鼠骨髓移植的异同[120]。同基因移植最初在诱导所有受体的排斥反应方面是有效的，然而，正如前面所讨论的，这些结果与佐剂性关节炎研究中的结果不同，因为同基因和假性自体受体的复发率明显增加，这些复发率是自发的或在对脊髓抗原的再次攻击之后发生的。相比之下，所有同种异体移植大鼠均完全缓解，自发性和诱导性复发明显减少。异基因造血干细胞移植的优势结果归因于亚临床移植物抗宿主反应（后来被称为 GVA），将大鼠实验性自身免疫性脑脊髓炎的研究扩展到 MHC 匹配供体中[174]。再一次，观察到异基因骨髓受体诱导完全缓解，与假性自体受体相比，复发率较低。利用 T 细胞去除同基因和 T 细胞去除异基因骨髓的移植物建立混合嵌合受体。这些混合嵌合体比完全嵌合体的复发频率更高，因此研究者得出结论，治疗多发性硬化症的临床方案应设计成完全供体嵌合体。临床上异基因造血干细胞移植治疗自身免疫性疾病的主要目标是混合型还是完全供体嵌合型仍是一个悬而未决的问题。随后的动物研究试验了减低强度的预处理方案（见下一节），已经有许多报道表明混合造血细胞嵌合体可以成功地改善疾病。

Herrmann 等[144]复制并扩展了在大鼠实验性自身免疫性脑脊髓炎模型中所做的观察。MHC 匹配和同源骨髓移植对 MOG 免疫的实验性自身免疫性脑脊髓炎大鼠具有显著的临床改善作用。与其他报道一致，造血干细胞移植在疾病急性期有效，而在晚期异基因移植并不优于同基因移植。在实验性自身免疫性脑脊髓炎病高峰和改善期移植的大鼠，在再次使用原来的 MOG 免疫原时得到保护，而在再次使用不同的 MOG 抗原表位时没有复发，这一发现支持了造血干细胞移植诱导抗原特异性耐受性的观点。此外，疾病保护与 $CD4^{+}CD25^{+}FoxP3^{+}$ 细胞数量增加有关。Van Wijmeersch 等[175]也研究了易感和非易感供体对异基因造血干细胞移植感染小鼠实验性自身免疫性脑脊髓炎的改善作用。他们的数据表明，要达到最佳的治疗效果，需要来自非易感供体的高水平的供体嵌合体。此外，供体淋巴细胞输注诱导的同种异体反应性增强了对自身免疫性疾病的保护作用，从而支持了强 GVA 对有效治疗自身免疫性疾病的重要作用。

3. MHC 不匹配与匹配的造血干细胞移植

大多数检验异基因造血干细胞移植对自身免疫性疾病发病机制有效性的临床前研究都是利用 MHC 和次要组织相容性位点不匹配的移植物。令人惊讶的是，很少有人使用 MHC 匹配的造血细胞移植[4, 131, 136, 174]。MHC 同一性或非同一性的重要性既与将动物数据直接转化为临床方案有关，因为理想情况下将使用 HLA 匹配的供体，也与异基因造血干细胞移植介导其保护作用的机制有关。鉴于众所周知的 MHC 基因型与自身免疫的关系（表 18-1），以及 MHC 分子在形成和维持 T 细胞库中的重要性，MHC 匹配移植对自身免疫性疾病受体的影响应该是一个核心问题。作为一项可推广的原理，可预期移植在 MHC 不匹配的情况下比 MHC 匹配的移植能更有效地阻断自身免疫的发病。2005 年 Beilhack 等[136]和 2011 年 Racine 等[176]研究了 MHC 匹配的造血干细胞移植在具有最强 MHC 关联的啮齿动物疾病中的作用，即 NOD 小鼠中的糖尿病。NOD 小鼠中的疾病发展与单个独特的 MHC Ⅱ类分子（称为 Ⅰ $-A^{g7}$）的表达具有众所周知的联系。事实上，NOD 疾病的易感性似乎取决于 Ⅰ $-A^{g7}$ 分子的存在。NOD 小鼠生殖系中非 Ⅰ $-A^{g7}$ 的转基因表达，以及将表达非易感Ⅱ类等位基因的转基因骨髓移植到幼龄 NOD 小鼠体内，可防止高血糖的发生[159, 177]。B6.H-2^{g7} 小鼠是 C57BL / 6 株，但是对于整个 NOD MHC 区域是同源的并且在较小的组织相容性基因座处是不同的，被用作骨髓或纯化的 KTLS 造血干细胞的供体[136]。将任何一种移植物类型移植到清髓前 NOD 受体中，可百分百地预防糖尿病。由于严重的 T 细胞耗竭，KTLS 造血干细胞受体是部分 T 细胞嵌合体，残留显著的 NOD 宿主 T 细胞。这些数据让人相信，HLA 匹配的供体造血干细胞移植可以有效治疗人类自身免疫性疾病，因为非 MHC“背景”基因即使在存在凶险疾病相关的 MHC 等位基因时也能起到保护作用。当然，下一步重要的工作是识别和鉴定具有保护作用的非 MHC 基因。

4. 减低强度异基因造血干细胞移植与混合嵌合体的建立

异基因造血干细胞移植治疗人类自身免疫性疾病的主要限制因素是对移植过程的发病率和死亡率的关注。通过降低强度调节（reduced-intensity conditioning，RIC）和减少供体 T 细胞来消除 GVHD 的风险，可以显著降低手术的危险性。通过执行这些策略，预期受体将发展为混合供体 – 宿主嵌合体，而不是转换为完全供体型。混合供体嵌合的建立并不是临床移植的最终目标，因为大多数造血干细胞移植是针对血液淋巴系统恶性肿瘤而进行的，而移植物抗肿瘤对供体类型的反应被认为是治疗中的一个重要因素。然而，对于不需要移植物抗肿瘤的自身免疫性疾病，问题仍然存在，混合嵌合的建立是否足以阻断自身免疫？减低强度调节方案在人类造血干细胞移植文献中的流行程度与动物研究完全不同。关于减低强度调节移植治疗自身免疫性疾病的临床前报道相对较少。

Li 等 [178] 表明，在 NOD 小鼠体内注射高剂量的 MHC 不匹配的未处理的骨髓时，低剂量的辐射可以成功地阻断疾病，尽管低剂量辐射，高骨髓剂量导致高水平的供体嵌合体（＞95%）。混合嵌合性 NOD 受体和疾病保护也表现为接受致命辐射的治疗和接受含有 NOD 和供体细胞的移植物的拯救 [179, 180]。Beilhack 等的研究表明，使用 MHC 匹配（B6.H–2^{g7}）纯化的造血干细胞移植物可以更容易地实现 NOD 小鼠稳定的多谱系嵌合和糖尿病的预防 [136]。这些后续研究解决了上述临床问题，因为研究表明，使用严格去除 T 细胞和来自 MHC 匹配供体的移植物的减低强度治疗和建立“真正的”混合嵌合体是该自身免疫性疾病的治愈方法（图 18–6）。Liang 等 [127] 使用一种新的非辐射抗 CD3 抗体方案和由大剂量 MHC 错配的骨髓联合 $CD8^+$ T 细胞组成的移植物，在 NOD 小鼠体内产生 MHC 错配的混合嵌合体。胰岛破坏被阻断 [127] 甚至在新发糖尿病的 NOD 小鼠中被逆转 [181]，这表明新发糖尿病患者体内的造血干细胞移植对自身免疫过程的有效破坏（在 1 型糖尿病患者中称为“蜜月期”），可能阻止或延缓对外源性胰岛素的需求。然而，与 Beilhack 等 [136] 早期的研究相反，当使用相同的方案产生 MHC 匹配的部分嵌合体时，受者不能阻止糖尿病的进展。这些使用 MHC 匹配移植物的相互矛盾的研究表明，仅仅建立混合异基因嵌合可能不足以不受自身反应的影响，相反，预处理方案和移植物含量将影响结果。

将造血干细胞移植和胰岛移植结合起来治疗显性糖尿病的研究证实，非清髓方案和异基因造血干细胞移植均能诱导对自身抗原和同种抗原的耐受性。Seung 等 [128] 采用亚致死辐射和抗 CD40 配体（CD40L）单克隆抗体的制备方案，导致大多数小鼠 MHC 不匹配供体嵌合体水平较高（＞99%）。用供体匹配的胰岛移植糖尿病嵌合 NOD 小鼠可长期维持正常血糖。Sykes 和同事 [130] 采用了一种结合抗 CD4、抗 CD8、抗 Thy 1.2 和抗 CD40L 单克隆抗体加上低剂量辐射（400cGy）的预处理方案，将 MHC 不匹配的骨髓植入糖尿病 NOD 小鼠体内。多系嵌合是随着自身免疫的改善和供体匹配的胰岛耐受性的诱导而建立的。

在其他非糖尿病自身免疫模型中，异基因造血干细胞移植减低强度预处理已被证明可以阻止疾病的发病。Flierman 等 [182] 使用亚致死辐射条件加抗 CD40L 和 MHC 不匹配供体对胶原诱导的关节炎模型显示了疗效。有趣的是，同基因和异基因骨髓细胞移植都会抑制关节炎的临床表现，尽管异基因移植小鼠表现出更好的致病性抗体减少。Smith–Berdan 等 [135] 在抗辐射的系统性红斑狼疮（NZB × NZW）F_1 中移植单倍体相同的 KTLS 造血干细胞后，实现了持久的多系混合嵌合体。与未治疗的对照组和同基因受体相比，这些稳定的嵌合体具有更好的生存率，并表现出狼疮症状的稳定或逆转，狼疮症状包括蛋白尿、循环免疫复合物或自身抗体。

总之，即使有相当数量的自身反应性宿主细胞持续存在，许多使用减低强度预处理的动物研究还是持续成功地阻断了自身免疫的病理进展。尽管如此，混合嵌合体足以阻止自身免疫的大多数证据来自 MHC 不匹配移植物的移植。当同种异体移植物的抗宿主免疫作用较弱时，正如在 MHC 匹配移植中，我们期待着预处理类型和移植物类型将在手术是否成功中发挥更重要的作用。

（五）异基因造血干细胞移植消除自身反应性的机制

异基因造血干细胞移植阻断自身免疫性疾病发

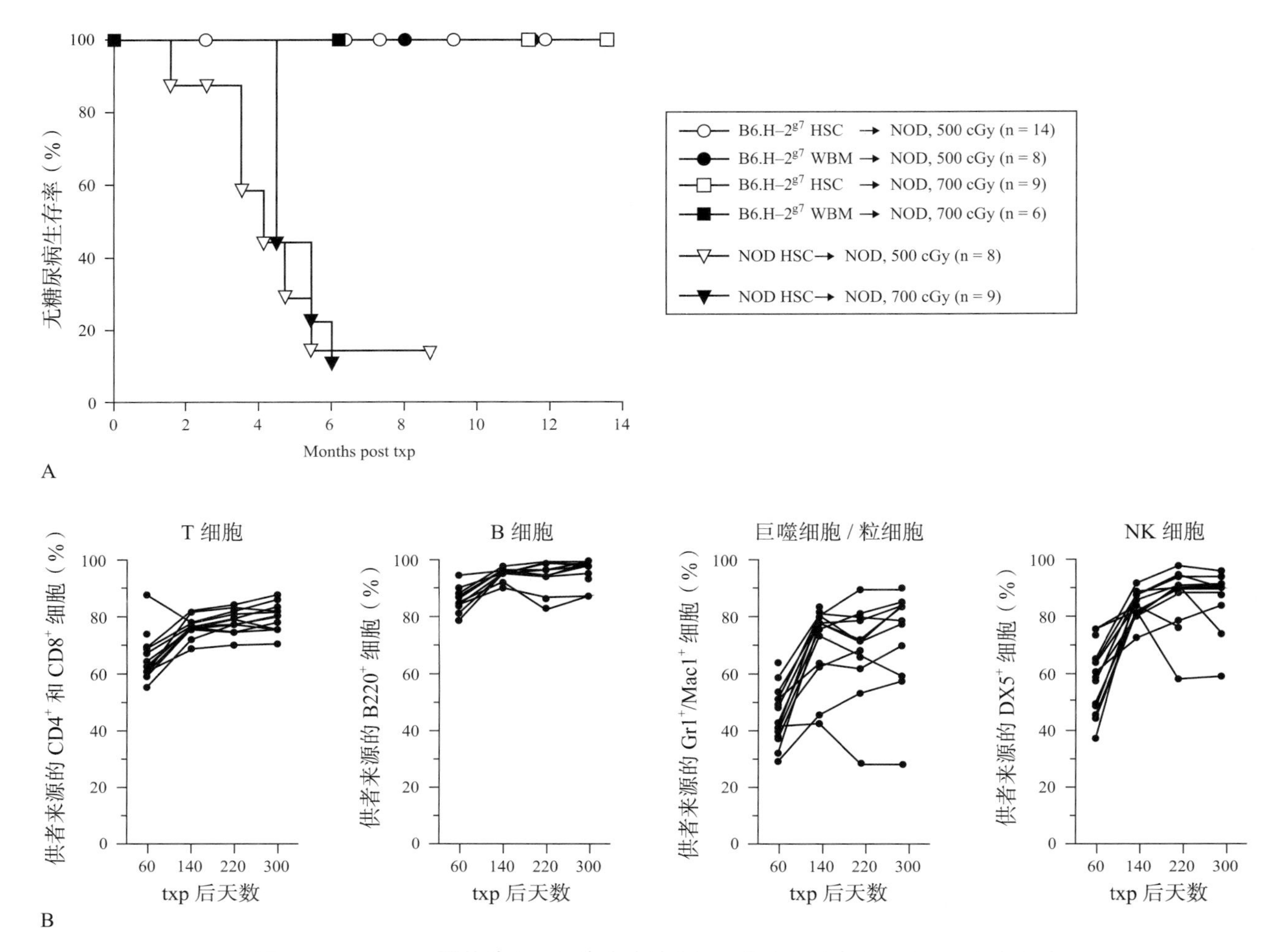

▲ 图 18-6 MHC 匹配的造血干细胞非清髓移植可导致多系嵌合体并阻断自身免疫

A. 用亚致死剂量辐射（500cGy 和 700cGy）制备糖尿病前期 NOD 小鼠，使来自 B6.H-2^{g7} 供体的 MHC 匹配的纯化造血干细胞得以植入。B6.H-2^{g7} 造血干细胞或全骨髓的受体可免于糖尿病的发生。相同的预处理并且用同基因造血干细胞移植的受者进展为高血糖症。B. 血液检测显示非清髓的 NOD 受体是稳定的混合嵌合体。所示为 NOD 小鼠不同血细胞系的嵌合体研究，NOD 小鼠接受分别 500cGy 和 B6.H-2^{g7} 造血干细胞并且在移植后随访至 1 年。混合的粒细胞 - 单核细胞谱系表明这些受体继续从宿主造血干细胞造血

病机制的方式是多种机制的结合，这些机制超出了治疗恶性肿瘤所需的标准活动。与癌症移植类似，预处理方案提供了致病性宿主免疫细胞的细胞减少，而含有 T 细胞的供体同种异体移植物也可以减少宿主 T 细胞和其他免疫细胞的数量，这一效应被称为 GVA。此外，在具有自身免疫倾向的宿主中，同种异体移植物建立了自身的免疫系统，能够产生控制免疫并遵循供体遗传规律的细胞。与同基因模型相比，异基因动物模型产生混合嵌合体的优越结果强调了后一点。自体造血干细胞移植的成功是因为再生免疫系统和非造血因素之间的随机相互作用决定了自我耐受的恢复。一般认为异基因造血干细胞移植具有较高的成功率，是因为在免疫再生过程中，供体在宿主造血细胞上表达的某些易感基因被供体替代或被差异表达。这些表达的基因产物影响中枢和（或）外周血耐受通路，从而获得保护性的效果。

1. T 细胞去除

宿主 T 细胞的去除是研究最广泛的异基因造血干细胞移植改变免疫功能的机制。临床移植专业人士正在讨论是否需要实现完全供体 T 细胞嵌合体，以获得人类自身免疫性疾病的治愈。与预处理作用不同的是，未经处理的异基因造血移植物中充满了成熟的免疫元件，具有清除或减少残留宿主淋巴因子的能力。GVA 是描述这种泛异基因反应性和转换为完全供体类型的术语，可作为 GVA 活性的替

代标记。虽然通过这一机制消除宿主 T 细胞增加了自身反应性降低的可能性，但 GVA 同时也会显著增加 GVHD 的风险。值得注意的是，GVHD 本身具有免疫抑制作用，因为淋巴器官是异基因反应 T 细胞的主要靶点。即使是低水平的成熟供体 T 细胞也会导致亚临床 GVHD 综合征，导致免疫反应受损 [183]。因此，应注意自身反应是否由于机体功能的全面受损而受到阻滞，而不是更具体的免疫功能改变。

许多关于造血干细胞移植治疗自身免疫性疾病的动物研究早于能够测量供体和宿主造血技术的出现。因此，T 细胞嵌合并没有被评估，并且假设在致死辐射和骨髓细胞移植下存活的动物转化为供体类型。事实上，Ikehara 等在后来的血液或脾脏嵌合性进行评估的研究显示，尽管没有进行谱系子集分析，但血液或脾脏嵌合性水平超过 90%[163]。从最近使用纯化的造血干细胞的报道 [129, 135, 136, 138]，检测 T 细胞去除移植患者嵌合性的临床研究 [184]，以及对减低强度调节移植后嵌合性的分析 [185]，可以明显看出 T 细胞谱系是最难以转化为供体类型的。造血干细胞和 T 细胞去除骨髓缺乏或减少了介导消除宿主剩余免疫细胞的异源性 GVA 种群数量 [137, 138]。将异基因未分割骨髓移植到致死性辐射小鼠体内，几乎完全转化为供体型，而造血干细胞移植则可使 T 细胞持续部分嵌合 [138, 186]。接受 T 细胞去除骨髓移植的患者也表现出长期混合嵌合 [184, 187, 188]。因此，有理由得出这样的结论：在许多临床前实验中，T 细胞嵌合没有被评估，但是在以裸鼠的 T 细胞去除或骨髓作为移植源的实验中，那些自身免疫受影响的受体仍然是部分 T 细胞嵌合体。

2. 中枢及外周 T 细胞缺失

除了通过调节作用或明显的异源反应消耗掉 T 细胞外，潜在的自身反应 T 细胞可以通过阴性选择被清除。阴性选择是免疫系统维持 T 细胞耐受性的一种基本机制，发生于胸腺中心缺失和胸腺后缺失 [189]。骨髓衍生的抗原提呈细胞是阴性选择最有效的中介。在非转基因动物中，由于抗原特异性 T 细胞数量太少而无法检测，因此几乎不可能直接证明对任何特定自体抗原 T 细胞的阴性选择。在实验模型中，追踪抗原特异性 T 细胞命运的一种方法是利用具有高水平单个克隆的 TCR 转基因小鼠，这些克隆可以通过试剂来识别，例如标记的 MHC 四聚体和已知的结合转基因 T 细胞的肽。Racine 等 [176] 利用这一方法证明造血异体移植可以介导具有高水平抗胰岛 T 细胞克隆的 TCR 转基因 NOD 小鼠胸腺自身反应 T 细胞的缺失。在本研究中，MHC 不匹配而不是 MHC 匹配的造血移植能够删除抗胰岛克隆。

另一种追踪 T 细胞缺失的方法是通过追踪对一类叫作超抗原的非常规抗原的反应的方法 [190]。超抗原是一种病毒蛋白或细菌蛋白，通过 TCR 的Ⅱ类 MHC 和 Vβ 片段与 T 细胞相互作用。T 细胞携带特异性 Vβ 片段的抗原通过凋亡而死亡，从而几乎完全消除了应答的 Vβ 亚类的所有细胞。某些超抗原作为内源性基因存在于某些品系的小鼠体内，在 T 细胞发育过程中，具有能够与这些“自身抗原”有反应能力的 Vβ 受体的细胞通过阴性选择而缺失。因此，在暴露于超抗原（如骨髓嵌合体）的实验系统中，基于 Vβ 染色的 T 细胞追踪可作为评估阴性选择的替代试验。通过超级抗原系统，Beilhack 等 [129] 证明了通过检测 NOD 嵌合小鼠移植供体造血干细胞超抗原表达差异的 Vβ 亚群，证明纯化的造血干细胞移植物具有介导对内源性超抗原反应的 T 细胞阴性选择的能力。这种混合嵌合 NOD 小鼠有明显的 T 细胞残留，但供体和宿主反应性 Vβ 亚群均被删除。这些数据不仅表明造血干细胞移植物介导了发育中的 T 细胞的阴性选择，而且同种异体移植也消除了起源于 NOD 的自身反应性胸腺后 T 细胞。

3. 宿主易感基因的替换

在遗传易感性方面积累的经验以及 GWAS 数据强化表明，多个相互作用的易感基因的活动驱动了这些疾病。由于这些基因中的许多都在血淋巴样细胞上表达，异基因造血干细胞移植可以通过“替换”造血细胞中的这些关键调控基因来改变致病免疫反应。MHC 基因是最典型的，也是迄今为止唯一符合这一描述的基因家族，而且有大量的例子表明，通过造血干细胞移植、形式遗传杂交或转基因技术添加或替换 MHC 易感等位基因可以提供疾病保护 [159, 177]。MHC 以外的基因产物也能阻止自身免疫病理，这一点已在 MHC 匹配的造血干细胞移植的临床前模型中得到证实 [4, 131, 136, 191]。然而，考虑到大多数证明晚期自身免疫性疾病成功治疗的临床前研究都是使用 MHC 不匹配骨髓进行的，当自身免疫性疾病患者使用 HLA 兼容移植物移植时，是否会观察到类似的一致的阳性结果仍存在一些疑问。

GWAS 分析强调了在造血细胞中表达的非 MHC 基因谱，这些基因可能改变自身反应性的进程（表 18–3 所示的候选基因）。这些基因包括影响整体免疫反应活性的基因，如细胞因子、细胞增殖、淋巴细胞或抗原提呈细胞活化和凋亡。例如，CTLA–4 是一种造血表达的分子，是 T 细胞激活的关键调控因子，已被确认为与人类和小鼠自身免疫性疾病相关的主要非 MHC 易感基因，包括 NOD 糖尿病 [102]。研究表明，CTLA–4 的可选剪接形式表达的常见等位基因变异是自身免疫性疾病易感性的主要决定因素。

我们在 NOD 小鼠中采用的一种方法是，识别在造血干细胞移植环境下具有保护作用的造血细胞上表达的非 MHC 基因，该方法是将重组近交系产生的同系小鼠作为供体。几个小组的持续努力导致 NOD 小鼠的产生，其基因组中包含同源间隔，称为 *Idd*，来自 C57BL 株 [74, 81]。根据引入的染色体间隔，这些同基因 NOD 小鼠表现出不同程度的糖尿病保护作用。在已知的 *Idd* 基因位点中，最具保护性的非 MHC 基因位点被引入到染色体 3（*Idd3*），染色体 1（*Idd5*）和染色体 4（*Idd9*）。我们早期的研究表明，MHC 匹配的 B6.H–2^{g7} 供体的造血干细胞移植表达了对 C57BL 背景的完全补充，提供了 100% 的疾病保护 [136]。因此，为了确定这些同源区间中是否有一个或多个含有可转移的保护基因，将来自 NOD Idd3、Idd5 和（或）Idd9 同源供体的骨髓移植到经致死性辐照的糖尿病前期野生型 NODs 中。接受携带一个或两个保护性基因位点的移植物的小鼠发展为糖尿病。这些结果令人失望，特别是因为小鼠 CTLA–4 基因定位于 *Idd5* 区域内 [192]，然而，当表达多个（*Idd3*、*Idd9*、*Idd10*、*Idd17* 和 *Idd18*）保护性等位基因的 NOD 小鼠作为供体时，对糖尿病具有显著的保护作用。因此，我们的 NOD 同源研究表明，在这种自身免疫模型中，造血干细胞移植的保护取决于 MHC 外的多个抗病位点。1 型糖尿病基因基础的进展支持了这一发现，因为有几项研究描述了 CTLA–4 与其他易感基因位点的相互作用，这些易感位点调节表达，因而促成了发病机制 [192, 193]。

4. 调节性细胞

尽管 Tregs 在基础免疫学和临床免疫学文献中占有重要地位，但关于调节性 T 细胞作为异基因造血干细胞移植阻断自身免疫机制的作用的报道较少。迄今为止的研究还没有明确显示调节细胞作为移植物控制自身免疫的主要机制的作用。在两种不同类型的实验中，我们研究了 Tregs 对改善 NOD 嵌合体疾病的潜在贡献 [136]：①通过测量对照和移植小鼠血液中 Tregs（$CD4^+$ $CD25^+$ 细胞）的百分比和绝对数量，我们观察到未处理的 NOD 小鼠的血液中水平高于 MHC 匹配的抗病 B6.H–2^{g7} 供体，并且糖尿病保护的嵌合体具有与野生型 NOD 相当的水平；② B6.H–2^{g7}SCID 小鼠缺乏 $CD4^+$ $CD25^+$ $FoxP3^+$ 细胞，另一组调节性 T 细胞及 NK T 细胞用作造血细胞供体。尽管捐献的细胞无法产生这些 T 细胞亚群，NOD 受体仍享有几乎 100% 的疾病保护。与我们的负面结果相反，Herrmann 等 [144] 在 MOG 诱导的实验性自身免疫性脑脊髓炎大鼠模型中报道，与未移植的对照相比，在实验性自身免疫性脑脊髓炎保护的移植大鼠中观察到淋巴结中 $CD4^+$ $CD25^{bright}$ 细胞水平增加和脾脏中 Foxp3 表达增加。然而，与我们的研究相似，他们发现实验性自身免疫性脑脊髓炎易感大鼠品系的淋巴结中 $CD4^+$ $CD25^{bright}$ 细胞水平高于抗病大鼠。鉴于 Tregs 在控制免疫方面的重要性，这些负面结果不应阻止将 Tregs 作为造血干细胞移植辅助细胞治疗的自身免疫试验，因为以这种方式将平衡转向耐受性结果显然符合免疫系统的“标准操作程序”。

八、结论

几十年来，在科学和临床文献中已经发现，自体和异基因造血干细胞移植可引起免疫反应的深刻改变，从而治愈自身免疫性疾病。动物研究为理解造血干细胞移植有效治疗这些复杂疾病的潜在益处和局限性提供了基础。本章讨论的实验细节旨在为将这些研究经深思熟虑后转化为临床实践提供基础。

技术篇
Technical Aspects

第 19 章 高剂量化疗的药理基础
Pharmacologic Basis for High-dose Chemotherapy

Borje S. Andersson　Benigno C. Valdez　Roy B. Jones　著
尹　佳　译
陈　佳　韩　悦　陈子兴　校

一、概述

根据用于对患者移植前高剂量化疗的“预处理”基于根除肿瘤和“创造空间”的理念，然后进行移植，这是凭经验将全身放疗与环磷酰胺结合完成的[1]，而后来，不加全身放疗的联合化疗在预处理中逐渐普及[2]。异基因干细胞移植（allogeneic stem-cell transplantation，allo-SCT）中最常用的方案是多年来 Santos 等[3, 4]创建的（口服）白消安 - 环磷酰胺联合方案，随后 Tutschka 等[5]对其进行了修订，其中主要利用了环磷酰胺的免疫抑制特点。然而，像美法仑（melphalan，MEL）这样的药物本身用于多发性骨髓瘤，以及成功应用其各种组合的预处理方案。表 19-1 中列出了目前在异基因和自体干细胞移植前的（高剂量）预处理化疗中最常用的一系列细胞毒性药物。

对于同种异体移植机制，“创造空间”概念已逐渐被更加细致入微的观点所取代，一幅复杂的图景正在逐渐展现。同样地，新预处理模型已经取代了用大剂量化疗根除肿瘤细胞并简单替代患者免疫系统的观点，因为其可以在移植过程中促进肿瘤杀伤。一旦移植，新的免疫系统将提供一种移植物抗肿瘤效应对抗残留肿瘤细胞，以实现长期的自由发展。以前设计的预处理方案是细胞毒药物在单药治疗中接近最大剂量的经验组合。最近，临床前联合用药的研究数据越来越多地用于指导新的预处理方案的设计，这些药物优化了协同抗肿瘤相互作用，同时最小化了正常组织损伤的风险，这些新方案提高了抗白血病效果和免疫抑制能力。结合药物代谢的药物基因组学信息，允许使用针对不同代谢途径的药物，从而提高患者的安全性。在过去的 10 年中，许多研究工作都致力于将核苷类似物或其他 DNA 损伤修饰剂与体外放射治疗（external-beam radiotherapy，XRT）和（或）烷化剂进行创新组合[6-10]。这些方案似乎更安全，可能比旧的经验方案更有效。此外，治疗强度可以由免疫介导的移植物抗肿瘤效应来调节。这些方法旨在优化患者的安全性，最大限度地减少治疗相关严重不良事件，同时最大限度地增强抗肿瘤效果。

近年来，在移植前预处理中引入核苷类似物

表 19-1 2009—2011 年在 CIBMTR 审查登记的造血干细胞移植患者使用的预处理方案药物[a]

异基因造血干细胞移植（n=26 538）			自体造血干细胞移植（n=27 005）		
药　物	病例数	比例（%）	药　物	病例数	比例（%）
氟达拉滨	14 438	54	美法仑	21 488	80
环磷酰胺	13 765	52	依托泊苷	11 162	41
白消安	11 673	44	卡莫司汀	8486	31
TBI	9764	37	阿糖胞苷	6694	25
ATG	8301	31	环磷酰胺	4297	16
美法仑	4147	16	白消安	1943	7
单抗	2065	8	卡铂	1468	5
依托泊苷	1430	5	单抗	1214	4
塞替派	1193	4	塞替派	987	4
阿糖胞苷	679	3	TBI	640	2
卡莫司汀	479	2	吉西他滨	214	1
氯法拉滨	315	1	放射性标记单抗	205	1
曲奥舒凡	311	1	硼替佐米	195	1
TLI/TNI/TAI	257	1	洛莫司汀	151	1
喷司他丁	154	1			

a. 剔除使用比例小于 1% 的患者［数据由 CIBMTR 友情提供（2012）］

（nucleoside analog，NA）组合，不仅提供了促进移植所需的强烈免疫抑制，而且通过诱导 DNA 损伤和抑制 DNA 修复提高了抗肿瘤效果。此外，DNA-烷化剂和核苷类似物的不同代谢途径有助于保持或提高患者的安全性；与作为单一药物使用相比，每种药物的使用剂量几乎都是足量。因此，常见的巨大毒性指导了减低剂量预处理的发展，也正受到包括“骨髓清除、低毒性”疗法在内的分级方法的挑战。随着对不同细胞毒药物相互作用机制的不断深入理解，这一方法得到了促进。很明显，因为代谢途径决定细胞毒药物的活化和失活，研究参与代谢途径酶系统的基因多态性有助于设计更有效和毒性更小的方案。在这一章中，我们回顾了移植前预处理中最常用的细胞毒药物，以及一些新兴的分子、药代动力学、药效学和药物基因组学数据，这些数据对于研发更有效的大剂量治疗非常重要。然而，这些数据将不足以使得某个单一患者的药物优化，却期待它在基于药物治疗过程中的剂量监测方面发挥越来越大的作用。我们也调查了一些临床剂量限制毒性的数据及其药理基础。我们的回顾仅限于 2009—2011 年期间常用的治疗方案。

二、高剂量化疗药物的药理学基础

（一）烷化剂

1. 白消安

白消安属于一类具有不同间距长度亚甲基的双官能团甲磺酸酯。

这类成员中有几个具有细胞毒活性；白消安（1,4- 丁二醇二甲基磺酸，图 19-1）是临床上使用最多的。其细胞毒性作用一般认为是通过烷基化 DNA 中鸟嘌呤残基形成加合物[11]。这些加合物可以是单加合物，也可以是 DNA 链内和链间的交联，也可以是 DNA- 蛋白质交联。白消安在水环境中具有化学不稳定性，不需要细胞活化。最重要的解毒阳离子步骤是谷胱甘肽 S- 转移酶（glutathione S-transferase，GST）A 介导的白消安与谷胱甘肽（glutathione，GSH）结合形成四氢噻吩离子（图 19-2）[12, 13]。GSTA1 同工酶[14]占肝 GST 活性[15]的 65%～80%。GSH 的消耗增加了靶组织对白消安的敏感性。体外实验中 GSTA1 过表达可诱导相对耐药，但体内中白消安耐药是多因素的，耐药肿瘤细胞 GSH 耗竭可能无法恢复对该药物[16]的敏感性。在临床环境中，尚不确定 GSTA1 或任何其他 GST 同工酶在细胞中不同浓度会导致白消安耐药，因为需要系统的研究来证实有意义实验数据的临床相关性。

(1) 代谢与作用机制：BU 具有很强的亲脂性，可自由扩散到靶细胞 / 组织中[17]。尽管白消安似乎不是任何肝细胞色素 P_{450} 同工酶的底物，但它的

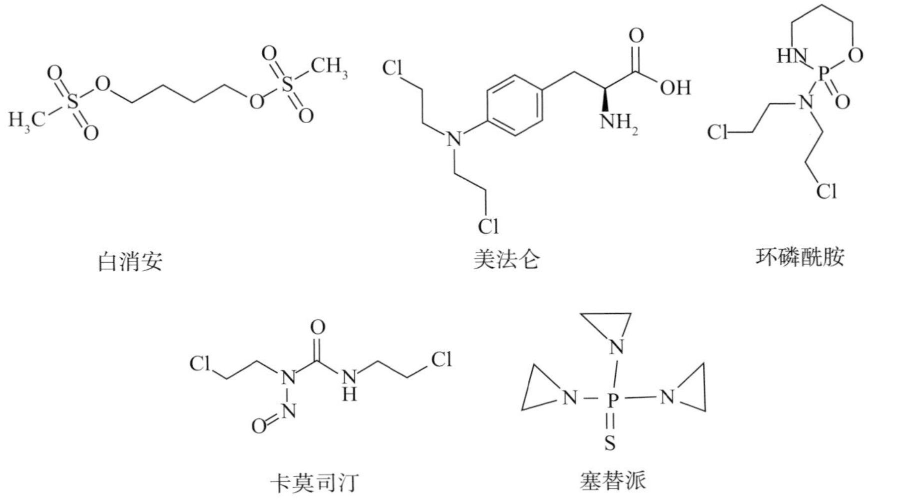

白消安　美法仑　环磷酰胺

卡莫司汀　塞替派

▲ 图 19-1　造血干细胞移植中使用的 DNA 烷化剂的结构

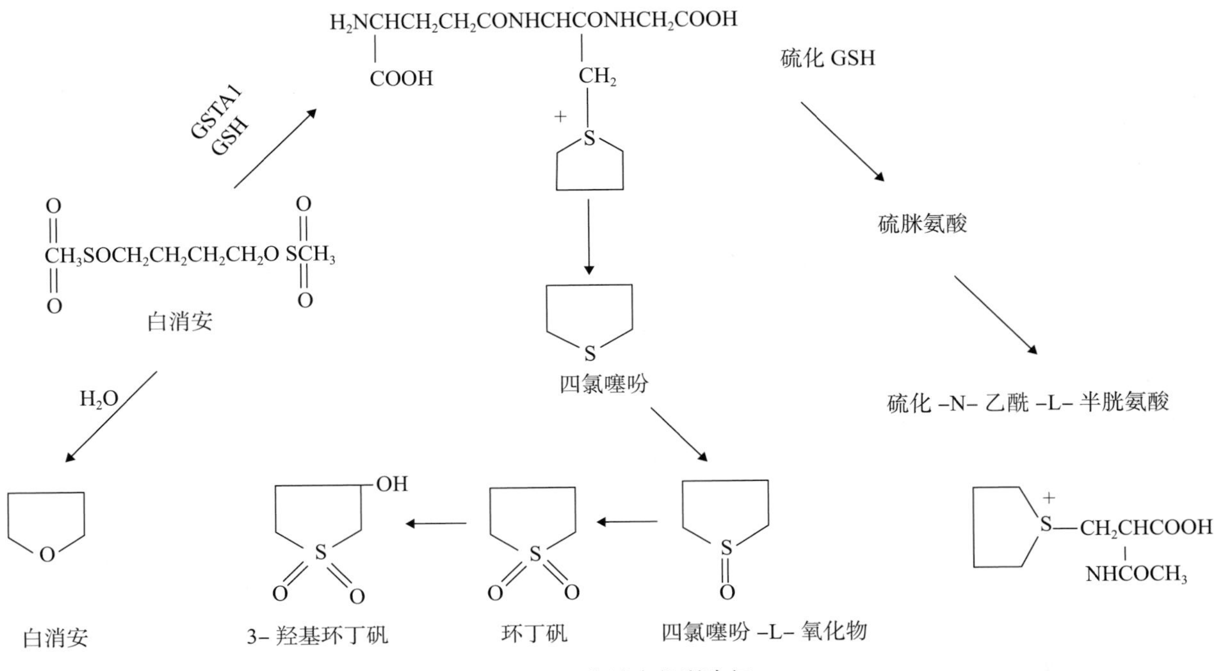

▲ 图 19-2　白消安代谢途径

（引自 Hassan 和 Andersson，2013[13]。转载自 Future Medicine Ltd.）

GSH- 共轭磺胺离子却是肝细胞色素 P_{450} 代谢的底物。其进一步的代谢有一部分是由组织烷基化决定的，另一部分是形成环丁砜烷、3- 羟基环丁砜和四氢噻吩 L- 氧化物，通过肝脏和尿液排泄决定的（图 19-2）。这些代谢物约占给定剂量的 70%，在最初 72h 内通过尿液排出。给定剂量中只有 1% ～ 2% 是以原形通过尿液排出的，而同样数量的完整药物是通过胆汁 [12] 排出的。

对于白消安代谢和清除，已有几组试验研究不同 GST 同工酶的相对重要性及其对高剂量治疗后临床不良事件和治疗结果的重要性；GSTA1 和 GST-M 均与药物清除的改变和细胞耐药性有关 [14, 18]。基因型同工酶变异体的联合作用已被认为与药物清除的改变有关，其程度可能影响治疗结果。此外，除了谷胱甘肽耦联物外，对细胞内白消安分布情况的认识还存在一定的局限性。最后，从细胞中排出的白消安没有得到足够的研究。白消安全身暴露是预估药物 / 预处理相关毒性的（良好）替代标志物，但许多临床报告包括（口服）白消安 – 环磷酰胺的患者，环磷酰胺成分及其与白消安相关的时间和顺序都会增加肝毒性风险 [19-21]。在预处理开始前不久和预处理期间给予的预先化疗和伴随药物的影响也没有得到充分研究 [22]。白消安和大多数其他烷基化剂一样，其代谢和全身清除是非常复杂的，对其最好的认识也只是不完全了解 [23]。

(2) 药代动力学：白消安既可用作口服片剂，也可用作肠外溶液。口服药物生物利用度变化很大，从低于 10% 到几乎 100% 不等，平均为 70% ～ 80%[24, 25]。白消安药代动力学是线性的，在长给药间隔内遵循一级动力学。白消安在预处理治疗中，剂量从传统的 2 ～ 6mg 一天一次到 3 ～ 4mg/kg 或 130 ～ 160mg/m^2 一天一次。白消安血浆蛋白结合小于 10%，半衰期为 2.5 ～ 3.5h（范围为 1.5 ～ 6h）。平均调整间隙为 110 ～ 115ml/(min•m^2) [范围为 50 ～ 150ml/（min • m^2）][26]。清除率与年龄有关；出生后头 6 个月的儿童肝功能发育不良，具有相对较低的清除率。然而在 1—4 岁，他们有比成年人更高的清除率。在 1—4 岁之间，肠道中相对的 GST 活性可能影响口服药物的初始处理，也可能影响生物利用度和首次药物消除。这些发现导致药物剂量的建议没有考虑到年龄和体重，而不只是体重 / 体表面积 [27]。当体重和年龄都在计量算法中考虑时，肠外白消安实例阐述在高剂量治疗改善的安全特征，并在儿科实践制定促成改善的结果。或者，由于白消安不需要激活，因此它是治疗药物监测（therapeutic drug monitoring，TDM）的良好候选者，其考虑了代谢药物处理中的个体差异。白消安药物代谢动力学（pharmacokinetics，PKs）在个体患者中可以在多个剂量下重复，但曲线下面积（the area under the curve，AUC）可以在患者之间变化高达 2 ～ 3 倍，表明肠外产品的治疗药物监测可能有益处 [28]。

在高剂量治疗中应用药物代谢动力学引导治疗药物监测的肠外白消安转换，这样可以产生连贯的剂量递送 / 全身暴露，并且最近的临床移植数据支持使用静脉白消安更安全，因此优于口服白消安。然而，尽管白消安表现出线性一级动力学，但其效用和药物代谢动力学特征在于如前所述的许多因素。此外，白消安的药物代谢动力学在一定程度上取决于患者的潜在疾病；珠蛋白生成障碍性贫血患者表现出药物清除的增加，可能与增加肝 GSTA1 活动相关。最后，联合使用其他药物，包括化学治疗药物和支持治疗药物，可能会导致白消安清除。

(3) 剂量限制毒性：骨髓毒性是白消安最明显的不良反应。这使其成为移植前预处理的理想药物。另外，因为该药物局部刺激胃黏膜，口服白消安的恶心 / 呕吐是显著的。当用大剂量白消安治疗时，黏膜炎很常见，据报道可能发生癫痫大发作，发病率为 5% ～ 10%[29, 30]；这要求使用预防性抗癫痫药物。通常使用苯妥英，但由于担心苯妥英和白消安之间的相互作用，一些研究者偏爱苯二氮䓬类药物，这不会影响白消安清除 [31]。高剂量白消安的特征性不良反应是肝静脉闭塞性疾病（veno-occlusive disease，VOD），也称为窦性阻塞综合征（sinusoidal obstruction syndrome，SOS），可导致多器官衰竭，其结局通常是致命的。肝静脉闭塞性疾病的发生率随着白消安暴露的增加而增加，并且当白消安与其他消耗肝 GSH 的烷化剂（例如环磷酰胺 / 美法仑 / 塞替派）一起使用时风险也增加，如果不仔细考虑所有药物的剂量和时间表，最终结果可能是严重的肝损伤。高剂量白消安的常见不良反应是可逆性的美容样皮肤变色，在几周后变得明显，并且在肤色较深的个体中更明显。

(4) 药物相互作用：其他与白消安关系密切的

药物可能会改变一些药物的代谢转化，这些药物包括白消安以及谷胱甘肽 GSH 结合和（GSH 谷胱甘肽结合）细胞外转运的药物，其中许多药物大部分还未曾知晓。使用与白消安密切相关的各种药物，可能会显著改变药物的清除率；然而，图 19-3 所示的机制所涉及以外的机制尚未完全研究清楚。已知或可能与白消安代谢相互作用的药物包括环磷酰胺、塞替派、美法仑、苯妥英、甲硝唑、伊曲康唑、去铁氧烷和乙炔酸。如果患者在接受酪氨酸激酶抑制药，以及哺乳动物雷帕霉素靶蛋白（mTOR）抑制药西罗莫司和依维莫司，建议谨慎使用白消安（分别来自安德森癌症中心 2010—2013 年和临床试验网络 2011 年的观察）（图 19-3）。最终结果可能是毒性变大[19, 20]。新方案或组合应在第一和第二阶段认真进行临床试验后使用。

这些研究结果强调细胞毒性和非细胞毒性药物如果在接近预处理时使用，可能会改变白消安的清除率。这些相互作用还可以影响肿瘤细胞对白消安以及治疗方案中使用的其他细胞毒性药物的耐药性和相应的敏感性。即使对个体患者的 GST 和 P_{450} 同工酶模式有了更深入的了解，仍然建议尽可能使用基于药物代谢动力学的治疗药物监测来优化白消安的全身暴露。必须记住，并非所有的药物相互作用都是不利的；比如可以通过协同细胞杀伤来例证，这可以通过深入分析药物作用和相互作用的分子机制以及各种药物的测序研究来实现[10, 32-34]。

2. 美法仑

美法仑属于氮芥类烷化剂（分子结构见图 19-1）。这些最初是在第二次世界大战期间评估用于化学战的毒性制剂时进行探索的。在接下来的 10 年中，它的抗肿瘤活动受到肯定。最后，在 1992 年，该药物被制为静脉使用，使研究高剂量美法仑于干细胞移植成为可行。

美法仑最初于 1953 年合成[35]。原型是双 -2- 氯乙胺芥功能团与 L 型 - 苯丙氨酸连接。在水中，氯乙胺基团的每一个臂可以形成带一个正电荷的氮丙啶环。这种不稳定的反应中间体可与各种组织亲核试剂（带负电物质）结合形成烷基化产物。当烷基化物质是 DNA 碱基时，第二个氯乙基可以与互补 DNA 链发生类似反应，形成“DNA 交联”。虽然许多证据支持 DNA 烷基化作为主要的抗肿瘤机制，但这种化学反应广泛适用于各类组织亲核试剂，这些烷基化产物对毒性和治疗效果的重要性仅是部分认识。

美法仑在水中水解，氯原子被羟基取代。所产生的单 / 双羟基 - 美法仑化合物更稳定，形成较差的氮丙啶环，并且几乎没有抗肿瘤活性。其反应速率由盐溶液中的氯化物浓度决定。在生理盐水中，美法仑在 8h 内完全水解并灭活[36]。在糖水中，水解速度快到绝不能用糖水配置于临床药物。此外，由于水解原因，盐水中的美法仑必须在稀释后 60min 内输注。美法仑水溶性差，因此其原料稀释剂由乙醇和丙二醇组成。

(1) 代谢和分布：美法仑没有已知的代谢物，其水解产物无活性。美法仑主要与血浆蛋白（主要是白蛋白）结合，其中 1/3 的结合是共价键 / 不可逆的[36]。放射性标记药物研究表明，在给药后 24h 内，总药物标记的最多 15% 是通过肾脏排泄的[36]。已知的美法仑水解证实大多数标记代表无活性的羟基化衍生物。这些数据有力地表明肾脏排泄和新陈代

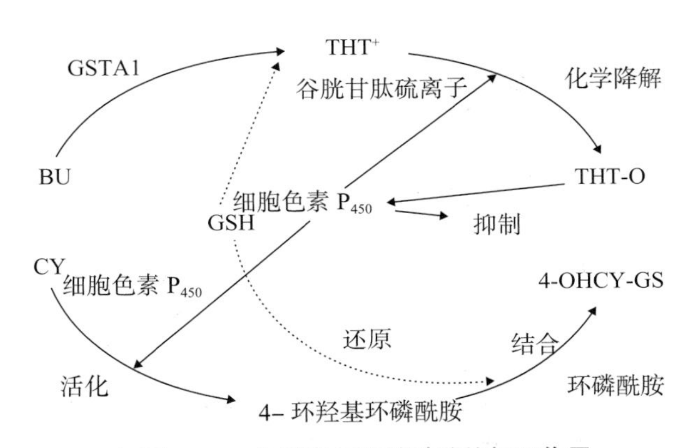

▲ 图 19-3　白消安与环磷酰胺的相互作用

（引自 Hassan 和 Andersson，2013[13]。转载自 Future Medicine Ltd.）

谢在美法仑的分布中都不起重要作用。

(2) 毒性：美法仑在常规剂量中的主要毒性是血液学和胃肠道（恶心 / 呕吐）反应。在移植中，表现为频繁腹泻的胃肠道和黏膜毒性占主导地位。高剂量的美法仑可引起散发性，通常是可逆的，但偶尔有致命的心脏毒性。轻度无症状蛋白尿的肾小管损伤是常见的。在给药 5 ～ 7 天内，发生明显的骨髓和深度免疫抑制。

(3) 药物代谢动力学：大多数药物代谢动力学研究不区分受约束和不受约束的美法仑。考虑到这一点，现有数据表明，游离美法仑的血浆半衰期（$T_{1/2}$）在 30 ～ 60min 之间，分布容量在整个体液中[37]。典型的药物清除率为 500 ～ 600ml/min。全身暴露和药代动力学参数至少有 4 倍的个体间差异。这种变化的原因尚不清楚。总之，数据表明从血浆中消除药物的主要途径是组织烷基化。美法仑的治疗药物监测还处于研究阶段。在基于美法仑较短的半衰期，高剂量美法仑后 2h 后口服冰浆冷却黏膜已被证明可有效减少口腔黏膜炎[38]。

(4) 细胞药理学：美法仑主要通过能量依赖的主动转运进入细胞[39]。高亲和力的 L– 氨基酸转运蛋白介导了大部分摄取。高细胞外浓度的亮氨酸或其他氨基酸可竞争性地抑制美法仑摄取。

一旦进入细胞内，低氯 – 高磷的浓度环境加速其水解和形成活性中间体。在这种环境中，GSH 结合成为一种重要的解毒机制[40]。关于美法仑迁移到细胞核的具体机制目前知之甚少，但 DNA 被认为是导致治疗效果的主要靶点。最初的单烷基化产物主要在鸟嘌呤的 N7 位或腺嘌呤的 N3 位形成[41]。尽管单加合物的形成速率很快，但双加合物的形成（美法仑双官能团产生的交联）超过 6 ～ 18h。交联可以是链间或链内，但大多数证据表明链间交联主要负责药效学效应，并且交联的持续时间可预测这些效应。从这个角度来看，细胞交联修复的有效性是抗肿瘤活性的主要决定因素，也可能是正常器官毒性的主要决定因素[42]。

(5) 药物相互作用 / 药物遗传学：由于 GSH 耦联对美法仑解毒的重要性，细胞内 GSH 浓度和 GST 活性在美法仑活性和毒性中均起重要作用。任何形成 GSH 结合物的药物都可能耗尽 GSH，并增加细胞对美法仑敏感性。美法仑在移植剂量中产生严重的口腔和胃肠道黏膜毒性，因此在组合烷化剂方案中，最佳剂量可低于通常用于单药治疗的 200mg/m^2 剂量。GSTA1 和 GSTP1 在胃肠黏膜中占主导地位，GSTA1 在胃和小肠中占主导地位，GSTP1 在结肠中占主导地位[43]。

建议高剂量美法仑与其他肾毒性药物谨慎合用；单药美法仑通常不被认为是肾毒性的，但当与某些核苷类似物结合使用时，如 2– 氯脱氧腺苷（M.D.Anderson 癌症中心，1996，未发表的研究），或最近使用的氯法拉滨，有相当一部分患者发展为肾功能衰竭[44]。

(6) 耐药性：细胞摄取、GSH/GST 活性以及 DNA 修复改变与肿瘤对美法仑的耐药性相关。作为美法仑载体，CD98 的表达在对美法仑耐药的骨髓瘤细胞中降低[45]。细胞 GSH 含量的变化也与美法仑耐药性有关[46]。GSTP1 通常在肿瘤中占优势并催化美法仑与 GSH 的耦联。肿瘤中较高的 GSTP1 活性可反映对美法仑耐药性[47]。最后，与没有链间交联修复活性的未治疗患者相比，已经历过美法仑治疗的骨髓瘤患者可以修复 40% ～ 100% 的已建立的交联。这表明增强的修复活动是一种可能的耐药机制。

3. 环磷酰胺

环磷酰胺 [（R,S）–N,N– 双（2– 氯乙基）–1，3，2– 氧氮杂膦 –2– 胺 2– 氧化物）] 是烷基化 DNA 的氮芥（图 19–1）。它是一种可转化为具有细胞毒性的活性形式的原药。环磷酰胺于 1959 年被美国 FDA 批准作为抗肿瘤药物。

(1) 代谢与作用机制：环磷酰胺是一种原药，由肝脏细胞色素 P_{450}（cytochrome，CYP）混合功能氧化酶双向转化为活性和非活性代谢物。环磷酰胺的 N– 脱氯乙基化主要由 CYP3A4/3A5 介导[48]，并产生无毒的 2– 脱氯乙基环磷酰胺和及氯乙醛，后者既有神经毒性又有肾毒性。C4– 位的氧化由几个 CYP 亚型介导[49]。该氧化过程产生 4– 羟基环磷酰胺（4–hydroxycyclophosphamide，4–OHCY），其可以与醛缩磷酰胺发生互变异构化；4–OHCY 也可以被酶转化为无活性的 4– 酮环磷酰胺。醛缩磷酰胺可被醛脱氢酶（ALDH1A1 和 ALDH3A1）氧化成无活性的羧基磷酰胺[50]，或发生非酶促转化为磷酰胺芥和丙烯醛，两者都是活性代谢产物。磷酰胺芥是一种 DNA 烷化剂，在鸟嘌呤的 N7 位置之间形成链间交联，类似于其他 DNA 烷化剂。磷酰胺芥被认为是主要的细胞毒性代谢物。丙烯醛也具有细胞毒性，被认为是引起出血性膀胱炎的原因。可以在高剂量环磷酰胺的预处理中加入 2– 巯基乙磺酸盐（2–mercaptoethanesulfonate，MESNA）来解毒。

环磷酰胺的细胞毒活性及其免疫调节潜能使其成为造血干细胞移植前预处理方案的良好组成部分。尽管作为单一药物也有效，但它通常与其他细胞毒性药物或全身放疗组合。在常规化疗中，R–CHOP（利妥昔单抗、环磷酰胺、多柔比星、长春新碱和泼尼松）治疗侵袭性非霍奇金淋巴瘤的治愈率为 30% ～ 40%[51]，但造血干细胞移植前的高剂量环磷酰胺化疗是对复发难治非霍奇金淋巴瘤最有效治疗方案。高剂量环磷酰胺与全身放疗或白消安联合使用或不使用依托泊苷被认为是异基因造血干细胞移植之前的有效预处理疗法 [52]。

最近引入造血干细胞移植后的高剂量环磷酰胺用于 GVHD 的预防。它通常与他克莫司 / 环孢素和吗替麦考酚酯一起被给药。造血干细胞具有高水平的醛脱氢酶，因此对环磷酰胺杀伤具有耐药性。与调节性相反，由于 T 细胞延迟植入和优先杀死增殖的异源活性,T 细胞区室似乎降低了 GVHD 活性 [53]。这种方法可能对于使用不匹配的同种异体移植物具有更大安全性，并且正在研究中。

(2) 药物代谢动力学：在移植剂量下，环磷酰胺总是静脉注射。它的消除半衰期（$T_{½}$）在 3 ～ 12h 之间。5% ～ 25% 的剂量在尿液中完整排泄。其消除是剂量依赖性的，在每日剂量大于 1.5g/m^2 时前体药物显著排泄，而儿科患者中有数篇研究报道完整环磷酰胺排泄高达 40%。

(3) 不良反应：环磷酰胺与其相近的异环磷酰胺一样，会产生恶心、呕吐、脱发和性腺衰竭等不良反应。其他不良反应包括肾毒性、神经毒性、不育、出血性膀胱炎、骨髓和免疫抑制，以及发生白血病的可能性。当环磷酰胺与其他药物（DNA 烷化剂）或与全身放疗一起联用时，最常见的是肝损伤。通过丙烯醛、高剂量环磷酰胺可导致肝 GST 活性的抑制。丙烯醛也与直接耗尽肝脏 GSH 储存有关 [54]。高剂量环磷酰胺与(亚)急性心脏毒性，心脏(“泵”)衰竭和心律失常有关，通常发生在环磷酰胺给药完成后约 24h 至 2 周的任何时间。GSH 已经被证明在预防心脏毒性中发挥重要作用。因此，丙烯醛诱导的 GSH 耗竭可以解释环磷酰胺相关的心脏毒性 [55]。心脏毒性是剂量依赖性的，应避免剂量高于 7g/m^2，由此造成的心脏并发症风险会迅速增加 [56]。

(4) 药物相互作用：环磷酰胺可以导致谷胱甘肽消耗，因此可以通过该机制增强其他烷化剂的解毒作用（参见本章的图 19–3 和白消安部分）。

4. 卡莫司汀

卡莫司汀 [1，3– 双(2– 氯乙基)–1– 亚硝基脲，BCNU] 是一种用于治疗多种癌症的烷化剂（图 19–1）。自 1971 年以来，它一直用于治疗霍奇金淋巴瘤、多发性骨髓瘤和脑肿瘤。卡莫司汀由于其高亲脂性和穿越血脑屏障的能力而在脑肿瘤治疗中广泛应用。它通常用作自体造血干细胞移植预处理的一部分；2009—2011 年期间，美国近 31% 的高剂量自体造血干细胞移植在预处理方案中使用了卡莫司汀（表 19–1）。它于 1977 年被美国 FDA 批准用于治疗脑肿瘤、霍奇金病和其他淋巴瘤以及多发性骨髓瘤。其衍生物洛莫司汀 [1–（2– 氯乙基）–3– 环己基 –N– 亚硝基脲，CCNU] 于 1976 年被美国 FDA 批准用于治疗脑肿瘤和霍奇金病。

(1) 代谢与作用机制：卡莫司汀的作用机制尚未完全阐明，但 DNA 和 RNA 的烷基化被认为是其细胞毒性的原因。该药物被分解成氯乙基，可以烷基化核酸和蛋白质上的反应位点。卡莫司汀是一种单官能团亚硝基脲，但它可以产生 DNA 交联。一条链是氯乙基化的，另一条链上氯离子的置换导致乙基桥阻止 DNA 的解螺旋 [57]。卡莫司汀的活性形式与鸟嘌呤的 O^6 位点反应产生 O^6– 乙基鸟嘌呤，引发错配修复，并诱导细胞凋亡和衰老 [58]。细胞凋亡和衰老前，组蛋白 3 的乙酰化降低和其在 9 号赖氨酸上的三甲基化增加部分导致了异染色质组织的形成 [59]。卡莫司汀还可以在异氰酸酯形成后引起蛋白质赖氨酸残基的氨基酰化，但这可能是其细胞毒性的一个次要机制。卡莫司汀在细胞周期的所有阶段均可以杀死细胞。

O^6– 乙基鸟嘌呤通过 O^6– 烷基鸟嘌呤 –DNA 烷基转移酶（alkyltransferase，AT）修复，并且升高的烷基转移酶水平与卡莫司汀耐药性相关 [60]。碱基改变和核苷酸切除修复也可能导致这种耐药性；在缺乏切除修复酶的细胞系中可以观察到，卡莫司汀的细胞毒性增强 [61]。部分慢性淋巴细胞白血病患者对氮芥治疗耐药，其 DNA 切除修复酶水平升高 [62]。在慢性淋巴细胞白血病患者的原代细胞中，O^6– 乙基鸟嘌呤的修复率与 GSH、GST 活性或 P- 糖蛋白表达水平之间没有相关性[63]。

卡莫司汀通常与依托泊苷、阿糖胞苷和美法仑（“BEAM”）联合使用，这是一种在自体造血干细胞移植中有效的高剂量挽救性预处理方案，主要用于治疗难治性霍奇金淋巴瘤和弥漫性大 B 细胞淋巴瘤[64]。

(2) 药代动力学：卡莫司汀在水溶液中不稳定。静脉内给药导致半衰期高度变化，范围为 15 ～ 90min。没有前体产物排出，30% ～ 80% 的降解产物在 24h 内排出尿液。其烷基化代谢物迅速进入脑脊液。

(3) 不良反应：卡莫司汀的主要不良反应是骨髓抑制，并且在高剂量下它可能引起肝静脉闭塞性疾病、肺纤维化、肾衰竭和继发性白血病。其他风险包括由于骨髓和免疫抑制引起的感染、血小板减少，以及恶心、呕吐，皮肤潮红，面部发红、头晕和失去平衡、低血压。

(4) 药物相互作用：与卡莫司汀相互作用的药物包括西咪替丁、地高辛、来氟米特、那他珠单抗、苯妥英、磷苯妥英、吡美莫司、罗氟司特、他克莫司和曲妥珠单抗。

5. 塞替派

塞替派 / 硫代替帕（三胺硫磷，TT）是在 20 世纪 50 年代早期合成的，用于寻找新的抗肿瘤烷化剂。N- 三亚乙基磷酰胺主链（N-triethylenephosphoramide，TEPA 或 T；结构见图 19-1）含有三个氮丙啶基三元环，它们可以水解产生类似于氮芥的烷基化基团。TEPA 具有活性但化学性质不稳定，因此合成了更稳定的硫类似物 N- 三乙烯基硫代磷酰胺（N-triethylenethiophosphoramide，TT），并进入临床应用。显著的血液学毒性使其成为在实体肿瘤中探索的有吸引力的药物，并且很快配制成静脉用途。这些特性使塞替派成为造血干细胞移植的有吸引力的化合物。

(1) 化学特性：三个氮丙啶环紧密相邻，并电子强吸形成硫代硫官能团以形成 TT。以这种方式，富电子的 N- 和 O- 官能团与已经不稳定和部分带正电的氮丙啶环结合形成烷基化产物。当组织 pH 较低时，例如在肿瘤中，这种类型的反应特别有利[65]。因为 TT 具有三个氮丙啶环，它能够在 DNA 之间或 DNA 与其他大分子之间形成交联。TT 通过水解和 CYP 介导被转化为其氧代衍生物 TEPA。TT 和 TEPA 都具有抗肿瘤活性，二者相对含量在不同的实验体系中存在差异。

(2) 代谢和毒性：如图 19-4 所示，TT 可以通过 CYP-P_{450} 氧化成 TEPA。TEPA 和 TT 均通过 GST 与 GSH 耦联。TT 和 TEPA 都是有活性的，但相对器官特异性毒性尚待研究，基于现有代谢数据得出临床结论是危险的。CYP2B6 和 CYP3A4/5 主要负责 TT 转化为 TEPA（图 19-4）。CYP2B6 至少有 4 个多态性等位基因，占典型美国人口的 60%，但最多这些可能导致 TT 和 TEPA 暴露总量的 10% ～ 30% 变化。CYP3A4 多态性仅占人口的 6%，并且可能导致 TT 加上 TEPA 暴露的 10% 变异。GSTA 多态性没有重要影响，但 GSTP（通常在肿瘤中占主导地位）可能导致多态性纯合子患者的净肿瘤暴露增加 40% ～ 50%，结合能力降低[66]。

TT 具有广谱的非血液学毒性，包括肝毒性、口腔和胃肠道黏膜炎，以及中枢神经系统和皮肤毒性[67]。在单药高剂量干细胞移植研究中，由皮质功能障碍表现的中枢神经系统毒性是剂量限制的。TT 可以通过耗尽 GSH 来增强其他同时给药烷化剂的毒性，使得其他药剂（的活性中间体）不能被有效地解毒。

(3) 药代动力学：没有关于蛋白质结合与未结合 TT 和 TEPA 的药物代谢动力学的确切报道。总 TT 的典型血浆半衰期为 3h，T 的典型血浆半衰期为 TT 的 2 ～ 3 倍。因此，在大多数患者中，TEPA 的全身暴露是 TT 的 3 ～ 4 倍[64]。TT 的清除率为 200 ～ 300ml/（min·m^2），个体间的变异性报告为

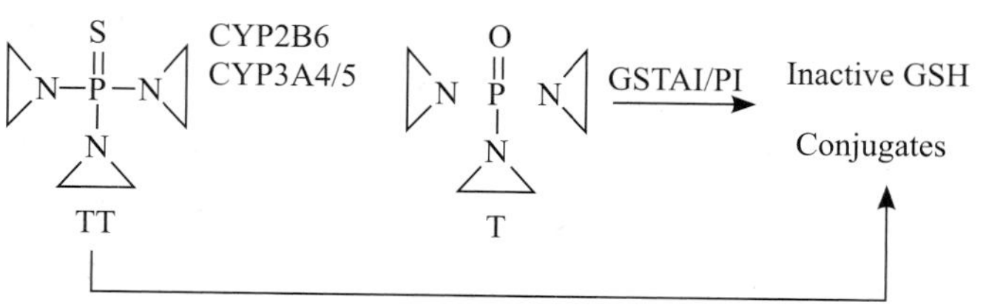

▲ 图 19-4 塞替派转化为其 oxo 衍生物 TEPA（T）及其与谷胱甘肽的结合

4～7 倍。因此，当剂量高于 1000mg/m^2（25mg/kg）时，偶尔观察到严重毒性就不足为奇了。较低剂量通常用于高剂量联合化疗。肾脏排泄占 TEPA 和 TT 总的 10% 或更少。

(4) 细胞药理学：细胞摄取是通过被动扩散。一旦进入细胞内，药物迅速与各种大分子结合，GSH 结合占解毒的主要部分。不同的组织、器官和肿瘤具有不同的 GST 亚型，并且这些同工酶的活性或多态性可以影响器官或组织特异性药物效应。

TT 从细胞质到细胞核的运动尚未研究。一旦接近 DNA，TT 或 TEPA 可通过氮丙啶环的活性形成单链加合物和 DNA 双链交联。通过水解，单个氮丙啶环也可能通过被富电子 DNA 成分攻击形成单链加合物[68]。然而，链间交联通常被认为是所有双官能团（或在 TT 是三官能团）烷化剂的主要细胞毒机制。TT 的 DNA 加合物主要涉及鸟嘌呤的 N7 位或腺嘌呤的 N3- 或 N7- 位的烷基化[65]。

(5) 药物相互作用：因为 TT 可以与各种含有亲核位点的组织大分子发生反应，所以在第二种癌症药物之前给予 TT 可以改变酶介导的激活或第二种药物的代谢。另外，与 GSH 耦合的 TT 可以减少 GSH 对第二烷化剂的解毒作用。如在环磷酰胺之前给予 TT，则 P_{450} 对环磷酰胺的代谢活化减少[69]。这突出了在设计新的药物方案时注意这种相互作用的重要性。在高剂量 TT 和其他烷化剂给药之间的“休息”日通常被用来让组织从 GSH 消耗和氧化应激中恢复正常。通过非特异性组织烷基化，TT 可以降低多种Ⅰ期和Ⅱ期代谢途径的活性，从而对伴随药物的生物活化或代谢产生原本未预料到的变化。

(6) 药物耐药性：肿瘤中的 TT 耐药性可通过 GSTP 多态性得到发展。基于 GSH 浓度或代谢改变的耐药性尚未完全研究清楚。

（二）拓扑异构酶抑制药

拓扑异构酶是一种在复制和转录期间解决 DNA 的超螺旋、打结和连接引起的张力的酶。这些酶与 DNA 结合，切割其磷酸盐骨架，让 DNA 解开，然后重新密封断裂。Ⅰ型拓扑异构酶通过切割 DNA 双螺旋的一条链，使其围绕未切割的链旋转，然后重新连接切口来放松 DNA 张力。Ⅱ型拓扑异构酶切割双螺旋的两条链，使未破碎的 DNA 螺旋通过它重新连接断裂的链。拓扑异构酶Ⅱ抑制药通过稳定拓扑异构酶Ⅱ和 DNA5'- 切割末端之间形成的复合物，并导致 DNA 断裂的积累，最终导致 DNA 损伤反应并引发细胞凋亡。用作预处理方案一部分的两种拓扑异构酶抑制药是依托泊苷和替尼泊苷。拓扑异构酶抑制药的 DNA 损伤作用的一个缺点是可能获得继发性肿瘤。

依托泊苷

依托泊苷 {4'- 去甲基表鬼臼毒素 9-[4，6-O-（R）- 亚乙基]-β-d- 吡喃葡萄糖苷，VP-16}（图 19-5）或其衍生物——磷酸依托泊苷，是鬼臼毒素的半合成衍生物，来自鬼臼类植物的天然产品。它于 1983 年被 FDA 批准用于治疗睾丸癌，随后被批准与其他化疗药物联合治疗小细胞肺癌。

(1) 代谢和作用机制：依托泊苷是一种复杂的分子，具有极性表面，基本离解常数（pKa）为 9.8[70]。这些特性阻止药物自由地通过细胞膜。细胞摄取的机制尚未明确，但人体有机阳离子转运蛋白 OCTN2

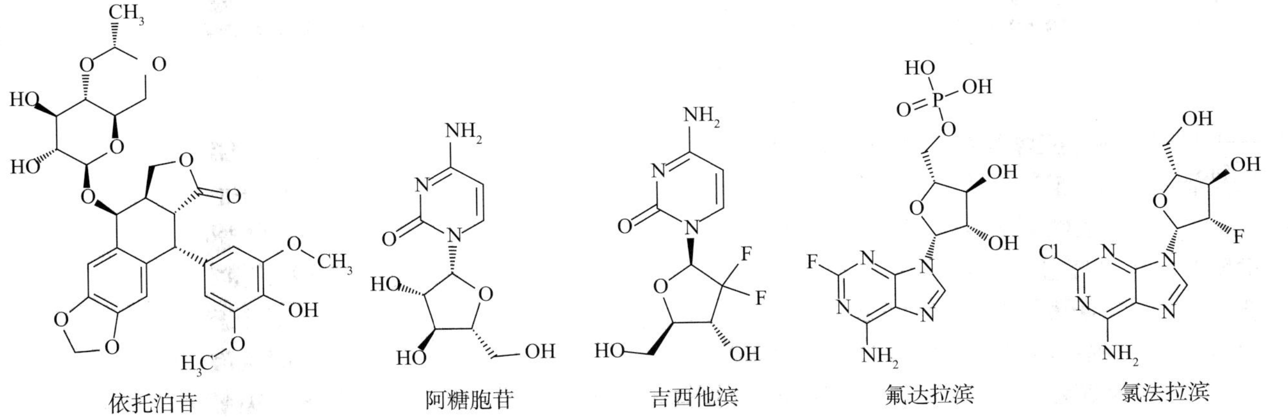

依托泊苷　阿糖胞苷　吉西他滨　氟达拉滨　氯法拉滨

▲ **图 19-5　造血干细胞移植中拓扑异构酶抑制药和核苷类似物的结构**

（一种高亲和力的维生素 Bt 载体）可能参与其转运[71]。

依托泊苷是一种活性药物；它的靶标是在细胞核。它结合并稳定拓扑异构酶Ⅱ切割的 DNA 复合物（切割复合物），该复合物是通过拓扑异构酶Ⅱ去除基因组结和缠结的中间体。依托泊苷可防止酶催化的断裂 DNA 链重新连接[72]。这导致 DNA 断裂的积累，进而激活 DNA 损伤反应和细胞凋亡。依托泊苷对细胞分裂的 S 期和 G_2 期细胞有特异性影响。

该药物主要通过 3'– 去甲基化在肝脏中失活，这一过程是由细胞色素 P_{450} 系统（特别是 CYP3A4）介导的。血浆和尿液中鉴定的其他代谢物包括顺式 –（苦）内酯、羟基酸衍生物、4'–O– 葡糖苷酸依托泊苷或糖苷配基、硫酸盐结合物和 3'– 去甲基噻吩[73]。

依托泊苷有两种主要的耐药机制：① *MDR1* 编码的 P– 糖蛋白、多药耐药蛋白（multidrug resistance protein，MRP）和肺耐药蛋白（lung resistance protein，LRP）的表达增加，所有这些都介导依托泊苷的细胞外流[74]；②拓扑异构酶Ⅱ的低表达、转化后修饰和突变[75]。多态性可能在患者对依托泊苷的敏感性中起关键作用。人类细胞系的全基因组分析鉴定出 63 种可能与依托泊苷诱导细胞毒性相关的遗传变异[76]。

(2) 药代动力学：白血病儿童中依托泊苷的开放两舱 PK 模型显示 α 相、β 相、分布容积和间隙分别为 1.2h、5.8h、3.1L/m^2 和 19.5ml/（min • m^2）[77]。主要代谢产物是血清和尿液中的反式和顺式羟基酸衍生物[77]。在实体瘤儿童中，存在肝损伤的患者全身依托泊苷清除率较低。

最近的研究显示依托泊苷的治疗窗口狭窄和 PKs 高度可变。肌酐清除率与依托泊苷清除率相关，但肌酐清除率是依托泊苷全身暴露的独立不良因素；相反，游离依托泊苷 AUC 是其药效学效应的更好决定因素[78]。

对于实体瘤进行自体造血干细胞移植的儿童，依托泊苷的清除率和分布容积随着体重的增加而增加。相反，体重指数（body mass index，BMI）似乎不影响依托泊苷在急性淋巴细胞白血病患者中的结果或毒性[79]。

(3) 不良反应：依托泊苷的比较常见和严重的不良反应包括骨髓抑制、脱发、便秘 / 腹泻、继发性恶性肿瘤、心脏毒性、意识丧失和疲劳。

(4) 药物相互作用：PK 研究表明，环孢素治疗通过降低依托泊苷多达 71% 的清除率来增加其暴露[80]。抑制 P_{450}CYP 3A4 的药物（例如泰利霉素和伏立康唑）可以减少依托泊苷的代谢，增加其血浆浓度 / 全身暴露。

（三）核苷类似物

核苷类似物是原药，其结构与正常核苷非常相似（图 19–5）。通过结构修饰通常可以改善其水溶性、稳定性和功效。核苷类似物在治疗恶性血液病中的功效部分归功于造血细胞对核苷补救合成的依赖[81]。细胞很容易吸收核苷类似物，代谢并将它们整合到 DNA 或 RNA 中（图 19–6）。通常，细胞通过核苷转运蛋白吸收核苷类似物。一旦进入细胞质，它们就被磷酸化成三磷酸衍生物，被认为是进入细胞核的活性形式，后者在 DNA 和 RNA 合成参与正常核苷酸三磷酸竞争。它们的细胞毒性主要归因于 DNA 合成和修复的抑制，这引发 DNA 损伤反应。干扰线粒体中 DNA 损伤 / 修复也可能介导凋亡细胞死亡。

在过去 10 年中，核苷类似物越来越多地用于高剂量治疗。它们通常与 DNA 烷化剂组合，用于在移植预处理期间的协同抗白血病作用。这两类药物的协同细胞毒性主要归因于 DNA 损伤反应和细胞凋亡的激活（见文献 [82]）（图 19–7）。简而言之，一开始就将核苷类似物掺入 DNA 链中抑制 DNA 合成和修复，还可以触发组蛋白修饰。修饰的组蛋白导致染色质重塑，使得基因组 DNA 更易于受到 DNA 烷化剂的干扰，导致 DNA 损伤的扩散以及随后的细胞凋亡[34]。基于该模型，染色质修饰剂有望进一步提高核苷类似物和 DNA 烷化剂的功效。事实上，向该组合中加入辛二酰苯胺异羟肟酸（suberoylanilide hydroxamic acid，SAHA）可增强其协同细胞毒性[34, 83]。需要对这些药物组合进行持续的临床试验，以阐明向基本的核苷类似物 – 烷基化剂"平台"组合中添加如组蛋白去乙酰酶抑制药和（或）去甲基化剂的药物，是否将进一步增强预处理方案的功效，而不会危害患者的安全性。

1. 阿糖胞苷

阿糖胞苷（1–β–d– 阿拉伯糖基胞嘧啶或 Ara–C）是合成脱氧胞苷的第一类似物，可以用于抗肿瘤治疗（图 19–5）。它通常用于治疗急性髓系

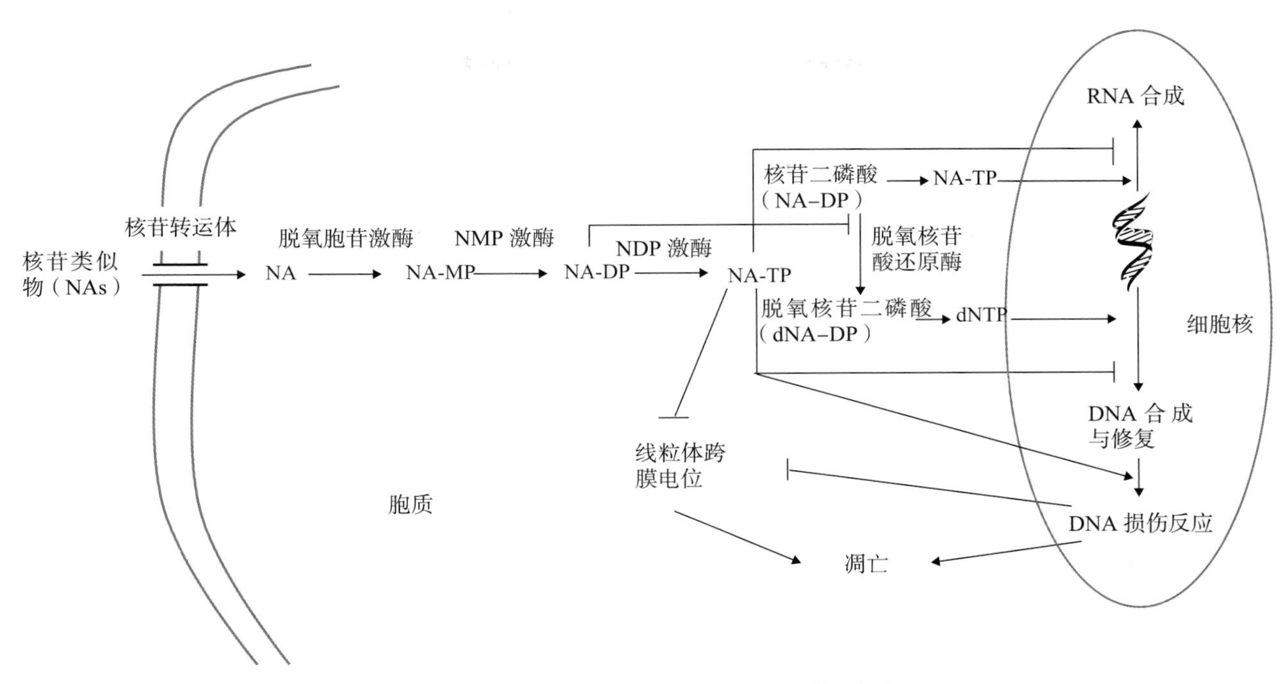

▲ 图 19–6　核苷类似物的转运、活化及作用机制

原药通过核苷转运体被癌细胞吸收，并通过一系列激酶在细胞质中活化为三磷酸形式（NA–TP）。二磷酸（NA–DPs）抑制核苷酸还原酶，NA–TPs 抑制 DNA 合成、修复和 RNA 合成。DNA 合成和修复的抑制导致 DNA 断裂和 DNA 损伤反应的激活，从而导致线粒体依赖和细胞凋亡。NA–TPs 和受损 DNA 引起的线粒体跨膜电位降低会向细胞质释放促凋亡因子。核苷酸还原酶的抑制降低了生理 dNTP 池，增加了 NA–TPs 与 DNA 和 RNA 的结合，从而导致自增强

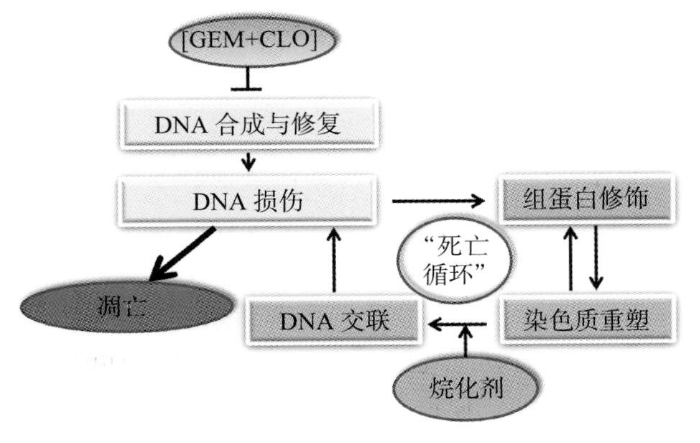

▲ 图 19–7　吉西他滨协同其他核苷类似物 [例如氯法拉滨和 DNA 烷基化剂（如白消安和美法仑）] 的细胞毒性机制

活化的核苷类似物抑制 DNA 合成和修复，导致 DNA 损伤。DNA 断裂可能导致组蛋白修饰和染色质重构，从而暴露基因组 DNA，使其更易被 DNA 烷基化。DNA 交联修复会导致更多的 DNA 断裂，而这个循环会被更多的 DNA 烷基化进一步放大。扩增的 DNA 损伤导致细胞死亡或凋亡

白血病和慢性髓系白血病的急变期。

(1) 代谢和作用机制：阿糖胞苷通过核苷转运蛋白 hENT1 进入细胞。它被脱氧胞苷激酶（deoxycytidine kinase，DCK）磷酸化为 Ara–CMP，并且被核苷酸激酶磷酸化为 Ara–CTP。其细胞毒性是妨碍胞苷酸转化为 2'– 脱氧胞苷酸转化[84]，其机制是向 DNA 和 RNA 中掺入不稳定编码[85]，以及抑制 DNA 聚合酶 –α、DNA 链延伸和 DNA 修复。其前体很容易被肝脏中的胞苷脱氨酶（cytidine deaminase，CDA）灭活，通过脱氨作用形成 Ara–U 于尿液中排泄。Ara–CMP 通过 5'– 核苷酸酶 NT5C2 去磷酸化。用氟取代 2'–OH 基团产生 2'– 脱氧 –2'– 氟胞苷（fluorine yielded 2′ –deoxy–2′ –fluorocytidine，F–Ara–C），其体外细胞毒性比 Ara–C 高 10 倍，但体内抗肿瘤活性低得令人失望。

(2) 药物代谢动力学：大约 13% 的阿糖胞苷与血浆蛋白结合。阿糖胞苷很容易脱氨，导致半衰期为 10min。与其他几种核苷类似物一样，当单次剂量超过激酶活化能力时，这种快速脱氨作用影响到临床应用，由此形成使用阿糖胞苷需要长期输注的基本原理。

(3) 不良反应：阿糖胞苷可引起白细胞减少症、血小板减少症、贫血症、胃肠道紊乱、口腔炎、结膜炎、间质性肺炎、发热、皮炎、手掌 – 足底红斑感觉（"手足综合征"）、恶心、脱发、肌肉或关节疼痛和疲劳。在高剂量时，阿糖胞苷可能引起中枢

神经系统毒性，也可能是对预先类固醇激素治疗产生反应的“肺漏”综合征。

(4) 药物相互作用：阿糖胞苷降低地高辛的药效。

2. 吉西他滨

在寻找更稳定的脱氧胞苷类似物时，Ara-C 2′位的两个H原子都被氟取代，产生2′，2′-二氟脱氧胞苷（吉西他滨，GEM；图19-5）。该产品对脱氨作用具有更强的抵抗力，并且有效地损伤了固体和液体肿瘤细胞的生长。

(1) 代谢和作用机制：吉西他滨是亲水性的，并且需要转运蛋白通过细胞膜。它通过平衡和浓缩核苷转运蛋白hENT1、hENT2、hCNT1或hCNT3被摄取。它在细胞质中被DCK磷酸化为dFdCMP，这被认为是其活化的限速步骤。在更有限的程度上，吉西他滨也可以通过线粒体中的胸苷激酶磷酸化为dFdCMP[86]。细胞质中的第二个磷酸化步骤由嘧啶核苷单磷酸激酶（UMP/CMP激酶）催化以产生dFdCDP，随后通过核苷酸二磷酸激酶（nucleotide diphosphate kinase，NDK）磷酸化为dFdCTP。

吉西他滨被几种DNA聚合酶识别为天然底物；它在合成过程中被整合到新生的DNA链中，但在加入一个以上的脱氧核苷酸后可以阻止DNA链的进一步延伸[87]。这种对DNA合成和DNA修复的抑制导致DNA双链断裂增加和DNA损伤反应和细胞凋亡的激活。吉西他滨还以浓度和时间依赖性方式抑制RNA合成[88]。

二磷酸化衍生物dFdCDP可以结合并抑制核糖核苷酸还原酶（ribonucleotide reductase，RNR），这是一种催化核糖核苷酸转化为其脱氧核糖核苷酸形式的酶。抑制RNR减少了用于正常DNA合成的NTP库，使吉西他滨在生长DNA链中更好地掺入。RNR的这种抑制降低了dCTP（DCK的反馈抑制药）的细胞浓度，并导致激酶的活化，加强dFdC的磷酸化和吉西他滨的自我协同。

吉西他滨的失活主要通过脱氨作用发生，其由脱氧胞苷脱氨酶（dFdC至dFdU）和dCMP-脱氨酶或5′-核苷酸酶（dFdCMP至dFdUMP）催化[89]。dFdU从细胞中消除，但其再进入细胞通过平衡核苷转运蛋白与dFdC竞争，并且它还通过DCK调节dFdC的磷酸化[90]。

(2) 药物代谢动力学：静脉输注的持续时间影响吉西他滨的分布容积（V_d）和半衰期。对于短时间输注（＜70min），V_d为50L/m^2，$T_{1/2}$为40～95min；对于长时间输注，V_d高达370L/m^2，$T_{1/2}$高达245～6408min。年龄和性别也影响GEM的清除，女性和老年人显示的值较低。GEM及其代谢产物dFdU均在尿液中排泄。

已经鉴定了一些影响吉西他滨药物代谢动力学和药效学的遗传因子。由于CDA使吉西他滨解毒，其活性与吉西他滨系统暴露相关。CDA基因79A＞C（K27Q）（*2）和208G＞A（A70T）（*3）中的两个SNP似乎与CDA的酶活性降低和吉西他滨的细胞毒性相关[91, 92]。C等位基因中的79A＞C基因型在白人中比非洲人和亚洲人更常见，而在白人和非裔美国人中没有检测到208G＞A基因型，在东亚人群和非洲人中的一些人中检测到的频率较低[93]。与吉西他滨的PKs相关的其他SNPs的发现，这强调了研究中患者群体数量的重要性。

(3) 不良反应：当用作单药应用时，骨髓抑制是吉西他滨主要的剂量限制性毒性。通常会经历轻度至中度恶心、呕吐和轻度蛋白尿和血尿。10%～40%的患者出现发热、皮疹、呼吸困难、水肿、流感样症状、感染和脱发。约2%的患者出现了更严重的血管外不良反应，包括心肌梗死、脑血管意外、心律失常和高血压。

(4) 药物相互作用：吉西他滨可能会增强华法林类似物的抗凝血作用，也可以增强博来霉素的毒性。紫杉醇可以增加吉西他滨毒性。由于吉西他滨对其代谢和核苷代谢中涉及的各种酶系统的深远影响，吉西他滨与其他几种细胞毒性药物的协同作用具有重要意义，包括但不限于核苷类似物，DNA-烷化剂和电离辐射，但迄今为止只进行了有限的工作并在临床中系统地利用它。特别是，吉西他滨对DNA修复的抑制作用以及该药物在淋巴瘤中的活性，使其成为一种有吸引力的药物，可与难治性霍奇金和非霍奇金淋巴瘤的补救方案中的烷化剂联合使用[94]。

3. 氟达拉滨

氟达拉滨是9-β-d-阿拉伯糖基-2-氟腺嘌呤（F-Ara-A）的单磷酸化形式，它是脱氧腺苷的类似物（图19-5）。与Ara-A和腺苷相比，F-Ara-A更能抵抗腺嘌呤脱氨酶的失活。氟达拉滨被FDA批准用于治疗患有慢性B淋巴细胞白血病的患者，这些患者对至少一种标准 DNA- 烷化剂治疗无反应或治疗期间疾病进展。归因于其免疫抑制及抗肿瘤活性，氟达拉滨在非清髓性和清髓性、减低毒性、异基因造血干细胞移植的预处理化疗中广泛应用。

(1) 代谢和作用机制：由于其功能性磷酸基团，氟达拉滨在生理 pH 下带负电，并且它不能穿过细胞膜。一旦通过静脉给药，它被 5'- 核苷酸酶转化为其去磷酸化形式，其主要通过核苷转运蛋白 hENT1 进入细胞[95]。然后通过 DCK 将原药磷酸化为 F-Ara-AMP，并通过嘌呤核苷酸激酶进一步磷酸化将其转化为其活性形式 F-Ara-ATP，其被掺入延伸 DNA 链中并抑制 DNA 合成。由于 F-Ara-ATP 抑制 DNA 连接酶 Ⅰ（一种连接 DNA 末端必需的酶），因此 DNA 复制和 DNA 修复都被抑制[96]。

(2) 药代动力学：氟达拉滨的有限 PK 数据集中在其代谢产物 F-Ara-A 上。它遵循具有广泛组织分布的线性 PK。氟达拉滨主要通过肾脏消除。

氟达拉滨细胞毒性与循环中测定的骨髓细胞和淋巴细胞中 F-Ara-ATP 的细胞浓度有关。在 30min 内输注 30mg/m^2 氟达拉滨可导致白血病细胞中 20 ～ 60μM 的 F-Ara-ATP，其在 4h 后达到峰值[97]。F-Ara-ATP 的细胞浓度线性取决于其血浆浓度和输注持续时间。其细胞消除是单相的，中位半衰期约为 15h。据报道，当用于预处理化疗时，显著的血浆浓度在治疗输注后 48h 以上。

(3) 不良反应：氟达拉滨的一些严重不良反应包括免疫抑制和骨髓抑制、感染、发热和畏寒、恶心和呕吐。其他常见的不良反应包括不适、疲劳、厌食、虚弱和周围神经病变。每天剂量超过 125mg/m^2，持续 4 ～ 7 天可能导致致命的神经毒性，可表现为吉兰 - 巴雷综合征[98]。

(4) 药物相互作用：如果氟达拉滨与腺苷脱氨酶抑制药喷司他丁联合使用，可能会发生严重毒性。双嘧达莫可能会降低氟达拉滨的疗效。

4. *氯法拉滨*

第一代嘌呤核苷类似物的功效和稳定性问题引发了氯法拉滨（2- 氯 -2'- 阿拉伯氟乙烯 -2'- 脱氧腺苷，C-Ara-FdA；CLO）的发展（图 19-5）。在腺嘌呤环中掺入氯使其对脱氨基具有抗性，并且核糖部分中的氟原子取代使得糖苷键对磷解作用具有抗性。它被 FDA 批准用于治疗至少既往两种方案治疗失败的儿童急性髓系白血病。

(1) 代谢和作用机制：氯法拉滨通过人平衡核苷转运蛋白（hENT1 和 hENT2）和人浓缩核苷转运蛋白（hCNT2 和 hCNT3）进入细胞。它被细胞质中的 DCK 和线粒体中的脱氧鸟苷激酶（deoxyguanosine kinase，DGK）磷酸化[99]。通过嘌呤核苷酸单磷酸激酶将 C-Ara-FdAMP 磷酸化为其二磷酸形式决定了其活化速率。它进一步被磷酸化为其三磷酸盐形式。

氯法拉滨细胞毒性与其对 DNA 合成的抑制，RNR 的抑制和细胞凋亡的直接诱导有关。在 C-Ara-FdATP 与 dATP 之比＞ 1 时，DNA 链延伸被明显抑制且导致 DNA 链终止和 DNA 链断裂。在较低比例下，氯法拉滨被结合到内部磷酸二酯键中并抑制 DNA 修复。当以 22.5 ～ 55mg/m^2 注入人体时，氯法拉滨可以抑制 75% ～ 95%DNA 合成[100]。

氯法拉滨的二磷酸酯衍生物抑制 RNR。这减少了脱氧核苷酸库，增强了 C-Ara-FdATP 向 DNA 的掺入，并增强了其抑制 DNA 合成的能力。DNA 合成的抑制引发 DNA 损伤反应，导致细胞凋亡。氯法拉滨三磷酸酯代谢物与线粒体膜中蛋白质的直接结合降低了线粒体跨膜电位，并允许释放促凋亡因子，如细胞色素 c 和凋亡诱导因子（apoptosis-inducing factor，AIF），所有这些都是凋亡体形成的重要事件。C-Ara-FdATP 被细胞溶质 5'- 核苷酸酶灭活，并且去磷酸化的代谢物被转运出细胞。

(2) 药代动力学：氯法拉滨的 PK 受年龄、体重和肌酐清除率的影响，但不受性别、种族或疾病类型的影响[101]。由于未知的原因，成人体内氯法拉滨暴露量高于体表面积相似的儿童。在白细胞计数为 1 × 10^4/μl 的 40kg 体重患者中，氯法拉滨的表观血浆 $T_{½}$ 约为 6h，分布容积为 210L（72% 可变性）[101]。没有报道遗传多态性与基于氯法拉滨的治疗的临床反应之间有关联，但是与其他核苷类似物的研究结果可能适用于氯法拉滨，因为涉及类似的转运蛋白和代谢酶，并且需要进一步的研究。

(3) 不良反应：氯法拉滨的不良反应包括骨髓抑制和免疫抑制、感染、由于肿瘤溶解引起的高尿酸血症、全身炎症反应综合征、肝肾损伤以及胃肠道疾病。在几种移植方案中，氯法拉滨导致了皮肤毒性和手掌 - 足底红皮病发生增加。氯法拉滨不应用于怀孕或哺乳或患有严重肝肾功能障碍的患者。当药物作为急性髓系白血病的单药治疗时，一些患者可能在常规给药时产生肾毒性。然而，临床观察表明，强烈水化可以减轻大部分肾脏压力，因此使用一种这样的（亚临床）肾毒性药物可能是没有问题的。然而，如果组合两种或更多种这样的药剂（例如氯法拉滨和美法仑），可获得的临床经验表明肾脏并发症的风险可能非常高[44]。

(4) 药物相互作用：氯法拉滨最好不要与其他肾毒性和肝毒性药物一起使用。它可能会增强来氟米特和那他珠单抗的作用。他克莫司、吡美莫司和罗氟司特可以增加氯法拉滨的免疫抑制作用。

三、结论

双功能DNA烷化剂仍然是高剂量化疗的基石，但它们越来越多地与核苷类似物、(单克隆)抗体和其他具有替代作用和不同代谢途径的药物互补，以达到提高患者治疗效果和增强安全性。最近的药物遗传学和PK研究的结果表明，根据患者独特的基因型谱更好地预测和评估治疗反应和不良反应的机会，并且越来越多地提供个体化/个性化治疗的前景。细胞毒性药物的代谢和清除的变异可达数倍，如白消安和环磷酰胺，可能存在于多种因素中，包括但不限于GST和CYP蛋白家族中不同的同工酶模式，这对这些药物的代谢处理非常重要。一些（较新的）药物是P–糖蛋白（MDR/MRP）和ABC转运蛋白的跨膜转运蛋白的优良底物，而肝脏CYP P_{450} 通路（最多）在代谢分布中参与非常有限。这些发现强调个性化，最佳个体化治疗最好包括患者和肿瘤的遗传研究。随着时间的推移，这种基于遗传的研究可能随后转向基于全基因组的药物相关标记研究，以跟踪治疗反应并检测可能有助于个体化治疗的早期毒性标记，从而进一步提高大剂量化疗方案。

任何（抗肿瘤）药物的PKs个体间变异都是非常重要的，对此再强调也不会过分，必须以几种方式应对这种可变异性。首先，它证明了关于代谢药物处理的药物遗传信息的整合是合理的，药物遗传学研究对于增加我们对有用和不需要的细胞毒性作用的理解非常重要。其次，群体遗传研究不能用PK指导的剂量调整取代治疗药物监测，因为同时使用其他药物可能会改变细胞毒药物的PK，从而增加影响总体药物作用的不可预测成分。因此，临床PK中的个体间变异性支持PK引导的治疗药物递送的实施以优化全身药物暴露。治疗药物监测将有助于规避由药物遗传学差异和使用各种伴随药物所造成的不确定性。在不久的将来，治疗药物监测很可能被认为对于优化药物全身暴露以及改善高剂量化疗对于白消安以外的药物的疗效和安全性非常重要。最后，具有不同细胞毒性机制的来自不同类别的药物的组合，将有助于改善治疗活性并克服固有的和（或）获得的细胞耐药性。然而，医疗服务提供者应该意识到可能会牺牲治疗效果或导致过度毒性的药物相互作用的危险。除了研究临床药理学，在细胞和分子水平上详细了解抗肿瘤活性和细胞毒作用模式的机制将有助于设计进一步改善结果的治疗方案。例如，优化药物暴露的顺序可以显著增强细胞毒性剂的协同活性。最终，通过更好地理解这些药物的药理学的所有方面，可以设计出更有效的方案而不牺牲患者的安全。

第 20 章 高剂量预处理方案

High-dose Preparatory Regimens

William I. Bensinger 著

戴海萍 译

陈 佳 韩 悦 陈子兴 校

一、概述

在造血干细胞移植前直接应用的治疗方案有两个目标，根据患者的疾病和移植物的来源而变化。由于大多数自体和同种异体移植是用来治疗恶性疾病，预处理必须有肿瘤消减，最好是根除肿瘤的作用，其药理学基础已经在第 19 章进行了讨论。就异体移植而言，该方案必须具有足有的免疫抑制作用，以克服受体对移植物的排斥，这第二个目标在第 9 章内已讨论。

本章回顾了在自体、同基因或异基因造血干细胞输注前的高剂量化疗和化学放射治疗。本章所描述的大多数高剂量方案已用于恶性血液肿瘤患者，然而，也有些高剂量方案专门针对实体瘤患者，包括肉瘤和生殖细胞肿瘤。造血干细胞移植应用这些方案的总体结果将在阐述具体疾病的章节进行详细的讨论。

造血干细胞移植作为恶性肿瘤根治性治疗的成功，部分受限于移植相关并发症和死亡。即使所有移植相关的问题都能够得到解决，然而由于高剂量方案无法根除肿瘤，大约 50%（范围 10% ～ 90%）接受移植治疗各期恶性疾病的患者最终会死亡。这促使我们更加努力开发更有效的高剂量方案。

二、评估新的治疗方案

一般来说，新治疗方案的开发需要对一系列药物和放射治疗的剂量和使用天数进行经验性评估。已经尝试通过开展 I 期剂量递增试验以系统性开发新的治疗方案，随后进行 II 期试验以评估潜在疗效。理想情况下，有前景的新方案将通过随机化的 Ⅲ 期研究与既定治疗方案进行比较。

三、造血干细胞移植时清髓性药物的最大耐受剂量（表 20-1）

全身放疗（表 20-1 至表 20-4）

全身放疗是一种自体和异基因造血干细胞移植治疗血液肿瘤时广泛使用的治疗方法。全身放疗在过去 40 年中持续广泛使用，是由于其具有出色的免疫抑制特性、广泛的抗肿瘤作用（即使对化疗耐药）、穿透中枢神经系统和睾丸等庇护所，以及高剂量放疗时相对缺乏非骨髓毒性。

只有一项研究单独评估了全身放疗 [1]，而其他研究涉及同时应用细胞毒药物，通常是环磷酰胺。单剂量或分次给予 10 ～ 16Gy 的全身放疗，之前或之后应用环磷酰胺，我们对此已经积累了丰富的经验（表 20-1 至表 20-3）。

关于提高全身放疗治疗指数，已经有大量的实验数据 [2]。更大剂量的全身放疗可能降低复发可能性，但受到胃肠道和肺部毒性的限制，并且从长远来看，受限于生长发育障碍、慢性肺功能不全和继发肿瘤。除总剂量外，许多因素包括辐射暴露率、分次放疗剂量、分次放疗时间间隔和辐射源（^{60}Co 或直线加速器），都会影响疗效和毒性 [2]（见第 22 章）。许多高分次全身放疗技术都是在 Memorial

表 20-1 造血干细胞移植中单药最大耐受剂量

文　献	药　物	MTD	剂量限制性毒性
有干细胞支持的高剂量方案中清髓性单药剂量			
[2]	TBI	10 ～ 16Gy	胃肠道、肝脏、肺
[17]	白消安	20mg/kg	胃肠道、肝脏、肺
[46]	卡莫司汀	1200mg/m^2	肺、肝脏
[59]	美法仑	200mg/kg	胃肠道
[69]	塞替派	1135mg/m^2	中枢神经系统、胃肠道
有干细胞支持的高剂量方案中非清髓性单药剂量			
[71]	环磷酰胺	200mg/kg	心脏
[72]	异环磷酰胺	18 ～ 20g/m^2	肾脏、膀胱、神经
[74]	足叶乙苷	2400mg/m^2	胃肠道
有干细胞支持的高剂量方案中未确定 MTD 的药物			
[77]	米托蒽醌	90mg/m^{2a}	心脏
[80]	顺铂	300mg/m^{2a}	肾脏
[81]	卡铂	2000mg/m^2	肝脏、肾脏
[87]	阿糖胞苷	36g/m^{2a}	中枢神经系统

a. 有干细胞支持，和其他药物一起应用时的最大剂量。MTD. 最大耐受剂量

表 20-2 与环磷酰胺 120mg/kg 联合应用时的全身放疗最大耐受剂量

文　献	总剂量（Gy）	分次剂量（Gy）	分次间隔时间（h）	次　数	TBI 天数
[4]	10.0	10	–	1	1
[91]	15.75	2.25	24	7	7
[113]	16.00	2	24	8	8
[11]	16.00	2	6 ～ 8	8	4
[11]	14.40（儿童）	1.2	4 ～ 6	12	4
[12]	13.2（成人）	1.2	4 ～ 6	11	4

TBI. 全身放疗

Sloan Kettering 中心建立的[3]。

实验研究和临床试验表明，分次全身放疗比单剂量全身放疗耐受性更好，分次全身放疗如果通过增加总剂量进行补偿，不会影响抗肿瘤作用。基于这一原则，已经在几个中心探索了分次全身放疗方案的使用，但与单剂量全身放疗相比，缺乏对急性和延迟毒性或临床疗效的对照研究。两项关于分次与单剂量全身放疗的前瞻性随机研究已经实施。一项试验表明，在首次缓解期移植的急性髓系白血病患者中采用分次全身放疗方案，EFS 具有明显优势[4]（表 20-3）。

第二项试验是在接受自体或异基因造血干细胞

表 20-3　TBI 与环磷酰胺 120mg/kg 联合应用的随机研究

诊　断	病例数	分次剂量（Gy）	放疗次数	总剂量（Gy）	复发率	无事件生存率
AML 第一次缓解 [4]	27	10.0	1	10.0	0.55	0.33
	26	2.0	6	12.0	0.20	0.54
AML 第一次缓解 [91]	34	2.0	6	12.0	0.35	0.60
	37	2.25	7	15.75	0.12	0.60
CML 慢性期 [10]	57	2.00	6	12.0	0.19	0.73
	59	2.25	7	15.75	0	0.66
血液肿瘤 [5]	73	10.00	1	10.0	0.37	0.38
	74	1.35	11	14.85	0.23	0.45

AML. 急性髓系白血病；CML. 慢性髓系白血病

表 20-4　化疗药物与全身放疗联合，伴或不伴环磷酰胺

文　献	环磷酰胺（mg/kg）	总剂量（Gy）	化　疗	总剂量
[87]	–	10 ～ 12	阿糖胞苷	$36g/m^2$
[75]	–	13.2	足叶乙苷	60mg/kg
[114]	–	9.5 ～ 11.5	美法仑	$110 \sim 140mg/m^2$
[115]	–	5 或 12[a]	美法仑	$140 \sim 180mg/m^2$
	–		足叶乙苷	60mg/kg
[116]	60 ～ 120	5 ～ 12	阿糖胞苷	$36g/m^2$
[34]	50	12	白消安	7mg/kg（同种异体）
	60	12		8mg/kg（自体）
[98]	100	12	足叶乙苷	60mg/kg×1

a. 50cGy/min 单次，共 5Gy，或 12Gy，分 6 次

移植的各种血液肿瘤患者中进行的。尽管接受高分次全身放疗的患者较单剂量全身放疗的患者表现出更好生存率和更低复发率的趋势，但是差异并无统计学意义[5]。其他研究表明，分次放疗可降低特发性间质性肺炎综合征（interstitial pneumonia syndrome，IPS）（第 95 章）和白内障（第 103 章）的发生率。毫不奇怪，一项荟萃分析发现，肺部放疗剂量与间质性肺炎的发生率相关[6]。间质性肺炎在肺部无辐射的基线发生率为 3% ～ 4%，肺放疗剂量为 10.6Gy 时，间质性肺炎的发生率增加 50%。其他研究组采用减少但仍为清髓性的全身放疗剂量，如 8Gy，分 4 次放疗，联合氟达拉滨（120mg/kg）治疗髓系白血病患者，结果显示疗效良好，移植相关死亡率下降[7]。

有趣的是，一个中心报道了高剂量率（30cGy/min）单次全身放疗（5.5Gy）联合环磷酰胺用于急性髓系白血病无关供者异基因移植[8]。首次缓解期的患者移植死亡率较低（13%），而进展期患者的移植死亡率为 41%。首次缓解期移植的患者，3 年无白血病生存为 55%，与其他高放疗总剂量的报道相似。虽然未经证实，这种较低剂量放疗抗白血病的效应似乎是相对高剂量率的结果。然而，当用于慢

性髓系白血病无关供者移植预处理方案时，这一方案显示出高移植物排斥率[9]。

研究表明，全身放疗的抗白血病作用和正常组织毒性都具有相对陡峭的剂量反应曲线。在首次缓解的急性髓系白血病或慢性髓系白血病稳定期患者的研究中，接受 15.75Gy 的患者，其实际复发率显著低于接受 12Gy 的患者。在慢性髓系白血病试验中，这一效果足以减少无复发生存率（relapse-free survival，RFS）[10]。

对每天 2 次 2.0Gy 的高分次全身放疗的剂量递增研究中，最大耐受剂量（maximum tolerated dose，MTD）是 16.0Gy[11]。然而，当每天给予 3 次 1.2Gy 时，最大耐受剂量仅为 14.4Gy[12]，提示全身放疗剂量之间较短的时间间隔抑制了正常组织中的 DNA 修复。

过去，Seattle 使用的大多数全身放疗方案都采用了双反 ^{60}Co 源。该方法具有提供高度均匀的辐射暴露的优点，并且允许患者具有一定的活动自由。然而，难以屏蔽器官，且仅在较低暴露速率（8cGy/min）下才能传递辐射。目前，所有骨髓移植团队都采用直线加速器实施全身放疗（见第 22 章）。通过直线加速器，可以实施 40cGy/min 或更高的剂量率。直线加速器的额外益处在于，它的放射野可以通过使用肺部屏蔽而适形，从而减少肺部毒性。电子束辐射也可以传递到胸壁和脊柱，以补充这些屏蔽区域的较低剂量的全身放疗[13]。如果特定器官的毒性限制进一步增加全身放疗剂量，则其他器官（例如肝脏）的屏蔽可能有用。对于疾病局限于骨骼的患者，例如多发性骨髓瘤、乳腺癌和尤因肉瘤，同时对肺部和肝脏屏蔽的全身放疗可能有效。

四、高剂量化疗方案（表 20-5 至表 20-9）

已经有广泛的努力开发不含全身放疗的移植方案。进行这一研究的原因之一是许多霍奇金病或淋巴瘤患者先前接受过剂量限制性放疗，尤其是纵隔，导致全身放疗后致命性间质性肺炎的发生率很高[14]。化疗方案也可以避免全身放疗的远期后遗症，包括白内障、不孕症、继发肿瘤和儿童生长发育问题。此外，继发 MDS 和急性髓系白血病近期也得到关注，尽管这种风险似乎仅限于自体造血干细胞移植，因为异体造血干细胞移植通常通过 GVL 反应清除了受损的干细胞[15]。

不含全身放疗的方案在便利性和费用方面具有潜在优势，由于全身放疗占用了过多放疗资源，包括过长的时间并需要医生和放射治疗师的技能。最后，有可能开发出比含有全身放疗更有效的化疗方案。遗憾的是，目前很少有研究比较用于造血干细胞移植的特定方案的结果。

（一）烷化剂

在造血干细胞移植的支持下，烷化剂是高剂量方案药物中使用的主要类别，因为它们具有几种理想特征。骨髓毒性是许多烷化剂的主要剂量限制因素，当使用造血细胞时，允许剂量进一步增加。烷化剂是细胞周期非特异性的，能杀死不分裂的静止期肿瘤细胞。在体外测试中，烷化剂通常不表现出交叉耐药，并且具有陡峭的对数线性剂量反应曲线[16]。虽然单独使用时不可能以全剂量组合烷化剂，但单药最大耐受剂量的 50% ～ 70% 可以和两种或三种药物组合。

随着用于治疗实体瘤的方案的发展，已经开始将肿瘤特异性药物纳入高剂量的治疗。然而，需要重点指出的是，部分药物，如对乳腺癌或卵巢癌有高度活性的药物米托蒽醌和紫杉醇，由于心脏或神经系统等非血液学毒性，难以应用更高剂量。这些特征限制了它们在高剂量治疗中的实用性，与基于烷化剂的方案相比，它们的价值仍有待证实。

1. 白消安（表 20-1、表 20-5）

白消安是一种具有强大清髓作用的烷化剂，对分裂期的骨髓细胞具有显著活性，可能对非分裂的肿瘤细胞也具有活性。白消安单药分 4 天应用，随后给予干细胞支持，其最大耐受剂量大约为 20mg/kg[17]。白消安单药在恶性疾病患者中的活性谱的检测并不多。然而，白消安可能对多种恶性肿瘤有活性，包括多发性骨髓瘤[18]、淋巴瘤[19]、急性淋巴细胞白血病[19]、急性髓系白血病[20]、骨髓增生异常[21]、睾丸肿瘤[22]和尤因肉瘤[22]。

最佳使用白消安的早期问题之一是该药仅提供口服剂型。患者之间的药物代谢动力学变异性很高，不同患者之间的血浆水平差异达 2 ～ 3 倍[23]。当给予口服剂量的白消安（4 天内 16mg/kg）时，儿童的平均血浆白消安水平（650ng/ml）低于成人（1050ng/ml）[24]，根据患儿体表面积而不是体重计

表 20-5　基于白消安 / 曲奥舒凡的方案

文　献	方　案	化　疗	总剂量
[32]	BU/CY	白消安	16mg/kg
		环磷酰胺	100 ～ 200mg/kg
[117]	BU/Mel	白消安	16mg/kg
		美法仑	$140mg/m^2$
[40]	BU/MEL/TT	白消安	12mg/kg
		环磷酰胺	$100mg/m^2$
		塞替派	$500mg/m^2$
[118, 119]	BU/CY/MEL	白消安	16mg/kg
		环磷酰胺	120mg/kg
		美法仑	90 ～ $140mg/m^2$
[41, 120]	BU/CY/TT	白消安	10 ～ 12mg/kg
		环磷酰胺	120mg/kg
		塞替派	$750mg/m^2$
[37]	BU/E	白消安	16mg/kg
		足叶乙苷	60mg/kg
[42]	BU/CY/E	白消安	16mg/kg
		环磷酰胺	150mg/kg
		足叶乙苷	30mg/kg
[36]	BU/FLU	白消安	16mg/kg
		氟达拉滨	$200mg/m^2$
[43]	TREO/FLU	曲奥舒凡	30 ～ $42g/m^2$
		氟达拉滨	$150mg/m^2$

算剂量可以部分补偿 [24]。个体之间白消安血浆水平的变化可能有助于解释接受相同 mg/kg 或 mg/m^2 剂量的患者中观察到毒性和临床反应的显著差异。Slattery 等证实了低白消安稳态血浆浓度与儿童移植物排斥之间的关系 [24]。还有数据表明，方案相关毒性（regimen-related toxicity，RRT）的严重程度，尤其是肝窦阻塞综合征与高血浆白消安浓度之间有直接关系 [25]。这在第 95 章关于移植后肝脏并发症的章节中有更详细的讨论。在意外服用过量白消安的患者中，血液透析可加速药物的清除 [26]。

已有数据表明，稳态白消安浓度与接受 HLA 相合的慢性髓系白血病慢性期移植患者的复发相关 [27]。白消安稳态浓度低于中位数 918ng/ml 的 22 例患者中有 7 例复发，而 23 例浓度在中位数以上的患者未出现复发（$P < 0.0003$）。

因此，在白消安 4 天方案中，与精确 mg/kg 或 mg/m^2 相比，白消安的平均稳态浓度对任何特定患者而言，是毒性和效应更重要的决定因素 [27]。幸运的是，在特定患者中，白消安是一种药物代谢动力学可预测的药物，其吸收和消除率在很宽的剂量范围内保持线性，并且不随时间改变 [24]。通过重复口服给药，可以快速实现稳态白消安血浆浓度，并且可以从第一剂的动力学进行预测。在确定第一剂的动力学后，可以增加或减少口服剂量以达到所需的血浆水平。靶向稳态白消安给药策略已成功用于接受固定剂量环磷酰胺和全身放疗的患者的剂量递增试验 [28]。获得稳态的白消安血浆水平能够增加其治疗指数。Ⅱ期研究结果表明，针对慢性髓系白血病、急性髓系白血病和 MDS 患者的目标浓度口服白消安与低移植相关毒性和低复发率相关 [29]。

白消安的静脉制剂可以获得，并且药物代谢动力学数据表明 AUC 值的个体差异明显小于口服制剂 [30]。静脉注射白消安可以每日一次，维持 3h 或每天两次给予，而不是常用的每天 4 次口服 [31]。静脉与口服白消安的回顾性比较结果表明，接受静脉注射的患者肝脏毒性较小。

已经开发了白消安与环磷酰胺联合的方案，并广泛应用于接受自体和异基因干细胞支持治疗各种恶性和非恶性疾病 [32]。初始方案包括白消安 4mg/（kg • d），持续 4 天，序贯环磷酰胺 50mg/（kg • d），持续 4 天。该方案随后通过将环磷酰胺剂量降低至 120mg/kg 进行改良，毒性明显降低，而复发率未增加 [33]。有报道显示，白消安 16mg/kg 联合 120mg/kg 环磷酰胺，在接受自体或异基因移植的多发性骨髓瘤和乳腺癌患者中可导致抑制毒性 [18]。尽管上述结果可能由于研究中纳入了少数晚期疾病患者，但将白消安剂量降至 14mg/kg 可降低毒性，并可使环磷酰胺剂量增加至 150mg/kg。还有数据表明，年龄较大的慢性髓系白血病或 MDS 患者能够很好地耐受靶向白消安和环磷酰胺 120mg/kg [34]。对地中海贫血患者，白消安 14mg/kg，序贯环磷酰胺 120 ～ 200mg/kg 是异基因移植耐受良好和有效的方案。一项随机试验比较了以 $600mg/m^2$ 和 16mg/kg

给药的白消安，其对接受移植治疗的地中海贫血患者的移植结果没有差异，但毫不奇怪，植入失败主要发生在白消安血液水平低的患者[35]。氟达拉滨是一种具有显著免疫抑制活性的核苷类似物，已用于取代环磷酰胺以减少方案相关毒性。另外，氟达拉滨抑制 DNA 修复，与引起 DNA 链断裂的烷化剂具有协同作用。几项试验表明，在接受同种异基因造血干细胞移植的髓系白血病患者中，氟达拉滨 – 白消安联合的毒性较低[36]。

依托泊苷（60mg/kg）也被用于替代白消安 – 环磷酰胺方案中的环磷酰胺，治疗接受自体骨髓移植的急性髓系白血病患者，获得较好的无病生存[37]。其主要毒性包括肝窦性阻塞综合征、黏膜炎和皮肤损伤与白消安 + 环磷酰胺或白消安 + 美法仑所报道的类似。

白消安（16mg/kg）联合美法仑（140mg/m²）已在接受自体或异基因造血干细胞移植治疗多种恶性血液病的患者中进行评估[38]。美法仑（180mg/m²）也与氟达拉滨（125mg/m²）联合作为血液系统恶性肿瘤患者的无关供者移植预处理方案[39]。

白消安（12mg/kg）、美法仑（100mg/m²）联合塞替派（500mg/m²），随后行自体造血干细胞移植的方案已经在多种恶性疾病患者中进行了评估[40]。该方案具有显著的清髓作用，伴有严重的黏膜炎，因间质性肺炎导致治疗相关的死亡率约为 5%。包含白消安、塞替派和环磷酰胺的方案已经用于自体[41]和同种异基因移植。包含白消安、环磷酰胺和依托泊苷的方案已经用于自体和同种异基因造血干细胞移植预处理[42]。

曲奥舒凡（二氢硫丹）（30 ～ 42g/m²）被用于替代白消安，以联合氟达拉滨、环磷酰胺或美法仑用于髓系和淋系肿瘤患者的异基因移植预处理方案[43]。该方案相关毒性和早期移植相关死亡率较低；然而，一项回顾性研究比较了氟达拉滨联合曲奥舒凡对照氟达拉滨联合清髓或非清髓剂量的白消安，发现在非晚期疾病患者的生存率没有显著差异[44]。最近，2'– 脱氧腺苷的一种二代类似物氯法拉滨，兼具克拉屈滨和氟达拉滨的特点，与白消安联合，已经用于难治性急性髓系白血病患者异基因移植方案[45]。

2. 亚硝基脲（表 20–1、表 20–6）

卡莫司汀是一种亚硝基脲，因为它对多种肿瘤具有活性，是一种常用的清髓性药物[46]。卡莫司汀的活

表 20–6 基于卡莫司汀的高剂量化疗方案

文献	方案	化疗	总剂量
[98]	CBV[a]	卡莫司汀	15mg/kg
		环磷酰胺	100mg/kg
		足叶乙苷	60mg/kg
[121]	CBV+CPPD	卡莫司汀	500mg/m²
		环磷酰胺	7.2g/m²
		足叶乙苷	2.4g/m²
		顺铂	150mg/m²
[37]		洛莫司汀	15mg/kg
		环磷酰胺	100mg/kg
		足叶乙苷	60mg/kg
[56]	BEAM	卡莫司汀	300 ～ 600mg/m²
		足叶乙苷	400 ～ 800mg/m²
		阿糖胞苷	800 ～ 1600mg/m²
		美法仑	140mg/m²
[55]	BEAC	卡莫司汀	300mg/m²
		足叶乙苷	300mg/m²
		阿糖胞苷	800mg/m²
		环磷酰胺	6g/m²
[122]	BAVC	卡莫司汀	800mg/m²
		安吖啶	450mg/m²
		阿糖胞苷	900mg/m²
		足叶乙苷	450mg/m²
[123]		卡莫司汀	500mg/m²
		美法仑	80 ～ 140mg/m²
		足叶乙苷	300mg/m²
		卡莫司汀	500mg/m²
		美法仑	140mg/m²
[124]		卡莫司汀	60 ～ 100mg/m²
		足叶乙苷	2400 ～ 3000mg/m²
		顺铂	200mg/m²

a. 每种药物单独一天给药，中间均休息一天

性代谢产物是通过水解产生的氯乙基碳鎓离子。它具有高度脂溶性，已广泛用于治疗恶性脑肿瘤。在常规剂量中，卡莫司汀的使用因其长期的骨髓毒性、肺纤维化和肾功能异常而受到限制。当序贯自体干细胞输注时，卡莫司汀单药的最大耐受剂量是120mg/m^2。剂量限制性毒性主要累及肺和肝[46]。当卡莫司汀与含有顺铂和环磷酰胺方案联合应用时，肺损伤的风险显著增加[47]。当卡铂和环磷酰胺与卡莫司汀联用时，高比例的静脉闭塞性疾病已经被报道[48]。

卡莫司汀和环磷酰胺常联合应用，可能具有协同作用。第一个多药移植方案包括卡莫司汀、阿糖胞苷、环磷酰胺和硫鸟嘌呤（BACT）的组合[49]。这些药物的变化已演变成目前常用的、含有卡莫司汀的三种或四种药物的组合。

含有环磷酰胺、卡莫司汀和依托泊苷（CBV）的方案已经在接受自体移植的恶性淋巴瘤患者中进行了广泛评估[50]，药物剂量和时间表见表20-6。这些方案通常已替代全身放疗为基础的方案，用于已接受剂量限制放疗的淋巴瘤患者[51]。卡莫司汀剂量超过450mg/m^{2}可导致无法接受的肺毒性[52]。一旦出现呼吸困难迹象，尽早给予类固醇治疗，可以预防更严重且常常致命的肺纤维化并发症[47]。接受高剂量卡莫司汀治疗的患者应接受密切的长期肺部并发症随访，这在儿童时期接受过大剂量卡莫司汀治疗的成人中已经观察到[53]。较不常见的严重毒性包括窦性阻塞综合征、出血性膀胱炎和肾毒性。尽管未进行广泛评估，所有这些组合可能具有足够的免疫抑制作用，以实现异基因移植。洛莫司汀取代卡莫司汀以试图减轻肺部毒性，但却没有明显减少肺部并发症[54]。

卡莫司汀、依托泊苷、阿糖胞苷、环磷酰胺（BEAC）已在恶性淋巴瘤患者的患者中收到广泛评估[55]。以美法仑取代BEAC方案中的环磷酰胺组成的BEAM方案，也已经在恶性淋巴瘤患者中进行了广泛的评估[56]。由于大多数恶性淋巴瘤患者在含环磷酰胺方案后采集外周血造血细胞（peripheral blood hematopoietic cells，PBHCs），因此BEAM方案可能比BEAC方案更具吸引力。此外，美法仑替代环磷酰胺避免了膀胱炎并发症以及对美司钠（2-巯基乙磺酸钠）和（或）膀胱冲洗的需要，使其成为恶性淋巴瘤患者首选的门诊方案。BEAM[57]后行异基因骨髓移植也有报道。

3. 美法仑（表20-1、表20-7）

美法仑是最早开发的化学治疗剂之一，它是一种双功能烷化剂，结合了氮芥和苯丙氨酸的结构[58]。单剂量的美法仑150～240mg/m^2，随后进行自体干细胞输注，已在多发性骨髓瘤和乳腺癌患者中进行了评估，其剂量限制性毒性发生于胃肠道和肝脏[59, 60]。美法仑240mg/m^{2}单药被用作血液系统恶性肿瘤患者接受异基因移植的预处理方案，这些患者接受来自HLA匹配的同胞的异基因移植[61]。含有美法仑的高剂量方案也已被广泛用于乳腺癌、卵巢癌、多发性骨髓瘤或淋巴瘤患者。在多发性骨髓瘤患者进行异基因干细胞移植之前，美法仑100mg/m^{2}已被用作减低强度的预处理方案[62]。氟达拉滨联合美法仑组成减低强度的异基因移植方案[39]。

美法仑单药或与全身放疗联合用于治疗多发性骨髓瘤[63]或白血病的患者。一项随机研究比较了单剂

表20-7 基于美法仑的高剂量化疗方案

文 献	方 案	化 疗	总剂量
[125]	MEL/E	美法仑	140～180mg/m^2
		足叶乙苷	60mg/kg
[126]	MEL/A	美法仑	140mg/m^2
		阿糖胞苷	12g/m^2
[78]	MEL/MITO	美法仑	180mg/m^2
		米托蒽醌	50mg/m^2
[83]	MEL/MITO/CARBO	美法仑	160mg/m^2
		米托蒽醌	50mg/m^2
		卡铂	1400mg/m^2
[127]	MEL/CY/P	美法仑	80mg/m^2
		环磷酰胺	5.6g/m^2
		顺铂	180mg/m^2
[89]	MEL/MITO/TAX	美法仑	180mg/m^2
		米托蒽醌	60～90mg/m^2
		紫杉醇	500～700mg/m^2
[39]	MEL/FLU	美法仑	180mg/m^2
		氟达拉滨	125mg/m^2

量美法仑（200mg/m^2）与减量剂美法仑（140mg/m^2）联合全身放疗用作多发性骨髓瘤的预处理，结果显示单剂量美法仑较后者具有生存优势[63]。因此，单药美法仑是迄今为止骨髓瘤行自体外周血造血干细胞移植最常用的预处理方案。最近已经努力改进美法仑单一疗法，包括使用帕利夫明或氨磷汀作为细胞保护药物[64, 65]，将美法仑剂量增加至 280mg/m^2，或者联合应用硼替佐米与美法仑 200mg/m^2[66]。

美法仑被纳入在表 20-5 和表 20-6 中列出的几种基于白消安和卡莫司汀的方案中，表 20-7 总结了包括美法仑的其他清髓性预处理方案。美法仑常与卡莫司汀（BEAM）联合使用，这是一种用于恶性淋巴瘤患者的方案[56]。在异基因移植方案中，通过用苯达莫司汀替代卡莫司汀[67]，或将氟达拉滨和全身放疗加入 BEAM 方案，对 BEAM 进行改良[68]。

（二）塞替派（表 20-1、表 20-2）

塞替派因其抗肿瘤特性在 20 世纪 50 年代首次被认可，但由于严重的骨髓抑制，它仅在乳腺癌和卵巢癌中少量使用。塞替派及其主要代谢物 TEPA（N- 三乙烯基磷酰胺）在体外均对肿瘤细胞系具有活性。TEPA 的血浆半衰期远远长于塞替派，是导致临床毒性的主要成分。塞替派能穿过血脑屏障，可用于治疗中枢神经系统疾病。它还具有一定的免疫抑制作用，已用于去除 T 细胞的异基因造血干细胞移植，以减少移植物排斥。在干细胞支持下，塞替派单药的最大耐受剂量约为 1100mg/m^2。该药的剂量限制性毒性是中枢神经系统、胃肠道、肝脏和皮肤[69]。

塞替派被纳入表 20-5 至表 20-7 中概述的几种上述基于白消安、卡莫司汀和美法仑的方案中，表 20-8 总结了包括高剂量塞替派的其他方案。

五、非清髓性药物以及干细胞支持下最大耐受剂量未知的药物

（一）环磷酰胺（表 20-1）

环磷酰胺单药最初用于再生障碍性贫血和恶性血液肿瘤患者，促进异基因移植物的植入，但对于恶性疾病患者会联合全身放疗或化疗药物。然而，环磷酰胺联合或不联合 ATG，仍然是再生障碍性贫血患者异基因移植前最常用的免疫抑制方案。环磷酰胺联合低剂量的全身放疗（2 ～ 5Gy）作为再生障碍性贫血的预处理方案，以增加免疫抑制并减少移植物排斥发生[70]。环磷酰胺具有很强的免疫抑制作用，但不是清髓性药物，因为其剂量限制性毒性是出血性心肌炎。环磷酰胺单药的最大耐受剂量约为 200mg/kg，此剂量或更高剂量对骨髓输注的生存率没有影响[71]。干细胞由于表达高水平的醛脱氢酶，被认为对环磷酰胺具有抗性。剂量 120 ～ 200mg/kg 的环磷酰胺主要不良反应是出血性膀胱炎，可通过膀胱冲洗或美司钠的给药而缓解。尽管出血性心肌炎是一种剂量限制性毒性，但环磷酰胺还可暂时影响心脏功能，导致充血性心力衰竭，这通常首先通过心电图上的低电压注意到。环磷酰胺及其异构体异环磷酰胺已广泛用于大多数肿瘤行造血干细胞移植治疗时的高剂量化疗方案。

（二）异环磷酰胺（表 20-1）

异环磷酰胺是环磷酰胺的一种结构异构体，已经替代环磷酰胺在高剂量方案中序贯自体干细胞移植中进行了评估。然而，与环磷酰胺相似，即使给予高剂量的异环磷酰胺，造血毒性也非剂量限制性[72]。异环磷酰胺的最大耐受剂量为 18 ～ 20g/m^2，其剂量限制性毒性为肾、膀胱和神经系统，出现嗜睡、意识模糊和癫痫发作。采用美司钠用于膀胱保护。异环磷酰胺经常与卡铂和依托泊苷（ICE）联合用于治疗淋

表 20-8　基于塞替派的高剂量方案

文　献	方　案	化　疗	总剂量
[128]	STAMP V CTCb	塞替派	500mg/m^2
		环磷酰胺	6g/m^2
		卡铂	800mg/m^2
[129]	TTCYMITO	塞替派	675mg/m^2
		环磷酰胺	7.5g/m^2
		米托蒽醌	60mg/m^2
[77]	TIMITO	塞替派	1.2g/m^2
		米托蒽醌	90mg/m^2
[130]	CYTT	塞替派	700mg/m^2
		环磷酰胺	7g/m^2
[89]	CYTTP	塞替派	600mg/m^2
		顺铂	40mg/m^2
		环磷酰胺	3.75g/m^2

巴瘤，但这种方案不一定需要造血干细胞移植[73]。

（三）依托泊苷（表 20-1、表 20-9）

依托泊苷是鬼臼毒素的半合成衍生物。它似乎通过稳定拓扑异构酶Ⅱ-DNA 复合物起作用，导致 DNA 断裂和细胞周期阻滞。与烷化剂联合使用，可通过这种作用机制促进协同细胞杀伤[37]。在有干细胞支持时，依托泊苷单药的最大耐受剂量约为 2400mg/m^2。尽管依托泊苷具有显著的骨髓毒性，但其剂量限制性毒性主要是胃肠道。在有骨髓支持的Ⅰ期研究中，外周血细胞计数的恢复速度与依托泊苷剂量无关，并且比含全身放疗的方案恢复更快[74]。

依托泊苷通常与全身放疗[75]一起用于表 20-6 和表 20-7 中列出的方案，表 20-9 概括了其他方案。目前尚不清楚表 20-9 中的任何方案是否应用于造血干细胞移植。白消安已与依托泊苷联合使用（表 20-5），组成一种独特的 HDT 方案，该方案在急性白血病患者中特别有效[37]，其主要剂量限制毒性是胃肠道和肺。

（四）氟达拉滨

氟达拉滨是一种嘌呤类似物，由于它具有极强的免疫抑制能力，在低强度方案中促进植入，已广泛被用于非清髓性移植方案。最近，氟达拉滨已取代环磷酰胺，加入到清髓剂量的白消安中，作为环磷酰胺的替代品，组成毒性相对较低的高强度方案[44]。氟达拉滨和亚清髓剂量的美法仑也被用作异基因移植的预处理方案[39]。

表 20-9　基于依托泊苷的高剂量方案

文　献	方　案	化　疗	总剂量
[73]	ICE	异环磷酰胺	16g/m^2
		卡铂	1.8g/m^2
		足叶乙苷	1.5g/m^2
[77]	ICE	异环磷酰胺	20g/m^2
		卡铂	1.8g/m^2
		足叶乙苷	3g/m^2
[131]	CEP	环磷酰胺	4.5 ～ 5.25g/m^2
		足叶乙苷	750 ～ 1200mg/m^2
		顺铂	120 ～ 180mg/m^2
[79]		多柔比星	165mg/m^2
		足叶乙苷	60mg/kg
		环磷酰胺	100mg/kg

（五）米托蒽醌（表 20-1、表 20-7）和多柔比星（表 20-9）

米托蒽醌已被用于各种高剂量方案，但其在有干细胞支持时的最大耐受剂量尚无报道[76]。米托蒽醌在转移性乳腺癌患者的单药剂量递增试验受到心脏毒性限制，且反应率方面令人失望。高剂量联合方案中米托蒽醌的最高剂量为 90mg/m^2，联合塞替派 1200mg/m^2[77]。

包括米托蒽醌的方案列于表 20-7、表 20-8。一项研究中，尽管应用了美司钠，递增的米托蒽醌联合环磷酰胺 7g/m^2，导致不可接受的出血性膀胱炎。最后研究人员用美法仑代替环磷酰胺[78]。

与之类似，多柔比星（一种与米托蒽醌结构相关的化合物）与依托泊苷和环磷酰胺联合用作乳腺癌患者的高剂量方案[79]。多柔比星的最大耐受剂量为 165mg/m^2，剂量限制性毒性是黏膜炎。目前尚不清楚在需要干细胞支持的高剂量方案中米托蒽醌或多柔比星的用法，并且尚未确定这种基于蒽环类的方案是否比基于烷化剂的组合更有效。任何类型的高剂量方案对高风险或转移性乳腺癌患者是否有效存在重大争议。

（六）顺铂（表 20-1）

顺铂作为造血干细胞移植单药物的最大耐受剂量尚未报道，组合方案中顺铂的最高剂量为 300mg/m^2，联合依托泊苷 60mg/kg 和环磷酰胺 100mg/kg[80]。

包含顺铂的方案列于表 20-6 至表 20-9。尽管顺铂单药剂使用时受肾毒性和耳毒性的限制，当与其他药物联合使用时，顺铂的剂量不超 200mg/m^2，并且充分的水化通常可以避免肾功能异常。

（七）卡铂（表 20-1）

卡铂在造血干细胞移植中的最大耐受剂量约为 2000mg/m^2，限制性毒性主要在肝肾[81]。常规剂量的卡铂通常根据肾功能的公式给出。但是，Shea 等应用 375 ～ 2400mg/m^2 的卡铂，发现剂量与 AUC 的直接相关性，表明高剂量可以根据体表面积给予。卡铂也与依托泊苷、环磷酰胺和递增剂量的全身放疗（10 ～ 12.9Gy）联合用于治疗各种血液系统恶性肿瘤[82]。在一项研究中，卡铂以 1000 ～ 1600mg/m^2 的剂量与高剂量的美法仑和米托蒽醌联合给药。在对该研究的回顾性分析中，通过 Calvert 公式给药比使用体表面积给药更能预测 3 ～ 4 级毒性。这些数据表明，卡铂与美法仑（160mg/m^2）和米托蒽醌（50mg/m^2）联合外周血造血干细胞输注，卡铂的 AUC 为 20mg/（ml • min）而非 1400mg/m^2 会降低 3 ～ 4 级方案相关毒性[83]。

包括卡铂在内的高剂量化疗方案列于表 20–7 至表 20–9 中。一项 Ⅰ ～ Ⅱ 期试验确定，卡铂和环磷酰胺一起给药的最大耐受剂量分别为 1.8 和 6.0g/m^2[84]。联合环磷酰胺（120mg/m^2）和米托蒽醌（75mg/m^2）的卡铂（1500mg/m^2）似乎是治疗卵巢癌患者的一种有效方案[85]。卡铂、依托泊苷和紫杉醇或塞替派的组合与造血干细胞移植支持一起用于治疗生殖细胞肿瘤[86]。

（八）阿糖胞苷（表 20–1）

阿糖胞苷是一种细胞周期特异性抗肿瘤药，作用于 S 期细胞。尽管其作用机制尚不完全清楚，但据信其代谢产物阿糖胞苷三磷酸可抑制 DNA 聚合酶。当掺入 DNA 中时，它还可以起到假底物的作用。阿糖胞苷单药用于造血干细胞移植时，其最大耐受剂量尚未确定。然而，当与其他高剂量药物联用时，阿糖胞苷常以每 12h 3g/m^2 的剂量给药，共给药 4 ～ 12 次[87]。如表 20–6 和表 20–7 所示，阿糖胞苷 12 ～ 36g/m^2 包括在用于治疗血液恶性肿瘤患者的几种方案中。

（九）紫杉醇

紫杉醇是一种抗微管药物，可促进微管蛋白二聚体合成微管，并通过阻止解聚作用来稳定微管。该稳定作用抑制了微管重构，阻碍有丝分裂的进程。在一项包含 5.6mg/m^2 环磷酰胺和 165mg/m^2 顺铂的方案中，紫杉醇 775mg/m^2 已被用于替代卡莫司汀[88]。紫杉醇 500 ～ 700mg/m^2 与美法仑（180mg/m^2）和米托蒽醌（60 ～ 90mg/m^2）联合，用于晚期卵巢癌患者（表 20–8）[89]。紫杉醇 150 ～ 775mg/m^2 也与多柔比星（165mg/m^2）和环磷酰胺（100mg/kg）合用于晚期乳腺癌患者[90]。

六、大剂量全身放疗方案

（一）全身放疗 + 环磷酰胺（表 20–2）

环磷酰胺与全身放疗的使用基于经验观察。最初在 1970 年，全身放疗之前给予环磷酰胺（120mg/kg），用于接受同基因骨髓移植的进展期淋巴瘤患者，以避免肿瘤溶解和急性肾功能衰竭，后者在 10Gy 单剂量全身放疗中已经出现过。在接受异基因或同基因骨髓移植的患者中，全身放疗之前常规给予环磷酰胺与单独全身放疗相比，并没有观察到明显的过量毒性，因此已成为许多移植中心广泛使用的“标准方案”。尽管有研究在此基础上增加或者用其他药物替代环磷酰胺（表 20–4），在过去 20 年中试验的大部分全身放疗方案在放疗之前或之后应用环磷酰胺。已经评估了多种全身放疗方案以试图确定最佳剂量和方案。表 20–2 总结了几种不同全身放疗方案和环磷酰胺 120mg/kg（由剂量率为 5 ～ 10cGy/min 的 ^{60}Co 源提供）联合使用时的最大耐受剂量。

（二）涉及不同全身放疗方案的随机试验（表 20–3）

缺乏评估不同全身放疗方案的随机对照试验（第 22 章）。Seattle 骨髓移植团队报道的三项试验总结在表 20–3[4, 10, 91] 中。

（三）全身放疗联合环磷酰胺以外的药物（表 20–4）

除了环磷酰胺之外与全身放疗联合的其他药物如表 20–4 所示，由于尚未进行随机对照试验，没有证据表明这些药物在给予全身放疗时优于环磷酰胺。当白沙安替代环磷酰胺联合 12Gy 全身放疗作为 MDS 患者的异基因移植预处理时，毒性相当大，第 100 天非复发死亡率为 38%[92]。对国际骨髓移植登记处登记的患者进行的一项大型回顾性分析比较了两种异基因移植方案的结果，这些方案用于第一次完全缓解期或第二次完全缓解期急性髓系白血病的移植[93]。所有 502 名患者接受了清髓剂量的全身放疗，联合环磷酰胺（n = 298）或依托泊苷（n = 204）。两种治疗方案在第一次完全缓解期患者之间的结果无差异；然而，对于第二次完全缓解期患者，依托泊苷与任何全身放疗剂量联合的方案与环磷酰胺和低于 13Gy 的第二次完全缓解联合的方案相比，前者的复发和死亡风险都较低。

（四）环磷酰胺和全身放疗联合其他药物（表 20–4）

其他药剂已与环磷酰胺和全身放疗联合使用，如表 20–5 所示。Ⅱ 期试验表明，许多这些组合可能比环磷酰胺 / 全身放疗具有更好的治疗效果，但这些方案都没有进行随机对照研究。

七、高剂量化疗与高剂量化放疗（表 20-10）

相对较少的研究将化疗与基于全身放疗的方案进行比较。两项随机试验证明了白消安 / 环磷酰胺和环磷酰胺 / 全身放疗在慢性期慢性髓系白血病患者的 HLA 相合异基因移植中是等效的[94, 95]。一项研究表明，由于复发率较低，环磷酰胺 / 全身放疗方案在接受 HLA 相合的急性髓系白血病移植中具有优势[96]。西南肿瘤学组比较了白消安 / 环磷酰胺与依托泊苷 / 全身放疗在 122 例晚期急性白血病或慢性髓系白血病非首次慢性期患者中行全相合异基因移植的结果。两组方案患者在毒性、急性 GVHD、生存或无病生存方面均无显著差异[97]。Horning 等报道的非随机试验的分析显示，全身放疗联合依托泊苷和 CBV 在行自体移植的淋巴瘤患者中是等效的[98]。对于接受自体造血干细胞移植治疗的霍奇金病患者，对卡莫司汀 / 依托泊苷 / 环磷酰胺方案或全身放疗 / 依托泊苷 / 环磷酰胺方案的回顾性分析提示结果无差异[99]。一项类似的非随机分析了 381 例急性髓系白血病患者在第一次完全缓解期期间接受异基因造血干细胞移植，发现白消安 / 环磷酰胺与环磷酰胺 / 全身放疗方案的存活率无差异，但环磷酰胺 / 全身放疗复发风险较低[100]。在行异基因造血干细胞移植的儿童急性淋巴细胞白血病中的一项小型随机试验表明，白消安 / 依托泊苷 / 环磷酰胺无事件生存劣于全身放疗 / 依托泊苷 / 环磷酰胺方案[101]。另一项高危儿童急性淋巴细胞白血病行异基因造血干细胞移植的试验中，高剂量阿糖胞苷、美法仑和白消安与分次全身放疗治疗相比，白消安的长期不良反应较少[102]。在多发性骨髓瘤中，一项随机研究比较了美法仑 200mg/m^2 与美法仑 140mg/m^2 联合 8Gy 全身放疗方案，结果显示两组无事件生存率相似，但美法仑单药组 45 个月总生存率为 66%，优于美法仑联合全身放疗组的 46%[63]。

改良的全身放疗方案

由于与外束全身放疗相关的非靶器官具有相当大的毒性，因此对应用全身放疗改良技术引起了广泛兴趣。在一种早期方法中，外束全身放疗给予 90% 肺屏蔽，然后电子束放疗胸廓，以提供均匀剂量的辐射到所有骨髓区域。这项改良全身放疗在一项Ⅰ期试验中，用于骨恶性肿瘤串联第 2 次移植的预处理[13]。该试验中的最大耐受剂量为 13.5Gy。另一项试验结合改良 TBI（9Gy）与白消安（12mg/kg）和环磷酰胺（120mg/kg）治疗 89 例多发性骨髓瘤患者[103]，移植相关死亡率为 2%，完全缓解率为 48%。

最近，已经有使用图像引导断层调强的辐射设备的研究，该设备不需要器官屏蔽。使用该设备进

表 20-10　基于白消安 / 环磷酰胺和全身放疗 ± 依托泊苷 ± 环磷酰胺的随机研究

文　献	诊　断	方　案	例　数	生　存	复　发	无事件生存
[96]	AML	BU/CY	51	0.51	0.34	0.47
		CY/TBI	50	0.75	0.14	0.72
[95]	CML	BU/CY	65	0.61	0.44	0.59
		CY/TBI	55	0.63	0.11	0.55
[94]	CML	BU/CY	73	0.80	0.13	0.68
		CY/TBI	69	0.80	0.13	0.71
[132]	“进展期”白血病	BU/CY	61	0.30	NR	0.20
		VP-16/TBI	61	0.30	NR	0.20
[101]	ALL（儿童）	TBI/VP16/CY	22	0.45	NR	0.58
		BU/VP16/CY	21		NR	0.29

AML. 急性髓系白血病；CML. 慢性髓系白血病；ALL. 急性淋巴细胞白血病

行剂量测定的模拟表明，非靶器官的中位剂量减少了 1.7 ～ 7.5 倍 [104]。此外，这种方法可以使骨骼等靶向器官的全身放疗剂量显著升高至 20Gy。

八、使用靶向放射性同位素进行清髓

使用放射免疫疗法替代外部光束传递辐射的一些替代方案将在第 23 章中详细讨论。一种提高移植预处理方案治愈率，同时降低对正常器官毒性的方法是用靶向放射治疗取代或增加非特异性外束全身放疗。与外束全身放疗相比，放射性标记的单克隆抗体有可能在肿瘤部位聚焦更高剂量的辐射，并使正常器官暴露于较低剂量的辐射。最近对这些技术已经在多发性骨髓瘤、恶性淋巴瘤和急性髓系白血病的患者中进行过评估。

（一）趋骨放射性同位素

选择性地与骨骼结合的同位素 ^{90}Y（钇 -90）[105]，或者当与趋骨化合物结合时，对于患有骨或骨髓来源恶性肿瘤患者的靶向放射是很有吸引力的方法。很少有研究使用放射性同位素进行清髓。Bayouth 等在多发性骨髓瘤患者中进行了 Ⅰ 期试验，采用 ^{166}Ho（钬 -166）与趋骨同位素 1，4，7，10- 四氮杂环十二烷 -1，4，7，10- 四亚甲基膦酸（DOTMP）螯合。对于 6 名患者，递送至骨髓的辐射的总剂量范围为 7.9 ～ 41.4Gy，并且在 2 名患者中实现了需要输注干细胞的清髓。在多个多中心 Ⅰ ～ Ⅱ 期试验中，多发性骨髓瘤患者的队列接受增加剂量的 ^{166}Ho-DOTMP，旨在向骨髓递送 20Gy、30Gy 或 40Gy 的剂量。其次是高剂量美法仑 140 ～ 200mg/m^2，外全身放疗（部分患者）和外周血造血祖细胞回输 [106]。最初的 60 天内没有发生 3 ～ 4 级非血液学毒性。60 天后，一个中心报道严重出血性膀胱炎的病例，患者未进行膀胱冲洗。7 名骨髓接受超过 30Gy（或 2400mCi 剂量）的患者组报道了晚期血栓性微血管病，完全缓解率为 35%，中位总生存期超过 24 个月。由于这些试验中有 2/3 患者患有复发或难治性疾病，因此这一缓解率高于单用美法仑所预期的缓解率。

另一个趋骨放射同位素 ^{153}Sm（钐 -153），beta 能量低于 ^{166}Ho，与一种四磷酸盐螯合物乙二胺四亚甲基磷脂酸酯的连接物用于 46 例美法仑 200mg/m^2 预处理序贯以自体移植的骨髓瘤患者中。患者接受个体化剂量的 ^{153}Sm 以达到 40Gy 的骨髓放疗剂量。该治疗耐受良好，与 102 例接受美法仑 200mg/m^2 单药治疗的患者相比，疗效较单用美法仑的预期更好 [107]。趋骨同位素的意义应在未来几年内进一步扩展，可能成为骨髓相关恶性疾病的主要治疗方式。

（二）外周血造血细胞支持下的序贯方案

最近才开始研究更频繁地进行串联高剂量疗程或多重较低强度治疗以替代单次高剂量清髓的概念。部分团队采用高剂量美法仑 200mg/m^2 或美法仑和全身放疗的串联疗程，然后自体干细胞输注用于治疗多发性骨髓瘤患者。美法仑的串联疗程在多发性骨髓瘤患者中的完全缓解率达 44%。在多发性骨髓瘤单次对照双次强化治疗的几项前瞻性随机试验已经进行了报道 [108, 109]。这些试验在第一个疗程中使用美法仑 140 ～ 200mg/m^2，在第二个疗程中使用美法仑 + 全身放疗或白消安。有一项试验显示串联方法具有生存优势，而第二项研究显示存活率相当，但两项试验都发现串联方法具有更好的完全反应率和无事件生存。

环磷酰胺、依托泊苷、美法仑、塞替派和全身放疗的高剂量放化疗的串联疗程已用于治疗Ⅳ期神经母细胞瘤患儿 [110]。紫杉醇、卡铂联合依托泊苷或异环磷酰胺串联疗程用于自体造血干细胞移植，治疗复发的生殖细胞肿瘤 [111]。串联自体移植，美法仑（150mg/m^2）联合 CBV 用于第 1 疗程，全身放疗 / 环磷酰胺 / 依托泊苷用于第 2 疗程，已被用于治疗原发难治或复发霍奇金淋巴瘤患者 [112]。尚待确定这类方法是否优于单一高剂量清髓性方案。

（三）应用非清髓性方案的异基因移植

越来越多证据表明，亚致死剂量的全身放疗或化疗和免疫抑制药物可以实现稳定的供者嵌合状态。在不引起移植相关死亡的情况下，稳定的部分嵌合对于患非恶性疾病（例如地中海贫血或镰状细胞贫血症）的患者是有益的。恶性肿瘤患者通常年龄较大，不适合高剂量方案；或者具有器官功能障碍的年轻患者，在异基因移植之前无法耐受强化方案。然而，与非恶性疾病相比，异基因移植成功治疗癌症显然需要完全供者植入，以发挥 GVL 效应。开发实现供者嵌合的无毒方法非常有意义，然后可以利用供者淋巴细胞进行移植后免疫治疗，寄希望于后者能发挥充分的抗白血病效应。非清髓性异基因移植策略将在第 21 章中详细讨论。

九、结论

由于许多接受造血干细胞移植的患者复发可能性相对较高，因此有必要进一步开发新的治疗方案。然而，可以预测的是，确定更有效的治疗方案仍存在困难。治疗方案疗效的改善预计很小且难以测量，并且需要对大量患者进行研究。仍然非常需要对照试验来评估特定治疗方案对特定患者组的有效性。只有拥有大量患者的中心或研究协作组才能成功进行必要的试验，以证实特定治疗方案的有效性。为了使高剂量治疗和外周血造血细胞支持普遍可用，该程序将能以低剂量、低死亡率和最低发病率在门诊患者中应用。为了在不牺牲疗效的前提下实现这一目标，可能必须使用能保护患者免受方案相关毒性对正常非造血组织损伤的药物。此外，利用靶向放射性同位素的研究可以允许进一步提高对肿瘤组织剂量强度，而不影响非受累的器官。

第21章 减低强度的异基因移植方案
Reduced-intensity Allogeneic Transplantation Regimens

Brenda M. Sandmaier　Rainer Storb　著
戴海萍　译
陈　佳　韩　悦　陈子兴　校

一、概述

异基因造血干细胞移植在恶性和非恶性血液病的治疗中具有重要作用。成功的异基因造血干细胞移植必须克服两个免疫障碍：移植物抗宿主和宿主抗移植物反应。克服这种双向屏障的传统策略依赖于三个要素。首先，提供强化预处理方案，其具有免疫消除和根除疾病的双重目的，由超致死剂量的辐射和（或）化学疗法组成。其次，给予供者造血细胞以使患者免于致死性骨髓抑制。最后，T细胞清除或移植后免疫抑制用于控制GVHD，并建立长期移植物－宿主免疫耐受。

预处理方案相关毒性是限制高剂量造血干细胞移植应用的主要因素。毒性包括全血细胞减少，使患者面临危及生命的感染，以及肝脏、肾脏和肺损害，这可能会限制控制GVHD必需的免疫抑制药的用量。基于这些原因，高剂量异基因造血干细胞移植已在专门的医院病房中进行，并且在大多数移植中心，它们的应用仅限于相对年轻的患者。

临床造血干细胞移植的早期阶段，增加预处理剂量是清除恶性肿瘤的唯一方法这一观点受到质疑。20世纪70年代末和80年代初期的研究结果注意到移植物抗肿瘤的影响，有证据表明伴有急性或慢性GVHD的患者的无复发生存率更高[1-6]。支持移植物抗肿瘤效应的其他证据包括在异基因移植[6]、自体移植[7, 8]或同基因移植中[9]，接受未去除T细胞的复发率低于去除T细胞的异基因造血干细胞移植。在异基因造血干细胞移植后复发的患者中，供者淋巴细胞输注可诱导持续缓解[10-15]。从这些观察结果提出这样的假设，即移植物抗肿瘤效应能用于高龄或医学上无法耐受高剂量预处理方案的患者。因此，几组研究人员开发了减低强度的方案，使方案相关的毒性最小化并依赖于移植物抗肿瘤治疗本病。

最低强度方案依赖于移植前和移植后的免疫抑制来保障异基因移植物植入。重要的是要记住，当移植物跨越次要组织相容性屏障时，宿主抗移植物和移植物抗宿主反应分别由宿主和供者来源的T细胞介导。从这些事实可以得出这样的假设，即宿主抗移植物反应在某种程度上可以通过新型有效的药剂控制，同时有助于控制GVHD。因此，先前用于治疗宿主抗移植物的大部分高剂量毒性移植前治疗，可以用相对非毒性的免疫抑制来代替。一旦植入，移植物将通过亚临床移植物抗宿主反应产生骨髓空间，为达此目的并不需要细胞毒性和清髓性剂量的全身放疗或白消安。理想状态下，宿主抗移植物和移植物抗宿主反应的控制导致移植物－宿主互相耐受和初始供受者造血混合嵌合体。尽管混合嵌合可能会纠正某些遗传疾病表型表达，但在血液系统恶性肿瘤患者中，可能需要完全供者嵌合体通过移植物抗肿瘤效应来控制本病。因此，可以设计新的移植方案，比高剂量方案更安全，并有可能在门诊治疗中使用而非住院病房。本章讨论血液系统恶性肿瘤应用减低强度预处理的临床研究结果，包括作为其基础的临床前研究。

二、临床前研究

我们在犬模型中开发了一种最小强度的移植方案，该模型在犬白细胞抗原相合的造血干细胞移植前使用小剂量的全身放疗（2Gy），造血干细胞移植后应用霉酚酸酯和环孢素协同免疫抑制[16]。如此治疗的大多数犬表现出持续的移植物植入。当以西罗莫司取代霉酚酸酯时获得了类似的结果[17]。在其他研究中，我们针对颈部、胸部和上腹部淋巴结区，以4.5Gy照射剂量取代2Gy全身放疗，观察到非照射的骨髓和淋巴结区域持续的异基因移植物植入，这表明供体T细胞能够创造骨髓空间以供移植物归巢[18]。

基于临床前犬类研究，我们成功地将最小强度方案引入临床移植，在HLA相合的移植之前使用2Gy的全身放疗 ± 氟达拉滨，移植后采用霉酚酸酯以及钙调蛋白抑制药。后文将讨论该方法的临床结果。

犬科动物模型的进一步工作旨在以放射性标记的单克隆抗体取代2Gy全身放疗。我们研究了用α射线放射性核素^{213}Bi（铋–213）或^{211}At（砹–211）进行放射免疫治疗是否可以替代低剂量全身放疗。α射线作为用于靶向造血细胞的β–射线放射性核素的替代物很有吸引力，因为它们的高能量仅沉积在几个细胞直径（40～70μm）上，产生相对很高的生物学效应，并且保护周围的正常组织。我们之前已经在犬模型中证明，在没有其他预处理的情况下，用^{213}Bi标记的抗全造血细胞的抗CD45和特异性抗TCR的αβ单克隆抗体可实现犬白细胞抗原相合骨髓的稳定植入[19–21]。我们无法将这些研究转化为临床，因为^{213}Bi的母体——^{225}Ac（锕–225）其数量不足以扩大到人类患者试验的规模，且同位素的成本令人望而却步，而其半衰期（46min）非常短暂。因此，我们研究了^{211}At的α射线，因为其价格明显便宜，而其7.2h的更长半衰期特别有吸引力，有助于更好地靶向包括免疫细胞在内的造血细胞。我们的小鼠研究发现，^{211}At标记的抗–CD45单克隆抗体对造血细胞的清髓效果和毒性而言，比^{213}Bi更有效[22]。狗的毒性剂量研究已完成，并应用^{211}At标记的抗CD45单克隆抗体成功建立了犬白细胞抗原相合的骨髓移植物[23]。使用^{211}At标记的抗TCRαβ单克隆抗体的研究已经开始，初步结果令人鼓舞。以这种方式选择性清除T细胞或所有有核造血细胞，移植毒性将非常低，因而适用于非恶性和恶性血液病患者。此外，针对造血标记物CD45的单克隆抗体可用于具有MHC不合供者的患者，因其额外的宿主免疫细胞，例如NK细胞，在移植物排斥中起主要作用。

根据小鼠和大型动物模型的结果，β射线放射性核素的临床研究正在患者的临床试验中进行（见第23章）。正在进行的α射线的临床前研究数据将使我们能够改进未来患者的治疗方法。

三、临床结果

几组研究人员已经探索了采用各种方案行减低强度造血干细胞移植的可行性，以尽量减少毒性，同时利用移植物抗肿瘤效应。图21–1从免疫抑制和骨髓抑制效应的范围概述了常用的方案。在某些情况下，被选作预处理的药物已被证实具有控制靶向疾病的抗肿瘤活性，有待其移植物抗肿瘤效应发挥作用。采用最低强度的骨髓抑制方案，通过创新的移植后免疫抑制确保植入，该免疫抑制也能治疗GVHD，对疾病的控制更依赖于移植物抗肿瘤效应。减低强度方案的其他差别包括骨髓抑制的深度和建立完全供者嵌合状态的时间点。在含有更强骨髓抑制药化疗的减低强度方案中，受者在移植物功能作用之前毫无例外会合并严重骨髓低增生，通常会快速获得完全的供者植入。相比之下，骨髓抑制较轻治疗方案的受者在恢复期之前外周血细胞计数仅中度下降，所有患者最初表现为供受者造血细胞混合嵌合，可能需要6～12个月才能达到供者完全植入。

为了能在不同移植中心之间进行科学交流，同时研究比较采用的不同方案，需要定义什么是减低强度的预处理方案。在2006年的Tandem会议上，CIBMTR召开一次研讨会，以帮助确定减低强度预处理方案并达成以下标准的共识方案：①全身放疗单次给予，剂量≤5Gy；或全身放疗分次给予，剂量≤8Gy；②白消安剂量＜9mg/kg；③美法仑剂量＜140mg/m^2；④塞替派剂量≤10mg/kg[24]。随后，尝试将治疗方案进一步细分为非清髓方案，其具有引起最低程度血细胞减少的特征，也可以在无干细胞支持的情况下给予[25]。然而，该领域在操作上已

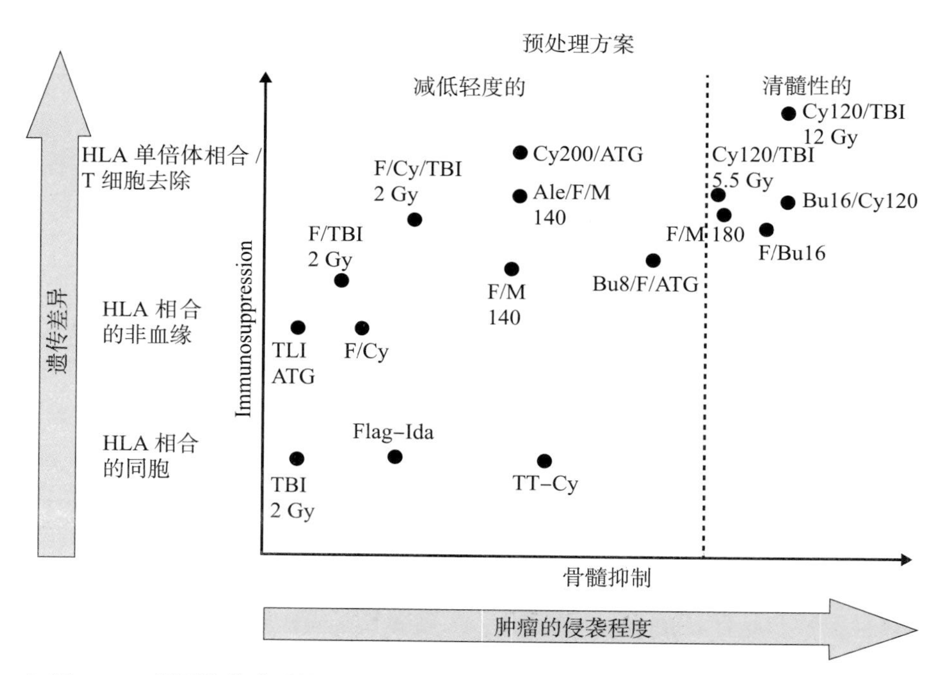

▲ **图 21–1　常用的非清髓性或减低强度预处理方案与其免疫抑制和骨髓抑制力度有关**

Ale. 阿仑单抗；ATG. 抗胸腺细胞球蛋白；Bu8. 白消安 8mg/kg；Bu16. 白消安 16mg/kg；Cy. 环磷酰胺；Cy120. 环磷酰胺 120mg/kg；Cy200. 环磷酰胺 200mg/kg；F. 氟达拉滨；Flag–Ida. 氟达拉滨 / 阿糖胞苷 / 伊达比星；M. 美法仑；M 140. 美法仑 140mg/m²；M 180. 美法仑 180mg/m²；TBI. 全身放疗；TLI. 全淋巴放疗；TT. 塞替派（引自 Storb 等，2001 [110]。经美国血液学学会许可转载）

将“非清髓性”方案与其他减低强度的方案作为一组进行。

不同减低强度预处理方案之间的比较优势可能取决于潜在的疾病、疾病的阶段和患者的临床状态。在被认为对移植物抗肿瘤效应更敏感的疾病，如慢性髓系白血病、慢性淋巴细胞白血病、骨髓增生性疾病和低度恶性淋巴瘤（包括套细胞淋巴瘤），免疫抑制方案可足以确保植入，因为有充分的时间让移植物抗肿瘤效应慢慢起效。在快速进展性疾病或移植物抗肿瘤效力较低，不能先于肿瘤进展的疾病中，例如高级别恶性淋巴瘤、霍奇金淋巴瘤和非第一次完全缓解状态的急性白血病，可能需要一定强度的降细胞治疗以尽量减少肿瘤负荷。在本章中，我们将讨论减低强度移植的策略最初的结果和目前的方法，并侧重于最低限度的骨髓抑制性全身放疗为基础的治疗方案。

（一）人类白细胞抗原相合的亲缘造血干细胞移植

尽管许多减低强度造血干细胞移植的研究已经在无法耐受高剂量预处理方案的老年人和体弱的患者中进行，一些研究也纳入了年轻患者，按照高强度方案的纳入标准，他们有资格接受的高剂量移植。这些患者选择上的差异通常会产生治疗方案之间的有意义的比较。表 21–1 概述了目前正在使用的减低预处理方案的初步文献。

在 Houston，Texas 的 M.D. Anderson 癌症中心进行的初步研究，采用基于嘌呤核苷类似物的方案治疗髓系和淋系肿瘤。Giralt 等 [26] 以氟达拉滨联合伊达比星和阿糖胞苷或美法仑，或克拉屈滨联合阿糖胞苷，用于急性髓系白血病或 MDS 患者行 HLA 全相合或一个 HLA 抗原位点不合的同胞造血干细胞移植。在接受治疗的 15 名患者中，4 名未能植入，且在 HCT 之前发生了 1 例治疗相关死亡。同样来自 M.D. Anderson 癌症中心的 Khouri 等 [27]，采用氟达拉滨 / 环磷酰胺或氟达拉滨 / 阿糖胞苷 / 顺铂方案治疗了 15 例淋系肿瘤患者。11 例获得稳定植入，其中 8 例获得完全缓解，有 3 例非复发死亡。

Giralt 等 [28] 随后报道了一项美法仑联合嘌呤类似物（氟达拉滨或克拉屈滨）治疗血液肿瘤的研究。鉴于高剂量美法仑具有更强的抗肿瘤作用，以及观察到嘌呤类似物在烷化剂诱导 DNA 损伤后可抑制 DNA 修复，推测这些药物组合具有增强获得缓解的能力。86 例患者中有 78 例接受氟达拉滨联合大剂量美法仑治疗，8 例接受克拉屈滨 / 美法仑治疗。

表 21-1　血液肿瘤患者非清髓性预处理方案

<table>
<tr><th rowspan="2">移植中心[参考文献]</th><th rowspan="2">研究的病例数</th><th rowspan="2">中位年龄（范围，岁）</th><th rowspan="2">供　者</th><th rowspan="2">干细胞来源</th><th rowspan="2">诊　断</th><th rowspan="2">预处理方案</th><th rowspan="2">移植后免疫抑制</th><th rowspan="2">排斥（%）</th><th colspan="2">GVHD*（%）</th><th rowspan="2">结　果</th></tr>
<tr><th>急性Ⅱ～Ⅳ度</th><th>慢　性</th></tr>
<tr><td rowspan="3">Houston [26]</td><td rowspan="3">15</td><td rowspan="3">59（27—71）</td><td>MRD</td><td>PBHC</td><td>AML</td><td>F + I + A</td><td rowspan="3">CSP + MP</td><td rowspan="3">27</td><td rowspan="3">20</td><td rowspan="3">0</td><td>OS：40%</td></tr>
<tr><td rowspan="2">5/6RD</td><td rowspan="2">BM</td><td rowspan="2">MDS</td><td>F + I + M</td><td>DFS：13%</td></tr>
<tr><td>2 - CDA + A</td><td>中位 F/U：100 天</td></tr>
<tr><td rowspan="3">Houston [27]</td><td rowspan="3">15</td><td rowspan="3">55（47—71）</td><td rowspan="3">MRD</td><td>PBHC</td><td>CLL</td><td>F + CY</td><td rowspan="3">±T ± MTX</td><td rowspan="3">27</td><td rowspan="3">7</td><td rowspan="3">12</td><td>OS：47%</td></tr>
<tr><td rowspan="2">BM</td><td rowspan="2">NHL</td><td rowspan="2">F + C + A</td><td>DFS：33%</td></tr>
<tr><td>中位 F/U：180 天</td></tr>
<tr><td rowspan="3">Houston [28]</td><td rowspan="3">86</td><td rowspan="3">52（22—70）</td><td>MURD</td><td>BM</td><td rowspan="3">HM</td><td>F + M</td><td>T + MTX</td><td rowspan="3">2</td><td rowspan="3">40</td><td rowspan="3">24</td><td>2 年 OS：28%</td></tr>
<tr><td>MRD</td><td rowspan="2">PBHC</td><td rowspan="2">2–CDA+M</td><td>T + MP</td><td>2 年 DFS：23%</td></tr>
<tr><td>5/6RD</td><td>CSP + MP</td><td>2 年 NRM：45%</td></tr>
<tr><td rowspan="3">Jerusalem [29]</td><td rowspan="3">26</td><td rowspan="3">34（1—61）</td><td rowspan="3">MRD</td><td rowspan="3">PBHC</td><td>HM</td><td rowspan="3">F+B+ATG</td><td rowspan="3">CSP</td><td rowspan="3">0</td><td rowspan="3">38</td><td rowspan="3">27</td><td>OS：85%</td></tr>
<tr><td rowspan="2">GD</td><td>DFS：81%</td></tr>
<tr><td>中位 F/U：240 天</td></tr>
<tr><td rowspan="3">Jerusalem [30]</td><td rowspan="3">23</td><td rowspan="3">41（13—63）</td><td rowspan="3">MRD</td><td rowspan="3">PBHC</td><td rowspan="3">L</td><td rowspan="3">F+B+ATG</td><td rowspan="3">CSP</td><td rowspan="3">0</td><td rowspan="3">35</td><td rowspan="3">9</td><td>OS：43%</td></tr>
<tr><td>DFS：43%</td></tr>
<tr><td>中位 F/U：675 天</td></tr>
<tr><td rowspan="3">NIH [31]</td><td rowspan="3">15</td><td rowspan="3">50（23—68）</td><td rowspan="3">MRD</td><td rowspan="3">PBHC</td><td>HM</td><td rowspan="3">F+CY</td><td rowspan="3">CSP</td><td rowspan="3">7</td><td rowspan="3">60</td><td rowspan="3">27</td><td>OS：53%</td></tr>
<tr><td rowspan="2">ST</td><td>PFS：53%</td></tr>
<tr><td>中位 F/U：200 天</td></tr>
<tr><td rowspan="3">Boston [32]</td><td rowspan="3">21</td><td rowspan="3">44（22—62）</td><td rowspan="3">MRD</td><td rowspan="3">BM</td><td rowspan="3">HM</td><td rowspan="3">CY+ATG±TI</td><td rowspan="3">CSP</td><td rowspan="3">24</td><td rowspan="3">29</td><td rowspan="3">NA</td><td>OS：52%</td></tr>
<tr><td>DFS：33%</td></tr>
<tr><td>中位 F/U：445 天</td></tr>
</table>

（续表）

移植中心[参考文献]	研究的病例数	中位年龄（范围，岁）	供　者	干细胞来源	诊　断	预处理方案	移植后免疫抑制	排斥（%）	GVHD*（%）		结　果
									急性Ⅱ～Ⅳ度	慢　性	
Seattle [112]	426	55（9—74）	MRD	PBHC	HM	2Gy TBI ± F	CSP + MMF	4	47	50	3 年 OS：51%
							T + MMF				3 年 PFS：38%
Stanford [38]	37	52（28—66）	MRD	PBHC	HM	TLI+ATG	CSP + MMF	16	3	27	OS：73%
			MURD								DFS：62%
											中位 F/U：446 天
London [33]	44	41（18—56）	MRD	PBHC	HM	F+M+alemtuzumab	CSP ± MTX	2	5	2	OS：82%
			MURD	BM							PFS：75%
											中位 F/U：270 天
Freiburg [48]	19	64（60—70）	MRD	PBHC	AML	F+BCNU+M+ATG	CSP + MMF	0	59	65	1 年 OS：68%
			MURD	BM	MDS						1 年 PFS：61%
Baltimore 和 Seattle [43]	68	46（1—71）	Haplo	BM	HM	CY+F+2Gy	Cy + T + MMF	13	35	Cy1：25%	2 年 OS：36%
						TBI				Cy2：5%	2 年 PFS：27%
Jerusalem [45]	16	17（8—48）	MURD	BM	HM	F+B+ATG	CSP	0	44	0	3 年 OS：75%
											3 年 DFS：60%
Dresden [46]	42	47（16—65）	MURD	PBHC	HM	F+B+ATG	CSP + MMF	21	26	38	OS：36%
			MMURD	BM			CSP ± MTX				DFS：26%
											中位 F/U：390 天
London [47]	47	44（18—62）	MURD	BM	HM	F+M+alemtuzumab	CSP	4	21	6	1 年 OS：75.5%
			MMURD								1 年 PFS：61.5%
Leipzig [50]	52	48（6—65）	MURD	BM	HM	2Gy TBI+F	CSP + MMF	12	63	25	OS：35%

（续表）

移植中心[参考文献]	研究的病例数	中位年龄（范围，岁）	供　者	干细胞来源	诊　断	预处理方案	移植后免疫抑制	排斥（%）	GVHD*（%）		结　果
									急性Ⅱ～Ⅳ度	慢　性	
Leipzig [50]	52	48（6—65）	MMURD	PBHC	HM	2Gy TBI+F	CSP + MMF	12	63	25	DFS：25%
											中位 F/U：570 天
Seattle [54]	1092	56（7—75）	MRD	PBHC	HM	2 ～ 4Gy TBI+F	CSP + MMF	4	49	49	5 年 OS：41%
			MURD				T + MMF ± SIR				5 年 PFS：32%
											中位 F/U：5 年

2–CDA. 克拉屈滨；A.Ara–C；AML. 急性髓系白血病；ATG. 抗胸腺细胞球蛋白；B. 白消安；BCNU. 卡莫司汀；BM. 骨髓；C. 顺铂；CLL. 慢性淋巴细胞白血病；CSP. 环孢素；CY. 环磷酰胺；DFS. 无病生存；F. 氟达拉滨；F/U. 随访；GD. 遗传病；Haplo. 半相合的亲缘供者；HM. 血液系统恶性肿瘤；I. 伊达比星；L. 淋巴瘤；M. 美法仑；MDS. 骨髓增生异常综合征；MMF. 霉酚酸酯；MMURD. 不相合的无关供者；MP. 甲泼尼龙；MRD. 相合的亲缘供者；MTX. 甲氨蝶呤；MURD. 相合的非血缘供者；NA. 不适用；NHL. 非霍奇金淋巴瘤；NRM. 非复发死亡；OS. 总体生存；PBHC. 外周血造血细胞；PFS. 无进展生存；RD. 亲缘供者；SIR. 西罗莫司；ST. 实体瘤；T. 他克莫司；TBI. 全身放疗；TI. 胸腺放疗；TLI. 全淋巴放疗 *. 供体淋巴细胞输注前的 GVHD

第 100 天的非复发死亡率（non-relapse mortality，NRM）在氟达拉滨 / 美法仑组为 37%，在克拉屈滨 / 美法仑组为 88%。两种方案都具有足够的免疫抑制，以促进 HLA 相合的无关和亲缘供者，以及一个 HLA 抗原不合的亲缘供者移植物的植入。在 1 年时，首次缓解期或慢性期患者的无病生存率为 57%，未经治疗的首次或第二次复发或晚期缓解期患者的无病生存为 49%。难治性疾病患者中所见的治疗反应提示细胞消减性预处理方法的有益效果。

以色列 Hadassah 大学的 Slavin 等 [29] 使用含氟达拉滨、白消安（8mg/kg）和 ATG 的方案治疗一组年龄较轻的（中位年龄 34 岁，范围 1—61 岁）血液系统恶性肿瘤和遗传疾病患者。采用该方案，所有患者均获得部分或完全供者嵌合，4 例患者发生中度至重度肝窦阻塞综合征，提示该方案仍具有相当的毒性。同一方案用于治疗另外一组经多种治疗过的高危淋巴瘤患者，他们接受 HLA 相合的亲缘或无关供者移植 [30]。同样，患者拥有一致的植入率，在 37 个月时的无病生存率为 40%。国家癌症研究所的 Childs 等 [31] 将环磷酰胺和氟达拉滨联合用于治疗恶性血液病和实体瘤患者。15 例患者中有一例植入失败，2 名患者死于移植相关并发症，并观察到供者 T 细胞的完全嵌合发生在急性 GVHD 出现和疾病进展之前。

波士顿麻省总医院的研究者在 HLA 相合的移植患者中评估了采用环磷酰胺、ATG 和胸腺照射（先前无纵隔放疗史的患者）[32]。20 名可评估患者中有 18 名出现持续混合造血嵌合体。20 名中有 10 名接受预防性供者淋巴细胞输注，以将混合的供者嵌合体转化为完全供者嵌合体，并优化 GVL 效应。接受预防性供者淋巴细胞输注的 8 名患者中有 6 名转为完全供者嵌合状态。移植并发症包括环磷酰胺诱导的心脏毒性。为降低 GVHD 的发生率，在接受 HLA 相合的同胞和无关供者移植患者中，将阿仑单抗（抗 CD52 单克隆抗体）加入氟达拉滨和美法仑预处理中 [33]。43 名可评估患者中有 42 名患者获得持续植入。研究的 31 名患者中有 18 名获得完全供者嵌合，另 13 名患者为混合嵌合。该方案未导致Ⅲ～Ⅳ度急性 GVHD，仅有 2 名患者出现Ⅱ度 GVHD。

尽管与传统的高剂量异基因造血干细胞移植相比，基于化疗的减低强度方案的毒性显著减少，但患者仍然经历了严重的全血细胞减少症，大多数患者需要的住院时间与高剂量移植相似。为进一步减少与方案相关的毒性，从而在门诊患者中进行异基因造血干细胞移植，在多中心临床研究中评估了曾在犬模型中应用的低剂量（2Gy）全身放疗的预处理方案 [34]。在第 0 天一次性给予 2Gy 的全身放疗，第 -1 天至第 35 天采用环孢素作为移植后免疫抑制，并且从第 0 天至第 27 天每天两次给予霉酚酸酯。从 HLA 相合的亲缘供者采集 2 天 G-CSF 动员的外周血造血干细胞作为造血细胞来源。试验入组标准要求患者年龄太大而无法耐受高剂量造血干细胞移植，或者年龄较小，但存在接受高剂量造血干细胞移植的禁忌证。总体而言，造血干细胞移植方案耐受性良好，大多数符合条件的患者可在门诊诊所进行移植。大多数患者未发生严重的中性粒细胞减少或血小板减少（图 21-2）。尽管所有患者均获得初始的供者植入，45 名患者中有 9 例（20%）在移植后 2 ～ 4 个月内出现移植物被排斥，这个时间恰好与免疫抑制药霉酚酸酯 / 环孢素减停相关 [34]。

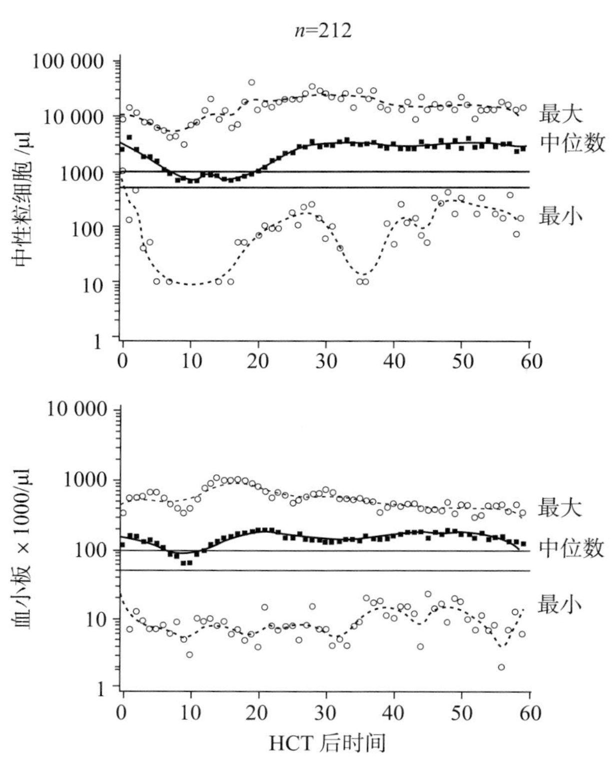

▲ 图 21-2 212 例 HLA 相合造血干细胞移植患者中性粒细胞和血小板改变

造血干细胞移植前接受 2Gy 全身放疗 ± 氟达拉滨，术后给予霉酚酸酯 / 环孢素（引自 Storb，2002 [111]。经美国临床肿瘤学会许可转载）

造血干细胞移植前缺乏前驱的强化疗可以预测植入失败，并且植入失败的患者在第28天供者T细胞嵌合体水平较低。移植物排斥并非致命，并且所有患者的外周血计数都能自行重建。

为了防止移植物被排斥，在2Gy全身放疗预处理方案基础上在第-4、-3和-2天增加30mg/(m²•d)氟达拉滨，排斥率降低至3%。在对HLA相合亲缘供者的非清髓性造血干细胞移植治疗前的176名血液系统恶性肿瘤患者的回顾性分析中，采用2Gy全身放疗和氟达拉滨治疗的患者中可见到更高的非复发死亡率（氟达拉滨/全身放疗31% *vs* 全身放疗在2年时的非复发死亡率为14%，$P = 0.02$）。出于这个原因，我们进行了一项前瞻性Ⅲ期随机试验，比较单用2Gy全身放疗或与氟达拉滨联合用于来自HLA相合亲缘供者的外周血祖细胞的移植[35]。将85名血液系统恶性肿瘤患者随机分为单用全身放疗（$n = 44$）组或氟达拉滨/全身放疗（$n = 41$）组，所有患者均获得了初始植入。观察到移植物被排斥的2例均在全身放疗组中。各组之间的感染发生率、非复发死亡率和GVHD相似。全身放疗组的3年总生存率较低（54% *vs* 65%；*HR* 0.57，$P = 0.09$），复发/进展率（55% *vs* 40%，*HR* 0.55，$P = 0.06$）和复发相关死亡率（37% *vs* 28%，*HR* 0.53，$P = 0.09$）较高，而无进展生存期（36% *vs* 53%，*HR* 0.56，$P = 0.05$）较低。TBI组第28天中位供者T细胞嵌合水平显著降低（61% *vs* 90%，$P < 0.0001$）和第84天（68% *vs* 92%，$P < 0.0001$），与之类似，全身放疗组在28天NK细胞的嵌合体也显著降低（75% *vs* 96%，$P = 0.0005$）。这项随机试验证明了氟达拉滨通过确保在移植后早期迅速和持久的高水平供者植入，增强了移植物抗肿瘤效果的重要性。

在185名接受HLA相合移植的患者中分析了环孢素不同持续时间的结果，环孢素先与霉酚酸酯联合应用28天，环孢素在移植后总用药时间分别为56、77或180天。尽管环孢素预防的持续时间对急性GVHD（Ⅱ～Ⅳ级），慢性GVHD或非复发死亡率的总体发生率没有明显影响，延长环孢素服药时间（180天）与急性Ⅲ～Ⅳ度GVHD风险显著降低有关，且与环孢素最短疗程（35天）相比，停止所有全身免疫抑制者发生GVHD的可能性增加[36]。环孢素持续180天的患者中，只有3.7%患者发生Ⅲ～Ⅳ度急性GVHD。

斯坦福团队采取不同方法来减少GVHD的发生。其采用改编自小鼠研究的减低强度的方案，旨在提高调节性NK/T细胞的比例[37]，包括总淋巴结照射（8～12Gy全淋巴区照射）和ATG（抗胸腺细胞球蛋白，7.5mg/kg总量），移植后免疫抑制采用霉酚酸酯和环孢素。在报道的前37名患者中[38]，2名患者发生急性GVHD，33例可评估的患者中，有9名发生慢性GVHD。该组和其他人的进一步随访证实这些方法降低了急性GVHD的发生率和非复发死亡率[39, 40]。

（二）人类白细胞抗原不合的亲缘造血干细胞移植

Johns Hopkins团队基于小鼠模型建立了HLA半相合亲缘受体的预处理方案，其中造血干细胞移植后采用高剂量环磷酰胺同时抑制移植物排斥和GVHD[41]。患者的治疗方案包括：移植前给予环磷酰胺29mg/kg、氟达拉滨150mg/m² 和全身放疗2Gy，随后输注骨髓，移植后给予环磷酰胺50～100mg/kg，以及他克莫司和霉酚酸酯（每天3次）。随后在2个研究中心[Johns Hopkins和Fred Hutchinson癌症研究中心（Seattle）]在初步观察的基础上扩展研究[42]，两组患者的移植后免疫预防方案不同[43]，在第3天（西雅图组）或第3天和第4天（约翰霍普金斯小组）给予环磷酰胺50mg/（kg•d）。所有患者（$n = 68$）在最后一剂环磷酰胺后第二天开始给予他克莫司和霉酚酸酯。可评估的患者中，13%植入失败，35%和6%的患者分别有Ⅱ～Ⅳ级和Ⅲ～Ⅳ级急性GVHD。两组患者之间的唯一差异在于，广泛慢性GVHD的发生率在接受一次移植后环磷酰胺组中为25%，而在接受两次移植后环磷酰胺组的发生率为5%（$P = 0.05$）。造血干细胞移植后2年的总生存率和无事件生存率分别为36%和27%。BMT-CTN进行了一项多中心Ⅱ期试验，在白血病或淋巴瘤患者中均采用相同的2次移植后环磷酰胺（$n = 50$）的方案[44]。在HLA半相合造血干细胞移植中，1年OS和无进展生存率分别为62%和48%。100天Ⅱ～Ⅳ级急性GVHD的累计发生率为32%。1年累计非复发死亡率和复发率分别为7%和45%。同时，使用具有类似预处理方案的双份脐带血的BMT-CTN Ⅱ期试验得出相似的结果[44]。目前，BMT-CTN正在进行一项随机Ⅲ期多中心试验，评估减低强度的方案比较HLA半相合与双脐带血造血干细胞移植的相对风险和获益。第39章和第

44章分别详细阐述了脐带血和部分相合亲缘供者造血干细胞移植。

（三）人类白细胞抗原匹配和错配的无关造血干细胞移植

Nagler等[45]报道了采用氟达拉滨、白消安（8mg/kg）和ATG预处理后行HLA相合无关供者骨髓移植的结果。16名患者中的15名获得100%的供者嵌合，1名患者为混合嵌合。7名患者合并Ⅱ～Ⅳ级急性GVHD，其中1名死于与急性GVHD相关并发症。在相对年轻的患者群体（中位年龄17岁，范围8—48岁）中，该减低强度预处理方案在36个月时预计OS和无病生存率分别为75%和60%。

Bornhauser等[46]采用类似的含氟达拉滨、白消安和ATG的方案在HLA相合或一个HLA抗原不合的无关移植中治疗了42例血液系统恶性肿瘤患者。在这组年龄相对较大的患者（中位年龄47岁，范围16—65岁）中，淋巴恶性肿瘤患者的无病生存率为64%，标危组白血病患者为38%，高危组患者为14%。9名患者（21%）发生原发或继发植入失败。在稳定植入的患者中，急性GVHD Ⅱ～Ⅳ级发生率为32%。

Chakraverty等报道47例年龄类似的血液系统恶性肿瘤患者中且采用由阿仑单抗、氟达拉滨和美法仑组成的预处理方案，进行HLA相合或不相合的无关供者移植的结果[47]。2名患者发生原发移植失败，3名患者发生Ⅲ～Ⅳ级急性GVHD。1年OS和无病生存率分别为75.5%和61.5%。Bertz等报道了采用氟达拉滨、美法仑和卡莫司汀的预处理方案，对19例髓系肿瘤患者（年龄60—70岁）进行HLA相合的亲缘（$n = 7$）或无关（$n = 12$）造血干细胞移植[48]的疗效。中位随访825天，1年非复发死亡率和生存率分别为22%和68%。随后该研究组通过34例接受无关造血干细胞移植的患者中采用该方案，更新后的数据确认了上述结果[49]。总之，基于氟达拉滨的联合化疗在老年患者或有并发症的年轻患者中是可行的，并且在上述患者中可能通过减低强度的预处理方案实现长期的疾病控制。

Niederwieser等[50]报道了对52例进展期血液系统恶性肿瘤患者采用低剂量全身放疗（2Gy）联合氟达拉滨（90mg/m^2）的预处理方案行无关移植的结果，该研究中52%为HLA（10/10）全相合，29%为一个HLA抗原不合，29%为Ⅰ类HLA抗原的等位基因不合。88%患者获得持续供者植入，63%患者出现Ⅱ～Ⅳ级急性GVHD。同一研究小组[51]在随后的研究中报道了89例无关供者移植物的结果。该试验的入选标准包括HLA-A、-B和-C位点血清学相合，以及HLA-DRB1和-DQB1等位基因水平相合。患者中位年龄为53岁（范围5—69岁）。尽管干细胞的优选来源是外周血祖细胞，但仅71名行外周血干细胞移植，18名患者行骨髓移植。87%患者获得初始供者T细胞植入，第28、56和84天的中位供者T细胞嵌合在外周血干细胞受者中高于骨髓受者（P分别为0.02、0.01和0.08）。通过多变量分析，骨髓受者（$P = 0.003$）和未接受化疗的患者（$P = 0.003$）更容易发生移植物被排斥。第28天供者T细胞嵌合率低于50%与最终移植物排斥高度相关（$P = 0.001$）。前驱常规造血干细胞移植或化疗之前降低了排斥风险，可能是由于之前的细胞毒性治疗增加了移植前对宿主的免疫抑制。中位随访13个月（范围0.6～28个月），100天和1年的累积非复发死亡率分别为11%和16%。外周血干细胞与骨髓受者相比，Kaplan-Meier分析显示，1年预计生存率分别为57%和33%，无进展生存率分别为44%和17%。第28天CD3嵌合体高水平（＞50%）与较低的复发相关（$P = 0.05$）。多变量分析显示，造血干细胞移植前骨髓中原始细胞小于5%的患者（$P = 0.0001$）以及接受外周血干细胞移植的患者具有更好的无进展生存期（$P = 0.006$）。

该研究表明，采用氟达拉滨/2Gy全身放疗预处理方案的无关移植中，外周血干细胞是首选的造血干细胞来源。考虑到移植后免疫抑制药对于促进植入和降低GVHD风险的重要性，我们注意到该研究的另一个发现，即霉酚酸酯的活性代谢物——霉酚酸（mycophenolic acid，MPA）的血清半衰期较短（3.5h）。这一发现导致了移植后免疫抑制方案的更改：霉酚酸酯给药量增加至每日3次，以期最大程度降低晚期移植物排斥风险。在103例接受上述治疗的患者中，移植排斥反应发生率为5%，而急性GVHD发生率仍为53%，2年非复发死亡率、OS与无进展生存率分别为19%、58%和49%[52]。霉酚酸酯每日3次较每日2次降低了移植物排斥发生率，所以在接受该方案行无关移植的受者中，霉酚酸酯应该中每天服用3次。

我们最近公布了一项纳入208名无关移植受者GVHD预防的三臂随机Ⅱ期试验。所有各组的患者均给予霉酚酸酯和他克莫司，并在第3组加入西罗莫司。霉酚酸酯/他克莫司/西罗莫司组Ⅱ～Ⅳ级急性GVHD发生率（47%）显著低于由他克莫司和霉酚酸酯组成的对照组（64%）（$P = 0.04$）。然而，这并未明显低于历史对照霉酚酸酯/环孢素组（52%，$P = 0.12$）[53]。第二个重要发现是霉酚酸酯/他克莫司（不加西罗莫司）在无关移植急性GVHD的预防中，并不优于传统的霉酚酸酯/环孢素方案。该研究的结果是目前正在进行的一项随机、双臂、Ⅲ期研究的基础，该研究中有两组应用环孢素至第96天，逐渐减量，至第150天停用。第1组是对照组，其中霉酚酸酯每天给予3次至第30天，后减为每天2次直至第150天，并逐渐减量至第180天停用，以免发生迟发性急性GVHD。在第2组中，西罗莫司一直服用至第150天，第180天逐渐减量。在第2组，除环孢素和西罗莫司外给予霉酚酸酯直至第40天。

最近的一篇文章总结了1092例血液系统恶性肿瘤患者接受HLA相合的亲缘（$n = 611$）和无关（$n = 481$）移植的结果，造血干细胞移植前给予氟达拉滨和低剂量全身放疗预处理，其后给予霉酚酸酯和钙神经素抑制药[54]。尽管两组造血干细胞移植后的慢性GVHD和移植物抗肿瘤相当，但无关移植的受者急性GVHD发生率和非复发死亡率更高（HR1.41；$P = 0.002$）。

我们将非清髓性造血干细胞移植扩展到抗原水平HLA Ⅰ类位点不合的患者[55]。为预防移植物排斥和优化GVHD预防，环孢素和霉酚酸酯的应用时间长于HLA相合的受者。60名患者中只有2名发生移植物排斥。然而，急性GVHD（Ⅱ～Ⅳ级，69%；Ⅲ～Ⅳ级，26%）的发生率很高，2年非复发死亡率为47%。西罗莫司在HLA相合和不合的无关造血干细胞移植作为GVHD预防是有效的[56-58]。基于观察到在HLA相合的无关供体造血干细胞移植中，西罗莫司、霉酚酸酯和他克莫司联用对GVHD的控制可能优于单用霉酚酸酯和他克莫司。一项应用CSP、霉酚酸酯和西罗莫司的试验已经启动。

我们在308例接受HLA相合亲缘（$n = 132$）或无关供者（$n = 176$）移植患者中评估了霉酚酸（霉酚酸酯的活性代谢产物）药效与移植结局的关系，这些患者均接受氟达拉滨/全身放疗预处理[59]，移植后均以霉酚酸酯和钙神经素抑制药作为免疫抑制药。9例患者发生移植物被排斥，其中8例患者总霉酚酸稳态浓度（C_{ss}）小于3μg/ml。在接受无关供者移植的患者中，总霉酚酸的$C_{ss} < 2.97$μg/ml与Ⅲ～Ⅳ级急性GVHD（$P = 0.05$）和非复发死亡率增加（$P = 0.007$）相关。霉酚酸的C_{ss}与接受亲缘供者移植患者的临床结局无关。未来需要进行前瞻性研究，明确更高的初始口服霉酚酸酯剂量和随后的总霉酚酸的C_{ss}的目标浓度大于2.96μg/ml是否能降低接受无关供者移植患者的Ⅲ～Ⅳ级急性GVHD和非复发死亡率。

（四）嵌合和植入动力学

异基因造血干细胞移植后的供者嵌合可以通过几种方法评估。目前，性染色体荧光原位杂交和扩增片段长度多态性分析是最常用的方法（见文献[60]、第24章）。基于扩增片段长度多态性的技术利用PCR分析多态性DNA序列，例如可变数目的串联重复序列或短串联重复序列。另外，单个核苷酸多态性的实时PCR也正用于评估供者的嵌合度。

减低强度预处理常导致混合嵌合的初始状态[31, 61-63]，尽管一些在更强的骨髓抑制治疗后使接受移植物的患者早在造血干细胞移植后第14天，就能在某些细胞群体中实现了完全供者嵌合[64]。Childs等[31]评估了采用氟达拉滨（125mg/m^2）和环磷酰胺（120mg/kg）预处理后植入的动力学。该方案实施后最常见的是，外周血中T细胞比髓系细胞更早地实现完全供者嵌合。NK细胞嵌合与T细胞嵌合相关，而B细胞嵌合与T细胞和髓系不同。Bornhauser等观察到，非亲缘供者造血干细胞移植用氟达拉滨150mg/m^2，白消安静脉注射6.6mg/kg联合ATG预处理后第1个月NK嵌合体低于75%的患者，植入失败的风险较高[46]。对接受2Gy全身放疗（含氟拉达或不含氟达拉滨）（90mg/m^2）治疗的患者也评估了嵌合动力学[63]。大多数患者在造血干细胞移植后长达3～6个月内仍然维持供受者的混合嵌合状态。接受过化疗或外周血干细胞移植物的患者供者嵌合度最高。造血干细胞移植后第28天供者T或NK细胞嵌合度高（> 50%）都与移植物排斥风险的下降相关[34, 63]。但是，更高的供者T细胞嵌合状态和Ⅱ～Ⅳ级急性GVHD风险增加相关[63]。随后的一项研究将282例患者的嵌合体水平模拟为连续线性变量，证实早期高供者T细胞嵌合体与急性GVHD相关（$P = 0.01$），而高供者NK细胞嵌合体与 GVHD 无关（$P = 0.38$）[65]。尽管高供者 T 细胞嵌合水平仅趋向于较低的复发风险（$P = 0.10$），高供者 NK 细胞嵌合水平与低复发风险显著相关（$P = 0.0009$）。

Childs 等观察到高植入动力学与 GHVD 之间的关系[31]。接受氟达拉滨和环磷酰胺预处理的患者中完全供者 T 细胞嵌合的实现早于Ⅱ～Ⅳ级 GVHD 的发生。相比之下，Mattsson 等[66]的研究发现，82% 患者在急性 GVHD 发生时为供受者的混合嵌合体。与之相似的是全身放疗联合或不联合氟达拉滨的预处理方案中观察到的结果，83% 的患者在 GVHD 出现时处于供受者的混合嵌合状态[63]。然而，当嵌合体被分析为连续线性变量时，造血干细胞移植后第 28 天供者 T 细胞嵌合水平较高的患者Ⅱ～Ⅳ级急性 GVHD 风险较高[34, 51, 63]，而完全供者 T 细胞嵌合的患者复发风险相应减低[63]。

（五）GVHD 和 GVT 效应

减低强度预处理和与高剂量预处理后的供受者免疫重建不同。首先，如上所述，在减低强度预处理的受者中存在初始的供受者混合嵌合状态，改变了移植物抗宿主和宿主抗移植物耐受性的平衡，这可能影响 GVHD 的发生。其次，高剂量预处理方案引发 GVHD 的病理生理机制可能是通过组织损伤而释放细胞因子，即所谓的“细胞因子风暴”[67]。然而，在减低强度的预处理后，宿主来源的抗原递呈细胞数量可能更高，由于推测其可能参与触发 GVHD，从而导致急性 GVHD 发生[68]。

从历史上看，接受高剂量预处理方案的患者，GVHD 的发生与移植物抗肿瘤效应相关[1, 2]。已经进行的几项回顾性分析，评估减低强度预处理方案后 GVHD 和移植物抗肿瘤对移植疗效的影响，因为这些方案本身控制本病的作用较弱。与高剂量造血干细胞移植相比，接受减低强度预处理的患者急性 GVHD 发生率较低而慢性 GVHD 发生率相似或更低[69–72]。一项年龄配对的回顾性分析，比较了减低强度与高剂量预处理的受者中 GVHD 的发生率。Ⅱ～Ⅳ级急性 GVHD 的累计发生率在减低强度造血干细胞移植中较低（64% *vs* 85%；$P = 0.001$），因而在移植后的前 3 个月可较少使用全身性免疫抑制[69]。需要治疗的慢性 GVHD 的累计发生率没有差异。值得注意的是，减低强度预处理与亲缘造血干细胞移植受者 100 天以后发生急性 GVHD 综合征相关，因此，在设计比较减低强度和高剂量造血干细胞移植的前瞻性研究时应该考虑这一点。Martino 等证实，伴有急性和（或）慢性 GVHD 的急性髓系白血病和 MDS 患者复发风险低于无 GVHD 者[73]。Kroger 等的研究发现，多发性骨髓瘤患者中，尽管急性 GVHD 对复发风险没有影响，但慢性 GVHD 患者的复发风险显著降低[74]。Crawley 等对 EBMT 中的多发性骨髓瘤患者的分析中也观察到了上述结果。欧洲血液和骨髓移植组 Blaise 等[75]对急性髓系白血病患者进行了一项从移植后 100 天开始的随访分析，发现发生慢性 GVHD 的患者复发风险较低，无白血病生存率较高[76]。

图 21-3 显示了 1 例 65 岁 Philadelphia 染色体阴性的骨髓增殖性疾病患者的供者嵌合状态变化，其疾病的特征在于高白细胞计数，非常高的血小板计数（＞ 10^6/ml）和高嗜碱性粒细胞计数。患者的 T 细胞嵌合率在第 84 天增加至 80%，而骨髓粒细胞的供者嵌合率从第 28 天的 40% ～ 45% 降至第 84 天的 10%。患者的血小板和嗜碱性粒细胞计数分别增加至 900 000/ml 和 1500/ml，在初期疗效后的表现与疾病进展一致。迅速撤减环孢素以诱导移植物抗肿瘤效应。到第 150 天，骨髓和粒细胞的供者嵌合率上升至接近 100%，嗜碱性粒细胞和血小板增多均缓解。患者还出现了轻度慢性 GVHD 表现，对环孢素有反应。患者在造血干细胞移植后存活超过 13 年，完全供者植入并且没有骨髓增殖性疾病复发的证据。该临床病例说明了移植后免疫抑制、GVHD 和移植物抗肿瘤效应之间的关系。它还强调了谱系特异性嵌合体评估在患者监测中的重要性。

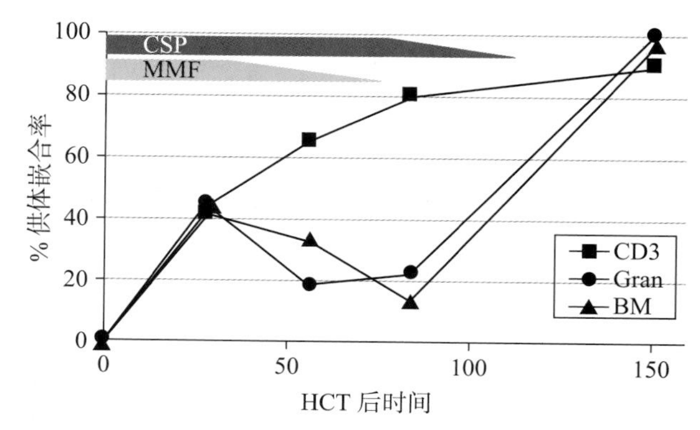

▲ **图 21-3　1 例 Ph 阴性骨髓增殖性肿瘤患者无关供体造血干细胞移植后的供体嵌合状态（荧光原位杂交）**

BM. 骨髓；CSP. 环孢素；Gran. 粒细胞；MMF. 霉酚酸酯

减低强度的同种异体造血干细胞移植依赖于移植物抗肿瘤效应来根除恶性肿瘤。一项研究对接受 2Gy 全身放疗预处理（含或不含氟达拉滨）的亲缘或无关供者移植的受者进行分析，根据疾病特征获取复发风险的估计值 [77]。29 例不同诊断和疾病阶段行造血干细胞移植后头 2 年每个患者的复发风险以人年来计算。使用该算法，每个疾病和每个疾病阶段的患者被分为低、标准或高复发风险组。风险最低的组包括 B 细胞恶性肿瘤患者，如任何分期的慢性淋巴细胞白血病和非霍奇金淋巴瘤，除外没有获得完全缓解的侵袭性非霍奇金淋巴瘤。进展期的髓系和淋系恶性肿瘤患者在减低强度造血干细胞移植后的复发率最高。

GVHD 的预后相关性最近在 1092 名晚期血液系统恶性肿瘤患者中进行了评估。这些患者在采用低剂量全身放疗 ± 氟达拉滨预处理后接受 HLA 相合的亲缘（$n = 611$）或非亲缘（$n = 481$）供者的造血干细胞移植，此后用霉酚酸酯和钙调神经磷酸酶抑制药抑制免疫 [54]。该方案避免了严重的毒性，具有最小的细胞毒性抗肿瘤作用，可用于同时评估 GVHD 和移植物抗肿瘤。患者年龄中位数为 56 岁（范围 7—75 岁），中位随访时间为 5 年。Ⅱ～Ⅳ级急性 GVHD 和慢性 GVHD 的累计发生率在亲缘供者分别为 43% 和 49%，在无关供者分别为 59% 和 50%。3% 的患者出现Ⅳ级急性 GVHD。5 年非复发死亡率和复发死亡率分别为 24% 和 34.5%。与非亲缘受者相比，亲缘受者的 5 年非复发死亡率分别为 20.5% 和 28.4%，复发相关死亡率分别为 34.5% 和 34.5%。大多数非复发死亡率患者有 GVHD 病史，非复发死亡率升高与急性 GVHD 分级升高直接相关。严重的移植前并发症和无关供者移植是与 GVHD 所致非复发死亡率相关的最重要因素。急性 GVHD 与非复发死亡率有关，但与移植物抗肿瘤效应无关。尽管慢性 GVHD 与显著降低的疾病复发或进展率相关，但其带来的高非复发死亡率抵消了这种益处。受疾病风险、GVHD 和并发症的影响，5 年生存率在 25% ～ 60% 范围波动（图 21-4）。造血干细胞移植术后前 2 年的复发率最高，而造血干细胞移植后 3 ～ 5 年的复发率较低（表 21-2）。一项 CIBMTR 的研究观察到，接受高剂量异基因造血

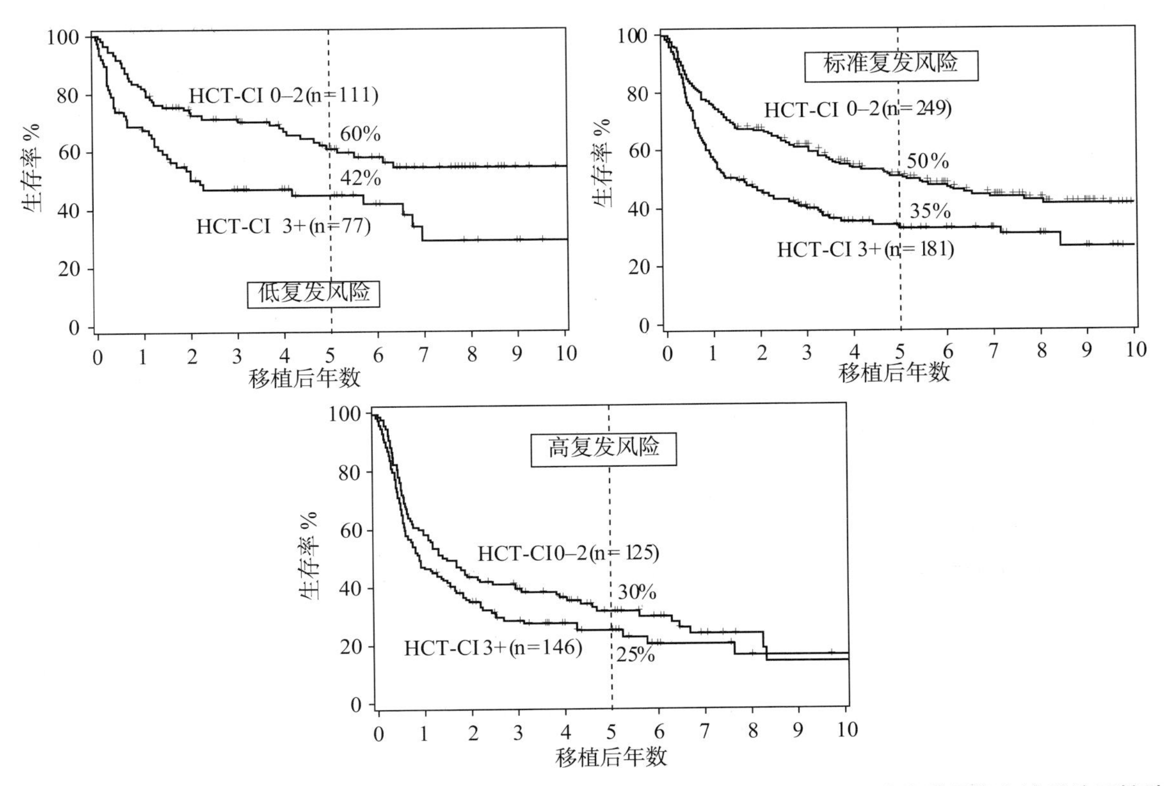

▲ 图 21-4　接受氟达拉滨和低剂量全身放疗以及移植后霉酚酸酯和钙神经素抑制药治疗的进展期血液系统恶性肿瘤患者的 5 年生存率（%）

存活率取决于复发风险和造血并发症指数积分

表 21-2 1092 例患者的年复发率

诊断（病例数；% 亲缘 / 非亲缘）	分 期	病例数	发生率	
			1～2年	3～5年
低危组				
MPN	任一	18	0.10	0.00
CLL	CR	9	0.11	0.14
Waldenström	任一	10	0.13	0.06
NHL	套细胞淋巴瘤的任何阶段以及低危组；侵袭性，CR	140	0.16	0.02
ALL	CR1[a]	28	0.17	0.04
MM	CR	38	0.19	0.06
标危组（537；58/42）				
CLL	未达 CR	113	0.24	0.05
CML	CP1	24	0.24	0.00
MM	未达 CR	179	0.32	0.17
AML	CR[b]	191	0.33	0.02
MDS	RA/RARS	30	0.35	0.00
高危组（312；54/46）				
NHL	侵袭性，未达 CR	50	0.48	0.00
AML	未达 CR，MDS 转化	98	0.65	0.04
HL	自体 HCT 失败	61	0.61	0.14
MDS	RAEB；CMML；第 2 次	62	0.65	0.04
CML	CP2；AP；BC	23	0.71	0.07
ALL	≥ CR2；未达 CR	18	10.03	–

a 为 14%；b 为 13% 患者在造血干细胞移植前 MRD 阳性

ALL. 急性淋巴细胞白血病；AML. 急性髓系白血病；AP. 加速期；BC. 急变期；CLL. 慢性淋巴细胞白血病；CML. 慢性髓性白血病；CMML. 慢性粒单核细胞白血病；CP. 慢性期；CR. 完全缓解；HL. 霍奇金淋巴瘤；MDS. 骨髓增生异常综合征；MPN. 骨髓增殖性肿瘤；MM. 多发性骨髓里；NHL. 非霍奇金淋巴瘤；RAEB. 难治性贫血伴原始细胞增多；RARS. 难治性贫血伴环形铁粒幼细胞增多；Waldenström.Waldenström 综合征（引自 Storb 等，2013[79]。转载获美国临床肿瘤学会许可）

干细胞移植后，亲缘和非亲缘受者间的移植物抗肿瘤效应相当[78]。

最近一项纳入 459 例血液系统恶性肿瘤患者的研究，在最小强度预处理后给予亲缘或非亲缘造血干细胞移植，我们探讨了围移植期中性粒细胞或淋巴细胞水平能否预测 GVHD 或移植物抗肿瘤效应[79]。我们有两个重要发现。首先，造血干细胞移植后前 3 周内中性粒细胞低预示急性 GVHD 和非复发死亡率风险增加，但与复发风险无关。其次，造血干细胞移植之前高淋巴细胞计数预测复发风险和总体死亡率降低，与 GVHD 或非复发死亡率风险无关，提示急性 GVHD 的免疫机制可能与引发移植物抗肿瘤效应的免疫机制不同。

因此，在移植后早期，除了探索控制恶性疾病进展的策略之外，应致力于研究更有效的 GVHD 预防方案。这些策略包括在 Bcr/abl 阳性的患者中使用酪氨酸激酶抑制药，这已被证明对Ph阳性急性淋巴细胞白血病有效[80]。其他较新的策略包括围移植期采用艾代拉里斯（idelalisib）治疗慢性淋巴细胞白血病，采用奎扎替尼（quizartinib）治疗急性髓系白血病，或采用本妥昔单抗（brentuximab vedotin）治疗霍奇金淋巴瘤。最后，为了改善高危组患者的预后，应在疾病更早期、肿瘤负荷较低时，考虑异基因移植。

（六）毒性

在一项回顾性队列研究中，与高剂量造血干细胞移植受者（$n = 1353$）相比，减低强度预处理的患者（$n = 503$）输血需求显著降低，只有36%的患者需要血小板输注，75%需要红细胞输注，这在接受高剂量造血干细胞移植的受者分别为99%和96%（$P < 0.0001$）[81]。需要输血的减低强度造血干细胞移植受者输注的血小板和红细胞单位明显减少（两者P均< 0.0001）。亲缘供者移植中血小板和红细胞的输注少于无关供者（两者$P = 0.0001$）。ABO匹配的受者中红细胞的输注少于ABO主侧/定向不匹配的受者（$P = 0.006$）。ABO不相容性不影响GVHD、移植物排斥、复发、非复发死亡率或生存等移植预后。接受减低强度预处理的患者中性粒细胞减少持续时间短于接受高剂量预处理的患者（$P < 0.0001$），且这与在最初30天期间较少的菌血症发生相关（$P = 0.01$）[82]。同样，与高剂量预处理相比，减低强度HCT受者的巨细胞病毒抗原血症、病毒血症和疾病的有减少趋势，前100天内出现更严重的临床表现（巨细胞病毒血症和疾病）的发生率显著下降（$P = 0.01$）[83]。最近基于巨细胞病毒载量和宿主危险因素的抢先治疗策略成功地预防了巨细胞病毒疾病，而没有增加接受抢先治疗和治疗相关毒性的比例[84]。减低强度预处理后特发性肺炎综合征的发生率显著低于高剂量预处理（2.2% *vs* 8.4%；$P = 0.003$）[85]。

肝损伤是高剂量预处理方案常见的严重并发症。在193名连续患者中评估减低强度预处理后肝损伤的发生率和严重程度[86]，没有患者出现窦状阻塞综合征。约26%的患者出现高胆红素血症（≥4mg/dl），最常见的原因是GVHD或败血症引起的胆汁淤积。对于胆红素轻度升高或（1.3～3.9mg/dl）升高至正常上限的患者，总体存活率高于胆红素升高至（≥4mg/dl）的患者。

急性肾衰竭在高剂量和减低强度预处理中的发生率也做了比较[87]。根据造血干细胞移植后前100天的血清肌酐水平，急性肾衰竭的严重程度可分为四级。减低强度预处理的患者年龄更老，并且具有更严重的移植前并发症。尽管如此，与减低强度降低方案的患者相比，接受高剂量预处理的患者严重急性肾衰竭（73% *vs* 47%，$P < 0.001$）和透析（12% *vs* 3%，$P < 0.001$）发生率更高。高剂量组在100天和1年时的非复发死亡率也更高。在来自三个中心的122名患者中分析了减低强度造血干细胞移植后慢性肾病的发生率[88]。多变量分析显示，前100天的急性肾衰竭与慢性肾病有关。既往自体造血干细胞移植、长期应用钙神经素抑制药、慢性GVHD与慢性肾病发生独立相关。未来的研究应侧重于预防急性肾衰竭和减少钙调神经磷酸酶抑制药的使用。

将一个移植中心2003—2007年间移植的1148名与1993—1997年间的1418名移植患者的结果做了比较[89]。平均而言，最近队列中患者的年龄大、并发症多，处于疾病进展期的患者更多，总体死亡率显著下降，包括非复发相关死亡率。这主要与器官损伤、感染和严重急性GVHD发生减少有关，部分反映了当前对异基因造血干细胞移植采用减低强度预处理的情况。在减低强度和高剂量预处理的受者中均观察到总体死亡率改善，突出了支持治疗的提高，这对所有患者的结果都有影响。

（七）比较发病率和死亡率：移植前并发症的影响

并发症，定义为患有特定疾病的患者中的任何其他临床情况，影响特定疾病的治疗计划和治疗结果。随着减低强度预处理方案的问世，造血干细胞移植正在老年和具有一定并发症的患者中开展。需要对患者的基础健康进行客观测量，以便研究和推广应用在年龄较大且医学上较不适合的人群中移植的方法。

数据表明，并发症指数是预测预后的有效工具，可用于设计临床试验的纳入/排除标准。其中一个指标是Charlson并发症指数（Charlson Comorbidity Index，CCI），其最初是在一个综合医疗中心的一组患者队列中总结出来的[90]。尽管存在局限性，CCI已经成功应用于在亲缘[91]和无关[92]移植受者接受高剂量和减低强度预处理方案后行造血干细胞移植的血液系统恶性肿瘤患者。一个新的造血干细胞移植并发症指数（HCT-comorbidity index，HCT-CI）被开发出来，以纳入造血干细胞移植相关的并发症，并通过纳入移植前实验室参数来更好地定义先前定义的并发症。HCT-CI 比 CCI 具有更好的生存预测 [92]。

该工具已在骨髓增生异常综合征或急性髓系白血病患者中得到了验证，将疾病分层为低危和高危以及低和高 HCT-CI 评分后，在高剂量和减低强度预处理后发现类似结果 [93]。这表明 HCT-CI 评分低的患者可能是比较预处理强度的随机试验的候选者，目前 BMT-CTN 正在骨髓增生不良和急性髓系白血病患者进行一项前瞻性多中心Ⅲ期研究。在 CIBMTR 启动了一项前瞻性的多中心观察研究，以收集所有移植中心的并发症。HCT-CI 是在不同机构、不同预处理强度和不同疾病接受造血干细胞移植后能够区分非复发死亡率和生存相关危险因素的有效工具 [94]。

前瞻性试验中观察了接受低剂量全身放疗和氟达拉滨后行亲缘（$n = 184$）或无关（$n = 188$）供者造血干细胞移植治疗的 60 岁及以上患者的长期预后 [95]。5 年累计非复发死亡率为 27%，并且在不同年龄组之间没有差异。年龄的增加与急性或慢性 GVHD，以及其他器官毒性的增加无关。HCT-CI 评分提高在标危组和高危组患者中均预示结果较差，其 5 年总生存和无进展生存者分别为 35% 和 32%。

（八）计划中自体移植后的巩固性减低强度异基因移植

在侵袭性恶性肿瘤患者中，减低强度异基因移植物后的移植物抗肿瘤效应可能不足以快速根除高疾病负荷。Carella 等在难治性霍奇金淋巴瘤和非霍奇金淋巴瘤患者中先采用自体造血干细胞移植降低肿瘤负荷，随后进行减低强度异基因造血干细胞移植的策略 [96]。Kroger 等在多发性骨髓瘤中报道了类似方案 [97]。Maloney 等也公布了多发性骨髓瘤的结果，这些患者以美法仑（200mg/m²）预处理消减细胞后行自体移植，然后再以 2Gy 全身放疗预处理后回输来自 HLA 相合同胞的移植物 [98]。行异基因造血干细胞移植后存活患者中位随访 550 天，总生存率为 78%。疾病总体反应率为 83%，57% 的患者获得完全缓解，26% 患者获得部分缓解。基于该研究，BMT-CTN 进行了一项Ⅲ期试验，比较串联自体移植与串联自体 / 异基因移植。共招募 710 名患者，中位随访时间为 40 个月。在标危组患者中，3 年无进展生存率在自体 / 异基因组和自体 / 自体组分别为 43% 和 46%，总体生存率在两组中也无差异 [99]。疾病复发仍然是两组的主要问题，表明造血干细胞移植后需要进行维持治疗。

Bruno 等报道了另一项基于该方法的试验。他们在初诊多发性骨髓瘤患者中比较了异基因移植与自体移植 [100]。患者在诊断后即入组（$n = 162$），接受长春新碱、多柔比星和地塞米松治疗，然后在美法仑预处理后行自体外周血干细胞输注。有 HLA 相合同胞供者的患者在 2Gy 全身放疗后回输来自同胞供者的外周血干细胞，而没有 HLA 相合同胞供者的患者接受第二次自体移植。在一份中位随访时间为 7.3 年（范围 5.4 ～ 10.4 年）的最新报告中，80 例具有 HLA 相合同胞的患者的中位生存期尚未达到，而 82 例无 HLA 相合患者的中位生存期为 4.25 年（$P = 0.001$）[101]。在完成治疗方案的患者中，自体 / 异基因组（$n = 58$）的中位总生存期（$P = 0.02$）尚未达到，无事件生存期为 3.25 年（$P = 0.02$）。在串联自体移植组，总生存和无事件生存分别为 5.3 年和 2.75 年（$n = 46$）。

EBMT 的非清髓性异基因干细胞移植在多发性骨髓瘤中的应用（non-myeloablative allogeneic stem cell transplantation in multiple myeloma，NMAM）2000 研究，前瞻性地比较了串联自体 / 异基因和单次自体造血干细胞移植，中位随访 8 年而更新（范围为 3.9 ～ 10.6 年），入组患者最大年龄为 69 岁（$n = 357$）。有 HLA 相合同胞供者的被分配到自体 / 异基因组（$n = 108$），无供者的被分配到自体造血干细胞移植组（$n = 249$）。自体 / 异基因组与自体组相比，8 年无进展生存率分别为 22% 和 12%，总生存率分别为 49% 和 36%[102]。作者得出结论，采用自体 / 异基因而非自体移植可以获得更好的长期结果，而为了正确解读异基因造血干细胞移植的额外效益，随访时间需要 5 年以上。

（九）高强度移植失败后减低强度的异基因移植

在自体或异基因造血干细胞移植失败后采用传统高剂量异基因移植预处理的成人患者预后不良，主要与早期致死性预处理相关毒性有关 [103]。因此，一些研究人员评估了减低强度预处理方案用于第二次造血干细胞移植的患者。Jerusalem 的研究人员采用氟达拉滨联合白消安、ATG 进行预处理，环孢素预防 GVHD[104]。在 12 例相对年轻的移植患者中

（中位年龄 33 岁，范围 8—63 岁），非复发性死亡 1 例，无病生存 6 例，中位随访时间为 23 个月。34 个月时的精算总生存率和无病生存率分别为 56% 和 50%。马萨诸塞州总医院的研究人员报道了 13 名患者（中位年龄 38 岁）自体造血干细胞移植后复发后接受 HLA 相合亲缘异基因移植的结果，采用环磷酰胺和 ATG 进行预处理，联合或不联合胸腺照射 [105]。移植后 5 ～ 6 周采用供者淋巴细胞输注以促进完全供者嵌合。发生了 1 例非复发死亡，2 年预计总生存和无病生存率分别为 45% 和 38%。

希望之城国家医疗中心的研究人员报道了 28 例自体移植失败或自体移植后出现骨髓增生异常综合征的患者的结果 [106]。失败的自体造血干细胞移植和异基因造血干细胞移植的中位间隔为 15 个月。患者中位年龄为 47 岁，采用氟达拉滨联合美法仑（$n = 24$）或氟达拉滨联合 2Gy 全身放疗预处理（$n = 4$）。患者接受 HLA 相合的亲缘（$n = 14$）或无关（$n = 14$）供者造血干细胞移植。100 天死亡率和非复发死亡率分别为 25% 和 21%。生存患者中位随访 2 年，2 年总生存率、无事件生存率和复发率分别为 56.5%，41% 和 41.9%。

西雅图联盟报告了 147 名患者（中位年龄 46 岁，范围 9—73 岁），传统的自体（$n = 135$）、异基因（$n = 10$）或同基因（$n = 2$）造血干细胞移植失败，随后接受 HLA 相合的亲缘（$n = 62$）或无关（$n = 85$）供者移植，采用 2Gy 全身放疗的方案（含或不含氟达拉滨）预处理 [107]。3 年非复发死亡率在亲缘和无关移植受者分别为 32% 和 28%，中位随访时间为 2 年（范围 0.23 ～ 5.3 年）。Kaplan–Meier 复发和总生存率在亲缘移植分别为 48% 和 32%，在无关移植分别为 44% 和 44%。在非霍奇金淋巴瘤患者中观察到最佳结果，而多发性骨髓瘤和霍奇金淋巴瘤的患者由于复发和进展发生率高，结果最差。造血干细胞移植时处于部分或完全缓解的患者，以及合并慢性 GVHD 的患者，观察到较低的复发或进展风险。与更好的总体存活相关的因素包括基础疾病部分或完全缓解，以及造血干细胞移植时无并发症。因此，异基因移植的移植物抗肿瘤效应在部分已经用尽其他治疗选择的患者获得了成功，包括高剂量治疗后行造血细胞（自体或异基因）支持的患者。使用亲缘及无关供者的结果相近。

38 名患者在第一次异基因移植物排斥后（未复发）接受了挽救性减低强度的造血干细胞移植 [108]。预处理方案中除氟达拉滨外，还包含 3 ～ 4Gy 全身放疗。14 例患者采用原供者，24 例中更换了供者。87% 患者获得持续植入，5 名患者植入失败，其中 4 名患有骨髓纤维化。2 年非复发死亡率和总生存率分别为 24% 和 49%。这些数据表明，采用氟达拉滨和低剂量全身放疗行挽救造血干细胞移植可以克服移植物排斥。

在连续 90 例血液系统恶性肿瘤患者（中位年龄 34 岁，范围 3—68 岁）中研究了二次异基因造血干细胞移植疗效，这些患者在首次异基因造血干细胞移植后复发并接受了第二次或随后的异基因移植 [109]。大多数患者（89%）在高剂量预处理方案后复发。其中 15 例采用原先供者进行第二次造血干细胞移植，75 例患者更换了供者。第二次造血干细胞移植的预处理包括低剂量全身放疗（2 ～ 4Gy）（含或不含氟达拉滨）、联合或不联合环磷酰胺（$n = 49$）、曲奥舒凡，以及氟达拉滨为基础的方案联合或不联合低剂量（2Gy）全身放疗（$n = 17$）基于高剂量全身放疗（$n = 16$）或白消安（$n = 8$）的方案。幸存患者的中位随访时间为 3.2 年（范围 0.6 ～ 12.8 年），2 年 Kaplan–Meier 总生存率、复发率和非复发死亡率估计值分别为 36%、44% 和 27%。复发是导致治疗失败的主要原因。第一次异基因造血干细胞移植后早期（6 个月内、6 ～ 12 个月以及 12 个月以上）复发的患者，在第二次移植后的 2 年复发率显著升高（分别为 64%、44% 和 31%；$P = 0.01$）。这转化为整体生存的临界统计差异（分别为 21%、24% 和 51%，$P = 0.08$）。单因素分析显示患者年龄、供者类型、相同或不同第二次造血干细胞移植供者、预处理强度及造血干细胞移植并发症评分似乎均不影响该组患者预后。根据该回顾性分析结果，移植后复发，尤其是在第一次异基因移植后 12 个月以上复发的患者可考虑行第二次异基因造血干细胞移植。

四、结论

在血液肿瘤中，采用减低或最低强度骨髓抑制的预处理方案可获得持续异基因造血植入并在本病为恶性疾病时发挥移植物抗肿瘤效应。该方案在老年患者中相对无毒，并已成功应用于患有并发症、无法耐受高剂量造血干细胞移植的年轻患者。最佳方案最终可以由所治疗疾病的性质来确定。在侵袭性淋巴瘤、未缓解的急性白血病，以及其他增殖迅速的恶性肿瘤中，需要通过前驱化疗伴或不伴有自体干细胞拯救，或应用疾病特异性化疗的减低强度方案来消减细胞，以留出足够时间产生移植物抗肿瘤效应。对于低级别或套细胞淋巴瘤、首次完全缓解的急性白血病、慢性白血病和其他更为惰性的疾病，最小减低强度的方案能允许供者 T 细胞产生足够的移植物抗肿瘤效应，并根除潜在的恶性肿瘤，以获得成功的治疗结果。通过移植后疾病特异性方法预防移植后复发也正在研究中。

当前其他问题包括使 GVHD 最小化而避免长期免疫抑制，从而降低感染风险，否则在所有方案中非复发死亡率都会显著增加。此外，延长免疫抑制可能会削弱最佳的移植物抗肿瘤效应。最终，减低强度的造血干细胞移植可用于建立混合的供受者嵌合体，作为过继性免疫疗法的平台，用于输注既能产生移植物抗肿瘤效应又不引起 GVHD 的肿瘤特异性细胞毒性 T 细胞。

展望未来，减低强度的移植可能会成为患有恶性或非恶性疾病年轻患者的选择。为此，BMT-CTN 0901 正在进行一项随机Ⅲ期异基因造血干细胞移植研究，比较 MDS 或急性髓系白血病患者的预处理强度。需要进一步的Ⅲ期研究来确定不同疾病类别和年龄组的即时和长期结果。

第 22 章 造血干细胞移植的放射治疗原则

Radiotherapeutic Principles of Hematopoietic Cell Transplantation

Jeffrey Y. C. Wong　Timothy Schultheiss　著
张静人　译
陈　佳　韩　悦　陈子兴　校

一、概述

自 Thomas 及其同事的最初开拓性努力以来[1]，放射治疗一直是接受造血干细胞移植患者预处理方案的重要组成部分。放射是利用高能光子和大场进行全身放疗的一种全身治疗形式。此外，在造血干细胞移植治疗方案中，也结合了针对肿瘤负荷较高区域的全淋巴组织放疗与局部区域间放疗。

全身放疗的主要作用是消灭恶性细胞。对于接受异体造血干细胞移植的患者，全身放疗也提供了防止供体造血细胞排斥反应的强大免疫抑制手段。全身放疗常结合预处理方案中的化疗使用，但较化疗具有明显优势。与化疗不同的是，向肿瘤部位提供放疗不依赖于供血，也不受患者药物吸收、代谢、生物分布或清除动力学差异的影响。放疗可到达可能的庇护所，如睾丸和大脑。抗化疗克隆可能仍对放射治疗敏感。

与化疗不同，辐射剂量可优先分布到肿瘤负荷最大的区域，并局限于重要的正常器官。既往通过利用屏蔽来减少到达肺、肾或肝等关键器官，或向肿瘤负荷最大的区域递送额外的区域放疗，以提高肿瘤符合的治疗效果。放疗递送系统的最新进展给造血干细胞移植提供了新的选择，使用如 ^{166}Ho-1，4，7，10- 四氮杂环十二烷 -1，4，7，10- 四（甲基膦酸）（DOTMP）等放射性标记抗体或亲骨性放射性药物的生物靶向全身放疗，已在临床试验中作为预处理方案的一部分进行评估。使用结合图像引导放疗（image-guided radiation therapy，IGRT）的调强放疗（intensity-modulated radiation therapy，IMRT）的外照射放疗的进展，使放射肿瘤学家能够“塑造”适合每个患者肿瘤独特形状的剂量。这些进展正被转化为大规模临床应用，且正作为图像引导靶向全身放疗或全骨髓放疗（total marrow irradiation，TMI）被积极地研究[2-7]。

本章概述了对于优化全身放疗非常重要的放射生物学与辐射物理学原理与概念，理解这些原理对于尽可能减少毒性，最大限度地消灭肿瘤细胞，以及优化这一重要治疗方式的治疗比例至关重要。优化结果时应考虑以下因素：肿瘤剂量、器官剂量、接受给予剂量的关键器官体积、剂量分割大小、分割次数、分割间隔、剂量率、射束能、目标区域内剂量分布的均匀性以及患者对齐与设置的再现性。本章还综述了全身放疗的临床结果与正常组织毒性，并提供了放射生物学与辐射物理学的合理应用如何带来更好结果的例子，最后描述了利用 IGRT 和 IMRT 的新型靶向全身放疗的基本原理、方法以及临床结果。

二、放射生物学原理

很显然，多次全身放疗优于单次全身放疗，并且毒性更小[8, 9]。剂量率问题尚未真正得到系统地解决。在审查剂量率效应方面，大多数研究都忽略了分割对剂量率效应的重要影响，也忽略了受照射的不同细胞类型剂量率效应不同的事实。因此全身放疗仍存在的基本放射生物学问题是应如何进行分次治疗，且鉴于这种分次治疗，选择的细胞类型中是否存在值得研究的显著剂量率效应。

辐射的基本反应通常用细胞存活函数来描述，此函数给出了给定细胞在照射剂量 d 中存活下去的概率 S，当然，S 取决于细胞类型、细胞在细胞周期中的时相及其受照射的条件，包括辐射类型，有许多描述 S 对 d 依赖性的数学模型 [10]。如果细胞由于发生概率具有剂量依赖性的单一事件被杀死，则细胞生存曲线是指数曲线。然而，大多数哺乳动物细胞存活曲线都有一个肩峰，之后在更高剂量下呈指数下降（图 22-1）。

在现今最常见的临床应用中，细胞存活模型为线性二次型（LQ）模型 [11]。在此模型中，细胞存活由公式 22-1 给出。

$$S = e^{-\alpha d-\beta d^2} \qquad \text{（公式 22-1）}$$

公式中，指数的第一项可以解释为杀死细胞的单次命中剂量（如双链断裂），第二项是两次命中剂量（如单链断裂）。显然，此模型与具有线性高剂量行为的模型（log$S$）不符，但在通常适用性范围（少于 10Gy）之外，通常难以区分这些模型。对于 N 次分割，细胞存活由公式 22-2 给出。

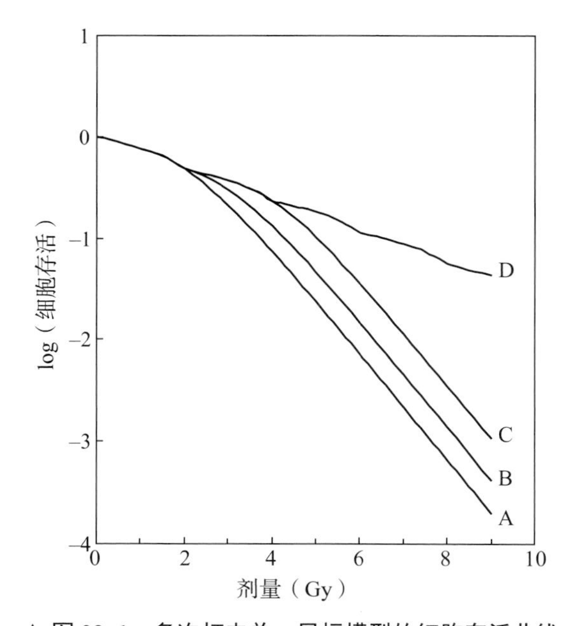

▲ **图 22-1　多次打击单一目标模型的细胞存活曲线**

曲线 A 显示单剂量细胞存活曲线。曲线 C 显示单次 2Gy 完全修复后的细胞存活曲线。曲线 B 为初始 2Gy 分割不完全修复后的细胞存活曲线。曲线 D 为多个 2Gy 分割的细胞存活曲线

$$S = (e^{-\alpha d-\beta d^2})^N = e^{-\alpha D-\beta Dd} \qquad \text{（公式 22-2）}$$

式中 $D = dN$ 是在剂量 d 的 N 次分割中给予的总剂量。

细胞存活曲线的肩峰是修复亚致死损伤（sublethal damage，SLD）的结果 [12]。亚致死损伤包含本身不致命的细胞内病变，但是这些病变可能与其他此类病变相结合而产生导致细胞死亡的病变。例如，DNA 单链断裂可能并不致命，但邻近的两个单链断裂可能产生致命的双链断裂。亚致死损伤的修复被认为在 24h 内完成，24h 是放射肿瘤学中的正常分割间隔。然而，一般估计平均修复时间在 1 ～ 4h 范围内，考虑采用每天多次分割（超分割），进行治疗时这个时间比较重要。在此修复时间内，细胞存活曲线上的肩峰正在恢复，以便在修复完成时，额外分割具有与相同剂量初始分割相同的杀死细胞的概率。如果没有修复，这两个剂量进行算术相加，就像两个剂量以单剂量给药的一样，产生更低的细胞存活率。如果部分完成修复，则细胞存活率处于中间水平。此效果如图 22-1 所示。曲线 A 显示单剂量细胞存活曲线；曲线 C 显示 2Gy 初始剂量与完全修复后第二剂量下的细胞存活曲线；除了第二剂量的时间为 2Gy 初始剂量后修复未完成之时，曲线 B 与曲线 C 相同；曲线 D 显示具有完整分割间修复的一系列 2Gy 分割剂量下的细胞存活曲线。如果细胞存活曲线上没有肩峰，那么在细胞存活方面，分割没有优势。

在细胞存活曲线上形成肩峰的机制也与剂量率效应有关，如果细胞存活曲线没有肩峰，则通常认为不会有剂量率效应，也不会有分割效应。与大多数正常组织相反，白血病和淋巴瘤细胞通常具有极少或没有肩峰。因此，在造血干细胞移植中，通过降低剂量率或者分割剂量可获得治疗益处，但不一定两者均可获益。分割的剂量越多，单次命中机制杀死更多细胞，剂量率的影响越小。

公式 22-2，α/β 中的参数比具有临床意义 [12]。α/β 值越高，表示组织对特定分割计划较不敏感，但更依赖于总剂量。值越高表示组织的反应将对每次剂量更敏感。一般而言，延迟响应的特点是较低 α/β 值（1 ～ 3Gy），而急性反应与较高值有关（约 10Gy）。

总而言之，上述放射生物学原理有助于解释为什么对于相同恶性细胞杀死水平，分次全身放疗的毒性比单剂量的全身放疗小。大多数全身放疗治疗

方案设计在 1 周内完成，因此，为了将分割增加至 5 次以上，每天必须采用多次分割进行治疗。为了最大限度地修复亚致死损伤，应采用至少 6h 的分割间隔。这不仅使每天 3 次分割治疗在后勤上很困难，而且每天 3 次分割治疗的放射生物学影响不可预知。然而，有许多标准的分割方法每天成功地采用 3 次分割。尚无对每天进行 1、2 及 3 次分割治疗的比较结果的全面统计分析。

三、辐射物理学和物理学因素

大量的论文和报道介绍了对全身放疗在设计和干预方面的详细信息 [13, 14]。下面论述全身放疗的指导原则。

全身放疗是放射肿瘤学中给予最少保形措施的治疗手段，主要的技术问题就是怎样才能为患者全身提供所需的放射剂量。实现该目标的最直接的方法就是用单个放射束（辐射束）照射患者全身，也就是说，通过使用较大的源皮肤间距（source-to-skin distance，SSD）（约 4m）和可行的最大辐射场尺寸来实现对患者全身的均匀照射，较大的源皮间距会将放射治疗的剂量率降低至约平常剂量率的 10%。标准的放射场布置是让患者站在专门设计的站台上，将准直器旋转 45°，按照放射场的对角线尺寸，使用铅条作为补偿滤波器，以实现从头到脚获得均匀的剂量率（在中线处）、在患者身边使用树脂玻璃屏障来消除高能光子的皮肤免除（保护）效应，并阻断对关键器官（通常是肺部，有时是肾脏、肝脏及先前照射过的部位）的放射，以降低对这些组织的放射剂量。使用放射场辐射患者的前部区域和后部区域，通常前后区域交替照射。或者，患者可以躺在轮床上或在地板上的专门设计的桌子上接受放射治疗。对于儿科病例，患儿一般需要躺在地板上或地面附近，对放射场尺寸的要求就不必像成年患者那么大了。由于源皮间距较小，这样将会产生更高的剂量率，除非通过电子方式调整放射器的输出率。

使用现代的 C 臂直线加速器，剂量率等深可以通过调节获得，通过调节可以实现临床试验所规定的特定剂量率。射束能量的选择并不重要，大多数放射治疗中心所用的光子能量在 6 ～ 10MV 之间。具备这种能量的光子可以因前向散射电子累积而产生皮肤免除效应，直到电子平衡建立后前向散射电子累积消失（电子平衡的特征是这些同样数量的电子及其能量被分散到一个区域，因为它们被散射到目标区域之外），因此，皮肤上接受的放射剂量就会减少，所以需要用低原子序材料制成的波柱扰波片放在患者的身边。这些电子又从该波柱扰波片散射到患者身上，从而增加了患者皮肤接受放射的剂量。这样做就是为了让皮肤表面获得完整的辐射剂量，但是辐射到皮肤表面的电子是否一直停留在皮肤表面，这一点还没有得到证实。

通常取患者身体上的几个点来测量辐射剂量，目的是获得变化幅度在 ±5% 以内的均匀剂量。为达到这一目标，需要使用补偿滤波器，补偿滤波器是由插在放射束中的树脂玻璃托盘上的薄铅板构成。该滤波器的设计目的是为了补偿因患者厚度的变化以及由于远离光束中心而导致光束强度的变化而造成的辐射损失。

现在大多数治疗方案需要屏蔽某些敏感的身体结构，其中屏蔽肺部是最常见的。通常优选后前位 / 前后位（posterior antecedent/anterior posterior，AP/PA）放射场的一个原因就是，它们可以在肺部受到屏蔽时以最准确的方式将剂量补充到胸壁。如果没有采用屏蔽肺部的措施，那么肺部受到辐射的剂量要超过中线受到辐射的剂量多达 10%。肺部辐射剂量的增加实际上是肺部稀释的结果，因为肺部的密度约为其他多数软组织的 1/3。通常，当使用肺部屏蔽功能时，屏蔽的范围覆盖到肺部中央部分，屏蔽肺部的范围的边缘超过胶片（X 线胶片）上肺阴影边缘 1 ～ 2cm。通常不使用全厚度（大面积）肺屏蔽功能，全厚度肺屏蔽的透射系数为 3%，而是使用屏蔽主放射束辐射量的 50%。被肺屏蔽功能保护的胸壁区域再用电子场进行补充，在此计算放射束能量和放射剂量分布，从而将该放射剂量投射到胸膜表面以达到规定值。图 22-2 显示了对于总放射剂量 12Gy 的全身放疗在 $T_{5\sim6}$ 水平上的剂量分布，肺部上方 50% 的放射量屏蔽以及 9MeV 电子的补充，波柱扰波片的作用没有计算在内。

四、包含高剂量全身放射治疗的预处理方案：临床结果

（一）使用的高剂量全身放疗计划

Thomas 等 [1] 在一项造血干细胞移植研究中首

次报道了全身放疗的使用，采用了单次照射。所有患者均移植成功，但都在 12 周内复发，单纯全身放疗不足以预防复发。自此，大剂量化疗通常与全身放疗联合使用，最常见的是环磷酰胺。一项随机试验发现，与选用美法仑联合全身放疗的方案的患者相比，使用环磷酰胺联合全身放疗方案的患者在总生存率和缓解率上没有差异[15]。标准的全身放疗总剂量为 10 ～ 14Gy，包括 1.2Gy 每日 3 次，2Gy 每日 2 次或 3Gy 每日 1 次。为了降低毒性，降低复发率，进一步提高治疗指标，已经对多种全身放疗治疗方案进行了评估。放射生物学重要因素包括总剂量、分割计划、分割大小、器官屏蔽和剂量率。只有少数的随机试验被严格执行，大多数试验涉及多个变量的变化，这使得确定最优的全身放疗计划变得困难。

1. 单次分割对比多次分割计划

早期的研究比较了分割和单次分割计划。与白血病细胞相比，大多数正常组织具有更强的修复亚致死辐射损伤的能力，因此，在不影响肿瘤控制的情况下，分割具有降低器官毒性的潜力[9]。来自 Johns Hopkins 大学[16]和 Memorial Sloan Kettering 癌症中心[17]的研究小组的回顾性分析报道称，采用肺屏障联合分割全身放疗（fractionated TBI，FTBI）（单次分割每天）或超分割全身放疗（hyperfractionated TBI，HFTBI）（多次分割每天）治疗方案与采用单次分割全身放疗（single-fraction TBI，STBI）不联合肺屏障治疗相比，出现间质性肺炎的患者减少。来自 Memorial Sloan Kettering 癌症中心的 Shank 更新报道称[18]，HFTBI 联合肺屏障取代 STBI 后，间质性肺炎发生率从 50% 降低到 4%。

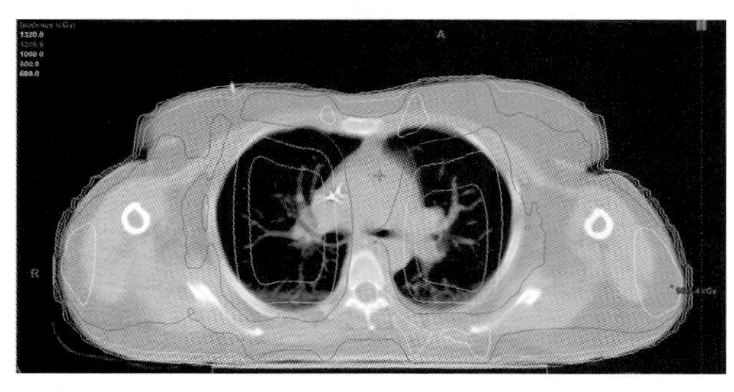

▲ **图 22-2　$T_{5\sim6}$ 的剂量分布，见 6、8、10、12、13.2Gy 等剂量线**

处方剂量为 12Gy，肺阻滞衰减 50%（此图的彩色版本，请参阅彩图部分）

随后的研究比较了单次分割与多次分割计划，结果出现了分歧[19-21]。Ozashin 等[20]发现接受 10Gy STBI 与接受 12Gy（2Gy BID）HFTBI 的患者在复发率、生存率、间质性肺炎或肝窦阻塞综合征发生率方面无显著差异。一份来自儿童癌症研究小组的多中心回顾性研究表明[19]，急性髓系白血病患者在第一次缓解治疗后接受 7.5 ～ 10Gy STBI 或 12 ～ 13.2Gy FTBI（2Gy BID 或 1.2Gy TID），HFTBI 组的 2 年复发率从 23% 降至 0%（$P = 0.07$），但生存或间质性肺炎的发生率没有显著差异。Cosset 的单中心报道称[22]，13.2Gy（1.2Gy 每日 3 次）HFTBI 与 10Gy STBI 相比，复发率或总体存活率没有区别，在治疗相关死亡率（55% *vs* 26%）有所下降，间质性肺炎发生率（45% *vs* 13%）及 GVHD（77% *vs* 43%）出现显著差异。对来自法国 21 个中心的病例进行的大规模回顾性分析也表明[21]，与 10Gy 的单次分割相比，采用超分割（10 ～ 13.2Gy）的间质性肺炎（37.5% *vs* 1.7%）和 GVHD（41% *vs* 22%）的发生率显著降低。然而，在高分割的情况下，存活率没有变化，复发率也没有增加（29% *vs* 16%，$0.05 < P < 0.1$）。

两个随机试验比较了单次分割与多次分割全身放疗。西雅图的一项试验比较了急性髓系白血病首次缓解患者接受 10Gy STBI 和 12Gy HFTBI（2Gy 每日 2 次）的差异[23]。HFTBI 导致特发性间质性肺炎发生率减少（4% *vs* 11%），复发率降低（12% *vs* 22%），5 年总体生存率对比为 54% *vs* 33%，具有统计学差异。法国最近的一项研究将患者随机分为 10Gy STBI 或 14.85Gy HFTBI（1.35Gy 每日 3 次）两组[24]，报道显示接受 HFTBI 患者肝窦性阻塞综合征发生率显著下降（4% *vs* 14%）。两组间间质性肺炎发病率无差异。HFTBI 组的 8 年病因特异性和总生存率为与 STBI 组相比，分别为 77% 和 45% *vs* 63.5% 和 38%。如果以病因特异性生存为终点，经多变量分析，全身放疗计划是一个独立的预后因素。

综上所述，大多数研究证实了采用分割或超分割的全身放疗计划可降低毒性。这与前面描述的放射生物学原理是一致的。包括这两项随机试验在内的许多研究也证明，与单分割组相比，多分割组可降低复发率和提高生存率。目前使用的大部分全身放疗计划都是分割或超分割的。

2. 总剂量与剂量递增

分割方案和由此减少的毒性使增加总剂量和改善结果成为可能。西雅图研究小组进行了两项随机试验，比较环磷酰胺与12Gy（2Gy/d）和15.75Gy（2.25Gy/d）的联合使用情况。在一项116名处于慢性期的慢性粒细胞白血病患者参与的试验中[25]，照射剂量越大，复发率越低（0% *vs* 25%，$P = 0.008$），但治疗相关的死亡率越高（12Gy：24%，15.75Gy：34%，$P = 0.13$），总体生存率无显著变化。另一项71例首次缓解的急性髓系白血病患者的独立研究中[26]，复发率也随着剂量的增加而降低（14% *vs* 39%，$P = 0.06$），但这些获益被非复发率死亡率的增加所抵消（38% *vs* 19%，$P = 0.05$），导致两组患者的总生存率没有差异。

来自其他研究组的报道也表明，更高的剂量有更好的抗白血病效果。来自热那亚研究组的几份回顾性报告中[27]，如果全身放疗剂量＞9.9Gy（3.3Gy/d），复发率和生存率显著降低。Marks等[28]通过CIBMTR和希望城癌症中心数据库的数据分析得出，急性淋巴细胞白血病患者在首次缓解的基础上接受了剂量≥13Gy的全身放疗－环磷酰胺预处理方案，获得了更低的复发率和更好的无病生存。

Kal等[29]比较了三项随机试验中发表的不同全身放疗方案的结果，四项研究比较了2～3种全身放疗方案效果，以及九项研究报告了一种全身放疗方案。利用线性二次原理，计算每个全身放疗方案的生物有效剂量（biologically effective dose，BED），以标准化不同方案的每部分剂量、部分数量和剂量率的差异。较高的BED值与较低的复发率、较高的无病生存率和总生存率相关。

其他报道没有发现高剂量的明显优势。一项针对116名患者的单中心回顾性分析发现，3天内分6次给予10、12和13.5Gy的全身放疗剂量与总生存率成反比[30]。已经结束的Ⅰ期临床试验未发现全身放疗剂量增加的明显益处，反而增加毒性[31-33]。Peterson等[32]确定了与环磷酰胺120mg/kg联合使用的最大耐受剂量为16Gy（2Gy每日2次）。主要剂量限制毒性为肺炎，其次是肝窦性阻塞综合征、肾毒性和黏膜炎。Demirer等[31]也采用了全身放疗－环磷酰胺方案，在急性淋巴细胞白血病和非霍奇金淋巴瘤患者中，总剂量为14.4Gy（1.2Gy每日3次）时，未观察到额外的益处。Alyea等[33]将全身放疗－环磷酰胺方案的剂量从14Gy增加到15.6Gy。急性GVHD和治疗相关死亡率在15.6Gy时较高，但复发率和总生存率未见改善。

其他Ⅰ期临床试验已经增加了没有伴随化疗的全身放疗剂量。在接受自体造血干细胞移植的非霍奇金淋巴瘤患者中，报道了一项不联合化疗的全身放疗剂量递增Ⅰ期临床试验的结果[34]；使用50%的肺衰减阻滞和肾脏阻滞将剂量限制在15Gy。达到的最高剂量是20Gy（2Gy每日2次），被认为是可接受的毒性，在9例患者中，只有1例出现间质性肺炎或肝窦性阻塞综合征。西雅图研究组还进行了不联合化疗的全身放疗剂量增加试验[35]，以骨转移性疾病为主的多种血液病和实体瘤患者首先接受高剂量化疗（白消安、美法仑、塞替派），然后中位105天后接受全身放疗，串联自体造血干细胞移植临床试验。虽然采用了90%的肺、肝阻滞，全身放疗最高剂量仅达到15Gy，是3级和4级间质性肺炎的限剂剂量。

综上所述，尽管使用了分割计划和器官屏蔽，但由于正常组织毒性（主要是肺毒性），全身放疗剂量难以增加。这就限制了大多数分割方案的总剂量约为16Gy或更少。尝试证明随全身放疗剂量增加而改善复发率和生存率的临床试验得到了不同的结果，这可能是由于剂量增加的幅度有限。在一些研究中，疾病控制方面的进展与方案相关毒性的增加和非复发死亡率的增加有关，导致总体生存率没有改善。显然需要采取新的策略，以便在不良反应不增加的情况下使剂量进一步增加。

3. 多次分割对比超分割计划和剂量分割大小

每日的分割计划将单次剂量控制在2.25～4.67Gy。超分割计划通常以1.2～2Gy为单次剂量，间隔至少5～6h。一般来说，分割大小被认为与正常器官效应相关，潜在地降低治疗指数。到目前为止，还没有进行过针对这些因素的随机试验。可用的临床数据表明，尽管大部分计划使用≥3Gy为单次剂量，总剂量限制在9.9～12Gy，但更大的剂量是可以接受的[36, 37]。

在一项对接受自体造血干细胞移植治疗的高危非霍奇金淋巴瘤患者的回顾性分析中，Gopal等[38]将接受1.7Gy（每日2次）治疗的10.2Gy组与每天接受3Gy治疗的12Gy组进行了比较，总体生存率以及急性或晚期肺部并发症均无差异。10.2Gy组

3 年无晚期肺部并发症发生率为 80%，12Gy 组为 70%（$P = 0.45$），12Gy 组 3 年无进展时间明显低于对照组（82% *vs* 31%，$P < 0.001$）。值得注意的是，10.2Gy 组未采用肺屏蔽，第三次照射后 12Gy 组采用肺屏蔽。此外，10.2Gy 的总剂量低于其他超分割计划提供的剂量，由此增加了这两组无法提供生物等效剂量的可能性。这可以部分解释观察到的差异。

与此一致的是 Corvo 等 [39] 的结果，他们回顾性地分析了他们对接受无关供体造血干细胞移植的患者的治疗经验。将 9.9Gy（每天 3Gy）的患者与早期 12Gy（2Gy 每日 2 次）的患者进行比较，两组均使用肺屏障。HFTBI 组 5 年移植相关死亡率为 31%，FTBI 组为 41%（$P = 0.1$）。对于 HFTBI 组，5 年白血病复发率（13% *vs* 31%，$P = 0.04$）和总生存率（68% *vs* 51%，$P = 0.01$）在统计学上有显著改善。结论是，改进的结果主要与 HFTBI 计划提供的总剂量较高有关。

（二）剂量率

全身放疗的剂量率相对较低，通常在 5 ～ 30cGy/min 范围内，这比标准外照射放疗用于体内更局部的部位通常大于 100cGy/min 的剂量率要低，以较低的剂量率传输的辐射能使器官得到更多的保护。在极低的剂量率作用下，剂量率效应是影响治疗的首要原因。Travis 等 [40] 评估了在 1 ～ 25cGy/min 剂量率下接受全身放疗治疗的小鼠的 1 年生存率和组织学变化、剂量率与存活率，以及剂量率与肺、肾组织学变化之间存在直接相关性，剂量率效应在 1 ～ 5cGy/min 剂量率范围内最大。与此一致的是 Weiner 等 [41] 的观察结果，他们在 IBMTR 数据库中报告了 1978—1983 年治疗的 932 名患者，观察到在较低的剂量率下肺炎发病率有下降趋势，但仅在治疗低于 6cGy/min 的患者中出现。

使用低剂量率的潜在临床效益可能会被其他因素（如分割或器官屏蔽）所抵消。Sampath 等 [42] 对 20 项已发表研究的 1090 名全身放疗患者进行了多变量 logistic 回归分析，发现全身放疗与肺炎发病率和分型呈负相关，但无剂量率效应。Tarbell 等 [43] 进行的一项临床前研究报道称，与低剂量（5cGy/min）STBI 相比，高剂量（80cGy/min）接受 STBI 治疗的小鼠的辐射相关死亡率更高。剂量率效应在每日 2 次或每日 3 次的分割计划中未见，这表明在正常器官分布中，分割是比剂量率效应更大的因素。

在一项来自法国 [20] 的多中心随机试验中，157 名患者被随机分为高剂量组和低剂量组。全身放疗采取 10Gy 的单次分割或者 12Gy（2Gy 每日 2 次）的超分割方案，取决于医生的选择，而不是随机化分组。10Gy STBI 组剂量率为 6：15cGy/min，12Gy HFTBI 组剂量率为 3：6cGy/min，各组间间质性肺炎或肝窦性阻塞综合征的生存或发生率无统计学差异。值得注意的是，在单次分割组中，高剂量率组（49.1%）的 4 年间质性肺炎发生率最高，低剂量率组为 29.5%。低剂量率组（3.5%）白内障发病率低于高剂量率组（14%）。

随后 Belkacemi 等 [44] 对 326 名患者的治疗进行了回顾性分析，在低（＜ 4.8cGy/min）、中（4.8 9cGy/min）和高（＞ 9cGy/min）剂量率的三组患者中，白内障的发生率为 0%、27% 和 33%（$P = 0.0001$）。而间质性肺炎的发生率在高剂量率组为 48%，中剂量率组为 19%（$P = 0.05$），具有显著差异，生存和治疗相关死亡率不受剂量率的影响。

最近，Carruthers 和 Wallington[45] 回顾性分析了 84 例 12Gy 全身放疗（2Gy 每日 2 次）治疗的患者的治疗，其中分为 15 或 7.5cGy/min 两种剂量率。在高剂量率组中，有 43% 的患者观察到间质性肺炎发生，而在低剂量率组中只有 13%。Beyzadeoglu 等 [46] 对 105 例＞ 4cGy/min 剂量率治疗的患者进行了分析，得出了类似的结论。

30 ～ 90cGy/min 的剂量率较高，毒性尚可接受，但总剂量限制在 5 ～ 5.5Gy，难以与其他研究直接比较 [47, 48]。Bredeson 等 [49] 报道了 142 例接受 80cGy/min 全身放疗治疗的患者的可接受毒性，尽管大多数患者接受的是 5Gy 单次分割方案，48 例患者接受了不联合肺屏蔽的 12Gy 方案（2Gy 每日 2 次）。

总而言之，虽然用于全身放疗的剂量率的范围是有限的，但在这一范围内减少剂量率似乎可以减少白内障和肺炎的发病率，在大多数研究中，这似乎不会对生存率或复发率产生不利影响。临床数据表明，剂量率效应可以用不同的分割方案来观察，尽管动物模型的数据表明，分割可以降低剂量率效应。根据现有的临床数据，高于约 30cGy/min 水平的剂量率对全身放疗剂量率效应的影响尚不清楚。

（三）器官屏蔽

全身放疗的主要剂量限制原因是肺毒性。使用屏蔽来减少对肺的总剂量已经被证明可以减少肺炎的发病率，并且现在在许多中心常规使用。屏蔽后肺部中位剂量通常限制在 8 ～ 10Gy。Shank 的报道称 [18]，对比 STBI 无肺屏障及 HFTBI 联合肺屏障，间质性肺炎发生率从 50% 降低至 4%。Volpe 等 [50] 的研究显示，肺剂量≤ 9.4Gy 致死性肺并发症的发生率为 3.8%，而＞ 9.4Gy 致死性肺并发症的发生率为 14.3%。Lawton[51] 等注意到，使用 50% 肺衰减阻滞的患者（6/11）发生致命的肺损伤，而使用 60% 肺衰减阻滞的患者（22/107）发生致命的肺损伤。Labar 等 [36] 评估肺屏障的影响。82 例患者接受 12Gy（4Gy/d）的全身放疗剂量，9Gy 后联合了肺屏障，间质性肺炎发生率由 15% 下降至 5%。

肾屏障也降低了全身放疗后的肾毒性。Wisconsin 医学院研究小组注意到 [52]，在 18 个月的时间里，在接受 14Gy HFTBI 治疗的患者中，未屏蔽组的肾病发生率为 29%，而屏蔽组的肾病发生率为 0%。另一项研究探讨了在接受自体造血干细胞移植的多发性骨髓瘤患者中广泛使用肺和肝屏障 [53]。患者首先使用长春新碱 – 多柔比星 – 地塞米松（vincristine–adriamycin–dexamethasone，VAD） 诱导，然后使用 90% 衰减肺和肝阻滞的全身放疗 / 白消安 / 环磷酰胺方案，电子升压至阻滞下方的部分胸壁，总剂量为 9Gy（1.5Gy 每日 2 次）。新发和预处理骨髓瘤患者的完全缓解率分别为 48% 和 41%。移植相关死亡率为 2%。75% 的患者出现Ⅲ / Ⅳ级黏膜炎，3 例患者出现可逆性肝窦性阻塞综合征。结果表明，全身放疗结合肺、肝屏障，可与白消安、环磷酰胺联合使用，毒性可接受，治疗放应率较高。

也有报道提及了屏蔽的潜在有害影响。西雅图研究组 [54] 的一项研究发现，屏蔽增加了接受异基因造血干细胞移植治疗的难治性贫血患者的复发率。在该研究中，14 例患者中有 10 名接受了 12Gy 全身放疗 – 环磷酰胺方案（2Gy 每日 2 次），4 名患者接受了＜ 12Gy 全身放疗 – 环磷酰胺方案，均使用了 95% 衰减肺和右肝叶阻滞。然后，利用与 Shank 等 [18] 报道的方法类似的方法，用电子推进下壁。与历史对照相比，复发率增加（34% *vs* 2%，*P* = 0.0004），无病生存期减少（38% *vs* 61%，*P* = 0.16），无复发死亡率无差异。考虑 95% 的屏蔽可能屏蔽了恶性细胞或降低了免疫抑制和 GVL 效果。

五、高剂量含全身放疗方案：正常组织效应

大多数已发表的使用全身放疗的临床经验都与大剂量全身化疗结合在一起。全身放疗联合的常用药物有环磷酰胺 [17]、依托泊苷 [55]、美法仑 [56]、阿糖胞苷 [57] 和塞替派 [58]。这些药物具有细胞毒性，可导致急性和晚期毒性，通常与全身放疗相似，包括恶心、呕吐、黏膜炎、食管炎、腹泻、肝功能障碍、肺炎、性腺功能障碍和继发恶性肿瘤。因此，确定单纯由全身放疗引起的毒性是困难的，发表的文献更准确地反映了与单纯的全身放疗相比，含全身放疗方案的临床结果。

在造血干细胞移植文献的总结中，不考虑总剂量或每部分的剂量，将单剂量组的结果与分割剂量组的结果进行比较是很常见的。在几乎每一个处于辐射治疗危险中的正常组织中，都可以通过增加分割或同等地减少单次剂量来降低发病率，因此，仅仅思考分割是否能改善不良反应是不够的，因为这是可以预先假定的。更相关的问题是，是否有一个可证明的剂量反应，有多少效益的分割，是否有额外效益的超分割，以及其他并发症或治疗可能影响反应。

造血干细胞移植有许多不良反应和并发症。在这一节中，我们主要讨论那些限制辐射剂量的并发症。其他的一些可能由辐射引起的并发症，对于大多数移植方案来说，或者发生率很低，没有足够的发病率来限制剂量，或者似乎没有显示出剂量反应，虽都有提及，但没有详细讨论。

六、与高剂量含全身放射治疗预处理方案相关的急性毒性

与单次方案相比，分割（每天一个）或超分割（每天多个）全身放疗方案可降低急性毒性，并具有更好的耐受性 [18, 20, 44]。恶心和呕吐是观察到的最常见的不良反应，35% ～ 50% 的患者出现恶心和呕吐 [20, 59, 60]。在使用现代抗吐药物之前进行的研究中，Spitzer 等 [61] 报道了所有患者在高分割全身放疗的前 1.2Gy 放疗后均出现呕吐，但随着次数的增加而下降。Buchali 等 [59] 使用 12Gy 的高分割方案，前三次放疗呕吐的发生率逐步增加，后续的部分发生率不变。昂丹司琼、格拉司琼等抗吐药物可显著降

低呕吐发生率和严重程度[62, 63]。

短暂性腮腺炎发生在 10% ～ 30% 接受分次全身放疗的患者中，其发生率（25% ～ 75%）高于单次方案[59, 60]。发病通常是在第一次放疗后，在接下来的 24 ～ 48h 内得到解决。15% ～ 30% 的患者会出现口干和干眼症[59, 60]。

有 40% ～ 100% 的患者在完成全身放疗后的几天内出现黏膜炎，并可能受到化疗的影响。例如，黏膜炎是含依托泊苷[55]方案的一种主要急性毒性。全身放疗联合高剂量美法仑观察到的黏膜炎限制了这种联合的可行性[64]。10% ～ 35% 的患者在完成全身放疗后的几天内也可能发生腹泻，其他急性不良反应包括疲劳、食欲减退、红斑、食管炎和脱发。

最近的一些研究表明，急性毒性主要与全身放疗有关。Zaucha 等[35]在 I 期剂量递增试验中，采用双列自体造血干细胞移植方法治疗患者，首先使用高剂量白消安、美法仑和塞替派，然后中位 105 天后使用全身放疗，总剂量为 12、13.5 或 15Gy（1.5Gy 每日 2 次）。急性毒性主要为 1 ～ 2 级（根据 Bearman 方案相关毒性等级[65]）黏膜炎，发生率为 100%。胃肠道、皮肤、肾脏和肝脏 1 ～ 2 级急性毒性发生率为 34%、19%、9% 和 9%。在一项有限的 I 期剂量递增研究中，McAfee 等[34]报道称，在仅接受 2Gy 剂量的 16Gy、18Gy 或 20Gy 全身放疗的患者中，有 1/3 的患者出现黏膜炎和恶心。

众所周知，GVHD 可增加某些并发症的风险，且可同时发生于全身放疗或非全身放疗的预处理方案中。在一些临床研究中，全身放疗似乎并不会比非全身放疗预处理方案增加 GVHD 的风险[66-68]，尽管有一项随机试验报道了全身放疗 – 环磷酰胺中急性 GVHD 的发生率高于白消安 – 环磷酰胺[69]。GVHD 的发展可能更多地与治疗方案的强度有关，而不是全身放疗本身。在实验模型中，GVHD 的发病率随着全身放疗剂量的增加而增加[70]，或者随着环磷酰胺的加入而增加[71]。预处理方案对肠黏膜的损害，导致脂多糖释放到循环中，TNF-α 释放，随后宿主主要组织相容性抗原的表达增加，增强供体 T 细胞的识别，这被认为是始动因子。

（一）肺：间质性肺炎

间质性肺炎是造血干细胞移植患者全身放疗的重要临床并发症。Kim 等将肺间质浸润定义为"患者在胸部 X 线上出现肺间质浸润，伴有或不伴有斑片状肺泡浸润的情况"。患者产生少量非脓性痰，细菌和真菌培养呈阴性[72]。实验和临床数据已经证实，分次全身放疗对肺的毒性小于单剂量全身放疗[16, 18, 22]，15Gy 以上的分割剂量[73]与间质性肺炎发生率较高有关。间质性肺炎也发生在不含全身放疗的预处理方案中，单纯使用白消安与 4% ～ 10% 的 IP 的发病率有关。众所周知，化疗，特别是在骨髓移植过程中，使用与全身放疗联合使用的烷基化剂会导致肺毒性。这使得很难将全身放疗毒性与肺损伤[38]的其他病因区分开来。

为了研究辐射剂量反应和其他可能影响间质性肺炎发病率的因素，Sampath 等回顾了文献，选择了包含足够多变量分析（multivariate analysis，MVA）数据的论文，包括剂量、剂量率、化疗方案和其他变量[42]，最终纳入文章 20 篇，共 26 个全身放疗 / 化疗预处理方案。5 个方案没有全身放疗，4 个方案没有化疗（上半程治疗），这些数据只反映了患者每天接受分割治疗的方案，每天的分割数据离散度太大，无法用逻辑回归拟合。图 22-3 显示了从多变量分析中获得的剂量响应，说明了单次、五次以及每次 2Gy 下每日分数的剂量响应函数，这些剂量反应函数只反映对辐射的反应。环磷酰胺和许多其他化疗药物的加入与间质性肺炎高发生率有关。Sampath 等的研究结果表明，间质性肺炎的多变量分析无剂量率效应，120mg/kg 环磷酰胺的优势比为 5.9，α/β 比率（从 LQ 模型）是 2.8Gy。

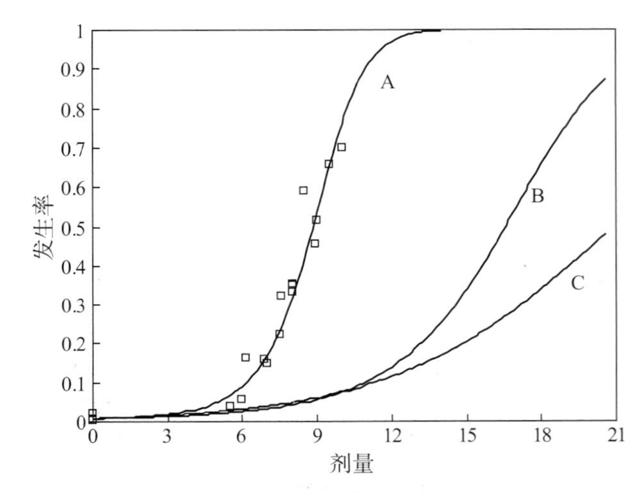

▲ 图 22-3 间质性肺炎的剂量响应

曲线 A 为单分割剂量响应（引自 Sampath 等）。曲线 B 为 5 分割剂量响应。曲线 C 是每次 2Gy 分割的剂量响应

α/β 比值的低值表明，随着分馏的增加，间质性肺炎显著降低。然而，直接分析超分割方案的数据是不可能的，这可能是由于肺对于亚致死损伤的修复机制。似乎存在一种缓慢的修复因素，它至少会部分抵消超分割的有益影响[74]。

其他肺部不良反应包括特发性肺炎、放射性纤维化和肺功能减弱。

（二）肾毒性

肾功能损害多在治疗后2年内表现出来。其特点是肾小球滤过率降低，血尿素氮（blood urea nitrogen，BUN）和肌酐升高、蛋白尿、高血压和贫血。Ozsahin 等[20]在一项随机试验中使用两种不同的剂量率，比较了10Gy的单次方案和12Gy的6次分割方案，发现各组之间的肾毒性没有差异。

在一项结合文献报道的研究中，在假设 α/β 为2.5Gy，修复半衰期为2h后，Kal 和 van Kempen-Harteveld 报道了他们关于剂量反应的发现[75]。然而，没有分析分割参数，而是假设分割参数，也没有考虑使用高肾毒性药物的方案。Cheng 等[76]利用12项研究中的24种方案，研究了总剂量、剂量率、分割剂量、分割数量、每天的分割次数、分割间期、年龄（儿童与成人或混合）和化疗对造血干细胞移植术后肾毒性的影响。剂量反应在成人人群中观察到，但在儿童人群中没有。低于10cGy/min时剂量率显著。通常使用的6次2Gy的计划与大约10%的肾毒性率有关。替尼泊苷和环孢霉素在儿童患者中的相对危险度分别为10.5和5.9；氟达拉滨在成人中的相对危险度为6.2。虽然 Kal 和 van Kempen-Harteveld[75]估计全身放疗对肾脏的耐受剂量约为16Gy，Cheng 等[76]发现与10%的晚期肾毒性发生率相关的剂量为10～12Gy。

（三）肝窦梗阻综合征

肝窦梗阻综合征（以前称为门静脉闭塞病）是与造血干细胞移植预处理方案剂量相关的一种可能致命的并发症。在以白消安代替全身放疗的方案中更为常见[66-68]。然而，即使使用全身放疗方案，发病率也可能高达10%。尽管分割辐射的发生率较低[24]，但对辐射剂量的依赖性不大。在Ⅰ期剂量递增研究[34]中，9例患者接受单次2Gy总量16～20Gy的治疗，仅有1例（11%）发生，Ozsahin 等[20]在100例接受总剂量12Gy（6次分割）方案治疗的患者中，6例患者出现肝窦梗阻综合征。尽管有一些证据表明单组分剂量率效应低于7cGy/min，但对于分割治疗似乎没有剂量率依赖性[77]。

（四）白内障

造血干细胞移植术后10年内可发生白内障，累计发病率可达100%[78]。van Kempen-Harteveld 等[78]在一项多中心研究中显示了白内障形成的剂量反应。（尽管他们假设了剂量率效应，但他们论文中的统计分析却与之相反。）他们报道 α/β 比值为0.75Gy，这表明白内障发生对分割非常敏感。此外，类固醇（用于GVHD）和肝素的治疗将剂量反应曲线向左移动，但他们没有确定这些药物的相关风险。本研究的优势在于，白内障的发病率是通过精算方法确定的，而不是粗略的发病率。由于审查严格，使用粗发病率可能不会产生可靠的结果。在另一项研究中，van Kempen-Harteveld 等的结果表明，在不增加中枢神经系统复发率的情况下，在前野遮挡晶状体可降低白内障的发生率和严重程度，同时增加潜伏期[79]。

对于慢性髓系白血病，Socie 等在四项随机试验的总结分析中报道了与白消安方案相比，全身放疗相关白内障发生的危险比为2.3[68]。然而，在急性髓系白血病中，两种预处理方案没有差异。此外，慢性GVHD的危险比为2.6，但仅对慢性髓系白血病有效。Belkacemi 等[44]和 Ozsahin 等[20]发现剂量率分别低于4cGy/min和6cGy/min时具有保护作用。

（五）继发恶性肿瘤

毫无疑问，电离辐射会引起致癌转变。然而，文献中对全身放疗导致的第二实体瘤的风险强调过高。在一项对19 000多名造血干细胞移植患者的研究中，发现超过50例癌症[80]。即使这些都是辐射造成的，绝对发病率也不到0.3%。事实上，在这些数据的多变量分析中，只有高于14Gy的全身放疗剂量和局部照射与侵袭性实体瘤的发生率显著增加相关。在对4200多名患者进行的两个独立的研究机构分析中，尽管在46例实体恶性肿瘤中有9例包含基底细胞癌，但全身放疗与多变量分析上第二个实体瘤的诱导没有显著相关性[81, 82]。很明显，由全身放疗引起的放射性固体恶性肿瘤的发生率，虽然发生，但仅略高于正常人群，只能在10^4或更高的人群中检测到。儿童的风险明显高于成人[83]。

关于全身放疗是否会增加自体造血干细胞移植术后发生MDS的风险，一直存在争议。除全身放疗外，其他可能的影响因素包括移植前化疗的数量和类型、移植前放疗、特定条件治疗方案、干细胞启动方案、干细胞来源、全身放疗的选择标准，以及全身放疗组和非全身放疗组之间的随访时间，这些因素在任何回顾性分析中都难以控制。许多回顾性研究报道，全身放疗是非霍奇金淋巴瘤和霍奇金淋巴瘤患者 MDS 的独立危险因素[84-86]，然而 Krishnan 等[87]在对希望之城癌症中心 218 例患者的回顾性分析中，并未发现全身放疗是一个独立的危险因素，只有依托泊苷是一个危险因素。Harrison 等[88]在一项对 595 例霍奇金病患者的病例对照研究中，发现移植前治疗和移植前暴露于洛莫司汀或氮芥、长春新碱、丙卡巴嗪和泼尼松的程度是危险因素，而不是自体造血干细胞移植。

全身放疗的其他晚期并发症可能包括生长迟缓、神经认知效应、性腺功能障碍和晚期心肌病。由于受高度审查的人口和抵触风险的可能性，分析全身放疗对极晚期的影响是非常困难的。

七、高剂量全身放射治疗与非全身放射治疗方案对比

已经进行了多项随机试验和非随机研究，比较了全身放疗和非全身放疗高剂量调节方案。大多数研究将全身放疗－环磷酰胺与白消安－环磷酰胺方案进行了比较。选择性随机试验结果汇总见表 22-1。

大量随机试验表明，含全身放疗方案具有优势。Blaise 等[89]将首次获得缓解的急性髓系白血病患者随机分为两组：全身放疗－环磷酰胺（120mg/kg）或白消安（16mg/kg）－环磷酰胺（120mg/kg）。全身放疗－环磷酰胺组在 2 年无病生存率（72% *vs* 47%）、总生存率（75% *vs* 51%）、复发率（14% *vs* 34%）和移植相关死亡率（8% *vs* 27%）在统计学上有显著改善。在多变量分析分析中，白消安－环磷酰胺与较高的复发率和较低的生存率相关。后续更新的中位随访时间为 10.8 年，继续显示全身放疗－环磷酰胺的优势[90]。

Dusenbery 等[66]也观察到在急性髓系白血病患者中，相比白消安（16mg/kg）－环磷酰胺（200mg/kg），全身放疗－环磷酰胺（120mg/kg）可能具有优势。对于首次完全缓解的患者，估计 2 年无病生存期无差异，然而，对于首次完全缓解后的患者，全身放疗－环磷酰胺有改善无病生存的趋势（42% *vs* 9%，$P = 0.06$），两种方案的急性毒性和间质性肺炎发生率相似。18 例全身放疗－环磷酰胺患者均未出现肝窦性阻塞综合征，而 17 例白消安－环磷酰胺患者中有 3 例出现肝窦性阻塞综合征。

北欧骨髓移植组也显示了全身放疗－环磷酰胺相对于白消安－环磷酰胺的优势，尤其是在晚期疾病患者中[91, 92]。急性髓系白血病、急性淋巴细胞白血病和慢性髓系白血病患者在第一次缓解期、第一次慢性期和更晚期均被纳入研究。在观察整个人群时，两组患者 3 年无病或总生存率无显著差异。然而，对于高危疾病（超过首次缓解或第一次慢性期）患者，全身放疗－环磷酰胺优于白消安－环磷酰胺，从而导致更高的无病生存期（61% *vs* 18%，$P = 0.005$）和总生存期（66% *vs* 21%，$P = 0.002$）。此外，与白消安－环磷酰胺相比，全身放疗－环磷酰胺与肝窦性阻塞综合征、阻塞性细支气管炎、出血性膀胱炎、癫痫发作和移植相关死亡率显著降低有关。由此可以得出，全身放疗－环磷酰胺是一种理想的治疗方法，尤其是对晚期患者。随后 5 ～ 9 年的跟踪研究也得出了类似的结论[90]。

Bunin 等[93]将急性髓系白血病患儿随机分为全身放疗或白消安（16mg/kg）联合环磷酰胺（120mg/kg）及依托泊苷（16mg/kg）两组，全身放疗组 3 年无事件生存率为 58%，白消安组为 29%（$P = 0.03$）。这些差异主要见于接受非亲缘供体造血干细胞移植的患者。

其他随机研究未发现全身放疗优于不含全身放疗的方案。西雅图研究组[69, 94]报道了慢性期慢性髓系白血病患者全身放疗－环磷酰胺和白消安－环磷酰胺的相似疗效和非复发死亡率。白消安－环磷酰胺耐受性较好，住院时间较短，急性 GVHD 发生率较低。法国的一项多中心随机研究也比较了接受全身放疗－环磷酰胺和白消安－环磷酰胺治疗的慢性期慢性髓系白血病患者[95]，并观察了两组患者的疗效和移植相关死亡率。最后，西南肿瘤学组进行了一项随机试验，将全身放疗－依托泊苷与白消安－环磷酰胺进行比较，发现急性髓系白血病、急性淋巴细胞白血病、慢性髓系白血病患者在首次完全缓解或慢性期后疗效无差异。

Hartman 等[96]对 5 项已发表的随机试验[69, 89, 91, 95, 97]进行了 Meta 分析。以全身放疗为基础的治疗方案

表 22-1 随机试验比较全身放疗与非全身放疗的高剂量造血干细胞移植预处理方案

研究（第一作者，时间）	患者数，疾病类型	随 机	全身放疗剂量和计划	复发率	生 存	毒 性
Blaise，1992[89]	101 AML CR1 异基因 HCT	TBI–CY BU–CY	12Gy；2Gy，每日2次 大多数患者	14% TBI–CY 34% BU–CY（$P < 0.04$）	2年 DFS：72% TBI–CY/47% BU–CY（$P < 0.01$）OS：75% TBI–CY/51% BU–CY（$P < 0.02$）	TRM：8% TBI–CY/27% BU–CY（$P < 0.06$）
Dusenbery，1995[66]	35 AML CR1 和> CR1 异基因 HCT	TBI–CY BU–CY	13.2Gy；1.65Gy，每日2次	2年 43% TBI–CY； 70% BU–CY（$P = 0.17$）	2年 DFS：50% TBI–CY/24% BU–CY（$P=0.12$） 如果> CR1DFS：42% TBI–CY/9% BU–CY（$P = 0.06$） OS：46% TBI–CY/35% BU–CY（$P = 0.41$）	IP 无差异 SOS：0/18 TBI–CY；3/17BU–CY
Ringden，1994[91]	167 AML、ALL、CML、NHL CR1、CP1，进一步异基因 HCT	TBI–CY BU–CY	11.3～12Gy；3～7分割		3年 DFS：67% TBI–CY/56% BU–CY 晚期疾病患者的差异 49% TBI–CY/17% BU–CY（$P = 0.005$）	TRM：62% BU–CY/12% TBI–CY（$P = 0.04$）IP 无差异，SOS、膀胱炎、癫痫、BU–CY 所导致的阻塞性细支气管炎患者中明显升高
Bunin，2003[93]	43 ALL、CR1、CR2、CR3 异基因 HCT	TBI–CY–VP16 BU–CY–VP16	12Gy；2Gy，每日2次		3年 DFS：58% TBI–CY–VP/29% BU–CY–VP（$P = 0.03$）OS：67% TBI–CY–VP/47% BU–CY–VP（$P = 0.04$）	
Clift，1994[69]	142 CML CP 异基因 HCT	TBI–CY BU–CY	12Gy；2Gy，每日1次	3年 0.13BU–CY；0.13TBI–CY（$P = 0.43$）	3年 EFS：0.7TBI–CY/0.66BU–CY（$P = 0.36$） OS：0.8TBI–CY/0.8BU–CY	非复发死亡率无差异 0.24TBI–CY/0.18BU–CY 住院 LOS，aGVHD，肌酐升高 TBI–CY
Devergie，1995[95]	120 CML CP 异基因 HCT	TBI–CY BU–CY	10Gy，单次分割；11～12Gy；大多数 2Gy，每日2次	4.4% BU–CY 11.1% STBI	5年 DFS 无差异 55% TBI–CY/59.1% BU–CY 5year OS 无差异 62.9% TBI–CY/60.6% BU–CY	TRM：29% TBI–CY/38% BU–CY
Blume，1993[97]	122 AML、ALL、CML > CR1 或> CP1 异基因 HCT	TBI–VP16 BU–CY	13.2Gy； 1.2Gy，每日3次	31.3%HFTBI（$P=0.039$）	两单臂试验间无差异	两单臂试验间无差异

OS. 整体生存；DFS. 无病生存；EFS. 无事件生存；CR1. 首次完全缓解；> CR1. 超过首次完全缓解；CR2. 第二次完全缓解；CR3. 第三次完全缓解；CP1. 首个慢性期；> CP1. 超过慢性期；TRM. 治疗相关死亡率；SOS. 肝窦梗阻综合征；IP. 间质性肺炎；LOS. 持续时间；NHL. 非霍奇金淋巴瘤；HCT. 造血干细胞移植；AML. 急性髓系白血病；CML. 慢性髓系白血病；ALL. 急性淋巴细胞白血病；TBI. 全身放疗；BU. 白消安；CY. 环磷酰胺；VP16. 依托泊苷；STBI. 单次分割全身放疗；HFTBI. 超分割全身放疗

的生存率和无病生存率优于白消安 – 环磷酰胺，但差异无统计学意义，白消安 – 环磷酰胺组肝窦性阻塞综合征发生率明显高于对照组，结论是，全身放疗方案的治疗效果至少和白消安 – 环磷酰胺方案一致。最近，Gupta 等 [98] 对 730 例白血病患者的 7 个随机造血干细胞移植试验进行了 Meta 分析，全身放疗 – 环磷酰胺与所有原因死亡率和复发率的非显著降低有关。

Socie 等 [68] 分析了上述四项随机试验中 316 名慢性髓系白血病患者和 172 名急性髓系白血病患者的长期结果 [69, 89, 91, 95]。这项研究的平均随访时间超过 7 年。对于慢性髓系白血病患者，10 年总生存率和无病生存率无显著差异。急性髓系白血病患者的 10 年总生存率（63% *vs* 51%，$P = 0.068$）和无病生存率（57% *vs* 47%，$P = 0.051$）均显示出全身放疗治疗方案的优势。如果只对首次缓解的急性髓系白血病患者进行分析，则无病生存率相似。两种方案的后期并发症相似，但全身放疗 – 环磷酰胺合并白内障和白消安 – 环磷酰胺合并永久性脱发的发生率较高。

多项急性和慢性白血病的非随机研究也比较了全身放疗和非全身放疗治疗方案，有几项试验显示了全身放疗治疗方案具有更优的疗效。表 22–2 总结了选定试验的结果。

也有少数研究比较了多发性骨髓瘤患者的全身放疗和非全身放疗高剂量方案，并报道全身放疗无明显优势 [64, 99]。法国骨髓瘤研究组进行了前瞻性随机试验 [64]，新诊断的多发性骨髓瘤患者在 VAD 化疗后随机分为 8Gy 全身放疗（2Gy 每日 1 次）联合美法仑（140mg/m^2）与美法仑（200mg/m^2），中位持续时间无事件生存期相似（21 个月 *vs* 20.5 个月）。在西班牙多发性骨髓瘤移植登记处的一项分析 [99] 中，使用最常见的三种治疗方案：全身放疗（8 ～ 12.5Gy）/ 美法仑（140mg/m^2），美法仑（200mg/m^2），白消安（12mg/kg）– 美法仑（140mg/m^2），观察到相似的疗效和治疗相关死亡率（treatment–related mortality，TRM）。

综上所述，包括至少四项随机研究在内的多项报道表明，与不含全身放疗的高剂量调节方案（通常为白消安 – 环磷酰胺）相比，含全身放疗方案的疗效和（或）毒性均有所提高或降低，尤其是在急性白血病患者中。大多数研究是在特定剂量白消安使用之前进行的。其他研究表明这两种方法具有可比性。就毒性和治疗相关的死亡率而言，仅使用高剂量化疗方案，如白消安 – 环磷酰胺，与全身放疗方案相比并无明显优势，且与肝窦性阻塞综合征、癫痫发作、阻塞性细支气管炎和出血性膀胱炎的较高发生率相关 [89, 91]。

八、全身放射治疗与减低剂量预处理方案

老年患者或合并其他疾病的患者通常不能耐受标准的全强度全身放疗治疗方案，在一些中心，全强度全身放疗预处理方案仅适用于年龄小于 50—55 岁的患者，因此，非清髓和减低剂量方案正在积极研究中。这些方案通常与较少的急性毒性有关，主要用免疫抑制的方法，以允许供体细胞移植和随后的移植物抗肿瘤效应。

目前正在研究含全身放疗和不含全身放疗的方案，使用了低至中等剂量的全身放疗。McSweeney 等 [107] 在 45 例患者中使用 2Gy 全身放疗联合环孢素和麦考酚酸吗乙酯，与标准高剂量方案相比，方案相关毒性降低，生存率为 66.7%，非复发死亡率为 6.7%。然而，非致死性移植物排斥反应占 20%。因此，在方案中加入嘌呤类似物氟达拉滨，增加免疫抑制，显著降低移植物排斥发生率 [108]。

Sorror 等 [109] 回顾性比较了慢性淋巴细胞白血病和淋巴瘤患者行清髓预处理和减低剂量预处理（全身放疗 2Gy 伴或不伴氟达拉滨）的情况，发现在所有患病患者中，行减低剂量预处理的患者死亡率较低，总生存率较高。在无并发症的患者中，无复发死亡率和总生存率在减低剂量和骨髓清除方案之间是相当的。

一项大型多中心回顾性分析了 834 例仅接受 2Gy 全身放疗或伴氟达拉滨的亲缘或非亲缘供体移植的患者，结果显示，低、标准和高风险组的 3 年复发率分别为 25%、40% 和 57%[110]。结果表明，该方案最适合肿瘤负荷低、生长缓慢的患者。高风险疾病和高肿瘤负荷的患者在接受减低剂量方案前行细胞清楚治疗可能会得到获益。

根据已有的成功报道，4 ～ 9Gy 中等剂量的全身放疗被评估为减低剂量方案的一部分 [111–115]。例如，Russell 等 [116] 在一项回顾性分析中，比较了氟达拉滨、静脉注射白消安和全身放疗 400cGy（200cGy/d × 2）（90 名患者）和氟达拉滨 – 白消安（89

表 22-2　非随机对照研究比较包含全身放疗与不含全身放疗的高剂量造血干细胞移植预处理方案

研究（第一作者，时间）	病例数 疾病类型	研究设计	TBI 方案	非 TBI 方案	复发率	生　存	不良反应	研究结论
Inoue，1993 [100]	123 AML CR1 异基因 HCT	日本 BMT 注册研究	TBI-CY± 其他化疗 10 ～ 13.2Gy， 大部分 12Gy（2Gy 每日 2 次）	BU-CY± 其他化疗	2 年 16% TBI/39% 非 TBI （P=0.197）	2 年 OS 77% TBI 51% 非 TBI （P=0.001）	IP 无显著差异 21%TBI 24% 非 TBI （P=0.08）	TBI 方案优势
Ringden，1996 [67]	921 AML，ALL 大部分 CR1 异基因、自体 HCT	EBMT 数据库配对分析	TBI-CY	BU-CY	2 年 除中危组 ALL 自体 HCT 外无显著差异 82% BU-CY/62% TBI-CY （P=0.002）	2 年 DFS 除中危组 ALL 自体 HCT 外无显著差异 14%BU-CY /34% TBI-CY （P=0.002）	BU-CY 中 SOS（P ＜ 0.05） 和膀胱炎（P ＜ 0.001）发生率增加	TBI 对中危组 ALL 有优势，其他无明显差异
Davies，2000 [101]	627 儿童 ALL CR1、CR2、＞ CR2 异基因 HCT	IBMTR 数据库分析	TBI-CY	BU-CY	35% TBI-CY/41% BU-CY （P=0.07）	3 年 DFS 50%TBI-CY/35% BU-CY （P=005） 3 年 OS 55%TBI-CY/40% BU-CY （P=0.003）	TRM 15%TBI-CY/23%BU-CY （P=0.02）	TBI-CY 优势
Granandos，2000 [102]	156 ALL CR1，CR2，＞ CR2 异基因、自体 HCT	两中心回顾性研究	TBI-CY 12Gy 3Gy 每日 1 次或 2Gy 每日 2 次	BU-CY	3 年 47% TBI-CY/71% BU-CY （P=0.01）	6 年 EFS 43%TBI-CY/22% BU-CY （P=0.01）	TRM 17%TBI-CY/22%BU-CY （P=0.24）	TBI-CY 优势
Gutierrez-Delgado，2001 [103]	351 滤泡淋巴瘤 CR1、CR2、复发 自体 HCT	单中心回顾性研究	TBI-CY-VP16 12Gy 1.5Gy 每日 2 次	BU MEL ThioTEPA	5 年 49% TBI-CY-VP16/42% BU/MEL/thioTEPA	5 年 EFS 32% TBI-CY-VP16 34%BU-MEL-thioTEPA	TRM 16%TBI-CY-VP16 21%BU-MEL-thioTEPA	无差异
Litzow，2002 [104]	581 AML CR1 异基因 HCT	IBMTR 分析	TBI-CY 12Gy	BU-CY	5 年 12% TBI-CY；19% BU-CY （P=0.042）	无显著差异 5 年 OS 60%TBI-CY/55%BU-CY （P=0.579） LFS 58%TBI-CY/54%BU-CY （P=0.438）	中枢神经系统复发 0%TBI-CY/3%BU-CY SOS 6%TBI-CY/13%BU-CY （P=0.009） TRM 无显著差异 30%TBI-CY/27%BU-CY	TBI-CY 复发率增加但 LFS 及 OS 无显著差异

（续表）

研究（第一作者，时间）	病例数 疾病类型	研究设计	**TBI** 方案	非 **TBI** 方案	复发率	生　存	不良反应	研究结论
Mattsson，2003 [105]	180 AML，ALL，CML，MDS 异基因 HCT	单中心回顾性研究	TBI–CY 10 ～ 12Gy	BU–CY	444% FTBI； 39% STBI； 16% BU–CY （P=0.01）	3 年 OS 77% BU–CY 55%STBI 59%FTBI （P=0.04）	TRM 无显著差异	BU–CY 优势
Scott，2004 [106]	128 MDS，AML 异基因 HCT	单中心回顾性研究	TBI–BU 12Gy 2Gy，每日 2 次	BU–CY	3 年 26% TBI–BU 44% BU–CY	DFS 无显著差异 24%TBI–BU 19%BU–CY	3 年 NRM 50%TBI–BU 37%BU–CY	BU–CY 毒性更低但复发率较高

OS. 总生存期；DFS. 无病生存期；EFS. 无事件生存期；LFS. 无白血病生存期；CR1. 首次完全缓解；> CR1. 超过首次完全缓解；CR2. 二次完全缓解；CR3. 三次完全缓解；CP1. 首次慢性期；> CP1. 超过首次慢性期；TRM. 治疗相关死亡率；NRM. 非复发死亡率；SOS. 肝窦阻塞综合征；IP. 间质性肺炎；LOS. 滞留时长；STBI. 单次分割全身放疗；FTBI. 分割全身放疗；EBMT. 欧洲血液和骨髓移植小组；NHL. 非霍奇金淋巴瘤；HCT. 造血干细胞移植；AML. 急性髓系白血病；CML. 慢性髓系白血病；ALL. 急性淋巴细胞白血病；MDS. 骨髓增生异常综合征；TBI. 全身放疗；BU. 白消安；CY. 环磷酰胺；VP16. 依托泊苷；thioTEPA. 塞替派；MEL. 美法仑

名患者）在急性髓系白血病患者中的治疗效果。全身放疗的加入降低了复发率，提高了无病生存率和总生存率，对于高危组差异达到统计学意义。组间非复发死亡率相同。

Belkacemi 等[117] 回顾性分析了 EBMT 130 例患者接受减低剂量预处理的经验。全身放疗剂量为 2Gy 的占 78%，4 ～ 6Gy 的占 22%。中位剂量率为 14.3cGy/min（范围 6 ～ 16.4cGy/min）。全身放疗参数对结果没有统计学意义的影响，这可能是由于每个亚群中患者的数量较少。剂量率≥ 14.3cGy/min 时，治疗相关死亡率发生率为 43%，剂量率＜ 14.3cGy/min 时，治疗相关死亡率发生率为 29%（P=0.09）。

休斯敦 M.D. Anderson 医学院的研究小组对 29 例晚期儿童血液恶性肿瘤患者进行了 9Gy 全身放疗（3Gy 每日 1 次）联合低强度氟达拉滨（120mg/m^2）和美法仑（140mg/m^2）治疗[114]。使用的全身放疗剂量接近某些高剂量[27] 方案，因此清髓方案和减低剂量方案之间的区别逐渐模糊。然而，假设 2.8Gy 的 α/β 比基于肺毒性[42]，该方案的生物等效剂量仅为 10.9Gy，而全身放疗计划以每次 2Gy 的剂量提供，通常总剂量为 12 ～ 16Gy。1 ～ 2 级口腔黏膜炎和腹泻是最常见的毒性。尽管有 21 名捐献者没有亲属关系，但只有 1 名患者出现了移植失败，治疗相关死亡率为 24%。该方案耐受性相当好，但必须指出，在另一项被迫结束的独立临床试验中，同样的方案在成人中不能耐受。

总之，中低剂量的全身放疗已成功地整合到减低剂量方案中，并取得了令人鼓舞的结果。应继续研究，尤其是在老年患者和那些有不能耐受清髓方案的有并发症的患者中。减低剂量方案的最佳全身放疗剂量仍有待确定。与骨髓清除方案相比，减低剂量方案能降低治疗相关死亡率的发生率，但复发率更高，尤其是对于高危疾病患者。由于与治疗有关的发病率的增加，在这一患者群体中，使用较高的全身放疗剂量来改善结果的努力将是具有挑战性的。作为减低剂量方案的一部分，目前正在研究与较低毒性相关的更有针对性的放疗方式[6, 118]。

九、全淋巴放疗

全淋巴放疗已经代替全身放疗用于恶性和非恶性（如再生障碍性贫血和地中海贫血）的异体造血干细胞移植[119-121]。与全身放疗相比，全淋巴放疗对关键器官提供所需的免疫抑制，减少了剂量。通常使用覆盖主要中央淋巴区的斗篷和倒置 Y 野。与全身放疗一样，全淋巴放疗常与环磷酰胺或白消安 – 环磷酰胺等化疗联合使用。全淋巴放疗（6 ～ 8Gy）也与标准剂量的全身放疗联合使用，以进一步增加免疫抑制和移植，尤其是在接受 T 细胞衰竭供体骨髓的患者中[122, 123]。

斯坦福大学的研究小组评估了采用非清髓全淋巴放疗联合 ATG 作为免疫调节治疗来减少急性 GVHD 的发生率，并提高接受同种异体移植患者的耐受性[124, 125]。该方法利用了免疫系统的调节性 T 细胞以及调节性 NK T 细胞相对于传统 T 细胞的辐射抗性[126]。NK T 细胞通过抑制 CD4$^+$ 和 CD8$^+$ 供体 T 细胞的增殖和细胞因子分泌而不影响移植物抗肿瘤活性，从而预防急性 GVHD[127]。NK T 细胞分泌 IL– 4 似乎与此有关[128]。在小鼠中进行的初步临床前研究表明，移植前非清髓剂量的全淋巴放疗可导致异基因骨髓和皮肤移植的嵌合性和耐受性，而不发生 GVHD[129]。在较大的动物模型中，当给予较低剂量的移植前全淋巴放疗联合抗胸腺细胞血清时，可以观察到对不匹配的同种异体心脏移植的耐受性延长[130]。如果在移植后立即注入相同的供体骨髓，移植后的全淋巴放疗和抗胸腺细胞血清也会导致供者对不匹配的心脏移植产生特异性耐受[131]。

在临床前模型中开发的全淋巴放疗策略在临床中显示出了良好的应用前景。在一份初步报告中，37 例淋巴恶性肿瘤或急性白血病患者接受了 8Gy 分次全淋巴放疗（80cGy × 10 次，超过 11 天）联合 ATG，随后移植了来自亲缘和无关供体的 HLA 匹配单核细胞。37 人中只有 2 人患有急性 GVHD。33 人中有 7 人患有广泛性慢性 GVHD。在 18 例淋巴恶性肿瘤患者中，有 12 例在移植时没有急性 GVHD 的情况下完全缓解，还观察到 NK T 细胞的中位数百分比增加，对供体 CD4$^+$T 细胞的同种抗原刺激反应显著降低。随访 111 例（64 个淋系和 47 个髓系）患者，急性 GVHD（2 ～ 4 级）发生率在接受亲缘和无关供体移植物的患者中分别为 2% 和 10%[132]。累计慢性 GVHD 为 27%。约 69% 的患者停用免疫抑制药物（1 ～ 7 年）。与临床前研究的观察一致，CD3$^+$、CD4$^+$ 和 CD8$^+$ T 细胞的中位减少分别为 191、180 和 268 倍，但 NK T 细胞仅减少 8.6

倍。36 个月的总生存率和无事件生存率分别为 60% 和 40%。完全缓解或部分缓解的非霍奇金淋巴瘤患者、第一次完全缓解期或第二次完全缓解期的急性髓系白血病患者以及完全供体嵌合的患者疗效最好。

全淋巴放疗和 ATG 后的耐受诱导也在肾移植受者中得到证实。16 例患者在肾移植后前 10 天接受全淋巴放疗（80 或 120cGy × 10 次）和 ATG 治疗，第 11 天输注供者 $CD34^+$ 造血祖细胞和 1×10^6/kg T 细胞。15 例患者出现无 GVHD 嵌合，8 例患者停用抗排斥免疫抑制药物 1 ～ 3 年。所有患者的 $CD4^+CD25^+$Treg 和 NK T 细胞比例均高于幼稚 $CD4^+$ 细胞 [133]。

十、受累部分放射治疗

在接受造血干细胞移植治疗的霍奇金淋巴瘤和非霍奇金淋巴瘤患者中，通常使用初始受累部位的局部放射治疗（involved field radiotherapy，IFRT），这是基于这样一个事实，即局部病灶，尤其是在初诊时体积过大的病灶，往往是系统治疗后复发的部位。很多患者的复发部位依然是初始位置在接受大剂量化疗后 [134–136]，局部放疗可降低复发率。例如，Poen 等 [134] 报道了 100 例在斯坦福移植的霍奇金淋巴瘤患者的治疗情况。在 32 例复发患者中，22 例在移植前复发。在 49 例接受局部放疗的患者中，3 年无复发的比例为 100%，而未接受局部放疗的 13 例患者复发的比例为 67%（$P = 0.04$）。Moskowitz 等 [137] 将 18Gy 局部放疗联合 18Gy 全淋巴放疗应用于高剂量化疗和自体造血干细胞移植治疗难治性复发霍奇金病患者中。无事件生存率为 68%，在照射部位只有 18% 复发。在接受造血干细胞移植的非霍奇金淋巴瘤患者中也有类似的发现 [136]。Hoppe 等 [138] 对 164 例复发或难治性弥漫性大细胞淋巴瘤患者在自体造血干细胞移植前给予局部放疗。在 67 例复发患者中，只有 10 例在局部放疗部位完全复发。Rochester 大学的研究小组对 164 例难治性或复发性大 B 细胞非霍奇金淋巴瘤患者进行了移植，其中 85 例患者在自体造血干细胞移植后接受了局部放疗治疗，结果发现局部放疗组的局部失败率降低了 10%，总体生存率和疾病特异性生存率显著提高。

其他研究也警告不要将全身放疗与局部放疗联合应用于纵隔和胸腔，因为这会增加间质性肺炎的风险 [139]。Friedberg 等 [140] 对 552 例非霍奇金淋巴瘤患者在自体造血干细胞移植前接受全身放疗和高剂量化疗预处理方案进行了大规模回顾性分析，比较了预处理方案前接受局部放疗的 152 例患者与未接受局部放疗的 400 例患者的疗效。局部放疗导致继发性骨髓增生异常的发生率显著升高（12.5% *vs* 5.8%），在接受纵隔和腋窝局部放疗治疗的患者中，晚期呼吸死亡的发生率显著升高（25% *vs* 5%）。局部放疗无进展生存期和急性治疗相关死亡率无差异。然而，Song 等 [141] 对 21 例淋巴瘤患者的 I 期研究中，在给予 12Gy 全身放疗前 1 周局部放疗时，未观察到明显的肺毒性。其他研究成功地将全淋巴放疗与全身放疗联合使用，但未发现明显的附加毒性 [122, 123]。

十一、靶向全身放疗及未来发展方向

长期以来，许多类型的血液系统恶性肿瘤都存在剂量 – 反应关系 [142–144]。急性髓系白血病和慢性髓系白血病患者全身放疗剂量的增加导致 [25] 复发率降低，但伴随治疗相关并发症的增加，总体生存率没有变化 [26, 145]。需要新的策略使剂量进一步增加，而不产生相关的短期和长期不良反应。目前正在积极探索各种方法，以提供一种更有针对性的全身放疗形式，即优先向肿瘤负担最重的地区提供更高的剂量，以最大限度地控制疾病，同时减少对关键正常器官的剂量以减少毒性。生物引导的全身放疗，使用放射性标签抗体或骨寻找放射性药物，如 ^{166}Ho–DOTMP，目前正在作为造血干细胞移植预处理方案的一部分进行评估。这一领域在第 24 章中有更详细的介绍，并在其他地方进行了回顾。

放射治疗系统的最新技术进展现在允许提供一种更有针对性的全身放疗形式。TomoTherapy HiArt System® 是第一个用于提供有针对性的全身放疗的系统。断层治疗使用安装在 CT 环形龙门上的 6MV 线性加速器，该加速器在患者通过环形移动时围绕患者旋转。最大的目标尺寸是宽约 60cm，长约 160cm [146]。这允许将一致的剂量分布传送到大而复杂的靶形状，同时将剂量减少到临界正常器官 [147]，使其适合传递适形的靶向全身放疗。最近，其他研究组报道其他基于体积弧的图像引导调强放疗系统的潜在应用，以提供有针对性的全身放疗 [148–150]。这种方法也被称为全骨髓放疗或全骨髓和淋巴放疗。

希望之城癌症中心的研究组移植了第一批使用

放射治疗的 10 ～ 17Gy 的多发性骨髓瘤和急性白血病患者[2-7, 151-154]。图 22-4 显示了达到指定目标结构的典型适形剂量分布模式，同时减少了对关键器官的剂量。表 22-3 比较了联合肺屏蔽的标准全身放疗（12Gy）和全骨髓放疗（12Gy）中各种正常器官的中位剂量。图 22-5 为同一患者标准全身放疗与全骨髓放疗的正常器官剂量 - 体积直方图。根据器官部位的不同，与标准全身放疗相比，中位数器官剂量减少了 15% ～ 80%，接受全剂量的器官体积减少，预测短期和长期毒性降低。根据器官部位的不同，报道中位器官剂量减少 15% ～ 80%，接受全剂量的器官体积与标准全身放疗相比减少，预测短期和长期毒性降低。根据器官的放射敏感性，该系统还可用于不同程度地减少对器官或任何其自定义回避区域的辐射剂量，并根据肿瘤负荷和临床情况增加对特定靶区的剂量。

一项 Ⅰ 期临床试验评估 Durie-Salmon Ⅰ～Ⅲ期多发性骨髓瘤患者在一线治疗后的全骨髓放疗反应[2, 5, 155]，患者行双次自体造血干细胞移植，美法仑处理（200mg/m^2）后行全骨髓放疗，全骨髓放疗剂量在 10 ～ 18Gy（2Gy 每日 2 次），全骨髓放疗靶结构为骨（图 22-4）。该试验允许在不同时进行化疗的情况下评估与全骨髓放疗相关的基线毒性。剂量限制毒性直到全骨髓放疗剂量为 18Gy（1 例可逆 3 级肺炎、充血性心力衰竭和肠炎患者，1 例 3 级低血压患者）时才观察到，确定最大耐受剂量为 16Gy。

随后的试点试验评估了全骨髓和淋巴放疗 12Gy（1.5Gy 每日 2 次）联合减低剂量的氟达拉滨方案 [25mg/（m^2 • d）× 5 天] 和美法仑（140mg/m^2）在晚期血液恶性肿瘤（主要是急性髓系白血病）异基因造血干细胞移植的治疗效果，这些患者年龄超过 50 岁或合并其他并发症，使得他们不能耐受标准全身放疗的清髓预处理方案[6]。1 年时的治疗相关死亡率为 19%，氟达拉滨联合美法仑在其他类似报道中死亡率达到 30% ～ 40%[156-159]。

一项 Ⅰ 期试验还评估了全骨髓和淋巴放疗具有更高强度的化疗预处理方案。12 例高危（复发或诱导失败）急性白血病患者年龄小于 55 岁，不符合标准造血干细胞移植方案的治疗指征，采用全骨髓和淋巴放疗、依托泊苷（60mg/kg）和环磷酰胺（100mg/kg）的预处理方案进行异基因造血干细胞移植治疗。TMI 剂量范围为 12 ～ 15Gy（1.5GyBID）9 名患者有持续性骨髓原始细胞（10% ～ 98%），5 名患者有外周原始细胞（24% ～ 85%），12 人中有 11 人在第 30 天完全缓解，100 天非复发死亡率累计发生率为 8%[4]。在复发或诱导失败的 20 例急性

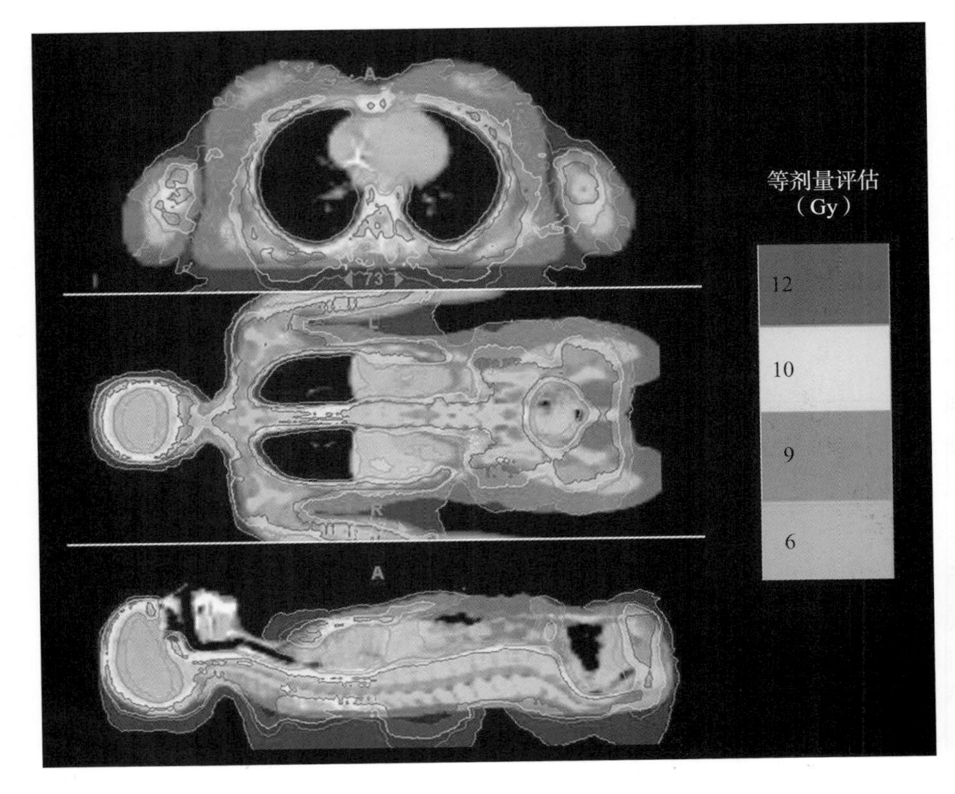

◀ **图 22-4　彩色图片显示靶区 TBI 患者行螺旋断层放射治疗后的典型剂量分布**

目标结构是骨骼。（引自 Wong 等，2006[2]。经美国血液和骨髓移植协会允许复制。此图的彩色版本，请参阅彩图部分）

表 22-3　比较标准 12Gy 全身放疗和螺旋断层放射治疗全骨髓放疗中正常器官的中位剂量

有风险的器官	中位剂量（Gy）		TMI/TBI 中位剂量
	TMI	TBI	
膀胱	7.5	12.3	0.61
大脑	7.1	12.2	0.58
乳房	7.7	12.4	0.62
食管	4.9	11.7	0.42
眼眶	6.0	12.0	0.50
心	6.1	11.5	0.53
晶状体	2.3	10.5	0.22
肝	6.9	11.7	0.59
左肾	7.4	11.9	0.62
右肾	6.9	11.9	0.58
左肺	6.3	9.0	0.70
右肺	6.4	9.7	0.66
视神经	6.4	12.3	0.52
口腔	2.5	12.5	0.20
卵巢	7.0	12.5	0.56
腮腺	4.6	13.1	0.35
直肠	4.8	12.6	0.38
小肠	5.0	12.5	0.40
胃	4.6	11.5	0.40
胸腺	4.4	12.6	0.35

标准全身放疗利用 10MV 光子提供 12Gy 剂量；50% 的衰减块用于屏蔽肺部。使用电子将 6Gy 递送至肺部块下方的肋骨。数据是来自 6 名患者的比较计划的平均值 [3]。TBI. 全身放疗；TMI. 全骨髓放疗

髓系白血病患者进行了一项 I 期试验，使用了全骨髓和淋巴放疗联合白消安和依托泊苷，实验结果表明，全骨髓和淋巴放疗剂量递增不可行，剂量限制性毒性在 13.5Gy 时出现 [4]。表 22-4 总结了希望城癌症中心全骨髓放疗试验的毒性。

其他研究组也评估了包含全骨髓放疗和全骨髓和淋巴放疗的方案。Hui 和 Minnesota 大学的同事 [160] 报道了一项 I 期自体造血干细胞移植试验的首例骨尤因肉瘤患者的治疗，方案为 6Gy 全骨髓放疗（2Gy 每天），接着是白消安(靶向，4mg/kg 第 –8 天至第 –6 天)、MEL（50mg/m^2，第 –5 天和第 –4 天）和塞替派（250mg/m^2，第 –3 天和第 –2 天）。该方案耐受性良好，只观察到恶心和呕吐症状。Sheung 等 [161] 报道了 3 例患者在自体造血干细胞移植前，接受了每天 2Gy（第 –6 天至第 –3 天）、总剂量 8Gy 的全骨髓放疗联合美法仑（140mg/m^2，第 –2 天）的治疗，仅观察到 1 例出现 3 级毒性事件(黏膜炎)。Corvo 等 [162] 证实了急性髓系白血病患者和所有接受异体造血干细胞移植的患者在标准全身放疗 12Gy 和环磷酰胺后，骨髓和脾脏增加 2Gy 全骨髓放疗的可行性。欧

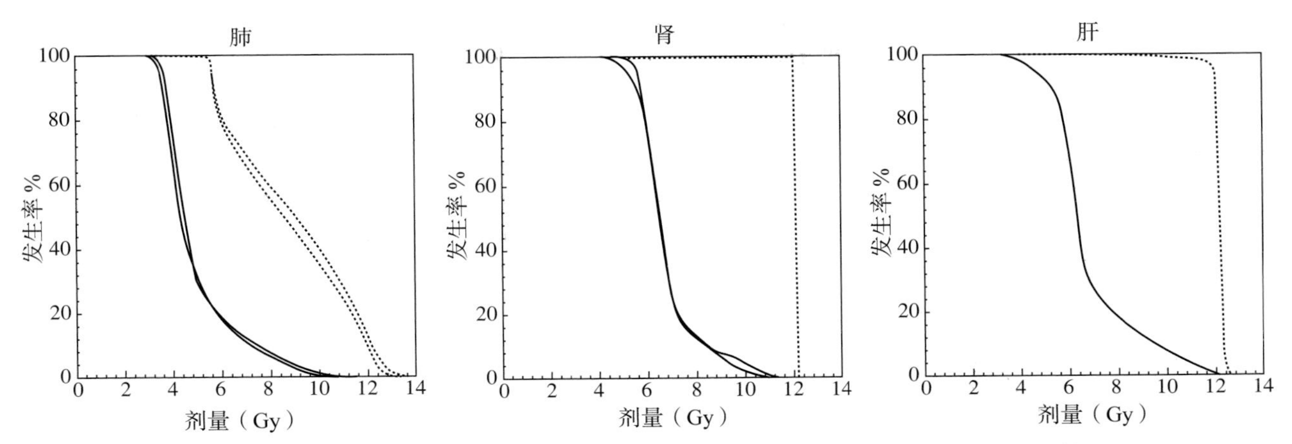

▲ **图 22-5　全骨髓放疗与标准 12Gy 全身放疗肺、肝和肾的剂量 - 体积柱状图比较**

全身放疗和全骨髓放疗计划使用 50% 的衰减块来保护肺。使用电子将 6Gy 递送至肺部块下方的肋骨。使用标准全身放疗（虚线）接近 100% 的肝脏和肾脏接受了 12Gy 的全剂量。肺屏蔽导致对肺的剂量减少，尽管 100% 的肺仍然接受大约 6Gy 的剂量。使用全骨髓放疗的剂量 - 体积柱状图曲线（实线）显示，与全身放疗相比，每个器官的剂量减少了很大一部分

表 22-4　希望之城癌症中心全骨髓放疗试验不良反应观察总结

参　数	CY–VP16–TMI [4]	BU–VP16–TMI [4]	FLU–MEL–TMI [4, 6]	MEL → TMI [4, 5]
TMI 剂量（Gy）	12.0，13.5，或 15.0	12.0 或 13.5	12	10，12，14，16，或 18
靶器官	骨骼，主要淋巴结区，脾脏，肝脏，大脑，睾丸	骨骼，主要淋巴结区，脾脏，肝脏，大脑，睾丸	骨骼，主要淋巴结链，脾脏	骨骼
化疗	环磷酰胺（CY）+ 依托泊苷（VP16）	白消安（BU）+ 依托泊苷（VP16）	氟达拉滨（FIU）+ 美法仑（MEL）	美法仑（MEL）
移植类型	异基因	异基因	异基因	串联自体
病例数	12	20	47	31
诊断	AML，ALL，杂合	AML	AML，ALL，NHL，MDS，CML	MM
中位年龄（范围，岁）	33（21—54）	41（23—52）	55（12—68）	53（35—66）
第 30 天：3 级毒性（NCI CTC）	恶心 4（33%，3 例在 15Gy 时）、呕吐 1（8%，1 例在 15Gy 时）、黏膜炎 7（58%，6 例在 15Gy 时）、食管炎 0、腹泻 0	恶心 9（45%）、呕吐 1（5%）、黏膜炎 17（85%）、食管炎 1（5%）、腹泻 3（15%）	恶心 26（55%）、呕吐 13（28%）、黏膜炎 28（60%）、食管炎 2(4%）腹泻 27（57%）	恶心 3（10%，2 例在 18Gy 时，1 例在 16Gy 时）、呕吐 0、黏膜炎 0、食管炎 0、腹泻 1（3%，1 例在 18Gy 时）、肺损伤 1（6%，在 18Gy 时）、低血压 1（6%，在 18Gy 时）
第 30 天：NCI CTC 3 ～ 4 级或 Bearman 3 级毒性	无	黏膜炎 1（5%，在 13.5Gy 时）；肠梗阻和 SOS 1（5%，在 13.5Gy 时）	肺 5（11%）、肾 4（9%）、膀胱 1（2%）中枢神经系统 1（2%）、心血管 2（4%）	无
100 天无复发死亡率	1（8%，在 15Gy 时）	4（20%，2 例在 13.5Gy 时）	7（15%）	无

TMI. 全骨髓放疗；AML. 急性髓系白血病；ALL. 急性淋巴细胞白血病；NHL. 非霍奇金淋巴瘤；MDS. 骨髓增生异常综合征；CML. 慢性髓系白血病；MM. 多发性骨髓瘤

洲、北美和亚洲的其他中心也已经开始试验，但早期的经验到目前为止还没有发表。

总之，通过使用更新的图像引导调强放疗治疗系统，如何提供更有针对性的全身放疗正在积极研究中。潜在的优势是能够减少正常器官剂量，减少毒性，并扩大能够接受辐射预处理方案的适应人群，如老年患者或有其他并发症的患者。该方法还提高了在可接受的毒性范围内增加目标剂量的可行性，以努力改善预后。

十二、关键点

• 全身放疗具有免疫抑制和抗肿瘤作用，是造血干细胞移植预处理方案的重要组成部分。

• 由于降低了正常组织毒性，分割全身放疗优于单次全身放疗方案。

• 正常组织中的剂量率效应随分割而降低。剂量率效应随分馏计划而最小化。

• 全身放疗或全淋巴放疗也是多种减低剂量治疗方案的重要组成部分。分割全淋巴放疗作为一种降低 GVHD 发生率和诱导同种异体移植耐受性的方法具有广阔的应用前景。

• 为了能提供更有针对性的全身放疗治疗方式，目前正在对图像引导强度调制的放射治疗系统进行评估。这使得针对肿瘤或选定的靶区的剂量得到提升，同时降低对关键结构的剂量，从而提高全身放疗的治疗指数。

第 23 章 放射免疫疗法和造血干细胞移植

Radioimmunotherapy and Hematopoietic Cell Transplantation

John M. Pagel　Ajay K. Gopal　著
周海侠　译
陈　佳　韩　悦　陈子兴　校

当你瞄准一个靶子时，你击中它的机会就会显著上升。

——佚名

一、概述

半个多世纪以来，德国病理学家 Paul Ehrlich 对利用具有靶向性的特异抗血清作为一种癌症治疗手段的预言几乎没有受到关注 [1]。虽然，在 19 世纪 90 年代晚期 Hericourt 和 Richet 报道了经抗血清治疗的人成骨性肉瘤患者可获得短暂效应，居里夫人和同事们发现能发射 α 粒子的放射性核素镭可能成为一种潜在的静脉治疗方式 [2]；然而，其后近 50 年里几乎没有其他研究促进靶向放射治疗领域的发展。1949 年，Eisen 报道了一种将放射性碘与抗体结合而不损害抗体结合能力的技术 [3]，这为 Pressman 和 Korngold 的发现铺平了道路，即放射性碘标记的肿瘤特异性抗体会优先积聚在靶组织中 [4]。在 20 世纪 60 年代，Bale 等证明 ^{131}I 标记抗体是一种有效的治疗药物 [5]。同样在 20 世纪 60 年代，人们发现放射性碘化抗纤维蛋白原能部分改善肿瘤患者的症状 [6]。20 世纪 70 年代，Ettinger 等证实 ^{131}I 标记的抗癌胚抗原（carcinoembryonic antigen，CEA）或抗铁蛋白抗体联合体外辐照和多柔比星化疗对肝癌患者有显著疗效 [7]。其后，Lenhard 等的研究显示，^{131}I 标记的多克隆抗铁蛋白抗血清不仅使肝癌患者，也使高达 40% 的复发淋巴瘤患者获得客观缓解 [8]。

1975 年，Kohler 和 Milstein 有关单克隆抗体的工作使他们获得了诺贝尔奖获，这项工作也使大规模生产具有明确和可重复特异性的单克隆抗体成为现实。人们对单克隆抗体靶向治疗新时代的来临充满憧憬，然而，起初对未标记的单克隆抗体的研究并未达到研究者的预期。过去 10 年中，两种化学结合的单克隆抗体被批准进入临床。一种是化学结合细胞毒性药物卡奇霉素（gemtuzumab ozogamicin）的抗 CD33 单克隆抗体，用于治疗复发性急性髓系白血病；最近，另一种是本妥昔单抗（与化疗药物结合的抗 CD30 单克隆抗体，Brentuximab vedotin），用于治疗霍奇金淋巴瘤。此外，美国也批准了几个未结合的单克隆抗体用于癌症治疗，还有两个放射核素标记的抗 CD20 单克隆抗体，即 [^{131}I] 托西莫单抗和 [^{90}Y] 替伊莫单抗 – 噻嗪坦。每一种未结合或化学结合的单克隆抗体都显示出临床前景，但如果这些药物以单药方式治疗患者的话，大多数患者会发生复发。

正如动物研究中预测的那样，未经修饰的单克隆抗体治疗的局限性很大程度上是由于不充足的宿主效应所致。在缺乏有效的免疫应答时，与靶细胞表面抗原结合的单克隆抗体通常不能充分抑制细胞复制和存活以清除肿瘤。此外，抗体 – 抗原复合物形成后的抗原修饰（内化或脱落）使许多临床状况下并不具备稳定的靶点。第三个阻碍有效杀伤细胞的因素是靶标抗原的可变表达，包括大多数类型肿瘤中都存在的抗原阴性变体。最后，抗体在大肿瘤中的渗透受到血管供应和瘤内单克隆抗体传送和扩散动力学的限制。

整个 20 世纪 80 年代，人们对放射免疫疗法（radioimmunotherapy，RIT）的兴趣与日俱增，因为人们意识到放射免疫结合物可以绕过上述许多限制。通过给单克隆抗体加载独立于宿主免疫反应的细胞毒性机制，放射性标记抗体（radiolabeled antibodies，RAbs）克服了抗体靶向治疗的主要障碍。此外，使用具有通路长度跨越几个细胞直径的放射性核素还提供了一种“交叉火力”效应，将毒性辐射从周围的抗原表达细胞传递到抗原阴性或无法直接被单克隆抗体接触到的肿瘤细胞。

认识到这些优势后，早期的 RIT 临床前研究试图确定合适的抗原靶标以获得优化的组织分布，并确定破坏肿瘤细胞的必需因素。这些早期的研究阐明了一系列有关 RAbs 组织分布的关键原则。此外，这些研究报道，与正常器官相比，使用放射免疫结合物可将 4 ～ 10 倍多的辐射递送至肿瘤组织。不幸的是，在 RIT 的早期研究中，骨髓毒性妨碍辐射剂量上升到治疗水平 [9, 10]。对上述问题的理解激发一些研究小组研究 RIT 与干细胞支持的联合治疗。

20 世纪 70 年代早期，Thomas 及其同事首次明确指出骨髓移植对急性白血病的治疗作用，这项工作支持造血干细胞拯救可以促进辐照剂量上升至治疗水平的观念。在西雅图进行的临床试验表明，全身放疗联合大剂量化疗在骨髓移植中具有抗白血病作用 [11]。重要的是，较高剂量的全身放疗与较低的移植后疾病复发风险相关。在两个随机试验中，急性髓系白血病 [12] 或慢性髓系白血病 [13] 患者在同种异体同胞匹配骨髓移植前接受环磷酰胺和 12Gy 或 15.75Gy 的全身放疗预处理。接受高剂量全身放疗的患者移植后复发率降低，其中急性髓系白血病患者组从 35% 降至 13%，而慢性髓系白血病患者组从 30% 降至 7%。这些研究清楚地表明，高剂量的辐射有可能产生更持久的治疗反应；然而，高剂量组的辐射会显著增加严重或致命的毒性反应。由于毒性（最常见的是放射性肺炎、黏膜炎或肝损伤）发生率的增加，更高剂量的全身放疗并不能提高患者的总生存率。尽管如此，Thomas 等的研究表明白血病对辐射剂量的反应曲线是陡峭的，并表明有必要改进有选择地向肿瘤细胞递送辐射的方法。

有了这些背景信息，研究人员终于在 20 世纪 80 年代末实现了临床应用，使得 Ehrlich 最初“魔法子弹”的概念成为一种癌症治疗的方案。动物模型表明，用 RAbs 进行骨髓消融是可行的，随后的干细胞输注能够可靠地恢复骨髓功能 [14]。非清髓剂量的 ^{90}Y 和 ^{131}I 标记的抗 CD20 单克隆抗体能使 50% ～ 80% 的复发、难治性或转化的滤泡性非霍奇金淋巴瘤患者获得持续缓解。这促使美国 FDA 在 2002 年和 2003 年分别审核了 [^{90}Y]ibritumomab tiuxetan(Zevalin ™) 和 [^{131}I]tositumomab(Bexxar ™) 的监管批准。尽管核素标记的抗 CD20 单抗的总有效率非常高，但大多数接受标准非清髓剂量单抗治疗的患者最终会复发，提示放射剂量仍需提高。

尽管靶向治疗潜力巨大，然而早期 RIT 临床试验完成后很快就发现了问题。最初，人们认为任何肿瘤都可以有效地通过单克隆抗体靶向，然而，在血液循环中 RAbs 的长半衰期造成持续的辐射高背景，导致非特定正常器官暴露于辐射中。在检测肿瘤细胞表达的肽受体后，人们开始研究特定的肽类似物以靶向肿瘤细胞。用于靶向肿瘤的肽段较抗体有几个优点：肽段较小，能快速扩散到靶组织中，从而具有快速的药代动力学。它们在血液中可以被快速清除，因而在放射性肽段给药后能获得较高的肿瘤 / 背景比值。

通过使用前靶向 RIT 和其他方法来提高肿瘤 / 正常器官组织的比率，如使用 α- 发射的放射性核素，已使 RIT 获得了很大发展。本章重点介绍临床治疗中靶向放射性核素在肿瘤诊断和治疗中的应用，并对 RAbs 和放射性肽的临床应用现状、新化合物的开发和未来创新进行综述。对于临床前研究的讨论仅限于那些可能为临床研究指明方向的研究。本章还将描述那些适用于诊断和治疗的放射性同位素以及目前使用的放射性标记方法。

二、放射免疫疗法的组分

针对特异性抗原设计的 RAbs 旨在产生有利于向肿瘤细胞递送放射的生物分布曲线；然而，一部分放射免疫结合物仍存在于循环中而不与靶细胞结合，对正常组织产生非特异性的辐射。靶组织和非靶组织的相对辐射暴露可以通过成像进行非损伤性估计。“生物分布”用以描述身体内放射性核素相对水平的测量值。在临床前研究模型中，注射放射免疫偶联物后，可通过连续时间点的组织取样准确地测量生物分布，并定量测量每克组织中放射性核素的含量[9]。在大型动物模型和人类受试者中，通常使用能发射γ射线的放射性核素，这样“生物分布”就可以使用连续定量γ照相机进行成像而测定。研究关注的区域包括肝、肺、脾、肾和骨髓；通过连续成像，生成活性曲线（显示为计数 / 像素）。这些数据通过直接测量可触及组织（如血液、骨髓和淋巴结）中的放射性核素进行校准，从而允许构建时间 – 活性曲线，并估算肿瘤部位和正常器官中吸收的辐射剂量（辐射剂量测定法）。这些通常是按照核医学会医疗内照射剂量特别委员会（the Society of Nuclear Medicine Special Committee on Medical Internal Radiation Dose，MIRD）制订的方法来计算的[15–17]。通过临床前动物研究和患者试验，我们总结了影响 RAbs 生物分布的主要因素（表 23–1）。

（一）靶向抗原的选择

选择适当的靶向抗原对获得 RAbs 的良好生物分布至关重要。理想情况下，靶抗原以很高的表面密度均匀地表达在所有靶肿瘤细胞的表面，但不在其他任何正常细胞表面表达。然而，现实情况中如此特异表达在肿瘤细胞表面的抗原是十分罕见的。事实证明，选择谱系特异性的造血抗原（如 CD20 和 CD45）应用于造血干细胞移植非常成功，在移植后我们能预期到骨髓挽救和造血重建。事实上，采用这些分布更广泛的谱系特异性抗原靶点更有可能在疾病缓解期，充分利用抗原阳性造血细胞的放射性交叉作用、清除相邻的抗原阴性和罕见疾病细胞[18]。

表 23–1 影响放射性标记抗体生物分布的因素

Ⅰ. 靶向抗原的性质
a. 组织分布
b. 细胞表面稳定性
Ⅱ. 抗体
a. 特异性
b 免疫反应性
c. 构成
d. 同型
Ⅲ. 抗体药理学
a. 剂量
b. 输液计划
c. 途径
Ⅳ. 标记程序
a. 放射性核素的选择
b. 标记化学

抗原密度与单克隆抗体在肿瘤部位的积累直接相关[19]。当抗原位点数量少于 10 000 个时，在较低的单克隆抗体剂量时靶标饱和就会发生。这是一个明显的局限，因为在不影响抗体免疫反应性的前提下，每个单克隆抗体分子只能标记少量的放射性核素。从理论上讲，低抗原密度对涉及α粒子的研究来说并不是什么问题，因为α粒子只需要一次 DNA“撞击”就能杀死一个细胞。然而，对于更常用的发射β射线的核素而言，需要多次“撞击”引发不可修复的 DNA 链断裂，最终导致细胞死亡。抗原选择的第二个因素是受体结合后的内化程度。尽管一些抗原在抗体结合后仍稳定地表达于细胞表面，然而其他一些抗原则迅速被细胞内吞并转运到溶酶体进行蛋白降解[20, 21]。在内化发生之后，受体密度可能在几天内保持较低水平。在 RIT 研究中，^{131}I 是最受广泛关注的放射性核素之一，但它并不是靶向内化受体的最佳选项；这是因为溶酶体可以快速代谢抗体 – 核素结合物并从细胞中释放游离的 [^{131}I] 和 [^{131}I] 标记的单碘化酪氨酸[22, 23]。这种降解显著缩短了放射性核素在肿瘤部位的停留时间，从而降低递送至肿瘤细胞的细胞毒性辐射剂量。然而，当使用 ^{111}In 或 ^{90}Y 标记被内化的抗体时，低分子量的阳离子代谢物仍滞留在溶酶体内，它们的细胞毒性作用并不受到显著影响[24]。对于不会被内化的细胞表面抗原而言，无论使用 ^{131}I、^{111}In 和 ^{90}Y 何种核素标记的抗体，在形成抗原 – 免疫结合物后，细胞所保留的核素仅存在非常小的差异[24, 25]。

CD20 是 RIT 领域内研究最多的受体之一，也是靶向 B– 细胞恶性血液病中使用最多的受体，CD20 具有上述许多优点。它在超过 90% 的 B 细胞肿瘤表面高密度表达；许多学者已经证明在大多数 B 细胞肿瘤表面，CD20 的内化程度最低，而且它从细胞表面脱落的程度也最低。然而，已有数据显

示抗 –CD20 的 RIT 具有的潜在局限性，包括在 B 细胞耗竭患者中反应率较低，而且血清中未结合的抗 –CD20 单抗利妥昔处于较高水平 [26]。临床前数据提示 CD20 阻断可能影响使用 RIT 靶向 CD20 的能力 [27]。为避免 CD20 阻断的可能性并排除 CD20 阴性非霍奇金淋巴瘤组织学，靶向泛造血细胞抗原 CD45 也是一种选项 [27]。CD45，也被称为白细胞共同抗原，是一种具有酪氨酸磷酸酶活性的细胞表面糖蛋白（大小 180 ～ 220kDa）[28]。CD45 不在非造血细胞表达，几乎所有的造血细胞都表达 CD45，除了成熟的血小板、成熟的红细胞和它们的一些祖细胞。大多数血液系统恶性肿瘤，包括 85% ～ 90% 的急性淋系和髓系白血病表达 CD45[29–31]。该抗原以相对较高的拷贝数（每个细胞 200 000 个结合位点）表达，并且在配体结合后内化或脱落不明显 [24, 32]。CD45 存在几种亚型；尽管已研发了亚型特异性单克隆抗体用于免疫治疗，但目前用于 RIT 中靶向 CD45 的单抗是泛特异性的。

与 CD45 相似，CD66 抗原既不内化也不脱落 [33]。它们是癌胚抗原相关细胞黏附分子（carcinoembryonic–antigen–related cell–adhesion molecule，CEACAM）蛋白质家族的成员，在多种细胞间黏附和细胞内信号转导中发挥作用参与细胞生长和分化 [34]。其中，即 CD66a（CEACAM1，胆道糖蛋白）、CD66b（CEACAM8，CGM6）、CD66c（CEACAM6，非特异性交叉反应抗原）和 CD66d（CEACAM3，CGM1）在造血细胞中表达，但也在上皮细胞或内皮细胞表达。CD66 抗原表达在髓细胞表面，比如晚期的髓母细胞或早期的早幼粒细胞；在中幼粒细胞和晚幼粒细胞中达到表达的最高水平，但在早髓系祖细胞或多能祖细胞中并不表达 [35–37]。CD66 抗原只偶尔在急性髓系白血病细胞中表达，但在许多急性 B 细胞淋巴细胞白血病细胞和一些慢性髓系白血病急淋变细胞表达这些抗原 [36, 38]。对 CD66c 特异性单抗的研究显示，其表达主要局限于 CD10 阳性的早期急性 B 细胞淋巴细胞白血病 [39]。然而，许多抗 CD66 单抗都可识别几种 CD66 抗原；例如，在 RIT 中应用最广泛的抗 –CD66 单抗 BW 250/183 可识别 CD66a、CD66b 和 CD66c[40]。因此，尽管各种 CD66 抗原的表达可能不同，但对其应用于放射免疫治疗中而言，其意义有限 [34, 39]。

由于正常和肿瘤细胞都表达 CD33 和 CD45 抗原，靶向这些抗原的单抗可以将辐射递送至肿瘤负荷可测的病患或缓解期患者的骨髓、脾脏和淋巴结。对于那些不表达这些抗原的肿瘤细胞而言，如果它们恰巧主要被造血细胞包围，那么由于旁观者效应这些肿瘤细胞会被杀伤。针对髓细胞白血病患者实施的 CD66 介导的 RIT 中，这种旁观者效应显得尤为重要，因为肿瘤细胞通常不表达 CD66 抗原。

除 CD33、CD45 和 CD66 外，在白血病 RIT 的临床研究还使用到其他多种抗原，包括 HLA–DR、CD5、CD20、CD22、CD25 和 CD37。例如，T 细胞、一类 B 细胞亚群和一类慢性淋巴细胞白血病细胞亚群表面表达 CD5 抗原 [41]。CD25（IL–2 受体 α 亚单位）也是一个有吸引力的 RIT 靶点，因为它仅在一些正常组织（包括上皮组织和淋巴细胞亚群）中弱表达，却在多种肿瘤细胞表达，包括成人 T 细胞白血病、皮肤 T 细胞淋巴瘤、间变性大细胞淋巴瘤、毛细胞 B 细胞白血病和霍奇金疾病的 Reed–Sternberg 及其相关多克隆 –T 细胞，以及一些急性髓系白血病细胞 [42]。

（二）抗体选择

单抗的特异性和结合动力学对优化 RAbs 的生物分布也起着重要作用。如果单抗的免疫反应性较低，那么它将不会在靶组织中得到充足累积，最终导致相对非特异的分布模式。在造血干细胞移植模式下，骨髓中的高水平积累是可预期和可逆的，因此放射敏感器官（如肺和肝）中的非特异性交叉反应常常限制剂量。相反，在非造血干细胞移植模式下，骨髓的交叉反应性则具有重要意义，这时骨髓抑制的发生常常是限制剂量增加的重要因素。选择单抗的另一个重要因素与抗体稳定性有关，因为单抗在标记过程中容易发生损伤或凝集，这样的抗体往往在肝脏中积累。早期研究认为具有高亲和力的单抗是 RIT 的最佳选择 [43]；然而，随后的研究提示，由于增强的外围血管靶点摄取可能使具有极高亲和力的单抗发生异质性的沉积。这就是所谓的结合位点屏障 [44]。在一项类灵长类动物研究中，研究者比较了两种 CD45 单抗，清晰地阐明了“结合位点屏障”现象。研究中，亲和力较高的单抗优先定位于最易接近的抗原阳性细胞，并迅速被循环清除（约 2h）[45]。而亲和力较低的单抗在循环中停留更长的时间，且被淋巴结（一个不易接近的靶位）较好地吸收。

有学者研究了利用抗体片段提高 RAbs 的渗透效

率和总体分布。完整单抗（FAB，50kDa；F[ab′]$_2$ 100kDa）经酶解消化或由大肠杆菌（scFv，25kDa）表达的免疫球蛋白轻链和重链的 Fv 部分可获得抗体片段，它们能更快速地扩散到肿瘤部位[46, 47]。与完整的 IgG 抗体相比，片段化抗体的清除速率更快且在靶标部位的滞留更短[48–52]。

由于大多数用于 RIT 的单抗源自小鼠，患者可能通过形成中和这些鼠源抗体的人抗鼠抗体（human antimouse antibody，HAMA）而发生体液免疫反应。HAMAs 的存在可能导致 RAb 生物分布的改变，这是由于它们能在血液循环中被快速清除，另外肝脏也会增加对这些免疫复合物的摄取。如果受测试物中存在鼠源免疫球蛋白（例如激素分析），那么 HAMAs 也会影响这些体外诊断免疫分析的结果[53]。患者体内的 HAMAs 通常在他们第一次接触这些抗体后的 4 ～ 8 周产生。HAMAs 的产生对血液淋巴系统恶性肿瘤患者的影响较小，因为这些患者对新抗原产生强大免疫反应的能力通常受损。此外，HAMA 相关并发症通常只发生于那些接受重复剂量小鼠单抗治疗的患者；而造血干细胞移植患者在较短时间内就完成 RIT 的预处理，因而他们出现并发症的风险大大降低。HAMA 反应可通过一些手段加以抑制，包括使用免疫抑制药（例如环孢素）、研发人源化或嵌合抗体、单次输注和使用免疫原性较低的单抗片段。

（三）抗体药理学

小鼠模型、非人类灵长类动物和人类受试者的研究已经证明，适当的抗体剂量对于实现最佳的 RAb 生物分布十分重要[9, 10, 21, 54]。每一种单抗都有其特定的剂量范围，当使用足够多的抗体时能实现抗原饱和。低剂量会导致淋巴结和肿瘤处 RAbs 的积累较差，从而使肿瘤 – 正常器官比率不佳。注射超过目标饱和度的放射性核素进入体，就会使存在于血液循环的那部分持续增多，它们将非特异地照射正常组织。

在特定临床情况下，我们期望精确的单抗体既可使肿瘤部位受到最佳辐照暴露又使正常器官的辐照暴露有限，这还取决于抗原表达细胞（肿瘤负荷）的多少并使用能持久竞争靶抗原和 Fc 受体的强势抗体（如利妥昔单抗）[27]。

在造血干细胞移植中，RAb 输注通常涉及微量的标记试验剂量（或“剂量测定输注”），以评估个体化的生物分布，然后进行治疗性输注。输注速度由患者的耐受性决定，发热、呼吸困难和低血压限制了某些单抗的快速输注。基于白血病患者循环中存在大量抗原表达细胞，已有学者研究了替代性的输注方案。动物研究提示，小剂量的未标记抗体清除血液循环中表达目标抗原的细胞可能改善其后治疗中标记单抗的生物分布[55]。有关这一点，初步临床试验的结果并不一致。一个研究小组报道这种方法在抗 CD45 单抗（BC8；小鼠 IgG1）模型中没有的益处[56]，另一组则报道治疗前注射低剂量的未标记抗 CD45 单抗（YAML568；大鼠 IgG2A）能显著增强标记抗体骨髓摄取[57]。

为了重新表达内化的抗原靶点（CD33），一项研究中尝试每隔 48 ～ 72h 分三次给急性髓系白血病患者输注[58]。这样的策略也在 B 细胞非霍奇金或者中针对非内化靶点（CD20）进行了尝试，以提供更多的总吸收剂量[59]。

（四）标记程序

在选择用于单克隆抗体结合的放射性核素时，我们需要关注它们的一些重要物理性质，包括发射粒子的类型（α、β、γ）、发射能量、半衰期、可用性、成本、与蛋白质结合的难易程度和成像能力（表 23–2）。^{131}I 和 ^{90}Y 是 RIT 中研究最好的放射性核素，它们与小鼠抗 CD20 单抗形成的结合物（[^{131}I] 托西莫单抗（Tositumomab）和 [^{90}Y]Ibritumomab）都已被 FDA 批准用于治疗复发或难治性 B 细胞非霍奇金淋巴瘤。^{131}I 的半衰期为 8 天，同时发射 β 粒子和 γ 射线。^{90}Y 是一种半衰期短（2.7 天）的放射性金属，它发射的 β 粒子能量是 ^{131}I 的 4 倍，但并不发射 γ 射线，因此无法用 γ 照相机成像。因此，^{90}Y 的剂量测定依赖于使用其他 γ 辐照的放射性核素，如 ^{111}In。

虽然文献中广泛讨论了理论上 ^{131}I 和 ^{90}Y 的相对优点，但还没有开展比较它们的随机对照试验。尽管 ^{131}I 具有许多优势，包括用于成像的高能量 γ 照射，低成本，较容易获取，有利于蛋白标记的化学特性；但也具有一些局限性，包括放射性碘化单克隆抗体被肿瘤细胞内吞和蛋白质水解后快速释放 [^{131}I] 酪氨酸和游离的 ^{131}I，从而减少放射性核素在其目标处的停留时间[23, 60]。此外，^{131}I 发射的 γ 射线具有足够高的能量（364keV），对医护人员的安全构成潜在风险；进行造血干细胞移植治疗的患者

表 23-2　放射免疫治疗用放射性核素

	放射性核素	粒　子	$t_{½}$	中值能量（MeV）	说　明
β 发射体	^{131}I（碘 -131）	β，γ	8.1 天	0.66β	化学定义明确，价格低廉，脱氢问题，长 $t_{½}$
	^{90}Y（钇 -90）	β	2.7 天	2.3β	高能量，无 γ，在肝脏和骨骼中蓄积
	^{177}Lu（镥 -177）	β，γ	6.7 天	0.50β	长 $t_{½}$，低能量，内化时稳定，γ 低于 ^{131}I
	^{188}Re（铼 -188）	β，γ	17h	4.4β	通道受限
	^{186}Re（铼 -186）	β，γ	89h	1.8β	
	^{67}Cu（铜 -67）	β，γ	2.6 天	0.57β	低于 ^{131}I，可与 PET 成像，通道受限
α 发射体	^{213}Bi（铋 -213）	1α，2β	46min	5.84α	高能，短通道长度，极短 $t_{½}$
	^{211}At（砹 -211）	1α	7.2h	5.87α	生产需要回旋加速器
	^{225}Ac（锕 -225）	4α，2β	10 天	5.75 ～ 8.7α	子代是一个潜在的问题

由于所需剂量高，需接受辐射隔离。^{90}Y 也有局限性。它比 ^{131}I 更不易获取且更昂贵，还在肝脏和骨骼中非特异性积累 [61]。此外，一些研究小组也对使用 ^{111}In 替代 ^{90}Y 进行剂量测定有所顾虑。最近，人们对镧系放射性金属 ^{177}Lu 越来越感兴趣，它发射的 β 射线能量略小于 ^{131}I，适合 γ 照相机成像；它的半衰期为 6.7 天。与 ^{131}I 相比，^{177}Lu 发射的低能量 γ 射线降低了患者家庭成员和医护工作者的潜在辐射暴露。另外一种放射性核素 ^{67}Cu，与 ^{90}Y 和 ^{177}Lu 相似，在被内化后保留在细胞中。它发射 γ 和 β 射线，半衰期也适合 RIT。此外，^{67}Cu 发射 ^{99m}Tc 类光子，适用于正电子发射断层扫描（positron emission tomography，PET）成像。以往高昂的费用和供给能力是限制使用放射性核素的主要因素；然而，最近人们又从新对增加生产规模感兴趣。一些研究中使用了铼系同位素 ^{186}Re 和 ^{188}Re。两者都放射 γ 和 β 射线和研究清晰的螯合化学特性；然而，^{188}Re 较短的半衰期大大限制了期应用。

发射 α 粒子的放射性核素在 RIT 中有很好的应用前景。最近在 α 粒子同位素在生产和供给方面取得重要进展，重新激发了人们使用的这些放射性核素的兴趣。α 粒子的平均质量约是 β 粒子的 7000 倍，其能量是通常在 RIT 中使用的 β 粒子的 3 ～ 13 倍。α 粒子的线性能量传递（linear energy transfer，LET）（约 100keV/μm）明显高于 β 粒子（0.2keV/μm）。线性能量传递的定义是指粒子行驶每单位距离所产生的电离数。由于电离数与产生不可修复的 DNA 双链断裂直接相关，α 粒子能较有效地杀伤细胞。α 粒子较 β 粒子在理论上具有许多优势：它们在较小的范围（路径长度＜ 0.1mm）内提供较高的能量 [62]，能引发广泛的细胞损伤，但与剂量率无关；与 β 粒子不同，它们在乏氧环境中功能不受损伤 [63]。此外，由于 α 粒子的路径长度较短，因此通常对医护人员造成的风险较低。当与抗体结合后，高能量和短路径长度的组合将仅杀伤表达抗原的靶细胞；但不影响周围的正常细胞，还可能降低骨髓毒性。由于不具备显著的旁观者效应 α 粒子可能不适合大体积肿瘤，但却非常适用于小肿瘤、微转移和单个肿瘤细胞（即白血病患者的最小残留疾病）[64-66]。临床应用中研究最多的 α 粒子放射性核素包括 ^{211}At（$t_{½}$=7.2h）、^{225}Ac（$t_{½}$=10 天）和 ^{213}Bi（$t_{½}$=45.6min）[63, 67]。α 粒子放射性核素的短半衰期使临床试验设计方案复杂，但许多研究小组成功地利用与单克隆抗体结合的 α 粒子放射性核素进行了临床试验（在接下来的章节中进行了回顾）。

在放射标记的物理过程中，保持单克隆抗体的免疫反应性是必不可少的，而且必须非常注意保证标记程序无菌。该过程对外部因素非常敏感，包括温度和 pH 值的波动。^{131}I 可通过氯胺 -T 或碘原子™方法与抗体的酪氨酸残基共价结合。然而，当抗原 - 抗体复合物被内化后，通过这种简单标记的抗原 - 抗体复合物会被快速代谢且释放出游离的放射性碘。研究者已经开发了替代方法以防止细胞内降解。酪胺纤维二糖可使抗原和卤素放射性核素之间形成多糖键，这样放射性配体就可以在细胞内长期保留[68]。非卤素放射性核素（^{90}Y、^{111}In、^{177}Lu）不能通过简单的直接标记与抗体连接，而需要更复杂的化学反应。这个过程需要使用一种称为螯合物的中间分子。目前最常用的螯合技术包括异硫氰基二苄基－二乙烯三胺五乙酸（diethylenetriaminepentaacetic acid，DTPA）或1，4，7，10-四氮杂环十二烷-N，N′，N″，N‴－四乙酸（DOTA）。

（五）剂量计算

最佳的RIT治疗计划需要精确的个体化生物分布数据，以计算正常组织和靶组织的预期相对暴露量。在临床状况下，首先注射微量的标记抗体，而后通过使用单光子发射计算机断层扫描（single photon emission computed tomography，SPECT）或平面成像进行测量。生成特定区域的活性曲线，并与组织样本库中标准组织活检样本曲线进行比较。该方法已在动物模型中得到验证[54]。这种方法对于小、深层肿瘤或不适合活检的组织是不适合的。其他限制这种方法准确度的因素是信号的平均化，特别是当使用放射性核素评估整个器官时。目前的成像技术无法识别抗体在细胞水平上的异质分布。这种异质性在评估大体积肿瘤或血管供应不足区域时显得极为明显，也包括由于结合部位屏障导致的高亲和力单抗积聚在肿瘤周围和血管内的情形[44]。从理论上说，具有较长路径长度（例如^{90}Y）的放射性核素较少受到细胞－细胞间差异的影响而减弱对相邻非靶组织的辐照。此外，结合使用PET和发射光子的放射性核素可改善识别特定组织内的摄取差异[69]。

根据RAbs生物分布的测量，MIRD编制了表格，用于估算任一放射性核素在特定器官容积中的平均吸收剂量[17]。这种剂量测定的估算中，考虑到血液循环中放射性核素的贡献、邻近器官对靶器官的辐射，以及递送至靶器官的放射性核素的直接贡献。通过使用个体化的放射图像定量器官体积可以使这种估算的准确度进一步提高[70]。由于α粒子在短程内提供高能量，上述剂量测定的估算方法并不适用于它们。作为替代，已有学者开发了针对α粒子的微剂量测定法[71]。

（六）辐射效应

传统的分次外照射疗法能够在短时间内提供较高剂量的辐射。经典的分次剂量为1～2Gy（速度为7～25cGy/min），总剂量为10～15Gy，已用于造血干细胞移植的预处理方案中。另一方面，RAbs提供连续、可变、呈指数递减的低剂量率辐射。尽管RIT中的辐射传输峰值速率远低于外照射的全身放疗，但肿瘤细胞持续暴露在辐射中，而不像分次全身放疗那样间歇性地暴露于辐照。在RIT中观察到的呈指数下降的辐射暴露取决于所使用粒子的半衰期。目前对这两种辐照递送方式所产生的生物学效应差异尚未进行系统性的评估。然而，已有确实的证据显示，辐射的细胞毒性活性与其诱导DNA双链断裂的能力成比例，因此有学者认为持续的辐射暴露可能更具优势，因为这样细胞就不可能在辐照间隔内进行DNA修复[72]。与这一假设相一致，许多人实体肿瘤异种移植实验表明，与外照射相比，RAbs具有同等甚至更强的抗肿瘤活性[73, 74]。对这一实验数据的另一种可能解释是反向“剂量－速率效应”。也就是说，在某些剂量－速率范围内，较低剂量比较大剂量具有更强的细胞毒性。理论上，这一看似矛盾的发现与暴露于连续低剂量率辐射的细胞被阻滞在细胞周期的G_2期有关。由于处于G_2/M期的细胞对辐射最为敏感性，因此如果有较大比例的细胞处于该时期，那么辐照带来的细胞毒性也较强。类似的，有临床前证据表明低剂量率辐射能非常好地与某些化疗协同，特别是那些干扰单链DNA修复的药物，比如核苷类似物[75]。

三、白血病

第一项研究将RIT与造血干细胞移植整合在一起，针对急性髓系白血病患者涉及髓细胞相关的CD33糖蛋白。研究中使用了[^{131}I]抗CD33（p67）抗体，然后采用标准环磷酰胺/全身放疗（12Gy）预制备方案。选择这一方案是因为它提供了足够的免疫抑制以确保植入，同时又允许增加RAbs剂量。选择CD33进行靶向研究，因为在超过90%的急性髓系白血病病例中，该抗原表达于白血病细胞（也表达于正常的原始粒细胞、中幼粒细胞和晚幼粒细胞，但不表达于任何非造血细胞）。

如前所述，在提供治疗性RAb剂量之前，确定它们能获得有利生物分布是必要的；在使用微量标记的单抗进行试验中，如证实放射性抗体优先分布于骨髓和脾脏，就被定义为有利的生物分布。在西雅图进行的第一个小型试验共招募了 9 名患者，其中只有 4 名患者符合进行治疗性 [^{131}I] 抗 –CD33 输注方案所要求的生物分布标准（骨髓和脾脏的估计辐射剂量大于任何其他正常器官）[76]。尽管所有 4 名患者都能耐受 [^{131}I] 抗 –CD33 单克隆抗体的治疗性输注和随后的 HCT，并没有意外毒性事件发生，但 3 名患者随后复发。在本研究中，可能由于靶组织中 [^{131}I] 抗 –D33 单克隆抗体相对较短的停留时间（9 ～ 41h），因而无法根除急性髓系白血病细胞。这个过程中抗体 – 抗原复合物被迅速内化，细胞代谢放射免疫结合物使 ^{131}I 和 [^{131}I] 酪氨酸从骨髓空间释放；这可能是骨髓和脾脏快速清除放射的重要原因。此外，每个细胞的 CD33 密度相对较低，导致剂量大于 0.5mg/kg 时抗原饱和。这些顾虑使研究中无法继续增加剂量，研究也中止了。尽管存在这些局限性，这项初步研究还是证实将 RIT 纳入造血干细胞移植预处理方案是可行的。

与此同时，纽约 Memorial Sloan Kettering 癌症中心（the Memorial Sloan Kettering Cancer Center，MSKCC）的研究人员也在髓细胞白血病患者中靶向 CD33 进行了临床试验。这些研究中使用了 ^{131}I 标记的小鼠单克隆抗体（M195）。虽然，最初的生物分布研究结果与西雅图 p67 实验相似，但 ^{131}I 在骨髓中的半衰期略长。在他们针对 24 例髓细胞白血病患者进行的首次试验设计中包括剂量递增。以分次方式输注标记的 M195，以允许细胞再次表达 CD33。外周血和骨髓中髓母细胞在约 90% 的入组患者中出现显著下降。在 ^{131}I 剂量 ≥ 5GBq（135mCi/m^2）情形时，严重的全血细胞减少症随后发生，试验设计中不需要对这些患者实施造血干细胞移植；但 8 名接受小于 5.9GBq（160mCi/m^2）照射的患者接受了自体或异基因造血干细胞移植挽救。在随后的一项研究中，放射性标记的 M195 被整合到白消安 – 环磷酰胺的异基因造血干细胞移植预处理方案中用于治疗复发或难治性急性髓系白血病患者，MSKCC 组报道移植获得 100% 植入，18/19 名试验受试者获得缓解。

MSKCC 组还开发了一种人源化的 M195（HuM195）以改进治疗，其药代动力学特性与鼠源抗体 M195 相似，但却没有显著的免疫原性[77]。[^{131}I] 抗 –CD33 抗体与白消安 – 环磷酰胺联合作为造血干细胞移植的预处理方案，分别用于治疗复发性或难治性急性髓系白血病（n=16）、加速 / 髓急变慢性髓系白血病（n=14）或进展期 MDS（n=1）；这三个 I 期临床试验的长期随访数据显示，所有患者自接受造血干细胞移植后的平均存活 4.9 个月（范围 0.3 ～ 90 个月）。使用 [^{131}I] 抗 –CD33 抗体的强化预处理方案较标准白消安 – 环磷酰胺方案毒性小。然而，M195 和 HuM195 抗体的许多特性也限制其应用。具有较高放射活性的碘化抗 CD33 单抗却损坏了它与抗原的结合力，因此患者需要多次单克隆抗体输注，以将清髓剂量的核素输送到骨髓。此外，由于使用高剂量的 ^{131}I，需要对患者进行隔离，以防止医护人员受到高能量 γ 辐射的影响[58]。为部分避免这些限制，MSKCC 小组随后研究了 ^{90}Y 在治疗中的作用，并证实使用该放射性核素用于临床的可行性[78]。

在非造血干细胞移植情景中，有学者使用 HuM195 结合发射 α 粒子的 ^{213}Bi 开展了研究[79]。对 18 例复发 / 难治急性髓系白血病或慢性粒单核细胞白血病患者进行了临床试验，结果证明了 α 粒子疗法的安全性和可行性[80]。所有患者均出现骨髓抑制，白血病受累部位（脾脏、骨髓和肝脏）和全身其他部位的吸收剂量之比较 β 射线核素 – 单抗结合物高出约 1000 倍。虽然 93% 的患者出现外周血细胞计数下降，78% 的患者骨髓中未成熟细胞计数下降，但并没有获得完全缓解。这项研究有几个局限。首先，没有确定最大耐受剂量，因为核素的生产能力和成本限制了试验中的剂量增加（37MBq/kg）。其次，研究中所涉及的患者普遍具有很重的肿瘤负担（平均 10^{12} 细胞），α 粒子的短射程和高线性能量传递特性可能并不适合这群患者。然而，在完全缓解患者或接近完全缓解患者进行造血干细胞移植时，将这种方法整合在预处理方案中仍是非常有前景的研究项目，特别是考虑使用其他 α 粒子放射性核素，如 ^{225}Ac[65, 81]。

由于早期研究中发现靶向 CD33 的局限性，西雅图弗雷德·哈钦森癌症研究中心（Fred Hutchinson Cancer Research Center，FHCRC）的研究人员选择了另一个靶标，即蛋白酪氨酸磷酸酶 CD45，用于后续研究。CD45 被称为白细胞共有抗原，几乎表达于所有造血细胞的表面，除了成熟红细胞和血小板。CD45在RIT靶向治疗具有许多潜在的优势。尽管，实际上CD45在急性髓系白血病和慢性淋巴细胞白血病患者白血病细胞表面表达的总百分比与CD33相差无几（85%～95% *vs* 90%），但CD45的受体密度是CD33的近10倍（100 000～200 000 *vs* 10 000～20 000抗原位点/白血病细胞）。在抗体–受体复合物形成后，CD33迅速内化；与之相反，CD45抗原仍然稳定地表达于细胞表面。一系列小鼠和非人类灵长类动物研究揭示鼠源抗CD45单克隆抗体（BC8）具有良好生物分布，其后沿用与FHCRC p67试验一致的设计，招募急性髓系白血病和慢性淋巴细胞白血病患者启动了Ⅰ期临床试验[56, 82]。本试验验证了靶向CD45的理论优势，与先前靶向CD33相比，其生物分布曲线有所改善。这可能是由于治疗更好地靶向造血组织，大量的抗原位点和较p67研究的更长骨髓滞留时间（$t_{½}$=44.2h *vs* 21.4h）是其中的重要因素。在最初入组的44名患者中，37名患者有良好的生物分布（84%），骨髓的辐照剂量平均高于肝脏2～3倍；在正常器官中肝脏的辐射暴露最高。

延续这些发现，在一项研究中招募处于第一次完全缓解中的急性髓系白血病患者，将[131I]BC8单克隆抗体与标准白消安（600～900ng/ml）/环磷酰胺（120mg/kg）的预处理方案相结合。在88%的患者中，单克隆抗体的生物分布是有利的。46名患者接受了102～298mCi（3744～11 026MBq）的BC8单克隆抗体和白消安–环磷酰胺联合治疗，除3名患者外，在其余患者中估算的平均辐照剂量如下：肝脏5.25Gy，骨髓11.3Gy和脾脏29.7Gy。总的来说，造血干细胞移植后61%患者的无疾病生存中位时间为3年，报道8例移植相关死亡和8例复发（图23–1）。基于意向–治疗分析，将研究患者与国际骨髓移植登记队列（509名仅接受白消安–环磷酰胺治疗的患者）进行比较。校正年龄和细胞遗传学风险后发现，使用[131I]BC8的RIT中患者的死亡率风险为0.65[95%置信区间（confidence interval，CI）0.39～1.08，*P*=0.09）]。亚组分析显示，中等细胞遗传学风险患者的3年总生存率为75%（95%CI 58%～92%），不良细胞遗传学风险患者的3年总生存率为36%（95%CI 11%～62%）[83]。

这些结果提示，该方法很可能适用于老年患者。在一项Ⅰ期临床试验中，主要进行了剂量递增测试。研究中招募中度危险组的晚期急性髓系白血病患者（＞50岁）和高度危险组MDS患者（＞50岁）；首先采用[131I]BC8联合低强度预处理方案，而后进行造血干细胞移植[84]。本研究证明在标准RIC–造血干细胞移植方案之外，[131I] BC8向骨髓输送5.2～45.9Gy（平均27.5Gy），向脾脏输送17.3～155Gy（平均81.2Gy），向肝脏（剂量限制器官）输送12～24Gy，并不会显著增加第100天的死亡率（图23–2）[84]。所有患者均获得缓解。移植后第28天，所有患者都获得了100%的供体来源的$CD3^+$和$CD33^+$细胞。对于有高危组急性髓系白血病/MDS老年患者，使用RAbs联合的低强度预处理移植能否减少移植后复发尚有待确认。

目前所积累的大多数放射性免疫结合物靶向CD45的临床数据都是使用^{131}I的。然而，有限数据表明，使用^{90}Y标记的其他抗CD45单克隆抗体也可以选择性地向造血组织递送辐射。这里研究者使用了一种能识别所有CD45亚型的大鼠IgG2a单克隆抗体——YAML568；试验中患者需进行未标记抗体的预载[57]。在德国，许多研究小组已将CD66（a、b、c、e）作为替代靶标用于MDS或急性髓系白血病患者的治疗。CD66在处于早幼粒期后的正常髓细胞表面高水平表达，但在未成熟的白血病细胞表面并不表达。它既不内化，也不脱落。以这种受体为靶点，需要放射性核素在骨髓腔内完全通过相邻于肿瘤细胞的非白血病细胞的“旁观者”辐照

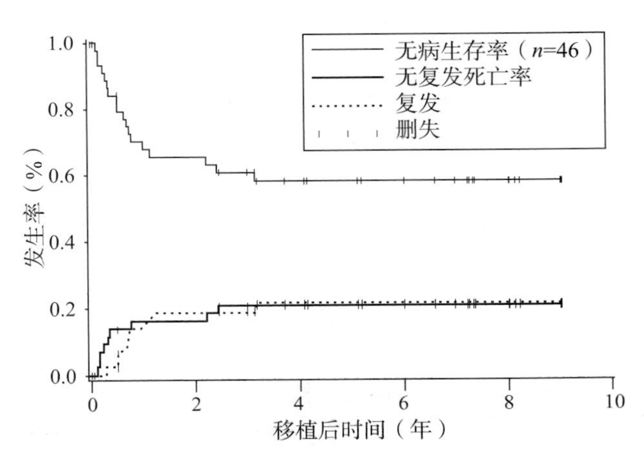

▲ **图23-1 对46例初次完全缓解的AML患者的无病生存率、无复发死亡率和累积复发风险的估计**

患者接受[131I]BC8（102～298mCi）治疗剂量，随后接受白消安–环磷酰胺和异基因造血干细胞移植治疗（引自Pagel等，2006[86]。经美国血液学学会许可转载）

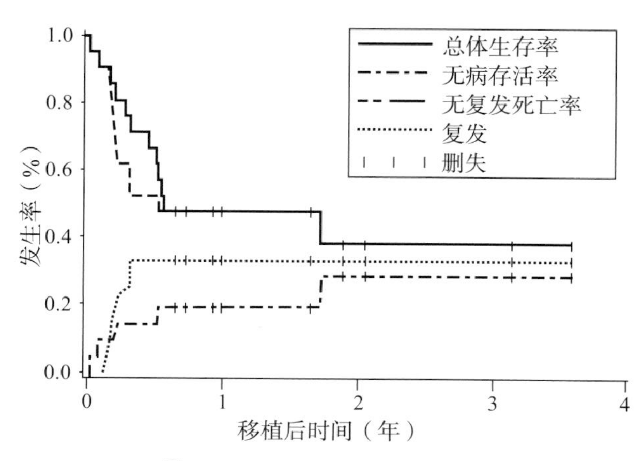

▲ 图 23-2 [131I]BC8 单克隆抗体（随后是全身放疗 - 氟达拉滨）给肝的 24Gy 放疗最大耐受剂量治疗的患者总生存率、无病生存率、非复发死亡率和累积复发风险的估计

（引自 Pagel J.M. 等，2009。Allogeneic hematopoietic cell transplantation after conditioning with 131I-anti-CD45antibody plus fludarabine and low-dose total body irradiation for elderly patients with advanced acute myeloid leukemia or high-risk myelodysplastic syndrome.*Blood*，2009，114：5444-5453。经美国血液学学会许可转载）

杀伤前者。在一项Ⅰ/Ⅱ期临床试验中招募了 55 名急性髓系白血病或 MDS 患者，他们已获得完全缓解或部分缓解，但经造血干细胞移植治疗后仍被预判为具有较高的复发风险 [40]。所有入选的患者都具有良好的初始生物分布，都接受了治疗剂量的 [188Re] 抗 CD66 单克隆抗体输注，平均向骨髓递送了 15.6Gy 的辐照。患者随后接受了各种全剂量预处理方案，并进行了异基因造血干细胞移植治疗。为预防 GVHD，通过选择性富集 $CD34^+$ 细胞或在供体细胞输注袋中给予 Campath-1H 进行了 T 细胞去除的干预。肾脏是接受辐射剂量最高的器官（平均 7.2Gy），11% 患者出现晚期肾毒性，该并发症的发生与肾脏的暴露剂量相关。治疗相关死亡率并没有由于加入 RIT 而增加。前期获得完全缓解或良好的部分缓解（骨髓中未成熟细胞少于 15%）在进行移植后疗效最好，随访时 59% 的患者无病生存。与之相反，对于那些骨髓中仍残留超过 15% 的未成熟细胞的患者而言，在随访时仅 8% 存活 [85]。另一项研究中将 [188Re] 抗 CD66 单克隆抗体与传统的预处理方案结合，但研究结果并不乐观。移植相关毒性和急性 GVHD 发生率较高，同时移植相关的死亡率约为 50%（9/19），至少部分可归因于该研究招募的晚期急性髓系白血病 / 急性淋巴细胞白血病患者 [86]。

（一）非霍奇金淋巴瘤

非霍奇金淋巴瘤细胞是 RIT 的理想靶点，因为它们对放射很敏感，并且稳定地表达已被深入研究的谱系特异性表面抗原。靶向辐射的直接细胞毒性效应避免了对宿主免疫效应器机制的依赖，而这一机制往往已在非霍奇金淋巴瘤患者中受损。FDA 批准了两种靶向 CD20 的放射免疫治疗药，用于治疗复发或难治性滤泡和转化滤泡非霍奇金淋巴瘤，即 [131I] 托西莫单抗（Bexxar ™）和 [90Y] 替伊莫单抗；已在标准剂量和骨髓抑制的高剂量治疗中获得了极具前景的良好疗效。

最早针对非霍奇金淋巴瘤患者的研究中使用单克隆抗体，这些单克隆抗体可识别患者特异表达于 B 系恶性肿瘤细胞表面的 Ig 分子 [87, 88]。这些试验的结果有很好的前景，60% ～ 70% 的受试者获得了持续（＞ 5 年）的客观缓解；然而，生产患者特异的抗独特型抗体过程所伴随的固有技术和经济局限性使广泛应用这种方法并不可行。随后，大多数的研究者聚焦于同时表达在正常和恶性淋巴细胞表面的分化抗原。CD20 抗原是很有吸引力的靶点，因为它的表达密度高（约 150 000/ 细胞）并且在超过 90% 的 B 细胞恶性肿瘤表达 [89]。此外，大多数研究者认为 CD20 在与抗体结合后，它脱落或内化程度极低。尽管 CD20 几乎表达于所有 B 淋巴细胞表面，但现有研究并不能证明抗 CD20 抗体短暂消除正常 B 细胞对机体有明显影响。

由于小鼠免疫球蛋白对人补体的修复能力有限或介导抗体依赖的人效应细胞的细胞毒性的能力有限，因此对未经修饰的小鼠抗 CD20 单克隆抗体进行的初步研究仅取得有限成功。在西雅图 Press 等学者进行的第一次临床研究证明，可以给患者安全地使用高剂量的小鼠抗 CD20 单克隆抗体 1F5，而且接受最高剂量的患者获得了显著但短暂的缓解 [90]。这些早期的研究为开发人 - 小鼠嵌合抗 CD20 单克隆抗体利妥昔单抗铺平了道路，新型的嵌合抗体改善了与鼠源单克隆抗体相关的局限性 [91]。

Maloney 等的早期研究显示在一项多中心Ⅱ期临床试验中，46% 的结束利妥昔单抗治疗患者获得了客观缓解 [92]。这些结果也被随后的另一项研究证实，其中 48% 的不活跃非霍奇金淋巴瘤患者获得了客观缓解，6% 的患者获得了完全缓解。治疗效果的中位持续时间约为 1 年 [93]。

尽管利妥昔单抗的初步研究结果令人鼓舞，但几乎一半的复发性不活跃非霍奇金淋巴瘤患者和 60% ～ 70% 的复发性侵袭性淋巴瘤患者对利妥昔单药治疗无反应。此外，使用利妥昔单抗仅使 5% ～ 10% 的不活跃非霍奇金淋巴瘤患者获得完全缓解，且中位反应持续时间小于 1 年。鉴于这些因素，许多研究人员寻求通过将单克隆抗体与放射性核素相结合以改善应用单克隆抗体进行治疗的前景。

20 世纪 80 年代中期，DeNardo 等首次评估了 RAbs 对非霍奇金淋巴瘤的潜在疗效 [94]。研究中一种识别 DR 抗原变异体（Lym–1）的抗体与 ^{131}I 结合。

DeNardo 研究小组证实了 RIT 治疗在晚期复发性 B 细胞恶性肿瘤患者的可行性和安全性；此外，他们还记录 RIT 在治疗对标准治疗耐受的一组患者时可获得约 50% 的客观缓解。随后文献报道的临床数据证实非清髓性 RIT 对于治疗 B 细胞非霍奇金淋巴瘤的安全性和有效性。

虽然大多数临床中心专注于标准非清髓剂量的 CD20 靶向 RIT 上，治疗中并不需要造血祖细胞的支持；但出现了两种将 RIT 纳入非霍奇金淋巴瘤移植预处理方案的基本策略。第一种方法通过将辐照剂量提高到非造血毒性阈值（无论是否进行高剂量化疗），以最大限度地提高 RIT 治疗潜力；这与大剂量全身放疗的使用非常相似。第二种策略是将标准非清髓剂量的 RIT 整合到最大剂量清髓化疗的预处理方案中。

1. 清髓性的基于 RIT 的自体移植预处理方案

20 世纪 80 年代中期，在西雅图的 FHCRC 开展了一系列工作以研究用靶向 RIT 替代外照射全身放疗作为造血干细胞移植预处理方案的可能性 [95]。学者们对将 RIT 整合到造血干细胞移植预处理方案中进行试验，以确定能否最大限度地提高所输送辐射的肿瘤与正常器官比率，从而提高治愈率，同时最大限度地减少额外的毒性效应。第一项此类研究旨在比较多种不同 B 细胞抗体的生物分布特征，以确定单克隆抗体剂量对生物分布的影响，并评估研究中递增剂量的 ^{131}I 结合 B 细胞抗体的毒性和潜在疗效 [21, 96]。Ⅰ期剂量递增试验研究了抗 CD37 和抗 CD20 单克隆抗体的生物分布，招募了 43 位复发的 B 细胞非霍奇金淋巴瘤患者。在接受治疗性输注的患者中，根据剂量递增参数可以计算正常器官接受的剂量，研究发现 234 ～ 777mCi 的治疗性 ^{131}I 可以将 10 ～ 31Gy 的辐射输送至关键正常器官。27Gy 是肺部的最大耐受剂量，在 4 位受试者中有 2 位受试者在该剂量水平上出现了可逆性心肺毒性。在接受 ^{131}I– 单克隆抗体治疗性输注的患者中，95% 的患者出现了客观缓解，85% 的患者获得完全缓解。其中 8 名患者在治疗后 46 ～ 95 个月仍处于完全缓解状态。

与其他单克隆抗体（抗 CD37 和抗独特型抗体）相比，抗 CD20 单克隆抗体（托西莫单抗或 1F5）在受评估患者中显示出更优越的靶向性生物分布。基于这一发现，有学者开展了一项使用高剂量 [^{131}I]– 托西莫单抗（以前称为抗 –B1 单克隆抗体）的Ⅱ期临床试验。与基于全身放疗的标准预处理方案相比，该方案耐受性良好，毒性小。另一项研究中 125 位不活跃 B 细胞非霍奇金淋巴瘤患者接受了高剂量预处理和自体造血干细胞移植，多变量模型分析中 RIT 患者预后较采用常规自体造血干细胞移植预处理方案治疗的对照患者更好（RIT 组 5 年无进展生存率为 48%，而传统移植组为 29%，P=0.03）[97]。

尽管 RIT 在治疗多次复发的 B 细胞非霍奇金淋巴瘤患者时所取得的完全缓解率和长期缓解率令人鼓舞，然而最大剂量 RIT 结合干细胞支持仅能使 50% 的受试患者避免最终复发的出现。为了进一步增加获得持久完全缓解患者的比分，Press 等结合 [^{131}I] 托西莫单抗、高剂量依托泊苷、环磷酰胺和自体造血干细胞移植进行了一项Ⅰ / Ⅱ期临床研究 [72]。52 名年龄在 60 岁以下的患者接受了本方案的治疗，最大耐受剂量被确定为 25Gy 的 ^{131}I– 托西莫单抗（1.7mg/kg）、60mg/kg 依托泊苷和 100mg/kg 环磷酰胺。试验开展 2 年后，52 名患者的估计总生存率为 83%，无进展生存率为 68%。与 105 名接受全身放疗 – 环磷酰胺 – 依托泊苷和自体造血干细胞移植治疗的非随机对照组相比，采用 RIT 的预处理方案组的患者表现出较高的无进展生存率和 OS[图 23–3；38%（P=0.006）和 50%（P=0.01）]。

套细胞淋巴瘤（mantle cell lymphoma，MCL）患者占所有非霍奇金淋巴瘤患者的 4% ～ 10%，在所有淋巴瘤亚型套细胞淋巴瘤患者的长期生存率最差，因而其治疗是一个严峻的挑战。对于套细胞淋巴瘤患者的最佳一线治疗尚无共识，通常认为无论采用何种化疗方案都无法治愈套细胞淋巴瘤（生存期 2 ～ 3 年）[98]。此外，一旦患者复发，常规造血

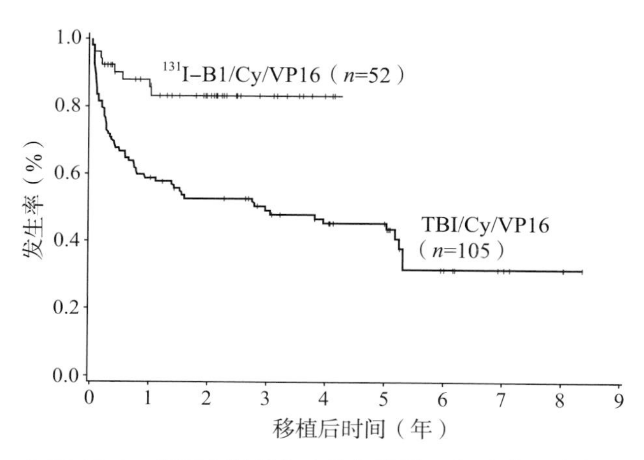

▲ 图 23-3　接受大剂量化疗的复发性 B 细胞淋巴瘤患者的总生存率

图中包括清髓剂量的 [131I] 托西莫单抗（52 名患者；顶线）或标准全身照射为基础的预处理方案后序贯自体 HCT（105 名对照患者；底线）。RIT 组患者接受高达 25Gy 的正常器官；全身放疗组接受 1.5Gy，每天两次，持续 4 天。两组均用相同剂量的依托泊苷和环磷酰胺治疗。（引自 Press 等，2000 [72]。经美国血液学学会许可转载）

干细胞移植治疗通常不成功 [99, 100]。西雅图小组进行了一项初步研究，评估 16 例采用上述自体造血干细胞移植预处理方案治疗复发套细胞淋巴瘤患者的疗效，即使用 [131I] 托西莫单抗、环磷酰胺和依托泊苷 [101]。结果显示，治疗的总有效率为 100%，且 91% 的患者获得了完全缓解。西雅图小组开展了一项大型的（n ＞ 100）Ⅱ期临床试验，以评估这一联合大剂量化疗 RIT 方法治疗侵袭性、不活跃非霍奇金淋巴瘤和套细胞淋巴瘤患者的疗效。研究已全面展开，预计结果将很快报道。

希望之城癌症中心的 Nademanee 等也采用类似的策略进行研究。逐步增量的 [90Y] 替伊莫单抗（ibritumomab tiuxetan）取代全身放疗，并与 60mg/kg 依托泊苷和 100mg/kg 环磷酰胺结合，在自体造血干细胞移植之前对患者进行预处理 [102]。在Ⅰ/Ⅱ期临床中，首先在Ⅰ期试验中逐步增加患者的辐射剂量，通过剂量测定计算得到关键器官的最大耐受剂量为 10Gy。随后的临床试验招募 31 位患者，包括滤泡性（n=12）、弥漫性大 B 细胞（n=14）和套细胞淋巴瘤（n=5）患者，其中有 7 例患者第一次获得完全缓解或部分缓解。治疗中患者接受 10Gy 的 [90Y] 替伊莫单抗（36.6 ～ 105mCi），联合 40mg/kg（第 1 队列；6 例患者）或 60mg/kg（第 2 队列；25 例患者）依托泊苷和固定剂量的环磷酰胺（100mg/kg）。在治疗后 22 个月进行随访，有 5 例复发，24/31 例患者仍存活处于缓解状态。2 年的 RFS 和 OS 分别为 78% 和 92%。这些数据指出将靶向 CD20 的 RIT 纳入造血干细胞移植预处理方案有良好前景，值得进一步研究。尽管将这项基于 90Y 的试验结果与 Press 等 131I 的结果进行比较很有吸引力；但应重申的是，这两项研究中的患者情况存在很大差异，包括入选标准、辐射剂量和既往治疗次数等。在西北大学 Winter 等对复发和难治性 B 细胞非霍奇金淋巴瘤患者进行了类似研究 [26]。在Ⅰ期临床试验中，治疗中 44 名患者接受了剂量递增的 [90Y] 替伊莫单抗，随后接受了高剂量卡莫司汀、依托泊苷、阿糖胞苷、美法仑（BEAM）和自体造血干细胞移植。1 名患者在 700cGy 时出现短暂性静脉闭塞性疾病，在 1700cGy 时出现两种剂量限制性毒性；1 名患者在第 10 天出现Ⅳ级口炎，另 1 名患者在第 13 天出现化脓性肺栓塞。另外，1 名经过前期治疗的患者在第 291 天出现了 MDS。治疗后 21 个月的随访显示，3 年期的 OS 和无进展生存率分别为 52% 和 37%。

每年美国初诊非霍奇金淋巴瘤患者中一半以上是 60 岁以上的患者，这些患者的预后不佳 [103]。然而，由于担心预处理方案的毒性，该年龄组的患者被排除在大多数造血干细胞移植试验之外。Gopal 等在一项Ⅱ期临床试验中，试图探测在降低基于 RIT 预处理方案所导致的非特异性正常器官毒性后治疗的安全性和有效性，他们在对这组老年人进行自体造血干细胞移植之前，仅使用高剂量 [131I] 托西莫单抗进行预处理 [104]。试验中向 24 位（中位年龄大于 64 岁）接受过前期治疗的非霍奇金淋巴瘤患者输注了 328 ～ 1154mCi 的 [131I] 抗 CD20RAb，最多可向关键器官输送 25 ～ 27Gy。估计 3 年的 OS 和无进展生存率分别为 59% 和 51%。基于这些有前途的安全性和有效性数据，进一步改善治疗结果的愿望，和表明 RIT 与核苷类似物相具有加和效应的临床前数据 [75, 105]，有学者已完了一项联合使用氟达拉滨 -[131I] 托西莫单抗的Ⅰ期临床试验用于治疗 60 岁以上的患者 [106]。这项研究中招募了 36 名 B 细胞非霍奇金淋巴瘤患者，中位年龄为 65 岁（60—76 岁）。高达 210mg/m^2 的氟达拉滨可以与 [131I] 托西莫单抗同时使用，关键正常器官接受的辐照≤ 27Gy。与常规高剂量方案相比，毒性再次处于中等水平，无早期治疗相关死亡。69% 的患者在放射隔离出院后未再进行住院治疗，只有 2 例出现 4 级非血液学毒性事件（低钾血症和抑郁症），3 年无进展生存率为 52%。

最近，其他研究小组也研究了高剂量 RIT 策略。Ferrocci 等使用三个预先确定的剂量水平（0.8、1.2 和 1.5mCi/kg），根据体重增加 [^{90}Y] 替伊莫单抗的剂量 [107]。所有病例都进行了患者特异的剂量测定，以评估关键器官的放射活性的生物分布。靶器官的吸收剂量在任何一个队列中都是高度可变的。在最近的更新中，该研究报告了 25 名患者，包括最高剂量水平为 1.5mCi/kg 的患者 [108]。^{90}Y 平均活性为 100mCi，所有患者均及时植入。类似地，在米兰的 Devizzi 等报道了一项研究，29 位 B 细胞非霍奇金淋巴瘤患者接受了 0.8 或 1.2mCi/kg 的治疗，随后在第 7 天和第 14 天使用动员的外周血祖细胞连续进行再输注 [109]。虽然不能得出连续再输注比传统方法更优越的结论，但也没有报道明显的非血液毒性，造血细胞植入很快。同样的，Flinn 等研究者使用剂量递增的 [^{90}Y] 替伊莫单抗与动员外周血祖细胞结合治疗复发或难治性 B 细胞非霍奇金淋巴瘤患者 [110]。正如这三个系列研究所建议的，治疗中逐步递增 [^{90}Y] 替伊莫单抗是可能的，但是否应使用剂量测定法来确定关键器官的特定吸收剂量还是按重量进行剂量递增仍有待确定。如果按重量给药，1.2 ～ 1.5mCi/kg 似乎是首选剂量范围。

其他研究小组也研究了高剂量的单剂 RIT，包括在德国进行的一项小型试验。Behr 等报道了 7 名接受了潜在清髓剂量的利妥昔单抗（5 名患者）或人源化抗 CD22 单克隆抗体（2 名患者）治疗的患者。5 名接受干细胞支持的患者都获得了完全反应 [111]。

在这种情况下，也有学者对其他 RIT 靶标进行了有限的研究。许多研究小组已将 CD22 表面受体作为靶点。Goldenberg 的研究小组报道了 3 名患者接受了潜在清髓剂量（90mCi/m^2）的 [^{131}I] 抗 CD22（LL2IgG）治疗，随后接受自体骨髓支持。2 名可评估患者获得部分缓解，持续时间分别为 2 个月和 8 个月 [112]。Vose 等在 Ⅰ / Ⅱ 期试验中使用多种剂量的 [^{131}I]LL2 单克隆抗体治疗 21 名患者，总完全缓解率为 24%[113]。研究中有 5 名患者因细胞减少延长而进行了自体造血干细胞移植。根据临床前数据，西雅图小组目前正在评估以泛造血抗原 CD45 为靶点的治疗 T 细胞和 B 细胞非霍奇金淋巴瘤的方案，并规避利妥昔单抗阻断 CD20 的潜在风险 [27, 114]。

高剂量 ^{131}I RIT 预处理方案的一个局限性是要求患者保持住院隔离，直至其身体辐射水平恢复到安全水平。同样，使用上述剂量的 ^{90}Y RIT 也会伴随技术和财务的挑战。为了研究以门诊方式治疗患者的疗效，对 23 例侵袭性化疗难治性非霍奇金淋巴瘤患者进行了一项 I 期试验，将传统的非清髓剂量的托西莫单抗（^{131}I）与 BEAM 高剂量化疗方案相结合，随后进行自体造血干细胞移植治疗。放射免疫结合物的总身体剂量上升到该放射性药物获准的标准剂量（75cGy）。接受 75cGy[^{131}I] 的患者与单独接受高剂量 BEAM 患者相比，毒性没有显著差异。治疗的总有效率为 65%，接受造血干细胞移植后的完全缓解率为 57%。平均随访 38 个月，EFS 和 OS 分别为 39% 和 55%[115, 116]。

希望之城癌症中心随后进行的Ⅱ期试验采用了类似的策略，在自体造血干细胞移植前，在大剂量 BEMA 预处理化疗同时加入了 [^{90}Y] 替伊莫单抗，取得了令人鼓舞的结果。研究包括 41 名 B 细胞非霍奇金淋巴瘤患者，由于年龄或既往放疗因素，他们被认为不适合全身放疗或高剂量 [^{90}Y] 替伊莫单抗治疗。所有患者接受标准非清髓剂量 [^{90}Y] 伊替莫单抗（0.4mCi/kg），出现中性粒细胞减少症或血小板减少症时不进行剂量调整，1 周后接受高剂量 BEMA 治疗。平均 18.4 个月后随访，估计 2 年 OS 为 88.9%，无进展生存率为 69.8%[117]。总的来说，治疗相关毒性事件发生率与单独接受 BEMA 治疗的患者相差无几。随后对患者进行的多变量分析，结果显示，RIT 联合 BEAM 的预处理方案优于接受基于全身放疗治疗的方案 [118]。

以色列的 Shimon 等也报道了联合标准剂量 [^{90}Y] 替伊莫单抗和高剂量 BEAM 化疗对侵袭性非霍奇金淋巴瘤的治疗 [119]。他们的发现与之前的研究相似，21 名可评估患者的总完全缓解率为 76%（在 16 名完全缓解患者中，5 名最初为部分缓解患者，但在额外辐射后达到完全缓解）。2 年的无进展生存率和 OS 分别为 52% 和 67%。这些数据促成了至少两个随机Ⅲ试验，用以评估标准剂量抗 CD20RIT–BEAM 方案与单独 BEAM 方案或利妥昔单抗 –BEAM 方案相比较的潜在益处。Vose 等领导了一项迄今最大的临床试验，在复发或难治性弥漫性大B细胞淋巴瘤患者的治疗中比较 $[^{131}I]$ 托西莫单抗联合BEAM和利妥昔单抗联合BEAM的方案[120]。令人失望的是，两组的OS、无进展生存率和复发率相似，而预测两组患者预后的最佳指标均为移植前获得完全缓解。Shimoni等报道了第二项随机试验。本研究比较了标准的 $[^{90}Y]$ 替伊莫单抗（0.4mCi/kg，最大32mCi）联合BEAM方案与单独BEAM方案，研究中使用自体干细胞支持[121]。与Vose等的研究相反，接受 $[^{90}Y]$ 替西莫单抗联合BEAM方案治疗的患者与单独接受BEAM治疗的患者相比，其2年OS有所改善（91% *vs* 62%；P=0.05）。多中心试验正在扩展进行中，以确定上述结果是否正确。

2. 用于NHL患者的基于RIT的异基因造血干细胞移植预处理方案

直到最近，才出现有限的应用基因RIT的预处理方案在异基因移植治疗中的数据，主要以病例报告和小宗数据为主[122]。在过去的几年里，至少有四项研究评估了RIT作为异基因移植预处理方案的一部分治疗非霍奇金淋巴瘤的疗效。Shimoni等描述的一项研究包括12名B细胞非霍奇金淋巴瘤患者，他们在使用氟达拉滨或白消安（n=6）或美法仑（n=6）前14天接受了标准 $[^{90}Y]$ 替伊莫单抗（0.4mCi/kg，上限为32mCi）治疗[123]。2年无进展生存率和无复发死亡率分别为33%和42%，在3例滤泡性非霍奇金淋巴瘤患者中观察到最佳治疗效果。这表明，该方法是可行的；但由于大多数患者的急性GVHD预防时间较短，该方案产生了较高的无复发死亡率率。Bethge等开展了一项前瞻性的多中心试验。研究者在实施氟达拉滨和2Gy全身放疗的预处理方案之前，给患者输注了标准 $[^{90}Y]$ 替伊莫单抗（0.4mCi/kg，上限为32mCi）；随后使用配型成功的供体骨髓进行异基因造血干细胞移植[124]。研究包括40例复发/难治性不活跃B细胞非霍奇金淋巴瘤或无移植前进展性疾病的套细胞淋巴瘤患者。2年OS和EFS分别为51%和43%。2年累计的无复发死亡率为45%。在滤泡性非霍奇金淋巴瘤患者中观察到最佳治疗结果，仅出现慢性GVHD3级及以下急性GVHD。

Gopal及其同事发表了一项类似临床试验的结果，40名复发/难治性B细胞非霍奇金淋巴瘤患者在使用氟达拉滨和2Gy全身放疗预处理方案之前使用标准的 $[^{90}Y]$ 替伊莫单抗（0.4mCi/kg，上限为32mCi），并使用同胞相合或不相关异基因造血干细胞移植[125]。本试验与Bethge等的试验有显著差异：选择侵袭性B细胞非霍奇金淋巴瘤患者入组，但排除造血干细胞移植前处于完全缓解状态的患者入组，以及在预处理方案中较早使用氟达拉滨，以最大限度地发挥RIT和核苷类似物之间潜在的抗肿瘤协同作用。该方案30个月生存率、无进展生存率和无复发死亡率分别为54.1%、31.1%和15.9%。组织学检测不活跃、起始血小板计数超过25 000/μl或使用相关供体的患者可能在采用这种治疗方案时获得最佳治疗效果。值得注意的是，那些在造血干细胞移植后3个月内达到完全缓解或部分缓解的患者的疾病控制和预后都较好，这提示如果能够实现早期疾病控制，异基因移植可以维持长期缓解。Khouri等发表研究，在26例复发性滤泡性非霍奇金淋巴瘤患者进行基于氟达拉滨-环磷酰胺的预处理和异基因移植前，输注标准 $[^{90}Y]$ 替伊莫单抗（0.4mCi/kg，上限为32mCi）[126]。这项试验也得到了很积极的结果，80%的患者在3年内存活且无疾病进展。

Bethge小组的第二项研究通过进一步提高 ^{90}Y 的剂量，评估新方案进一步改善侵袭性B细胞非霍奇金淋巴瘤患者治疗的能力[127]。对20名患者进行的Ⅰ期试验显示，在氟达拉滨、美法仑和阿仑单抗预处理方案之前，输注高达0.8mCi/kg剂量的 ^{90}Y 是安全的，尽管这一高危组患者的长期生存率只有20%。基于这一方案和在自体移植前使用高剂量 $[^{90}Y]$ 替西莫单抗的数据，西雅图研究小组目前正在开展一项新的Ⅱ期试验，将在对侵袭性B细胞非霍奇金淋巴瘤患者进行氟达拉滨、2Gy全身放疗和异基因造血干细胞移植前使用1.5mCi/kg的 $[^{90}Y]$ 替西莫单抗。

总的来说，目前的数据显示标，准或适度递增的 $[^{90}Y]$ 替西莫单抗可以安全地整合入多种同种异基因造血干细胞移植预处理方案中，有望改善难治性或高负荷的不活跃B细胞非霍奇金淋巴瘤患者的治疗效果且仅带来有限的毒性，尽管还需要更多的比较试验来验证这一假设。

（二）霍奇金淋巴瘤

在霍奇金淋巴瘤的Reed-Sternberg细胞中发现铁蛋白浓度升高。最初，对标记 ^{131}I 的多克隆抗铁蛋白抗体在非清髓[128, 129]和清髓[130]剂量进行了研究，证明该方案的安全性和有效性。Schnell等报道了一项使用[^{131}I]抗CD30单克隆抗体治疗霍奇金病患者的临床试验[131]。霍奇金病被公认为是一种耐受性疾病，本研究中的大多数患者已经历自体造血干细胞移植的失败，选择CD30作为靶向抗原本身也可能具有局限性，使得该研究不易成功。CD30的表达仅限于Reed-Sternberg细胞，这类细胞在患者中分布相对稀疏。因此，使用抗CD30单克隆抗体只能将少量放射性物质输送到靶标位置。最近，Dancey等报道了使用^{131}I标记的抗CD25单克隆抗体治疗霍奇金淋巴瘤患者[132]。考虑到Reed-Sternberg细胞的抗原靶点有限，另一种策略是以“旁观者”细胞为靶点，比如通过大多数造血淋巴细胞上都表达的CD45抗原，依靠交叉火力原则来输送治疗性放射性核素。

（三）实体瘤

一般认为，实体肿瘤对放射治疗的敏感性低于血液恶性肿瘤，因此对研究RIT在实体肿瘤中的应用并不引人注目。

然而，如果选择的肿瘤类型对放射足够敏感，那么值得评估这种方法的治疗价值。加利福尼亚大学（戴维斯分校）的DeNardo等研究了^{131}I标记的嵌合单克隆抗体，该抗体识别的L6细胞表面抗原在肺癌、乳腺癌、结肠癌和卵巢癌细胞中高度表达[133]。在一项小型试验中，3名患者接受了^{131}I标记的单克隆抗体，随后进行了自体干细胞拯救，其中1名患者获得了有限的治疗反应。

针对抗CEA的多种表位已获得单克隆抗体，用于治疗多种上皮细胞来源的肿瘤。针对乳腺癌，小鼠IgG1单克隆抗体T84.66已用于研究，6名乳腺癌患者接受[^{90}Y]DTPA-c T84.66治疗，随后接受了自体造血干细胞移植“挽救”[134]。患者接受15～22.5mCi/m^{2}的治疗剂量。所有患者均表现出短暂但可观察到的治疗反应，但未达到最大耐受剂量。另一研究组报道I期试验，研究者尝试递增与高剂量^{90}Y结合的抗人乳脂相关抗原（BrE-3）单克隆抗体[135]。在本研究中，9名晚期乳腺癌患者接受了15～20mCi/m^{2}的[^{90}Y]BRE-3治疗。8名患者中有4名有部分反应。抗MUC-1单克隆抗体170H.82识别在乳腺腺癌中高度表达的asialo-GM1抗原。这种抗MUC-1单克隆抗体被^{90}Y标记，并用于3名转移性乳腺癌患者的治疗，随后用先前收集的外周血干细胞进行再输注，1名患者获得部分缓解[136]。同一研究组的第二项研究报道了另外3名接受外周血干细胞输注以加速经^{90}Y标记的抗MUC-1单克隆抗体治疗后患者的造血恢复。2名患者的软组织疾病持续时间不足1个月[137]。自体干细胞支持也在另外两项研究中使用，即递增[^{131}I]抗CEA单克隆抗体剂量治疗转移性甲状腺髓质癌患者[138]和接受^{131}I标记3F8抗GD2单克隆抗体治疗的神经母细胞瘤患儿[139]。在上述研究之后，大多数关于实体肿瘤RIT的研究都不再使用干细胞支持。

四、毒性

就造血干细胞移植中的RAbs而言，毒性可分为三类：急性输注反应、与辐射传递相关的短期毒性和长期后遗症。急性输注相关毒性是单克隆抗体特异性的。抗CD20单克隆抗体（利妥昔单抗、替伊莫单抗和托西莫单抗）通常只产生轻微反应，在使用利妥昔单抗时，反复输注可提高耐受性。相反，抗CD45BC8单克隆抗体可引发发热、寒战和轻度低血压（快速服用时）。这些反应的严重程度通常可以通过提前使用苯海拉明、盐酸哌替啶或氢化可的松的药物来减轻。用于造血干细胞移植的高剂量RIT所引发的短期毒性通常与骨髓抑制有关。全血细胞减少是一种可预期的结果，相对较长时期的血小板减少也较常见。骨髓中残留的放射性核素也可能对新移植的骨髓细胞造成毒性。为了防止这种损伤，移植通常会延迟到骨髓空间的残余辐射风险最小后进行。迄今为止，仅Press等进行了一项研究，用以描述单剂RAb治疗引发的剂量限制性非造血毒性[96]。在这项研究中，肺部的限制性剂量是27Gy，这比外照射全身放疗的耐受剂量（最大剂量16Gy）要高很多。其他与RIT相关的短期毒性与外照射全身放疗类似。包括黏膜炎、恶心和呕吐。与外照射全身放疗不同，高剂量RIT通常不引起脱发。长期后遗症包括甲状腺功能减退，约70%的接受^{131}I治疗的患者受此影响（即使已预防性地给予了碘化钾）。作为异基因造血干细胞移植预处理方案的一部分，在93例接受[^{188}Re]抗CD66-RAb治疗的患者中，6例出现肾病[140]。125名患者先接受高剂量RIT或传统的高剂量化疗+全身放疗治疗，而后进行自体造血干细胞移植；使用多变量比较分析这两组患者，发现两组的治疗相关 MDS/ 急性髓系白血病长期风险在 6% ～ 7% 之间，提示基于 RIT 的治疗方案并没有增加风险 [97]。

在标准（低强度）剂量下，使用 RIT 治疗非霍奇金淋巴瘤可使约 30% 患者获得完全缓解，20% ～ 25% 的患者经历了长期的无病生存；因此，大多数经非清髓性 RIT 治疗的患者将最终需要其他治疗。

RIT 对随后自体干细胞收集的影响一直是人们关注的话题。为评估 [^{90}Y] 替伊莫单抗的后续治疗 Ansell 等设计了一项研究。有 8 名患者在 RIT 治疗后接受外周血干细胞。仅 1 名患者需要额外的骨髓收集以获得足够的细胞数量，但所有 8 名患者均正常植入 [141]。

五、展望

使用实验啮齿动物和灵长类动物进行的临床前研究有助于证明 RIT 作为一种治疗模式的可行性和潜在疗效 [142]。毫无疑问，临床前研究对于放射免疫治疗方法的发展仍然至关重要。这项研究将重点在几个不同的方向上继续深入，包括鉴定替代靶向抗原以增强 RIT 的疗效，并且探索替代放射性核素以提高肿瘤靶向的特异性和降低非特异性毒性。其他的尝试将集中在提高放射递送的特异性和增强靶向放射性核素对肿瘤的穿透。

在未来几年，靶向抗原的数量可能会显著增加。针对许多抗原的研究正在积极开展中，包括 CD30、CD25、CD22 和 CD52。例如，虽然尚未明确 CD25 在 RIT 治疗白血病中的重要性 [143]，但它仍是一个有吸引力的选择，由于它在相对特异地表达在相当一部分恶性细胞中，特别是某些淋巴系肿瘤细胞中，包括成人 T 细胞白血病。考虑到这种表达模式，应用 α 粒子进行治疗可能保留正常造血细胞，显得非常有前景。为此，已研发 ^{211}At 标记的小鼠 IgG2a 单克隆抗体（抗 CD25 7G7 / B6），并在移植了 CD25 阳性的白血病和淋巴瘤细胞的免疫缺陷小鼠中进行了测试，实验结果十分积极 [144]。利用相似的实验模型，该研究团队又取得其他积极进展，发现 ^{211}At 标记的小鼠 IgG1 单克隆抗体（抗 CD30HeFi-1）能延长植入了 CD30 阳性肿瘤细胞的免疫缺陷小鼠的生存时间。CD30 在部分正常淋巴细胞表面表达，但也表达于某些淋巴肿瘤细胞的表面 [145]。综上，这些结果为将来在临床试验使用 ^{211}At 标记的单克隆抗体治疗 CD25 或 CD30 阳性白血病奠定基础。CD52 表达在 B 和 T 淋巴细胞、单核细胞、巨噬细胞、嗜酸粒细胞、NK 细胞、树突状细胞和男性生殖道细胞 [146]。

然而，CD52 也在多种淋巴肿瘤中表达，因此也被用于开发基于单克隆抗体治疗的靶标，特别是针对慢性髓系白血病的治疗。阿仑单抗(Campath-1H ）是人源化的大鼠 IgG1 抗体，识别 CD52 抗原。单独或与其他治疗方法组合，阿仑单抗已在治疗初诊或经其他方式治疗过的慢性髓系白血病患者中显现出治疗活性 [146-148]。最近，这个单克隆抗体经 ^{188}Re 标记已应用于 RIT[149]。临床前研究发现体外 [^{188}Re] 阿仑单抗有很好稳定性，在血液摄取量高且以双指数速度被清除，此外肾脏和心脏的摄取增加 [149]。CD23 也是治疗慢性髓系白血病的潜在靶标。一种非结合的抗 CD23 单克隆抗体（lumiliximab, IDEC-152），已经在临床研究显示出一定的治疗活性 [148, 150, 151]。可以想象这个或其他被研究的单克隆抗体，将来可能被用于递送放射性核素到肿瘤部位。

与上述工作平行，一些研究正致力于鉴定新型放射性核素、制备单克隆抗体 - 核素结合物并研究它们的抗肿瘤活性。比如，一种 ^{213}Bi 标记的抗 CD45 单克隆抗体（YAML568）正处于临床前研发中。该结合物可诱发细胞凋亡，还可以通过抑制白血病细胞的 DNA 修复机制来减弱这些细胞的化疗 / 放疗耐受 [152]。^{213}Bi-RIT 的高 LET 特性与其他抗白血病化疗方法组合，它们的细胞毒性活性将相互协同，有利于治疗白血病（例如慢性髓系白血病）[153]。其他可能用于临床研究的放射免疫结合物还包括 [^{90}Y]B4、[^{90}Y]BU12、[^{90}Y]HD37（小鼠 IgG1 抗 CD19 单克隆抗体）、[^{90}Y]RFB4（小鼠 IgG1 抗 CD22 单克隆抗体）、[^{211}At]hTac（人源化抗 CD25 单克隆抗体）、[^{213}Bi] 利妥昔单克隆抗体（人源化抗 CD20 单克隆抗体）和 ^{177}Lu 标记的抗 CD20、抗 CD22 和抗 -HLA-DR 的小鼠单克隆抗体 [154-160]。

临床数据表明，与周围正常组织相比，RAb 疗法能够向目标部位提供 2 ～ 4 倍的辐射。复发淋巴瘤患者接受清髓剂量的抗 CD20RIT 和随后的干细胞拯救治疗后，治疗的效应率显著提高。在这群患者的 85% ～ 90% 获得了客观缓解率，75% ～ 80%

的患者经历了持久性的完全缓解，许多患者的完全缓解持续 5 ～ 18 年 [72, 96, 161, 162]。通过改善有利于靶细胞的生物分布以进一步优化 RIT 治疗指标，可能改善血液恶性病和实体肿瘤的预后。许多制药公司和学术研究中心正在致力于鉴定新的抗原靶点，这些靶点在恶性肿瘤细胞中高表达，而在正常组织中低表达。具有良好物理特性的 β 粒子放射性核素（如 ^{177}Lu 和 ^{67}Cu）的供给在增加，可为未来研究提供另一条途径。α 粒子核素，包括那些半衰期较长核素，如 ^{225}Ac，也显示出巨大的前景 [163]。西雅图和宾根大学（德国）的研究人员在一个犬类模型中证明，[^{213}Bi] 抗 CD45 单克隆抗体在低强度异基因造血干细胞移植中可以完全取代全身放疗 [164]。

研究人员正在研发许多新方法以提高靶标与非靶标器官之间辐照的比率。如前所述，高剂量 RIT 可作为造血干细胞移植预处理方案中的一部分，但其剂量的增加受到正常组织非特异性辐照的限制。其原因既在于 RAb 向靶细胞的缓慢分布，也在于持续存在于血液循环中的未与靶向抗原结合的放射性核素标记单克隆抗体。其中一种方法，即靶前 RIT，是指患者最初使用不与治疗放射性核素结合的肿瘤反应性单克隆抗体进行治疗的过程。这样就可以定位到肿瘤部位，而不用对身体其他部位进行非特异性照射。当单克隆抗体在肿瘤中最大限度积累后，给予低分子量的放射性配基，该配基与肿瘤反应性单克隆抗体具有高亲和力。由于其体积小，核素配基能迅速穿透肿瘤，并在肿瘤中与预先靶向的单克隆抗体结合；未与肿瘤反应性单克隆抗体的放射性配基，也能够在几分钟内迅速从血液中清除并排泄到尿液中。为了进一步提高放射免疫结合物的靶向传递，可在输注前不久注射清除剂，以去除血流中未结合靶向抗原的放射性单克隆抗体。预靶向的单克隆抗体与随后使用的放射性配基间发生的高亲和力结合可能通过多种机制实现。其中一种最有前景的方法利用了生物素 - 亲和素之间指数性的高亲和力，另一个方法则使用双特异性单克隆抗体。在动物模型中，预先靶向 RIT 产生了超过 10 : 1（图 23-4）的肿瘤或正常器官辐照比率，并且百分百地治愈了动物体内异种移植的淋巴瘤和实体肿瘤 [165, 166]。初始的人体试验中，该方案也在治疗实体瘤和淋巴瘤中也显示出同样令人鼓舞的结果 [167–169]。在西雅图，一项针对复发 / 难治性急性髓系白血病患者的

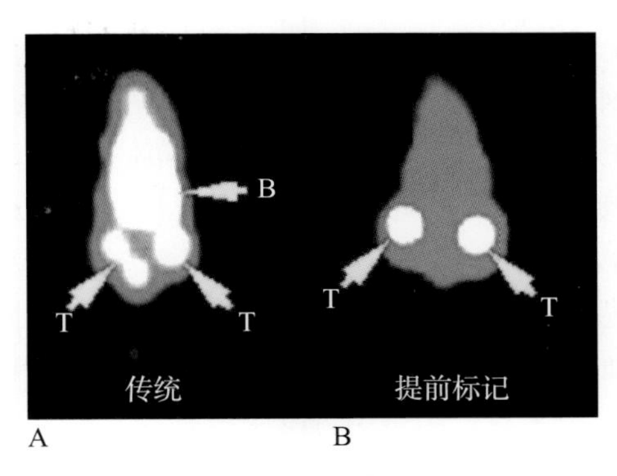

▲ **图 23-4　通过平面 γ 照相机图像显示的 Burkitt 淋巴瘤移植无胸腺小鼠移植中的预定位效果**

A. 给动物注射直接标记的 [^{111}In] 抗 CD20 抗体，或预先标记抗 CD20- 链霉亲和素结合物，24h 后使用清除剂；B. 然后注射 [^{111}In] DOTA- 生物素。箭示肿瘤（T）和血池（B）在注射 ^{111}In 标记试剂 24h 后的放射性。膀胱活动也见于传统小鼠（引自 Subbiah K. 等，2003。Comparison of immunoscintigraphy，efficacy，and toxicity of conventional and pretargeted radioimmunotherapy in CD20-expressing human lymphoma xenografts. *J Nucl Med*，2003，44：437-445. 经核医学会许可转载。此图的颜色版本，请参见彩图部分）

预靶向 RIT 临床试验正在开展。

在与造血干细胞移植相关的领域内，广泛使用纳米材料也具有巨大的潜力。由于纳米结构的表面具有较大的表面积和更强的反应性，使得纳米载体可能成为靶向 RIT 的理想选择，因而近年来也越来越受到关注 [170, 171]。在放射性核素加载后，可使用成熟的技术对纳米颗粒材料进行合成改性。在过去 10 年中，许多研究项目已开展来确定纳米颗粒载体对药物递送的效力（即放射性药物和化学药物）。虽然，最初的研究认为血液循环时间发现和肝脏清除主要取决于纳米颗粒大小 [170, 172, 173]，然而更近期的研究显示，决定血液循环时间和清除的因素很多，例如表面涂层、表面电荷 [171, 174–177]、在颗粒表面存在的高浓度免疫蛋白 [178–180] 和粒径等 [171, 173, 174, 181, 182]。事实上，成功的纳米颗粒载体的必要特征是可以用“隐形粒子”来描述的；它应该以递送有效“药物”为目标，通过抗体或小分子与靶标有足够长的接触时间，内质网系统（reticuloendothelial system，RES）并不能去除纳米颗粒负载的“药物”，因此化疗药物、放射性核素或纳米颗粒不会在肝脏和脾脏中积聚至毒性水平 [170]。为了靶向血液肿瘤细胞，放射性标记的纳米颗粒必须具有适当长的循环时间且在 RES（肝脏和脾脏）中积累；但它们在骨表面的吸收速度必须足够慢，以最大限度地提高治疗效

果，而对健康组织的辐照降至最低。

外吸附治疗（extracorporeal adsorption therapy，ECAT）可能成为一种优化生物分布的途径。在这个过程中，RAbs 输注后，给予 24 ～ 48h 以使它们在血液中循环并分布至抗原表达细胞。然后，对患者进行一项类似于血液透析的治疗，在该过程中患者血液流经结合有亲和素的琼脂糖柱。这样仍处在血液中未与靶细胞结合的生物素标记的 RAbs 就被从血液中去除了，因此它们对正常器官的非特异辐照将降至最低水平。这类非特异辐照在 RAbs 输注治疗中是十分常见的。在瑞典进行了一项小型安全性和有效性临床试验 [183]。7 位 B 细胞非霍奇金淋巴瘤患者接受了生物素标记的 [^{90}Y] 利妥昔单抗，24 ～ 48h 后进行了外吸附治疗过滤。该治疗程序是安全和有效的，约 96% 的血液中尚未与靶细胞结合的 [^{90}Y] 利妥昔单抗被清除。

为了提高放射免疫结合物的效能并降低其潜在非特异性毒性，一种令人兴奋的新途径是对单克隆抗体进行修饰，从而允许在临床上使用与抗 CD33 单克隆抗体结合的俄歇电子发射放射性核素 ^{111}In。具体地说，使用含有 SV-40 大 T 抗原核定位序列的 13- 聚肽段（CGYGPKKRKVGG）修饰抗 CD33 抗体，即 M195 和 HuM195[184]。与缺乏核定位序列的单克隆抗体相比，该修饰使放射免疫结合物能更有效地被内化并且进入白血病细胞的细胞核。这样，含有核定位序列的放射免疫结合物就能更有效地杀伤药物敏感或耐受的急性髓系白血病细胞株和患者急性髓系白血病细胞 [184, 185]。

模拟小鼠单克隆抗体开发小型的合成多齿配体，使之高亲和力且特异性地结合细胞表面抗原也是另一种同样令人兴奋的研究策略。例如，针对 HLA-DR 抗原已有这样的尝试，由于配体具有较小的尺寸，它们能更好地渗透入肿瘤 [186, 187]。因此，这种小工程分子也可能为将辐射靶向递送至疾病相关部位提供了一种替代方案。最后，提高肿瘤对放射免疫结合物的渗透性的另一种方法是操控肿瘤血流。早期对 IL-2 的研究表明，增加血管通透性以达到这一目标可能是一个值得在未来进行探索的有效策略 [188]。

六、结论

越来越多的临床验证研究表明，RIT 和造血干细胞移植是安全可行的，即使对于老年患者其毒性也是可接受的。过去 20 年的研究已建立了指导 RAb 治疗恶性肿瘤的重要原则，并取得了令人鼓舞的结果。然而，RIT 是一项复杂的多学科的工作，在通往成功的道路上仍然面临许多挑战，仍存在需要克服的重大障碍以实现最优化的靶向并通过放射免疫耦联物清除靶向细胞。例如，尚不清楚最适合 RIT 的放射性核素 - 抗体 - 抗原组合，这最终需要由更好的临床对照试验来解答，并确认相对于标准治疗方法添加放射免疫结合物能否确实改善患者的预后。毫无疑问，未来研究将继续探索新型抗原靶点和新型放射性核素，以改善成像、剂量测定和治疗。此外，创新的策略，如靶前 RIT 和体外免疫吸收，可以优化放射性核素的治疗；并允许更广泛地在 RIT 中使用半衰期非常短的核素，比如一些发射 α 粒子的核素。随着研究的不断深入，RIT 有可能与其他治疗（如干细胞拯救）方法相结合，将自身发展成为一种辐射增强疗法；或一种辅助治疗手段。因此，基于 RIT 的方法可能成为改善患者治疗的重要基石。随着方法学的不断改进，RIT 也始终是一种令人兴奋的治疗途径。上述的各种创新将进一步提升 RIT 单独或与造血干细胞移植联合治疗的可行性、安全性和有效性。

第 24 章 造血干细胞移植后植入证据和嵌合现象特征

Documentation of Engraftment and Characterization of Chimerism After Hematopoietic Cell Transplantation

Paul J.Martin　著
曲　琦　译
陈　佳　韩　悦　陈子兴　校

一、造血干细胞移植中的遗传标记

用于造血干细胞移植的骨髓细胞、生长因子动员后采集物，以及脐血细胞包含多种在功能及寿命上不同的细胞类型。移植物中的造血干细胞在移植后骨髓功能的重建中发挥关键作用。通过遗传标记的应用，可在受体的一生中，对移植后供体细胞的生存、分布及分化进行追踪。当造血干细胞来源为同胞供体时，与受体本身疾病相关的标记是唯一可区分移植后细胞来源于供体或受体的方式。当采用自体造血干细胞移植时，有时某些遗传标记会被引入到移植物中，以便明确移植后移植物参与长期造血重建，并可分析移植后的再现性肿瘤来源，是来源于移植前化疗后存活下来的抑或来源于供体本身的肿瘤细胞（详见第 8 章）。异基因造血干细胞移植中，通过检测遗传标记，可对供体或受体细胞进行区分。

异基因造血干细胞移植中的遗传标记提供重要信息，既可将供体细胞从受体细胞中，又可将受体细胞从供体细胞中区分开来。很多时候，供受体在单基因位点的等位基因可提供双向信息。比如对于拥有等位基因“*a*”和“*b*”的杂合子供体、拥有“*a*”和“*c*”等位基因的杂合子受体来说，“*b*”基因提示供体来源细胞，而“*c*”基因则提示为受体来源细胞。某些情况下，单位点的等位基因提供的信息不能双向区分供受体细胞来源。如对于拥有“*a*”等位基因的纯合子供体，以及拥有“*a*”和“*c*”等位基因的杂合子供体，“*c*”等位基因只能区分受体来源细胞，而不能区分供体来源细胞。进行造血干细胞移植前，评估可用于区分供受体的遗传标记，可在移植后对相关的基因位点进行检测。

获得有意义的遗传标记的概率取决于检测基因位点的数量、每个基因位点的等位基因数量、等位基因的分布以及供受体之间的关系。家族成员中，每个基因位点至多可分析四个等位基因，而人群中任意基因位点拥有更多等位基因。因此，相对于亲缘供受体，非亲缘供受体中更容易获得具有区分意义的遗传标记。但是应用当前分子生物学技术，可在非同基因供体来源的所有受体中获得可区分供受体的标记。

二、评估嵌合度方法

研究历程

古希腊神话中，“Chimera”是指一种可怕的三头生物：身体从前至后依次为狮子、山羊、蛇。当今医学用语中，单词“chimerism”已被用来描述机体内异基因造血细胞、淋巴细胞的存在。有时称进行造血干细胞移植的受体拥有“完全嵌合”，是指其所有的造血、淋巴细胞来源于异基因供体。“部分嵌合”或“混合嵌合”指移植后受体与供体造血、淋巴细胞共存的现象。“分离嵌合”指受体体内的部分造血、淋巴细胞来源于供体，仅限于部分细胞系。需要申明的是，已建立的完全嵌合的检测体系，必须始终在两个方面做好质量控制：理解嵌合度检测分析技术的局限性，明确检验中所含的造血细胞、淋巴细胞。在造血干细胞移植后的前几周，敏感的检验可发现几乎所有患者的外周血或骨髓均有受体来源的细胞[1, 2]。

在造血干细胞移植的历史中，遗传标记和用于检测嵌合度的实验室技术已经有了巨大的进展。红细胞抗原是最早应用的标记之一，被广泛应用于明确移植后受体的供体细胞植入情况。用于移植后嵌合度分析的抗原包括 ABO、MN、Rhesus 系统，以及 Kell、Kidd、Duffy、Lutheran、Ss 和 P 系统的抗原。通过分析多种红细胞抗原，80% 以上的同胞供受体可获得具有鉴别意义的标记物。混合凝集反应和流式细胞学检测的敏感性为 0.1% ～ 0.5%[3]。除非采取一定的提前措施确保供体拥有和受体及所有输血来源供体不同的标记，因循环中红细胞寿命较长，检测结果可能因移植前后输血而受到干扰。尽管因为红细胞的寿命问题，持续监测移植物功能有难度，但可通过检测网织红细胞抗原避免这一缺陷[3]。最后，因 ABO 不合所致的溶血，使供体红细胞在髓系细胞植入良好的受体中出现延迟，可能误导红系的嵌合度研究。

传统的细胞分裂中期染色体的遗传学研究是一种历史悠久的嵌合度分析方法，可对异基因造血干细胞移植后外周血及骨髓嵌合度进行检测。供受体间性别差异可使性染色体成为一种简便的遗传标记[4]。某些情况下，在同性别供受体中，染色体结构的重排及多态性可作为遗传标记对嵌合度进行分析。有四方面问题限制了细胞遗传学在移植后嵌合度分析的应用：第一，在同性别供受体之间一般很难发现有区分意义的标志物，除非在受体中有疾病特异的细胞遗传学异常；第二，用于细胞遗传学分析的实验室技术非常繁重和费时；第三，检验结果仅代表采集时处于细胞分裂中期的细胞；第四，可用于详细遗传分析的细胞中期细胞数量有限。

20 世纪 80 年代末，分子生物学技术使得用于造血干细胞移植的遗传标记发生了变革。目前仍广泛应用的有两种检测方法：应用性染色体特异性探针的原位杂交技术及应用 DNA 扩增的串联重复可变数目可变串联重复序列（variable number of tandem repeat，VNTR）多态性或短串联重复（short tandem repeat，STR）多态性分型技术。原位杂交可检测到单细胞水平，但该方法仅在供受体性别不同时，或有区分意义的常染色体标记时才可应用[5, 6]。信息量丰富的 VNTR/STR 多态性几乎可对所有异基因造血干细胞移植的供受体进行分析，但是不能分析到单细胞水平。上述两种检测方法可提供定量检测结果，可在临床实验室中简单应用，并均可对库存标本进行分析。

三、分子细胞遗传学

相比传统的细胞遗传学或细胞中期染色体分析，分子细胞遗传学技术拥有许多优势。原位杂交技术简单、高效，对细胞间期和细胞分裂期的细胞均可进行分析[7, 8]。该技术完全可同时灵活地分析单细胞核型、形态及表面标记表达[7–9]。可分析大量细胞，具有高精确度和灵敏度。

以分子遗传学技术分析嵌合度的最初报道是采用人 Y 染色体特异的重复 DNA 序列探针做荧光原位杂交[1, 10, 11]。男性、女性中检测的假阴性上限分别为 5.6%、2.7%[1]。老年男性中，与年龄相关的 Y 染色体丢失[12]、与肿瘤细胞核型相关的 Y 染色体丢失以及 Y 染色体本身的变异，其相应的 DNA 探针靶向序列缺失是原位杂交技术的局限性。有必要通过常规遗传学分析或在移植前行原位杂交明确 Y 染色体完整性。应用 Y 染色体特异性的探针，若提示信号缺失，则认为被检测细胞为女性来源，但上述信号的缺失有可能是因为实验中杂交干扰产生的误差。通过应用 X 和 Y 染色体特异探针的混合物，每个探针上有不同颜色的荧光行双色荧光检测（图 24–1 和图 24–2），可以避免这一问题。这样一来，男性、女性中 XY 细胞检测的假阳性上限分别为 0.63% 和 0.30%[13]。性别相同的供受体嵌合度分析可通过应用信息量丰富的多态性缺失相关探针行原位杂交检测[5, 6]。

四、可变串联重复序列和多态性或短串联重复多态性

基因组中某些核心 DNA 序列重复串联，在任一基因位点中，这些串联重复的数目在不同个体中

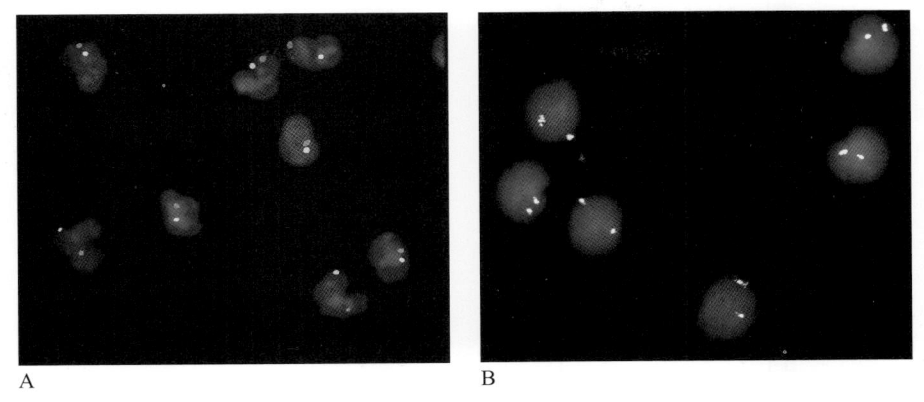

▲ **图 24-1 双色荧光原位杂交（fluorescence in situ hybridization，FISH）法检测分离的粒细胞和白血病细胞嵌合度**

A. 粒细胞；B. 白血病细胞。以生物素、洋地黄分别标记 Y 染色体及 X 染色体特异 DNA 片段，检测与抗生物素偶联的得克萨斯红色荧光信号、与抗洋地黄抗体偶联的绿色荧光素信号，细胞经过 4′ ，6- 二脒基 -2- 苯基吲哚（4′，6-diamidino-2-phenylindole，API）复染。男性细胞包含一个红色荧光信号和一个绿色荧光信号，而女性细胞中包含两个绿色荧光信号，无红色荧光信号。该例中，粒细胞来源于男性供体，白血病细胞为女性受体来源（彩色版请见彩图部分）

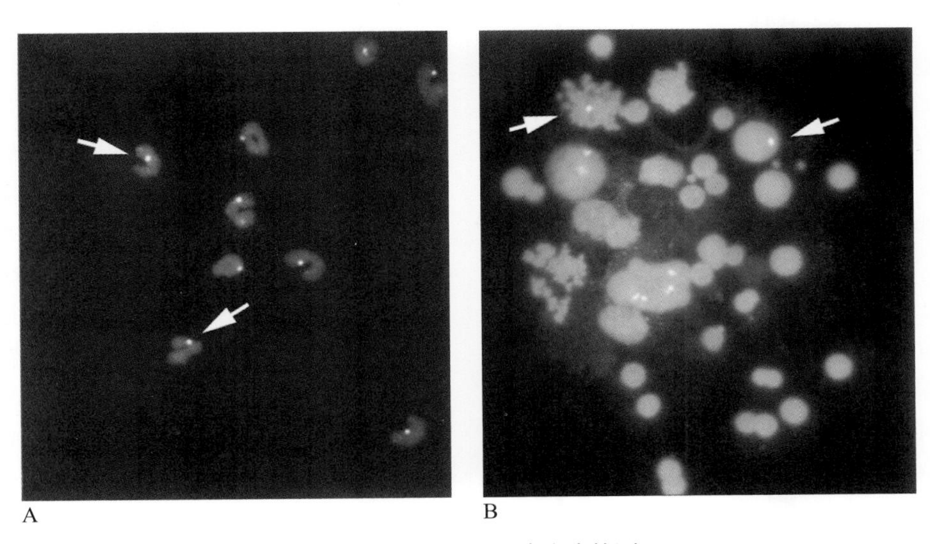

▲ **图 24-2 FISH 法嵌合度检测**

外周血分裂间期和分裂中期的细胞与生物素标记的 Y 染色体特异 DNA 探针杂交，检测与荧光素偶联的抗生物素，细胞经碘化丙啶复染。在男性分裂中期细胞 Y 染色体上可见一荧光点（箭），女性细胞中无杂交表现。女性患者行男性供体来源、T 细胞清除骨髓移植的粒细胞（A）和植物凝集素刺激的单个核细胞（B）显示：粒细胞完全来源于供体，而单个核细胞和 PHA 刺激的原始细胞来自于供体和受体

不尽相同（图 24-3 和图 24-4[14, 15]）。VNTR 序列由“小卫星”核心组成，长度为 8 ～ 50 个碱基对[16]，而 STR 序列由“微卫星”核心构成，长度为 2 ～ 8 个碱基对（如 CACACA 及对应的 GTGTGT）[17, 18]。基因位点中串联重复核心序列的数量多态性遵循孟德尔共显性遗传特性。有大量的基因位点可用于检测，某些基因位点有多于 25 个等位基因[7, 8, 19]。在仅有 6 个相合位点的同胞异基因造血干细胞移植供受体中，几乎都能发现有区分意义的标记。

一般应用 PCR 技术对特定 DNA 区进行扩增，可简便地明确 VNTR/STR 多态性[15, 20]。该反应体系中，与多态 VNTR/STR 核心（图 24-3）成齿状互补的反义非多态链上，按照 5' 到 3' 序列与该链互补的单核苷酸开启了 DNA 的合成，通过不断循环的变性、引物退火、热稳定聚合酶介导的延展等反应，完成 DNA 的复制。当两个引物结合位点间隔较短时，每个 DNA 延伸周期都会产生一个新的引物结合位点，开启下一循环的反义链合成。该反应中，供受体来源的 DNA 可获得 10^6 ～ 10^9 倍扩增，可直接通过溴化乙锭或银染色进行片段分析。应用

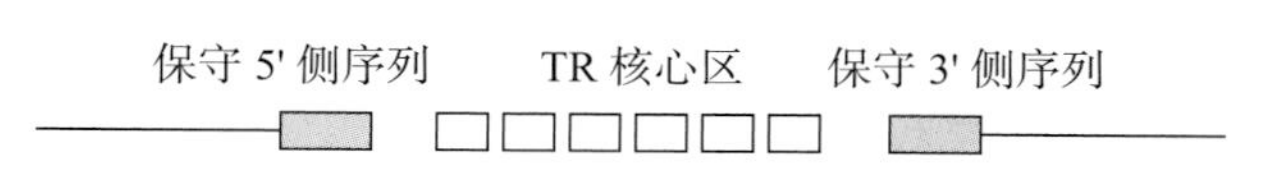

▲ **图 24-3 串联重复和短串联重复结构的可变数目**

反映串联重复数目差异的等位基因，可通过应用串联重复核心区两侧保守序列的 5' 和 3' 特异性引物，分析 DNA 扩增产生的片段长度来确定

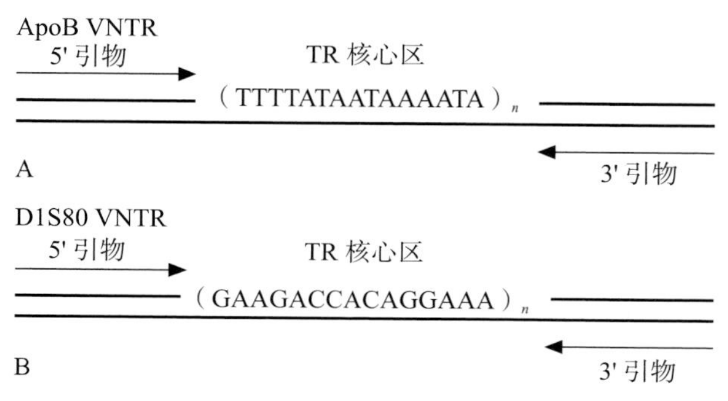

▲ **图 24-4 ApoB 位点 [15]（a）和 D1S80 位点 [14]（b）的典型串联重复核心序列**

箭所指代表与串联重复区域两侧保守序列互补的引物位置。每个位点的核心序列存在因碱基替换、插入或缺失导致的异质性

荧光标记引物，以 DNA 测序仪或毛细管凝胶电泳可直观观察到反应产物 [7, 8, 21-24]（图 24-5 和图 24-6[25]）。在一个“多重”反应体系中，同时扩增不同位点大大提高了检验效率 [7, 8, 22, 23]。多重反应体要求在检测前明确需检测的位点，且在造血干细胞移植前获取供受体样本对检验结果的解读是有必要的。多重体系应该对最有异质性的位点进行扩增，为特定人群中提供有价值的信息 [26]。

应用 DNA 扩增可对极少量样本的嵌合度进行分析，在移植后植入失败或严重血细胞减少患者的嵌合度检测中有显著优势。根据 DNA 片段长度及扩增效率的不同，检测的灵敏度为 1% ～ 5% 不等，在某些情况下可达 0.1%。DNA 扩增检测结果受污染物干扰，在这种情况下可检测到非供受体来源的 DNA。在造血干细胞移植前后收集供受体样本同时进行 DNA 扩增，予以对照，通常可避免背景条带的干扰，明确地区分供受体特异的反应产物。纳入标准数值，可将 DNA 扩增结果进行量化。因较短的碱基对被优先扩增，所以当碱基对长度差异巨大时可影响检测结果 [27]。同样，许多技术材料会影响检测结果，如在扩增过程中比正常位点少一个重复的产物“sutter 峰”（图 24-5）[27]。多重反应过程中所有基因位点的平均结果可提高检测准确率 [27]。有提议对检测结果描述进行统一命名 [28]，并用电脑软件对检测结果进行分析、汇总 [27]。

五、用于嵌合度评估的其他位点 DNA 扩增

通过扩增 Y 染色体特异的基因序列，在女性受体中检测男性细胞的敏感性可达到 0.01%[29, 30]。不涉及 VNTR/STR、具有双等位基因多态性的位点同样可用于嵌合度的定量和高敏度检测。有两种不同的途径：第一，应用单核苷酸多态性或双碱基对插入 / 缺失特异的寡核苷酸引物 [25, 31, 32]。严格控制分析条件，使引物仅结合在一个位点上，以扩增供体或受体的一个有意义的等位基因。第二，应用较长插入 / 缺失多态性或无效等位基因特异的寡核苷酸引物 [33]。识别 7 ～ 11 个双等位基因位点，可在 90% 以上的亲缘供受体间获得单核苷酸标记或短插入 / 缺失标记 [25]；检测较长插入 / 缺失或无效等位基因的 10 个基因位点，约 80% 的亲缘供受体可识别至少 1 个受体区分标记 [33]。

VNTR/STR 位点检测终末同时分析供受体 DNA 扩增产物，与之不同的是，实时定量 DNA 检测对这些来自供受体 DNA 位点扩增产物的分析，是随着反应中的累积、经对照后实时进行的。实时定量 DNA 扩增灵敏度为 0.01% ～ 0.1%（图 24-6）。

六、嵌合度检测临床应用

（一）用于嵌合度检测的样本

用于分析供受体的等位基因，须在移植后行受体样本检测前确定，在移植前检测供受体外周血可方便地获取这些等位基因。当不能获得移植前受体样本时，可通过搔刮颊黏膜、毛囊或皮肤活检组织等方式获得样本明确受体基因 [34]。其中搔刮的颊黏膜及口腔冲洗样本包含大量血液来源细胞，不能准确地用于识别移植后受体的基因信息 [35]。

外周血或骨髓细胞为临床嵌合度检测最常用的标本来源。大多数情况下，外周血的检测结果可提供临床所需信息，除恶性细胞浸润骨髓、未出现于外周血而行微小残留病灶检测时。可通过流式细胞术分离特定谱系，以提高少量供受体细胞检测的准确性和敏感性 [8, 36-38]。比如，对外周血行 T 淋巴细

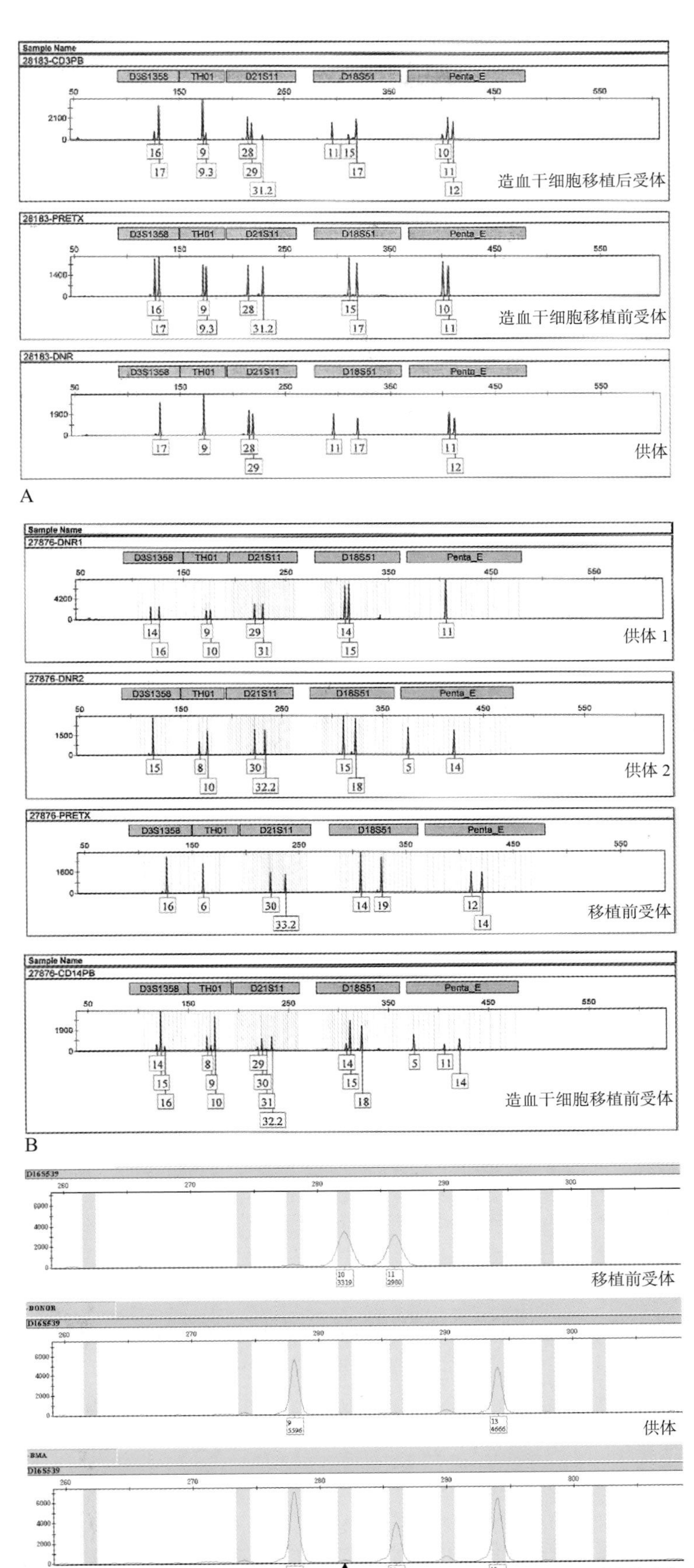

◀ **图 24-5　检测短串联重复序列分析嵌合度**

A. 急性髓系白血病患者行减低剂量预处理造血干细胞移植治疗后 1 年，$CD3^{+}$ 细胞的混合嵌合。图中所示为分别来自于供体（下）、移植前受体（中）和移植后受体（上）样本的五个位点（灰色条带），经多重扩增后的毛细管凝胶电泳色谱图。在每个色谱图下面的方框中有等位基因名称编号。该例中，供体标记包括 D21S11 位点 29，D18S51 位点 11，Penta E 位点 12；受体标记包括 D3S1358 位点 16，TH01 位点 9.3，D21S11 位点 31.2，D18S51 位点 15 以及 Penta E 位点 10。供体 DNA 百分比为供体峰的高度除以每个位点所有供体峰和受体峰的高度之和，另外可根据峰下面积计算出供体 DNA 百分比。该样本中供体来源 DNA 在所有位点中的中位比例为 75%；B. 双份不同脐血的植入情况。样本来源于移植后受体经免疫荧光染色和流式细胞术分离的 $CD14^{+}$ 单核细胞。图中所示分别为两个供体（前两图）、移植前受体（第三图）、移植后受体（下图）的色谱图。受体基因位点（TH01 位点 6，D18S51 位点 19，和 Penta E 位点 12）未在移植后受体样本中检测到。底部图表显示 20% 的样本来源于其中一份脐血，80% 来源于另一份脐血；C. 一例骨髓瘤患者中由染色体缺失导致的等位基因缺失。图中所示为供体（中）、移植前受体（上）、移植后受体（下）来源样本经扩增 D16S539 位点产物的色谱图。移植后受体样本来源于移植后 497 天的骨髓。供体峰（等位基因 9 和 13）和受体峰（等位基因 10 和 11）均有提示意义。每个图中垂直的灰色条形图代表 D16S539 等位基因的预期位置。移植受体谱中等位基因 9 对应的小峰和供体谱中等位基因 12 和 8 对应的小峰被称为“stutter 片段”，比正常等位基因少一个重复。移植后受体骨髓样本中，等位基因 10 比等位基因 11 减少（箭头所指）。这种不平衡是由于在移植后仍然存在的骨髓瘤细胞中丢失了一条 16 号染色体所致

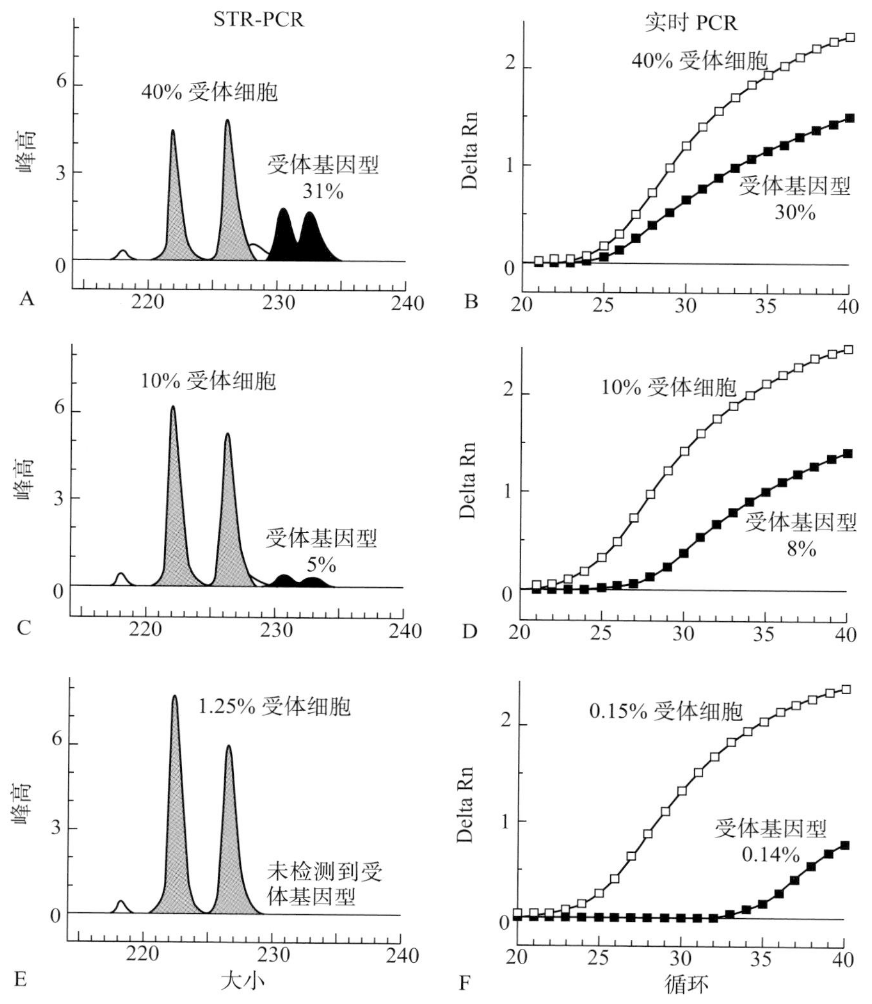

◀ 图 24-6　短串联重复序列 PCR 和荧光定量 PCR 的嵌合度分析

混合物中包含 40%（A、B）、10%（C、D）、1.25%（E）及 0.15%（F）的“受体”细胞。该例中，受体的 D21S11STR 等位基因（黑峰）较其余基因（灰峰）较长（A、C）。STR-PCR 方法可检测到 40% 或 10% 的受体细胞（A、C），但不能检测到 1.25% 的受体细胞（E）。针对短等位基因进行特异性扩增是 STR-PCR 检测法的特点，可检测到潜在的受体细胞（A、C）。供体和受体等位基因分别进行实时检测（B、D、F），荧光增加代表扩增产物随循环反应进程增加。随着受体 S09a 等位基因数量的下降，荧光在较晚的扩增循环中超过检测阈值（水平线），使得曲线右移；而随着供体 S09a 等位基因数量的上升，荧光水平在较早的循环中即超越阈值，故使曲线轻度左移。实时检测方法可轻易地检出 0.15% 的受体 DNA（F）（引自 Alizadeh 等，2002 [25]，经美国血液学学会许可使用）

胞和粒细胞分离，有利于解读接受减低强度预处理方式移植患者的检测结果 [36, 37, 39]。同样，通过证明小部分异常表型的细胞来源于受体，可诊断为肿瘤复发 [40, 41]。当异常表型细胞小于 1%，移植后的异常表型类似正常造血细胞再生表现或与原发肿瘤表型不同时，分离细胞群体行嵌合度检测对肿瘤复发的诊断有特殊帮助。

（二）总则

嵌合度检测在移植后有诸多应用（表 24-1）。充分、敏感的检测分析显示，大多数经清髓预处理的患者中，受体细胞可持续存在 2 年以上 [2]。移植前强化疗、移植预处理的强度、造血干细胞的数量、移植后免疫抑制方案以及供体 T 细胞的作用等因素之间的复杂作用决定移植后受体来源淋巴和造血细胞的生存能力（见第 9 章）。总体而言，移植前的强化疗和更强的预处理方案会减少移植后受体

表 24-1　嵌合度检测的临床应用

1. 供体细胞植入的常规监测
2. 评估在以下患者中供体细胞的存在情况 (1) 骨髓功能不全患者 (2) 拟行供体淋巴细胞输注患者 (3) 拟行二次移植患者 (4) 隐性排异风险增高患者的长期随访
3. 评估移植物抗宿主病、排异及疾病复发的预后风险
4. 分辨复发肿瘤或淋巴细胞增生综合征来源于供体或受体
5. 明确严重联合免疫缺陷患者移植前的母系细胞
6. 分析严重联合免疫缺陷行造血干细胞移植后免疫重建和植入的关系
7. 明确是否输血供体来源的细胞参与移植物抗宿主病发生
8. 明确双胞胎的遗传一致性
9. 明确行多份脐血移植后的植入来源

细胞存在时间，而移植物多量的造血干细胞和急性 GVHD 的出现会促进造血植入[11, 42–45]。鉴于供体 T 细胞在清除经预处理后仍残留的受体淋巴造血细胞中的作用，去 T 细胞方式移植会增加移植后混合嵌合的概率[1, 19, 44, 46]。某些研究中，移植后 100 天内受体细胞的消失与急性、慢性 GVHD 的发生率增高有关[47]，而清髓预处理移植后 2 ～ 6 个月仍可检测到受体细胞，这与高肿瘤复发率[48]、低慢性 GVHD 发生率和低总体死亡率[49]有关。

关于移植后嵌合度检测的推荐已经出版[37]。在详细讨论嵌合度检测个体化应用之前，需强调以下几点。

1. 临床背景在嵌合度检测结果的解读中有至关重要的作用。譬如，骨髓增生不良患者中未发现供体来源细胞可提示为移植后排异，而在复发、造血活跃患者的外周血或未分离的骨髓中未检测到供体来源细胞，则可能是由于此时绝大多数为受体细胞。

2. 检测结果以比率的形式呈现，使得供受体细胞数量可独立变化。因此，供体细胞比例增加可能由于供体细胞数增多或受体细胞数减少所致。

3. 检测结果的分析建立在明确检测细胞类型的基础上。例如，外周血单个核细胞可包含 T 和 B 淋巴细胞、单核细胞、未成熟髓系前体细胞和白血病原始细胞。通过分析纯化的细胞群体可获得更具提示意义的结果。

4. 某一特定细胞群体的出现不能直接说明其功能或作用。如检测出移植后受体 T 细胞不能表明移植后会发生排异。

5. 不能对某一特定细胞群进行检测不代表其不存在。检测结果解读前必须了解检测的敏感性。

6. 随时间变化进行的趋势检测比单个时间点检测更能提供有意义的数据。如移植后 28 天检测出 5% 的受体细胞，其本身可能不会有临床意义，但是该比例随时间的增高可能提示排异或疾病复发。

7. 患者的检测数据异常可能有多种原因，因此若移植后不能检测到供体细胞，可能提示排异合并疾病复发。

8. 移植后不能检测到受体标记，其原因可能包括受体细胞缺失或染色体丢失或恶性肿瘤细胞的清除（图 24–5）。

9. 在无临床试验的情况下，清髓性造血干细胞移植后无常规嵌合度检测的必要。在患者有植入失败或疾病复发倾向时，可行嵌合度检测。

（三）植入失败风险患者的嵌合度检测

尽管在移植后可行嵌合度分析进行供体细胞植入常规监测[50]，但检测结果对骨髓功能不良、拟行供体淋巴细胞输注或行同一供体来源二次移植的患者具有重要意义。骨髓移植物排异一般指受体中供体细胞缺失、全血细胞减少及骨髓细胞结构减少。但还存在“隐性”排异、受体细胞完全造血恢复的情况，该情况通常发生在接受减低剂量预处理患者以及慢性髓系白血病的患者中[51]。如前所述，供体细胞的植入可被白血病复发或有骨髓抑制作用的恶性细胞群体所掩盖。因成熟 T 细胞一般不受疾病复发影响，上述情况下可通过检测该群细胞来源以排除移植排异的情况。

骨髓造血功能不良患者的嵌合度诊断尤为困难。骨髓或外周血中出现受体细胞不能说明移植后排异是骨髓功能不良的原因，因经常能在骨髓功能正常患者的移植后早期发现受体细胞[1, 2]。因此，具有“良好”混合嵌合[30]的患者可能会因药物毒性、病毒感染或骨髓基质功能缺陷而导致骨髓造血功能不良。同样，未检测到受体细胞，也不能排除移植后排异或疾病复发原因导致的骨髓造血功能不良。在上述情况时，行连续检测对诊断会有很大帮助。

对于行供体淋巴细胞输注治疗疾病复发的患者中（详见第 70 章），有持续供体细胞嵌合代表无移植后排异。而且，行供体淋巴输注后，骨髓或外周血中供体细胞比例较低的患者发生一过性或永久性骨髓功能不良的风险更高[52]。对于行同一供体来源的二次移植患者，检出供体细胞表明受体仍对供体细胞耐受，此时，二次移植后发生移植物排斥的风险可忽略不计，可设计单独针对清除恶性肿瘤细胞的预处理方案。

连续嵌合度检测可用于造血干细胞移植治疗重型再生障碍性贫血或地中海贫血早期的植入监测。在地中海贫血[53]或其他非恶性血液病[54]中，混合嵌合与移植后高排异风险相关。脐血移植患者中，外周血小于 5% 供体细胞嵌合与不可逆植入失败相关[55]。某些移植后嵌合度下降的患者中，输注供体淋巴细胞可能避免排异发生[56]。再生障碍性贫血患者中，移植后长期随访发现晚期“隐性”排异及完全受体来源造血重建现象[57]。这一非同寻常的发现具有生物学意义，但除去将来可能复发或骨髓功能不良的理论考虑，可能无明显临床意义。

（四）疾病复发风险患者的嵌合度检测

某些情况下，嵌合度检测可预测移植后疾病复发。在移植后骨髓或外周血中发现受体来源细胞比例逐渐升高无疑可提示复发[19, 38, 58–62]。尽管 $CD19^+$ 细胞群中出现受体细胞与前B细胞急性淋巴细胞白血病的高复发风险相关[65]，但未分离的骨髓或外周血中稳定的混合嵌合本身不能预测疾病复发[63, 64]。分离有异常表面抗原表达的细胞群体行嵌合度检测，证实为受体来源，有助于预测移植后白血病的早期复发[40, 41]（表24–2）。另外，可通过定量STR分析与原发病相关基因突变的有无，推测体内肿瘤细胞情况[66]。

对于有异常细胞表面抗原表达的肿瘤患者，相对于嵌合度分析，流式细胞术和分子诊断试验检测微小残留病灶可更直接明了地预测肿瘤复发（详见25章）。在如急性白血病等快速进展肿瘤中，高敏感、频繁的检测会早期发现肿瘤复发迹象[50, 67]。有研究选择混合嵌合升高的患者，通过撤停免疫抑制药或行供体淋巴细胞输注的方式预防移植后疾病复发[60, 61, 67–70]。某些报道中经过上述干预的患者较未接受干预患者生存期长，但是患者选择的偏差使得这些结果难于解读。如果治疗复发性急性白血病的干预措施更为有效，那么对HCT后嵌合现象的连续监测可能会带来更大的益处[60]。

连续嵌合度分析应用于如慢性髓系白血病[71]、多发性骨髓瘤[72]等进展较慢疾病复发的早期监测。移植后持续出现的受体T细胞与慢性髓系白血病患者接受去除T细胞骨髓移植后高复发风险相关[73]。在移植物中去除T细胞可能使得受体来源的T细胞及肿瘤干细胞在移植后得以存活。在移植前应用更为强烈的预处理方案，在去除T细胞造血干细胞移植后出现受体淋巴细胞与慢性髓系白血病复发率升高无相关性[74]。对于接受未处理（保留T细胞）的骨髓移植的慢性髓系白血病患者，移植后3个月内外周血或骨髓中受体细胞的存在与疾病复发无关联[57]。这与之前报道的移植后3个月内骨髓或外周血发现 *BCR-ABL* 基因重排与慢性髓系白血病复发无关的结果相一致[75]。

（五）减低剂量预处理后的嵌合度检测

造血干细胞移植的两步策略指应用减低剂量预处理方案促进早期建立混合嵌合，以及移植后应用强免疫抑制预防排异及GVHD。在造血重建、免疫抑制药减停后，供体T细胞通过免疫机制清除受体中残留的造血细胞或恶性肿瘤细胞（详见第21章）。某些情况下，如果免疫抑制药撤停后未达到理想临床效果，会进行供体淋巴细胞回输。

遗传标记研究和先进的嵌合度检测在造血干细胞移植的临床管理和临床试验结果的评估中发挥着重要作用。移植后高水平的供体嵌合与高总体生存及无复发生存相关。连续嵌合度检测比任何单次检测信息量更丰富，比如一项研究中发现，外周血或骨髓中供体细胞比例降低与高复发有关，而其比例升高则与低复发相关[76]。连续嵌合度检测结果发现完全供体T细胞植入早于供体髓系植入、GVHD和抗肿瘤效应的出现[37, 39, 77]。在减低剂量预处理移植后的嵌合度检测中发现，移植后早期低水平供体T细胞和NK细胞植入与高排异、抗肿瘤效应缺失相关，而高水平供体T细胞植入则与高GVHD风险有关，移植后早期NK细胞嵌合与无进展生存期延长相关[78, 79]。有时可通过回输供体淋巴细胞来逆转逐渐下降的供体细胞植入[37, 80]，这些结果表明对供体细胞植入情况进行连续监测有助于决定是否要先

表24–2　通过单色或双色的荧光原位杂交法检测白血病复发

样　本	原始样本中的比例	基因型（%）			
		Y	XY	XX	X
未分离的骨髓		98.5			
粒细胞	89.0		100.0	0.0	
淋巴细胞	1.6		97.7	0.3	
原始细胞	0.2		2.0	86.9	11.1

该患者行造血干细胞移植45天后，应用Y染色体特异探针的单色FISH法在未分离的骨髓中未检测到女性受体细胞。在流式细胞仪上粒细胞高散射、低表达CD45，淋巴细胞低散射、高表达CD45，原始细胞高表达CD34、低表达CD45，应用这些特点将其分离。双色FISH检测显示粒细胞和淋巴细胞群来源于男性供体，而有异常抗原表达的原始细胞则来源于女性受体。该患者的部分肿瘤细胞有单X染色体

行供体淋巴细胞输注预防排异（详见第 77 章）。另外有研究显示，相较于以氟达拉滨、白消安预处理的患者，以氟达拉滨、美法仑预处理的患者中受体 T 细胞持续时间较长，但未发现完全供体嵌合与急性 GVHD 发生、移植后疾病进展之间的关系 [81]。研究之间差异巨大的结果表明嵌合度和移植后临床结果之间的关系可能因预处理强度的不同而有所变化。

七、其他遗传标记研究的应用

遗传标记研究在移植中有许多其他应用。例如，在极少数情况下，移植后的恶性血液病可能来源于供体而非受体细胞。尽管供体来源细胞的恶变机制尚不清楚，嵌合度分析可在未来深度研究中发现这些少见病例。通过嵌合度检测，同样可以分析究竟是供体还是受体来源的 B 淋巴细胞参与了 EB 病毒感染相关的淋巴细胞增殖性疾病（详见第 90 章）。

少数的遗传标记研究中发现，GVHD 发病与血制品输注或异体实体器官移植的细胞有关。行造血干细胞移植的患者中，通过发现非供体或受体来源的遗传标记证明了输血供者细胞的存在，某些情况下可通过进一步检测追寻供者来源。对所有血制品普遍行辐照可减轻输血相关 GVHD 的发生。

嵌合度检测可用于分析多个脐血源造血干细胞移植后造血植入的来源（详见第 39 章）。此时，需应用既能分辨受体又能分辨各个供体的标记，STR 标记在这方面非常有用，因为这些基因位点通常有超过 2 个等位基因（图 24–5）。

遗传标记研究对于确定造血干细胞移植中的双胞胎遗传一致性极其有帮助。同基因双胞胎供体来源的造血干细胞移植无排斥或 GVHD 的风险，故在移植后无须免疫抑制治疗，此时，移植前预处理方案单独为清除肿瘤细胞的目的而设计。在家族研究中，当对遗传状态进行清晰的评估时（包括父母的杂合性以及父母之间无等位基因匹配情况），基因位点的等位基因研究可提供极其丰富的信息。当同性别、同 HLA 的双胞胎，另外 3 个不相关基因位点相同时，双胞胎间不是同基因的可能性小于 1∶100。除 HLA 外有 4 个不相关基因位点相同时，此时上述概率小于 1∶500，而当有 5 个基因位点相同时，该概率小于 1∶1000[82]。

八、遗传标记研究的生物学展望

遗传标记除了前述临床应用外，其为人们理解造血干细胞移植的生物学也提供了有价值的信息。最近该方面的研究成为造血干细胞移植治疗遗传性免疫缺陷疾病的有力工具。SCID 的患儿外周血循环中常有母系来源的 T 细胞，其存在可能需抑制免疫、避免排异（详见第 73 章）。分析供体细胞植入的家族模式，对造血干细胞移植治疗 SCID 后免疫重建的认知提供了重要信息 [83, 84]。

遗传标记的研究结果清楚地表明，临床上在无完全供体细胞取代受体缺陷造血系统的情况下，非恶性疾病可获得治疗 [84]。获得骨髓中仅有 25% 供体细胞比例的混合嵌合可避免地中海贫血患者的红细胞输注需求，稳定的混合嵌合可改善镰状细胞病 [85]。

遗传标记研究用于分析造血干细胞移植后全身骨髓来源细胞的多样性。通过这些研究，现在认为骨髓来源细胞不仅包括造血细胞、淋巴细胞，还包括组织巨噬细胞、肝脏 Kupffer 细胞、皮肤朗格汉斯细胞、外周血树突状细胞以及大脑小神经胶质细胞 [86–90]。组织巨噬细胞和大脑神经小胶质细胞的供体来源，推动了造血干细胞移植应用于某些先天性酶缺乏疾病的治疗（详见第 74 章）。有研究在骨髓中检测到少量的供体来源基质细胞和间质细胞 [91]，骨髓来源细胞可分化成熟肝细胞 [92, 93]、胃肠道上皮细胞 [93, 94]、受 GVHD 影响的上皮细胞和内皮细胞 [95] 以及毛囊 [96]。但在小鼠中严格的单造血干细胞重建实验中，并未发现供体细胞在大脑、肾脏、肠道、肝脏或肌肉中明显的存在，表明造血干细胞的分化转移是一种少见事件 [97]。在移植后发现的少量供体来源的非造血细胞可能是由于细胞融合或其他类型干细胞的来源分化细胞 [98–100]。

九、结论

通过检测区分供受体的多信息遗传标记可明确造血干细胞移植后骨髓或外周血的来源。原位杂交和 DNA 扩增等分子学方法使得嵌合度检测广泛应用于造血干细胞移植后的各种临床需求中。随着利用造血干细胞移植治疗恶性和非恶性疾病新方法的发展，从遗传标记检测中获得的生物学成果将继续指导未来的进展。

第25章 微小残留病的监测及意义

The Detection and Significance of Minimal Residual Disease

Merav Bar　Jerald P. Radich　著
徐明珠　译
楚甜甜　唐晓文　陈子兴　校

一、概述

复发仍是白血病治疗面临的主要问题，尽管医学研究人员不断拓展出新的治疗策略，如新的化疗方案、分子靶向治疗、耐药机制的研究治疗，以及针对白血病克隆的免疫治疗等，但是一旦复发，再次获得持久的缓解（和治愈）的机会很渺茫。防范复发的策略在于在全面复发之前尽早地发现并治疗微小残留病（minimal residual disease，MRD）。在过去的20年中，检测微小残留病的技术已经发展成熟，现在有相当多的研究证实微小残留病的监测与复发密切相关。

定义缓解和复发的说明见图25-1。初诊时患者体内白血病细胞数量可达$10^{10}\sim10^{12}$，因此，尽管治疗后形态学达到缓解水平，但患者体内仍可能残留数百万的白血病细胞。微小残留病检测在白血病的治疗中具有许多潜在的作用：①作为疾病治疗反应的早期监测；②作为治疗后评估预后的因素之一，为患者制定最佳巩固治疗方案；③早期诊断复发，以便在全面复发前抢先治疗；④作为临床试验中的替代终点，评估新型治疗方法的疗效。

二、微小残留病检测方法

常规评估白血病残留的标准方法是骨髓病理检查，但是由于恶性细胞和正常细胞间的形态学差异较细微，使得该方法受到限制。幸运的是，有许多检测技术可“大海捞针”；详见表25-1。

（一）染色体分析

常规的细胞遗传学方法在分裂象足够（通常为20个分裂象）分析的条件下可检测到100个正常细胞中的1个白血病细胞（表示敏感性为10^{-2}）[1, 2]。虽然细胞遗传学分析可用于白血病的危险分层，也可用于界定诱导治疗的早期反应（细胞遗传学缓解）或用于寻找在治疗过程中出现的新的或罕见的染色体异常。但值得注意的是，细胞遗传学研究分析的样本是在体外培养处于分裂中期的细胞。

分子细胞遗传学是基于荧光原位杂交（fluorescence in situ hybridization，FISH）的技术来对基因

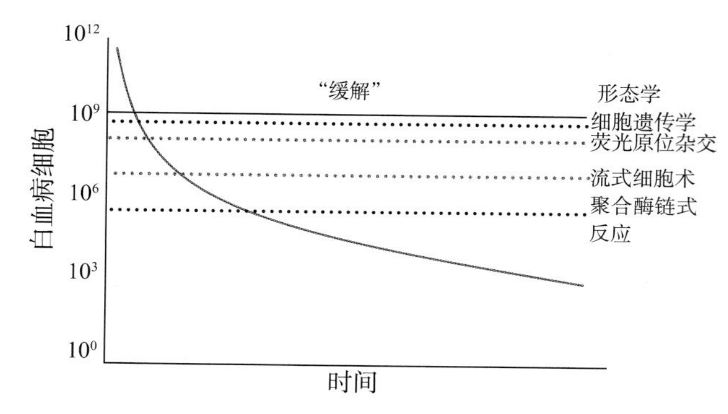

▲ 图25-1　微小残留病的测量

在诊断时，可能存在多达10^{12}个恶性细胞（见曲线）。经过有效的诱导治疗后白血病细胞下降约3个log，尽管形态学缓解，但仍有许多白血病细胞存在。在后续的治疗中白血病肿瘤负荷会进一步下降，这可以使用各种技术来检测微小残留病。通过这些技术可以描述缓解的相对深度

表 25-1 微小残留病的常用检测方法

检测方法	目 标	敏感性（%）	适用性	评 论
病理学检查	细胞形态	5	界定 CR	临床实践标准
细胞遗传学	染色体结构	1 ～ 5	前期危险分层治疗反应指标定义克隆演变	分析细胞，灵敏度有限
FISH	特定遗传标记	0.1 ～ 5	白血病特异性靶标快速测定已知靶标	评估单个细胞检测所有有核细胞
结合形态 -FISH 或结合高级染色免疫组化 -FISH	特定细胞类型和特异性遗传标记	0.01 ～ 1	针对罕见事件的肿瘤细胞筛选收集干细胞	耗时需要自动化
流式细胞术	表面抗原（蛋白）表达	0.001 ～ 0.1	快速、定量评估治疗反应	测量单个细胞免疫表型可能随时间漂移灵敏度基于抗体颜色数量和专家经验
用于检测染色体畸变的 PCR	mRNA 序列	0.0001 ～ 0.1	用于诊断的检测易位微小残留病评估	仅限于已知融合基因转录本的患者
用于 Ig/T 细胞受体基因的 PCR	DNA 序列（连接区域）	0.001 ～ 0.1	微小残留病评估	患者特异性意味着诊断时耗时，但在随访时检测快速克隆可能导致假阴性
高通量测序	大基因组片段的序列	0.0001 ～ 0.1	微小残留病评估	尚未进行常规临床应用，但正在进行向临床实验室转变的新的测序方法

CR. 完全缓解；FISH. 荧光原位杂交；PCR. 聚合酶链反应

组改变进行分析。染色体 FISH 技术是在分裂中期或间期的细胞中，利用已知染色体特异性或基因特异性的核酸探针，定位肿瘤特异性的基因改变。与染色体核型分析相比,FISH 方法快捷、灵敏、特异，能快速扫描 200 ～ 10 000 个细胞的染色体异常，特别是对那些应用常规核型分析未能检出的与疾病早期克隆演变相关或者不相关的低比例异常克隆。与传统的细胞遗传学相比，FISH 的灵敏度可达 10^{-3} ～ 10^{-1} 水平（取决于探针和核酸的数量）。FISH 技术与其他检测技术相结合，可以提高其敏感性，例如与形态学以及免疫组化等相结合（图 25-2）[3-5]，以及对特定的流式分选的细胞群体分析或通过高中期相法 FISH 来提高标本中有丝分裂细胞的数量等提高 FISH 技术的敏感性[6-8]。

（二）流式细胞术检测

由于恶性细胞与正常细胞的表面抗原表达存在差异，因而可将两者区分开[9]。通过多种抗体的组合使用，“多参数”流式细胞术（“multiparametric” flow cytometric，MFC）可用于分析鉴别恶性克隆的异常抗原表达模式特征（图 25-3）。多种抗体组合对异常抗原的鉴别其灵敏度可至 10^{-3} 或更低。MFC 在急性髓系白血病和急性淋巴细胞白血病中应用广泛，其中白血病原始细胞与正常的造血细胞相比，经常具有异常抗原表达。目前三色或四色流式细胞术正迅速发展，并出现七色甚至更多色流式技术。

（三）聚合酶链式反应

目前检测 MRD 最敏感的方法包括 PCR 核酸扩增技术（图 25-4）[10]。一些特异的基因靶点可作为肿瘤标记，以使 PCR 反应具有预期的敏感性和特异性。目前有两种不同的应用技术：①使用基因组 DNA 进行 PCR，以检测克隆重排，如急性淋巴细胞白血病中的 Ig 基因和 TCR 基因（灵敏度 10^{-5} ～ 10^{-3}）；②反转录 PCR（reverse-transcriptase PCR，RT-PCR）检测基因重排，主要是由染色体易位产生的融合基因（灵敏度 10^{-6} ～ 10^{-3}）。RT-PCR 通常与定量 PCR 方法相结合 [实时定量 PCR（real-time quantitative，RQ-PCR）] 对基因表达进行定量分析。应用 RQ-PCR 技术检测白血病细胞中过表达的基因可作为微小残留病的靶标。基因易位，如慢性髓系白血病中的 t（9；22）和在急性髓系白血病中发现的 t（15;17），t（8;21）和 inv（16）/t（16;16）是用于检测白血病微小残留病的特异性标志物[11-17]。在急性淋巴细胞白血病中，最常见的易位为 Ph^+ 染色体，然而，40% ～ 50% 的急性淋巴细胞白血病（和急性髓系白血病）具有可通过 PCR 检测的基因易位[18]。在急性淋巴细胞白血病中，最常用

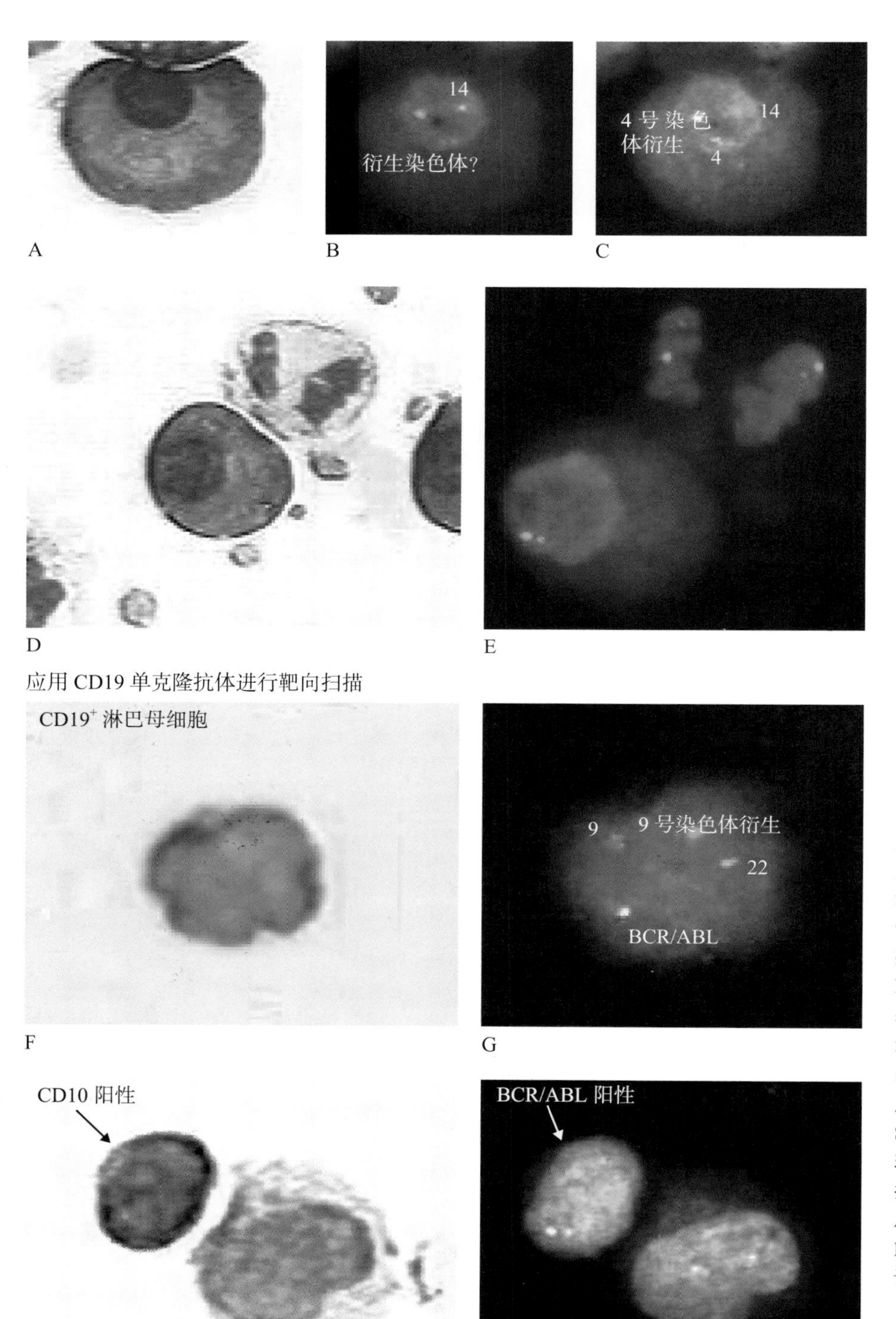

◀ **图 25-2 浆细胞特异性荧光原位杂交分析**

A ～ E. 应用 May-Grünwald 染色法对骨髓细胞离心玻片进行染色。在将细胞定位在玻片上后，对玻片进行脱色并与相应的 DNA 探针杂交。详细步骤参见文献[5]。A. 已经被固定住的浆细胞；B. 可以看到相同的细胞，应用双色 5'IGH/3'IGH 分离式探针显示了变异的免疫球蛋白重链（IGH）的模式。一旦在多发性骨髓瘤患者中发现 IGH 基因重排，则将相同的载玻片重新杂交以确定在 IGH 易位中伴随的染色体异常；C. 应用 FGFR3/IGH 探针检测到融合信号，提示伴有 t（4；14）或 der（4）t（4；14）的染色体异常，表示 der（14）t（4；14）的第二次融合在该患者中不存在，这是由于 14 染色体衍生丢失。D、E. 该患者的另一张玻片中，13 号染色体单体出现在肿瘤浆细胞，但邻近浆细胞的中性粒细胞分裂后，显示出两条染色体的 13 号染色体信号（每个核里各有一个）。13 号染色体探针组由 D13S319 探针（红色）和 LAMP1 探针（绿色）组成，其分别定位至 13q14.3，13q34。F ～ I. 序列免疫组织化学（IHC）/FISH 结果。F. *BCR/ABL1* 融合基因阳性的 $CD19^+$ 淋巴母细胞。G. 表明残留的疾病而不是原始的血细胞。H、I. $CD10^+$ 细胞 *BCR/ABL1* 融合基因是阳性的，并且对于 $CD10^-$ 细胞，*BCR/ABL1* 融合基因是阴性的。在序列 IHC /FISH 研究中，应用的 *BCR/ABL1* 探针是一种掺入 Spectrum aqua 中标记的 9q34 / 精氨琥珀酸合成酶基因探针的单一融合探针 [所有探针的获得及复制均经 Abbott Molecular Inc.（Des Plaines，IL，USA）许可。此图的彩色版本，请参阅彩图部分]

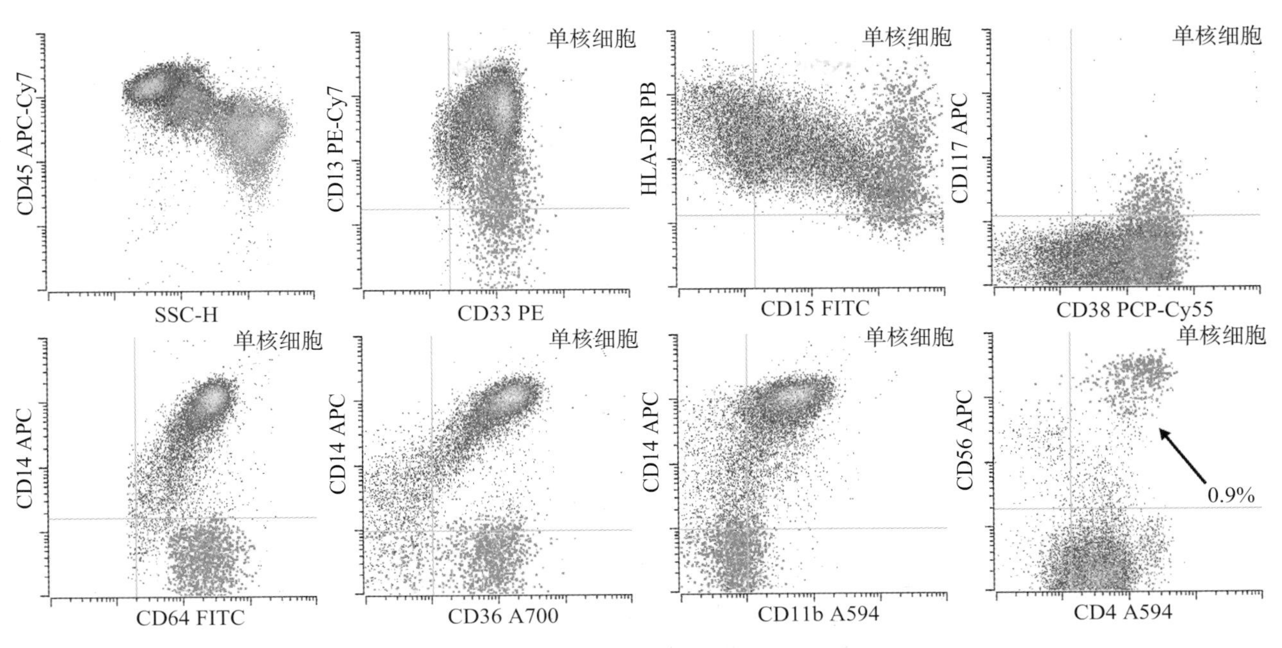

▲ 图 25-3 流式细胞术检测微小残留病

白血病样本可以用多种荧光抗体标记，并且可以通过细胞大小和细胞表面抗体类型来区分。正常的造血细胞具有与分化相关的非常固定的细胞抗原表达；通过这些抗体的不适当表达模式来区分白血病细胞。在示例中，应用多种抗原分析急性单核细胞白血病的微小残留病。在左下图中，样本显示 CD56 与 CD4 的非正常的表达与残留疾病相符。在该示例中，这些细胞占总有核细胞的 0.9%（由华盛顿大学的 Brent Wood 博士提供。此图的彩色版本，请参阅彩图部分）

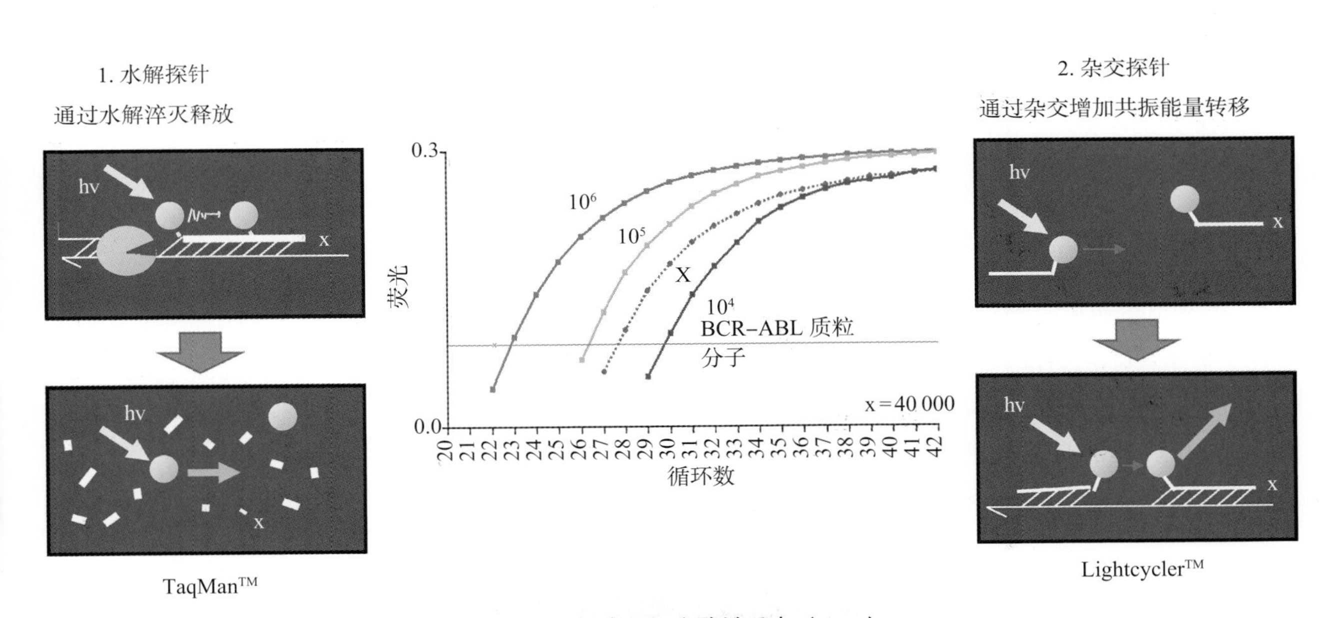

▲ 图 25-4 定量聚合酶链反应（PCR）

该动画展示了目前应用最广的两种定量方法的原理：Taqman（ABI）和 LightCycler（罗氏）。在 Taqman 反应（Ⅰ）中，探针是 5' 报告基团和 3' 荧光淬灭基团。当探针完整的时候，报告基团所发射的荧光能量被淬灭基团吸收。随着 PCR 的进，Taq 酶在链延伸过程中遇到与模板结合的探针，其 5' → 3' 外切核酸酶活性就会将探针切断，报告基团远离淬灭基团，其能量不被吸收，即产生荧光信号。在 Light Cycler 系统（Ⅱ）中，在 PCR 合成期间对并置探针进行退火，传递可以由激光刺激并检测的共振能量。在两个系统中，均产生标准曲线，利用已知起始拷贝数的标准品可做出标准曲线，绘制标准品的稀释度与获得阈值信号的 PCR 循环数（中间图）。因此，只要获得未知样品的 Ct 值，即可从标准曲线上计算该样品的起始拷贝数（经 John Goldman 博士许可转载。此图的彩色版本，请参阅彩图部分）

的PCR标记包括克隆性Ig重链（IgH）重排和TCR重排[19, 20]。PCR的灵敏度主要取决于特异性的基因靶点，可达 10^{-6} ～ 10^{-4} 水平。其灵敏度大部分来自于目标基因与作为背景的“野生型”基因之间的差异，这意味着突变基因与非突变基因更难分析与检测。因此，很难用PCR的方法对癌基因的点突变（例如N-ras）进行高灵敏度的检测。FLT3-ITD突变在急性髓系白血病中常见，但也很难应用PCR方法检测，因为突变的组成以及插入片段长度因患者而异，因此每位患者必须定制“患者特异性”探针，非常类似于急性淋巴细胞白血病中的Ig VDJ重排。

（四）高通量测序

在过去10年中，全基因组的测序和分析的方法得到了飞速的发展。目前有许多用于高通量测序（high-throughput sequencing，HTS）的平台，多数的检测步骤相似。首先将DNA片段化成短的单链，而后使用磁珠或水-油乳剂将这些小片段DNA分离出来。再对每个分离的DNA片段进行扩增，扩增产物将作为模板被用于测序反应。根据采用技术的不同，将产生数百万计30～250个核苷酸的“读取”的序列。整个DNA序列将通过组合数百万个重叠序列拼装在一起[21]。虽然尚未进行常规临床应用，但新的DNA测序技术正在临床实验室中发挥着作用，并且可能在不久的将来对微小残留病的研究产生重大影响。该技术的主要优势在于能够揭示所有类型的遗传病变——插入、缺失、易位和点突变。另外，灵敏度在理论上仅受被测基因组的拷贝数和DNA聚合酶固有错误率的限制。HTS已经被用于检测造血干细胞移植后T细胞急性淋巴细胞白血病中的TCR重排，达到了在 10^5 个细胞背景中检测出1个特异性T细胞重排的灵敏度[22]。事实上，通过与多参数流式细胞术的两两比较发现，HTS能检测到前者检测不出的微小残留病。另一项涉及106例儿童B细胞急性淋巴细胞白血病的类似研究显示，HTS的灵敏度为 10^{-6}，而且与流式细胞仪和基因特异性PCR方法的检测结果高度吻合[23]。HTS已被用于具有FLT3-ITD或NPM1突变的急性髓系白血病患者的微小残留病监测[24]。

三、微小残留病的临床意义

许多研究已经证实微小残留病水平对常规化疗和HCT患者的复发以及预后具有提示意义，常规化疗后检测微小残留病可以及时地让高危患者进入移植程序，而移植后检测微小残留病可针对一部分患者在全面复发前行抢先的抗白血病治疗。

（一）接受化疗的急性淋巴细胞白血病的微小残留病检测

在急性淋巴细胞白血病中，可通过MFC、PCR或者近期快速发展的HTS技术来检测微小残留病。流式细胞术的测定依赖于白血病克隆中独特和异常的细胞表面抗原群体。在大于70%的急性淋巴细胞白血病患者中，PCR检测克隆性IgH（V-D-J）或TCR基因重排可作为微小残留病的检测方法之一。这种PCR方法利用了细胞在发育成功能性B和T细胞过程中出现的独特的基因重排。然而每个正常B和T细胞都具有特异的基因重排，而克隆性的恶性细胞应都具有相同的基因重排，并且这个特征可以用来区分在达到缓解状态下的患者的恶性与正常细胞。尽管这两种方法都具有优异的灵敏度，但两者都容易受克隆演变的影响，10%～20%的患者在疾病进展中出现克隆演变，其中复发克隆似乎具有与初诊白血病不同的基因重排或表面抗原模式[25-28]。综合运用上述两种方法，几乎可以监测所有患者的微小残留病，并可以防止由于克隆演变以及抗原表型漂移引起的假阴性结果[29, 30]。基于大量前瞻性临床试验研究，在儿童和成人急性淋巴细胞白血病中，微小残留病的检测已成为标准评估的一部分并应用于治疗指导[31]。

微小残留病在急性淋巴细胞白血病患者中的临床意义取决于检测的时间点。微小残留病的检测可用于评估早期治疗反应，从而能够识别可能从减低剂量治疗获益的低危患者，以及从强化治疗获益的高危患者。白血病细胞的早期清除在儿童和成人急性淋巴细胞白血病中都是一个良好的预后指标[19, 32-34]。诱导化疗后骨髓中的微小残留病水平低下或阴性提示预后良好，文献报道微小残留病阴性患者的总复发率仅为2%～10%（表25-2）[19, 35-38]。另一方面，诱导化疗后高的微小残留病水平与高复发率有关，70%～100%（表25-3）[19, 35-37, 39]；这些具有高复发风险的患者或许可以从其他治疗选择如造血干细胞移植中获益[19, 40-42]。在急性淋巴细胞白血病中，诱导治疗后的微小残留病水平可能是最重要的预后因素，并独立于其他临床相关风险因素[19, 32, 37, 43]。在儿童急性淋巴细胞白血病中，复发患者再次诱导治疗后的微小残留病具有类似的重要性[41, 44]。例如Coustan-Smith等[44]研究了在首次复发的急性淋巴细胞白血病中应用流式细胞术检测微小残留病的临床意义。在诱导治疗获得形态学缓解的35名儿童急性淋巴细胞白血病中，19名（54%）患者的微小残留病水平为0.01%或更高，其随后的复发率为70%，而16名微小残留病阴性的患者的复发率为28%。在维持治疗以及结束治疗后持续监测微小残留病的意义并不清楚，因为在维持治疗以及结束治疗后很难实施频繁的微小残留病监测[33, 37, 45]。越来越多的证据表明，在成人急性淋巴细胞白血病中，诱导治疗后微小残留病水平的早期下降是重要的预测疾病预后以及化疗反应的因素[55–64, 71–73]。在成人标危组急性淋巴细胞白血病中，根据不同的随访时间点动态评估微小残留病，并基于特定的微小残留病阈值来对患者进行危险分组[74]。微小残留病快速下降的患者如在第11天（在首次诱导期间）以及第24天（在诱导结束时）微小残留病下降至低于10^{-4}水平或低于检测范围，被界定为低危组，3年无病生存率以及总OS为100%。相比之下，患者直至治疗第16周微小残留病水平持续处于10^{-4}水平，被界定为高危组，其3年无病生存率为5.8%，OS为45.1%。

在成人T细胞急性淋巴细胞白血病中，治疗第一年的微小残留病水平也是对预后评估的重要因素[75]。巩固治疗前微小残留病阳性的患者，2年的复发率为82%，而微小残留病阴性的患者，2年的复发率为39%。在一项关于102名青少年和成人急性淋巴细胞白血病患者的研究中，多因素分析结果显示第35天的微小残留病是最有力的独立预后因素[76]。在形态学缓解的患者中，低水平的微小残留病（＜0.05%）组的中位无复发生存时间为42个月，而高水平微小残留病组的中位无复发生存时间为16个月。第14天的微小残留病水平极低（＜0.03%）的患者预后良好，预期5年RFS为90%。德国成人急性淋巴细胞白血病多中心研究小组采用RQ–PCR监测TCR及IgH重排来评估微小残留病，对580例诱导及巩固化疗后获得细胞学完全缓解的B系及T系的Ph^-急性淋巴细胞白血病患者评估微小残留病[12]。巩固化疗后微小残留病阳性是影响5年细胞学完全缓解的最主要的因素。微小残留病阴性与阳性患者5年的细胞学完全缓解率分别为（74% ± 3%）与（35% ± 5%）。微小残留病阳性患者的OS与阴性患者有着显著的差异[（42% ± 5%）*vs*（80% ± 3%）]。

在成人Ph^+急性淋巴细胞白血病中，应用RQ–PCR检测*BCR–ABL*转录本水平作为评估微小残留病的方法[61–64, 77, 80]。应用上述方法对42例经过诱导治疗达完全血液学反应的Ph^+急性淋巴细胞白血病患者进行预后分组，分子学反应良好组（诱导化疗后*BCR/ABL*的水平下降＞2个log和巩固化疗后*BCR/ABL*的水平下降＞3个log）与较高微小残留病水平组相比，2年总生存率有着显著的差异（48% *vs* 0%）[80]。然而，在酪氨酸激酶抑制药联合化疗的Ph^+急性淋巴细胞白血病患者中，单独的快速分子学反应并不一定与良好的预后相关，因为单次观察升高的微小残留病与增加的复发风险相关[63]。

（二）微小残留病检测在急性淋巴细胞白血病造血干细胞移植过程中的意义

移植前后的微小残留病检测对预测复发都具有重要的意义。许多研究都表明，预处理前微小残留病是预测造血干细胞移植后复发的最有力的因素（表25–4）[78, 79, 81–89]。在这些研究中，移植前微小残留病阴性组的EFS通常超过70%，而对于移植前微小残留病阳性组EFS则下降至17%～50%。在这些研究中，PCR和流式细胞术均应用于微小残留病的检测，并且用来界定微小残留病高低的标准不一。然而，总的来说，数据高度一致，在移植前微小残留病高水平患者中显示出非常高的复发风险（约75%），在移植前低水平微小残留病患者为中等复发风险（约50%），而移植前微小残留病阴性的患者复发风险小得多（约15%）。

移植后的微小残留病同样与复发高度相关，在Ph^+和Ph^-急性淋巴细胞白血病患者中同样适用。研究发现，Ph^-急性淋巴细胞白血病患者中微小残留病阳性的患者复发风险提高5～10倍，并在检测到微小残留病后的几个月内发生[94, 95]。Ph^+急性淋巴细胞白血病的情况更为复杂，其微小残留病需应用PCR方法同时监测P210（见于慢性髓系白血病和一些Ph^+急性淋巴细胞白血病）和P190（见于极少数慢性髓系白血病和大多数Ph^+急性淋巴细胞白血病）*BCR/ABL*转录本。所有关于Ph^+急性淋巴细胞白血病的研究均证实，在移植后微小残留病阳性的病例中复发率明显增高[96–98]。但是，数据表

表 25-2 儿童急性淋巴细胞白血病的微小残留病研究

研 究	例数，诊断	方 法	时间点	微小残留病对临床结果的影响
Cave 等，1998[46]	178（B/T ALL）	Ig/TCR-PCR	诱导治疗后和完全缓解后的前 6 个月	诱导治疗后微小残留病阴性的患者复发率为 8%，而微小残留病阳性患者复发率为 38%；巩固治疗后微小残留病阳性患者复发风险比阴性患者高出 7.3 倍
van Dongen 等，1998[47]	240（B/T ALL）	Ig/TCR-PCR 和 *TAL1* 缺失	诱导治疗后	微小残留病阳性患者 3 年的复发率为 39% ～ 86%，微小残留病阴性患者的复发率为 3% ～ 15%；诱导后早期高微小残留病患者复发风险较低微小残留病患者高出 3 倍。在随后的随访中发现甚至较低水平的微小残留病亦与高复发率相关
Coustan-Smith 等，2000[48]	195（B/T ALL）	FCM	诱导结束和后续治疗期间的第 14 周、第 32 周和第 56 周	微小残留病检测阳性与更高的复发率显著相关。在诱导治疗结束时，微小残留病阳性患者 5 年累计复发率为 43%，而微小残留病阴性患者为 10%
Dworzak 等，2002[49]	108（B/T ALL）	FCM	治疗前 6 个月的 4 个时间点	在第 33 天、第 12 周和第 22 ～ 24 周，不包括第 15 天，微小残留病的存在与更高的复发可能性相关；随着治疗时间的推移，微小残留病与复发风险相关的阈值越来越低，（第 15 天，≥ 1.0%；第 33 天，≥ 0.1%；第 12 周，≥ 0.01%；第 22 ～ 24 周，任何水平的微小残留病的阳性）
Nyvold 等，2002[50]	104（B/T ALL）	Ig/TCR-PCR	开始诱导治疗后第 15 天和第 29 天	复发患者的第 15 天和第 29 天微小残留病水平高于缓解期患者（中位水平：第 15 天，1% *vs* 0.1%，$P = 0.03$；第 29 天，0.4% *vs* 0.01%，$P = 0.0001$）
Marshall 等，2003[51]	85（B/T ALL；Ph^-）	Ig/TCR-PCR	诊断后的第 1、12、24 个月	诊断后 1 个月微小残留病≤ 10^{-3} 的患者 5 年 RFS 为 81%，而微小残留病＞ 10^{-3} 患者为 23%。诊断后 12 个月 MRD 阴性患者 5 年 RFS 为 71%，而微小残留病阳性患者为 36%；诊断后 24 个月微小残留病阴性患者的 5 年 RFS 为 74%，而微小残留病阳性患者为 36%
Paganin 等，2008[52]	60（复发 B/ T ALL）	Ig/TCR-PCR	开始治疗后 3 ～ 5 周治疗，开始治疗后 6 ～ 8 周和开始治疗后的 9 ～ 16 周	第一个时间点微小残留病阴性患者的 3 年 EFS 为 79%，微小残留病低水平阳性患者为 43%，微小残留病高水平阳性患者为 18%。在第一个时间点，与微小残留病阴性患者相比，微小残留病阳性患者复发的相对风险为 4.4
Van der Velden 等，2009[53]	99（婴幼儿 B-ALL）	Ig/TCR-PCR，MLL 重排	诱导期间和诱导后，巩固以及维持治疗	第 15 天高微小残留病水平患者复发率为 51%，而低微小残留病患者复发率为 11%。所有在巩固化疗期间微小残留病≥ 10^{-4} 的患者均复发。巩固治疗后，微小残留病阳性患者的复发率为 71%，微小残留病阴性患者复发率为 17%
Scrideli CA 等[54]	229	Ig/TCR-PCR	诱导治疗第 14 天和第 28 天	对于第 14 天和第 28 天微小残留病阴性的患者，5 年 EFS 为 85%，第 14 天微小残留病阳性，第 28 天微小残留病阴性患者 5 年 EFS 为 76%，而两天微小残留病均阳性的患者 5 年 EFS 为 28%

ALL. 急性淋巴细胞白血病；TCR-PCR.T 细胞受体 - 聚合酶链式反应；FCM. 流式细胞仪；RFS. 无复发生存率；EFS. 无事件生存率

表 25–3　微小残留病对非移植的成人急性白血病患者预后影响

研　究	例数，诊断	方　法	时间点	微小残留病对临床结果的影响
Vidriales 等，2003 [55]	102（B/T ALL）	FCM	诱导治疗第 35 天	微小残留病水平低（< 0.05%）的患者 RFS 明显长于微小残留病水平高的患者（RFS 中位数：42 个月 *vs* 16 个月）
Brüggemann 等，2006[56]	196（B /T ALL）	Ig/TCR–PCR	诱导治疗后的第一年，最多 9 个点	第 11 天和第 24 天的微小残留病快速下降至低于 10^{-4} 或低于检测限的患者的 3 年复发率为 0%。直到第 16 周患者的微小残留病为 10^{-4} 或更高，3 年复发率为 94%。其余患者的复发率为 47%
Holowiecki 等，2008[57]	116（B /T ALL）	FCM	诱导治疗后	诱导化疗后微小残留病< 0.1% 的患者 3 年复发率为 26%，微小残留病≥ 0.1% 的患者为 81%
Bassan 等，2009 [58]	112（B /T ALL）	RQ–PCR[Ig/TCR 和（或）融合基因]	诱导治疗后的 3 个时间点	微小残留病阴性组的 5 年 OS/DFS 为 75%/72%，而微小残留病阳性组则为 33%/0.14%。微小残留病是复发的最重要危险因素（*HR* 5.22）
Patel 等，2010[59]	159（B–ALL）	RQ–PCR（Ig/TCR）	诱导治疗后的 3 个时间点	在Ⅰ期诱导结束后，5 年 RFS 在微小残留病阴性患者中为 69%，在微小残留病阳性患者中为 42%。在Ⅱ期诱导结束后，微小残留病阴性患者的 5 年 RFS 为 71%，微小残留病阳性患者为 15%
Gökbuget 等，2012 [60]	580（B/T ALL）	RQ–PCR（Ig/TCR）	诱导治疗后第 71 天及第 16 周	与没有达到分子生物学水平完全缓解的患者相比，巩固后达到分子水平完全缓解的患者连续完全缓解率（74% *vs* 35%）和总生存率（80% *vs* 42%）显著升高
Pane 等，2005[61]	42B–ALL；Ph^+	RT–PCR（*BCR–ABL*）	诱导结束及巩固治疗结束	在分子反应良好（诱导后微小残留病减少> 2 个 log，巩固治疗后减少> 3 个 log）的患者中，2 年 RFS、DFS 和 OS 分别为 38%、27% 和 48%；分子反应差的患者分别为 0%、0% 和 0%
Ottmann 等，2007 [62]	49B–ALL；Ph^+	定性 PCR（*BCR–ABL*）	诱导结束以及每个巩固治疗期间	与没达到分子水平完全缓解的患者相比，分子水平完全缓解患者的中位 DFS 显著延长（18.3 *vs* 7.2 个月）
Yanada 等，2008 [63]	100B–ALL；Ph^+	RT–PCR（*BCR–ABL*）	诱导后第 28 天和第 63 天，巩固化疗结束	诱导治疗结束时微小残留病阴性与较长的 RFS 或较低的复发率不相关。血液学完全缓解期间的分子微小残留病升高可预测随后的复发，但同种异体造血干细胞移植可以克服其不良影响（12/13 例未经同种异体 HCT 治疗的患者复发，而 10/16 例经同种异体 HCT 治疗的患者在移植后中位时间 2.9 年后仍未复发）
Lee 等，2009[64]	52B–ALL；Ph^+	RT–PCR（*BCR–ABL*）	诱导化疗后，第一疗程 TKI，巩固化疗，第二疗程 TKI	在 TKI 前，诱导化疗后微小残留病对预后无影响。但是，伊马替尼治疗过程中前 4 周 *BCR–ABL* 转录水平降低至少 3 个 log 是降低复发率最有力预测指标（12.1% *vs* 45.1%）和更好的 DFS（82.1% *vs* 41.7%）
Venditti 等，2000 [65]	55（AML）	FCM	诱导治疗后和巩固治疗后	诱导后最具预测性的微小残留病临界值为 4.5×10^{-4} 细胞：诱导后微小残留病达 4.5×10^{-4} 细胞或更多细胞，58% 的患者复发，而少于 4.5×10^{-4} 细胞的患者的复发率为 40%。巩固后最具预测性的微小残留病临界值为 3.5×10^{-4} 个细胞：微小残留病阳性患者的复发率为 77%，而微小残留病水平较低的患者的复发率为 17%

（续表）

研　究	例数，诊断	方　法	时间点	微小残留病对临床结果的影响
Venditti 等，2002 [66]	63（AML）	FCM	巩固治疗后	巩固后 81% 的微小残留病阳性患者复发，而微小残留病阴性患者为 27%。巩固时的微小残留病阳性与高复发率（$P < 0.000\ 26$）和 RFS 持续时间短（$P = 0.008$）相关
Kern 等，2004 [67]	93（AML）	FCM	诱导治疗后和巩固治疗后	在诱导（$P = 0.0001$）和巩固治疗（$P = 0.000\ 08$）后，初诊和完全缓解之间的微小残留病减少程度与 RFS 显著相关
Buccisano 等，2006 [68]	100（AML）	FCM	诱导治疗后和巩固治疗后的一些时间点	无论诱导治疗后的微小残留病状态如何，巩固后微小残留病阴性患者的复发率，OS 和 RFS 均优于所有对照组（$P < 0.001$）
Maurillo 等，2008[69]	142（AML）	FCM	巩固治疗后	微小残留病阴性和阳性患者的 5 年 RFS 分别为 60% 和 16%。5 年 OS 分别为 62% 和 23%
Al-Mawali 等，2009 [70]	54（AML）	FCM	诱导治疗后和巩固治疗后	诱导治疗后微小残留病水平影响 RFS（$P = 0.004$）和 OS（$P = 0.003$）。多变量分析显示诱导后微小残留病是影响 RFS（$P = 0.037$）和 OS（$P = 0.026$）强有力的独立预后因素

ALL. 急性淋巴细胞白血病；AML. 急性髓系白血病；TCR-PCR.T 细胞受体 - 聚合酶链式反应；FCM. 流式细胞仪；RQ-PCR. 实时定量 PCR；RT-PCR. 反转录 PCR；OS. 总生存率；RFS. 无复发生存率；EFS. 无事件生存率；DFS. 无病生存率；HCT. 造血干细胞移植；TKI. 酪氨酸激酶抑制药；HR. 风险比

表 25-4　造血干细胞移植前或移植后微小残留病对急性髓系白血病和急性淋巴细胞白血病复发及预后的影响

研　究	例数，诊断	方　法	时间点	微小残留病对临床结果的影响
Knechtli 等，1998 [78]	64（ALL）	Ig 或 T 细胞受体的 PCR	移植前 1 ～ 12 周	高水平微小残留病（$> 10^{-2}$），低水平微小残留病（$10^{-5} \sim 10^{-3}$）或微小残留病阴性的 2 年 EFS 分别为 0%、36% 和 73%
van der Velden 等，2001[79]	17（ALL）	Southern 印迹杂交检测 Ig/TCR 基因，PCR 异源双链分析，测序，Ig/TCR-PCR	移植前（没有显示具体时间）	在微小残留病阴性患者中，2/11 例发生移植后复发，而在微小残留病阳性患者中，4/6 例发生移植后复发
Uzunel 等，2001 [81]	30（ALL）	Ig/TCR-PCR	在移植前 0 ～ 30 天（中位数 9 天）	移植前微小残留病阳性的 13/25 例患者复发，相比之下，微小残留病阴性的 0/25 例患者复发
Bader 等，2002 [82]	41（ALL）	PCR 扩增抗原受体基因重排和克隆特异性寡核苷酸	在移植预处理（没有显示具体时间）	高水平微小残留病阳性，低水平微小残留病阳性和阴性微小残留病的 5 年 EFS 分别为 23%、48% 和 78%
Krejci 等，2003[83]	140（ALL）	半定量 PCR，RQ-PCR 和 oligoprobe 印迹为基础的 TCR 和 Ig 基因分析	在移植预处理（没有显示具体时间）	16% 的微小残留病阴性患者在移植后复发，相比之下，65% 的微小残留病阳性患者在移植后复发
Sanchez 等，2002 [84]	24（ALL）	FCM	在移植预处理（没有显示具体时间）	4/6 例微小残留病阳性患者在 HCT 后复发，相比之下，微小残留病阴性的 3/18 例发生移植后复发。微小残留病阳性患者的 2 年 DFS 为 33%，而微小残留病阴性患者为 74%

（续表）

研　究	例数，诊断	方　法	时间点	微小残留病对临床结果的影响
Uzunel 等，2003[85]	32（ALL）	QR–PCR 检测 Ig/TCR 基因重排	移植前和移植后	移植前微小残留病阳性的患者 11/24 例出现复发，而微小残留病阴性患者为 1/5 例出现复发
Sramkova 等，2007[86]	25（ALL）	QR–PCR 检测 Ig/TCR 基因重排	预处理前 1 周	6/8 例微小残留病阳性患者出现移植后复发，而微小残留病阴性患者为 1/17 例出现复发。多变量分析发现移植前微小残留病是移植后复发的唯一的独立危险因素
Spinelli 等，2007[87]	37（ALL）	RQ–PCR 检测融合基因和 Ig/TCR 重排	在移植预处理（没有显示具体时间）	微小残留病阴性患者的 3 年 OS 为 80%，而微小残留病阳性患者 OS 为 49%。累计复发率分别为 0% 和 46%
Bader 等，2009[88]	91（ALL）	QR–PCR 检测 Ig/TCR 基因重排	在预处理前 1 ～ 39 天（中位数 13 天）	微小残留病阳性患者的 EFS 和累计复发率分别为 27% 和 57%，而微小残留病阴性患者为 60% 和 13%
Leung 等，2012[90]	122（ALL，AML）	FCM	在移植预处理（没有显示具体时间）	6% 的移植前微小残留病阴性患者死于复发，而微小残留病阳性患者复发死亡率为 29%。高水平微小残留病患者 HCT 后 5 年累计复发率为 40%（ALL 患者≥ 0.1%，AML 患者≥ 1.0%），MRD 低水平患者为 16%（ALL 中微小残留病：0.01 ～ 0.1，AML 中微小残留病：0.1% ～ 1%），而微小残留病阴性的患者累计复发率为 6%
Walter 等，2011[91]	99（AML）	FCM	在移植预处理（没有显示具体时间）	对于微小残留病阳性和阴性患者，2 年 OS 分别为 30.2% 和 76.6%；2 年复发率分别为 65% 和 18%。与移植前微小残留病阴性患者相比，微小残留病阳性患者的总死亡率（*HR* 4.1）和复发率（*HR* 8.5）显著增高
Fang 等，2012[92]	424（AML）	FCM，细胞遗传学	移植前和移植后（1 个月、3 个月和 1 年）	移植前后的细胞遗传学或流式细胞术微小残留病阳性者与微小残留病阴性者相比，预后显著差于阴性者。两种检测结果不一致的患者，预后显著差于均阴性患者。移植前细胞遗传学微小残留病阳性和流式细胞术微小残留病阳性患者降低 OS 的 *HR* 分别为 3.1 和 2.5。降低 RFS 的 *HR* 分别为 2.7 和 4.1
Miyazaki 等，2012[93]	31（AML），10（ALL）	FCM，Q–RT–PCR 检测 *WT1* mRNA	在移植后第 28、56、100、365 天	OS 与流式细胞术检测微小残留病水平显著相关（$P = 0.014$），而在微小残留病阳性和阴性组之间未观察到 RFS 的显著差异（$P = 0.068$）
Zhao 等，2012[89]	139（B and TALL；$Ph^{+/-}$）	FCM，Q–RT–PCR	异基因移植后不同时间点	微小残留病阳性患者的累计复发率为 54%，而微小残留病阴性患者为 8%。移植后微小残留病状态是 EFS、OS 和复发的独立预后因素（分别为 $P < 0.001$，$P = 0.013$ 和 $P < 0.001$）

ALL. 急性淋巴细胞白血病；AML. 急性髓系白血病；TCR–PCR.T 细胞受体 – 聚合酶链式反应；FCM. 流式细胞仪；RQ–PCR. 实时定量 PCR；RT–PCR. 反转录 PCR；OS. 总生存率；RFS. 无复发生存率；EFS. 无事件生存率；DFS. 无病生存率；HCT. 造血干细胞移植；HR. 风险比

明 P190B*CR/ABL* 转录本的患者较 P210 转录本的患者复发率明显增高 [98]，P190 转录本微小残留病阳性患者的复发危险度是阴性患者的 8.7 倍，而 P210 转录本微小残留病阳性患者的复发危险度则为 2.2。值得注意的是，这种不同的 *BCR/ABL* 转录本患者移植后复发风险的差异在移植前微小残留病的评估中同样如此。从第一次微小残留病检测阳性至复发的中位时间为 75 天。Spinelli 等 [99] 分析了 43 例成人高危组急性淋巴细胞白血病移植前以及移植后 +30 天、+100 天微小残留病水平与临床预后的关系，其中 RQ-PCR 应用一个或两个分子探针来标记 *BCR/ABL* 基因、*MLL/AFF1* 基因、IgH/TCR 重排作为微小残留病评估的指标。处于血液学缓解接受造血干细胞移植治疗的 37 例患者，移植前微小残留病阴性组的 36 个月 OS 为 80%，而微小残留病阳性者为 49%，累计复发率分别为 0% 和 46%；移植后 +100 天时微小残留病阴性的患者复发率显著低于阳性患者（7% *vs* 80%）。

造血干细胞移植前获得分子学水平的缓解是预估移植后疗效非常理想的指标。一项研究对 139 例接受异基因造血干细胞移植的急性淋巴细胞白血病患者移植后的微小残留病进行了检测，发现移植后微小残留病阳性患者与阴性患者相比，EFS 明显偏低（54% *vs* 80%），而累计复发率（cumulative incidence of relapse，CIR）显著增高（54% *vs* 8%）。多因素分析提示移植后微小残留病是独立的预后因素。研究发现流式细胞术及 PQ-PCR 检测微小残留病两者具有良好的相关性 [89]。因此对于高危组急性淋巴细胞白血病，在移植前获得分子水平的缓解是一个理想的目标，虽然目前对于移植前微小残留病阳性患者是否需要继续化疗、采取更具强度或参与临床试验等方法来降低肿瘤负荷：①可以将微小残留病阳性状态降低至阴性水平；②增加可能对移植结果产生不利影响的毒副作用仍不清楚。

值得注意的是，大多数的微小残留病研究都采用骨髓样本，而不是外周血。在前体 B 细胞和 Ph$^+$ 急性淋巴细胞白血病中，骨髓的微小残留病水平高于外周血，这使得骨髓成为疾病微小残留病监测的首选来源。但是，使用外周血来检测微小残留病与使用骨髓相比具有几个实际的优势，特别是在儿童中，因为外周血采样简单且相对无痛，允许更频繁的监测，这可能抵消了骨髓的敏感性优势 [100, 101]。

（三）化疗后微小残留病检测在急性髓系白血病的意义

在急性髓系白血病中，PCR 最常应用于检测白血病特异相关的融合基因，例如 t（15；17）、t（8；21）和 inv（16）。相比之下，流式细胞术分析可用于检测谱系的异常模式，并在大多数急性髓系白血病病例中鉴别白血病细胞分化的特异性标志物。

急性早幼粒细胞白血病的特征性的染色体异常为 t（15；17）易位，17 号染色体上的维 A 酸受体 α（*RARA*）基因与 15 号染色体上的 *PML* 基因并置，并产生 *PML/RARA* 融合基因。在诱导或巩固治疗后微小残留病阳性的急性早幼粒细胞白血病患者具有显著的复发风险 [102, 103]。在 APL 患者中，通过 PCR 方法定量检测微小残留病直至维持治疗结束对复发有较高的预测性，有效确定复发风险高的患者 [104]。第一次巩固治疗后微小残留病阳性是预测复发的有力指标。在急性早幼粒细胞白血病患者中，微小残留病 10^{-3} 或更高水平组与微小残留病＜ 10^{-3} 水平组相比，前者 5 年复发率高于后者 10 倍。有证据表明对外周血与骨髓的分析价值相似 [105]。

涉及 *RUNX1/AML1* 以及 *CBFβ* 等基因异常的急性髓系白血病伴有预后良好的染色体核型——t（8；21）和 inv（16）/t（16；16），这类白血病在成人及儿童中的发病率为 15% ～ 20%。然而，仅仅对 *RUNX1/RUNX1T1* 和 *CBFB/MYH11* 基因转录本进行定性检测（是或否）对监测微小残留病和预测复发的价值有限，因为上述转录本在获得缓解后仍长期持续低水平表达 [106-114]。位于人 11q23 染色体上的混合性白血病（mixed lineage leukemia，MLL）基因重排通常提示预后不良。PT-PCR 检测到的最常见的 11q23/MLL 重排是 t（11；19）/*MLL/MLLT1* 和 t（9；11）/*MLL/MLLT3*[115]。*MLL* 基因突变（*MLL-PTD*；部分串联重复）与不良预后相关 [116]。标准化疗后通过 RT-PCR 或 RQ-PCR 检测到 *MLL-PTD* 与白血病复发显著相关 [117]。

因此在这些急性髓系白血病患者中，必须定量检测微小残留病 [14, 109]。许多研究小组尝试界定微小残留病的临界水平以更准确地评估预后。通常来说，通过 PCR 定量分析融合基因转录本或突变基因，治疗后患者的微小残留病水平低于 1%，复发风险相对较低 [118-123]。在涉及核心结合因子基因异常的白血病患者中，治疗结束后的微小残留病监测可能具有最佳的预后价值[124]。Schnittger 等在急性髓系白血病患者中建立了以初诊和治疗 3 ～ 4 个月的融合基因转录本比值为基础的危险分层评分系统[125]。

在急性髓系白血病中应用流式细胞术检测微小残留病具有可行性，尽管目前的研究报道要少于急性淋巴细胞白血病。微小残留病阳性的临床意义可能随着临床治疗过程的评估时间变化而变化。许多研究已经界定了在诱导以及巩固化疗后与预后相关微小残留病的 cut-off 值[126]。为区分与生存显著相关的微小残留病阳性以及阴性水平，cut-off 值从 0.035% ～ 1% 不等，大多数研究使用 0.1% 作为临床上有显著意义的微小残留病界值[118]。Coustan-Smith 等[128]使用流式细胞术测定微小残留病，微小残留病阳性患者 2 年 OS 为 30% 左右，而微小残留病阴性患者 2 年 OS 则超过 70%。

Sievers 等发现，在 252 名初诊诱导化疗达血液学缓解的儿童急性髓系白血病中，有 16% 的患者检测到免疫表型的异常，这与不良预后高度相关[129]。多因素分析显示微小残留病与复发以及生存独立相关[118, 130]。

WT1 基因的表达是潜在的微小残留病检测的靶标，因为它在大约 90% 的急性髓系白血病病例中过表达，并且在正常细胞中低水平表达[131, 132]。许多研究小组报道了初诊 *WT1* 高水平表达与不良预后相关[133]。在一些研究中，治疗期间 *WT1* 转录本的升高预示复发风险[131, 134]，并与其他疾病相关标记如白血病特异性的融合基因转录本相关[132]。Polak 等证实在急性髓系白血病患者移植前后，对外周血 *WT1* 表达的定量检测是一种评估微小残留病有用的手段，并与临床预后相关[135]。

急性髓系白血病中最常见的基因突变涉及 *FLT3* 和 *NPM1*，25% ～ 35% 或更大比例的患者合并上述突变[136]。最常见的 *FLT3* 基因改变是内部串联重复导致 5 ～ 100 个碱基对添加到近膜结构域。对于特定患者可制备白血病特异性的扩增引物[137–139]。然而，*FLT3* 突变不稳定，10% ～ 20% 的患者复发时没有 *FLT3* 突变[140, 141]。目前关于最常见的点突变的特异性 PCR 反应体系已建立，包括在 *NPM1* 以及其他很多潜在的突变[142]，如 *CEBPA*、*MLL*、*DNMT3A* 和 *IDH1/2* 等突变中的点突变[136]。然而，PCR 突变检测评估微小残留病取代更快捷敏感的流式细胞术可能性较小。

（四）微小残留病检测在急性髓系白血病造血干细胞移植过程中的意义

对于急性髓系白血病来说，移植前微小残留病对移植预后有重大影响。Walter 等报道，处于第一次缓解期的急性髓系白血病进行清髓性造血干细胞移植，移植前微小残留病与疾病复发及生存相关。在 99 例急性髓系白血病患者中，应用流式细胞术检测移植前微小残留病，其中 24 例患者微小残留病阳性，发现微小残留病阳性组与阴性组 2 年 OS 分别为 30% 和 77%；2 年复发率分别为 65% 和 18%。在同时纳入两组细胞遗传学风险、不完全血细胞计数恢复、移植前核型异常等危险因素后，移植前微小残留病阳性仍是移植后死亡（*HR* 4.1）及复发（*HR* 8.5）的独立危险因素[91]。Fang 等报道了在 424 例患者中，移植前细胞遗传学或流式细胞术检测微小残留病阳性组与双阴性组比较，OS 及 RFS 均有显著性差异，双阴性组患者的 OS、RSF 分别是细胞遗传学检测微小残留病阳性组的 3.1 倍和 2.7 倍，是流式细胞术检测微小残留病阳性组的 2.5 倍和 4.1 倍[92]。

目前有关急性髓系白血病移植后微小残留病监测意义的研究不是很多，这可能与一些合并重要的重现性遗传学异常如 t（15；17）、t（8；21）和 inv（16）/t（16；16）的急性髓系白血病在常规化疗中有着良好预后，以及在移植人群中所占比例低下相关。

移植后微小残留病的意义很大程度上取决于急性髓系白血病的特定遗传亚型，并通常与化疗模式中微小残留病监测的规则相关。因此，在伴有 t（15；17）的急性髓系白血病中，移植后 *PML/RARa* 转录本水平与复发高度相关[143, 144]。在伴有 t（8；21）的急性髓系白血病中，移植后相当长的时间内可持续检测到 *RUNX1/RUNXITI* 转录本，但并不一定伴随复发[108–110]。而伴有 inv（16）/t（16；16）的急性髓系白血病移植病例数太少，目前移植后其融合基因水平与复发的相关性还未有确切结论[107, 145]。

肿瘤抑制基因 *WT1*，在 90% 以上的急性髓系白血病中过表达，目前已作为移植后微小残留病的分子标记，许多研究证实了移植后 *WT1* 的表达与复发之间的相关性[93, 146–148]。Ogawa 等[147]对 72 例患者（50 例急性髓系白血病，15 例急性淋巴细胞白血病，7 例慢性髓系白血病）造血干细胞移植后 *WT1* 的水平进行监测，20 例复发患者均显示在复发

时伴随 *WT1* 转录本的升高。复发后患者应用某种形式的免疫调节药（供体淋巴细胞输注或停用免疫抑制治疗），在复发患者治疗过程中观察到对免疫调节治疗有反应患者的 *WT1* 倍增时间较无反应者明显延长（中位倍增时间分别为 26 天和 6 天），但是，目前尚不清楚上述肿瘤负荷动力学过程是否可以通过连续流式细胞术检测进行验证。目前关于 *WT1* 作为免疫治疗的潜在靶标的研究正在进行，并且在特定病例中，*WT1* 转录本的水平或许可反映出患者是否更易从某种治疗方法上获益。

（五）微小残留病检测在慢性髓系白血病酪氨酸激酶抑制药治疗中的意义

在酪氨酸激酶抑制药（tyrosine kinase inhibitor，TKI）治疗慢性髓系白血病期间，监测 *BCR–ABL* 转录本水平对于评估反应和指导治疗至关重要。欧洲白血病网络（European Leukemia Network，ELN）以及国家综合癌症网络（National Comprehensive Cancer Network，NCCN）关于慢性髓系白血病诊治指南中治疗反应界定的基础是细胞遗传学以及分子生物学标志。一旦达到细胞遗传学缓解水平，则应用 PCR 检测外周血 *BCR/ABL* 转录本。伊马替尼治疗过程中，*BCR/ABL* 比率下降水平可用来预测主要分子生物学缓解（major molecular response，MMR）、完全细胞遗传学缓解（complete cytogenetic response，CCR）和所能维持的时间以及无进展生存时间 [149–152]。此外，*BCR/ABL* 转录本的增加，特别是主要分子生物学缓解与完全细胞遗传学缓解的丧失与 ABL 激酶结构域突变的存在相关 [150, 153]。最近研究表明，TKI 治疗 3 个月后，*BCR/ABL* 转录本未下降至＜ 10% 国际标准值（international scale，IS），与不良预后相关，与之相比，转录本显著下降至＜ 1% 国际标准值有着更好的预后 [154]。争取尽早获得更深层次的分子学缓解，如主要分子生物学缓解，避免罕见的耐药以及疾病进展，预示着长期稳定地控制疾病。ELN 和 NCCN 指南推荐对于 *BCR/ABL* 转录本显著上升（5～10倍，间隔1个月超过2次检测）的患者，要求除了进行 ABL 激酶区突变检测，还需每隔 3 个月应用 PCR 方法对外周血进行 *BCR/ABL* 检测，并对骨髓进行形态学和细胞遗传学检查。

（六）移植后微小残留病检测在慢性髓系白血病中的意义

微小残留病检测对 *BCR-ABL* 转录本的临床应用最先应用于移植后的评估，并且已有大量的研究证实在急性髓系白血病移植后微小残留病与疾病复发之间的强烈的相关性。在开展定量 PCR 之前的早期研究中，单纯通过定性方法检测到 *BCR/ABL* 与疾病复发相关，并且从外周血或骨髓样本中检测 *BCR-ABL* 获得同样的结果 [94]。采用实时定量 PCR 检测 *BCR-ABL* 可以用来评估疾病负荷，更精确地提示复发风险，不过完善强大的定量分析需要严格的实验室程序 [155, 156]。

移植后 3 ～ 12 个月 *BCR-ABL* 转录本阳性患者的复发风险最高 [157, 158, 161]。一项包括 346 例移植后患者的研究显示，移植后 6 ～ 12 个月的 *BCR-ABL* 转录本阳性患者较阴性患者复发率显著升高（42% *vs* 3%），而移植后早期（3 个月内）的 *BCR-ABL* 水平与复发的相关性却较弱。有一部分患者在移植后相当长的一段时间内可检测到 *BCR-ABL* 转录本，据统计移植后 3 年及以后会有 25% ～ 50% 的病例可检测到 *BCR-ABL*，这部分患者之后的复发率为 10% ～ 20%[160–163]。甚至有极少数的患者在移植后 10 年还能持续检测到 *BCR-ABL* 转录本 [164]。

移植类型（同种异基因，去除 T 细胞或无关供者）影响微小残留病与复发的关系。这可能是与同种异体移植相关的免疫学效应（GVL）相关。与同胞全相合造血干细胞移植相比，无关相合供者移植的复发风险较低。经历过 T 细胞去除的患者的微小残留病检测与随后的复发有着强烈的相关性 [160, 165]。因此，尽管去除 T 细胞会降低 GVHD，但这显然是以相关的 GVL 效应为代价的。

通过定量 PCR 定量检测 *BCR-ABL* 转录本进一步细化了慢性髓系白血病中微小残留病检测的预测价值 [163, 166–172]。Lin 等证实了移植后低水平残留的 *BCR–ABL* 转录本相关的复发风险非常低（1%），相比之下，不断增加或持续阳性的 *BCR-ABL* 转录本水平与高复发率相关（75%）[173]。Olavarria 等报道了 138 例慢性髓系白血病异基因移植后早期（3 ～ 5 个月）的 *BCR-ABL* 转录本水平与疾病复发相关 [170]。*BCR-ABL* 转录本阴性组的患者复发率为 9%，与之相比，*BCR-ABL* 转录本低水平（＜ 100*BCR-ABL* 转录本 /μg RNA）以及高水平（＞ 100copies *BCR-ABL*/μg）的患者累计复发率分别为 30% 和 74%。另外，在一项针对 379 例慢性髓系白血病患者造血干细胞移植后晚期（＞ 18 个月）*BCR/ABL* 转录本与复发相关性研究，其中90例患者（24%）至少有一次检测阳性，90例中有13例（14%）患者复发。相反，289例持续*BCR-ABL*转录本阴性的患者中只有3例复发（复发的风险比为19）。*BCR/ABL*转录本水平上升是预测复发的可靠指标。*BCR-ABL*转录本的动力学监测也可用于评价慢性髓系白血病复发患者接受供者淋巴细胞输注的治疗反应[174]。通常移植后每3个月监测一次外周血中的*BCR-ABL*转录本直至移植后2年，然后每6个月一次至移植后5年，之后每年检测一次。

（七）微小残留病检测在慢性淋巴细胞白血病中的意义

在慢性淋巴细胞白血病中，可通过研究IgH V-D-J重排或流式细胞术来检测微小残留病。目前国际标准化的四色流式细胞术分析的方法适用于所有慢性淋巴细胞白血病的标本类型及治疗方案[175, 176]。在一项关于RQ-IgH-PCR与流式细胞术的两两对照研究中，PCR的敏感性略高，大约20%的流式细胞术检测阴性的患者应用PCR可检测到克隆性重排。然而，两者之间存在着密切的相关性和95%的一致性，应用RQ-PCR检测微小残留病敏感性大于0.01%[175]。然而考虑到PCR技术的复杂性及昂贵性，必须与简洁快速的流式细胞术权衡利弊。

异基因造血干细胞移植在慢性淋巴细胞白血病的治疗中亦发挥重要作用（见第60章），特别是对高危慢性淋巴细胞白血病患者，如合并未突变的IgV_H、del（11q）和del（17p）[177-180]。在慢性淋巴细胞白血病病例中无论是采用以抗CD52抗体（阿仑珠单抗）为基础的治疗或是自体移植，微小残留病阳性（通过流式细胞术或PCR检测）均与复发强烈相关[181, 182]。相比之下，异基因移植后的微小残留病阴性与非常低的复发风险相关，在一些研究中观察到造血干细胞移植后微小残留病缓慢清除，其中一些患者的微小残留病在移植后数月才转为阴性[182, 183]。Moreno等通过定量PCR和流式细胞术对40例接受造血干细胞移植的慢性淋巴细胞白血病患者进行微小残留病检测。接受自体移植的25例患者中有15例复发，所有患者复发之前均观察到微小残留病水平的升高。相反，在异基因移植中微小残留病与预后无关[184]。Itala等通过流式细胞术或等位基因特异性寡核苷酸杂交PCR（allele-specific oligonucleotide-PCR，ASO-PCR）评估11例行异基因造血干细胞移植的低危患者移植后的微小残留病，ASO-PCR检测阴性的患者，流式细胞术检测结果亦均阴性。相反，ASO-PCR在流式细胞术阴性组患者中大概有22%的阳性率。所有接受异基因移植的患者均达到或维持血液学水平完全缓解，并有5名患者达到PCR水平阴性。移植后PCR阴性的患者无一例复发，而移植后PCR仍持续阳性的患者则全部复发[185]。在减低强度预处理的异基因干细胞移植中，观察到三种微小残留病模式：阴性（31%）、混合（24%）、持续阳性（45%）。根据微小残留病水平分组，移植后6个月和12个月的累积复发率在阴性组及阳性组中显著不同。在移植后6个月，阴性组和阳性组的2年无病生存率分别为93%和46%，同样，在移植后12个月，2年无病生存率分别为100%和57%[186]。这些研究表明在慢性淋巴细胞白血病异基因移植后微小残留病阴性与低复发风险密切相关；然而，微小残留病阳性并不总是进展为全面复发，并有可能在移植后保持低水平，这可能与移植物抗肿瘤作用相关。

（八）微小残留病检测在多发性骨髓瘤中的意义

根据国际骨髓瘤工作组（International Myeloma Working Group，IMWG）规定，多发性骨髓瘤（multiple myeloma，MM）中的完全缓解定义为血清和尿液的免疫固定电泳阴性，无任何软组织浆细胞瘤，以及骨髓中的浆细胞比例小于5%[187]。严格意义的完全缓解定义为满足完全缓解标准的基础上，要求游离轻链（free light chain，FLC）比率正常，以及经免疫组化或双色到四色的流式细胞术检测证实骨髓中无克隆性浆细胞。分子学完全缓解定义为在完全缓解基础上要求ASO-PCR检测阴性（敏感度为10^{-5}）[187]。尽管诱导治疗和自体或异基因造血干细胞移植的治疗反应率很高，但大多数患者最终仍会复发。在初始治疗反应良好的多发性骨髓瘤患者中的高复发率表明在治疗后微小残留病仍然存在，残留的多发性骨髓瘤细胞的增殖最终导致临床复发[188]。多发性骨髓瘤治疗的最显著的进步包括使用自体和同种异体造血干细胞移植联合免疫调节药物如沙利度胺和来那度胺，以及蛋白酶体抑制药硼替佐米，尽管没有达到完全治愈。目前最主要的挑战是将遗传因素和其他微小残留病预后参数纳入临床试验，旨在确定最佳治疗方式、时间以及应用顺序。

间期 FISH 检测染色体突变在评估骨髓瘤患者预后以及疾病进展中起主要作用。例如，三个独立的工作小组报道了在多发性骨髓瘤患者中与其他遗传亚组比较，t（4；14）或 del（17p）者预后最差，特别是伴有高 β_2 微球蛋白水平或骨髓中浆细胞比例超过 60% 预后更差。-13/del（13q）预后不良原因可能是 t（4；14）和 del（17p）患者通常同时伴有 13 号染色体的畸变，上述患者很少有从沙利度胺维持治疗中获益 [3, 189, 190]。然而，一些研究表明在伴有高白蛋白的复发多发性骨髓瘤患者中，硼替佐米可能克服 13 号染色体缺失带来的不良预后 [191, 192]。总的来说，这些数据对年轻和老年多发性骨髓瘤患者的疾病咨询、治疗选择、新的分子生物学的临床检查等有着广泛的意义 [193]。

研究表明，异基因造血干细胞移植治疗多发性骨髓瘤，CR 率为 22% ～ 67%，约有 1/3 的患者达到分子学完全缓解 [194, 195]，25% ～ 33% 的患者延长了无病生存期 [196, 197]（见第 56 章）。Martinelli 等观察到多发性骨髓瘤异基因或自体造血干细胞移植后达到分子学完全缓解的患者复发率显著降低（41% *vs* 16%），并且 RFS 明显延长（35 *vs* 110 个月）[195]。Rawstron 等对 45 例接受大剂量化疗的多发性骨髓瘤患者使用敏感流式细胞术定量测定正常和肿瘤浆细胞比例，并与标准免疫固定电泳结果进行比较。在移植后 3 个月的患者中，应用流式细胞术在 42% 的患者中检测到肿瘤浆细胞（免疫固定电泳 27%）。微小残留病阳性的患者与阴性患者相比，无进展生存期明显缩短（中位生存时间 20 *vs* ＞ 35），并且早期疾病进展的风险显著增加 [198]。Sarasquete 等比较等位基因特异性寡核苷酸 RQ-PCR 和流式细胞术测定多发性骨髓瘤的微小残留病临床效用。由于技术问题，等位基因特异性寡核苷酸 RQ-PCR 仅在 75% 的患者中可评估而流式细胞仪可评估 90% 的患者；然而，应用 PCR 在 17 例患者中检测到残留骨髓瘤细胞（中位数 0.014%，0.001% ～ 0.11%），而流式细胞术在 11 例患者中检测到微小残留病。这个头对头的比较表明在多发性骨髓瘤中，PCR 和流式细胞术对疾病预后的预测能力相似（约 0.01%），但流式细胞仪的关键优势在于迅速，可允许实时制定临床决策，包括剂量增加和减少策略或基于治疗期间微小残留病的水平决定采集干细胞时间 [199]。维持治疗定义为在达到缓解期或微小残留病平台期后给予延长药物治疗，患者可能从中获益。通常维持治疗是在耐受良好且易于管理的同时，使用较低剂量的抗骨髓瘤药物持续控制微小残留病 [200]。虽然维持治疗不可能完全根除恶性克隆，但它可以持续控制微小残留病以延迟复发以及需要更强化治疗的时间。虽然克隆选择可能会产生导致复发的抗药性种群，但是有意义的改变疾病进程和延迟复发可使患者在临床获益 [201]。

（九）不是所有可检测的微小残留病均提示复发

这种现象有时被称为“冬眠期”，虽然尚不清楚白血病（如果是白血病）是否是真的休眠。目前有 3 种现象可以解释“冬眠期”的存在。首先是常规化疗后的 t（8；21）急性髓系白血病和造血干细胞移植之后的慢性髓系白血病 [14, 202]。在 t（8；21）急性髓系白血病中，可以从造血干细胞移植后长期处于缓解期的存活患者中的少部分淋巴样和红系克隆中检测到 *RUNX1/RUNX1T1*（*AML1-ETO*）mRNA，提示该疾病也包含了原始的白血病前体细胞 [203, 204]。因此，这种疾病中的一些微小残留病可能来自非白血病淋巴细胞。此外，另一个“冬眠期”的例子是观察到儿童急性淋巴细胞白血病晚期复发（在完全缓解 10 年后发生）可以出现与初诊相同的 IGH V-D-J 克隆性基因重排 [205]。

如何解释这种“休眠期”的存在？一方面可能由于延长的免疫监视，特别是与造血干细胞移植的相关性最为显著，可以控制白血病克隆的扩增。另一方面如 t（8；21）的急性髓系白血病，如上所述，微小残留病检测可能只是检测了某些非白血病细胞的谱系信号。最后，残留的白血病细胞可能只是“白血病前期细胞”，没有包含所有导致疾病恶变的突变，或处于“白血病后期”，其他的突变使克隆相对惰性。无论如何，临床定义的“治愈”并不意味着消除所有参与白血病过程的细胞。将来有关疾病“冬眠期”的研究有可能进一步阐明白血病是如何被“治愈”的。

四、结论——微小残留病的未来

微小残留病的检测与临床预测复发密切相关，但在这个领域还有大量的工作需要完善。首先，微小残留病将被更广泛地应用于治疗策略的选择。例如，低危组急性白血病患者将在治疗期间通过监测微小残留病而重置治疗策略，并根据需要调整治疗（例如把形态学完全缓解，但微小残留病阳性患者调整至移植程序）；移植后微小残留病阳性将调整免疫抑制治疗，或参加免疫疗法或药物相关的临床试验以减缓或终止复发。

其次，微小残留病将用来作为效果的替代品。如果 1 年的微小残留病阳性与复发和生存高度相关，为什么不能用微小残留病替代传统的 5 ～ 10 年生存结果作为临床试验的早期研究终点？在最近的慢性髓系白血病Ⅲ期临床试验中，治疗第 12 个月微小残留病达到主要分子生物学缓解水平被用作主要或次要研究终点 [206-208]。采用微小残留病作为替代的临床试验终点将大大减少研究时间和成本。

最后，科技的发展促进了微小残留病检测技术的进步。二代测序技术使得复杂的白血病的克隆结构得以研究。研究表明许多（绝大多数？全部？）白血病具有很多独立的克隆，它们在治疗之前和治疗过程中，彼此竞争制衡。因此治疗、应答以及复发是达尔文选择的结果 [209, 210]。因此在未来，微小残留病检测、细胞分离以及基因分型的联合应用不仅可以识别肿瘤负荷水平，也可以了解残留白血病群体的种类，因此可以更好地制定治疗策略以消除持久性的克隆。

第 26 章 造血干细胞移植病理学

Pathology of Hematopoietic Cell Transplantation

Keith R. Loeb Cecilia C. Yeung Howard M. Shulman 著
张蕾丝 译
周 萌 韩 悦 陈子兴 校

一、概述

造血干细胞移植向病理学家设置四种主要并发症：预处理毒性、排斥反应或 GVHD、感染和恶性肿瘤。从本书的前几版开始，关于内皮作用的生物学新见解以及诊疗方法的发展，使手术病理学在造血干细胞移植中呈现更为重要的地位[1-3]。目前，无关供者（脐血和外周血）、GVHD 预防时间延长（超过 100 天），采用减毒方案（老年和有移植前并发症）的例数逐年增加。生活质量评价指标[2]联合血清生物标志物[3, 4]和临床指标（体重及胆红素[5, 6]等）已被用于预测 GVHD 患者的预后。预处理方案的改进使严重肝并发症（肝阻塞性综合征和肝脏 GVHD）发生率显著下降（见第 20、21、94 章）[7]。早期更加灵敏的分子学检测手段和有效抗病毒药物的应用减少了严重病毒感染的发生。支气管肺泡灌洗（bronchoalveolar lavage，BAL）、较先进的 CT 技术和真菌病毒感染的血清学 PCR 检测手段，渐渐取代了开胸肺活检查找感染源的方式。慢性 GVHD 所致的闭塞性细支气管炎综合征目前包括淋巴细胞性细支气管炎、缩窄性小气道病变和毛细支气管炎[1]。

二、移植前评估

（一）造血系统

患者接受造血干细胞移植之前，推荐先从以下方面进行评估：诊断、伦理及可能影响移植的潜在并发症。病理学家需要的数据资料需涵盖流式细胞术、免疫组织学、分子和细胞遗传学及近期治疗的相关细节。肿瘤初诊时的原始数据对于治疗计划的制定、后续疾病状态的监测及微小残留病灶的评估至关重要。当患者到达三级医院移植中心时往往处于完全缓解状态，相关的分子学、免疫表型和细胞遗传学数据较初诊时可能发生改变，因此初诊时全面评估肿瘤对后续治疗计划制订和疾病监测至关重要。相关机构出具的病理报告应提供所有辅助检查的详细描述。

患者接受造血干细胞移植前应行骨髓穿刺检查以确定疾病处于缓解或复发状态。微小残留病阴性的完全缓解患者预后较好。移植前多参数流式细胞术、细胞遗传学及分子学检测出微小残留病阳性是独立的负性预后指标，但并不意味着无法治愈[8]。第 25 章全面介绍了各种用于检测微小残留病的技术。虽然基于 PCR 的分子检测是一种极为敏感检测微小残留病灶的方法，但该种检测手段需要存在 PCR 可检测的分子标记（突变或易位）。多参数流式细胞术，也是一种非常敏感的微小残留病检测手段，适用于大多数血液系统恶性肿瘤，在没有原免疫表型对比的情况下，可检测出数量级低至 0.01% 的恶性肿瘤细胞残留[9-11]。临床上常用十色流式确定细胞谱系、检测异常免疫表型，并监测造血细胞分化成熟情况[12]。一般认为，造血细胞成熟过程中显示出特征性和可重复性表面抗原，而大部分肿瘤细胞表面抗原发生改变，这是恶性肿瘤鉴别的前提条件。常见的肿瘤特异性抗原的改变包括：①与常规谱系经常不相关的独特抗原表达；②细胞成熟过程中某些抗原表达的增加或减少；③细胞成熟模式的异常免疫表型；④同种免疫表型群体提示细胞成熟障碍[11]。虽然现有的免疫表型有助于微小残留病的检测，但许多恶性肿瘤会出现表面抗原变异。某些白血病在治疗过程中会发生表面抗原改变，可能是由于耐药克隆群体选择的结果。临床流式细胞检测是一项迅速发展的领域，方法论的重大改革将影响肿瘤诊断和微小残留病检测。例如，许多实验室将 CD34 阳性作为幼稚细胞的标准，而不分析这群细胞是异常细胞还是正常骨髓恢复造血的结果。国际范围内正在不断努力规范流式细胞术在白血病和淋巴瘤的临床诊断和分级中的应用[13]。

与多参数流式细胞术相比，PCR 检测微小残留病提高了灵敏度，但需要可用于检测的特定分子靶点（突变、易位或基因重排）。因此，初诊时确定可用于后续治疗和疾病监测的特定分子学异常非常重要。PCR 确定克隆群体有助于许多 B 细胞淋巴瘤和 T 细胞淋巴瘤诊断。PCR 检测特定基因重排或易位，如滤泡淋巴瘤中 t（14，18）或在套细胞淋巴瘤中 t（11，14），监测移植后复发。在淋巴细胞白血病中，某些重排的基因是理想的靶标。设计肿瘤特异性 PCR 引物十分复杂且成本较高，并且肿瘤独特的分子学改变亦可干扰 PCR 介导的检测。Wu 等通过 T 细胞受体高通量测序检测了急性 T 淋巴细胞白血病 / 淋巴瘤的微小残留[14]。他们通过多重 PCR 扩增了 T 细胞抗原受体基因所有可能的 V–J 重排组合，并对这些可变区域进行了测序。他们在初诊样本和治疗后样本应用了上述新的指标来检测微小残留病。在部分病例中，高通量测序可检测到目前临床多参数流式细胞术不能识别的微小残留病。在 B 细胞肿瘤检测中也有类似报道[15, 16]。这些研究证明高通量 DNA 测序将在淋巴细胞肿瘤的检测和监测中发挥巨大作用。与淋巴系肿瘤不同，髓系肿瘤缺乏基因重排，因此分子学的检测更有意义。髓系肿瘤的分子学检测依赖于肿瘤特异性突变，如慢性髓系白血病中 *BCR/ABbl*、骨髓增殖性疾病中 *Jak2*（*V617F*）[17] 及急性髓系白血病中 *NPM1*、*Flt3*、*CEBPA* 突变及其他细胞遗传学异常[18]。许多可作为治疗靶点的肿瘤特异性突变正被研究用于早期检测、指导治疗决策[19]。

正确的疾病分类是移植前预处理、确定预后及提供疾病监测标志物的关键。许多考虑移植的患者既往治疗史较长且多次行骨穿或骨髓活检。理想情况是，对最初的诊断标本和最近的骨穿或骨髓活检结果都进行分析，因为单次骨穿或者骨髓活检可能不足以明确两种疾病的分类和最近的疾病状态。既往和近期的药物治疗可以改变肿瘤细胞的形态和免疫表型从而给最近治疗患者的骨穿或骨髓活检评估带来一定阻碍。G–CSF 等细胞因子可能导致造血细胞核左移和异常单核细胞增生[20]。移植前多发性骨髓瘤患者双膦酸盐的应用可使骨小梁增厚。去甲基化药物可诱导细胞成熟，掩盖形态学和免疫表型发育不良的现象[21]。

总之，疾病分期分级基于原始样本，而最近的疾病活动状态则取决于后续骨穿或者骨髓活检结果。根据世界卫生组织标准，MDS 的疾病分型主要依赖骨髓原始细胞计数。原发或者继发的 MDS 或者 MDS 转化的急性髓系白血病患者移植后生存率与疾病分期（原始细胞数）、细胞遗传学、预处理方案及供受者关系相关[22]。骨髓增殖性肿瘤随着时间的推移，髓系幼稚细胞群增多，可能发生转化。因此在这类患者中，行造血干细胞移植的时间点是非常重要的。许多研究表明慢性期移植患者的预后明显优于加速期或急变期。大多数慢性髓系白血病患者可通过靶向药物 TKI 达到临床、细胞遗传学或分子缓解，但这种疾病常因耐药突变的出现而发生进展。当前疾病活动性的评估对于选取干细胞移植时间点非常必要。

骨髓纤维化的详细评估在慢性骨髓增殖性疾病的鉴别中非常重要。慢性骨髓增殖性疾病包括原发性血小板增多症、原发性骨髓纤维化及急性全骨髓增殖症、MDS 和转移瘤。慢性骨髓增殖性疾病常出现骨髓干抽，阻碍形态学评估潜在的发育异常和幼稚细胞群体。因骨髓干抽，所以骨髓印迹分析在骨髓纤维化评估中必不可少。后续的针对髓系未成熟标记 CD34、CD117 以及潜在的转移灶癌（细胞角蛋白）的分析可考虑应用免疫组化的方法。对于一个严重纤维化的骨髓，我们发现应用从骨髓组织中提取的细胞比抽吸的骨髓液中提取的细胞更有利于流式细胞术的分析。其他诸如 *BCR/ABl*、*Jak2*（*V617F*）、细胞遗传学研究和既往病史对于确定正确的诊断是很重要的。重度骨髓纤维化预示着更慢的植入，但不是造血干细胞移植的禁忌[23]。骨盆和股骨的磁共振成像有助于评估骨髓纤维化的程度和分布以及鉴别其他疾病[24]。全血细胞减少骨髓象的鉴别诊断应包括再生障碍性贫血、低增生性 MDS，或继发于毒素暴露、药物反应或营养缺乏的反应性降低。再生障碍性贫血与低增生性 MDS 的鉴别依赖于形态学、细胞遗传学和免疫表型的综合分析，但骨髓干抽会给鉴别带来困难。

（二）细胞减灭疗法的毒性

细胞减灭疗法用于治疗潜在的恶性肿瘤、清髓和免疫抑制，可引起广泛的多器官功能障碍和其他不典型的症状。其发生的频率、损伤的器官和发病的时间与处理方案的类型和强度相关。一些受影响的器官（如心脏）的组织病理学，提示水肿、出血、肌细胞坏死、间质纤维化可能是疾病“非特异性”改变，但相关的临床病理学则提出上述改变具有高度符合毒性的特征。其他毒性相关改变，特别是黏膜[25]、皮肤、胃肠道和肺，因临床或组织学上 GVHD 与感染叠加，诊断较为困难（图 26-1 至图 26-4）。这些器官的多次活检显示预处理造成的弥漫性的组

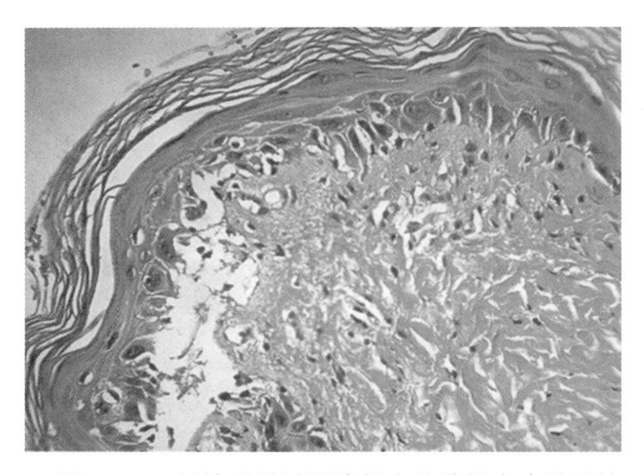

▲ 图 26-1　1 例接受通过同胞供者的移植者皮肤活检病理图

受体曾在 15 天前接受了每次 15mg/kg 剂量的二甲基丁砜。GVHD 表现为表皮分离、角质形成细胞异型性和少量淋巴真皮浸润（此图的彩色版本，请参见彩色部分）

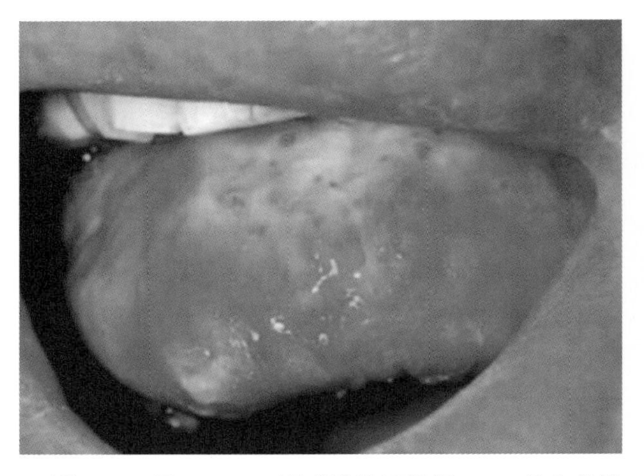

▲ 图 26-2　予 60mg/kg 环磷酰胺再进行 12Gy 的全身放疗预处理的患者，移植 +1 天出现的急性舌炎

临床表现早期黏膜损伤，并伴有严重红斑和局灶性萎缩（此图的彩色版本，请参见彩色部分）

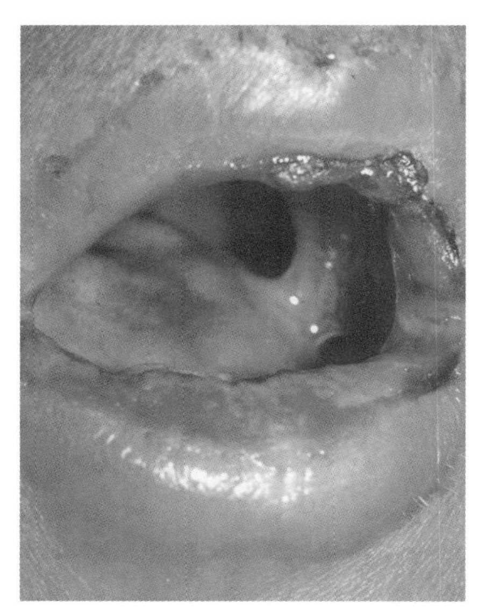

▲ 图 26-3　经全身放疗和化疗预处理的患者后移植 +20 天

临床表现为重度唇、舌黏膜炎伴假膜渗出。严重急性 GVHD 疱疹性感染也可能出现类似的变化

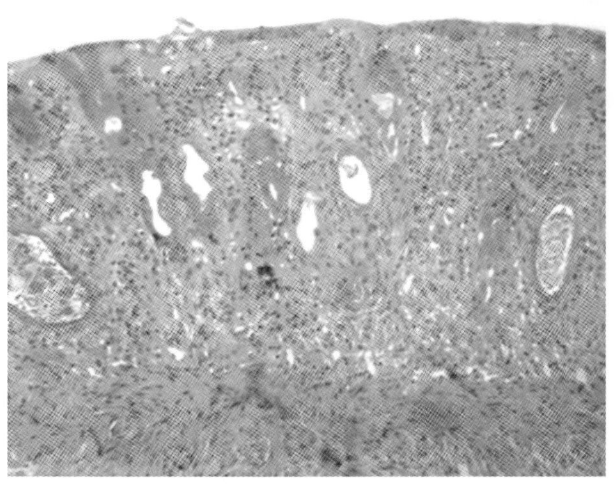

▲ 图 26-4　细胞减少疗法第 7 天对结肠黏膜的影响（H&E 后 Alcian Blue 复染）

该活检标本取自于白消安、环磷酰胺和全身放疗（12Gy）预处理的患者。几乎所有上皮细胞都被清除，留下囊性隐窝残余（此图的彩色版本，请参见彩色部分）

织损害可随着时间的推移而逐渐改善（图 26-5）。

（三）移植前肝病

移植前肝功能异常对患者预后及移植预处理方案和供体的选择有重要影响[26]。肝活检可用于评估肝功能异常的严重程度和发生原因，并预测移植后的存活率和肝衰竭、致死性肝窦性阻塞综合征或致死性感染发生的可能性。肝窦性阻塞综合征发生的高危因素有炎症性肝病所导致的窦性纤维化、严重的坏死性炎症及桥接纤维化。特发性疾病包括脂肪性肝炎（图 26-6）和髓外相关的窦性纤维化（图 26-7）、吉姆单抗 / 奥佐米星（Mylotarg™）（图 26-8）和甲磺酸伊马替尼（格列卫®）[27] 毒性，以及活动性慢性病毒性肝炎和淀粉样变性（图 26-9）。失代偿性肝硬化是造血干细胞移植的禁忌证，因为清髓性预处理后发生肝窦性阻塞综合征的风险较高。即使是非清髓的预处理方案，代偿性肝硬化治疗后发生肝失代偿的可能性也很高[28]。

（四）肝窦阻塞综合征（静脉闭塞性疾病）

最常见的危及生命的预处理相关毒性是肝窦阻塞综合征。肝窦性阻塞综合征是一组以黄疸、体重增加、腹水和疼痛性肝肿大为临床表现的综合征，通常在造血干细胞移植后几周后迅速发生。最初，

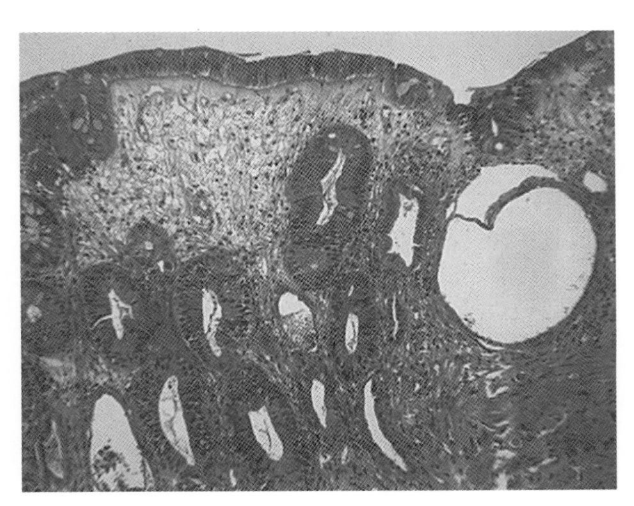

▲ **图 26-5　结肠黏膜从细胞减少疗法对的影响中恢复，第 16 天（HE 后 Alcian Blue 复染）**

该图来源于与图 26-4 所示的同一患者，尽管仍有一些囊性隐窝，但有再生（此图的彩色版本，请参见彩色部分）

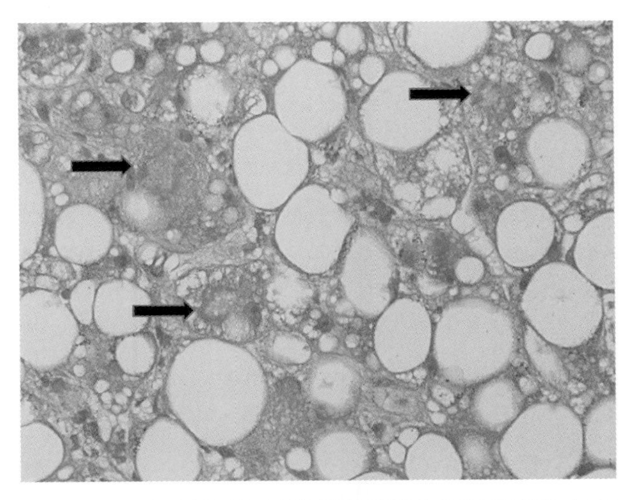

▲ **图 26-6　肝活检显示非酒精性脂肪性肝炎的变化（HE 染色）**

伴有大量和少量的微脂肪变性、肝细胞肿胀和局部 Mallory 体形成（箭所示）（此图的彩色版本，请参见彩色部分）

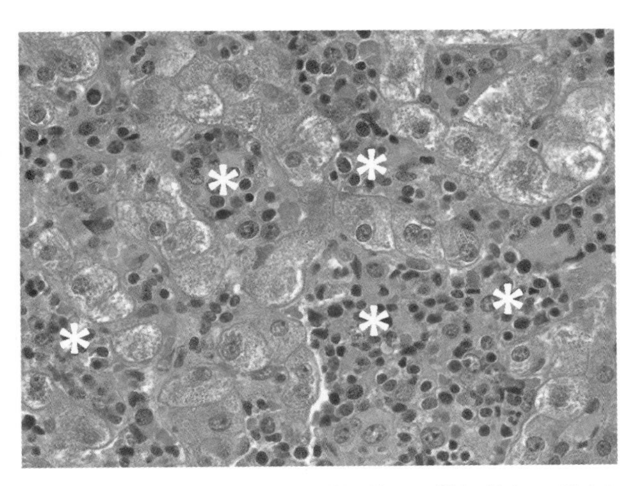

▲ **图 26-7　骨髓纤维化患者移植前肝活检切片（HE 染色）**

肝窦（白色星号）由造血前体的混合细胞浸润扩大（此图的彩色版本，请参见彩色部分）

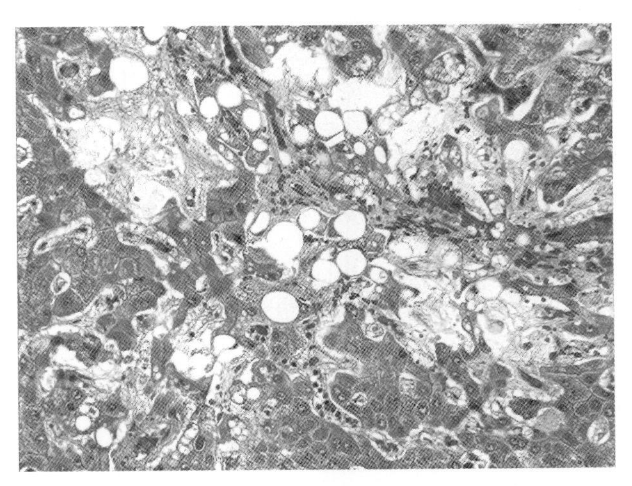

▲ **图 26-8　致命的吉妥珠单抗奥唑米星相关的肝窦阻塞综合征**

图示中央静脉被局灶性窦性纤维化所包围（三色标记）（此图的彩色版本，请参见彩色部分）

这种综合征被称为肝静脉闭塞性疾病，具体指的是肝小静脉腔闭塞性损伤[26, 29]（图 26–10）。然而，基于最近的实验和分子研究，这类疾病原发病灶在肝血窦，且肝脏损伤早于临床症状，被更名为肝窦阻塞综合征。肝窦性阻塞综合征这个术语反映了致病的直接原因，即药物代谢物与谷胱甘肽胞内消耗，导致 3 区肝窦和静脉内皮损伤。继发性事件包括血管收缩导致的一氧化氮的减少和凝血因子Ⅷ沉积于扩张的静脉内皮下导致的凝血因子减少，肝血窦中血液通过周围静脉对应的引流孔进入小静脉（图 26–11）。这一系列事件通过活化和增殖的肝星状细胞（hepatic stellate cells，HSC），进而导致细胞外基质和胶原沉积（图 26–12）。一个关于移植后 100 天内严重肝细胞损伤的研究［定义为丙氨酸氨基转移酶（alanine aminotransferase，ALT）＞正常 30 倍上限］纳入 6225 例患者，发现导致严重肝细胞损伤（表现为 ALT 高）的最主要原因是肝窦性阻塞综合征（占 48/88），其次为缺血性肝病（占 32/88）[30]。ALT 升高的比例由 1993—1995 年的 1.75% 下降至 2005—2007 年的 1.06%，提示肝窦性阻塞综合征的患病率逐步降低。

尸检病理显示，肝窦、肝细胞和肝小静脉的损伤组织学上以三色染色最明显，可能迅速恶化。在较为复杂的病例中，经静脉肝活检应与肝静脉楔形压力梯度的测量结合进行[31]。可以应用连续切片检查以识别可能不存在于所有层面的特征性组织学

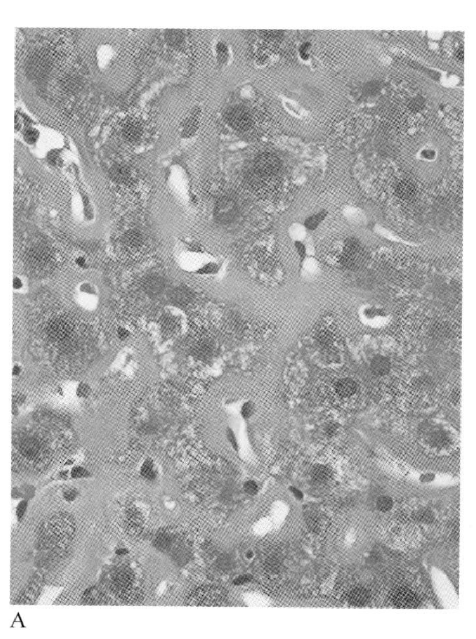
A

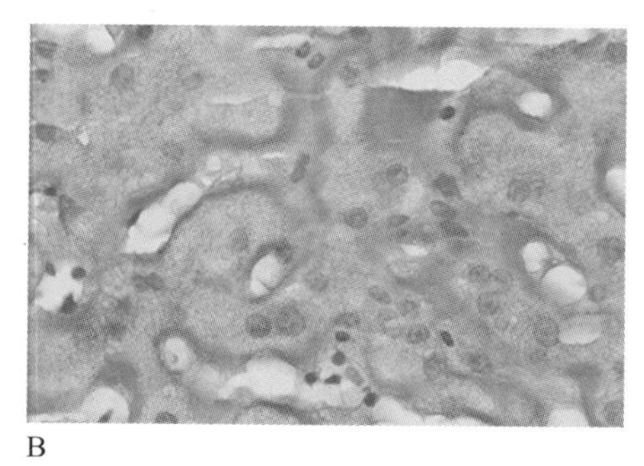
B

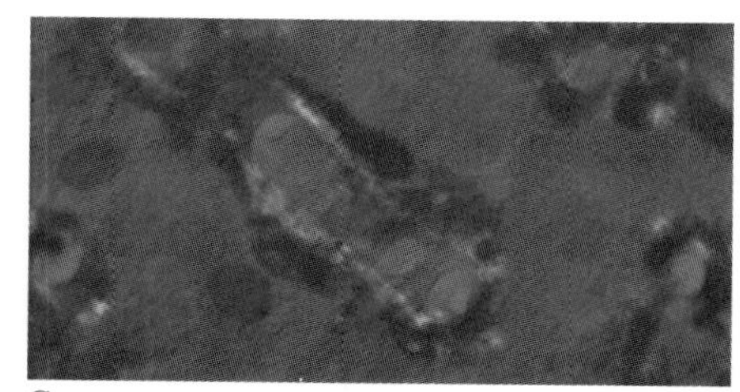
C

◀ **图 26-9　不同染色的肝活检切片图**

A. 移植前肝活检的 HE 染色切片，显示肝窦广泛沉积淀粉样蛋白；B. 同一肝脏活检的刚果红染色，其肝窦淀粉样沉积物以 salmon-pink 染色凸显；C. 偏振光下刚果红染色：正弦淀粉样沉积物显示苹果绿双折射（此图的彩色版本，请参见彩色部分）

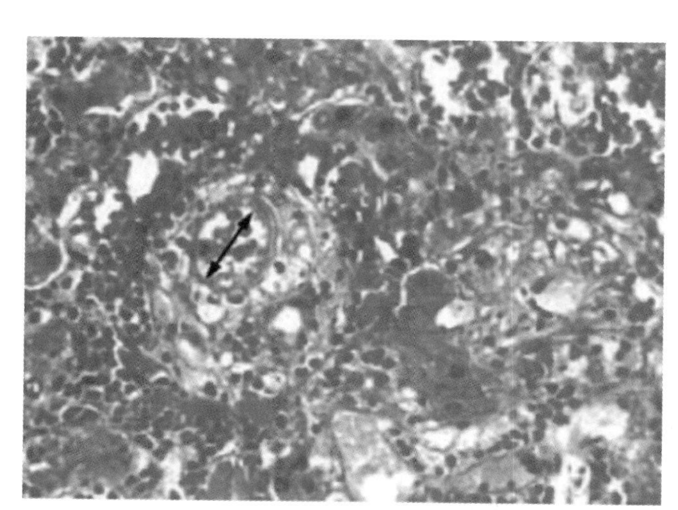

◀ **图 26-10　肝窦阻塞综合征、恶性肿瘤造血干细胞移植后第 95 天**

三色染色表示肝小静脉的蓝色轮廓，明显的管腔狭窄（箭示管腔直径），由红细胞的内皮下滞留导致。腺泡 3 区的肝细胞严重破坏。当肝窦阻塞综合征的临床诊断不明确时，可以通过经静脉肝活检确定，测量楔形和游离肝静脉压之间的梯度升高来确定（此图的彩色版本，请参见彩色部分）

改变。最初的损伤发生于窦状内皮细胞（sinusoidal endothelial cells，SEC），导致细胞死亡，然后发生转运和栓塞，导致肝窦阻塞及纤维蛋白和通向小静脉的毛孔中的促凝剂沉积，并导致第 3 区和狄氏间隙出血（图 26–10、图 26–11 和图 26–13）。CD31 免疫染色显示静脉窦周和中心静脉内皮丢失（图 26–14）。肝周细胞坏死以细胞质角蛋白免疫染色缺乏为特征，往往比静脉损伤的程度更广泛和严重。肝细胞索的阻塞、肝窦压升高、缺血和肝细胞碎裂，导致肝细胞簇（包括肝细胞）的移位，肝细胞可能逆行流入门静脉或通过破裂的孔栓塞进入受损的中心静脉(图 26–15)。在清髓性预处理后 3 周内，肝窦网状蛋白的沉积伴随着肝星状细胞 α 平滑肌肌动蛋白染色的显著改变以及缺血性肝细胞坏死（图 26–16）[26, 29]。后续的变化包括小静脉胶原闭塞、肝小静脉外壁增厚（静脉硬化）(图 26–17)、第 3 区

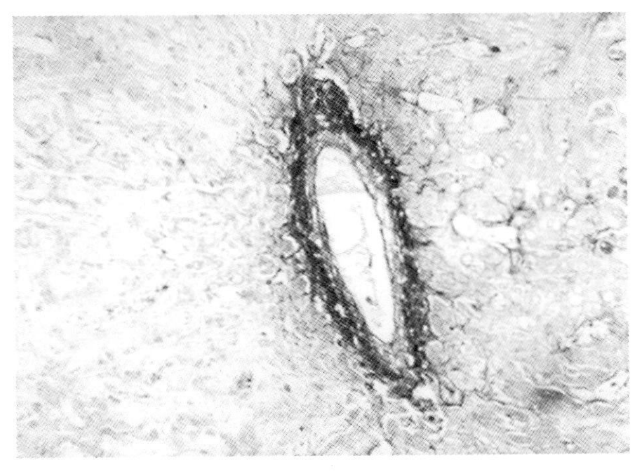

▲ **图 26–11　早期肝窦阻塞综合征表现为静脉周促凝物质染色**

Ⅷ因子（von Willebrand）的免疫组化染色显示，窦后梗阻与窦状物流入小静脉的内皮内衬孔相对应。纤维蛋白免疫染色在同一区域。这些观察为肝窦阻塞综合征的抗凝和抗血栓治疗提供了一些理论依据（此图的彩色版本，请参见彩色部分）

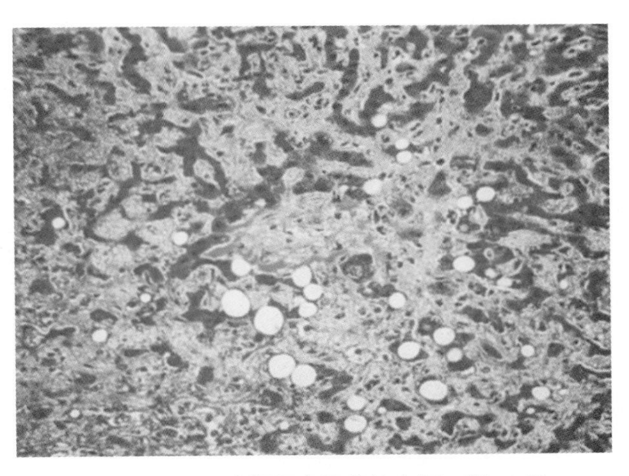

▲ **图 26–12　晚期肝窦阻塞综合征，第 63 天**

三色标记显示静脉腔纤维化闭塞，周围窦内广泛纤维化。血管阻塞导致顽固性腹水。免疫组化染色显示胶原大量沉积，而纤维蛋白和其他血液调节因子已无法识别（此图的彩色版本，请参见彩色部分）

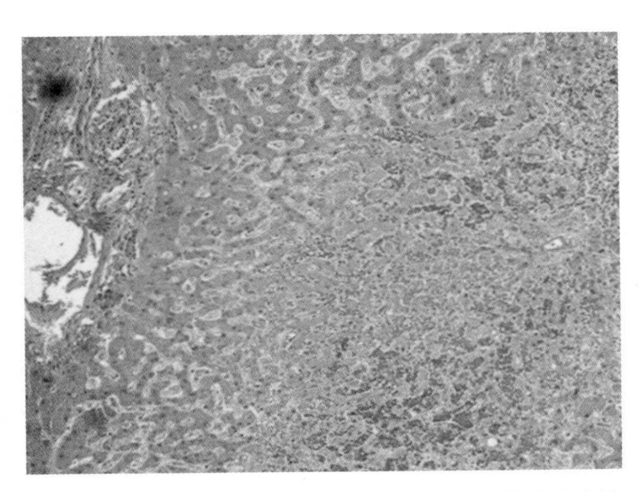

▲ **图 26–13　白血病患者骨髓移植后第 12 天发生致命的肝脏窦阻塞综合征**

低倍镜下，HE 染色显示肝腺泡 3 区（小叶中心）右侧出现明显充血、出血和肝细胞破裂。入口空间和左侧腺泡区 1 周围保存完好。这些早期严重的肝窦阻塞综合征病变有时可在用 B5 或甲基 Carnoy 定影剂进行组织固定后用 HE 染色进行鉴别。然而，结缔组织染色更有效（此图的彩色版本，请参见彩色部分）

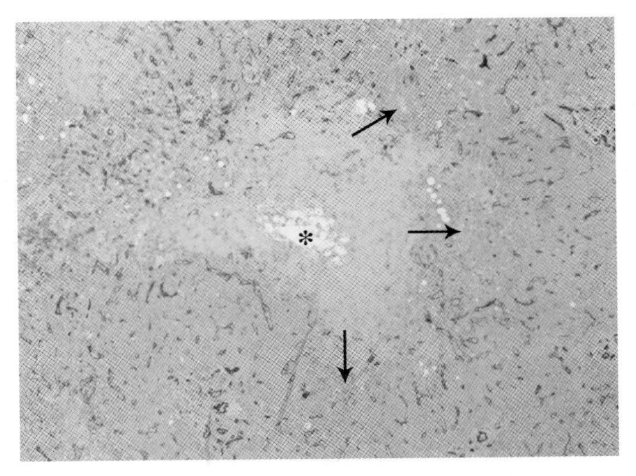

▲ **图 26–14　肝致命性窦阻塞综合征以 CD31 免疫标记**

3 区（箭所示）肝索的窦状内皮染色部分或完全丧失，该区位于亚完全闭塞的静脉周围，缺乏内皮（星号）(此图的彩色版本，请参见彩色部分）

肝细胞消失，以及肝小静脉末端（第 3 区）附近的肝窦纤维化（图 26–12）。在长期和致命的肝窦性阻塞综合征中，肝脏破坏的静脉周围区域之间有纤维联通，可能呈现逆转的肝硬化模式。

细胞减灭治疗后几处中心周围静脉（3 区）的损伤与肝窦性阻塞综合征有关。两项研究发现，3 区窦性纤维化和静脉硬化（一种非闭塞性静脉周围纤维化）与肝窦性阻塞综合征有相同的临床表现[26]。组织学谱的一个例子是肝窦性阻塞综合征迅速发展综合征，这种综合征发生在部分用吉妥单抗（Mylotarg ™）治疗的造血干细胞移植患者中。Mylotarg ™是一款抗体药物偶联物，含有可靶向 CD33 单克隆抗体和与之连接的细胞毒素卡其霉素。吉妥单抗相关肝窦性阻塞综合征与清髓细胞化疗后

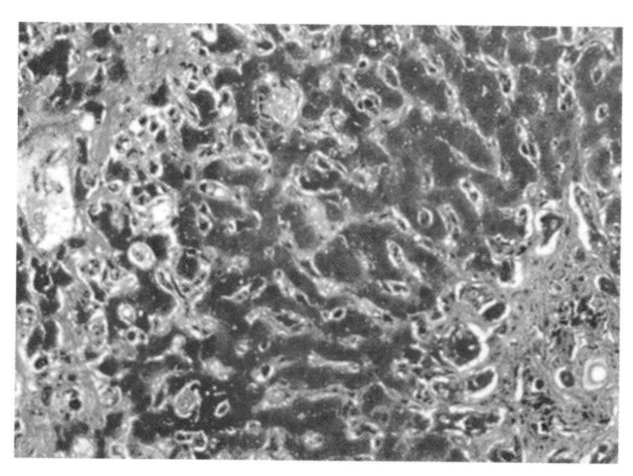

▲ **图 26–15 肝窦阻塞综合征和 GVHD 共存，第 26 天**

通过三色标记，造血干细胞移植后最常见的两个肝脏问题可以通过它们影响的肝腺泡区来区分。右下角的门腔扩大显示了来自 GVHD 的变化，包括纤维化、沿限制板的非典型胆管增生和小叶间胆管的破坏。左侧的肝窦阻塞综合征损伤表现为内皮基底膜下有明显的肝细胞栓塞（此图的彩色版本，请参见彩色部分）

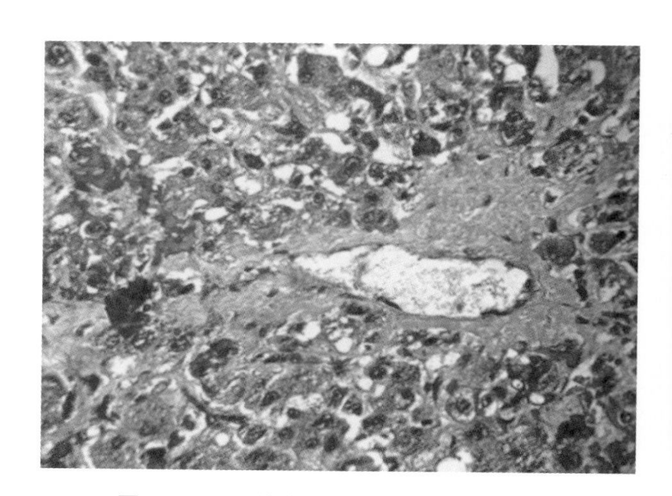

▲ **图 26–17 肝静脉硬化，第 96 天（三色染色）**

图示没有明显管腔狭窄的静脉壁偏心增厚与早期肝毒性综合征有关。患者接受了 5 天大剂量阿糖胞苷输注，随后接受环磷酰胺和全身放疗。骨髓输注前出现肝功能异常。静脉硬化改变明显，但检查未发现肝 SOS 损伤（此图的彩色版本，请参见彩色部分）

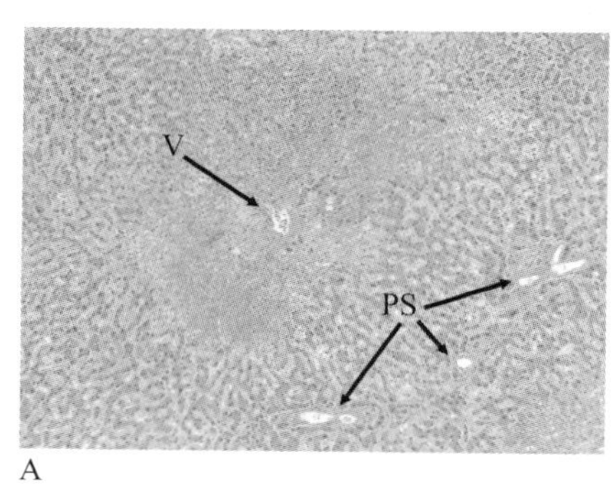

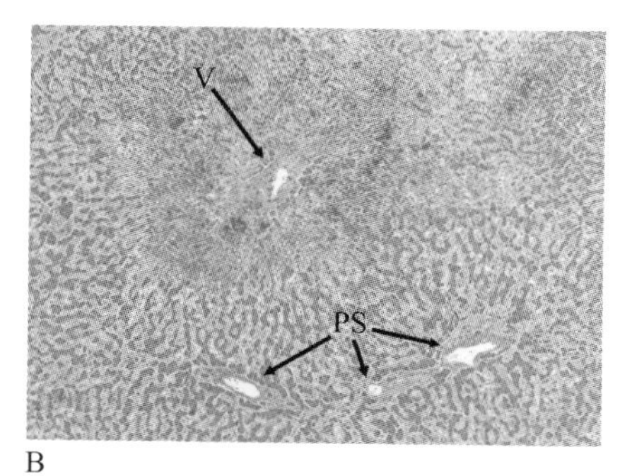

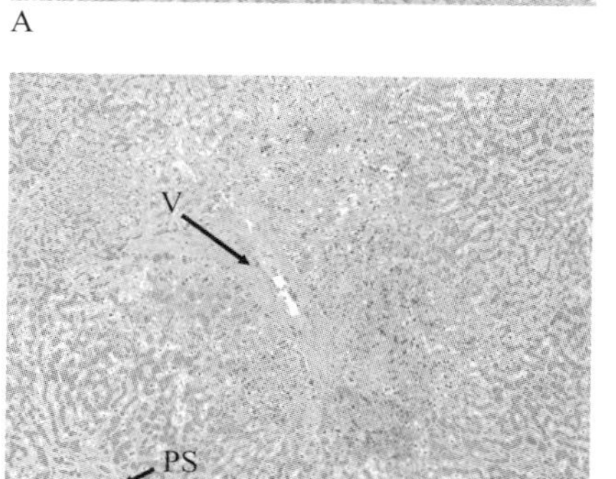

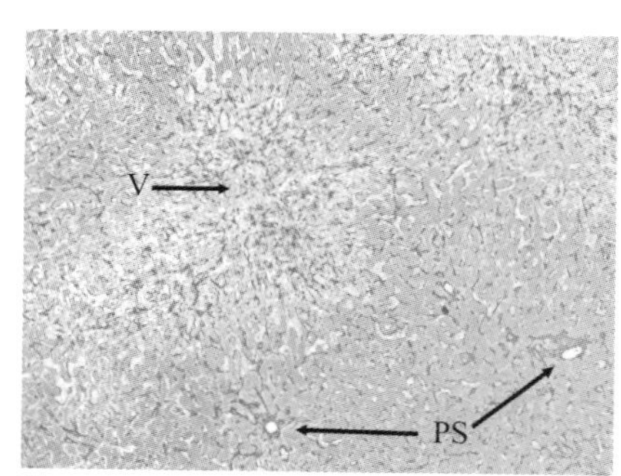

◀ **图 26–16 致命的肝窦阻塞综合征**

A.HE 染色显示大的静脉周围区域出血性坏死伴受损小静脉周围肝细胞索的破坏（V）；门静脉周围区域（PS）被保留；B. 三色染色显示静脉腔被胶原和细胞外基质堵塞；C. 巨噬细胞 / 单核细胞的免疫染色 Mac 387 显示在活的和坏死的肝细胞分界处有一个细胞区；D. 平滑肌肌动蛋白免疫染色显示肝星状细胞在微静脉周围受损窦内明显扩张（此图的彩色版本，请参见彩色部分）

肝窦性阻塞综合征相比，组织学更多地表现为肝窦纤维化，而不是静脉闭塞（图 26-8）[32]。结节性再生性肝细胞增生（nodular regenerative hepatocellular hyperplasia，NRH）改变所致的晚期腹水与早期肝毒性的症状无关。它们最可能是继发于血流动力学改变，并作为不同区域的肝细胞代偿性修复与再生的标记[33]。其他几种可能导致腹水或因肝窦阻力增大、肝窦血流减少导致的肝窦性阻塞综合征样改变的病症有 GVHD、充血性心脏病[26]、伴有桥联纤维化的病毒性肝炎、隐匿性肝硬化、酒精性和非酒精性相关脂肪性肝炎。

三、移植后造血评估

高剂量预处理可导致宿主骨髓的大量破坏，尤其是无骨小梁坏死的急性浆液性骨髓炎（浆液性萎缩）（图 26-18 和图 26-19）。骨髓炎包括水肿、出血、除血浆和肥大细胞外的大多数骨髓成分丧失，以及与富铁巨噬细胞相关的受损脂肪坏死。随着供者来源的粒系、巨核系和红系前体集落的形成，这种损伤在移植 4 ～ 6 周内逐渐消失。细胞减灭治疗后或白血病即将复发时很少发生骨髓坏死。骨髓再生的早期关注点在于骨髓细胞学、三系成熟和疾病复发。在三个主要细胞系列中，植入通常是同时发生的，尽管在一系或多系列中可能存在相当大的滞后。供者植入失败表现为外周血细胞减少和骨髓增生低下。脐血细胞移植后的植入，特别是在成人中，往往存在延迟[34]。一部分罕见的 GVHD 和骨髓造血缺失的患者表现为只有淋巴细胞的植入。植入不良有特定的组织学特征，往往是至少一系列短暂的植入后很快被排掉。植入不良有时可能只涉及一系，比如纯红细胞再生障碍性贫血。单系或者双系发育不全除了考虑植入不良外，还应考虑包括细小病毒感染（图 26-20）和噬血细胞增多在内的其他原因（图 26-21）。尽管植入不良通常导致细胞数目低下，但对于某些非恶性疾病如地中海贫血或免疫缺陷的患者中并非如此。谱系特异性嵌合试验和植入分析通常采用基于短串联重复序列多态性的 STR-PCR 嵌合检测方法。许多实验室通过分选髓系（CD33）、淋巴系（CD3）和未成熟（CD34）细胞群，以便进行详细的嵌合分析（见第 24 章）。在监测非清髓和双份脐带血移植供体细胞植入中，嵌

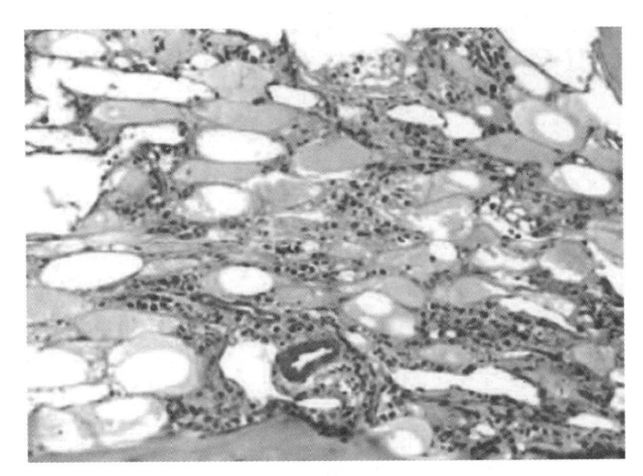

▲ **图 26-18 高剂量预处理导致的宿主骨髓，第 7 天**

没有移植物移入时骨髓细胞明显减少。间质积液、脂肪坏死和铁沉积与化疗损伤相一致（此图的彩色版本，请参见彩色部分）

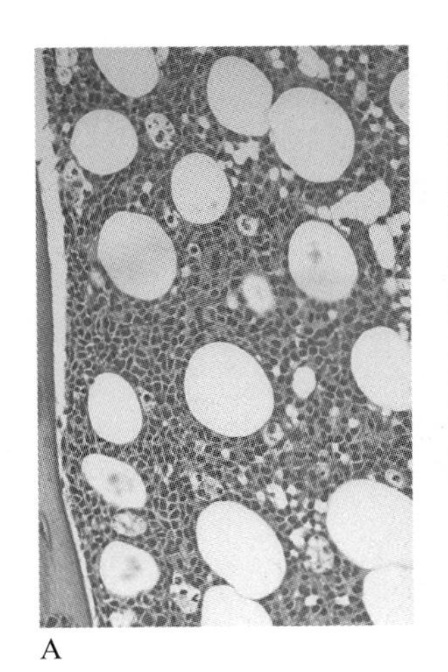

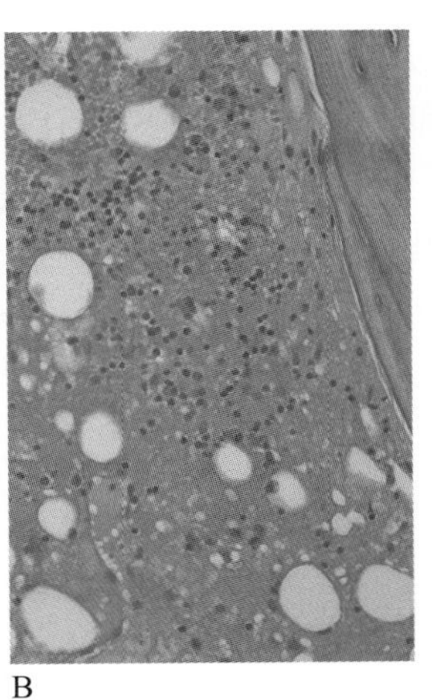

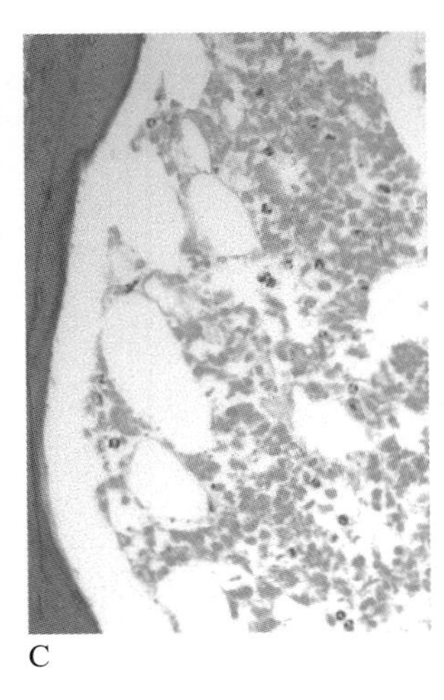

◀ **图 26-19 与图 26-18 所示的急性髓系白血病患者相同**

A. 96% 母细胞的诊断性骨髓；B. 化疗后第 7 天骨髓显示浆膜萎缩；C. 第 21 天骨髓持续性全血细胞减少且广泛坏死，仅有分散的中性粒细胞（此图的彩色版本，请参见彩色部分）

合检测非常重要。

尽管造血干细胞移植的应用有许多进展，但复发仍然是死亡的主要原因[35]。微小残留病进展有助于早期复发的检测，可给予供者淋巴细胞输注或其他新疗法治疗复发。在许多机构，急性髓系白血病的复发通常定义为骨髓形态学发现大于 5% 髓系幼稚细胞。与流式细胞术和分子生物学分析相比，基于形态学标准定义的复发敏感性和特异性有限。在大多数情况下，仅凭形态学很难鉴别一群增生活跃的髓系或淋系幼稚细胞是恶性还是良性。在造血重建过程中和使用生长因子的情况下，亦可检测到良性髓系或淋巴样细胞增多[36]。甚至一些研究表明，在接受脐血移植的急性髓系白血病患者中，原始细胞数量增加反而是一个很好的预后指标，提示较好的免疫应答[37]。多参数流式细胞术是检测中必不可少的工具，因为它可用于鉴别良性或恶性细胞，甚至在形态学发现复发证据前检测出少量异常幼稚细胞[10, 11]。需要注意的是，在许多情况下，移植后复发的白血病存在克隆演变，其形态和免疫表型与移植前不同[38]。现在有几项研究表明移植后微小残留病灶的出现是预后不良标志[39, 40]。此外，再生骨髓经常显示核左移等不典型发育不良的形态学特征，在诊断复发前应考虑发育不良可能。多参数流式细胞术、细胞遗传学和分子检测等辅助手段可以帮助确定非典型细胞是由于骨髓再生还是复发。在罕见的情况下，白血病复发来源于供者[41, 42]。供者来源的白血病容易被忽视，因为复发的白血病不会通过嵌合试验追溯供者或宿主来源。这是一个重要但罕见的影响后续治疗决策的因素，因为供者来源的淋巴细胞无法靶向供者来源肿瘤。

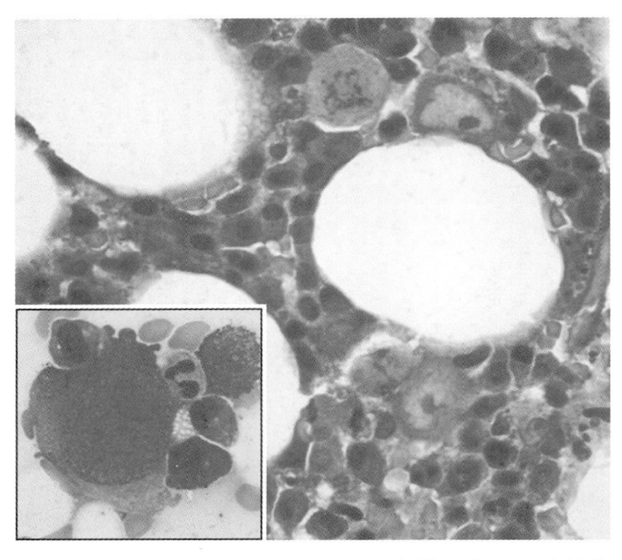

▲ 图 26-20 对患有弥漫性大 B 细胞淋巴瘤伴持续性贫血的患者植前骨髓活检标本进行 PAS 染色，细小病毒 PCR 结果为 130 亿

PAS 染色骨髓显示异常增大的 PAS 阴性原红细胞，核仁突出，红细胞样明显发育不良。左下角的插图显示 Wright 染色的骨髓涂片，有一个明显增大的前红细胞和一个突出的核仁（此图的彩色版本，请参见彩色部分）

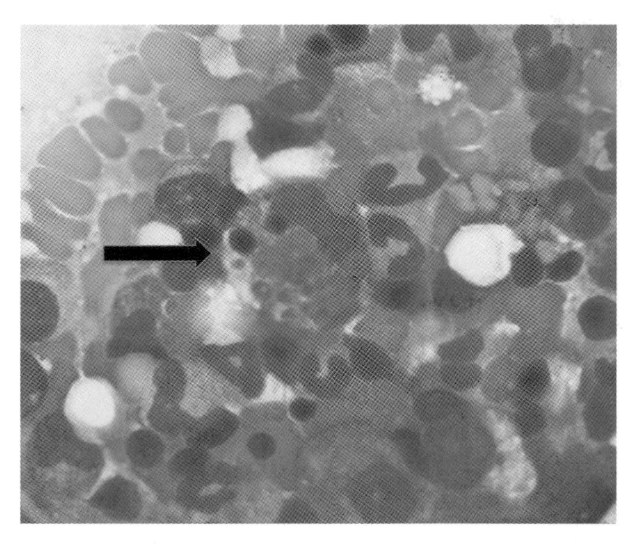

▲ 图 26-21 Wright-Giemsa 染色的骨髓涂片

涂片来自一个蕈样肉芽肿大细胞转化的患者，在造血干细胞移植后第 174 天出现了噬血。箭所示为吞噬性巨噬细胞，其吞噬不同阶段的红细胞和红细胞前体（此图的彩色版本，请参见彩色部分）

同种异体造血干细胞移植是骨髓增殖性肿瘤（包括原发性骨髓纤维化）的唯一潜在治愈方法。一些研究表明，纤维化和骨硬化的增加可导致移植延迟，纤维化可在 6 ～ 12 个月内减轻和逆转[43]。然而，大多数原发性骨髓纤维化患者年龄较大（诊断时平均年龄为 60 岁），并且由于无法耐受移植预处理毒性而经常被排除在造血干细胞移植之外。降低强度的预处理方案使移植能够在老年患者中进行，使 JAK2-V617F 阳性患者的骨髓纤维化、骨硬化迅速消退，甚至达到分子缓解。一项研究报告指出患者的骨髓纤维化几乎在移植后 1 年内消失，大多数患者在移植后 30 天内纤维化程度显著降低[44]。

PTLD 是一种异质性的疾病，发生于移植后免疫功能受抑的患者。PTLD 在实体器官移植中较为常见，可能与免疫抑制方案有关。PTLD 被定义为淋巴细胞或浆细胞的增殖，其范围从多克隆反应过程到单克隆淋巴瘤。在大多数情况下，PTLD 属于 B 细胞疾病，与 EB 病毒感染相关。在移植患者中，发生 PTLD 的主要危险因素是 T 细胞耗竭。免疫抑制的强度和持续时间是参与因素。临床中，急性 GVHD 治疗中出现腺体病变或胃肠道症状恶化应考虑 PTLD 可能（图 26–22 和图 26–23）[45]，应用 PCR 方法连续监测血浆 EB 病毒 DNA，检测不断增加的病毒拷贝数，从而使早期干预成为可能 [46]。

四、微血管在移植并发症中的作用

微血管在许多移植后并发症中起着重要作用。内皮损伤是肝窦性阻塞综合征、弥漫性肺泡损伤、肺泡毛细血管出血、免疫源性肺综合征和移植相关微血管病变 / 溶血（transplant–associated microangiopathic/hemolytic，TAM）综合征发生的根本原因（图 26–24）[47, 48]。用于评估内皮损伤的方法包括检测 CD31、血管性血友病因子（von Willebrand factor，vWF）、血管内皮（vascular endothelial，VE）钙粘素，TUNEL 法和细胞凋亡蛋白酶的超微结构和免疫染色。难治性 GVHD 的其他血液标志物包括循环内皮细胞、降低的 VEGF、PAI–1、血栓调节蛋白和黏附分子。尚未解决的问题是内皮细胞是受到细胞毒性 T 细胞、炎性环境中的炎性细胞因子和（或）一些组合的损害，包括某些免疫抑制药，如西罗莫司对血栓性微血管病的影响 [49, 50]（见第 96 章）。

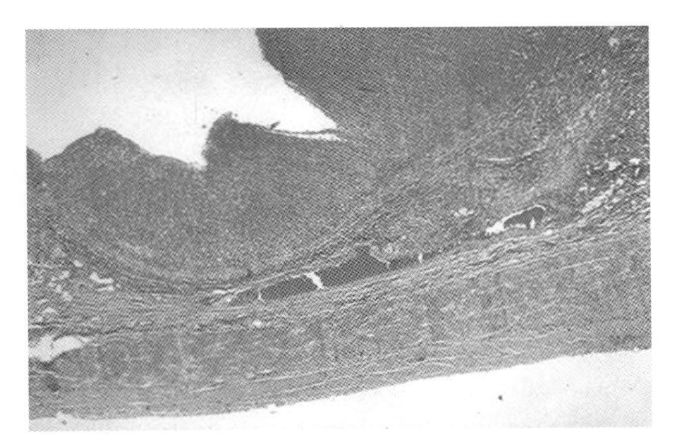

▲ **图 26–22 用环孢素和 T 淋巴细胞单克隆抗体治疗的 EB 病毒相关淋巴瘤侵犯肠黏膜患者的 GVHD**

尽管 GVHD 得到改善，但大且形态奇怪不具有典型核结果的高级别淋巴瘤细胞在肝脏、脾脏、淋巴结和肠系膜中迅速形成肿瘤结节（此图的彩色版本，请参见彩色部分）

五、移植物抗宿主病

GVHD 一词 60 年前由 Barnes 和 Loutit 引入，用于描述异基因干细胞移植后受照射小鼠的腹泻、皮肤病和消瘦综合征 [51]。今天，GVHD 仍然是造血干细胞移植的主要并发症，拥有较高的发病率，可导致显著的感染和死亡。传统意义上，GVHD 分为急性（移植后 100 天内发生）和慢性（移植后 100 天后发生）两类。急性型以炎症和上皮细胞凋亡为特征，而慢性型则以多向性表现为特征，类似于某

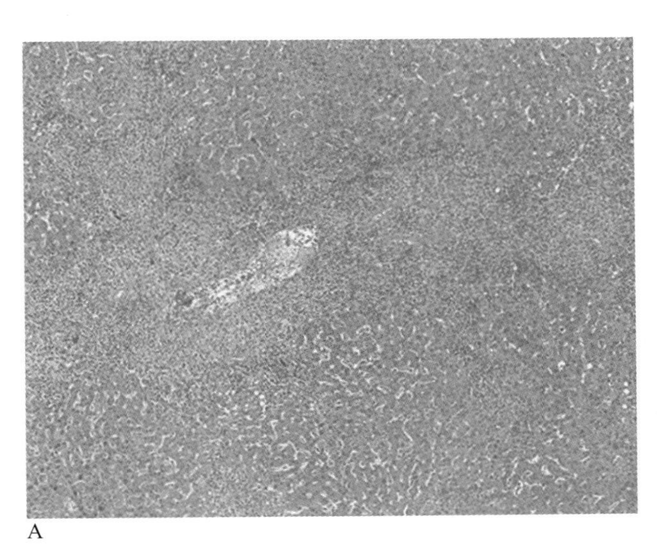

A

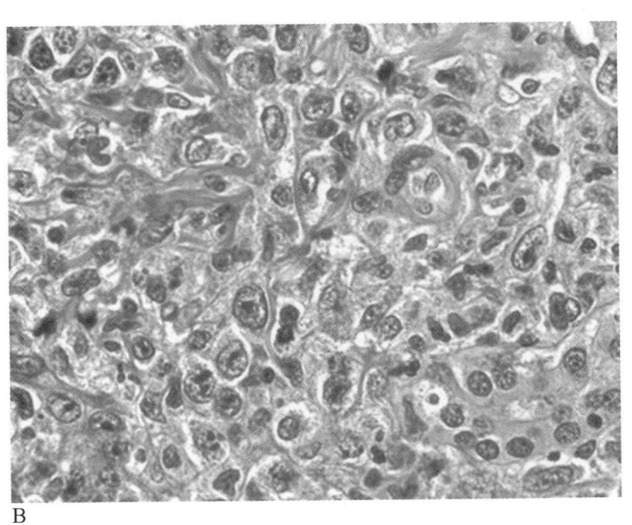

B

▲ **图 26–23 EB 病毒相关淋巴瘤移植后**

A. EB 病毒相关淋巴瘤移植后。肝 GVHD 治疗后，再次出现肝功能异常。在低倍镜下，门静脉入口出现显著的渗出，向外延伸到门静脉周围区域；B. 在同一病例中，高倍镜下可见大的非典型免疫母细胞，CD20 和 EBER 染色阳性（此图的彩色版本，请参见彩色部分）

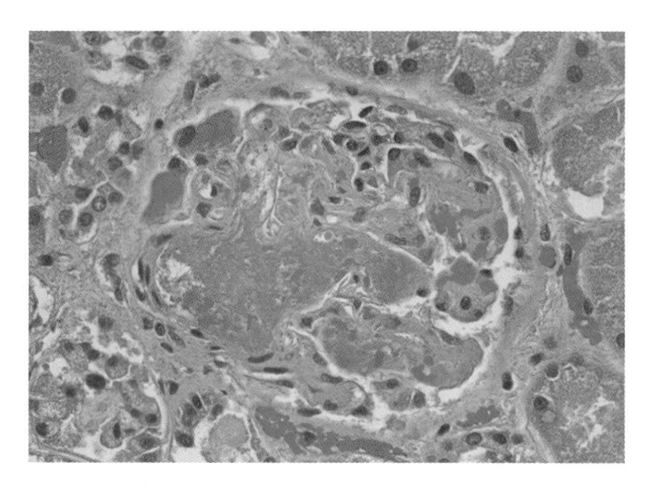

▲ **图 26-24 经 HE 染色的肾标本显示其移植相关微血管病 / 溶血综合征**

标本取材于造血干细胞移植 +21 天死亡的骨髓增生异常综合征转化的急性髓系白血病患者。肾小球毛细血管环内有血栓形成，其特征性表现为传入血管的参与（此图的彩色版本，请参见彩色部分）

些自身免疫性疾病，如硬皮病，伴有组织纤维化增加。最近研究发现，急性和慢性 GVHD 治疗和长期预防之间存在相当大的重叠，迟发型急性 GVHD 病例多由于停用免疫抑制方案所致。大多数研究者现在倾向于根据组织学特征（炎症、凋亡或组织纤维化增加）进行病理诊断，而不是仅仅根据移植后发病的时间 [52, 53]。

（一）免疫发病机制

GVHD 的病理生理学通常分为两个阶段。在输入阶段，出现移植预处理相关的初始组织损伤和免疫激活。在输出阶段，效应细胞毒性 T 细胞激活导致可见的 GVHD 播散性损伤。经典的 GVHD 可细分为五个阶段：免疫应答启动、T 细胞活化及共刺激激活化、同种异体反应性 T 细胞的扩增和分化、活化 T 细胞的运输和效应 T 细胞的靶组织的破坏 [54]。近年来的研究表明，B 细胞的持续活化和 B 细胞耐受性的丧失对慢性 GVHD 的发生和免疫病理的影响也具有重要意义 [55, 56]。

GVHD 可以被认为是供者淋巴细胞选择性针对宿主组织的一种严重的炎症反应，因此具有许多自身免疫和其他炎症状态的特征。传入期（起始期）是由近期预处理刺激供者淋巴细胞介导的炎症而导致的上皮细胞损伤所触发的。受损组织产生促炎细胞因子和趋化因子，导致抗原提呈细胞的募集和激活增加。然后，抗原提呈细胞将宿主抗原包括次要的 MHC 抗原提呈给供者淋巴细胞，触发 GVHD 的初始反应。胃肠道上皮的组织损伤尤其重要，因为它导致微生物产物如 LPS 和其他病原体相关抗原的系统性移位，从而进一步刺激抗原提呈细胞。肠道微生物群和 GVHD 的关系是一个新兴而活跃的研究领域 [57, 58]。近期治疗造成的组织损伤对 GVHD 有促进作用，因此低强度预处理方案可作为降低 GVHD 发病率的一种策略。

GVHD 输出期的经典概念是供者细胞毒性淋巴细胞攻击宿主细胞，包括皮肤、肝内胆管和肠上皮细胞。人体活检标本的电镜和免疫组织学数据显示淋巴细胞上皮附着，并激活的细胞毒性淋巴细胞。T 细胞亚群，尤其是 Tregs 被认为在调节 GVHD 的表达和严重程度中起重要作用。移植后输注 Treg 细胞已被证明可以减少 GVHD，基于这种方法的治疗目前正在进行临床试验 [54]。此外，患有罕见 X 连锁免疫失调伴多发性内分泌病和肠病综合征（X-linked immune dysregulation，polyendocrinopathy and enteropathy syndrome，IPEX）的患者因 FoxP3 转录因子功能失调缺乏功能性 Tregs，临床表现类似于 GVHD。尽管造血干细胞移植为 IPEX 患者提供了可能的治愈方法，但是在移植后患者中很难区分 GVHD 和疾病复发。另外一些天然免疫系统的非淋巴样细胞在 GVHD 的效应期也发挥作用，正如两项法国研究表明，活化的嗜酸性粒细胞 [59] 和凋亡的粒细胞 [60]（以及 TNF-α 和 Fas）存在于胃肠道 GVHD 固有层中。与许多其他炎症状态类似，GVHD 一旦触发，有许多途径可放大和促进炎症，导致更多的组织损伤、凋亡和炎症。

GVHD 的主要靶点涉及皮肤、胃肠道、肝脏和肺的上皮细胞。这些组织的特异性尚不清楚，但可能与暴露于外源性病原体的上皮细胞屏障功能有关 [54]。特异性靶细胞位于细胞角蛋白 15（K15）表达的上皮干细胞或其早期细胞中（例如毛囊和毛囊峤的滤泡旁隆起，以及肠道隐窝细胞的基底和颈部区域）（图 26-25 至图 26-27）。一个以小鼠舌上皮模拟人类皮肤网峭的研究发现调节凋亡基因表达于基底层中，可通过 K15[61] 区分。Zhan 等最近的研究结果显示，细胞因子可诱导 CK15 干细胞从抗凋亡到促凋亡的变化 [62]。平行研究表明肠干细胞（intestinal stem cells，ISC）是 GVHD 的靶细胞，损伤后可导致肠黏膜恢复和再生受到抑制。此外，注射 Wnt 激动药 R-Spo1（R-Spo1）可保护肠干细胞免受损伤，从而促进受损肠上皮细胞的修复，并抑制随后的炎性细胞因子风暴。因此，在 GVHD 中保护上皮干细胞可减少上皮损伤，促进再生修复，提高同种异体骨髓移植效果[63]。

急性 GVHD 的最初研究主要集中于 T 细胞介导的靶上皮损伤，而忽略了 B 细胞[56]和内皮（实体器官排斥反应的主要靶点）可能在其中发挥的作用。在评价血管内皮损伤时，很难将标准损伤所致的非特异性激活与选择性靶血管损伤区分开。早期对人皮肤 GVHD 中真皮毛细血管后微静脉的研究指出，半相合受者与同胞全相合相比，内皮细胞损伤更明显[64]。血管内皮是淋巴细胞通过特殊路径进入 GVHD 靶向器官的门户。内皮细胞的表面和归巢受细胞因子介导的损伤的影响。在急性 GVHD 的输入和输出阶段，童贞的或按程序输出的 T 细胞的转运必须由存在于内皮细胞和靶组织的归巢受体和趋化因子受体联合而引导[54, 65]。在同种异体或自体干细胞移植情况下，血清因子均会释放而影响内皮细胞的激活。它反映了预处理和植入时化疗诱导物和细胞因子的活化、促炎症、促血栓和促凋亡状态上调的综合作用，导致渗透性增加和细胞的迁移[66]。与此相关，一些药物，如洛伐他汀，可能通过阻断 T 细胞黏附、增殖和细胞因子的产生来阻止 GVHD 发生[67, 68]。

（二）免疫组织学

一般情况下，T 细胞浸润，主要是 $CD8^+$T 细胞可通过免疫组织化学（immunohistochemistry，IHC）方法在皮肤活检中发现。少数针对血液和靶组织中

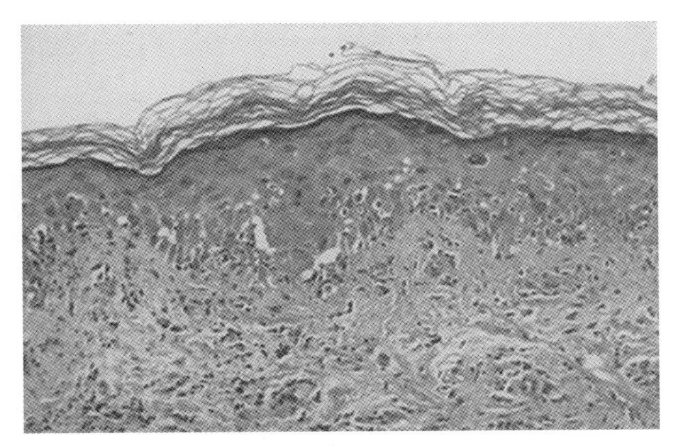

▲ 图 26-25　急性皮肤 GVHD，半相合异基因造血干细胞移植后第 28 天

表皮显示出一个明显的苔藓反应，涉及标本中心的网嵴和表皮内的上皮干细胞部分（此图的彩色版本，请参见彩色部分）

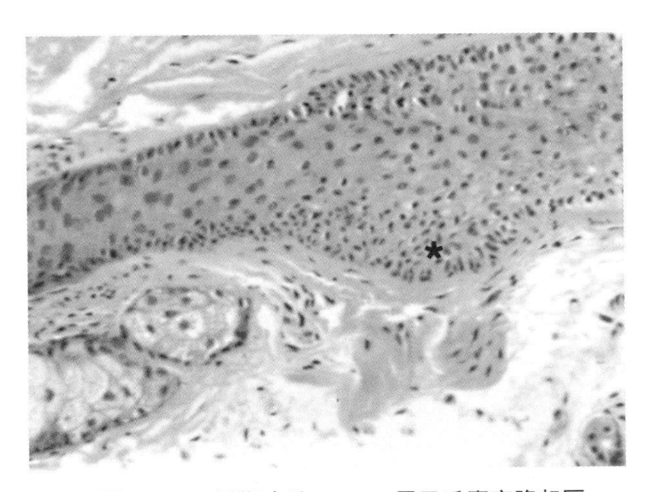

▲ 图 26-26　早期皮肤 GVHD 累及毛囊旁隆起区

表现为少量的单核炎症细胞浸润毛囊旁隆起区（星号）靠近室外壁毛肌，并伴有凋亡体（此图的彩色版本，请参见彩色部分）

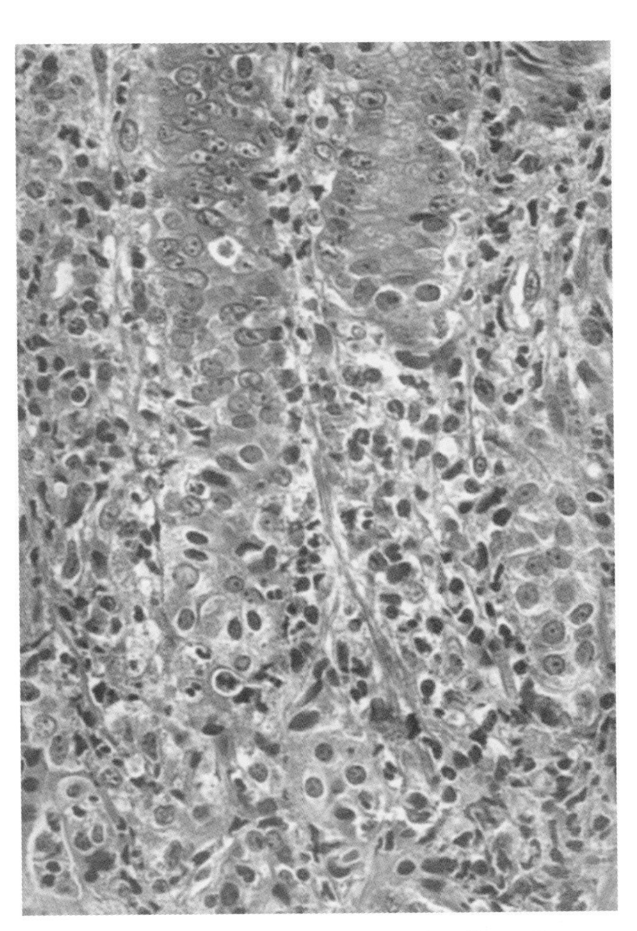

▲ 图 26-27　胃 GVHD 活检标本，第 35 天

几项研究表明，在所有上内镜活检部位中，胃最易观察到 GVHD 的组织学变化。在图中所示的区域，大量淋巴细胞浸润固有层和胃隐窝基底部。隐窝上皮细胞凋亡，并有早期明显的隐窝破坏。胃部移植物抗宿主病的诊断不需要这种强度的炎症和凋亡。更微小但诊断性的改变见图 26-50 和图 26-51（此图的彩色版本，请参见彩色部分）

T 细胞亚群比值的研究发现它们有相似的 CD4/8 比值。后续对皮肤和唇部的 GVHD 的研究表明，浸润物主要是细胞毒性 T 细胞、表达 CD8、细胞毒性标记物 TIA-1 和穿孔素。两项研究发现，人类皮肤 GVHD 中 $CD163^+$ 细胞（巨噬细胞）数量的增加与类固醇抗药性有关 [69, 70]。皮肤中供者和宿主的树突状细胞和供者巨噬细胞数量的增加，可通过维持先前激活的 T 细胞的应答而促进 $CD8^+T$ 细胞的抗原提呈和细胞因子释放来实现 [71]。一项结合组织学、超微结构和 IHC 对利用上腔镜活检取得的人类黏膜组织的研究发现，TNF-α 和 Fas 在浸润组织中均有表达，并且凋亡细胞的数量与移植后第 90 天相关的死亡率之间具有显著相关性 [60]。有关人类黏膜中 $FOXP3^+$ Tregs 研究的报道则与此矛盾。Rieger 等 [72] 报道了胃肠道 GVHD 中 Treg 减少，而 Lord 等 [73] 发现肠道和血液中 Tregs 的数量与 GVHD 严重程度无关。这些相互矛盾的结果可以用 Tregs 的生理异质性来解释，Tregs 在体外岩藻糖基化后可发挥持续和强力抗 GVHD 作用 [74]。在一个专注于修复和再生 GVHD 引起的损伤的研究中，Murata 等采用 TUNEL 和 XY FISH 染色，对来自性别不匹配的造血干细胞移植受者的皮肤活检标本进行角质形成细胞和供者来源的真皮内皮细胞的检测 [75]。供者来源的细胞在发生严重 GVHD 损害的区域最多，且仅存在于有 GVHD 病史的患者中。然而，对于 GVHD 受损组织的后续修复，其意义尚不清楚，因为在 GVHD 过程中，从受者到供者的表型转换仅存在于 GVHD 的早期阶段，而晚期阶段则不存在上述转换。

在临床中，IHC 用于 GVHD 的常规诊断受制于淋巴细胞浸润稀少，结果等待周期长和费用昂贵，缺乏移植背景中其他炎症状况的控制数据，以及 GVHD 效应细胞免疫表型的变化等。在 GVHD 和非 GVHD 相关的炎症条件下，比较凋亡标志物如活化的细胞凋亡蛋白酶 3 与苏木精和伊红（H&E）染色的数据有限 [76]。IHC 染色中 C4d（GVHD 中补体激活的标志）的研究也很少 [77]。

（三）移植物抗宿主病的外科病理学

GVHD 的病理学仍然存在某些问题或争议。在早期预处理毒性、感染和皮肤和肠道中的 GVHD 之间仍然存在组织学重叠。确定早期 GVHD 或长期免疫抑制治疗后的诊断最低阈值仍然是一个挑战。当早期 GVHD 症状出现后或正在进行的免疫抑制治疗期间获得活检组织时，特别是来源于肠道的组织，与普遍认可的活动性 GVHD 的最低诊断标准存在差异。除了用伴发病毒感染、药物相关或预处理毒性来解释假阳性外，同样也存在假阴性可能，特别是在皮疹或胃肠道症状出现后立即进行活检时。此外，在胃肠道中，对于 GVHD 诊断的金标准是否应基于内镜、临床特征或小块组织活检的镜检的综合评估，临床仍存在不同意见 [78]。

表 26-1 展示了 2005 年 NIH 病理共识委员会关于 GVHD 不同器官的最低组织学诊断标准 [53]。在 2014 年 NIH 共识更新的内容包括肺部的微小病变和肾脏病变的引入 [1]。虽然 GVHD 的基本病理是细胞凋亡，并最终通过伴或不伴有纤维化来靶向破坏上皮细胞，但仍有许多问题需要进一步研究。这些问题包括来自预处理的残留毒性、减轻炎症的免疫抑制治疗、伴发的活动性感染以及与 GVHD 类似的药物反应。活检时间、取样误差（尤其是肠道活检）和技术因素可导致组织学评估假阴性的结果。此外，对于 GVHD 的最低诊断标准尚不明确，包括凋亡上皮细胞的最小所需数量，它们在伴有炎症的黏膜活检中是否必要，以及排除假阴性诊断所需的连续切片的数量，唾液腺和胆管阳性诊断的形态改变程度。因此，组织学检查并不一定是诊断的金标准。实际上，组织学改变，特别是在接受 GVHD 免疫抑制治疗的患者中，常常不明显；活检可发现轻微 GVHD，但混杂较多。病理报告将组织学发现与相关临床细节整合在描述中并通过具有引导性的特定短语（例如，可能、一致、倾向于），提示最终诊断。最终仍然是临床医生根据以下众多因素做出是否治疗 GVHD 的决定，包括复发的可能性、移植物抗肿瘤作用的可取性、靶器官损伤的临床分级、进展的快慢、治疗毒性及组织学发现 [79]。

（四）急性与慢性移植物抗宿主病

造血干细胞移植临床研究的进展改变了急性和慢性 GVHD 的表现和鉴别 [52, 53, 80]（表 26-1）。表 26-1 中列出的临床表现 [52, 80] 和某些独特的组织学改变 [53] 是定义急性和慢性 GVHD 的最低标准。NIH 临床分类提出了重叠综合征，它兼具急性和慢性 GVHD 的特征。该分类还包括一种特殊的急性 GVHD，定义为在移植后 100 天仍然持续而反复存在的但是不符合慢性 GVHD 的标准排异 [81, 82]。组织活检被用作确定 GVHD 的诊断和类型的主要手段，用

表 26-1　器官系统 GVHD 的组织学标准

器官系统	急性 GVHD 的最低标准 *	慢性 GVHD 的具体标准 †
肝脏	变形或破坏小胆管 ± 胆汁淤积，小叶和门静脉炎症	胆管缺失、门静脉纤维化、慢性胆汁淤积反映了慢性病程，但并非慢性 GVHD 特异性改变
肠胃炎	每个隐窝凋亡标准（≥ 1）	腺体破坏、溃疡或黏膜下纤维化可能反映严重或长期存在的疾病，但不是慢性 GVHD 的特异性改变
正常皮肤	在表皮基底层和表皮生发层细胞凋亡或降低层或漏斗管 / 毛囊外根鞘 / 头发隆起或顶端汗管 / 汗管 ± 苔藓状的炎症 ± 空泡的变化 ± 淋巴细胞卫星状态	
扁平苔藓样皮肤		结合表皮层口腔黏膜过度角化，颗粒层增厚和棘皮症类似扁平苔藓 ± 苔藓状的炎症和（或）空泡的分泌腺的单位的变化
皮肤硬斑（局限或广泛）		在网状真皮或与上交界界面广泛增厚和均质化的胶原束 ± 硬化增厚和同质化的皮下隔膜
硬化性苔藓		均匀化 ± 乳头状真皮胶原硬化与上交界面更改包括噬黑色素细胞和稀疏的淋巴细胞浸润
皮肤 筋膜炎		增厚的筋膜隔 ± 皮下组织硬化
口 / 口咽 黏膜和 结膜	苔藓样界面淋巴细胞浸润黏膜（胞外）和凋亡 ‡	
小涎腺或泪腺		淋巴细胞的浸润渗透和破坏的小叶内导管、导管周基质的纤维素增生，混合淋巴细胞和浆细胞炎症伴随腺泡组织的破坏 §
肺		收缩性闭塞性毛细支气管炎：呼吸上皮下致密的嗜酸性瘢痕，导致管腔狭窄或完全纤维闭塞。可能是之前没有管腔纤维化的淋巴细胞性细支气管炎 ¶
肾脏		膜性肾病，微小病变
病因不明的病变		
肺		原因不明的器质性肺炎
骨骼肌		肌炎

*. 导致较低程度变化的条件包括免疫抑制治疗、症状出现后立即活检、组织样本不理想或较少、连续切片不够、并发感染、药物反应或炎症条件

†. 慢性 GVHD 确诊后或免疫抑制治疗后，活动性疾病的组织学表现可能仅满足活动性的最低诊断标准。皮肤慢性 GVHD 的不同表现可能同时出现在一次活检或单独存在于连续活检中

‡. 口腔黏膜和小唾液腺内的炎症可能由于先前的化疗或炎症而持续存在。急性 GVHD 和慢性 GVHD 的区别还需要加上独特的口腔表现 [81]

§. 过去的腺泡破坏和纤维化与正在进行的慢性 GVHD 活动的区别可能是困难的，并依赖于评估不完全纤维化的小叶。腺泡炎症和导管周围炎症以导管损伤为特征，如空泡改变、淋巴细胞胞外核脱落、细胞发育不良或凋亡，由此导致的纤维化提示慢性 GVHD 活性

¶. 抑制性闭塞性细支气管炎 [179, 189] 应与隐源性组织性肺炎 [176, 177] 区分开来，后者也与 GVHD 相关，但临床病理表现不同，预后较好

（引自 Shulman et al. Biology of Blood and Marrow Transplantation，2015，21：589-603 [1a]）

于评估疾病活动性的监测并以此指导治疗以及评估预后。病理学家应熟悉 GVHD 变化的组织学谱[53, 80]，并了解活检相关的临床数据和问题。皮肤、肝脏、肠道和黏膜活检的组织学评价和临床信息的指南发布于在美国血液和骨髓移植学会网站（http：//www.asbmt.org/?page=Histopathology；http：//www.asbmt.org/?page=MeasureCGVHD）。

一项持续 12 年的研究发现，慢性 GVHD 的发病率在 2004—2007 年间增加到 37%[83]。慢性 GVHD 患者临床诊断已经标准化[84]，并且综合 NIH 复合皮肤评分和 Lee 患者症状评分可评估进展和预后[2]。活检发现，慢性 GVHD 特有的组织学改变发生在皮肤和筋膜、唾液和泪腺、肌肉和肺中。在肝脏或肠道中，急性和慢性 GVHD 之间没有明确的组织学界限。从病理学家的观点来看，慢性 GVHD 是一种多器官炎症性疾病，类似于 GVHD 和几种自体免疫疾病和实体器官移植后排斥的混合。

临床和实验数据表明，介导慢性 GVHD 的克隆性 T 细胞效应分子具有高度的特异性，可针对供者和自身的组织靶点[85]。这种现象的一个解释是胸腺上皮被急性 GVHD 效应 T 细胞破坏，导致不能检测自身反应性 T 细胞（图 26–28）。微血管损伤在慢性 GVHD 真皮纤维化发生中的作用尚有争议。Biedermann 等通过 Ulex europaeus 免疫染色方法发现在慢性 GVHD 中，血 vWF 水平升高和毛细血管密度降低之间存在相关性[86]。他们得出结论，血管分布减少是导致纤维化的原因，并进一步推断血管周围存在 T 细胞，提示血管内皮是靶细胞。与此相反，Fleming 等未发现慢性 GVHD 患者真皮纤维化与真皮毛细血管密度降低相关。结果还表明，慢性 GVHD 患者的微血管结构既不具有血管内皮钙粘蛋白和 vWF 降低的异常内皮表型[87]，也不具有系统性硬化症患者毛细血管异常的毛细血管镜下特征[88]。

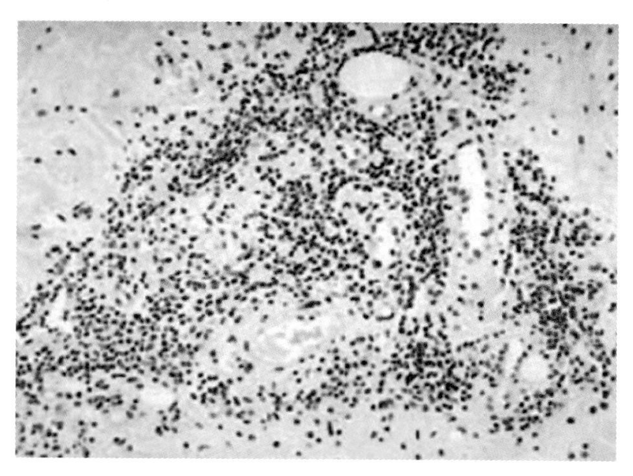

▲ 图 26–28 与慢性 GVHD 相关的胸腺萎缩和纤维化，13 岁患者，第 350 天

患者没有接受过免疫抑制药物，因此可能是慢性 GVHD 活动造成的破坏（此图的彩色版本，请参见彩色部分）

对于仍处于免疫抑制状态的无症状患者，不必要在移植后第 80 ～ 100 天进行皮肤或者嘴唇活检筛查，以从组织学角度鉴定 GVHD 活动与否。活检筛查（移植 100 天后）发现具有 GVHD 活动证据（如出现凋亡上皮细胞），但缺乏慢性 GVHD 组织学特征的不再被认为是慢性 GVHD。同样地，口腔组织学活检阳性但无口腔慢性 GVHD 症状不再被归类为慢性 GVHD[52, 53]。因此，口腔和皮肤活检在急性晚期或慢性 GVHD 的诊断和治疗中有着广泛的应用[82, 89]。当诊断不明，临床体征仅限于内脏，或难以做出临床活动性评估时，建议活检以确认有无活动性慢性 GVHD。在一个三级医疗中心，7% 的咨询慢性 GVHD 的患者在转诊之前被错误地诊断和治疗[90]。

（五）移植物抗宿主病的分级

Lerner 等在 1974 提出了初始组织学分级方案，与现在的情况有很大的不同[91]。该方案对皮肤、肝脏和肠道中的急性 GVHD 具有四个组织学分级，根据随时间进展发生的损伤程度（炎症程度、凋亡、组织损伤水平）分级。事实上，GVHD 组织学形态是即时反应，因此轻微（Ⅰ级）或严重（Ⅲ～Ⅳ级）的变化可能主要反映疾病活动的状态和持续时间（阶段）以及免疫抑制治疗的程度。Lerner 方案和其他随后的 GVHD 组织学分级方案是在没有有效的临床终点进行验证的情况下创建的。像Ⅱ级的皮肤排异和Ⅰ级的肠道排异这种较低的组织学分级，仍然作为最低的诊断标准。相反，更高等级的皮肤 GVHD 很少见。血清肝功能试验是提供比胆道系统组织学损伤更准确的治疗反应指标，因为后者滞后于疾病的改善。严重炎症和（或）凋亡活性的组织学分级高度影响当前治疗决策[30, 53]。持续的Ⅳ级肠组织学改变，特别是小肠，预示着顽固性和潜在的致命性 GVHD[78, 92]。尽管如此，对类固醇耐药伴有持续性血便的患者，通过非侵入性临床评估，仍然可以对总体预后做出准确的预测[93]。除了避免重复进行内镜活检之外，它还避免了肠道是否有足够的时间显示组织学改变的问题。循证观察表明恢复时间与肠黏膜和（或）胆管破坏的严重程度（阶段）正相关[26, 53]。尽管目前皮肤组织学分级具有有限的独立预后价值，但皮肤 GVHD 的阶段、急性或慢性，在治疗方案决策上意义重大。这些意见和下述章节中的描述并非要排斥 GVHD 活检的临床应用，而是要指出其意义的细微差别，以及它们目前是如何被用作临床的辅助诊断的。

六、皮肤

（一）皮肤活检在移植物抗宿主病的应用

对最近接受造血干细胞移植的患者进行皮肤活检的主要用途是帮助临床鉴别 GVHD 和其他原因（如药物）诱发的感染。由于 GVHD 与自身免疫性疾病、结缔组织疾病、皮肌炎和许多其他皮疹在形态学上有重叠，因此识别移植前疾病非常重要。在移植后早期，皮疹是常见的，被认为是多因素的。早期皮疹的干预受一系列因素的影响，包括与供者匹配的性别和程度、预处理是否清髓、移植物抗肿瘤效应、皮疹的程度、疾病进展速度和方案要求。在一项纳入 809 例患者的队列研究中，265 例（33%）发展为临床Ⅱ～Ⅳ级 GVHD，其中 27% 在 14 天出现早期发作的急性 GVHD，称为超急性 GVHD，88% 的超急性 GVHD 患者有严重的皮肤损害，具有较高的非复发的死亡率，特别是在接受无关供者（相合或不相合）移植的患者[79]。

我们此前提倡进行连续的皮肤活检，以帮助鉴别早期皮疹，如果皮疹在未干预情况下出现持续进展或保持Ⅱ级或更高，可高度怀疑为 GVHD。尽管这种方法确实有效，但常见的做法是在活检前给予短期的类固醇治疗，病情持续缓解意味着病因不是 GVHD，而无应答或病情反复则提示为 GVHD。对于使用皮肤活检来诊断早期 GVHD 的问题，并不能简单回答需要或不需要。皮肤活检的预测效用主要在于显示持续的组织学变化，而不是分级本身。Firoz 等在一项研究中，假设了一个异基因干细胞移植后 60% 的皮肤为麻疹样皮疹的案例，使用决策分析模型评估皮肤活检的诊断价值，一定程度上解决了这一难题[94]。10 位专家提供了他们对 GVHD 患病率、皮肤活检的敏感性和特异性以及治疗或观察的潜在结果的预估。只有 25% 的专家采取了与他们对患病率、测试特征（组织学结果）和结果评估的预测一致的干预措施。在该决策分析模型中，当 GVHD 的患病率＜30% 时进行活检使患者可最大受益，而当 GVHD 的患病率超过 30%[94] 时，应不进行活检而直接给予 GVHD 治疗。NIH 关于慢性 GVHD 临床试验标准的共识发展项目推荐，当临床症状不清晰，如怀疑感染等其他诊断时或者发生局限于其他器官的慢性 GVHD 时，或先前的变化使得临床评估不清楚时，皮肤活检可应用于确认活动性慢性 GVHD[53]。

皮肤活检诊断 GVHD 的应用和时机在不同机构存在差异。根据患者群体以及发生 GVHD 的预测概率，通过皮肤活检来帮助确认 GVHD 可能是非常重要的。一些中心常规使用皮肤活检来筛查诊断 GVHD，并作为追踪治疗进展或检测难治性 GVHD 的工具。然而，不采用皮肤活检的中心，其理论依据在于急性 GVHD 在组织学上无法与其他原因所致的皮疹[95, 96]、病毒感染、药物反应、与淋巴细胞恢复相关的移植物综合征[97, 98]和移植前预处理毒性区分[95, 96, 99]。

（二）皮肤移植物抗宿主病的分级

Lerner 等的皮肤组织学分级系统为探讨 GVHD 的最低诊断标准和组织学特异性提供了一个有用的框架[91]。Ⅰ级为浅表血管周围皮炎，表皮基底细胞空泡化；Ⅱ级为交界性皮炎，基底层或下棘层有散在的凋亡或角化不良的角质形成细胞，有时与浸润的淋巴细胞（淋巴细胞卫星现象）紧密接触（图 26–29 和图 26–30）；Ⅲ级表现为广泛的凋亡，伴有网状变性、基底层破坏、核异常和不典型、基底上大疱形成（图 26–25）；Ⅳ级表现为表皮溃疡[92]（图 26–31）。GVHD 程度的区别是有问题的，并不总是将Ⅱ级作为 GVHD 的最低诊断标准[80, 95, 96, 99]。光化学疗法（PUVA）治疗前后急性皮肤 GVHD 的临床应用如图 26–32 所示。

（三）Ⅰ / Ⅱ级移植物抗宿主病的鉴别诊断

Ⅰ级和Ⅱ级 GVHD 的造血干细胞移植患者的皮肤活检可显示最低程度的细胞浸润和不常见的凋亡现象（图 26–30）。低级别 GVHD 最常见的鉴别诊断包括药物反应、淋巴细胞恢复风暴综合征，以及其他既往存在的皮肤疾病或感染。包括 HHV 6 在内的各种病毒病原学检查已被建议用于这些早期皮疹诊断，目前研究已显示 HHV 6 与 GVHD 相关[100–102]。

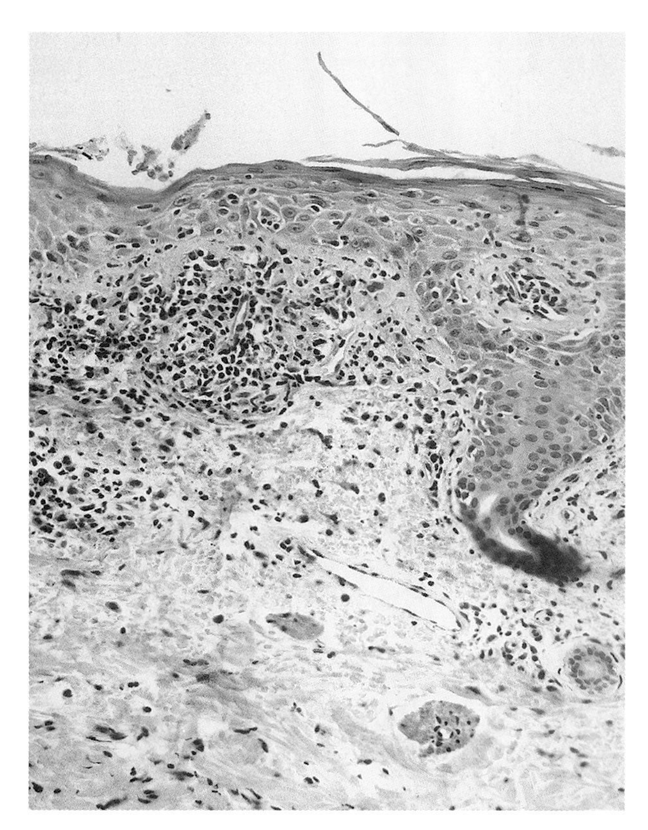

▲ 图 26-29 皮肤急性 GVHD，第 30 天（HE 染色）

累及表皮和顶突血管的显著的苔藓反应，伴有表皮内淋巴细胞、凋亡和网嵴的破坏

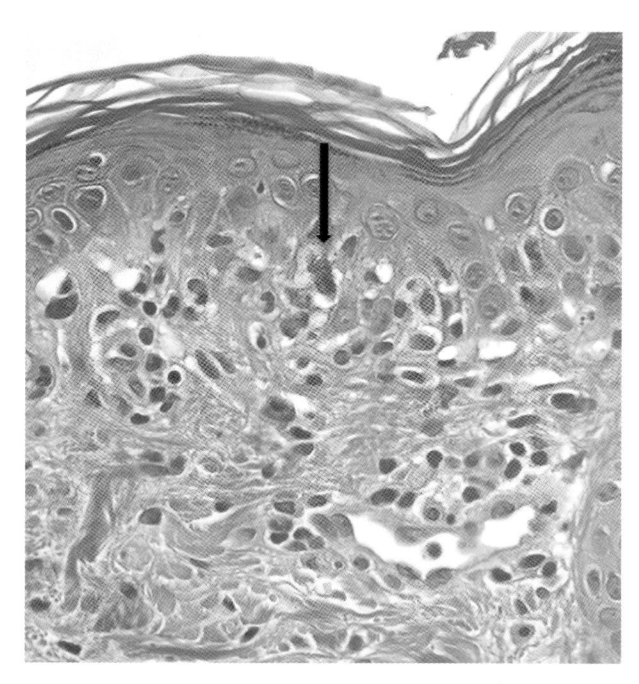

▲ 图 26-30 造血干细胞移植患者皮肤 GVHD 活检第 25 天（HE 染色）

有轻微的海绵状变，基底空泡化，淋巴细胞炎性细胞和一些散在的凋亡细胞（箭所示）（此图的彩色版本，请参见彩色部分）

在 GVHD 的诊断中，沿着毛囊外根鞘、表皮基底层和网状嵴尖寻找细胞凋亡的系列切片是很重要的。此外，小汗腺细胞的凋亡和结构紊乱也为 GVHD 的诊断提供支持。

特别是如果皮疹具有 GVHD 的非典型排列或分布时应该考虑药物过敏的可能。海绵层湿疹样病变，伴丰富淋巴细胞、很少或没有凋亡，提示药物反应而不是 GVHD。药物反应常表现为浅层真皮明显的血管周围炎症，无明显的趋表皮性。浸润中的组织嗜酸性粒细胞增多不是药疹的征兆，因为它们也经常在 GVHD 中出现 [103]。药物性皮疹常常是自发消退的，并且由于多药疗法，很难确定确切的病因。组织学无特异性，伴有血管周围炎症、水肿和血管扩张。

淋巴细胞恢复风暴综合征患者在用细胞毒性疗法治疗后 14 ～ 21 天出现黄斑丘疹，这与外周血淋巴细胞恢复一致 [104]。这种皮疹在没有治疗或停药后会自然好转 [97, 98]。其皮肤活检的组织学包括少许浅表血管周围淋巴细胞炎症和血管扩张，很少或没有角质形成细胞凋亡。

在接受含有白消安预处理方案的患者中，严重角质形成细胞异型增生（severe keratinocyte dysplasia，SKD）据报道发生率高达 92%[105]。从造血干细胞移植后 28 ～ 84 天患者中均有严重角质形成细胞异型增生报道；与 GVHD 相比，严重角质形成细胞异型增生具有明显的组织学特征，尽管它

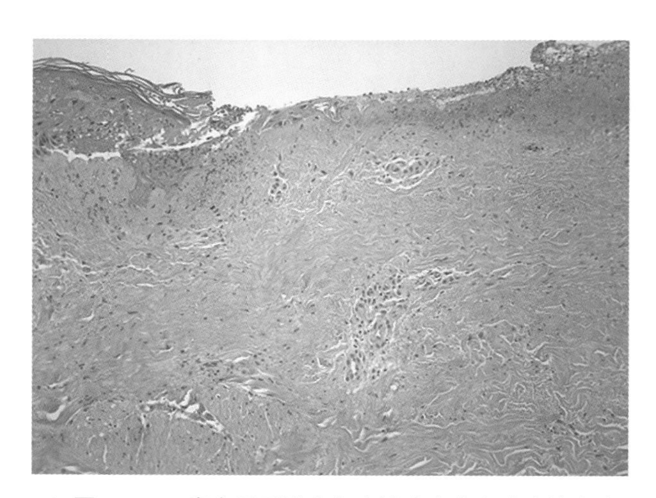

▲ 图 26-31 患有严重联合免疫缺陷病患者溃疡性表皮的皮肤活检，同种异体干细胞移植后第 475 天（HE 染色）

皮肤活检的组织改变可鉴别急性移植物与宿主病或中毒性表皮坏死松解

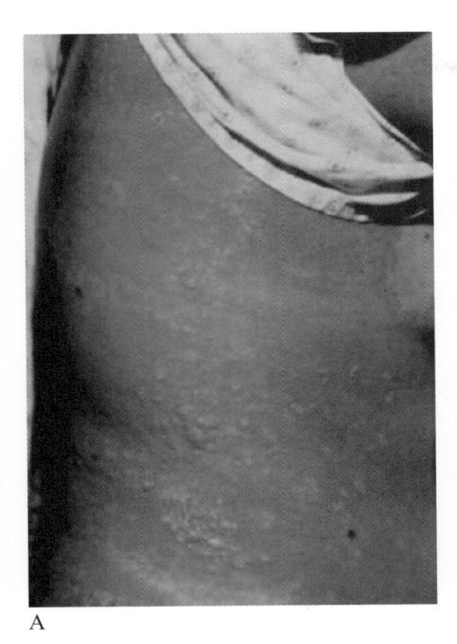
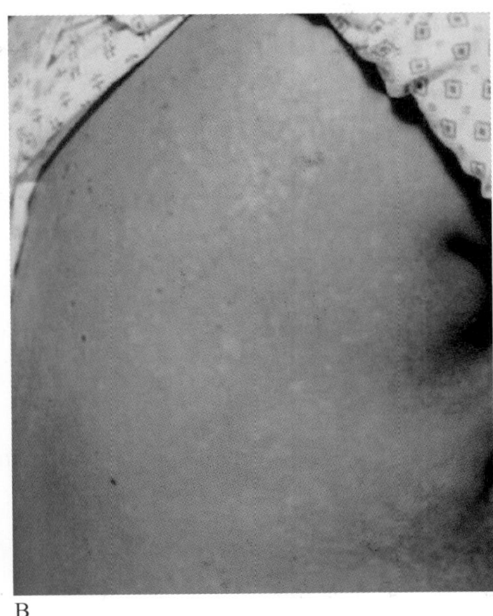

◀ **图 26-32 造血干细胞移植患者治疗前后两个不同时间点的右侧躯干照片**

A. 治疗前第27天出现红斑和脱皮；B. 治疗后第74天出现局部色素脱失的正常皮肤（此图的彩色版本，请参见彩色部分）

们可能同时出现[106]。严重角质形成细胞异型增生的组织学特征为核大且不规则的角质形成细胞，在GVHD的情况下也可见（图26-33）。

（四）Ⅲ/Ⅳ级移植物抗宿主病的鉴别诊断

与Ⅲ/Ⅳ级GVHD相关的特征包括广泛的角质形成细胞凋亡、基底层破坏导致真皮-表皮连接层分离、多形红斑、脱屑或表皮溃疡（图26-24），也可以看到不同程度的非典型形态的角质形成细胞。这些组织学发现有助于与多形性红斑、中毒性表皮坏死松解症（toxic epidermal necrolysis，TEN）或严重药物反应/史蒂文斯-约翰逊综合征（Stevens-Johnson syndrome，SJS）相鉴别。这些疾病之间没有明确的组织学区别。化疗导致的肢端红斑也是病理学家在移植后早期发现的一种与更高级别的GVHD组织学表现相似的疾病。HHV 6的重新激活也可形成与GVHD形态类似的皮疹[107]。

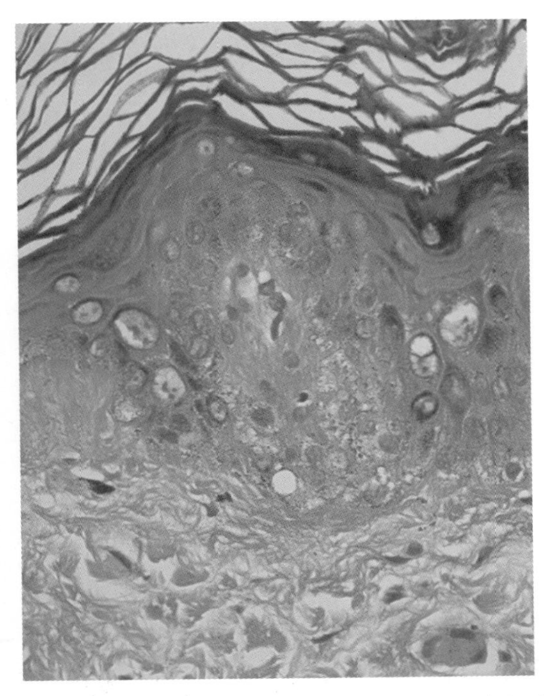

▲ **图 26-33 骨髓增生异常综合征患者的角蛋白细胞发育不良，第76天**

该患者接受了以白消安为基础的清髓性造血干细胞移植预处理方案治疗（此图的彩色版本，请参见彩色部分）

多形性红斑是一种偶然发生的自限性皮疹，临床表现多样，从黄斑和丘疹到小疱和大疱。同预期一样，各种组织学的变化伴随着大体形态学的变化，与GVHD高度重叠，包括频繁的凋亡、表皮海绵层的水肿、基底液泡的改变、苔藓样淋巴细胞浸润和真皮-表皮连接处的撕裂。与GVHD相比，嗜酸性粒细胞通常不被认为是多形性红斑炎性浸润的主要成分。然而，独立的病例报告显示，多形性红斑的病例也可能富含嗜酸性粒细胞[108]。严重药疹产生SJS或中毒性表皮坏死松解症的临床图像，伴有基底层大疱形成和剥脱，可能难以与严重GVHD区分（图26-34）。

化疗所致的肢端红斑是一种涉及手掌和脚底的疼痛性皮肤性肢端红斑综合征，它是化疗导致的一种独特的临床症状[109]。在组织学上，这种对上皮的毒性损伤不能与 GVHD 明确区分（图 26-1 和图 26-25）。两者均可显示不同程度的异型的表皮角质形成细胞、空泡损伤、角化不良、凋亡和交界处的炎症，取决于采用的清髓预处理方案，建议皮肤活检前等待 20 ～ 30 天[96, 99]。

（五）慢性皮肤移植物抗宿主病

慢性皮肤 GVHD 的表现多样，可能涉及包括指甲在内的所有部位（图 26-35 至图 26-37）。应建立一个详细的术语表以标准化描述皮肤的表现和它们的潜在的组织病理学改变，这更有利于在预后和疗效评估。病理学家应注意与慢性 GVHD 的组织病理学有关的几个注意事项。

1. 组织病理学改变随时间变化。通常，早期表现的主要特征为扁平苔藓样 GVHD（图 26-38），是淋巴浆细胞性炎症，累及小汗腺、泪腺和呼吸消化道的上皮和肾小管肺泡腺。不同于急性 GVHD，慢性 GVHD 导致这些小管肺泡腺和导管的广泛破坏，类似于干燥综合征（图 26-39）。

2. 皮肤 GVHD 晚期，也称为硬皮样 GVHD，可能出现广泛的纤维化、狭窄、闭塞或组织萎缩（图 26-40，也见图 26-41）。因此，在没有慢性炎症或显示纤维化进展的连续活检的情况下，可能很

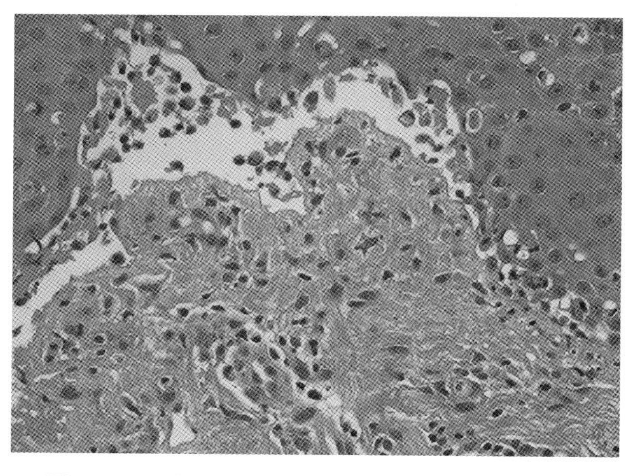

▲ 图 26-34　造血干细胞移植后第 36 天患者的皮肤活检

患者的红斑非瘙痒性皮疹占体表总面积的 40%，包括上躯干、手臂、头部和腿部的一些斑点。活检显示真皮表皮连接处有融合性基底细胞坏死和分离，组织学模式更符合 Stevens-Johnson 型药疹（此图的彩色版本，请参见彩色部分）

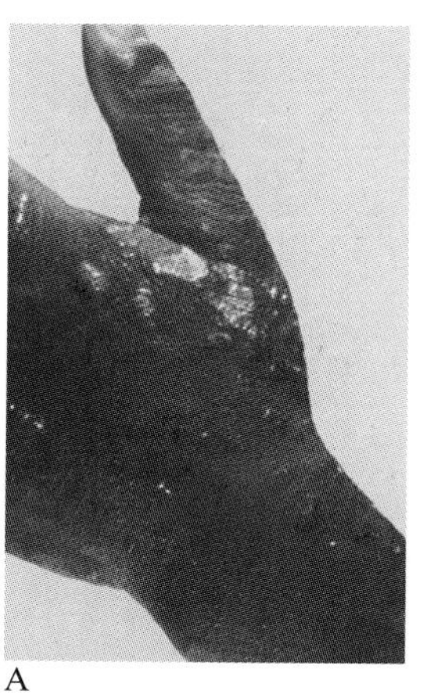

A　B

▲ 图 26-36　接受 HLA 全相合造血干细胞移植的 24 岁非裔美国男性照片

A. 扁平苔藓样慢性 GVHD 手部，HCT 后 220 天；B. 前臂造血干细胞移植治疗后，第 770 天（此图的彩色版本，请参见彩色部分）

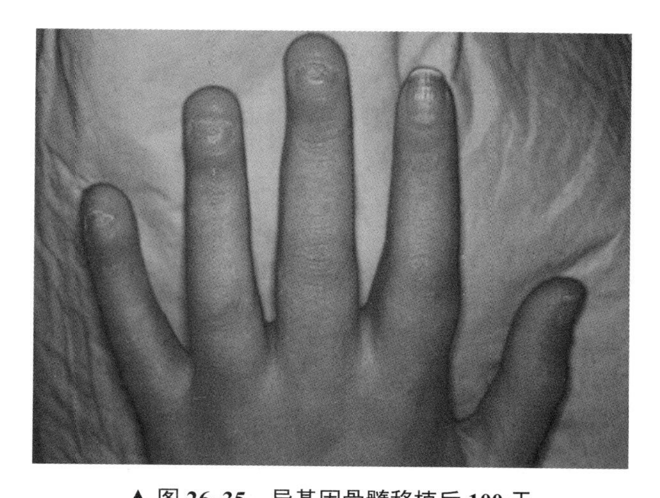

▲ 图 26-35　异基因骨髓移植后 100 天

图示患有眼干燥症和慢性 GVHD 口腔病变的患者出现指甲周围红斑和指甲营养不良（此图的彩色版本，请参见彩色部分）

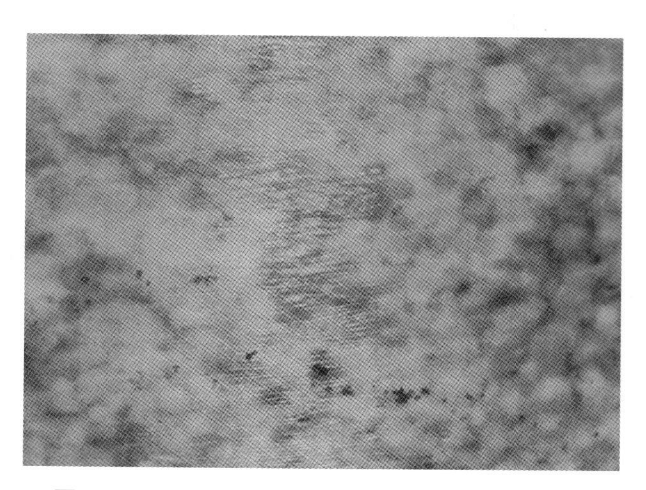

▲ 图 26-37　发生晚期慢性 GVHD 的 2 岁女童，出现皮肤异色病，第 450 天

表皮和真皮变薄，伴有毛细血管扩张和网状色素沉着（此图的彩色版本，请参见彩色部分）

难区分活动性疾病和残余纤维化损伤（图 26–42，也参见图 26–43）。然而，皮肤慢性 GVHD 的初始表现可能与色素沉着障碍和皮肤硬化的后期相关的变化有关[110]。

3. 慢性 GVHD 恶化后，其组织学改变可能更接近于急性 GVHD。苔藓样、硬皮病样和急性组织学特征可以共存。

皮肤慢性 GVHD 的最初病理学被描述为双相紊乱，最初改变类似于广泛扁平苔藓和深部狼疮的结合（图 26–44），随后发展为硬皮病样组织学改变（图 26–40 和图 26–45）。少数患者最初表现为皮肤异色病、局限性形态学病变、地衣硬化样改变或筋膜炎[111]（图 26–37、图 26–43 和图 26–46）。在目前的情况下，人们可能会看到以上变化的各种组合加上只满足急性 GVHD 标准的皮肤损伤[52, 80, 90, 112]。

全层皮肤活检对于全面评估小汗腺单元、皮下脂肪和筋膜的可能变化，以及描述真皮纤维化程度

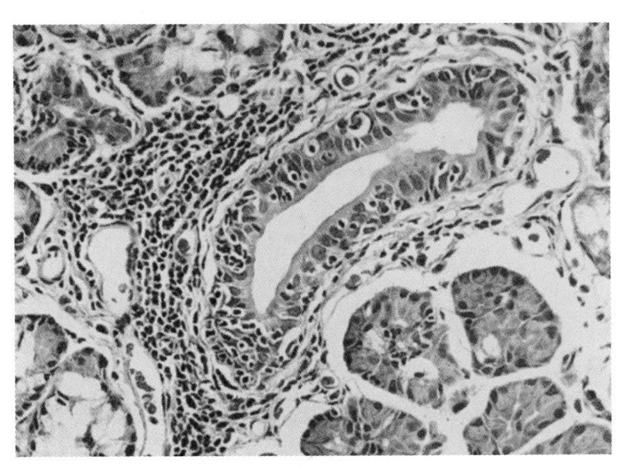

▲ **图 26–39 早期慢性 GVHD 口唇活检，第 92 天**

小唾液腺表现为导管周单核细胞炎性浸润，累及导管上皮，其中有局灶性上皮细胞凋亡。相邻腺泡有炎症。这一过程导致纤维化，伴受影响的导管引流的小叶腺泡萎缩。鳞状表面上皮（此处未展示）显示Ⅱ级病变，与之前在皮肤中显示的病变相似（图 26–25）。唇活检在慢性 GVHD 的诊断和分期中有价值，因为它经常反映出泪腺、气管、食管腺以及胆管的破坏性炎症变化（此图的彩色版本，请参见彩色部分）

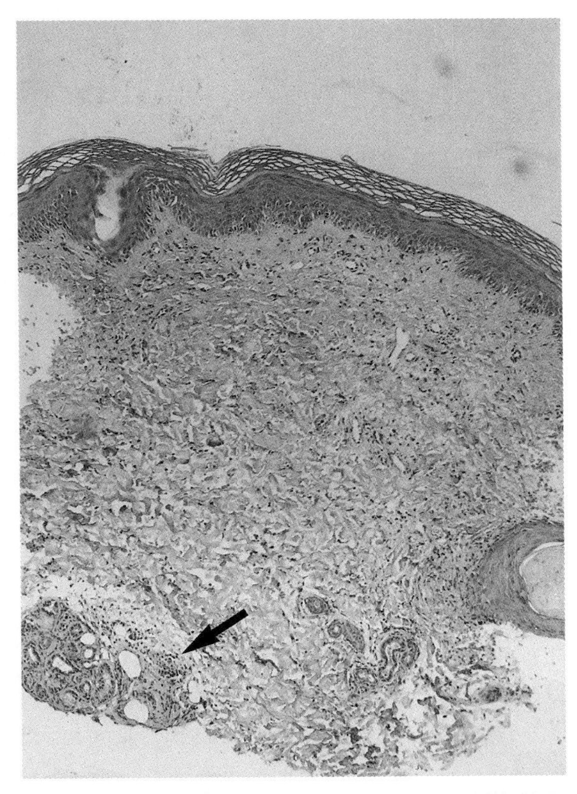

▲ **图 26–38 广泛或全身型早期慢性 GVHD 的皮肤，第 314 天**

所谓的扁平苔藓样慢性移植物抗宿主病是指沿真皮 – 表皮交界处有炎症和破坏性变化的棘皮病和角化过度的表皮。真皮底部的一个小汗腺单元（箭）和真皮深处的一个毛囊也被破坏。真皮胶原没有改变

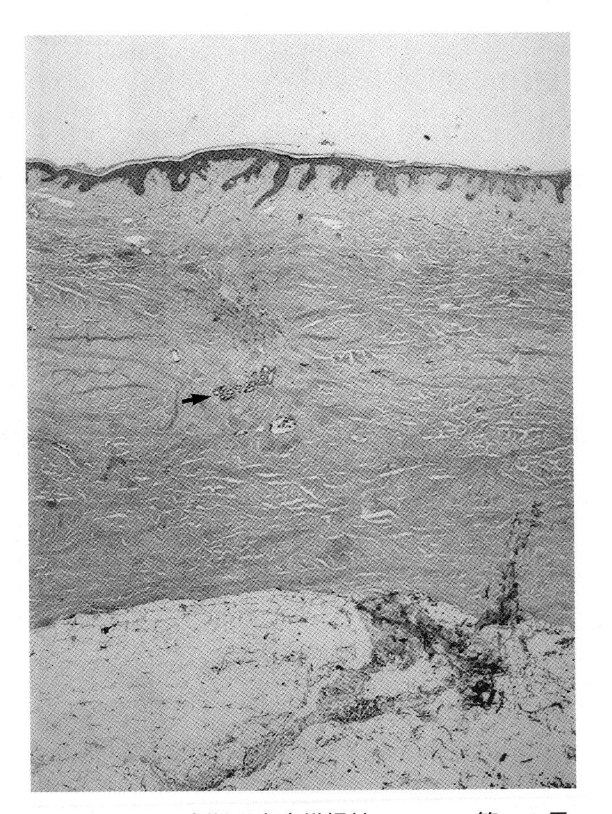

▲ **图 26–40 晚期硬皮病样慢性 GVHD，第 910 天**

表皮萎缩。真皮胶原广泛硬化，胶原均匀化，真皮 – 皮下边界变直。皮下埋伏的小汗腺单位（箭）下的真皮代表慢性移植物性肝炎引起的获得性纤维组织

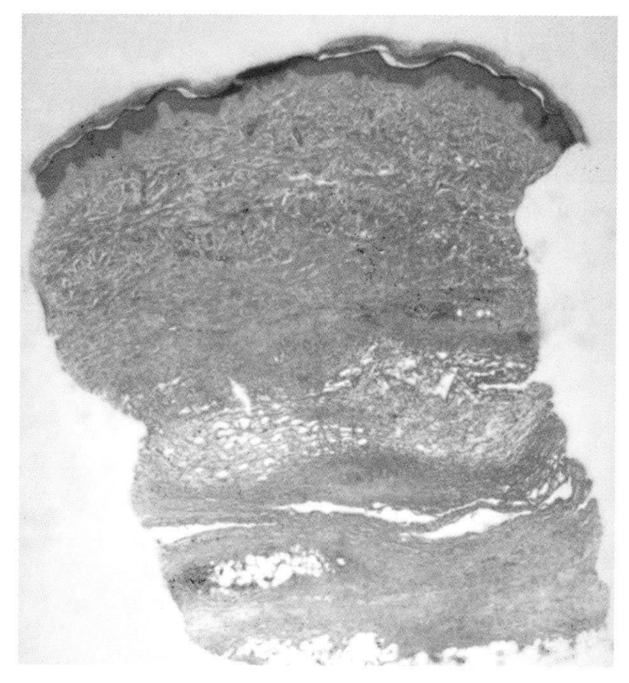

▲ **图 26-41　晚期慢性皮肤 GVHD，第 959 天**

随着患者的 GVHD 进展，表皮萎缩，真皮 - 表皮连接处变直。所有的皮肤附属物都被破坏了。网状真皮胶原逐渐硬化。标本底部的脂膜炎导致皮下脂肪和大血管纤维化。这张组织学图片与晚期 GVHD 的致密性改变和硬皮病变化相对应（此图的彩色版本，请参见彩色部分）

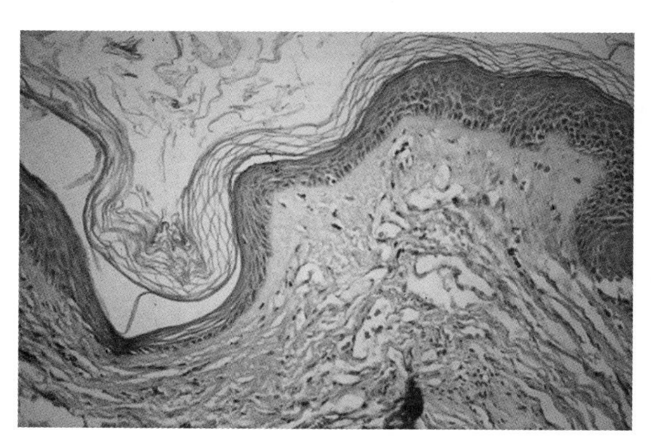

▲ **图 26-43　皮肤异色病，第 719 天**

患者接受了广泛的慢性移植物抗宿主病治疗，并使用了皮质类固醇和其他免疫抑制药。尽管他有广泛的色素沉着不良，毛细血管扩张，皮肤萎缩，但没有挛缩或硬皮病改变。组织学上，表皮萎缩，并失去了保留嵴。纤维乳头状真皮含有许多毛细血管扩张，细胞内有黑色素。尽管早期炎症参与，但真皮深层汗腺仍存在，网状真皮胶原正常（此图的彩色版本，请参见彩色部分）

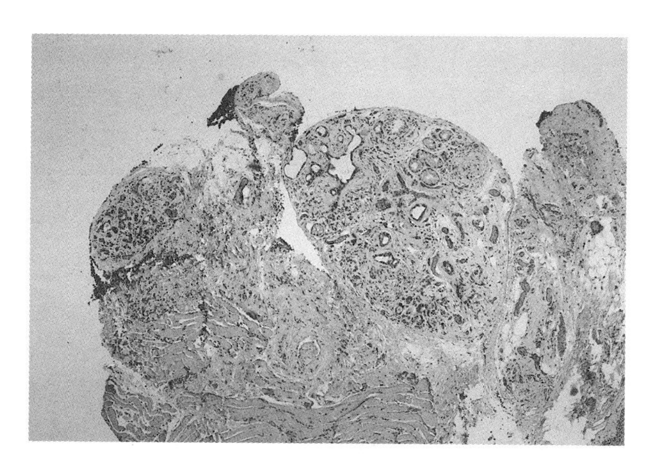

▲ **图 26-42　唇活检，第 376 天**

纤维化和被破坏的小唾液腺只含有扩张的导管。这些变化反映了既往慢性移植物抗宿主病的损害。除非在其他腺体或黏膜中伴有炎症成分，否则不应将其视为慢性 GVHD 活动性标志

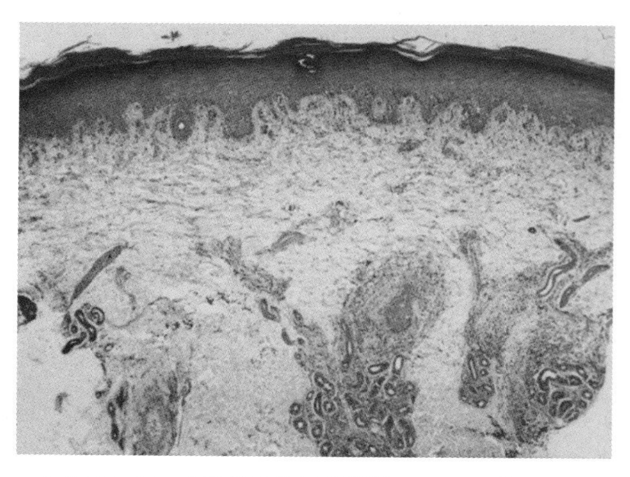

▲ **图 26-44　皮肤苔藓样早期慢性 GVHD，第 233 天**

后颈部丘疹样病变的活检显示慢性皮肤 GVHD 扁平苔藓样类型的特征。增厚的表皮表现为角化过度和角化不全、肉芽肿和棘皮病。沿着真皮 - 表皮交界处的广泛破坏导致网嵴的锯齿状变化，与扁平苔藓类似。乳头状真皮有相当大的血管周围炎症。苔藓反应也涉及在网状真皮深处可见的毛囊和小汗腺。在这个阶段，治疗可以防止其进展为纤维化（图 26-41）（此图的彩色版本，请参见彩色部分）

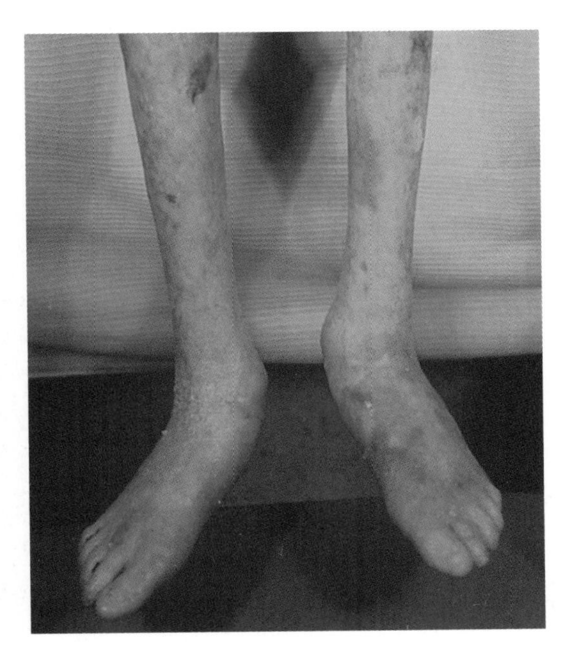

▲ **图 26-45　HLA 全相合骨髓移植后第 540 天**
图示伴有萎缩、硬皮病和关节挛缩的全身性硬皮病（此图的彩色版本，请参见彩色部分）

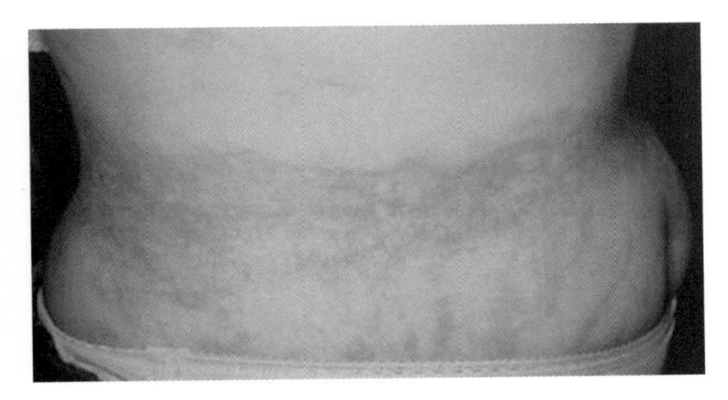

▲ **图 26-46　慢性 GVHD 晚期，第 684 天**
图示伴有萎缩斑块形成、硬结和周围色素过度沉着的局限性硬皮病（此图的彩色版本，请参见彩色部分）

至关重要（图 26-41）。早期扁平苔藓样阶段的具体标准是角化过度、肉芽肿、不规则棘皮病合并苔藓样基底层改变伴或不伴脊髓炎（小汗腺单位内的炎症）或小叶性脂膜炎（皮下炎症）[53]（图 26-44）。连续活检显示从乳头状真皮向下纤维化的进展，与感染发生和细胞因子释放一致（图 26-41 和图 26-43）。表现为皮肤硬化型的皮肤慢性 GVHD 患者与进展型系统性硬化症患者一样，具有 PDGF 受体的自身抗体，该抗体在体外刺激皮肤成纤维细胞使其激活，在这两种皮肤硬化症中均发挥直接作用[113]。然而，PDGF 受体自身抗体在促进硬皮病型慢性 GVHD 中的作用是一个有争议的话题，没有得到所有研究的支持。真皮胶原的重塑是通过使真皮－表皮边界变直，同时失去网状嵴和真皮附属物，以及伴有不同程度的成纤维细胞基质的乳头和外膜真皮硬化而完成的。如有进展，网状结构因错杂的纤维束而增粗。最终，真皮－皮下边界变直，在皮下脂肪中形成纤维间隔（图 26-39；也见图 26-41）。在接受免疫抑制治疗的患者中，炎症变化可能很少，仅限于皮肤及其附属物、口腔黏膜或唇部小唾液腺的基底层上皮空泡变性或凋亡。

形态学上 GVHD 表现为不同程度的硬化的局部色素沉着斑（图 26-46）。全层活检显示深层网状真皮结节状纤维重塑，真皮及邻近皮下脂肪有不同程度的炎症。表皮可能具有最小限度的凋亡或液泡变化。嗜酸性筋膜炎的皮肤表现为伴有急性疼痛的深沟，或波纹状蜂窝状外观。深切口活检显示筋膜和皮下隔水肿和纤维化，淋巴细胞、组织细胞和嗜酸性粒细胞混合浸润[53, 111]。萎缩性苔藓硬化型慢性 GVHD 侵犯女性生殖器时会导致瘢痕和狭窄。组织学上，有表皮或黏膜萎缩，伴有基底液泡改变，与少量凋亡细胞相关的带状浸润，以及浅色均匀化胶原的表皮下区等表现。几种其他形式的皮肤慢性 GVHD 包括暴发性血管瘤、白癜风、色素沉着、营养不良性指甲破坏和鱼鳞状改变[110]（图 26-37 和图 26-45）。

与评估慢性 GVHD 真皮纤维化的进展程度相反，进行性系统性硬化患者行造血细胞移植的情况更适合于应用上述方法的评估。临床上的 Rodnan 皮肤活动度评分和皮肤硬化组织学评分系统在皮肤硬化恢复中显示出高度的一致性[114, 115]。

七、口腔移植物抗宿主病

慢性口腔 GVHD 的病理改变为黏膜改变，伴有不同程度的苔藓样交界面炎症、细胞分泌和凋亡。需要考虑的主要鉴别诊断包括扁平苔藓、苔藓样药物反应和苔藓样过敏。

对小唾液腺 GVHD 的评估应该只关注那些没有完全纤维化的小叶。活动性 GVHD 改变包括淋巴细胞胞吐进入小叶内导管和腺泡，以及淋巴细胞导管周围炎症伴或不伴浆细胞浸润（图 26-40、图 26-47 和图 26-48）。成纤维细胞性导管周围和腺泡周围基质提示慢性 GVHD 的活性，而致密纤维化仅提示先前的损害（图 26–42）。由于清髓性预处理来源的非同种异体基线炎症残留[116]，在如何定义最小 GVHD 活动阈值方面各机构存在差异。一个更严格的标准要求在黏膜中有超过三个凋亡细胞，腺泡组织或导管上皮坏死＞ 10%[117]。口腔活检的相同标准也适用于食管、外阴、结膜和泪道活检。

八、胃肠道移植物抗宿主病

胃肠道 GVHD 的诊断和监测需要多学科会诊，

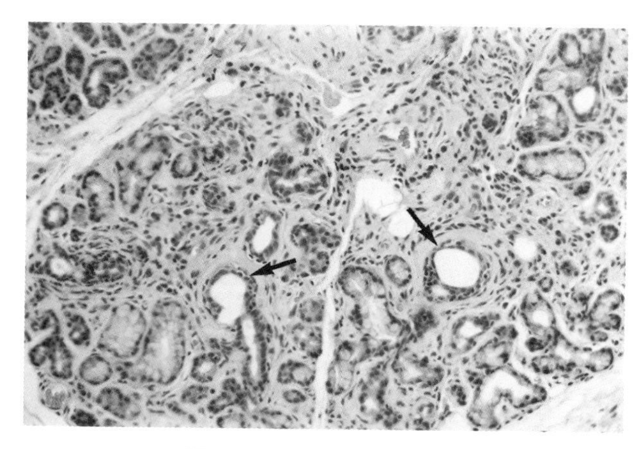

▲ 图 26–47 唇部小唾液腺活检

淋巴浆细胞炎症细胞集中在小导管周围。导管上皮细胞破坏、轮廓不规则、核分层和色素过多以及凋亡（箭）的迹象与小胆管中的 GVHD 变化相似。腺间质变得纤维化，腺泡萎缩，导致 Sicca 综合征

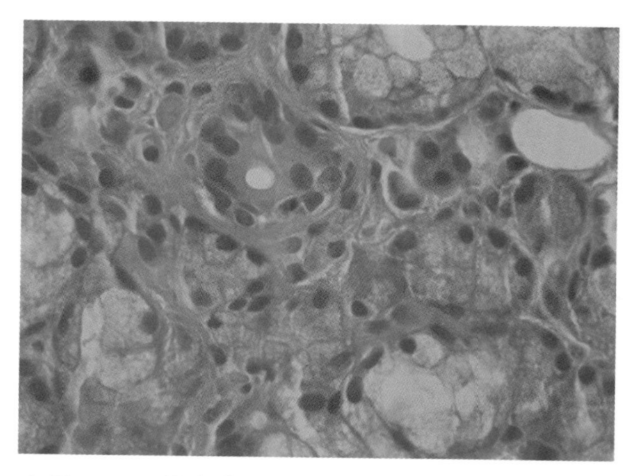

▲ 图 26–48 再生障碍性贫血的患者在接受造血干细胞移植治疗后第 81 天进行唾液腺活组织检查

图示导管内有凋亡细胞，且细胞结构变形、细胞核紊乱（此图的彩色版本，请参见彩色部分）

包括血液科医师、消化科医师和病理学家。患者常出现胃肠道症状，包括恶心、呕吐、厌食和分泌性腹泻。严重病例可演变为消化道出血和蛋白丢失性肠病。胃肠道 GVHD 是一种斑片状和局灶性病变，其主要活动部位并不总是与症状相关。影像学检查通常是非特异性的，显示弥漫性黏膜水肿，包括胃和整个小肠和大肠的正常黏膜皱襞消失（图 26–49 至图 26–51）。内镜提供了整个表面黏膜的可视性影像，并有助于胃肠道活检，提供细胞培养和组织学分析的机会。胃肠道 GVHD 的内镜表现从弥漫性水肿和红斑到局部糜烂、溃疡和上皮黏膜脱落。有多项研究显示，由于取样偏倚和敏感性差异，内镜检查和组织学活检之间存在差异。胃肠道 GVHD 的大体外观通常为肠壁水肿，这对于进行肠影像检查的放射科医生和能看到黏膜红斑、脆性和微糜烂的内镜医师来说是显而易见的。然而，病理学家通常不重视水肿和红斑，他们的标本仅限于肌肉黏膜上方的组织，并且在组织处理过程中脱水（图 26–49 和图 26–50）。对于诊断 GVHD 所根据的内镜检查发现的病变，病理学家并不重视[92, 118]（图 26–51）。同样地，组织学诊断 GVHD 是基于显微镜结果和内镜检查中难以检测到的孤立凋亡细胞。许多研究报告在组织学诊断为胃肠道 GVHD 的病例中缺乏可见的内窥镜病变[78]。要强调的是，内镜可观察大面积的胃肠道黏膜，最严重病变可能不适合活检。另一方面，组织学检查仅限于小组织活检，因此受取样偏差的影响。所以，胃肠道 GVHD 的金标准可能不仅仅是组织学[119, 120]，而需由临床表现、内镜表现、组织学发现，以及经培养和组织学检测排除感染而共同组成[4, 6, 78]。

胃肠道 GVHD 的组织学诊断基于对凋亡上皮细胞的鉴定，凋亡上皮细胞通常存在于再生或干细胞区（即胃腺的颈部、食管的基底层以及小肠和大肠隐窝的下外侧基底部）（图 26–27）。具有频繁凋亡细胞和腺体破裂的严重病例易于鉴别，各观察者间的相关性良好。然而，胃肠道 GVHD 的最低组织学标准尚未建立，并且对于诊断所需的凋亡细胞的数量存在相当大的争议。每位观察者对凋亡细胞都能鉴别，但在诊断标准上存在不一致，尤其对胃肠道轻度 GVHD 病例。在我们的实践中，一旦排除了其他可能的病因，包括预处理、感染和药物反应，我们通常为胃肠道 GVHD 的每个组织片段设置一个凋

亡上皮细胞的最小阈值。个别的凋亡表面上皮细胞被忽略，这种非特异性变化可能归因于其他病因，包括肠道准备方案。

内镜活检的位置、时机和频率高度依赖于机构的以往的经验。胃 GVHD 患者通常伴有恶心和呕吐，结肠 GVHD 患者通常伴有腹泻。一些机构将根据患者的症状来进行内镜检查。然而，有研究显示，即使主要症状是腹泻，胃活检也可提供最高的诊断率 [120]。直肠活检和胃活检的结合为 GVHD 提供了最高的诊断率 [121]。为了避免上消化道内镜活检的潜在并发症，一项儿科研究提倡单独使用低侵袭性直肠活检作为 GVHD 的初步筛查 [122]。一般来说，上消化道内镜活检比直肠活检更难确诊，因为对于细胞凋亡的最低诊断阈值标准存在分歧，并且易与反应性和炎症性条件相混淆。对于十二指肠 [59]、胃底 [123] 或胃窦 [120] 的活检是否具有高度的敏感性，也存在不同的看法。然而，根据我们的经

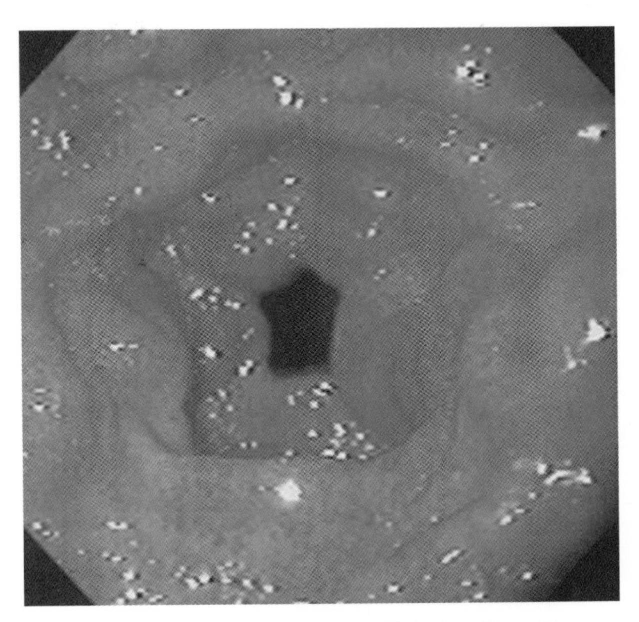

▲ **图 26-49 急性 GVHD 胃镜检查，第 32 天**

幽门在照片的中心。胃窦黏膜水肿、发红、易碎（此图的彩色版本，请参见彩色部分）

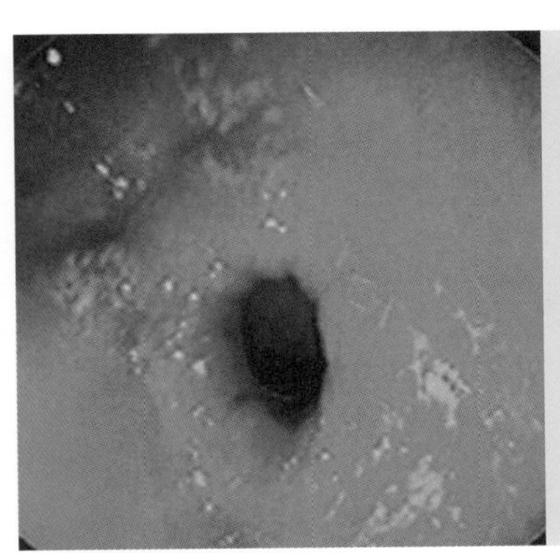

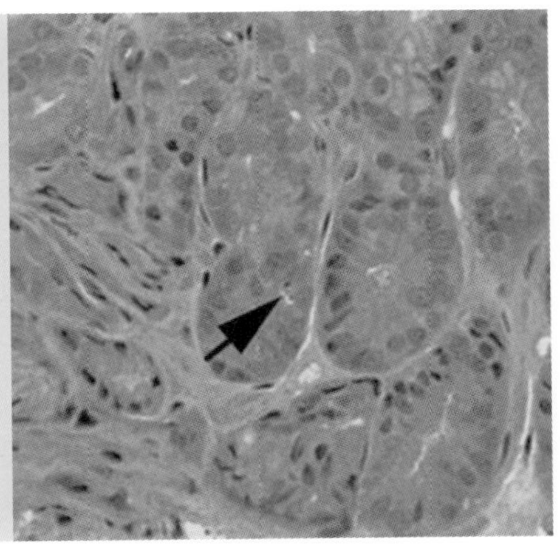

◀ **图 26-50 胃移植物抗宿主病**

左侧内镜下可见的严重黏膜红斑、水肿和糜烂比右侧组织切片中的局灶性、轻度上皮细胞凋亡（箭）更为显著。虽然没有淋巴细胞浸润，但多个隐窝中的细胞凋亡与移植物抗宿主活性一致。炎症可能部分由免疫抑制疗法控制（引自 Ponec 等，1999[118]。经 Elsevier 许可转载。此图的彩色版本，请参见彩色部分）

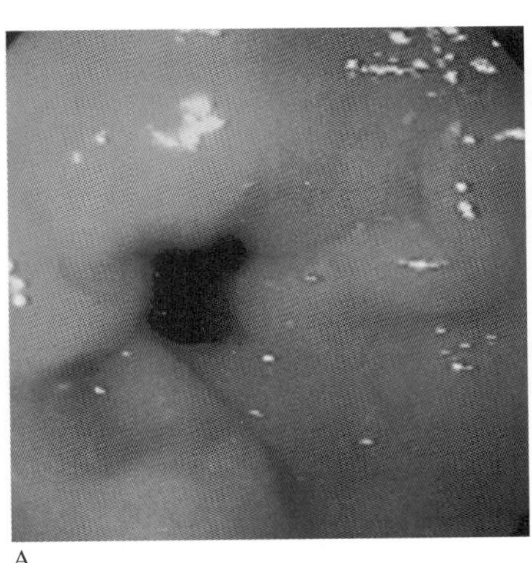

A

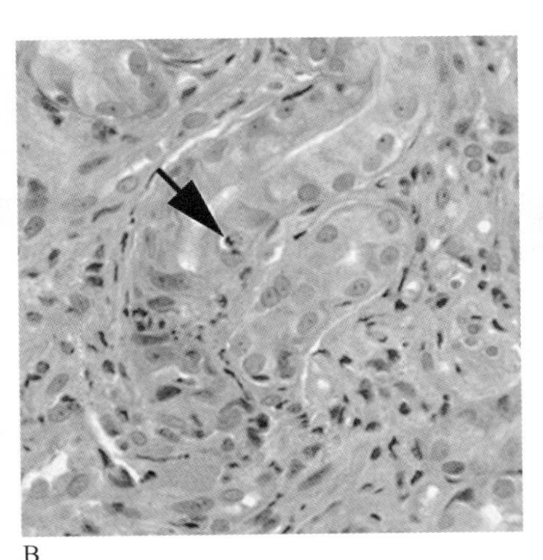

B

◀ **图 26-51 除左侧水肿外，胃窦黏膜在内镜下正常的胃 GVHD**

通过内镜注入空气后，胃窦没有扩张，也没有活动。这样一个空白区域的活检就可以诊断。在这种情况下，如右图所示，有上皮细胞凋亡（箭）和中度淋巴细胞浸润可诊断为 GVHD（引自 Ponec 等，1999[118]。经 Elsevier 许可转载。此图的彩色版本，请参见彩色部分）

验，胃肠道 GVHD 是一种分布不均匀的病变，并且常常局限于胃或结肠，如果目前的指标均为阴性，则需要进行内窥镜检查。

（一）胃肠道移植物抗宿主病谱

肠 GVHD 的损伤程度分为四级，以下是对原始 Lerner 组织学分级模式的修改[91]。

1. Ⅰ级：基底和侧隐窝单个细胞坏死，淋巴细胞浸润稀少（图 26–50 至图 26–53）。最低标准是单个或罕见的凋亡隐窝细胞，称为爆炸隐窝细胞。这些改变可能仅涉及少数散在的隐窝，甚至不涉及隐窝，除非标本包含具有多个连续切片的适当活检标本。在Ⅰ级病变中，爆炸隐窝细胞可能不伴随淋巴细胞浸润。组织学Ⅰ级并不意味着整个肠道具有相同的等级；通常胃和（或）直肠活检组织学 GVHD 程度低于中段肠道，尤其是回肠。

2. Ⅱ级：凋亡性隐窝脓肿至少涉及腺周的 1/3。扩张的隐窝内衬无黏蛋白的薄上皮，并有淋巴细胞浸润。隐窝脓肿含有凋亡碎片。间质、隐窝壁和隐窝脓肿中可能存在散在的淋巴细胞、中性粒细胞和嗜酸性粒细胞。它们可能以相当多的数量存在，特别是在移植后的受者完全撤除免疫抑制药后（图 26–54；另见图 26–27 和图 26–53）。

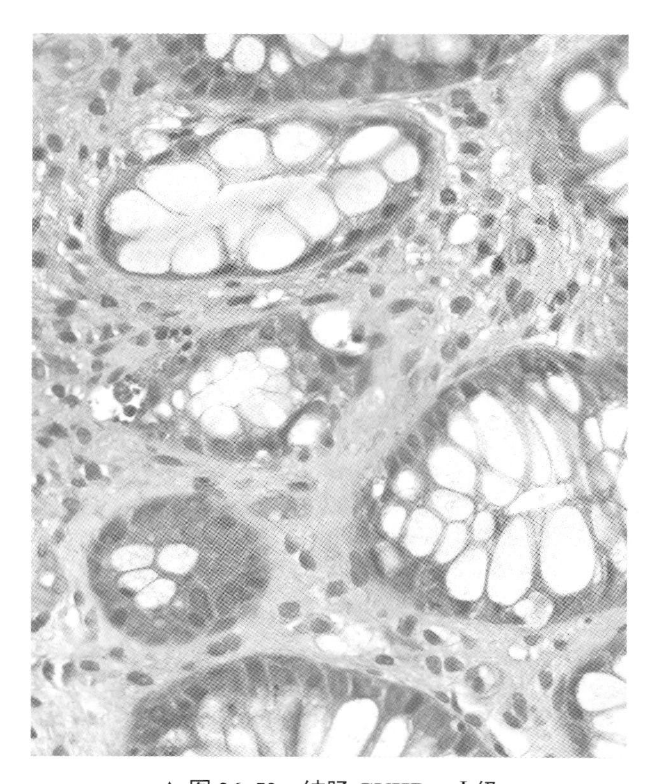

▲ **图 26–52　结肠 GVHD，Ⅰ级**

单个隐窝显示单个上皮细胞凋亡（“爆炸性隐窝细胞”）

3. Ⅲ级：隐窝脱落导致黏膜伸展，没有隐窝，伴有局部溃疡（图 26–55）。

4. Ⅳ级：黏膜剥脱。广泛溃疡，表面上皮和隐窝消失（图 26–56；另见图 26–57 和图 26–58）。这导致没有表皮和隐窝空白的固有层，可能有肉芽组织和散在的出血区。在Ⅱ～Ⅳ级中，固有层中扩张的小血管反应性呈现于内皮细胞里，并由混合细胞群浸润。由于黏膜破坏和溃疡区域与邻近大片再生黏膜相连，且几乎没有凋亡活性，因此需要在内窥镜下获得多个不同部位的样本。

虽然评分系统较为实用，但它并不能反映病情的严重程度，因为所有四个等级可能涉及广泛的侵犯及严重的症状。Ⅰ级包括范围很广的损伤，从罕见的爆炸隐窝细胞到广泛的凋亡，从涉及单个隐窝或多个隐窝汇集（图 26–53）。在临床上，确定Ⅰ级的最低诊断阈值可能需要分析许多连续切片。局灶性增强性胃炎是一种局灶性混合淋巴细胞浸润，伴有或不伴有中性粒细胞浸润小群无凋亡腺体，可能与 GVHD 相关，但本身是非特异性的[124]。Ⅱ级和Ⅲ级 GVHD 的损伤通常广泛，而Ⅳ级可能不显示早期级别的凋亡破坏的隐窝残留，因此难以监测其持续活动（图 26–56）。重要的是要认识到所有四个等级可能发生于来自同时期个体的不同活检中。与结肠和小肠相比，胃很少发生弥漫性Ⅳ级改变。Ⅳ级

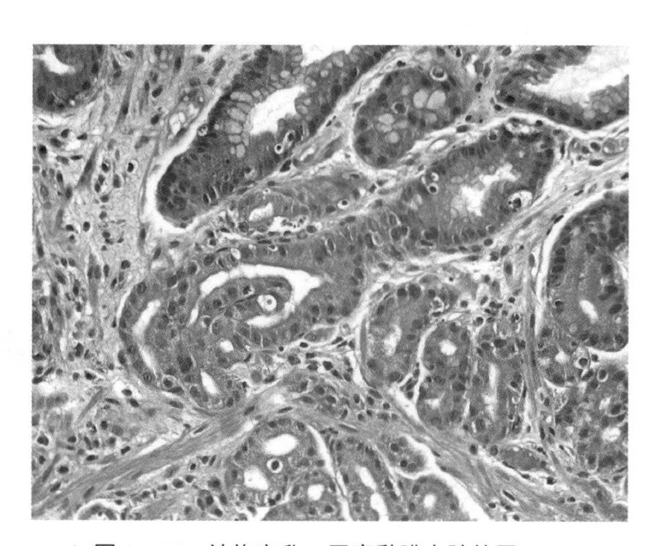

▲ **图 26–53　结构紊乱、胃窦黏膜水肿的胃 GVHD**

图示有许多上皮内淋巴细胞浸润腺体，也表现出非典型的反应特性。随着腺体的节段性破坏，细胞凋亡普遍存在（此图的彩色版本，请参见彩色部分）

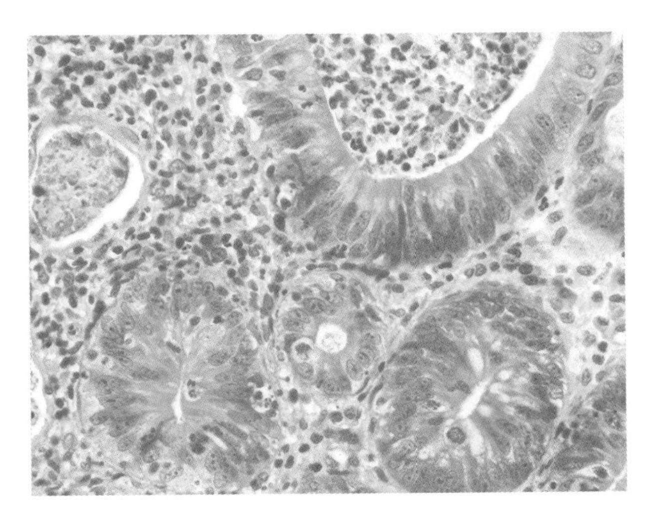

▲ **图 26-54 结肠 GVHD，Ⅱ级**

含凋亡碎片的隐窝脓肿形成破坏隐窝

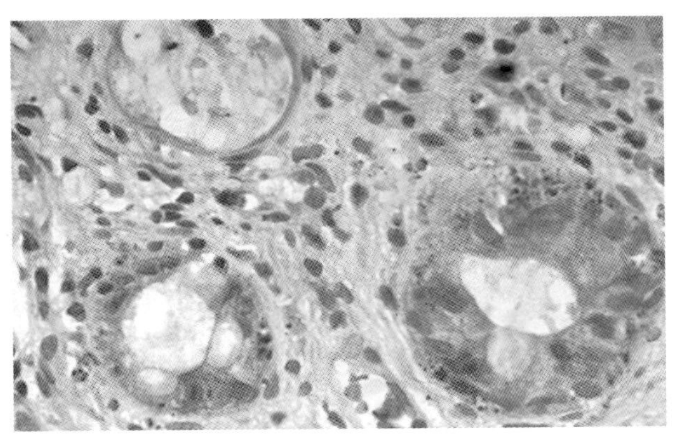

▲ **图 26-55 直肠 GVHD 活检，第 53 天**

三个黏膜腔显示不同程度的损伤。右边的隐窝有许多凋亡细胞。更广泛的细胞损伤出现在左下方的隐窝中。上方隐窝失去了所有的肠细胞。注意左下隐窝中淋巴细胞浸润及表现为核破碎的凋亡特征（经 Robert C.Hackman 博士许可转载。此图的彩色版本，请参见彩色部分）

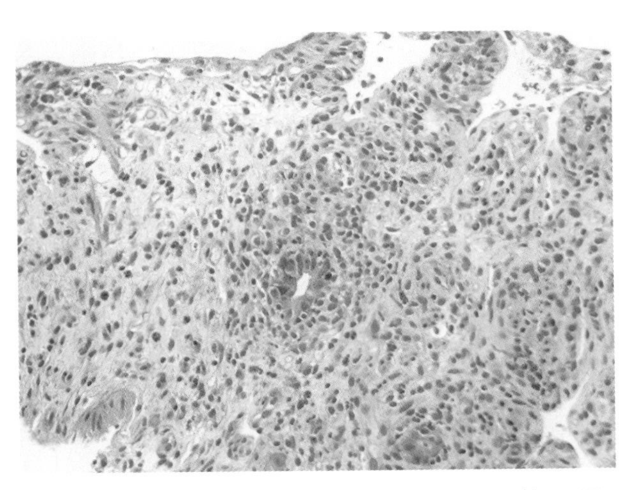

▲ **图 26-56 十二指肠活检中的Ⅳ级 GVHD，第 48 天**

黏膜溃疡伴绒毛上皮的丢失和几乎全部隐窝破坏，提示 GVHD 病因的特征是残存的两个小的退行性隐窝，表现为淋巴细胞和嗜酸性粒细胞的凋亡和浸润。同时进行的胃和结肠活检损伤较小，分别提示局部Ⅲ级和Ⅱ级改变

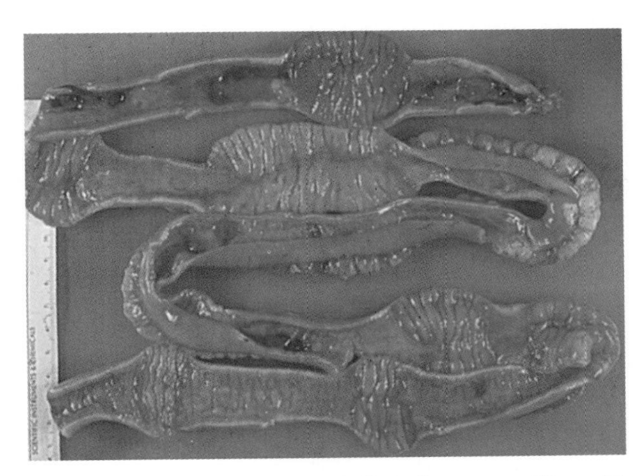

▲ **图 26-57 手术切除严重的长期肠道 GVHD，第 207 天**

瘢痕、溃疡黏膜与扩张的黏膜再生区域交替出现。溃疡部分显示上皮完全丧失和严重的黏膜下纤维化。侵入性真菌或细菌感染的风险非常高。一部分局部肠道 GVHD 的患者对手术切除反应良好（此图的彩色版本，请参见彩色部分）

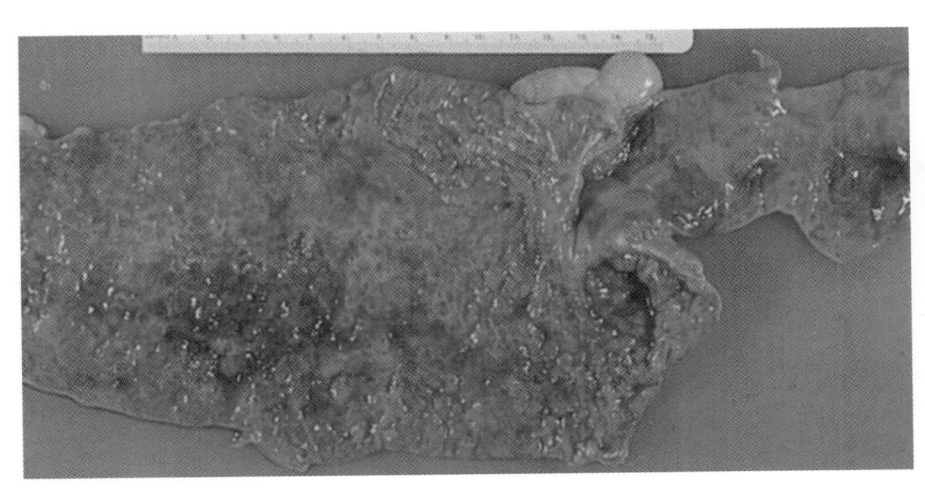

◀ **图 26-58 回肠和盲肠严重 GVHD，第 80 天**

黏膜内和皱褶部分被易碎、呈蜂窝状的红色、弥漫性溃疡的固有层所取代。大量暴露的毛细血管渗出血液和血清，这是肠道 GVHD 发病的主要原因。固有层内的内皮细胞和成纤维细胞经常感染巨细胞病毒，正如这个患者的症状显示（此图的彩色版本，请参见彩色部分）

胃肠道 GVHD 愈合缓慢，即使采用二次免疫抑制治疗或积极手术治疗梗阻（图 26–57），依然难以治愈。即使对肠 GVHD 进行长期的二次治疗，也不能再上皮化，这可能是由于黏膜干细胞的丢失所致（图 26–58）。在最近的研究中，Takashima 等发现 Wnt 激动药（R–Spo–1）刺激肠干细胞可保护细胞免受 GVHD 损伤，促进受损肠上皮的恢复[63]。由于 GVHD 是一种非均匀分布的病变，为了监测治疗反应和上皮再生情况而获得的一系列结肠镜活检标本经常由于 GVHD 处于不同阶段或活性及修复程度不一而导致不一致的结果。难治性肠 GVHD 很少在固有层、黏膜下层、浆膜或节段性肠狭窄内形成胶原沉积，溃疡和纤维化局限于黏膜和黏膜下层（图 26–57 和图 26–59）。

（二）鉴别诊断

对肠道 GVHD 的最低诊断标准缺乏共识的一个原因是低水平的凋亡并非胃肠道 GVHD 所特有，多种药物可导致，包括非甾体炎性抑制药、霉酚酸酯、质子泵抑制药[53, 125]，以及一些感染性和（或）反应性原因亦可导致类似改变，如隐孢子虫病和磷酸盐灌肠[119]。一般来说，反应性胃病不导致上皮细胞凋亡。增生性息肉和腺瘤由于上皮细胞增殖增加常常散布凋亡细胞，因此，用于 GVHD 评估的活检组织必须来自扁平的正常黏膜。Ⅱ～Ⅳ级病变的鉴别诊断包括巨细胞病毒肠炎，其产生从浅圆形溃疡到涉及肠多层的炎性假瘤肿块的一系列变化（图 26–58）。病毒包涵体通常涉及内皮，但也可能影响间质细胞和肠上皮（图 26–60）。关于巨细胞病毒肠炎（肠活检中众所周知的细胞凋亡原因）是否可以排除 GVHD 的诊断一直存在争议。针对 GVHD，使用巨细胞病毒的 IHC 和原位杂交技术以及细胞凋亡蛋白酶 3 的 IHC 已经解决了这个问题[76, 126]。在巨细胞病毒肠炎中，细胞凋亡主要局限于具有免疫反应性巨细胞病毒抗原的细胞，然而在 GVHD 中凋亡细胞数量更多。这些研究与 NIH 关于慢性 GVHD 的建议一致[53]，即远离巨细胞病毒感染细胞的多个凋亡隐窝细胞提示同时存在 GVHD。抗生素相关性假膜性结肠炎与梭菌属，特别是艰难梭菌在结肠腔内产生的毒素有关。如果病情严重，可伴随细胞凋亡而发生缺血性改变。伪膜性结肠炎与 GVHD 的区别在于含有或不含有杆菌的中性粒细胞、黏蛋白和坏死细胞形成的特征性表面伪膜帽，以及艰难梭菌毒素的阳性测定（图 26–61）。

免疫抑制药物霉酚酸酯可引起结肠炎甚至上段肠道损伤[127, 128]，并伴有局部溃疡、明显的凋亡和严重的急慢性炎症。临床中，霉酚酸酯结肠炎和 GVHD 的区别主要是停药后的血性腹泻是否改善[127]。霉酚酸酯是否可导致上消化道损伤的数据不足。利用靶向 CTLA–4 和程序化细胞死亡蛋白 –1 途径（PD–1/PD–L1）的抗体进行免疫节点阻断，为效应性 T 细胞增强抗肿瘤免疫提供了新的途径。在皮肤和结肠中引发免疫相关的炎症的条件与

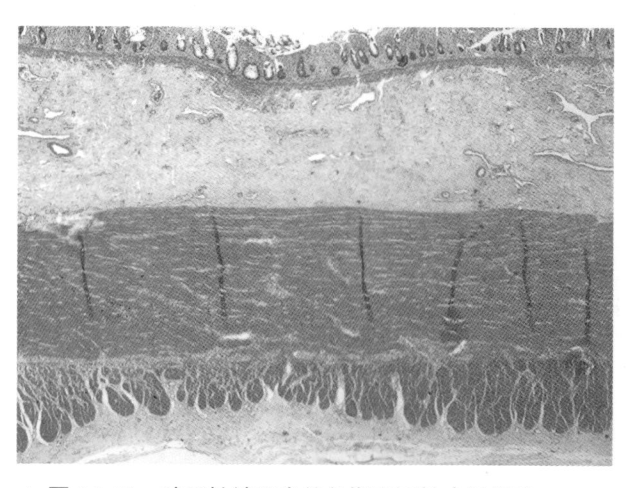

▲ **图 26–59　胶原性结肠炎伴长期顽固性广泛慢性 GVHD**

增厚的肠道在黏膜下层、浆膜和固有层有广泛的胶原沉积（此图的彩色版本，请参见彩色部分）

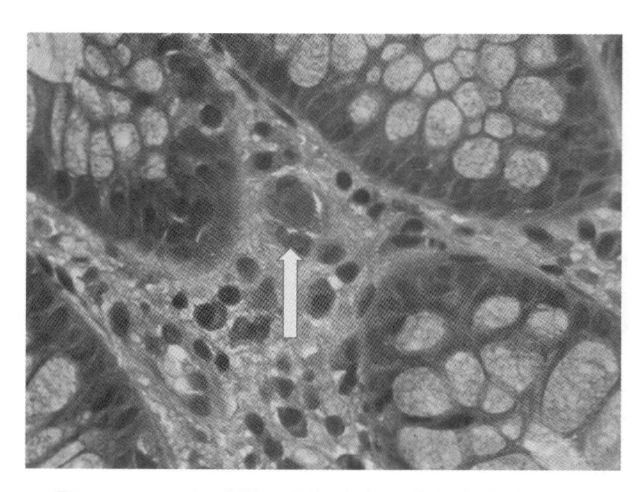

▲ **图 26–60　T 细胞淋巴母细胞白血病患者移植 516 天后巨细胞病毒感染**

图示表现为慢性腹泻。黄箭示基质细胞中典型的大嗜酸性包涵体（此图的彩色版本，请参见彩色部分）

GVHD 类似，表现为上皮细胞频繁凋亡、溃疡和结肠黏膜缺失[129-131]。然而，在造血干细胞移植后使用易普利姆玛治疗复发恶性肿瘤的剂量递增试验证实，可在不诱发显著 GVHD 的情况下发挥移植物抗肿瘤效应[132]。

2011 年，Herrera[133] 描述了一种新定义的脐血结肠炎综合征（cord colitis syndrome，CCS），包括脐血移植后结肠炎（晚期的分泌性腹泻）、不伴发 GVHD 或可致具有慢性黏膜改变的感染[134]，以及一些对抗生素敏感的肺免疫抑制的多中心肉芽肿性炎症病例。随后的两项研究推翻了将脐血结肠炎综合征作为一个独特的实体，因为慢性黏膜损伤或肉芽肿的组织学特征并不仅限于脐血移植[135, 136]。

九、食管移植物抗宿主病

和大多数鳞状上皮一样，食管的鳞状上皮可能与 GVHD 有关。急性 GVHD 的诊断具有相当大的困难，因为各种情况，包括胃酸反流和感染，均可产生黏膜损伤。除非在黏膜基底部有伴随凋亡的苔藓样交界面的改变，否则食管 GVHD 的诊断应具备一定的条件。准确的诊断需要特殊的染色，通常需要微生物的 IHC 研究。细菌、病毒和真菌的培养物应该通过内镜从可能感染的病变部位获得（图 26-62 和图 26-63）。

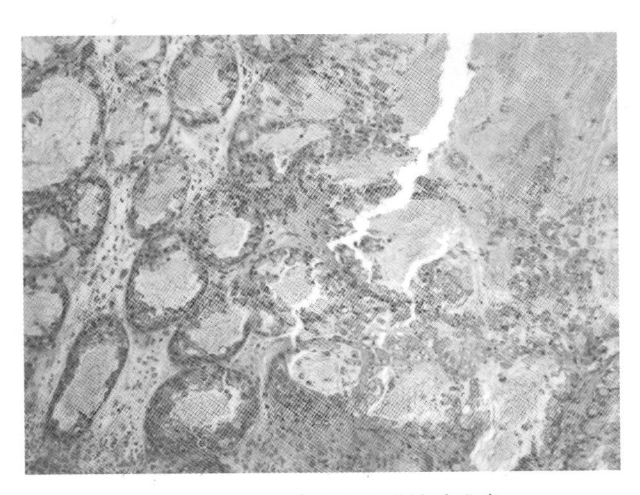

▲ 图 26-61　致命的假膜性结肠炎

移植后 15 天出现急腹症。退行性结肠隐窝被一层黏蛋白覆盖，黏蛋白与脱落的细胞碎片混合，细胞碎片中含有大量梭菌属细菌（此图的彩色版本，请参见彩色部分）

十、自体移植物抗宿主病

Hood 等首先描述了自体 GVHD，是一种与急性 GVHD 类似的发生于自体干细胞移植患者的自身免疫综合征[137]。自体 GVHD 或自身攻击综合征通常是一种轻微的自限性疾病，对治疗反应良好；几乎所有患者对 1 ～ 2 个疗程的泼尼松都有持久的应答。一般来说，自体 GVHD 最常见于皮肤，尽管

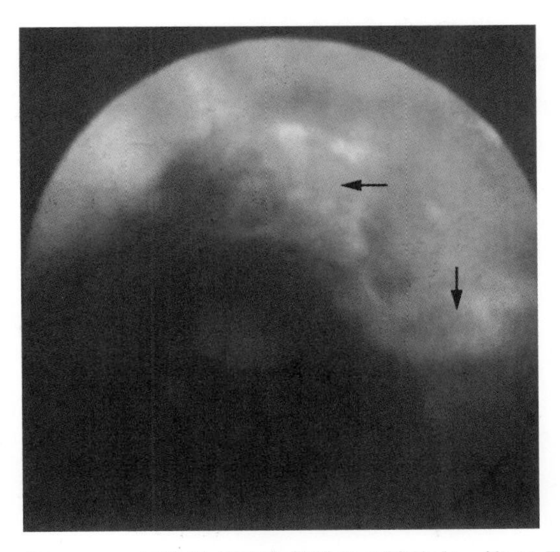

▲ 图 26-62　巨细胞病毒食管炎的内镜检查，第 61 天

食管远端可见一个大的浅层溃疡，边界呈红色波状。溃疡基底（箭）呈黄色网状（此图的彩色版本，请参见彩色部分）

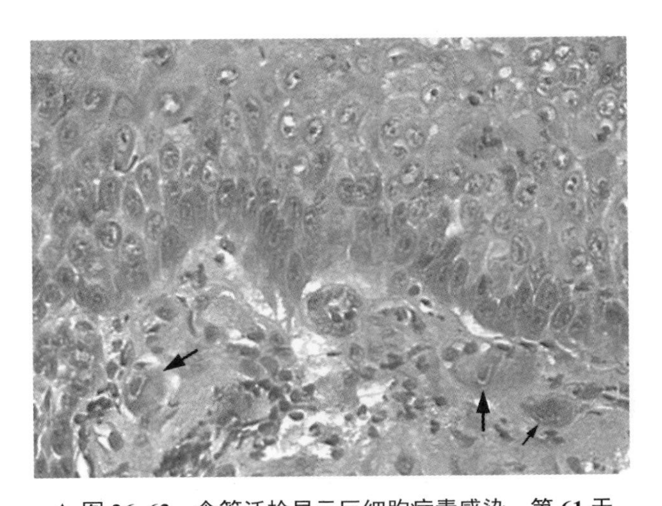

▲ 图 26-63　食管活检显示巨细胞病毒感染，第 61 天

上皮下有两个巨细胞（大箭），每个细胞包含一个单独的大的椭圆形的核内包涵体，周围有一个清晰的晕环（A 型）。第三个细胞（小箭）可能也被感染，但在形态上不具有诊断价值。免疫细胞化学和原位杂交技术可能是阳性的。细胞形态以及病毒 DNA 和抗原表达的研究表明，食管鳞状上皮从未感染过巨细胞病毒（此图的彩色版本，请参见彩色部分）

一项研究报道 13% 的自体移植受者出现胃肠道综合征，该综合征在临床和组织学上与发生在同种异体受者中的急性 GVHD 无法区别 [138]（图 26-64）。自体移植是治疗浆细胞性骨髓瘤的有效方法，但复发仍是一个主要问题。在最近的研究中，Lazarus 等报道了一群骨髓瘤患者自体移植后 1 个月内发生自体 GVHD，病变主要局限于胃肠道。这些患者接受了高剂量的美法仑预处理，这可能是自体 GVHD 发病的原因 [139]。许多临床研究试图证明诱导的自体 GVHD 也可以促进自体移植物对肿瘤的反应，但是结果并不令人信服。自体 GVHD 的发生被认为与胸腺功能受损导致自身反应性 T 细胞缺失和自体造血移植物中调节性 T 细胞的清除有关 [140]。

十一、肝脏移植物抗宿主病

肝脏是异基因 GVHD 的主要靶点 [26]，偶尔也是

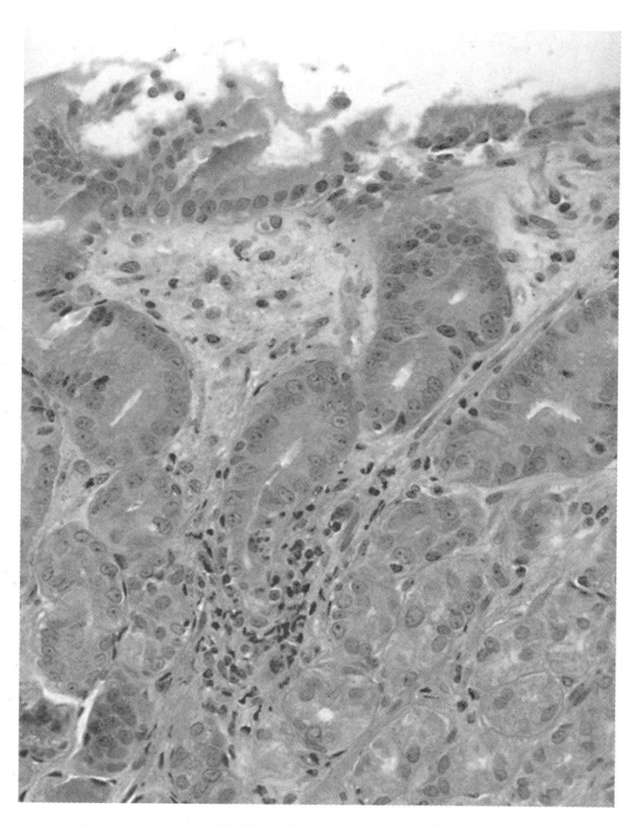

▲ 图 26-64　自体移植胃 GVHD 或淋巴细胞性胃炎

在同种异体移植物受体中，固有层和黏膜隐窝的局部单核炎症细胞浸润与隐窝上皮细胞凋亡相关，在组织学上与移植物抗宿主病难以鉴别。如果不能重新建立对自身 MHC 抗原的耐受及允许自体反应细胞持续存在，这种炎症可能在自体或同基因骨髓移植后发生（此图的彩色版本，请参见彩色部分）

自体 GVHD 靶点 [141]。随着临床的干预，重度Ⅲ～Ⅳ级肝 GVHD 的总患病率显著降低，从 1993—1997 年的 11.9% 下降到 2003—2007 年的 2.1%[7]。肝脏受累的前期症状是胆红素、碱性磷酸酶和氨基转移酶逐渐升高。它通常伴随急性皮肤或肠道 GVHD，但也可作为 GVHD 的唯一表现。肝功能的最初损伤可能是细胞因子诱导 Fas/FasL 系统导致邻近的肝细胞死亡所致。在实验和临床工作中，组织病理学和超微结构研究表明，小叶间胆管是同种免疫反应的首选靶点（图 26-65；也见图 26-66）。GVHD 的特征性异常是小叶间胆管萎缩呈现管腔塌陷、细胞质空泡和轮廓不规则。单个或几组上皮细胞变扁平，常缺失细胞核，形成无核嗜酸性细胞质合胞体。剩余的核呈现异形核细胞增多症、高色素沉着症和极性异常等不典型特征。淋巴细胞性胆管炎常见于胆管上皮的损伤部位，但胆管上皮的凋亡较少。

组织学结论受样品的质量、大小和取样时间的直接影响。由于门静脉区域的取样有限或压碎伪影，薄芯针活检结果并不准确。肝活检的时机影响组织学的结果。当肝功能不全发作后立即进行肝活检以诊断 GVHD 时，特征性胆管改变可能不存在或仅累及少数门静脉间隙。在一项连续肝活检的研究中，在症状开始时进行的初始活检未能显示特征性胆管损伤，而 10 天后进行的随访活检才显示肝 GVHD 的组织学征象 [142]。肝脏 GVHD 中炎症成分的数量和程度取决于免疫抑制治疗的深度。门静脉浸润通常是淋巴细胞性的，但可能包括少量散在的中性粒细胞、嗜酸性粒细胞、单核细胞和浆细胞。在经典的免疫抑制药治疗水平的患者活检样本中，炎症通常较轻微，但是仍可伴有广泛的胆管损伤（图 26-65）。

肝脏 GVHD 不再被分类为急性或慢性 [53, 143]。从组织学角度来说，GVHD 发生的时间并不是很重要，但是组织学改变反映的是活动性肝脏 GVHD 的持续时间、免疫抑制的抗炎作用以及熊去氧胆酸的抗胆固醇作用。孤立性肝脏 GVHD 伴急性肝炎发作的晚期临床表现可在免疫抑制治疗逐渐减量或停止后，抑或在供者淋巴细胞输注后发展为 GVHD 的独立表现。“GVHD 肝病”的特征是门静脉周围炎症所致的氨基转移酶的显著升高。该炎症部位可包括浆细胞和具有大量坏死炎症活性的小叶肝炎成分（化脓性萎缩肝细胞、嗜酸性小体）[144]。在某些情况下，

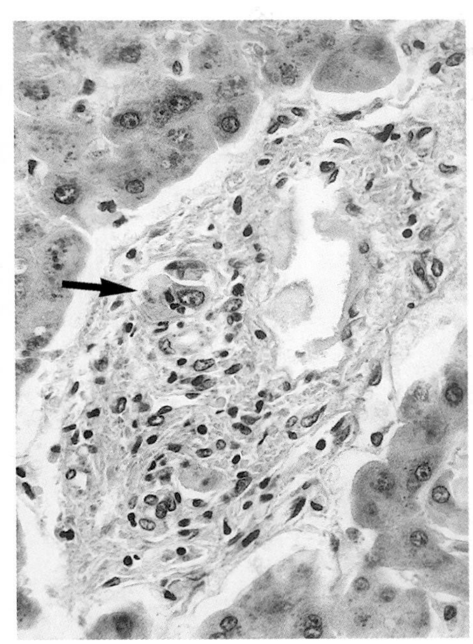
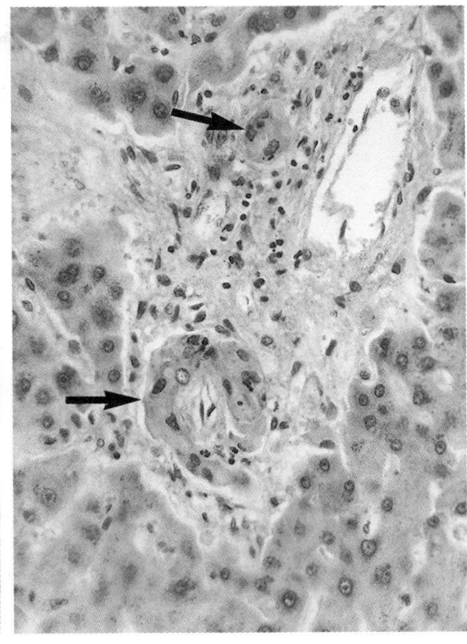

◀ **图 26-65 肝 GVHD，第 53 天**

尽管门静脉系统的炎症很小，但胆管（箭所示）已退化为细胞质肿块，剩下少量的深染细胞核

由于细胞因子风暴相关的严重炎症和肝细胞坏死，胆管损伤可能不太明显（图 26-67 和图 26-68）。

鉴于肝活检的标本大小和质量的巨大差异，诊断肝脏 GVHD 的组织学阈值取决于定性而非定量变化。诊断需要特殊标记，包括三色染色、过碘酸雪夫（periodic acid-Schiff，PAS）/ 淀粉酶、网状霉素、铁染色和细胞角蛋白 19 或 7 的免疫组织化学染色。随着肝脏 GVHD 病程的延长，胆管破坏最好通过特殊标记而不是 HE 染色（例如，细胞角蛋白 7 或 19、三色或 PAS）（图 26-66）。肝脏 GVHD 产生各种各样的胆汁淤积改变，包括小管胆汁塞、肝细胞气球样变、静脉周围区肝细胞的脱落，以及散落的淋巴细胞和有色素沉积的巨噬细胞的聚集（图 26-68）。少见情况下，异常糖原的积累可形成假磨玻璃样的抗 PAS 淀粉酶染色的肝细胞 [145, 146]。经常会有一定程度的胆管反应，即沿着门静脉间隙周边

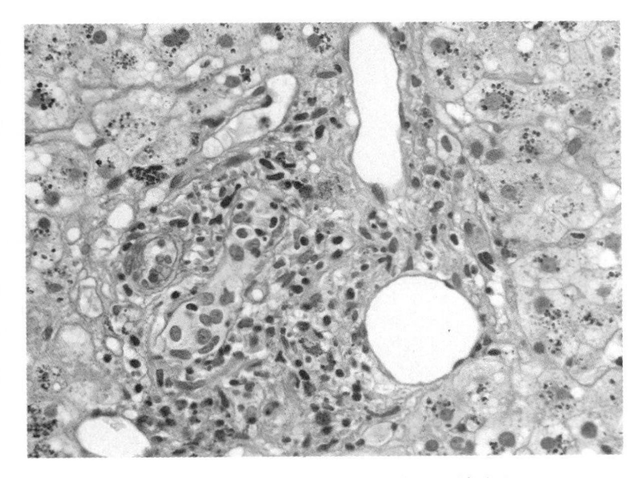

▲ **图 26-66 肝 GVHD（PAS 染色）**

PAS 染色部分显示受损的小叶间胆管，该胆管被淋巴细胞浸润。细胞核大小不一，排列不规则。合胞体样部分反映了核丢失（此图的彩色版本，请参见彩色部分）

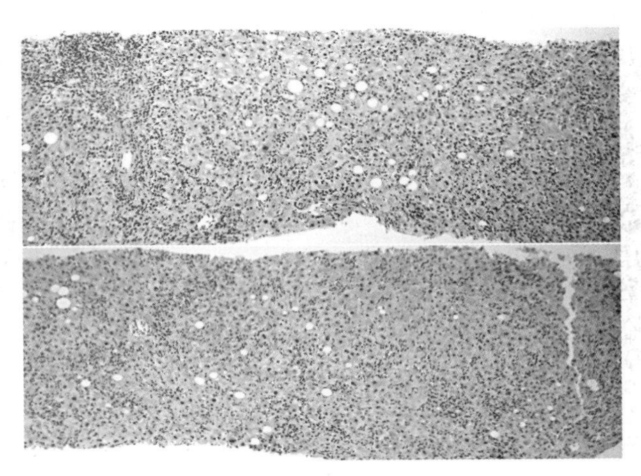

▲ **图 26-67 移植后 10 个月出现表现为急性肝炎的 GVHD**

免疫抑制减弱 3 个月后，转氨酶升高到 2000U，碱性磷酸酶升高到正常的 3 倍，胆红素正常。活检 1 在发病 26 天后进行，表现为广泛的小叶性肝炎伴有严重的窦腔和门静脉腔淋巴细胞炎症和肝细胞坏死（此图的彩色版本，请参见彩色部分）

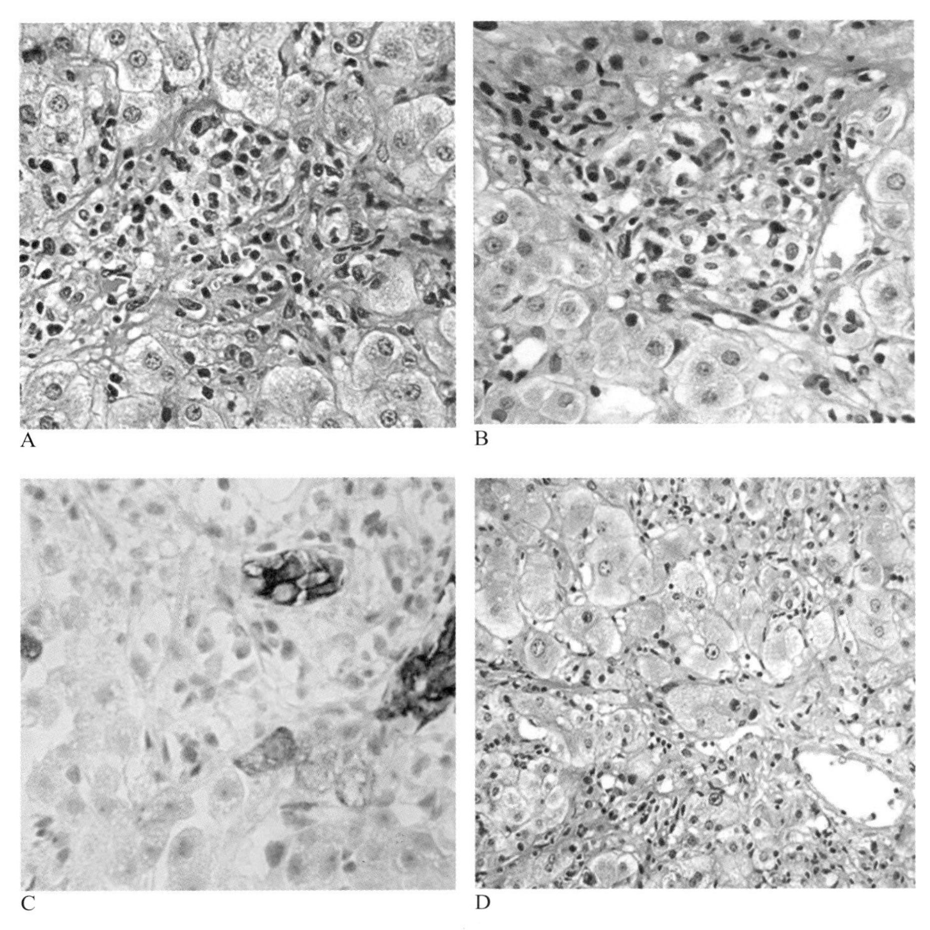

◀ **图 26-68 图 26-67 患者的活检 2**

活检 2 在 1 个月后进行，当总胆红素为 30mg/dl。A、B. 显示淋巴浆细胞门静脉区浸润，小叶间胆管受损、模糊不清；C. 细胞角蛋白 7 免疫染色显示胆管仍然存在损伤；D. 展示静脉周围（3 区）胆汁淤积。肝细胞气球样变，局部脱落，伴有斑片状淋巴细胞浸润。患者 GVHD 初期开始免疫抑制治疗，已完全康复

的小胆管增生，这在炎症性肝病中很常见。增生的小胆管除了对胆管损伤有修复性反应外，似乎还成为肝脏 GVHD 的次级靶点，因为破坏性淋巴细胞性导管炎和细胞学改变与受损的小叶间胆管相似。类似地，在原发性胆汁性肝硬化时免疫介导的胆管病变中，异常表达 ICAM-1 的增殖导管和成熟胆管细胞与表达 LFA-1 的淋巴细胞密切相关，提示胆小管上皮细胞具有与淋巴细胞类似的靶点 [147]。发生肠道 GVHD 的患者可出现一种特别显著的胆管淤积症，伴有门静脉周围胆汁充盈小管的出现（图 26-69；另见图 26-70）。这与伴随败血症的慢性感染性胆管炎相似，是肠道 GVHD 共同作用的结果，向肝脏注入内毒素，而内毒素又刺激 TNF-α 和 IL-6，后者是胆管增生和胆汁淤积的促进剂 [148]。导管反应的结果是星状纤维化，门静脉周围纤维间隔延伸到肝腺泡，很少桥接纤维化 [26]（图 26-69）。然而，即使在长期顽固性肝脏 GVHD 伴胆管丢失的情况下，肝硬化也很少发生。少数病例报道发现 GVHD 相关的肝硬化的原因是免疫抑制不足或丙型肝炎病毒的感染 [26]。几乎所有造血干细胞移植后 10 年的同种异体受者中的肝硬化都可归因于丙型肝炎病毒感染 [149]。

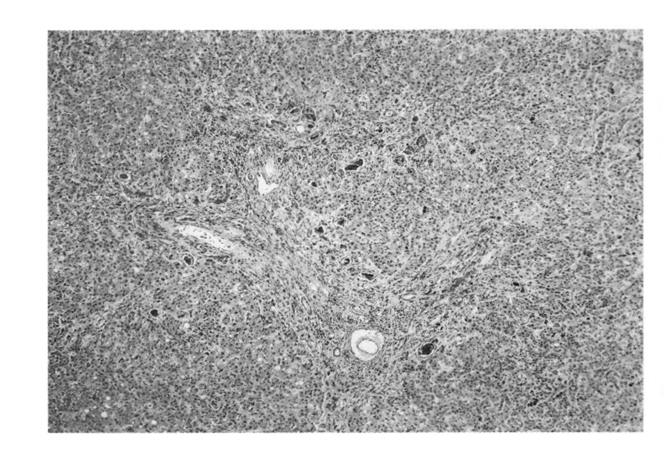

▲ **图 26-69 肝 GVHD，第 56 天**

肝细胞及胆管淤积明显，门静脉 - 门静脉桥连处和肝实质塌陷。胆管炎沿着固定路径蔓延

尽管肝脏 GVHD 与同种异体原位肝移植排斥反应相似，但是还没有关于 GVHD 的研究表明胆管

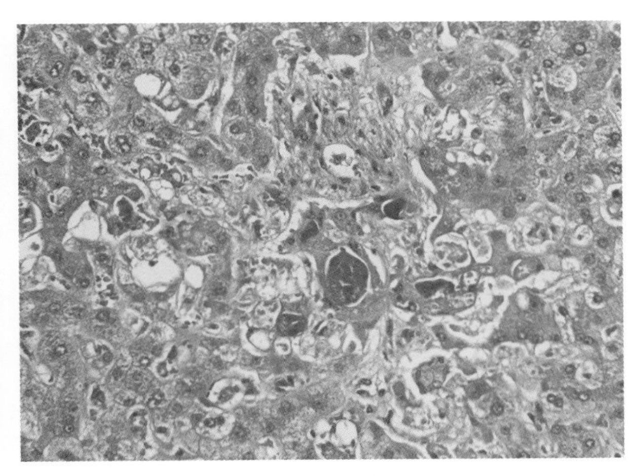

▲ **图 26-70　肝 GVHD 伴重度慢性感染性胆管炎样的胆管肝细胞胆汁淤积症**

小叶间胆管无法辨认。沿着扩大的不规则的门静脉腔的外围发生胆汁淤积的胆管反应。相邻的肝细胞索表现为明显的不稳定、混乱和细胞质膨胀（有关此图的彩色版本，请参阅彩色部分）

丧失是由胆管周围毛细血管丢失或闭塞性动脉病变相关的缺血引起的；而此机制是肝移植排异的主要机制[150]。

鉴别诊断

肝功能指标异常的发生时间、分布和升高程度为鉴别诊断提供了依据（见第 94 章）。肝脏 GVHD 的组织学鉴别诊断包括药物性肝损伤、结节再生、脂肪肝、感染、恶性肿瘤及 PTLD。肝窦阻塞综合征的表现可能与 GVHD 有所重叠，但其组织学特征与 GVHD 不同。大多数引起肝损伤的抗生素不产生典型的 GVHD 临床或组织学改变。在一项研究中，常用的抗真菌药物伏立康唑在 34% 的患者中产生轻度的可逆的肝酶升高[151]。相比之下，甲氧苄啶 / 磺胺甲噁唑可导致的胆汁淤积。如果临床情况允许，停止非必要的肝毒性药物，而不是试图将其作为鉴别诊断的一项。在移植后患者的肝脏活检中，比较常见的是肝细胞和 Kupffer 细胞中的铁过载。虽然这与 GVHD[26, 152] 可能发生的转氨酶升高有关，但这种关联并未被所有人接受，因为尽管高血铁本身可能是肝病中的一个辅助因子，但它很少是严重肝病的唯一原因[153]。铁超载可能是多因素的。移植后早期，它可能由先前多次输血引起，但后续更常见的原因是慢性贫血导致肠内铁转运增加，同时铁在肝脏中滞留[154]。感染，尤其是病毒，是一个重要的因素，因为治疗失败可以导致肝衰竭（第 94 章）。巨细胞病毒在诊断重型肝炎或黄疸时不应该被考虑，因为它仅导致轻度细菌性肝炎[155]，其在免疫抑制患者中的主要组织学发现是含有一些中性粒细胞的微脓肿。然而，在对同种异体原位肝移植物中巨细胞病毒的研究中，预测肝脏中巨细胞病毒感染的微脓肿发生的阳性预测值非常低（19%）[156]。致命的腺病毒和疱疹病毒感染的频率已明显下降，将在下面感染部分讨论。令人惊讶的是，在对 6225 例造血干细胞移植受者的严重肝细胞损伤 [谷草转氨酶（aspartate aminotransferase，AST）> 1500U/L] 的研究中，在病因中并未发现腺病毒感染[30]。如果门静脉间隙由于富含浆细胞的浸润而大大扩大，鉴别诊断和检查应该包括 PTLD（图 26-23）（参见第 104 章）、GVHD 的肝炎发作[144]及较少见的自身免疫性肝炎[26]。乙型肝炎病毒和 HBc 的阳性试验和（或）免疫组织学染色并不排除 GVHD 的共存。在乙型或丙型病毒性肝炎重度再激活的病例中，很难区分胆管改变与伴有导管反应的长期 GVHD。我们观察了一些慢性乙型肝炎病毒和丙型肝炎病毒患者中发生的纤维化胆汁淤积性肝炎（fibrosing cholestatic hepatitis，FCH）病例[157]（图 26-71），在存在具有明显导管增生的浆液性桥接性纤维化的特征性纤维化胆汁淤积性肝炎表现的情况下，不可能从形态学上区分病毒引起的变化与伴发的 GVHD。

肝活检是监测 GVHD 患者的治疗反应和预后的临床病理学方法。用于评估 GVHD 的活检应与早期活检相比是否有提示进展的组织学改变，并指出 GVHD 对胆道造成的破坏的范围和程度。当仅有某个点的标本时，病理学家可能无法确定其是否处于活动期或有所改善，因为受损的胆道系统需要几个月才能恢复。虽然目前尚无有效的肝脏 GVHD 的组织学分级系统，但根据对 GVHD 的长期观察表明，从黄疸中恢复的时间与胆管破坏的程度成正比。

十二、肺部并发症

肺部并发症在造血干细胞患者中持续进展，并且在接受同种异体干细胞的受者中最常见。除了感染这一主要原因外，其他损伤机制包括药物毒性、辐射损伤、GVHD 和细胞因子风暴。由此导致的组织学改变通常是非特异性的，可能包括弥漫性肺泡损伤、肺泡出血[158]、间质和肺泡炎症、肺泡蛋白

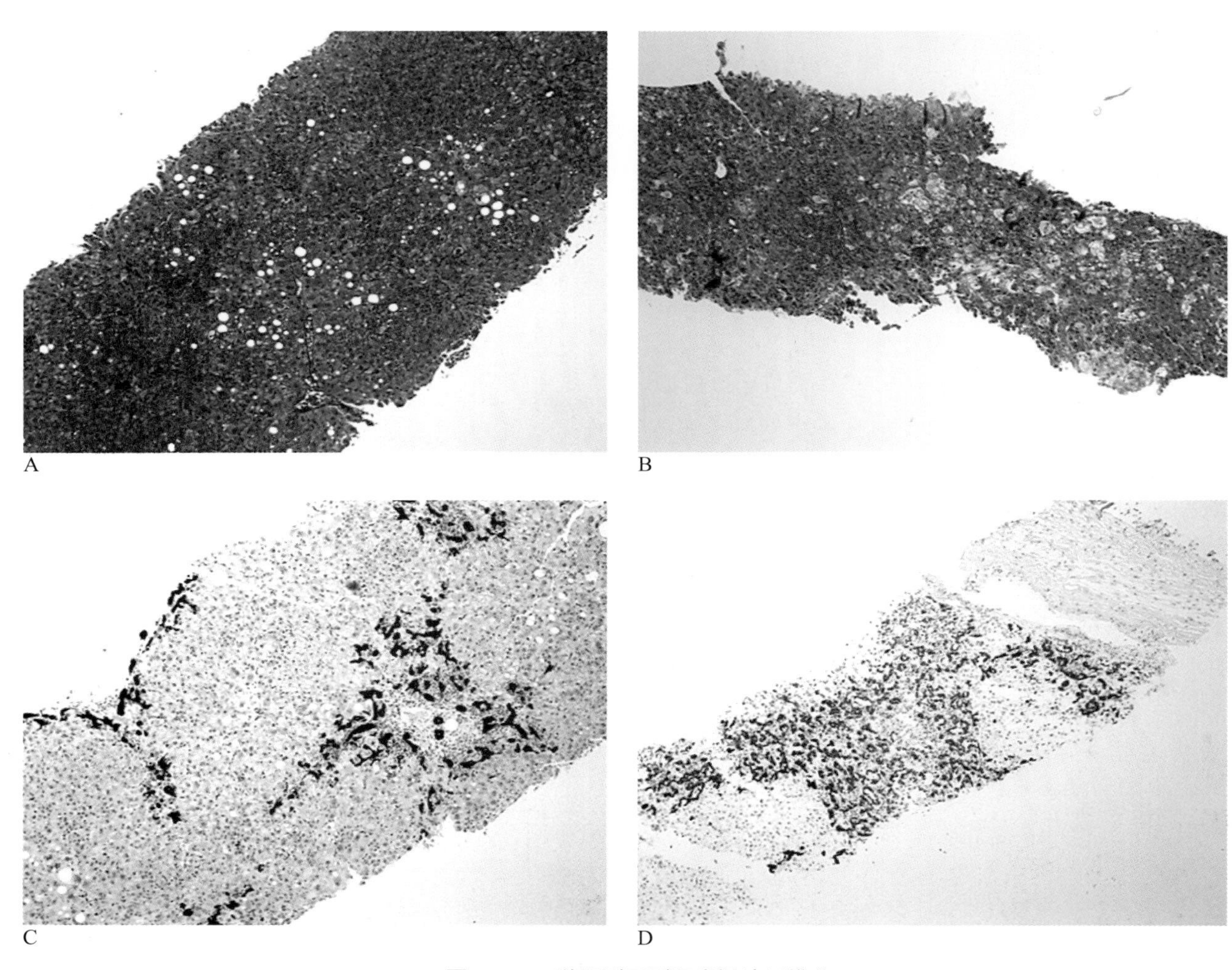

▲ **图 26-71 淤胆型丙型肝炎迅速纤维化**

供体丙型肝炎阳性。肝活检从第 70 天（A、C）到第 88 天（B、D）显示进展的门静脉纤维化、肝细胞坏死和脱落，细胞角蛋白 19 免疫组化可见明显的胆管增生（C、D）（有关此图的彩色版本，请参阅彩色部分）

沉积和肺静脉阻塞[159, 160]（图 26-72）。其中一些症状可能同时发生于同一患者中，并且相互作用导致显著的组织损伤。病理学家的诊断与临床人员密切协商，需考虑因素包括主要疾病及其治疗手段，是否可能暴露于感染或毒性损害，先前的肺部并发症，移植前的预处理方案，移植后间隔，免疫抑制程度，是否存在 GVHD，培养结果和感染的分子检测，体格检查和临床症状的演变，以及除了肺功能检查之外的影像学检查结果。

通常，病理学家的首选是通过分析支气管肺泡灌洗液以获取可能的感染（见下面的感染部分）或恶性肿瘤证据。对于这两种并发症，无论是阴性还是阳性的发现都是临床医生的关注要点，从而可简化治疗。由于支气管肺泡灌洗的诊断率低，常常需要组织学分析，并再次进行详细的形态学、微生物学和分子感染研究。经支气管活检安全性较高，虽然有时能提示感染病因，但它们提供的组织太少，无法对组织学变化进行有效的解释和分类。理想情况下，患者病情稳定，可以进行可视胸腔镜手术。这为病理学家提供了无菌条件下的组织，可用于细菌、真菌和病毒培养；使用特殊的染色剂可以研究印迹和术后冰冻切片（参见下面的感染部分），并且富含诊断信息的区域可以提交固定并永久保存。

纵观移植历史，肺部并发症发生在 1/4 ～ 1/2 的同种异体移植受者，并且常常是致命的。抗病毒预防和治疗的改进已经显著降低了病毒性肺炎的发病率，尽管这些仍然可以通过重新激活潜伏感染以及通过社区接触而促发。副粘病毒即人偏肺病毒

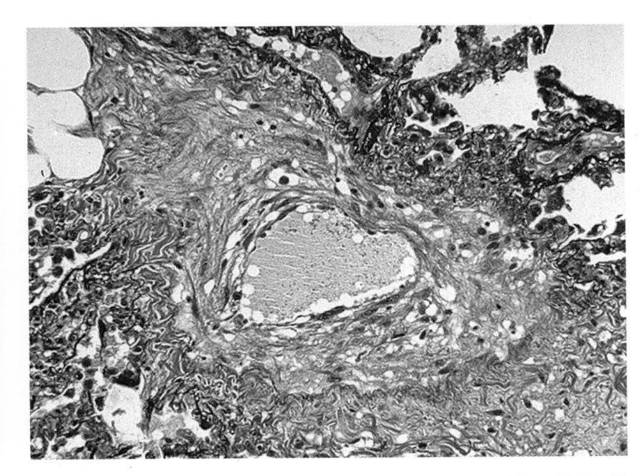

▲ **图 26-72　急性淋巴细胞白血病第二次异基因骨髓移植后 48 天肺动脉高压患者肺活检的肺静脉阻塞性疾病（Verhoeff-van Gieson 弹性蛋白染色）**

松弛的内膜纤维化部分阻塞小叶间静脉。这种并发症可能由化疗引起，可能比以前估计的更频繁（有关此图的彩色版本，请参阅彩色部分）

（human metapneumovirus，hMPV）感染的移植患者中的很大一部分可发生致命性肺炎[161]。它在先前被归类为特发性肺炎，但它的确切性质和作用范围正在研究中。目前尚无副粘病毒感染的病变组织的具体描述，因此需要开发相关 IHC 的抗体。

间质性肺炎综合征

5% ~ 15% 的同种异体造血干细胞移植受者发展为间质性肺炎综合征，影像学见多叶浸润，有肺炎的症状和体征，但是没有活动性下呼吸道感染[162, 163]。间质性肺炎综合征通常是一个严重且致命的急性过程，与潜在的慢性病程，如通常的 Liebow 报道的间质性肺炎形成对比。间质性肺炎综合征的组织病理学类型和严重程度多变，可能包括弥漫性肺泡损伤、肺透明膜、间质淋巴细胞浸润、肺泡巨噬细胞增多和肺出血。这些病例可能有多因素参与其中，可能包括细胞因子诱导的损伤[164]、化疗毒性[165]、细胞介导的损伤和隐性感染[166, 167]。接受低强度预处理方案患者中间质性肺炎综合征的发病率明显降低，表明预处理可能发挥关键作用[168]。环磷酰胺、美法仑等烷基化剂已证明与肺毒性有关。现在越来越多的证据表明，大剂量美法仑[169]和 TKI，如达沙替尼[170]也可能导致肺损伤。急性 GVHD 是间质性肺炎综合征的危险因素[162, 171]。然而，尽管在小鼠身上有证据表明非细菌性肺炎是 GVHD 和辐射的联合作用，暂无证据表明间质性肺炎综合征与人类的排异反应紧密相关[172]。肺细胞溶解性血栓（pulmonary cytolytic thrombi，PCT）是一种罕见的并发症，在放射学上表现为结节或间质浸润[173]。在组织学上，小到中等尺寸的远端血管被由单核细胞组成的坏死的细胞碎片包围，受者来源细胞比例与外周血细胞比例相关[174]。

十三、肺部移植物抗宿主病

肺是慢性 GVHD 的靶器官。支气管上皮显然是主要的靶组织，尽管上皮单层细胞损伤通常很难识别。相比之下，急性肺部 GVHD 没有明确的组织学特征。同种异体反应可能与细胞因子介导的损伤和炎症的非特异性改变有关，这些是间质性肺炎综合征的特征[165]。在最近的研究中，Xu 等分析了疑似 GVHD 患者肺活检早期的组织学改变，描述肺部 GVHD 的三种组织学类型：急性肺损伤、组织性肺炎和慢性间质性肺炎[175]。三种组织学类型均以细支气管内 T 细胞的凋亡和微静脉周围炎为特征，这有助于区分 GVHD 和感染。在一项大型病例对照研究中，特发性闭塞性细支气管炎组织性肺炎（bronchiolitis obliterans organizing pneumonia，BOOP）[也称为隐源性组织肺炎（cryptogenic organizing pneumonia，COP）]与急性皮肤 GVHD 以及慢性肠道和口腔 GVHD 的显著关联[176]表明，这种支气管中心损伤模式与多形性肉芽肿闭塞小气道相关（图 26-73），可以代表急性期和慢性期之间的过渡。49 例特发性闭塞性细支气管炎组织性肺炎患者中，中位发病日为 108 天。

肺部 GVHD、缩窄性闭塞性细支气管炎（constrictive bronchiolitis obliterans，CBO）的诊断特征类似于肺移植排斥反应（图 26-74），其中小细支气管含有慢性炎症的腔内结缔组织，该结缔组织演变为致密的纤维性瘢痕导致管腔狭窄[167, 177, 178]。继发性改变导致黏液淤积、泡沫巨噬细胞聚集和晚期进行性的支气管扩张。弹性蛋白染色，如 Verhoeff-Van Gieson 和三色染色，有助于显示有瘢痕的小支气管。死于肺部 GVHD 的患者的终末期肺部组织学改变可能呈现小气道消失和大气道疾病的复杂图像，包括反复感染引起的支气管扩张和纤维化。临床毛细支气管炎阻塞综合征（bronchiolitis

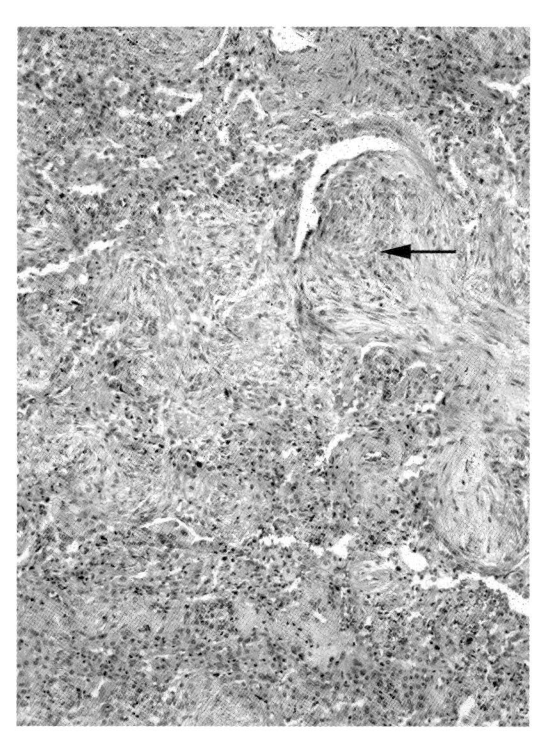

▲ 图 26-73 肺，特发性闭塞性细支气管炎组织性肺炎（或隐源性组织肺炎），骨髓移植后第 120 天

患者在治疗慢性 GVHD 的皮质激素逐渐减量后出现呼吸困难和咳嗽。胸部 X 线显示多灶性肺泡浑浊，临床提示为真菌或病毒性肺炎。活检显示细支气管被肉芽组织（箭所指）阻塞，并延伸至邻近肺泡，与单核炎性细胞浸润间质和肺泡有关。在造血干细胞移植受者中，特发性闭塞性细支气管炎组织性肺炎与皮肤、口腔黏膜和肠道中的 GVHD 相关[172]

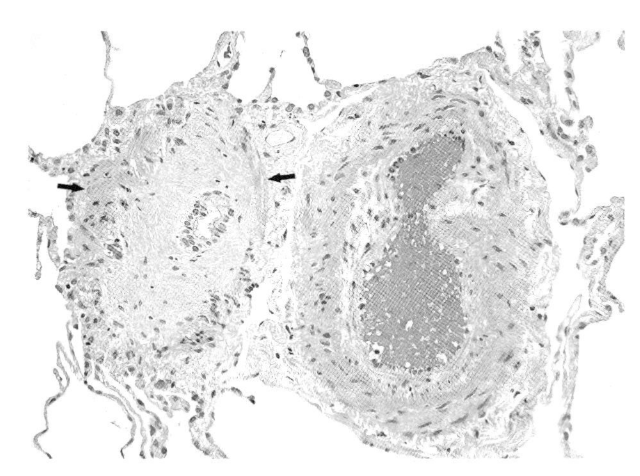

▲ 图 26-74 同种异体移植后 5 年后的闭塞性细支气管炎伴收缩性上皮下纤维化

患者出现阻塞性肺功能障碍。此活检证实慢性肺 GVHD 是在皮肤和胃肠道受累后发生的。箭示平滑肌束。此图也展示了伴随动脉内膜下增厚

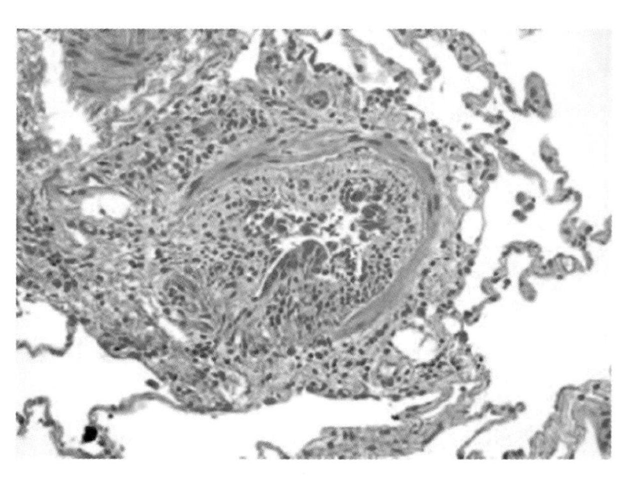

▲ 图 26-75 细支气管炎伴上皮下纤维化和淋巴组织细胞浸润

图示可见明显的上皮损伤。本例慢性 GVHD 合并阻塞性肺功能异常，改变与肺 GVHD 一致。呼吸道病毒感染也发生了类似的变化，这在本次活检中没有发现。持续的炎症和气道的小范围收缩性闭塞提示免疫抑制治疗可能是有益的。（有关此图的彩色版本，请参阅彩色部分）

obliterans syndrome，BOS）包括数种小气道疾病，具有不同阶段的细支气管炎症和纤维化，从淋巴细胞性细支气管炎（图 26-75）到完全的管腔纤维性渗出（图 26-76）。对疑似毛细支气管炎阻塞综合征和肺部慢性 GVHD 患者进行开胸肺活检的两项临床病理研究显示，2005 年 NIH 临床诊断标准与组织学标准存在差异[179, 180]。在身体其他部位没有 GVHD 迹象的情况下，2014 年更新的 NIH 指南建议进行开放性肺活检（见表 26-1）[81]。

十四、其他部位的慢性移植物抗宿主病

与慢性 GVHD 相关的一些罕见表现类似于自身免疫性疾病，包括白癜风、肌炎（图 26-77）、浆膜炎、关节炎、滑膜炎、重症肌无力和大疱性类天疱疮。Rackley 等发表了包含 12 名患者的病例报道，并系统分析了心脏累及的文献[181]，发现闭塞性冠状动脉病变类似于心脏移植排斥反应（图 26-78）和心肌炎，伴有心动过缓，甚至发生猝死。肾病综合征与膜性肾病有关，而足细胞微小病变[182]现在被认为是慢性 GVHD 的表现（参见 Hingorani 的第 96 章）。Kamble 等[183]和 Grauer 等[184]综述了与慢性 GVHD 相关的中枢神经系统损害的文献，包括血管炎、神经病变、脱髓鞘和免疫介导的脑炎。NIH

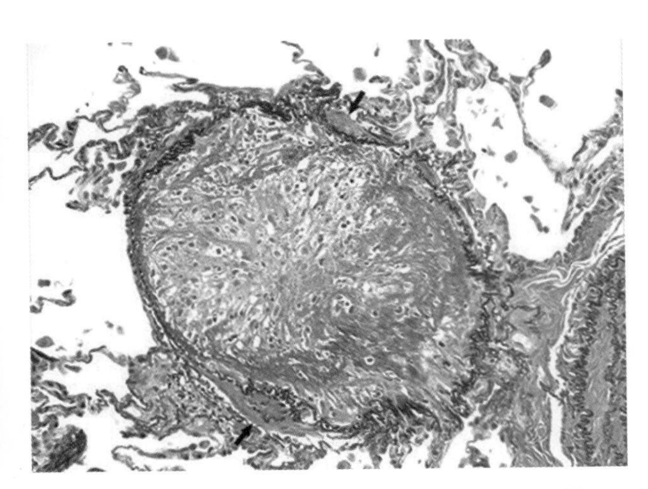

▲ **图 26-76 本例患者病史与前例患者类似（见图 26-75），慢性肺 GVHD 支气管炎闭塞已进展**

细支气管完全被肉芽组织堵塞，可见散在的单核炎性细胞。如果没有免疫抑制治疗的成功干预，这条气道最终可能会被永久性瘢痕组织所取代。箭示残余平滑肌。弹性蛋白纤维在 Verhoeff - van Gieson 染色中呈黑色（有关此图的彩色版本，请参阅彩色部分）

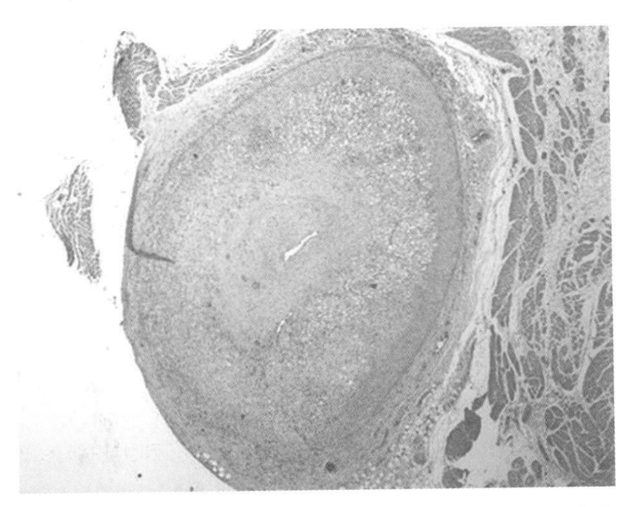

▲ **图 26-78 一名 15 岁死于心肌梗死并伴有严重心绞痛的患者的慢性 GVHD 相关冠状动脉病变**

所有主要冠状动脉的管腔和肌壁几乎完全被淋巴细胞和单核细胞浸润和细胞外基质浸润（有关此图的彩色版本，请参阅彩色部分）

关于慢性 GVHD 诊断标准认为，只有当其他器官受到 GVHD 影响时，才能对神经系统的慢性 GVHD 做出诊断，并且排除诸如药物或机会性感染导致的神经学毒性。

十五、感染

感染仍然是造血干细胞移植后发病和死亡的主要原因，因此需迅速而广泛地从组织和细胞学方面进行评估。病理学家除了识别非特异性临床发现建议的病原体，还需识别常见病原体和少见的微生物。所有炎症性胃活检都应行幽门螺杆菌（图 26-79）检测。然而，在移植后患者中，幽门螺杆菌感染并不常见，而且在本院的移植后胃活检中并不常规进行特殊染色。结节性肺浸润的确可能是真菌感染的结果，以及除了其他病毒性肺炎之外的原因包括诺卡病、军团菌病、弓形虫病（图 26-80）和巨细胞病毒（图 26-81）等感染需要反复强调，因此在鉴定微生物时需要鉴别它们。在免疫功能低下的患者中需迅速进行有效的药物治疗。由于肺炎在造血干细胞移植患者中可能以毁灭性的速度发展，因此应立即处理、染色和评估肺组织和（或）灌洗的细胞。Grocott 六亚甲基四胺银染色方法的加热修饰，使染色时间从数小时缩短到不到 30min，从而更快速诊断真菌和肺孢子虫生物体。病理学家仅通过 H&E、Gram 和银染切片就报告没有感染证据，这对患者和临床医生都是不利的。初步染色包括 Wright-Giemsa、Papanicolaou、H&E、Gram、methenamine silver、PAS、鉴定军团菌的改良 Gimenez，以及鉴定分枝杆菌的 Kinyoun。根据需要，还可使用 Fite 和 Warthin-Starry 染色，以及大量用于生物体的 IHC 抗体和原位杂交探针。为了进一步明确结果，还需要特殊染色。

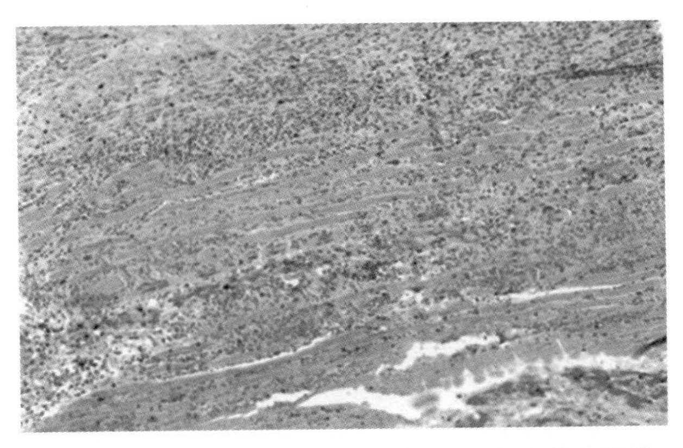

▲ **图 26-77 三角肌活检示慢性 GVHD 相关的多肌炎，第 1129 天**

广泛的肌内慢性炎症，与肌细胞的破坏有关。免疫抑制疗法治疗有效（有关此图的彩色版本，请参阅彩色部分）

接受清髓预处理并患有 GVHD 的同种异体移植受者存在潜伏病毒重新激活的高风险，尤其是疱疹病毒和腺病毒[185-187]。现在，因为血清学阳性和

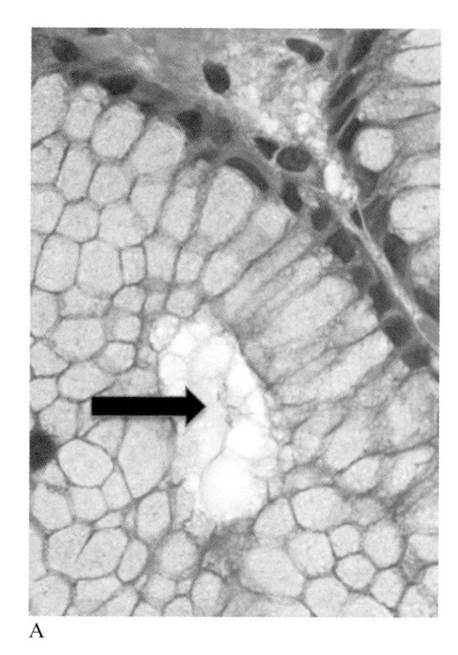

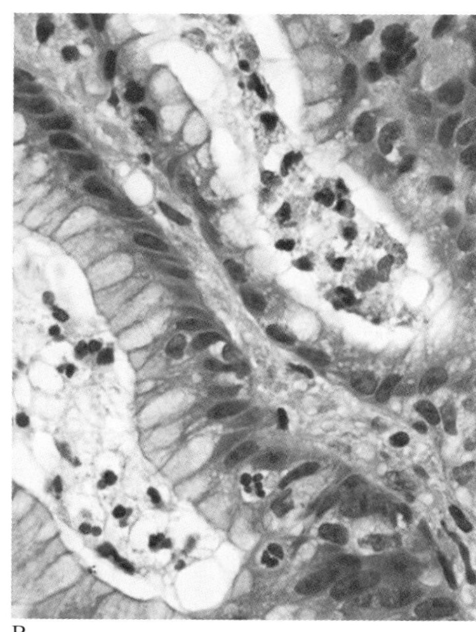

◀ **图 26-79 慢性髓系白血病患者胃穿刺活检，造血干细胞移植后第 37 天（HE 染色）**

临床表现为持续恶心，内镜示胃内壁红斑，激素治疗无反应。A. 经免疫组化证实的一组幽门螺杆菌（黑箭）胃腺；B. 邻近腺体显示急性炎症和少量幽门螺杆菌（有关此图的彩色版本，请参阅彩色部分）

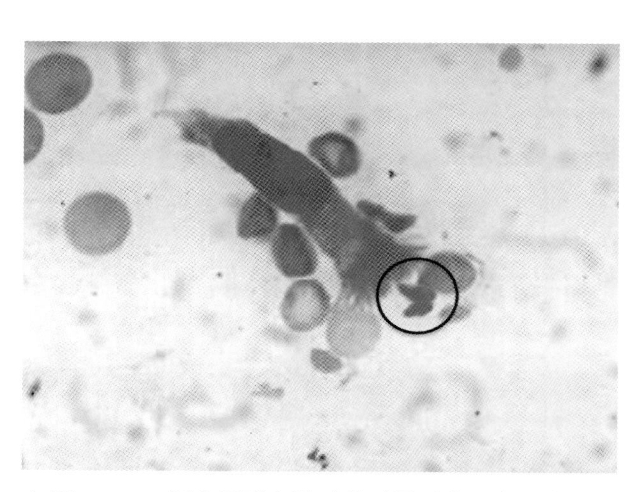

▲ **图 26-80 两个弓形虫速殖体（圆形内）出现在支气管上皮细胞纤毛表面附近**

支气管肺泡灌洗后 2h 内确诊弓形虫肺炎。离心分离后 Wright-Giemsa 染色（有关此图的彩色版本，请参阅彩色部分）

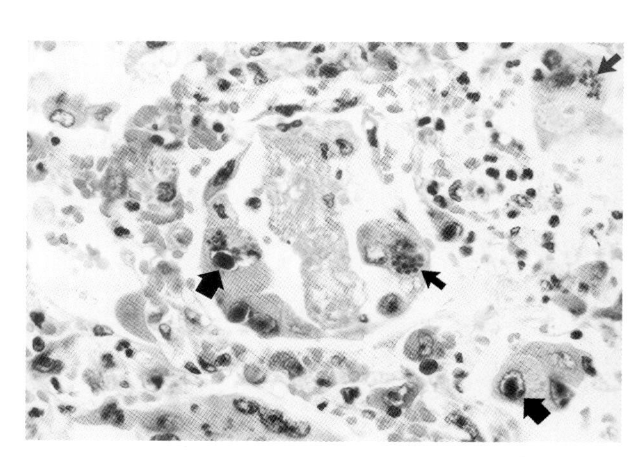

▲ **图 26-81 肺巨细胞病毒肺炎，第 68 天（HE 染色）**

巨细胞病毒感染诊断依据为数个有 Cowdry 型核包涵体（大箭）的大细胞和 6 ～ 12 个小的细胞质包涵体（小箭）

（或）聚合酶链反应阳性的患者会接受预防性抗病毒治疗，很少在支气管肺泡灌洗液或组织活检中能找到巨细胞病毒或单纯疱疹病毒。然而，预防治疗不能根除这些病毒，因此在治疗停止后，会有潜在的晚期感染（图 26-82）。晚期巨细胞病毒肺炎（图 26-81）发生的中位时间在移植后大约 24 周 [188]。当诸如呼吸道合胞病毒（respiratory syncytial virus，RSV）等病原体在社区流行率很高时，造血干细胞移植受者被潜在致命呼吸道病毒感染的风险会很高（图 26-83）。

有时候单个器官的病毒感染会产生典型的临床表现，最好通过迅速活检和快速组织评估来明确。例如，严重的腹痛提示可能即将发生肠坏死，但事实可能是急性单纯疱疹病毒、水痘 - 带状疱疹病毒（varicella-zoster virus，VZV）（图 26-84）或腺病毒性肝炎（图 26-85）的感染，经颈静脉肝活检的组织学检查可在几小时内诊断。同样，伴随肋椎角压痛的血尿可能继发于腺病毒性肾炎（图 26-86），这可以通过肾活检来诊断 [189]。血细胞比容 / 血红蛋白未恢复或降低的移植后患者，应排除细小病毒感

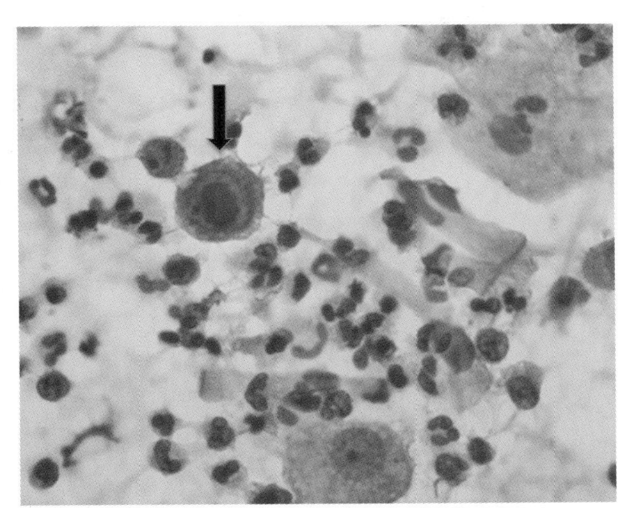

▲ **图 26-82 B 细胞淋巴瘤患者支气管肺泡灌洗液细胞离心分离**

图示巨细胞病毒细胞病变，无法分类，其特征介于弥漫性大 B 细胞淋巴瘤和典型霍奇金淋巴瘤之间。嗜中性粒细胞背景为感染肺泡巨噬细胞（箭），可见部分细胞质包涵体，细胞核明显增大，中央核仁明显增大。图中底部有一个相对正常的肺泡巨噬细胞供比较（有关此图的彩色版本，请参阅彩色部分）

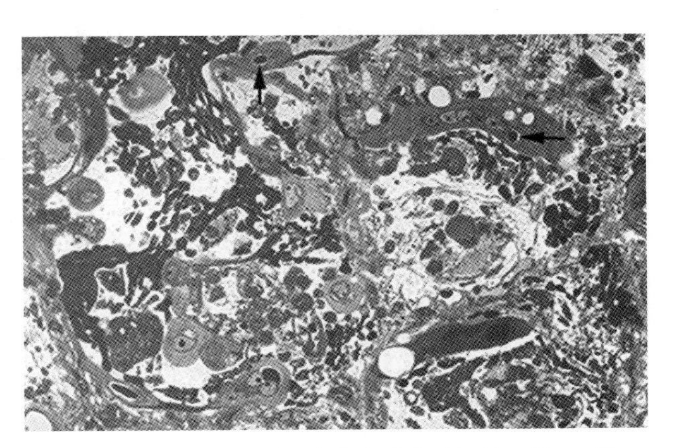

▲ **图 26-83 呼吸道合胞病毒肺炎肺活检，第 48 天**

多核上皮细胞中存在暗紫色的细胞质包涵体（箭）提示诊断，也可能与副流感等其他病毒一起发现。大暴发时期，感染可传播到住院的骨髓接受者（有关此图的彩色版本，请参阅彩色版）

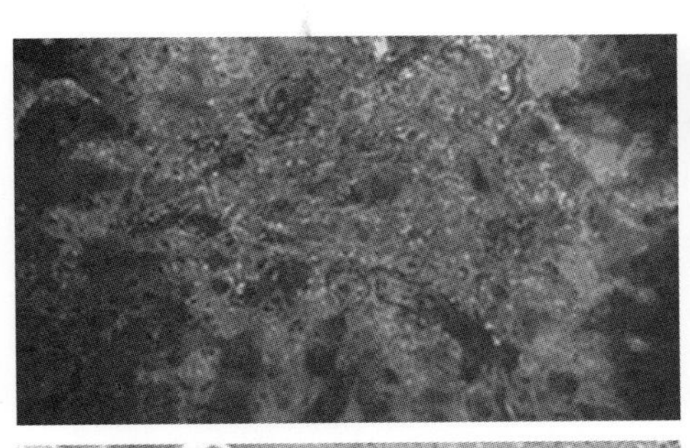

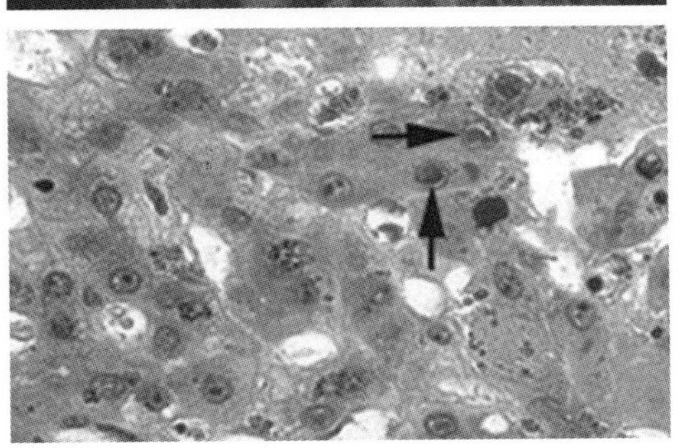

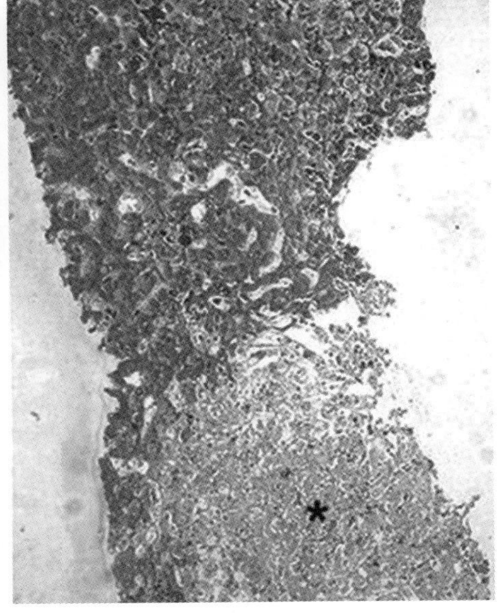

◀ **图 26-84 水痘 - 带状疱疹病毒肝炎经皮穿刺活检，第 79 天**

右侧 PAS 染色示苍白坏死区（星号），左下方 HE 染色可见细胞内含有核包裹体（大箭）。免疫荧光证实 VZV（左上），活检后数小时内开始静脉注射阿昔洛韦（有关此图的彩色版本，请参阅彩色部分）

染（图 26-20）[190]。

HHV 6 的致病性及其对 GVHD 和其他并发症的影响是复杂的 [101, 102, 191, 192]（见第 92 章）。HHV 6 可产生严重的脑炎，但病毒血症不一定与任何临床并发症有关。该病毒可通过 PCR 在组织中进行鉴定，但与原位杂交的结果不一致。在一例急性肝炎病例中，已报道通过抗体免疫染色法鉴定出组织切片中的 HHV 6[191]。

在接受过高剂量或减毒预处理的患者中大约有 15% 可出现侵袭性霉菌感染。最常见的病因是曲霉菌，其次是合子菌和镰刀菌 [193]（图 26-87 至图 26-89）。由于真菌血症是散发性的，组织内真菌的组织学证据对于侵袭性感染的诊断和及时治疗至关重要，而血液抗原检测结果往往不确定。支气管肺

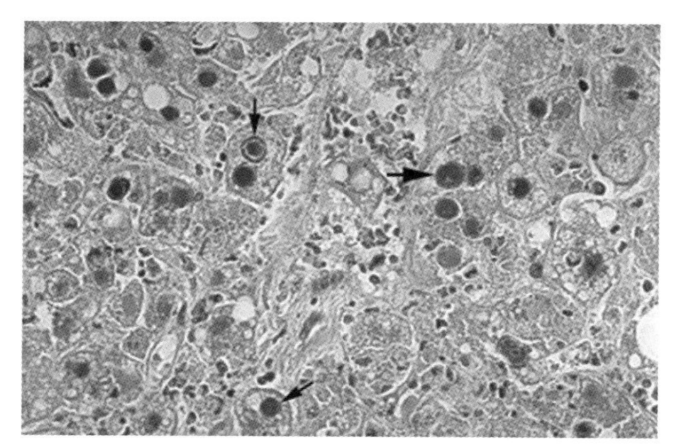

▲ **图 26-85　急性髓系白血病异基因骨髓移植 92 天后检查发现急性腺病毒肝炎**

深嗜碱性核包裹体产生核边缘模糊的“污点细胞”（大箭）。偶见包涵体周围有晕环的细胞（小箭）提示合并巨细胞病毒感染，两种病毒经分离得到证实（有关此图的彩色版本，请参阅彩色部分）

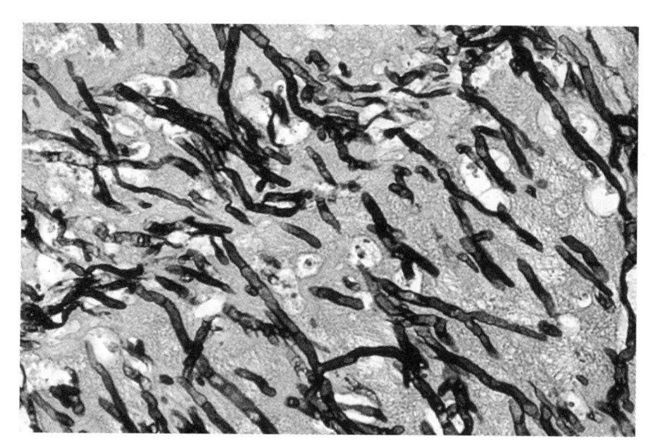

▲ **图 26-87　肺活检 Mahan's methenamine silver 染色**

图示中央坏死腔被真菌 45° 分枝杆菌浸润，形态学与曲霉菌菌丝一致，随后通过 PCR 证实（经 Robert C.Hackman. 博士许可转载。有关此图的彩色版本，请参阅彩色部分）

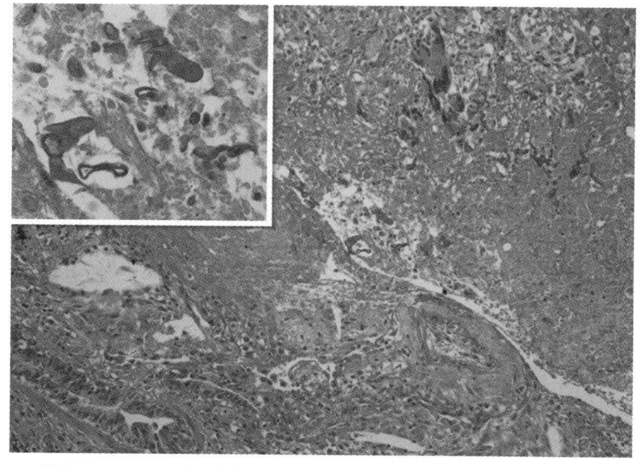

▲ **图 26-89　1 例镰状细胞病患者在 HCT 术后第 294 天肺活检标本**

PAS 标记淀粉酶提示酵母菌感染。真菌引起广泛的坏死和巨细胞反应。带状随意排列的真菌菌丝在插图中呈高倍显示（有关此图的彩色版本，请参阅彩色部分）

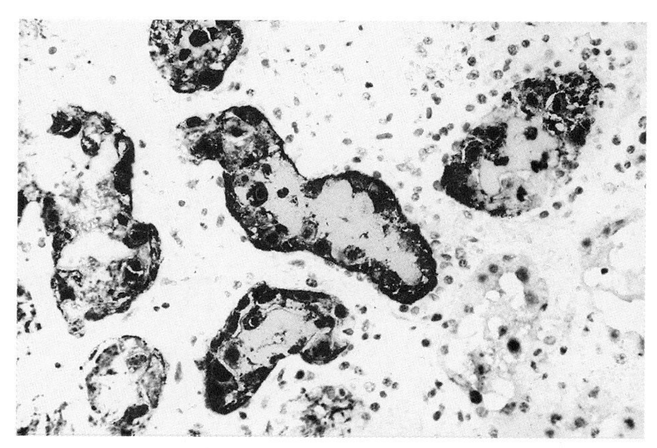

▲ **图 26-86　腺病毒肾炎，第 77 天**

腺病毒己糖蛋白的单克隆抗体间接免疫过氧化物酶染色显示，退化上皮细胞排列的小管对腺病毒抗原反应强烈（Chemicon International，Inc.，Temecula，CA，USA）。在培养中分离得到腺病毒 11。血尿表现和尿培养阳性的患者应考虑 ADV 肾炎可能 [189]

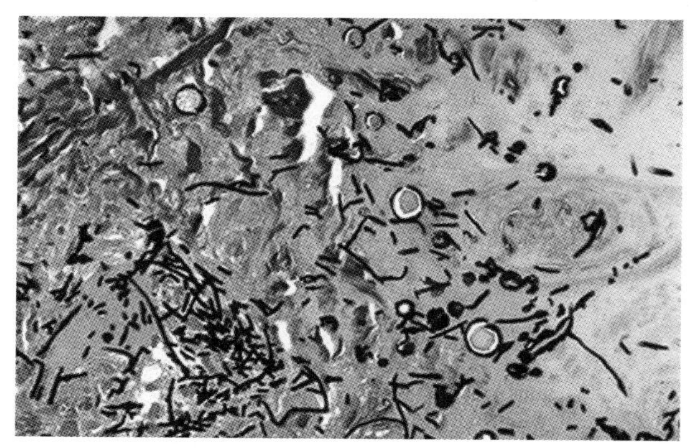

▲ **图 26-88　移植前皮肤活检 Mahan's methenamine silver 染色示镰刀菌侵入真皮（有关此图的彩色版本，请参阅彩色部分）**

泡灌洗虽然不是最敏感的试验，但可能显示真菌感染，并提供相对快速和特异的结果（图 26-90）。利用 PCR 进行病原体鉴定已经部分取代了慢效不敏感的培养分离。弓形虫（图 26-80）、鸡罗氏肺孢子虫（图 26-91）、分枝杆菌、诺卡菌（图 26-92）和军团菌能够通过组织学和免疫细胞化学染色快速鉴定，并进行特殊治疗 [194-196]。尽管这些病原生物并不常见，但是它们的早期鉴定可以挽救生命。西雅图 20 年弓形虫病的发病率为 0.3%[196]，25 年诺卡菌病为 0.2%[196]，12 年军团菌病为 0.6%[194]。

十六、新进展

自本章最后提交以来，新进展仍不断涌现，很可惜这些进展不能纳入正文。这些进展包括更新的

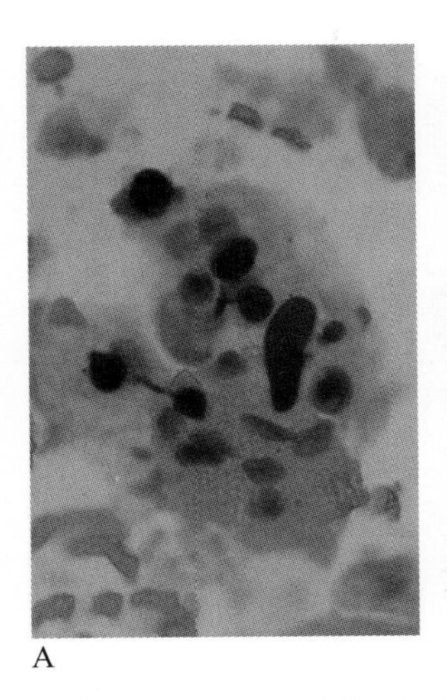
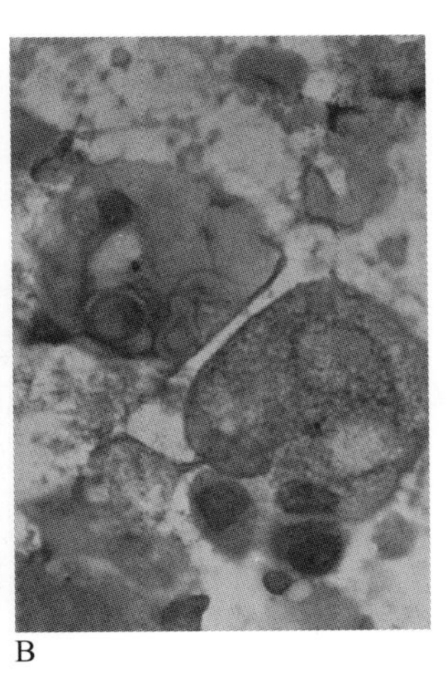

▲ **图 26-90 A.** 支气管肺泡灌洗液分离细胞，**Mahan's methenamine silver** 染色，提示肺泡巨噬细胞内的真菌生物，经真菌培养后显示为白色念珠菌；**B.** 用 **PAS** 染色的相同标本，显示相同的细胞内白色念珠菌有机体，包括出芽酵母（有关此图的彩色版本，请参阅彩色部分）

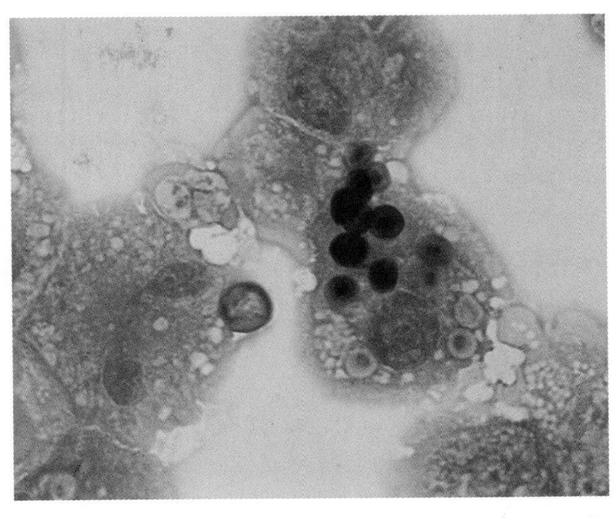

▲ **图 26-91** 用 **Mahan's methenamine silver** 染色的支气管肺泡灌洗液，显示肺泡巨噬细胞中的肺孢子虫（有关此图的彩色版本，请参阅彩色部分）

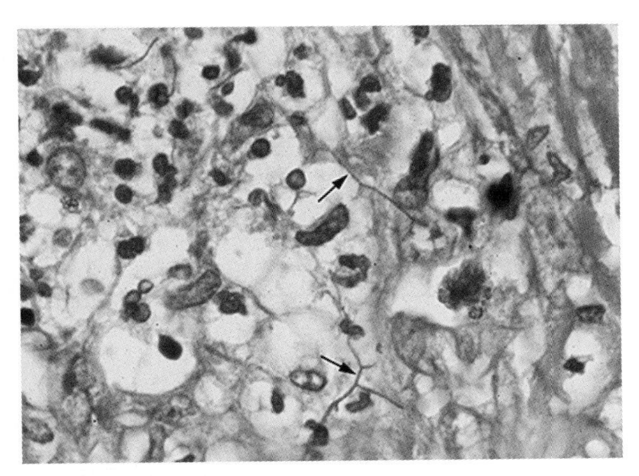

▲ **图 26-92** 肺活检的 **Fite** 染色显示细丝状杆状诺卡氏菌（箭）

（经博士 Robert C.Hackman. 许可转载）

2015 年 NIH 临床和组织学标准，该标准表明只有在临床必需情况下才需要进行开胸肺活检，即临床检验结果与闭塞性细支气管炎综合征一致且与活动性 GVHD 的任何现有表现无关。与慢性 GVHD 相关的小气道疾病影响多达 10% 长期存活的患者，并且可能由淋巴细胞性细支气管炎进展为缩窄性阻塞性细支气管炎。不常见的并发症如肌炎和毛细支气管阻塞性肺炎被分类为意义不明的病变。为了提高观察者之间的可重复性，GVHD 的最终组织学评估建议被简化为三类：“无 GVHD”“可能 GVHD”和“很可能 GVHD”。“很可能 GVHD”类别包含了先前的“一致”和“诊断”GVHD 类别。脐带血结肠炎综合征的案例显示了使用 GVHD 的标准定义组织学的教训，并且说明感染和 GVHD 并非不能截然分开。某些肾脏病变、膜性肾病和微小病变现在也被认为是慢性 GVHD 的表现。

第 27 章 造血干细胞移植的生物统计学方法

Biostatistical Methods in Hematopoietic Cell Transplantation

Joycelynne M. Palmer　Ted A. Gooley　著
王谈真　陈思帆　刘天会　译
胡淑鸿　仇惠英　陈子兴　校

一、概述

随着造血干细胞移植的巨大进展，研究设计和生物学统计的方法也需要跟上步伐。临床试验设计和分析方法的持续发展，使得造血干细胞移植的从业者能够进行最科学严谨和可辩护的研究。本章为临床工作人员概述了造血干细胞移植研究中常用的前瞻性和回顾性的生物统计方法，详细介绍从造血干细胞移植的临床试验阶段到观察研究阶段中涉及的概念、规程以及具体案例的诠释和统计分析，概述了研究设计和实施的基本原则，以及各种设计和分析策略的优缺点。本章内容基于读者熟悉统计学初级课程的基础概念，如概率、参数估计、假设检验和置信区间，如果没有这些基础，建议阅读一些生物学统计的书籍，如 Belle 等 [1] 和 Zar[2] 的著作。

在本章中，很少使用公式和计算，取而代之的是支撑生物统计方法的基本概念和理论。希望这一方法将为参与造血干细胞移植研究的医生、研究员、医学生和保健专业人员提供基本概念，并指导其对造血干细胞移植研究的设计、实施和统计分析的适当方法。因为篇幅限制，这一章并不详尽，而且作者认识到，任何研究都将与生物统计学家合作进行。对于那些寻求观察性研究和临床试验所依据的历史、理论基础和方法读者，可以阅读 Meinert 和 Tonascia[3]、Pocock[4]、Friedman 等 [5]、Rosenbaum[6]、Kelsey 等 [7] 和 Piantadosi[8] 的著作。我们打算给予读者足够的知识和指导，使用本章所提到的基本概念和参考文献来探讨感兴趣的主题。

二、造血干细胞移植研究中的统计学方法

（一）生存分析

“生存分析”通常用于描述为分析数据而开发的一组统计方法，研究终止是直到预先指定事件发生的时间（通常称为时间对事件数据）。这种事件的发生通常被称为“失败”，尽管该事件可以被认为是一种积极的临床结果，如植入或对治疗的效应。在造血干细胞移植的研究中，对治疗“成功”的评估通常是通过衡量干预后某一特定时间内存活患者的数量，研究目标通常侧重于预防治疗或延长生存失败（如疾病复发、死亡）的能力。

虽然大多数早期第一和第二阶段的研究集中在毒性或疾病反应等短期二元终点上，但造血干细胞移植和第三阶段的观察研究通常利用较长期的事件，例如移植后的复发时间或存活时间。生存函数 $S(t)$ 被定义为生存超过某一特定时间 t 的概率，即

$$S(t)=Prob(T>t)=1-Prob(T=t)=1-F(t)$$

其中 $F(t)$ 被称为死亡率的累积分布函数。$S(t)$ 也被定义为失效风险的函数，其中 t 时刻的风险函数表示在没有失效的情况下存活到 t 的患者在 t 处的瞬时失效率，或者粗略地说，表示在这个窗口内有失效风险的人在一个小窗口内死亡的概率。在一项具有时间到事件结果的研究中，每个患者将提供：①从造血干细胞移植（或研究条目）到事件（或最后一次接触评估日期 / 研究结束日期）的时间；

②事件状态（即失败：是 / 否）的数据。任何在分析时未经历失败的患者都被称为“删失的”，因为对该患者所知的是，该事件在最后一次接触日期时并没有发生，尽管失败可能发生在超过删除时间的某个点。这种删失被称为“行政的”删失，因为关于患者的不完整信息是由于研究的行政管理，而不是由于数据收集方面的不规范或在研究期间追踪患者的能力不足。

（二）Kaplan–Meier 生存估计

如果所有患者都有完整的随访（即没有失访），t 时刻的生存评估是简单的 t 时刻存活患者除以登记人数的比值。当然，如果有失访的存在，我们必须适当地考虑失访例数的观察时间，以便获得一个无偏倚的生存估计。Kaplan–Meier（KM）[9] 方法实现了这一点，是计算生存估计最广泛使用的方法。对于每一个有序失效时间，用乘积极限法计算估计的生存概率，其公式如下：

$$\hat{S}\left(t_{(j)}\right)=\prod_{i=1}^{j}\hat{Pr}\left(T>t_{(i)}\middle|T\geqslant t_{(i)}\right)$$

$$=\hat{S}\left(t_{(j-1)}\right)\times\hat{Pr}\left(T>t_{(j)}\middle|T\geqslant t_{(j)}\right)$$

其中 T 为受试者生存时间的随机变量，t 为变量 T 的任意目标的具体值，$S(t)$ 为生存函数，$S(t)=Pr(T>t)$。

当绘制成图形时，KM 方法对生存概率的估计，会得到一条“曲线”，也称为“阶梯函数”，它在每一次故障时降低其值的一小部分，当采集到足够大的样本时，该曲线接近该群体的真实生存函数。截尾观测通常用曲线上的垂直标记表示。图 27–1 提供了一个带有删失的 KM 总生存曲线的例子。这个例子的数据来源于一项未发表的关于白血病患者移植后存活时间（以年计）的研究。

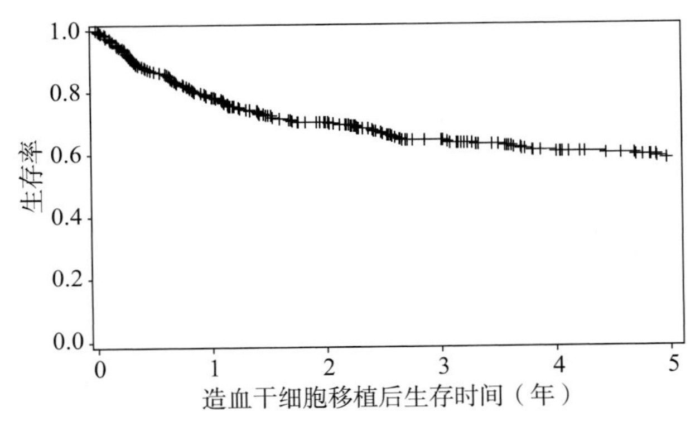

▲ 图 27–1　Kaplan–Meier（KM）总生存曲线

生存概率的图对应于每个有序的失效时间。KM 图从生存概率为 1 开始，所有患者在 $t=0$ 时存活（没有失败），然后在从每一个有序的失败时间移动到下一个有序的失败时间时生存概率都下降一些。一些统计软件包可用于计算和绘制一段时间内的生存概率，其依据是风险患者的数量、失效数量和在给定时间内的失访人数。

在造血干细胞移植患者中，离造血干细胞移植时间较近的死亡风险远远高于离造血干细胞移植时间较远的死亡风险（大多数造血干细胞移植后死亡发生在移植后 100 ～ 365 天内）。因此，生存函数在移植后更长的时间点趋于平稳或半平稳。不幸的是，在数据信息量最少的地方，目标往往是最高的——在曲线的末端，只有极少的患者仍有风险，从而导致估计的方差高于早期的时间点。这种不确定性应通过报告点向 CI 或可信区间来量化。KM 曲线在任意时刻均可计算标准误，在几个时间点用正负距离（通常为 95%CI）绘制的估计生存曲线可以反映真实生存概率的范围。

（三）竞争风险

我们将竞争风险定义为阻碍相关事件（结果）发生的事件。例如，如果复发是目标事件，非复发死亡（如非复发死亡率）就是一个竞争风险。造血干细胞移植中唯一没有竞争风险的终点是总体生存率（失效是死亡的发生）和无事件生存率（失效通常定义为死亡或复发，以最先发生的为准）。当用具有竞争风险的特定时间估计事件的概率时，必须注意如何处理竞争风险事件。Kalbfleisch 和 Prentice[10] 早在 1980 年就认识到了这一点，他们引入了累计发病率函数（cumulative incidence function，CIF）。尽管如此，在竞争风险失效被错误删失的情况下，调查人员不恰当地使用 KM 估计值（1–KM）的补充来估计失效概率的情况并不少见。正因为如此，Pepe 和 Mori[11] 以造血干细胞移植领域为例说明了 KM 方法在这些方面的缺陷。在过去的 20 年里，许多作者就这一问题撰写了文章（如文献 [12–17]）。为了教学目的，我们鼓励研究者回顾这些案例。尽管如此，我们仍然可以找到最近的例子，在不考虑竞争风险失效的情况下错误地使用了 1–KM。

根据竞争风险的定义，此类失败不能从目标事件中导致后续的失败，但截尾观测被隐含地假定能够在超过截尾时间之外的某个时间失败。因此，1–KM 的估计值比预期的要大。为了更好地说明两种估计方法（1–KM 和 CIF）产生的特定原因失败估计的累计概率的差异，图 27–2 提供了白血病患者移植后复发研究的数据。

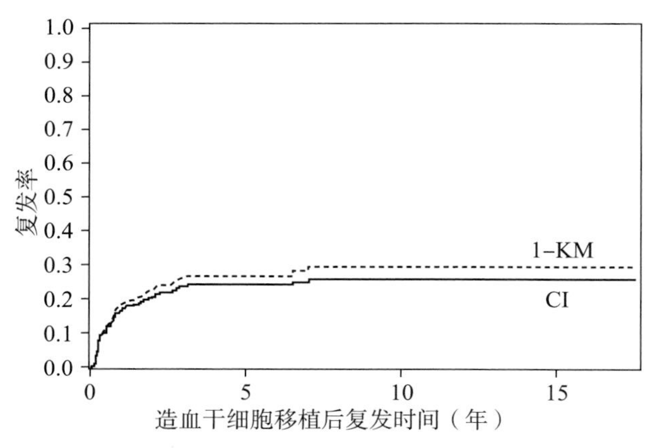

▲ **图 27–2 累计发生率函数和 KM 估计值产生的累计复发率**

考虑到在 $t = 0.96$ 年之前几乎没有竞争事件，移植后第一年的大部分图表都是相同的；在 $t = 0.96$ 年，1–KM 估计值为 0.18，CIF 估计值为 0.17。3 年后，两者差异变得更加明显，并且随着竞争事件的增多而增加（例如无复发死亡）；在 $t = 3.13$ 年，1–KM 估计值是 0.25，CIF 估计值是 0.22。

如前所述，包括 Gooley 等在内的几份报道都证明了这一点，他们使用了重分配到正确的概念来证明 1–KM 是如何失效的。简而言之，他们的论点如下。通过完整的随访（即已知所有受试者在某一特定时间点失效或未失效），单个失效对失效概率估计的贡献仅为 $1/n$，其中 n 是被研究的患者数量。然而，如果一个患者失访，因此在以后可能会失效，这种 $1/n$ 的贡献将均匀地重新分配给所有在删失时间之外仍然处于风险中的患者。因此，随后的失效贡献了 $1/n$ 加上重新分配的失效概率的估计值。如果患者因竞争风险而失效，1–KM 删失了该观察，删失观测的结果潜在导致了被不恰当地重新分配给那些在竞争风险失效时间之外有失效风险的人。另一方面，CIF 正确地将一个患者从目标事件中视为非失效，因为这样的观测到此时有完整的随访，也就是说，这个患者在此时并未失效，而且这段时间以后也不会因为目标的原因而失效。由于 1–KM 不能区分删失观测结果和竞争风险的失效，它只取决于目标造成的失效风险。然而，CIF 的区别在于除了竞争风险造成的风险外，它还取决于目标原因造成的失效风险。

（四）事件发生时间终点的分组差异检测

除了预估之外，一个最感兴趣的是比较两组或两组以上的结果。有很多方法可以做到这一点，但是对于不包含竞争风险的时间事件数据，最常见的方法是 log–rank 检验[18]，它用于确定来自两个或更多组的 KM 曲线（或生存函数）在统计上是否等效。零假设是两组生存函数之间没有总体差异；另一种假设是两组生存曲线之间存在总体差异。log–rank 统计量的计算涉及在每个失效时间形成一个 2×2 的表（A 组和 B 组各有一行；没有失效和失效时各有一列），在零假设无差异的情况下，每个表中观察到的失效数与预期数进行比较。这些比较在失效发生的时间内汇总在一起，这个汇总的加权版本形成 log–rank 检验的统计量。在零假设下，该检验统计量遵循一个自由度的卡方分布。

log–rank 检验比较了生存函数，但考虑到 $S(t)$ 对风险函数的依赖，它等价地比较了组间的风险。事实上，log–rank 检验统计量中所观察到的和预期的失效数量是根据对指定时间内失效风险的预估得出的。我们还注意到，log–rank 检验顾名思义是基于秩的检验。如果 A 组和 B 组的失效和删失次数的相对顺序保持不变，那么时间的实际值不会改变 log–rank 检验统计量。

由于造血干细胞移植术后早期高死亡率和相对平稳期是常见的生存模式，基于 log–rank 统计的推断不太适合研究长期生存，即使不存在长期生存优势，也可能报告研究组之间的长期差异。另一种方法是对长期生存进行单独的分析，将人群建模为长期存活者（治愈部分）和经历早期失败过程的患者（未治愈部分）的混合模型。最终，治愈率模型产生了治愈率的估计值，其中假设了长期生存的概率[19, 20]；这种建模技术现在于 *S–plus* 中实现[21]。

如果一个人正在比较事件时间终点和竞争风险的结果，log–rank 检验仍然有效，但要理解在这种情况下正在比较的内容非常重要[22, 23]。如前所述，生存分布是失效风险的函数，因此对生存分布的比较就相当于对失效风险的比较。当 log–rank 检验用于具有竞争风险的终点时，被比较的是所谓的特定原因的失效风险率，其中竞争风险失效被删失。当被告知出于评估目的，竞争风险失效未被删失，但出于推论目的，此类失效可以被删失，这可能会令人困惑。这种区别源于这样一个事实，即风险基本上是一个有条件的数量。某一特定风险类型在某一特定时间点的特定风险取决于患者当时是否有这类失效风险，不论患者是否因缺乏随访或由于之前的竞争风险而处于风险之中。特定原因的风险仅取决于来自目标原因的失效风险，但 CIF 取决于来自目标原因和竞争风险的失效风险。目前已经提出了几种比较特定原因 CIF 的检验方法，但最常用的方法是 Gray 提出的 [24]。与生存函数（定义为风险函数）类似，（特定原因）累积关联函数被定义为来自两个原因（即每个特定原因的风险）的失效风险的函数。我们可以定义这种 CIF 的类似风险的数量，其方式类似于特定原因的风险。通常被称为子分布风险，这与特定原因的风险函数的不同之处在于它代表了在狭窄的时间窗内因目标原因失效的概率，但在这段时间内不仅在没有任何风险的情况下存活，且在这段时间之前由于竞争风险而失效的患者中也是如此。换句话说，在用于比较特定风险原因的 log-rank 检验中，因竞争风险而失效的患者不会从“分母”中被排除。在这个意义上，CIF 风险函数也可以被认为是一个人为的时间变量 T' 的风险，定义为如果在时间 t 发生目标原因导致的失效时 $T' = t$，而如果发生竞争风险导致的失效则 $T' = \infty$。

例如，假设 A 组和 B 组复发的真正的特异性原因风险为 0.1，A 组和 B 组的非复发死亡率的疾病相关风险分别为 0.1 和 0.3。假设我们在这些参数下对每一组随机抽取一个样本，并且我们进一步假设不存在删失。然后我们希望比较各组之间的复发情况。由于 log-rank 检验比较了复发的疾病相关风险，因此我们可以预期，通过这种比较得出的结论不会产生统计上的显著差异（因为疾病相关风险是相同的）。此外，由于非复发死亡率的疾病相关风险在 B 组高于 A 组，所以 B 组在给定时间点的非复发死亡率失效的数量应该会更大。这将导致在 B 组中复发的风险样函数较低（Gray 的检验比较的所谓的子分布风险），即 B 组的“分母”将大于 a 组的“分母”，因为非复发死亡率失效的数量较多（要记住复发的子分布风险是在没有复发的生存患者，或因非复发死亡率的竞争风险而失效的患者中计算出来的；由于 B 组非复发死亡率失效的患者较多，B 组的分母会较大）。因此，我们可以预期，Gray 检验将比 log-rank 检验在复发方面产生更大的差异。图 27-3 和图 27-4 所示的每组 200 个随机抽样的复发和非复发死亡率累计发病率曲线，并列出了每种类型的失效比例。log-rank 检验比较复发的疾病相关风险 $P = 0.71$，Gray 检验比较复发的子分布风险 $P = 0.03$。非复发死亡率风险的 log-rank 和 Gray 检验均为 $P < 0.0001$。

综上所述，Gray 检验和 log-rank 检验都是有效的。每个检验的结论可能不同，因为它们不检验相同的假设（如上例所示），尽管根据我们的经验，这两种检验在大多数情况下产生相同的定性结论。log-rank 检验比较疾病相关风险，数量取决于患者在 t 时由于目标原因的失效风险，而 Gray 检验比较了风险样函数（通常称为子分布风险），前提是患

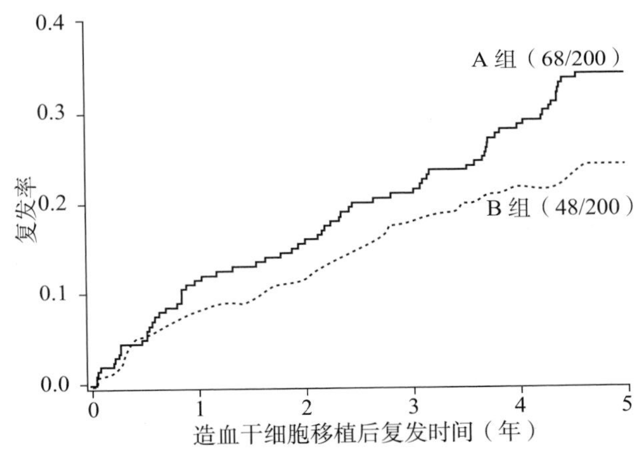

▲ 图 27-3　复发率的累计发生率估计

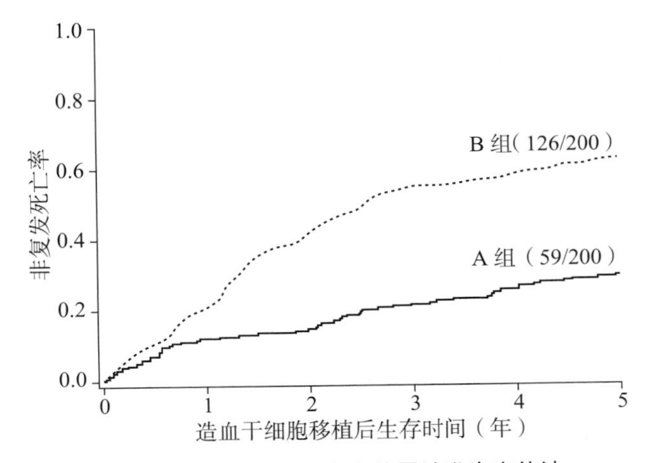

▲ 图 27-4　非复发死亡率的累计发生率估计

者在 t 时有失效风险或在时间 t 前因竞争风险而失效。如上所示，两种检验可能会产生不同的定性结论的情况包括，不同群体之间（特异病因）因目标事件的失效风险大致相同；而竞争风险中（特定原因）的失效风险要比另一组大得多。有许多优秀的参考文献探索并解释了这些检验之间的差异，例如文献 [12, 23, 25]。在实践中，由于每种检验都包含重要信息，应考虑将每个检验应用于具有竞争风险的终点，此外，还应将由于目标原因和竞争风险的失效进行比较。最后，如果能够在没有竞争风险的情况下使用终点（例如无复发生存期，而不是复发或非复发死亡率）解释起来就容易一些，尽管我们承认这并不总是可行的和（或）令人感兴趣的。

（五）回归

当两组比较时，通常会发现影响结果的各种因素分布不均匀。因此，观察到的结果差异可能更多是因为这些因素分布的差异而不是真正的差异。此外，与其用治疗来定义这两组，还不如将患者分为两类，一类是表现良好的人（如存活者），另一类是表现不佳的人（如死亡者），然后就有兴趣找出区分这两组的因素。这些情况都需要回归技术。无论哪种回归类型，我们都假设所建模的结果（称为因变量）通过某种函数形式与一个或多个因素（称为独立 / 解释变量或协变量）相关。结果和函数形式的性质决定了使用哪种类型的回归。造血干细胞移植中比较常见的两种类型是 logistic 回归和 Cox 回归（下面讨论）。然而，不管回归的类型如何，我们都使用观察到的数据来估计与解释每个变量相关系数的值；然后检验该系数的平均值为零的假设。如果这个假设被拒绝，那么这个因素被认为在统计上与结果显著相关；否则这个因素的价值对结果影响不大。

（六）正确的建模方法

建模（多变量回归分析）的目的是评估多个解释变量（如年龄、疾病状况、相关 / 不相关供者）对结果变量（如总死亡率、复发）的影响。如上所述，回归模型可用于识别重要的预后因素和（或）在调整其他风险因素后评估给定因素的重要性，所使用的回归类型取决于所建模的结果。在拟合多变量回归模型时需要考虑的问题很多，下面我们将涉及其中的一些问题。

解释变量（或协变量）将被建模为具有两个或更多类别的连续或分类变量。连续或分类的选择将在很大程度上取决于如何最好地解释一个已知且文献支持的解释变量的影响。如果是连续的，则有许多建模此类变量的选项。一种选择是将该变量建模为连续线性变量，其中的基本假设是不管变量的起始值如何，与协变量中特定的变化相关的结果变化是相同的。如果数据不支持这样的模型，我们可以假设一个非线性关联，其中有许多选择。另一方面，如果一个连续的解释变量的解释 / 应用是复杂的，或协变量有更好的分类呈现支持，一个连续变量也可以分类，常用的方法是将该变量分组为样本总体的中位值以上或以下。用这样的分割点是方便的，但可能没有科学的理由这样做。在这种方法中，假设低于中位值的患者与高于中位值的患者的结果大致相同。如果这种假设没有数据或文献的支持，则应该探索其他的分割点（包括使用多个分割点的可能性）。对连续变量进行分组通常有个生物原因，在这种情况下应该使用这些分组。如果仅仅根据数据对连续变量进行分类，以最大限度地扩大类别之间的结果差异，则需要认识到在未来的研究中这些类别不太可能显示出很强的关联性。

（七）变量选择和建模规范

选择回归模型中包含哪些变量有多种方法；也许最流行的是前向选择逐步搜寻法。在这种方法中，首先包括最能提高模型拟合能力的变量，前提是该方法提高满足某个阈值的显著性，该阈值水平通常由生物统计学家在研究团队的投入下预先指定。在模型中使用这个变量，要评估其余变量的重要性，并添加导致模型拟合最大提高的变量。这个过程将继续下去，直到没有其他变量将模型提高到阈值显著性水平所设置的程度为止。当变量输入模型时，如果先前输入模型的协变量的显著性水平超过某个阈值水平，则某些方法也允许先前输入到模型的变量退出。输入的阈值通常设置在高于 0.05 的水平（例如 0.10），但没有明确的规定。这种方法的目标是从所检验的因素列表中确定最简练的模型。由于一些变量从临床经验和（或）文献中得知是重要的，所以无论这些因素是否有统计学意义，都应该谨慎考虑；一个排除已知影响结果的因素的模型很可能会受到质疑。不过，模型中可以包含的协变量的数量是有限的。Cox 回归的经验法则已经提出，对于模型中估计的每个参数大约需要 10 个事件[26]。对于 logistic 回归，也提出了类似的经验法则，有 5 ～ 10 个失效或成功(无论失效还是成功，一般通过取研究中失效或成功总数之间的最小值来确定，基本是合适且稳定的)。每项研究的细节将决定可以包括多少个因素，但研究人员应该意识到数目有限。

一旦确定了最终的模型，展示应包括合适的比较汇总方法（如 Cox 的危险比、logistic 的优势比）以及 *CI*、每组患者 / 事件数和估计总体模型的 *P* 值。对于分类变量，应注意参照组（即通过风险或优势比将其他类别进行比较的类别）。

如前所述，在评估变量与结果的关联时，我们将结果解释为模型中的所有其他变量都保持不变，并且假设这种关联在所有其他协变量的层次上都是大致相同的。然而，在其他因素的层面上这种关联可能并不相同，在这种情况下，人们说存在统计上的相互作用。例如，HLA 失配（相对于匹配）的影响在较轻的疾病患者中可能与在更严重的疾病患者影响不同。这种相互作用是可以检验的，在某些情况下，临床问题和相关的生物学有助于指导哪些相互作用应检验。

（八）Logistic 回归

当结果为二元时采用 Logistic 回归，然后对一个称为 logit 的函数建模，将二元结果作为各种因素组合出现的概率。数学上，这个函数如下：

$$\text{logit}(p)=\log[p/(1-p)]=B_0+B_1X_1+B_2X_2+\cdots+B_nX_n$$

其中，X_i 是解释变量，B_i 是根据观测数据估计的系数，p 是二元结果的概率。除了 B_i 的估计值，还可以得到 Bi 的方差估计值，这些估计值加在一起提供了关于每个 B_i 等于 0 的可能性的证据。exp（B_i）的数量称为比值比。结果的概率被定义为结果发生的概率除以结果不发生的概率 [即 $p/(1-p)$]，如果 Xi 是一个二分变量，则优势比就是 A 组的概率除以 B 组的概率。优势比大于 1 意味着 A 组比 B 组更有可能有结果，而优势比小于 1 意味着 A 组比 B 组更不可能有结果。如果 X_i 是连续的，那么优势比被解释为当 X_i 增加一个单位时结果比值的变化。

当一个回归模型包括多个解释变量时，优势比的解释是，它代表了 A 组与 B 组在考虑了 X_k 的水平后，与 $k \neq$ i 结果的相对比。假设 A 和 B 的区别在所有 X_k 的水平上大致相同。这通常被称为多元回归，尽管从技术上更正确的描述是多变量回归。

（九）Cox 回归

事件发生时间数据的建模方法有很多种，但最常用的方法是 Cox 回归，即比例风险回归。在数学上，我们假设失效风险与一组协变量有关：

$$H(t)=H_0(t)\exp(B_0+B_1X_1+B_2X_2+...+B_nX_n)$$

其中 B_i 和 X_i 如上文所述，$H(t)$ 是风险函数，$H_0(t)$ 是所谓的基线风险。与 logistic 回归类似，如果 Xi 分为两类，则 exp（B_i）被解释为风险比，也通常称为相对风险。这就是 A 组的风险除以 B 组的风险。用 logistic 回归时，当模型中所有其他因素保持不变时，某一特定因素的风险比代表了失效的相对风险。

与 logistic 回归相比，Cox 回归涉及的限制性假设更多。特别是该模型的函数形式假设为特定协变量进行比较的“组”之间的风险是成比例的。随着时间的推移，失效风险可能会增加和（或）减少，但假设这种增加和（或）减少在组中是成比例发生的。如果这一假设被违背，那么就需要考虑使用一个时间依赖的协变量（见下文）对这种非比例进行建模，或者选择一个固定的时间点并使用 logistic 回归。Cox 回归的一个特点是将解释变量建模为时间相关协变量，这在建模变量可随时间变化时非常有用。例如，如果有兴趣评估慢性 GVHD 对死亡率 / 存活率的影响，就必须考虑到慢性 GVHD 发生的时间，因为患者的慢性 GVHD 状态在造血干细胞移植中并不清楚。本质上，GVHD 患者被认为是非 GVHD 组，直到他们发展为 GVHD 时他们进入了慢性 GVHD 组。不幸的是，时间依赖的协变量不存在图形化方法，因此如果想显示例如有无 GVHD 的患者的总体生存，必须选择移植后的一个时间，将生存到那个时间的患者分类为有或无 GVHD，然后从那个时间点开始绘制生存曲线。这种方法被称为 landmark 分析。

作为拟合 Cox 回归模型的一个例子，我们展示了 1007 例 MDS 患者的分析结果[27]，目的是识别总死亡率的危险因素。最后一次随访有 650 人死亡，这为可以合理纳入模型中的协变量数量提供了相当大的灵活性。共检测了 15 个人口统计变量（在本例中，我们不考虑涉及疾病治疗的变量），一些是连续变量，一些是分类变量，每个分类变量包含 2 ～ 11 个不同的组，表 27-1 总结了逐步回归分析

表 27-1 1007 名骨髓增生异常综合征患者总死亡率逐步 Cox 回归模型拟合的结果

因　素	*N* 事件 /*N* 危险事件	风险比例	95%*CI*，*P* 值
FAB/WHO 分类 [a]			
RA/RARS/RCMD	251/468	1	–
RAEB	211/302	1.48	1.22 ～ 1.80，*P* < 0.0001
RAEBT	73/89	1.56	1.17 ～ 2.07，*P*=0.002
tAML	91/107	1.25	0.91 ～ 1.72，*P*=0.17
MDS	8/20	0.89	0.42 ～ 1.90，*P*=0.76
疾病种类			
MDS	435/728	1	–
tAML/MDS	215/279	1.57	1.17 ～ 2.07，*P* < 0.0001
5 组细胞遗传学风险 [b]			
良好	253/451	1	–
中等	112/187	1.06	0.84 ～ 1.34，*P*=0.61
差	113/176	1.21	0.95 ～ 1.55，*P*=0.12
很差	107/123	2.56	2.01 ～ 3.31，*P* < 0.0001
供体类型			
兄弟姐妹匹配	306/470	1	–
无亲缘匹配	59/77	1.26	0.93 ～ 1.71，*P*=0.14
URD 匹配	155/266	1.20	0.96 ～ 1.50，*P*=0.10
URD 不匹配	110/158	1.54	1.21 ～ 1.95，*P*=0.0004
URD 未知	20/36	1.05	0.65 ～ 1.68，*P*=0.86
病因学 [c]			
初发	475/767	1	–
再生障碍性贫血	32/54	1.40	0.94 ～ 2.08，*P* =0.10
淋巴瘤	47/56	1.12	0.79 ～ 1.59，*P*=0.53
实体肿瘤	38/57	1.54	1.08 ～ 2.20，*P*=0.02
自体免疫疾病	17/20	1.80	1.10 ～ 2.95，*P*=0.02
HCT 的年数 [d]	–	0.96	0.94 ～ 0.97，*P* < 0.00001
HCT 的年龄 [d]	–	1.20	1.12 ～ 1.28，*P* < 0.0001
血小板计数 [d]	–	0.93	0.89 ～ 0.97，*P*=0.0003

a. 21 例未知 FAB/WHO 分类的患者

b. 13 例"很好"的患者未显示；57 例有未知的细胞遗传学

c. 9 例骨髓增生性肿瘤患者，8 例原发性骨髓衰竭综合征，5 例多发性骨髓瘤，4 例器官移植，2 例有偶然辐射，17 例其他种类的白血病未显示；8 例病因不明

d. 建模为连续线性变量；造血干细胞移植年风险比率表示与 1 年内每次增加相关的死亡风险增加；患者年龄的危险比表示与年龄增长相关的死亡危险增加；血小板计数的危险比表示血小板每增加 50 000 例死亡危险的增加

MDS. 骨髓增生异常综合征；RA. 难治性贫血；RARS. 难治性贫血伴环状铁粒幼细胞；RCMD. 难治性血细胞减少伴多系增生异常；RAEB. 难治性贫血伴原始细胞增多；RAEBT. 难治性贫血伴原始细胞增多转化型；tAML. 治疗相关性急性髓系白血病；URD. 无血缘；HCT. 造血干细胞移植

的结果。注意，对于具有两个以上类别的变量，描述此类变量所需的所有参数都需要一起纳入或退出模型。要注意的是在这个特定的例子中，造血干细胞移植年份、患者年龄和血小板计数都被建模为一个连续的线性变量。对基本假设的检测表明，这是对年龄的合理假设，例如，相较于 0—30 岁来说，风险比按 10 年计算为 1.30（30—40 岁）、1.72（40—50 岁）、1.79（50—60 岁）、2.23（60—70 岁）和 3.98（70 岁以上）。还请注意，没有呈现针对各种因素具有"小数量"的组的结果（"小"在该示例中被任意地定义为小于 20 岁）。

（十）竞争风险回归

类似于上文关于 log-rank 检验相对 Gray 检验比较结果和竞争风险的讨论，如果需要调整潜在的混杂因素或检测结果与竞争风险的风险因素，那么有一些方法可以建模累积关联函数，而不是特定病因的风险函数（这就是 Cox 回归在存在竞争风险的情况下所做的）。Fine 和 Gray[28] 提出了这样一个方法，其中，正如 Gray 检验一样，Fine-Gray 方法区分了活着的患者（没有任何类型的失效）和那些因竞争风险失效的患者，使他们能够适当地估计协变量对累计发病函数的影响。与 log-rank 检验和 Gray 检验之间的区别相似，对具有竞争风险终点的回归模型的解释需要考虑正在建模的内容：Cox 回归的特定病因风险以及 Fine-Gray 回归的累计关联函数。

（十一）多重比较

多重比较的问题与这样一个事实有关，越频繁地寻找差异，就越有可能找到一个仅仅是偶然的差异。如果进行 100 次独立比较，在被比较的任意一组之间没有真正的差异，那么可以预期 100 次比较中大约有 5 次会产生统计学上的显著性差异（显著性差异水平为 0.05），即假阳性。这仅仅是 Ⅰ 型错误率定义方式的一个乘积。然而正因如此，我们必须谨慎对待如何解释大量比较的结果，因为随着比较增多，出现假阳性的可能性会增加。举个简单的例子，假设一枚硬币在 10 次抛掷中出现正面 9 次或 9 次以上，就说明它是有偏倚的。在零假设下即硬币是无偏倚的（正面出现的概率是 0.5），这种情况发生的概率在四舍五入内为 0.0107。因此，在零假设下，这是一个相对罕见的事件，如果它发生了，零假设应该被拒绝，也就是说人们会得出硬币是有偏倚的结论。如果抛 100 个均匀的硬币，任何单个硬币被认为是无偏倚的概率（根据我们的定义是 8 个或更少的正面）是 1-0.0107。然而，所有 100 枚硬币被宣布为均匀的概率是 $(1-0.0107)^{100}=0.34$。因此，如果有 100 枚均匀的硬币，就更有可能错误地断定至少有一枚硬币是有偏倚的，而不是正确地断定所有 100 枚硬币都是均匀的。

有大量的文献是关于如何调整多重比较的 *P* 值[29-32]。一种方法是调整每个比较（以及由此产生的 *P* 值），使总体 Type Ⅰ 型错误率为 5%（这样做被称为控制家族型错误率）。换句话说，如果所做的任何比较都没有差异，那么推断出至少有一个比较与真实的差异相一致的错误概率是 5%。控制家族平均错误率最简单的方法被称为 Bonferroni 校正，其中一个简单的方法是将每个单独的 *P* 值除以总数。然而，如果比较之间存在适度的相关性，那么这可能过于保守。例如，假设我们正在比较两组之间的总死亡率、非复发死亡率、2 ～ 4 度急性 GVHD、3 ～ 4 度急性 GVHD、慢性 GVHD、复发、无复发生存、中性粒细胞重建时间、血小板重建时间和革兰阴性菌感染的发生率。这总共有 10 个比较相，但显然这些结果是相关的，所以其统计学意义定义为 0.05/10 = 0.005，同时保持整体 Type Ⅰ 型错误率为 5%，也会导致增加错误所致负面率（即错误地认为没有差异而实际上确实是有差异）。如果两组在随机Ⅲ期临床试验中进行比较，则应选择一个单终点（参见本章后面的讨论）。

进行多重比较的另一种方法是控制所谓的错误发现率（false discovery rate，FDR）[33]。当一项研究被认为更具探索性，而不是有定义明确的差异的目标时，这种方法尤其有用。错误发现率定义为在名义显著性水平（通常被认为是 0.05）上的所有测试中假阳性的预期比例。这种方法通常用于大型研究，如基因组研究，人们可能会评估数千个基因与结果的关联。

三、造血干细胞移植研究中的临床试验设计

在人类受试者研究中，经证实的随机对照临床（干预）试验为实验治疗的有效性提供了最具说服力和可归纳的证据；观察性（非干预）研究，虽然信息丰富，但缺乏说服力。Green 和 Byar[34] 认为存

在“研究设计的层次结构”，从最缺乏说服力的（轶事病例报告）到更有说服力的临床试验（表 27–2）。

虽然临床试验要解决的科学问题在很大程度上决定了拟研究的结构，在 FDA 的批准或扩大使用一个新的干预治疗之前，单药或多药方案必须在临床试验调查的各个阶段取得成功，包括第 0 阶段，这是 FDA 最近的试验分类。

第 0 阶段：生物活性评估；积极的试验治疗进入第一阶段。

第Ⅰ阶段：安全性评估和最大耐受剂量声明；安全 / 耐受剂量进入第二阶段。

第Ⅱ阶段：有效性评价；比标准疗法更有效的实验疗法进入第三阶段。

第Ⅲ阶段：与标准进行比较；表明比标准疗法更有效的疗法进入第四阶段。

注：FDA 的批准通常是在一项Ⅲ期研究完成成功后申请的。

第Ⅳ阶段：上市后效果评估；预期在扩大的患者群体中所起的作用。

在进行临床试验之前，必须满足许多监管要求；关于该部分的全面概述可以在 Bankert 和 Amdur[35] 的一本书中找到。

（一）第 0 期临床试验

“0 期临床试验”是指早期Ⅰ期临床试验。0 期临床试验被认为是探索性的，旨在评估药物“命中”其预定目标的能力，并为研究人员提供对药物或治疗的药物代谢动力学 / 药效学更深入的了解。在 0 期临床试验中，该制剂通常以小剂量（亚治疗）给药，通常以最小剂量单次给药。因为这类研究的目的是基于药物到达肿瘤的能力来评估所提出的药物或治疗是否有希望，在大多数情况下，患者从参与治疗中获益的机会很小。0 期研究的目的是观察生物效应，这些效应不能单独归因于偶然因素，从而证明有足够的潜力进行进一步的研究。虽然 0 阶段设计的使用和应用仍然是持续争论的主题，但是关于 0 阶段研究的风险收益比和相关伦理的讨论常常是有争议的。2006 年，国家癌症研究所根据 FDA 的指导方针开始了其第 0 期计划[36, 37]。Kummar 等描述了这种小样本计算的统计考虑细节[36]，但与大多数统计方法一样，它只是基于检测一种不能合理地单独归因于偶然的效应。从理论上讲，即使是一个患者，在观察不可能自发的情况下也是足够的；然而，大多数 0 期研究通常需要 3 ～ 15 名患者。

表 27–2　治疗效果证据强度的等级

1. 确认随机对照临床试验
2. 单一随机对照临床试验
3. 具有历史对照的案例系列
4. 回顾性病例对照研究
5. 分析现有数据库
6. 具有文献对照的系列
7. 无对照的病例系列
8. 轶事案件报告

引自 Green and Byar，1984[34]

（二）第Ⅰ期临床试验

这些试验通常是首次人体试验，主要关注安全性而不是有效性。根据其性质，早期临床试验往往包括特定年龄组的高风险患者，具有特定的临床和疾病特征，这些患者通常对临床指示 / 可用的治疗反应不佳。此类研究规模相对较小，通常不需要超过 40 ～ 50 名（通常更少）可评估的患者。在许多情况下，第一阶段试验的主要目标是确定正在试验的药物的适当剂量，即在不造成不当的不良事件发生率的情况下可给予多少药物。该剂量通常被称为最大耐受剂量，最大耐受剂量被定义为与特定的靶毒性 [或剂量限制毒性（dose–limiting toxicity，DLT）] 率相关的剂量。在肿瘤学中，人们通常认为高剂量的药物会提高疗效，但这是以增加毒性为代价的。然后，确定“正确剂量”就成为一项平衡行为，即在找到一个足以提供足够疗效的剂量，但不会高到毒性大于功效的程度。这种剂量发现研究的设计要求对这种靶毒性率进行规范，并对剂量限制毒性的构成做出明确的定义。由于最大耐受剂量的定义涉及目标毒性率，如果没有详细说明，就无法解释剂量测定算法。近年来，第一阶段的设计得益于更高程度的统计严谨性。我们在这里提出了一些比较常用的估计最大耐受剂量的方法。在所有的方法中，都假定有一系列剂量水平需要（可能）测试。

有时，第一阶段试验分为两个阶段，即Ⅰ a 期和Ⅰ b 期。Ⅰ a 期研究通常是作为一项短期调查进行的，以确保在有限数量的患者的安全性、耐受性和可行性，然后才开始更长期、更全面的Ⅰ b 期研究。其他患者通常在Ⅰ期研究的扩展期（Ⅰb 期）接受治疗。Ⅰb 期研究的目标是进一步评估和描述该研究药物在多剂量水平上的安全性、药物动力学和药效学特征。

1.“3 + 3”设计

可能是最常用的（但统计上最不严格的）方法，如果目标毒性率在 33% 左右，这种方法的效果就能很好。然而，“3+3”设计并不是一种“一刀切”的剂量发现研究方法。这一设计要求患者以 3 人为一组进行治疗。如果在队列中没有观察到剂量限制毒性的发生，则下一组在更高的剂量水平上进行治疗。如果观察到两个或两个以上的剂量限制毒性发生，下一个队列将在次于上一剂量的一个较低的剂量水平上进行治疗（通常这个剂量水平永远不会恢复到原来的水平）。如果一个剂量限制毒性发生在一个队列中，下一个队列将在同一水平治疗。如果观察到一个额外的剂量限制毒性（总共为 6 个中的 2 个），那么这个剂量被确定为最大耐受剂量。如果没有观察到额外的剂量限制毒性（总共 6 个中的 1 个），下一个队列将在下一个更高的剂量水平进行治疗。如果出现两个或多个额外的剂量限制毒性，则下一个较低的剂量水平被确定为最大耐受剂量。

在这个基本设计上可以有许多变化，包括将最大耐受剂量确定为 1/6 发生剂量限制毒性的剂量或刚好低于 1/3 发生剂量限制毒性的剂量。如果使用这一变化，那么应该使用 15% ～ 20% 的目标毒性率。

2. Storer 的两阶段设计

这种设计的一个特点是，它允许在较低的剂量水平上更快速地移动，从而增加了在较低的剂量下接受治疗的患者的机会，据推测，这种治疗的有效率较低[38]。这种设计也更直接地（相对于“3+3”设计）估计与目标剂量限制毒性率相关的剂量。特别是，在第一阶段，单个患者的治疗剂量增加，直到观察到剂量限制毒性。此时，第二阶段从下一个较低剂量水平开始。在第二阶段，一些患者按照与“3+3”设计相似的规则，按照指定的分组进行治疗。选择队列大小来反映目标毒性率。例如，如果目标是 30% 左右，一个合理的队列规模是 3；如果目标毒性率为 20%，合理的队列大小为 5。这种方法一直持续到第二阶段治疗了一定数量的患者，此时剂量毒性曲线与观察数据相吻合。从这个拟合曲线中，与目标毒性率相关的剂量被视为估计的最大耐受剂量。拟合的剂量 – 毒性曲线理论上可以采用任何形式，但通常假设它是一个双参数 logistic 模型。

3. 连续重估法

这是一种贝叶斯方法，该设计是根据试验过程中获得的信息进行调整的[39]。与任何剂量发现研究一样，该设计要求指定目标剂量限制毒性率。根据以往的经验，假定存在“先前”剂量毒性分布。然后，根据研究人员的最佳猜测，以与目标毒性率相关的剂量对单个患者或一组患者进行治疗。根据观察到的数据，更新剂量毒性曲线，根据更新后的剂量毒性分布，按照与目标剂量限制毒性率相关的剂量治疗下一位患者或下一组患者。这个过程一直持续到特定数量的患者得到治疗或者达到一定的精确度。对连续再评估方法（continual reassessment method，CRM）进行了一些修改，使升级不会过快增加，从而减少了对先验分布假设的依赖。

4. 贝叶斯设计（同时考虑毒性和有效性）

一些剂量发现设计不仅考虑毒性，而且剂量的修改也基于疗效[40]。这只有在疗效是相对短期时才可行，例如早期反应、急性 GVHD、移植物衰竭。这种特殊的设计试图在更高剂量水平下增加疗效的可能性和更高剂量下增加毒性的可能性之间取得平衡。设计规定了最低可接受的有效率和最高可接受的毒性率，并力求找到药效率超过这一水平的剂量，同时剂量限制毒性率低于最高可接受率。虽然这种设计是为了检验疗效，但它只是为了帮助确定最佳剂量。一旦确定了这种剂量，就不一定证明它必须像Ⅱ期研究的目标（见下文）那样具有潜在的有效性。

这些只是许多可能的第一阶段设计中的几个，这就引出了应该使用哪种方法的问题。Storer 进行了广泛的仿真研究，比较了几种不同方法在各种假设真实场景下的工作特性[41]。如果有一种方法可以根据目标毒性率来选择合适的方法，那么经过检验的许多方法都可以得到可接受的操作特性。在设计第一阶段的剂量发现研究时，建议检查设计的工作特性，以确保得到一个可接受答案的合理的高概率。

（三）第Ⅱ期临床试验

一旦完成了第Ⅰ阶段试验并确定了要进行的剂量，下一步是进行第Ⅱ阶段试验，其主要目标是检查潜在的疗效。此类试验通常比第一阶段试验大，但在造血干细胞移植领域很少纳入超过 80 ～ 100 名以上的患者。与第一阶段试验一样，第二阶段试验有多种设计。我们在这里强调一些比较常见的设计的突出特点；除了其他设计之外，还有更多细节可以在其他地方找到 [42–48]。

1. 单臂试验：与历史对照的固定结果进行比较

这是最常见和最简单的第二阶段设计。如果一个人有可靠的历史数据，他希望通过研究中的治疗改善这种情况，那么使用传统的方法，他可以使研究在统计上比固定的历史增长率有显著的改善。试验治疗的假想结果可能来自于初步数据或期望的水平，如果没有达到，将不会产生继续研究的热情。零假设（假设一个二进制的结果，这是常见的二期试验）然后设置 H_0：$P=P_0$，备择假设 H_1：$P=P_1$，其中 P 是真正的“成功率”，P_0 是希望改进的固定比率，P_1 是所研究治疗的假设 – 真率。需要注意的是，在这样的研究中，历史比率被视为固定的，因此统计检验是一个样本测试。

通常，单臂研究分两个阶段进行，因此如果在第一阶段没有足够的证据证明其潜在疗效，试验将提前终止。对此有很多具体的方法来解决这个问题，这些不同的方法的本质上是基于一个人如何定义缺乏足够证据的有效性。最常见的一种方法是 Simon 优化设计 [42]。该方法选择第一阶段的规模、第二阶段的规模、进入第二阶段所需的第一阶段的“成功”次数，以及在零假设下认为所研究方案在指定的显著性水平、比率、反应率下可能有效的成功总数（第一和第二阶段），并假设在备择假设下的真实反应率。选择这些参数是为了使期望样本大小（在显著性水平和功率下）最小化。

例如，假设正在测试一种旨在降低急性 GVHD 发生概率的方案，其中的历史数据表明，在符合正在设计的试验的合格性标准的患者中，发生急性 GVHD 的概率为 70%。如果假设真实的 GVHD 率为 50%，那么在 90% 的比率和 5% 的显著性水平下，Simon 优化设计规定，如果前 24 名患者中发生 16 例或更多的 GVHD 病例，试验应因缺乏疗效而终止。如果发生 15 例或更少的病例，则需要再登记 39 例患者，共 63 例。如果 63 例患者中发生 38 例或更少的 GVHD，则认为该药物具有潜在疗效。如果真实 GVHD 率为 70%，则该设计的预期样本量为 34.7 例。注意，该设计指定观察到的样本大小为 24 例或 63 例，因此预期的样本大小只是 24 例和 63 例的组合。在本例中，在 0.725 的零假设下 24 例患者中发生 16 例以上 GVHD（提前终止的触发因素）的概率为（0.725 × 24）[（1–0.725）× 63] = 34.7。

2. 随机 Ⅱ 期临床试验

近年来，关于随机设计在造血干细胞移植二期研究中最合适的应用存在越来越多的争论。由于单臂 Ⅱ 期试验的疗效终点可能会受到患者选择、疾病 / 疾病状态、既往治疗类型 / 范围，以及支持性护理变化等方面差异的影响，因此试验组和历史 / 参考组患者组之间的结果可能会有所不同。这些潜在偏见的引入使得关于结果改善的最终结论存在问题。Tang 等进行的模拟研究发现，在不受控制的试验中，对成功的历史估计只要被误报 5%，就能使错误阳性率提高 2 倍 [49, 50]。虽然可以用随机试验代替单臂 Ⅱ 期试验，但通常情况下，与不同治疗组之间结果的正规比较相关的费用，包括人力和财力—可能会使这一过程难以进行。

总的来说，人们一致认为，随机 Ⅱ 期设计的最佳用途之一是评估多种治疗方案（≥ 2），其主要目标是选择“更好的表现者”。这种类型的设计被称为“第二阶段选择设计”，并不是为了测试治疗之间的差异，而是为了性能的比较 [51]。在选择设计下，患者被随机分配到两种或两种以上治疗方法中的一种；每一种治疗都必须在第一阶段结束时显示出一些预先指定的益处（例如，复发率 / 进展率的百分比下降），才能进入第二阶段。注册、治疗和评估患者所关心的结果所需的时间很短，既要在相对较少的患者数量之后进行评估，也要利用早期到达的终点，即临床相关的最小差异相对较大的情况 [51]。因为重点在于从一组有希望的实验方案中选择最好的执行者，所以通常不包括护理标准或控制手段。

（四）第 Ⅲ 期临床试验

如果在 Ⅱ 期试验中发现一种治疗可能有效，那么通常在 Ⅲ 期试验中对该试验疗法进行测试，一般由对照安慰剂或用于治疗的适应证的标准治疗来测试。通常，治疗的比较是基于一个单一的主要终点进行的，在这个终点上的差异或缺乏差异决定了这两个方式是否被认为是真正不同的。选择单一的主要终点是为了避免上述多次比较的问题。从规划和执行以及对观察到的数据进行规划的统计分析的观点来看，第三阶段试验要求书面议定书有非常详细的规定。一个精心设计的Ⅲ期临床试验是必要的，为正在试验的治疗方式的有效性提供科学证据。事实上，如果 FDA 批准一种药物或一种特定适应证，通常需要两个阳性的Ⅲ期试验。有几个重要的组成部分有助于Ⅲ期临床试验，概述如下。

1. 随机化

Ⅲ期试验中随机化的基本原理是希望平衡治疗组与已知（或未知）影响结果的因素，以便在组间进行无偏倚比较。理想情况下，人们希望平均，分开双臂的唯一属性是治疗，因此，在结果中观察到的任何差异都可以归因于治疗，在治疗中，观察到的差异是相对于仅由偶然性造成的预期差异进行评估的。

只有在确定患者符合研究条件并经同意后，才可进行随机分组。我们还希望在尽可能接近治疗组的情况下进行随机化，以避免患者在未接受随机化治疗的情况下退出治疗。实际的随机化过程可以用任何一种方法来完成。比较常见的是在一定大小（一般是组数的倍数）的“块”中进行随机化，例如 4 ～ 8 例患者，这样在每个块登记结束时，每个组上的患者数是相同的。块的大小通常是随机变化的，协议中没有指定块大小。另一种确保随机分配到每组患者数量大致相同的方法是自适应随机化 [52]。如果组间开始出现不平衡，随后的患者被分配到较少患者组的概率高于 0.5。这种情况一直持续到达到某种特定的平衡水平。

虽然进行随机化是为了尽量减少偏倚的机会（即一组患者比另一组有更高比例的高风险），但相当大的预后差异导致这种情况仍然发生的可能性是不可忽视的。正因为如此，这种随机化往往是分层的，根据已知的对结果有重大影响的因素，将患者分组或分层。造血干细胞移植试验的一些常见层次包括年龄、疾病状况和供者类型，然后在每个层内进行随机化。在这种情况下，人们必须小心，不要因为太多因素而分层，因为随着额外因素的增加，层的数量迅速增加，一些层可能会有相对较少的患者被纳入。这可能导致随机分配到每组的患者数量不平衡。通常情况下，如果可能的话，分层限制在 2 ～ 4 个因素，尽管这个数字肯定取决于特定的因素，不同层次中预期的患者数量，以及随机化的患者总数。

如果患者是随机的，不管这个患者是否接受随机化的治疗，都需要在随机化治疗的基础上进行分析。这就是所谓的意向处理原则。Ⅲ期临床试验的主要分析是在意向治疗的基础上进行的，因为继续接受非随机治疗的患者可能是因为这样会对主要终点产生影响。意向治疗的概念仅与随机试验相关，尽管该术语经常（不恰当地）使用非随机设置。有关意向处理原则的进一步讨论，请参见文献 [5, 53]。

2. 样本大小

Ⅲ期临床试验最重要的特征之一是样本量的规范。被纳入研究的患者人数需要足够大，如果观察到有意义的差异，就可以很有可能得出这样的结论：这种差异是真实的，而不仅仅是偶然的。另一方面，Ⅲ期试验往往受限于可供登记的患者数量，因此，样本量大于需要的也不可取（诚然，这在造血干细胞移植中很少发生）。用于计算样本量的方法取决于主要终点。主要终点几乎总是与三种类型的结果之一相关联：二进制、连续或事件发生的时间。为了计算所需的样本量，必须指定每个组的假设真实成功的概率、值或比率。根据结果的不同，还需要一些方差的规范（根据结果的类型，可能需要也可能不需要明确的说明）。我们可以根据假设 – 真实参数估计观察统计显著性差异的能力，也可以估计具有特定能力观察统计显著性差异的患者人数。幂（或样本量）本质上是一个假定的结果真实差异除以差异的标准误的函数，包括代表样本量（或幂）和显著性水平的因素。

如果结果是时间 – 事件，那么样本大小就不像二元或连续结果那么简单，因为在计算中有更多的假设。对于时间 – 事件结果，当组间的相对差异相同时，所需样本量随着失败率的增加而减少。例如，如果失败率分别为 90% 和 45%（一组的失败率是另一组的 2 倍），而不是 30% 和 15%，则前者比后者需要更少的患者来达到相同的比率水平。换句话说，随着事件数量的增加，时间到事件结束点的比率也会增加。这种终点的比率公式是存在的，但它们需要相当严格的假设 [54]。一种特别灵活的估算时间到事件结束点比率的方法是，将“分段指数模型”与标准或控制臂（除实验臂外）的观测数据相匹配，从而进行Ⅲ期试验。如果失败的危险是恒定的，那么时间到事件的分布遵循指数模型。因此，我们可以将时间轴分解为相互排斥和详尽的窗口，在每一个窗口中都假定故障的危险是恒定的。在大多数情况下，只有 5 ～ 10 个窗口的规格会导致假设的真实时间到事件分布与观测数据非常吻合。从这些分布中，我们可以随机地为特定数量的患者产生观察结果，从而从模拟临床试验中产生模拟结果。然后，两组的结果可以与Ⅲ期试验（如 log-rank 试验）指定的适当测试统计量进行比较，从而为每个模拟试验生成一个 *P* 值。这可以重复多次，*P* 值小于显著性水平的试验的比例（通常为 0.05）代表了给定指定样本容量、显著性水平和假设的真实时间 – 事件分布的试验比率的估计值。

例如，考虑图 27–5 所示的数据，其中 step 函数（黑色）表示“标准”治疗组观察到的无进展生存（即 KM 估计值）。叠加在这个观察结果上的是一个分段指数模型，其中假设在每个窗口内复发或死亡的风险是恒定的（但在这些窗口之间是不同的）。可以看出，这条假设的真实曲线很好地符合观测数据。我们可以假定试验组的实际复发或死亡风险小于标准组的一个恒定因素（即危险是成比例的），从而导致假设 – 真实的无进展生存分布显示出两种潜在的危险比（其中危险比率表示标准组相对于试验组的错误风险）。

一旦这些假设 – 真实分布被指定，人们就可以随机地为每一组指定数量的（模拟）患者绘制无进展生存时间曲线，从而生成模拟临床试验及其相应

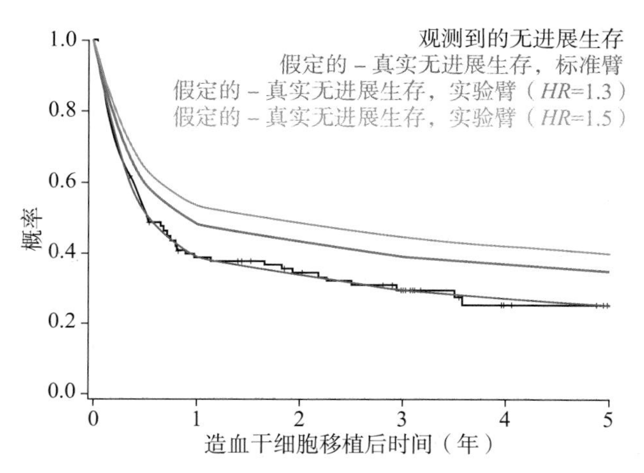

▲ **图 27–5　分段指数无进展生存期符合观测到的数据（假设为真无进展生存，标准臂）和假设两个实验臂的假定 – 真实无进展生存（有关此图的彩色版本，请参阅颜色板部分）**

的 *P* 值。由于时间到事件终点的 HR 率取决于事件的数量，为了随机生成特定数量的患者的无进展生存时间，必须假设有一个登记期和最小随访时间。假设我们在本例中假设登记期为 3 年，且至少有 2 年的随访跟踪。随机生成 5000 个模拟试验，每组 200 例患者，对于 *HR*=1.5 和 *HR*=1.3 的病例，估计 *HR* 率分别为 90%（平均 255 次）和 57%（平均 265 次）。

3. 中期分析

大多数Ⅲ期试验在所有患者累积之前的某个时间点至少检查组间的结果一次。如果一组的表现明显好于另一组，那么拒绝未来的患者接受显然更好的治疗是不道德的。另一方面，如果鉴于迄今观察到的结果，完成试验不太可能导致统计上的显著差异，那么继续试验可能不值得付出努力和费用，因为答案（关于主要终点）几乎肯定已经知道。在试验结束前对数据的检查称为中期分析。但是，由于上面讨论的多次比较问题，必须注意如何进行中期分析。换句话说，一个人检查数据的频率越高，他就越有可能仅仅因为偶然而看到差异。此外，在试验结束时，对数据的多次查看会导致比设计研究时更大的显著性水平。为了将总体显著性水平维持在规定的水平（通常为 0.05），中期观察要求较低的显著性水平，以便尽早停止试验。有许多方法可以指定中期外观 [5] 的显著性级别，但是所有这些方法都与这样一个概念一致，即中期外观越多，每个中期外观的显著性级别越低。一些方法在试验早期使用较低的显著性水平，在接近试验结束时使用较高的显著性水平（但仍低于 0.05）。

4. 适应性设计

最近，Ⅲ期试验的适应性设计变得更加流行。在这种设计中，患者在进入试验时不一定是随机的 50 : 50；相反，一个特定的患者更有可能接受治疗，平均来说，在这一点上有更好的结果。这样的设计是贝叶斯设计，有些人觉得它们更合乎道德。然而，它们并非没有争议。有几篇参考文献对适应性设计中有利和不利的问题进行了很好的讨论 [55–57]。

5. Ⅲ期试验结果的解释

如上所述，Ⅲ期试验通常应该有一个单一的主要终点，而试验的样本量和结论在很大程度上都是以此为基础的。所有试验都有协议中规定的次要终点，但如果治疗组的主要终点在统计学上没有显著

差异，那么由于多次比较的原因，需要谨慎看待次要终点在名义显著性水平 0.05 上的差异。在第三阶段试验结束时进行亚组分析也很常见。这些分析应在研究开始前在方案中指定，这种分析的意义必须考虑到已进行的多次测试。

四、观察性研究的设计

虽然临床试验是解决临床假设最科学有效的方法，但它们需要大量的患者和财力资源，特别是Ⅲ期临床试验，而能回答所有感兴趣的问题的资源根本不存在。此外，在随机临床试验中检验某一特定假说通常是不道德的或不可能的。例如，假设有人希望检测在 *HLA-A*、*-B* 和 *-C* 等位基因水平相合，以及 HLA-DR 在抗原水平上与无关的供者相合的患者中，*HLA-DRB 1* 等位基因不相合的患者是否比 *HLA-DRB 1* 等位基因相合的患者具有更高的 GVHD 和死亡率。显然随机选择患者与他们的供者相合或不相合是违反伦理的，事实上，对 HLA 相合要求的所有进展都是从观察研究中获得的。然而，研究人员应该认识到，观察性研究的统计分析往往比前瞻性临床试验更困难，因为测量混杂因素可能是困难的、昂贵的或不可能的，其中一些因素甚至可能无法识别。除了这些混杂因素，如果随访不规范，检查生存终点的观察性研究可能会产生误导。例如，如果标准随访计划为 5 年，随后进行被动随访，生存评估将是不可靠的，因为被动随访收集了更多关于高危患者的信息。尽管存在这些局限性，但在无法进行前瞻性试验的情况下，观察性研究被证明是临床试验的有效替代方法。观察性研究也可以作为进行随机Ⅲ期试验的前奏和动机。我们讨论以下三种类型的观察研究。

（一）回顾性队列研究

这是造血干细胞移植领域最常见的一种观察性研究。其受欢迎的部分原因是已经在单一机构内或通过诸如 CIBMTR 和 EBMT 等组织进行了大量的移植数据汇总。与临床试验类似，观察性研究的目的是在特定的一组患者中解决特定的问题。许多用于分析临床试验数据的统计方法也适用于回顾性研究，尽管回归分析在此类研究中是至关重要的工具。由于患者没有随机化或根据某些合格标准列表累积，因此在回顾性研究中，选择偏倚和危险因素分布不均等的机会要大得多。因此，回归分析通常用来解释这些不平衡现象。回顾性队列研究的目标可以大致分为三个目标：一是比较 A 组和 B 组之间的结果；二是有人可能对测试一个特定变量对结果的影响感兴趣；三是或者人们可能对识别特定结果的风险因素感兴趣。注意，最后两个目标可以在随机临床试验的背景下完成，但这将在试验完成后完成，而不是临床试验的主要目标（甚至可能不是次要目标）。因此，尽管这些数据可能来自随机试验，但回顾性研究得出的结论并不具有与临床试验相同的科学有效性。

鉴于这类研究是回顾性的，患者已经接受了治疗并观察到了结果，人们无法控制那些在数据收集过程中被测量的因素。如果研究的目的是比较两组的结果，或检查某一特定因素与结果的关系，采用了适当的回归技术（根据结果的类型），并尽一切努力控制可能影响结果的因素，使观察到的群体之间的差异可归因于群体本身，或因此被检查的因素之间的关联不被其他因素解释。如果目标是确定结果的危险因素，通常采用逐步回归技术。如上所述，必须注意回归模型中包含的因素的数量，还需要考虑多重比较的影响。

在这类研究中，当比较两组之间的结果时，研究人员通常希望通过匹配某些因素来实现平衡，从而形成所谓的配对队列设计。根据我们的经验，我们觉得这通常是由一种错误的意向所驱动的，那就是获得两个大致相似的组，即模拟随机临床试验。然而，如果所有“合格”患者的数据都可用，我们更倾向于使用所有患者，然后使用回归技术来控制潜在的失衡。这将增加观察差异的能力（因为样本量是最大的），并避免了在患者匹配时进行某种选择过程的需要。我们还经常看到配对队列设计被误解为匹配的病例对照研究（见下文）。在队列研究中，不能根据患者是否经历了某些结果来确定患者。

（二）回顾性病例对照研究

当相关结果相对罕见时，回顾性病例对照研究可能是识别潜在危险因素或比较两组的最佳设计。在病例对照研究中，病例被定义为因感兴趣的结果而失败的受试者。然后为每一种情况选择一个或多个控件，其中控件不会因为感兴趣的结果而失败。对于已知的影响结果的某些因素，这些控制通常与适当的情况相匹配。由于识别适当的匹配控件的难度增加，必须注意不要在多个关键因素上过度匹配控件。如果研究结果在造血干细胞移植后很晚才出现故障，则应选择至少与相关病例的故障时间相同的随访时间（这称为嵌套病例 – 控制设计）。

由于只检查了控制的子集（即非故障），故障率不能在病例对照研究中直接估计。相反，优势比（odds ratio，OR）是使用条件逻辑回归来计算，以量化比较组之间的结果差异，或评估与研究结果失败相关的风险因素。与回顾性队列研究设计一样，病例对照研究也存在不受控制的变异和潜在偏差。对各种因素进行匹配有助于减少这种情况，但结果肯定会受到其他因素的干扰。因此，对这些因素进行调整往往是必要的，以便更准确地估计所审查的真正影响因素。

（三）前瞻性队列研究

在所讨论的三种观测类型中，这可能是最不常见的。在一项前瞻性队列研究中，首先确定要研究的人群，然后对该人群进行及时跟踪，以获得感兴趣的结果。这种类型的研究与临床试验不同之处在于，没有对被跟踪的患者进行干预。这种类型的研究可用于估计某一特定结果的发生率和风险因素，并允许一致、准确地收集数据，否则可能无法获得这些数据。与讨论的其他类型的观察研究一样，调整可能影响结果的因素通常是必要的。因为这样的研究是前瞻性的，通常需要长时间的跟踪来观察足够数量的与研究结果相关的事件。

第 28 章 造血干细胞移植中的结果研究

Outcomes Research in Hematopoietic Cell Transplantation

Stephanie J. Lee 著
杨小飞 译
施晓兰 仇惠英 陈子兴 校

一、概述

自从 1968 年成功实施第一例异基因造血干细胞移植术以来，造血干细胞移植领域有了飞速的发展。然而，伴随该专科发展的成熟，人们开始关注成本和成本 – 效益、生活质量（quality of life，QOL）、患者意愿、医疗决策以及指导医疗决策的不同数据来源的整合问题。这些问题最好通过“结局”（outcomes）研究来回答，“结局”研究广义地讲，是专注于在现有医疗知识和有限的医疗资源条件下获得最好结果的研究领域。健康服务研究是与之密切相关的学科，其关注影响结局的社会政治决定性因素，如是否能够获得健康服务及其服务质量[1]。

造血干细胞移植的以下特征与结局研究相关：①相比较其他医疗手段，造血干细胞移植的治疗相关风险较高；②实际操作差异性大；③成本高；④无病生存和生活质量的改善空间大。另一方面，造血干细胞移植也是有挑战性的研究。例如，患者的临床、预后和信息的大型数据库里无法查询到造血干细胞移植患者的信息。最大的移植中心 1 年也就几百例移植，小的中心可能 1 年不到 10 例移植。因此，造血干细胞移植对一般人群健康及医疗经济总的影响相对较小。造血干细胞移植变化也很快，有关长期结局研究的信息无法与这个领域的变革同步。

本章呈现了美国医学中结局研究的短暂历史以帮助构建研究主题和方法。另外围绕造血干细胞中几个适合结局研究的特定问题进行探讨，使用代表性的造血干细胞移植研究来描述所讨论的原则。读者可参考第 27 章、第 33 章和第 37 章，了解相关的研究方法和数据来源的详细信息。

二、定义

很难对“结局研究”做一个精确的定义，某种程度上，所有结果都可被认为是结局；因此，大部分科学研究都是关注结局评估和解释的。当研究疗效问题的 Ⅰ 期、Ⅱ 期和 Ⅲ 期临床试验的主要研究终点是毒性、疾病控制和生存时，这些研究通常被排除在结局研究之外。类似排除的还有描述单个中心某个疾病或治疗经验的临床流行病学研究。当研究问题开始考虑一个治疗手段如何在临床试验或研究中心（“有效性”）之外起作用、主观的终点（例如生活质量、患者意愿），对结局的非生物因素影响（例如健康服务的获得、服务质量、医患沟通、医疗决策），健康服务政策（例如经济评估），或者多种来源数据的整合（例如决策分析、荟萃分析、行政数据库或注册数据的使用）时，使用“结局研究”这个题目是合适的。区别结局研究与其他类型的临床研究的概念框架参见图 28–1[1]。

造血干细胞移植中结局研究的主要问题包括以下方面。

• 造血干细胞移植的成本是什么以及如何降低这些成本？（即资源利用、成本最低化）

• 造血干细胞移植的临床获益与成本是否对

等？（成本 – 效益、成本 – 效果、成本 – 效用分析）

• 患者对于造血干细胞移植的体验是什么？（定性研究、生活质量、患者报告措施的发展）

• 如何整合几个不同数据来源的信息？（注册研究、决策分析、荟萃分析、循证医学）

• 如何通过健康服务研究来改善造血干细胞移植？（获得健康服、服务质量、实践变异）

三、历史

研究的最终目标是通过提供有关治疗选择的效益、成本、风险和获益、包含个人和社会考虑的数据改善医学实践。2012 年提出“比较效益”这个名词就包括治疗效益、风险和获益方面的信息。美国为以患者为中心的结局研究机构（Patient–Centered Outcomes Research Institute，PCORI）投入了数亿美元的研究基金。PCORI 是由平价医疗法案立法会创立的，是私立、非盈利的监管委员会。美国通过一个世纪的努力达到了这个目标，它受到社会和政治环境的影响。

美国结局研究之父是一个名叫 Ernst Codman 的外科医生。早在 1914 年，他就提出只有在例行程序中提供程序成功率时，才能判断医院的质量[2]。他倡导标准化的结局测量，以便不同的研究机构能够在一个公平的环境中进行互相比较。1966 年，Avides Donabedian 在提出他的质量评估概念及其三要素（结构、过程和结局）时再次引用“结局”这个术语。他拓展了研究终点：“有些结局是明显的并且容易测量的（例如死亡），而其他一些不能明确界定的结局则难以测量。这些结局包括患者的态度和满意度、社会回归和生理缺陷和康复[3]。”

20 世纪七八十年代，迫在眉睫的医疗成本危机将结局研究推向政治焦点。Archie Cochrane（Cochrane 循证医学数据库就是根据他的名字命名的）曾说，昂贵的技术投入常规应用前一定要有获益的循证依据，否则将会导致医疗系统的倒闭[4]。1973 年，Wennberg 和 Gittelsohn 记录了在资源利用、支出和住院率方面令人惊讶的地理差异，而结局却没有差异[5]。这个观察重点关注了实践差异，以及可能通过减少不必要的程序而实现成本节约。

美国建立了几个国家级数据库来研究实践中的变异，包括国家癌症数据库（重点是外科实践）和医疗保险计费和监督、流行病学以及最终结果关联的数据（为这些数据库共同的患者提供资源利用和

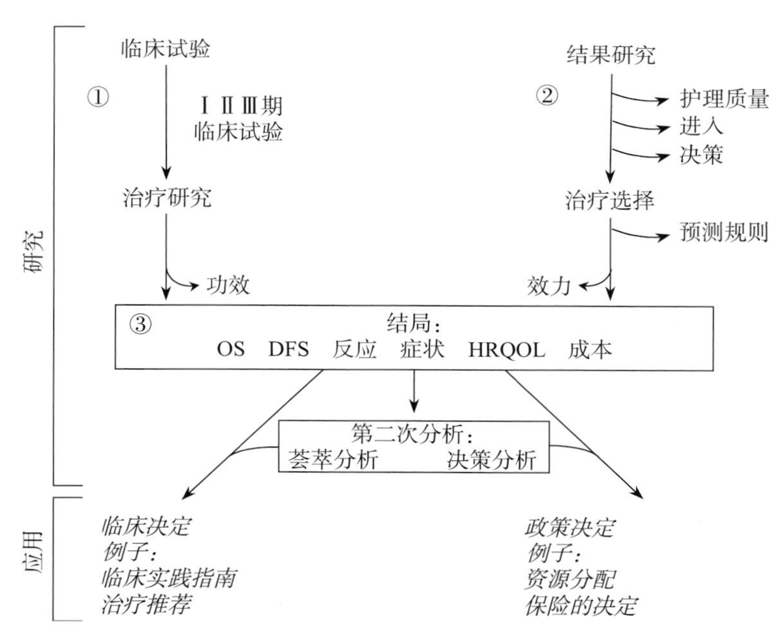

▲ **图 28–1 概念框架：研究主题、终点、分析技术和定义结果研究的应用之间的相互作用**

①非结果研究的经典临床试验和分析技术；②研究的主题、终点和被认为是结果研究的分析技术；③描述的结果可能构成结果研究，也可能不构成结果研究，这取决于上下文。例如，在Ⅲ期试验中测量的总体生存率不是一项结果研究（有效性），而是在大型社区队列中观察到的结果研究（有效性）。症状受到疗效和结果的影响。斜体字表示的是可能来自临床试验或结果研究。DFS. 无病生存；HRQOL. 健康相关的生活质量；OS. 总生存。（引自 Lee 等，2000[1]。经牛津大学出版社许可转载）

癌症特异性信息）。此外，美国联邦政府还成立了卫生保健研究和质量机构（Agency for Health Care Research and Quality，AHRQ）来支持结局研究。尽管这个组织已经被多次更名和调整过研究重心，但它仍是 20 世纪 90 年代最著名的患者结局评估研究团队（Patient Outcomes Assessment Research Teams，PORTs）。PORT 计划拟确定共同疾病相对有效的治疗方法，目的就是尽量使临床实践标准化。

20 世纪 90 年代是美国经济增长的时期，人们主要关注和讨论卫生保健覆盖总结构，而慢慢淡化了特定程序的卫生保健资金。管理式医疗和健康维护组织兴起，财政风险成为医生们新的担忧，使得执业环境更加拘束。结局研究首要的目标变为降低成本，也就是合理地使用经费以改善总体健康。由于克林顿政府的主要卫生保健供给和财政重组将要失败，结局研究慢慢从政治焦点中消失并返回原点，即聚焦更加应用性的问题。治疗指南在 20 世纪 90 年代后期激增，这些努力都旨在标准化医生的实践并改善患者结局而非约束成本。

2000—2001 年技术泡沫破灭，2007—2008 年房地产和信贷的崩溃使美国陷入了金融危机。奥巴马总统签署了 2009 美国复苏和再投资法案，其中包括 11 亿美元用于比较效益研究，受联邦协调委员会监管。然而，2010 年的患者保护和平价医疗法案取代了之前的基金和结构并成立了 PCORI。2012 年美国最高法院以 5∶4 的支持率通过了平价医疗法案的合宪性。

很难说结局 / 比较效益研究未来会怎样，尤其在造血干细胞移植研究领域。造血干细胞移植对很多人来说是很专业的实践，超出卫生健康政策和经济考虑之外，但是，造血干细胞移植的很多方面与结局研究更相关。对长期结局的关注、患者的决定以及基于已知的短期结果所作出的指导对这个领域特别关键。

四、造血干细胞移植领域的特定问题

（一）造血干细胞移植的成本是什么以及如何降低成本

就单个患者而言，造血干细胞移植的成本相对其他医疗干预要高，简单的自体造血干细胞移植花费大约 70 000 美元，无关供者异基因造血干细胞移植花费约 200 000 美元[6, 7]。根据 AHRQ 数据，造血干细胞移植是因住院天数和费用增加导致成本增长最迅速的十大医疗手段之一[8]。对基础设施的投资巨大，需要移植中心和国家资源的支持，例如建立国家骨髓供者程序和公共脐血库。在美国，政府和私人的医疗费都尽量限制用于造血干细胞移植，但常常迫于国家法律、患者法律诉讼的威胁或者民意而勉强同意覆盖。

我们通过已有建立好的研究方法来量化货币成本[9-11]。“直接医疗”成本是指提供的商品和服务的货币价值。这些成本通常通过行政管理系统或者其他的确定资源利用的登记而获得。值得注意的是，具有国有保健系统的国家经常缺少成熟的管理成本数据库，使得这些国家很难或者无法开展成本研究。在美国，“费用”和“成本”的区别很重要。费用是指向患者或保险公司收取的金额。成本通常较低，反映提供服务所需的真实的资源。由于卫生保健组织用一项费用抵消另一项费用并常常希望有一定利润，因此费用不能直接和提供服务所需的资源相联系。

结局研究偏向使用成本是因为成本反映真实的资源消耗。当不能直接得出成本时，费用和成本之间的转换由“成本费用比”（ratios of costs to charges，RCCs）决定，成本费用比是通过一年的数据基础算出来的分数。研究部门经常会召集临床科室等部门来确定他们的成本费用比。固定成本（例如物理空间、人事）和可变成本（如供给）由这些科室同一时期的综合和分解账单组成。

直接的非医疗性成本不是指直接的商品和服务，而是和卫生保健服务相关的开支（例如到医院的货物运输、陪护患者的家庭成员的食宿费）。这些成本需要直接从患者的收据或支出记录中获得，因此更加难以量化。间接的非医疗性成本包括误工时间和未来收益的损失，更难量化。分析哪种成本取决于所需的角度。“社会”的角度包括这个系统所有的无论是谁支付的成本。其他的可以想象的角度例如医院、保险公司或者患者将分析各自支付的成本。

成本的一个重要特征是会因为通货膨胀而每年有所不同，因此每年的成本必须“扣除物价上涨因素”才能进行不同时间的研究比较。“折现”区别于通货膨胀调整，通常设定在每年 3%。折现反映了这样一个事实，即未来的成本和获益的估值低于那些可以立即获得的成本和收益，并允许将未来的金钱或者未来的健康改善转化为当前的价值。人们可以通过各种方法分析相关的成本，可以简单报告干预的成本，或者寻找成本的模式、成本预测因子或降低成本的方法。按特定种类分类、趋势以及与临床特征或治疗相关性在造血干细胞移植领域都有报道。例如，有几个研究分析了与特定并发症或患者特征相关的成本[12, 13]。成本最小化研究是比较具有相似治疗效果的治疗方案的成本。在这些情况下，应用最小的成本方案节约了金钱而患者治疗效果不受影响[14–16]。

（二）造血干细胞移植的临床获益是否与货币成本对等

决定造血干细胞移植的临床获益是否值得货币成本可能看起来和一个医生对患者的职责相冲突。然而，在一个医疗费用有限的社会，在一个患者身上花费太多的金钱意味着另一个患者可能得不到必需的治疗。正如下文讨论的，不同形式的经济分析（成本－效益、成本－效果和成本－效用）主要区别于他们如何量化临床获益。然而，所有的分析都在尽力为政策制定者提供信息来分配资源，从而使全体人民的健康福利最大化。

成本－获益分析要求临床获益能转换成货币价值，从而能决定这个临床干预的净财务影响。这些影响有时是直接的，如预防使用便宜的抗生素可防止后期昂贵的抗感染费用。但通常这些影响是复杂的，无法使人满意地做出判断。例如，延长或挽救一个生命的经济价值是什么？如果用收入作为判断指标，那得出的结论会是荒谬的，如高收入者的生命比那些家庭主妇或退休人员的生命更有价值[9]。因此，成本－获益分析很少用于卫生保健，而是更普遍地应用于商业和环境。

成本—效益分析可以避免通过“成本 / 效果比”来判断医疗单位的临床获益价值[10]。为便于临床干预间的比较，临床获益常常以延长的生命来评估（如生命年或者挽救生命年），而且会细化到某项临床可辨识的获益指标（例如成功防治的慢性 GVHD 案例、住院天数、抢救成功脱离危险的患者数）。成本 / 效益比既然以（X 治疗方案成本— Y 治疗方案成本）/（X 方案获益— Y 方案获益）计算，那么从定义上讲就是一个治疗方案与另一个治疗方案（也可能是没有治疗效果）的比较。

由于成本－效益分析是为决策者而做的，因此为了反映包括哪些成本和效益，详细说明分析的视角（例如政府项目、医院、健康计划）和时间范围（例如 1 年、100 年）是很重要的。从医院、患者或社会的角度来看，对健康维护组织来说最具成本效益的策略可能并非最好的成本效益的策略。

许多人将“成本效益分析”和“成本效用分析”这两个术语互换使用。然而，成本－效用分析特别纳入了生命质量的考虑因素，并且通常有一个质量调整生命年（quality-adjusted life-years，QALYs）的分母，其中生存时间是根据与生存相关的生命质量调整的。这些调整因素被称为“患者效用”，通常范围从 0（相当于死亡）到 1.0（生命年被充分评估）。效用小于 0 表示比死亡更糟糕的健康状态。效用满足线性的数学条件，因此 1 年的完美健康被认为等于 2 年的寿命，效用为 0.5。一些被引用的患者健康状况评估指标中，β 受体阻滞剂的不良反应为 0.98[17]，自体移植治疗非霍奇金淋巴瘤 1 年后效用为 0.8[18]，卒中后为 0.5[19]。有意思的是，平价医疗法案特别禁止纳入效用，因为效用会使老年、残疾或疾病终末期患者的生命评价低于那些年轻和健康人。经验性数据表明，年龄并不一定与生活质量下降有关，老年人的生活质量往往比年轻人好。相反，未能说明生活质量下降的原因可能低估了预防残疾或绝症的干预措施。

成本－效益和成本－效用分析之所以强大，是因为可以比较和选择不同的干预措施，以确定它们是否能够为所花费的资金提供最大的健康效益。例如，如果医疗保健资金是有限的，这些方法可以提供一些理性依据，向社会推荐是否应该常规提供保险覆盖急性髓系白血病患者在第三次完全缓解时进行无关供者造血干细胞移植术，或充血性心衰和严重糖尿病患者进行心脏移植术。类似地，我们可以比较一种高成本治疗程序（如自体造血干细胞移植治疗复发非霍奇金淋巴瘤）的医疗效益，以及为几名中年男性提供他汀类药物治疗的预防策略。基于血液透析的成本－效益比，一项由联邦政府特别资助的医疗保险计划程序覆盖所有人，提出可接受的成本 / 效益比为＜ 50 000 美元 /QALY。而对比率＞ 100 000 美元是有异议的，因为这么多钱用于其他地方可能为人们带来更好的健康。比率介于

50 000 美元和 100 000 美元之间是一个灰色地带。一些国家，如澳大利亚和加拿大，要求在药物批准前提供有关成本效益的信息。表 28-1 显示了已发表的造血干细胞移植方面的成本 - 效益和成本 - 效用研究的例子以及其他领域的一些比较[20-28]。在线资源（例如 https：//research.tufts - nemc.org/cear4/）包含广泛的成本分析和患者效用列表[29]。排名表有助于正确看待成本—效果比。

尽管有时政策是令人惊讶的，但如果认为成本不影响造血干细胞移植的应用那就天真了。Gratwohl 等发现，国民总收入较低或中等的国家对慢性髓系白血病实施的造血干细胞移植术数量相同，而在高收入国家，移植率大幅下降。对于贫穷国家而言，实施早期的造血干细胞移植总的成本要低于终身药物治疗或多年药物治疗最后再移植[30]。

（三）患者对于造血干细胞移植的体验是什么

除了传统的造血干细胞移植研究中报道的生存和复发的生物学终点外，结局研究还试图衡量和透视其他决定干预最终是否成功或失败的因素。其中许多因素是主观的（不是直接能观察），即所谓“感念”。例如，与健康相关的生活质量（health-related quality of life，HRQOL；与健康、疾病和医疗相关的生活质量）和患者效用的测量被认为是结局研究的一部分。测量这些终点在很大程度上依赖于调查研究的方法，即直接从患者收集数据。

1. 定性方法

定性研究的目标是捕捉患者可能的态度或经历的广度。一个论坛就是一个小组讨论，由一个主持人带领 8 ～ 10 个人讨论特定的主题。小组讨论通常持续约 2h，参与者可以获得象征性的报酬。论坛通常采用音频或录像，由另一名研究人员做笔记。交流过程的互动性使得话题可以在群体动态的影响下被探索和推进，这可能会产生对所讨论话题的意想不到的见解。在开展正式研究之前，小组讨论常用于探索患者的态度和意见。定性信息可以通过访谈或开放式调查问题进行收集。与大多数具有普遍性的研究相反，真正的定性研究的目标不是获得具有代表性的样本。事实上，可以进行有目的或有针对性的抽样，以确保能展示患者可能经历的全貌。例如，如果 80% 的人有一个典型的经历，5% 的人有一个不那么典型的经历，剩下的 15% 都有独特的经历，那么我们的目标就是采访 17 个人，一个从多数人里面来，一个从少数里来，还有 15 个有独特经历的人。通常采用访谈法进行转录，利用定性编码软件对转录本进行标记，以便于分析。转录本由数量有限的个人审阅，他们为主题编写代码，如果可能的话，将概念整合到更广泛的组中，并报告患者体验的范围。

在一些研究中，定性方法被用来评估造血干细胞移植术后恢复的各个方面[31-34]。这些研究揭示

表 28-1　造血细胞移植和医学的成本 - 效益和成本 - 效用研究实例

参考文献	出版年份	治疗方法	替代治疗	成本 / 效益比值[a]
[20]	1989	AML 的异基因 BMT	传统化疗	10 000 美元 /LY
[21]	1992	HD 在第二次完全缓解期的自体 BMT	传统化疗	26 000 美元 /LY
[22]	1997	复发 NHL 的自体 BMT	传统化疗	9200 美元 /LY
[28]	1998	CML 稳定期无关供体 BMT	IFN-α	51 800 美元 /QALY
[23]	1999	急性白血病复发后二次异基因移植	传统化疗	52 000 美元 /LY
[24]	2001	MM 自体外周血干细胞移植	传统化疗	23 300 美元 /LY
[25]	1989	戒烟计划	无干预	1300 美元 /LY
[26]	1987	血液透析	无透析	50 000 美元 /LY
[27]	1990	卡托普利治疗高血压	无治疗	72 000 美元 /LY

AML. 急性髓系白血病；BMT. 骨髓移植；CML. 慢性髓系白血病；CR. 完全缓解；HD. 霍奇金病；IFN. 干扰素；LY. 生命年；MM. 多发性骨髓瘤；NHL. 非霍奇金淋巴瘤；QALY. 质量调整生命年

a. £0.64=1.00 美元

了一些在标准化工具中没有很好地涵盖的主题，例如，患者用来弥补局限性的策略，他们生活各个方面的多重损失以及造血干细胞移植体验使患者对生活更多珍惜和赞赏。

2. 生活质量

生活质量由多种决定因素组成，包括身体能力、症状、社会福利、心理情感状态和精神 / 存在体验（有关移植后生活质量的详细信息，请参见第 33 章）。造血干细胞移植中的生活质量研究一般寻求：①描述患者的长期生活质量、适应和康复情况；②寻找生活质量较好或较差的预测因子；③比较采用不同治疗方法的人群。在造血干细胞移植中，有许多经过多维度验证的测量生命质量的量表。当根据心理测量测试方法进行评分时，他们提供标准化的生活质量信息，可以与其他人群进行比较。一种常用的量表是医疗结果研究简表 36（SF-36），这是一种通用的多维 36 项量表，已被用于成千上万的患者和健康人的身体和心理健康状况的评估[35]。其他癌症专用量表包括欧洲癌症研究和治疗组织（European Organization for Research and Treatment of Cancer，EORTC）的生活质量问卷（Quality of Life Questionnaire，QLQ）C30（30 个项目）[36-38]和慢性疾病治疗的功能评估（Functional Assessment of Chronic Illness Therapies，FACT）（27 个项目）[39]。这两种癌症专用量表还提供移植专用模块，可添加到核心表单中以获取造血干细胞移植特有的问题。使用 SF-36 是要收费的，而 EORTC 和 FACT 量表对注册的临床试验学术研究是免费的。这些量表有多种语言版本，受访者还必须能够用他们认为合适的语言完成调查。认为口译员可以为非英语国家的人翻译英语，这是一个常见的错误，相反，应该使用受试者母语的验证版本，因为解释过程可能会无意中更改项目和响应的含义。图 28-2 显示了来自核心量表的物理功能量表的示例。值得注意的是，比较研究表明，尽管有类似的命名子量表，但量表实际上测量的是不同的观念，除非使用相同的量表，否则很难对研究进行比较[40]。

自 2004 年以来，患者报告结果测量信息系统（Patient Reported Outcomes Measurement Information System，PROMIS）团队一直致力于为健康和福祉的共同领域创建项目库（www.nihpromis.org）。这些项目尚未在造血干细胞移植研究中使用。分析生命质量数据的生物统计学方法可能会很复杂，因为它们必须解决纵向数据分析、信息缺失数据以及由于自我报告生命质量数据的性质而造成的其他问题[41-44]。重复测量分析和混合模型允许研究不同人群和时间的差异。开发将生活质量差异纳入临床背景的方法是一个活跃的研究领域。虽然经过验证的

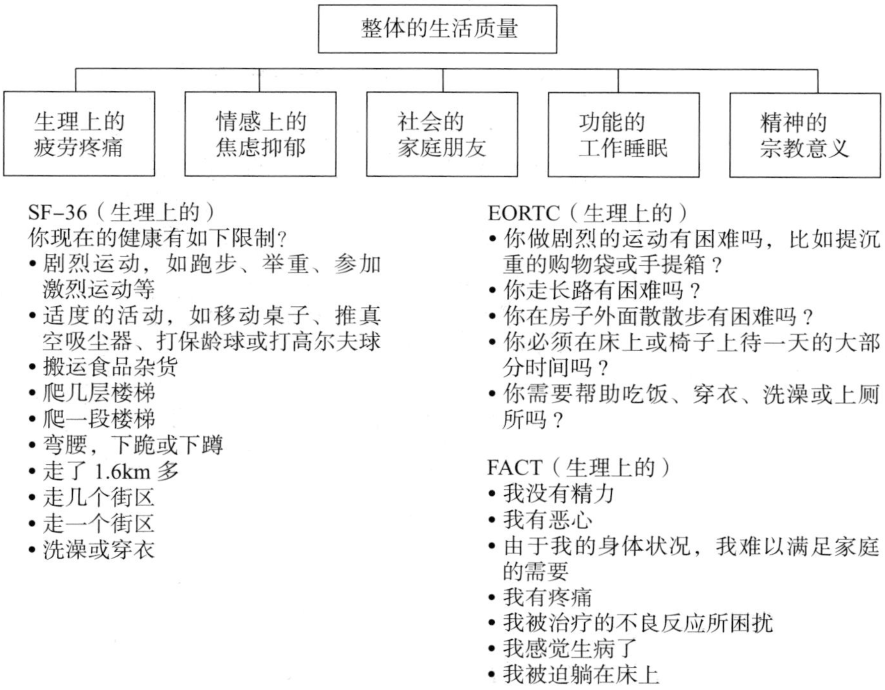

整体的生活质量

生理上的 疲劳疼痛	情感上的 焦虑抑郁	社会的 家庭朋友	功能的 工作睡眠	精神的 宗教意义

SF-36（生理上的）
你现在的健康有如下限制？
- 剧烈运动，如跑步、举重、参加激烈运动等
- 适度的活动，如移动桌子、推真空吸尘器、打保龄球或打高尔夫球
- 搬运食品杂货
- 爬几层楼梯
- 爬一段楼梯
- 弯腰，下跪或下蹲
- 走了 1.6km 多
- 走几个街区
- 走一个街区
- 洗澡或穿衣

EORTC（生理上的）
- 你做剧烈的运动有困难吗，比如提沉重的购物袋或手提箱？
- 你走长路有困难吗？
- 你在房子外面散散步有困难吗？
- 你必须在床上或椅子上待一天的大部分时间吗？
- 你需要帮助吃饭、穿衣、洗澡或上厕所吗？

FACT（生理上的）
- 我没有精力
- 我有恶心
- 由于我的身体状况，我难以满足家庭的需要
- 我有疼痛
- 我被治疗的不良反应所困扰
- 我感觉生病了
- 我被迫躺在床上

◀ **图 28-2 生活质量的维度和来自验证问卷的生理范畴的举例**

量表在心理测量上是可靠的，并允许通过统计测试对治疗组进行比较，但对患者和医生来说，生活质量研究的结果并不直观[45, 46]。例如，10% 的存活率差异很容易解释，但是许多人发现，在给定的范围内解释 50 和 35 的生活质量差异，并将这样的观察置于临床背景中，是比较困难的。与得分为 35 的人相比，得分 50 的人的感觉是怎样的，这是没有直观感觉的。为了解决这一局限性，引入了“临床意义上的差异”的概念，即生活质量的差异，这将促使干预措施的采用或实践中的改变。这是一个对患者来说“显著”或“有意义”的量表上的差异。对此的确有两种方法：基于锚定的方法和基于分布的方法。基于锚定的方法依赖于患者报告的差异来确定临床意义。例如，患者被问到一个总体变化的问题，例如，“总的来说，你的生活质量是好多了、好一点、有所好转、有所恶化、有点差，还是差很多？”然后将整个类别与他们的生活质量分数进行比较[47–49]。然而，这种方法将患者感知到的生活质量差异作为金标准，这就提出了为什么我们不能直接询问患者生活质量变化的问题。第二种方法是基于生活质量分数的统计分布。一般来说，半个标准差的差异被认为是有临床意义的。

在造血干细胞移植后，尽管有许多具体的生理和心理上的困难，患者通常对他们的整体生活质量评价相当高。对这一悖论的一种可能解释是“反应转变”，该理论认为，对当前生活质量的看法更多地依赖于个人的体验，而非个人的实际健康状况，而这种体验会随着疾病而改变[50]。例如，两个以前健康的患者，他们患有相同的疾病、身体疾病和社会支持系统。在确诊时，第一个患者认为他患有一种可怕的疾病，并接受造血干细胞移植作为一种挽救生命的手段。之后，他将自己与其他去世的人进行比较，由于他的反应转变，他对自己的总体生活质量给予了相当高的评价。第二个患者在移植前认为自己很健康，尽管他患有疾病，但不情愿地接受了移植。移植结束后，他开始怀念以前健康的自己，对自己的生活质量非常不满意。这个患者没有反应转变。

具体生活质量研究的结果和结论将在第 33 章进行更深入的讨论。

（四）如何制订患者报告的措施

量表（或调查）的制订被认为是结局研究的一个方面，因为它建立了临床工具的有效性来衡量主观终点。为了使一种量表有用，它需要反映它所要测量的东西（有效性）、测量的准确（可靠性）、将人分成有临床意义的组（区别对待）以及检测重要的变化（敏感性）。工具从无到有的制定是一个要求很高的过程。首先，应该从先前的文献、小组讨论或其他形成性的研究方法中创建相关概念的列表。然后，创建一个比例草案。应注意具体问题和回答项目的措辞，以便有足够的可变性来把握临床条件的范围。然后用认知访谈进行一项初步研究，以确保患者理解问题，并选择符合他们意图的反应选项。最后，对文献的有效性、可靠性和敏感性进行了更大规模的研究。许多调查开发人员忽略了确认变更敏感性的最后一步。这是一个重要的特征，因为许多工具的目的是描述群体中子群体的体验，比较一个群体与另一个群体，或显示随时间的变化。可靠性是指一种度量方法是否始终如一地反映了主体的真实状态。内部可靠性通常报告为量表的 α 和可接受的值＞ 0.7。α 测量项目之间是否相互关联，并测量相同的基础结构。测量的稳定性被报告为“测试 – 重测可靠性”，即当个体的状态没有改变时，两个测量之间的相关性在时间上分离。范围从 0 ～ 1.0，数值越高表示稳定性越好，通常认为可以接受的值为＞ 0.5。如果复测信度＜ 0.5，且受试者的临床情况没有改变，量表可能会受到与受试者临床状况无关因素的影响。

有效性是指一个工具是否真实地反映了它应该测量的东西，通常用相关系数或效应大小来表示。内容效度指的是量表如何衡量结构的不同方面。当量表与其他测量相似结构的量表高度相关时，证明了聚合效度，而区别效度则意味着与测量不相关概念的量表相关性很小。辨别力是指量表将患者分为有临床意义组的能力，而敏感性变化是指随着患者临床情况的变化，他们在量表上的得分应该有所不同。例如，Lee 等开发了一种慢性 GVHD 症状量表[51]。该量表设计为自我管理、简短（5min），并随着时间的推移跟踪慢性 GVHD 患者，以检测其症状的改善或恶化。

（五）如何整合几个不同数据来源的信息

1. 注册研究

建立了几个大型移植登记处，提供关于造血细胞移植结果的国家和国际信息。这包括 CIBMTR

（http：//www.cibmtr.org）、NMDP（http：//bethematch.org）、EBMT（http：//www.ebmt.org）和 Eurocord（http：//eurocord.org）。这些注册中心收集、计算机化并为分析提供数据。尽管它们存在注册中心常见的局限性，包括所有程序的不完全捕获、数据标准化问题、验证问题以及难以获得包括长期随访在内的详细临床信息，但它们还是提供了确定临床试验和单个机构之外的移植有效性的唯一方法。许多重要的研究问题只能由注册研究来回答，因为需要大量的患者。更罕见的疾病和临床情况，没有一个机构有足够的经验，也最好通过注册研究。

除了两个例外，大型管理数据库在过去对于造血干细胞移植的研究并不是很有用。全国住院患者样本提供了美国 33 个州住院患者的住院时间、住院费用和医院代码的代表性样本。该数据库已用于一些经济研究[52]。Majhail 等使用一个私有的付费数据库来记录自体和异体移植的成本[7]。2006 年，C.W. Bill Young 细胞移植项目授权在美国开发干细胞治疗结果数据库（Stem Cell Therapeutics Outcomes Database，SCTOD），以收集使用异基因造血细胞进行的所有程序的结果数据。这个重要的资源已经提供了一个丰富的基于人口的 HCT 使用数据的研究数据库。

2. 决策分析

很少有一个明确的临床试验或报告提供解决临床问题所需的所有必要数据。许多人认为他们可以公平地权衡复杂的决策，但研究表明，这种特别的方法受到严重的认知偏差的影响，经常导致次优决策。决策分析利用计算机建模，根据对不同治疗方案的概率和结果的了解，推荐最佳治疗方案[53]。高级编程能力允许不同结果的概率根据患者的特征、诊断时间或先前的临床过程而变化，假设这些数据是可以获得的。

决策分析的结果提供了一种基于人群的方法来推荐最佳的治疗选择[54]。由于 *P* 值和 *CI* 反映了测量的不确定性和偶然发现的可能性，因此从决策分析中获得的挽救生命年或质量调整生命年的比较不适合传统意义上的统计检验。在决策分析中，由读者来比较挽救生命年或质量调整生命年的收益，并确定一种治疗方法是否最佳。显然，当一种选择的生存收益是几年，而另一种选择的生存收益是几周时，这种比较就比较容易了。公布的排名表有助于正确看待预期寿命的增长[55]。实际上，一个决策分析可能无法区分一个多活 10 年的个体和 5 个多活 2 年的个体，尽管患者可能对这些结果有不同的看法。有时候，决策分析可以确定应该影响处理决策的关键信息片段，相反，指出哪些考虑因素不应该影响理性决策。可以同时测试几个假设，看看这些值的组合是否会改变结论。

人们已经在造血干细胞移植中进行了许多决策分析。例如，对镰状细胞贫血和脑血流速度升高患者进行的异基因骨髓移植与定期输血的对比分析表明，两种治疗方法都是合理的[56]。一项对 MDS 患者的即时和延迟移植的分析表明，中危 -2 或高风险 MDS 患者应进行早期移植。相比之下，风险较低的 MDS 人群进行延迟移植时挽救生命年最大[57]。首次缓解期急性髓系白血病患者的异基因移植与化疗的对比分析表明，对于有合适供者的老年患者和细胞遗传学不良的年轻患者，造血干细胞移植是有益的[58]。

3. 荟萃分析

荟萃分析（Meta-analysis）允许将多个临床研究的结果进行汇总，增加分析的力度，增强结果的可信度[59-62]。如果阴性研究是由于样本量小和缺乏检验效力所致，这种统计技术在检测治疗差异方面特别有用。研究级荟萃分析使用单个研究作为分析单元，结果显示为每个研究的点估计值和 *CI*，并使用一些指标（点的大小、框的宽度）来反映相对的研究大小。菱形通常用于描述总体估计值。荟萃分析通常包括随机对照试验和观察研究。患者荟萃分析检索和分析单个患者的数据，尽管每个患者的来源被纳入分析。例如，干细胞试验人员的合作小组汇总了来自 HLA）- 全合同胞干细胞移植的 9 项随机试验的患者水平数据。这项研究的结论是，在晚期疾病患者中，外周血干细胞移植与降低复发率、改善总体及无病生存有关，但其缺点是更广泛的慢性 GVHD[63]。所有的荟萃分析都依赖于文献资料或其他可获得的数据。因此，发表偏倚可能会显著影响结果。漏斗图是一种可以帮助确定荟萃分析是否可能遭受发表偏倚的图形。效果大小与研究大小相对。如果所有的研究都发表了，不管结论如何，都是可用的，那么这个图应该是漏斗形的，顶点以真实值为中心。这种模式出现的原因是，由于统计因素的影响，较小的研究的影响范围更大，而较大的研究应该提供更接近实际真相的结果。

4. 循证医学

文献综述总结了支持或反对某些实践的现有证据，这些证据通常被翻译成实践指南。循证的文献综述方法是非常完善和严格的，尽管用于反映证据水平和推荐等级的特定术语已经有所发展。表 28–2 显示了一个典型的关键综述评分系统，它基于证据的类型、频率和一致性[64]。

与共识陈述或临床综述相比，基于证据的综述的一个实际局限性是，发表的证据被严格解释。在某些领域缺乏随机对照试验可能导致令人沮丧的结论，那就是即使广泛使用似乎支持了某一特定做法的有效性，但并没有足够的证据支持或反对该做法[65]。然而，妇女健康倡议的结果，表明绝经后常规激素替代会导致弊大于利[66]，以及缺乏有效性的自体干细胞移植治疗高风险或进展期乳腺癌的试验[67–69]，再次强调随机试验提供最高水平的实践证据。

许多组织已经制定了基于证据或共识的实践指南。与移植相关的非详尽列表包括美国血液和骨髓移植协会（www.asbmt.org）、科克伦协作组织、安大略省癌症护理、NCCN（http：//www.nccn.org）和医师数据查询（Physician Data Query，PDQ）（http：//www.cancer.gov/cancertopics/pdq）。然而，很少有研究评估实践指南对临床实践和患者结果的影响，而且已经发表的研究表明，改善程度低于预期[70]。

（六）如何通过卫生服务研究改进造血干细胞移植的实践

1. 进入

试图了解适当医疗保健的非医疗障碍的研究被称为“进入”研究。他们通常关注社会经济、政治、文化和其他非生物因素。例如，在国际上，移植率与团队密度、人均国民生产总值和人均医疗支出之间存在很强的相关性，这表明在一些国家的移植成功率更高[71]。在美国，由于不清楚的原因，少数民族和种族长期以来在移植统计数据中所占比例较低，即使在控制了疾病和移植特征之后，不同种族的存活率也不尽相同[72]。GVHD 和复发似乎都不能解释某些种族的高死亡率[73]。

表 28–2　证据水平和推荐等级

水　平	证据类型
1++	高质量的荟萃分析，对随机对照研究的系统回顾，或偏差风险极低的随机对照研究
1+	良好的荟萃分析，对随机对照研究或低偏倚风险的随机对照研究的系统性回顾
1–	荟萃分析，对随机对照研究的系统性回顾，或具有高偏倚风险的随机对照研究
2++	高质量的病例对照或队列研究系统回顾；高质量的病例对照或队列研究，具有极低的混淆、偏倚或机会风险，以及因果关系的高概率
2+	进行良好的病例对照或队列研究，具有较低的混淆、偏差或机会风险，并有一定的因果关系的可能性
2–	病例对照或队列研究具有混淆、偏倚或偶然性的高风险，且这种关系不具有因果关系的显著风险
3	非分析性研究，如个案报告或个案系列
4	专家意见
等　级	**推荐等级**
A	至少 1 项荟萃分析、系统综述或随机对照研究评分为 1++，直接适用于目标人群；或随机对照研究评分为 1+，直接适用于目标人群，并显示结果总体一致性的系统性综述或主要由 1+ 研究组成的证据体
B	一组证据，包括评分为 2++ 的研究，直接适用于目标人群，证明结果的总体一致性或从评分为 1++ 或 1+ 的研究中推断出的证据
C	一组证据，包括得分为 2+ 的研究，直接适用于目标人群，并证明结果的总体一致性或从得分为 2++ 的研究中推断出的证据
D	证据级别 3 或 4 或从 2+ 的研究中推断的证据

（引自 Jones 等，2005[64]。经 Elsevier 允许转载）

不幸的是，访问研究的最佳数据源之一与造血干细胞移植无关。SEER- 医疗保险数据库提供了大约 14% 的美国人口的癌症特异性信息以及住院和门诊患者的账单数据，但仅限于 65 岁或以上的患者[74]。这个数据库的规模和全面性，以及它基于人群的事实，使它成为医学其他领域研究的巨大资源。例如，研究人员发现，非裔美国人比白人美国人更不可能接受癌症筛查检查，更不可能在癌症早期被诊断出癌症，更不可能接受辅助治疗和积极治疗[75-81]。非裔美国人也比白人美国人更不愿意接受一些侵入性的手术，比如肾移植，即使在纠正了临床特征[82]和患者偏好之后[83]也是如此。然而，一旦获得治疗的机会得到控制，非裔美国人和美国白人患者的生存率和无病生存相似，这表明治疗的生物学反应是相似的[84, 85]。

2. 护理质量

相对而言，造血干细胞移植没有受到关于医疗质量的严格审查。大量的实践变异得到了容忍，事实上，作为测试不同方法的一种手段，这种方法可以最终改善移植领域。由于每个中心的移植数量相对较少，以及不可避免的病例组合差异，难以提供可靠的标准化中心统计数据。尽管如此，作为其卫生资源和服务管理局（Health Resources and Services Administration，HRSA）合同的一部分，NMDP 一直在报道接受非亲缘供者移植的患者的特定疾病活动和经风险校准的生存信息。从 2008 年开始，CIBMTR 开始收集根据 SCTOD 的要求在美国进行的所有异体程序的数据。他们还被要求公布单个中心的结果统计数据，以适应该中心人群的混合严重程度（http：//bloodcell.transferant.hrsa.gov/research/in dex.html）。

我们有充分的理由相信，对促进患者预后的制度和规划因素给予更多关注，可能会找到改善护理和降低成本的方法[86]。体积—结果和经验—结果的关系已经在实体器官移植和复杂的外科手术中得到了证明[86-89]。非霍奇金淋巴瘤自体移植期间成本的时间序列研究表明，技术进步和学习曲线效应（机构对流程的熟悉程度往往有助于改善结果）可能都有助于降低成本，尽管该研究并非旨在比较临床结果[90]。Loberiza 等发现，异基因受者 100 天死亡率较低，与较高的患者 / 医生比率以及医生在下班后能接听电话的移植中心有关[91]。

从监管角度来看，细胞治疗认证基金会（Foundation for the Accreditation of Cellular Therapy，FACT）的认证确保了临床护理和细胞处理设施的标准得到遵守。程序要求显示文件、标准操作程序和质量管理程序的证据。通过 SCTOD 加强联邦对结果报道的监督，将为质量监测和改进提供工具，并为解决卫生服务问题提供大量研究数据[92]。在欧洲，通过 ISCT-Europe 和 EBMT（JACIE）联合认证委员会的认证与更好的结果相关联[93]。

3. 实践变异

“实践变异”一词是指临床实践中因医学考虑而不合理的系统性异质性。不良的执业变化是由于外部因素对医生的影响（如培训、执业环境、薪酬结构等）[94]，患者特征（如种族、民族、性别和年龄，如果这些特征不应影响治疗选择），以及缺乏各种程序有效性的明确证据[5]。在某些情况下，实践变异被认为是对低质量护理的一种衡量。在造血干细胞移植过程中，在感染预防和遵守已发表的指南[95]、支持性护理[96]和医疗决策方面[97]，已经注意到存在着广泛的实践变异。通过研究与当前参差不齐的方法相关的结局，我们希望能够缩小变异，以实现更有效的实践。

五、结论

结局和卫生服务研究试图回答在超越实验阶段之后作为成熟程序相关的问题——提供这些服务的成本是多少？这些钱花得有所值吗？患者在这个过程中经历了什么？如何整合不同的数据源（既然它们是可用的）？是否所有人都能平等地接受这一治疗，并具有最高的质量？随着造血干细胞移植的发展，这些问题的答案也在不断变化。然而，对于接受造血干细胞移植治疗的患者和试图控制医疗支出的社会而言，今天必须做出决策。结局研究试图提供必要的数据，以便个人和社会能够基于现有的最佳信息做出决策。

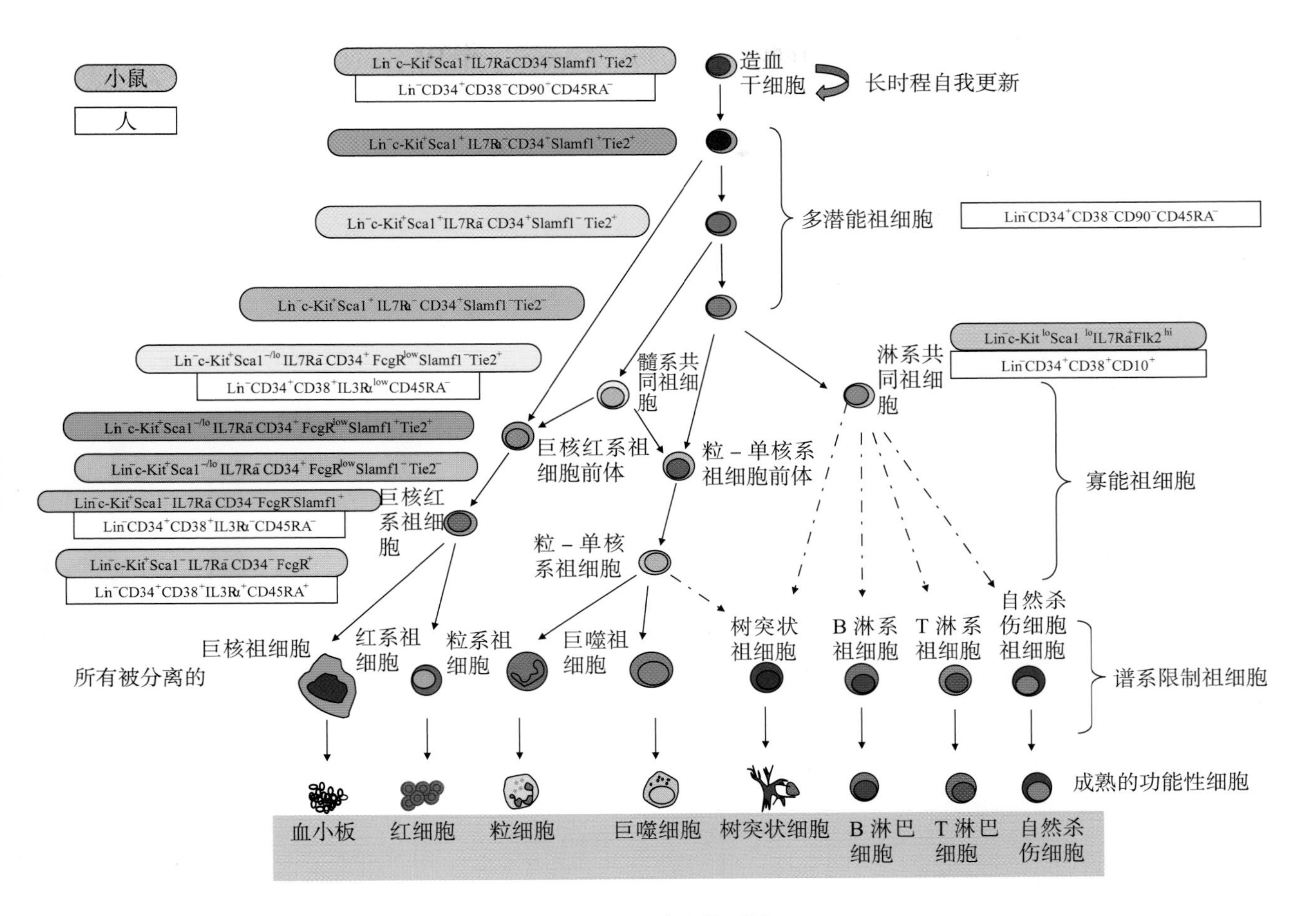

▲ 图 4-1　造血谱系树

图示小鼠和人细胞分化的连续阶段特有的免疫表型。造血干细胞具有长期重建、自我更新的能力；多能祖细胞具有有限或没有自我更新能力，能产生短暂但多系造血重建

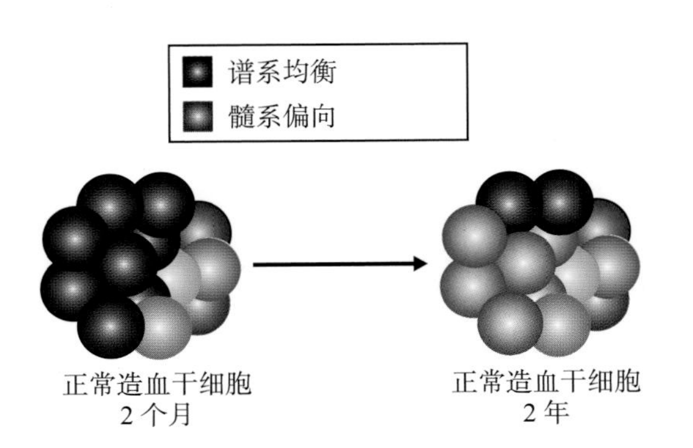

▲ 图 4-5　小鼠造血干细胞谱系克隆演变

出生时，小鼠的大多数造血干细胞克隆是谱系均衡的，同样能够生成各种谱系。然而，随着年龄的增长，由于起始均衡谱系克隆经过克隆选择或表观遗传变化导致偏向于产生髓系（骨髓偏向）的克隆占优势

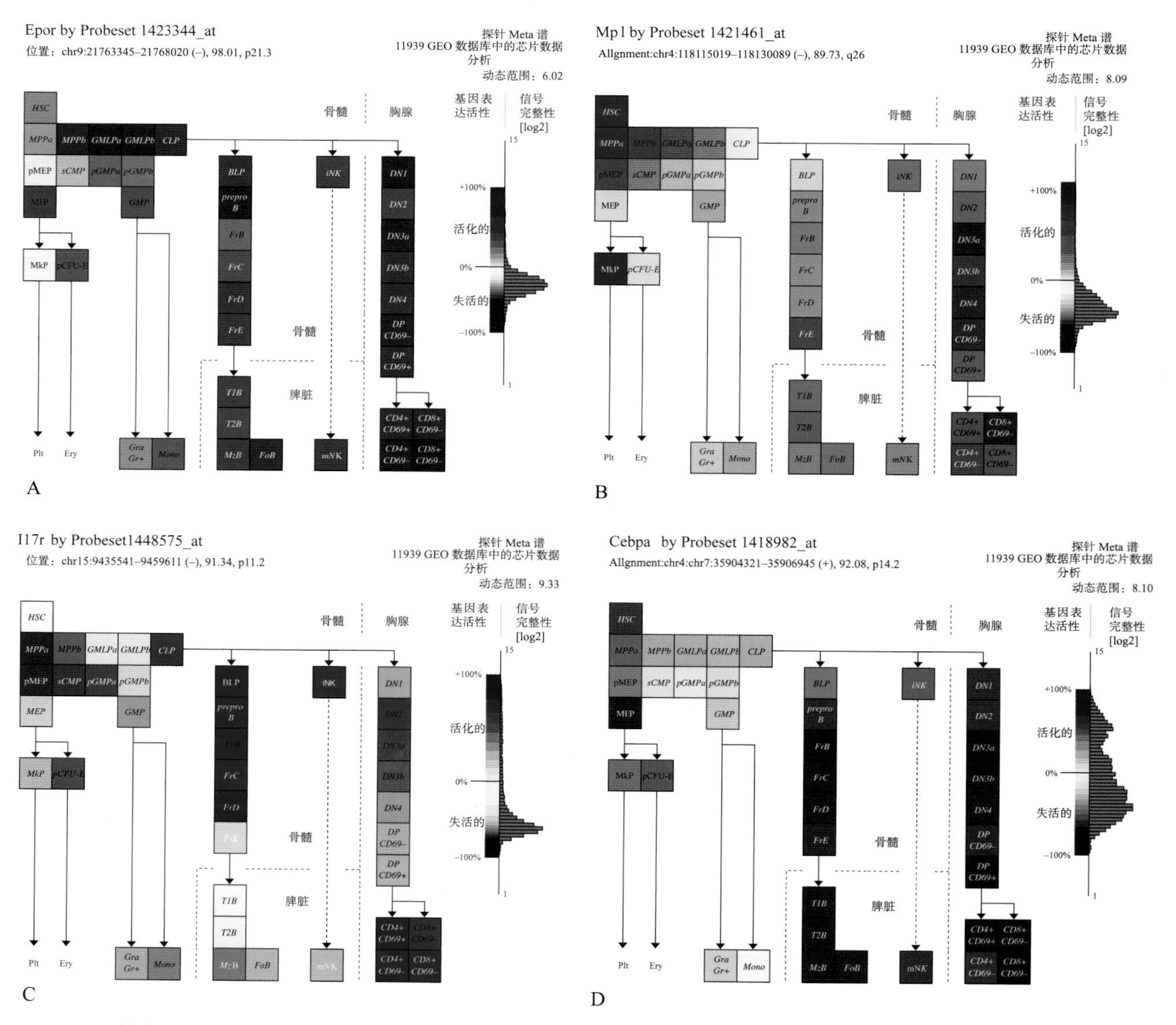

▲ 图 4-6 特定基因（*EpoR*、*c-Mpl*、*IL-7Rα* 和 *c-Ebpα*）的阵列数据的绝对比较 [来自 Gene Expression Commons（https://gexc.stanford.edu/）的图像]

将原始微阵列数据根据大规模共同参考值进行均一化，然后映射到每个探针组 Meta 谱。该策略使得能够分析微阵列上所有基因的绝对表达水平

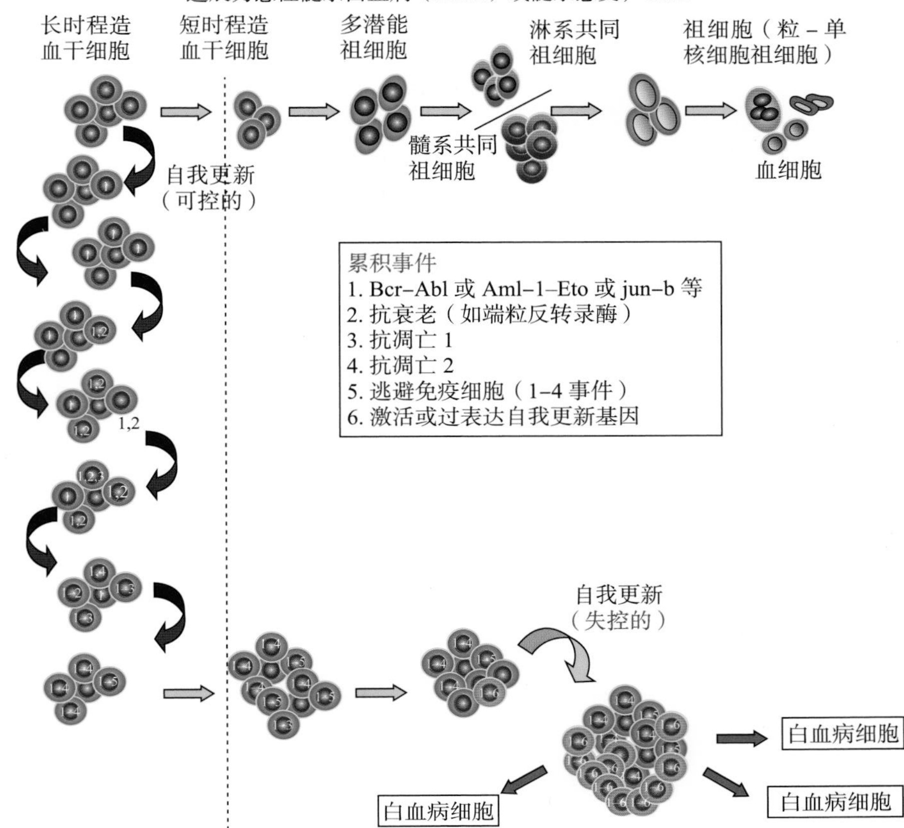

▶ 图 4-11　正常造血和白血病转化过程中干细胞自我更新的比较

在正常的造血过程中，调控自我更新的信号传导通路受到严格控制，允许适当分化成各个谱系的成熟血细胞（上图）。随着时间的推移，造血干细胞中突变的累积导致失控的自我更新并开始白血病扩增。转化的肿瘤干细胞中自我更新机制的失控导致不受控制的自我更新和白血病细胞的产生。能够维持疾病的群体不同于白血病细胞群，其存在于干细胞或祖细胞群体中。重要的是，如果转化事件发生在祖细胞中，它必须赋予祖细胞自我更新能力，否则祖细胞会分化

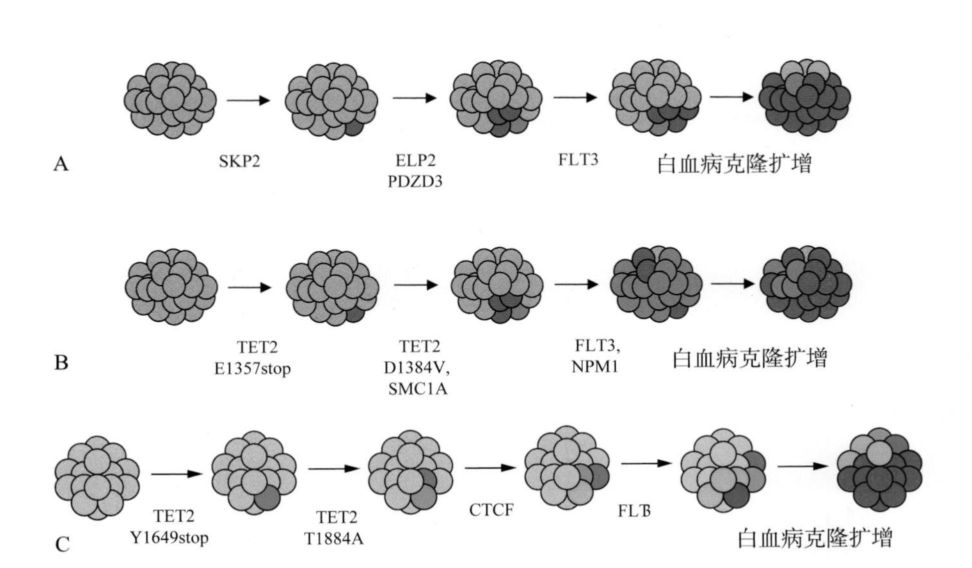

▲ 图 4-12　发生前白血病突变的造血干细胞克隆演化，随后在 3 例 FLT3-itd 急性髓系白血病中出现多能祖细胞阶段的白血病干细胞[84]

同一患者的急性髓系白血病细胞和 T 细胞的外显子测序表明急性髓系白血病特异性突变基因谱。从 3 名患者中分离出单个造血干细胞，其在含造血生长因子的培养基中生成集落，并用白血病干细胞中突变特异的DNA引物分析集落。结果展示了正常的造血干细胞克隆(灰色）和突变的造血干细胞克隆（每个连续的颜色—蓝色、绿色、黄色—表明添加了新的突变）。白血病造血干细胞克隆（红色）最终获得所有突变。TET2 丧失功能性突变（终止突变）是 3 名患者中的 2 名（B）和（C）最早的前白血病事件。在同一个体中，下一个事件是另一个 TET2 等位基因的终止突变。如此，3 名患者中含有 3 或 4 或 n 个突变的克隆。在所有的 3 个患者中，FLT3 内部串联重复发生是白血病干细胞产生的最终突变。有趣的是，在 2 名患者中 TET2 全部功能丧失发生在其他任何突变之前，其中 TET2 调控 CMEpG 为羟甲基胞嘧啶，是 CpG 甲基化组的表观遗传修饰因子（引自 Jan 等，2012[84]，经美国科学发展协会许可转载）

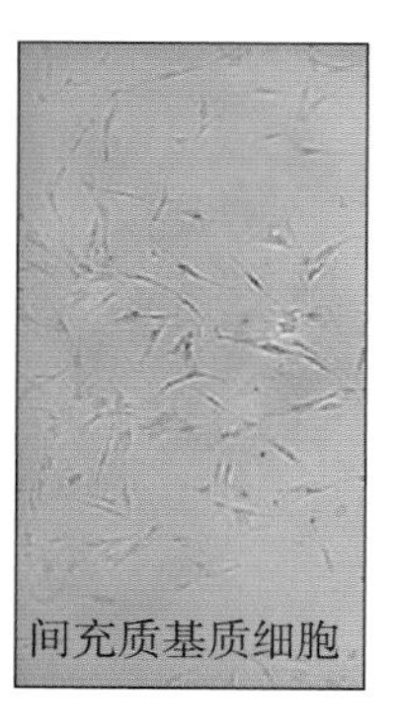

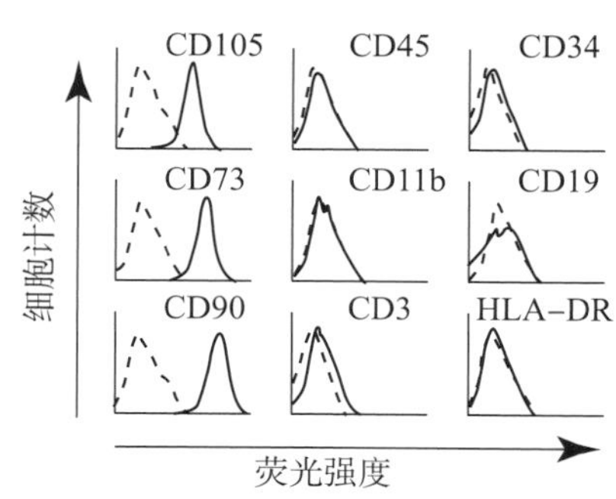

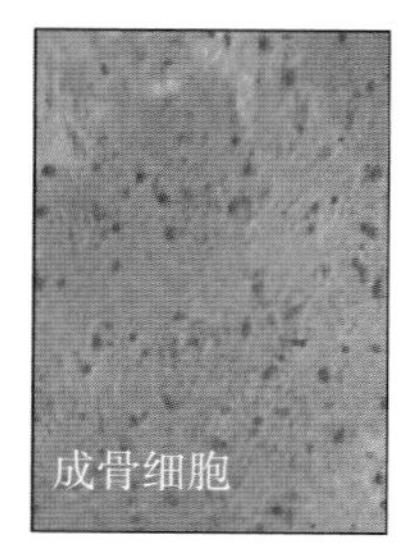

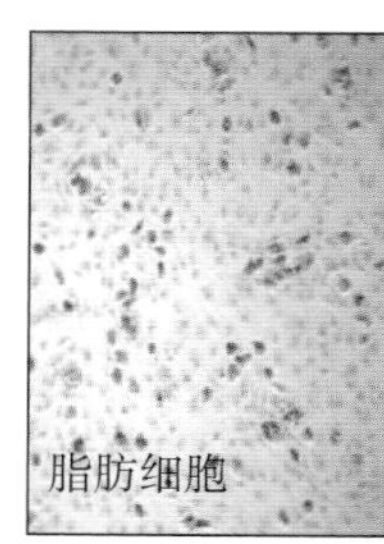

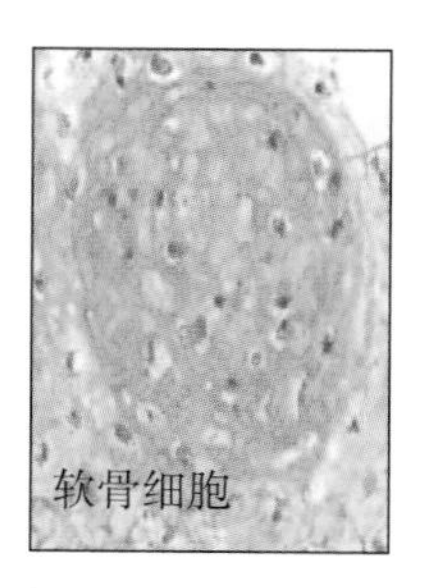

▲ **图 7-1　间充质基质细胞特征：贴壁性、免疫表型和体外分化**

（左上）未分化间充质基质细胞放大 40 倍的显微照片，细胞呈梭形，具有贴壁性。（右上）如流式细胞直方图所示，表面抗原（-）和同型对照（---）的典型表达谱。（下）免疫细胞化学染色显示间充质基质细胞分化为成骨细胞（茜素红染色）、脂肪细胞（油红 O 染色）和软骨细胞（阿尔新蓝染色）[引自 Martinez C, et al. Human bone marrow mesenchymal stromal cells express the neural ganglioside GD2: a novel surface marker for the identification of MSCs. *Blood*,2007,109（10）：4245-4248. 美国血液学学会批准转载，经 Martinez 等同意]

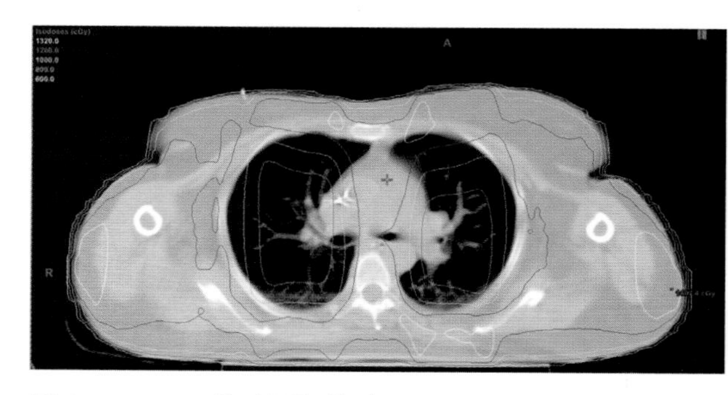

图 22-2　$T_{5\sim6}$ 的剂量分布，见 6、8、10、12、13.2Gy 等剂量线

处方剂量为 12Gy，肺阻滞衰减 50%

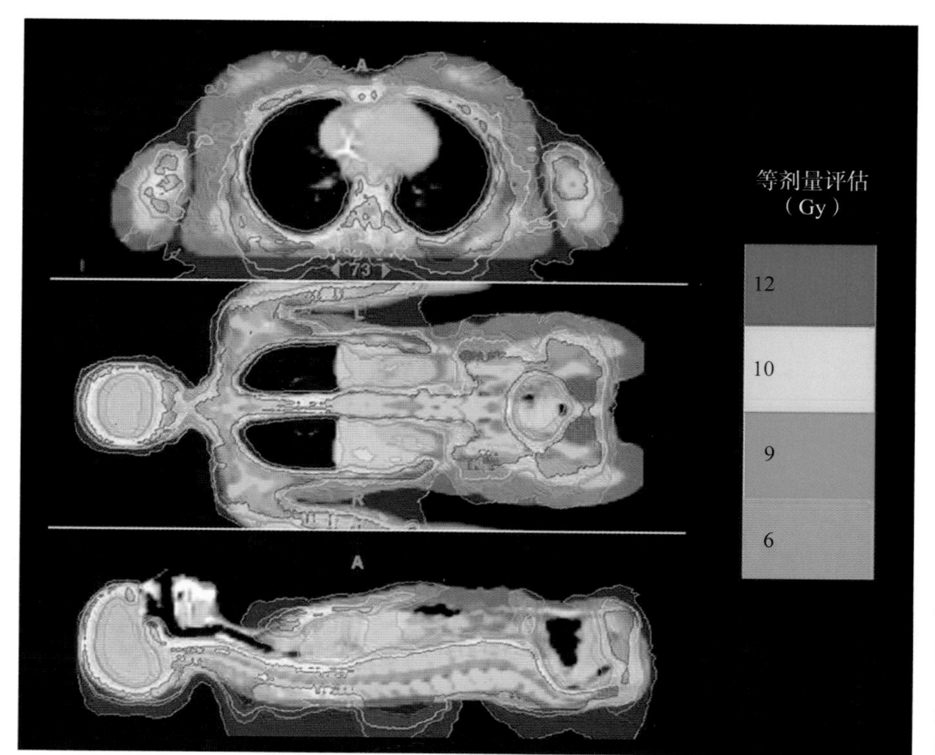

◀ **图 22-4　彩色图片显示靶区 TBI 患者行螺旋断层放射治疗后的典型剂量分布**

目标结构是骨骼。（引自 Wong 等，2006[2]。经美国血液和骨髓移植协会允许复制）

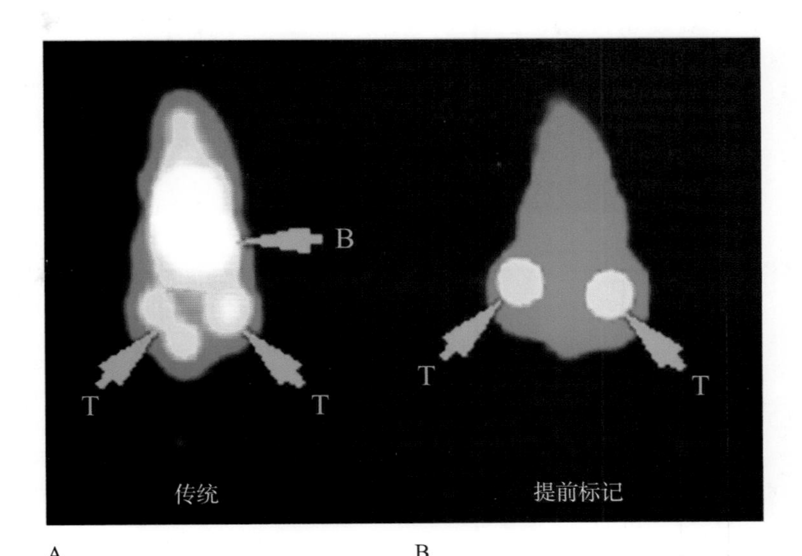

A B

▲ 图 23-4　通过平面 γ 照相机图像显示的 Burkitt 淋巴瘤移植无胸腺小鼠移植中的预定位效果

A. 给动物注射直接标记的 [111In] 抗 CD20 抗体，或预先标记抗 CD20- 链霉亲和素结合物，24h 后使用清除剂；B. 然后注射 [111In]DOTA-生物素。箭示肿瘤（T）和血池（B）在注射 111In 标记试剂 24h 后的放射性。膀胱活动也见于传统小鼠（引自 Subbiah K. 等，2003。Comparison of immunoscintigraphy，efficacy，and toxicity of conventional and pretargeted radioimmunotherapy in CD20-expressing human lymphoma xenografts. *J Nucl Med*，2003，44：437-445. 经核医学会许可转载）

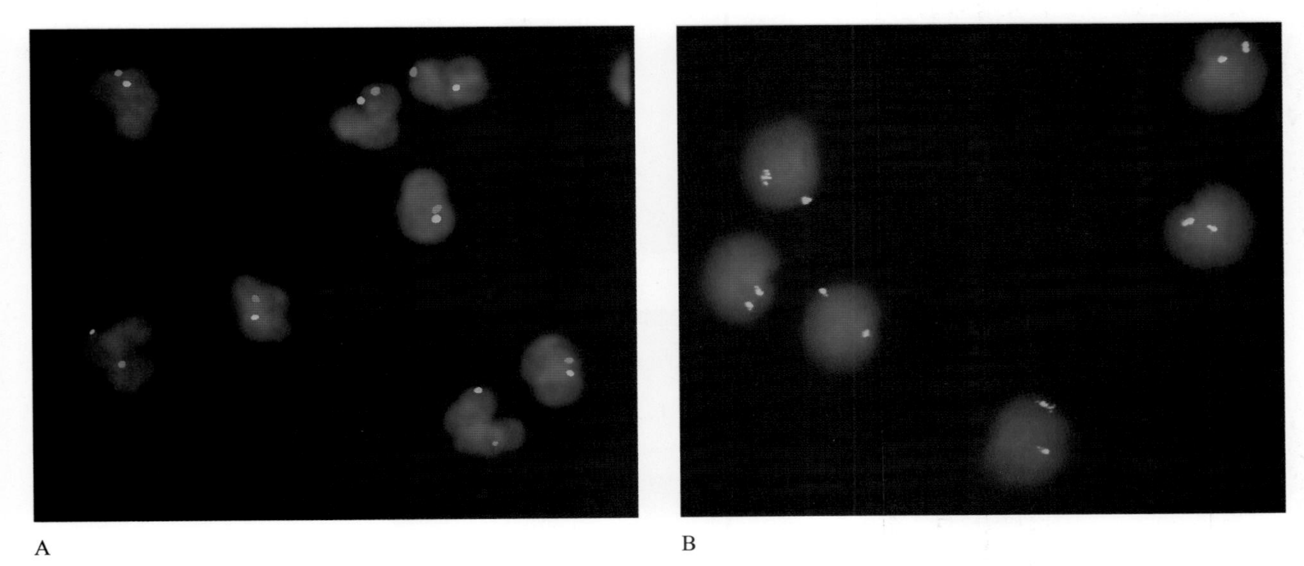

A B

▲ 图 24-1　双色荧光原位杂交（fluorescence in situ hybridization，FISH）法检测分离的粒细胞和白血病细胞嵌合度

A. 粒细胞；B. 白血病细胞。以生物素、洋地黄分别标记 Y 染色体及 X 染色体特异 DNA 片段，检测与抗生物素偶联的得克萨斯红色荧光信号、与抗洋地黄抗体偶联的绿色荧光素信号，细胞经过 4′，6- 二脒基 -2- 苯基吲哚（4′，6-diamidino-2-phenylindole，API）复染。男性细胞包含一个红色荧光信号和一个绿色荧光信号，而女性细胞中包含两个绿色荧光信号，无红色荧光信号。该例中，粒细胞来源于男性供体，白血病细胞为女性受体来源

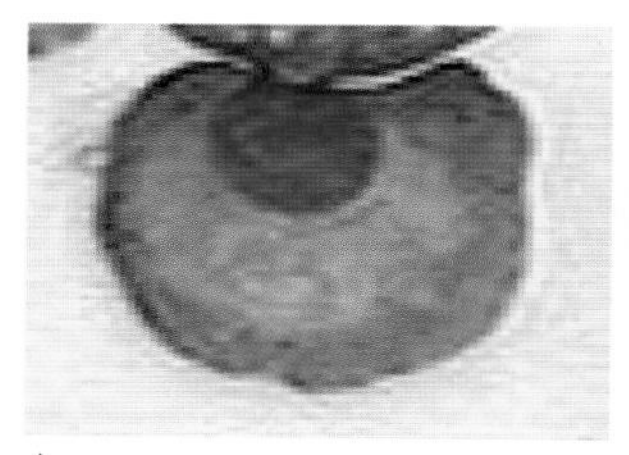

A

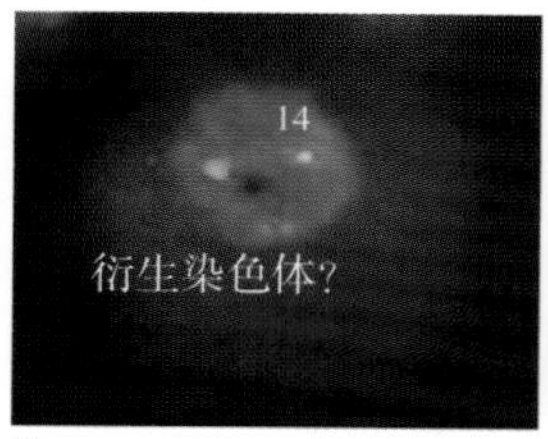

B

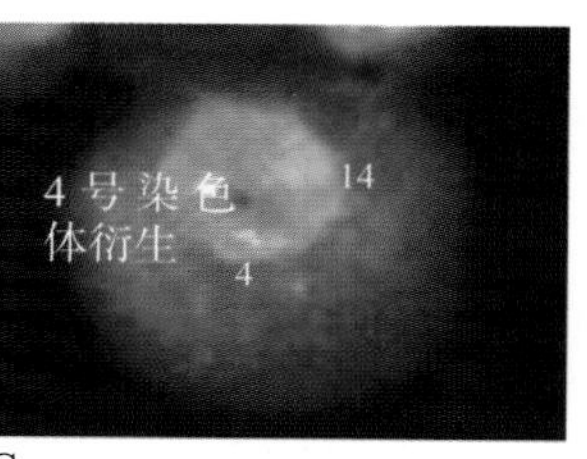

C

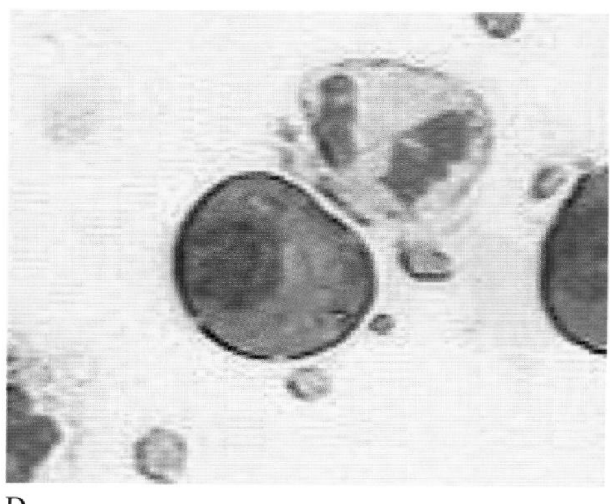

D

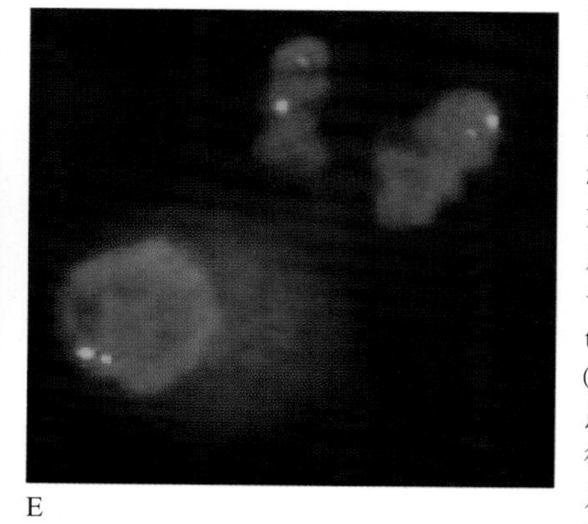

E

应用 CD19 单克隆抗体进行靶向扫描

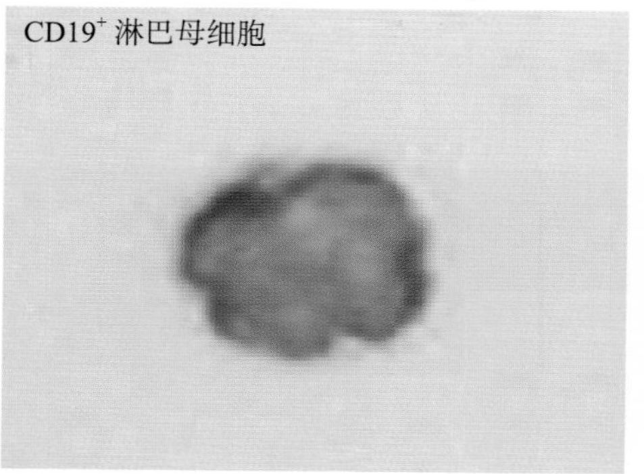

F

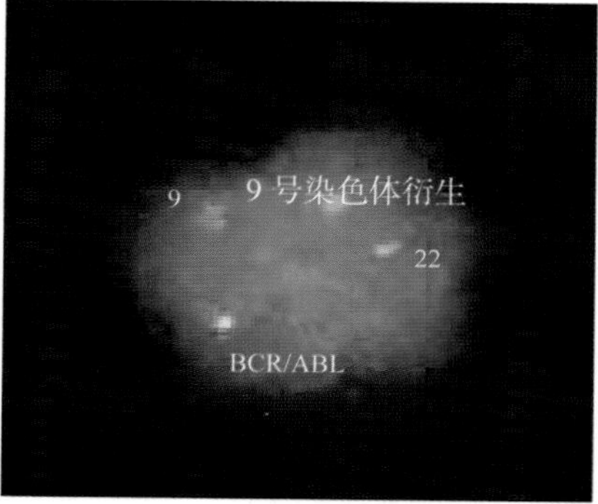

G

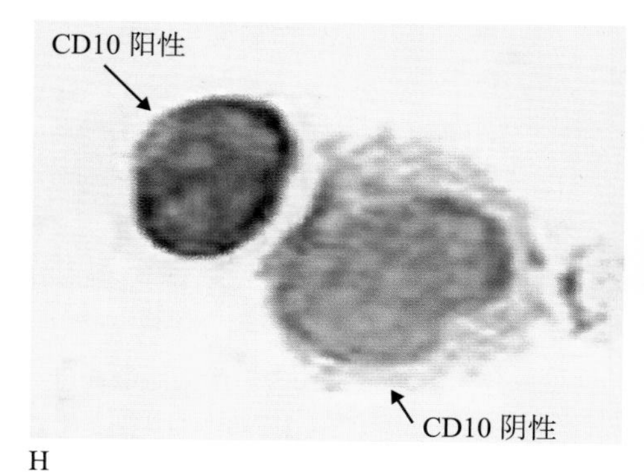

H

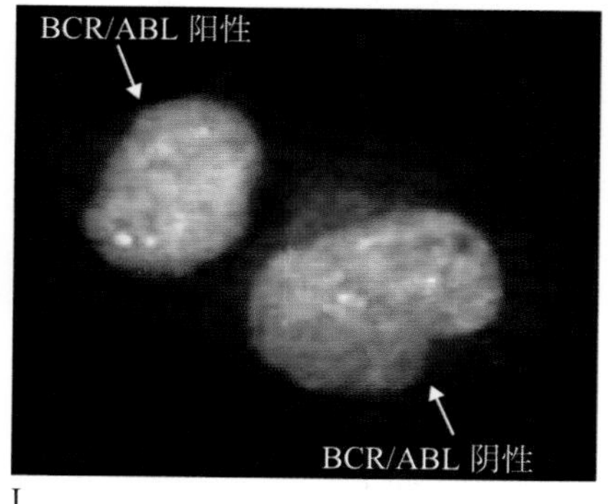

I

◀ **图 25-2　浆细胞特异性荧光原位杂交分析**

A ～ E. 应用 May-Grünwald 染色法对骨髓细胞离心玻片进行染色。在将细胞定位在玻片上后，对玻片进行脱色并与相应的 DNA 探针杂交。详细步骤参见文献[5]。A. 已经被固定住的浆细胞；B. 可以看到相同的细胞，应用双色 5'IGH/3'IGH 分离式探针显示了变异的免疫球蛋白重链（IGH）的模式。一旦在多发性骨髓瘤患者中发现 IGH 基因重排，则将相同的载玻片重新杂交以确定在 IGH 易位中伴随的染色体异常；C. 应用 FGFR3/IGH 探针检测到融合信号，提示伴有 t（4；14）或 der（4）t（4；14）的染色体异常，表示 der（14）t（4；14）的第二次融合在该患者中不存在，这是由于 14 染色体衍生丢失。D、E. 该患者的另一张玻片中，13 号染色体单体出现在肿瘤浆细胞，但邻近浆细胞的中性粒细胞分裂后，显示出两条染色体的 13 号染色体信号（每个核里各有一个）。13 号染色体探针组由 D13S319 探针（红色）和 LAMP1 探针（绿色）组成，其分别定位至 13q14.3，13q34。F ～ I. 序列免疫组织化学（IHC）/ FISH 结果。F. *BCR/ABL1* 融合基因阳性的 CD19$^+$ 淋巴母细胞。G. 表明残留的疾病而不是原始的血细胞。H、I. CD10$^+$ 细胞 *BCR/ABL1* 融合基因是阳性的，并且对于 CD10$^-$ 细胞，*BCR/ABL1* 融合基因是阴性的。在序列 IHC /FISH 研究中，应用的 *BCR/ABL1* 探针是一种掺入 Spectrum aqua 中标记的 9q34 / 精氨琥珀酸合成酶基因探针的单一融合探针 [所有探针的获得及复制均经 Abbott Molecular Inc.（Des Plaines，IL，USA）许可]

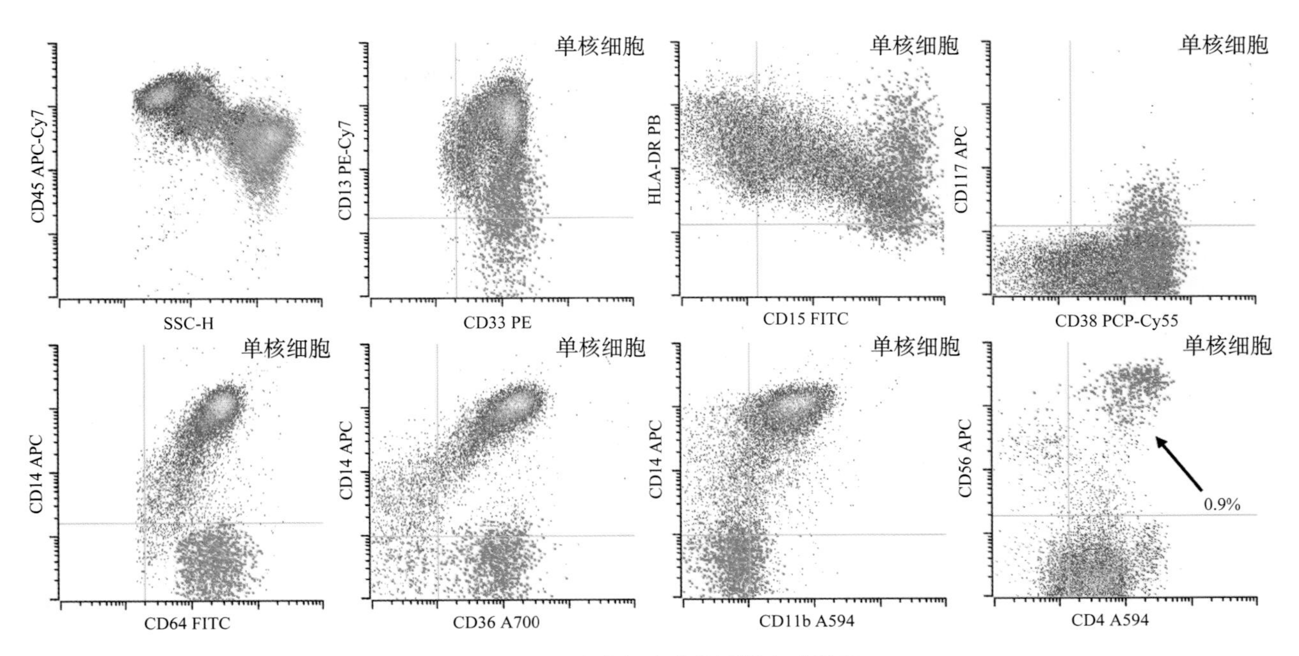

▲ 图 25-3　流式细胞术检测微小残留病

白血病样本可以用多种荧光抗体标记，并且可以通过细胞大小和细胞表面抗体类型来区分。正常的造血细胞具有与分化相关的非常固定的细胞抗原表达；通过这些抗体的不适当表达模式来区分白血病细胞。在示例中，应用多种抗原分析急性单核细胞白血病的微小残留病。在左下图中，样本显示 CD56 与 CD4 的非正常的表达与残留疾病相符。在该示例中，这些细胞占总有核细胞的 0.9%（由华盛顿大学的 Brent Wood 博士提供）

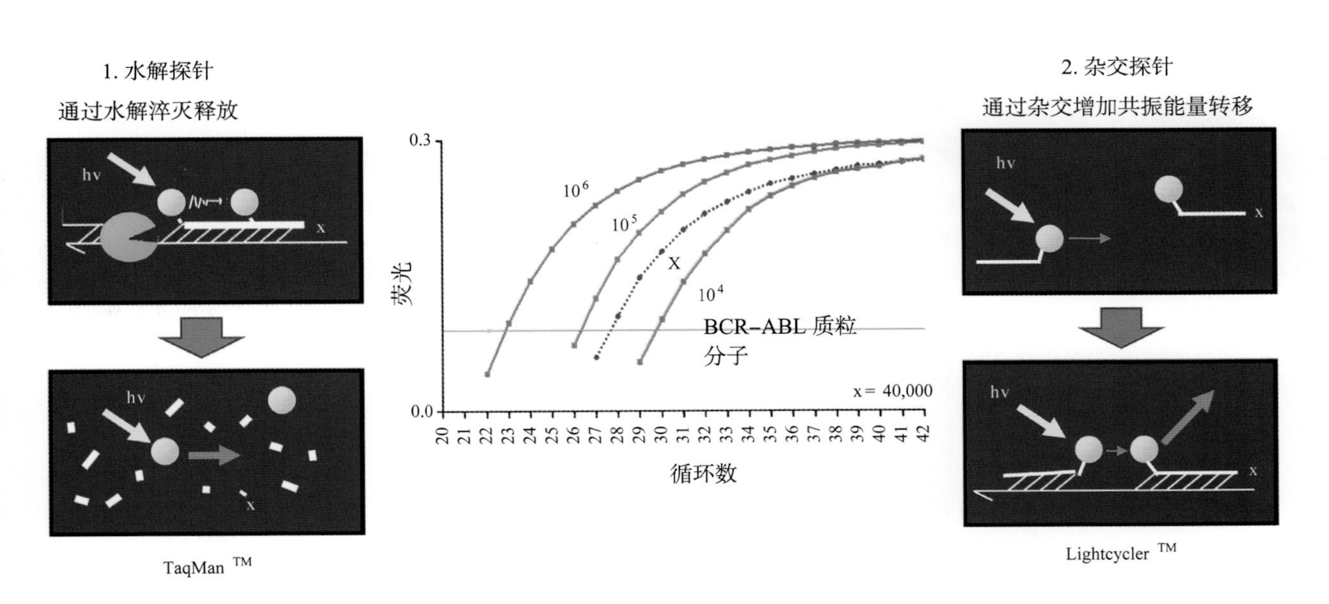

▲ 图 25-4　定量聚合酶链反应（PCR）

该动画展示了目前应用最广的两种定量方法的原理：Taqman（ABI）和 LightCycler（罗氏）。在 Taqman 反应（Ⅰ）中，探针是 5' 报告基团和 3' 荧光淬灭基团。当探针完整的时候，报告基团所发射的荧光能量被淬灭基团吸收。随着 PCR 的进，Taq 酶在链延伸过程中遇到与模板结合的探针，其 5' → 3' 外切核酸酶活性就会将探针切断，报告基团远离淬灭基团，其能量不被吸收，即产生荧光信号。在 Light Cycler 系统（Ⅱ）中，在 PCR 合成期间对并置探针进行退火，传递可以由激光刺激并检测的共振能量。在两个系统中，均产生标准曲线，利用已知起始拷贝数的标准品可做出标准曲线，绘制标准品的稀释度与获得阈值信号的 PCR 循环数（中间图）。因此，只要获得未知样品的 Ct 值，即可从标准曲线上计算该样品的起始拷贝数（经 John Goldman 博士许可转载）

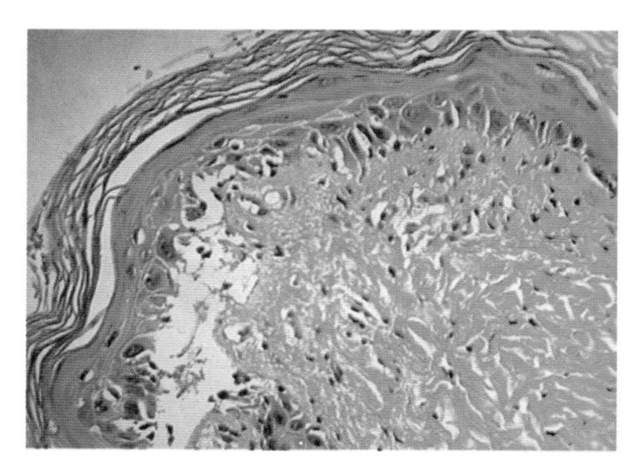

▲ 图 26-1　**1 例接受通过同胞供者的移植者皮肤活检病理图**

受体曾在 15 天前接受了每次 15mg/kg 剂量的二甲基丁砜。GVHD 表现为表皮分离、角质形成细胞异型性和少量淋巴真皮浸润

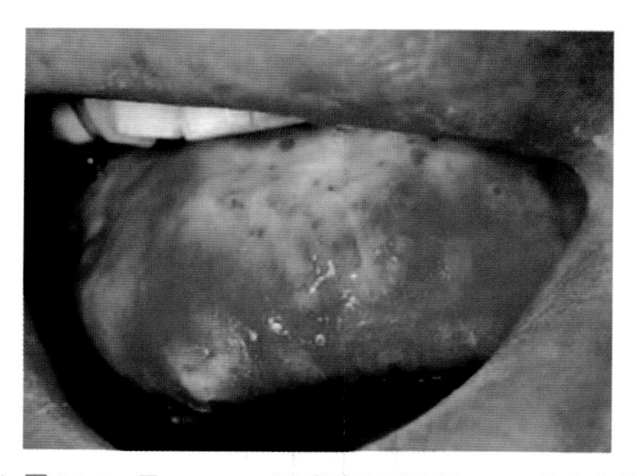

▲ 图 26-2　**予 60mg/kg 环磷酰胺再进行 12Gy 的全身放疗预处理的患者，移植 +1 天出现的急性舌炎**

临床表现早期黏膜损伤，并伴有严重红斑和局灶性萎缩

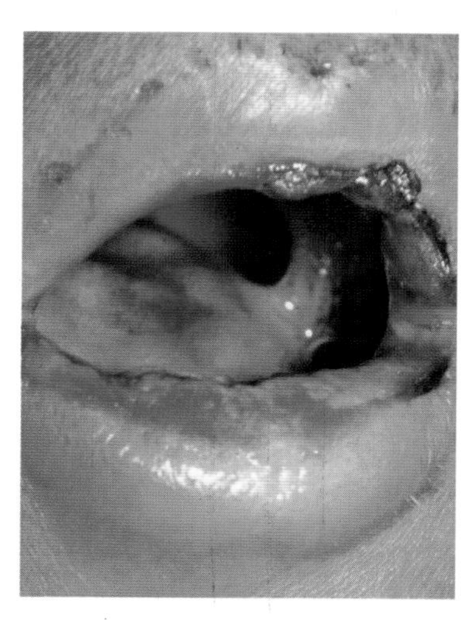

▲ 图 26-3　**经全身放疗和化疗预处理的患者后移植 +20 天**

临床表现为重度唇、舌黏膜炎伴假膜渗出。严重急性 GVHD 疱疹性感染也可能出现类似的变化

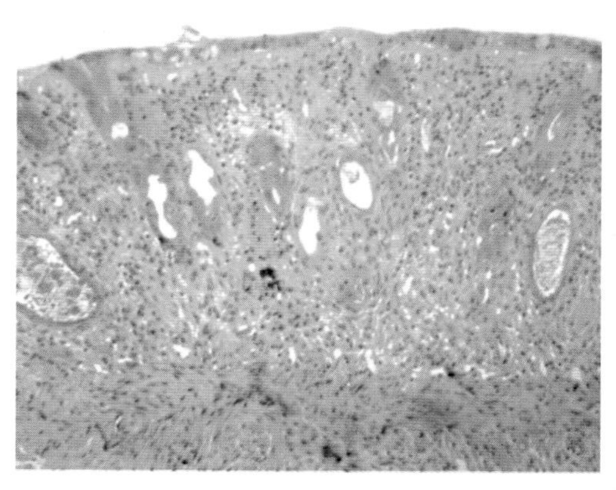

▲ 图 26-4　**细胞减少疗法第 7 天对结肠黏膜的影响（H&E 后 Alcian Blue 复染）**

该活检标本取自于白消安、环磷酰胺和全身放疗（12Gy）预处理的患者。几乎所有上皮细胞都被清除，留下囊性隐窝残余

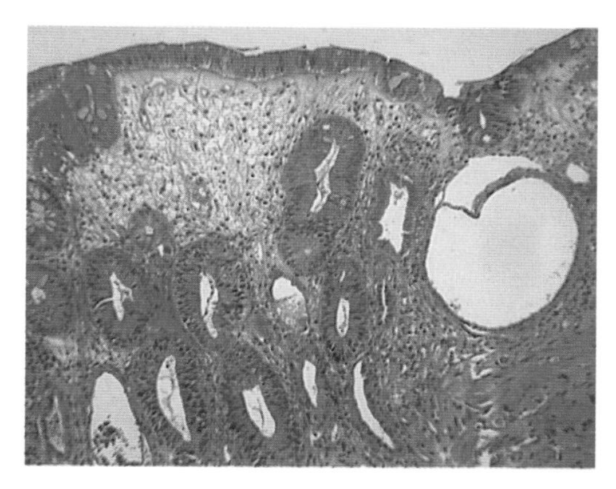

▲ 图 26-5　**结肠黏膜从细胞减少疗法对的影响中恢复，第 16 天（HE 后 Alcian Blue 复染）**

该图来源于与图 26-4 所示的同一患者，尽管仍有一些囊性隐窝，但有再生

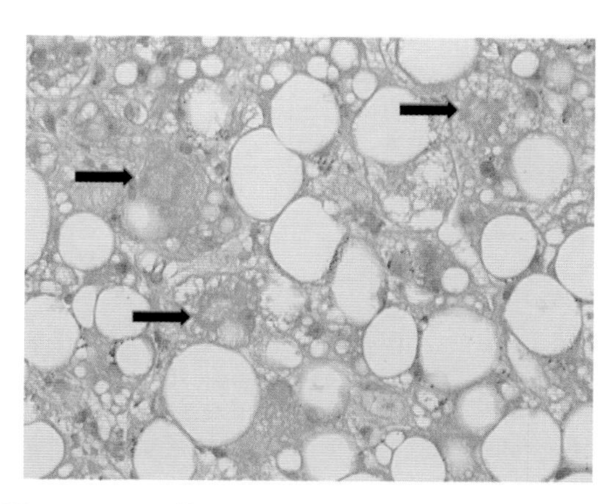

▲ 图 26-6　**肝活检显示非酒精性脂肪性肝炎的变化（HE 染色）**

伴有大量和少量的微脂肪变性、肝细胞肿胀和局部 Mallory 体形成（箭所示）

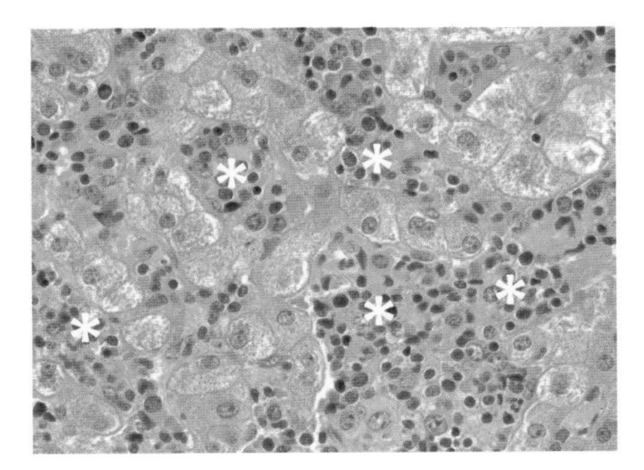

▲ 图 26-7　**骨髓纤维化患者移植前肝活检切片（HE 染色）**

肝窦（白色星号）由造血前体的混合细胞浸润扩大

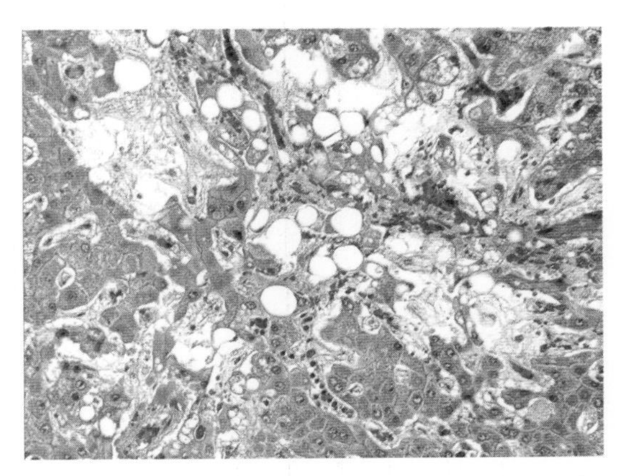

▲ 图 26-8　**致命的吉妥珠单抗奥唑米星相关的肝窦阻塞综合征**

图示中央静脉被局灶性窦性纤维化所包围（三色标记）

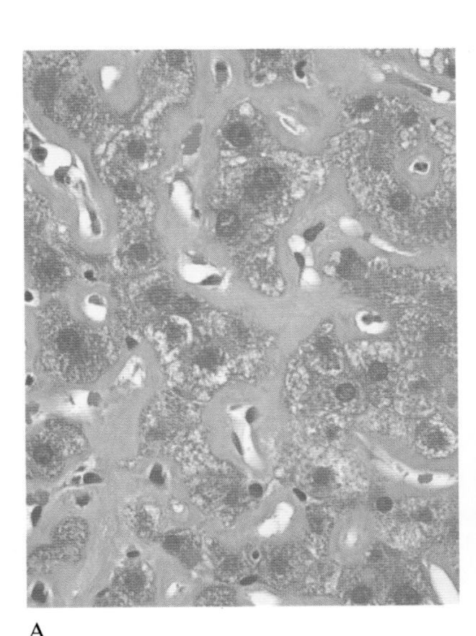

A

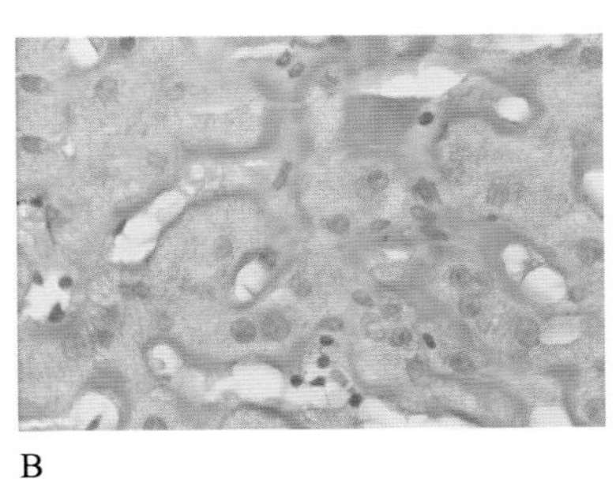

B

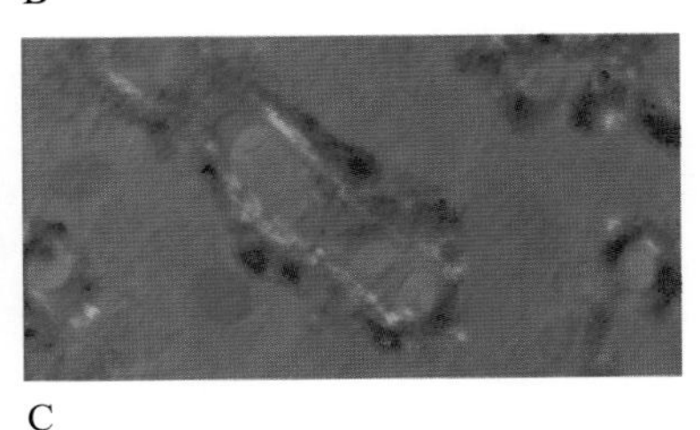

C

◀ 图 26-9　**不同染色的肝活检切片图**

A. 移植前肝活检的 HE 染色切片，显示肝窦广泛沉积淀粉样蛋白；B. 同一肝脏活检的刚果红染色，其肝窦淀粉样沉积物以 salmon-pink 染色凸显；C. 偏振光下刚果红染色：正弦淀粉样沉积物显示苹果绿双折射

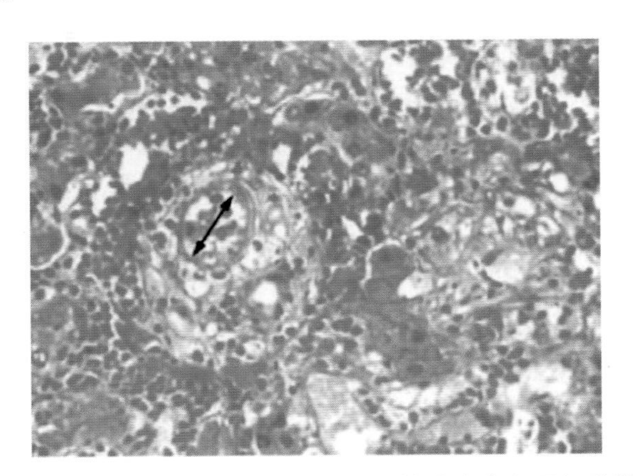

▲ 图 26-10　**肝窦阻塞综合征、恶性肿瘤造血干细胞移植后第 95 天**

三色染色表示肝小静脉的蓝色轮廓，明显的管腔狭窄（箭示管腔直径），由红细胞的内皮下滞留导致。腺泡 3 区的肝细胞严重破坏。当肝窦阻塞综合征的临床诊断不明确时，可以通过经静脉肝活检确定，测量楔形和游离肝静脉压之间的梯度升高来确定

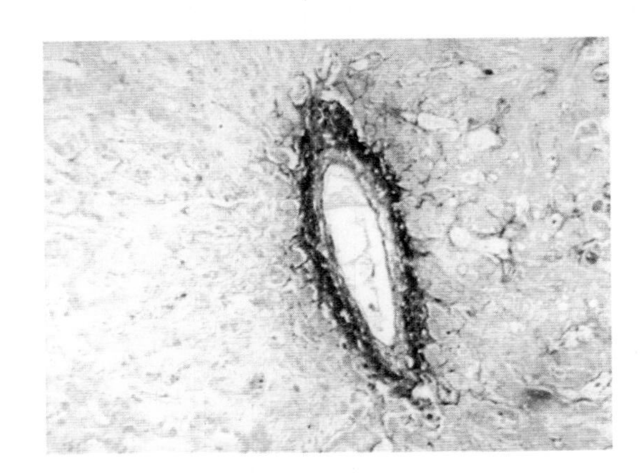

▲ 图 26-11　**早期肝窦阻塞综合征表现为静脉周促凝物质染色**

Ⅷ因子（von Willebrand）的免疫组化染色显示，窦后梗阻与窦状物流入小静脉的内皮内衬孔相对应。纤维蛋白免疫染色在同一区域。这些观察为肝窦阻塞综合征的抗凝和抗血栓治疗提供了一些理论依据

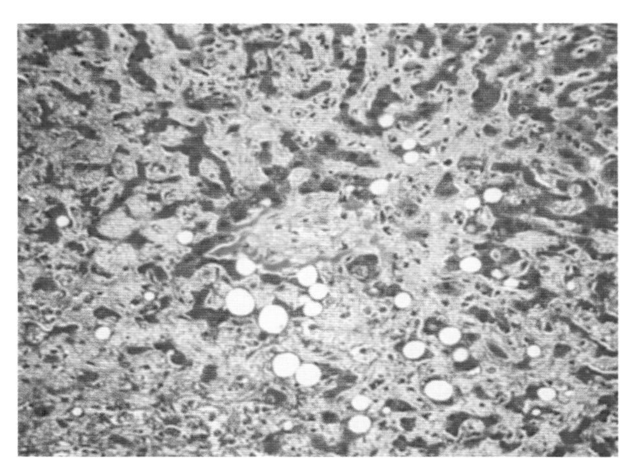

▲ 图 26-12　晚期肝窦阻塞综合征，第 63 天

三色标记显示静脉腔纤维化闭塞，周围窦内广泛纤维化。血管阻塞导致顽固性腹水。免疫组化染色显示胶原大量沉积，而纤维蛋白和其他血液调节因子已无法识别

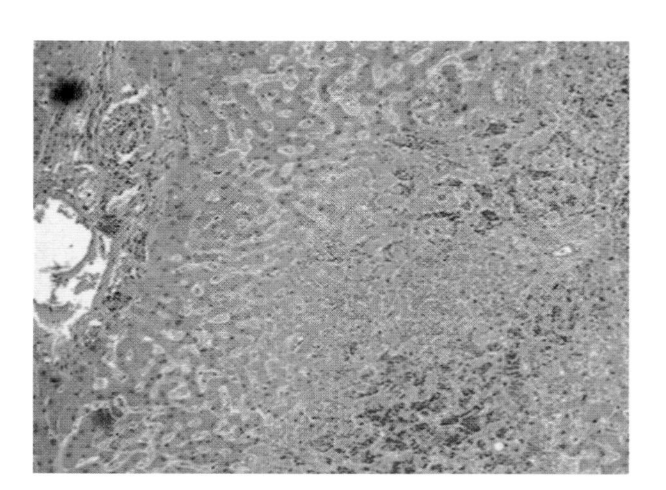

▲ 图 26-13　白血病患者骨髓移植后第 12 天发生致命的肝脏窦阻塞综合征

低倍镜下，HE 染色显示肝腺泡 3 区（小叶中心）右侧出现明显充血、出血和肝细胞破裂。入口空间和左侧腺泡区 1 周围保存完好。这些早期严重的肝窦阻塞综合征病变有时可在用 B5 或甲基 Carnoy 定影剂进行组织固定后用 HE 染色进行鉴别。然而，结缔组织染色更有效

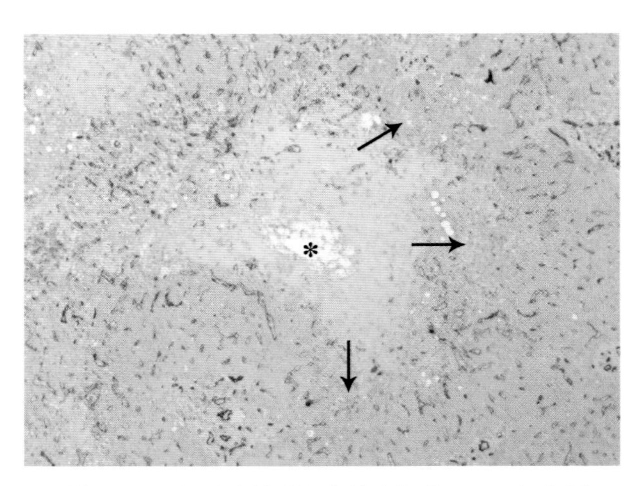

▲ 图 26-14　肝致命性窦阻塞综合征以 CD31 免疫标记

3 区（箭所示）肝索的窦状内皮染色部分或完全丧失，该区位于亚完全闭塞的静脉周围，缺乏内皮（星号）

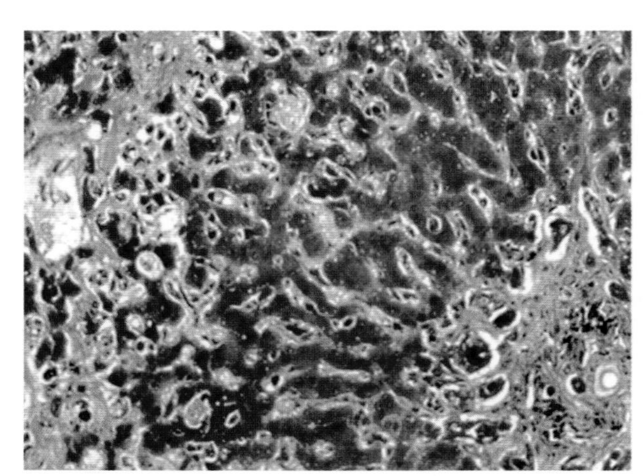

▲ 图 26-15　肝窦阻塞综合征和 GVHD 共存，第 26 天

通过三色标记，造血干细胞移植后最常见的两个肝脏问题可以通过它们影响的肝腺泡区来区分。右下角的门腔扩大显示了来自 GVHD 的变化，包括纤维化、沿限制板的非典型胆管增生和小叶间胆管的破坏。左侧的肝窦阻塞综合征损伤表现为内皮基底膜下有明显的肝细胞栓塞

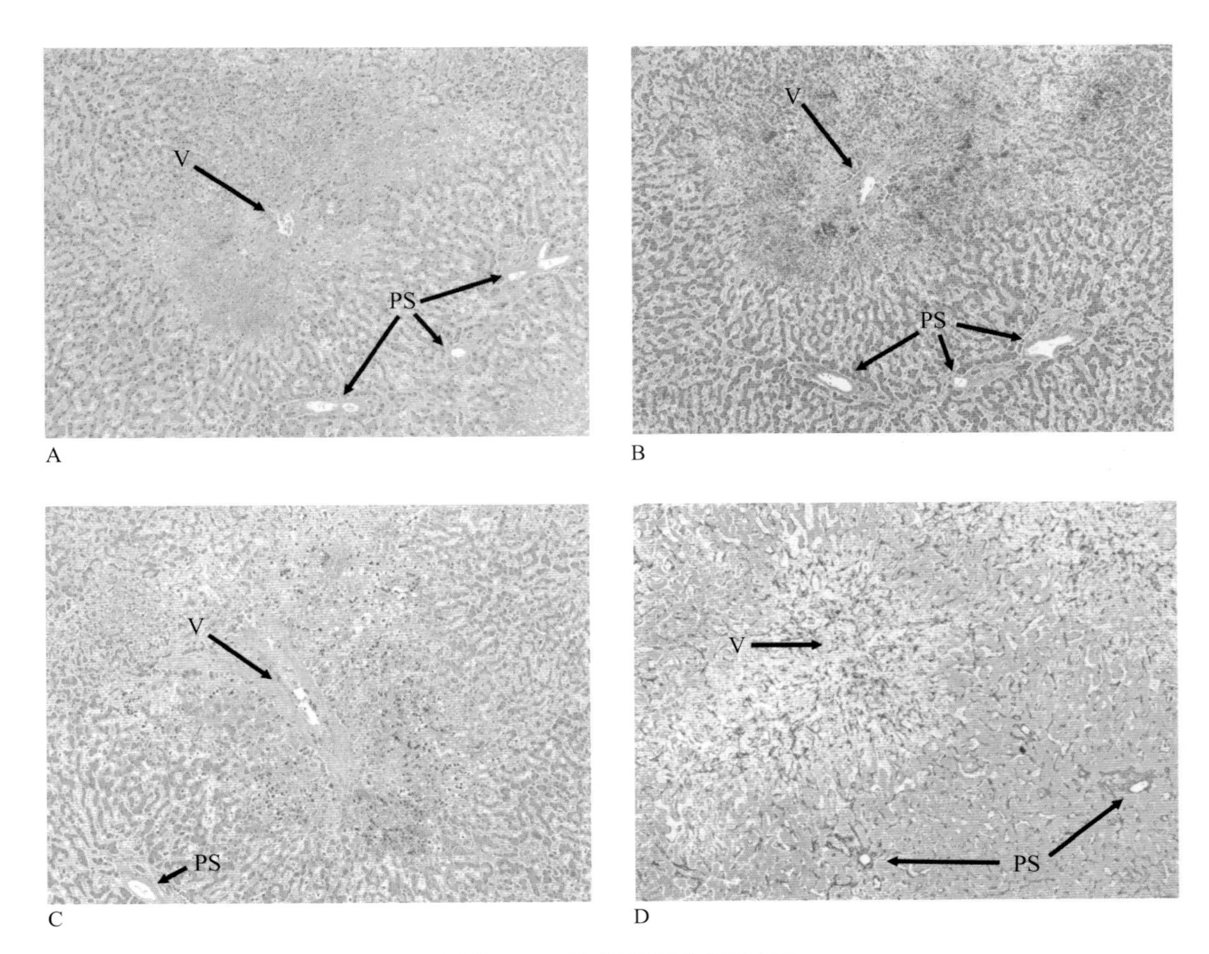

▲ 图 26-16　致命的肝窦阻塞综合征

A. HE 染色显示大的静脉周围区域出血性坏死伴受损小静脉周围肝细胞索的破坏（V）；门静脉周围区域（PS）被保留；B. 三色染色显示静脉腔被胶原和细胞外基质堵塞；C. 巨噬细胞 / 单核细胞的免疫染色 Mac 387 显示在活的和坏死的肝细胞分界处有一个细胞区；D. 平滑肌肌动蛋白免疫染色显示肝星状细胞在微静脉周围受损窦内明显扩张

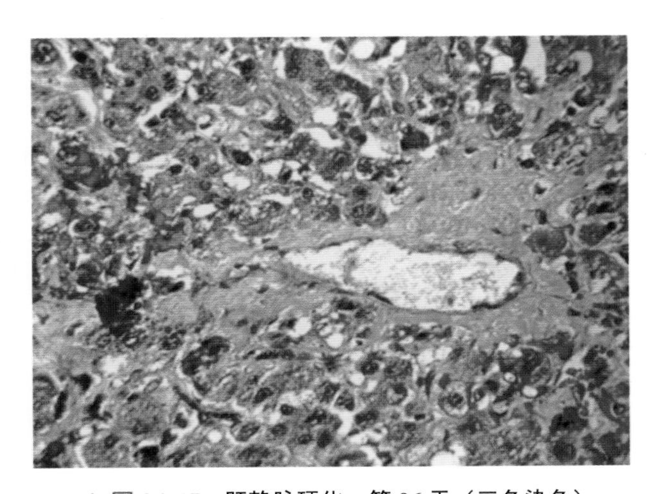

▲ 图 26-17　肝静脉硬化，第 96 天（三色染色）

图示没有明显管腔狭窄的静脉壁偏心增厚与早期肝毒性综合征有关。患者接受了 5 天大剂量阿糖胞苷输注，随后接受环磷酰胺和全身放疗。骨髓输注前出现肝功能异常。静脉硬化改变明显，但检查未发现肝 SOS 损伤

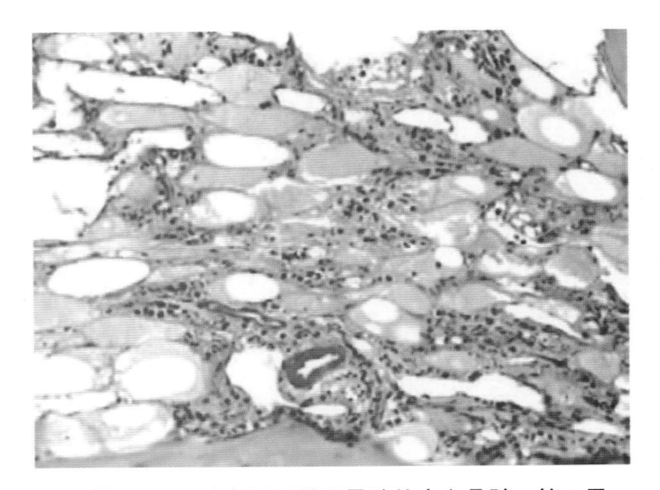

▲ 图 26-18　高剂量预处理导致的宿主骨髓，第 7 天

没有移植物移入时骨髓细胞明显减少。间质积液、脂肪坏死和铁沉积与化疗损伤相一致

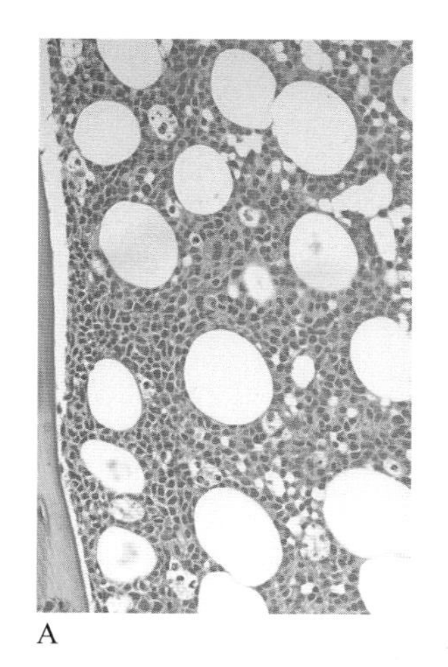
A

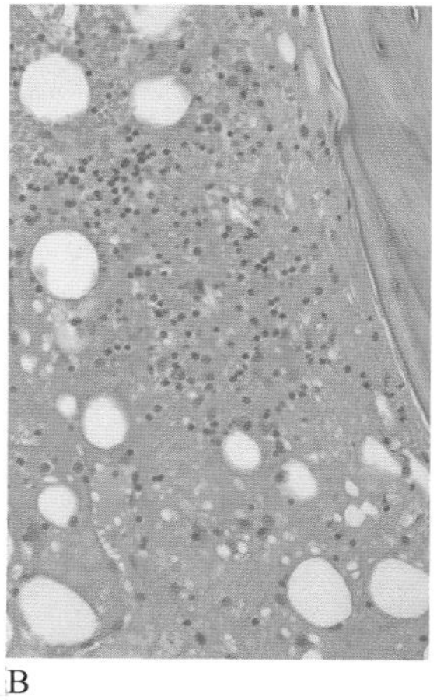
B

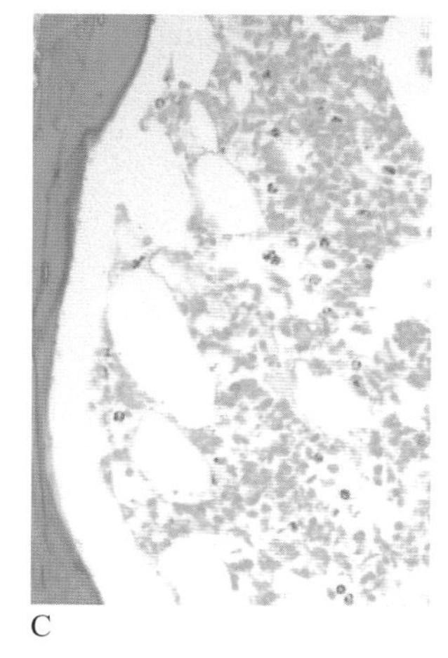
C

◀ **图 26-19 与图 26-18 所示的急性髓系白血病患者相同**

A. 96% 母细胞的诊断性骨髓；B. 化疗后第 7 天骨髓显示浆膜萎缩；C. 第 21 天骨髓持续性全血细胞减少且广泛坏死，仅有分散的中性粒细胞

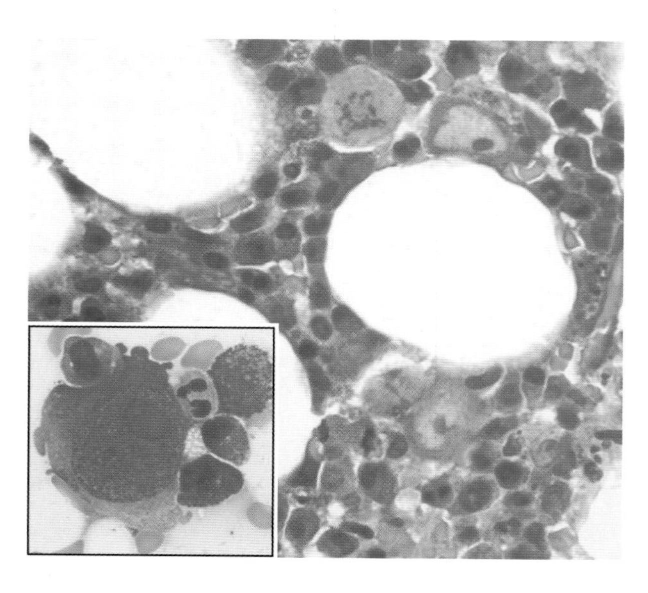

◀ **图 26-20 对患有弥漫性大 B 细胞淋巴瘤伴持续性贫血的患者植前骨髓活检标本进行 PAS 染色，细小病毒 PCR 结果为 130 亿**

PAS 染色骨髓显示异常增大的 PAS 阴性原红细胞，核仁突出，红细胞样明显发育不良。左下角的插图显示 Wright 染色的骨髓涂片，有一个明显增大的前红细胞和一个突出的核仁

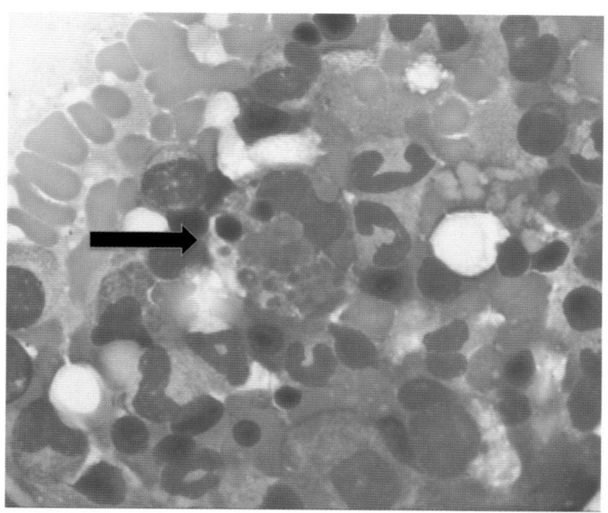

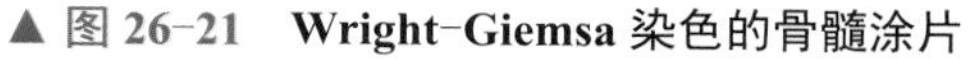

▲ **图 26-21 Wright-Giemsa 染色的骨髓涂片**

涂片来自一个蕈样肉芽肿大细胞转化的患者，在造血干细胞移植后第 174 天出现了噬血。箭所示为吞噬性巨噬细胞，其吞噬不同阶段的红细胞和红细胞前体

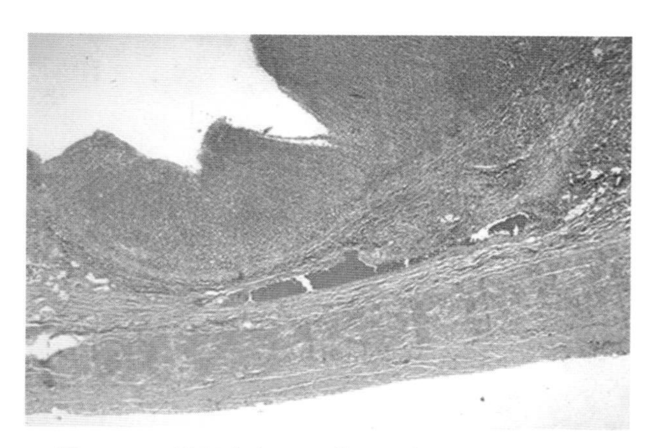

▲ **图 26-22 用环孢素和 T 淋巴细胞单克隆抗体治疗的 EB 病毒相关淋巴瘤侵犯肠黏膜患者的 GVHD**

尽管 GVHD 得到改善，但大且形态奇怪不具有典型核结果的高级别淋巴瘤细胞在肝脏、脾脏、淋巴结和肠系膜中迅速形成肿瘤结节

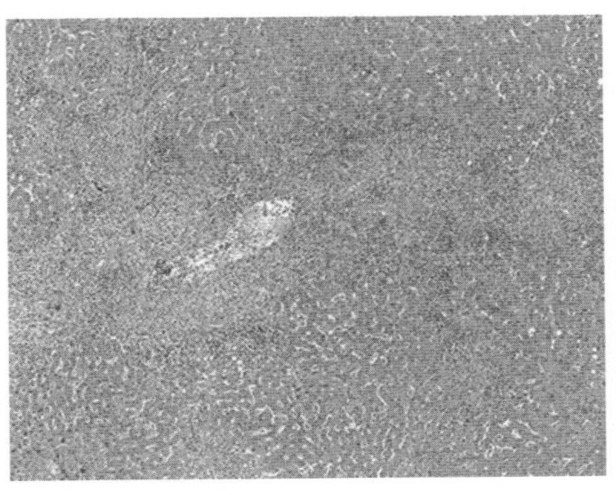

A

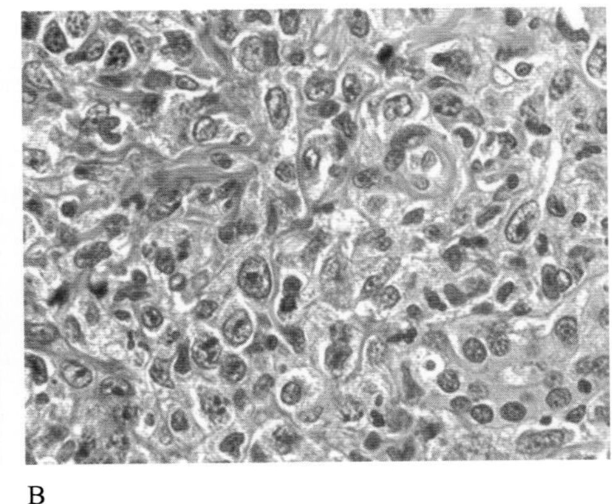

B

◀ 图 26-23 **EB 病毒相关淋巴瘤移植后**

A. EB 病毒相关淋巴瘤移植后。肝 GVHD 治疗后，再次出现肝功能异常。在低倍镜下，门静脉入口出现显著的渗出，向外延伸到门静脉周围区域；B. 在同一病例中，高倍镜下可见大的非典型免疫母细胞，CD20 和 EBER 染色阳性

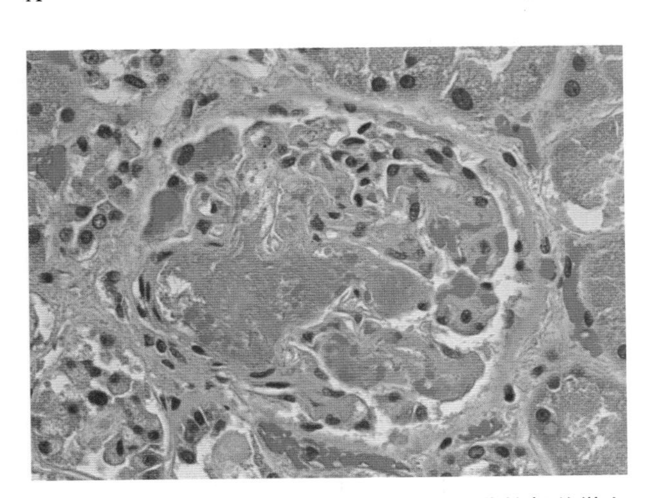

▲ 图 26-24 **经 HE 染色的肾标本显示其移植相关微血管病 / 溶血综合征**

标本取材于造血干细胞移植 +21 天死亡的骨髓增生异常综合征转化的急性髓系白血病患者。肾小球毛细血管环内有血栓形成，其特征性表现为传入血管的参与

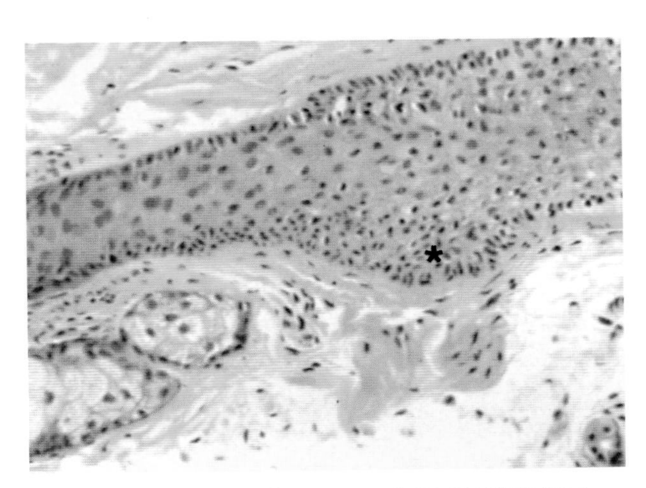

▲ 图 26-26 **早期皮肤 GVHD 累及毛囊旁隆起区**

表现为少量的单核炎症细胞浸润毛囊旁隆起区（星号）靠近室外壁毛肌，并伴有凋亡体

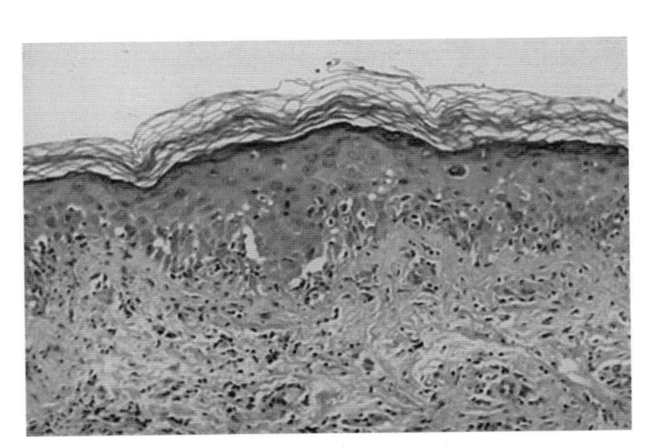

▲ 图 26-25 **急性皮肤 GVHD，半相合异基因造血干细胞移植后第 28 天**

表皮显示出一个明显的苔藓反应，涉及标本中心的网嵴和表皮内的上皮干细胞部分

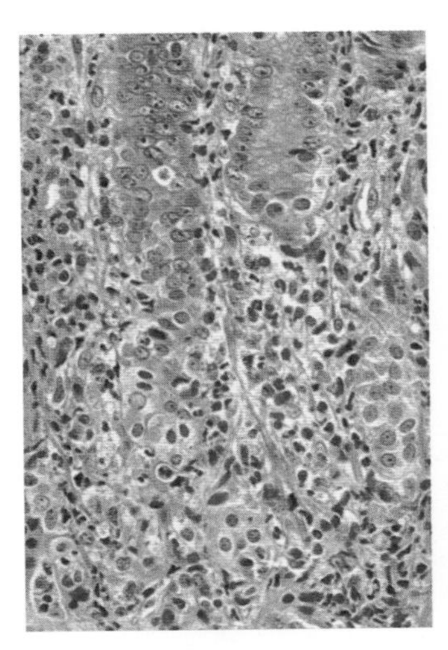

▲ 图 26-27 **胃 GVHD 活检标本，第 35 天**

几项研究表明，在所有上内镜活检部位中，胃最易观察到 GVHD 的组织学变化。在图中所示的区域，大量淋巴细胞浸润固有层和胃隐窝基底部。隐窝上皮细胞凋亡，并有早期明显的隐窝破坏。胃部移植物抗宿主病的诊断不需要这种强度的炎症和凋亡。更微小但诊断性的改变见图 26-50 和图 26-51

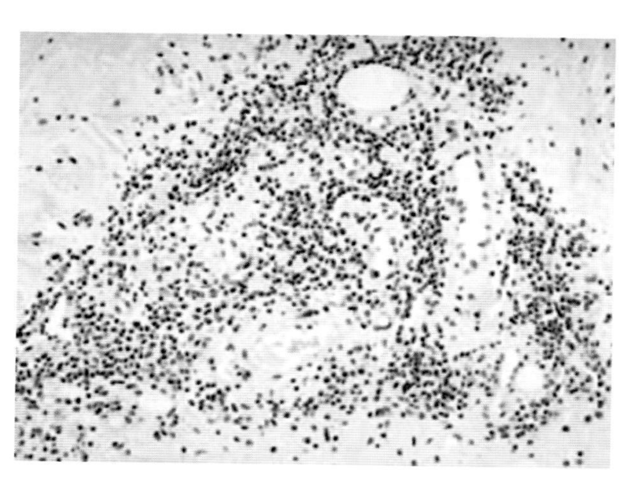

▲ **图 26-28　与慢性 GVHD 相关的胸腺萎缩和纤维化，13 岁患者，第 350 天**

患者没有接受过免疫抑制药物，因此可能是慢性 GVHD 活动造成的破坏

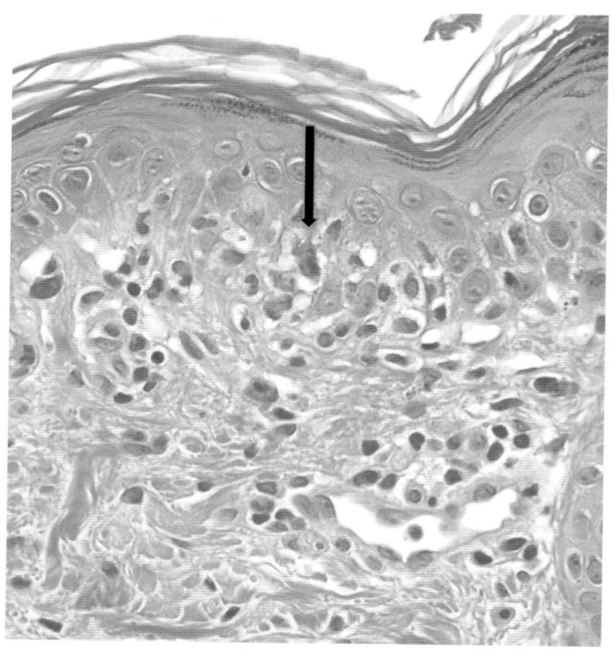

▲ **图 26-30　造血干细胞移植患者皮肤 GVHD 活检第 25 天（HE 染色）**

有轻微的海绵状变，基底空泡化，淋巴细胞炎性细胞和一些散在的凋亡细胞（箭所示）

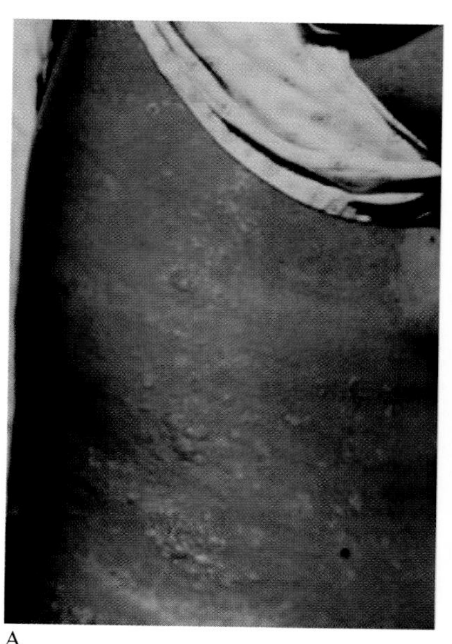

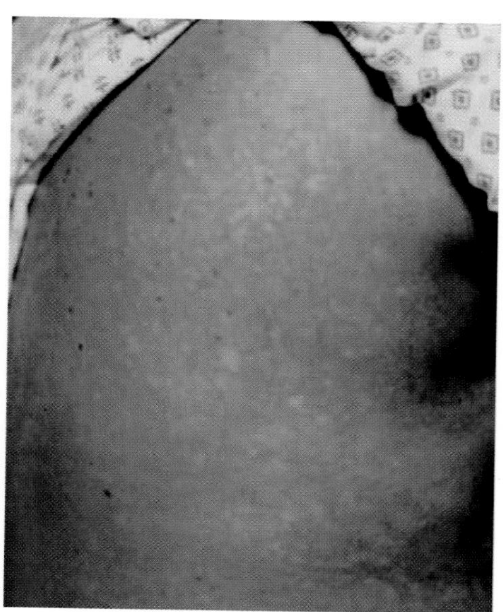

◀ **图 26-32　造血干细胞移植患者治疗前后两个不同时间点的右侧躯干照片**

A. 治疗前第 27 天出现红斑和脱皮；B. 治疗后第 74 天出现局部色素脱失的正常皮肤

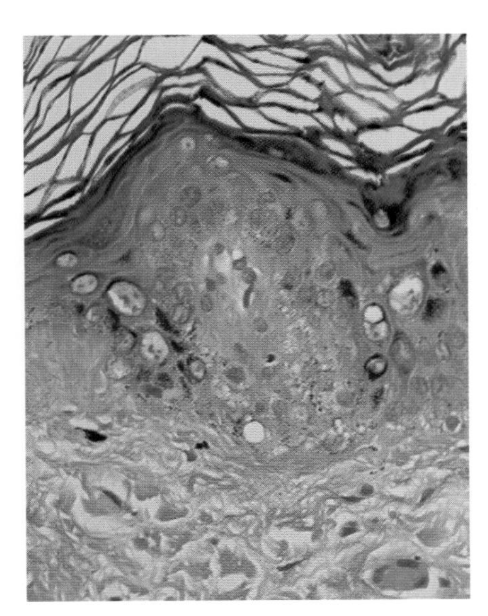

▲ **图 26-33　骨髓增生异常综合征患者的角蛋白细胞发育不良，第 76 天**

该患者接受了以白消安为基础的清髓性造血干细胞移植预处理方案治疗

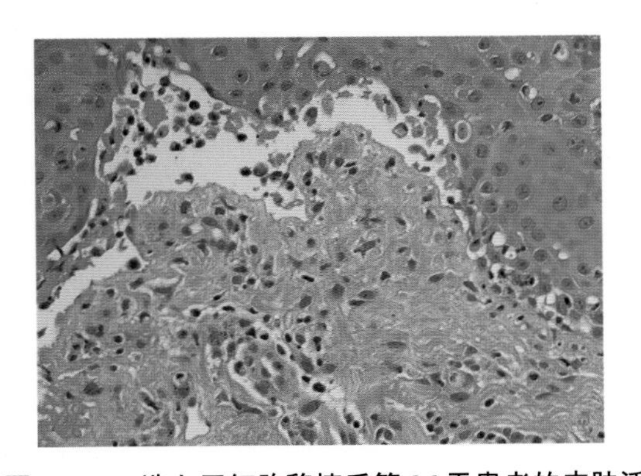

▲ **图 26-34　造血干细胞移植后第 36 天患者的皮肤活检**

患者的红斑非瘙痒性皮疹占体表总面积的 40%，包括上躯干、手臂、头部和腿部的一些斑点。活检显示真皮表皮连接处有融合性基底细胞坏死和分离，组织学模式更符合 Stevens-Johnson 型药疹

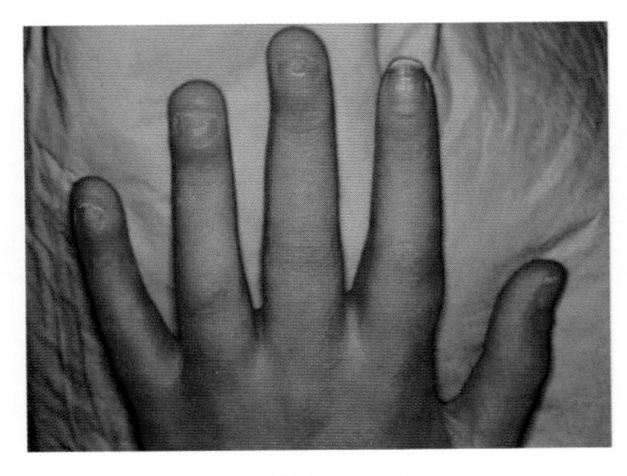

▲ **图 26-35　异基因骨髓移植后 100 天**

图示患有眼干燥症和慢性 GVHD 口腔病变的患者出现指甲周围红斑和指甲营养不良

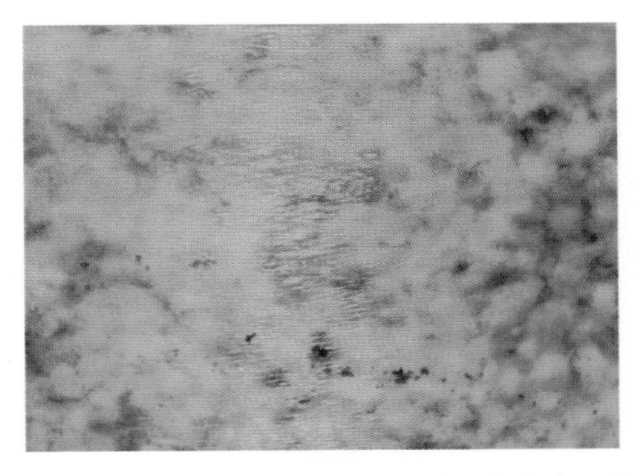

▲ **图 26-37　发生晚期慢性 GVHD 的 2 岁女童，出现皮肤异色病，第 450 天**

表皮和真皮变薄，伴有毛细血管扩张和网状色素沉着

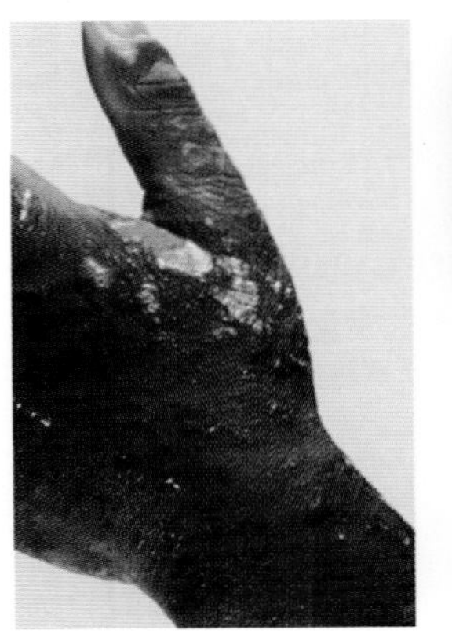

A

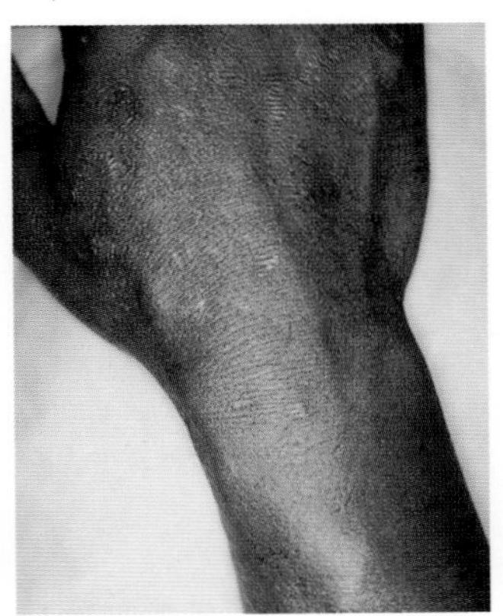

B

▲ **图 26-36　接受 HLA 全相合造血干细胞移植的 24 岁非裔美国男性照片**

A. 扁平苔藓样慢性 GVHD 手部，HCT 后 220 天；B. 前臂造血干细胞移植治疗后，第 770 天

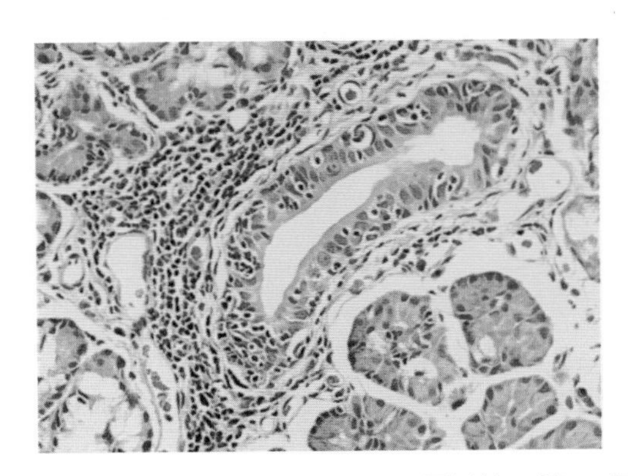

▲ **图 26-39　早期慢性 GVHD 口唇活检，第 92 天**

小唾液腺表现为导管周单核细胞炎性浸润，累及导管上皮，其中有局灶性上皮细胞凋亡。相邻腺泡有炎症。这一过程导致纤维化，伴受影响的导管引流的小叶腺泡萎缩。鳞状表面上皮（此处未展示）显示Ⅱ级病变，与之前在皮肤中显示的病变相似（图 26-25）。唇活检在慢性 GVHD 的诊断和分期中有价值，因为它经常反映出泪腺、气管、食管腺以及胆管的破坏性炎症变化

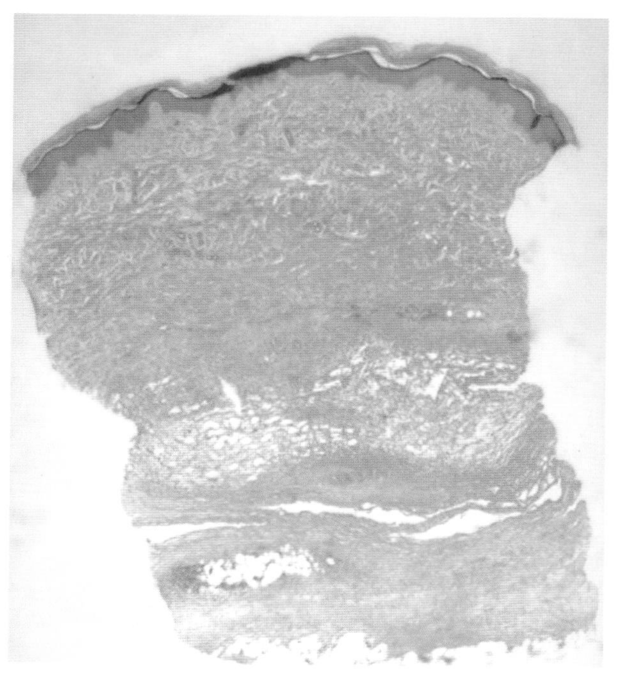

▲ 图 26-41　**晚期慢性皮肤 GVHD，第 959 天**

随着患者的 GVHD 进展，表皮萎缩，真皮 – 表皮连接处变直。所有的皮肤附属物都被破坏了。网状真皮胶原逐渐硬化。标本底部的脂膜炎导致皮下脂肪和大血管纤维化。这张组织学图片与晚期 GVHD 的致密性改变和硬皮病变化相对应

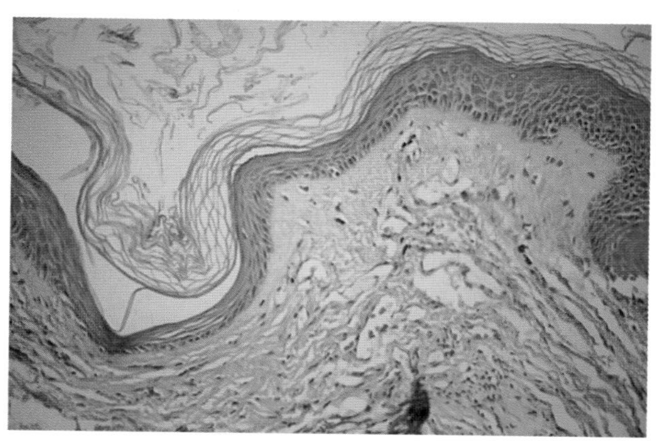

▲ 图 26-43　**皮肤异色病，第 719 天**

患者接受了广泛的慢性移植物抗宿主病治疗，并使用了皮质类固醇和其他免疫抑制药。尽管他有广泛的色素沉着不良，毛细血管扩张，皮肤萎缩，但没有挛缩或硬皮病改变。组织学上，表皮萎缩，并失去了保留嵴。纤维乳头状真皮含有许多毛细血管扩张，细胞内有黑色素。尽管早期炎症参与，但真皮深层汗腺仍存在，网状真皮胶原正常

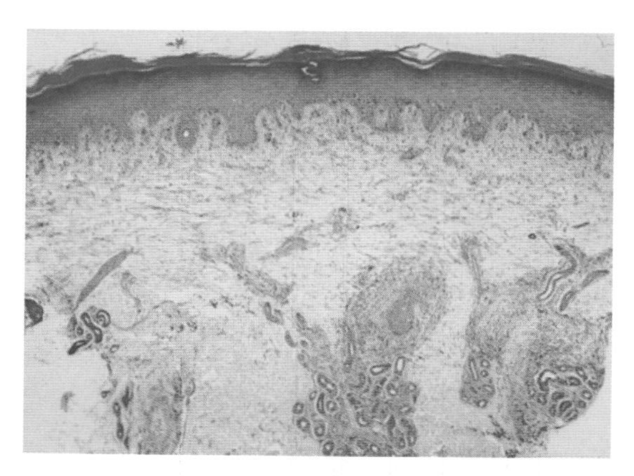

▲ 图 26-44　**皮肤苔藓样早期慢性 GVHD，第 233 天**

后颈部丘疹样病变的活检显示慢性皮肤 GVHD 扁平苔藓样类型的特征。增厚的表皮表现为角化过度和角化不全、肉芽肿和棘皮病。沿着真皮 – 表皮交界处的广泛破坏导致网嵴的锯齿状变化，与扁平苔藓类似。乳头状真皮有相当大的血管周围炎症。苔藓反应也涉及在网状真皮深处可见的毛囊和小汗腺。在这个阶段，治疗可以防止其进展为纤维化（图 26-41）

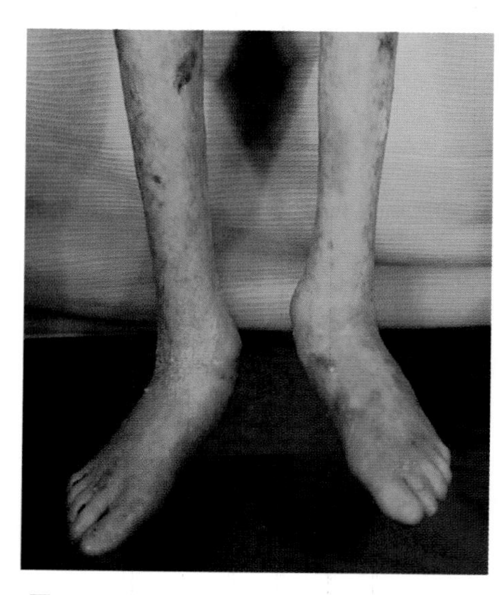

▲ 图 26-45　**HLA 全相合骨髓移植后第 540 天**

图示伴有萎缩、硬皮病和关节挛缩的全身性硬皮病

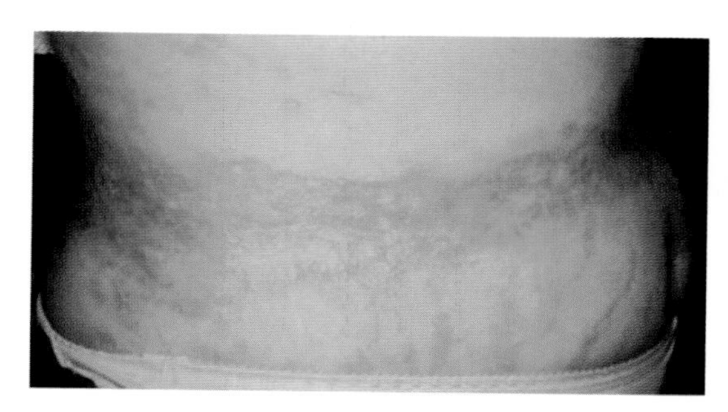

▲ 图 26-46　**慢性 GVHD 晚期，第 684 天**

图示伴有萎缩斑块形成、硬结和周围色素过度沉着的局限性硬皮病

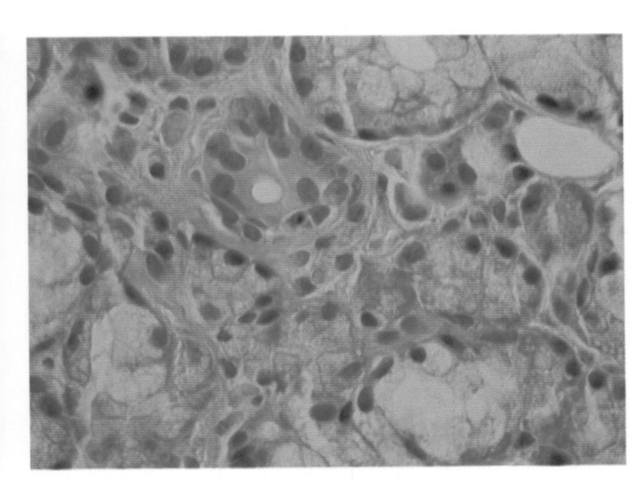

▲ 图 26-48 **再生障碍性贫血的患者在接受造血干细胞移植治疗后第 81 天进行唾液腺活组织检查**

图示导管内有凋亡细胞，且细胞结构变形、细胞核紊乱

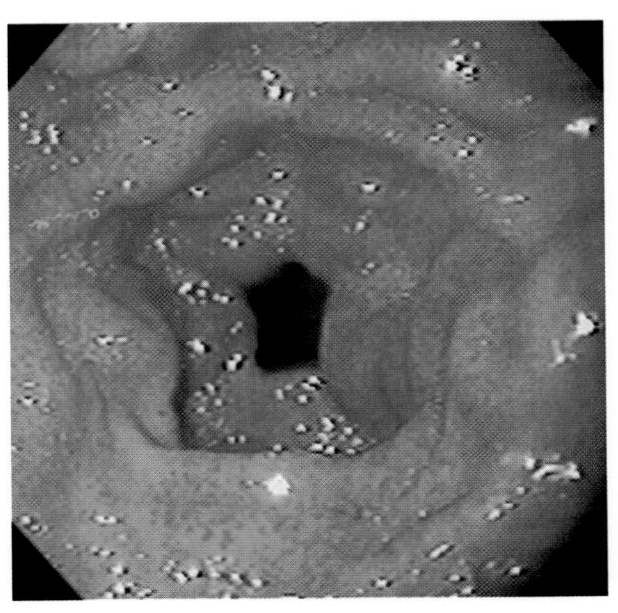

▲ 图 26-49 **急性 GVHD 胃镜检查，第 32 天**

幽门在照片的中心。胃窦黏膜水肿、发红、易碎

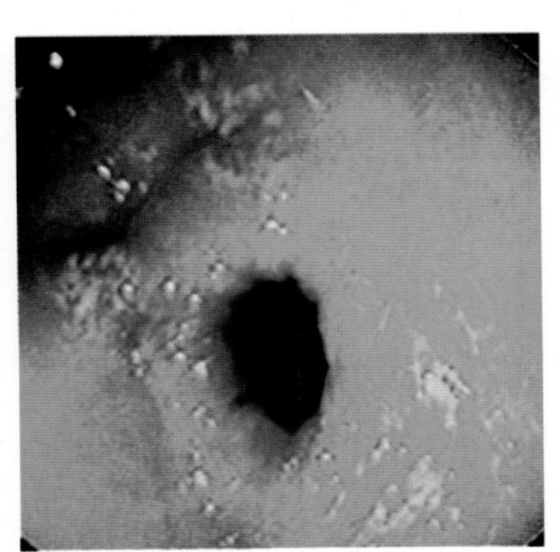

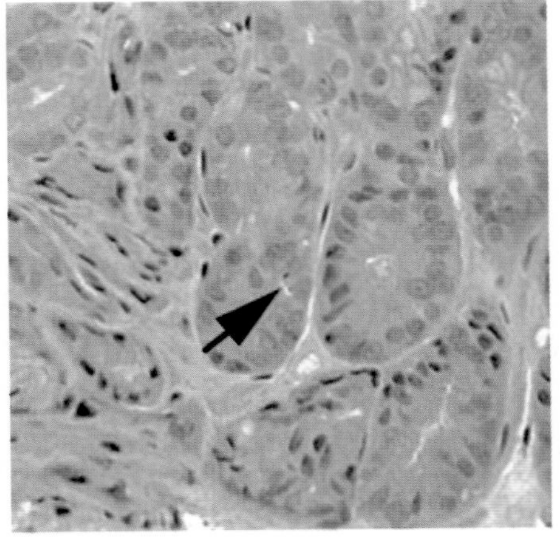

◀ 图 26-50 **胃移植物抗宿主病**

左侧内镜下可见的严重黏膜红斑、水肿和糜烂比右侧组织切片中的局灶性、轻度上皮细胞凋亡（箭）更为显著。虽然没有淋巴细胞浸润，但多个隐窝中的细胞凋亡与移植物抗宿主活性一致。炎症可能部分由免疫抑制疗法控制（引自 Ponec 等，1999[118]。经 Elsevier 许可转载）

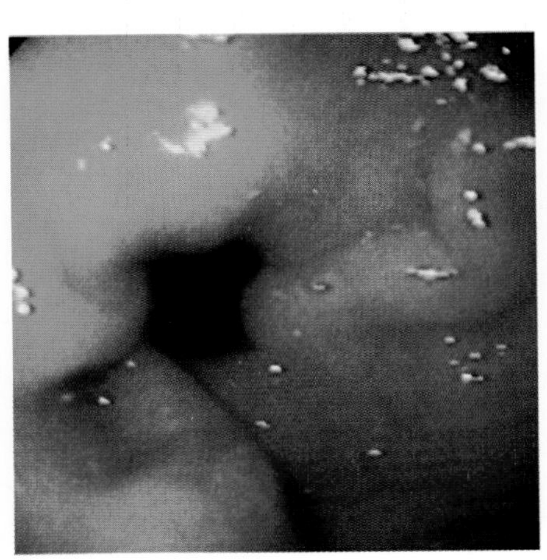

A

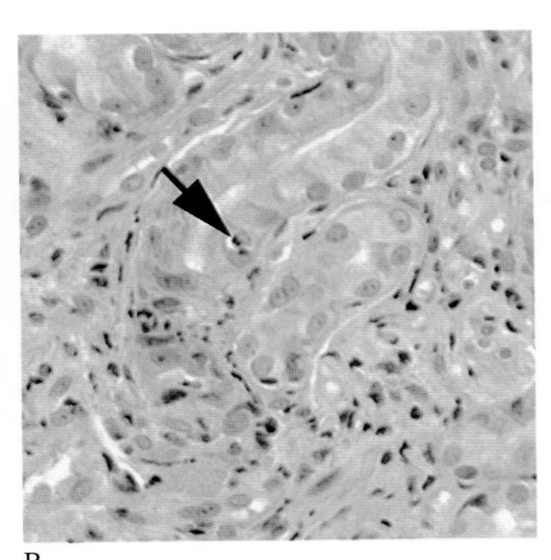

B

◀ 图 26-51 **除左侧水肿外，胃窦黏膜在内镜下正常的胃 GVHD**

通过内镜注入空气后，胃窦没有扩张，也没有活动。这样一个空白区域的活检就可以诊断。在这种情况下，如右图所示，有上皮细胞凋亡（箭）和中度淋巴细胞浸润可诊断为 GVHD（ 引 自 Ponec 等，1999[118]。经 Elsevier 许可转载）

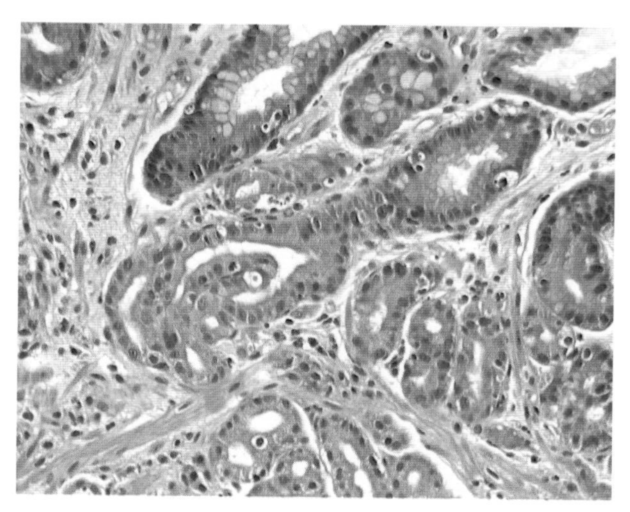

▲ 图 26-53 **结构紊乱、胃窦黏膜水肿的胃 GVHD**

图示有许多上皮内淋巴细胞浸润腺体，也表现出非典型的反应特性。随着腺体的节段性破坏，细胞凋亡普遍存在

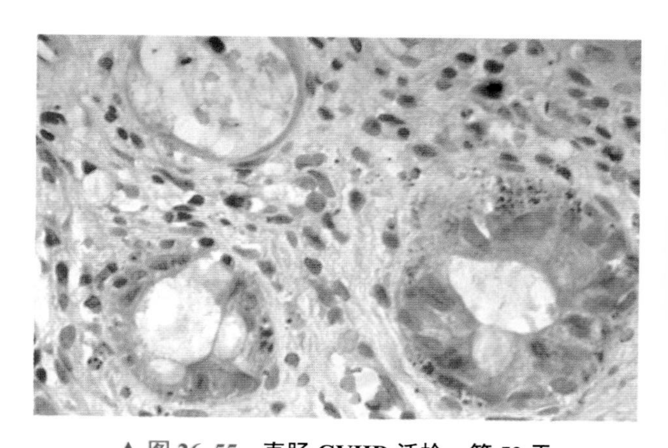

▲ 图 26-55 **直肠 GVHD 活检，第 53 天**

三个黏膜腔显示不同程度的损伤。右边的隐窝有许多凋亡细胞。更广泛的细胞损伤出现在左下方的隐窝中。上方隐窝失去了所有的肠细胞。注意左下隐窝中淋巴细胞浸润及表现为核破碎的凋亡特征（经 Robert C.Hackman 博士许可转载）

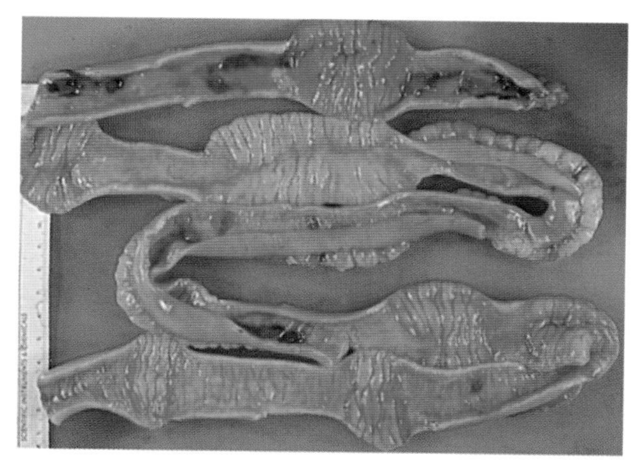

◀ 图 26-57 **手术切除严重的长期肠道 GVHD，第 207 天**

瘢痕、溃疡黏膜与扩张的黏膜再生区域交替出现。溃疡部分显示上皮完全丧失和严重的黏膜下纤维化。侵入性真菌或细菌感染的风险非常高。一部分局部肠道 GVHD 的患者对手术切除反应良好

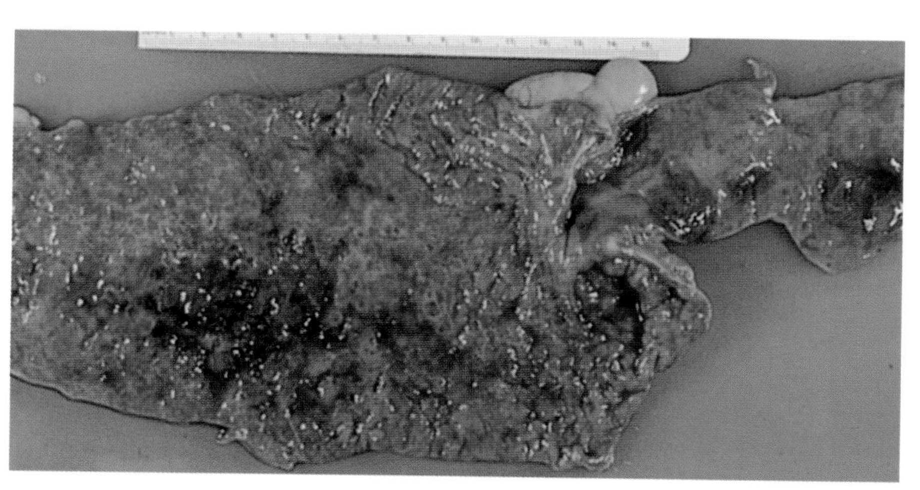

◀ 图 26-58 **回肠和盲肠严重 GVHD，第 80 天**

黏膜内和皱褶部分被易碎、呈蜂窝状的红色、弥漫性溃疡的固有层所取代。大量暴露的毛细血管渗出血液和血清，这是肠道 GVHD 发病的主要原因。固有层内的内皮细胞和成纤维细胞经常感染巨细胞病毒，正如这个患者的症状显示

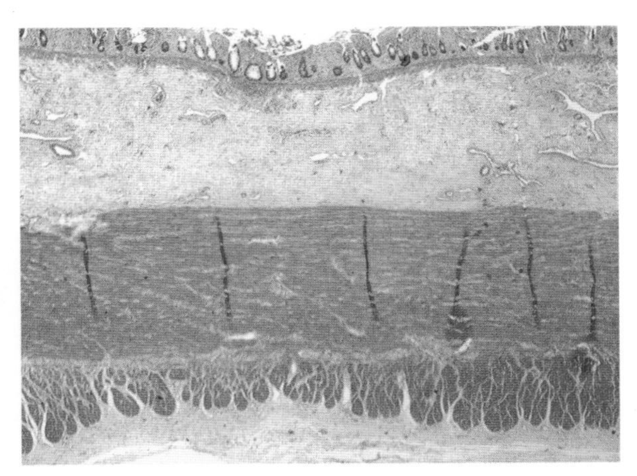

▲ 图 26-59　胶原性结肠炎伴长期顽固性广泛慢性 GVHD

增厚的肠道在黏膜下层、浆膜和固有层有广泛的胶原沉积

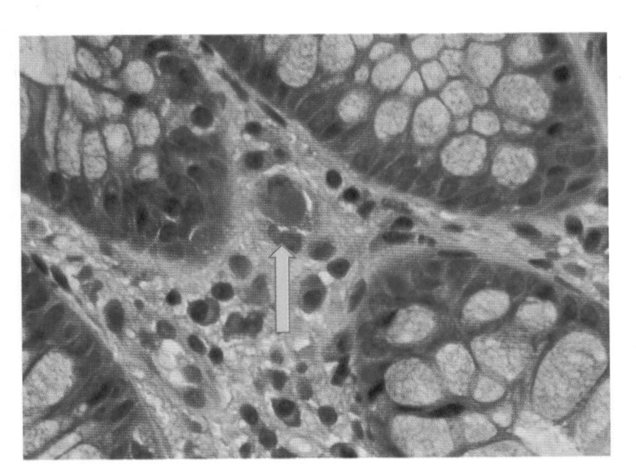

▲ 图 26-60　T 细胞淋巴母细胞白血病患者移植 516 天后巨细胞病毒感染

图示表现为慢性腹泻。黄箭示基质细胞中典型的大嗜酸性包涵体

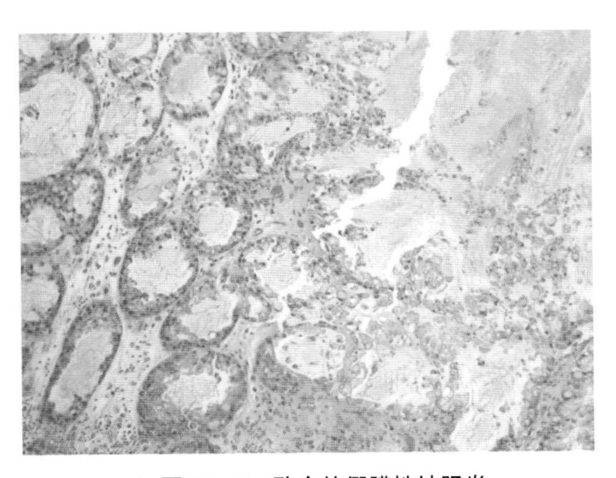

▲ 图 26-61　致命的假膜性结肠炎

移植后 15 天出现急腹症。退行性结肠隐窝被一层黏蛋白覆盖，黏蛋白与脱落的细胞碎片混合，细胞碎片中含有大量梭菌属细菌

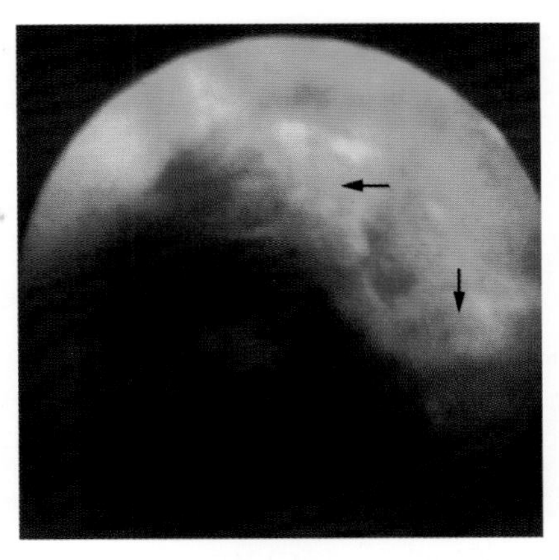

▲ 图 26-62　巨细胞病毒食管炎的内镜检查，第 61 天

食管远端可见一个大的浅层溃疡，边界呈红色波状。溃疡基底（箭）呈黄色网状

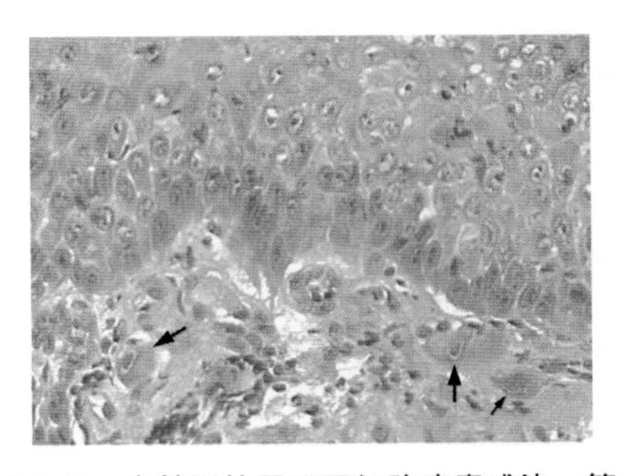

▲ 图 26-63　食管活检显示巨细胞病毒感染，第 61 天

上皮下有两个巨细胞（大箭），每个细胞包含一个单独的大的椭圆形的核内包涵体，周围有一个清晰的晕环（A 型）。第三个细胞（小箭）可能也被感染，但在形态上不具有诊断价值。免疫细胞化学和原位杂交技术可能是阳性的。细胞形态以及病毒 DNA 和抗原表达的研究表明，食管鳞状上皮从未感染过巨细胞病毒

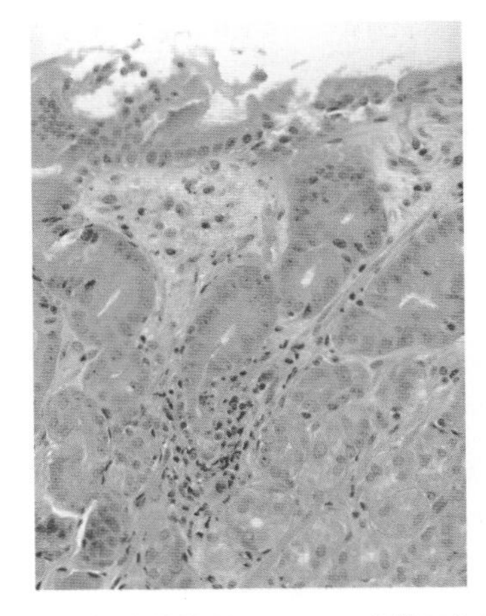

▲ 图 26-64　自体移植胃 GVHD 或淋巴细胞性胃炎

在同种异体移植物受体中，固有层和黏膜隐窝的局部单核炎症细胞浸润与隐窝上皮细胞凋亡相关，在组织学上与移植物抗宿主病难以鉴别。如果不能重新建立对自身 MHC 抗原的耐受及允许自体反应细胞持续存在，这种炎症可能在自体或同基因骨髓移植后发生

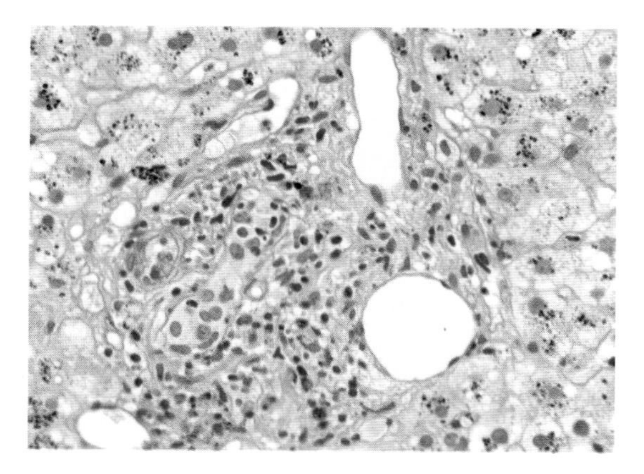

▲ 图 26-66 **肝 GVHD（PAS 染色）**

PAS 染色部分显示受损的小叶间胆管，该胆管被淋巴细胞浸润。细胞核大小不一，排列不规则。合胞体样部分反映了核丢失

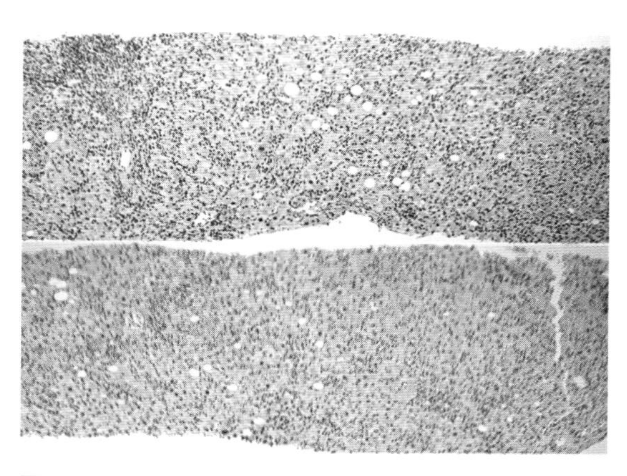

▲ 图 26-67 **移植后 10 个月出现表现为急性肝炎的 GVHD**

免疫抑制减弱 3 个月后，转氨酶升高到 2000U，碱性磷酸酶升高到正常的 3 倍，胆红素正常。活检 1 在发病 26 天后进行，表现为广泛的小叶性肝炎伴有严重的窦腔和门静脉腔淋巴细胞炎症和肝细胞坏死

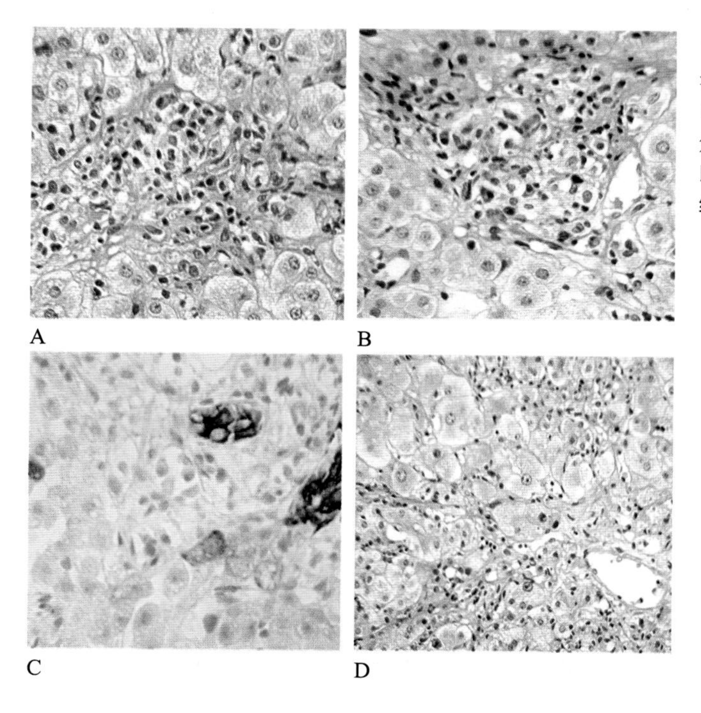

◀ 图 26-68 **图 26-67 患者的活检 2**

活检 2 在 1 个月后进行，当总胆红素为 30mg/dl。A、B. 显示淋巴浆细胞门静脉区浸润，小叶间胆管受损、模糊不清；C. 细胞角蛋白 7 免疫染色显示胆管仍然存在损伤；D. 展示静脉周围（3 区）胆汁淤积。肝细胞气球样变，局部脱落，伴有斑片状淋巴细胞浸润。患者 GVHD 初期开始免疫抑制治疗，已完全康复

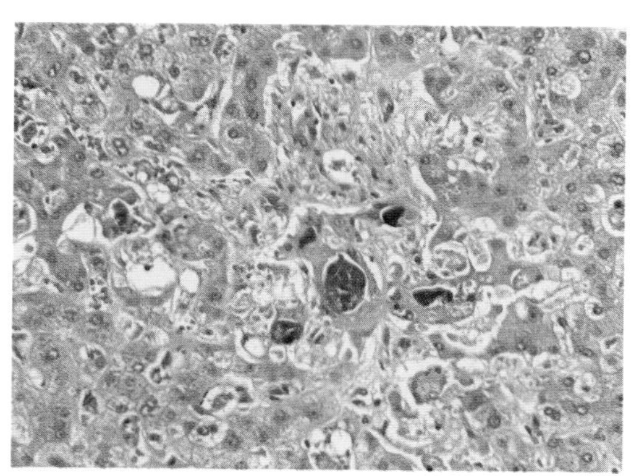

◀ 图 26-70 **肝 GVHD 伴重度慢性感染性胆管炎样的胆管肝细胞胆汁淤积症**

小叶间胆管无法辨认。沿着扩大的不规则的门静脉腔的外围发生胆汁淤积的胆管反应。相邻的肝细胞索表现为明显的不稳定、混乱和细胞质膨胀

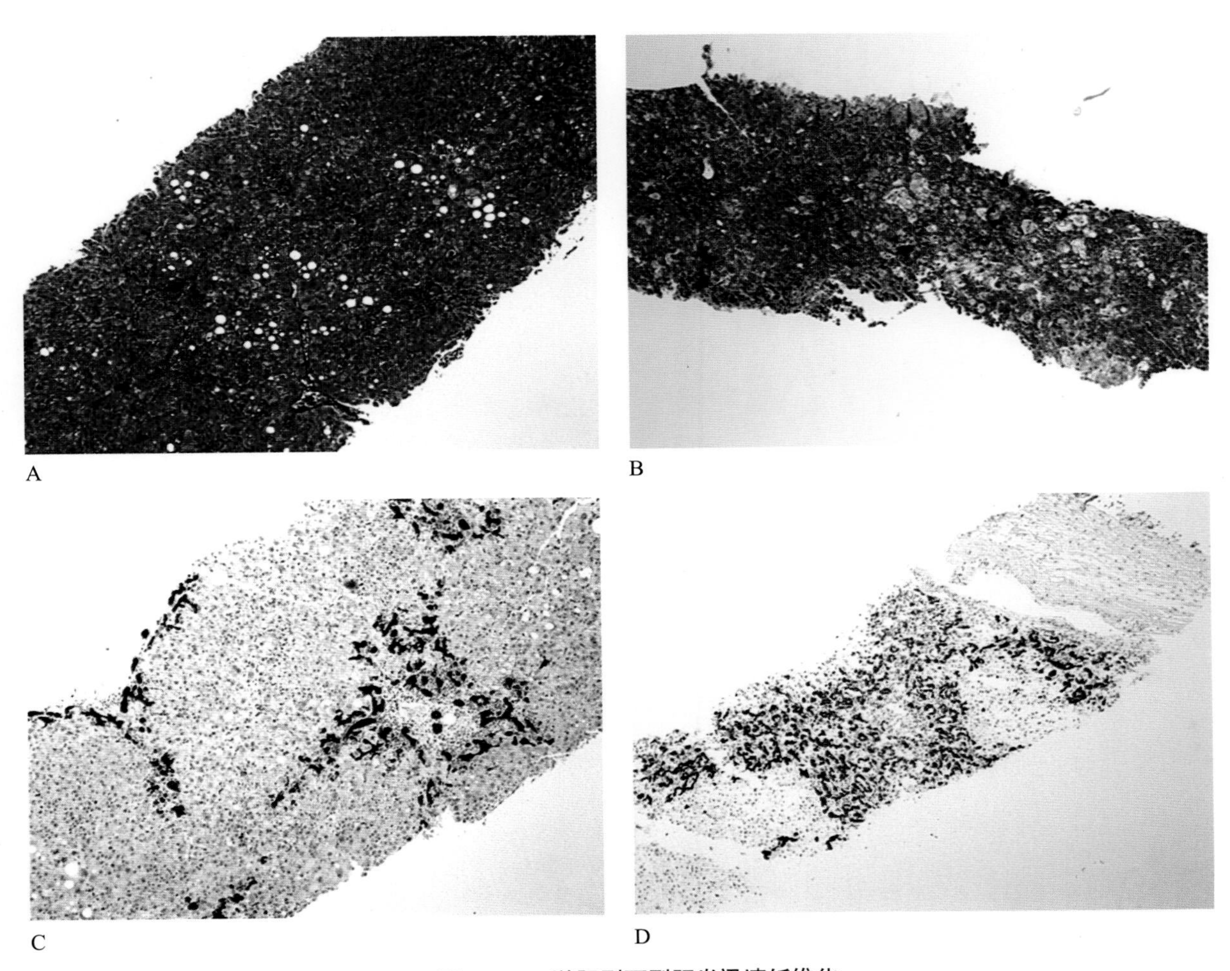

▲ 图 26-71 淤胆型丙型肝炎迅速纤维化

供体丙型肝炎阳性。肝活检从第 70 天（A、C）到第 88 天（B、D）显示进展的门静脉纤维化、肝细胞坏死和脱落，细胞角蛋白 19 免疫组化可见明显的胆管增生（C、D）

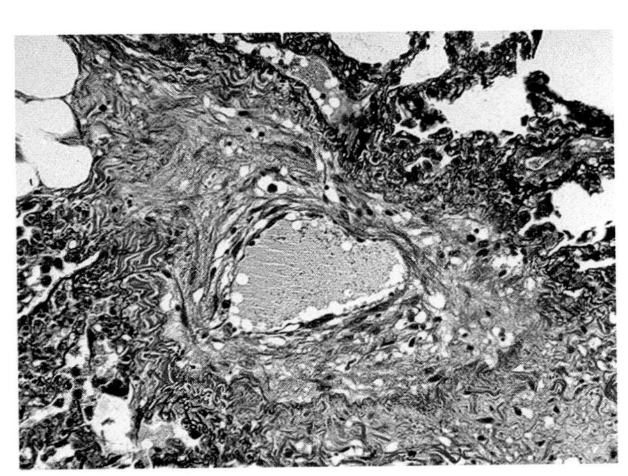

▲ 图 26-72 急性淋巴细胞白血病第二次异基因骨髓移植后 48 天肺动脉高压患者肺活检的肺静脉阻塞性疾病（Verhoeff-van Gieson 弹性蛋白染色）

松弛的内膜纤维化部分阻塞小叶间静脉。这种并发症可能由化疗引起，可能比以前估计的更频繁

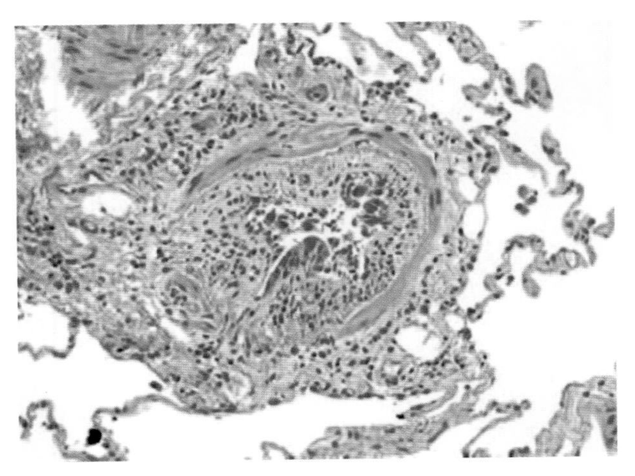

▲ 图 26-75 细支气管炎伴上皮下纤维化和淋巴组织细胞浸润

图示可见明显的上皮损伤。本例慢性 GVHD 合并阻塞性肺功能异常，改变与肺 GVHD 一致。呼吸道病毒感染也发生了类似的变化，这在本次活检中没有发现。持续的炎症和气道的小范围收缩性闭塞提示免疫抑制治疗可能是有益的

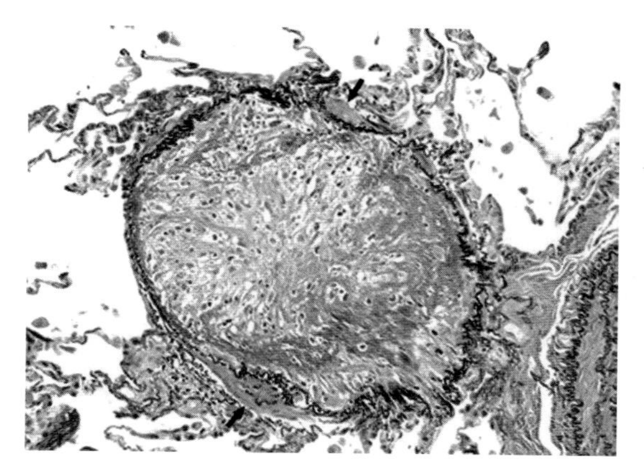

▲ 图 26-76　本例患者病史与前例患者类似（见图 26-75），慢性肺 GVHD 支气管炎闭塞已进展

细支气管完全被肉芽组织堵塞，可见散在的单核炎性细胞。如果没有免疫抑制治疗的成功干预，这条气道最终可能会被永久性瘢痕组织所取代。箭示残余平滑肌。弹性蛋白纤维在 Verhoeff - van Gieson 染色中呈黑色

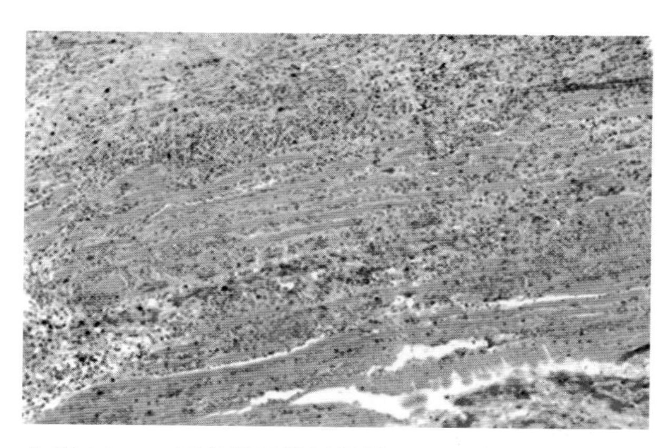

▲ 图 26-77　三角肌活检示慢性 GVHD 相关的多肌炎，第 1129 天

广泛的肌内慢性炎症，与肌细胞的破坏有关。免疫抑制疗法治疗有效

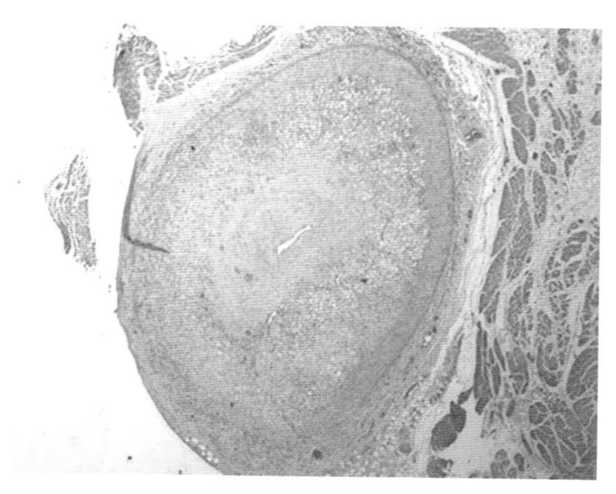

◀ 图 26-78　一名 15 岁死于心肌梗死并伴有严重心绞痛的患者的慢性 GVHD 相关冠状动脉病变

所有主要冠状动脉的管腔和肌壁几乎完全被淋巴细胞和单核细胞浸润和细胞外基质浸润

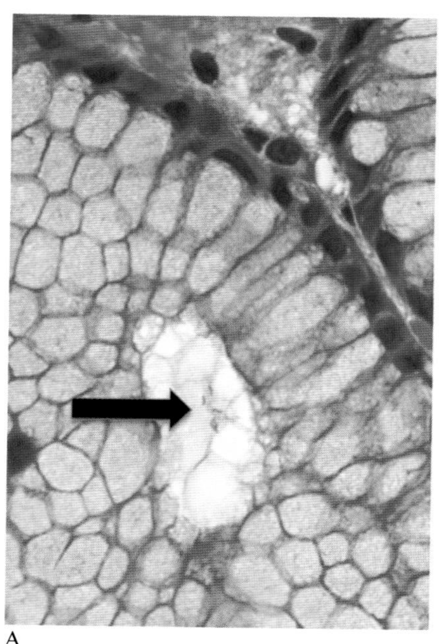

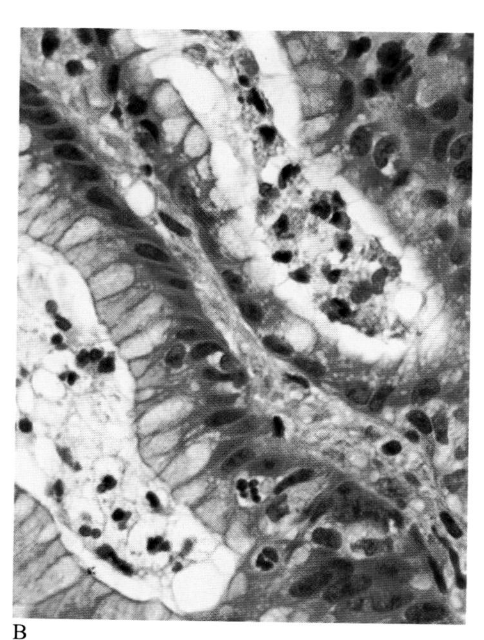

◀ 图 26-79　慢性髓系白血病患者胃穿刺活检，造血干细胞移植后第 37 天（HE 染色）

临床表现为持续恶心，内镜示胃内壁红斑，激素治疗无反应。A. 经免疫组化证实的一组幽门螺杆菌（黑箭）胃腺；B. 邻近腺体显示急性炎症和少量幽门螺杆菌

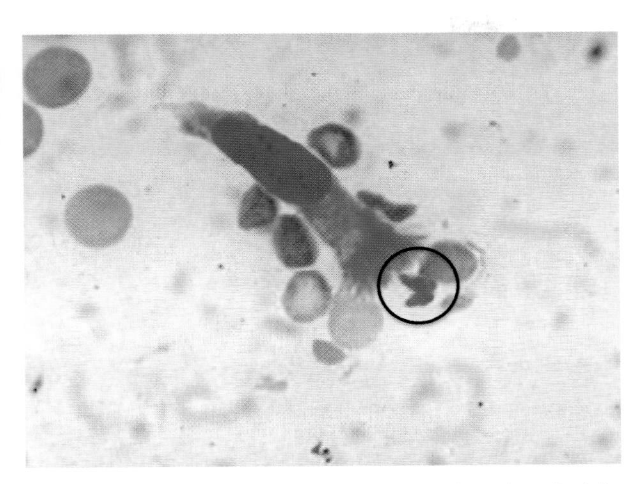

▲ **图 26-80　两个弓形虫速殖体（圆形内）出现在支气管上皮细胞纤毛表面附近**

支气管肺泡灌洗后 2h 内确诊弓形虫肺炎。离心分离后 Wright-Giemsa 染色

▲ **图 26-82　B 细胞淋巴瘤患者支气管肺泡灌洗液细胞离心分离**

图示巨细胞病毒细胞病变，无法分类，其特征介于弥漫性大 B 细胞淋巴瘤和典型霍奇金淋巴瘤之间。嗜中性粒细胞背景为感染肺泡巨噬细胞（箭），可见部分细胞质包涵体，细胞核明显增大，中央核仁明显增大。图中底部有一个相对正常的肺泡巨噬细胞供比较

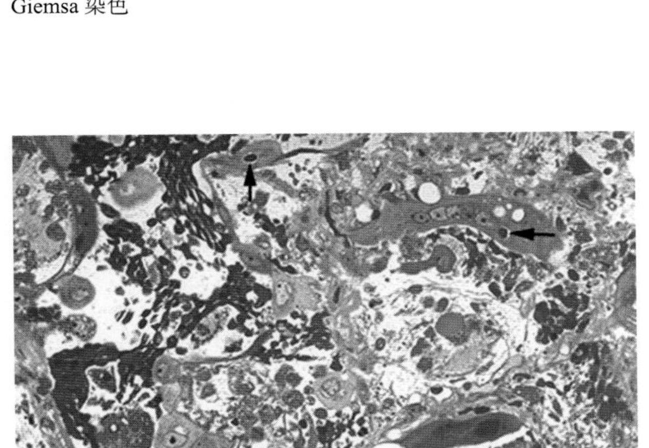

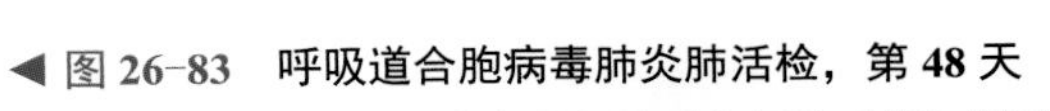

◀ **图 26-83　呼吸道合胞病毒肺炎肺活检，第 48 天**

多核上皮细胞中存在暗紫色的细胞质包涵体（箭）提示诊断，也可能与副流感等其他病毒一起发现。大暴发时期，感染可传播到住院的骨髓接受者

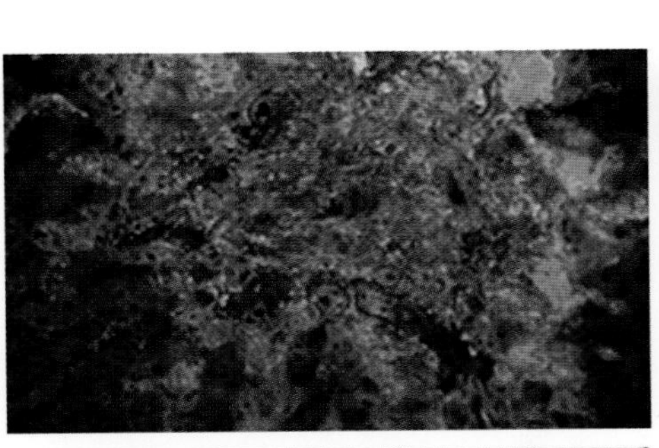

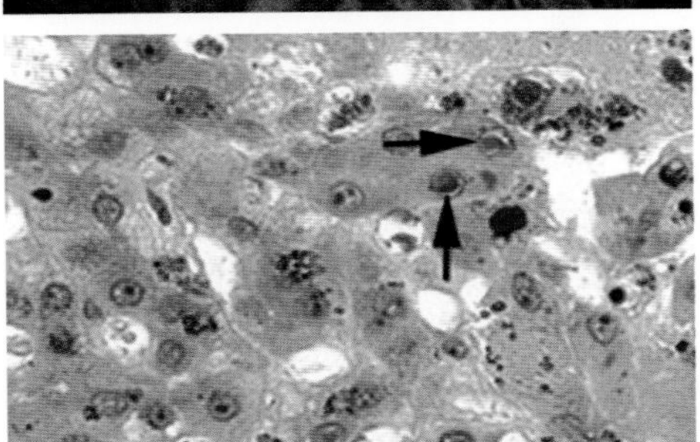

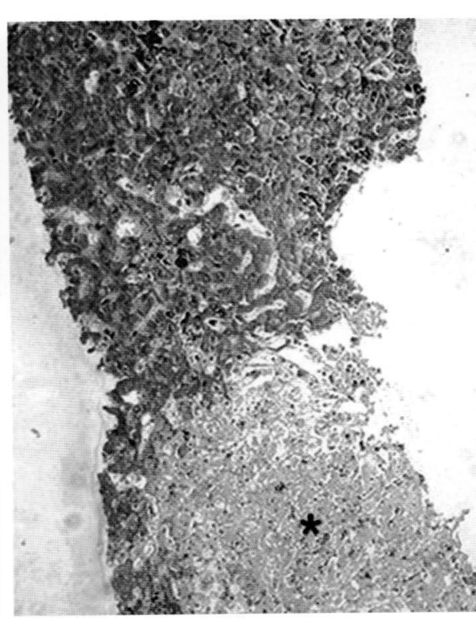

◀ **图 26-84　水痘 - 带状疱疹病毒肝炎经皮穿刺活检，第 79 天**

右侧 PAS 染色示苍白坏死区（星号），左下方 HE 染色可见细胞内含有核包裹体（大箭）。免疫荧光证实 VZV（左上），活检后数小时内开始静脉注射阿昔洛韦

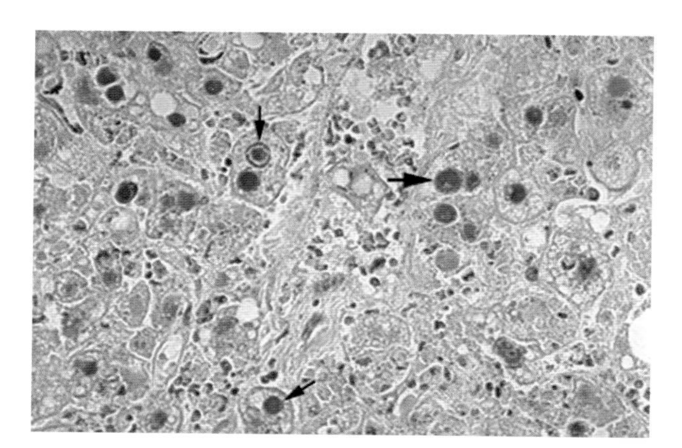

▲ **图 26-85　急性髓系白血病异基因骨髓移植 92 天后检查发现急性腺病毒肝炎**

深嗜碱性核包裹体产生核边缘模糊的“污点细胞”（大箭）。偶见包涵体周围有晕环的细胞（小箭）提示合并巨细胞病毒感染，两种病毒经分离得到证实

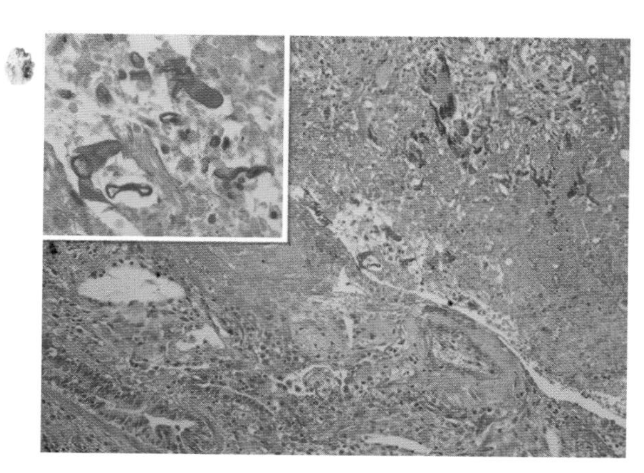

▲ **图 26-89　1 例镰状细胞病患者在 HCT 术后第 294 天肺活检标本**

PAS 标记淀粉酶提示酵母菌感染。真菌引起广泛的坏死和巨细胞反应。带状随意排列的真菌菌丝在插图中呈高倍显示

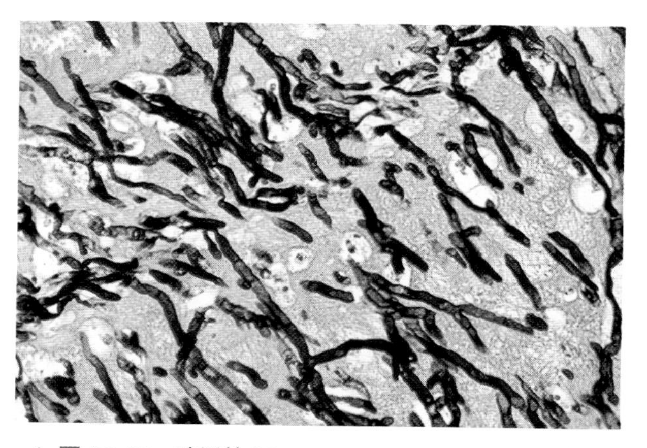

▲ **图 26-87　肺活检 Mahan's methenamine silver 染色**

图示中央坏死腔被真菌 45° 分枝杆菌浸润，形态学与曲霉菌菌丝一致，随后通过 PCR 证实（经 Robert C.Hackman. 博士许可转载）

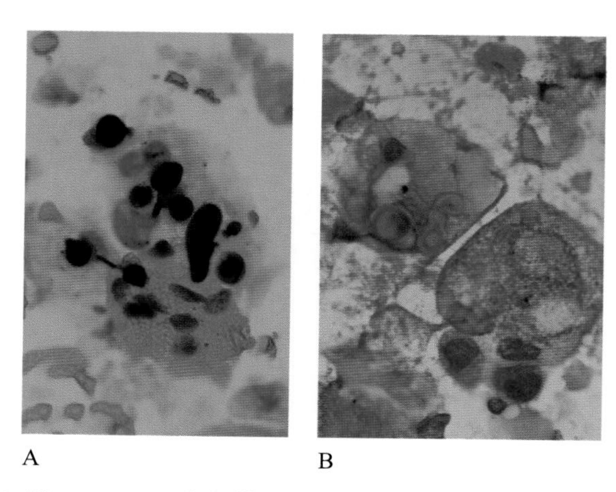

▲ **图 26-90　A. 支气管肺泡灌洗液分离细胞，Mahan's methenamine silver 染色，提示肺泡巨噬细胞内的真菌生物，经真菌培养后显示为白色念珠菌；B. 用 PAS 染色的相同标本，显示相同的细胞内白色念珠菌有机体，包括出芽酵母**

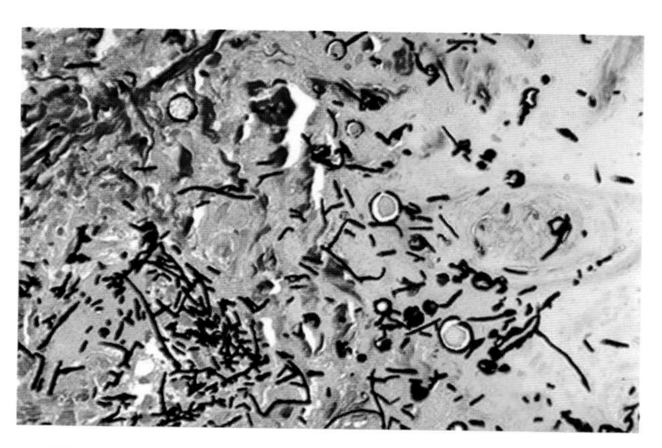

▲ **图 26-88　移植前皮肤活检 Mahan's methenamine silver 染色示镰刀菌侵入真皮**

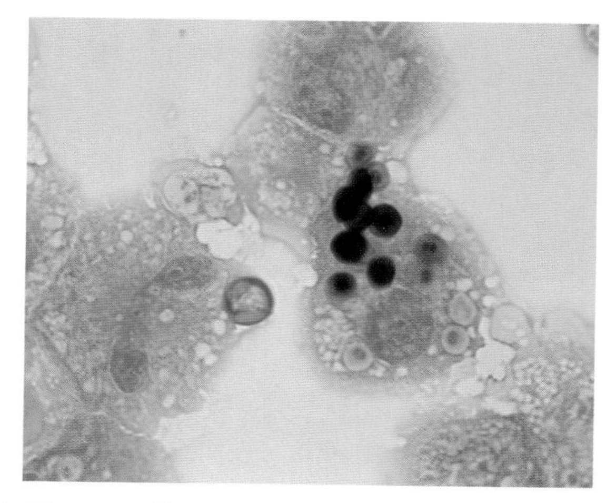

▲ **图 26-91　用 Mahan's methenamine silver 染色的支气管肺泡灌洗液，显示肺泡巨噬细胞中的肺孢子虫**

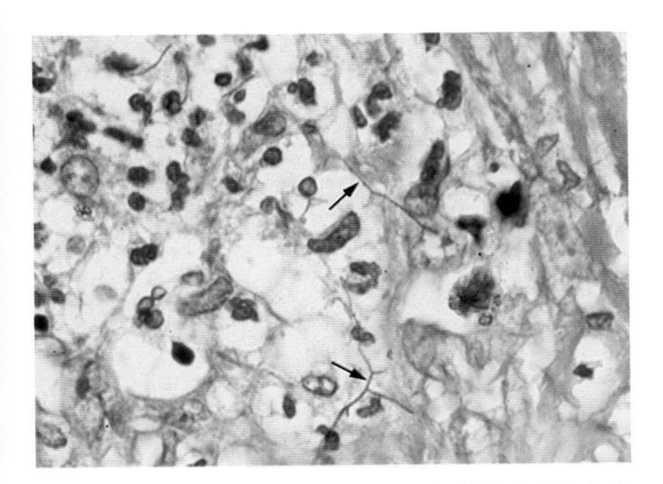

▲ **图 26-92　肺活检的 Fite 染色显示细丝状杆状诺卡氏菌（箭）**

（经博士 Robert C.Hackman. 许可转载）

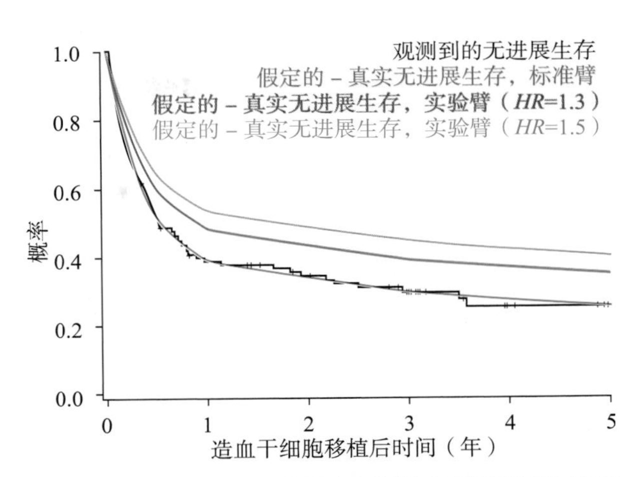

▲ **图 27-5　分段指数无进展生存期符合观测到的数据（假设为真无进展生存，标准臂）和假设两个实验臂的假定 – 真实无进展生存（有关此图的彩色版本，请参阅颜色板部分）**

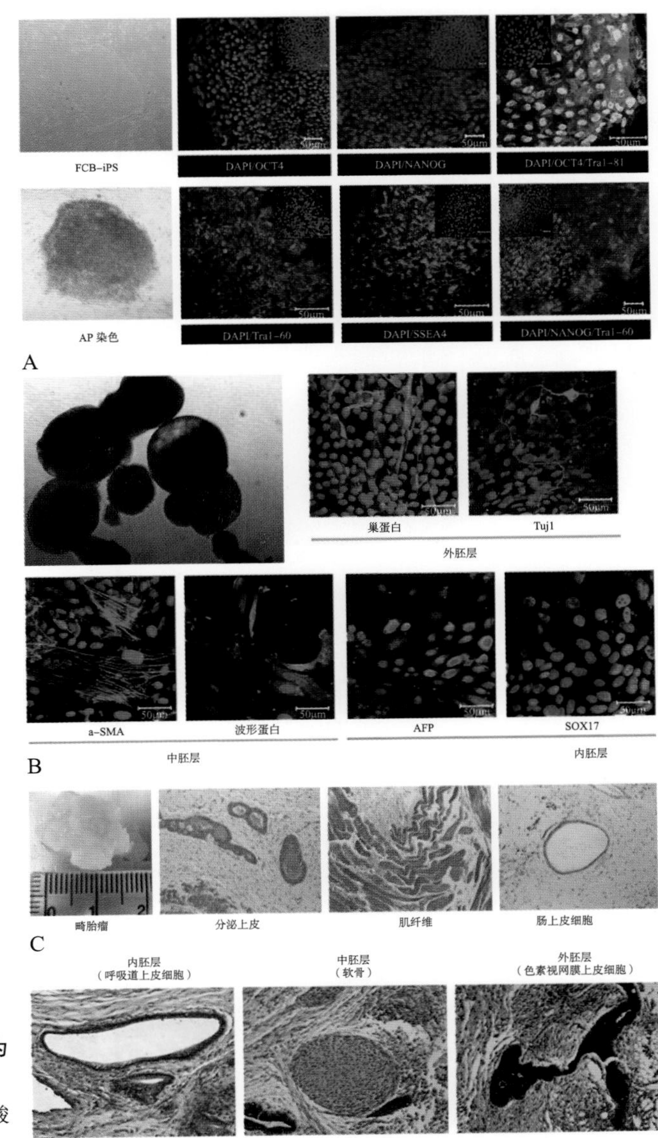

▶ **图 39-5　将冻存了 21 年的脐血 CD34⁺ 细胞重新编程为 iPS 细胞**

A. 多能性标记 Ot4、NANOG、TRA-1-60、SSEA4 和碱性磷酸酶的免疫组化结果

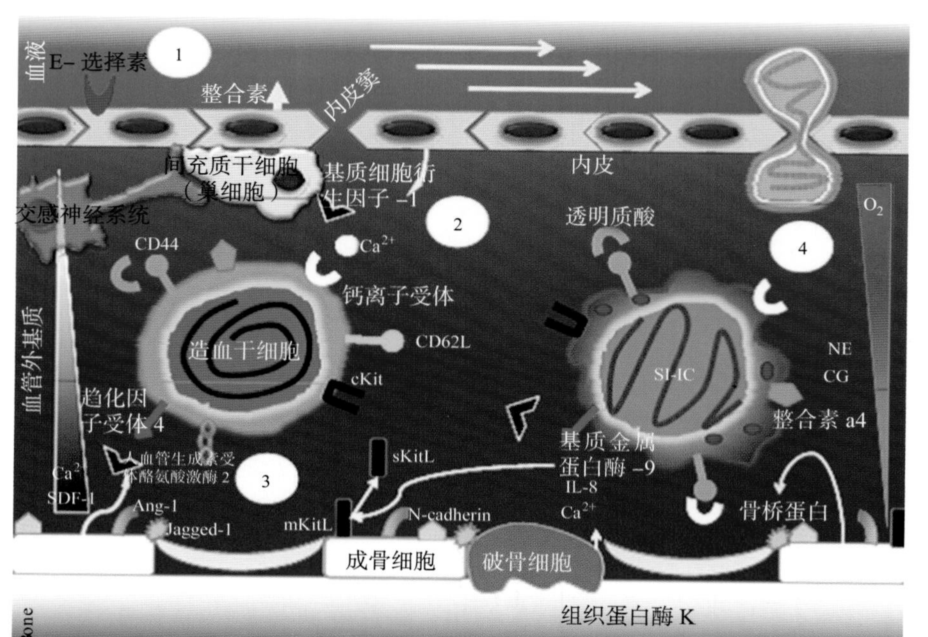

◀ **图 40-2　描绘正常和白血病细胞与骨髓微环境相互作用的示意图**

（引自 Schroeder，DiPersio，2012。经白细胞生物学学会和 John Wiley & Sons Ltd. 同意转载）

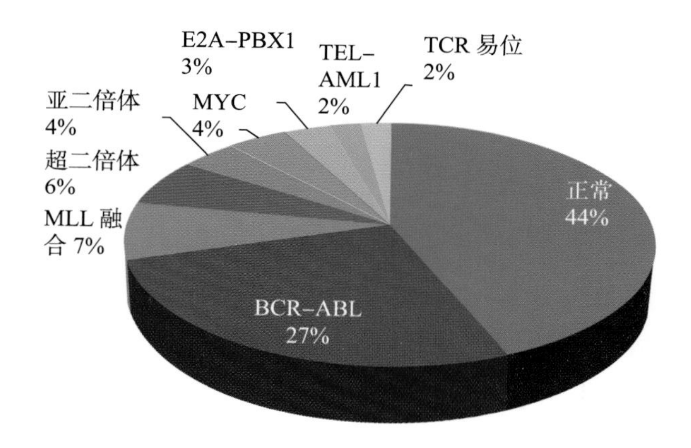

◀ **图 52-1　成人急性淋巴细胞白血病细胞遗传学异常的频率及分布**

深蓝色为正常核型（无再现性染色体异常），深红色为 BCR-ABL[t（9；220）]，橄榄绿色为 MLL 融合 [t（4；11），t（1；11），t（11；19）]，紫色为超二倍体（> 50 条染色体），青色为亚二倍体（< 45 条染色体），橙色为 MYC[Ig 易位如 t（8；14），t（2；8），t（8；22）]，淡蓝色为 E2A-PBX1[t（1；19）]，粉色为 TEL-AML1[t（12；21）]，浅绿色为 TCR 易位（7q35/TCRβ，14q1/TCRαδ）。染色体异常相关的受累基因为粗体所示（引自 Gutierrez 等，2009[1] 的数据重新绘制）

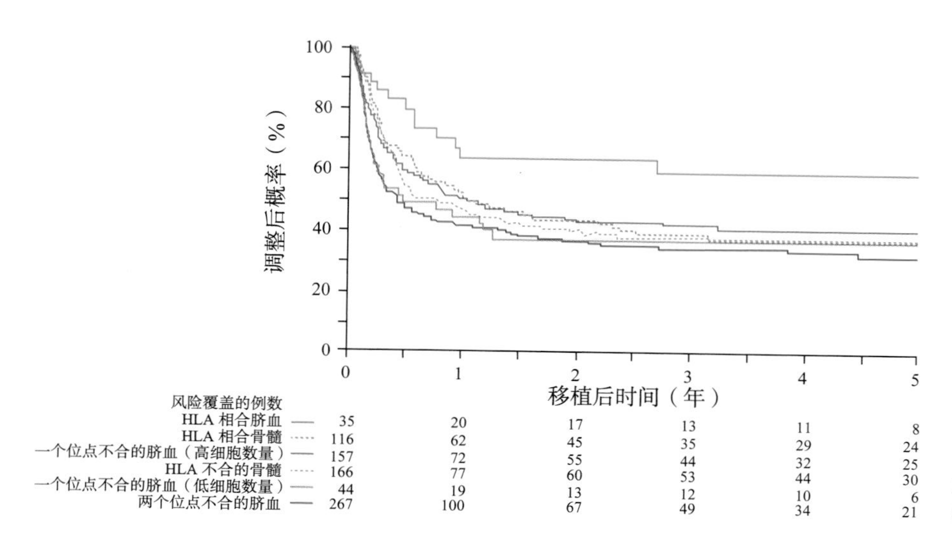

◀ **图 53-4　骨髓与脐血移植后无白血病生存率，对移植时本病状态进行调整**

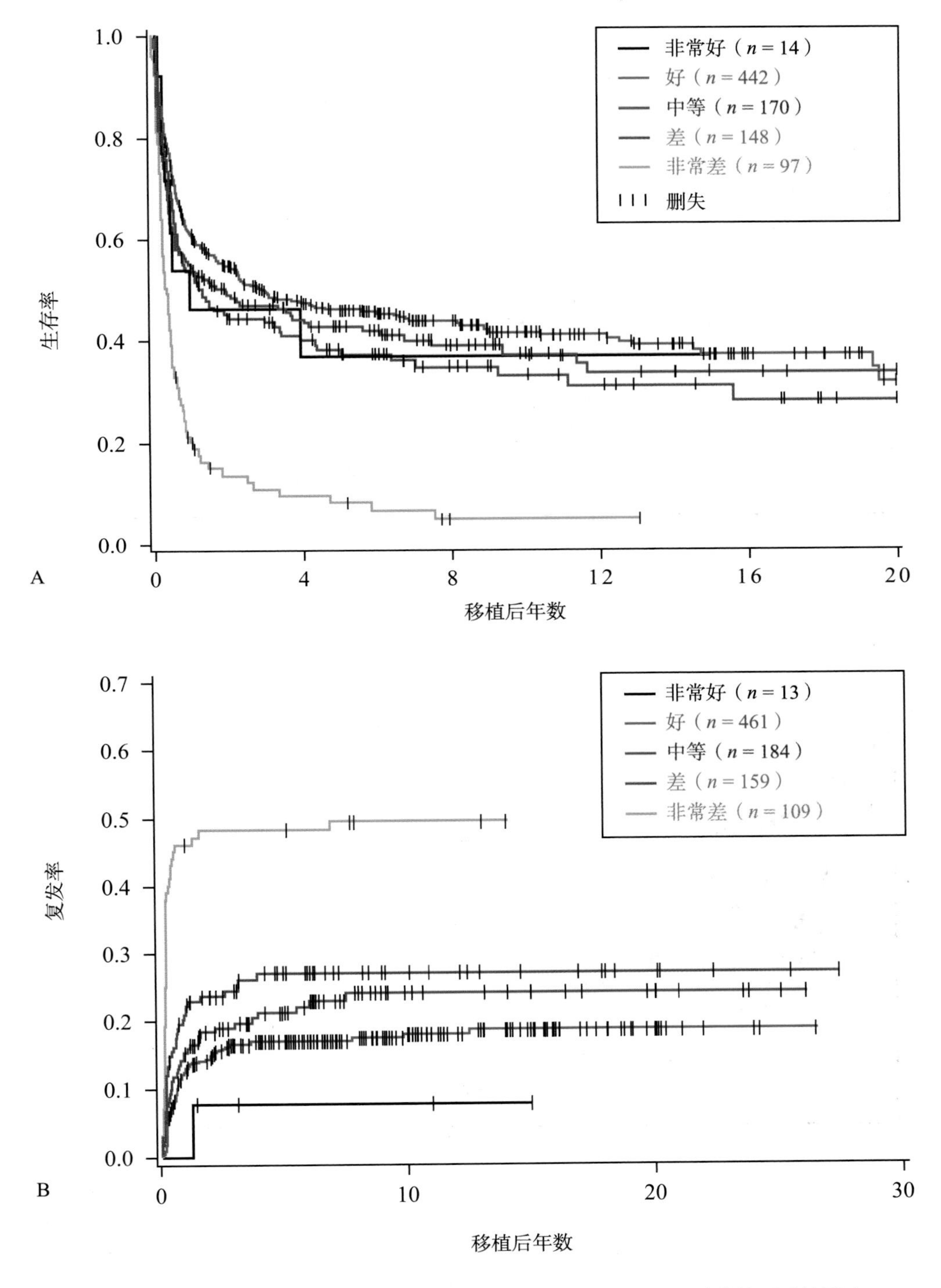

▲ **图 54-1　五组细胞遗传学危险分组（应用 IPSSR）对移植预后的影响**

A. 生存；B. 累计复发率。+. 删失病例

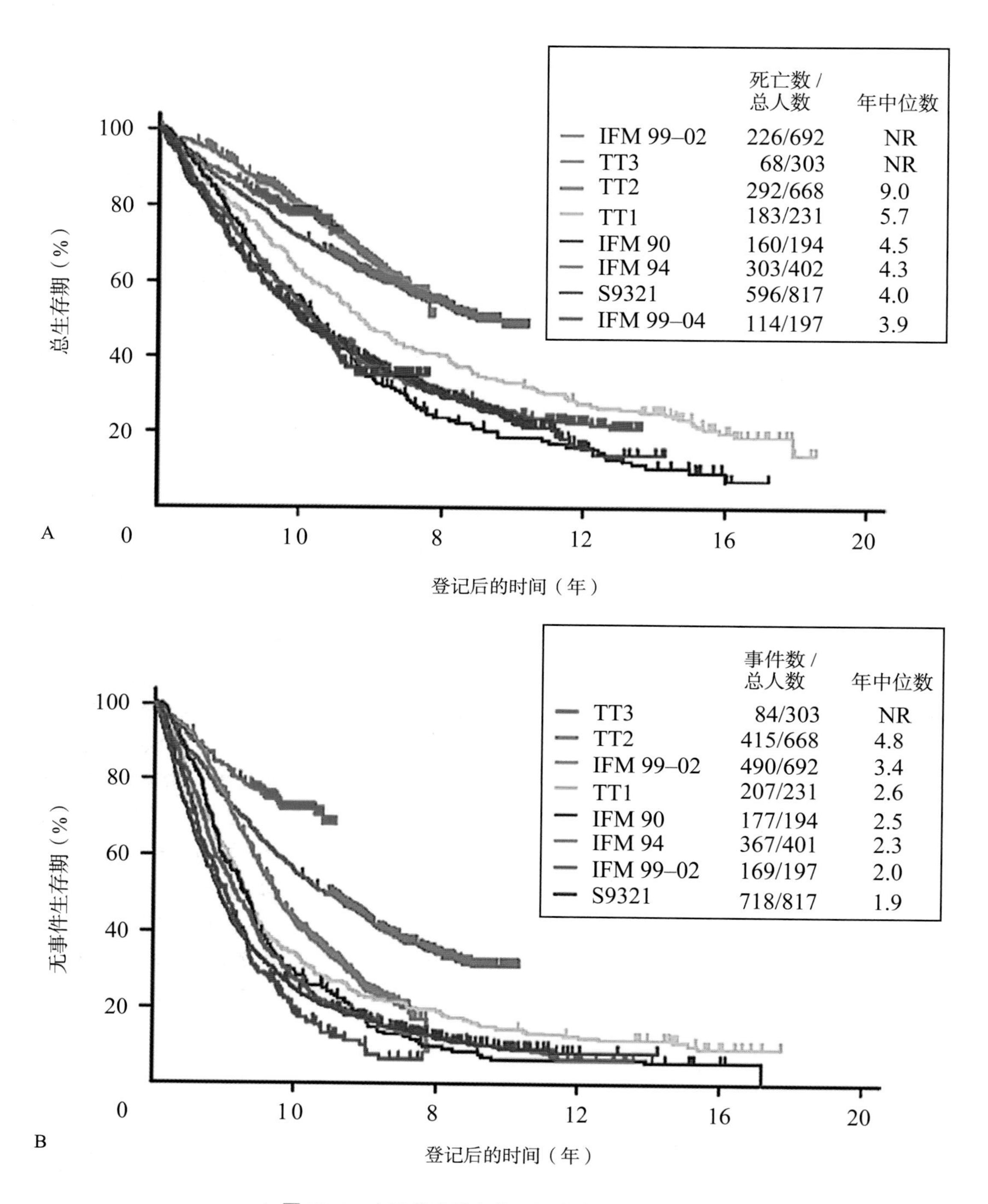

▲ 图 55-1 **大量前瞻性自体干细胞移植试验的长期结果**

A. 总生存期；B. 无事件生存期（引自 Barlogie 等，2010[106]。经美国临床肿瘤学学会许可复制）

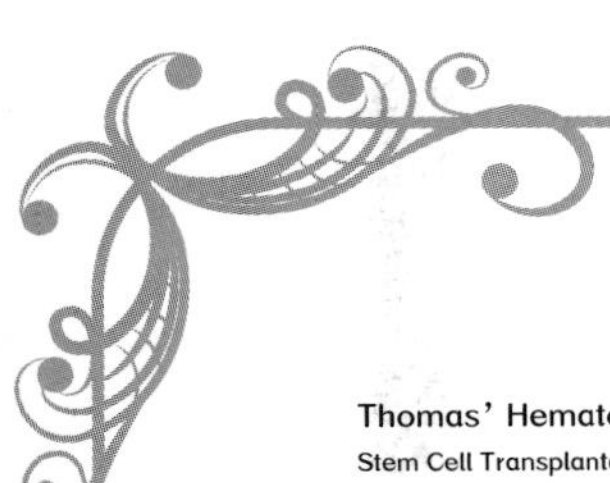

第三部分
以患者为中心的造血干细胞移植的相关问题
Patient-oriented Issues in Hematopoietic Cell Transplantation

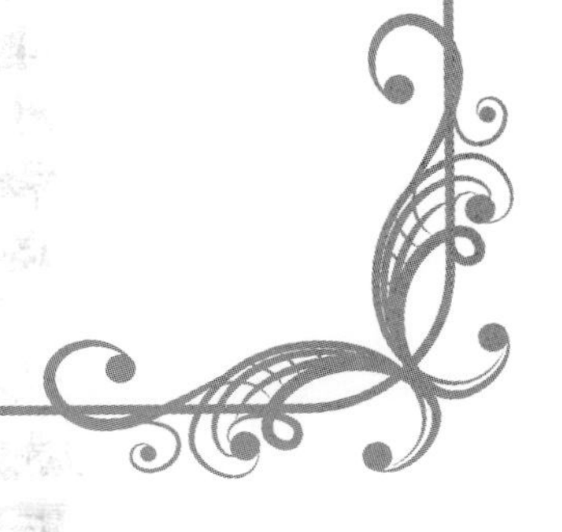

第 29 章 造血干细胞移植候选者的评估及咨询
The Evaluation and Counseling of Candidates for Hematopoietic Cell Transplantation

Bart L. Scott　Brenda M. Sandmaier　著
邓爱玲　译
施晓兰，仇惠英，陈子兴　校

一、概述

必须承认目前缺乏有关移植候选者的适当工作和咨询的临床试验数据，现存的大部分准则均基于专家们的经验见解而非临床试验结果。在移植中心，经验丰富的医生、护士及资深社工组成的团队对准备移植的患者进行审慎的临床评估和深入讨论。多数移植候选人是由血液学家或肿瘤学家转到移植中心的。移植候选者先前诊治的相关信息——包括初诊时的检查结果、以往的药物治疗或放射治疗，以及对这些干预措施的反应和他们心理社会层面的信息都非常重要。

二、提供给患者的书面信息

在与移植中心的医务人员见面之前，患者应该收到至少包括关于移植的基本原理、准则、可能引发的并发症及移植后的预期治疗效果的教育资料。随着互联网的发展，越来越多的患者能获得更多的信息，但同时因为相关材料的质量参差不齐，也可能会被误导。

在首次拜访前，许多移植中心已经通过邮寄的方式提供给患者及其家属相关的书面说明、磁带或者压缩光盘。另一个获取信息好方法是通过血液和骨髓移植信息网，网址为 https://www.bmtinfonet.org。

对于准备接受造血干细胞移植的患者来说，能从接受过移植的患者身上获取相关经验是非常有帮助的，这比从聊天室中获取的容易误导的信息要有用得多。

三、患者首次来访移植中心

对许多患者来说，对移植中心的首次拜访是咨询是否有移植指征的开端。通常相关人员会详细探讨对于该患者而言，移植的潜在危险和获益。根据相关检查及数据，医生应该能初步判断患者是否适合移植，同时提供给患者预期的治疗流程、可能出现的并发症、预期的移植结果或其他可供选择的治疗手段等相关信息。对于大多数患者来说，交流时应该用简单易懂的语言，同时需要解释清楚医学术语，避免缩略语句。简明的图解或者总纲有助于患者的认知理解。而对于少数有良好知识基础的患者来说，可以把侧重点放在一些特殊的事项上。

大多数患者生病之前从来没有听说过“异基因”“自体”“单倍体”和“移植物抗宿主病”等词汇，应该告知患者来自供者的少量造血干细胞能通过自身生成的血细胞重建整个造血系统。获得相关知识的患者在以后的治疗过程中会更积极。

最后，我们在跟患者交流时，医学术语需要谨慎选择。比如对大多数患者而言，微移植听起来像一个简单的治疗措施，没什么意外。然而，即使在经验最丰富的移植中心，低强度的异基因造血干细胞移植后 100 天的非复发死亡率至少为 5%，而 2 年以后接近 20%，这样一个“简单的治疗”直接或者间接导致患者死亡时该怎么向患者配偶、父母或子女交代呢？

四、给患者咨询的相关建议

每个医生或相关人员应该建立适合自身习惯的患者教育及问询步骤。如 Karl Blume 医生建立的简单的四问（为什么，怎么做，什么时候，什么事）系统在调研过程中非常有用。

1. 为什么需要做移植？例如：移植相关知识以及其他治疗手段的讨论。

2. 移植过程如何进行？包括预处理的不良反应，移植过程本身（包括对供者的影响），移植物抗宿主病发生的原因以及症状、如何防治以及其他的不良反应和复发。

3. 移植该什么时候进行？例如，复发的急性白血病移植开展较快速，而多发性骨髓瘤的患者可能需要等待数月甚至数年直到移植的准备工作开始。

4. 对于个体而言移植能够获得什么样的预期效果？提供一个数据范围比一个精确的数值更值得推荐。

患者倾向在咨询的时候录音，以便事后可以再回顾这些信息。医生应该鼓励患者记笔记、写下自己的疑问。我们习惯给患者寄一份初步的咨询信。移植工作人员与患者及其家属之间的信任在整个移植前、移植过程中以及移植后非常重要。患者准备得越充分细致，越理解诊疗经过、治疗的预期以及风险，越容易经过心理、生理上的引导度过人生最具有挑战的阶段。可能需要的生命支持措施应该在移植开始前提及。约 10% 的患者在移植前就需要重症监护室收治，并且通常移植后 2 个月也在重症监护室度过 [1, 2]。尽管重症患者的治疗取得明显进步，但移植后需要机械通气的患者死亡率高达 87%[3]。

临床医生需要数年才能获得足够的经验、医学知识以及临床决断，从而能恰当地处理好患者发生的问题，就个人而言，这是一个持续改善的过程，同时，也越来越意识到患者的治疗选择与自身知识及治疗后的预期密切相关。这显然需要一个高度舒适的环境以提出一个符合患者治疗意愿的医疗措施，但也和严重的治疗相关并发症的发生率和死亡率相关。即使在最理想的条件下，自体移植也与大约 5% 的早期死亡率相关，仍然有 10% ～ 25% 的异基因移植患者非复发死亡，原因包括 GVHD 或 GVHD 相关的并发症，如严重感染、肝窦阻塞综合征、长期的免疫缺陷或继发性恶性肿瘤。

患者和家属需要咨询医生后得知，准备进行的治疗是为了给治愈这危及生命的疾病提供一个可能，如果期间发生了一个严重并发症，有可能会导致患者的早期死亡。尽管如此，当破坏性的并发症发生以后，移植前会面期间的解释经常被遗忘。患者及其家属的绝望心情导致很少保留着先前的信息。因此，如果可能，应该向患者提供最初咨询的书面副本。有关癌症患者的一项随机试验显示录音带可提高患者满意度，并加强对诊断信息的回忆 [4]。

死亡相关问题需要尽早提及。许多患者可能会犹豫提出这个问题，但实际上在公开谈论的时候会松一口气。这个问题在关系复杂的家庭（分居但未离婚的夫妇、未结婚的夫妇，有时也有孩子、兄弟姐妹、父母或继父母，他们希望做出决定但患者没有授予资格）中尤其重要。因此，在一开始就提出这些问题比最后提出要好。回顾性分析表明，那些讨论过生命支持计划的患者预后更好 [5]。

表 29–1 列出了和移植候选人商议中应处理的关键问题和一些主题。该列表只提供指导方针，应根据医生或患者的实际情况进行删减或扩展。

五、永久性不孕不育的问题

对许多年轻的移植候选人来说，大剂量预处理和移植后高概率的永久性不孕不育是一个主要问题。只有数量有限的患者能通过精子和受精卵冷冻保存等现代技术克服这种问题。不幸的是，由于最初用于诱导治疗的联合化疗的影响，许多年轻男性无精或者弱精。而体外受精后，许多年轻女性受精卵植入失败。即使受精成功，怀孕成功率仍然极低。

少数男女能自行恢复生殖功能，移植后数年诞生健康的宝宝 [6]。这些患者移植时通常还是儿童或青少年。移植的时候不可能预测出哪些患者能够恢复生育能力。然而，应该指出的是，使用大剂量环磷酰胺预处理治疗的再生障碍性贫血患者往往是可以在移植后的几年里生育的。更多关于移植后不孕不育、性行为、生活质量和长期延迟影响等信息，请参照第 32、33、34 和 104 章。

最近的减低剂量预处理方案引入移植可能会使

表 29–1　咨询会议时与移植候选人和他们的家人应讨论的主题和问题

Ⅰ. 理由（为什么向您推荐移植？）
Ⅱ. 原理（移植是如何执行的？）
  A. 自体与异基因移植
  B. 筹备规则
    1. 选择高剂量或低强度的方案（有或没有放疗）
    2. 与高剂量治疗相关的风险
      a. 恶心、呕吐、腹泻
      b. 体液潴留
      c. 静脉疾病 / 静脉窦阻塞综合征
      d. 骨髓抑制、免疫抑制和相关的感染性并发症
      e. 黏膜炎和口腔及咽喉疼痛
      f. 环磷酰胺后出血性膀胱炎
      g. 环磷酰胺后的心肌病
      h. 依托泊苷后的皮炎
      i. 亚硝脲药物后的肺炎
      j. 输血支持
      k. 暂时或永久脱发，特别是在白消安之后
      l. 不孕不育
      m. 白内障
      n. 第二种或继发恶性肿瘤
  C. 造血干细胞移植
    1. 骨髓或外周干细胞移植
    2. 与移植物输注相关的风险
      a. 过敏反应
      b. 冷冻保护剂引起的不适
      c. 移植失败和移植排斥
  D. 移植物抗宿主病的风险
    1. 急性 GVHD 的症状和预后
    2. 防治急性 GVHD 的药物
    3. 免疫抑制药物的不良反应
    4. 慢性 GVHD 的症状和预后
    5. 防治慢性 GVHD 的药物
    6. GVHD 引起的免疫缺陷，包括细菌、真菌、病毒和其他感染
  E. 移植术后复发的风险
  F. 移植后死亡的风险
    1. 财务、遗嘱
    2. 长期医疗授权书
    3. 生命支持的使用
Ⅲ. 移植时间（什么时候进行手术？）
    1. 很快，例如进展型急性白血病
    2. 几周或几个月内，例如缓解的急性白血病
    3. 选择性移植，如早期滤泡型小裂细胞性淋巴瘤
Ⅳ. 预期结果（候选人对移植有什么期望？）
    1. 基础疾病和缓解状况
    2. 捐献者 – 受赠方的兼容性
    3. 候选人的身体状况
    4. 并发症情况
    5. 先前的治疗
    6. 营养状况
    7. 移植候选人的年龄
    8. 以前的感染
    9. 输血历史
    10. 其他个别方面
Ⅴ. 其他重要问题
    1. 精子银行，体外受精卵
    2. 尼古丁、酒精或吸毒等习惯
    3. 需要患者和照料者积极参与整个过程
    4. 包括随机化在内的临床试验的理由和必要性
    5. 在移植中心停留的时间
    6. 回家和工作
    7. 性生活
    8. 完全恢复的时间
    9. 生活质量的问题

更多的患者保留或恢复生育能力。然而这种治疗方案主要用于老年人，因此相关信息仍然缺乏，但保持谨慎的乐观还是合乎情理的。

六、移植程序的选择

大多数患者到达移植中心之前已经被告知他们需要移植。但是当他们听到有许多不同类型的移植：自体移植、异基因移植，偶尔还有同系移植时，许多患者感到惊讶。医生必须以最好的判断能力、知识以及移植中心的经验，建议患者根据自身情况考虑最有可能成功的移植程序类型。

七、应该引用哪些结局数据

对患者来说，最重要的一个问题是预期的总生存。下面所述的信息中，患者的缓解状态和年龄是最有价值的预测因素。随着年龄的增长，伴随减低剂量预处理方案的运用，预后相对较差。理想情况下，每个移植中心均应建立一个丰富的数据库，从中可以根据疾病种类、缓解状况、年龄等因素生成相关预后信息。如果没有这样一个强大的工具，相关咨询医生该引用哪部分数据呢?

最近美国一项涉及 163 个移植中心的研究显示了一个显著的“中心效应”，即异基因移植后 100 天死亡率在有较高患者医师比及医生在非工作时间积极回应的中心偏低[7]。来自经验不足中心的数据相对较差。移植中心在患者咨询时应引用本中心特定的结果（如果有的话）或来自大型国家和国际上骨髓移植数据。

八、患者听到和记住什么?

患者带着治愈的希望来到移植中心。对于咨询

期间获取的大部分信息，患者通常过于乐观。Dana Farber 癌症研究所的分析报道显示患者和医生之间对于移植成功的预期存在显著差异[8]。这项前瞻性的研究对 313 例自体或异基因移植患者及其医生，关于进行或不进行移植能达到的结果预期及治疗相关死亡率的问卷调查，并获得 263 位患者的治疗相关死亡率以及 1 年无病生存时间数据，这些数据见表 29–2。当造血干细胞移植预期倾向有利的时候，患者和他们的医生有相对一致和准确的期望。然而病情严重的患者没有认识到相关的风险。这项研究表明进一步加深与移植候选者的沟通是当务之急。

九、第二次咨询会面

第一次到移植中心咨询后，患者应被允许有足够的时间（几天）以思索获得的铺天盖地的信息。在第二次咨询会面时移植医生应该确保患者了解拟议中治疗的各个方面，无论是从总体上还是细节上。应该留出足够的时间以阐述移植治疗及其潜在的并发症。

在与患者的第二次会面中，先进的与护理计划有关的问题，包括需要安排财政事务、遗嘱、持久的授权书和使用生命支持的可能性（如果需要的话），应该委婉但清楚地提出并讨论。一项涉及 155 名造血干细胞移植患者的研究显示 69% 的人指定了医疗代理，61% 准备了一个房地产遗嘱，63% 讨论了他们获得家人和朋友支持的希望。与此形成鲜明对比的是，只有 16% 的患者与他们的临床医生交流过他们的生命支持的选择[9]。

十、何时不建议移植

目前无法建立普遍适用的最低成功率确定的标准。患者和整个医疗保健团队需要记住，10% 的长期无病生存率意味着 10 名患者中有 9 人迟早会复发或非复发死亡。例如，大多数中枢神经系统浸润的患者已经接受了相关治疗，包括到达移植中心之前进行辐照。他们将需要进一步的中枢神经系统治疗（辐照和鞘内药物注入），这使得他们获得脑白质病（一种毁灭性的致人衰弱的疾病）的风险增高。虽然不是所有这样的患者最终会出现广泛的智力缺陷，但是如此长期的并发症需要仔细考虑，特别是即使轻微的神经系统表现也会严重影响移植患者未来的生活质量。

数次复发的急性白血病患者表现出一个类似的困境。他们在移植之后，疾病持续存在或复发的概率仍然很高。除非新的治疗方法克服阻力以探索性实验的形式进行，对这些患者不建议移植。

当然，患者期待一切都能解决，而许多医生在为这些困境中的患者提供咨询时忘记长期移植随访数据显示，反复复发的急性白血病患者预后是非常令人失望的[10]。最后，需要认真考虑无关供者给难治或预后非常差的患者提供细胞的身心压力。我们移植前移植后有多少时间能考虑捐赠者呢？老实说，很少。移植工作的负面结局会影响许多捐献者几个月甚至几年，他们可能会遭受情感损失，例如失败感、内疚感，特别是如果患者死于 GVHD 时。不用说，所有相关的捐献者也面临同样的问题。有关移植供者需要考虑的信息，请参见第 37 章。

表 29–2　患者和医生对移植成功估计之间的差异[8]

	患者数量[a]	移植后治疗成功比例		移植后治疗不成功比例		实际上的无病生存率（95%*CI*）[b]
		患　者	医　生	患　者	医　生	
移植类型						
自体移植[c]	94	20	7	70	32	44（30 ～ 58）
异基因移植	169					
疾病状态						
早期	78	20	8	80	62	52（40 ～ 64）
中期	71	13	7	73	42	32（21 ～ 44）
晚期	20	19	7	80	31	10（0 ～ 23）

a. 5 名患者未提供不进行干细胞移植的治愈评估，3 名患者未提供干细胞移植的治愈评估；b. 2 年；c. 中期患者 9 例，晚期 4 例

十一、如何为寻求多种意见的患者提供咨询

被诊断癌症是任何人生活中最具破坏性的事件。患者非常关心他们未来的健康，渴求得到最好的治疗，从而恢复到他们未患病的状态。因此，许多患者寻求第二种甚至更多的治疗选择，特别是面临风险较高的治疗如移植的时候。我们都遇到过一些带着一堆资料到处咨询期望获得另一种意见的患者。他们显然需要非常仔细的指导，往往需要花费数小时。

我们需要解释的是，不同中心的移植程序仅在细节上有所不同。原则上，我们拥有相同的理念，即大剂量或减低剂量预处理的方案后造血干细胞的输注。而引起差异的是一个移植中心的经验和提供的护理。此外，许多学术中心可能会提供仍在临床试验阶段的治疗新方法，而其他机构不提供。

负责咨询的医师的任务是引导担忧而困惑的患者做出一个最重要的决定，同时客观地解释移植或其他治疗方案的利弊，例如，纽约 Memorial Sloan Kettering 癌症中心的移植物 T 细胞清除，相对于 Fred Hutchinson 癌症研究中心或斯坦福医院移植后患者的免疫抑制。在这种情况下，患者 – 医生关系恢复到它的基本含义。最终，大多数患者会选择他们觉得最舒适并且他们理解其中一种治疗基本原理的移植中心。

十二、新来的外国患者

许多来自其他国家的患者都不适应美国人坚持在他们和家人面前公开讨论所有相关问题的习惯。他们可能更习惯于掩盖不愉快的事实。此外，可能存在许多不同的饮食偏好和文化，建议营养师早期跟进。涉及侵犯身体如内镜检查、活检和尸体解剖等具有极大敏感性的问题，需要特别解释。因为患者的原籍不同，期望和需求差异较大，本章不能提供详细的规则。应该在患者到达之前获知语言倾向，同时，合适的翻译服务对患者教育及知情同意至关重要。家庭成员不应作为中间的翻译人员，因为这可能会因个人内心信息的披露引起相关冲突。例如，一些家庭成员可能不希望他们的亲人承担负面的信息。此外，家庭成员很难同时提供情感支持并担任翻译。

十三、临床试验问题

过去 50 年在移植领域取得的所有进展都是基于精心设计的临床前研究和精心进行的前瞻性临床试验。几乎每个移植中心都进行一项或通常几项临床试验。没有患者参与，这样重要的试验是永远不可能开展的。因此，所有患者都应尽早了解临床试验相关信息，并鼓励参与其中。患者同时作为一个研究对象的理念，以及医生作为临床调查员的角色和责任应该在第一次和以后的咨询中解释清楚。临床研究的规则也应该解释清楚。

大多数患者和一些医生没有明确了解随机试验的基本原理和必要性。这些临床研究工作是为了把新的治疗方法与以前使用的方法进行对比。应该向患者解释，新方法可能优于旧方法，或者效果等同，甚至劣于旧方法。如果知道答案，试验就是多余的。

在第一次或第二次咨询期间，患者应获得一份知情同意书的副本。非英语母语的患者通常需要翻译员的帮助，或取决于移植中心的地理位置，知情同意通常需要用其他语言写成的。只有在所有的问题都得到了令人满意的答复，并符合机构标准和联邦标准时知情同意过程才算完成。有利益冲突的调查人员需要给患者提供他们的相关信息。

十四、影响治疗结果的因素

一些移植前的因素和条件强烈影响治疗结果，从而影响对患者移植的建议。

（一）疾病和缓解状况

此文将提供不同疾病不同的缓解阶段自体或异基因移植的最新治疗结果。疾病状态及化疗的敏感性对自体和异基因移植效果影响显著。读者会发现急性白血病、非霍奇金淋巴瘤和大多数其他疾病一样，移植前的缓解状态对长期无病生存率影响较大。

为了评估患者的移植资格，对有关疾病状态的最新临床信息必须重新审查，如果现有的信息不准确，需要重新获取相关信息。例如，对于第一次完全缓解的急性白血病患者，如果骨髓检查是在 1 个月前进行的，必须重新检查（如活检、细胞遗传学和分子遗传学检查等）来评估当前疾病的进程。对于某些情况，例如 MDS，建议移植的时机 [11] 也是基于一个广泛使用的国际预后评分系统，其中包括

细胞遗传学检查、原始细胞数和血细胞计数。

急性骨髓损伤患者接触有毒物质后可能需要对其骨髓细胞数量及功能重新评估，以检测是否有自发的恢复迹象而无须移植治疗。

准备接受自体移植的患者因接受过广泛和长期的药物（特别是烷基化药物）和放疗，所以需要详细的细胞学、细胞遗传学甚至分子生物学检查排除任何导致骨髓增生异常或白血病发生的克隆异常[12, 13]。

实体肿瘤患者应该重新进行分级检查以排除颅内、肝脏或其他地方的转移，这些是影响早期复发的重要因素。

（二）供体 – 受体的兼容性

许多患者转诊到移植中心准备进行异基因移植时已经配型过，并且存在一个有意向的供者。移植中心应在自己的实验室复测配型结果，以确保数据的准确性。毕竟，移植团队负责患者的后续治疗，因此重复该项检查是完全合理的。

配型结果影响异基因移植的供者选择，也影响在咨询会面时与患者的讨论。无关供者或自体移植患者利用粒细胞集落刺激因子动员的外周血干细胞现在已成为最常用的移植物[14]。

过去 20 年来，无关供者的干细胞移植领域已经取得了显著的进步，特别是通过提高对主要组织相容性复合体的理解（见第 10 章）和引进 HLA 来选择供者[15–18]。移植中心应承担供者选择的基本方向和负责寻找无关的捐献者。基于大型回顾性分析，无关供者的移植成功率正在不断提高，能与 HLA 配型相同的亲缘捐献者结果媲美[19–25]。尽管如此，异基因造血干细胞移植供者的首选来源仍然是 HLA 配型相同的同胞，而不是一个更年轻的 HLA 匹配的无关供者[26]。

一项比较无关供者外周造血干细胞与骨髓移植效果的随机试验已经完成[27]，在总生存率或复发率上没有显著差异，但接受外周造血干细胞的患者慢性移植物抗宿主病的发病率要高。一项类似的试验结果显示，接受亲缘的外周血干细胞的患者无病生存率要比接受骨髓的高[28]。而长期随访结果显示，随机接受外周血干细胞的两组患者其慢性 GVHD 发病率或免疫抑制治疗的持续时间没有差别，因此最佳干细胞来源可能会被修订，无论捐献者是否有血缘关系或无关。同时，一项长期的研究结果验证了外周血干细胞动员的安全性，3928 例捐献者白血病发病率并没有增加[29]。第 41 章提供了更多细节。

脐带血及半相合干细胞来源[30, 31]最近几年增加了。由于这些供体资源，现在有更多的患者能够成功地接受干细胞移植。在血液恶性肿瘤治疗中运用这些来源的供者细胞仍然存在几个问题。捐献者的最佳选择取决于特定的患者或疾病情况。在一项无全相合供者的白血病或淋巴瘤患者的研究中，半相合供体者干细胞与脐带血干细胞的移植效果的随机对照试验正通过 BMT CTN 招募入组患者。

（三）身体状态

癌症大剂量治疗的破坏性，合并或不合并放疗影响，总是会造成一定程度的与治疗相关的毒副作用，有时候会导致死亡率和非复发死亡率上升。因此，准备移植的患者必须处于良好的身体状态。60 多年前由 Karnofsky 等引入的身体状态评分系统仍然是临床医生评估患者的有用工具[32]。普遍认为，患者的身体状态分数应在 70% 或以上才有资格移植。许多合作组遵循此要求招募患者，而一些团体采用自己的评分制度，例如，东方合作肿瘤学组使用 0 ～ 3 分评分系统，0 分代表无症状，没有任何疾病的证据。

Karnofsky 评分系统是 Sullivan 和 Siadak 为移植患者调整的[33]（表 29–3）。此分级系统还可以用于描述移植后的体能状态。根据分级系统，移植后早期（异基因移植第 100 天后）的最佳得分为 70%。

以前移植要求患者年轻充满活力，这在过去 10 年发生了很大的变化。越来越多的临床试验研究减低剂量预处理方案的运用[34–41]。这种新的方法在很大程度上依赖于来自供者 T 细胞的移植物抗恶性肿瘤的作用。与以前的高强度预处理方案相比，该方案毒副作用较小，因此，移植后几周造成的广泛病变没有发生，并且可以在门诊上适用这种预处理方案。使用减低强度方案，可以治疗年龄较大或因为严重的并发症而排除在外的患者。因此，年龄大不再是异基因移植的禁忌证[42]。越来越多的研究把重点放在身体年龄和潜在疾病，而不是实际年龄上[43]，目前正在火热开展中，但是，我们应该意识到，这些患者仍然面临所有异基因移植治疗恶性肿瘤的相关问题，即 GVHD、感染和复发。唯一改变主要是降低了移植后第一个月观察到的毒性。许多回顾性研究显示大剂量和减低剂量预处理两组的血液系统恶性肿瘤患者总生存没有显著差异[44–51]。然

表 29–3　Karnofsky 功能状态评分标准[32]

评　分	具体细则	普遍标准
100	正常，无症状和体征	能够自主活动，不需要特殊帮助
90	能进行正常活动，有轻微症状和体征	
80	勉强可进行正常活动，有一些症状或体征	
70	生活可自理，但不能维持正常生活工作	不能工作，生活大部分能自理，需要一定的帮助
60	生活能大部分自理，但偶尔需要别人帮助	
50	常需人照料	
40	生活不能自理，需要特别照顾和帮助	生活不能自理，需要机构或医院人员帮忙；疾病在快速进展
30	生活严重不能自理	
20	病重，需要住院和积极的支持治疗	
10	重危，临近死亡	
0	死亡	

而，死亡原因却有所不同。接受大剂量预处理的患者更有可能死于相关毒性，而接受减低剂量方案的患者更有可能因复发而死亡[52, 53]。一项比较形态学缓解的急性髓系白血病和 MDS 患者两种方案的前瞻性随机试验正通过 BMT CTN 招募入组患者。

（四）对潜在疾病的提前和维持治疗

自疾病诊断开始，每一种药物、每一次辐射暴露都对患者有长期累积影响。例如，霍奇金淋巴瘤患者准备移植并考虑全身照射或接受高剂量的硝基脲类药物治疗时，过去十余年接受过标准辐射剂量治疗是一个重要的危险因素。蒽环类药物，这种广泛用于白血病和淋巴瘤标准治疗的药物，众所周知具有累积的心脏毒性，因此可能限制预处理方案中心脏毒性药物的使用。幸运的是，新研发药物可能减少这些不利的影响，如伊马替尼用于异基因移植前慢性髓系白血病患者的治疗[54]，能减少 Ph 阳性急性淋巴细胞白血病或高风险慢性髓系白血病移植后复发[55]。此外，利妥昔单抗，这种广泛用于 B 细胞淋巴瘤移植前治疗的药物，也可用于自体移植后巩固治疗方案[55]。最后，在减低剂量自体移植后，多发性骨髓瘤的“整体治疗”继续进行[56, 57]。随机试验评估急性髓系白血病患者服用 FLT–3 抑制药及 MDS 患者口服去甲基化药物是降低未来移植后复发风险的手段。这些药物如何影响移植的总体毒性目前尚不清楚。

（五）共存疾病

非常有必要通过仔细地询问病史和体格检查及一些客观的检查来明确患者的器官功能。此外，预处理相关毒性对于所有即将暴露于最大耐受剂量的化疗药物（有或没有放射治疗）的自体移植患者来说，仍然是一个重要的挑战。

移植前 HCT–CI 已经建立起来并运用于临床中[43, 58]。在回顾性分析中，得分较低（0）、中分（1 ～ 2）和高分（≥ 3）的患者 2 年的非复发死亡的累计发生率分别为 7%、19% ～ 21% 和 27% ～ 37%。HCT–CI 的组成因素见表 29–4。成年患者自体或异基因移植的一般资格标准见表 29–5。一些关系密切的重要器官功能在下面讨论。

1. 心脏评估

50 岁以上或大量接触蒽环类药物的患者可能会面临心脏问题，特别是当大剂量环磷酰胺是预处理方案一部分的时候[59–61]。根据我们和其他中心的经验，移植后出现危及生命的心脏毒性是罕见的，发生率在所有的移植患者中不到 2%[62]。二维心脏超声结果显示射血分数小于 50% 以及以往的充血性心力衰竭是临床心脏毒性的重要独立相关因素[63]。许多癌症研究合作小组以及一些保险公司坚持使用放射性核素检查心室功能作为患者纳入临床试验或财政支持的一项要求。没有理由坚持对所有移植患者进行多门控采集扫描的检查[64]。依靠二维超声心动图（如果指的是运动负荷下的超声心动图）可以减少相当一部分财政支出。二维心脏超声的其他优势还包括评估瓣膜的能力，是既往瓣膜病史或心脏检查异常患者首选的检查手段。在 MDS 和急性髓系白血病患者中进行的回顾性研究表明，对一些患者诱导化疗前的心脏评估缺乏依据[65]。而移植前心脏 X 线检查的必要性评估缺乏相关研究。

2. 呼吸功能评估

肺功能测试，如用力呼气量、用力肺活量和肺弥散功能在移植前评估中的地位显著[66–70]。在儿童和成人中，移植前这些参数下降提示移植后特别是发生慢性 GVHD 时呼吸功能障碍[70]。自体移植患者移植前肺功能测定的证据并不十分确切[71]。最近

表 29-4 移植特异性并发症指数评分[87]

并发症	定 义	分 数[a]
偏头痛 / 头痛		0
骨质疏松症		0
骨关节炎		0
高血压		0
胃肠道	包括炎症性肠病	0
轻度肺功能损伤	肺弥散功能和（或）FEV_1 > 80% 或中度呼吸困难	0
轻度肾功能损伤	血清肌酐 1.2 ～ 2mg/dl	0
内分泌		0
出血		0
血栓	深静脉血栓形成或肺栓塞	0
哮喘		0
心律失常		1
心肌疾病	冠状动脉疾病、充血性心力衰竭或医学记录的心梗史，EF ≤ 50%	1
轻度肝功能损伤	慢性肝炎，胆红素>正常上限 –1.5 倍正常上限，或 ALT/AST >正常上限 –2.5 倍正常上限，	1
脑血管意外	短暂性脑缺血发作或脑血管意外史	1
病态肥胖		1
糖尿病	需要治疗	1
抑郁 / 焦虑		1
感染	需要继续治疗	1
结缔组织病	系统性红斑狼疮，类风湿关节炎、多发性肌炎、混合结缔组织疾病，风湿性多肌痛	2
中度肺功能损伤	肺弥散功能和（或）FEV_1 66% ～ 80% 或轻微活动气喘	2
消化道溃疡	需要治疗	2
中重度肾功能损伤	血清肌酐> 2mg/dl，透析时，或在肾移植前	2
瓣膜性心脏病	除了二尖瓣脱垂	3
先前的实体瘤	需要化疗	3
中重度肝功能损伤	胆红素> 1.5 倍正常上限或 ALT/AST > 2.5 倍正常上限	3
严重肺损伤	肺弥散功能和（或）FEV_1 ≤ 65% 或休息时气喘或缺氧	

FEV_1. 一秒用力呼气量占用力肺活量比值；ALT. 丙氨酸氨基转移酶；AST. 谷草转氨酶

a. 总分是移植时所有共存疾病的总和

数据表明，单独的肺功能结果不能作为移植的排除标准，但应该被视为整体评估的一部分[72]。

3. 肝脏功能评估

通常在移植前后常规进行肝功能测试来预测或检测肝脏功能损害。一位准备移植的患者入院时转氨酶的升高与移植后肝窦阻塞综合征的发生有显著关联。与此并发症相关的其他危险因素包括万古霉素的使用、移植前阿昔洛韦和吉妥珠单抗的使用，以及腹部的放射治疗。不同移植中心的移植后肝窦阻塞综合征的发生率差异很大，从不到 2% ～ 50% 以上不等[73, 74]。很有可能移植患者的选择、供受者的相合程度，还有严格控制患者的体液状态，能在

表 29–5　自体或异基因移植的一般资格标准

标　准	异基因移植	自体移植
年龄	没有严格的年龄限制	没有严格的年龄限制
Karnofsky 评分	70 ～ 100，用于高剂量 ≥ 50，减低剂量	70 ～ 100
左心室射血分数	> 35%	≥ 40%，BEAM 方案 ≥ 50%，环磷酰胺
肺功能测试：用力肺活量	≥ 60%	≥ 60%
肺弥散功能	≥ 35%	≥ 50%
肾功能	≤ 2mg/dl	≤ 2mg/dl，除非是骨髓瘤
肝功能	无肝硬化	无肝硬化
心理健康	充分的心理社会和财政支助	充分的心理社会和财政支助

这种综合征的发生或预防中发挥重要作用。熊去氧胆酸作为移植后的预防策略的运用，降低了肝窦阻塞综合征 [75] 的发病率。

4. 肾功能评估

肾功能测试是所有移植中心的标准要求。血清肌酐低于 1.5mg/dl（成人患者）和肌酐清除超过 60ml/min 符合移植资格标准。由于移植中经常运用的几种药物有潜在肾毒性，如钙离子拮抗药、万古霉素、膦甲酸钠等药物，良好的肾功能是移植前评估的重要组成部分。然而，在本中心，也有一些患者通过透析成功度过了异基因移植。但是，在使用高剂量美法仑和自体移植的多发性骨髓瘤患者中，即使是肾功能高度异常的患者仍然可以移植成功 [76]，并且有些因多发性骨髓瘤造成肾功能衰竭的患者，移植后肾功能改善 [77]。虽然透析依赖并不是移植的绝对禁忌证，但移植后肾功能衰竭与死亡率增加有关 [78]。

（六）营养状况

应该由经验丰富的营养师进行营养评估，包括探索患者的饮食习惯，应该包含在移植前评估过程中。有关详细信息，请参阅第 99 章。

极端营养状况，如厌食症或病态肥胖需要经过特殊的考虑和咨询。营养不良患者可能需要在移植前通过肠内或肠外营养改善他们的一般状况，而患有过度肥胖的患者建议在营养师的指导下减轻体重，前提是潜在疾病允许移植程序的延迟。

Fred Hutchinson 癌症研究中心的一项包含 2238 位患者的大型临床研究证实，体重影响异基因移植后的非复发死亡率 [79]。这项研究显示，患者的实际体重在理想体重的 95% ～ 145% 之间非复发死亡率较低，而低于 95% 或超过 145% 的患者存活率下降，而实际体重小于理想体重 85% 的患者预后最差。在斯坦福大学医学院一项包含 473 名接受高剂量联合治疗然后进行自体移植的血液系统恶性肿瘤患者的研究显示，营养不良或极端肥胖的患者预后最差 [80]。

预处理方案中药物剂量的调整通常依据标准体重而不是实际体重，这将会导致严重的剂量不足，从而带来相应的后果如免疫抑制不足和对肿瘤细胞的杀伤作用减弱。为了解决这个问题，一些移植中心在他们的临床协议中使用公式计算调整后的标准体重，即标准体重加上实际体重和标准体重差值的 50%。例如，如果患者的标准体重为 80kg，而实际体重是 130kg，则调整后的标准体重将是 105kg。类似的处理也可以用于通过患者的体表面积确定药物剂量时。

对于几种药（白消安、环磷酰胺等），药效学监测比体重对剂量的决定更有意义（见第 19 章）。

（七）合并评估

通过评估移植前患者特定的因素来确定移植后结果仍在研究。目前三种最常用的评估系统包括欧洲血液和骨髓移植风险评估系统 [81]、死亡率移植前评估系统 [82] 以及 HCT–CI [58]。很少有研究比较这些风险评估模型。一项研究比较了 HCT–CI 与 PM 风险评分，并发现 HCT–CI 是最好的非复发死亡率预测模型 [83]。此外，还有研究证实 HCT–CI 的有效性 [84]。这些系统的推广应用中最主要的问题是测试者的主观性，这可能相当高 [85]。本文总结了 HCT–CI 模型的组成部分，见表 29–4。未来的预测模型将融合患者特定因素以及疾病相关的影响因子 [86, 87]。

（八）移植候选人的年龄

1. 异基因移植候选患者的年龄

在异基因移植的早期，成功的结果主要限于儿童、青少年和年轻成年人。而在 1986 年，两组研究 32—54 岁及 45—68 岁相对年长的患者高剂量治疗和异基因移植的结局取得了令人鼓舞的结果 [88, 89]。年龄与移植资格的关系对 MDS 等疾病的患者尤其重要，因为年龄增长和疾病的发生密切相关。回顾性研究表明，65岁以下的患者能够耐受高剂量预处理及亲缘供者移植[90]。此外移植后的结果似乎与年龄、预处理的强度无关，而与移植前疾病状态相关[91]。

毒性较小、强度较低的预处理方案的使用使得异基因移植在60—75岁年龄组患者中能够开展[34, 38, 92, 93]。一项CIBMTR的回顾性分析表明，40岁或40岁以上的MDS或急性髓系白血病减低剂量移植的患者，年龄并没有对总体预后产生重大影响[42]。我们中心类似的一项包含372名年龄在60—75岁患有各种血液恶性肿瘤患者的研究显示，年龄对总生存率、非复发死亡率、无进展生存率或急性GVHD的发病率没有影响[94]。5年总生存率和无进展生存率分别为35%和32%。这进一步强调了移植前应该综合考虑所有的存在疾病，而不是特定的单一因素。

2. 自体移植候选患者的年龄

几个移植中心分析了年龄对自体移植结果的影响[95–99]。虽然似乎有一个研究显示超过50岁的患者移植后早期非复发死亡率的风险增加，但似乎没有依据排除老年患者自体移植。大部分有关年龄和移植后结局的数据来自多发性骨髓瘤的患者[99–101]。一项回顾性研究显示单独的年龄因素不应该作为淋巴瘤患者自体移植的禁忌证[102]。

（九）民族、种族和社会经济问题

移植的决定必须考虑到患者的整体情况，这些还包括心理社会方面。生活环境当然发挥作用，患者是否有一个成功的移植结果与社会经济因素相关，如移植前接受过良好的牙科和医疗服务等。一项6207位患者的回顾性研究显示，接受大剂量治疗随后进行无关异基因移植的患者中，社会经济地位较低的患者总生存率更差。总生存率下降主要由于治疗相关的死亡率增加，这意味着与疾病无关的因素也是重要的移植后结局的决定因素，这些非疾病相关因素至少在一定程度上包含社会经济状态[103]。

不同民族和种族的移植可行性存在多个问题。虽然社会经济因素在自体和异基因移植中都起着一定的作用，但在异基因移植中差异更大，可归因于干细胞的来源[104]。大量的研究探索了种族对自体及异基因移植的影响[103, 85–108]。一项包含1366位自体移植患者的研究显示，种族和族裔与移植后的生存没有显著的相关性[105]。而一项包含2221名同胞移植患者的数据显示，非裔美国人比白人患者死亡率更高[106]，急性GVHD更严重，非复发死亡率更高，这大概是由于HLA配型错配增加和遗传多态性影响药物代谢。脐带血干细胞的广泛使用可能可以减少这种差异产生影响，例如其他不同族类患者的死亡率与白人没有显著差异。在另一项研究中，1752名接受同胞来源细胞移植的患者中，美国白人、非洲籍美国人和爱尔兰人比日本或斯堪的纳维亚队列面临的急性GVHD的风险要高得多，表明美国白人等患者可能存在更多的HLA差异[107]。尽管急性GVHD对总生存率没有显著影响。不断增加的脐带血使用可能会减轻一些种族差异对移植的影响[109]，但社会经济因素可能会继续发挥作用。

（十）既往感染

患者进入治疗阶段后比健康人更容易感染，抗肿瘤化疗和（或）放疗，或在骨髓衰竭的情况下接受免疫抑制药物如环孢素、ATG或糖皮质激素，都增加感染的发生。许多转诊到移植中心的患者既往有感染细菌、真菌或病毒的历史[110]。现代医学为我们提供了强大的抗菌药物，提高了移植后的生存率[111, 112]。更昔洛韦预防性使用极大地减少了巨细胞病毒感染造成的移植后死亡[113]。第三阶段的随机试验显示使用新的唑类化合物与使用氟康唑进行预防性治疗相比[114, 115]没有显著差异。Meta分析显示，常规使用多价静脉注射免疫球蛋白不会降低移植后的感染[116]。此外，免疫球蛋白的使用与肝炎性肝窦阻塞综合征或者肝静脉闭塞性疾病的风险增加有关。

对移植候选者移植前的评估，特别是对那些计划接受异基因移植的患者，应仔细寻找亚临床感染源的迹象，这些检查包括标准的X线，如果临床需要，可以采用CT和磁共振成像扫描[117]。一项前瞻性的研究表明，潜在疾病和白细胞计数与通过支气管镜检查获得的呼吸道样本分离真菌生物的能力相关[118]。此外，考虑疾病和捐献者来源情况，建议在移植前进行牙科检查并矫正牙齿问题。

感染艾滋病毒、乙型肝炎或丙型肝炎不是自体或以异基因移植的禁忌证[119]。当然，这些患者面临着更高的移植后病毒重新激活的潜在风险。关于特殊的感染请参阅第85～93章。

（十一）输血史

对于输过血的患者，应获得详细的输血史，即数量、种类和输注的反应。另外应询问患者粒细胞输注的使用情况，因为这可能会使患者对HLA配型更敏感。统计输血量以评估累计铁负荷也很重要。在移植的急性髓系白血病或MDS患者中，血清铁蛋白升高与较低的总生存率和无病生存率密切相关[120]。血清铁蛋白不能很好地反映铁超载，因为它在急性期也显著升高。为此，一些人质疑使用铁蛋白作为移植患者铁超载标志的合理性。最近的一项分析表明，肝脏磁共振显示铁超载的患者移植后死亡风险并没有增加[121]。另外一项回顾性研究表明移植前的输血依赖和并发症增加有关[122]，也许解释了观察到的移植后死亡率增加。最近的研究表明，许多长期移植幸存者有继发性血色素沉积病，并可能需要去铁治疗[123]。

（十二）心理评估

心理社会评估的目标是了解患者的个性和相关问题，从而最大限度地提高患者参与自身护理，并为移植后重返个人和职业生活奠定一个成功的基础。此外，更远的目标是尽量减少各种问题对移植过程和恢复的干扰。移植前家庭冲突是身心康复受损的原因之一[124]。患者过去的心理和现在状况有可能会对移植过程造成有利或有害的影响。各项评估，包括评估前对疼痛的控制，应由合格的专业人员在移植前检查时评估。此外，足够的移植资金是评估过程的一部分。表29-6汇总了心理社会评估的目的。

毒品滥用与移植的不良结局有关[125]，不受控制的毒品、尼古丁和酒精依赖是移植的排除标准。几项研究表明非复发死亡率和抽烟之间的关系[126, 127]。任何毒品依赖史提示需要在移植前进行正式的精神评估。移植前执行能力差与移植后精神错乱风险密切相关，应采取措施以确保患者出现征兆时有适当的监测和干预手段[128]。一项前瞻性研究评估了移植依从性[129]。依从性差与认知不足以及对医疗费用的担忧相关。因此，在最初和持续的来访中，适当告知患者医疗规定是很重要的，同时应告知医疗费用。

在心理社会评估中提到的几个问题与前面所描述的患者医生互动内容重叠。一些心理社会问题可以由一个以上的人进行评估，例如医生和医疗社工，并且在正式会晤时，均应该到场，以便给患者留下准备移植的印象。在这个会议上，所有医疗及社会问题均应提交给一个由移植医生、社工、护士、营养师等组成的小组，患者移植资格以及是否纳入临床试验均应该决定清楚。

表29-6 成年移植候选人心理社会评估目标

心理社会评估的目的:
1. 记录心理社会稳定性
2. 查明患者和家庭在应对机制方面的长处和弱点
3. 协助预先规划移植程序，例如安排儿童保育、交通、州和联邦项目的联系
4. 如有必要，协调任何纠正行动程序，如精神评估转诊、合规合同、药物检测以确保移植程序顺利开展
患者评估的个别领域应包括:
1. 以前处理治疗问题和危机的方法
2. 过去和现在的毒品、酒精和烟草使用情况
3. 过去和现在的精神病史
4. 了解诊断、治疗计划和预后
5. 符合以前的治疗需求
6. 动机
7. 独特的文化、宗教、识字和语言需求
8. 使用所提供信息的能力
9. 以往的活动和兴趣水平
其他重要的评估领域:
1. 在移植的所有阶段对患者的情感支持
2. 照顾者的可用性，即家庭成员或朋友
3. 就业问题
4. 高级生命支持指令，例如持久的治疗授权书，遗嘱
5. 患者应返回的环境的稳定性
6. 根据诊断、治疗和预后进行家庭调整
7. 根据移植场所进行地理迁移
8. 其他压力源，如父母、儿童、保险、交通

十五、儿童患者的特殊注意事项

（一）知情同意的问题

儿童患者的许多医疗和心理社会问题和成年患者类似，但因为儿童患者尚未成年，医生还必须注意到患者监护人的意见。这些问题中最重要的是知情同意的问题。

成年患者必须考虑移植对其配偶和其他家庭成员的影响，但最终为患者本人同意治疗。而在法律上，儿童和青少年不能签署知情同意书。儿童的主要照顾者（通常是父母）必须权衡利弊并决定最佳的选择。医生有责任提供给家长信息和方向，并帮助他们为自己的孩子做出适当的决定。同时让青少年参与决策也很重要。在我们机构，我们对幼儿（7—13岁）使用简化的知情同意，而青少年（14—17岁）采用常规的知情同意书，同时我们还需要获得父母或法定监护人的同意。此过程给予青少年和幼儿一些控制感，也让他们参与到决策过程中来。

（二）患者和父母的初次就诊

无论是婴儿、幼儿或青少年，患者是医生主要关注的问题。尽管患者父母或法定监护人签署知情同意书，医生还是应注重患者对移植过程的了解能力。患儿对他们的疾病及其影响具有一定的理解能力，应该解释清楚适合其知识层面的移植相关问题。对于不愿参与治疗相关决策的青少年，应该允许他们参与舒适度的决定。医生必须掌握孩子的情感成熟度，并提供恰当的治疗讨论。家长可能有助于医生了解患者的愿望，虽然也有一些父母无视孩子的意愿避免患儿获知严重风险和治疗后果。

（三）患有恶性疾病的儿童

患儿是否需要自体或异基因移植取决于疾病的种类和目前状态。这种情况下，必须解释清楚移植的基本原理。家长通常带着与其他父母或家人朋友交谈后形成的印象和恐惧来参加咨询会议，而家长听到的经常是错误的或夸大的内容，这些观念必须得到纠正。

恶性疾病患儿移植的适应证持续变化，如同成年人一样。尽管移植的必要性有差异，与患者讨论替代方案很重要。此前一位主治医师已经表明移植现在应该被视为一种选择介绍给患者，尽管移植医生必须根据自己的理解做出决定移植是否适合患儿，没有内在的治疗角色之间的冲突。在角色重叠的中心，医生必须意识到潜在的偏见并仔细解释其他治疗方案，甚至为家庭提供局外人的意见。

（四）非恶性疾病患儿

尽管恶性疾病患儿占移植候选者大多数，基因和免疫异常的非恶性疾病患儿也能够从移植中获益。这些患者和他们的家庭通常要求讨论具体的疾病。符合移植条件的非恶性疾病包括即将有生命危险的疾病，例如再生障碍性贫血或重症联合免疫缺陷等。还有一些情况如虽然不会立即危及生命，但最终会导致死亡或破坏儿童的生活质量，例如镰状细胞贫血或肾上腺脑白质营养不良。

当患者因这些疾病转诊准备移植时，移植医师必须与原来的治疗专家密切合作。理想情况下，协调一致的工作将使患者更准确地了解移植的意图和可能实现的目标。它也为患者在移植后获得最佳护理奠定基础。即使移植成功，也可能存在延迟毒性，患者可能仍然容易受到原发疾病因素的损害。治疗的调整能使移植受者的生活质量最大化。非恶性疾病患者在移植前很少接受化疗。没有这种经验，患者和家庭就没有理解不良反应的知识框架，无论是预期的还是少见的不良反应都可能发生在移植预处理期间。医生必须仔细解释预处理的必要性，并使家庭放心，将尽一切努力减少孩子的不适和风险。

（五）影响患儿移植候选资格的情况

移植候选资格的评估需要综合患者目前的疾病状态和身体状况进行考虑。这两个因素都影响治疗结果和预后。有时，可能会出现移植没有任何益处的情况。在这种情况下，除了临床研究以外，应反对移植。最初大多数家庭是不能接受的，要小心和富有同情心地解释清楚，医生可以带家属去了解移植的不适和毒性，移植对于没有获益的孩子是不适合的。

对患者、家庭和医生来说，更困难的是面临移植有收益但很低的情况。在这里，坦诚地讨论也让家庭有机会提出问题并讨论他们的顾虑和期望，尽管很少决定不移植，但重要的是知道拒绝移植也是一种选择。大龄青年可能会拒绝移植，希望延迟住院以实现重要的人生愿望。无论以何种方式，这些决定都应得到医生的尊重和支持。

身体状态的评估总是带有一定的主观性，这对儿童来说更甚。Karnofsky 量表适用于成人，同时可用于大一点的孩子，学校也可以当作公司。对于年少的患儿，Lansky 量表（表 29–7）[130] 更合适，但这种量表很大程度上依赖家长的报告。更麻烦的是，该量表不适用于幼儿和婴儿。尽管已经证明移植前的身体状况测定可能与结果相关，单独依靠这些量表缺乏足够的敏感度和特异性。结合特定器官的评估可以识别更高治疗风险的患者[131, 132]。

对患有恶性疾病身体状态较差的患儿来说，目前疾病影响身体状态。孩子们没有经历过衰老和（或）不好的健康习惯带来的疾病。特定器官功能的评估必须包含以前的治疗影响，例如蒽环类药物或纵隔照射引起的继发性心肌损伤。先前治疗引发

表 29-7 Lansky 功能评分量表 [130]（适用于年龄 1—16 岁）

得分（%）	描　述
100	正常活动
90	较重体力活动轻度限制
80	正常活动，但容易累
70	生活工作轻度限制，更少进行娱乐活动
60	能起床走动，但活动受限，生活自理
50	可以自己穿衣，大部分时间卧床，可以进行安静活动
40	大部分时间卧床
30	卧床不起，不能自理
20	卧床，嗜睡，被动活动
10	无反应
0	无活动

的并发症可能会在移植过程中恶化。例如既往肺部真菌病、呼吸储备减少的患者是肺损伤加重的重要危险因素。医生对身体状态、器官功能评估及既往疾病的阐述等，能使患者和家人更好地了解移植期间所面临的风险及治疗计划。

儿童患者的器官功能评估类似于成年人，但根据患者的年龄，可能需要调整。对于低龄的患者，肺功能测试可能不可用 [133]。一些儿童医院可以对婴儿进行肺功能测试，但在移植中的价值尚不十分清楚。如果孩子经历过严重呼吸系统并发症，影像学检查和移植前小儿肺科医生咨询还是可能有用的。

两个重要因素：肥胖和铁超载，可能增加药物相关毒性，尤其是肝脏毒性。地中海贫血患者发病率和死亡率的增加与移植前肝脏铁沉积有关。但毫无疑问任何患者与铁过载存在这种联系 [120]。因此，任何频繁接受红细胞输注拟行移植的患儿，例如，先天性纯红细胞再生障碍性贫血或其他骨髓衰竭疾病，治疗相关毒性风险增高。虽然铁的累积损害心功能，但超声心动图结果显示心功能良好难以反映铁过载。

营养不良的移植患儿通常可以通过肠外营养成功管理。而移植对肥胖儿童的毒副作用的风险却并不是显而易见。对于肥胖患者来说，肝转氨酶升高可能是肝脏脂肪变性或胰岛素抵抗及高三酰甘油血症时脂肪性肝炎的征兆 [134]。肥胖、高血压、高脂血症和葡萄糖不耐受是成年人心血管疾病的危险因素，但尚未在儿童群体中得出结论。儿童，特别是青少年，更容易受到泼尼松和培门冬酶所致的高血糖影响 [135]。父母和照顾者忽视这些问题，或者允许患者进食高热量的食物从而使他们更加肥胖。

患儿父母和医生都关心移植对儿童神经认知发育的影响。如果可能的话，应在移植开始之前为所有儿童进行神经认知功能检测 [136]。这为未来发展的评估提供了参考基线，如果后期需要干预，这是很重要的参照。这对接受全身照射和（或）中枢神经系统辐照进行预处理的患儿更加重要，因为这些患者最容易发生神经认知损伤。对代谢储存障碍导致神经认知恶化的患儿，神经认知测试是必要的。移植前的神经认知能力指数较差预示移植后的结果不能令人满意，应该限制进行移植 [137]。

（六）为患者及其家人提供咨询

对于接受移植治疗的患者来说，最初的情绪困扰往往是最严重的，随着治疗的开始趋于减少 [138, 139]。同样，父母在移植之前的痛苦也最严重 [140]。因此，初次与家庭的会晤应努力解决使他们苦恼的原因。不知道对移植有什么期望是焦虑和恐惧的主要原因。医生通过提供移植的细节，允许儿童和家庭参与并在一定程度上控制未来的事件，可以帮助他们减轻压力。除此以外，还应进一步考虑父母的应对战略和家庭环境，前瞻性的研究已经表明，这些因素与移植前的压力相关 [141]。家庭的变化，特别是父母的变化有时会对患儿产生有害的影响。

对医疗事项的讨论应以量体裁衣的方式进行，并符合家庭的文化和社会背景。虽然重要的是要传达移植的基本原理、风险、利益和长期后果，但讨论最终必须满足患者和家庭的需求。一些家庭更喜欢非常详细的信息，并可能质疑治疗的特定部分的必要性，例如，全身放疗的使用。然而，其他家庭往往因太多的细节变得困惑和焦虑，更喜欢信任他们的医生，相信医生将为他们的孩子做到最好。如果需要，应允许其他家庭成员参加协商进程。单亲父母，害怕承担总责任，应鼓励带祖父母或其他支持人参加这次会面 [142]。如果治疗是临床试验，医生必须确保患者和家属都能清楚实验过程、可能的替代治疗以及拒绝或退出的权利 [142]。儿童专家到场可能增加其对所选治疗的理解。

每个家庭都带着对孩子未来的希望走到移植这

一步。移植是赢得未来的一种手段，在那一刻，家长的注意力集中在患儿安全通过这种治疗身上。尽管如此，家长必须清楚移植带来的重要长期后果，其中包括移植对智力发展、发育和生育的影响以及移植后二次肿瘤的风险[143]。

移植后的学业问题对孩子们来说并不少见。毫无疑问，因原发疾病及其治疗导致缺课使患者移植前学业已经受到挑战。某些疾病移植可能直接影响中枢神经系统，如大脑肿瘤或脱髓鞘疾病。对于血液恶性肿瘤既往的治疗，包括鞘内注射也可能影响神经认知。全身放疗可能引起未来学习困难的风险增加，虽然移植后的认知功能并不总是会下降。令人欣慰的是，除了最年轻的患者，许多研究显示患儿在移植前神经认知功能是被保留的[136, 144]。对于 3 岁以下的儿童，大多数调查显示在神经认知测试方面有所下降。在向家长传递这一信息时，必须强调智力的严重恶化是罕见的，同时，协调神经心理学家和教育工作者之间的努力可能有助于改善孩子的智力下降。身高取决于完整的骨骼和内分泌功能，放射治疗干扰了这两个系统。就像神经认知功能一样，患者的生长可能在移植前已经受到影响，而且最年轻的患者影响最严重[145, 146]。医生必须告诉患者父母，虽然生长激素治疗可能会改善孩子的身高，但是孩子成年后很可能达不到预测身高（见第 102 章）。

虽然之前讨论过生育率问题，但有几个儿童患者特有的地方。在多达一半的接受清髓治疗的患儿青春期发育滞后，接受清髓治疗的儿童，特别是包含全身放疗的时候，很少能生育[145]。而以前密集化疗的恶性肿瘤患者，生育能力可能已经降低。许多家庭往往表示，他们没有意识到这一点的可能性。即使父母了解并接受预处理相关的毒副风险和可能的不利甚至致命的移植结果，承担孩子不孕不育的责任对于许多父母来说可能是令人心碎的。医生必须清楚，对于许多文化，丧失怀孕能力具有重大的影响。减低剂量的预处理方案可能会让更多的儿童保持其生育能力，同时医学生殖领域的发展也为此带来了希望[147]。

成功的移植让孩子们有机会过上正常有意义的生活[148]，但不幸的是，会时常担惊受怕。其中一个不良风险是继发肿瘤。这种风险在一定程度上与疾病种类和预处理方案相关。不幸的是，不同情况下继发肿瘤的风险不能确知。包含放疗在内的移植预处理方案继发肿瘤的风险增加，但仅接受化疗的患者也有着发生继发肿瘤的高度风险[149]。约 13% 的再生障碍性贫血移植患者发生实体肿瘤，在多变量分析中，放疗（通常小于 10Gy）与风险增加相关[150]。虽然减低剂量的预处理方案能让更多并发症的患儿进行移植，继发癌症的风险尚未被确证。

（七）高级照料计划

移植是一种积极的强化治疗，旨在挽救生命。然而，它与短期并发症的发病率和死亡率相关。医生应在最初的会晤期间表明积极的干预措施，如透析或机械通气，在治疗期间可能需要以此维持患者的生命[3]。相关讨论为一些早熟的患儿或青少年以及他们的父母提供了在何种情况下停止或撤销治疗的探讨机会。青少年很少提供最高的直接指令，但是，这些事项可能在家庭中讨论过，父母会了解他们孩子的愿望。当治疗最终变得徒劳时，这些讨论会变得非常重要。但不幸的是只有 50% 的成人移植患者参与计划讨论。一项回顾性调查表明，没有参与讨论的患者与参与的患者[5]相比，结局更差。这表明没有参与的患者最有可能需要它。

十六、决定性的注意事项

移植过程要求患者合作、接受教育、有见地。通过移植团队教育和知情同意程序，患者已获得较高水平的理解和知识，这是参与漫长的移植过程一个先决条件。移植过程并不在细胞计数回到正常范围时结束。移植后免疫系统缺陷持续数月，甚至数年。

即使所有的体外测试显示已经恢复正常的免疫功能，异基因移植患者还是可能随后发生感染并发症。即使出现的是相对无害的症状，也应指示移植患者寻求医疗建议。在移植中心、患者和当地医生之间保持良好的通信联系必须是移植后的永久组成部分。许多大型移植中心有一个长期的随访部门协助当地医生照顾移植后的患者。重要的是，当地医生和移植中心的沟通渠道要保持完整。患者作为该链接的重要组成部分，如果有任何当地医生没有办法解决的问题，应该鼓励他们联系移植中心。

这一章永远也写不完。有太多的医疗或社会环境无法详细描述，甚至无法预测。常识没有规则，专业判断和快速沟通也不可或缺。

第30章 造血干细胞移植的护理

Nursing Role in Hematopoietic Cell Transplantation

Rosemary C. Ford　Mihkaila M. Wickline　Diane Heye　著
陆　茵　译
施晓兰，仇惠英，陈子兴　校

一、概述

护理造血干细胞移植患者是所有护理学科领域内最具有挑战和最值得做的亚专科。护理这类患者，护士需要具备专业技能来评估移植相关急性、细微的以及独特的并发症的临床表现。除具有扎实的肿瘤护理知识以外，移植护理专业性还体现在护士需具备识别移植特有的并发症，如肝窦性阻塞综合征和GVHD。移植护理大部分工作主要是包括处理移植相关毒副作用，预防移植前大剂量化疗导致的并发症以及GVHD[1]。护士是移植多学科团队中与患者相处时间最多的人员，也常常是第一个发现患者临床症状变化的成员。护士还必须具备心理学知识，在患者及其家人在移植过程中做决定和应对突发临床变化时给予心理上的支持[2]。

用于支持医学研究的移植护理基金会的成立是吸引护士们从事移植专科护理的另一大因素。护士们乐于不断将研究新成果应用于临床护理，改变传统治疗，成为新治疗实施的一线人员。护士们的职业满足感来自于医疗工作中为患者尽可能地提供最好的治疗。那些从事移植护理工作多年的护士见证了作为Ⅰ期临床实验的治疗手段成为护理标准或是未来研究基础。他们见证了过去30年间移植作为特定疾病的治疗手段极大地改善了患者的预后；GVHD和肝窦性阻塞综合征预防和治疗、感染性疾病的预防和治疗，以及症状管理方面取得了很大的进步。此外，将造血干细胞移植推广应用于治疗自身免疫性疾病和实体肿瘤，需要护士在熟悉恶性血液病以外还应先熟悉其他疾病。护理减低剂量预处理方案的移植患者给移植护士又提出了新的挑战。不仅因为这些患者较采用清髓性预处理方案的移植患者年纪大，基础疾病多，还因为他们的临床治疗过程中表现形式，如急性GVHD的表现与清髓性移植患者不同。护士必须做到灵活地适应医疗手段的改变，如治疗慢性GVHD的体外光分离置换法[3]。另一个例子是近年来日益增多的脐血移植，使更多的患者得到治疗，同时也给护士在护理不同程度免疫抑制水平的患者方面提出了挑战。

造血干细胞移植护理场所也发生了变化，从住院治疗到门诊或诊所输液治疗，其目标在于既保障高质量、安全的护理，又控制成本[4, 5]。这些变化是通过口服止吐药药效的显著改善，抗生素使用率的降低以及移动输液设备的改进，得以实现的。患者们也可以在院外接受所有预处理和造血干细胞输注，只有当他们出现并发症（通常是发热或黏膜炎疼痛）才可以住院。患者的出院标准也比过去宽松很多。这种变化产生了不断增加的多次出入院的复杂患者，移植护理的关键也由直接评估和护理入院患者，转变为指导看护者在家里为患者提供相关护理的技能[6]。这种改变也导致造血干细胞移植住院患者平均人数剧增，而且疑难复杂的重症患者也增加了。这种变化还导致大多数患者在移植后数月内计划外的多次出入院。即使护理的职责已经转变，然而护士仍应负责确保患者拥有延续性护理和安全[7]。

强化治疗需要移植亚专科的护理职责细化来满足这些患者的护理需求[8]。移植中心依靠他们的强大运作机构以多种方式组织护理支持。在大多数中心里，专职护士或“协调者”在患者初始进入移植项目时就开始发挥作用。大多数门诊具备病历管理系统，这使得移植过程中持续的护理协调得以实现。移植患者常常在门诊输液区花费很多时间。这些患者需要的专业护理内容与其他肿瘤门诊患者不一样。住院护理或在移植专科病房进行或在血液肿瘤病房进行。是否应让移植患者在移植病房进行重症监护，还是将患者转入重症监护病房（intensive care unit，ICU），每个中心都需要认真考虑。以上任何一种情况，均要求护士同时具备造血干细胞移植护理和重症护理专业技能。造血干细胞移植患者从移植病房出院转入门诊部门通常比较复杂，尤其是那些有更为宽泛出院标准的患者。许多中心有专门负责处理这些转运的护士[9]。

复杂的研究方案常需要由跟医学研究工作紧密相关的护士进行协调。这些护士负责保证研究方案数据和不良事件的文件正确性。当患者进行出入院转换时，这些文件是确保无缝对接的关键，是护士和医生认为方案是否可执行的首要依据。此外，由于移植患者需在病房花费相当长的时间进行标准化治疗，移植患者护理为护理研究提供了很好的素材。护理研究已经在包括生活质量、症状管理在内的多个领域开展[10–15]。

这章节的目的在于描述移植过程不同阶段中护士承担的角色。表格内容详细解释了每个移植阶段护士在评估、宣教、护理、协调以及执行治疗方案中的具体职责。

评估不仅包括评估患者的一般身体状况，还包括评估患者以及其家属处理此次强化治疗经历的能力。

健康指导必须针对特定患者和家属的情况进行个性化教育。首诊护士对患者进行一对一的评估和宣教是不可替代的。一对一面询需评估患者对移植所需信息的吸收程度，同时也是患者咨询他们在移植前所有关心问题的一次机会。健康指导可以通过多种方式完成，包括含图片或文字的书面材料和电子化学习模式。对于实施大量移植的中心，课堂指导依旧是一种有效的初始健康指导方法，随后给予个性化指导。

对这些移植患者护理协调是极其复杂和十分重要的。护士们评估患者以及他们家庭的优势和劣势，以制定干预计划来帮助他们将这种强化治疗融入生活中。当制定护理计划时，护士必须将临床问题、可操作资源、研究要求以及患者的能力、需求和愿望考虑在内。

实施治疗护理方案是移植护士的重要职责。专业地了解患者潜在问题、移植过程、移植并发症以及针对每个并发症的经典治疗手段，这对于能否成功实施治疗护理方案是十分重要的。

二、前期准备 / 来移植中心前（表 30–1）

许多患者与干细胞移植治疗项目的第一次接触常发生在他们初次前来咨询移植在治疗他们疾病中的作用。患者可以预约咨询，来比较他们关注的其他中心提供的治疗方案。这些患者会和一名移植医生见面，以评估他们的选择，他们也会和一位财务顾问、一位护士见面。护士的职责便是通过解释移植项目的可行性，包括常规住院治疗时间以及以门

表 30–1 移植前准备 / 患者初次来移植中心

评估
了解整个移植过程和时间确认
前期治疗或疾病所致的现有症状
当前应对能力
目前的疼痛水平
目前血制品输注的需求
治疗过程中是否需要镇静
宣教
移植前准备、动员和移植过程所需的时间
照顾者的任务
共同护理
确认家人 / 朋友的护理计划
联系相关医生办公室获得检查报告
确认财务清单
确认居住计划
实施医疗照护计划
为患者提供移植计划的延续性工作理念

诊治疗为基础的治疗需要处理的过程，来帮助患者做出决定。许多患者对他们正在考虑的治疗项目中涉及的护理服务部分很感兴趣，还会问到关于护士－患者比的问题。患者照料者的任务也有被咨询。此时，许多家庭会考虑搬家、生活中加入重大治疗的可行性。移植患者们会提出大量的问题，在面对患者及其家庭与移植团队协调的信息需求时，护士必须无所不能，对答如流。关于移植治疗方案中涉及的由第三方支付指定中心提供的医生和护士的相关信息，也需由护士负责提供。

三、准备（表 30-2）

一旦患者经过初选并决定在特定中心接受造血干细胞移植，那么护士的首要责任便是健康指导。患者需要理解严格评估的具体细节。如果患者有无关供者，那么此阶段护理协调和时间安排尤为重要。移植前准备和预处理开始时间必须安排在特定日期以便于造血干细胞回输是按计划日期进行的，必须尊重并安排好无私的捐赠者。

四、预处理前（表 30-3）

护士在知情同意过程中起一个重要的作用，尽可能地补充医生们的解释及确认其计划，以确保患者关于造血干细胞移植做出知情决策。

五、供者准备（表 30-4）

供者常被称为移植中被“遗忘的患者”。相应的，移植受者是整个移植团队的关注中心。然而，供者同样关注他们自己的健康以及他们将要经历的过程。对供者来说，理想情况是有一位首诊护士，他们可以和他（她）建立联系，护士可以为他们做干细胞采集准备，并在采集过程中做好监护。FACT 也认为供者需要由一位与移植受者主治医生不同的医生负责照顾。

六、动员和采集（自体移植患者和异基因供者）（表 30-5）

动员期间应根据特定的治疗方案对自体移植患

表 30-2 准备

评估
患者目前恐惧和关心问题
现有知识的局限
当前疼痛状况
对本身疾病状况的了解水平
对移植过程的了解情况
参与临床试验的患者权利和义务的认知情况
常用应对措施
疲劳程度和平时睡眠模式
患者在其他医疗环境中的就诊经历
确认照顾者的承诺
了解照顾者的现有知识水平
过敏史
目前用药情况和用药目的
服药依从性
耐药菌群培养的采集
现有的中心静脉通路
既往中心静脉置管史
宣教
与家政输液公司和家庭输液治疗合作的可行性
临床后勤服务，包括下班后如何获得照护
在移植过程的不同阶段有照顾者的重要性
移植前过程、移植前所需进行实验室和影像检查的目的
整个移植过程
常见的移植并发症
中心静脉导管术前宣教
合作护理
评估遵循移植前安排的能力
确认移植费用
社会支持评估
营养状态评估
实施医疗护理计划
为患者提供移植计划的延续性工作理念
确保所有移植准备检查均能及时完成

表 30-3　预处理前

评估
预处理治疗依从性的认知水平
报告预处理中不良反应的认知水平
照顾者报告症状的能力
紧急情况下，照顾者使用移动输液泵的能力
止吐药物的用药史
确保患者恰当的中心静脉通路
宣教
化疗和全身照射的治疗计划和安排
止吐药的给药安排和坚持使用的重要性
抗病毒和（或）抗真菌预防的目的
进行适当移植物抗宿主病预防目的
中心静脉通路的护理
如果水化治疗在门诊进行，照顾者使用移动输液泵的教育
实验室监测的重要性
水化的目的
需要报告的症状
既往化疗和预处理化疗的区别
预防肺孢子虫依从性的重要性
合作护理
研究知情同意
按治疗方案顺序进行化疗、全身照射和（或）放疗
如果适用可行，在放射肿瘤科同时进行放射量测定和模拟预约
如果预处理在诊所进行，可用寻呼机或者手机呼叫患者
实施医疗护理计划
确保中心静脉导管及时插入
确保按医嘱使用抗病毒、抗真菌、预防肺孢子虫和止吐的药物

者或供者提供个性化照护。由于此阶段采集安排会因为干细胞采集量而发生变化，因此，护士应每天和供者或自体移植患者联系。护士需要帮助决定，患者是否需要在细胞动员前置入中心静脉导管，是否

表 30-4　供者准备

评估
目前担忧和关心的问题
现有疾病知识水平
根据美国血库协会的要求进行供体筛查
了解捐赠过程
单采细胞时静脉充盈程度的评价
了解患者参与医学研究的权利和责任
过敏史
宣教
捐赠计划和安排
实验室监测的重要性
术前宣教
症状管理
合作护理
评估依从检查安排的能力
研究知情同意
计划捐赠骨髓的供体，自体红细胞的储存
实施医疗护理计划
为患者提供移植计划的延续性工作理念
确保所有移植准备检查均能及时完成

一根临时的中心静脉导管就足够了，抑或只需静脉通道。除了提供适当减轻症状的措施以外，供者应被告知如何监测并报告使用细胞因子和趋化因子抑制药出现的不良反应（如骨痛、头痛和胃肠道症状）[16]。

七、预处理（表 30-6）

回输干细胞之前，患者将接受预处理以消除残留病灶（自体移植和异基因移植），同时通过在骨髓内创造“空间”和抑制患者免疫系统（异基因移植），使患者自身系统做好接受供者干细胞的准备[17]。预处理可以是化疗（高剂量或减低剂量）、生物治疗、全身放疗、放射免疫治疗或这几种治疗联合。与治疗癌症的常规化疗相比，用于传统清髓

表 30-5　动员和采集（自体移植患者和异基因移植供者）

评估
如果可以，了解患者中心静脉通路的护理认知水平
宣教
监测全血细胞计数，$CD34^+$ 细胞和电解质的目的
中心静脉导管置入目的和护理（如果适用）
动员需要使用的特殊药物及其常见副作用（如果适用）
皮下注射（如果适用）
体温监测
增加钙摄入的重要性
禁用药物（如阿司匹林）
护理协调
皮下药物家庭注射的协调
处理生长因子不良反应
与细胞治疗实验室协调干细胞收集和冻存
确保足够的静脉通路
实施医疗护理计划
在诊所进行皮下注射
中心静脉导管管理
干细胞采集

性移植的化疗剂量更大。这些高剂量化疗药物所引起的急性毒副作用，其表现将比普通剂量引起的毒副作用更为快速和剧烈[18]。护士是安全进行高剂量治疗以及支持患者及其照料者应对高剂量化疗所致的急性毒副作用的关键人物。需要严密监测高剂量化疗和（或）放射治疗引起的毒副作用，尤其强调对体液、胃肠道和肾功能的专项评估。如果采取减低剂量的化疗方案，患者耐受性会好些，但是仍旧需要有经验的护士监测发现那些需要被及时处理以减少不良反应。基于预处理方案的选择、24h 分诊和支援服务的实用性以及照料者的实际照护水平，预处理可在门诊或住院部门进行。

必须为门诊治疗的患者提供全天 24h、每周 7 天随时的护理，来保障那些因预处理治疗所致机体状态迅速恶化的患者的安全。一般来说，能在门诊

表 30-6　预处理

评估
对预处理方案的潜在不良反应的认知水平
对高剂量化疗、免疫治疗、放射免疫治疗和（或）全身放疗的反应
自我护理能力和控制感染的预防措施（洗手、个人卫生、口腔护理等）
肾功能和体液状况：出入量；基本生命体征；每天或每天两次体重；呼吸音；心音；皮肤肿胀；实验室检查：血清电解质、血尿素氮、肌酐
营养状况：体重，营养摄入量、种类和形式
门诊患者：
• 患者 / 照顾者评估、报告和处理预处理方案不良反应的能力
• 24 小时急救支援的电话号码的了解情况
宣教
治疗计划和安排，包括实施静脉水化、止吐药、利尿药及其他药物
预处理方案潜在的不良反应（恶心、呕吐、黏膜炎、腹泻、发热等）
不良反应的预防和管理
需要照顾者支持的程度
预防感染的指南：
• 手卫生
• 个人卫生、口腔护理、中心静脉置管护理等
• 免疫抑制患者的营养 / 饮食指南
• 避免有高感染风险的活动
门诊患者：
• 需要住院治疗的表现 / 症状
• 获得 24h 分诊和紧急护理的电话号码
护理协调
门诊预约时间安排或办理入院
全身照射安排和放射肿瘤科的护理协调
患者和照顾者的宣教：一对一指导或参加照顾者课堂
实施医疗护理计划
化疗医嘱单的核实
实施预处理治疗、静脉水化和药物（止吐药、利尿药等）
化疗给药
实验室的绘图和监测
提供支持护理

顺利完成移植预处理阶段，常需要有一个能提供高水平持续性护理的照护者。对于门诊患者的健康指导，需特别强调移动式输液泵的使用、患者和照料者评估、汇报以及处理高剂量化疗不良反应的能力、获得帮助的电话号码和 24h 急诊护理。对于强化门诊患者及其照料者的健康指导，包含门诊患者指南和如何获取紧急照护在内的书面健康指导参考资料是非常有用的工具。患者及其照料者需明白哪些症状需要得到紧急医疗救治（表 30–7）。在这个身心俱疲的阶段，照护者同样需要被支持[19]。

八、骨髓采集（表 30–8）

骨髓采集技术对亲缘供者、无关供者和自体移植患者本质上都是一样的。需要提前对供者及自体移植患者宣教可能出现的不良反应，同时将这些不良反应进行标注并告知他们的照护者。护士在进行宣教时，应重点解释那些骨髓采集过程中供者和自体患者期望了解的内容，包括麻醉和苏醒过程、住院或日间外科病房或日间外科病房住院手续、预期恢复时间，以及出院或从日间病房回家、抽髓部位的疼痛处理方法、采髓后穿刺部位的护理以及随访。

接受无关供者骨髓移植的患者将被告知供者骨髓什么时候到达以及如何到达。供者骨髓采集将在离供者住所最近的医疗中心进行，骨髓将由无关供者项目成员携带至患者所在地。患者还将被告知他们的无关供者身份信息将被保密一段时间，以保护供者。

自体移植患者将采集他们自己的骨髓并进行冻存已备之后的使用。骨髓将在预处理治疗结束后被融化并输注。

九、移植阶段（表 30–9）

干细胞回输过程与输血非常相似。输注速度、输注方法以及潜在的并发症取决于干细胞是否冻存。二甲亚砜通常是作为冻存骨髓、外周干细胞以及脐血的保护剂。输注含有二甲亚砜保护剂的冻存物常会产生一些暂时、自限性的不良反应，回输前给药即可预防这些不良反应[14, 15, 20]。虽然曾报道过一些不良反应可能威胁生命，但这些不良反应大多不严重（仅不到 1% 为严重不良反应）[21]。冻存细胞输注常见的不良反应是恶心 / 呕吐、喉部发痒、

表 30–7 症状的处理流程一览

观察内容	紧急拨打 120（美国是 911）	立即就诊
知觉，意识，活动	• 无意识 • 无法唤醒 • 癫痫发作	• 新出现或逐渐加重的意识模糊 • 觉醒程度的变化 • 情绪变化：易怒、流泪、激动 • 失眠 • 摔倒 • 麻木，刺痛或肢体运动丧失 • 头晕 • 嗜睡 • 肌力变化 • 震颤 / 颤抖 • 不能到处走动 • 吞咽困难
出血	• 无法控制，持续出血 • 患者无意识	• 新出现或逐渐增加的出血 • 血尿 • 新的瘀斑 • 不能停止的鼻出血 • 血便 • 呕血 • 每小时一个或多个月经垫 • 皮肤有红色或紫色小斑点
血糖	• 血糖低于 5.0 或不能醒来	• 高血糖或低血糖 • 很难被叫醒——使用胰高血糖素
呼吸	• 无法呼吸 • 窒息——非空气进入胸腔	• 呼吸困难 • 轻微活动极易引起疲劳 • 感觉好像呼吸不到足够的空气 • 平躺时呼吸困难 • 呼吸时气喘 • 咳嗽或反复咳嗽 • 持续性不间断咳嗽 • 咯血或咳出绿 / 黄痰
中心静脉导管（Hickman 导管）	• 导管脱开，空气进入，患者呼吸急促 • 导管折住	• 导管断裂或漏 • 面部、颈部、穿刺处肿胀 • 无法冲洗 • 导管脱出 • 与输液相关的头痛 • 穿刺处发红、肿或压痛 • 穿刺处渗液
腹泻		• 持续性或不可控的腹泻 • 新出现的腹泻 • 腹泻并伴有发热和腹部痉挛 • 整个药片随大便排出 • 每天超过 5 次 • 大便呈血性、深紫红色或黑色 • 轻度腹痛
摔倒	• 摔倒时碰伤头部 • 摔倒后意识变化	• 未碰伤头部且无意识改变

（续表）

观察内容	紧急拨打 120（美国是 911）	立即就诊
乏力	• 无法醒来	• 头晕 • 乏力越来越严重 • 乏力不能起床或走去浴室 • 整天躺在床上
发热 / 发冷		• 发热超过正常体温 1℃ • 感冒症状（流涕、流泪、打喷嚏、咳嗽） • 寒战，体温可能正常 • 口温大于 38.3℃
嘴痛 / 黏膜炎	• 无法呼吸	• 呼吸困难 • 嘴里有鲜红的血 • 药物无法控制的疼痛 • 牙龈或口腔出现白色斑块或溃疡 • 无法吞咽食物或液体
恶心 / 呕吐		• 持续恶心，止吐药物无效 • 喷射性呕吐 • 不受控制、持续恶心和呕吐 • 呕吐物中出现血或咖啡渣样物质 • 因为呕吐药物无法食入 • 恶心 / 呕吐伴有乏力或头晕 • 呕吐时胃部剧烈疼痛
疼痛	• 严重的胸 / 胳膊痛 • 严重挤压或压迫胸部	• 新的或无法控制的身体疼痛 • 新的头痛 • 胸部不适 • 咚咚样心脏跳动 • 心脏翻转的感觉 • 中心静脉导管部位疼痛或管道区域疼痛 • 胸部或腹部烧灼感 • 排尿时疼痛或烧灼感 • 使用中心静脉输注药物或液体时疼痛
皮疹		• 皮疹伴有剧烈疼痛和（或）痒感 • 新皮疹
肿胀		• 突然肿胀伴或不伴疼痛 • 腿、手臂和手肿胀
排尿		• 无法排尿超过 8h • 血尿 • 排尿时伴疼痛或烧灼感

（引自 Fred Hutchinson 癌症研究中心 / 西雅图癌症护理联盟患者宣教项目）

表 30-8 骨髓采集

评估
采集前供体检查结果
按照要求，采集前体格再评估
知情同意的核实
了解骨髓采集过程及潜在并发症
了解采集骨髓后需要向保健护理团队报告的体征 / 症状
能够得到 24h 预检和急救护理的电话号码
宣教
骨髓采集过程和程序
• 住院地点和安排
• 抽取骨髓的部位
• 自体血回输
• 出院标准
• 骨髓采集后穿刺点的护理
• 采髓后铁剂补充
潜在并发症
• 疼痛
• 感染
• 贫血：与失血有关
• 恶心呕吐（如果使用全身麻醉）
• 脱水
需向保健护理团队报告的症状 / 体征
得到 24h 分诊和紧急救护的电话号码
接受无关供体骨髓的患者
• 在供体所在地采髓（州 / 国家）
• 确保供体身份保密
• 骨髓通过通讯员送达
• 无关供体骨髓到达的预期时间
护理协调
手术室安排
如果冻存的话，自体移植冻存量、类型和交叉配型
日间手术的住院时间和地点
出院宣教
出院带药
门诊患者采髓后的门诊预约和实验室检查（血常规、全血细胞计数）

表 30–9　移植　（续表）

评估
输注前：
• 干细胞输注过程知识
• 肾脏和体液状况：出入量；基本生命体征；体重；呼吸音；皮肤肿胀；实验室检查：血清电解质、血尿素氮、肌酐
• 既往红细胞输注的反应
• 干细胞输注足够的静脉通道（由于二甲亚砜，所以输注冻存的干细胞需用中心静脉；非冻存干细胞首选中心静脉）
• 急救药品的准备
输注期间：
• 时时监测生命体征，以早期发现与输液相关的并发症
输注后：
• 时时监测生命体征，以早期发现输液后相关并发症
• 细胞输注的耐受性
• 肾功能和体液情况：出入量 [一般目标是维持排尿量在 2 ～ 3ml/（kg•h）] 红细胞溶解导致血尿表现
宣教
干细胞输注的地方（住院患者与门诊患者）
干细胞到达病房或门诊的预期时间
干细胞输注的安排，包括是否需要几天
干细胞输注过程
低温保存
• 提前水化
• 提前用药（例如止吐药、苯海拉明、氢化可的松、对乙酰氨基酚）
• 低温保存细胞的运送
• 床边解冻细胞
• 中心静脉导管输注细胞
非低温保存
• 提前给药（如果患者以前有红细胞输注反应经历）
• 细胞运送到患者处
• 输注（一般通过中心静脉置管）
潜在并发症：
低温保存
• 对低温保护药二甲亚砜的反应，包括恶心 / 呕吐、喉咙发痒、面色潮红、高血压、低血压、心动过缓、心动过速、心律失常、胸闷、咳嗽、脸红、发冷、发热、腹部痉挛、腹泻、头痛、有短暂的二甲亚砜味觉和嗅觉，输液后出现红色尿液
• 通过止吐药、吸吮硬糖、吃或闻橘子来预防 / 治疗由二甲亚砜间接引起的喉咙发痒和恶心
• 输血反应（如果是异基因）
• 容量超载
• 过敏反应
• 微小肺栓塞（解冻后可能出现细胞碎片）：呼吸短促、呼吸困难、咳嗽
非低温保存
• 液体超载
• 继发于脂肪栓塞的微小肺栓塞（可能在骨髓输注时发生）：呼吸短促、呼吸困难、咳嗽
• 输血反应（如果是异基因）
• 过敏反应
• 过度抗凝：可能出现在快速或大量输注时 [骨髓和血细胞用肝素和（或）枸橼酸钠溶液抗凝]
护理协调
移植术前初步的移植物抗宿主疾病的预防
协调处理和（或）加工细胞部门或服务干细胞到达的时间
• 造血单位（相关异基因外周血细胞）
• 低温保存实验室 [低温保存细胞产品（骨髓、脐带血、外周血细胞）]
• 手术室（同胞异基因骨髓）
• 无关供体方案（无关供体外周血细胞或骨髓）
实施医疗护理计划
提前水化和给药与干细胞到达时间相符
干细胞输注并监测并发症

颜面充血、高血压或低血压、心动过缓或心动过速（可以减缓）、心律不齐、胸部发紧、干咳、脸红、寒战、发热、腹痛、腹泻、头痛、暂时的异味感以及二甲亚砜气味（牡蛎、大蒜或发酵的玉米味）和（或）回输后有红色的尿液。

输注非低温保存的细胞，不良反应可能有容量负荷过高和由于输入脂肪或细胞碎片引起的肺功能异常。此外，患者还可能经历类似于输血的反应（寒战、荨麻疹、发热等等）或是 ABO 不合相关的溶血反应。

患者和照护者们将从关于干细胞输注过程、潜在并发症以及回输前给药的护理健康指导中受益。护士们需考虑的重要护理协调内容包括确保异基因移植患者在恰当时间开始 GVHD 的预防以及骨髓到达病房或治疗区域时，干细胞回输前水化和给药的时机。

十、植入前（表 30-10）

发生在植入前的不良反应主要是高剂量预处理方案和（或）免疫抑制药药物的毒性表现。护士的主要任务便是预防潜在并发症、早期识别，以及如果并发症出现时给予快速合理的干预措施。识别不同潜在并发症的细微表现，需要护士具有系统化和敏锐的评估技能 [1]。对于骨髓抑制期的患者，移植护士在帮助患者预防感染、并发出血和应对乏力方面具有重要作用。同样，护士在帮助患者处理口腔黏膜炎所致疼痛；监测水、电解质以及营养状态方面也起着重要作用。

这个阶段的护理协调非常复杂。中性粒细胞缺乏和血小板减少可能是植入前阶段最危险的并发症。护士应按照循证指南来护理这些粒细胞缺乏患者 [22-24]。门诊移植患者此阶段需经常或是每天来门诊，给予患者强化宣教以确保他们可以处理并发症，同时告知需要被护理的准确症状。患者常常需要输注多种红细胞和血小板，静脉补充水分和胃肠外营养，多种药物支持治疗。无论是在病房还是在急救就诊点，静脉补液和给药是一个大挑战。移植期间许多移植中心给患者置入了双腔中心静脉导管。植入前，患者可能需要额外的静脉通路以满足他们在此阶段药物和液体的输注。此外，患者通常需要频繁采集血样标本、诊断程序、检查或与健康护理团队的不同成员见面以应对持续的健康指导，完成日常活动以及心理支持的需求。

十一、植入后早期（表 30-11）

根据干细胞来源，细胞植入通常发生在移植后

表 30-10　植入前

评估
预处理相关潜在毒性反应的评估
• 黏膜炎：口腔黏膜的颜色 / 完整性；口腔黏液的量和黏稠度；气道通畅；一般意识水平；对疼痛和（或）吞咽困难的主诉；进行口腔护理和维持体液 / 营养需求的能力
• 恶心 / 呕吐：恶心的主诉；呕吐的频率和表现，包括隐血实验；腹部评估；体液状况，包括出入量、体位性生命体征；止吐治疗效果
• 腹泻：量、频率、大便外观、出血表现；腹部评估；体液状况包括出入量；主诉腹部饱胀、痉挛、疼痛，微生物培养报告，止泻治疗的效果
• 感染：与血制品或药物无关的发热和（或）发冷；皮肤完整性，包括口腔和会阴部；出现呼吸音粗或咳嗽；主诉疼痛、虚弱、乏力；微生物培养报告；血液检查结果；胸部 X 线报告
• 出血：皮肤、巩膜、黏膜的外观和完整性；口腔分泌物外观；尿液、粪便和呕吐物有血或隐血；精神和意识水平，生命体征提示低血压或心动过速；实验室结果（红细胞压积、血小板计数、凝血试验、肝肾功能检测）
• 肝窦性阻塞综合征：体重增加；腹围增加；腹胀；右上腹痛；肝大；精神和意识水平；黄疸 [皮肤和（或）巩膜]；实验室结果（肝功能检测包括血清胆红素、谷草氨酸、碱性磷酸酶）
• 疼痛：时间、部位、性质、强度（适用评分表）、加重和缓解因素；干预效果；心理评估；疼痛对日常活动的影响
• 肾功能不全：严格控制出入量；每天或一天两次测体重；坐位血压和心率；肺部评估包括呼吸频率、粗重呼吸音的数量和表现；心脏评估，颈静脉怒张；出现水肿或腹水；肾毒性药物的使用；实验室结果（血清尿素氮、肌酐、电解质、尿比重）
• 肺：呼吸次数、节律、深度、能力；呼吸音：咳嗽表现和咳嗽力；痰液；精神和意识水平；出现发绀或皮肤发暗；主诉呼吸短促、呼吸困难或疼痛；氧饱和度
患者 / 照顾者潜在并发症的认知情况
参与治疗和（或）预防并发症自我护理措施的能力
照顾者照顾患者的能力
宣教
移植后并发症的识别、报告和处理
• 黏膜炎
• 恶心 / 呕吐
• 腹泻
• 感染

（续表）

• 出血
• 肝窦阻塞综合征
• 疼痛
• 肾功能不全
• 肺部并发症
防止感染的强化指导
• 手卫生
• 中心静脉置管护理
• 个人卫生、口腔护理等
• 免疫抑制患者的营养 / 饮食指南
• 避免感染高风险的活动
预防出血发生的强化指导
• 注意口腔卫生，用软毛牙刷
• 无便秘
• 避免使用增加出血风险的药物
• 避免跌倒
• 使用电动剃须刀剃须
• 避免擤鼻涕或抠鼻
• 女性月经期间使用卫生巾，不要用卫生棉条
合理有序进行血制品、肠外营养液、药物
植入的预期时间
植入的征兆和体征
护理协调
门诊患者：协调多个健康保健部门的预约；或住院患者：协调检查和检测部门
提供患者和照顾者宣教：对新的照顾者，一对一指导或参加照顾者课程
实施医疗护理计划
血制品输注
• 血小板输注（通常每天或一天多次）
• 浓缩红细胞输注
静脉输液
• 全胃肠外营养 / 脂类
• 水化
给药

（续表）

• 移植物抗宿主病的预防（异基因移植患者）
• 抗生素、抗病毒、抗真菌
• 止吐药
• 阿片类 / 非阿片类镇痛（住院患者使用患者自控镇痛泵）
• 实验用药
多次血液检测
时时身体评估和生命体征监测（住院患者每 4 小时一次或有需要时；门诊患者每次门诊时或有需要时）
一般护理
• 沐浴和皮肤护理
• 口腔护理
• 中心静脉置管敷料更换
• 锻炼 / 下床活动

14 ～ 28 天。异基因移植患者移植后早期最常见的问题便是急性 GVHD。护士重要的职责是评估患者状态以及指导患者及其照料者如何监测急性 GVHD 的表现和症状。移植护士必须对 GVHD 的病理、生理、临床表现以及处理方法有全面的了解 [25]。

护士在为患者及其家庭准备出院时起关键性作用。根据机构政策、患者条件、出院后治疗团队可提供的技术以及家庭照顾者的支持，患者从住院转运至院外治疗场所的标准也不一样。照料者必须能识别、处理并及时有效汇报并发症，同时有能力对患者进行照顾。表格化和详细的出院宣教是极其重要的，以确保患者和照顾者能充分理解出院相关的重要信息 [26]。

早期植入阶段，初次从住院部转入门诊治疗的患者很容易再次入院 [7]。住院护理团队与门诊治疗护理团队对患者护理问题的协调和交流以允许患者顺利转运和持续进行护理。照护者处理他们持续多样的需求和角色的能力需要予以特别关注。

十二、移植患者的重症护理管理

大多数移植患者在住院期间需要复杂、高度灵活的护理 [27]。此外，据估计，多达 40% 接受造血干细胞移植治疗的患者需要护士具有多项 ICU 基本护理技能，包括血流动力学监测、无创性心功能监

表 30–11 植入后早期

评估
预处理相关毒性反应的持续评估（见表 30–10）
移植物抗宿主病的症状和体征：
• 皮肤：瘙痒；手掌、脚底、耳朵、躯干、四肢出现红色斑丘疹；红皮病
• 肝脏：右上腹部疼痛、肝大、黄疸；实验室结果（血清胆红素、谷草氨酸、碱性磷酸酶升高）
• 肠道：恶心、呕吐、厌食、腹泻、腹部痉挛和疼痛
出院准备：
• 出院时有照顾者
• 患者和照顾者具有如下能力：①识别、报告和处理移植后并发症；②按时门诊复诊和治疗；③进行门诊静脉输液和药物治疗
• 知道出院患者每天 24h 紧急救护的电话号码
照顾者有能力提供支持
宣教
急性移植物抗宿主病的症状和体征
如果出现移植物抗宿主病进展的症状与体征，进行诊断检查的依据与过程 [如皮肤活检，肝活检和（或）内镜]
移植物抗宿主病干预（在当前预防移植物抗宿主病治疗中增加免疫抑制药物），饮食限制
出院计划：
• 从住院到门诊治疗的转出标准（如恶心 / 呕吐 / 疼痛已得到控制；血细胞计数可支持；静脉输液或服药的数量和种类）
• 出院时要求照顾者的照护水平（一般出院后需要持续的照顾）
• 门诊患者的静脉输液和服药的实施
• 出院用药安排：移植物抗宿主病预防和（或）治疗（异基因移植患者）的免疫抑制药，预防卡氏肺孢子虫肺炎、抗病毒、抗菌、抗真菌、电解质、止吐药等
• 报告无法服用处方药物的重要性
• 出院时门诊复查预约安排
移植术后并发症的认识与管理
初次出院后再次入院的可能性
护理协调
门诊患者：协调多个健康保健部门的预约；或住院患者：协调检查和检测部门
安排顺序（骨穿、胸部 X 线等）
从住院到门诊患者护理的转接
实施医疗护理计划
血制品管理：
• 血小板输注（通常每天或一天多次）
• 红细胞或全血输注
静脉输液：
• 完全肠外营养 / 脂类
• 水化
• 患者自控镇痛（住院患者）
药物管理：
• 移植物抗宿主病预防
• 抗生素、抗病毒、抗真菌
• 阿片类 / 非阿片类镇痛药
• 电解质置换
• 试验药物
• 止吐药
多次血液检测
时时身体评估和生命体征监测（住院患者每 4 小时一次或有需要时；门诊患者每次门诊时或有需要时）
一般护理：
• 沐浴和皮肤护理
• 口腔护理
• 中心静脉置管敷料更换
• 锻炼 / 下床活动

测、升压的正性肌力和血管活性药物输注、机械通气支持[28]。患者对 ICU 护理技术支持的需求将会基于患者移植类型以及移植前患者的虚弱程度而变化。所有移植护士，无论是否接受 ICU 培训，都需要关注移植常见并发症的早期表现和症状以早期干预并预防其发生率及死亡率。

重症移植患者的管理需结合肿瘤学的复杂性和重症监护护理技术，这对提供专科护理的护士提出了严峻的挑战。肿瘤护士一般没有受过重症患者护理培训或没有护理重症患者的经验。相反，重症监护护士一般没有肿瘤学背景。有严重并发症的患者可以转入重症病房。然而，许多机构已经通过培训移植护士，在移植病房提供重症护理。或者交叉培训 ICU 护士了解移植过程的专科知识，从而将肿瘤护理和重症护理两个专科领域进行融合以满足这些患者的需要[29]。护士胜任力的维持是每一种方法均面临的挑战。如果移植患者对重症监护的要求很低，那么移植护士将很难及时更新他们的重症监护技术。重症监护护士在保持移植护理能力和技术时也面临类似问题。当决定为移植患者提供重症护理模式时，每一个机构都必须评估可提供资源、护理结果和护士交叉培训的成本效益以及他们临床胜任力的维持[30, 31]。

医护在治疗移植相关并发症已经取得很大的进步。过去关于需要 ICU 护理的移植患者将近 100% 死亡，目前接受 ICU 治疗的移植患者死亡率低于 50%[32–36]。那些因败血症或呼吸衰竭而入住 ICU 的移植患者，死亡率依然是最高的[32, 33]。

十三、移植后复发

一些患者可能移植无效或者治疗刚有效，潜在疾病就有可能复发[37]。对那些疾病复发的患者，可选择的治疗包含标准化疗或实验性化疗，供者淋巴细胞输注或其他细胞治疗、中止免疫抑制治疗、二次移植或姑息治疗[37]（参见第 71 章）。护士在解释医疗团队提出的可供选择的治疗方案中起了重要的作用。护士同样是患者及其家属的代言人，帮助他们向医疗护理团队阐明他们的个人意愿。

十四、出院（表 30-12）

治疗阶段即开始准备长期康复，长期康复是延续性护理的一部分。出院宣教由护士提供，他们将再次向患者解释移植后可能出现的一些延迟不良反应的症状，如慢性 GVHD 和感染风险，以及推荐移植后 1 年内可进行的日常活动（表 30–13）。这同时也是一个不错的机会，供患者和护士探讨他们关于认知、性和情感方面的问题。一些大的中心通过个性化课堂将这些宣教目的实现。这一努力有助于移植中心的护理工作移交给相应的医生。

当患者们离开依赖很久的移植项目组时常表现得很焦虑。当患者即将从移植中心出院，那么移植中心为患者和转诊医生指派一个联系人或组织来提

表 30–12 移植出院

评估
感染风险知识
定期随访和血液检测知识
营养需求
持续或拔除中心静脉置管的需求
异基因移植患者:
• 现存的移植物抗宿主病症状
• 皮肤体检
• 皮肤活检
• 泪液分泌实验
• 慢性移植物抗宿主病的知识
宣教
慢性移植物抗宿主病的症状
免疫恢复
日常感染风险最小化建议（见表 30–13）
恢复工作或上学的建议
乏力管理
处理可能与性功能有关的问题
处理认知和情绪问题
何时报告发热
终身坚持随访的必要性
护理协调
用药清单
当地护理人员的护理计划
家庭护理机构，如有需要
特殊输血要求和产品准备（辐照和如果巨细胞病毒阴性，巨细胞病毒筛查）
需要时与健康保险运营商面谈
协助配合研究
移植后的时间

表 30-13 Fred Hutchinson 癌症研究中心造血干细胞移植和长期随访患者的常见问题

常见问题	移植术后时间			
下面的一般指南可能不适用你的情况。如果这些规则适合你，你必须和你的医生讨论	所有患者＜6 个月	没有接受免疫抑制药 6 个月至 1 年	接受免疫抑制药 6 个月至 1 年	接受免疫抑制药＞1 年
上学	不可以	不可以	不可以	可以
热水盆浴（1）	不可以	可以（1）	不可以	不可以
游泳（1）（避免闷头和潜水，使用太阳镜）	不可以	可以（1）	不可以	可以
园艺（挖土）；割草；耙叶	不可以	不可以	不可以	不可以
在家里有植物（不处理）	可以	可以	可以	可以
制作 / 揉捏酵母面包	不可以	可以	可以	可以
木匠工作	不可以	不可以	不可以	不可以
偶尔做木工（锯末）	不可以	可以	可以	可以
动物，鸟类，爬行动物，鱼，其他（不处理粪便、垃圾箱、清洁用具、笼子 / 缸等）：				
• 患者家中有新宠物	不可以	不可以	不可以	不可以
• 猫 / 狗（不和宠物一起睡）	可以	可以	可以	可以
• 家禽（长尾小鹦鹉、鹦鹉等）（没有呼吸系统问题）	不可以	可以	可以	可以
• 家禽和野生鸟类（鸽子、鸡、鸭子、鹅其他野生鸟类）	不可以	不可以	不可以	不可以
• 小笼子里的啮齿动物（沙土鼠、兔子、仓鼠、豚鼠、刺猬、草原土拨鼠）（不要处理）	不可以	可以	可以	可以
• 爬行动物（蛇、乌龟、蜥蜴、鬣鳞蜥等）	不可以	不可以	不可以	不可以
• 农场动物（猪、马、牛、美洲驼等）（不要处理，待在堆满干草的谷仓外面）	不可以	可以	可以	可以
• 野生动物（鹿、麋鹿、松鼠、熊等）；外来动物（猴子等）（不要处理）	不可以	不可以	不可以	不可以
• 动物园和宠物园	不可以	不可以	不可以	不可以
• 公共水族馆（处理水箱时不要触碰海洋生物）（3）	可以（3）	可以（3）	可以（3）	可以（3）
• 动物食物堆放在屋子里	可以	可以	可以	可以
• 钓鱼（淡水河盐水）（戴手套可以处理鱼，不要用鱼饵钩）	可以	可以	可以	可以
• 骑马（待在堆满干草的谷仓外面）	不可以	可以	可以	可以
• 打猎——患者无中心静脉置管（野生动物和鸟类）和运动射击（2）（处理动物时使用一次性医用手套，不要做善后清洁）	不可以	可以（2）	可以（2）	可以（2）
• 高尔夫（2）（需要防晒；无静脉导管装置）	不可以	可以	可以	可以
• 做观众或人群密集（3）（教堂、电影、游戏等）（不要握手）	不可以（2）	可以（3）	可以（3）	可以（3）
• 性生活	可以	可以	可以	可以

（续表）

常见问题	移植术后时间			
• 机械设备工作（换油，修理汽车和发动机等）	可以	可以	可以	可以
• 露营和徒步旅行	可以	可以	可以	可以
• 羽绒被（带被套）	可以	可以	可以	可以

(1) 如果静脉通路装置还在（如导管），则禁止游泳。无鼻窦炎病史。相比湖、河、海等水质不确定的环境，最好在使用含氯和良好保养的游泳池游泳。不建议在无婴幼儿卫生间的游泳池游泳。水上有氧运动可以
(2) 如果静脉通路装置还在（如导管），则不推荐射击步枪和猎枪以及打高尔夫
(3) 当参加公共活动或去人流量大的地方时，建议谨慎小心并了解其风险
(4) 真圣诞树：树植蓄水，1 份氯溶液（次氯酸钠）混合 10 份水中
其他提示：
最小化：暴露于灰尘和雾化材料中
最小化：日照和使用防晒（SPF ＞ 15%）
使用：如果在室外很长时间，应戴帽子，穿长袖衬衫和裤子
避免接触有呼吸道疾病或有其他传染性疾病的人
（引自 Fred Hutchinson 癌症研究中心 / 西雅图癌症护理联盟患者教育计划）

供他们咨询移植相关问题是很重要的。这个联系人可以降低患者和照料者的焦虑程度，也可为转诊医生提供移植专业知识和持续性实施医疗计划。移植中心应向转诊医生提供一般治疗指南，详细说明移植患者长期护理应重点关注的方面[38]。

十五、长期恢复（表 30-14）

移植中心医疗团队指导下的护士，可以成功担任转诊医生和移植医生之间的联络员。他们可以收集用于区分移植相关问题重要的和相关信息，同时通过与移植医生讨论，向家庭医疗护理团队提供可执行的解决方案。一种组织方式是长期随访过程中，定期讨论非紧急性问题。最常需要移植团队专业帮助的问题是慢性 GVHD 的诊断和治疗、肺部并发症、胃肠道症状、植入问题、严重威胁生命感染的治疗、免疫强化、复发性疾病和继发性肿瘤的发生[39]。

对移植团队作为资源的这种需求可能持续几个月到几年。虽然居住在离移植中心较远的患者可以通过周期性回访获得帮助，但家庭肿瘤科医生或家庭血液科医生可以提供日常随访护理。移植中心和社区执行者之间定期和一致性的沟通对安全持续护理是至关重要的[40]。移植护士还可以通过提供继续教育项目和发放需要的健康宣教材料为离医院较远的社区患者提供持续护理支持。支持小组的便利在于它是移植护士为当地患者在长期恢复阶段提供持续性健康宣教和支持的另一种方式。

如果移植中心参与了正在进行的研究，研究护士在持续收集数据和遵循研究协议中起着不可或缺的作用。在一些研究中心，患者健康问卷会定期寄给移植后患者，以便更新他们的人口学资料、生活质量信息和生存记录。研究护士可以对问卷中发现的问题进行分类。

考虑到慢性 GVHD 和其他长期问题的易反复的特质，在长期恢复阶段从事造血干细胞移植患者护理的护士需要有耐心和毅力。与移植其他阶段的护理一样，这项工作是有意义和富有挑战的，而且能帮助医患之间建立长期信任的关系。虽然对于那些在办公室工作的护士可能会觉得这些患者所面临的问题令人气馁，但对那些有幸参与照顾这些患者的护士来说，当患者们最终恢复并重返到令人满意和充实的生活是他们工作最好的回报。

十六、造血干细胞移植中的护理实践问题

成功护理移植患者需要护士有多种护理角色。护理角色应基于该移植机构护理理念和护理交互模式，其组织形式与移植项目实施的中心组织相似。在门诊部门，护理模式必须补充医疗模式才能提供成功的护理。例如门诊的基础护理通常是由一个专业的注册护士和一个特定护理人员一起为一组或一群患者服务构成。表 30-15 描述了各种护理角色。

对于有移植项目的机构来说，组织并维持一支

表 30–14 远期恢复

评估
乏力
疼痛
功能状况
全血细胞计数
肾功能
肝功能
镁水平
药物水平
慢性移植物抗宿主病的症状（异基因移植患者）：
• 皮肤：红斑、干燥、斑点样或荨麻疹样的皮疹伴瘙痒、色素沉着、白斑、色斑、苔藓斑、过度角化、脱落性硬皮病或硬斑病
• 口腔：干燥、黏膜炎、红斑、溃疡、苔藓样改变、条纹、口周发紧、对热、冷或辛辣食物敏感、牙龈炎
• 眼睛：干燥、异物感、模糊、过度流泪、畏光和疼痛
• 肝脏：无其他原因的肝功能检测上升和有时黄疸
• 胃肠道系统：厌食、恶心、呕吐、腹泻、吞咽困难、吸收障碍、体重减轻、过饱
• 肺：咳嗽、喘息、呼吸困难、既往反复发生的细支气管炎或鼻窦炎、闭塞性细支气管炎
• 指甲：隆起、指甲变形、指甲剥离
• 毛发：头发早白，睫毛、眉毛稀少，脱发，身体毛发减少
• 阴道：干燥、性感不快、紧缩或狭窄、红斑、萎缩或苔藓样改变与卵巢衰退或其他原因诱发无关
• 肌筋膜：限定运动时僵硬或发紧，有时伴肿胀、疼痛、痉挛、红斑和固结，大部分情况影响前臂、手腕和手、踝关节、腿和脚，挛缩
• 肌肉：近端肌肉无力、紧缩
• 骨骼：近端大关节痛，有时小关节也痛
• 浆膜：无原因流出液包括胸腔、心包和腹膜腔
• 实验室：血小板减少，嗜酸性粒细胞增多，低球蛋白血症
• 能量水平：不正常的乏力
坚持用药
营养需求
感染症状
激素问题
神经 / 意识症状
性功能障碍
宣教
需要报告的症状：皮肤改变、恶心、厌食、体重减轻、腹泻、吞咽困难、口渴或敏感、干燥、沙眼或过度流泪、咳嗽、喘息或呼吸短促、头发量减少、指甲隆起、运动范围减少或僵硬，阴道症状

（续表）

何时报告发热
下班后如何获取医疗帮助
预防感染评价
坚持用药的重要性
报告异常炎症和肿块、肠功能改变或异常阴道出血的重要性
定期锻炼的重要性
护理协调
卫生保健服务预约
用药管理
实验标本采集
移植 1 年和之后如果需要回移植中心复诊
移植后疫苗接种安排
异基因移植患者:
• 根据评估慢性移植物抗宿主病表现制定计划
• 慢性移植物抗宿主病的治疗计划

专业移植护理团队是一项长期挑战。具有肿瘤护理经验的护士开始熟悉移植护理通常需要 6 ～ 8 周时间。此阶段过后，该护士可以被计入人员配置模式，但他们必须要完成第一年移植专项护理工作后才能被认为胜任此工作。当筹划一个移植病房时护患比例是必须要考虑的一个问题。大多数移植住院病房，护患比例是 1 ∶ 3 ～ 1 ∶ 2。这个比例通常比其他肿瘤病房的比例低很多，可能需要向医院护理管理部门证明其合理性。患者与特定护士建立强大的信任，并通过日常工作安排来促进这种关系的扩大化对于护士管理者来讲可能是一个挑战。

继续教育需建立在移植护士的工作安排中。这种教育内容应包含护理实践知识的更新，也应包含新的医疗项目的指导。对护士来说了解医学研究的最新成果也是很重要的。每个病房都应该识别出具有高风险和高复杂性的主题，使其具有资格进行年度能力审查和测试。住院病房，如“高剂量化疗的实施”和“干细胞的输注”。门诊病房，如“激素治疗所致糖尿病的宣教”和“供者的筛选”。由于他们在患者病情紧急且预后不明的快节奏病房工作，这些护士具有面临工作压力、精神失落和同情心疲劳的高风险 [41]。灵活的日程安排和支持休假请求可以帮助许多护士保持工作顺应性，以继续为这些患者服务。同样重要的是，由于他们可能不能被生活中其他支持成员如家人或者甚至是其他专科护理人员理解，因此，护士有时间进行彼此之间和与医疗团队成员分享他们的经验也是很重要的。对于造血干细胞移植护理领导者而言，必须采取积极主动的策略来预防员工“精神倦怠”。通过创造一个关心工作，专业且丰富的个人生活社区，以减少关爱和同情疲劳的情感劳动 [42]。

自 20 世纪 80 年代许多移植病房成立以来，建立国家层面上的移植护理网络成为必要。最早移植中心的护士组织了全国性会议，包括西雅图、明尼阿波利斯和奥马哈举行的会议。参加会议的人数很多，但对各中心资源来说是个压力。1989 年，肿瘤护理学会认识到肿瘤护理中几个亚专科的特殊需求，并创建了“特别兴趣小组”（special interest groups，SIG）。肿瘤护理学会（Oncology Nursing Society，ONS）下属的血液和骨髓干细胞移植（The Blood and Marrow Stem Cell Transplant，BMSCT）特别兴趣小组是最初的 10 个特别兴趣小组之一，并且是其中最大的一个。

移植护理的标准建立需要专门的理论和实践。ONS 已经设立了含有护士进入造血干细胞移植领域基本信息的血液和骨髓移植网络基础课程。ONS 已

表 30-15 造血干细胞移植中的护士职责

护理角色	职 责
住院病房注册护士	护理需要紧急护理的患者，包括评估、患者宣教、执行医疗计划。病房护士可以护理指定移植病房或肿瘤病房的患者
重症监护病房注册护士	护理需要重症监护的患者，包括评估、患者宣教、执行医疗计划。重症监护病房护士可以护理移植病房设有重症监护病房或医院重症监护病房的患者
护士协调者	协调移植前准备工作包括供体识别。进行有关移植过程的宣教。可能在患者移植过程中持续担任病案管理工作。这个职位是国家骨髓捐赠项目认证中心要求的
出院计划注册护士	帮助团队计划和协调患者自病房转入门诊。提供患者及照顾者家庭护理所需的护理知识宣教
门诊注册护士	护理门诊患者，包括评估、分诊、护理协调、患者宣教以及执行医疗计划
门诊输液注册护士	护理输液或输血的患者。在许多中心，干细胞输注是在门诊完成的
家庭输液注册护士	护理居家输液的患者。指导患者和照顾者在家里进行静脉输液
单采细胞注册护士	护理进行单采细胞的患者和供体
长期随访注册护士	护理移植急性期后的患者。为有并发症或移植迟发效应的患者提供宣教和分诊
研究注册护士	是实施研究计划主要研究者的合作搭档，与基础护理团队协调研究活动
护士长	负责特定病房或门诊护理实施工作，确保实施安全护理恰当的护理人员
临床护理专家	负责通过循证活动推广移植护理工作、开展护理研究、制定护理指南和人群水平评价护理效果
护理教育者	负责移植护士的初始和继续护理教育
高级护理提供者	在主治医师的指导下提供医疗护理，执行如腰椎穿刺和骨髓活检等操作

经宣布了为从事造血干细胞移植护理有经验护士颁发新的证书。2014年2月举行了第一届“血液骨髓移植护士资格”（Blood and Marrow Transplantation Certified Nurse，BMTCN）考试。顺利通过这项考试的护士将得到“BMTCN”证书[43, 44]。

1998年，在ONS BMSCT SIG协调下，国际骨髓移植研究中心/美国血液骨髓移植协会（CIBMTR/American Society for Blood and Marrow Transplantation，CIBMTR/ASBMT）同意在召开医学年会同时举行护理大会。这个护理大会已经举办10多年了，并且从半天延长至三个整天。2008年，ASBMT董事会认识到需要在他们新方案中增加护理投入，并且要求注册护士成员在协会内成立一个特别兴趣小组。该小组自2009年开始运行。ASBMT下属的几个委员会中均有护理特别兴趣小组成员，同时，他们和肿瘤协会血液骨髓移植特别小组作为每年护理大会的共同主席。

十七、结论

一个成功的移植项目，专业的护理服务是必需的。在大多数移植项目中，多学科成员间互相尊重和赞赏，开展团队工作。作为希尔顿癌症研究中心医疗基地主任和1990年医学或哲学诺贝尔奖获得者之一，E. Donnall Thomas医生称移植护士是他的“秘密武器”[45]。参与这个特殊领域的肿瘤护士们认为他们的工作是值得的，因为他们与患者和他们的家属之间形成了紧密、亲密的和长期的关系。当他们了解到他们的护理工作给患者的生活产生了积极的影响时，他们感到非常高兴。

志谢：

本章作者感谢Judy Campbell和Juanita Madison教授为此章节在第三版上的发表所作出的贡献。

第 31 章
造血干细胞移植中的伦理学问题
Ethical Issues in Hematopoietic Cell Transplantation

David S. Snyder 著
储剑红 译
薛梦星 仇惠英 陈子兴 校

一、概述

造血干细胞移植过程中提出的很多伦理问题与其他形式先进技术实施治疗中涉及的问题是共通的。这些问题依据传统的患者的自主原则，以及知情同意和保密的重要性；公正，即有限资源的公平分配；善行而非恶意；以及当治疗目标从治愈转为支持性时的执着或不弃。

然而，造血干细胞移植的独特特征使这些伦理问题复杂化，包括大多数患者年轻；大多数疾病都危及生命，而且在缺乏造血干细胞移植的情况下往往在短时间内致命，但通过这种治疗可能治愈；对供者的需求，而且供者往往可能是未成年人；在移植前以基因诊断选择涉及的同胞作为潜在供者的能力；整个过程的巨大财务费用及财务报销时存在的争议；在现实中造血干细胞移植的幸存者在原发性恶性疾病被治愈之后可能面临其他严重的并发症，如不育症、慢性 GVHD、继发性恶性肿瘤、心理困扰、性功能障碍、认知障碍和职业性残疾。在本章中，造血干细胞移植的一些伦理问题将根据以下几个问题进行综述：谁有资格接受造血干细胞移植，患者知情同意权，供者知情同意权，干细胞的替代来源，非恶性肿瘤的造血干细胞移植，以及生命终结问题。

二、谁有资格接受造血干细胞移植？

（一）案例 1

一名 49 岁的男子患有Ⅱ期多发性骨髓瘤，他有一个 HLA 和他完全相合的同胞。他有资格接受串联自体造血干细胞移植及后续的减低预处理强度的同种异体造血干细胞移植方案。他的医生认为这种方法是让他达到长期无疾病生存并可能治愈骨髓瘤的最好选择。他的医疗保险计划却认为这个治疗计划是实验性的，并且只会批准他接受单一的自体造血干细胞移植。

（二）案例 2

一名 32 岁的男子患有进展期慢性髓系白血病且无同种异体造血干细胞移植的同胞供者。他公司的保险计划同意支付相合无关供者的干细胞采集费用及实际接受造血干细胞移植所需的费用，却不会支付患者无力承担的搜寻费用。尽管该公司以患者名义发起了一场供者捐献活动，但他无法接触任何可能被确认身份的供者。

这两个现实案例凸显了在决定谁可以获得造血干细胞移植治疗时可能遇到的难题。这个过程涉及根据临床和方案确定资格标准的医疗决策和第三方支付者的决策。每个过程都有复杂的伦理问题。首先，在医疗决策方面：为了公正起见，移植团队必须制定一套标准化的准则来选择造血干细胞移植患者。其中一些标准很直观，例如患者的诊断、疾病的分期、年龄和充分的主要脏器功能。其他一些标准比较主观，常常涉及可能影响患者耐受造血干细胞移植治疗或者遵守长期随访方案的能力的心理社会问题。这个过程需要多学科的团队参与，不仅包括医生，还包括护士、心理学家和社会工作者。

在做出拒绝给患者提供造血干细胞移植的决定

时，需要避免武断和决策不一致性。例如，鉴于预期的心理社会管理问题可能会影响治疗结果，一个造血干细胞移植中心可能会判定患有唐氏综合征的急性白血病年轻患者不适合作为候选者。在一项对造血干细胞移植中心 58 例儿童的调查中，10 个中心包括 16 名患有唐氏综合征的白血病儿童接受了移植。这仅是根据发病率数据预测数字的 20% ～ 25%。事实上，此结果与无唐氏综合征的急性白血病患者的类似队列研究预期的结果并无不同。作者谨慎地反对医生对这些患者的偏见 [1]。在该文伴发的社论中，医生们被建议使用注重实效的判断，即只有当数据显示患有唐氏综合征的儿童后果较差时，才建议他们反对进行造血干细胞移植。

许多造血干细胞移植团队认为有活性药物滥用史的患者，并发症发生率更高且长期护理依从性较差，因而担心这类患者可能不是合格的候选人。一项来自移植中心的回顾性研究发现，468 名造血干细胞移植患者中有 17 人终身滥用药物（酒精占 71%，大麻占 30%，阿片占 30%）。当把这 17 名患者与匹配的对照组受试者进行配对比较时，他们的存活率显示显著差异，对照组为 60%，而患者为 10%（$P = 0.0022$）[2]。虽然我们可能需要更多的数据来证实这些结果，但是目前的数据确实支持许多造血干细胞移植中心排除此类患者。

对 597 名造血干细胞移植专业人员（医生、社会工作者和护士）进行的一项调查，向他们提出 17 个案例；这些案例突出了一系列可能影响移植的长期结果的社会心理问题 [3]。这些问题包括自杀意念，使用非法的成瘾药物，以及不依从的历史。至少有 10% 的受访者表示，他们不会建议这 17 个案例中实行造血干细胞移植，但在大多数情况下，这些专业人员对是否执行造血干细胞移植缺乏一致的意见。各人做出的决定似乎取决于其对社会心理问题的严重性和普遍性的认识，以及对患者潜在的不依从行为的管控能力。

一个具有挑战性的案例曾提出这样一个问题：是否应该为一个被监禁的复发的急性白血病未成年患者提供造血干细胞移植，以及谁应该为其支付所需费用 [4]。这类案例凸显了医生提供最佳治疗方案的义务与社会公平正义之间的尖锐冲突。当该犯人的罪行没有严重到足以判处死刑时，拒绝给予他可能挽救生命的治疗方案是否是一种残忍而且不正常的惩罚方式呢？当其他的守法公民由于没有保险和其他资源而被拒绝提供造血干细胞移植时，政府是否应该支付所需费用？联邦和州有必要制定具体的指南，确定囚犯何时在医疗和社会方面获得技术先进和昂贵的医疗保健才是恰当的。

第三方支付方报销的决策被视为一场公平和正义的冲突。作为患者权益倡导者的医生，经常与秉持造血干细胞移植对于某些诊断和疾病阶段的作用仅仅是实验性质的而且是未经证实的这一观点的保险公司发生激烈冲突。医生们通常认为，基于患者所处的地理位置、在社会中的地位以及他们支付治疗费用的能力（当一种治疗方案是试验性的或者比较昂贵，或者既昂贵又具有试验性质时）来决定给予或拒绝给予治疗是不公平的。在分析四个州的治疗模式时，Mitchell 等发现，黑人患者、参加健康维护组织的患者、医疗补助覆盖的患者和自费患者在因白血病或淋巴瘤住院时接受造血干细胞移植治疗的可能性较小 [5]。保险公司认为，医生和患者向他们施加压力要求他们为非标准治疗方案支付费用这一行为是不公平的，也是不经济的 [6]。

需要统一和公平的方法来弥合这两种观点，而不是依赖于代价高昂的诉讼 [7]。一种方案是分类学方法，将治疗方式标示为实验性或标准性。第三方支付人将为那些符合特定标准的试验性治疗支付费用，比如由合适的政府机构如美国 FDA 批准的Ⅲ期临床试验，而那些试验性治疗可能对患者有利。治疗应该是必要、安全和有效的。该疗法必须与任何已有的替代方案同样有益，这种改善必须在研究范围之外也能实现 [8]。

必须平衡一方面接受造血干细胞移植的局限性，另一方面接受试验性治疗可能满足患者的最大利益，从而减少将研究不足、有毒和昂贵的治疗方法过早向绝望的患者传播。法律当局警告说，尽管保险公司可能会因为自体移植治疗对癌症患者是试验性的而拒绝支付该费用，但更相关的问题可能是，“对于患有特殊疾病的特定患者来说，这是可用的最佳选择吗？”

十多年前有关乳腺癌患者的自体造血干细胞移植的争议就是这些困境的例证。Welch 和 Mogielnicki 强调了从这次经历中可以吸取的某些教训，包括：①在临床疗效尚不确定时，过早讨论干预的成本效益；②国家卫生研究院必须在确定什么是试验性疗法方面发挥重要作用；③在缺乏明确数据的情况下，公职人员不应行使保险覆盖范围；④新闻媒体的监督作用应延伸到医疗健康领域[9]。

另一种方法是根据疗效的可用数据、预期受益的持续时间和治疗后的幸福质量达成共识[10]。由专家医生和保险公司组成的小组可以定期审查现有数据，并根据结果分析建立网络，指定覆盖哪些诊断和疾病阶段。可以考虑不同的类别，例如：①对于某些疾病，造血干细胞移植具有疗效且可能是唯一能达到根治效果的治疗方法，例如慢性髓系白血病；②造血干细胞移植可能不能根治但肯定能延长生存时间的疾病，如慢性髓系白血病，也可能是乳腺癌和多发性骨髓瘤的自体移植；③造血干细胞移植的治疗益处尚不明确的疾病，如多发性硬化等自身免疫性疾病的自体移植。俄勒冈医疗辅助系统（Oregon Medicaid system）就采用了这种模式，它涵盖了包括慢性淋巴细胞白血病在内的所有主要血液系统恶性肿瘤的造血干细胞移植，但不包括转移性肾细胞癌的化疗。加州的蓝十字 / 蓝盾医院医疗对医疗患者也采用了这种模式。此模式的另一个内容是限制支付给在相关范围内有跟踪记录的所谓“卓越中心”（centers of excellence）。医学界和广大公众面临的最困难的挑战之一是如何在医保管理系统中确保开发新疗法的进展持续进行，而此系统的设计旨在将医疗费用降至最低限度并仅报销必要和经证实的治疗。谁将为那些正在进行的且有望在未来取得突破的研究埋单呢？人们可以争辩说，第三方支付者有道德义务通过帮助承担临床研究费用来参与这个过程，从而帮助确定哪些新的治疗方式确实有效，并优于已建立的方法。如果这些新疗法能使患者肯定治愈，并免除多年来昂贵、慢性支持性护理的需要，那么从长远来看，这种新疗法实际上可能更便宜。

三、接受造血干细胞移植的患者的知情同意权

（一）案例 3

一名患有复发性急性髓系白血病的 18 岁女性，有一个可供异基因造血干细胞移植使用的 HLA 相合的兄弟。她表示了接受移植的兴趣和意愿。然而，在知情同意过程中，她拒绝听取任何关于造血干细胞移植可能带来的风险以及引起的并发症的讨论。她的医生们能认为她已同意而开始准备造血干细胞移植吗？

（二）案例 4

一名 13 岁的女孩呈现全血细胞减少症，并被诊断为 M6 急性髓系白血病。她的医生建议她先接受诱导化疗，再接受来自于配型相合的同胞或无关供者的异基因造血干细胞移植治疗。该患者和她的父母都是“耶和华见证人”的成员，他们拒绝接受输注血产品。

对患者自主权的尊重最主要体现在知情同意的过程中，患者会被告知自己的诊断、预后、接受建议的治疗的潜在益处和风险以及可供选择的治疗方法。虽然这种阐述适用于任何类型的医疗干预，但对于造血干细胞移植还有额外的复杂性，包括很多患者都是未成年人，几乎所有的被认为需要接受造血干细胞移植的患者如果不进行移植，可能致命，而接受造血干细胞移植则可治愈。从原发疾病以及早期移植死亡中幸存下来的患者都有出现各种慢性并发症的风险，并发症会以多种方式损害他们的生活质量。

当一名患者被告知患有一种致命疾病，并有一种潜在的根治方法可用时，他能真正听到和（或）听进去多少关于潜在的风险和并发症的信息呢？已有的关于死亡率和发病率风险的数据——包括肝窦性阻塞综合征、急性和慢性 GVHD、巨细胞病毒和其他感染，慢性辐射效应、股骨头坏死、不育、第二恶性肿瘤的风险以及移植后的生活质量，这些数据有多准确呢？这些数据有多少展示给将接受造血干细胞移植的患者呢？如果患者选择不听所有这些细节，仅仅基于生死抉择而做出决定，这是真正的知情同意吗？我们必须坚持把这些真实情况告诉他们吗？患者是否可以通过选择不完全知情来行使他们的自主权呢？

Forsyth 等创造了“在拥挤的房间里的决定”一词，来描述患者决定接受异基因造血干细胞移植的过程。这不是一个简单的个体认知过程，而是一个复杂、关系互动的过程，需要反映出个体不仅作为患者，还扮演父母、配偶和孩子等多重角色。这些决策是“包埋在社会关系中的义务与互惠”[11]。

一项研究将医生或护士与患者对知情同意过程的看法做了比较[12]。对于造血干细胞移植护士

来说，最重要的是让患者了解手术的不良反应和并发症。医生希望患者了解诊断、治疗方案和治疗结果。医生的观点与患者的观点最接近，因为他们主要根据最终结果和生或死做决定。在另一项针对成人和儿童患者及其医生的研究中，患者及其父母选择造血干细胞移植的三个主要原因是：①信任自己的医生；②担心如果不接受移植他们的病情会恶化；③相信造血干细胞移植会治愈疾病。

大多数成年患者记得曾得知可能会发生并发症，但他们能回忆起的不到提及内容的一半。大多数患者认为他们已经得到了足够的信息，而这些信息并不太专业，但是医生常常认为所传递的信息实际上太过专业且过度了。绝大多数患者认为他们的医生希望他们接受骨髓移植，而这些患者就是根据这一建议做出决定的。一位造血干细胞移植护理主任建议造血干细胞移植护士在此过程中的主要作用是确保患者完全知情，尽管护士必须意识到患者可能无法理解复杂的治疗细节，而且生与死之间的选择强度可能会掩盖潜在的危及生命的并发症的风险。护士可以充当患者的拥护者，这有时会造成与医生的冲突，护士不能剥夺患者的希望[12]。

Lee 等分析了 313 名患者与他们的医生在评估造血干细胞移植后的成功机会时的一致性或不一致性程度[13]。当结果可能比较有利时，患者和医生之间有显著的一致性，但是当患者病情更严重时，他们往往不能认识到存在较高的复发甚至死亡的风险。作者推测，医生在与患有晚期疾病的患者讨论的时候，可能倾向于将风险最小化。了解更多风险可能不会改变患者继续进行造血干细胞移植的决定，但可以促进造血干细胞移植术后更好的心理调整。

Andrykowski 等关注患者在造血干细胞移植后是否已经“恢复正常”的问题，并比较了他们的期望和实际结果之间的差异，以及这些差异可能对他们的幸福感产生的影响[14]。他们研究了来自 5 个造血干细胞移植中心的 172 名无病幸存者，发现只有少数人觉得自己恢复了正常。在造血干细胞移植之前，只有 19% 的患者预期不会恢复正常，47% 的患者期望会恢复正常。在接受造血干细胞移植治疗后，32%（可能高达 52%）的患者表示他们没有恢复正常。造血干细胞移植治疗之前的预期与当前功能状态之间的不一致与当前更大的心理压力有关。尽管存在这种差异，幸存者对他们进行造血干细胞移植治疗的决定的评价总体上是相当积极的。

儿童参与医疗决策的问题很重要，因为许多造血干细胞移植候选人都是未成年人。大多数研究人员都认识到，儿童做决定的能力和自主性会随着时间的推移而发展。父母或监护人必须替他们的未成年子女表达同意，但同时应考虑到儿童的愿望和关切[15]。美国儿科学院的医生指出，人们“在无说服力的理由时，不应该把儿童和青少年排除在决策之外”[16]。一般认为，从 7 岁或 8 岁开始，儿童有能力同意任何拟议的干预措施，进行干预之前必须征得他们的同意。假设父母将作为孩子的代理决策者，但却没有根据孩子的最大利益做出选择，如案例 4 中如果父母因自己是“耶和华见证人”的成员而拒绝为孩子输血，法院可能需要介入。

四、造血细胞捐献者知情同意书

（一）案例 5

一个 22 岁的男性急性白血病患者有一个 HLA 配型相合的 16 岁的弟弟，然而他们的母亲由于担心她的小儿子在捐献了干细胞后会死掉或者也会得白血病，于是带着那个弟弟离开了这个国家。她觉得她将会失去一个儿子，但不想失去另外一个。大儿子最终由于未能接受造血干细胞移植治疗而死于难治性白血病。

（二）案例 6

因一个亲戚患有白血病而对一个大家庭的成员进行 HLA 分型时，发现其中一个孩子与其同胞的父亲不是同一个人。

异基因移植的细胞来源通常是与患者有密切关系的活体供者，可能是未成年人，也可能是没有血缘关系的志愿者。在每一种情况下，捐助者的自主权必须得到尊重，这反映在适当的知情同意程序中。捐助者必须了解他们可能经历的程序的细节，特别是所涉及的潜在风险。这一进程必须不受胁迫，并且当供者来自一个有疑问的家庭时，必须尊重捐助者和家属的机密性。如果出现不寻常或者非理性的信仰，文化多样性的问题可能会使寻找潜在捐助者的工作复杂化。与 HLA 分型结果相关的信息都必须严格保密，以保护所有潜在供者的隐私，包括可能将原先隐瞒的关于亲子关系的事实透露给一个不知情的家庭。泄露这些信息可能对整个家庭单位产生毁灭性的影响。

当供者是未成年人时，需提出特殊和重要的考虑因素。人们普遍认为，做骨髓捐献者的风险很小。据估计，几个中心的成人捐赠者发生危及生命或致残并发症的概率约为 0.29%，而来自单一机构的儿童捐赠者的概率约为 0.4%[17]。EBMT 回顾了从 1993—2005 年期间收集的 27 770 个骨髓的采集情况，发现只有一个致命事件（肺栓塞）和 12 个严重的不良事件，大部分是心脏的不良反应[18]。捐赠过程的一个潜在好处是，可能会在供者身上发现一些需要干预的已经存在的健康问题。在西雅图的一项研究中，在对 1549 例供者进行评估时发现了 206 例健康问题，其中以高血压、肥胖和心脏问题最为常见（见第 42 章）[19]。

许多采集中心将来自配型相合的同胞或无关供者的 G-CSF 动员的外周血细胞作为首选细胞来源[20-22]。这样可以最小化或者防止很多与骨髓采集相关的风险，例如全身麻醉并发症、髂嵴部位多次穿刺导致的疼痛、局部血肿和(或)穿刺部位的感染。G-CSF 用于该目的时通常被认为是安全的，除非捐献者具有某些潜在的健康状况，如血红蛋白病、自身免疫性疾病或冠状动脉疾病。

在一项将外周血细胞捐献与骨髓捐赠进行比较的随机研究中，捐赠者发现外周血细胞收集是一种负担更轻、更受欢迎的方法[23]。在一项随机试验中，将外周血细胞与骨髓细胞进行比较，对患者的同胞捐献者进行了研究。Rowley 等发现这两组的疼痛性质和强度非常类似，且在 14 天内所有的外周血细胞采集的供者恢复正常，而骨髓采集供者中只有 80% 恢复正常[24]。目前还不清楚从一种细胞来源到另一种细胞来源是否对受者有任何总体的优势。如果两种细胞来源之间没有明显的优势，则供者的偏好可能是决定性因素。

在回顾明尼苏达大学前 20 名无关志愿供者的经验和态度时，Stroncek 等发现他们没有出现严重的身体或情感方面的问题[25]。20 名捐献者中有 9 人表示，曾有一个朋友或者家人劝阻过他们。19 人说他们会再次捐献，17 人会建议其他人捐献。

为家庭成员或不相关的受者捐献骨髓的好处是有争议的。有一种极端的观点认为对供者没有任何好处，因此即使是很小的并发症风险也变得比较重要。另一些人则坚持认为在心理学层面上对捐赠人有显著的好处，尤其是在捐献给家庭成员时，例如帮助挽救所爱之人生命所产生的满足感[26]。总的来说，骨髓捐献的风险非常低，骨髓和血液一样是一种可再生资源，而且捐献者可以从中获得重大的益处，因此，鼓励外周血细胞和骨髓捐献在伦理上是合适的。

当然，必须避免任何对潜在供者的胁迫。为此，在所有家庭成员都有机会私下讨论他们想进行捐献的意愿之前，造血干细胞移植中心应该对 HLA 配型结果保密（甚至不进行初始的测试）[12]。为了进一步保护潜在的相关供者的权利，按照最新版的细胞治疗认证基金会 - 国际细胞治疗协会和欧洲组织联合认证委员会血液和骨髓移植（FACT-Joint Accreditation Committee of the International Society for Cellular Therapy and European Group for Blood and Marrow Transplantation，FACT-JACIE）国际细胞治疗的标准，标准 B6.3.1.2 要求：异基因供者的适宜性应由持执照的医疗专业人员评估，而该专业人员不能是主要的移植医生或监督受者护理的医疗专业人员[27]。多年来，这一直是指导未成年相关供者和成年无关供者知情同意的标准做法。

供者的心理状态必须得到关注。如果结果很差，特别是如果患者因为发生 GVHD 而移植失败，那么供者就会很自然地将患者的死亡归咎于自己。造血干细胞移植之前和之后适当的咨询可以帮助供者减轻这种负担。鉴于这些关切，任何法院都不能强迫任何人接受只为另一人受益的医疗检查或程序，这已成为法律标准。

保密和非胁迫对于无关供者特别重要。美国 NMDP 有非常明确的政策和程序来保证潜在捐献者的自主权得以实现，要求在程序的每一个步骤都获得知情同意，具体包括：捐献者首次在登记处登记的时间；采集血液进行验证配型、传染病标志物和研究样品前；在通知移植中心供者愿意进行捐献之前；在全身麻醉之前[28]。

当供者决定是否捐献时，供者的隐私对于避免任何外来的影响或压力是至关重要的。供者的身份只有个人捐献中心知道，而且有许多预防措施来保证这一点。一般情况下，造血干细胞移植必须在受者和供者都同意的情况下才能进行。美国 NMDP 认为，这些措施对于促进利他主义的个人更多地参与该计划至关重要。世界骨髓捐献者协会审查了无关供者的伦理学问题，重点是尊重捐赠者的自主权、健康和需求，他们强调了非胁迫和充分知情同意的重要性，尤其在第二次要求捐献细胞产品时[29]。

决定使用未成年人作为骨髓捐献者的过程多少有些争议[30-32]。一些作者对获得未成年人捐献骨髓的知情同意的方式提出了质疑，并质疑家长是否能够真正给予知情同意。对于 7—8 岁以上的儿童捐献者，有个被广泛接受的概念是知情同意的过程需要获取他们本人的同意。美国儿科生命伦理委员会制定了在考虑使用未成年人同胞供者时必须遵守的 5 项伦理学标准：①不存在医学上等价的成年供者时才考虑未成年人供者；②供者与受者之间必须实际存在或者预期存在强烈的个人和积极的情感关系；③受者有很大的概率会受益；④对供者的临床、情感和心理风险必须最小化；⑤必须得到父母和孩子的同意[33, 34]。

Delany 在一篇有几个独立贡献的文章中质疑从未成年人身上获取骨髓的合法性，并称之为“代理利他主义”[32]。一项法律概念规定，医疗程序只有在符合接受它的儿童的最大利益时才能被允许。如果监护人之间有分歧，可能有必要诉诸法庭。第二个概念认为，父母可以对“不损害儿童利益”的治疗给予有效的同意。这种方法是为了能从合法性或出身有争议的儿童身上抽血。有人辩称，此原则与任何纯粹为了他人利益而对儿童进行的医疗干预都是相当的。

Delany 认为，骨髓捐献并不符合捐献者的最佳利益，而且可能会损害儿童的利益，特别是当潜在的捐献者还太小，无法与预期的受者建立情感纽带的情况下。她还主张，由于与患病儿童有关的利益冲突，父母不适合向捐献者提供知情同意，独立于父母和医学顾问的非正式法庭或其他论坛应负责批准每一项提议的捐献。这一程序将类似于英格兰和威尔士法律委员会制定的战略，以保护精神上无行为能力的成年人不被不适当地自愿接受骨髓提取。

Month 在同一篇联合文章中强烈反对该问题的这种解释[32]。她认为，对儿童捐献者来说积极的方面是相当大的，包括挽救一个兄弟姐妹的生命以及使整个家庭不受儿童死亡的心理创伤拖累。此外，既然造血干细胞移植是一种公认的可以拯救生命的治疗选择，而且通常提供最佳的治愈率，那么，有道德能力的兄弟姐妹真的有什么理由不愿意捐献吗？捐献的风险是最小的，尤其是与不捐献骨髓的风险 – 兄弟姐妹的死亡相比。

Lyons 将未成年人向同胞捐献干细胞描述为“从一个未经同意的人体内挪用人体组织，并将其输送给第三个（尽管是相关的）当事人”。他质疑父母行使权力的合法性。他认为，父母的同意“在法律上是允许的”是建立在含蓄承认父母拥有（捐献者）儿童的财产权的基础上[35]。

Savulescu 在被引用的联合文章[32]中指出，尽管骨髓捐献不符合捐献者的医学利益，但它可能符合捐献者的整体利益。拯救所爱之人的生命是我们能做的最重要的事情之一。即使对那些当时还太小无法理解的捐献者来说，未来的成就感以及将要从获救同胞处收获的爱意和感激之情也是很重要的；而且这些对于整个家庭都有益。父母应该在充分了解捐赠的风险和益处之后才做出知情同意，就像父母经常会做出一些与孩子的利益相冲突的决定，但他们的出发点却是为了维护家庭的整体利益。

有一个非常困难的案例，一名 15 岁的男孩因性侵自己 9 岁的妹妹而被监禁，这个男孩又患了复发性急性髓系白血病[4]。在决定是否给男孩提供造血干细胞移植时涉及的冲突在前面讨论过。这位 9 岁的妹妹是唯一一位与他的 HLA 相匹配的亲属。她应该被要求捐献干细胞给她的哥哥吗？是否有其他的合理的干细胞来源可供患者选择，例如 HLA 相合的无关供者？母亲是代表她做出知情同意的合适人选吗？是否应该指定一名合法监护人来保护妹妹的利益？对她的生理和心理上的潜在伤害会超过好处吗？虽然这些问题几乎与每一个涉及未成年人供者的案例都相关，但在这个案例中矛盾显得尤为尖锐。

批准使用未成年人捐献的骨髓的正式程序在不同的国家间有差异，且在同一国家的不同中心内也有所不同。一项对欧洲和美国的 52 个造血干细胞移植中心的调查发现，一些中心有一个伦理委员会来衡量治疗方案的有效性[31]。在法国，有一项法律要求由 3 名专家组成的委员会来评估未成年人捐献器官的心理学和医学后果，并指出“未成年人拒绝接受摘除器官的行为应永远得到尊重”。美国华盛顿州法院的一项裁决指出，捐赠人的利益无疑大于风险，并要求父母做出知情同意。有些机构要求家庭和医院以外的权威机构，例如“监护法官”或专家委员会来做出决定。

M.D. Anderson癌症中心的儿科医生向北美70家造血干细胞移植中心发送了一份问卷，调查造血干细胞移植团队如何处理未成年人的骨髓捐献[36]。调查问卷始于一个案例，该中心的一个儿科医生被要求从一个年幼的孩子身上收集骨髓捐献给孩子的父亲。儿童和父母之间的体型有显著差异，还有3个HLA位点不匹配。父亲的病情为急性髓系白血病复发。医院工作人员提出了伦理学问题。结果，中心开发了一个流程，在这个流程中，未成年捐献者及其代理人被要求与社会工作者、儿科医生和麻醉师进行面谈，且所有这些人都不参与对患者的护理。如有任何的问题，这事就提交给道德咨询委员会处理。

56个造血干细胞移植中心（占80%）回复了问卷，一致认为父母的同意是有效的。大多数中心会使用年幼到6个月大的供者，如果需要，将使用不止一次。这些中心愿意根据实验方案为患者使用未成年供者，造血干细胞移植的预测结果并不影响使用未成年供者的决定。提出的问题包括捐献的非治疗性质，未成年人的脆弱性，以及当一个父母同时作为家庭成员中捐献者的代理人和患者时潜在的利益冲突。如果父母一方是预期的骨髓受者，冲突会更大，大多数人认为，另一方或父母双方都应该参与到知情同意程序中。

大多数中心和医生都有使用父母作为代理人的政策或做法；少数人倾向于使用家长和一个儿童权益保护者或儿童保护机构。如果父母之间有分歧，8个中心将取消造血干细胞移植，其余的中心将寻求咨询伦理委员会、使用无关供者、向该父母推荐别的意见或将决定提交给儿童保护机构。当被问及使用一名有意作为捐髓者的儿童是否合乎伦理时，大多数医生回答说，他们愿意使用这样的捐献者。在这种情况下，他们会考虑使用脐带血，因为这样对捐献者更安全。

儿童供者参与临床研究，还产生了标准临床实践之外的问题[37]。机构审查委员会（Institutional Review Boards，IRB）何时才能批准这类情况？IRB必须重点关注提出的研究程序是否与标准的干细胞采集不同。如果拟议的研究增加或取代了标准的临床捐献程序，从而增加了捐献者的风险，这样的议定书必须得到卫生和公众服务部秘书处的批准，并取得专家小组的建议（“联邦法规”第46.407类）。一些人认为，被要求捐献由G–CSF动员的外周血的未成年人应该是研究对象，因为在这种情况下长期风险的数据并未充分认识。父母是替儿童供者做决定的最佳人选，但仍需要得到IRB的批准[17, 38]。

无关供者参与研究也是能推动此类移植科学发展和保护这些个人的利他权利的令人关切的问题。必须建立有效的机制以确保审查委员会在捐助国和受捐助国均批准此类议定书。世界骨髓捐献者协会呼吁所有捐赠者登记参与能够改善患者结果的研究活动，并明确界定什么是研究与标准的临床实践。King等提醒说，捐赠者的健康和福祉必须优先于科学和社会的利益[39]。捐献者必须被仔细告知他们的细胞将用于什么，特别是如果有任何打算用于研究目的话[39, 40]。

五、造血干细胞的替代来源

案例7

一对夫妇决定复通结扎的输精管来生一个新婴儿作为他们十几岁的患慢性髓系白血病女儿的潜在供者，因为他们的女儿没有亲缘或非亲缘关系的供者。

HLA相合的同胞通常被认为是造血干细胞移植的主要细胞来源。对于占70%的缺乏这类供者的患者来说，可选择的干细胞来源包括了除兄弟姐妹以外的亲属供者、无亲缘关系的志愿供者、脐带血细胞和在适当临床环境下的自体干细胞。在本章节中，会讨论两种类型来源的干细胞所引起的伦理问题，即脐带血[15, 41–43]（见第39章）和“为赋予生命而出生的孩子”[44]或所谓“救世主同胞”[45, 46]。

脐带血相对于成人骨髓的优势包括携带病毒的风险较低，前期预治疗时间从非亲缘骨髓供者所需的4～6个月减少到1～2周，而且脐带血在较大的HLA差异的情况下可能更有用。脐带血主要的缺点包括可用的细胞数量有限，必要时无法从供者获取更多的细胞，而且有可能传播以前在供者家族中未诊断出的疾病。

Marshall提出了几个与脐带血收集和脐血库有关的伦理问题，其中涉及知情同意和隐私[47]。作为废物而丢弃的脐带血，是否需要知情同意？母亲（或父母）是恰当的知情同意人吗？是否需要知情同意才能进行一系列检测，以发现可能存在的传染病和（或）遗传疾病？供者，即父母，应该被告知这些测试的结果吗？脐带血是谁的？显然，供者自己不能给出知情同意，但是由此产生的一个关于供者的广泛的医学概况，从而引起了公众对侵犯隐私的担忧。对未获直接同意的后续测试是否应获得同意？如何处理测试得到的异常结果？血库是否能以一种将姓名和识别信息与捐献样本分离的方式保存医疗档案和基因数据[48]？如果发现人类免疫缺陷病毒或异常基因的证据，又有什么样的义务通知他们？

一些作者认为，婴儿供者应该首先受益于使用自己的脐带血细胞[49]，应保存发现疾病的记录，并通知父母。对于可治疗的疾病，应提供治疗。脐带血细胞用于治疗的商业化应包括婴儿的经济利益。例如，每次捐献所得的捐献费应存入一个国家信托基金，用于研究和治疗患有严重疾病的儿童。Kurtzberg 等认为以前被丢弃的脐带血应该是对任何一方都没有经济利益的公共资源[50]。需要一个像 FDA 这样的机构对供者库进行监管。例如，有一些公司试图说服父母，他们应该储存这些细胞以备未来使用，而事实上，供者需要或想使用脐带血的可能性微乎其微。有迫切需要保护所收集的资料的机密性，以及将检验结果通知父母和子女，并确保公平地获得脐带血样本。为了母亲和婴儿的健康，收集应限于足月和正常的分娩，不应干扰正常分娩过程。

美国儿科学会针对脐带血库的问题制定了一套指导方针，以帮助医生了解血库的类型和质量（营利与非营利）、道德和操作标准，包括知情同意政策、财务公开政策和利益冲突政策[51]。他们的三项主要建议是：①不鼓励将脐带血储存在私人血库供日后个人或家庭使用，除非家族中有已知的患恶性或遗传疾病的家庭成员，他们可能从脐带血移植中获益；②当脐带血储存在供公众使用的血库时，应鼓励脐带血捐献；③不鼓励私下将脐带血视为“生物保险”来储备。

上文概述的案例 6 的实际情况引起了相当大的关注和争论。“为孩子而生孩子”的做法并不罕见[52, 53]。有些人质疑，受者获得好结果能否减轻所造成的伦理困境。有人争辩说，这种做法不会对家庭内成员或关系造成伤害，也没有对所怀孩子不尊重[12]。另一些人则关注于进行产前检查防止传播给受者的遗传病和进行 HLA 分型，以及在不相合情况下流产的可能性。

一位血液学专家的观点是，这样出生的孩子并非为了代替生病的兄弟姐妹，而是为了拯救没有移植就无法生存的兄弟姐妹的生命[53]。这种方法的好处包括脐带血是可丢弃的东西，捐献者不需要麻醉或输血。从受者的角度来看，移植可以提前进行，因为骨髓移植可能需要延迟 6 个月或更长时间。

Alby 描述了为造血干细胞移植而妊娠的三个特点：①在这种情况下，家庭面临患病子女即将死亡的创伤；②妊娠的结果对于 HLA 配型与造血干细胞移植结果两方面都不确定；③生物学影响已强加到家庭动态关系中[44]。一个家庭可能不惜任何代价尝试治疗，特别是在有人患急性白血病等紧急情况下。这样生育的孩子可能在潜意识中被看作用来替代的孩子，但永远不应该被降格为一个治疗性的工具。在家庭动态关系中，基于 HLA 配型，孩子可能被认为是坏的或好的。许多人担心这样的孩子只是为了移植而生。然而，一个孩子出生总是为了某种原因：维持夫妇角色的完整性，满足形成家庭的需要，修复他们的脆弱面。所有父母除了满足他们对孩子理想化的观点外，也需要接受他们的孩子有自己的身份，以及所有的孩子在家庭中都具有某种象征性作用。在这种情况下，为了拯救自己孩子的生命而再生一个孩子去捐献细胞难道有什么不对吗？

体外受精技术的进步为植入前遗传学诊断（preimplantation genetic diagnosis，PGD）打开了大门。候选胚胎可在体外筛选 HLA 分型[54]和各种遗传性状[55–57]，这将作为选择植入何种胚胎的依据。已建议对胚胎进行 HLA 分型，以便为患病亲属选择潜在的干细胞供者，作为为需要救命移植的患者确保供者的合法手段。

对这种方法伦理的审查，得出结论，使用植入前遗传学诊断选择干细胞供者不太可能对任何人造成伤害，而可能对某些人有利，是对有限的卫生资源的合理利用，在已经批准使用植入前遗传学诊断的国家里应该被允许使用[58]。Morgan 等还得出结论，使用辅助生殖技术来创造干细胞供者在道德上被认为是可以接受的[59]。例如，在英国，人类受精和胚胎学管理局批准利用植入前遗传学诊断选择正常的胚胎作为患地中海贫血同胞的造血干细胞的未来供者[60]。这项技术自 2000 年以来一直在美国使用。Pennings 等认为，在植入前遗传学诊断指导下选择的胚胎在道德上是合情合理的，对未来孩子进行的手术是可以接受的，而且捐献者的"工具化"并没有显示对孩子的自主性和内在价值的不尊重[61]。

Devolder分析了利用移植前HLA分型来选择胚胎作为患病同胞干细胞供体的风险和好处，并得出结论，认为不批准这种做法是不道德的，因为没有迹象表明进行捐献的孩子会受到伤害，而能挽救生命[62]。她进一步认为，应由父母决定他们目前或未来的子女是否可以作为亲人的供者，而潜在的受者不应仅限于兄弟姐妹或其他家庭成员，也应该扩大到这对夫妇所爱的任何人。

从多潜能胚胎干细胞体外产生多潜能干细胞的能力一直是公众广泛争论的话题。人类生殖性克隆和用于生产或治疗的干细胞核移植在法律和伦理上已有区别。本文仅讨论后者作为造血细胞用于植入前遗传学诊断的潜在来源。美国、加拿大和欧洲的许多科学家、伦理学家、政府机构和医疗组织都提倡将以治疗性克隆为目的的研究合法化[63-68]。利用这些细胞治疗各种疾病的潜力似乎是巨大的，尽管在临床应用之前还需要克服重大的技术壁垒。必须考虑到许多严重的伦理问题，包括保护人的尊严、用于研究的未受精卵子或胚胎的来源、潜在供者的知情同意、捐赠者的隐私以及捐赠卵子和（或）胚胎的经济动机。

六、非恶性疾病的移植

大多数造血干细胞移植是为了治疗那些造血干细胞移植通常是唯一治疗选择的恶性疾病。许多非恶性疾病也使用造血干细胞移植治疗，尤其是在儿科患者中，这包括原发性骨髓衰竭如严重再生障碍性贫血和各种先天性免疫缺陷综合征（见第71～76章）。由于这些疾病通常是快速致命的，而且通常没有其他的治疗选择，因此这些疾病的患者在对风险和收益做权衡后会明确支持接受造血干细胞移植。

对于影响骨髓来源细胞的各种疾病，这种平衡可能没有如此明确的界限，这些疾病可能是被影响患者的重要致病因素，而且可能会缩短生命，但并不被认为会快速致命。此外，数据表明造血干细胞移植对这些疾病的长期益处是不确定的，甚至并不存在。这类疾病的例子包括镰状细胞病、某些代谢储存疾病、多发性硬化症和类风湿关节炎等自身免疫性疾病，以及获得性免疫缺陷病，特别是艾滋病。如何选择合适的患者去接受这类会造成很高发病率和早期死亡率的疗法呢？如何评价造血干细胞移植在这些通常会在数年而不是几周或几个月内得到改善的疾病中的疗效呢？父母如何决定同意对患有这种疾病的儿童进行造血干细胞移植治疗？

地中海贫血的移植已经具备广泛经验[69]，还有涉及伦理困境的大量文献可用，因此血红蛋白病将作为讨论这些问题焦点的一个范例。在1994年3月举行的一次关于造血干细胞移植应用于儿童的国际会议上对这些问题进行了讨论[41]。关于血红蛋白病，困难的问题是治疗谁，什么时候治疗，以及是否尽早地将造血干细胞移植作为一种治疗方法提供给所有受影响的儿童。一些参会者倾向于在儿童早期就对有HLA相合的兄弟姐妹的镰状细胞病患者进行造血干细胞移植治疗，因为这些患者在成年后有很高的发病风险。其他人则认为造血干细胞移植治疗应该保留给那些显示预后不良的人，正如当前正进行的5年招募30～60名儿童的全国性试验所采用的标准一样。地中海贫血的临床病程变化较大。一些人建议，应在发病之前提供造血干细胞移植，而另一些人则主张铁超载得到很好控制且没有肝脏疾病的患儿适合接受造血干细胞移植治疗。

Giardini在1995年的一篇社论中讨论了造血干细胞移植治疗地中海贫血的伦理问题[70]。他主张支持造血干细胞移植，因为即使有去铁胺的螯合作用，因疾病相关并发症而死亡的风险仍然很高。Giardini在综合考虑到"治疗GVHD和巨细胞病毒方面已有的较大进展、新型抗生素可以获得等，以及目前造血干细胞移植是治愈这种疾病的唯一机会这一现实"等一系列因素后，认为采用造血干细胞移植治疗地中海贫血在伦理上和经济上都是恰当的。

Kamani等回顾了儿童群体中与造血干细胞移植有关的几个问题[71]。他们提出，当考虑对儿童非恶性疾病如血红蛋白病的患者实施异基因造血干细胞移植时需要解决三个问题，包括：①受影响患者的生活质量有多差？②是否有预后因素可预测哪些人可能因基础疾病而出现严重并发症？③根据可获得的配型相合供者的质量，造血干细胞移植能成功的可能性有多大？需要更多数据来回答第二个问题，特别是帮助选择候选患者的方式，从而改善这一方法的风险/利益平衡。

Kodish等研究了父母对患有镰状细胞病的儿童

进行造血干细胞移植决策的问题[72]。向父母提供了一份问卷，假设了治愈率和死亡率，看看他们是如何平衡这两种结果的。在对 67 名家长的研究中，54% 的人愿意接受一些短期死亡风险，37% 的人愿意接受至少 15% 的短期死亡风险，12% 的人愿意接受 50% 或更多的风险。67 名家长中有 16 名（24%）不接受造血干细胞移植，即使有 0% 的死亡风险。

能接受某种风险的父母群体与不愿意承担风险的父母群体之间存在差异。本身是高中毕业生、在外工作，或者有一个以上的孩子患有镰状细胞病，符合这些情况的家长更愿意承担风险。值得注意的是，比起为男孩，父母更愿意为女孩冒险。与医生做决定的情况不一样，父母做出的决定与孩子病情的严重程度无直接关系。对于有一个以上孩子的父母来说，他们的意愿可能反映出他们对疾病的了解，或者是照顾患有镰状细胞病的孩子的负担。显然，父母的关注和价值观必须在权衡风险和利益的医疗问题的同时加以考虑。

在 Hansbury 等最近的一份报道中，对 113 名接受慢性输血的儿童镰状细胞病患者进行了关于进行异基因造血干细胞移植的选择和偏好的分析[73]。这些患者中有 40 人家里有未受影响的可能成为干细胞供者的兄弟姐妹。这 40 例患者中有 23 个家庭同意进行同胞的 HLA 配型，其中 8 个家庭匹配成功。这 8 人中仅有 3 人接受了造血干细胞移植。HLA 配型或造血干细胞移植的减少的原因包括对不良反应的恐惧，对手术的支持不足，包括时间上和资源上，以及认为目前的输血疗法对患者已足够。

造血干细胞移植的最近进展，如利用异基因供者的外周血或脐带血造血细胞以及低强度的预处理方案，已被用于治疗血红蛋白病[74-76]。这些进展有助于降低供者或受者的短期和长期不良反应的风险，从而创造一个更有利的风险 / 受益比率。患有血红蛋白病的未成年人的父母将需要被告知这些进展，以帮助他们为作为造血干细胞移植潜在候选人的孩子做出适当决定。

七、生命终结问题

案例 8

一位 50 岁、患慢性髓系白血病的医生在接受造血干细胞移植治疗后不久因肝窦性阻塞综合征和 GVHD 合并肝脏和呼吸衰竭而死亡。他没有书面的事先声明。他让他的第二任妻子承诺，如果他没有康复的希望，她不会让他维持生命超过 1 周。他的妻子是虔诚的天主教徒，她觉得自己对丈夫做出了放弃生命支持的承诺。他的第一次婚姻中的成年子女是无神论者，他们说他们的父亲永远不会同意放弃生命支持，因为他强烈反对安乐死，对他来说，放弃生命支持和安乐死没有什么区别。

尊重患者自主权，要求照顾者确认患者在复苏和生命维持方面的意愿。预先的指示，如卫生保健委托书，是极为有效的工具，以方便患者与医生之间的讨论，让患者表达他们的愿望，或者给出一位代表人的名字，当他们丧失语言能力时，这个人能为他们说话。

一种名为“维持生命治疗医师指令”（Physician Orders for Life Sustaining Treatment，POLST）的新型文件已经被开发出来，以加强其他传统的预先护理计划方法[77, 78]。目前有 34 个州已经或正在开发 POLST。不像拒绝心肺复苏命令，这些文件允许患者在心肺停止之前指定他们的治疗意愿。POLSTs 对老年人或无行为能力的患者，尤其是对于那些可能会在不同的护理院和医院之间穿梭，并由许多不同医疗服务提供者参与护理的患者有帮助。

然而，很少有患者执行这样的文件或与他们的医生讨论这些问题。对于大多数医生、护士和患者来说，这种关于生命终结问题的讨论是很困难的。在造血干细胞移植的情况下，他们甚至更加困难，因为那里的患者普遍年轻，虽然他们有潜在的致命疾病，但通常有很大的机会通过这种治疗来治愈。在造血干细胞移植相关的知情同意过程中，医生有义务讨论计划治疗的风险和并发症，包括早期死亡的可能性。如上文关于患者知情同意的一节所述，当面临生死选择时，患者往往会屏蔽决策过程中可能出现的并发症的细节。医生在提出一种可能拯救生命的治疗方案时，很难提出生命终结的问题，部分原因是担心患者会带走关于他们的预后的负面信息[79]。

事实上，多达 15% ～ 20% 的患者的生命可能会因早期的异基因移植相关死亡而终结。造血干细胞移植患者通常会因为迅速和不可预测地失代偿，例如，遭遇严重的肝窦性阻塞综合征或 GVHD。当患者在前往重症监护病房的途中出现呼吸衰竭时，可能没有机会讨论生命结束的问题。如果在此之前就患者的意愿进行过这种讨论并适当记录，然后按照患者或代理人的要求行事，患者护理的质量就会大大提高。尽管康复的机会通常很低，这些患者中的许多人将在较长的一段时间内维持高强度的生命支持。一些中心制定了 ICU 收住的政策，将符合一定标准的造血干细胞移植患者排除在外，例如重病患者，他们的恶性肿瘤复发且此时缺乏治疗选择；多器官系统衰竭伴呼吸衰竭，对除插管外的标准治疗无反应，需要插管的难治性Ⅲ～Ⅳ级急性 GVHD 患者。对于入住 ICU 的患者，必须定期举行多学科会议，定期向其代理人 / 家属提供最新情况。护理人员需要讨论目前的状况，以及正在进行治疗的短期目标，然后每隔几天重新评估患者实现这些目标的进展情况。在 ICU 住院过程中的某一时刻，治疗的目标必须从治愈和积极的干预转变为对垂死患者的姑息治疗和支持治疗。护理人员有义务基于患者自主性和非恶意原则，在适当的时候提出建议。在整个造血干细胞移植过程中，对疼痛控制的严格关注是至关重要的，当然在临终期间也是如此。

忠诚和不放弃的原则要求护理者向患者和他们的家人表明，他们不会被抛弃，因为治疗的目标从治愈转向照顾垂死的患者。尽管停止无用或无效的医疗干预可能是适当的，但如何才能做决定呢？我们有限的医疗资源中，有多少应该用于提供最终徒劳无益的医疗服务？家庭必须支付多大的情感成本？这些都是需要在社会宏观层面以及在患者个体和家庭的微观层面上解决的难题。患者（或代理人）最能够理解并决定他或她支付治疗费用的问题，以及通过继续无效治疗可能使家庭陷入经济贫困。代理人必须做出替代的决断来传达患者如果有能力就会做出的决定。在没有合法指定代理人的情况下，可能需要伦理委员会参与审议生活质量问题和有尊严的死亡问题。

为了探讨为造血干细胞移植患者制定心肺复苏命令所涉及的变量，对在西雅图退伍军人管理局医疗中心造血干细胞移植单位死亡的 40 名患者进行了回顾性研究[80]。该中心有心肺复苏政策，要求医生记录与患者 / 代理人进行的讨论，并让患者 / 代理人签署心肺复苏同意书。患有致命疾病的患者通常会暂停对疾病终末期的感觉，希望通过造血干细胞移植治愈。这些患者的垂死轨迹往往是突然和不可预测的。当这些情况出现时，医疗保健提供者通常会专注于积极的治疗，因而回避了死亡的主题。执行心肺复苏命令的过程被认为有助于重症造血干细胞移植患者从积极的护理过渡到支持性护理。

在 11 项需要机械通气的造血干细胞移植患者的研究中，出院后的生存率从 0% 到 11.1% 不等，平均为 4.7%[81]。在临床上有用的是定义一个患者亚组，其存活率很低，以至于患者 / 代理人和医生都同意重症监护不能再满足造血干细胞移植的原定目标。需要制定在造血干细胞移植后注定死亡患者的标准，以帮助减少家庭和机构在情感和经济上的支出。在 Fred Hutchinson 癌症研究中心，1980—1992 年期间，25% 的造血干细胞移植患者进行了通气治疗。20 岁以上、有复发性疾病，并且接受了 HLA 不全相合的移植物的患者有 50% 的机会需要通气。只有 6.1% 的患者能存活下来。为了确定需要机械通气的造血干细胞移植患者的死亡预测因子，Rubenfeld 和 Crawford 进行了一项巢式病例对照研究，比较了所有 53 名通气支持幸存者和 106 名无法生存的匹配对照组[81]。这些患者选自这 12 年内机械通气至少 24h 的 865 个患者。幸存者被定义为拔管后 30 天后能活着出院的患者。

数据统计显示生存情况与较小的年龄，APACHE（急性生理学、年龄、慢性健康评估）Ⅲ评分较低，造血干细胞移植至插管时间较短有相关性。在 106 名死亡的对照受试者中，82% 在呼吸机上死亡，其余 18% 在拔管后中位数 18 天死于医院。在 53 名幸存者中，拔管后的中位生存期为 634 天（范围为 54 天至 12 年）。这当中有 18 名（34%）存活不到 6 个月，5 名（9%）存活不到 1 年；其余 30 名（57%）存活超过 1 年。插管超过 149 天的患者都没有存活。在最近的 5 年中，存活率从 5% 变为 16%，这不能通过患者年龄的变化、插管的速度或时间，或者 HLA 不相合的同种异体移植的百分比来解释。存活率的上升可能是由于更好的抗生素和细胞因子的使用。

在 398 例有肺损伤、需要使用超过 4h 的血管加压剂或者存在持续肝肾功能衰竭的患者中，没有能存活的。使用这三个标准，对于超过一半未能存活的患者，可以在前 4 天内准确预测死亡。在发生这三种风险因素中的任何两种的 60% 的患者中，一半在第 2 天达到了这一比例，在第 4 天达到了 90%。这些风险因素使患者在死亡前平均延续了 6

个呼吸机天数和 9 个住院日。如果在三个风险因素中有两个得到满足的患者在第一天取消生命支持，而死亡迅速发生，那么 812 名死亡患者就可以避免超过 7300 个住院日和 4800 个呼吸机天。

一项多机构研究证实了这些在成人造血干细胞移植患者中的观察结果，对这些患者来说，机械通气和并发肝肾功能障碍与 98% ～ 100% 的死亡率有关[82]。最近一家机构的报道证实了这一发现。该机构回顾了 68 例在异基因造血干细胞移植后需要机械通气的患者的结果[83]。总体死亡率为 86.8%。序贯（或败血症相关）器官衰竭评分 [Sequential（or sepsis-related）Organ Failure Score，SOFA][84] 用于预测这组患者的死亡率。SOFA 评分评估六个主要器官的功能，并得到 0 ～ 24 的评分。存活患者的平均 SOFA 评分为 7.7，非存活者的平均 SOFA 评分为 11.6（$P = 0.009$）。如 Rubenfeld 和 Crawford 先前报道的那样，插管时存在肾功能衰竭或肝功能障碍的患者死亡率为 100%[81]。入住 ICU 当天的 SOFA 评分也可以预测德国[85]和瑞典[86]的其他研究的生存率。比利时的一项研究证实，需要重症监护的同种异体造血干细胞移植患者预后不良[87]。总体的 ICU 死亡率、院内死亡率和 6 个月死亡率分别为 61%、75% 和 80%。与其他原因相比，作为多器官衰竭原因的细菌感染与较低的死亡率相关。

一种用于经历同种异体造血干细胞移植的儿科患者的评分系统称为肿瘤小儿死亡风险（Oncologic Pediatric Risk of Mortality，O-PRISM），可用于预测致命事件，从而帮助父母决定为其子女建立支持性护理策略[88]。在同种异体造血干细胞移植后需要机械通气的儿科患者的结果可能比成人患者稍好。在荷兰的一项研究[89]中，150 名患者中有 35 名在 1999—2007 年间需要机械通气，病死率为 42%，死亡与 ICU 入院第 2 天的多器官衰竭以及使用高频振荡通气有关。从 ICU 出院的患者的 6 个月生存率为 82%。

虽然大多数医生和伦理学家可能会同意即使被要求也不应提供徒劳、不适当的或无效的医疗服务，但这些情况如何界定，以及由谁来界定呢？在患者 / 代理人继续要求提供护理人员认为无效的治疗的情况下，虽然医生在伦理上不需要提供治疗，但是基于不放弃原则，他又有义务将患者转移到另一位愿意这么做的医生那里。在这些最困难的情况下，与机构伦理委员会进行磋商可能会有所帮助。一些医疗和法律协会，如加利福尼亚州的 AMA、CMA[90] 和洛杉矶县的 LACMA / LACBA 已经发布了指南或政策，指出医生没有义务提供社区标准认定的在医学上无效的医疗服务。一些医疗中心制定了政策和程序，以确定如何处理因医疗无效而产生的冲突。如果患者 / 家庭需要医疗团队认为医学上无效的治疗，则启动一系列步骤，包括咨询其他医生和伦理委员会。如果仍然存在分歧，那么家庭有责任及时寻求法院禁令，以阻止生命维持治疗的撤回。

八、结论

多年来，造血干细胞移植的适应证已经扩展到包括广泛的诊断和疾病阶段，包括被认为具有复发高风险的恶性血液病早期阶段、实体瘤、先天性疾病和自身免疫疾病。干细胞的潜在来源也已扩大到包括来自相关或不相关的 HLA 相合的供者的骨髓、外周血和脐带血的自体和同种异体细胞。随着这些技术进步，必须尊重患者和供者的权利。正义的道德原则要求照料者和保险公司以公开公平的方式向造血干细胞移植候选人提供虽然高风险但可能挽救生命的程序。患者自主、无恶意和不放弃是做出临终关怀决定时的指导原则。

第 32 章 造血细胞移植中的社会心理问题
Psychosocial Issues in Hematopoietic Cell Transplantation

Richard P. McQuellon　Katharine E. Duckworth　著
储剑红　译
薛梦星　仇惠英　陈子兴　校

病案分析：MB 是一名 55 岁已婚女性，18 个月前因多发性骨髓瘤接受自体造血干细胞移植治疗，目前身体行动不便，与配偶和两个读高中的儿子一起住在家里。患者除了接受造血干细胞移植前的动员治疗外，还接受过两次的椎体后凸成形术和两个周期的来那度胺、地塞米松和硼替佐米联合治疗。她对移植的耐受性很好，患有黏膜炎，服用止痛药控制。

在她最初的心理咨询过程中，她描述了身体症状，包括疲劳、神经疾病、背痛、偶尔的肌肉抽筋，以及类似潮热的大量出汗，每天最多 6 次。此外，她报告说，她的短期记忆很差，偶尔会哭一段时间，而且由于记忆缺陷、身体限制和疲劳，她不能胜任大学教授的工作。她还担心她丈夫的保险公司支付的她的药物维持治疗所需的高昂费用。

一、概述

造血干细胞移植是治疗很多威胁生命的疾病的有效方式，如多发性骨髓瘤、非霍奇金淋巴瘤和恶性血液病。在本章节，我们定义造血干细胞移植为一组程序，包括从个体和所属的管理机构中收集干细胞，并将其注入经清髓性预处理后的骨髓或免疫系统有缺陷的受者中。造血干细胞移植仍然是一种高风险、高强度、能延长生命的治疗方法，可能是走投无路的患者的最好选择，甚至当最终结果可能包含明显的疾病状态。造血干细胞移植可能与多种严重的生物学、心理学、社会和精神并发症相关。上述案例研究表明在移植后的数月甚至数年的时间里，造血干细胞移植受者和他们的照料者会面临着许多复杂和相互关联的生物心理社会问题。我们围绕四个主题阶段即患者从接受造血干细胞移植到长期康复的轨迹（表 32–1），整理出潜在的心理社会问题。有几项研究已经确定了接受造血干细胞移植治疗的患者的社会心理关注和康复的时间轨迹 [1–3]，许多研究评估了这一类人群中与健康相关的生活质量随时间的变化情况。

“社会心理”一词本质上指的是心理学和社会学方面的问题。我们的案例描述了一个接受造血干细胞移植治疗后无法返回工作岗位的患者；她遇到了心理上的问题（例如从人生赢家到残疾教授的这一身份转变所导致的抑郁症）和社会问题（例如同事关系间的变化）。表 32–1 列出了造血干细胞移植整个过程中可能出现的能成为问题的各种情况。对情况何时转变成为问题的区分多少有些武断，这在很大程度上取决于患者应对和处理各种情况的技巧。例如，如果在我们的案例中，患者的工作要求较低，那么也许她的认知缺陷不会导致她从她重视的职位中申请残疾。我们主要专注于那些探索造血干细胞移植患者在整个治疗和康复期间的社会心理问题的文献，并对有关非正式护理人员的文献进行了回顾。

二、造血干细胞移植过程中影响患者心理社会问题的因素

在过去的 10 年中，造血干细胞移植过程在受

表 32-1　与造血干细胞移植四个阶段相关的主题、任务和心理社会问题

阶　段	问　题[a]
Ⅰ. 决定接受造血干细胞移植	主题：做出决定所致 面对死亡和死亡的可能性 处理治疗结果的不确定性 考虑替代疗法 财务因素 / 医保局限性 心理评估 知情同意的过程 焦虑、抑郁和沮丧的症状
Ⅱ. 造血干细胞移植前准备和移植后住院治疗	主题：积极治疗和观察等待 接受患者的角色和医院的日常事务 处理隔离和急性治疗不良反应 面对不熟悉的程序和治疗 与家人和朋友分离 适应改变的身体形象 等待植入 身体和情绪上的脆弱性增加 保持斗志和希望；应对气馁 应对危及生命的并发症 遭遇严重心理困扰
Ⅲ. 出院及早期康复	主题：从严密的医疗监督过渡 管理日常医疗心理社会支持的丧失 团队及相关医疗专业人员 与频繁的医疗预约、再入院和挫折的压力做斗争 重新融入有价值的社会角色 管理意想不到的后遗症 复发的恐惧 适应潜在的挫折、抑郁症状和愤怒 遵守自我保健指南和日常用药方案
Ⅳ. 长期恢复	主题：建立新的正常生活 重新确立最初的身份 / 放弃患者的角色 在社区、工作和家庭中恢复有价值的角色 调整与移植相关的损失 重新就业 接受长期影响的可能性和现实

a. 这些问题中的很多会贯穿于这四个阶段中。例如，在很多年的时间内，面对死亡的可能性和对复发的恐惧感可能会在每次患者回到移植中心接受持续评估的过程中不同程度地反复涌现，在造血干细胞移植的四个阶段都有可能会出现焦虑、抑郁症状、沮丧、发展里程碑的延迟

者和家庭成员中的展开方式发生了变化。下面，我们将简要讨论那些持续影响造血干细胞移植过程以及相关社会心理问题的因素。

老年受者的移植。减低强度的同种异体移植使用的预处理方案相对于标准异体移植毒性较小。移植年龄较大的受者，可能意味着主要照顾者是年龄较大、体力和耐力较差的配偶、兄弟姐妹、父母或朋友。

采集外周干细胞几乎取代了骨髓采集。在接受 G-CSF 治疗后，自体骨髓移植患者不再需要全麻和伴有相关并发症的手术室手术。干细胞在一种或多种场合于数小时之内即可采集。这一变化可能会减少骨髓采集所需的手术室手术所产生的潜在焦虑。

通过互联网方便查阅资料。有关造血干细胞移植的信息可随时提供给具有计算机访问权限的潜在受者。通过 CIBMTR（http://www.cibmtr.org/）网站可以追踪到越来越多的造血干细胞移植受者数据库。在这里，任何家庭成员或潜在的受者都可以查阅关于生存统计数据和其他信息的详细资料。国家骨髓移植链接（National Bone Marrow Transplant link，nbmtLINK）（www.nbmtlink.org/）和血液和骨髓移植信息网络（Blood and Marrow Transplant Information Network，BMTinfonet）（www.bmtinfonet.org）是为受者和护理人员提供医学和社会心理学信息的其他丰富来源。

重点关注存活护理计划和移植后存活监测。国家和国际组织，如 NMDP，已经建议对长期造血干细胞移植幸存者进行具体的筛查和预防措施[4]。对于一般的癌症幸存者特别是造血干细胞移植受者来说，生存护理计划和临床结果监测已成为推荐的护理标准，尽管还没有证据表明这种监测可以改善预后[5, 6]。这些努力的目标是帮助患者延长他们的生存率。对接受造血干细胞移植治疗的患者和护理人员进行了几项关于造血干细胞移植后恢复的重要研究，这些研究确定了关键的问题领域，并指出了心理社会干预的潜在领域[3, 7–9]。

越来越多的无关志愿供者和脐带血产品可以提供给缺乏家庭供者的受者。随着无关供者越来越多，预期更多的受者可以接受移植。有必要对有血缘关系的供者和无关者的经历进行研究。

进一步审查移植费用[10]。从造血干细胞移植的早期决策阶段到维持长期生存，经济困难是造成巨大痛苦的根源，而在长期生存中，药物治疗费用和工资损失可能会造成极其昂贵的代价。

三、造血干细胞移植中重要的心理社会压力来源

造血干细胞移植的受者和护理人员面临两个主

要的心理压力来源，它们或多或少贯穿于造血干细胞移植受者的整个生命周期：①疾病是威胁生命的；②在治疗的所有阶段，治疗本身都会威胁到生命的品质和长短，成为一个巨大的痛苦来源。

许多患者从他们的医疗服务提供者那里读到或听说过他们所患的特定疾病的预后以及疾病对生命的威胁性。这种与“死亡时刻”的邂逅会使一些人虚弱，或激励其他人，并在生存轨迹的不同时期发挥这两种作用[11]。

受者痛苦的第二个来源是移植前关于治疗对情绪和身体预期的不良反应的焦虑。急性不良反应如恶心、黏膜炎、脱发和腹泻，以及长期不良反应包括 GVHD 和继发性恶性肿瘤，是造成严重痛苦的根源。许多不良反应的治疗需要使用多种药物和疗法，而后者的不良反应从轻微不适到虚弱无力不等。即使移植手术取得了医学上的成功，可能出现的并发症会成为慢性焦虑的一个来源。

四、造血干细胞移植阶段及相关心理社会问题

从早期决策到长期存活，造血干细胞移植受者面临一系列可预测的治疗相关事件。我们使用“阶段”一词来指不同阶段的特定任务，以及受者和他们的护理者必须应对的生理和心理压力。在有关癌症生存的文献中，从诊断到长期生存的这段时间被描述为“生存季”[12, 13]。在表 32-1 中，我们区分了四个不同的阶段：①决定接受造血干细胞移植；②造血干细胞移植前准备和造血干细胞移植后住院；③出院和早日康复；④长期存活。这些阶段代表造血干细胞移植过程的总体图，而并非所有受者面对的事件和压力来源的不变序列。在造血干细胞移植的某一阶段出现的一些社会心理问题可能以后会再次出现。例如，对于部分造血干细胞移植患者来说，对复发的恐惧及其预兆是痛苦的重要来源[14]。然而，患者经历造血干细胞移植的过程也存在着很大的差异，很少患者会按照我们所描述的阶段直接行进。

（一）第一阶段：决定接受造血干细胞移植

决定接受造血干细胞移植是非常有压力的。大多数与造血干细胞移植相关的决策制定研究集中在提供书面知情同意书，这是决策制定的正式阶段，发生在做出接受造血干细胞移植的决定之后。一些研究人员建议在正式知情同意之前做出接受造血干细胞移植的决定[15]。此外，重要的是要认识到，除了患者和他们所爱的人在考虑改变生命的造血干细胞移植治疗之外，医疗和心理社会团队也在评估潜在受者的候选资格。

1. 转诊治疗和选择候选人

通过正式的医疗转诊，医生个人研究，或从熟人的治疗经验中获得的知识，造血干细胞移植可能会成为一个潜在的治疗选择。在这个阶段，掌握最新的全面的信息是必不可少的，特别是当造血干细胞移植被视为唯一的治疗可能性的时候。患者可能很快会签署一项治疗方案，从而对这种不能改变的治疗过程尽快做出心理承诺[16, 17]。

ASBMT 临床中心的造血干细胞移植指南包括一项精神病学 / 社会心理评估，作为所有造血干细胞移植候选人的一般医学检查的一部分[18]。该评估旨在增强医疗团队对受者社会心理状况的了解，包括心理困扰、精神病史、社会支持、应对方式、依从性和药物滥用倾向。获得的信息可用于制定造血干细胞移植过程中的个性化护理。造血干细胞移植前社会心理评估的标准化方法已被开发，包括移植评估评分量表（Transplant Evaluation Rating Scale，TERS）[19] 和移植候选个体的社会心理评价量表（Psychosocial Assessment of Candidates for Transplantation Scale，PACT）[20]，可以帮助识别移植前的社会心理问题，并指导之后的干预措施。

各移植中心尚未采用统一的社会心理评估和筛选标准。然而，一些研究人员强调了社会心理筛查的预后价值，以及高风险患者概况的出现。Foster 等对 120 例异基因移植患者实施了 PACT，并发现 PACT 得分与未来治疗结果之间存在显著相关性[21]。研究结果显示以下因素存在显著相关性，包括依从性与低住院死亡率、住院时间与植入、药物或酒精使用与植入、接受教育与低死亡风险之间的显著关系。虽然整体 PACT 得分与医疗结果之间没有显著相关性，但分量表得分可能是判断预后的良好预测指标。其他几项研究表明，造血干细胞移植进行时的社会心理状态与造血干细胞移植后的重要的结果，如生存率[22–25] 和并发症风险[22–26] 存在关联。尽管有这些发现，对于特定的筛选变量和排除造血干细胞移植候选资格所需的风险水平仍然存在相当大的不确定性，特别是当造血干细胞移植是唯

一的治疗选择时[27]。

2. 知情同意

接受造血干细胞移植的决定是在造血干细胞移植住院前和（或）在造血干细胞移植住院治疗时，移植医生和受者进行面对面的会谈中正式确定的。在这种会议上，详细阅读同意书（取决于受者的信息偏好）并签字，从而成为一份法律文件。理论上，知情同意书程序允许患者知情，自愿决定是否接受造血干细胞移植[28]。然而在实践中，由于许多原因，这种理想状态在造血干细胞移植环境中不太可能实现[16, 29]。做出知情决定所需的信息的性质和数量、做出决定时所处的紧张环境，以及潜在接受者不愿积极参与风险考虑，所有这些都影响同意过程。

获取知情同意的过程经常发生在相当痛苦的情况下。大多数同意书都详尽地描述了与造血干细胞移植相关的医疗风险。研究人员已经报道，许多患者在接受造血干细胞移植治疗前几天非常痛苦[1, 30–34]。这种痛苦可以通过抑制与医疗保健提供者的沟通，限制对风险和利益的合理考虑，以及抑制在讨论中对交流信息的理解或记忆而损害知情同意过程。

患者可能不愿讨论造血干细胞移植的风险和益处[35]。事实上，在没有与治疗有关的细节的情况下，一些患者可能在做出决定后才进入知情同意程序。Shannon–Dorcy 和 Drevdahl 报道说，避免死亡的强烈愿望可能导致患者在知道具体治疗细节之前就决定参与治疗[36]。关于死亡率和发病率风险信息的讨论可能具有风险性，会导致避免或尽量减少重要信息的讨论[37]。虽然患者在知情同意讨论中扭曲或回避提供的信息似乎是因为适应不良，但这种回避对于调动必要的心理资源以启动艰难且不确定的造血干细胞移植进程至关重要[16]。除了关于预先护理计划（advanced care planning，ACP）的信息外，潜在的候选人可能还会面临其他的同意和治疗选择。

3. 预先护理计划

预先护理计划对造血干细胞移植候选者尤其重要，因为造血干细胞移植是一种选择性程序，具有危及生命的并发症和显著的死亡率，患者在造血干细胞移植前花费大量时间考虑[38]。Joffe 等调查了 155 名造血干细胞移植前的成年患者，发现 69% 的患者指定了医疗代理，44% 的患者完成了生前遗嘱，63% 的患者私下与人讨论了维持生命的意愿[38]。只有 39% 的人有正式的预先指示（advance directives，ADs），16% 的人表示曾与医生讨论过生命维持的愿望。预先护理计划在老年、受过大学教育及异体移植患者中更为常见。Ganti 等发现，那些最可能面临负面结果（1 年内死亡）的人，也是那些不太可能完成预先护理计划文件而做正式准备的人[39]。需要额外的研究来评价这种联系的本质，并应寻求可作为干预目标的可修改的解释因素。

预先护理计划对患者、亲人和正规医疗服务提供者具有社会心理意义，因为它要求参与这一过程的人考虑自己的死亡概率和丧失行为能力的可能性。与慢性疾病相关的现有社会心理并发症和移植受者生活方式的显著改变已有充分报道[40]；不过，移植候选人可能很难预料这些变化会如何改变他们的生活。

未来的移植候选人面临着需要快速做出许多与治疗相关决定的情形。此外，决策通常发生在与造血干细胞移植相关的多重压力的环境中。患者和医疗服务提供者可以从对患者决策和提供知情同意的最佳方法的持续研究中获益。

MB 的案例——对于 MB 来说，继续治疗的决定相对简单明了。造血干细胞移植似乎是最好的治疗选择，她有很好的社会支持、经济资源和工作灵活性。

（二）第二阶段：预处理方案和骨髓功能恢复

1. 预处理方案

造血干细胞移植的第二阶段开始于清髓预处理方案，包括高剂量或减低强度化疗，通常结合全身放疗。在住院或门诊中，干细胞移植前 3 ～ 10 天对患者进行预处理治疗。造血干细胞移植相关的不良反应可能是严重的，并随预处理方案的类型和强度而变化。即使在支持治疗方面有显著改善（如抗生素和感染控制程序），在预处理治疗完成后，严重和令人虚弱的不良反应仍会继续存在。

当在住院环境中进行造血干细胞移植的准备和恢复阶段时，患者所经历的主要社会心理问题包括适应住院及其日常生活，与专业护理人员建立信任关系，丧失隐私，等待植入，处理并发症，即便在最好的情况下也会出现的身体不适。简单的住院常规，如生命体征监测，对于处理预处理带来的痛苦和潜在令人沮丧的不良反应是必不可少的。然而，对于习惯了隐私和对周围环境控制的患者来说，持续的侵扰可能是一个产生刺激的重要来源。疼痛和恶心常常通过使用止吐和镇痛药物来积极控制。认知行为疗法（cognitive–behavioral therapy，CBT）

也可以作为控制症状的辅助疗法，尤其是对于那些不愿服用止吐和镇痛药物的患者[41, 42]。一些证据表明，对于自体造血干细胞移植受者，旨在提高应对治疗不良反应能力的单次心理教育干预，可以有效地减少恶心、疲劳和焦虑[43]。

一些研究检测了在造血干细胞移植过程第二阶段所经历的痛苦。当 50 例异基因和自体造血干细胞移植受者在移植之前评估心理困扰时，有相当比例的受者报告有临床上显著水平的困扰（50%）和焦虑（51%）[34]。协调员低估了情绪困扰程度较高的患者的数量；这表明有必要定期对受者的痛苦进行定期和正式评估。

2. 骨髓功能恢复

在细胞毒性的预处理治疗完成后，新的干细胞被注入。虽然大多数受者的干细胞输注过程非常简单，但在这项主要的治疗性造血干细胞移植操作程序完成后，患者的焦虑会大大缓解。由于受者缺乏一个功能正常的免疫系统，这一阶段的特点是身体的脆弱。在造血干细胞移植术后的几周内，每天对受者进行监测，寻找干细胞植入和免疫系统重建的证据。由于许多受者密切关注每天的实验室结果，受者和家庭成员的情绪可能会随着他们的“计数”的上升或下降而显著波动。

一旦预处理治疗的不良反应得到解决，且没有出现严重的感染并发症，接受者就进入了充满希望的等待期。虚弱和疲劳是常见的。然而，如果出现严重的并发症，这种静止状态很快就会结束。受者对并发症的反应往往相当痛苦。此外，造血干细胞移植后并发症的数量和程度对于造血干细胞移植后住院的时间是很好的长度晴雨表。长期住院可能会使人泄气，特别是如果暂定了出院日期，结果却被推迟。在这种情况下，心理社会团队可以发挥关键作用，帮助受者应对这一阶段的压力、失望和难以自控的特点。

在此早期阶段的其他社会心理问题集中于促进持续有效地应付与造血干细胞移植有关的生理和心理压力，以及处理任何紧急心理症状。除了焦虑和抑郁反应外[44]，受者还可能出现神经认知症状或神经系统并发症[45–47]，可能发生持续数小时至数天谵妄发作。症状多种多样，包括意识水平的改变、感觉或知觉功能的改变（如幻觉）、对记忆力、注意力和更高认知过程的损害、情绪波动、判断力受损和睡眠障碍[48]。由于其为多因素所致，对这些症状的治疗很有挑战性。

接受造血干细胞移植治疗的患者更可能出现与长期住院相关的社会心理问题，包括无聊、失控和身份认同丧失、社交和身体孤立以及睡眠中断。当在门诊接受造血干细胞移植时，这些问题都可能减少。然而，门诊接受造血干细胞移植的患者可能会出现不同的问题，包括缺乏即时可用的医疗团队。研究造血干细胞移植在门诊和住院环境中所带来的不同社会心理挑战，对于为受者和家属提供适当的支持可能至关重要[49]。

尽管造血干细胞移植第二阶段存在多种显著的应激源，对这一时期做了相关研究。Anderson 等利用 M.D. Anderson 症状量表对 100 例患者进行了纵向研究，以确定非霍奇金淋巴瘤和淋巴瘤患者中症状的严重程度和总体症状[50]。报告症状均值的基线是温和的，在预处理期间加强，在底部达到峰值，并在第 30 天下降。据报道，最严重的症状是食欲不振、疲劳、虚弱、恶心、睡眠紊乱、呕吐和腹泻。在造血干细胞移植进行时，不同诊断、不同预处理方案和不同表现状态使得我们很难预测单个患者症状类型的严重程度。然而，这项研究朝着更好的管理迈出了一步，因为可以通过不同的诊断来预测不同患者的差异。

Garcia 等比较了 105 例自体和异基因移植患者住院期间的早期生活质量结果[51]。尽管有临床差异，自体和异基因受者在除功能健康和 BMT(症状）亚量表以外的所有亚量表中，在回输时表现出相对于基线的下降，在出院时恢复到接近基线，这表明患者在出院时的生活质量较差。这一观察证实了时间对其他研究中几乎所有生活质量亚量表都具有显著的均值效应。造血干细胞移植的准备和住院阶段是经受体力和精神繁重负担的过程。

由于造血干细胞移植住院期间的心理困扰是常见的，建议定期监测患者的心理困扰，如有需要，可采用短期咨询和（或）精神药理学干预。在这一阶段准确评估情绪和社会心理状态面临重大挑战，因为受者的饮食和睡眠周期往往在一定程度上受到干扰，疲劳和能量不足是常见的不良反应。缺乏能量也可能由贫血、睡眠障碍和（或）营养缺乏所致。持续的恐惧和担忧也会消耗大量的精力。患者常常会误以为自己是抑郁症患者，尤其是当他们没有强化治疗方案如何影响情绪和外观的经验。医疗服务提供者必须考虑到导致造血干细胞移植受者明显抑郁或疲劳的各种潜在原因，并开出适当的治疗处方。当受者在医学上稳定，植入已经发生，且血细胞计数接近正常时，就可以出院。

MB 的案例——MB 在第二阶段的主要问题是：①疼痛的黏膜炎，大部分是通过药物控制；②被限制在住院环境的一个小区域，被描述为“……几乎是我做过的最困难的事情”。

（三）第三阶段：出院和早日康复出院

出院回家是漫长的康复和生活再融入过程的开始。这一时期有许多重要的问题，包括解决离开多学科治疗小组的护理所产生的焦虑，应对严重的身体衰弱，以及适应严格的自我照顾行为的需要，例如避免人群，旨在将感染的风险降到最低。自相矛盾的是，回家也可能是痛苦的。当无法立即获得医疗援助时，可能会出现危及生命的困难，这可能会降低人们离开医院时的兴奋情绪。此外，尽管频繁的门诊随访在早期康复过程中至关重要，但这可能会带来不便。

受者通常离开医院时身心俱疲。Rischer 等研究了造血干细胞移植急性期的睡眠障碍和情绪困扰[52]。入院前睡眠障碍发生率为 32%，住院期间达到 77%，出院后为 28%，其中睡眠困难是住院期间最严重的睡眠问题。不出所料，与其他评估时间点相比，住院期间的睡眠问题要严重得多。疲劳增加、身体功能下降、治疗特异性焦虑增加也与睡眠障碍呈正相关。作者得出结论，造血干细胞移植患者的睡眠障碍可能更多的与主观生理功能、疲劳和治疗特异性焦虑有关。此外，大量的干扰以及频繁的上厕所，很可能是造成睡眠周期紊乱的主要原因。

身体虚弱和伴随的疲劳是几乎所有患者在早期康复过程中面临的一个重大挑战，患者经常报告造血干细胞移植术后 12 个月出现全身无力和疲劳[1, 53, 54]。这些症状会干扰日常活动和有价值的生活角色的恢复。造血干细胞移植后恢复的预期时间相差很大[55]。许多受者和家庭成员往往对自己的期望过于乐观，期望很快就能恢复“正常”生活。当这些期望没有达到时，往往就会感到挫败、沮丧和愤怒[16]。患者的家人和朋友常常对患者出院后的顽固症状感到困惑，可能会认为受者没有动力而失去耐心。

为了减少感染的风险和恢复体力，受者被要求遵守特定的保健行为。患者可能被要求每天在不同时间点服用多达几十粒的药片。尽管造血干细胞移植后适当的自我护理很重要，但很少有研究对这一问题进行调查。我们的经验提示在造血干细胞移植后坚持自我护理可能是一个很重要的问题。据我们所知，一名男性造血干细胞移植受者在使用禁止使用的直剃刀剃须后产生了致命的感染伤口，还有一名患者在吸烟后感染了致命的真菌。尽管这些都是不遵守规定的典型案例，但不那么明目张胆地违反自我保健的行为是常见的，并同样可能会导致灾难性的后果。在一项独立研究中，Mumby 等检查了门诊治疗的造血干细胞移植患者不遵守规定的预测因素，发现 121 名患者（80%）在研究期间的一天或几天内对其治疗方案的某些方面不予以遵守[56]。抑郁、心理压力、严重的恶心呕吐等这些因素都与在口腔卫生等方面的不遵从有关。有一些迹象表明，筛查可能识别出那些不遵守药物治疗方案的风险人群[57]。

MB 的案例——患者对她自己疾病的了解，邻近移植中心，以及社会团体的支持帮助她顺利地过渡到新常态。然而，疲劳和短期记忆缺陷使得她很难返回课堂。

（四）第四阶段：长期康复

造血干细胞移植术后成功康复的特征包括适应造血干细胞移植对于生物心理和精神方面残存的影响，减轻身体上的不良反应和症状，恢复良好的心理和身体功能以及回归到有价值的生活角色。这个过程通常在造血干细胞移植后 3 ～ 6 个月开始，可以持续数年[55]。造血干细胞移植后的“康复轨迹”有很大的差异，一些受者恢复到“正常生活”，而另一些患者在生理上和（或）心理上都从未完全康复。

随着在不断增多的大量造血干细胞移植患者中识别出特异性长期的晚期效应，造血干细胞移植患者获得的支持也在逐步增长。Jim 在一篇有三个独立贡献的文章中指出，在造血干细胞移植过程的所有阶段，疲劳和精力缺乏都是患者面临的重大问题[58]。然而，由于对恢复正常的期望没有得到满足，患者在住院后即刻和长期存活期间感觉疲劳可能是最令人痛苦的。导致造血干细胞移植患者疲劳和身体功能下降的机制有多种。这些复杂的生物机制可能是造成多种来源的疲劳的主要原因。社会心理压力可能是疲劳的一种反应，而不是其病因中的一种致病因素。然而，焦虑和抑郁都可能导致心理疲劳。药理学和行为干预已经开发出来，以解决疲劳和身体虚弱。

Syrjala 在同一篇联合文章中[58]，总结了造血干细胞移植后受者在认知和心理健康方面的三个特点：①受者具有较强的抗压能力，大部分患者表现出较强的认知功能和情绪稳定性；②在强化治疗过程中，大部分受者的情绪健康和认知功能都会有所下降；③ 10% ～ 40% 的受者存在长期的神经认知和心理问题。这些陈述高度依赖于使用的结果测量和所评估亚分组。Syrjala 指出，造血干细胞移植前评估可以产生显著的积极和持久的影响，因为它为患者谈论自己的情绪建立了一个标准基线，并可以使未来的心理社会压力正常化。

Thygesen 等对造血干细胞移植对性行为影响的文献进行了全面系统的综述[59]。相当多的患者经历长期的性问题，包括性欲和性活动减少、生殖器改变、勃起和射精功能障碍以及性 / 身体外观改变。在所有时间点，女性报告的问题比男性多，且女性从性功能障碍中恢复的可能性较小。一般来说，性功能障碍的治疗包括教育、激素评估、有指征的激素治疗、局部或行为策略、夫妻干预。由于各种原因，这些症状在大多数情况下通常都得不到充分治疗，包括患者不愿意他们生活中的这样一个私人领域受到关注。这是不幸的，因为亲情和身体上的亲密有很多功效，包括减少情绪困扰、促进健康，并为双方提供活力感。

1. 造血干细胞移植的身体和社会心理晚期影响

受者用来衡量康复进展的基准之一是他们认为自己“恢复正常”的程度[16, 60]。临床经验和实证研究都表明，许多（如果不是大多数）无疾病的造血干细胞移植幸存者将会感觉到他们在移植后的头几年内恢复了某种正常模式[1, 16]。然而，恢复过程可能需要长达 3 ～ 5 年[55]。什么是“正常”，当然，取决于每个接受者的独特视角。

在经历了造血干细胞移植的强烈体验之后，即使是没有疾病的造血干细胞移植受者也会意识到他们的生活“将永远不会一样”，这是司空见惯的。同时，自相矛盾的是，许多人认为他们已经“恢复正常”，有时也被称为“新常态”。即使回归他们可能认为正常的生活方式，很少有受者在经历造血干细胞移植仍保持不变。受者可能会出现多种延迟效应，如神经认知缺陷、肺部问题、不育、内分泌功能障碍和虚弱 / 疲劳[61, 62]。即使在没有这种延迟效应的情况下，大多数受者会感受到其正常的生活成长任务（例如维持职业和建立令人满意的家庭关系）遭遇某些中断。

尽管存在身体和心理社会方面的延迟效应，大多数造血干细胞移植长期幸存者报告的全球生活质量相对令人满意[63, 64]。Broers 等发现 90% 的造血干细胞移植受者在接受造血干细胞移植治疗后的 3 年报告令人满意的生活质量，尽管实际上大约 25% 仍然存在显著的功能限制[65]。受者通常承认享有有质量的生活，同时感受到相当明显的身体或心理社会困难。这种明显的悖论可以通过一些证据来部分解释，这些证据表明患有慢性疾病的患者可能会改变他们对生活质量的看法，建立较低的可接受的上限并重新定义构成“良好”生活质量的因素[66]。这种明显的“反应转换”，其中构成生活质量的内部评级可以在长期治疗过程中发生改变[67]。移植经历可能会对受者的生活产生积极影响。与任何改变生活的事件一样，造血干细胞移植的长期影响可能并非全是消极的。受者经常会感受到来自于移植经历的积极的心理社会影响[68, 69]。

Bishop 总结了造血干细胞移植后至少一年患者和护理者的社会心理后遗症的研究结果[70]。她推测心理社会康复需要的时间比身体恢复要长，这同 Mosher 等的观点一致[64]，这被称为已被患者承认的特定长期心理社会问题，包括痛苦、抑郁、焦虑、创伤后应激障碍、性问题和认知困难。她的结论是：①解决社会心理后遗症很重要，因为这些问题，特别是痛苦和抑郁水平升高，可以预测依从性和功能恢复较差；②早期识别和转诊治疗心理社会问题可以产生积极的结果，包括更好的医疗满意度、医患沟通改善、并发症减少。

2. 神经认知缺陷

造血干细胞移植后的神经认知缺陷对许多患者构成重要的社会心理压力因素，这取决于缺陷的程度以及它如何损害日常功能。我们在 MB 的案例中看到，记忆困难导致无法担任大学教授。Syrjala 等研究了 66 例异基因造血干细胞移植受者治疗后 1 ～ 5 年长期认知功能障碍的发展轨迹和程度，并与完成标准化神经心理测试的对照组进行了比较[62]。除言语回忆外，造血干细胞移植受者从 80 天的评估到 5 年的所有测试中都恢复了显著的认知功能。在 1 ～ 5 年之间，言语流畅性和执行功能都得到了改善，但运动灵活性没有提高，仍然低于对照，在正常标准的一半标准差以下。在总体缺陷评分中，41.5% 的幸存者和 19.7% 的对照者有轻微或较大的缺陷。

3. 造血干细胞移植后的长期生存

随着幸存者的数量增加以及对后期影响认识的深入，已经可以对普通的[71]以及专门为造血干细胞移植受者设计的[72]生存计划和护理计划做出描述。生存计划获得了越来越多的合法性，因为它提出了一份具体的患者的书面或数字化病史，并推荐了健康维护和监测预案。长期生存护理计划文件受到普遍欢迎，但在一般癌症人群中，支持其对预后影响的证据却很少[5, 6]，而且在造血干细胞移植文献中不存在。尽管如此，可以对这些信息的有效性进行合理的理性论证，使患者能够在接受像造血干细胞移植这样的强化治疗方案之后寻求最佳护理。

在回顾了 22 项前瞻性研究后，Mosher 等报道了造血干细胞移植后的身体、心理和社会后遗症[64]。他们发现，除长期疲劳、性功能障碍和生育问题外，很大比例的造血干细胞移植受者都会出现持续的焦虑和抑郁症状。不过，大多数造血干细胞移植幸存者都恢复了工作、学校或重要的家庭角色。造血干细胞移植受者的威胁生命的疾病和移植可被概念化为心理社会转变，被定义为一种重要的生活经历，需要个人重新调整看待世界的方式和在其中生活的计划。如前所述，这些转变可能会给受者带来在身体、社交和情感健康方面的个人成长与缺陷这一矛盾组合。这种矛盾论与 Mosher 等提出的心理社会转型模式是一致的。

4. 长期生活质量和症状

Grulke 等回顾了包含 2804 名造血干细胞移植受者的文献[73]，并从这个相对较大的样本中获得了重要的信息。住院期间的生活质量最低。患者在大约 1 年时恢复到移植前生活质量水平，但疲劳、呼吸困难和失眠仍然加剧。作者得出结论，群体数据可能为患者提供一般指导；不过，他们警告说，不可能知道这些预测能适用于多少患者。许多调节因素会影响生活质量恢复的速度。

通过常规和定期监测可以最好地识别社会心理的后期效应。CIBMTR、EBMT 以及 ASBMT 为造血干细胞移植长期幸存者制定了筛查指南[74]。这些指南建议心理健康服务提供者在 6 个月和 12 个月时进行心理社会评估，之后每年进行一次心理社会评估，评估以下内容：抑郁症状、心理困扰、性功能、饮食和运动习惯、药物滥用、家庭功能以及主要护理者的调整。除了对一般身体健康的影响之外，某些健康行为可能与痛苦经历有关，因此可能是判断心理社会困难的有用指标。

5. 体力活动和锻炼

越来越多的研究正在关注体力活动和运动干预对功能和心理社会康复的影响。在一些关于体育活动结构化计划的早期研究中，造血干细胞移植幸存者的参与与更好的生活质量、更少的痛苦和更少的疲劳有关[75-78]。由于治疗强度、住院时间长短、体力活动减少以及每日睡眠和饮食模式受损，几乎所有造血干细胞移植受者都会出现严重的身体虚弱。Wiskemann 和 Huber 回顾了 15 项研究，并得出结论，体育锻炼可能是一种潜在的有希望的干预措施，可以改善许多这些不良反应[79]。最常见的干预措施是造血干细胞移植期间和之后的单独的有氧活动。他们提出，体育锻炼干预可能影响耐力和力量表现、心理社会参数、身体构成和免疫系统 / 功能，并得出结论，需要更大样本量的随机对照试验。其他研究表明，运动可能对造血干细胞移植期间和之后的不良反应和健康相关的生活质量产生有益影响[80-83]。一项研究通过部分自我管理运动计划改进了先前的研究[83]。另一项随机对照研究，将异基因患者置于运动或社交接触对照组。在入院前、住院治疗期间以及出院后 6 ～ 8 周期间，在家庭环境中进行训练。所有运动参与者被要求参加每周 3 次耐力训练和两次阻力训练，包括有氧运动的热身和冷静期。尽一切努力使运动干预标准化，特别是在住院期间，并在造血干细胞移植之前和之后提供一些指导。运动组疲劳情况、身体健康功能和总体痛苦分级方面有改善。

正如其他研究所指出的，Wiskemann 研究表明，早期和有组织的身体康复计划可以对很大比例的造血干细胞移植受者产生影响。患者以前的锻炼活动和其他因素多大程度影响其参与此项目的动机尚不清楚。Somerfield 和 Rizzo[84]呼吁进行一项大型多中心试验，以充分探究移植后早期的运动项目是否可以改善身体功能和生活质量。关于锻炼计划的益处是否能持续超出最初的短期影响仍有疑问。作者的结论认为，在缺乏更精细的多中心造血干细胞移植的情况下，有足够的证据支持造血干细胞移植参与者的结构性锻炼计划，而移植中心可以将简单、有条理和低影响的锻炼计划引入临床实践。

造血干细胞移植后长期康复的特征是逐渐经历一系列的心理社会转变[64, 85]，这主要是由于造血干细胞移植受者对身体和社会心理方面最重要问题的关注发生了变化[1, 2]。在移植后恢复期的早期，受者可能最关心的是生存和达到一定程度的医疗稳定性。随着数月甚至数年过去，受者更多地关注围绕着性、职业适应、社会关系、对复发的恐惧和应对体力受限等心理社会问题。最终，大多数幸存的受者达到一定的心理社会平衡水平并继续他们的生活[85]。

MB 的案例——在造血干细胞移植后 18 个月，MB 学会了接受她的新常态，包括慢性疼痛、耐力降低以及比在造血干细胞移植前的低能量状态、由于认知改变所致的永久性能力丧失，以及维持用药的高额成本。然而，她的抑郁症状对咨询有所反应，她对生活的总体看法有所改善。

五、造血干细胞移植中的心理社会问题：非正式护理人员

非正式护理者是家庭成员、朋友和熟人，他们经常作为家庭和医疗团队的“重要延伸”[86]。在整个移植和恢复过程中，他们可以提供感性和理性的支持和动力，并帮助完成日常生活任务，甚至提供医疗援助。与此同时，大多数护理人员继续同时承担其他生活角色，如养育子女或老人护理、工作和家庭管理。非正式的护理角色可能会在移植后还要继续坚持很长一段时间，甚至会改变护理人员与造血干细胞移植受者关系的本质[87]。一些初步的数据表明，在造血干细胞移植住院期间，护理人员的存在与受者造血干细胞移植后第一年的较好的生存状况有关[88]。即使支持性护理不影响生存时间，也肯定会影响其质量。本节重点介绍目前对这些无名英雄的研究。

关于造血干细胞移植护理人员的文献有几个重要的发展。研究人员已经尝试确定造血干细胞移植护理人员的具体需求，记录他们长期承受负担的性质和后果，进行干预以减轻负担，并调查住院患者和门诊患者的护理人员。

Beattie 和 Lebel 研究了护理人员报告的情绪影响和极大痛苦[89]。由于非正式护理者与受者一样面临许多相同的心理压力，移植前护理人员的痛苦程度最高，且随着时间的推移而降低也就不足为奇了。感受亲人受苦的经历可能非常痛苦。Wulff–Burchfield 等强调了许多护理者面对的问题，这些问题可能在移植后很长时间内都持续存在，包括心理症状（例如焦虑和抑郁）、身体症状（例如疲劳和体重减轻），以及持续的家族、婚姻和社会结构的变化[86]。通常，大部分护理和支持都集中在造血干细胞移植受者身上。然而，与造血干细胞移植受者不同，护理人员通常不被允许承担“患病角色”，这种角色可以依赖他人而获得日常援助。相反，护理人员经常体验到造血干细胞移植受者和专业医疗团队对他们越来越高的期望。

护理人员报告的痛苦程度等于或甚至高于患者[89]。与痛苦相关的变量包括女性性别、较高的患者痛苦程度以及较高的负担责任感。护理人员报告了与未来、不确定性、兼顾个人与亲人需求以及角色转换的困难有关的担忧。除了这些担忧之外，还有作为护理者的积极方面，包括个人成长和积极的关系变化。在一项针对 56 名护理员和异基因移植受者的研究中，护理人员报告说，在照顾亲人的情绪健康以及谈论未来和死亡的可能性方面，困难最大[90]。当任何生活方面的情绪紧张有所增加时，生活质量相应地降低。生活质量也与护理的可预测性正相关，强调护理人员准备的重要性、提供清晰的信息以及对将来的可预测性。同样，在对 58 名护理人员的研究中，最常见的需求是与信息有关的需求，特别是关于出院后的家庭护理和诊断、恐惧和休闲活动缺乏的信息[91]。总之，这些结果凸显了护理人员所经历的高度痛苦以及这一主动过程的积极方面。

本书也将造血干细胞移植护理人员的状态与健康对照或规范数据做了比较。Langer 等从移植前到造血干细胞移植后的 24 个月，研究了 131 例配偶照料者 – 受者的不良反应，并纳入健康对照者样本中的正常数据[92]。虽然护理人员和受者的负面影响随着时间的推移而下降，但护理人员报告了比受者和对照者更多的抑郁和焦虑。虽然移植前报道了类似的水平，但护理人员在移植后 6 个月和 12 个月对婚姻的满意度比受者更低。同样，Bishop 等比较了 177 名配偶 / 伴侣护理者和造血干细胞移植受者

组合 [移植后 2 ～ 19 年（平均值为 6.7 年）] 和 133 名与受者匹配的健康对照者的当前和创伤后的健康相关的生活质量 [7]。护理人员和健康对照组的身体健康状况比造血干细胞移植受者更好。但伴侣和受者都比对照有更多的抑郁症状、睡眠和性问题。与受者和健康对照者相比，护理者的社会支持和满意度较少、精神健康较差以及更多的孤独感。此外，护理人员的创伤后成长低于受者。在更好的身体健康状况同时，护理人员比造血干细胞移植受者有同样甚至更差的心理社会状态。

Langer 等展示了介入工作的可能性，并为造血干细胞移植幸存者的伴侣开发了一种基于表达性谈话范式的随机对照研究，测量他们对其伴侣移植经历的最深感受相关的生理的、主观的和表达的变量 [93]。相对于对照，参与者认可更多的负面情绪和更多的消极情绪，并认为这种练习是有意义和有用的，暗示他们需要更多的情绪处理。尽管参与者对将情绪表达练习评价为更多的“情感上的努力”，但他们也将其描述为有意义和有帮助的。

随着对门诊救护患者提供造血干细胞移植护理的趋势，导致我们需要确认这种活动会如何影响护理人员 [94]。要使造血干细胞移植护理服务的门诊模式取得成功，就必须有合适的护理人员。因此，护理人员必须是评估护理服务时的重要考虑因素。从移植前到移植后 12 个月，Grimm 等比较了照顾住院患者的 26 名造血干细胞移植住院护理人员与 17 名住院 / 门诊护理人员的情绪反应和需求 [95]。在护理者的痛苦感觉方面，不同环境间几乎没有差异，但有证据表明，住院 / 门诊环境护理者的情绪障碍较少。鉴于样本量较小且缺乏随机分组，结果需要证实。

总之，非正式护理人员是受者和医疗团队的重要成员。现有的研究表明，造血干细胞移植环境中的护理体验可能会造成身体、情感、社交和经济方面的压力。当最有效的护理服务模式被开发后，基于住院或门诊情境调查护理人员的结果仍将是重要的。需要对相同的照料者群体（例如配偶与朋友）的独特需求进行额外的研究，包括内部个人之间和外部人际（即二元）护理经验、随着时间的推移不断变化的需求，并将理论框架结合到对护理人员的研究之中 [89]。

六、结论

造血干细胞移植是一种强烈的可持续数周的治疗方法，在初始的预处理和恢复期阶段后，不良反应可能持续数月至数年。选择该治疗方法的患者，在疾病部位、年龄、性别、工作状况、既往化疗量、应对和支持资源各方面都有差别。因此，对于受者和护理者的经验的广泛概括只有有限的作用。尽管如此，几乎所有造血干细胞移植受者在从做出决定到最终获得长期存活的护理轨迹过程的基本经验是相似的。即使在医疗方案和支持性护理方面不断改进的情况下，造血干细胞移植仍然是一种可用于治疗危及生命的疾病但本身又能导致生命威胁的一种治疗方法，它可以产生一系列严重的身体和社会心理疾病，包括对癌症复发的持续恐惧 [96, 97]。我们总结了移植过程中出现的重要心理社会问题。迫切需要制定简单的干预措施，以帮助受者及其护理人员在一生的治疗和康复期间适应生存的持续挑战。

第33章 造血干细胞移植受者生活质量的评估

Assessment of Quality of Life in Hematopoietic Cell Transplantation Recipients

Karen L. Syrjala　Samantha Burns Artherholt　著
储剑红　译
薛梦星　仇惠英　陈子兴　校

一、概述

许多报道很好地描述了从移植前至移植后至少10年的清髓性造血干细胞移植患者的健康相关的生活质量[1-7]。因此，随着时间的推移，人们对许多不同诊断的清髓性自体和异基因同胞以及无关移植的受者的生活质量结果有了甚多了解。这些研究主要的一致性发现是：①第1年时大多数幸存者的身体功能恢复到移植前水平；②第3年时，75%～90%的幸存者恢复全职工作；③大多数患者具有良好的心理健康应对造血干细胞移植的挑战。尽管非清髓性造血干细胞移植受者的生活质量结果尚未得到完整的描述，但研究表明，与接受非清髓性治疗或减低强度治疗的患者相比，接受清髓性治疗患者在急性治疗期间的症状和总体生活质量较差[8, 9]，而对于那些在接受任一类型的移植后能达到无疾病状态的患者，他们的长期生活质量是相当的[7, 10]。尽管这些结果总体上是积极的，但大多数患者在生活质量的特定领域仍存在一些问题，如疲劳、性行为、生育能力和肌肉骨骼症状。其他的移植生活质量结果比较并不明确，例如脐带血与其他类型造血干细胞移植结果的比较、造血干细胞移植治疗多发性骨髓瘤后的长期生活质量或除了贫血之外的非恶性疾病。

用于评估生活质量的优秀措施和方法已在造血干细胞移植受者中得到验证。人口标准化的工具可用于对造血干细胞移植相关的结果进行比较。计算机自适应的在线评估得到验证，这有助于常规、快速评估并提供立即可访问的结果，从而增强生活质量评估对临床护理的潜在用途。

先前未被充分考虑的受造血干细胞移植影响的群体已取得进展。研究描述了患有慢性GVHD的患者的儿科结果、护理人员影响和生活质量。尽管取得了进展，但仍然缺乏两个方面的研究：改善生活质量结果的临床试验和造血干细胞移植后复发的生活质量结果研究。此外，缺乏记录死亡患者家属结果的研究。

本章总结了在造血干细胞移植期间和之后的关于生活质量的知识，并分析在解释结果或进行包括生活质量结果的研究时需要理解的评估问题。其他章节讨论了生活质量在结果研究、心理社会领域和性问题中的应用情况（见第28、32和34章）。

二、与健康相关的生活质量的定义

大多数生活质量研究人员都同意，生活质量是指“一个人正常或预期的身体、情绪和社会健康受到医疗条件或治疗的影响程度”[11]。在生活质量的任何定义中，多维度和患者的观点是必不可少的元素。随着时间的推移，生活质量已经发展到不仅包括主观评估，还包括那些可能由患者报告的除了主观经验以外的功能影响以及活动的行为。尽管医学结果研究通常根据峰值毒性或引起事件，如复发或死亡所需的时间来定义结果，但生活质量通常通过与非移植对照或移植前状态的比较而得到描述。一个中心原则是，生活质量与当前情况和患者在他们所处的环境中对自己的期望值相关。例如，移植期间具有重大毒性的患者可以报告良好的心理社会生活质量和对生活质量的满意度，因为他们认为自己在困难的情况下做得尽可能的好，并且他们得到了所需要的重要的人的支持[5]。尽管存在这种主观性，生活质量与医学的、功能的和观察性的结果相关联，包括慢性 GVHD 的严重程度和并发症[12-15]。然而，临床医师评级和毒性评分在评估造血干细胞移植期间和之后的生活质量变化时并不能代替患者的报告[16]。

生活质量结果研究的一个重要因素是患者报告结果（patient-reported outcome，PRO）的概念。这一概念由美国 FDA 制定，用于医疗产品开发和标记[17]。患者报告结果措施包括报告疾病症状、不良反应的治疗、功能状态或整体健康[18]。Lipscomb 等提供了确定患者报告结果适当性的有用指南："患者报告结果测量的概念应与人口、状况和治疗相关且具有特异性，其目的是为了产生临床上有效和有用的信息"[19]。这个定义在某种程度上比生活质量略窄，并且更明确地与医疗结果联系起来。然而，"患者报告结果"一词被广泛接受为涵盖健康状况评估的各个方面，这些方面直接来自被评估的个体，而不能由另一个观察者进行修改或解释。随着时间的推移，患者报告结果似乎将取代生活质量作为临床试验的一个广泛术语和终点，因为它对医疗和报销决定都很重要。实际上，在某些情况下，患者报告结果数据甚至可能比常规毒性信息作为临床试验终点更有用[20]。然而，与医疗决策并没有直接关系的生活质量的一些组成部分，例如精神或社会功能结果、对护理人员的影响以及重返工作岗位，对于为治疗、康复和长期生存需要做准备的患者和家庭来说，始终是有意义的。

三、生活质量的维度

生活质量的概念继续广泛地遵循 Spilker 首先描述的三层"金字塔"[21]。他把整体健康评估作为金字塔的顶部；中层包括对身体、心理、经济、精神和社会领域的多维评估；底部则详细地说明每个域的子组件。例如，工作和症状是身体领域的一部分。其他子组件包括社交和娱乐活动、性功能、与医疗团队的关系、宗教、生活观点、个人控制，以及导致患者压力或担忧的健康和治疗组成部分。Ferrell 等[22]在移植后至少 100 天采访了 119 名成人骨髓移植幸存者，以确定这些患者的生活质量情况。他们将幸存者指出的许多正面和负面因素归类到不同主题中，然后将这些主题分配到 Spilker 所描述的四个领域中：身体、心理、社会和精神 / 存在的健康。与这些定义相一致，大多数造血干细胞移植研究中使用的多维生活质量指标包括身体、心理和社会功能领域，在某些情况下增加了与造血干细胞移植症状和其他感兴趣领域特别相关的项目（图 33-1）。

Smith 等发现患者认为自己的健康状况和生活质量与他人不同[23]。在评估健康状况时，身体功能的影响更为严重，而在生活质量的判断中，情绪健康的影响更大。这两种整体评级都没有突出地考虑社会功能。与对健康结果的强调相一致，结合生活质量评估的医学研究，成功地使用了缩短版的癌症治疗功能评估 - BMT 模块（the Functional Assessment of Cancer Therapy - BMT Module，FACT-BMT），仅具有身体健康、功能健康和移植特异性的项目。这种简化了的测量称为试验结果指数，对目标结果集中于身体功能和症状的研究很有用处[24, 25]。

研究人员已经记录了复原力，因为他们认识到大多数癌症患者和接受造血干细胞移植治疗的患者在心理学领域表现良好。所研究的四个概念是灵性、乐观、利益发现和"创伤后成长"。实质上，探索诊断之外的积极意义的能力，以及同时感知移植过程中除损失以外的收益的能力预示着更好的长期适应性[4, 26-28]。据报道，大多数人的收益都是对生活的更大欣赏、更紧密的人际关系、重新确定"真正重要的东西"、感觉更贴近上帝、内心的力量，以及平静与感恩的感觉[4, 22, 29, 30]。尽管这些概念并未出现在大多数与健康相关的生活质量测量中，但通常被患者、临床医生和研究造血干细胞移植定性结果的科研人员认为是重要的结果[31, 32]。

总之，生活质量始终从患者的角度进行评估，部分是通过与"本来情况可能有多糟糕"的内心比较而评估的。因此，身体健康状况不佳的患者可能会报告良好的心理或整体生活质量。研究越来越倾向于通过评估乐观、利益发现、灵性和复原力的状

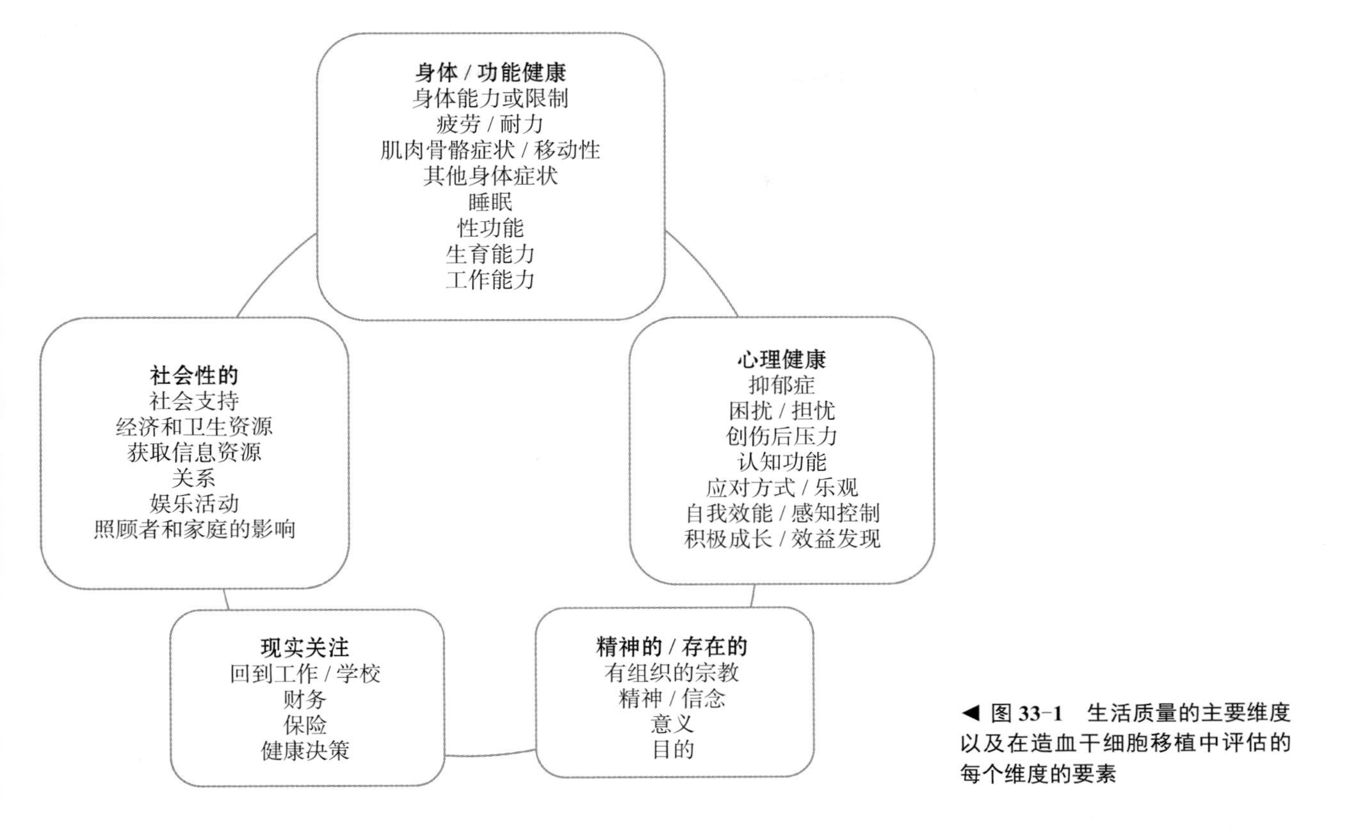

◀ **图 33-1　生活质量的主要维度以及在造血干细胞移植中评估的每个维度的要素**

态来预测精神健康和医疗结果。尽管可以考虑对于生活质量的许多维度进行评估，但几乎总是包括身体和心理两部分。

四、造血干细胞移植分期及生活质量结果相关危险因素

移植是一种动态的个体化的过程。虽然移植过程可以被描述为一种统一的模式，但是每个患者都有其独特的疾病和康复轨迹，这种轨迹取决于医疗技术和心理社会因素。最近的研究倾向基于不同的治疗类型、并发症（如慢性 GVHD）和基线生活质量域来研究生活质量随时间的变化 [1, 16, 33–36]。尽管 60% ～ 80% 的移植幸存者的身体功能和生活质量在 6 个月到 5 年的时间内会恢复到移植前的水平，但研究一致认为，在特定的领域内幸存者的平均整体生活质量和功能仍然低于年龄相当的人群标准 [35]。在 20% ～ 33% 的幸存者中，大部分的这种功能紊乱主要是由临床意义上的损伤造成的。

在过去的研究中有两个方法学问题，这两个方法学问题导致了不同研究中生活质量结果的不稳定性。一是，大部分的研究都是横断面的，对移植后不同时期和不同疾病或治疗的患者进行聚类分析。另一个是用于评估生活质量结果的评估工具的范围，这阻碍了跨研究的现成的交叉研究比较。尽管如此，结果还是相似多于不同，这让人们对生活质量结果的稳定性有了信心。

（一）移植前

在移植时，这些患者具有不同的疾病、不同的治疗史、不同的身体功能水平，在社会心理方面、资讯方面和财力方面拥有不同的资源。大量研究表明，移植前的身体状况和心理状况预示着移植后的身体和心理适应能力以及生存率 [1, 35, 37, 38]。心理社会因素对预后的预测已经得到了很大的关注，尽管令人惊讶的是，数据表明，预处理时的身体生活质量并不预测移植的结果 [1, 5, 35, 39]。情绪困扰预示着产生急性的移植症状，尤其是疼痛和痛苦 [6, 40, 41]。如果根据在治疗和康复的不同阶段临床上有显著焦虑或抑郁的患者的百分比，以及造血干细胞移植后的改善来判断，移植前的心理社会需求最大 [1, 5, 34]。这些重复的发现支持了需要对痛苦和心理社会功能进行常规评估的指导方针 [42, 43]。

（二）急性治疗

在移植后的几周内，存活率是评估生活质量的

轴心。因此，在这一阶段，患者将经历归因于身体原因而非心理原因[5]。患者的主要注意力集中在口腔疼痛、恶心、疲劳、脱发、感染的风险、服从治疗要求以及致力于自我护理等方面。研究结果表明，接受减低剂量预处理的患者在急性治疗期中具有较低的毒性反应和较少的症状[44, 45]。与预期相一致，与未发生急性 GVHD 的患者相比，发生 GVHD 的患者的生活质量明显下降[9, 24, 35, 39]。近期开展的一项对移植后前 100 天生活质量情况的评估表明，这一时期症状的严重程度与生活质量显著相关[8]。随着住院时间的缩短和急性治疗的技术的提升，越来越多的研究逐渐从关注急性生活质量转为关注恢复和治疗后的长期结果。

（三）康复

在造血干细胞移植术后，身体和整体的生活质量在平均 6 个月到 1 年的时间内重新回到移植前的水平[1, 34, 35]。尽管在造血干细胞移植后的 1 年中，关于异基因移植受者与自体移植受者的恢复过程的数据参差不齐，但有人发现，自体移植受者在所有领域都比异基因移植受者在移植后的第一年具有更好的生活质量[8, 46]，另一些人发现，基于移植类型的生活质量差异在移植后 1 ～ 2 年内消失[1, 3]。心理康复的不同方面发生在不同的时间点。虽然抑郁和临床焦虑在造血干细胞移植后平均 1 年恢复，但对许多幸存者来说，诊断和治疗影响下的苦恼和情绪调整可能是一个更长的过程，大概需要 2 ～ 5 年的时间，部分取决于长期并发症，如慢性 GVHD[1, 35]。由于接受减低强度预处理的人群通常不能接受高剂量预处理，所以很难比较两组人群的生活质量和身体功能。尽管如此，一项前瞻性研究比较了接受减低强度预处理和接受清髓性造血干细胞移植的患者的生活质量，发现两组患者都在移植后 2 年内恢复到了生活质量的基线[47]。

多项研究报告表明，以下风险因素预示着较慢或较差的功能恢复：移植前的身体健康、抑郁、心理困扰、缺乏社会支持、女性、清髓性预处理、特别的诊断、BMI 下降，以及治疗和康复期间的并发症，尤其是慢性 GVHD[1, 5, 6, 39, 48]。老年人在高剂量治疗后的医疗恢复方面有更多的困难，而且不太可能重返工作或社会活动；但他们在造血干细胞移植术后的社会功能较好[3, 6, 34, 35, 39, 49]。慢性 GVHD 或其他医学后遗症的风险随年龄增长而增加，并发症的积极治疗与较差的生活质量有关。总的来说，虽然医疗风险会随着年龄的增长而显著不同，但值得注意的是，生活质量并没有因为年龄的不同而存在显著差异，与伴随年龄增长而增加的医疗风险无关。

尽管在移植后的几年里，如果患者与慢性 GVHD 抗争，或患有肺部疾病、免疫系统受损或其他并发症，患者的恢复速度会较慢[6, 49-53]，但一旦这些并发症得到解决，患者的生活质量通常会提高到与未发生这些并发症的患者相当的水平[3, 9, 24, 52]。同样地，接受异基因移植的患者在第一年可能会有更多的生理和情感上的问题，但到 12 个月时，生理和心理上的问题在不同类型的移植中并无差别[1, 3]。

在有关恢复和长期功能报道中，重返工作岗位理所当然地受到了广泛的关注。有 30% ～ 60% 的存活者在移植后的第一年结束时开始重返工作岗位，到第三年时仍有患者会开始从事全职工作[1, 54, 55]。幸运的是，移植后 3 年，研究一致认为 80% ～ 90% 的幸存者已经返回全职工作或学校[1, 6, 55-59]。有趣的是，虽然速度较慢，但接受造血干细胞移植患者的总体复工率与其他癌症住院患者相似[59]。显然，复工的比例可能会因患者所在国家的不同而有所差别，这可能是现有不同的经济激励或者不同的康复计划实施的结果[60, 61]。

（四）长期的身体功能和后期影响

纵向和横断面研究发现，5 年之后，大多数造血干细胞移植成年幸存者在生理、心理、社会、存在感和总体主观的生活质量方面恢复到正常的生活水平[2, 4, 7, 34, 35, 39, 57, 62]。但是，特定缺陷的比率仍然高于正常人群。长期存活者比匹配对照者报告更多的累积健康问题、疲劳、肌肉骨骼功能障碍、性功能和社会功能的限制，以及更大的不孕问题[2, 4, 9, 46, 58, 63-66]。持续的慢性 GVHD 仍是整体健康和生活质量较差的主要预测因素[35, 39, 53]。此外，这些近期的综述得出强有力的证据，支持在造血干细胞移植术前身体功能较差、情感压抑、抑郁和社会支持较低的患者长期结果较差。一般来说，女性总是报告她们的心理状况较差，并且不太可能重返工作岗位。

对成年人的研究表明，20% ～ 56% 的移植患者存在认知缺陷，可能影响功能[67, 68]。纵向研究表明，尽管大多数患者的认知障碍处于轻度范围，但是仍然大约有 40% 的异基因存活者在接受造血干细胞移植治疗 5 年后出现神经认知障碍，而在匹配的未移植对照成年人中这一比例约为 20%[69-71]。最近的 Meta 分析发现，在幸存者中，造血干细胞移植前后没有持续的变化[72]。虽然没有单一的风险因素能够预测持续的神经认知缺陷，但积累的风险似乎确实会导致认知功能下降[73]。

尽管研究一致认为 67% ～ 85% 的长期幸存者表现良好，但就长期幸存者是否比一般人群有更高的心理障碍比率而言，结果并不一致[2, 4, 35, 39]。幸存者确实显示出其他的问题，比如不孕问题，特别是如果他们没有孩子，更难以获得生命和健康保险（尽管实际覆盖率与对照相当），以及长期财务问题[2, 57, 74]。因为存活者仍然容易出现晚期并发症和死亡危险。所以需要进行 10 年以上的纵向研究，以确定与自然老龄化人群相比，造血干细胞移植存活者的生活质量是否会随着时间的推移而下降得更快。

综上所述，造血干细胞移植术后的生理和心理阶段、影响因素及危险因素均已明确。移植后的常见问题包括疲劳、肌肉骨骼并发症、认知困难、性功能障碍、不育问题以及应对持续的不确定性的恐惧心理。

五、儿童的生活质量

大约 30% 的儿童在治疗前和治疗过程中有较高的抑郁症状，在造血干细胞移植术后的 6 ～ 12 个月内抑郁症状会有所减轻[75-77]。儿童期幸存者痛苦程度高和生活质量低的危险因素包括接受来自无关供者的移植、年龄增长、社会经济地位下降和亚洲种族，而非洲裔美国儿童的生活质量更高[78-80]。据报道，移植后 1 年母亲和孩子都有良好的生活质量[76, 79]，尽管并非没有并发症，但大多数长期存活者在成年后依然能过上独立、充实的生活[81-83]。Sanders 等发现，髓系疾病患者和女性患者身体功能都较差，而抑郁症在女性中更为常见，这与在成人中的结果一致[83]。简言之，研究证明，儿童的复原力与成年人的复原力并无不同，还是存在着心理痛苦、对社会适应的需要、认知局限，以及其他长期的并发症。对总体结果是否积极的研究受到限制，是由于儿童造血干细胞移植的成年幸存者的队列数量仍然很少，因此目前还不可能追踪许多 20 多岁的儿科幸存者。

六、移植受者的看护人和父母

作为家庭在造血干细胞移植期间和之后所扮演的核心角色而言，对家庭看护者的研究直到最近才在评估他们的生活质量需求方面取得进展。无论是在治疗前、治疗中，还是在造血干细胞移植后较长一段时间内，看护者的生活质量都低于正常人群和患者[84-88]。对接受造血干细胞移植的爱人的支持所带来的压力可能会持续数年，超过积极的护理阶段，照顾者比幸存者保留更多消极变化的回忆[84, 89]。

造血干细胞移植患儿的父母说在他们孩子的治疗过程中出现了明显的焦虑。尽管一些研究报道表明，造血干细胞移植患儿的母亲在治疗过程中遭受的创伤最大[90]，但其他研究人员发现，母亲和父亲都有明显的抑郁症状[91, 92]。年轻的母亲和那些在造血干细胞移植时经历更多抑郁或焦虑的人更有可能在 18 个月后继续感到沮丧[90]。从早期的证据来看，尽管其他护理人员痛苦程度非常严重，但是他们处理得非常好。对造血干细胞移植患者的护理人员在移植期间和移植后的生活质量评价还需要进一步的研究。

七、生活质量的评估

表 33-1 列出了评估造血干细胞移植中生活质量组分的常用指标。尽管生活质量数据可以是丰富和信息量大的，但对高质量数据所需的收集要求以及减少非随机缺失数据的重要性的认识不足，限制了许多早期生活质量研究的临床价值。与选择适当的指标同样重要的是，需要规划患者的治疗方法，保持随访以保证较高的应答率，质量控制程序以确保项目得以完成，除非有意跳过，无论是通过推算还是无条件分析，统计方法都需要对丢失的数据进行充分说明。在通过死亡率或其他非随机原因进行的高消耗率研究中提出研究结果时，可能需要提供有条件和无条件的结果，也即报道一个预示好结果的存活患者的概率（条件性分析，常常是如上文所描述的高比例），以及报道一个患者的存活而作为好结果指针的概率（非条件性分析，可能是一个低得多的比例）[93]。Wong 等使用模式混合模型来表示由于各种原因而丢失的数据，结果表明，那些生活质量结果较差的数据在条件分析中丢失的可能性

表 33-1 造血干细胞移植中应用的生活质量度量值

在造血干细胞移植中测试的相关度量[a]	特异性	条目数	得 分
QOL 的多个维度			
EORTC-QLQ-C30（欧洲癌症研究和治疗组织生活质量调查问卷 -C30）	是	30	9 个子量表，无总分
EORTC QLQ-HDC29，HCT 模块		29	HCT 模块得分
FACT-BMT（癌症治疗功能评估 -BMT）	是	27+18	5 个子量表、BMT 模块评分、总分
试验结果索引（TOI）		37	（TOI 包括 3 个子量表）
SF-36（简短表格 36 健康调查）	否	36	8 个亚量表加上生理和心理成分，没有总分
情商 -5D	否	5+1	概述索引和可视化模拟刻度健康状态项
PedsQL（儿科生活质量量量表）	是	23	4 个子量表，总分及生理总分、心理总分
移植模块			心理社会总分
适用于 3 个年龄组和家长的版本		46	8 个分量表
儿童健康评分量表（CHRIs）	是	38	4 个分量表，总分
HSCT 疾病特异性损伤目录		23	HSCT 清单
适用于 3 个年龄组和家长的版本			
症状			
安德森症状量表（MDASI）-BMT	是	23	2 个分量表，总分
鹿特丹症状检量表（RSCL）	否	38	3 个分量表，整体评分
肌肉与关节测量（MJM）	是	4 ～ 33	4 个子量表，总分
			4 项检查项目
简单疼痛量表（BPI）	否	10	2 个分量表，严重程度，干扰，无总
简单疲劳量表（BFI）	否	9	总分
疲劳症状量表（FSI）	否	14	2 个分量表，总分
匹兹堡睡眠质量指数（PSQI）	否	18	7 分量表，整体评分
心理健康，情绪安定			
BSI（症状简表 - 简表）	否	18	3 个维度，整体严重性
CESD（流行病学研究中心 - 抑郁症）	否	20	总分
CTXD（癌症与治疗困扰）	是	22	6 个分量表，总分
HADS（医院焦虑抑郁量表）	否	14	2 分
PHQ-9（患者健康问卷 -9，抑郁量表）	否	2 ～ 9	总分，2 个筛查项目
应对方法			
简单 COPE（对经历过的问题的应对取向量表）	否	28	3 组 14 个亚量表；可以从子量表中选择
社会功能			

（续表）

在造血干细胞移植中测试的相关度量[a]	特异性	条目数	得　分
MOS 社会支持调查（医疗结果研究）	否	19	4 个子量表，总索引
精神上，存在感的幸福			
FACIT–SP（慢性疾病治疗功能评估 – 精神和幸福尺度）	否	12	总分
性			
SFQ（性功能问卷）	是	40	9 分量表，总分，医疗影响分

a. 通过搜索度量名称列出的度量，可以从网站获得更新的度量信息

会增加[34]。第 27 章和第 28 章提供了更多关于生活质量结果分析中需要考虑的事项和方法的信息。

在选择造血干细胞移植受者的生活质量标尺时，理想的方法是在造血干细胞移植组中使用具有既定规范、信度和效度的计量方法。此外，有了更广泛的人群规范就可以将造血干细胞移植结果与其他人群的结果进行比较。然而，在广泛人群中使用通用度量方法也有一个缺点。一般的生活质量标尺与具体的生活质量标尺之间存在着内在的利益权衡。造血干细胞移植特异性的标尺如慢性 GVHD 效应可能更加敏感、特异且信息丰富，但只与造血干细胞移植特异性的问题相关，不能与其他癌症或一般人群的标准相比较。

在生活质量测量中，随着患者病情的变化，预期会出现“反应转换”。患者自然会重新考虑自己的关注点，根据人的本性，自我报告是与期望有关的，而不是与医疗状况有关。在移植过程中，健康状况可能会变差，但许多患者仍显示出有良好的心理功能[5, 94]。另一个可以改变反应的因素是评估维度的相关性的变化。虽然身体症状可能是急性治疗的中心焦点，但长期随访的焦点转移到了功能水平和情绪适应上[33]。这是为什么在同一个情况下优秀的度量在不同的时间点可能缺乏价值的主要原因。

八、生活质量数据的临床应用

尽管生活质量数据的收集在研究环境中是经常的，但随着 FDA 和国家指南中关于在临床护理专业中整合患者报告结果的建议，生活质量数据在临床环境中的使用频率也越来越高[14, 42, 43, 95, 96]。

可用性的一个重要组成部分是对度量的“临床意义上的差异”的定义。大样本的研究可能会发现，在具有小的临床上无意义的均值差异的群体之间存在着高度的显著性差异。目前正在使用一些策略来克服把大群体之间微小差异看作虚假重大发现的风险。能接受的基于分布策略的有意义的差异是分数的变化，或者是观察到分数的标准差的 1/3 ～ 1/2 的组间差异[97, 98]。人们越来越多利用 Cohen d 分析连续数据以确定效应的大小，也就是说，根据两组均值除以对照组或对照组标准差，或两组合并标准差的差异计算，组间差异或变化小（≥ 0.2），或中等（≥ 0.5）或大（≥ 0.8）[99]。其他经临床验证的确定组间差异的策略是使用在特定仪器中定义的锚定点或分界点所计的分数。EORTC QLQ–C30 将 5、10 和 20 点的切点差异分别定义为小、中和大的效应[100]。最近的一项 Meta 分析为临床意义上 FACT–G 的平均差异提供了解释指南，亚量表上的 2 分表示临床意义上的较小差异，总分达到 5 分表示临床意义上的差异[101]。类似地，PHQ–9 抑郁量表将“轻度”抑郁定义为 5 ～ 9 分，“中度”抑郁定义为 10 ～ 14 分，“中度严重”抑郁定义为 15 ～ 19 分，“严重”抑郁定义为 20 分或以上。这些得分转化为治疗建议，10 ～ 14 分支持对治疗的考虑，15 分或以上表明对药物和（或）非药物治疗的考虑可能是合理的。这些分数可以在研究中用来定义入组研究的标准或作为治疗效果的预先设定指标。

对造血干细胞移植受者进行监测和讨论其生活质量有可能促进患者参与到护理中，使患者放心，并提高患者满意度。使用生活质量评估可以改善医患沟通情况，提高患者的生活质量结果[14, 102]。针对患者的治疗类型、性别和其他危险因素的高质量的生活质量数据可以帮助患者做出知情的治疗选择[103]。

（一）通用的度量

在提供与癌症相关的生活质量结果的“通用”评估时，通常会选择三种生活质量度量：FACT、EORTC 的生活质量问卷 C30，以及 SF-36，其中 SF-36 不是癌症特异性的度量。在大多数癌症生活质量研究中通常使用一种或多种上述度量。这些标准化、可靠和有效的衡量标准都有一些共同的问题，也有一些独特的问题。每一样的度量在造血干细胞移植研究中都得到了有效的应用。FACT 评估身体、社会或家庭、情感和功能性健康。相比之下，EORTC 的生活质量问卷 C30 更明确地关注功能性的能力、患者的身体功能、具体症状以及相当简短的心理评估。没有心理测量学证据支持其中一种度量优于另一种；相反，在选择这两种癌症特异性生活质量评估工具时，需要考虑量表结构和内容的差异，以及最适合研究假设的衡量标准[104, 105]。同时，SF-36 是一种与健康相关的生活质量度量，并不是疾病特异性的[106]。它对体能的评价与 EORTC 最接近[107]。它提供了一个心理功能简短评估，而对身体症状的关注最小。鉴于 SF-36 在人群中的总体健康取向和缺乏症状评估，随着造血干细胞移植症状的特异性降低，SF-36 适合于接受移植几年后使用。

研究已经证明这些生活质量度量是相关的，但是没有足够的差异而被认为是等价的[107]。研究人员发现，这些工具都具有类似的整体健康项目（相关性 $r = 0.82$），但 EORTC 和 FACT 在身体、心理和社会维度上的差异有限[104, 107]。Luckett 等对这两种度量进行了详细的比较[104]。

每一项度量在造血干细胞移植情况下使用时都有规范化的信息。每一种都有多种语言的翻译，都适用于捕捉造血干细胞移植患者面临的问题。这些量表对于为样本或单个患者提供标准参考具有特别价值。为了便于比较，表 33-2 列出了这三个生活质量测量的子量表。

（二）造血干细胞移植特异性的度量

FACT 和 EORTC 两者都有专门针对造血干细胞移植的附加模块。FACT-BMT 询问治疗方面的问题。它本身并不评估身体能力。新增问题的 BMT 模块包含详细描述更常见的造血干细胞移植症状和关注事项的条目[108]。EORTC 也有一个造血干细胞移植特异性模块 EORTC QLQ-HDC29，用于测量不良反

表 33-2　在造血干细胞移植人群中使用最广泛的成人整体健康相关的生活质量度量、信度和效度亚量表

	EORTC QLQ-C30	FACT-BMT	SF-36
亚量表	心理功能	身体健康	一般健康
	情绪功能	功能性健康	身体功能
	社交功能	情绪健康	角色 – 机体
	角色功能	社会 / 家庭	身体疼痛
	认知功能	幸福	生命力（与疲劳相反）
	整体生活质量	BMT 模块	心理健康
	疼痛		角色 – 情绪
	恶心 / 呕吐		社会功能
	疲劳		
	EORTC QLQ-HDC29		
总分	亚量表	总分和亚量表	身体上的综合 T 分数
			心理健康综合 T 分数
事件数	核心：30	核心：27	36
	EORTC QLQ-HDC29：29	BMT 模式：18	

应和造血干细胞移植特异性的问题[109]。

由于通用度量可能不具有捕获临床试验中感兴趣的因素的敏感性，因此可能需要将针对假设结果的度量添加到通用工具中。考虑症状和功能结果有助于阐明这一点。虽然使用 EORTC 或 SF-36 等度量可以对患者的一般生理功能进行评估，但是如果明确地针对减少疲劳进行干预，那么这些量表可能不具有捕捉结果变化的敏感性，尽管 FACT 和 SF-36 都被发现对慢性 GVHD 的影响敏感[16]。

癌症生活质量和造血干细胞移植的核心概念是疾病和治疗特异性苦恼的概念：接受移植的患者特有的焦虑、压力或恐惧是什么，这些对他或她的现状有何影响？研究发现，与抑郁或其他一般情绪指标相比，造血干细胞移植特异性苦恼更能预测急性治疗期间的疼痛、恶心和应激反应[40, 41]；而抑郁更能预测长期结果[1]。

美国 NIH 的两个资源对于希望选择生活质量结构特异性度量的调查人员来说是巨大的资产。患者报告测量结果信息系统（Patient-Reported Outcomes Measurement Information System，PROMIS）计划提供了一个标准化和有效的患者报告结果数据库，包括疲劳、疼痛、情绪困扰、生理功能和心理社会功能等结果。Grid Enabled Measures（GEM）数据库通过国家癌症研究所提供了一个基于网络的平台，用于搜索生活质量结构中的标准化措施，如身体功能、焦虑、抑郁或社会关系。通过搜索 GEM，研究者不仅可以识别出相关的测量方法，而且该网站还提供了描述、目标人群以及诸如信度和效度等心理测量属性。这两个网站都是通过在线搜索向公众开放的。

（三）生活质量测量方法

考虑到大量的按年龄和语言翻译的生活质量度量，大多数患者如果能阅读，应该有可能通过书写或在线完成符合他们需求的一般的生活质量测量。生活质量评估的金标准是，患者与一名工作人员一起完成书面或计算机评估，工作人员可以回答问题，并确保患者有能力按照指示做出反应，并在患者在场时查看反应，纠正跳过或重复的反应。或者，大多数测量可以通过邮件、口头和电话（如有必要）来实施。对造血干细胞移植或其他癌症患者的跨模式生活质量评估测试，证明了书面测试结果可以转移到平板电脑、计算机或移动设备上[110-112]。通过书面、邮寄和计算机格式进行测量是同样可靠和有效的[62, 110-112]。通过计算机管理措施，提高了数据的完整性和质量[62, 111]。在线评估通过对遗漏的项目进行检查，减轻了工作人员和患者的负担，消除了双重反应，还可以采用有意跳过的模式，以减少项目的数量（例如，女性不必回答只针对男性的问题）。相比之下，44% 的纸质回复表单至少出现了一个错误。一旦尝试过，患者通常更倾向于电子版本。如果无法亲自或在线评估，邮寄评估的方法同样有效和可靠。如果需要电话或委托人为患者答复，则答复不像其他方法那样一致或有效，但通常能被接受。

（四）儿童生活质量评估

在选择儿科生活质量时，有几个评估需要考虑。儿童生活质量量表（Pediatric Quality of Life Inventory，PedsQL）包括一份患者报告和一份家长报告，在与 FACT 或 EORTC 平行的维度上评估儿童癌症患者的生活质量[113-115]。适合儿童发育年龄的多种版本具有可比性。伴随的癌症或移植模块提供对症状的特定治疗评估。另一种选择是儿童健康等级量表（Child Health Ratings Inventory，CHRIs），其疾病特异性损害量表 -HSCT（Disease-Specific Impairment Inventory-HSCT，DSII-HSCT；一个特定的移植模块）。对造血干细胞移植队列的初步研究表明，儿童和家长的生活质量报告之间具有很好的可靠性和中度相关性[116, 117]。

代理人或者父母

当患者不能提供自我生活质量报告时，寻求代理应答者或数据丢失可能是唯一的选择。代理人通常是一名护士或看护者，或者是孩子的父母。对代理回复的有效性的研究表明，父母和其他代理的回复与患者自己的报告相比有所不同[77, 113, 117]。代理人（包括父母）往往会低估患者的症状。相比而言，他们对整体生活质量和精神健康的评价往往低于患者自我报告[77, 117]。幸运的是，代理人在评估具体可观察的事件时更加准确。

九、结论

生活质量在造血干细胞移植的前期、中期和后期都有很好的描述。研究一致认为，大多数患者在移植后 1 ～ 3 年重新恢复了高水平的身体、心理和功能上的生活质量。与此同时，一部分患者将出现诸如慢性 GVHD 等影响长期生活质量的医疗问题。即使是那些重返职场和正常社会活动的患者，以及那些拥有良好心理和身体功能的患者，在某些特定的领域也经常会遇到一些困难。公认的长期问题包括疲劳、认知缺陷、肌肉骨骼肌症状和男女性功能问题。医学迟发效应对生活质量的影响正受到越来越多的关注，但仍是一个有待进一步研究的领域。

从本质上讲，生活质量会随着患者所处的环境而变化，这不仅反映出可观测到的能力，也反映出对当前环境的期望。因此，重病患者在某些方面可能报告良好的生活质量。在评估生活质量方面，已经在成人和儿童造血干细胞移植患者中对许多度量指标进行了测试，并且发现这些测试很有用。通用生活质量度量会提供有价值的规范性信息，这让我们可以实现对将相似年龄、性别或疾病的患者进行得分比较。与此同时，在确定目标问题的性质或检测临床试验差异时，为了提供足够的敏感性，可能需要采用针对疲劳、性功能或苦恼等特定而有重点的度量。幸运的是，在造血干细胞移植患者的所有年龄和治疗阶段以及存活期中，都有许多有效的生活质量评估实例。在线方式正日益成为评估的首选形式。最后，仍存在的一个挑战是确定一种便于在临床决策中使用生活质量数据的方法。

志谢：

Karen Syrjala 的工作得到了美国国家癌症研究所的资助（R01CA160684）。

第34章 造血干细胞移植后的性问题

Sexuality Following Hematopoietic Cell Transplantation

D. Kathryn Tierney 著

付建红 译

薛梦星 仇惠英 陈子兴 校

一、概述

E. Donnall Thomas 医生和同事们 1975 年发表了第一篇关于 107 例接受异基因造血干细胞移植患者预后研究的先驱性文章 [1]。9 例移植后存活至少 1 年的急性白血病患者和接受移植的 16 例重型再障患者成为长期存活病例。从这篇早期研究报道之后移植预后有了显著改善。这些改善源自许多领域的进步，包括血库、组织配型、感染并发症的检测和治疗、药学、免疫学和支持治疗。随着移植预后的改善，造血干细胞移植作为治疗手段应用增多。目前预测全世界范围内每年移植数量为 55 000 ～ 60 000 例，移植后存活 5 年以上的造血细胞移植存活患者的推测数字是 150 000 例 [2, 3]（译者注：150 000 例可能为逐年累计数字，其超过每年移植数 55 000 例）。研究造血干细胞移植存活患者的专业组织包括 ASBMT、CIBMTR、肿瘤护理协会、医学研究院、NCCN，这些专业组织都在呼吁医疗服务人员集中精力应对移植后长期医学问题和健康相关的生活质量 [4–7]。

开展造血干细胞移植存活患者健康相关的生活质量的调查研究已经超过 20 年。尽管大多数移植患者的健康相关的生活质量报告为良好到优秀，仍有 5% ～ 20% 患者报道存在影响健康的持续问题，包括疲乏、认识功能异常、慢性 GVHD、肌肉骨骼症状和性功能的改变 [8]。造血干细胞移植存活患者健康相关的生活质量评价的一个重要方面和本章关注点是移植导致性功能障碍和性不满意的问题。很明显造血干细胞移植的双重任务应该是治愈基础疾病和维持患者生活质量。

性问题的研究包括生物学、生理学、心理学和社会学在内的多个方面。性问题概念化结构也是评估性健康改变的重要框架。本章阐述性功能失调的干预策略和探讨将来的研究机会。

二、性的概念

世界卫生组织把性看作是人类体验的整体组合，它能丰富和促进人们的个性、交流和爱 [9]。性概念结构包括性功能、生殖能力、身体意向三种独特又相互关联的部分 [10]。性概念包括个体对自身性别存在和角色的认同、男女的概念分别 [11]。性由年龄、发育阶段、文化、信仰、性倾向、过去的亲密关系经历和性伴侣所塑造。性表现为外貌、态度、价值观、角色、关系和性活动 [11, 12]。尽管诊治危及生命的疾病会影响性健康和性功能表现，但这不会消除个体对亲密、情感和同他人情感联系的需要。理论家 Abraham Maslow 在他的人类需求层次理论中，把爱、归属感和亲密感直接放在生理需要和安全之后 [13]。

《精神失常诊断和统计手册》（*Diagnostic and Statistical Manual of Mental Disorders*）基于人体性反应周期不同阶段来描述性功能异常。Masters 和 Johnson 最初描述性反应周期为兴奋期、维持期、高潮期和消退期四个阶段，后来 Kaplan 提出性欲期的单独阶段 [14, 15]。与各个阶段相对应的性功能障碍就是性欲减退症（hypoactive sexual desire disorder，HSDD）、女性性唤起障碍、勃起功能障碍（erectile dysfunction，ED）、高潮障碍、性疼痛障碍（阴道痉挛和性交痛）[16]。诊断性功能障碍有两个要点：首先是有影响性功能的生理和心理改变，其次是改变导致本人或个体间心理困扰[16]。

三、造血干细胞移植后的性健康改变

移植后生存男性患者中报道的性功能障碍包括性欲减退症、勃起功能障碍、高潮延迟或缺乏和射精问题。女性移植后存活患者可能出现性欲减退症、女性性唤起障碍、高潮障碍、性交疼痛、卵巢功能早衰（premature ovarian failure，POF）导致的围绝经期症状。表 34-1 总结了移植后性功能障碍的发生率，由于各项研究之间的移植后时间、样本特点和研究方法的不同所以发生率也有差异。纵向调查尤其关注性健康改变，提示性功能障碍多见并且常持续较长时间[17-19]。一项包括 102 例造血干细胞移植患者的移植前和移植后 12 个月和 36 个月的研究评估，结果表明，男性和女性经受的性功能障碍发生率随时间逐渐上升[17]。男性存活患者勃起障碍发生率从 13% 增至 22%，性唤起问题从 15% 增至 20%。女性患者的性唤起障碍 3 年间从基线的 40% 升至 52%。性活动中润滑和疼痛问题分别从 30% 增至 52% 和从 14% 增至 33%。一项持续 5 年的异基因造血干细胞移植存活患者的纵向性功能评估中，发现 44% 女性和 23% 男性的存在性欲减退症[18]。这项研究的其他发现表明，27% 的男性报告有射精问题，23% 有勃起障碍；在接受造血干细胞移植治疗存活的女性患者中，40% 表示阴道干涩，16% 有性交疼痛，44% 难以达到高潮。这项研究的

表 34-1 造血干细胞移植后的性健康改变的研究

参考文献	研究细节	监测指标	研究发现
[57]	n=36 女性 平均年龄 26 岁（14—43 岁） 移植后时间平均 4 年（8 个月至 9 年）	1. 有关更年期症状、女性特质、性困难、社会活动及应对的问卷 2. 激素治疗对症状的影响的评估访谈	61% 潮热 36% 盗汗 81% 阴道干涩 22 名性活跃女性的问题： 73% 性欲减退 64% 性高潮问题 82% 存在性活动问题
[93]	n=44 女性 评估时中位年龄 30 岁（18—43 岁） 移植后中位天数为 357 天（261 ～ 4628 天）	1. 体格检查 2. 实验室检查 3. 妇科检查 4. 围绝经期症状和性功能的评估访谈	接受放疗和化疗： 67% 潮热、盗汗、失眠和情绪改变 仅接受化疗： 38% 潮热、盗汗、失眠和情绪改变 30 名性活跃女性患者： 77% 阴道干涩 53% 性欲减低和性唤起低下 60% 性交疼痛 70% 性快感减低 妇科检查结果：组织萎缩、阴毛缺失、阴道内径狭窄和萎缩性外阴阴道炎
[48]	n=37 女性 平均年龄 30 岁（17—46 岁） 移植后时间 13 ～ 84 个月	1. 妇科检查 2. 激素水平评估	83% 血管舒缩症状（潮热、出汗、易怒） 76% 阴道干涩和尿痛 76% 性交疼痛 70% 性问题（性欲减退、自我形象改变、焦虑和自信心降低）
[34]	n=51 男性 平均年龄 33 岁（19—49 岁） 移植后平均时间 58 个月（6 ～ 154 个月）	1. 调查者设计性功能问卷 2. 医院焦虑抑郁量表 3. 激素水平评估	15% 性欲减退 24% 勃起功能障碍 13% 射精延迟 9% 干射精 20% 早泄
[92]	n=126 女性和男性 平均年龄 27 岁（9—50 岁） 移植后时间平均 47 个月（6 ～ 149 个月）	1. 面部表情生活满意度量表 2. 若可能做激素水平测定	24% 勃起功能障碍 13% 射精困难 22% 研究对象报告性满意降低

（续表）

参考文献	研究细节	监测指标	研究发现
[50]	*n*=15 女性 平均年龄 22 岁（17—30 岁） 移植前和移植后 3 ～ 4 个月评估	1. 激素水平监测 2. 盆腔超声 3. 访谈	53% 潮热 25% 膀胱炎症状 25% 易怒 33% 情绪改变 73% 抑郁 40% 性欲减退 53% 性交疼痛
[47]	*n*=74 青春期异基因移植后女性存活患者 中位年龄 30 岁 移植后平均时间 49 个月（4 ～ 118 个月）	1. 妇科检查 2. 激素水平监测 3. 激素替代疗法、围绝经期症状和性活动情况的访谈	78% 潮热 61% 生殖泌尿系统症状 52 例女性中 92% 报告性活动存在困难 妇科表现：外阴 – 阴道萎缩，阴毛脱落，生殖黏膜厚度减少
[35]	*n*=29 男性 平均年龄 35 岁（18—61 岁） 移植后平均 36 个月（7 ～ 97 个月）	1. 性心理功能量表——男性版 2. 疾病致社会心理调整量表 3. 激素水平监测	38% 性欲减低 21% 自我形象改变 38% 勃起功能障碍 48% 性生活不满意
[94]	*n*=31 男性和女性 中位年龄 38 岁（16—56 岁） 评估移植前和移植后 3 个月	Derogatis 性功能访谈表	移植前 / 移植后 3 个月： 36%/48% 性功能障碍 65%/52% 性生活不满意 36%/40% 性欲降低 14%/11% 性唤起障碍 43%/43% 性高潮障碍 25%/25% 勃起功能障碍
[95]	*n*=64 男性和女性 平均年龄 39 岁（20—65 岁） 移植后平均 52 个月（19 ～ 89 个月）	1.EORTC QLQ–C30 量表 2. 白血病量表 – 骨髓移植特定模块 3. 性功能和生殖力调查问卷 4. 健康相关的生活质量改变的患者感知问卷	自体 / 异体移植存活患者： 21%/60% 性欲减低 30%/68% 性活动减少 18%/47% 性快感减低 29%/53% 性活动能力减退
[20]	*n*=168 男性和女性 平均年龄 33 岁 移植后中位时间 14 个月	1. 性和生殖功能调查问卷 2.EORTC QLQ–C30 量表 3. 性关系感知变化的患者评级	自体 / 异体移植存活患者： 44%/51% 性欲降低 48%/57% 性活动减少 27%/42% 性快感减退 29%/45% 性能力降低
[96]	*n*=16 男性 平均年龄 36 岁（20—49 岁） 移植后中位时间 3 年（7 ～ 96 个月）	1. 调查者修改的疾病致社会心理调整量表 2. 激素水平监测	25% 性欲降低 12% 间歇性勃起功能障碍
[77]	*n*=30 女性 平均年龄 37 岁（25—49 岁） 卵巢功能衰竭平均时间 16.6 个月（6 ～ 36 个月，此外一例 4 年，另一例 9 年）	1. 全身和妇科检查 2. 全血细胞计数、肝功能、血脂、凝血参数、激素水平 3. 病史 4. 盆腔超声、乳腺摄片、骨密度 CT 检查 5. 调查者设计的围绝经期症状问卷	90% 血管舒缩症状、潮热、盗汗和心悸 54% 外阴 – 阴道萎缩伴性交痛、瘙痒和烧灼痛 54% 情绪改变伴焦虑、抑郁、易怒和头痛 45% 皮肤萎缩改变 42% 泌尿道症状 26% 体重增加 16% 失眠 16% 记忆改变 妇科检查：宫颈和子宫萎缩，阴毛脱落，黏膜苍白，阴道干涩狭窄，阴道弹性降低
[31]	*n*=70 男性中位年龄 43 岁（24—59 岁） 女性中位年龄 45 岁（23—59 岁） 男性移植后中位时间 81 个月，女性移植后中位时间 76 个月（男性 18 ～ 198 个月，女性 17 ～ 219 个月）	1.EORTC QLQ–C30 量表 2. 综合健康状况 3. 激素水平评估	44% 生活质量整体降低 56% 男性和 61% 女性性关系质量下降 47% 移植后勃起功能障碍较移植前明显 38% 男性高潮缺失 38% 射精功能失调 53% 阴道干涩 19% 性交痛和高潮缺失或延迟

一大特色是设置了病例和正常对照。在移植后 5 年，89% 的移植女性存活患者发生一个以上的性健康问题，对照组女性是 61%，移植男性存活患者报告存在性健康问题比例是 46%，对照组男性 21%。另一项纵向调查报道男性勃起障碍发生率从移植前 33% 升至 1 年后 50%，3 年后又降到 22%[19]。射精功能失调的发生率 3 个时间点评估结果都稳定保持在 22%。男性经历的高潮障碍发生增加从移植前 13% 升高到移植后 3 年的 22%。对女性来说，与移植前相比阴道干涩、性交疼痛、高潮障碍问题移植后都显著增加。阴道干涩的发生率从 49% 升至 72%，性交疼痛从 29% 增至 55%，高潮障碍从 46% 增至 72%。

研究表明，移植后女性存活患者较男性更容易发生性功能障碍 [17-20]。从这些纵向研究中值得注意的是，男性和女性在移植前性功能障碍的发生率。尽管性功能障碍在移植后发生率升高，但很清楚问题在移植前就开始了。这些研究引起人们的注意，性健康问题并不会随时间自行缓解，在移植恢复期进行早期干预能使疗效最大化，并减少性功能障碍转为慢性健康问题的风险。

四、造血干细胞移植受者性健康改变的病因

性健康的改变原因可能是许多生物、生理、心理和社会变量，以及这些变量之间复杂和动态的相互作用。因此性问题的根源很少会是孤立单一的病因。由于癌症本身或治疗引起的生理变化可能导致性功能障碍，心理压力也可能导致性功能障碍。影响性行为的社会变量包括与性伴侣的关系、难于建立新的亲密关系、角色变化和性伴侣健康状况。

（一）男性移植受者的生物学和生理学改变

勃起障碍是指不能达到和维持充分勃起以完成满意的性交，其致病因素可以是激素、血管、神经、药物、心理或者上述因素的组合 [21, 22]。高剂量的预处理方案能损伤下丘脑 – 垂体 – 性腺轴和甲状腺从而导致能影响男性性功能的激素水平改变。下丘脑分泌促性腺激素释放激素（gonadotropin-releasing hormone，GnRH）到循环，刺激包括促卵泡激素（follicle-stimulating hormone，FSH）和黄体生成素（luteinizing hormone，LH）的促性腺激素从垂体释放。FSH 和 LH 控制性腺功能，促进生殖细胞产生和性激素睾酮和抑制素的合成。睾丸间质细胞在 LH 的影响下开始合成和分泌性激素。FSH 启动精子生成后由睾酮维持 [23, 24]。睾酮和抑制素水平升高可负反馈作用于下丘脑和垂体阻断 GnRH 和促性腺激素的分泌 [25]。放化疗都能损伤性腺组织导致性激素分泌减少，引起对下丘脑和垂体的负反馈抑制作用丧失。结果使促卵泡激素 FSH 和 LH 水平升高，提示存在不育症 [23]。

性腺损伤程度取决于年龄、放化疗剂量和化疗使用类型 [23, 26, 27]。直接作用于睾丸 12 ～ 15cGy 放疗剂量可引起不可逆的无精子症 [24]。放疗和化疗尤其是烷化剂能导致剂量依赖的睾丸生精小管内衬生殖上皮细胞损耗，这种损耗导致无精子症、睾丸萎缩和不育症 [26, 28]。生殖细胞损耗特点是睾丸缩小和容积下降 [26]。生殖细胞损耗所致的内分泌变化是 FSH 升高（25 ～ 90mU/ml），LH 升高（8 ～ 25mU/ml），睾酮水平降低或正常低限（200 ～ 700ng/100ml），睾酮生成速度降低（3.5mg/d），游离睾酮水平降低（8.6ng/100ml）[26]。

大部分接受大剂量预处理方案，尤其是包含全身放疗的男性患者，由于下丘脑 – 垂体 – 性腺轴的损伤而丧失生育功能。然而并非大剂量治疗必定会引起不育。一项研究评估了 31 名接受只包含大剂量化疗预处理方案的男性患者下丘脑 – 垂体 – 性腺轴功能，11 名男性同意进行精子分析 [27]。异基因移植后 4 名男性患无精子症，5 名男性少精子症，1 名男性精子计数正常。此外 1 名自体移植后的男性精子计数也正常。

睾酮与性欲和性唤起密切相关 [29]。造血干细胞移植后男性存活患者的睾酮水可维持在正常范围，因为睾丸间质细胞被认为对放化疗作用相对不敏感 [24, 30]。在一项接受不包含全身放疗的大剂量化疗预处理后性腺功能的研究中，6 名男性基础 LH 水平升高伴总睾酮水平降低，而 10 名男性基础 LH 水平升高而总睾酮水平正常 [27]。另一项研究调查 26 名接受包含全身放疗的预处理方案的男性，所有患者 FSH 水平升高，20 人 LH 正常，21 人睾酮水平处于正常低限，5 人睾酮水平降低 [31]。更广泛的激素水平评估或许能发现睾酮生成减少，以证实睾丸间质细胞的细微损害 [32]。一项研究表明，接受异基因移植的男性睾酮水平偏低的风险高于自体移植受者 [27]。45 岁以上的男性睾酮水平不足的风险增高 [33]。有研究注意到一些移植后男性泌乳素升高 [28, 34] 且跟不育症、勃

起障碍和性欲减退有关[21, 29, 34, 35]。继发于全身放疗的甲状腺功能减退或亚临床甲状腺功能减退可能造成游离睾酮水平和具有生物活性睾酮水平的减少[28, 36, 37]。

海绵体动脉供血不足被报道是勃起障碍的原因之一，在接受全身放疗的男性中发生风险高于仅接受化疗的患者[38]。盆腔照射可导致阴茎动脉供血不足或血管粘连导致勃起功能障碍[21, 28, 38–40]。

在健康男性中高血压可导致勃起障碍[21, 37]，同时高血压也是 GVHD 预防治疗药物钙调蛋白抑制药的一个常见不良反应。勃起障碍和低高潮强度可以由移植前和移植预处理化疗方案中致周围神经病的化疗药物引起[41]。其他生活方式风险因素例如吸烟、饮酒和高胆固醇水平可能促进勃起障碍发生[21, 42]。用于预防治疗 GVHD 的西罗莫司常导致高脂血症。慢性 GVHD 引起的阴茎皮肤过敏、皮疹和炎症都能加重性功能障碍[40]。移植后很常见的疲劳、体力下降、肌肉量丢失和关节问题都能明显影响性反应周期的所有阶段。

（二）女性移植受者的生物学和生理改变

对女性来说，高剂量预处理方案所致的下丘脑 – 垂体 – 性腺轴损害已经得到明确证实。高剂量预处理方案对卵巢损伤会引起雌二醇不能分泌。如同男性一样，女性下丘脑分泌 GnRH 到血循环中刺激促性腺激素如 FSH 和 LH 从垂体释放。FSH 启动卵巢卵泡的生长和成熟，LH 控制排卵和黄体的形成[23]。雌二醇水平升高是对下丘脑和垂体的负反馈信号，可抑制分泌 GnRH、FSH 和 LH[25]。放疗和化疗都能损伤卵巢组织，导致雌二醇的分泌减少和由此引起的失去对下丘脑和垂体负反馈抑制作用。在女性中发现 FSH 和 LH 水平升高提示存在不育症和卵巢衰竭[23, 27]。

性腺损伤程度取决于患者年龄、放化疗剂量和使用化疗方案的种类[23, 26]。烷化剂和放疗对分裂期和静止期的卵细胞都有毒性作用。单次高剂量的全身放疗可以在所有女性患者中造成卵巢衰竭[23]。接受单独化疗预处理方案后卵巢功能评估发现所有异基因移植和 95% 自体移植的女性存在性腺功能衰竭的证据[27]。高剂量预处理方案后立即进行连续超声检查表明卵巢出现结构损害、固缩和卵泡丢失的表现[33]。在一组平均移植后 1.5 年（0.2 ～ 9.8 年）41 例女性存活者中，超声检查可以发现卵巢腺体萎缩、卵泡缺失和子宫缩小[27]。除了雌二醇水平降低和 FSH、LH 水平升高之外，一小部分接受测试的女性患者有异常雄激素功能的证据[28]。全身放疗继发的甲状腺功能减退和亚临床甲状腺功能减退也可能导致卵巢功能早衰[28, 36, 43]。

雌激素缺乏与许多症状有关，包括潮热、盗汗、失眠、情绪波动、易怒、抑郁、认知功能改变、外貌改变、骨密度降低和心血管疾病[30, 44, 45]。在缺乏雌激素的情况下，阴道黏膜变薄和润滑度减少，导致瘙痒、干燥、灼烧感、感染风险增加和性交疼痛[45, 46]。缺乏雌激素的泌尿生殖组织会导致排尿困难、尿频、尿失禁和增加尿路感染的风险[46, 47]。高剂量预处理方案导致雌激素的突然丧失可能导致更明显和严重的雌激素缺乏的症状[45, 48]。

多个因素可导致阴道组织改变，包括卵巢功能早衰预处理方案的影响，尤其是全身放疗和慢性阴道 GVHD 病变。化疗可能导致阴道变窄和狭窄[28]。在一项研究报道中，接受造血干细胞移植 2 年的 61 名女性患者中接近一半出现阴道慢性 GVHD 病变[49]。阴道慢性 GVHD 的特殊表现是炎症、溃疡、形成狭窄、阴道口狭窄或闭塞膀胱炎和上皮脱落[49–52]。阴道慢性 GVHD 的危险期是 2 年，平均发病时间是 10 个月[51]。

疲劳、身体功能下降、肌肉质量丧失和关节问题都可能干扰所有性反应周期阶段，而这些表现都是造血干细胞移植幸存者常见的问题。

（三）心理和社会变量

心理应激如抑郁[53–55]、焦虑[53, 54, 56]、自信和自尊心缺失[57, 58]、形体改变[19, 33, 35, 57, 59]和不育症继发的悲伤情绪[20, 57, 60]在一些造血干细胞移植存活者中被报道，而这些心理应激可能长期存在。在移植前和移植后 3 年发现的抑郁是男性和女性性功能不全的明显预测因素[19]。在男性患者中移植前较高心理应激水平可有效预测移植后 3 年的性不满[17]。心理应激和人际关系压力都可导致勃起功能障碍[21]。无论勃起功能障碍的生物学或生理学原因如何，都伴随着心理困扰，包括自尊心降低、男性气质减弱和尴尬[22]。在女性中卵巢功能早衰不仅是生理上过渡到更年期，更是与许多心理压力相关，包括失去青春和女性气质，身体形象的改变和失去生育能力的感觉[24, 45, 61]。

不孕症可能会影响女性的女性气质和男性的男性气概和气质[11, 62]。不孕症和性别角色的变化可能导致自信心下降[33, 57, 59, 62]。年轻个体和那些尚未生育的夫妻容易经历更多不孕症带来的个人和人际关系的压力。夫妻对不孕症的担忧不会随着时间推移而减退，接受不孕症需要积极讨论和解决问题[60]。单身个体因为怕因不孕症遭受拒绝可能会对建立新的亲密关系犹豫不决[63]。

身体形象改变包括那些他人显而易见的改变，例如瘢痕、脱发、体重改变、慢性 GVHD 引起的皮肤变化、硬皮病、关节挛缩、开放性伤口、预防和治疗 GVHD 的糖皮质激素引起的类库欣综合征面容。同样重要的是，形体的改变还包括那些别人注意不到的方面，例如造血干细胞移植存活者对自己性存在角色的形象改变。一项研究发现在移植后 3 年 56% 男性和 55% 女性报告感觉自身吸引力下降[19]。

从诊断一个威胁生命的疾病，到通过造血干细胞移植治疗后康复的过程，无论从身体还是心理上都是充满挑战的漫长道路。在移植和恢复早期，通常需要一个人对移植患者的照料承担主要责任。而通常这个人正是患者的性伴侣。角色变化对亲密关系的影响还未被充分了解。几篇文章提到了照料者的负担和面临的难题。一项评估婚姻满意度的纵向调查表明，在移植后 6 个月和 12 个月承担照顾工作的配偶感受的焦虑水平要高于移植存活患者[64]。另外从移植前到 1 年后配偶照顾者的婚姻满意评分下降，而移植存活患者的婚姻满意评分保持稳定。当配偶照顾者为女性时其婚姻满意评分降低尤为明显。另外一项研究评估移植存活者、照顾者和配对对照组的后期影响，相较于对照组造血干细胞移植照顾者出现更多疲劳、睡眠问题、认识障碍和性健康问题[55]。这项研究还报道移植存活患者和照顾者的抑郁发生率≥ 20%，相较之下配对对照组的发生率是 8%。与移植存活者和对照组相比，移植患者照顾者的社会支持、婚姻满意度和精神健康状态水平都偏低，并且接受心理治疗的可能性较小。

一些夫妻可能在治疗后恢复性生活上存在困难。移植存活患者可能挣扎于体能恢复、心理应激、身体形象改变、疲乏、对自身性功能的担忧等问题。移植患者性伴侣也可能遭受疲乏、心理压力、性健康问题以及照顾和负担家庭责任增加诸多问题的困扰。移植存活患者的社会心理调整受到是否存在社会支持和对社会支持的感知所影响[58, 65, 66]。已发现社会支持和坚强的家庭关系有助于社会心理调整，而缺乏社会支持甚至在移植后数年也有社会心理适应不良[65, 67]。如果造血干细胞移植患者绝大部分社会支持来自亲密伴侣并且存在性功能改变引起的关系紧张，那么恢复过程可能会受到妨害。

五、性健康问题的评估和干预措施

一项调查报道称 30% 的造血干细胞移植存活患者未被告知潜在的性健康改变，而 20% 患者不满意接收到的生育和性功能方面的信息[31]。在第二项研究中，半数随访超过 3 年的参与者表示他们没有跟他们的医疗团队讨论过性健康问题[19]。医疗人员的缄默依然是解决性健康问题的显著和持久的障碍。对于回避讨论性健康的原因，医疗人员列举了个人不适、缺乏教育培训、话题的敏感性、害怕引起患者尴尬、沟通时间有限这些因素[12, 39, 68]。医疗专业人士能通过了解造血干细胞移植对性功能的影响、使用标准化的评估工具、确定移植存活患者的教育资源和建立转诊网络这些方面来消除上述障碍。尽管问及性问题的话题很敏感，但是移植存活患者会经常谈及性方面的担忧，就如同他们讨论其他健康相关的生活质量一样[18]。

针对性健康问题的首要干预措施是移植前进行关于不孕症风险、卵巢功能早衰、绝经症状、可能发生性功能问题的讨论，而这些都是知情同意的一部分。对话的一项重要内容是保证如果性功能问题出现会采取有效的干预措施。健康教育是建立移植后生活预期和开始适应过程的第一步[69]。研究表明如果预期和实际情况存在反差会导致移植存活患者的心理应激水平增高[54]。作为性健康教育的简单开始只需告知患者夫妻在移植后的较长几个月里性欲降低是常见的。为取得更好的沟通效果，医疗人员的沟通对象应尽可能包括患者的性伴侣，了解他们的焦虑并争取其支持。移植前的谈话应使性问题讨论正当化，成为患者有效关注点，明确医疗人员是移植患者夫妻的健康教育来源。早期干预是至关重要的，因为越来越多的证据表明，移植后的性功能障碍似乎并不会随着时间的推移好转[17, 18]。

书面教育材料可以成为移植存活患者和性伴侣的有价值的健康信息资源，这些材料应该特别阐明何时恢复性生活，需要采取哪些预防措施，可能出现的性功能变化，何时咨询医疗保健专业人员，以及健康教育资源列表。许多组织都有提供性健康方面信息的网站，包括美国癌症协会、美国泌尿协会、癌症护理、癌症支持护理计划、生育希望、Lance Armstrong 基金会、国家癌症研究所、肿瘤护理学会、美国性信息和教育委员会和健康社区[70]。

尽管讨论性健康改变可能足以解决许多造血干

细胞移植幸存者的忧虑，但另外一些人存在的性功能障碍可能需要转诊给专科医生来处理。移植中心应当建立一个包括泌尿科医生、内分泌医生、妇科医生、生殖专家、心理医生、婚姻关系咨询专家，可能还有性治疗师的会诊专家团队。评估性健康的一种简单的开始方法是询问患者是否已恢复性生活。常规使用标准化评估工具进行后续访问将有助于医疗人员熟悉性健康问题交流的适当谈话技术，并提高他们对这个敏感话题的舒适度 [71]。

继发于不孕症的任何心理困扰都需要进行评估，以便适时启动转诊。用于尝试保存生育能力的移植前选项包括精子或卵母细胞冷冻保存，睾丸或卵巢组织的冷冻保存，卵巢功能的激素抑制和胚胎冷冻保存，以及移植后选项包括体外受精，供者捐献卵母细胞或精子以及胚胎移植 [24, 72]。理想的情况是血液科医生或肿瘤科医生在行移植转诊之前就生育力保存问题进行讨论，因为大多数人到达移植中心时已接受可能影响生育的治疗。最近的研究结果表明，即使采用一些高剂量的预处理方案后也可能出现精子恢复生成，这就要求移植团队有额外的义务提供有关节育和预防意外怀孕的充分咨询意见。

（一）性欲减退症

性欲是最难理解也是治疗性健康问题中最困难的方面。性欲与性反应周期的第二阶段（性唤起）密切相关，因此患有性欲减退症的个体也可能出现性唤起问题。已知睾丸激素会影响男性性欲，但在女性中激素和性欲的角色尚不清楚。新的性反应周期模型表明，女性的性欲可能在唤起阶段后出现并受到对伴侣情感亲近需要的激发 [73]。

性欲减退症的评估必须包括对生理和心理社会变化因素的回顾。生理评估包括体格检查，重点是疲劳和体力以及激素水平测定。情绪障碍特别是抑郁症，是移植存活患者和性伴侣中评估的关键点。如果抑郁症被证实是一个致病因素，抗抑郁治疗可能有帮助；然而抗抑郁药的选择至关重要。选择性 5- 羟色胺再摄取抑制药和 5- 羟色胺 - 去甲肾上腺素再摄取抑制药都与性欲降低有关 [74]。服用抗抑郁药的女性患性功能障碍的风险高达 2.5 倍 [74, 75]。具有不同作用机制的新型抗抑郁药实际上可能会改善性欲 [76]。

需要评估患者与亲密伴侣之间关系的压力、期望的差异性和沟通的充分性。一个移植中心已经成功地通过基于夫妻的治疗来改善性生活，这种治疗的关注重点是沟通、教育和亲密关系 [40]。

在评估性欲减退症时，重要的是确定性欲减退是先已存在还是其他性功能障碍所继发，因为性欲减退症在有其他性功能障碍的男性和女性中都很常见 [69]。例如如果一个男人存在勃起障碍或女性存在性交疼痛，那么这两个问题都可能导致性欲减退症。治疗干预措施需要针对始发的性功能障碍，而不是专门针对性欲减退症。

睾酮激素水平正常或正常低限的男性移植存活患者中，睾酮替代疗法（testosterone replacement therapy，TRT）可有效改善性欲 [27, 38]。女性睾酮激素治疗尚存在争议；然而一些女性可能会通过雄激素治疗改善性欲和性唤起 [29, 39, 77]。

（二）卵巢功能早衰、阴道萎缩和性交疼痛

对卵巢功能早衰妇女的评估包括病史、体格和妇科检查、激素评估和用药情况。激素水平应包括雌二醇、FSH、LH、雄激素水平和甲状腺功能测定。激素替代疗法（hormone replacement therapy，HRT）可以改善或减少许多雌激素缺乏的症状。激素替代疗法可有效缓解潮热，改善睡眠，保持阴道弹性和润滑，并减轻皮肤和乳房外观的变化。女性移植存活患者的多项研究显示激素替代疗法后更年期症状缓解 [27, 47, 48, 57]，并在短时间内观察到大多数症状的改善 [77]。基于激素替代疗法可以快速有效缓解症状，在评估可能的禁忌证如肝脏慢性 GVHD 或血栓病史后，应向女性移植存活患者提供激素替代疗法建议。一位研究者指出在移植后第一年内开始激素替代疗法对于避免长期存在的性功能障碍问题至关重要 [17]。

妇女健康倡议研究的结果报道认为激素替代疗法引起的乳腺癌、心脏病发作、卒中和血栓的风险增加超过生理性绝经后妇女的治疗获益，这是让一些人对激素替代疗法产生疑虑的原因 [78]。女性移植存活患者的激素替代疗法风险可能与生理性绝经后女性的风险不同。对于患有卵巢功能早衰的女性来说，给予激素替代疗法是为了补偿内源性激素的过早丧失 [24, 79]。一般来说，患有卵巢早衰的女性应该使用激素替代疗法直到生理性绝经年龄 [79]。

激素替代疗法在缓解雌激素缺乏症状方面的益处是显而易见的，然而激素替代疗法的选择具有挑战性，需要一位专业的妇科医生和额外的评估。激素替代疗法的选择应以女性的症状、偏好和激素替代疗法并发症的危险因素为指导，注重预防后期并发症如骨质疏松症等[77]。一个研究小组对近期雌激素缺乏的女性的建议是第一个月低剂量雌激素，第二个月增加至全剂量[79]。但是如果患者的雌激素缺乏已 12 个月或更长时间，则应从低剂量开始雌激素替代，至 6 个月时逐渐增加到维持剂量以避免不良反应。对于患有卵巢早衰的未切除子宫的年轻女性推荐的雌激素剂量相当于 1.25mg 的雌激素和黄体酮的复合制剂[79]。一些口服避孕药可能会减少循环游离睾酮水平导致性欲减退[29]。对接受足够激素替代疗法仍有性欲减退、疲劳和健康感觉不佳的女性，雄激素治疗可能是有益的[77, 79]。

缓解雌激素缺乏症状的激素之外的治疗方法包括草药、维生素、瑜伽、穴位按摩、针灸、运动和饮食调整。这些干预措施很少经过严格测试。一项系统的循证综述发现叫 Remifemin 的一种草药黑升麻的制剂可以减少潮热[80]。抗抑郁药可以改善潮热。文拉法辛（Effexor）可将潮热症状减少 60%，其他可能有帮助的抗抑郁药包括帕罗西汀（Paxil）、氟西汀（百优解）和西酞普兰（Celexa）[81, 82]。据报道，加巴喷丁（Neurotin）、盐酸可乐定（Catapres）和 bellergal（Bellergal-S）也可减少潮热[82]。北美更年期协会是一个优秀的基于网络的女性健康教育资源。

阴道萎缩、狭窄和性交困难的女性移植后患者可能从使用阴道润滑剂和扩张剂中受益。阴道润滑剂应该使用水溶性制剂以避免感染风险。凡士林因不溶于水不应使用。K-Y Jelly（Johnson and Johnson，New Brunswick，NJ，USA）、维生素 E、Replens（LDS Consumer Products，Cedar Rapids，IA，USA）和 Astroglide（Biofilm Inc.，Vista，CA，USA）可以在性生活中提供润滑作用。据报道，一些人使用 Astroglide 后性活动持续时间更长。另外 Replens 可用于恢复阴道组织的湿润。一种 Replens 的应用剂型可以每周 3 ～ 4 次在睡前插入阴道以恢复湿润。这些产品可以在大多数药店或通过互联网找到。

扩张器可以从妇科医生或通过放射科获得。女性患者应该润滑后再将扩张器插入阴道，直到感到轻微的不适。每周应该放置扩张器 3 ～ 4 次，每次 10 ～ 15min。随着阴道组织开始伸展，扩张器的尺寸和插入深度可逐渐增加。这些措施的规范操作和执行程度可优化治疗效果。由骨盆物理治疗师指导的盆底强化练习可减少阴道疼痛。存在性交疼痛的女性患者在性交过程中，应该采取一种可以控制插入的速度和深度，出现不适时能中止性交的体位。如果女性患者担心存在润滑不足和自己对性刺激的反应水平，可以鼓励她们通过采取自慰的方式了解自身对性刺激的反应，这就不用同时关注伴侣的需要[83]。

评估患者用药情况和药物调整可以改善性功能，因为许多药物会对性功能产生不利影响，这些药物包括抗雄激素、镇静药、抗抑郁药和兴奋剂[84]。

一项包括患者教育、局部雌激素治疗、早期开始全身激素替代治疗、无性活动时行阴道扩张，以及定期妇科检查的预防阴道慢性 GVHD 的综合方案，延缓了 61 名女性患者的阴道严重 GVHD 的进展[49]。研究人员还概述了已有阴道慢性 GVHD 的治疗方法，其中包括局部类固醇治疗、局部环孢素治疗和有阴道狭窄证据的女性行阴道扩张。28 名女性患者中有 15 名症状完全消退，8 名症状得到改善，5 名症状保持稳定。与其他研究报道认为手术干预是必要的结论相反，此项研究中没有需要手术的女性[51]。

（三）勃起功能障碍

勃起功能障碍的评估需要病史和体格检查、药物使用评估、了解共存健康问题和生活方式因素，以及激素水平测定，包括总睾酮、有生物活性的睾酮、性激素结合球蛋白、FSH、LH，催乳素和甲状腺功能[21, 38]。对于患有勃起功能障碍的男性，需要对阴茎的功能和结构能力进行综合评估[85]。

睾酮替代疗法通常可以恢复性欲和性唤起，也可以改善勃起功能[29, 38]。在一份研究中发现，睾酮替代疗法 2 年后睾酮水平恢复正常并成功停用替代激素[27]。此项研究中男性报告的性功能、性欲和健康状况均有所改善。睾酮替代疗法可以通过肌内注射、透皮贴剂、凝胶剂和口服使用。每 2 ～ 4 周肌内注射推荐剂量为 100 ～ 200mg 的庚酸睾酮（Delatestryl）和睾酮（Depo-testosteron）均可[21, 85]。睾酮替代疗法在有前列腺癌病史的男性中禁忌使用，应每隔 6 个月进行一次前列腺特异性抗原水平的常规监测[86]。睾酮替代疗法可通过降低高密度脂蛋白的作用导致冠状动脉疾病[85]。在一些男性移植存活患者中观察到的高催乳素血症与性欲减退和勃起功能障碍相关，并且用甲磺酸溴隐亭（Parlodel）治疗有效[87]。

对性表现的焦虑可导致勃起功能障碍和随后的性欲减退症。建议可以通过自慰提高男性对勃起功能的信心，因这不用同时担心伴侣的需求[83]。勃起功能可通过保持性活动中感觉专注来改善，这样能最大限度地减少负面想法和对性表现的担忧，延长前戏确保最大程度的性唤起。

许多类别的药物，包括抗高血压药、抗胆碱能药、抗组胺药、心脏药物、抗抑郁药、酒精和其他娱乐性药物都可以促使勃起障碍发生。药物使用史是勃起功能障碍病因学评估的一个组成部分。减少药物剂量或尝试替代药物可能有利改善性功能。

磷酸二酯酶抑制药西地那非（伟哥）、伐地那非（Levitra）和他达拉非（Cialis）对勃起功能障碍的有效治疗做出了重要贡献。磷酸二酯酶抑制药不会增加性欲，但会改善阴茎对性刺激的反应。西地那非（50 ～ 100mg）和伐地那非（10mg）应在性活动前约 1h 服用。他达拉非（10 ～ 20mg）具有更长的半衰期，通常在性活动前 30min 至 12h 服用。2008 年他达拉非（2.5 ～ 5mg）每日一次被批准用于希望有更频繁的性活动的男性[88]。磷酸二酯酶抑制药通常是安全的，并且耐受性良好；然而同时使用硝酸盐是一项绝对的禁忌证[22]。更多治疗勃起功能障碍的其他方法包括海绵体内注射、经尿道治疗、真空装置和外科手术，但一般这些方法并不被广泛接受[39]。

一组研究人员假设睾酮替代疗法与西地那非的组合将改善移植后男性患者的勃起功能[89]。该研究由 8 名年龄在 22—58 岁之间且在移植后 2 ～ 24 个月的男性组成，具有性腺功能减退、勃起功能障碍、性欲降低、射精障碍和明确记录的海绵体动脉供血不足。男性接受睾酮替代疗法治疗 6 个月同时，每周服用一次或两次西地那非。结果表明，所有 8 名男性的勃起功能改善并可进行满意的性生活，7 名男性射精功能障碍缓解，所有患者的总睾酮和游离睾酮水平均有所改善。作者总结认为，联合方案对于治疗造血干细胞移植后患者的勃起功能障碍是一种安全有效的治疗方法，应该在更大规模的临床试验中进行评估。

六、未来研究的领域

用于治疗移植患者性功能障碍的干预措施是基于临床专家意见和其他癌症幸存者群体和健康个体的性功能障碍的文献研究得出的。目前仍然缺乏针对恢复移植存活患者性健康的干预手段的研究。设计和测试健康教育方案，以帮助移植幸存者及其配偶 / 伴侣建立对移植后生活的符合现实的预期，包括性健康的改变，可以使预期和实际结果之间落差更小，从而减少心理困扰。因此需要设计一些调查来深入观察当配偶 / 伴侣是照顾者时对亲密关系的影响，并对减少照顾者的心理困扰的干预措施进行验证。为了设计治疗干预措施，我们需要继续探索引起性健康改变的生物、生理和心理机制。目前发现能够预测造血干细胞移植存活患者发生性健康障碍的变量是必要的。减低强度预处理方案对生育和性健康的影响还未被充分研究。测试移植后患有勃起功能障碍的更大样本的男性患者中睾酮替代疗法联合磷酸二酯酶抑制药的研究将是有价值的。未来的研究必须包括各种各样的移植后患者人群，包括老年人、青少年、同性伴侣和不同种族群体。开发经过验证且能较容易纳入时间有限的诊所预约诊疗中的工具，将推进性功能障碍的治疗。由于不育症诊断可能并不具有确定性，应有资源投入对妊娠结局进行系统的随访。

七、结论

性问题是一个内涵广泛并不限于性活动范畴的概念，并且不管有多少危及生命的疾病的诊疗过程中，它仍然是人类存在的重要方面。对造血干细胞移植后患者性健康改变的理解尚不完整。但很清楚一点的是，男性和女性移植后患者的性功能障碍的病因学组成包括生物学、生理学和社会心理学因素，这些因素间存在复杂和动态的相互作用关系。

研究结果表明，已经有较多有效的干预措施可用于治疗卵巢功能早衰症状、性欲减退症、阴道慢性 GVHD 和勃起功能障碍。虽然还需要进行另外的研究，但目前这些结果已具有临床相关性，可用来应对这些健康相关的生活质量的重要问题。在移植前对性健康问题讨论后，下一步是将性健康评估作为移植后常规治疗的一部分。与医疗保健专业人员进行性健康问题的公开讨论看起来可以起到治疗效果并能解决很多方面的担忧。建立其他专业医疗保健专业人员的转诊网络，包括妇科医生、泌尿科医生、生殖专家和心理健康专业人员，使造血干细胞移植团队能够为移植后患者的性健康问题提供帮助。

虽然本章的关注点是性功能障碍，但必须指出许多造血干细胞移植后患者报告移植后性生活是满意的[90-92]。移植团队面临的挑战是识别那些发生性功能障碍的患者并进行干预。如果移植团队通过改善性健康状况增进造血干细胞移植患者的健康相关的生活质量，那么移植的两大目标已完成其一。

第35章 造血干细胞移植：患者的角度
Hematopoietic Cell Transplantation: The Patient's Perspective

Susan K. Stewart 著
翟英颖 译
薛梦星 仇惠英 陈子兴 校

我竟是重病的那一个，我仍觉得匪夷所思。我一年骑行2000英里，游泳100英里，积极参与孩子们的活动，是个富有活力的人。白血病应该只发生在报纸上那些请求移植供者或者募捐的人身上。它不应该侵袭非常健康、幸福和重要的39岁顾家男人。

——造血干细胞移植幸存者 Mike Eckhardt，1995

一、准备移植

像Mike那样，大多数人从不会想到，自己某一天会患上需要通过造血干细胞移植进行治疗的疾病。无论是刚被诊断的患者，还是已经了解疾病并且穷极其他治疗方案的患者，未来可能需要进行造血干细胞移植对他们和亲人都是重大打击。

被诊断为急性髓细胞白血病之后，我在1989年亲身经历了造血干细胞移植。我最清楚被迫处理信息、做出生死抉择、进行造血干细胞移植时控制自己的情绪有多困难。1990年，我创建了BMTinfonet（http://bmtinfonet.org/services/support）以帮助其他家庭应对造血干细胞移植。BMTinfonet每年通过造血干细胞移植入门书籍、幸存者座谈会和朋辈咨询帮助超过10000名患者和他们的亲人。他们的经验助力本章成文。

患者充满了担心。担心移植不能治愈疾病，担心移植可能造成死亡，担心痛苦，担心难以忍受移植不良反应。很多患者也会因为失去健康而生气或抑郁。现在疾病控制了患者的身体，他们必须依赖一队陌生人来拯救自己的生命。让患者在担心、生气和（或）抑郁的状态下做好准备来应对移植的艰苦是有挑战性的。一些患者情感上负担很重，基本上听不进去也不能处理医生对他们所讲述的信息。他们仅能处理碎片信息，因细节不知所措，更喜欢把大部分决定权交给医生。

另一种极端是患者试图尽可能地积攒疾病方面的信息和治疗选择来重新掌握自己的生命。他们需要完全详细地了解移植治疗的风险及获益。他们寻找以网络为例的外部资源来获取信息。他们希望充分参与自己的治疗。

因为患者处理医疗信息的方式大不相同，提前确定患者想要多少信息以及交付这些信息的最佳方式就很重要。和患者讨论治疗选择时，根据教育程度、讨论疾病和死亡时的文化偏见、患者对医疗机构的信任程度以及处理信息的不同方式来确定最佳沟通方法。问清楚患者在讨论治疗方案时想要多少信息，是一次听完还是分成片段，可以使医师针对每个患者量身定制沟通的方式。

当患者准备移植时，除上述区别以外，还有一些通用的沟通元素需牢记，这些元素也很有用。

二、正确认识移植风险

当移植团队与患者见面时，会描述一长串可能发生的治疗相关并发症。对许多患者而言，这是他们第一次听到造血干细胞移植相关风险的详细讨论，他们很怕出现这些并发症；许多患者在移植前的沟通后变得更抑郁。

那好像一阵旋风，一场梦。前一天我们的孩子是正常的15岁男孩，能活到80岁。后一天，我们盯着黑板上的移植图表，听医生讲着我们的儿子可能会死掉。那不真实！我们不理解！我们能做的只有抱头痛哭。（Lorraine Boldt，移植幸存者的母亲）

患者需要我们的帮助来正确认识造血干细胞移植相关的风险。把并发症分组成：①总是发生的风险；②经常发生的风险；③很少发生的风险，可以更方便于他们理解相关风险，接受发生并发症的可能。例如，知道发生严重肝损害的风险很小，而发生黏膜炎的风险很高，患者会预想更精确的画面。如果没有这样的框架，患者会把发生严重并发症的风险想象得比实际可能发生的更高。

区别短暂发生的不良反应和可能长期存在的不良反应也很重要。大多数患者相信他们可以在不同的时间段应对这些问题。提前知道每一种并发症通常的持续时间可以使患者在问题出现时更好地面对。如果没有这些信息，当并发症持续存在时患者可能会抑郁，可能会以为那是疾病复发、进展或者其他重大问题的信号。

讨论如何处理并发症同样重要。尽管详细讨论每种治疗并无必要，患者应当知晓每种并发症均有治疗方案。这对讨论疼痛相关并发症尤为重要，因为有些患者比起死亡更怕疼痛。不是所有患者生来就知道可以通过止痛药物来缓解疼痛的，因此我们务必明确告知。如果省略了这部分讨论，患者会以为自己将遭受巨大的痛苦，或者以为并发症无法治疗，这将提高患者的心理负担。

三、用通俗的语言交流

即便许多患者教育程度很高，但绝大多数患者并不熟悉移植工作人员常用的医学术语。像“全血细胞计数”“抽吸”“Hickman（中心静脉置管）”“胆红素”“全肠外营养”，甚至“干细胞”这些术语对没有经过医学训练的人来说通常是陌生的。更常用的词汇例如“预后”和“缓解”对于从没用过这些词的患者来说可能毫无概念。大多数患者倡导使用具有五六年级文化程度的人可以理解的语言。加上造血干细胞移植患者处于很大的精神压力之下，可能无法像普通人一样轻松处理信息，医学过程和术语应当被描述得越简单越好。如果没有清晰的解释，患者可能会误解医师表达的信息。

使用精确的语言也能提高患者对将要经历之事的理解。例如，当描述痛苦的过程时，使用“疼”或者“痛”不足以让患者充分理解将要经历的感觉。比如“压痛”“刺痛”“钝痛”这些词汇传递了更加精确的感觉。精确的语言能使患者在这些情况发生时知道这些是正常的感觉，从而消除疑虑。

四、重复和强化很重要

造血干细胞移植患者接收的信息量非常大，很少有患者能够在第一次听课时全部消化。心理负担很重的患者可能屏蔽复杂或者吓人的信息，过后仅能回忆起一部分或者一点都不记得讲过什么。

在治疗过程中的几个节点重复信息很重要。首次接触重要信息但无法理解的患者，在确诊疾病的打击以及将经历艰难治疗的打击消退之后，可能会更好地理解信息。一些患者觉得把和移植医师进行的首次讨论录制成视频或者音频会有帮助。当回想信息时，这样一份记录可以使患者再次确认他们对于讲过的内容的理解。这样的记录也能帮助患者捕捉到他们在首次介绍时可能错过的重要细节。向患者建议这种做法可以为他们提供有价值的工具，也能使他们确信医师想让他们尽可能了解即将发生的治疗。建议患者带一位辅助人员到讨论会，主要负责记笔记，也会很有帮助。主动向患者提出上述建议会帮助那些因过于心烦意乱而无法自行想出这些方法的患者。

鼓励患者提出问题也能增进理解。某种文化背景下的患者认为向医师提问是粗鲁而失礼的。邀请这些患者提问，等于“允许”他们提问，以确保他们能够理解。邀请式提问指的不仅仅是问“你有什么问题吗？”邀请式提问的问题能让患者更好地组织和陈述他们的担忧，而不仅仅是用“是/否”就能回答的问题。比如说，当说患者可能存在粒细胞缺乏的时候，有些患者不理解。医师可以说：“你能理解我说的粒细胞缺乏吗，还是我需要解释得再清楚一些？”这样的问题让患者可能存在的疑惑显得很正常，也明确了医师有责任把问题解释得足够清楚。

在治疗过程中有问题的患者有时候觉得他们没有足够的机会向医师提问。创造鼓励患者提问的环境必不可少。尽管本意并非如此，看上去忙碌或者分心的医师会打消患者提问的念头，从而导致患者感到焦虑、不了解情况。举例来说，进入患者房间后坐下来，会让患者觉得医师有时间解答他们的疑虑。有意识地努力让患者参与对话，而不是简单地传递信息，可以营造诱导患者讲出担忧的氛围。建议患者在本子上记下医师不在场时想到的问题，也能帮助患者整理他们的思路。

五、不同的学习模式

每个人加工信息和学习的方式不相同，这一理念被教育学家广泛认可。当在解释时结合表格或者图片，会使以视觉学习为主的人获得最佳的学习效果。比起仅仅听解释，看着正和他讲话的人会提高理解程度。环境不整洁可能影响他们理解信息的能力。

另一方面，听觉型学习者对语言解释处理得很好，他们很容易被声音吸引。比起集中精神阅读解释问题的图表，他们更愿意应用以帮助热线为例的电话支持系统。动觉学习者通过做来学。他们喜欢动手解释，可能被运动吸引。

当教育移植患者时，应用不同的学习模式很重要。如果教育计划主要依赖语言解释，视觉型学习者可能会错过重要的信息。听觉型学习者理解打印版信息可能有困难。动觉型学习者可能从参观进行治疗的设施以及动手操作移植使用的设备中获益。

尽管确定每个人的学习模式可能有困难，向患者提供一系列学习工具可以使患者最大化地吸收重要信息。使用 BMTinfonet 或者 NMDP（www.marrow.org）等组织提供的书面材料、视听教具来强化解释，可以让患者选择最适合自己的信息传播媒介。

六、讨论疼痛控制很重要

比起死亡，很多患者甚至更恐惧疼痛。然而，尽管所有的移植团队会告知患者潜在的并发症，有些团队会忽略告知疼痛管理这一步骤。他们想当然的认为患者知道止疼药是按需给药。然而，许多患者几乎没有经历过住院和痛苦的医疗操作，不会天生知道可以拿到止痛药。其他患者经历过没有充分镇痛的痛苦的医疗操作，不会认为移植团队可以更加有效地处理疼痛。

明确告诉患者会有镇痛药预防和控制疼痛，指导他们何时寻求镇痛，这可以减轻患者的紧张。许多患者尝试坚忍克己，仅在疼痛剧烈时要求镇痛药物。向患者解释疼痛在变得难以忍受之前更容易控制，将移植过程中应用镇痛药物正常化，并鼓励患者在疼痛难以承受之前要求镇痛，这些可以最大程度减轻患者经历的不适和紧张。如果有患者能控制的镇痛设备，让患者知道他自己能部分控制镇痛药物的剂量，可以使疼痛变得更加易于管理。

事先提醒患者及照顾者镇痛药物可能有不良反应同样重要。大多数人对使用部分药物带来的心理状态变化没有准备，当这种情况出现时，患者和照顾者都会变得惊慌。患者可能幻视或幻听，可能言语荒谬。不知道这是药物不良反应的照顾者见到这种情况时，患者后续意识到自己产生了幻觉时，都会变得忧心如焚。让患者和照顾者弄清楚这些药物不良反应处于正常范围并且是暂时的，可以减轻不必要的紧张感。

担心成瘾会阻止患者寻求镇痛；许多医师也认识不到药物成瘾是心理现象，而药物依赖是躯体现象。尽管患者可能对药物产生躯体依赖，他可以通过逐渐减量而戒除。然而成瘾除了减量或停药以外，需要心理干预来解决内在的原因。从没有过药物成瘾问题的患者，不大可能对作为造血干细胞移植治疗一部分的镇痛药物成瘾[1]。

七、讨论心理难题

患者教育中常被忽视的重要部分是讨论患者和家属在移植过程中可能遇到的心理难题。患者可能被告知移植是“困难的”或者“充满压力的”经历，但这些词汇无法将患者及其家庭可能要经历的情感障碍的类型和深度描述清楚或者标准化。

如果没有被提供这些信息，在移植和恢复过程中感到生气或者沮丧的患者可能会认为情况不对劲——会认为自己是个懦弱的人，或是认为自己没有像其他大多数患者一样处理好压力。患者一般会推论，如果情感问题在造血干细胞移植患者中很常见，移植团队会像提示其他治疗并发症一样提前告知。一些患者会因自己不能处理好情绪而生气，从而加重了他们的情绪负担。

移植过程对患者而言很艰难，对急切想知道患者是否好转的家属或者照顾者来说可能更加艰难。照顾者通常赖以求得帮助的那个人——他的伴侣——可能就是患者，而本身处于病态的患者，应对自己的心理负担已无能为力，更不能解决其他任何人的心理负担。像家人或朋友这样寻常的支持网络，可能无法理解情况的严重性，没做好准备来解决照顾者的需要。

患者和照顾者在移植中和移植后可能经历情感变化，医疗团队向他们清楚告知是很重要的。患者和照顾者面对的典型情绪问题包括：为疾病而生气，为患者失去健康控制而心怀愤恨，为治疗程序或治疗可能失败而心怀恐惧，为进步缓慢而失望。患者可能通过斥责医疗团队或者亲人来释放压力。确保患者和照顾者知道这些情绪是正常的，明确告诉他们有哪些援助类型可以帮助处理情绪问题，尽可能使他们在需要时求得并接受帮助。

患者需要理解造血干细胞移植是一段超常的经历，他们期望有比日常工具更多的方法来应对压力。在这种情形下使用抗焦虑或者抗抑郁药物很正常，而且要让患者知道，没有药物滥用的既往史不大可能出现药物依赖，可以减轻患者使用这些药物的顾虑。

对一些患者而言，移植阶段是压力最大的阶段。对另一些患者而言，移植后阶段带来最大的心理挑战。此阶段医院和医疗团队提供的支持系统被缩减，忙碌的各种检查、会见医生和其他繁忙的医院日常活动被代之以长期的隔离和不活动，恢复正常生活模式的挑战会使人气馁。

当我离开医院，以为艰难的时光结束了。但我大错而特错了。住院阶段是骨髓移植过程中最轻松的部分。我被关注，被激励……所有的世俗事情，比如我作为丈夫和父亲的角色，都为了赢得移植战斗而让步。其他日常的事情，比如房贷、医疗账单、事业和教堂甚至都不在我的考虑范围。护士和医生照顾我。那虽不容易，但我觉得我在打败疾病上进步显著。

目的的明确和进步的感觉在我到家的时候消失了。我不再感觉自己是成功的患者，我感觉自己是个失败的人。所有那些世俗的事情，比如我在医院期间忽略掉的丈夫和父亲的角色，轰鸣着回来了。它们再次变得重要，而我对再次成为这些角色的准备严重不足。

类固醇和环孢素使我极度情绪化、不理智。我会因为燕麦里太多牛奶而哭泣。我不能入睡（类固醇），不能洗澡（Hickman），不能阅读（缺乏注意力），早晨不能喝咖啡（呕吐），不能锻炼（没有力量），不能亲近我的孩子（可能会被感染）。甚至吃药变得令人困惑，令人不知所措。我为我不能控制的事情忧心忡忡。我坚信我会破产，失去房子和我的狗，等等。再也没有可衡量到的进步。我感觉我在退步。我在情绪化的生活里一成不变。[2]

情绪问题可能在移植后的数周或者数月出现。因并发症导致计划外再住院的可能引起忧虑。一些患者经历类似创伤后应激障碍的症状：一种场景或者气味都可能引起对移植过程中不愉快的记忆，而使患者战栗。

移植期间工作、学习或者社交世界还在继续，患者重回这些角色会感到孤立。许多患者会因担心复发而不做长期规划。好几个月以后患者才能做到不再每天都想着移植这件事情。

一项研究证实，长期来看，在某些方面，照顾者面临的移植相关压力的强度和持续时间比患者更大更长[3]。照顾者不仅必须面对他自己对患者健康的担忧，还要处理其他家庭成员的担忧。照顾者可能被迫担任新角色，比如说配偶在健康时承担的责任。这些任务，加上照顾者自身混乱的情绪，可以造成显著的忧虑。一些人在移植急性期处理得很好，好几个月以后发现自己情感上筋疲力尽，无法充分发挥功能。

某种程度上，我们好像离婚了。我们没有独处时间。我们所有的关系——每件事——都基于疾病、医疗程序、医院和家庭。试着重启正常关系是不可能的。家人一直围绕在周围。我理解，但有些时候我不想分享我的丈夫。我想他完全属于我。

我不得不承担他的所有责任——付账单、庭院劳动等。我不再拥有平等的伴侣，而是多了另一个需要担心的孩子。我感觉我失去了和我结婚的那个人，我想要他回来。

八、患者和家庭的心理社会支持网络

面对移植相关情绪挑战的家庭，可以得到很多支持网络的帮助。BMTinfonet 有一项关怀连接计划，把造血干细胞移植患者和家属与能提供情感支持的移植幸存者联系起来。可以根据诊断、移植类型和患者看重的其他因素，比如说性别、移植中心、宗教信仰等，将患者和幸存者配对。幸存者通过筛选，确保他们提供情感支持而不是医疗信息，配对双方通过电话或者电子邮件交流。对于接触不到电子邮件的患者，或者不喜欢通过电子邮件交流的患者，这项服务尤其有用。患者可以在网址 www.bmtinfonet.org/patient.html 得到这项服务。

很多患者和家庭成员觉得网上的“邮件用户清单服务”（list-serv）很有用。list-serv 是电子邮件列表，用户可以通过这个列表和很多同辈讨论问题，提供或者得到支持。list-serv 的管理者筛选发帖，通常是去掉商业招揽和敌对邮件，然后发送给整个名单上的人。成员可以选择接收其他成员单独的邮件，或者是每日邮件摘要，并根据邮件主题决定对里面讨论的问题是否感兴趣。患者可以通过回复整个列表的方式对 list-serv 上的帖子做出回应，或者给发帖的人发私人邮件。

造血干细胞移植相关的 list-serv 上的讨论生气勃勃，许多患者认为 list-serv 是无价宝地，可以向能够理解并同情他们的人释放感情和担忧。list-serv 的重要力量在于它们可以证实人的感受，说明他的经历很正常。负面作用在于可能会分享医疗上不准确或者不恰当的信息，但是患者可以和他们自己的医师确认这些信息。更多的时候，对其他患者起效的医疗措施这样有价值的信息被分享，患者可以和自己的医师讨论这些措施。

在线癌症资源协会（the Association of Online Cancer Resources，ACOR）（www.acor.org）保有一个针对造血干细胞移植患者的名为 BMT-Talk 的 list-serv，一个针对 GVHD 患者的 list-serv，和其他根据不同诊断进行组织的多个 list-serv。任何人都可以通过点击 ACOR 网站邮件列表下方的链接加入。

还有面对造血干细胞移植患者和照顾者的实时在线聊天室。BMT-support（http://bmtinfonet.org/resources）每周聚集几次。患者和照顾者有分开的聊天室。参与者在规定的时间登录，实时网络聊天由经过护理训练的幸存者管理。

以 Leukemia & Lymphoma Society 和 the International Myeloma Foundation 为例的针对特定疾病的组织，为患者提供线下或线上帮助项目。虽然一些移植患者认为这些有用，但是另一部分患者认为和没有经过移植的人进行讨论无法令人满足。提供特定疾病信息的组织列表可以通过网址 www.bmtinfonet.org/resource 在 BMTinfonet 网站上找到。

针对照顾者的支持团体在以下地方提供：Well Spouse Foundation（www.wellspouse.org）以及癌症支持组织，比如 Cancer Support Community（www.cancersupportcommunity.org）、the Wellness Community（www.thewellnesscommunity.org）和本地的癌症支持中心。

青年患者常常觉得针对他们年龄的资源有所帮助。Ulman Cancer Fund for Young Adults（www.ulmanfund.org）提供同辈支持项目，类似于 BMTinfonet 的关怀连接项目。青年人可以和生活被移植所影响的其他人联系，在网上阅读他们的故事。基金也向诊断为癌症的青年人提供教育奖学金。

一些患者或者他们的家庭成员需要个体咨询来帮助他们处理情感焦虑。虽然移植中心可以在患者移植时提供心理帮助和咨询，但是患者在返家后基本无法获得这个支持系统。在当地找到对癌症或移植相关问题富有处理经验的心理专业人员可能很困难。美国社会心理肿瘤协会（The American Psychosocial Oncology Society；www.apos-society.org）为患者和家庭提供热线，帮助他们在当地寻找接受过接待癌症患者的培训，并且能解决他们需要的专家。

九、移植后生活质量

从患者角度而言，成功的造血干细胞移植不仅代表患者活了下来。它也代表着患者在移植后重启了相对正常的生活。移植急性期通常不会讨论幸存者面对的巨大挑战，患者甚至在出院时还没有对接下来要发生的心理压力做好充分准备。对于移植后可能发生的医疗问题，比如说抑郁、不孕不育、认知障碍、慢性疲劳和性交困难，患者也很可能没有应对策略。

在 2006 年，BMTinfonet 邀请了移植幸存者和他们的家人完成网上问卷调查，以明确移植后幸存者关注的话题。邀请通过以下方式发送：向血液和骨髓移植通讯上的邮件列表发送电子邮件，通过

BMTinfonet 网站主页发布邀请。

总计有 580 人完成调查。参与调查者如下。

- 移植幸存者——68%。
- 移植幸存者的父母——12%。
- 移植幸存者的配偶或其他重要家属——11%。
- 移植幸存者的孩子——1%。
- 移植幸存者的兄弟姐妹——1%。
- 其他人员（照顾者或移植中心工作人员）——8%。

差不多 40% 的人接受了自体移植，34% 接受了亲缘异基因移植，26% 接受了无关供者异基因移植。

参与调查者移植最后一天的时间如下。

- 2001—2006 年——55%。
- 1996—2000 年——25%。
- 1990—1995 年——17%。
- 1990 年以前——3%。

当被问及基于他们的经验哪些问题对移植后幸存者至关重要，参与者选择了以下选项（可选择多于 1 个答案）。

- 移植幸存者的情感 / 心理健康——72%。
- 发现、预防长期并发症——71%。
- 疲劳——63%。
- 移植幸存者家庭的情感 / 心理健康——50%。
- 慢性 GVHD——49%。
- 学习和记忆问题——46%。
- 医疗保险——44%。
- 培训当地医师知晓移植幸存者的需求——43%。
- 继发肿瘤——41%。
- 移植后的性行为——37%。

在回答开放性问题部分，幸存者表达了因缺乏资源去应对移植后心理负担而感到的沮丧，这些心理负担包括明显的抑郁。患者会遭遇阻碍他们恢复工作、恢复学习和运行良好的问题，比如认知缺陷或疲劳，他们对这些问题也表示担忧。在 2007 年 4 月，这次调查的信息用来举办了伊利诺伊州 Oakbrook 市的造血干细胞移植幸存者 1 天论坛。论坛的演讲来自关于疲劳、移植后心理社会问题、认知问题、慢性 GVHD、性行为、不孕不育、保险和雇佣等领域的专家。论坛也提供幸存者可以互相联络的心理社会支持小组，全美大约 350 名移植幸存者和照顾者参与了这次教育活动。

移植后存在严重影响患者日常生活的问题，比如心理社会问题、认知问题和保险问题，对大多数人来说，这是移植后第一次有机会听到关于这些问题的演讲，也是第一次有机会和其他幸存者讨论这些问题。不仅是他们的经历被验证，他们也学会了处理一部分问题的方法。大家对论坛的评价非常正面，要求更多这样的论坛。

参加不孕不育分会的很多人说移植团队在这方面不良反应上为他们做的准备很少。在一部分病例里，不仅像精子库这样的预防性措施被忽视，而且当患者被确诊为由前期的治疗或者移植引起的不育后，提供给他们的资源也几乎没有。一位参与者说她未被告知不孕是移植的潜在并发症。对一些患者而言，移植后可能不孕不育和疾病本身一样令人苦恼。不仅是尚未生育的患者会对移植后可能不孕不育失望，已经生育但希望有更多孩子的患者也会失望。

如果告知患者移植后仍有怀孕的可能性，患者的情感压力会减轻。如果前期治疗未导致无精症，男性患者可以在移植治疗前储存足够数量有活力的精子，以便移植后尝试生育。一些女性患者可能通过辅助生殖技术和捐献的卵母细胞怀孕。尽管这些措施并不能保证怀孕，但技术每年都在进步，而且让患者知道在移植后至少有一线希望能够怀孕、能够让胎儿足月出生，对他们是一种安慰。

即使女性患者没有在移植后立刻出现不孕，造血干细胞移植治疗中的放化疗可以减少有活力的卵母细胞数量，引起患者后期提前绝经。因此，应当建议移植后想要小孩的女性她们怀孕的时间窗可能已经缩短，只要情况允许，应尽早实施怀孕计划[4]。

许多移植幸存者在移植后体验到显著的、长期的性行为变化。移植后激素水平正常或者不正常的患者都可以出现包括性欲缺乏、无性交能力、性交疼痛等在内的问题。就像一位男性患者所言，“就好像我的大脑与身体其他部分被分割开来。我可以在脑海中想象出绘声绘色的情色图片，但却无法让身体的其他部分去实施。”

性行为的改变可能严重影响伴侣关系，尤其是当幸存者的伴侣认为这纯粹是心理问题而非身体问题。尽管疲劳和心理创伤事实上的确影响性行为，也要让患者和他们的伴侣知道移植后的身体变化同样可能影响幸存者的性行为。需要建议患者，在移植后可能需要寻找新的亲密手段来确保双方都享有令人满意的性关系。应当鼓励患者报告存在的性行为问题，并将他们转诊给可以解决这部分问题的专家。

和患者谈话时，一个常被忽略的重要议题是患者可能经历的或短或长的认知能力变化。儿童在造血干细胞移植后出现的学习困难已被多次报道，而一部分成年造血干细胞移植幸存者出现的认知变化几乎没有被关注。幸存者报告的问题包括注意力不集中、记忆问题、口吃、拼写困难、难以完成以前掌握的工作以及学习新任务时面临困难。很多幸存者通过改变他们处理信息的方式来克服这些困难，比如列清单、写下所有的预约、记笔记等。对另一部分幸存者而言，解决方案不是那么简单，这些问题可能阻碍他们完成工作或者学习新技能。

一名曾经是雕刻家的幸存者说，“在造血干细胞移植之前，设计构思和绘图是工作中最困难的部分。等到真正雕刻时，我无须考虑即可完成。然而，在造血干细胞移植之后，我几乎无法专注于雕刻。构思和绘图变得不可完成。没人能够解释发生这种情况的原因，也没有人能建议我怎样才能减轻这些问题。”

一位接受了大剂量化疗和自体移植的女性对公司在她治疗期间为她保留了计算机操作员职位感到高兴。然而，4 个月后她重新开始工作时，她发现工作的性质产生了变化，她需要大量的训练去完成新任务。2 周训练过后，她担心自己可能会被解雇。她这样解释到，“当我在工作中接受训练时，所有的课程都搞得清清楚楚。然后我回家，做好晚饭，整理家务。等我坐下来回顾白天的课程时，我就完完全全迷糊了。等到第二天早上，我已经彻底忘记前一天所学。”

尽管绝大多数患者不会经历上述两人所描述的那样严重的认知问题，还是应当提醒患者有时会出现认知能力的改变。如果确实出现认知问题，幸存者知道他们并非个案，就会不那么沮丧。对潜在问题提前告知也可以减少患者在家中的紧张感。而疲劳、心急如焚的家属会明白幸存者的新发健忘不是单纯的懒惰，而是治疗造成的后果。

十、慢性 GVHD

患有慢性 GVHD 的幸存者会在移植后面对一系列特殊的挑战，从而可能严重影响他们的生活质量。BMTinfonet 在 2007 年进行了一项调查，涵盖 300 多名曾经或正在经历慢性 GVHD 的移植幸存者，初步结果发现慢性 GVHD 影响了接近 2/3 的患者和接近 40% 的家属的日常活动；41% 的参与者报告由于慢性 GVHD 而导致经济困难，1/3 的参与者报告存在婚姻问题；57% 患有慢性 GVHD 的幸存者报告了难过或者抑郁，还有 41% 的患者表示其他家属的心理健康受到了负面影响。

患有严重慢性 GVHD 的患者常常感到被孤立。移植后的患者几乎没有造血干细胞移植支持组织，特定疾病的支持组织基本都没有大量经历过移植的幸存者，经历过慢性 GVHD 的幸存者更少。治疗方案上的进步很少，接触并向其他幸存者学习的机会很有限。

针对那些有上网条件的患者，ACOR 上的 listserv 为慢性 GVHD 患者提供了论坛。列表成员讨论他们的症状、已经尝试的治疗方案和他们参加过的临床试验。刚被诊断慢性 GVHD 或者已经因慢性 GVHD 不堪重负的患者常常和其他成员分享他们的焦虑，而大量的情感支持使人印象深刻。

当患有慢性 GVHD 的患者被 BMTinfonet 问及哪些资源有帮助时，98% 的人回答提供慢性 GVHD 信息的门户网站，93% 的人回答印有慢性 GVHD 信息的宣传册，超过 8% 的人回答关于慢性 GVHD 的 DVD、与移植医生在本地见面讨论慢性 GVHD 或者一个本地的支持小组。BMTinfonet 正在探索举办一个为患者提供集中资源的慢性 GVHD 网站是否可行。

十一、患者和幸存者的其他资源

如前所述，不光是幸存者，可能要经历造血干细胞移植的家庭现在能够得到很多资源。

（一）BMTinfonet

BMTinfonet 向处于治疗各个阶段的患者提供在线资源。

• 移植中心目录（http://bmtinfonet.org/transplantcenters）：美国和加拿大移植项目的在线目录，提供每个项目的详细信息，包括医疗主管和主要医疗成员。这家中心是否被 FACT 所认证，以及它是否附属于 NMDP；每 3 年不同类型移植的数量；患者年龄和供体匹配标准；以及联系信息。患者可以根据中心的名称、所在州、诊断以及患者年龄（儿童或成人）搜索数据库。BMTinfonet 所公布的数据是由各家移植中心直接提供，每年更新。

• BMTinfonet 手册（http://bmtinfonet.org/products/books）：可以得到关于造血干细胞移植和如何做照顾者的患者手册，以及印有幸存者照片的日历，日历中包含西班牙语的造血干细胞移植患者指导。

• 移植幸存者论坛 DVD：录制好的演讲和 PPT，内容来自 BMTinfonet 会议：Celebrating a Second Chance at Life Survivorship Conference。

• 关怀连接项目（http://bmtinfonet.org/services/support）：设有管理人的同伴支持项目，将患者和能提供情感支持的幸存者联系起来。

• 资源目录（http://bmtinfonet.org/resources）：向造血干细胞移植患者提供特定疾病信息和资金支持的组织的列表。

• 电子时事通讯：患者感兴趣的信息的电子公告。

• 帮助热线（http://bmtinfonet.org/services/contactus）：一项允许患者向一群医学专家提问的服务。

• 幸存者论坛：教育患者和幸存者的区域会议。

• 律师推荐服务：针对那些移植或相关治疗保险通过有困难的患者。

• 移植期间用药目录（http://bmtinfonet.org/drugs）：描述药物在移植中的目的以及可能的副作用，将副作用根据发生的可能性分组。

此外，美国患者可以拨打免费电话 888-597-7674，就上述服务得到个性化帮助。

（二）配型 / 国家骨髓库

Be the Match 向进行无关供体移植的患者提供资源，其中一部分资源同样适合于亲缘移植的患者或者进行自体移植的患者：

• 关于供体寻找和造血干细胞移植过程的信息。

• 移植中心目录：详述了美国各移植项目进行无关供体移植的花费，以及各家中心的医疗人员、每种疾病已经实施的移植例数、原始生存率及按危险分层调整过的生存率和联系信息。

• DVD：针对特殊群体，包括年轻成人、儿童患者以及年长患者。

• 脐血库列表：包括联系信息和捐赠脐血的标准。

• 资金指导：帮助患者安排资金的工作手册。

• 幸存者时事通讯：讨论幸存者从移植后 3 个月到 2 年面临的部分问题。

其中一部分在线信息有西班牙语和其他语言版本。*Be the Match* 的患者宣传办公室（Office of Patient Advocacy，OPA）向进行无关供体移植的患者提供电话咨询，包括帮助跟踪供体寻找过程以及疾病相关和治疗相关的研究。

（三）国家骨髓移植网络（www.nbmtlink.org）

为造血干细胞移植照顾者提供指导，为造血干细胞移植患者提供名为 The New Normal 的 DVD 以及同伴支持项目。针对密歇根居民，还提供周期性的电话会议和真人支持小组。

（四）国际血液和骨髓移植研究中心

中心提供针对移植后患者长期随访照顾的指南共识（http://www.cibmtr.org/ReferenceCenter/Patient/Guidelines/pages/index.aspx）。所提供的建议按照 6 个月、1 年和后续的年度检查列成大纲。患者和医师有不同版本。信息可以从网上下载，也可以订购光盘。

（五）儿童肿瘤工作组

儿童肿瘤工作组（www.survivorshipguidelines.org）为儿童肿瘤幸存者提供长期随访指南。

（六）美国国立卫生研究院

被资助的临床试验（http://clinicaltrials.gov）列表列出了联邦支持的临床试验，专业工作人员和大众可以获得不同版本的描述。包含纳入标准、主要研究者的联系信息以及试验目的的简要描述。

临床中心（http://clinicalcenter.nih.gov），位于明尼苏达州 Bethesda，向符合某项临床试验的患者提供免费临床医疗。一部分 HCT 患者可以获得治疗方案。

（七）其他资源

• 儿童医院奥克兰研究协会（The Children's Hospital Oakland Research Institute）（www.chori.org）向患有通过造血干细胞移植可以治疗的疾病的儿童家庭提供免费的脐血储存。

• 私人 HLA 分型（www.bonemarrowtest.com）明确一个人是否是家庭成员的可能供体，医师有时候会要求此项服务，无须向可能供体提供指导或者解释检测如何进行。一些 DNA 实验室仅向签订合同的医疗机构提供该服务。Kashi 临床实验室直接为可能的供体安排服务，通过邮件提供检测需要的器具和检测结果。

• 很多组织向造血干细胞移植患者提供疾病特定的信息和资金筹集帮助或者经济支持。BMTinfonet（http://bmtinfonet.org/resources）提供这些组织的名单。

• The ACOR（www.acor.org）除提供患者和幸存者可以联系的 list-serv，还提供关于各种诊断和治疗选择的信息。造血干细胞移植小组（BMT-Talk）和 GVHD 小组的列表成员都比较活跃，给予很多支持。

• BMT-Support（www.bmtsupport.org）每周为造血干细胞移植患者和照顾者提供实时的在线聊天室。聊天由有护理背景的造血干细胞移植幸存者管理。

十二、结论

于身体于情感，进行造血干细胞移植都是非常艰难的经历。遇到根据患者身体和情感需要进行治疗的富有同情心的医疗团队的患者是非常幸运的。全面了解关于长期生活质量问题的信息，能够帮助造血干细胞移植患者更容易地从成功的患者转变为成功的幸存者。

移植医师不要做患者和幸存者唯一的信息来源，要引导患者了解移植项目专业领域以外的资源，比如说生育、性行为、认知再训练、疲劳管理和心理社会支持方面的专家，这将扩大患者的支持网络，提高幸存者及其家庭的生活质量，即使他们还有持续不断的医疗方面的担心。

尽管造血干细胞移植给患者和他们的亲人造成巨大的挑战，但很多幸存者也在此经历中得到了个人成长。当被问到会给将要进行造血干细胞移植的患者提供哪些建议时，异基因移植后 4 年的幸存者 Steve Dugan 提供了以下建议。

会被自己的力量所震惊。

要认识到你所经历的打击将持续一段时间，冷漠接受自己的情况很不理智。

会感到非常寂寞，有时甚至觉得和周围环境分离。

可能是人生中第一次被最亲近的人展示爱的真正含义。对我而言，Joyce 就是并将一直是我的妻子和最好朋友。如 Greg Allman 所言："当生活游戏如此艰难，我持有大牌——红桃皇后。"那是 Joyce！

也许有一天你会暗忖："我是坚持不下去了。"

会向上帝做出离谱的承诺，以换取仁慈。

会发现一大群真正的英雄——护士。

会有真正的朋友出现。为惊奇做好准备——好的坏的都有。

会真的动摇——而且有时候会因自己的外貌而沮丧。要记住：镜中看到的是长相，而非本真。

会发现自己有时候盯着孩子，不想错过他们的每一次呼吸。

但最重要的是：

期待并且坚信，很快有一天，人生中的这一大段都将成为往事。

Kathleen Jones，被诊断为慢性粒细胞性白血病之后经历了两次造血干细胞移植，总结了被许多幸存者认同的观点：

骨髓移植在方方面面影响了我的生活。我为可以每天醒来而感激。我学会对那些不正常的人感到同情和共鸣。我学会了不去花时间担心微小而无意义的事情。我学会欣赏日出和日落。我得知他人友善的意义。我认识到家庭在人生中的价值，以及人生多么宝贵，还有我有多想活下去。

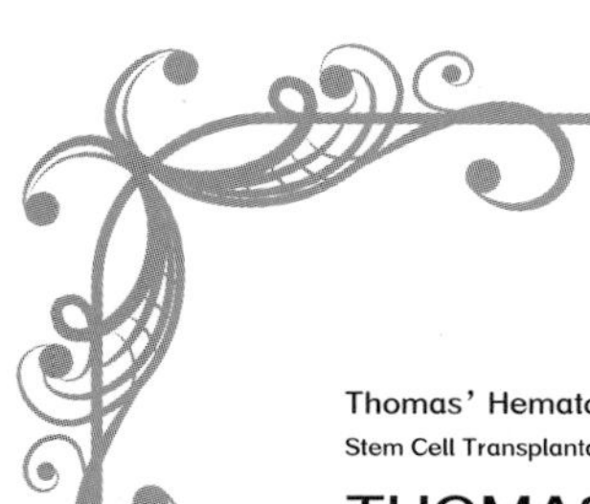
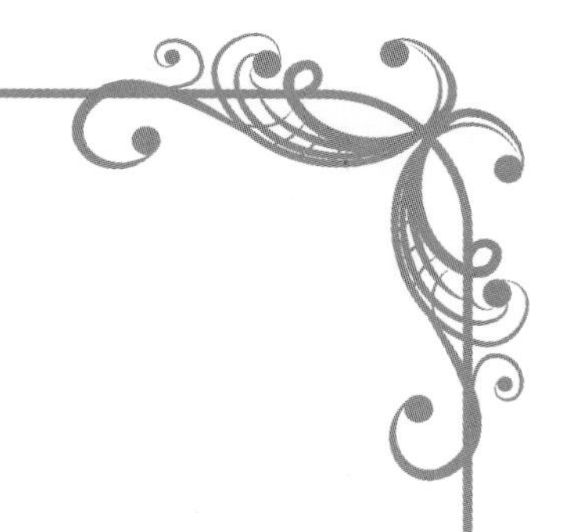

第四部分

用于造血干细胞移植的造血干细胞来源

Sources of Hematopoietic Cell for Hematopoietic Cell Transplantation

第 36 章 造血干细胞获取、加工和移植：标准、认证和监管

Hematopoietic Cell Procurement, Processing, and Transplantation: Standards, Accreditation, and Regulation

Phyllis I. Warkentin　Elizabeth J. Shpall　著
胡淑鸿　译
薛梦星　仇惠英　陈子兴　校

一、概述

造血干细胞移植是治疗严重的先天性和后天性造血干细胞疾病的方法，包括许多高危恶性肿瘤。从骨髓、外周血以及胎盘和脐带血获得的造血干细胞（hematopoietic cells，HCs）是常见的自体、相关或无关供者移植物来源。造血干细胞也用于除祖细胞以外的功能，例如移植后淋巴细胞输注[1]。最近的进展扩大了使用脐带血移植成功治疗的患者的范围[2, 3]。细胞疗法也已经扩展到造血和免疫重建之外，包括使用间充质干细胞、树突状细胞、基因修饰细胞和其他细胞的再生干预和新疗法[4]。细胞疗法的快速发展使人们更加关注这些细胞产品的安全性、纯度、效力和功效。

二、政府监管

政府对美国细胞疗法的监督基于公共卫生服务（Public Health Services，PHS）法案，联邦食品、药品和化妆品法案（the Federal Food，Drug，and Cosmetic Act，FFDC）以及 2005 年和 2010 年的干细胞治疗和研究法案。在 PHS 法案和 FFDC 法案的授权下，美国 FDA 被授权制定与细胞治疗产品相关的约束性立法。根据干细胞法案，美国健康及人类服务部（the U.S. Department of Health and Human Services，HHS）的卫生资源和服务管理局（the Health Resources and Services Administration，HRSA）负责监督 C.W.Bill Young 青年移植计划和国家脐血库的几个组成部分。在世界范围内，血液和骨髓干细胞经常通过国际边界运输到达预定的接受者。每个国家都有自己的国家和地区法规。FDA 与外国监管机构合作，以协调监管要求并最大限度地减少监管负担。

三、食品药品管理局的作用

1997 年，FDA 公布其统一和分层的方法，用于管理传统的和新的人体细胞、组织及基于细胞和组织的产品（human cells，tissues，and cellular and tissue-based products，HCT/Ps），旨在提供监管的统一性，只有必要的监管数量才能保护公众健康[5]。预期具有较高疾病传播风险或在收集及处理过程中具有较高污染风险的产品，例如同种异体细胞或高度体外操作的细胞，比具有较低风险的产品（例如自体或最低限度操作的产品）受到更多监管。这些 FDA 法规基于五个公共卫生和监管协议：①预防传染病的传播；②保证必要的加工控制，以防止污染并保持细胞和组织的完整性和功能；③确保临床安全性和有效性；④确保必要的产品标签，在允许的范围内提升产品的正确使用；⑤建立 FDA 与细胞

和组织工业沟通的机制。FDA 建立由生物制品评估和研究中心以及装备和放射健康中心的代表组成的组织参考小组，旨在针对所有关于 HCT/Ps 的监管问题提供单一参考点。组织参考小组最近的决定已经确定了特定产品的适当监管途径。

FDA 对细胞疗法的监管条例在联邦法规第 21 章第 1271 部分（21CFR 1271）中定义，该法案于 2005 年 5 月 25 日生效[6-8]，建立了 HCT/Ps（包括 HCs）制造商注册的统一制度，界定了捐赠者资格标准，以及当前防止传染病的传入、传播和播散的良好的组织实践[7, 8]。符合下列标准的 HCT/Ps 仅受 PHS 法案第 361 节的管制。

1. 产品操作极少。

2. 根据标签、广告或制造商的目标意图的其他指示所示，该产品仅供同源使用。

3. 该产品不涉及细胞或组织同其他物品（除外水、晶体以及灭菌、保存或储存剂）的组合。

4. 该产品没有全身作用，并且主要功能不依赖于活细胞的代谢（除非自体，一级或二级相关供体或生殖使用）[6]。

在 PHS 法案第 351 节——现行的良好生产规范、质量体系法规和 CFR 的其他部分，第 21 章中，其他 HCT/Ps，包括无关供体同种异体造血干/祖细胞，还作为“生物产品”受到监管。这些产品接受的操作多于最低限度操作（经历改变细胞生物学特性的处理），用到了其除正常功能以外的功能，与非组织成分组合，和（或）具有全身作用（包括无关供体造血干细胞）或取决于活细胞的代谢活性（不包括那些用于自体或第一、二级相关受者的产品）[5]。

根据第 21 章第 1271 部分，任何参与 HCT/Ps 制造的企业必须在最初和之后每年于 FDA 注册，并且每 6 个月要对 HCT/Ps 清单进行更新。

C 部分要求，HCT/Ps 设施筛查、检测细胞和组织捐赠者的相关传染性疾病因子或疾病的风险因素和临床证据。捐赠者筛查是指回顾过去或现存感染，以及相关传染病的风险因素的相关医疗记录。捐献者测试是对从供体收集的样本（通常是血液样本）进行实验室测试，以确定他是否已经暴露于感染相关的传染病或其相关因素。测试必须由根据 1988 年临床实验室改进修正案（42USC 263a）和第 42 章第 493 部分（或同等标准）认证的可进行此类人体标本测试的实验室进行，同时使用适当的 FDA 许可、批准或列举的供体筛选测试并参照制造商的说明。相关传染病的标准是：①疾病因子有可能通过 HCT/Ps 传播；②疾病因子或疾病的流行度足以影响潜在的捐赠人群；③该疾病可能危及生命甚至更严重；④有适当的筛选措施和（或）检测方法。对于异基因供者的造血干细胞（包括富含白细胞的产品），第 21 章第 1271 部分中定义的相关传染病和病原体至少包括：人类免疫缺陷病毒 1 型和 2 型、人类 T 淋巴细胞病毒 Ⅰ 型和 Ⅱ 型、乙型肝炎病毒、丙型肝炎病毒、梅毒螺旋体和人类传染性海绵状脑病，（包括克罗伊茨费尔特 – 雅各布病）[9-11]。随后需要供者筛查的相关传染病的其他疾病 / 病原体是：西尼罗病毒、脓毒症、牛痘和克氏锥虫（恰加斯病病原体）[12-14]。组织间细胞疗法特别工作组根据这些要求制定了捐献者历史问卷、用户指南和支持信息材料，以筛选造血祖细胞（hematopoietic progenitor cell，HPC）捐献者的传染病危险因素。这些材料定期更新，可在组织网站上获得。

目前的良好组织规范（current good tissue practice，cGTP）旨在确保产品不含有相关传染性疾病，在制造过程中不污染或被污染，并且产品的功能和完整性不会因加工不当而受损[6]。这些 GTP 规定包括对适当的组织结构、足够的人员建立和维护综合质量管理计划的要求。质量计划负责：①确保建立和维护与核心 GTP 要求相关的程序，并根据这些要求对人员进行适当的培训；②确保符合操作程序要求；③接收、调查、评估和记录投诉；④分享与 HCT/Ps 潜在污染或疾病传播有关的信息；⑤确保对 HCT/P 偏差进行调查和预测，并采取纠正和预防措施；⑥定期审计与核心要求有关的活动。核心 GTP 包括足够的设施；设备，用品和试剂；环境控制和监测；适当的处理，包括流程变更和流程验证；适当的标签和标签控制；以适当的温度储存，包括检疫储存等，以防止混淆；接受、预分配和 HCT/Ps 分发的程序。设施还必须报告不良反应和产品偏差，并保持对产品的跟踪，包括从接受者到供者和从供者到接受者或最终去向。

法规第 21 章第 1271 的子部分 F 描述了检查和执行条款。FDA 在事先通知或不通知的情况下自行进行现场检查，以确定是否符合适用法规。发现不符合法规的设施通常需要记录合规性；FDA 还可以发布保留、召回或销毁 HCT/P 或停止生产的命令。

FDA 根据联邦法规中描述的良好指导实践规定定期发布指导文件，以描述代理机构对监管问题的解释，或澄清被误解的具体问题[15, 16]。其中一些文件具有特定的相关性[9, 11, 17, 18]。可以发布指南草案，邀请有兴趣的人就当前机构对细胞治疗产品生产问题的思考发表评论[19]。

四、脐带血细胞

FDA 规定适用于在美国执行的所有无关脐带血移植，无论脐带血的来源国。脐带血细胞是联邦法规第 21 章第 1271 部分 3（d）中定义的 HCT/Ps，并且适用于这些法规，包括注册和备案、供者资格和优良的组织操作规范。此外，截至 2011 年 10 月 20 日，无关供者来源的最低限度操作的脐带血被作为一种生物药物受到监管，当用于特定适应证的造血重建时需要一项生物制剂许可证申请（biologics license application，BLA）。许可证流程引入了额外的法规[20]。获得许可的脐带血单位需符合许可指南和许可申请中的所有规范，包括但不限于脐带血单位的描述和表征（安全性、纯度、效价和特异性）、设施描述和经过验证的制造方法（包括收集、加工、储存、选择、运输和处理）。到目前为止，一些脐带血库已获得执照；其他应用正在进行中。

继续使用未经许可的脐带血单位，对于确保 HLA 基因型的多样性以及对不常见 HLA 类型的个体的移植至关重要。未经许可的脐带血单位可在批准的研究性新药（Investigational New Drug，IND）的申请下进行移植。研究性新药可由脐带血库、医生或移植中心、参与协调的脐带血单位的国家或国际登记处，或其他赞助商持有[21]。从不合格的捐赠者获得和经由研究性新药机制分配的脐带血单位需要作一个第 21 章第 1271.60 部分中定义的紧急医疗需求记录。NMDP 保留一个研究性新药，用于分发未经许可、最低限度操作、无关同种异体脐带血单位使特定适应证获得造血重建。对于患有缺乏治疗选择的其他严重疾病的患者，也可以通过单独的治疗性研究性新药获得未经许可的脐带血单位。

五、国家监管

政府对州级造血干细胞治疗的监管是分散的。一些州采用了措施以确保造血干细胞移植过程和设施的合格性，例如需要过程证书或许可证。一些州，如纽约，已经对 HCT/Ps 处理过程和存储设施制定了特定的法规[22, 23]。其他州需要专业组织的认证。目前，马萨诸塞州和马里兰州要求由 FACT 进行认证，以在这些州内执行造血干细胞移植。而美国许多州几乎没有特定的法规。

六、干细胞法案

2005 年干细胞治疗和研究法案以及 2010 年的干细胞治疗和研究再授权法案授权，由健康资源和服务管理局（the Health Resources and Services Administration，HRSA）管理 C.W.Bill Young 青年细胞移植计划和国家脐带血库。干细胞法的总体目标是增加无关移植的可获得性并改善移植结果。血液干细胞移植顾问委员会就干细胞移植的进展以及国家脐带血库（National Cord Blood Inventory，NCBI）的项目向人类和卫生服务部长提供专家建议，包括指定实体为加入血库提供认证。

C.W.Bill Young 青年移植计划有四个主要组成部分。其中三个由 NMDP 管理：患者宣传 / 单点访问办公室、骨髓和脐带血协调中心。第四个组成部分是干细胞治疗结果数据库（Stem Cell Therapeutic Outcomes Database，SCTOD），由 CIBMTR 运营，要求报告在所有美国进行的或使用美国生产的产品的相关和无关的同种异体造血干细胞移植。CIBMTR 成立于 2004 年，同 NMDP 和国际骨髓移植登记处这两个研究部门之间是合作伙伴关系。它的专长是收集和管理数据，与移植中心和监管机构合作，组织相容性和生物信息学，以及创建和管理研究样本库。SCTOD 分析哪些疾病诊断可选择移植，造血干细胞的新型治疗用途，移植预处理方案和程序，移植中心特定的患者预后，患者获得造血干细胞移植的途径、生活质量、捐赠者登记和脐带血库存的数量和充足性。

NCBI 为选择的脐带血库提供了一些资金，用于收集和储存至少 150 000 个脐带血单位，以用于可能需要无关供体移植物的患者。NCBI 的目标是鼓励脐带血捐赠，特别是在人种民族多样化的人群中，在指定的血库中收集和储存脐血单位，同时确保适当的知情同意和保密性，并向 SCTOD 提供脐带血数据。13 个美国的脐带血库目前正在参与这项工作。

七、自愿的专业认证

（一）细胞疗法认证基金会

1. 历史背景

FACT 是隶属于内布拉斯加州奥马哈市内布拉斯加大学医学中心的非营利组织，于 1995 年由 ISCT 和 ASBMT 共同创建，旨在通过建立综合性专业标准和实施造血干细胞产品的采购、加工和移植过程的自主认证计划，来促进造血干细胞过程中优质的患者护理和实验室操作[24, 25]。FACT 最初是作为造血细胞疗法认证基金会（Accreditation of Hematopoietic Cell Therapy，FAHCT）成立的。2001 年 12 月改变了名称，除了造血干细胞产品和疗法之外，还包括使用新的和令人兴奋的疗法，比如间充质干细胞、树突状细胞、靶向淋巴细胞、遗传修饰细胞、胰岛及其他疗法。

ISCT 成立于 1992 年，是一个由在造血干细胞领域工作的科学家和医生组成的专业协会。其成员包括全球大多数主要的造血干细胞移植计划。ISCT 的监管事务委员会于 1994 年制定了第一份造血细胞采集和处理标准的草案。FACT 的另一个主体协会——ASBMT，成立于 1993 年，是一个由参与造血干细胞移植的临床实践的专业医生和研究者组成的协会。ASBMT 临床事务委员会制定了第一个造血细胞移植临床标准。大家认为只有同时解决了临床和实验室的问题，才达到高质量的医疗护理，因此这些实验室和临床标准相互融合，形成了第一版 FAHCT 造血细胞收集加工和移植标准的基础，该版本于 1996 年出版[26]。这些标准在广度和深度上都是独一无二的，适用于造血祖细胞的收集、加工、储存和管理的所有阶段，无论组织来源哪里（骨髓、脐带血、外周血或其他组织来源）；也用于“细胞治疗”，有核细胞被收集用于造血祖细胞以外的用途。标准定义了安全有效地收集、处理、储存和使用造血干细胞所需的基础设施，确定工作人员所需的最低限度的教育和经验，并且要求持续评估患者的预后，包括中性粒细胞和血小板植入以及 100 天和一年的发病率和死亡率。

出版了一本配套认证手册，为申请设施和人员以及 FACT 检查员提供指导[27]。根据第一版标准，FACT 认证计划于 1996 年启动。第一次现场检查于 1997 年进行。1998 年 3 月，首个美国造血干细胞移植认证获得通过。

1997 年，FACT、ISCT 和 ASBMT 的代表与国际脐血网络基金会（The International NetCord Foundation）的成员—— 一个独立的脐带血库协会，合作起草了额外的标准，以涵盖脐带血库的复杂性。第一版 Net Cord-FACT 脐带血收集、加工、检测、储存、选择和发放国际标准是由该领域的国际专家达成共识后生成的，最初发表于 2000 年 6 月，并于 2002 年进行了修订[28]。除了与脐带血细胞移植相关的临床标准外，Net Cord-FACT 标准取代了造血祖细胞收集、加工和移植的 FAHCT 标准中所有的脐带血标准。

这些综合标准适用于无关的供体脐血单位和为特定家庭或指定接受者收集和储存的单位。关键是认可的脐带血库负责捐赠者招募、筛选和检测的所有阶段，以及产品收集、运输、加工、储存和临床使用的发放[29]。这些标准构成了全球脐带血库自愿认证的基础。2004 年第一个脐带血库获得 Net Cord-FACT 认证。

FACT 的代表与 EBMT 和 ISCT- 欧洲的同事一起建立了 JACIE[30]。JACIE 于 1999 年采纳了第一版 FAHCT 标准[31]。第二版标准由 FACT 和 JACIE 共同审查；后续的版本都为联合制定名为 FACT-JACIE 细胞疗法产品收集、处理和管理的国际标准[32]。JACIE 的主要目标是通过其认证和教育计划提高欧洲造血干细胞的质量，并努力实现标准和规范的国际一体化。

根据 FACT 模式，JACIE 认证计划获得了公共卫生计划（2003—2008）下属的欧洲联盟的初步支持，于 2004 年 1 月被充分实施。在此过程中，JACIE 检查员和工作人员发现，几乎所有中心都在高水平运行，现场调查发现多数中心仅存在轻微的不足。在进行正式调查时，这些中心报道说，JACIE 认证的实施需要大量的时间和资源投入，但所有人都认为通过认证，计划各方面结果都获得明显改进[33]。最近在欧洲的 421 个移植团队中评估了 JACIE 质量管理体系的影响[34, 35]。当移植中心处于 JACIE 认证的更高级阶段时，同种异体移植后的患者预后总体更好，与移植年份和其他风险因素无关。以无复发生存为指标评估是否有改善，在四个时间段内各中心进行自身比较：申请认证前、准备申请认证、申请认证和获得认证。这种方法是可行的，因为欧洲的中心没有同时开始 JACIE 认证过程。在自体移植受者中也观察到类似的改善生存的趋势。其他信息和文件可在 JACIE 网站（www.jacie.org）上找到。

2. 标准

所有 FACT 标准都是根据活跃于细胞治疗领域的世界知名的专家的共识制定的，包括与监管机构的代表和法律审查进行讨论。标准基于医学文献中的既定证据，并尽可能包含促进医疗质量和实验室实践的合理建议；并通过后续修订保持了无与伦比的深度和广度。所有标准都要求遵守适用法律，但可能超出最低监管要求。

国际监督委员会对标准的每个版本负责。总的标准委员会主席由 FACT 董事会任命，任期为每个标准——细胞疗法和脐带血库的一个版本的制定和出版。每个版本都是由细胞治疗界和公众成员发表评论。每条评论都经过审核，并酌情纳入。

(1) 造血细胞疗法产品收集、加工和管理的 FACT–JACIE 国际标准：现在第六版的细胞疗法标准被设计成为进行 HCT 和相关细胞疗法的设施和个体提供的最低指南[32]。标准的核心是要求所有临床收集和处理设施制定和遵循一个全面的质量管理计划，其至少包括以下组成部分：明确的组织结构；人员要求，包括资格和培训；过程和流程制定和文件控制；协议；结果分析和产品功效；审计；管理错误、事故、投诉和不良事件，包括管理具有阳性微生物培养结果的产品；产品跟踪；并在适当情况下，对关键程序、试剂、供应品、设备和设施进行验证和（或）鉴定[36, 37]。目前的版本还包括美国 FDA 和欧洲联盟指导处[6, 38–40]的许多监管要求。细胞疗法产品专有名称根据 ISBT 128 官方术语来定义[41, 42]。

细胞疗法计划中每个参与服务或设施的标准要求最低程序量和领导者经验、适当的设施、标准操作程序的具体内容和格式以及特定人员。参与服务需要与彼此保持积极的沟通。组织相容性测试必须由美国组织相容性和免疫遗传学会、欧洲免疫遗传学会或提供同等服务的认可机构认可的实验室根据目前公认的标准和方案进行。所有其他实验室检测必须由获得适当许可的和（或）特定检测获得认证的实验室进行。

临床标准将一个血液和骨髓移植项目定义为一个落户在确定位置的综合医疗团队，包括临床项目主任和处理项目的一般人员、协议和使用符合 FACT–JACIES 标准的造血干细胞收集和处理设施的质量管理系统。临床标准列举了支持和咨询；涵盖捐赠者评估、选择、资格确定和同意；提供细胞治疗产品管理的最低指南，包括高剂量治疗的制备方案；描述临床研究的适当管理和机构审查委员会批准的方案；要求维护完整准确的记录；并且需要对个体和汇总的数据进行结果分析。

细胞采集标准定义了骨髓和单采血液来源的外周血造血干细胞共有的元素，并详述了每种细胞来源独有的要求。综合实验室标准详细说明人员要求，过程控制，库存管理，设施、用品、试剂和设备的验证和鉴定，标签和标签注释，存储，运输和记录。目的是确定实验室以负责任和反应迅速的方式运作，并将记录过程或产品的偏差、调查并适时地传达给临床团队。实验室和收集人员应该追随临床结果作为确保产品安全性和有效性一项措施。

第六版造血祖细胞标准的显著变化包括：

①标题添加造血功能，以确定这些要求的范围，特别是对于越来越多的支持非造血细胞疗法的认证设施。FACT 发布了一套适用于非造血功能适应证的单独标准（“细胞疗法通用标准”）；然而，目前的造血标准是包罗万象的。除其他特殊应用外，还寻求对造血功能方面的应用进行认证的设施可以将这些造血标准作为单一参考。

②修订单个临床计划的定义以消除对地理位置的要求，但保留单一计划中的所有临床站点都要进行正常交流的意图。技术进步使临床站点能够跨越更远距离进行互相交流保持一致。

③更加重视结果和结果分析。造血祖细胞治疗的结果必须包括单个产品 / 患者数据以及每种产品类型或接受者类型的数据。对于用于造血重建的造血祖细胞产品，除第五版中所需的植入数据、移植 100 天和一年的总死亡率和移植相关死亡率以外，结果的评估还必须包括急性和慢性 GVHD 和中心静脉导管感染。此外，与公布的数据相比，临床项目应该达到预期范围内或之上的一年生存结果。对于美国计划，这旨在至少使用 CIBMTR 移植中心特定的结果数据。如果未达到预期的一年生存结果，则需要经过认证的临床计划提交一份纠正措施计划，

其中包括调查低于预期的生存的原因以及针对这些原因进行的改进流程。预计各项计划还将评估其他相关预后指标。

④定义了医生、高级操作专业人员、药剂师和质量管理经理每年 10h 的最低年度继续教育时间，还定义了适当的主题。

⑤为培训中参加临床护理的药剂师和医生提出特殊要求。

⑥除了使用标准术语外，项目必须积极推行 ISBT 128 技术。既往，推行 ISBT 128 的计划时也是这样要求的。

⑦给予 ABO 血型不相容的产品需要特定的程序，包括红细胞和（或）血浆去除的适应证。此外，该主题是对参加医师教育和能力的新要求。

⑧对于脐带血单位，项目必须定义验证单位身份的流程。

⑨现在要求非受者的主要供者的医疗保健提供者给予知情同意和对捐赠者评估，而不是以往的推荐[43-45]。

⑩需要进行妊娠试验，而不仅仅是评估。

⑪ 临床项目必须有针对不相合供者的抗 HLA 抗体检测的政策。

⑫ 组织相容性实验室认证的范围稍微拓宽，允许证明具有可比性。

⑬ 临床项目必须使用经过适当认证的实验室进行嵌合度检测。

⑭ 质量管理要求发生了许多变化，包括加强对文件管理、年度报告、偏差调查和解决等方面的要求。

认证手册经过更新，更广泛地应用通用语言，并涵盖了欧盟、澳大利亚治疗物品管理局及其他单位的政府法规。FACT-JACIE 标准和随附的认证指导手册有印刷版或可在 FACT 网站（www.factwebsite.org）上在线获取。

认证手册已经经过更新，以更广泛地使应用通用语言，并包括涵盖了欧盟、澳大利亚治疗物品管理局及其他单位等的政府法规。指导材料包括标准、解释、证据（可能被要求提供或作为合规文件提供的文件）和示例（将被视为符合标准的特定程序）。FACT-JACIE 标准和随附的认证指导手册有印刷版或可在 FACT 网站（www.factwebsite.org）上在线获取。

(2) 脐带血的 NetCord-FACT 国际标准：收集、处理、检测、储存、选择和释放。

这些标准适用于脐带血库的领域，其中脐带血库被定义为负责收集、处理、检测、储存、选择和发放脐带血单元的综合团队，可供无关供者使用或特定的捐赠家庭限制使用[29]。家庭单位标准与无关单位标准之间以及用于满足这些标准的方法之间存在一些差异，特别是脐带血库、脐带血单位收集者、供者和收集设施之间的关系。但是，在任何一种情况下，标准都包括从捐赠者招募到分配管理的所有过程。由于足够的数量和细胞活力的重要性，大多数处理标准是相似的。

脐带血储存标准要求每个脐带血库都要建立并维持全面的质量管理计划。血库工作人员必须详细了解每个用于移植的脐血单位的临床结果，以确保使用的程序能够持续提供安全有效的产品，并进行评估汇总数据作为稳定性计划的一部分，旨在确定冷冻保存单位的适当失效日期。综合处理、储存和标签标准需要与 ISBT 128 术语和标签要求一致[41, 42]。

认证手册附带脐带血标准，并提供说明、证据（可能作为合规文件提出或提供的文件）和实例（将被视为符合标准的具体过程），类似于细胞疗法认证手册[46]。标准和指导手册有印刷版或可在 FACT 网站（www.factwebsite.org）上在线获取。

3. 认证过程

自愿检查和认证的目标是提高每个移植中心的医疗护理质量，期望这些改善将改善患者结果。多层次的审查和监督确保认证始终符合已公布的国际标准的文件授予，需要根据递交的文件和严格而全面的现场检查进行评估。该过程在同行之间以合作和协作的方式进行，旨在容纳符合标准的各种操作。所有检查员都是活跃于造血干细胞治疗领域的志愿者，并符合表 36-1 中列出的最低资格要求。

造血干细胞移植中的 FACT 认证主要集中在临床项目上，此类项目每年必须进行最少数量的移植，并且必须使用细胞采集和细胞处理设施，这些设施也符合 FACT-JACIE 标准。收集和（或）处理服务可以是临床项目的组成部分，或者可以是被认证的以合同方式向一个或多个临床项目提供这些服务。不需要特定的机构；但是，每个收集或处理设施必须在认证之前具有最低水平的经验。在保持认证的同时已经确定了启动新设施的机制。

在回答询问时，FACT 现在提供特定收集设施

表 36-1　细胞治疗认证检查员资格的基础

造血细胞治疗检查员
• ISCT、ASBMT 或美国血液成分单采协会（ASFA）的个人会员
• 附属于 FACT 认可的计划
• 满足所有教育和经验要求
• 参加 FACT 培训课程；通过关于目前标准和认证流程的书面考试，并以实习员身份成功完成一次检查
• 具备在 FACT 网站上进行记录的能力
• 保持当前关于遵守机密性、利益二元性和其他政策的声明
• 每年参加至少一次 FACT 继续教育活动
临床项目检查员
• 是执业医师
• 至少 2 年的造血细胞移植经验
分离收集检查员
• 拥有相关的博士、护理或生物科学学位
• 已完成单采血液成分术的正式培训，或作为主任、医学指导、医师、监管或助理监管，至少有 1 年的通过单采采集外周血祖细胞的经验
细胞处理设施检查员
• 具有相关的博士或生物科学学位
• 至少有 2 年的经验，作为细胞处理实验室的主任、医疗主任或监管
超过最小操作的处理设施的检验员
• 处理设施检查员资格的加强版
• 具有以 IND 的形式对造血细胞来源的细胞进行超过最低操作处理的经验
脐血库检查员
• ISCT、ASBMT、ASFA、ISCT– 欧洲或 Net Cord 的个人成员
• 附属于 FACT 或 JACIE 认证的造血细胞治疗项目或 FACT–Net Cord 认证或申请中的脐带血库
• 满足所有教育和经验要求
• 参加了 FACT–Net Cord 培训课程，通过关于当前 CBB 标准和流程的书面考试，并以实习员身份成功完成一次检查
• 保持当前关于遵守机密性、利益二元性和其他协议的声明
• 每年参加至少一次 FACT 继续教育活动
脐血采集检查员
• 拥有相关的博士、护理或生物科学学位
• 作为脐血库的收集监管至少有 1 年的经验，或者是活跃的 FACT 或 JACIE 临床或收集检查员
脐血实验室检查员
• 拥有相关的博士或生物科学学位
• 至少有 1 年的经验，作为脐血库实验室或造血祖细胞处理实验室的主任、医疗主任或监管

的认证，以研究性新药的形式或在获得许可后，通过血液成分单采术进行骨髓和（或）外周血细胞治疗产品的收集，用于进一步操作。FACT 支持根据适用法律法规进行的负责任的研究，并根据适当的监管途径向那些收集细胞产品并分发给实体的设施提供认证。根据该途径获得认可的设施必须完全公开 FACT 认可的流程，以便向公众正确告知其认证范围。

此外，FACT 现在提供对超过最少操作的细胞疗法产品处理过程的认证，以提高在细胞疗法研究中操作实践的质量。通过鼓励设施满足 FACT 认证的最低要求，有助于实现向患者提供治疗的主要目标。据了解，一些针对加工过程的 FACT–JACIE 标准是特定于造血干细胞的，并且研究性产品和医用造血干细胞标准之间存在固有的差异。FACT–JACIE 标准为满足 GMP 和 GTP 法规的要求提供了方向，而 FACT 认证可以提供法规遵从性的外部验证。通常，这些产品需要作为研究性新药应用以供临床使用。如果 FACTS 标准与研究性新药要求之间存在明显的差异，这就为计划偏差的质量控制要求提供了改进的方向。这些项目的检查员对研究性新药的复杂性具有丰富的知识和经验，并且极欲提高研究质量而不是限制研究。虽然这些细胞治疗产品中的一些可用于传统的移植项目和（或）在传统的细胞治疗实验室中制备，但其他细胞治疗产品将用于再生医学和（或）免疫学领域，并且可能需要单独的工作人员和设施。这些新产品的结果分析通常基于安全性，建议尝试评估疗效是否可行。这是将来标准和认证的重要延伸。

虽然认证是国际性的，但 FACT 检查和认证过程是用英语进行的，并要求申请机构翻译一些文件。现场翻译、合规证明和翻译的流程图是现场检查中使用的一些工具，建立在信任的基础上，相信每个参与者都努力遵守标准并实现相应的质量要求。

FACT 认证的基本要素是初始资格申请、提交所需文件、现场检查、认证委员会审查、纠正缺陷以及满足所有其他要求。最近，认证过程已转换为以网络为基础的电子系统，即FACT网络认证门户。FACT 网络门户网站由 FACT 网络监督委员会开发，该委员会由董事会成员、志愿检查员和各类被认可的组织代表组成。该监督委员会确保能考虑到所有用户的需求，申请人和检查员都经过了适当的培训，并且该流程与 FACT 的目标保持一致。在 2012 年首次推出门户网站并实施第五版 FACT–JACIES 标准后，委员会更加重视设计、可访问性和清晰度方面的持续改进。

下面详细介绍造血干细胞移植的初始 FACT 认证流程。

(1) 资格申请。项目或设施总监将使用在线资格申请注册一项或多项与移植相关服务的认证。所需信息包括人口统计数据和对寻求认证服务的描述。FACT 认证办公室将审核此信息，确定该项目或设施是否有资格获得认证，并将生成申请人的定制合规申请。

(2) 合规申请。合规性申请基于申请人提供的服务。通常不应该存在不适用于特定程序的问题。申请人将表明符合每个标准，并上传所需的文件。在申请过程中可以轻松获得与每个标准相关的指导，以帮助申请人完成申请并上传所需文件。合规性申请还可作为检查员在现场检查时的检查表。使用核对表文档可确保根据标准衡量项目，并确保完成检查。完成并提交合规申请预计将在接收其初始认证后的 12 个月内完成。

(3) 索取资料。信息请求是由 FACT 协调员和检查员使用的功能，以便彼此实时通信和 / 或申请人阐明信息或请求其他文档。

(4) 现场检查准备。提交的材料由指定的 FACT 认证协调员审核。观察结果以电子方式传达给申请人，留出时间进行额外的提交或更正。申请人指出所有关键人员都在场的可进行现场检查的潜在日期。

根据申请项目的规模和复杂程度，从现有的检查机构中选择检查组，确保团队成员有必要的培训和经验来评估所有造血干细胞活动。如果检查员或申请人认为有潜在的利益冲突，检查员可能会被替换。在确认任务后，检查组的每个成员都可以访问申请人的在线合规性申请和所有上传的文件，以验证是否符合标准。检查团队有 3 ～ 4 周的时间来审查申请和相关文件，要求提供更多信息，并通过电话会议进行会面以准备检查。

(5) 现场检查。现场检查应在 1 天内完成，从介绍开始，以总结主要观察结果收尾，但不是最终确定认证状态。在现场检查中进行的观察以电子方式记录在合规性申请中。缺点是任何不符合强制要求的观察，在标准中称为“应当”。与建议的不同之处是指未能遵守称为“应该”的标准。

在现场检查后的 2 周内，每个检查团队成员将在线完成他的报告，团队负责人将完成并提交最终报告。提交的报告由 FACT 认证协调员审核，进行必要的编辑，并提交给认证委员会。

(6) 认证委员会审查。每个申请项目都由认证协调员提交给 FACT 细胞疗法认证委员会，该协调员是与申请人和现场检查小组合作过的。在讨论相关项目时，每个现场检查员都被邀请加入认证委员会的电话会议，以便根据需要提供其他信息，并从经验丰富的检查员和审查员那里学习过程和解释。认证委员会由 FACT 医疗主任主持，并由标准委员会主席、代表所有三个主要领域（临床、收集和实验室）的执行检查员以及 FACT 董事会代表共同组成。认证委员会审议的可能结果见表 36–2。董事会保留对这些结果的最终责任，处理任何投诉或上诉，听取与决定有争议的问题，并制定决定。认证结果通过 FACT 网络门户传递给项目负责人和其他指定人员。此通知包括对提交完成流程和实现认证所需的回复或其他信息的说明。认证委员会成员也会提出改进流程的建议。

(7) 认证。在所有缺陷得到纠正并对这些更正进行记录后，即可获得认证。如果需要，认证委员会可以审查此文件。认证有效期为 3 年。经过认证的项目在 ISCT 和 ASBMT 的新闻通讯中公布，并在 FACT 网站上公布。

(8) 年度报告。每个认证的项目和设施需每年报告在过去 12 个月内进行自体和同种异体造血干细胞移植患者的数量，以及关于人员、地点或服务复杂性的任何重大变化。此外，可能会要求项目记录

表 36-2　细胞疗法认证潜在认证结果的基础

没有缺陷或差异	自认证委员会会议日期起授予 3 年的全面认证
极少或偶尔的缺陷	无论是否经过认证委员会的更正审查，认证的授予主要基于缺陷纠正文件
显著的系统缺陷；大量重复缺陷	需要提供所有缺陷的纠正文件，重点是所有或部分项目的再检查，成功完成再检查后可获得认证
未能满足资格要求或未能通过缺陷纠正文件做出正确的回应	不能获得认证。如果情况发生变化，重新申请资格认证，需要重启该流程

对新的或存在问题的特定标准的遵循情况。

(9) 认证续签。要求项目在先前的认证到期之前完成续签程序。在认证到期前一年，每个已认证的项目将收到通知以开始申请续签，这与初始认证基本相同。适用的标准将是现场检查当天的版本。

(10) 脐带血库。脐带血库的认证过程与细胞治疗项目的认证过程相同，只是现场检查通常需要至少 2 整天。有一个单独的脐带血库认证委员会；FACT 和 Net Cord 的董事会持有对这些认证决定的责任。

目前，北美、澳大利亚、新西兰、南美和亚洲的 200 多个项目已经取得并保持了认证。对于北美来说，这代表了 90% 符合条件的项目。对已连续认证 10 年或以上的 90 多个项目给予了特别的认可。全球已有超过 45 家脐带血库获得认证。有超过 160 名活跃的 FACT 检查员。对参照第一版 FACT 标准（1996）进行核查的 145 个项目或设施的初始检查摘要进行了审查，以确定同推荐相比最常列举的缺陷和差异。前 76 个项目的结果已经发表 [47]。与 JACIE 观察到的结果类似，最近的现场 FACT 检查结果表明，大多数项目的运作质量很高，并且已经解决了大多数标准问题。所观察到的缺陷通常是未能完全遵循标准或没能根据新版标准中的新要求更新实践操作。

图 36-1 显示了与第三版和第四版 FACT 标准相关的最常见缺陷。尽管标准总数有所增加，但第三版和第四版之间的缺陷总数有所减少；然而，注意到存在缺陷的领域仍然保持不变。最重要的问题是质量管理、政策和程序，供者选择、评估和管理，以及标签，被引用于造血干细胞移植项目的所有领域。缺陷表示未能执行特定的必需活动，或者无法描述质量管理计划中正在进行的质量管理活动。标准操作程序缺陷包括形式和内容方面的缺陷。这些缺陷之所以持续频繁的可能原因包括标准数量众多；每个标准版本有新要求，过程复杂，包括要完成许多概念；缺乏对标记过程的关注并且标签的完成更为简单。此外，检查员在对标准要求的理解及对其所检查的申请项目的质量的期待这两方面都有了提高。

4. FACT 认证的意义

据美国新闻与世界报道发表的文章 [48]，FACT 认证有助于癌症项目在美国最佳医院中的排名。自 2007 年 4 月以来，FACT 对异基因造血干细胞移植的认证在最佳医院排名中已被授予一个点的分值。自体造血干细胞移植的 FACT 认证仅被授予半个点。此外，美国新闻与世界报道将 FACT 认证作为选择美国十大最佳儿童医院的一个因素 [48]。

FACT-JACIE 标准已经接受了国际化的认可，制定标准过程中联合的作者和委员会成员就是最好的证明。在澳大利亚，治疗用品管理局已接受将收

按占总数的百分比比较最高部分

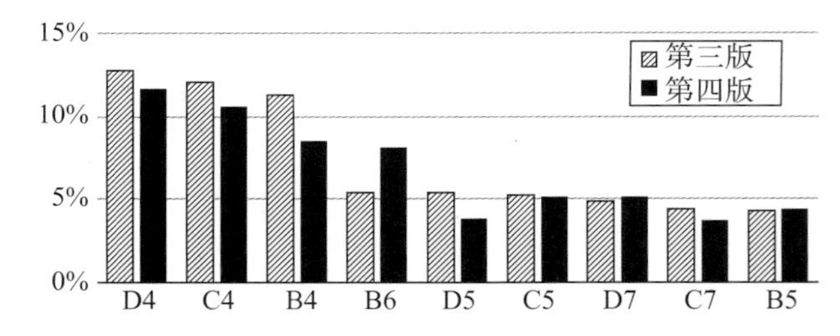

▲ 图 36-1　在基于第三版和第四版标准的进行 FACT 检查期间被列出缺陷次数最多的部分（以占总数的百分比表示）

标准部分是：B4- 临床质量管理；C4- 收集质量管理；D4- 实验室加工质量管理；B6- 供者选择、评估和管理；B5- 临床政策和程序；C5- 收集政策和程序；D5- 实验室处理政策和程序；C7- 存储标记；D7- 实验室加工标记

集和实验室标准作为该领域的法规。在美国，合作组要求有患者纳入造血干细胞移植试验的机构通过 FACT 认证。大多数保险公司要求造血干细胞移植项目披露 FACT 认证状态，作为申请指定的卓越中心的一部分。

从 2010 年开始，对已经实现 10 年持续认证的细胞治疗项目进行了调查，了解 FACT 认证对其项目和相关挑战的影响。迄今为止，受访者一致认为 FACT 认证对其项目产生了积极影响。受其影响，附属机构对项目的态度、保险报销、移植数量以及参与临床试验的情况也受到积极影响。确定的挑战，包括维持认证所需的时间和资源，与标准保持同步，以及审查、修订和组织文件，向 FACT 提供有价值的反馈，以便于其规划有助于项目合规申请的教育机会、技巧和工具。根据正申请的和已经获得认证的项目的需求，最新推出了同行建议和咨询服务。

（二）AABB

AABB（前身为美国血库协会，the American Association of Blood Banks）是一个国际专业协会，代表涵盖血库、输血医学和细胞疗法这些领域的大约 8000 名个人和 2000 个机构[49]。该协会包括医生、护士、医疗技术人员、行政人员、科学家和其他医疗健康服务提供者，他们致力于患者安全和通过其自愿标准、认证和教育项目优化对供者的护理。AABB 在血液和血液成分的收集、处理、储存和输注方面有着悠久的历史，1958 年出版了第一版的输血服务标准。从那时起，AABB 已将其标准的范围扩展到包括免疫血液学参考实验室、围术期自体血液采集和管理、关系测试、红细胞，血小板和中性粒细胞抗原的分子检测，以及细胞治疗产品服务，包括造血祖细胞、体细胞和脐带血细胞。2009 年，AABB 在协会内正式成立了细胞治疗科，为组织及其成员提供领导；2012 年，协会推出了细胞疗法中心，以进一步服务于细胞治疗专业人员，促进患者和捐赠者的安全，并鼓励细胞疗法和再生医学领域负责任的创新[49]。

（三）标准

AABB 最初作为单独的卷出版，现在发布了一系列细胞治疗标准，包括造血细胞、体细胞和脐带血服务[50]。AABB 标准由专家志愿者制定，每两年修订一次，主要基于已发表的文献、公认的良好医疗实践、良好生产规范和质量保证原则、适用法规和其他组织的标准。国际公认的质量管理体系要求伴随着适合特定学科的技术要求。虽然结构非常不同，但 AABB 细胞治疗服务标准的内容基本上与 FACT-JACIE 国际细胞治疗标准一致。

认证：当前版本的标准和随附的“认证信息手册”构成了 AABB 认证的基础。认证的基础是提交人口统计信息和现场检查，由有偿的全职质量评估员协调，并由具有相关主题专业知识且已经过审计和技术评估培训的志愿者执行。现场评估随机地安排在先前的认证到期之前的特定的 3 个月内；但是，确切日期是不通知的。现场评估员确定是否遵守或不遵守标准，并在评估结束时向申请组织提交不合规的书面报告。全球范围内提供认证。如果需要，设施可以申请差异，特别是由于美国的监管要求可能不适用于世界其他地区。认证有效期为 2 年。

除了标准制定和认证活动外，AABB 还提供对细胞治疗、个人或机构的教育和培训材料的咨询服务，以及众多出版物和年会。AABB 参与了不同的组织间和国际的活动，这些活动旨在防止传染病的传播，促进全球细胞治疗领域的分类和发展。随着使用成人自体细胞对一系列适应证（这些适应证在传统的造血干细胞移植适应证范围之外）进行治疗的医生和诊所的增加，AABB 于 2012 年宣布与国际细胞医学协会（International Cellular Medicine Society，ICMS）合作，为这些疗法制定标准并提供全球认证[51]。

（四）国家骨髓捐赠计划

NMDP 成立于 1987 年，是 AABB、美国红十字会、社区血液中心委员会和美国海军的合作项目，旨在促进志愿的无关供体骨髓移植。它由一个合作设施网络组成，包括移植中心、捐赠者中心、骨髓采集中心、单采血液成分中心、脐带血库、招募组、合作捐赠者登记处、合同实验室以及细胞和血清资料库。卫生资源和服务管理局拥有对 NMDP 的监管权力。

自成立以来，NMDP 已经建立了参与者的标准。由造血干细胞移植各方面专家组成的标准委员会已经到位，以提供对这些标准的持续审查和修订。NMDP 标准涵盖从骨髓、外周血和脐带血获得的细胞。该标准包括对参与中心和团体的标准、人员资格、所需的支持服务、政策和程序要求、保密性，招募无关的捐赠者、捐赠者的医疗和实验室筛选和检测、知情同意、捐赠和移植过程、一些采集、包装、标记和处理的标准，以及记录要求。实验室处理的标准不像 FACT–JACIE、Net Cord–FACT 或 AABB 那样详细，因为大多数产品处理程序是由属于受者移植项目一部分的实验室进行的。加入脐带血库也需要进行其他认证。

八、其他标准

世界血液和骨髓移植网络（The Worldwide Network for Blood & Marrow Transplantation，WBMT）：WBMT 是一个合作性的研究和教育非政府组织，由世界上最著名的血液和骨髓干细胞移植组织组成，这些组织在这一领域具有卓越的优势。通过其认证委员会，WBMT 创建了一个对各个自愿标准的横向比较，并开始制定一个应用于发展中国家的造血细胞移植的最低核心标准。

世界骨髓捐献者协会（The World Marrow Donor Association，WMDA）：WMDA 是一个全球性协会，其使命是促进高质量干细胞产品的国际可用性，并提升干细胞捐赠者的利益。WMDA 拥有自愿标准和针对捐赠登记的认证计划。WMDA 标准促进了在最短的时间内从最佳无关供体获得适当质量和数量的造血干细胞所必需的程序，同时也保护志愿捐赠者的匿名性和利益。自 2003 年以来，71 个干细胞捐赠登记处中的 20 个已获得 WMDA 认证，占全球骨髓捐赠者数据库中列出的造血干细胞供者和脐带血单位的约 75%。

九、未来发展方向

在法规和自愿专业标准共存的时代，当医疗保健服务的变化对定义和符合经过验证的质量指标越来越重要时，血液和骨髓移植领域开创了一个其他专业可以采纳的认证系统。重要的是，专业组织继续领导该领域，因为这些质量标准对患者的预后起重要作用，向各个项目提供必要的教育材料以符合并超越法规的要求，并继续与监管机构沟通以确保明确的理解并实现适当的监管。两年一次的联络会议仍是所关注的问题的行业交流场所，参会者是来自生物制品评估和研究中心，细胞、组织和基因治疗办公室，以及代表细胞治疗领域活跃的专业人员的专业协会的代表。

许多细胞治疗产品的再生医学应用正在迅速扩大。自体和同种异体产品都在临床试验中，这些产品中至少有一部分不应存在监管要求的争论仍在继续 [52]。接下来的几年确定哪些产品将被证明是有用的，如果有，哪些将被指定为医学实践，哪些将作为生物制品受到监管。

为了满足包括细胞疗法在内的这些新兴的和不断发展的领域的需求，FACT 最近发布了 FACT 细胞疗法通用标准 [53]。这些标准代表了细胞疗法的基本原理，可应用于任何来源的细胞或者相关的治疗性应用，并且旨在用于整个产品开发和临床试验过程。目的是改善患有各种疾病和病症的患者的预后。随着积极参与特定领域的临床和实验室项目的专家的投入和协作，接受并遵守这些标准，以及自愿贡献，期待未来将涌现更多的特定学科和特定产品的标准。

第 37 章
骨髓和外周血干细胞供者以及供者登记
Bone Marrow and Peripheral Blood Cell Donors and Donor Registries

Dennis L. Confer　John P. Miller　Jeffrey W. Chell　著
范　祎　译
薛梦星　仇惠英　陈子兴　校

一、概述

造血干细胞供者每年为异基因造血干细胞移植受者提供 20 000 余份骨髓或者外周血祖（造血）细胞。在美国，每年移植供体来源中，无关供体超过亲缘供体，但无关 / 亲缘供者比例仍低于预期，因为至少 70% 的造血干细胞候选者缺乏合适的亲缘供体。这表明，有一部分潜在患者未找到合适供者。由于无关供者登记及国际合作增加，更多的患者将拥有移植的机会，但即使在最乐观的情况下，仍必须采取其他的办法。为解决这一现状，脐血移植（见第 39 章）和半相合移植（见第 45 章）在满足患者的移植需求中扮演着越来越重要的角色。

本章将讨论造血干细胞供者的评估、捐献的风险和不良反应以及造血干细胞采集的流程。

二、造血干细胞供者来源产物

骨髓曾是异基因造血干细胞移植的唯一移植物来源[1-4]，但自 1995 年以来，外周血祖细胞的作用逐渐明确，其应用急剧增加。CIBMTR 数据显示，在 2006—2010 年间，80% 成人异基因移植受者接受了含外周血祖细胞的移植物[5]。NMDP 数据确认了这一现象，即无关供体移植受者中外周血祖细胞的使用量急剧上升（图 37-1）。

外周血祖细胞目前已是全球自体和异基因移植最常见的细胞来源选择。正常生理条件下，外周血循环中有少量 $CD34^+$ 造血干细胞，但其浓度太低以至于不能采集到移植所需的足量细胞数。然而，在 20 世纪 80 年代中期，人们认为化疗和（或）使用造血生长因子，如 rhG-CSF（非格司亭）和 rhGM-

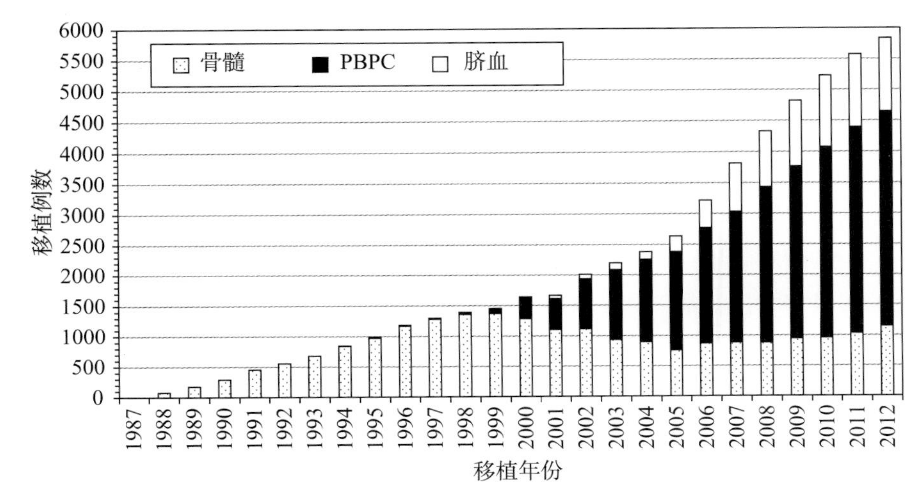

◀ **图 37-1　移植年度报表**

国家骨髓捐赠库的成立为每年的无关供体移植提供了便利。年度报表包括了美国及其他国家登记的干细胞捐赠及使用信息。1999 年 6 月以前，首次移植仅使用骨髓干细胞，但二次移植时可使用外周血祖细胞。点状柱状图为骨髓；实心柱状图为外周血祖细胞；空心柱状图为脐血

CSF（沙格司亭），可将造血干细胞从骨髓动员至外周血中。差不多同一时间，细胞分离和采集技术的发展，使我们能通过 1 ～ 3 天的大容量单采程序在患者（自体移植患者）或异基因供者中获得足量的经动员的造血干细胞（$CD34^+$ 细胞数：1.0×10^6 ～ 5.0×10^6/kg）。

三、异基因骨髓和外周血移植供体

异基因移植时所用的骨髓和外周血祖细胞可源于受者亲属或无关志愿者。亲缘异基因造血干细胞供者常为受者的一级亲属，大部分为同胞，因为同胞 HLA 完全相合的可能性要大得多。负责编码 HLA 蛋白 A、B、C 和 DR 的基因家族共同位于 6 号染色体短臂，常作为一个单倍体整体遗传。因此，各有两个单倍体的父母仅可能出现四种组合的可能。两个同胞之间，两条单倍体相同、一条单倍体相同和无单倍体相同的概率分别为 25%、50% 和 25%。父母和子女间通常为半相合，除非在少见情况下，父母正好拥有相同或者近乎相同的单倍体。考虑到现代家庭的平均规模为超过两个子女，当某个子女需要异基因供者时，HLA 全相合的概率大概为 25% ～ 30%，单倍体相合的可能性更高（同胞、半同胞、父母或子女），并且使用这种单倍体供者的治疗策略正在不断发展（见第 45 章）。

四、无关供者和无关供者登记

大部分需要做移植的潜在患者并没有亲缘全相合供者，这种现象成为异基因移植早期阶段的限制因素。在 20 世纪 70 年代早期，出现了无关全相合移植的病案报道 [6]，这类供者通常是通过搜索社区血液中心或大型医院的 HLA 同型血小板捐献者的档案找到的。1974 年，英国 Anthony Nolan 骨髓登记库成立，致力于募集和维持完善 HLA 分型检测的骨髓供体。几年内，整个欧洲、美洲和亚洲都做出了类似的努力。

现在，大部分世界上的无关供者登记机构均在 WMDA 的赞助下合作。WMDA 成立于 1988 年，其目的为促进造血干细胞产品的国际合作与交流 [7, 8]。该协会已颁布了关于组织和运营无关供者登记机构的标准和指导规范 [9]。

WMDA 每年对全世界的无关供者登记机构进行调研 [10]。2012 年 73 个机构对此进行响应，这些机构共登记超过 22 300 000 名潜在的无关造血干细胞供者，其中约 89% 的潜在供者完善了 HLA–A、B 和 DR 检测，其余仅完成了 HLA–A 和 B 检测。大部分登记机构服务于本国一个以上的移植中心，登记机构汇总了共 1399 个具有潜在无关供者的移植中心，其中日本骨髓库上报的移植中心最多，为 222 家。

2012 年 WDMA 的调研对象报道采集了 15 114 份无关供者骨髓和外周血产物。6927 份（46%）采集物出口至国外。2012 年德国开展并获取了 6265 份采集物，占全球总数的 41%，超过任何其他国家，其中 4384（70%）份采集物出口至国外，主要出口至欧盟和北美。美国是最大的造血干细胞产品输入国，其造血干细胞使用总份数为 3763 份（占世界总量 25%），其中有 1485（39%）份为他国输入。世界范围内，外周血干细胞和骨髓采集物分别为 10 988 份（73%）和 4126 份（27%）。

大部分世界上无关成人供者和脐血的可用库存可通过 BMDW 获取。来自于 67 家机构和 46 家脐血库的 HLA 数据显示，截至 2012 年末，超过 2070 万成人供体和 56 万份脐血在 BMDW 登记。BMDW 为移植提供了非常重要的资源，但仍受限于志愿者参与度、搜索不全面和功能实现不全。

NMDP 是世界上最大的登记机构，有超过 670 万美国登记者，其次是德国国家骨髓库（German National Bone Marrow Donor Registry，ZKRD），有超过 480 万登记者。NMDP 供体数量每年增加约 50 万人次，其中绝大部分在血站、大学校园、社区活动中心、体育赛事和礼拜活动等团体类招募活动中登记，每个月都有超过 1000 场招募活动。新招募的志愿者将进行体检筛查以确认其身体健康，无 HIV 等严重传染病。

一旦一个供者被招募至某个登记机构，可能需要几个月或几年的时间，捐赠者的身份代码才会出现在患者的搜索目录中，但那时候该供者可能已经不适合做进一步检测或评估了。导致该现象的原因包括联系信息过时、供者健康状况改变或供者优先等级改变。一项 WMDA 对登记机构的调查显示，在共 113 422 个对供者血液样本的申请中，44 489（39%）因供者原因取消 [10]。在美国，供者的可用性比世界平均水平稍差。2012 年，近 36 000 个骨髓样本的申请中，44% 因供者原因取消。

五、供者资格和资质

必须在造血干细胞捐献前对供者进行评估，以确保如下几点：①供者的安全性；②采集到的造血干细胞对受者的安全性；③知情同意 [11]。

（一）监管要求

1997 年，美国 FDA 提出管理人体细胞和组织的规定方案，以使外周血祖细胞、脐血造血干细胞等细胞和组织产物受污染的风险降至最低，并能维持其完整性和功能（由于国会立法规定，移植所用的骨髓可不受 FDA 该项规定方案限制）[12]。随后，在 2004 年，美国联邦法规法典规范中描述了 FDA 颁布的三条最终规则，“制造”造血干细胞的机构注册要求，确定供体捐献资格要求以及遵守良好的组织规定要求 [13]。FDA 将根据公共卫生服务法第 361 条对来源于亲缘供者的受最低限度处理的外周血祖细胞和脐血造血干细胞进行管理。这些管理规则的目的是减少供者来源或者输注过程中相关传染病的传播风险。对于无关供者来源的造血干细胞产物，FDA 认为需要额外的制备和筛选控制，因此对该类造血干细胞产物，公共卫生服务法第 351 条对此进行了相关规定。为保障无关供体来源的造血干细胞产物的安全性、潜能和有效性，须遵守第 351 条中的额外规定。而对于供体的捐献资格说明，第 351 条未进行说明，可遵照第 361 条。FDA 的规章制度并不是唯一的，欧盟、加拿大、澳大利亚及其他地区已出现了类似的规章制度。

每个规章制度的共同特征均是建立控制体系以预防造血干细胞产品传播感染。许多造血干细胞供者的感染性疾病可对移植者造成一定的或理论上的危害。众所周知，造血干细胞可传播许多与输血相关性传染病类似的疾病，包括乙型肝炎病毒（hepatitis B virus，HBV）、丙型肝炎病毒（hepatitis C virus，HCV）和 HIV。此外，供者的一些先天性或获得性缺陷，如基因缺陷和免疫系统异常也可能传播至受者。为使疾病传播风险降至最低，需要结合供者的特征性表现 / 病史、疾病体征和特殊病原体实验室检查综合考虑 [14, 15]。

造血干细胞供者与献血者类似，先手填一份特殊设计的问卷以了解病史和鉴定可能增加疾病传播风险的行为或活动 [14, 15]。有关高风险行为、非处方药物使用以及文身和穿刺等皮肤破损的问题均包含在问卷中，此外，疟疾或疯牛病的可疑地区居住史也是问卷内容之一。供者筛查问卷的目的是筛查可能会增加受者移植相关传染性疾病风险的信息。供者血液检测不能完全替代直接问卷，因为供者可能处在感染“窗口期”，血液检测存在假阴性可能，另外血液检测也不可能涵盖所有的潜在传染性疾病。确实，目前并没有筛查某些疾病，如克雅病或变异型克雅病的检测方法。供者筛查问卷阳性意味着供体可能不合格，或根据 FDA 标准，供者可能被确定为不合格。不合格的供者也可通过体格检查或相关传染性疾病的实验室检查而发现。

在美国，FDA 法规规定了采集不合格供者造血干细胞产物的流程 [14, 15]。这种情况下，负责移植的医师需要判断是否存在“紧急医疗需求”状态，该状态是指无合适的替代供者 / 移植物来源或者替代疗法的风险大于使用不合格供者。如果负责移植的医师选择了使用不合格供者，那么这种紧急医疗需求申请必须形成相应的文件，外周血祖细胞产品必须附有适当的文件和标签。必须强调的是，从监管角度判断供者是否合格与实际上供者是否适用情况不同，当合并其他医疗情况时，某个合格的供者可能也不适宜捐献。

下文将对供者的体格检查进行详细的讨论，包括供者的特殊行为和经历，如近期是否有文身、穿洞、使用非法成瘾药物等，也包括特殊的败血症和牛痘病毒感染等特殊情况 [14]。此外，需在供者捐献前 30 天内对其血样进行检测，检测内容至少包含以下传染性疾病：HIV 1/2、HBV、HCV、梅毒螺旋体、人类 T 淋巴细胞病毒Ⅰ型和Ⅱ型、西尼罗病毒和巨细胞病毒。在美国，需要输注时，必须在有资质的实验室用专门授权批准的供体检测试剂盒按照说明书进行检测。FDA 管理条例禁止使用无资质的试剂盒或其他用途的试剂盒（如诊断或监测试剂盒）进行该项检测。

虽然 FDA 授权批准的试剂盒可以检测查加斯病，但目前并未对造血干细胞供者有这项要求。推荐但不强制造血干细胞供者进行水痘 – 带状疱疹病毒、人类疱疹病毒第四型和弓形虫检测。受者移植预处理开始前要求完善规定 / 非规定的传染性疾病的检测结果并进行相应的评估 [14–16]。HIV 确诊试验阳性者禁止作供者。如前所述，当无合适的替代供者和潜在获益大于风险时，HBV 和 HCV 前驱暴露者仍可作为供者。与肝炎有关的问题将在第 95 章进行具体讨论。

（二）医疗适用性

作为造血干细胞供者也可存在一定风险。后文将提到，不良事件普遍存在，虽然通常短暂而轻微，但仍有严重不良事件甚至死亡事件的发生。至关重要的是，在捐赠之前必须对每个供体进行评估，以确保供者的风险在可控范围内。为确保供者评估的客观性和维护供者的最大利益，该评估应由一名不直接参与受者医疗的内科医生进行。O'Donnell 等在美国进行了一项移植相关的调研以评估当前供者的医疗实践情况 [17]，该调研显示，许多移植受者及其相关供者的医疗护理人员存在重叠现象。

1. 病史与体格检查

供体会收到与计划捐献程序相对应的病史和体格检查。与先前提及的供体病史筛查截然相反，针对供者风险的病史询问需要聚焦于捐献过程本身，包括心理问题等，这将在下文进行讨论。对所有供者来说，这需要包括一些既往史、医疗史、过敏史和家族史。对骨髓供者还需询问外科手术史和所用的麻醉方式。此外，骨髓供者还应接受详细的神经系统、呼吸系统、心血管系统和肌肉骨骼系统的病史系统回顾。外周血祖细胞供者应被仔细询问既往献血史和成分献血史。外周血祖细胞供者的病史系统回顾需包含详细的心血管和神经系统回顾，此外，还应包含静脉血管疾病、自身免疫系统疾病和脾脏疾病等相关特殊问题。

供者体检需聚焦于神经系统、呼吸系统和心血管系统。此外，骨髓供者还需要完善口腔气道和髂嵴评估。有肌肉骨骼系统症状病史的供者需要进行详细的脊柱和下肢检查。外周血祖细胞供者需额外增加静脉通路和脾脏检查。

2. 供者实验室和程序性评估

对所有造血干细胞供者来说，经典实验室评估包含如下内容：含白细胞分类的全血细胞计数、ABO/Rh 血型、血清电解质、血糖、ALT、胆红素、肌酐或血尿素氮、血清总蛋白和白蛋白、凝血酶原时间和部分凝血活酶时间 [11]。部分内科医师推荐检测血液免疫球蛋白和单克隆球蛋白水平。此外，还应进行尿液分析、胸部 X 线片和心电图检查。

若造血干细胞受者患有血红蛋白病或先天性代谢障碍等遗传性疾病，为避免影响移植预后，可能需要特异性检测以排除供者可能存在的该类遗传性疾病的携带状态。伴镰状细胞特性和轻型地中海贫血者可以作为骨髓移植的供者。后文将讲述，S-β-地中海贫血、镰状细胞 C 病或复杂的镰状血红蛋白病患者不应接受 rhG-CSF。

对有潜在怀孕可能的女性供者，必须要评估其妊娠状态 [11]。妊娠是骨髓捐献的禁忌，然而，亦有报道过妊娠供者骨髓捐献成功的案例 [18]。由于造血生长因子禁用于妊娠女性，妊娠女性不能成为外周血祖细胞供者。

（三）伦理和心理社会问题

1. 骨髓捐献时的心理状况

供者的心理状态应被充分评估，尤其是应该了解造血干细胞供者捐献骨髓的驱动力是什么？是因为真诚的帮助愿望还是有其他驱动力——也许是抱有对回报或个人利益不切实际的期望？

Switzer 等 [19] 对 343 个无关骨髓供者在捐献前和捐献一年以后分别进行采访。他们认为供者捐献的驱动力可被归为 6 类，而一个供者可以存在超过一类捐献原因。男性和女性的捐赠驱动力各不相同，而且与捐赠前的矛盾心理以及捐赠后的心理和生理困难有关 [19]。

与无关供者相比，亲缘供者可能存在不同的捐献驱动力，他们通常遭受更多的情感和身体压力 [20]。第 32 章将对影响供者捐献后心理问题的事项进行讨论。

有时候，供者可能会受到某种胁迫。Switzer 等 [19] 曾对于感觉到压力的无关供者进行相关报道，发现其无论是被鼓励还是不鼓励捐献，都不太可能有积极的捐献经历。

2. 造血干细胞捐献时供者的知情同意

造血干细胞供者在捐献前必须提供书面的知情同意书 [11]。即使无将供者细胞用于科研的计划，也应将相关条例放入知情同意书中。

3. 造血干细胞供者作为研究对象

重要的是确定在什么情况下，供者真正成为研究对象。这很复杂，因为大部分涉及造血干细胞供者的研究往往也涉及造血干细胞移植受者。一些测试可用来帮助判断某项特定的活动是否构成涉及造血干细胞供者的研究。这些测试包括：①对个体的信息收集或细胞采集是否用于研究目的？②信息收集或细胞采集是否得到 FDA 研究性新药申请或 FDA 实验用器械豁免（investigational device exemption，IDE）制度支持？③在没有研究的情况下，是否存在不应该发生的与受者间的互动？对这些问题的肯定回答有助于定义研究[21]。

4. 供者的报酬

供者登记机构对无关供者的任何与捐献有关的自付费用予以报销。然而，直接支付现金或其他等价物作为报酬的行为被禁止。登记机构的任务是为有外周血或骨髓移植需求的患者提供服务，整个工作流程以无偿供者捐献为代表的人道主义作为开端。有人猜想，若给供者相应的酬金或其他等价物，将会有更多的志愿者参与捐献。然而，给予供者酬金会破坏捐献流程的平衡，会导致两类人群的增加，一类是仍旧需要造血干细胞移植的人群，另一类是需要酬金的供者，对于后者来说，纯粹拯救他人的生命不是他们唯一的动机了。

不管是 WMDA 标准还是世界卫生组织指导原则，都禁止直接向供者支付酬金[22, 23]。全球为患者服务的供体登记机构一直严格遵循这些原则。在美国，最近这种做法受到美国联邦第九巡回上诉法院一项法律裁决的挑战[24]。法院认为，尽管国家器官移植法案[25]禁止向骨髓或骨髓有关成分的供者直接提供酬金，但法案并没有禁止向外周血祖细胞供者提供酬金。法院提出外周血祖细胞是血液的部分成分，而不属于骨髓相关成分。法院的讨论意见中没有提及外周血祖细胞在不作为骨髓相关成分的情况下重建整个造血系统的确切机制。迄今为主，包括 NMDP 在内的美国供者登记机构，仍沿用无偿捐献政策。Boo 等具体讨论了造血干细胞供者报酬相关争议[26]。

六、捐献流程

（一）骨髓

通常在供者全麻或局麻后，从其髂后上棘处采集骨髓。髂后上棘是骨髓采集的主要部位，通过大口径针头将骨髓抽吸入肝素处理过的玻璃或塑料注射器中。

常规通过皮肤穿刺或者皮肤小切口到达髂嵴，一旦骨皮质被穿透，即可抽吸到少量骨髓液（5～10ml）。移开注射器，将抽吸到的骨髓液快速转移至抗凝保存液中。随后，常将采髓针向前推进数毫米，重复上述过程。随着针的重复推进，一次骨髓穿刺可以实现多次骨髓液抽取。通过一个皮肤伤口，可以实现多次骨髓穿刺。通过少数或者数个皮肤穿刺点或者小切口，可进行 200～300 次的骨髓抽吸。少数情况下，骨髓穿刺可从髂前上棘处进行。

骨髓穿刺获取到骨髓细胞和毛细血管血液的混合物，混合物中骨髓与血液的成分比值取决于所用的技术。与外周血相比，短促有力的骨髓抽吸液通常被认为能获得更高浓度的骨髓细胞。即使外周血引起的骨髓细胞稀释是不确定的，最终收集到的骨髓细胞数由混合物的有核细胞数决定。许多年来，异基因骨髓移植的目标采集细胞数为＞ 2.0×10^8 有核细胞 /kg 受者体重。Sierra 等[27]评估了 174 例行无关供体骨髓移植的高危组急性白血病患者中骨髓细胞数的影响。他们的研究发现骨髓细胞数超出研究对象的中位数值（3.65×10^8 有核细胞数 /kg）时可使患者获益。根据该研究及其他类似研究，目前许多中心常规要求骨髓细胞数达 4×10^8 有核细胞数 /kg。

（二）外周血造血干细胞

外周血足细胞的采集通常在血液中心或者医院采集室进行，供者的动员和采集可以在门诊进行。虽然来格司亭（在美国不可用）与 rhG-CSF 可动员产生类似的 $CD34^+$ 细胞数[28]，但 rhG-CSF 是目前最常用的供体动员剂。虽然 CXCR4 抑制药 AMD 3100 尚未在美国获批用于普通供体，但该药在自体和异体移植中可有效的动员外周血足细胞[29]。亲缘供体移植时，使用非格司亭和 AMD 3100 动员的外周血足细胞的植入率类似[29]。

rhG-CSF 常规每日剂量为 10～16μg/kg 供者体重，可以每日单次或者分两次皮下注射。外周血足细胞可通过一种连续的细胞分选设备收集。通常在使用 rhG-CSF4～5 疗程后进行采集。

使用 rhG-CSF 动员后采集的 $CD34^+$ 细胞数在不同供者之间存在很大差异。异基因移植时所需达到的 $CD34^+$ 细胞的确切数量目前仍无统一定论，但常规动员目标为（4～6）$\times 10^6$ $CD34^+$ 细胞数 /kg 受者体重[30, 31]。对大部分成人受者，1～2 次的 12L 的单采分离或者单次大容量单采分离将为成功植入提供充足的造血干细胞。

七、造血干细胞捐献相关不良事件

任何医疗事故都可称之为不良事件。严重不良事件是指对个人生命或机体功能构成威胁的不良事件，至少包括以下几种：①致死性事件；②即刻威胁生命的事件；③要求或延长住院时间的事件；④导致严重或持续残疾的事件；或者⑤引起先天性异常的事件。骨髓和外周血祖细胞捐献均可导致不良事件。幸运的是，严重不良事件少见。以 NMDP 经验为例，住院导致不良事件升级为严重不良事件最常见。意想不到的严重 / 不严重不良事件是指那些未在协议、同意书、研究者手册中或医学文献中描述过的不良事件。

Pulsipher 等最近报道了 NMDP 收集的近 10 000 例骨髓和外周血祖细胞供者的不良事件 [32]。回顾性分析了 2004—2009 年间的 2726 例骨髓和 6768 例外周血祖细胞供者的相关数据，数据收集的时间点有基线期、捐献期和捐献后随访期。在捐献完成后的 2 天内会对供者进行首次随访，随后对供者进行每周一次随访直至供者完全恢复，所有的供者均会在捐献后的 1 个月、半年、1 年及以后的每年进行随访，所有的采集均在 NMDP 批准的地点进行。外周血祖细胞的采集应根据 NMDP 发起的研究计划进行，而该研究应向美国 FDA 提交相应的新药研究申请。骨髓和外周血祖细胞的供者特征类似，超 61% 的供者为男性。86% 骨髓供者接受全麻，其余为硬膜外或脊髓麻醉。77% 的外周血祖细胞供者仅需进行单次单采分离。贫血在骨髓捐献后更为常见，但仅 0.5% 的骨髓供者接受了同源输血。外周血祖细胞捐献后更容易出现血小板减少，超过 50% 外周血祖细胞供者血小板计数＜ 150×10^9/L，超过 26% 外周血祖细胞供者血小板计数＜ 100×10^9/L。所有的血细胞计数在 1 个月内恢复到接近基线水平，并在 3 年的年度随访中保持该水平。

不论何种捐献类型，80% 的供者可出现骨痛。骨痛的特点在两种类型的供者中表现相似，绝大部分表现为轻至中度不适。骨痛出现的时机在两种类型的供者中明显不同，外周血祖细胞供者骨痛大多出现在 rhG-CSF 动员期间和捐献前，而骨髓供者的骨痛出现在捐献后。骨髓供者中多见捐献后 1 周和 1 个月时持续性疼痛的报道。其他不良反应如疲劳、失眠及全身症状，在两种类型的供者中表现相似。女性供者较男性供者更易察觉疼痛及其他症状，而老年供者在捐献后 1 周更易出现疼痛和其他症状。

在 Pulsipher 的报道中，21% 女性供者在外周血祖细胞采集时需行中心静脉置管，而男性供者截然相反，仅 4% 需要 [32]。不论何种捐献方式，女性供者均较男性供者更可能出现计划外住院需求。

与 Pulsipher 研究结果一致，Rowley 等 [33] 报道了 69 例同胞供者的随机对照试验，该 69 例同胞供者被随机分为骨髓移植组和外周血祖细胞移植组，不良反应出现的频次和强度在两种类型的供者组间无差异。

（一）与骨髓捐献相关的其他特异性不良事件

6% ～ 20% 骨髓供者中可出现一些次要并发症 [32, 34, 35]，包括低血压、晕厥、严重的脊髓麻醉后疼痛、其他疼痛以及轻微的感染。显然，这些并发症在发病后几天内就会消失。

骨髓捐献还可伴有实验室和影像学检查异常。贫血是最常见的实验室检查异常。骨髓采集也可引起血清碱性磷酸酶和骨钙素显著但短暂的升高 [36]。X 线片、CT 检查和放射性核素扫描可显示骨盆和骶骨的异常，该现象可持续数周或数月 [37]。

（二）骨髓捐献后的严重不良事件

估计骨髓捐献后严重不良事件的发生率为 0.1% ～ 0.3%[38]。对 1969—1983 年间上报至国际骨髓移植登记组（International Bone Marrow Transplant Registry，IBMTR）的 2248 例异基因骨髓捐献以及另外 1160 例西雅图捐献数据进行回顾性分析，发现总共发生了 9 例（0.27%）骨髓捐献后严重不良事件 [39]。其中，1 例吸入性肺炎、2 例深静脉血栓（包括 1 例肺栓塞）、3 例细菌感染（包括两例菌血症）、2 例严重心律失常以及 1 例脑梗死。

医学文献对骨髓采集后严重感染事件进行了报道 [34, 39]。感染性骨髓炎似乎是骨髓采集后一个相对罕见的并发症 [40, 41]。

采集相关性出血引起软组织压力升高，可能会导致严重疼痛。据报道，1 位亲缘骨髓供者的坐骨神经痛持续了 18 个月 [34]。骨髓采集后可能会出现长时间和明显的疼痛，导致永久残疾。髂嵴骨折亦有报道 [34]。

骨髓捐献和死亡风险

曾发生过正常骨髓供者死亡事件。回顾上报至 CIBMTR 的 7857 例骨髓采集，共发生了 2 例死亡事件 [42]。表 37-1 罗列了造血干细胞捐献几天内发生的 11 例死亡记录 [43-46]。如表 37-1 所示，有 2 例死亡实际发生于骨髓捐献前。捐献压力是否对此有影响也不得而知。同样，也很难判断 HC 捐献后几天内出现的供者死亡与捐献的相关性。

（三）与外周血祖细胞捐献相关的其他特异性不良事件

骨痛是外周血祖细胞供者最显著的不良事

件，在接受 rhG-CSF 动员的外周血祖细胞供者中，25% ～ 86% 出现该症状[47, 48]。骨痛可能由骨代谢改变引起，表现为骨源性的碱性磷酸酶升高和血清骨钙素下降。骨痛通常呈弥漫性，脊柱、臀部、盆骨和肋骨处疼痛最明显[48]，头部疼痛也较常见。低强度止痛药，如对乙酰氨基酚或非甾体类抗炎药（non-steroidal anti-inflammatory drug，NSAID）等即可改善骨痛带来的不适。rhG-CSF 相关的其他症状包括恶心呕吐（约 10%）、肌痛（约 20%）、疲劳（约 15%）、失眠（约 10%）和注射部位反应（罕见）。rhG-CSF 使用剂量在 10μg/（kg・d）以下时，以上症状出现频率下降。rhG-CSF 停药后疼痛症状可迅速缓解，很少出现停药或减药的情况[32, 48]。

用 rhG-CSF 进行造血干细胞动员可引起许多血清化合物和血细胞计数改变。rhG-CSF 使用满 5 天常规剂量后，乳酸脱氢酶、酸性磷酸酶和 ALT 可增加 2 ～ 4 倍。使用 rhG-CSF 后白细胞计数尤其是 ANC 呈戏剧性增长[32, 48]，并且增长速度与 rhG-CSF 剂量相关。rhG-CSF 每日使用量为 10μg/kg 或更多时，第 5 天白细胞总数可达（70 ～ 80）$\times 10^9$/L。80% ～ 90% 白细胞为中性粒细胞或呈带状。当白细胞超过（70 ～ 75）$\times 10^9$/L，通常建议将 rhG-CSF 减量。

外周血祖细胞采集时血液成分分离过程也是不良事件来源之一。用柠檬酸葡萄糖（acid-citrate-dextrose，ACD）溶液抗凝可引起低钙血症，表现为口周麻木、感觉异常和手足痉挛。这些症状可通过口服补钙来改善，但血液分离过程中给予静脉补钙效果会更好。降低血流速度也可改善低钙症症状，但会导致采集时间延长。另一种方法是用肝素补充抗凝以减少柠檬酸葡萄糖的需求量[49]。

血小板减少是外周血祖细胞采集时最确定、最重要的发现[32, 48]。每次采集后血小板计数较采集前可重复性下降 20% ～ 30%，并且直到最后一次采集后 3 ～ 4 天才开始恢复。经历两次采集后，供者血小板计数常下降至 100 $\times 10^9$/L 以下。

（四）外周血造血干细胞捐献后的严重不良事件

在镰状细胞贫血或复杂镰状细胞血红蛋白病患者中，使用 rhG-CSF 动员可引发严重的镰状细胞危象[43, 50]。确实，曾有一位患镰状细胞血红蛋白病的 47 岁女性，既往无任何相关临床表现，作为其患慢性髓系白血病胞姐的外周血祖细胞供者，接受 rhG-CSF 动员时，出现了致死性镰状细胞危象[43]。具有镰状细胞特征（Hb AS）的个体使用 rhG-CSF 时，风险是否增加仍有待阐明。Kang 等[51]安全地完成了 9 例伴镰状细胞特征的供者的外周血祖细胞的动员和采集，在动员过程中，这些供者的症状评分确实高于同时进行的 8 例对照组供者，但没有出现惨痛的镰状细胞危象。

表 37-1 造血干细胞捐献相关的死亡

年龄（岁）	性　别	造血干细胞来源	与捐献的关系	死　因	参考文献
40	男	骨髓	捐献前	心脏停搏	[81]
46	男	骨髓	捐献前	心脏停搏	*
57	女	骨髓	即时	心室颤动	*
35	男	骨髓	即时	呼吸停止	*
35	女	骨髓	即时	心肌梗死	*
35	男	骨髓	捐献后	肺栓塞	*
47	女	外周血祖细胞	即时	镰状细胞危象	*
57	女	外周血祖细胞	捐献后	卒中	[83]
62	女	外周血祖细胞	捐献后	心脏停搏	[84]
6	男	外周血祖细胞	捐献后	脑出血	*
19	女	外周血祖细胞	捐献前	血气胸	*

注：*. 与作者的个人交流

有几例自发性脾破裂的报道明显与髓外造血有关[52-55]，其中 3 例通过外科手术摘除了脾脏，2 例保守治疗有效。Platzbecker 等[56]通过超声对 91 例健康外周血祖细胞供者 rhG-CSF 动员前后的脾脏大小进行评估，虽然该研究对象中未出现脾脏相关不良事件，但定期记录到的脾脏长度和宽度均有明显增加。供者因素及临床表现（白细胞改变、碱性磷酸酶升高等）与脾脏肿大程度无相关性。Stroncek 等的独立研究也报道了类似的发现[57]，这也说明了脾脏肿大在某些供体中可持续 10 天以上。基于这些研究，提示不能通过超声来预测脾脏出血的风险。

CSF 可能禁用于有自身免疫系统疾病病史的供体[58-60]。在使用 rhG-CSF 或 rhGM-CSF 治疗的非外周血祖细胞供体的患者中，曾有类风湿关节炎和强直性脊柱炎发作的报道[58, 60]。据报道，异基因外周血祖细胞供体在使用 rhG-CSF 动员时可出现多种眼部炎症反应，包括边缘性角膜炎、巩膜外层炎和虹膜炎[59, 61]。

1. 外周血祖细胞捐献和死亡风险

与骨髓捐献一样，也有外周血祖细胞捐献时或即将捐献时死亡的事件报道[43, 44]。表 37-1 罗列了外周血祖细胞供者中出现的 5 例死亡事件。目前尚不清楚外周血祖细胞捐献与骨髓捐献的死亡风险是否存在差异。

2. 长期供者随访

目前尚未确定 CSF 对正常个体的长期安全性。一些研究者通过各种检测方法对正常外周血祖细胞供者的外周血进行了系列评估，包括染色体含量、DNA 稳定性、复制时间和基因表达谱[62-66]。除 1 例外，在其他所有供者中，rhG-CSF 在造血干细胞动员过程中引起的变化都是短暂的。Nagler 等[64]报道了外周血祖细胞供者在接受动员 6～9 个月后，淋巴细胞 17 号染色体呈持续性非整倍性。Hirsch 等最近进行的研究并不能复制 Nagler 等的发现，揭示了并没有证据证明非格司亭会导致染色体非整倍性或异步复制[66]。

一些报道对部分外周血祖细胞供者进行了维持 1～5 年的随访[30, 48, 67-70]。在任何情况下，均未发现可归因于 rhG-CSF 的严重不良事件。Pulsipher 等对 2408 例 NMDP 登记的供体进行随访，中位随访时间为 49 个月（0～99 个月）[48]，在这些供者中，无发生急性白血病的报道，仅报道了 1 例慢性淋巴细胞白血病。Anderlini 等[71]最近对 343 例外周血祖细胞供者进行随访，其中 281 例（82%）愿意接受采访，中位随访时间为 39 个月（7～80 个月），无白血病或其他造血不良事件发生。

（五）外周血祖细胞和骨髓：对供者来说，哪种更适宜？

Switzer 等[72]评估了 70 例进行造血干细胞二次捐献的无关骨髓供者（25 例外周血祖细胞和 45 例骨髓）。二次捐献产物为外周血祖细胞的供者认为，与先前的骨髓捐献相比，外周血祖细胞捐献时生理上更容易让人接受，需要的时间更少，并且更加便利。依据 NMDP 经验，外周血祖细胞供者比骨髓供者恢复更快[32]。

在外周血祖细胞与骨髓同胞供者中开展随机临床试验，这两组间区别目前仍未明了，据报道，两组间具有相似的焦虑和疼痛表现，完全恢复的时间同样也相似[73, 74]。观察到的差异多集中于急性症状、疲劳、开始恢复的时间或晚期并发症，这些数据倾向于外周血祖细胞捐献[74-76]。

八、特殊注意事项

（一）婴儿和儿童作为造血干细胞供者

儿童可安全地捐献骨髓[34, 77, 78]。与成人相比，他们可能更需要接受异体输血，但是儿童供者中出现严重并发症的情况罕见[34, 78]。

Sanders 等[78]报道了 23 例 2 岁以下的骨髓供者，采集量在 11.5ml/kg 和 19.3ml/kg 供者体重之间，无严重并发症发生，但 23 例中有 22 例婴儿需要异基因输血。

在一项对儿科骨髓移植医生的调查中，56 名参与调查者中仅 7 人不愿意从 0—6 个月大的婴儿供者中采集骨髓[77]。然而，对大容量采集的意见大家却很少达成一致。52 名参与调查者中，有 6 名将采集物限制于不超过 25% 的供者血容量，而有 24 名则认为可将该限制放宽至 50% 或更多。22 名参与调查者更倾向于分两次进行大容量造血干细胞采集。

儿童对 rhG-CSF 动员和外周血祖细胞采集的反应与成人相似[79]，他们对 rhG-CSF 的耐受性与成人类似，且能提供更多的 $CD34^+$ 细胞。若要成功进行儿童供者的细胞采集，可能更需要的是中央静脉通路[79]。一份报告描述了 5 名 4—13 岁儿童的外周血祖细胞收集情况[49]，每位儿童接受非格司亭的剂量为6μg/kg，12h 一次，持续 3 ～ 4 天。需行 1 ～ 2 次白细胞分离术。没有儿童需要行中心静脉置管，也没有儿童出现早期并发症。Pulsipher 等[80]最近围绕着儿童使用 rhG-CSF 的临床、伦理和研究问题进行了综述。

需要对评估为潜在造血干细胞供者的儿童进行特别关注，他们可能对亲属所患疾病及捐献流程所知甚少。他们的恐惧和担忧往往是复杂的，伴随着明显的矛盾心理[81]。根据半相合移植方案，儿童也可成为父母的供者，这导致需要对儿童在理解、压力和知情同意方面增加关注。

对儿童的同意将引起特别关注。大多数情况下，父母都希望子女同意，这可能会造成利益冲突情况。当他们后来被询问时，儿童报告说他们是被家人或医生强迫捐献的，或者即使未被强迫，他们也觉得在这个问题上他们没有进行真正的选择[81]。

一项针对美国儿科移植医生的调查证实，大多数人认为同意捐献的责任应该由父母承担[77]，在某些情况下，指定合法监护人来决定造血干细胞捐献是否符合儿童的最佳利益，仍是标准惯例。

（二）首次捐献之后的后续捐献

供者可重复捐献造血干细胞。多数 2 次捐献的骨髓或外周血祖细胞是为原始移植受者准备的，用于移植失败、移植物功能不全或疾病复发的情况。Buckner 等[34]报道的 1160 名骨髓供体中，确认了 99 名在 2 个月内捐献 2 次骨髓的供者。第 2 次捐献时采集的有核细胞数平均值略有下降。Stroncek 等[82]报道了明尼苏达大学的 16 名行 2 次捐献的供者，行 2 次采集时，总有核细胞数和细胞浓度呈下降趋势。当采集间隔少于 90 天时，细胞浓度的下降具有统计学意义[82]。在第 1 次捐献后 60 天内进行第 2 次捐献的供者经常需要输注异体血（5/8，60 天内二次采集，0/8，二次采集间隔超 60 天）。

外周血祖细胞也可行连续采集。Stroncek 等[70]在 19 名健康志愿者中，每隔 1 年收集 1 次外周血祖细胞。在首次采集和 2 次采集之间，动员前血细胞计数、对 rhG-CSF 动员的反应或 $CD34^+$ 细胞产量没有差异。Anderlini 等报道了 13 名提供 2 次捐献的异基因外周血祖细胞供者，2 次捐献间隔的中位时间为 5 个月（1 ～ 13 个月），得出的结论类似[30]。行细胞分离前供者白细胞计数和 $CD34^+$ 造血干细胞产量在两次采集时无差异。近期的更多研究中，de la Rubia 等[83]注意到 2 次外周血祖细胞动员和采集时总 $CD34^+$ 细胞有所下降，供者症状在两次捐献时无差异。Platzbecker 等[84]研究得出了类似的结论，此外，其研究尚发现供者为女性、首次动员时低外周血 $CD34^+$ 细胞计数是 2 次捐献时 $CD34^+$ 细胞产量低的预测因子。

WMDA 已发布无关供者后续捐献的指南共识[85]。这些指南确立了建议的捐献间隔和捐献次数。

（三）生长因子动员的骨髓

为加快骨髓移植的植入速率，研究者对骨髓采集前使用的非格司亭进行研究[86-88]。这些研究，结合了单臂试验和对照试验，结果提示骨髓供作者使用 rhG-CSF 可加速其中性粒细胞和血小板的恢复。Morton 等[89]报道了一项关于外周血祖细胞和 rhG-CSF 动员的骨髓之间的随机对照研究，发现中性粒细胞和血小板的植入在两组间无差异，但接受 rhG-CSF 动员的供者骨髓细胞的患者，其激素耐药的急性 GVHD 和慢性 GVHD 的发生率较低，且需使用免疫抑制药的天数较少。综上，这些初步观察表明，有可能在不增加急性和慢性 GVHD 风险的基础上获得外周血祖细胞的一些益处。

然而，这些研究将外周血祖细胞和骨髓捐献过程中的许多最重要且特异性的不良事件联系在一起，对造血干细胞供者具有重要意义。虽然可减少供者骨髓采集量[86]，但这可能无法完全抵消 rhG-CSF 动员带来的额外风险。该领域需进一步完善精心设计的前瞻性临床试验。

九、总结

异基因造血干细胞捐献时严重不良事件少见，死亡事件罕见，具有安全性。然而，在 HC 捐献前，必须对所有供者进行详细评估及充分告知。必须预料并满足新提出的监管要求。骨髓和外周血祖细胞采集是获取造血干细胞移植物的两种常见方法，他们对供者产生的早期和长期影响不同。这两种方法的相关安全性数据正在逐渐建立，并证实可长期维持一个功能良好的良性造血系统。

每年异基因造血干细胞移植的数量极有可能继续增长。基于对当前需求的预估，在未来几年内，亲缘和无关异基因造血干细胞移植的数量将很快翻倍。

第 38 章 移植在核事故或恐怖袭击中的作用

The Role of the Transplant Program in a Nuclear Accident or Terrorism

Nelson J. Chao　Dennis L. Confer　著
范　祎　译
薛梦星　仇惠英　陈子兴　校

一、概述

读者不应忽视本章的讽刺意味。毕竟，正是由于广岛和长崎的核爆炸事故，临床上才能发现骨髓对辐射很敏感。许多核爆炸受害者在辐射发生几天后就会出现全血细胞减少。这种骨髓对辐射敏感的现象启发了最初的小鼠实验和随后的犬类实验，这些实验证实了骨髓是制造血液成分的责任器官，实施骨髓保护或骨髓移植可挽救接触致死剂量辐射的动物。此外，以 MHC 为特征的移植生物学是这些初步研究的直接结果。这一观察结果随后在患有影响骨髓或免疫系统的各种疾病的患者身上得到证实，这些人接受全身放疗后接受自体或异基因骨髓移植。造血干细胞移植领域就此诞生。该领域是激动人心的基础科学、转化医学和临床医疗的结合，为许多疾病的患者带来了更好预后。然而，由于恐怖袭击或自然灾害所带来的核爆炸威胁越来越大，我们似乎又回到了原处。

不可否认，不论是无意还是有意的放射性物质释放，都是可能或潜在的灾难[1]。最近的海啸和福岛核反应堆熔毁都是对潜在风险的警示。如果没有有利的风向将放射性物质吹到海上，后果可能会更糟[2]。有关非美国及西方国家友邦国家核扩散的报道，以及一名持不同政见的俄罗斯人士被钋 -210 毒死的报道，进一步提醒着人们要注意恐怖威胁[3]。此外，1944 年以后，发生了 400 余例放射性事故，造成了超 3000 次的严重核暴露[4]。约 10 000 000 放射性物质“密封源”（如铯 -137、钴 -60）用于全世界医疗、工业、农业和研究目的[5]，其中，自 1995 年以来，有 600 多件遗失或被盗，最终找回的不到一半。

核装置爆炸将造成空前的生命损失和伤害以及经济、政治和社会混乱。许多暴露在大剂量辐射中的患者会产生骨髓抑制。因此，血液学家和肿瘤学家，尤其是造血干细胞移植专家，特别适合帮助评估和管理辐射暴露受害者[6]。根据事件的规模，可能会需要全国范围内的增援。可以要求全国的血液学家、肿瘤学家和造血干细胞移植专家根据当地患者的需求情况进行协调，接受转院患者甚至可以前往其他医疗机构。因此，我们必须共同准备处理这一类意外事故。由于核爆炸是最严重的破坏形式，本章的其余部分将围绕应急计划进行讨论，但对基础设施的建议是能够承受放射性扩散装置（如“脏弹”或地铁座位下或公园内的放射源）或核电站事故的发生。

保护公共区域免受核尘散落的影响，并采取有效的医疗措施，可以拯救成千上万个生命。自 2001 年以来，各级政府、学术机构和专业组织在提高应对核爆炸的能力方面做了大量工作。在公共卫生和医疗领域取得的显著成就有：完成了几份不同的出版物和建成了若干网站，其中包括《核爆炸反应规划指南》[7]、来自核爆炸稀缺资源工作组[8-23]的一系列论文、可从疾病控制预防中心（the Centers for Disease Control and Prevention，CDC）获得的健康和医学教育材料[24]、实时材料包括可在辐射应急医疗管理（Radiation Emergency Medical Management，REMM）网站上获得的基于算法的管理[25]。美国联邦应急管理局（Federal Emergency Management Agency，FEMA）与跨部门伙伴正在合作开发简易核装置（improvised nuclear device，IND）国家战略和实施计划。

二、应对核爆炸的准备和计划

无论是意外还是有意的若干类核事件类型均可导致辐射暴露（表 38–1）。有意事件可以由放射暴露装置（radiologic exposure devices，REDs）、放射散布装置（radiologic dispersion devices，RDDs）和简易核装置引起。放射暴露装置是一种被秘密放置在公共空间或其他地点的放射源，放射散布装置通过使用常规炸药（如所谓的"脏弹"）或其他途径（如污染食物或空气）使放射物质扩散到一个大的区域。虽然这些设备可能引起的死亡人数相对较少，但大量群众可能会暴露于小剂量辐射中，从而引起大范围的公共混乱和恐慌。除特殊情况下，少数受害者需要高度专业化的烧伤治疗或存在骨髓抑制情况，放射散布装置或放射暴露装置事件受害者最有可能需要在事故发生地附近的医疗中心接受治疗。这种情况往往不需要调动国家其他地区的血液学家。

与之相反的是，简易核装置涉及钚或铀等裂变材料，将产生灾难性后果，因此发生简易核装置相关事件时需要调动所有可用的资源。核爆炸不仅导致物理损伤（创伤和烧伤），也引起辐射暴露。当爆炸、高热和辐射区在震中附近重合，一些主要区域可发生不伴辐射的物理破坏（迎风玻璃破裂），另一些发生辐射暴露的区域，可不伴或仅伴有限的基础设施物理破坏（沉降区）。对核爆炸的应急反应将围绕三个物理破坏区（重度、中度和轻度）进行，危险的沉降区以及一个指定的可变沉降区（> 10mR/h），在该区域内可以进行应急响应活动，但救援时间可能有限。辐射分类、治疗和传输（radiation triage，treatment，and transport，RTR）系统覆盖了这些响应区域内的功能响应（图 38–1）[26]。

据估计，任何时候全美约有 40 000 张可用病床，而这一能力远远低于预测的可抢救的伤亡人数。因此全国各地的医疗中心可能会被要求接收来自灾区的患者，包括需要进行长期治疗或并发症治疗的受害者和当地居民。这些努力最初作为国家灾害医疗系统（National Disaster Medical System，NDMS）的一部分进行协调。NDMS 是一个针对公立和私立医院的联邦协调系统，旨在增强国家的医疗反应能力。正如在卡特里娜飓风过后所观察到的那样，对流离失所人口的医疗保健需求很容易使受灾地周围地区的基础设施不堪重负。对于需要重症监护或那些患有肿瘤、血液疾病或其他慢性病的患者，这种干扰尤其危险。

三、对核事故后果的响应：概念、信息和资源

资源的可用性将随着距事故的远近程度而改变，基于这一假设对核事故产生的后果进行应急响应，并且该响应将是一个随时间变化的迭代过程。离爆炸地点最近的医院很快就会受到伤亡人数的激

表 38–1　涉及放射性物质的潜在事件

分　类	说　明	死亡人数
放射源事故	放射源丢失或失窃（如巴西 Goiana 地区、泰国）	0 ～ 10s
核反应堆事故	放射性气体或物质释放（如切尔诺贝利事件）	0 ～ 100s
放射分散设备	扩散放射性同位素的装置或计划（如脏弹[a]或食品供应中的放射性物质）	0 ～ 1000s
放射暴露设备	向周围人群暴露放射性物质（如放置在火车上的铯源）	0 ～ 100s
简易核设备	含有可产生核爆炸的放射性物质	1000s 至大于 1 000 000

a. 预计只有一小部分死亡与辐射直接相关。死亡人数仅为粗略估计

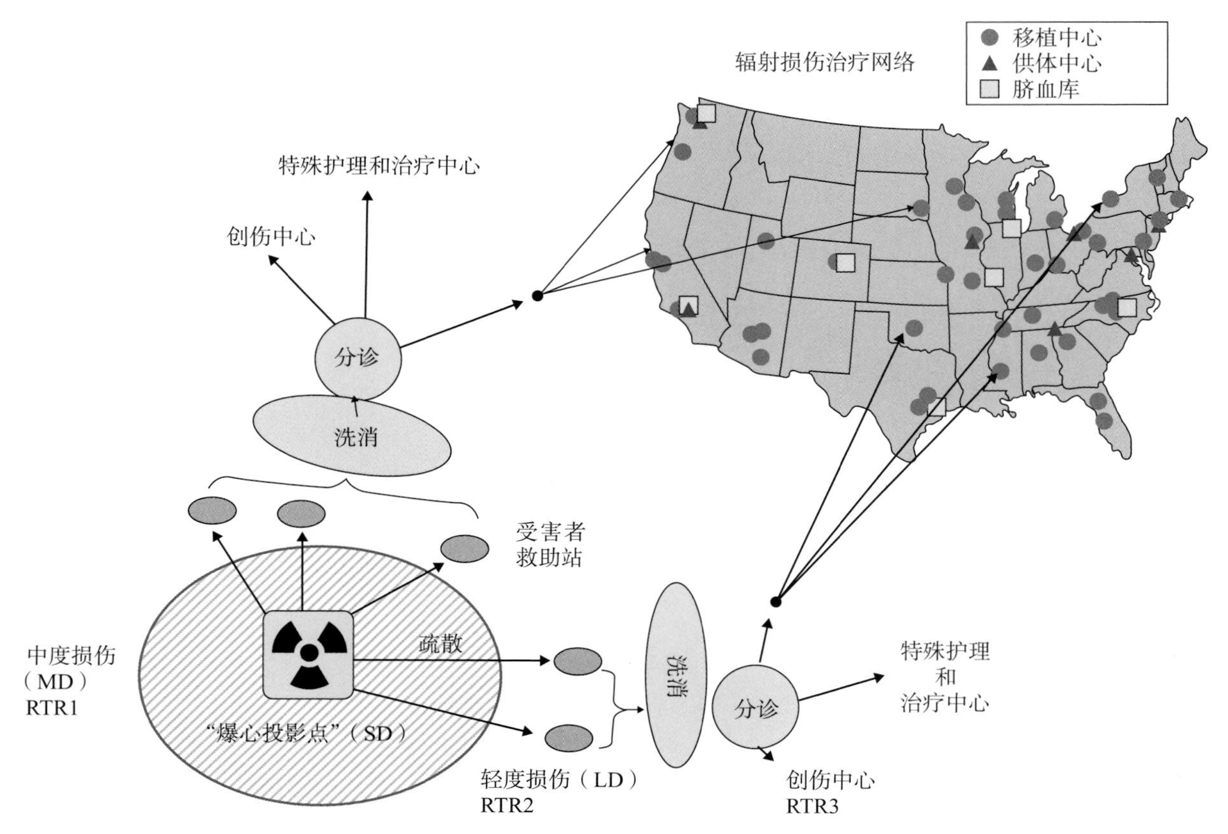

▲ 图 38-1　应急准备和响应副部长办公室拟备的大型辐射事故的分类及应急示意图

分流中心位于受影响地区的同心环内，提供初始的稳定和洗消（RTR1-3）、更广泛的医疗护理（medical care，MC），以及在装配中心（assembly centers，AC）快速查找无辐射暴露或最小暴露的个体。需要进一步治疗的患者被疏散到未受影响地区的转诊中心

损伤区：
严重损伤区（severe damage，SD）：基础设施遭到严重破坏，幸存者寥寥无几
中度损伤区（moderate damage，MD）：由于存在物理损害，该区可能不便通行，但随着辐射水平降至零点，障碍可以被清除；该区域如果有辐射，该辐射水平也可在最初数小时到一天内相当迅速地下降
轻度损伤区（light damage，LD）：可通过，该区的大部分损害是玻璃破碎，除非辐射沉降区与 LD 区重叠，否则该区仅有少量辐射或没有辐射
功能应答系统：RTR 系统可帮助组织应急响应 [6, 7]。该系统包括几种类型，主要是自发的形成 RTR 位点（伤亡救助站）
RTR1：在主要物理损害处或附近，早期存在明显的辐射
RTR2：物理损害有限，该辐射水平可在最初数小时到一天内下降，可能在危险沉降区（dangerous fallout，DF）附近
RTR3：损害最小，无辐射

增并迅速耗尽补给。因此，我们的计划是尽快把患者送到远离灾区的地方接受医疗救助，以便补充物资和人力。在资源短缺的环境中进行医疗管理的关键策略总结见表 38-2。

对当地非传统应急资源（私人执业医师、熟练护理人员、商业性质的实验室等）进行量化了解并加以协调至关重要。如果规划周边区域、部落、州和联邦实体主动提供资源支持，并在发生灾难性事件时利用区域中转站，将大大缩短最终获得物资的时间。由医疗机构和整个社区规划的集合和疏散中心，将在灾后数小时和数天内大大缓解应急瓶颈和混乱。

表 38-2　资源短缺时的策略

- 准备——储备救灾物资，提高破伤风疫苗、撕裂伤托盘、麻醉镇痛药、敷料等常用物品的标准
- 替代品——使用临床效果等价的物品和人员 [12]
- 适应——准备物料或技术以提供充分的医疗护理（使用便携式呼吸机或麻醉机取代全功能呼吸机），使用具有类似或统一标准技能的专业人员（专业的外科医生以协助创伤手术），或者适应特殊医疗地点（在手术室外进行外科手术处理）
- 节流——通过降低用量或改变利用方式来减少资源使用
- 重复利用——经过适当的消毒 / 灭菌后重复使用物料
- 再分配——资源短缺时采取优先治疗的策略，优先治疗那些生存机会更高或者需求更大的人

地方规划在跨响应层（包括州和联邦系统）集成时最有效。通过使用规划和应对工具，如 HHS 资源测绘工具 MedMap，可有效促进综合规划[27]。MedMap 有助于与本地 / 区域响应人员共享感知的态势，并可以显示其他人口统计信息相关医疗设备的位置。指定的地方和州政府合作伙伴可以通过其 HHS/ASPR 区域应急协调员请求访问 MedMap。

四、辐射应急反应的医疗管理

暴露于高水平辐射（通常＞1 ～ 2Gy）的个体在短时间内可能发展为急性辐射综合征（acute radiation syndrome，ARS）。症状随着剂量不同而变化，主要有呕吐、腹泻、头痛、头晕、虚弱、出血和皮肤发红。全身照射剂量为 2 ～ 10Gy 时，会对暴露者产生一定的临床意义，但不一定致死，在大规模伤亡的情况下，有效的辐射损伤分类对该部分暴露者的救治至关重要。该类暴露者需要特殊治疗，甚至有时会需要紧急治疗。在资源短缺情况下，如果可能的话，应给予对症支持治疗，并应对不可能存活的创伤、热烧伤和（或）辐射暴露伤者采取生命维持措施。最近颁布了强调公平性的决策方法，以指导如何在资源有限的情况下，选择合适的救助对象，以最大限度地提高受害人群的总体生存率[28]（见表 38-3，该表列举了有关辐射暴露后医疗分类、评估和管理方法的其他信息的网站）。

目前的急性辐射综合征治疗，与在其他情况下的全血细胞减少（例如化疗后的骨髓抑制）的管理没有本质不同。虽然目前细胞因子没有获批用于治疗急性辐射暴露，但在发生大规模辐射伤亡事故后，选择性地向受害者提供髓系细胞因子有两个潜在好处：可减少中性粒细胞减少症的发生率和死亡率，以及在事故发生后医疗资源和人员极度匮乏期间，减少随后或持续的住院需求。目前需要面临的挑战是，如何确保那些可能不需要立即进行细胞因子治疗的患者被转诊到资源更丰富的环境中进行评估和治疗，因为在缺乏恰当的患者分流措施的情况下，当地细胞因子的供应将迅速耗尽。

所有确诊为中性粒细胞减少症或有辐射暴露史以及强烈提示存在合并损伤 [辐射加创伤和（或）烧伤] 的患者，如果认为其受到辐射暴露 / 损伤后仍有存活的可能，那么他们将被考虑可使用髓系细胞因子。对其他灵长类动物的研究表明，在辐射暴露 24h 内启动髓系细胞因子治疗可能会改善患者预

表 38-3 载有更多有关辐射暴露后医疗分类、评估和管理方法资料的网站（网站信息截至 2015 年 1 月）

来 源	网 站
（美国）陆军放射生物学研究所	www.afrri.usuhs.mil
（美国）疾病控制和预防中心	www.bt.cdc.gov/radiation/
联邦应急管理局	www.fema.gov/hazard/index.shtm
保健物理学会	www.hps.org
国家过敏和传染病研究所疾病辐射防护项目	http://www3.niaid.nih.gov/research/topics/radnuc/
辐射应急援助中心 / 培训网站	www.orau.gov/reacts
辐射应急医疗管理	www.remm.nlm.gov
辐射损伤治疗网络	www.ritn.net
灾难和人道主义救援医学卫生科学中心联合服务大学	www.usuhs.edu/afrri/outreach/pdf/AFRRI_Pocket_Guide.pdf
美国退伍军人事务部应急管理战略医疗集团	www.va.gov/emshg
美国食品药品管理局应急管理办公室	www.fda.gov/aboutfda/centersoffices/officeofoperations/officeofcrisismanagement/default. Htm
美国核管理委员会	www.nrc.gov/about-nrc/emerg-preparedness/in-radiological- emerg.html

后[29]。髓系细胞因子［（G–CSF（rhG–CSF）、GM–CSF（rhGM–CSF）或者聚乙二醇修饰化的 G–CSF（培非格司亭）］可缩短中性粒细胞减少时间、住院时长和减少总体花费。

一旦有证据表明患者将发展成严重的中性粒细胞减少症（如中性粒细胞数小于 500/mm³），应立即启动髓系细胞因子治疗。在中性粒细胞减少症发生之前，启动髓系细胞因子治疗的特殊适应证包括预计全身辐照剂量为 2Gy 或以上，判断依据包括：①基于地理信息的物理剂量重建；②临床症状和（或）淋巴细胞耗竭动力学。药物应持续使用至粒细胞计数恢复正常。此外，支持治疗同样重要。在中性粒细胞减少期，使用止吐药、补液和抗生素预防细菌感染，且已被证实能提高急性辐射综合征动物模型的存活率。这些建议与血液肿瘤或移植病房的日常操作类似。

生物剂量学的重要意义

辐射暴露后的恰当分类和护理取决于对辐射剂量及时而准确的估计。剂量信息有助于将受害者分为以下组别：①不需要医疗干预；②可从支持治疗中获益（如集落刺激因子）；③需要进行造血干细胞移植需求评估以治疗潜在不可逆的骨髓损伤；④无法挽救。评估一个个体的辐射暴露情况涉及许多信息。与全身放射治疗产生的均匀辐照剂量不同，在事故或恐怖袭击期间，来自附近物体（如建筑物）的屏蔽作用将导致受害者受到不均匀的辐射。因此，必须详细记录受害者的位置和随后的症状。最初的临床评估将包括从事故发生到第一次呕吐和行外周血计数的时间，随后行淋巴细胞耗竭动力学评估。

仅使用临床和常规实验室检测有助于小型事故中受害者的分类，但尚不清楚他们在大型事故中的评估作用[30–32]。生物剂量学，即使用生物标记物来评估辐射剂量，可提高辐射或核事故后临床表现的预测价值。生物剂量学的“金标准”是对外周血淋巴细胞（peripheral blood lymphocytes，PBLs）分裂象中期的双着丝粒染色体进行定量研究。不幸的是，双着丝粒计数检测时间需要数天，并且目前仅能在部分中心开展。已制定建设主要辐射实验室网络的计划，以进行大规模的双着丝粒染色体定量检测[33]。已在开发生物剂量学检测新方法，包括外周血淋巴细胞快速基因分析、血清蛋白组学和 DNA 损伤评估等[34–43]。血液病治疗专家需根据现有信息计算辐射剂量。基于临床和生物学数据的剂量在线估算算法见 REMM 网站（http://www.remm.nlm.gov/ars_wbd.htm）或武装部队放射生物研究所网站（http://www.afrri.usuhs.mil/www/outreach/biodostools.htm）。

五、辐射损伤治疗网络

2001 年起，NMDP 成立了处理核灾难问题工作组。2006 年，ASBMT 正式加入并建立辐射损伤治疗网络（Radiation Injury Treatment Network，RITN），RITN 是一个由 61 个（还在增加）造血干细胞移植中心、供者中心和脐血库（图 38–2）组成的志愿联盟，使海军研究办公室与 CIBMTR 的合作成为可能。RITN（www.ritn.net）的目标如下。

1. 制定辐射暴露受害者血液毒性管理的治疗指南。

2. 教育医护人员有关辐射暴露管理的相关知识。

3. 协调辐射事件后的应急反应。

4. 在涉及的造血干细胞移植中心为受害者提供综合评估和治疗。

5. 收集治疗结果相关数据。

EBMT 正在建立类似的网络，以提供培训课程和改善机构间合作[29]。

在大型事件（如简易核装置）后需要治疗的患者数量，远超出 RITN 中心能够处理的数量级。例如，假如一个类似于在广岛上空引爆的炸弹装置击中一个大都市，伤亡人数将取决于许多因素，如装置的大小、发生的时间、建筑物的类型、天气状况以及爆炸的准确地点。模型预测分析提示届时将会有 175 000 受害者需要接受医疗重症监护，近 30 000 名受害者将需要骨髓抑制相关强化治疗[44]。显然，这样的事件将导致任何一个卫生系统不堪重负。医治这些受害者需要改变系列标准，包括使用军械库、礼堂或体育馆等替代医疗地点。因此，后勤规划的复杂性令人生畏。然而，尽管有这些障碍，辐射事故经验表明，许多受害者可以在恰当的医疗护理下获救。缺乏支持治疗时，人类全身辐照的 LD_{50}（半数致死剂量）为 3.5 ～ 4Gy，给予抗生素和输血治疗时，可将 LD_{50} 提高到 4.5 ～ 7Gy，而造血干细胞移植使得 10Gy 辐照下个体仍有生还可

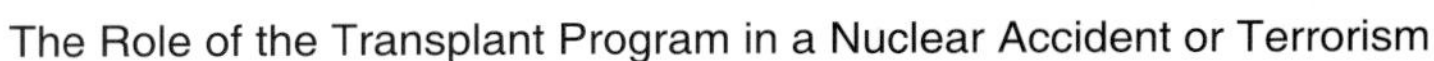

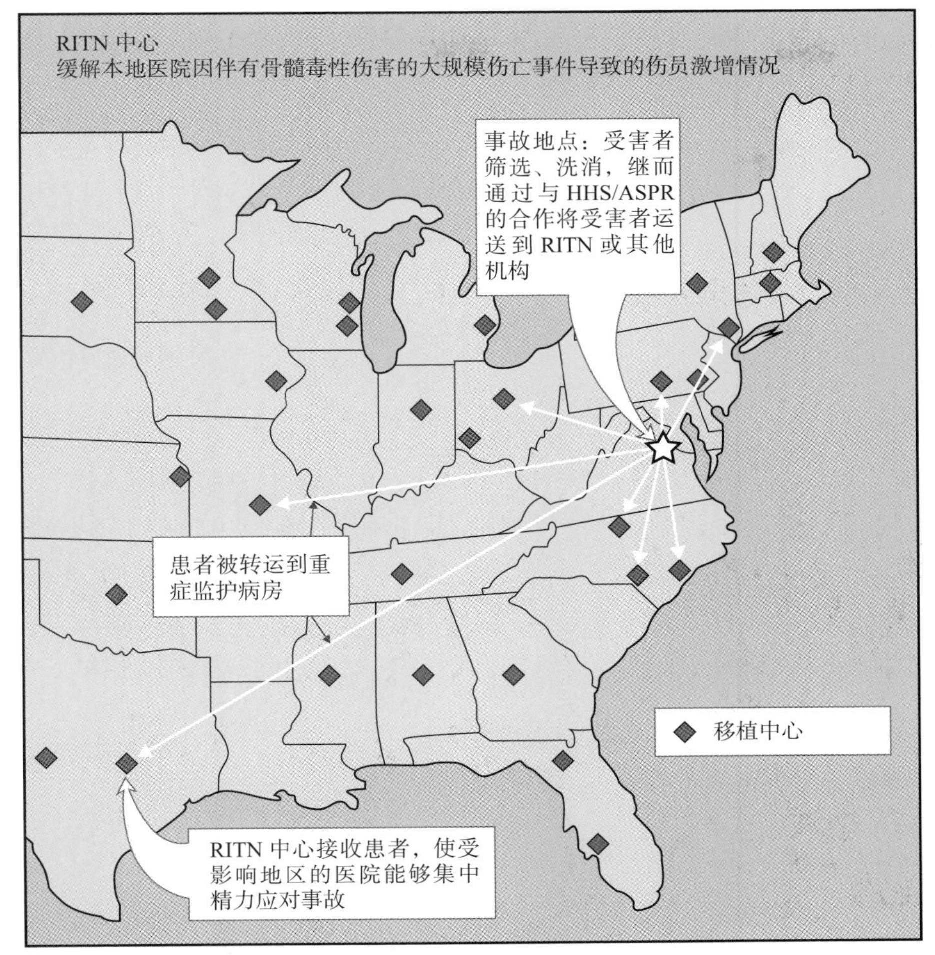

◀ **图 38-2 辐射损伤治疗网络**

移植中心、供体中心和脐血库被美国联邦应急管理局划分为 10 个区域。在事故应急期间，初级移植中心在其区域内起领导作用

能[45]。如果有相当一部分急性损伤的受害者可仅靠支持治疗获救，那么大型核事故后进行恰当的规划和应急可挽救上千人生命。因此，大型核事故的存在可能将为全美乃至全球的各种中心的合格从业人员提供许多机会进行这方面的努力。谁会比血液学家和肿瘤学家，尤其是在经过适当训练的造血干细胞移植医生更有资格呢?

六、辅助血液科医生临床管理的资源

急性辐射综合征可影响到几乎所有器官，最主要表现为对血液、皮肤、胃肠道和中枢神经系统的损伤。从轻度辐射剂量（＜1 ～ 2Gy）到致死性剂量（＞10 ～ 20Gy），急性辐射综合征的严重程度随辐射剂量的增加而成比例增加。急性辐射综合征的临床病程一般包括前驱期，随后是一段明显的临床缓解期、疾病明显期，以及最终的康复或死亡。重要的是，暴露期与出现严重症状的时间间期为受害者运送到 RITN 提供了缓冲时间。

在接触的辐射暴露足以导致血细胞减少的患者中，很大一部分将伴有多器官系统损害。接触放射性物质的人可能将面临特殊而极其复杂的医疗管理挑战。极少数医生熟悉急性辐射损伤的基本特征或者接受过严重辐射暴露患者的前瞻性管理培训。此外，掌握内部辐射污染的促排治疗等高深的医疗护理知识极其重要，但仅极少数的医疗从业者在此领域有经验。许多资源可用于协助评价和医治辐射暴露受害者（表 38-3）。其中，辐射事件医疗管理网站（www.remm.nlm.gov）是在国家医学图书馆、应急准备和响应副部长办公室以及来自世界各地的医学专家的合作下开发而成的。在 RITN 成员的帮助下，REMM 涵盖了针对放射或核事件受害者入院和治疗的模板。

尤为重要的是，必须尽可能从受害者那里收集辐射暴露和临床相关并发症的数据，并汇集处理，确保能为核事故相关人员提供最佳护理以及对事故后续事件加强准备。NMDP 开发了一个数据收集端口（http://www.RITN.net）供全美 RITN 中心使用。在一场大规模核事故后，接收辐射损伤伤员的中心可能会被要求通过 RITN 或政府机构向中央资料库提供患者数据。

七、干细胞移植的作用

一些大型核事故的受害者可能会暴露于一定剂量的辐射中，导致不可逆的骨髓损伤。如上文所说，这些患者常伴多器官损伤。目前尚不清楚的是，在这种情况下，能否将异基因造血干细胞移植作为一种生命维持措施。迄今为止，有 31 例患者在遭受意外辐射暴露后接受了异体造血干细胞移植。这些患者移植后的中位生存时间约 1 个月 [4]。存活时间大于 1 年的所有 4 例患者均获得了自体造血重建，因此带来了造血干细胞移植能否带来任何益处的争议。尤其令人不安的是，GVHD 是造成超 20% 患者死亡的原因。最近，关于使用干细胞来帮助切尔诺贝利灾难受害者康复的数据已更容易获得 [46]，迄今为止，前期未报道的 9 名在基辅接受异基因骨髓细胞骨内输注的患者重见报道。移植明显缩短了这些患者粒系和血小板重建时间。即使目前的方案里肯定包括了细胞因子，这些数据也表明了干细胞移植治疗辐射暴露患者的有效性。

辐射引起的骨髓抑制在许多方面与再生障碍性贫血患者类似。适用于严重再生障碍性贫血患者的减低剂量预处理方案（有免疫抑制效果，但无须清髓）正在血液和骨髓移植临床试验网中进行研究（BMT CTN 方案 0301）[47]。所有紧急搜索中仅少数几次才可能找到适合移植的患者，基于这一认识 NMDP 计划在核事故发生后对受害者展开大量紧急搜索。

八、当前开发医疗辐射对策的努力

若干有前景的医疗对策正在进展中，然而，辐射损伤治疗的复杂性在于在没有一种单药可在所有情况下对辐射损伤的各方面都有益处。抗氧化剂和辐射防护剂在辐射时即开始使用，可能效果最显著，而治疗性方法如生长因子并不对所有器官系统都有影响，可能仅针对一个或多个受影响的器官系统。因此，许多专家认为联合疗法可能对预后结果有实质性改善。

美国政府，尤其是国防部，长期关注着辐射防护医疗措施的发展。自 2005 年前起，美国国家过敏和传染病研究所（the US National Institute of Allergy and Infectious Diseases，NIAID）的辐射防护项目致力于为在事故或恐怖袭击中遭受辐射或核危害的公民制定医疗对策 [48]。

九、总结

无论是发生在美国国内还是国外的核辐射或核事故，美国都时刻努力准备协助规划和做出应急反应。许多政府和非政府机构参与了该计划。尽管任何大型事故都存在后勤方面的困难，但实施救援的潜力同样巨大。今后将致力于简化这些程序、向全美各地医务人员提供培训，并制定减少辐射暴露发生率和死亡率的医疗对策，鼓励全美各地的从业人员和机构参加并参与制定规划。由于放射性物质广泛存在，今后意外或有意的辐射接触事件几乎不可避免。辐射暴露受害者的救治尤其需要血液学家、肿瘤学家和造血干细胞移植医生参与，需要他们通力合作从而为各种突发事件做好准备。

第 39 章 脐血造血干细胞移植

Cord Blood Hematopoietic Cell Transplantation

Hal E. Broxmeyer　Sherif S. Farag　Vanderson Rocha　著
程　巧　译
薛梦星　仇惠英　陈子兴　校

一、概述

血液学研究领域有着悠远而著名的历史，最早可以追溯到公元 131—201 年间 Galen 对血液进行的研究[1]。随着对造血干细胞和造血祖细胞，以及调节造血干细胞和造血祖细胞产生造血元素的细胞因子和基质细胞群理解的不断深入[2-5]，我们学会了利用这些“信息”进行干预治疗。脐血造血干细胞移植是目前公认的用于恶性和非恶性疾病患者的一种替代治疗方法，与骨髓造血细胞移植和外周血干细胞移植相比具有一定的优势，包括：①细胞易于收集，且对母亲或子女几乎不存在风险；②因为脐血通常会以冷冻状态被储存在公共或家庭脐血库之中，获得供体 HLA 型明确的脐血相对快速；③与骨髓相比，无关和亲缘移植对 HLA 配型的要求相对较低。HLA 配型要求较低的部分原因是脐血免疫细胞处于相对原始状态，免疫活性降低，GVHD 有所减轻。脐血所具有的这些优点能够允许受者在缺少 HLA 配型合适的供体的情况下依旧可以行造血干细胞移植。自 1988 年 10 月首例 HLA 配型相合的同胞脐血造血干细胞移植治疗范科尼贫血以来[6]，截至 2012 年，全球已经进行了 30 000 多例脐血造血干细胞移植手术（BMDW 计划报告）。第一位接受脐血造血干细胞移植的患者仍然存活并且生活幸福。但是，进行脐血造血干细胞移植也存在一些劣势，包括：脐血中总有核细胞（total nucleated cells，TNC）数、造血干细胞和造血祖细胞数量有限，这在一定程度上可能会增加植入失败率。此外与骨髓或外周血祖细胞相比，脐血造血干细胞移植后中性粒细胞、血小板以及免疫细胞的恢复速度较慢。尽管如此，GVHD 的低发生率平衡了其劣势，接受脐血造血干细胞移植的患者，其生存率与接受骨髓或外周血干细胞移植的患者相当。目前采用双份脐血造血干细胞移植已将脐血造血干细胞移植的应用范围扩大到成人，但并未显著解决细胞恢复延迟的问题。

二、首批脐血造血干细胞移植的历史回顾

截至目前，人们已经在该领域发表了一些原创性论文和综述性文章，这些文献的重点大多是针对首例[6]及随后的 HLA 相合的同胞脐血造血干细胞移植[7-13]进行探讨。在实验室研究表明脐血为潜在的造血干细胞和造血祖细胞来源的基础上[9]，一项临床研究证明，HLA 相合的同胞脐血可用于挽救范科尼贫血患儿的生命[6]，这项研究报道开启了脐血造血干细胞移植的临床应用领域。先前的研究已经发现脐血中存在造血祖细胞[9-13]，一篇关键论文更是提出在临床上应使用脐血以提高疗效，并论证了许多重要观点。即使每份脐血中的有核细胞总数（按每千克受者体重计）至少比骨髓造血干细胞移植中用到的少 10 倍，但根据大量单份脐血中造血祖细胞的数量估计，单份脐血中将有足够的细胞用于造血干细胞移植。与骨髓相比，脐血造血祖细胞还具有较高的增殖能力[9]（稍后将更详细的描述

见文献[14-16]）。此外在室温下，脐血在未进行细胞分离的数天内仍能保持存活状态，而造血祖细胞活力和数量也不会发生明显损失。收集到的脐血细胞可以通过隔夜快递送到一个远距离的实验室进行冷冻，并且在几个月后解冻时有功能的造血祖细胞的复苏效率很高[9]。这使得建立细胞库来储存经冻存的脐血细胞成为现实。经冷冻储存 20 年后的脐血仍能得到高效复苏[17]。首个验证了原理的脐血库在 Broxmeyer 博士的实验室中建立，这个库中的脐血用于最初的 5 个以及后续的 2 个同胞脐血造血干细胞移植[6, 11-13]。

在首次完成这类移植之后的几年内，人们进行了很多脐血造血干细胞移植，因此有必要总结一下同胞脐血造血干细胞移植的影响[13]。在那个时代，脐血造血干细胞移植的治疗领域已经扩大到白血病及其他疾病。美国马里兰州巴尔的摩市约翰霍普金斯医学院的 John Wagner 医生运用清髓性预处理方案，为一名白血病儿童进行了首次 HLA 相合同胞移植[12]。Vilmer 等[18]和 Kurtzberg 等[19]进行了首批 HLA 不全相合的亲缘脐血造血干细胞移植。Kurtzberg 研究的患者为一名 6 岁的非裔美国儿童，其患有复发性急性髓系白血病，并于 1993 年 2 月 19 日接受了亲缘半相合造血干细胞移植。该患者以前接受过自体移植（Kurtzberg，个人通讯，2012 年 12 月 11 日）。美国纽约血液中心的 Pablo Rubinstein 医生创办了第一家存储造血干细胞移植和提供非亲缘脐血的血库[20, 21]。在杜克大学医学中心，Joanne Kurtzberg 医生使用从纽约血液中心获得的脐血进行了首次及后续多次非亲缘脐血造血干细胞移植。

三、脐血库

人们在首次实施脐血造血干细胞移植前就认识到，可以对脐血进行冷冻储存，在几个月至几年后进行解冻时，有功能活性的造血祖细胞可以得到高效的复苏（文献 [17] 对此进行了综述）。通过从 20 多年前冷冻保存的未分离群体中分离 $CD34^+$ 细胞，并评估其在非肥胖糖尿病小鼠、严重联合免疫缺陷小鼠以及 IL-2 受体 γ 链基因[17]缺失的小鼠中的植入能力，证实了造血干细胞所具有的优异植入潜力（图 39-1）。虽然目前脐血库既有公共的也有私人的（如家庭自发的），但用于造血干细胞移植的脐血绝大多数来自公共脐血库。这两种类型的脐血库显然都有必要在最高水平的监管标准下运作[22]。近期多项综述均重点介绍了脐血库运作程序、标准、规章和脐血库认证的发展和应用[23-25]，脐血的搜寻和发放流程[26]，以及移植中心对用于造血干细胞移植的脐血的管理[27]。目前，在发展中国家和发达国家都有脐血库[28]。大多数脐血库通过国际登记机构进行合作，这些登记机构将公共脐血库的脐血列在可搜索的数据库中，如 BMDW 项目、NetCORD 基金会、NMDP 和其他国家登记机构。国际认证机构和政府的监管要求已经完善，以确保可公开获得的脐血符合严格的质量规则[25, 29, 30]。国际数据登记机构收集和分析结果数据，以便监测和分析脐血造血干细胞移植的实施情况和预后情况。

四、临床效果

（一）亲缘或家族性的脐血在儿童异基因造血干细胞移植中的应用

欧洲共实施了约 700 例同胞造血干细胞移植，其中多数均在 Eurocord 登记机构登记（V. Rocha，个人信息）。由于收集时脐血细胞数量较少，其中大约 150 名儿童接受了来自同一供者的脐血细胞和骨髓细胞。亲缘脐血移植数量并未逐年增加。大多数受者为儿童，除 29 人外，其余均为 HLA 全相合。表 39-1 列出了行 HLA 同胞全相合脐血移植的儿童的诊断信息。在 519 例有预后信息的行 HLA 相合脐血移植的患者中，非恶性疾病患者的 4 年总生存率为 91%，恶性疾病患者的 4 年总生存率为 56%。中性粒细胞植入的累积发生率为 91%，中位时间为 22 天（12～80 天）。$CD34^+$ 细胞输注数量与植入有关，当 $CD34^+$ 细胞数大于 1.4×10^5/kg 时为植入率 95%，低于 1.4×10^5/kg 时为 90%（P=0.02）。100 天的急性 GVHD 累积发生率和 4 年的慢性 GVHD 累积发生率分别为 12% 和 13%（未公开发表的数据，由 Eurocord 的 V. Rocha 提供）。

为了比较在 HLA 均为全相合的情况下脐血造血干细胞移植和骨髓造血干细胞移植的治疗效果，Eurocord 与 IBMTR 合作，对 1990—1997 年间进行 HLA 全相合同胞脐血造血干细胞移植的 113 名患者进行评估，并将其与同期进行 HLA 全相合同胞骨髓造血干细胞移植的 2052 名患者进行比较[31]。这

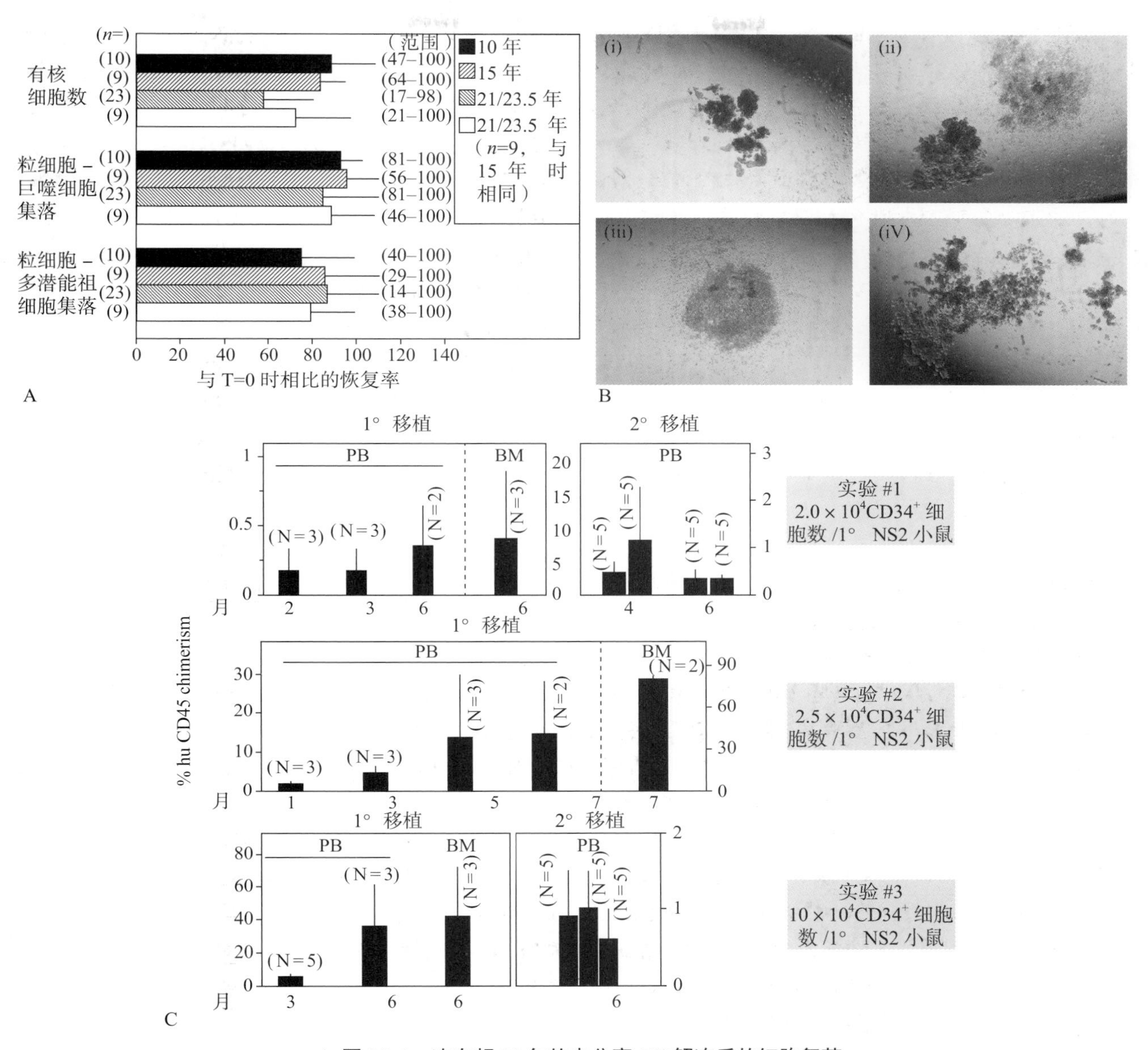

▲ 图 39-1　冻存超 20 年的未分离 CB 解冻后的细胞复苏

A. 冻存 10 年、15 年和 21/23.5 年后，有核细胞、粒细胞 – 巨噬细胞集落和多潜能祖细胞集落的复苏率比较；B. 冻存 21 ～ 23.5 年后解冻的脐血集落生长情况代表举例：ⅰ. CFU-GEMM 克隆；ⅱ. 多潜能祖细胞集落克隆（左）和粒细胞 – 巨噬细胞集落（右）克隆；ⅲ. CFU-GM 克隆；ⅳ. 多潜能祖细胞集落克隆；C. 在亚致死剂量辐射的 NOD/SCID IL-2 受体 γ 链缺失小鼠的初次和二次造血干细胞移植中，$CD34^+$ 脐血细胞（从冻存 20 多年的未分离细胞中分离出来）植入情况。图示三个不同的实验，每一个实验均使用了不同的冻存脐血。（引自 Broxmeyer 等，2011 年 [23]。经美国血液学学会许可转载）

一对比分析表明，与骨髓造血干细胞移植相比，脐血造血干细胞移植后急性和慢性 GVHD 的风险较低，但中性粒细胞的恢复较慢。在恶性病变和非恶性病变中，两种移植方式的生存率相似。虽然脐血造血干细胞移植后 GVHD 减少的机制尚不完全清楚，但新生儿的免疫不成熟、移植物中 T 细胞数量较少、脐血 Treg 以及脐血内其他免疫细胞的富集可能部分地解释了这一现象。脐血造血细胞移植 GVHD 发生率较低这一结果，一定程度上成为倡导 HLA 不全相合脐血造血干细胞移植以及进一步发展无关脐血库的基础。

（二）亲缘脐血在恶性血液病中应用

目前已有文章报道了 147 例行 HLA 同胞全相合移植的恶性血液病患者的危险因素和长期预后 [32]。其中，中位随访时间为 6.7 年。患者的中位年龄为 5 岁。大部分诊断为急性白血病（74%）。简而言之，较高的细胞数量、不使用甲氨蝶呤预防 GVHD 和疾病缓解是影响 HLA 全相合同胞脐血造血干细胞移植预后的主要因素。

大多数亲缘脐血造血干细胞移植用于患有遗传性疾病，如血红蛋白病（地中海贫血或镰状细胞病）或遗传性骨髓衰竭综合征（bone marrow failure syndromes，BMFS；多数为范科尼贫血）的儿童（表 39-1）。对 44 例 [中位年龄 5 岁，范围 1 ～ 20 岁] 因地中海贫血（*n*=33）或镰状细胞病（*n*=11）接受脐血造血干细胞移植治疗的患者进行分析[32]。其中，无患者死亡，44 名儿童中有 36 名保持无病状态，中位随访 24（4 ～ 76）个月。仅 4 例发生Ⅱ度急性 GVHD，36 例高危患者中仅 2 例发生局限型慢性 GVHD。地中海贫血和镰状细胞病患者 2 年无病生存率分别为 79% 和 90%。使用甲氨蝶呤预防 GVHD 与治疗失败风险增加有关。另外对接受 HLA 同胞全相脐血造血干细胞移植（*n* = 96 例）或骨髓造血干细胞移植（*n* = 389 例）的 485 例地中海贫血或镰状细胞病患者进行比较发现（由 Eurocord 的 V. Rocha 提供，未公开发表的数据），与骨髓组（地中海贫血患者 259 例，镰状细胞病患者 130 例）相比，脐血组（地中海贫血患者 66 例，镰状细胞病患者 30 例）中性粒细胞恢复较慢，急性 GVHD 发生率降低，无一例发生广泛的慢性 GVHD。中位随访 70 个月，骨髓和脐血移植后 6 年 OS 分别为 95% 和 97%。接受骨髓和脐血移植的地中海贫血患者 6 年无病生存率分别为 86% 和 80%，镰状细胞病患者的无病生存率分别为 92% 和 90%。在多因素分析中，脐血和骨髓造血干细胞移植受者之间无病生存率无统计学差异。总而言之，患有地中海贫血或镰状细胞病的患者在接受 HLA 同胞全相合脐血和骨髓造血干细胞移植后都有很好的疗效。但对这些患者来说，考虑到脐血慢性 GVHD 发生率低，且对供者无损害，因此可能更倾向于脐血。

表 39-1 行 HLA 同胞全相合脐血造血干细胞移植患儿的诊断

诊 断	患者数量（%）
亲缘脐血移植（n=692）	
恶性疾病	
急性淋巴细胞白血病	149（22）
急性髓系白血病	46（7）
骨髓增生异常综合征 / 骨髓增殖性疾病	27（4）
慢性髓系白血病	19（3）
淋巴瘤	10（1）
实体肿瘤	10（1）
非恶性疾病	
遗传性骨髓衰竭	
再生障碍性贫血	25（3）
范科尼贫血	39（5）
其他	42（6）
血红蛋白病	
地中海贫血	185（27）
镰状细胞疾病	67（10）
免疫缺陷	
慢性肉芽肿性疾病	6（1）
Wiskott-Aldrich 综合征	6（1）
其他严重联合免疫缺陷或非严重联合免疫缺陷特异性疾病	35（5）
代谢障碍疾病	
Hurler 综合征	9（1）
其他	8（1）
组织细胞增多症	4（1）
其他诊断	5（1）

（三）定向供者脐血库

许多研究报道了机构组织帮助个人家庭进行系统鉴定、收集和存储脐血的努力，可能为了家庭成员能定向使用[22, 32, 33]，或用于研究自体脐血细胞，或是使用这些细胞进行基因治疗。必须注意确保这类脐血库符合储存脐血所需的必要关键标准[22]。最近关于定向家庭脐血库的调查已由 Eurocord、NetCord、NMDP 和其他机构公布[22, 23]。尽管使用自体 CB 的概率很低（4/1 000 000），但有成功地使用家庭脐血库定向存储的脐血治疗患者的报告[34-36]。是否将儿童的脐血进行存储以用于自体或家庭，这由个人根据已有的知识信息来决定。

（四）非亲缘脐血细胞在异基因造血干细胞移植中的临床应用

第一个公共脐血库于 1991 年建立[37]，1993 年

1 例 4 岁白血病患儿进行了第一次非亲缘脐血造血干细胞移植 [38]。在非亲缘移植情况下使用脐血有很大的临床优势，特别是对于人数不足的少数族裔和混合族裔患者，他们往往不能找到合适的匹配的亲缘或非亲缘供体。表 39–2 列出了在缺乏 HLA 相合同胞造血干细胞移植供者情况下，使用脐血与使用非亲缘或 HLA 不全相合亲缘供体相比的优缺点。

脐血造血干细胞移植的特点是能改善预后，特别是成人患者预后，在了解到移植的有核细胞数量要求后，移植前收集工作有所改进，使得获取到的脐血细胞数量更高。支持性护理的改善也有所促进。双份脐血造血干细胞移植的应用几乎为所有没有合适供体的患者打开脐血造血干细胞移植的大门 [39]。然而，双份脐血造血干细胞移植对中性粒细胞、血小板或免疫细胞的恢复没有太大的帮助。

（五）儿童非亲缘脐血造血干细胞移植

儿童非亲缘供体脐血造血干细胞移植可用来治疗多种疾病（如表 39–3 所示），其预后效果可与其他来源的造血干细胞移植进行比较 [40–42]。对于代谢性疾病和原发性免疫缺陷病，脐血细胞被认为是一种较好的造血干细胞移植物来源。非亲缘脐血移植治疗儿童恶性血液病的首次前瞻性Ⅱ期多中心试验结果显示 [43]，中性粒细胞恢复、急性 GVHD、慢性 GVHD 和复发的累计发生率分别为 80%、20%、21% 和 20%，2 年生存率为 49.5%。同预后相关的危险因素为，移植时的细胞数量、HLA 错配程度、ABO 血型的兼容性、患者巨细胞病毒阳性、疾病种类、移植时疾病状态。儿童脐血造血干细胞移植治疗急性淋巴细胞白血病 [42]、急性髓系白血病 [43]、MDS[44]、Hurler 综合征 [45]、克拉伯病 [46]、范科尼贫血 [47] 和原发性免疫缺陷病 [48] 的预后已有报道。图 39–2 显示了移植了非亲缘脐血移植物并向 Eurocord 报道的 3546 名儿童（其中恶性疾病 2163 名、非恶性疾病 1383 名）的 2 年总生存情况。

（六）恶性血液病

1. 急性淋巴细胞白血病患儿

由于诊断时预后评估极差或疾病复发，20% ～ 30% 的急性淋巴细胞白血病患儿需要接受异基因造血干细胞移植治疗。对首次移植为脐血造血干细胞移植的急性淋巴细胞白血病患儿（n=532）进行回顾性分析，其中首次完全缓解期患儿 186 例、第二次完全缓解期患儿 238 例、第三次完全缓解期或疾病进展期患儿 108 例。最常见的免疫表型为 B 细胞急性淋巴细胞白血病，17 例为双表型急性淋巴细

表 39–2　无关骨髓、脐血和亲缘半相合来源移植物的优点和局限性，缺乏 HLA 同胞全相合供体时选择替代供体的主要考虑标准

	无　关	脐　血	半相合
A+B+DRB1（DNA）分型信息	16% ～ 56%	约 80%	100%
供体中位寻找时间	3 ～ 6 个月	＜1 个月	＜1 个月
合适但不可用的供体	20% ～ 30%	约 1%	无
罕见的单倍型	2% ～ 10%	20% ～ 40%	不适用
移植物获得的主要限制因素	HLA 配型	单份脐血细胞数量	造血干细胞动员不良
细胞输注日期的确定性	困难	容易	容易
潜在的免疫疗法	是	否	是
潜在病毒感染传播	是	否	是
潜在先天性疾病传播	否	是	否
供体的风险	极低	无	极低
需要克服的主要问题	移植物抗宿主病	植入失败，免疫重建延迟	免疫重建延迟，缺乏 T 细胞介导的移植物抗白血病效应（仅适用于去除 T 细胞的移植）

胞白血病。在 186 例移植时机为首次完全缓解期的患者中，40% 的患者存在高危细胞遗传学因素 [t-（4；11）和 t-（9；22）]。大部分脐血移植物为单份，HLA 为 5/6 和 4/6，中位总有核细胞数量为 4×10^7/kg。中性粒细胞恢复、急性 GVHD 和移植相关死亡的累积发生率分别为 82%、27% 和 21%。在多因素分析中，总有核细胞的输注数量（$> 4 \times 10^7$/kg）和脐血造血干细胞移植时处于缓解状态与中性粒细胞恢复率的提高有关。2 年复发率为 37%（首次完全缓解期为 31%，第二次完全缓解期为 34%，第三次完全缓解期及以上为 50%）。在多因素分析中，脐血造血干细胞移植时的疾病状态和全身放疗的使用是复发率减低的独立相关因素。2 年无白血病生存率（leukemia-free survival，LFS）为 38%（首次完全缓解期为 49%，第二次完全缓解期为 42%，第三次完全缓解期及以上为 10%）。为探讨脐血移植前微小残留病在急性淋巴细胞白血病患儿中的预后价值，对 170 例完全缓解状态下经清髓性预处理方案移植的急性淋巴细胞白血病患儿进行分析 [49]。4 年后累积复发率为 30%，脐血造血干细胞移植前微小残留病灶阴性患儿的复发率低于微小残留病灶阳性患儿（24% *vs* 39%；*P*=0.05）。此外，微小残留病灶也对无白血病生存率产生了影响。脐血造血干细胞移植前微小残留病灶阴性者移植后无白血病生存率为 54%，而微小残留病灶阳性者移植后无白血病生存率为 29%（*P*=0.003）。因此，在脐血造血干细胞移植之前进行微小残留病灶评估可以识别移植后复发风险较高的患儿。

表 39-3　上报至 Eurocord 登记机构的无关脐血造血干细胞移植患儿的诊断和数量

诊　断	患者数量（%）
无关（n=4218）	
恶性疾病	
急性淋巴细胞白血病	1380（33）
急性髓系白血病	725（17）
骨髓增生异常综合征 / 骨髓增殖性疾病	345（8）
慢性髓系白血病	85（2）
淋巴瘤	88（2）
实体肿瘤	21（1）
非恶性疾病	
遗传性骨髓衰竭	
再生障碍性贫血	97（2）
范科尼贫血	202（5）
其他	97（2）
血红蛋白病	50（1）
免疫缺陷症	
Wiskott-Aldrich 综合征	81（2）
其他严重联合免疫缺陷	437（10）
代谢障碍疾病	
肾上腺脑白质营养不良	31（1）
骨硬化病	58（1）
Hurler 综合征	164（4）
其他或非特异性疾病	162（4）
组织细胞增多症	169（4）
其他诊断	6（1）

2. 急性髓系白血病患儿

Eurocord 公布了儿童急性髓系白血病的脐血造血干细胞移植结果 [43]。对 95 名儿童进行队列分析，

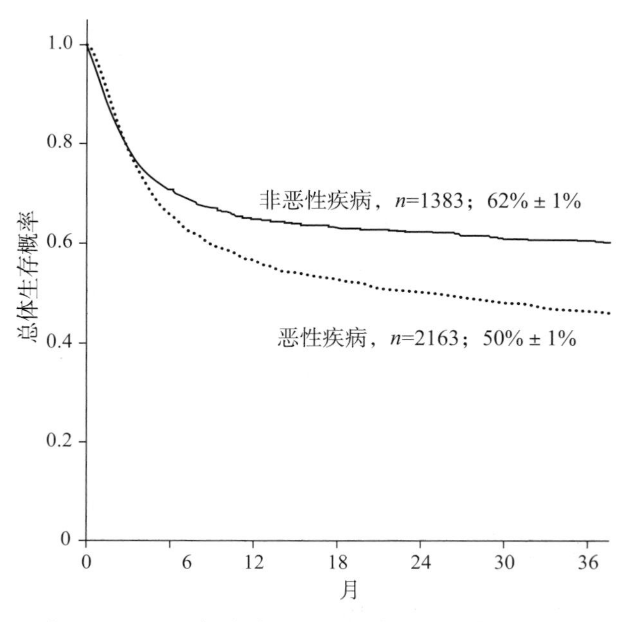

▲ **图 39-2　非恶性疾病和恶性疾病两组，接受单份无关脐血造血干细胞移植的患儿两年生存情况**

首次完全缓解期行移植者无白血病生存率为 59%，第二次完全缓解期者无白血病生存率为 50%，5 例第三次完全缓解期及以上者无白血病生存率为 0，有 21% 的患者移植后复发。脐血移植的结果对于核型较差的急性髓系白血病患儿尤其令人鼓舞。为评估细胞遗传学和分子标记对儿童急性髓系白血病行脐血造血干细胞移植疗效的影响，对 1994—2010 年接受脐血造血干细胞移植治疗的 390 名儿童进行了研究。其中，移植时首次完全缓解期者占 37%，第二次完全缓解者占 42%，第三次完全缓解期及以上者占 21%。大多数儿童在六个 HLA 位点中有一个（44%）或两个（37%）位点错配。总有核细胞和 $CD34^+$ 细胞输入量中位数分别为 4.95×10^7/kg 和 1.9×10^5/kg。多数患者（86%）接受清髓性预处理（myeloablative conditioning，MAC）。中性粒细胞恢复的累积发生率为 85%，且与总有核细胞和 $CD34^+$ 细胞输注数量有关。脐血造血干细胞移植后 100 天时，Ⅱ～Ⅳ度急性 GVHD 的 CI 为 34%。1 年非复发死亡的累积发生率为 24%，这与总有核细胞数量（$> 4.9 \times 10^7$/kg）和疾病状态有关。2 年无白血病生存率发生率在首次完全缓解期行移植者为 63%，第二次完全缓解期行移植者为 43%，第三次完全缓解期及以上行移植者为 22%。49 例首次完全缓解期移植的伴不良疾病预后因素的患儿无白血病生存率为 70%，与总体首次完全缓解期移植患者相比无统计学差异。低危组、中危组和高危组患儿第二次完全缓解期行脐血造血干细胞移植的无白血病生存率分别为 71%、33% 和 40%。对第二次完全缓解期移植患儿行多因素分析发现两个重要的预后因素：良好的疾病亚组（P=0.005）和既往完全缓解持续时间＞7 个月（P=0.03）（由 Eurocord 的 V.Rpcha 提供，未发表数据）。

3. 脐血造血干细胞移植治疗儿童 MDS 和幼年型粒单核细胞白血病

有关 MDS 患儿进行无关供者脐血造血干细胞移植的报道很少，其中大多数仅限于对幼年型粒单核细胞白血病（juvenile myelomonocytic leukemia，JMML）和继发性急性髓系白血病的一系列小型异质研究 [50, 51]，这些报道中甚至还包括成年受者 [52, 53]。在欧洲儿童 MDS 工作组（European Working Group on childhood MDS，EWOG–MDS）、CIBMTR 和 Eurocord–EBMT 的协作研究中，对 70 例 MDS 患儿（难治性血细胞减少症 33 例、难治性贫血伴原始细胞增多型 28 例和难治性贫血伴原始细胞增多转变型 9 例）的预后影响因素进行了研究，这些患者均接受清髓性预处理。+60 天时，中性粒细胞恢复的概率为 76%，其中总有核细胞＞ 6×10^7/kg、HLA 全相合或 1 个位点不合的脐血细胞移植物、含全身放疗的预处理方案可促进细胞植入。3 年无病生存率为 39%。在诊断后 6 个月内行造血干细胞移植者 3 年无病生存率为 66%，而在较长的诊断间隔后行造血干细胞移植者为 20%。2001 年以后接受异基因移植的患儿移植相关死亡率较低。

另一项研究对 1995—2010 年间首次使用单份未经处理的脐血造血干细胞移植（Eurocord 和 CIBMTR V.Rpcha，未发表数据）的 110 名 JMML 儿童进行随访，分析其预后和危险因素。7 号染色体单体是最常见的细胞遗传学异常（24%）。19% 的脐血为 HLA 全相合或 6/6 相合（HLA–A 和 B 的抗原水平，*DRB1* 等位基因），43% 和 38% 的脐血具有 5/6 或 3/6 的相容性。脐血造血干细胞移植 60 天后，中性粒细胞恢复的累积发生率为 80%，中位时间为 25 天。100 天时Ⅱ～Ⅳ度急性移植物抗宿主病的累积发生率为 40%。移植后 4 年，复发的累积发生率为 37%，诊断时儿童年龄大于 1 岁是复发的独立危险因素。4 年无病生存率为 43%。在多因素分析中，与无白血病生存率改善相关的因素有：诊断时年龄小于 1 岁，移植时使用 HLA6/6 或 5/6 相合的脐血，以及不存在 7 号染色体单体。

4. 急性白血病患儿中脐血造血干细胞移植与非亲缘供者移植预后比较

儿童非亲缘供体脐血和骨髓造血干细胞移植的比较具有重要意义，因为对许多患儿来说，寻找供者时将同时出现脐血和骨髓供者。与接受骨髓造血干细胞移植的儿童相比，接受脐血造血干细胞移植的儿童移植进程更快；中性粒细胞和血小板恢复延迟，急性 GVHD 减少，移植后 OS 两组间无显著性差异 [40]。自 1998 年以来，HLA Ⅰ类和Ⅱ类抗原高分辨配型已成为选择非亲缘供者的基础。为此，一项研究比较了 503 例接受脐血造血干细胞移植的急性白血病患儿和 282 例接受骨髓造血干细胞移植的急性白血病患儿的预后，脐血造血干细胞移植移植物中 HLA 全相合 35 例，HLA 5/6 和 4/6 分别是 201 例和 267 例。骨髓造血干细胞移植的移植物与

HLA-A、HLA-B、HLA-C 和 HLA-DRB 的等位基因相合（*n*=116）或不相合（*n*=166）[41]。就 5 年无白血病生存率而言，HLA5/6 和 4/6 的脐血移植与全相合骨髓移植相似。HLA 4/6 相合的患者移植后移植相关死亡率发生率较高，移植后复发率较低。HLA 5/6 相合且脐血细胞数低者移植相关死亡率可能升高。这些数据强有力地表明脐血是儿童 HLA 无关全相合骨髓移植的一种可接受的替代供者，并支持同时开始寻找骨髓和脐血无关供者的概念。应根据移植的迫切性，以及可用的细胞数量和 HLA 相容性等骨髓和脐血无关供者的特性，来最终确定选择无关骨髓供者还是脐血供者。

（七）非恶性血液病

在 BMFS 中，范科尼贫血是异基因造血细胞移植中最常见的适应证。已有 72 例行脐血造血干细胞移植的范科尼贫血患者的治疗随访见报道[47]，对 44 例其他先天性 BMFS 患者的脐血造血干细胞移植结果进行分析[54]。诊断分别为：Diamond-Blckfan 贫血、无巨核细胞性血小板减少症、先天性角化不良综合征、Shwachman-Diamond 综合征、Kostmann 病、粒细胞缺乏症，以及未经分类的 BMFS 等疾病。大部分移植物呈 HLA 不全相合，其中 3 名患者接受了双份脐血移植。总有核细胞中位输注量为 6.1×10^7/kg。第 60 天中性粒细胞累积恢复率为 55%，100 天急性 GVHD（Ⅱ～Ⅳ度）累积发生率为 24%，2 年慢性 GVHD 累积发生率为 53%。OS 的改善与年龄＜ 5 岁和总有核细胞输入量 ≥ 6.1×10^7/kg 相关。在上述两组分析中，均观察到较高的移植物植入失败发生率[47, 54]。选择 HLA 相合度更高、细胞数更高的脐血，可改善 BMFS 患者行脐血造血干细胞移植的预后。此外，在预处理过程中使用氟达拉滨等更强的免疫抑制药，以及在 GVHD 预防中避免使用甲氨蝶呤也可以改善移植物植入和生存结果。

异基因造血细胞移植是防止代谢紊乱患者病情进展的有效治疗方法，而 Hurler 综合征是该情况下最常见的疾病。在针对 93 名患儿行脐血造血干细胞移植治疗后，显示 3 年 EFS 和 3 年 OS 分别为 70% 和 77%[45]。近来，根据移植物来源和供体类型针对 258 名 Hurler 综合征患儿行造血干细胞移植治疗后的结果进行了比较（V.Rocha 提供的来自 Eurocord、EBMT、CIBMTR 的数据，未发表数据）。移植后 5 年的 OS 和 EFS 分别为 74% 和 63%。然而，在 HLA 全相合的同胞供者和 HLA6/6 相合的无关脐血造血干细胞移植后的 EFS 大致相似，约为 81%。HLA10/10 相合无关供体移植后为 66%，HLA5/6 相合的脐血造血干细胞移植后为 68%。

HLA4/6 相合的脐血造血干细胞移植后 EFS 较低（57%，*P*=0.031）、HLA 不全相合无关供者造血干细胞移植（41%，*P*=0.004）、去 T 细胞的无关供者造血干细胞移植（36%，*P*= 0.005）。供体嵌合度和正常酶水平在脐血造血干细胞移植（分别为 92% 和 98%）后均高于其他移植物来源和其他供体的移植（分别为 69% 和 59%）。研究显示脐血造血干细胞移植治疗 Hurler 综合征效果良好，同胞全相合、6/6 相合的无关脐血、5/6 相合的无关脐血和 10/10 相合的无关供者间具有相似的 EFS。选择不全相合的无关供体和 4/6 相合的无关脐血者 EFS 则较低。

脐血造血干细胞移植疗法已成功应用于治疗各种原发性免疫缺陷病儿童[48, 55]。由于严重的原发性 T 细胞免疫缺乏症属于儿科急症，因此在缺乏 HLA 同胞全相合供者的情况下，最直接的供者为不全相合亲缘供者（mismatched related donor，MMRD）或者脐血。近来对来自 32 个移植中心的 74 例脐血造血干细胞移植与 175 例不全相合亲缘供者造血干细胞移植进行回顾性比较分析[55]。其中所有不全相合亲缘供者造血干细胞移植均使用去 T 移植物，结果显示，两组间 T 细胞植入无统计学差异。与不全相合亲缘供者受者相比，脐血受者在第 100 天更容易达到完全嵌合，以及总淋巴细胞更快重建，且在脐血造血干细胞移植后能够更快且更频繁地脱离免疫球蛋白替代疗法。不全相合亲缘供者和脐血造血干细胞移植后 5 年 OS 预计值分别为 62% 和 57%。脐血造血干细胞移植组中的 SCID 患者，HLA 抗原 6/6 相合（76%；*n* = 21）或 5/6 相合者（62%；*n* = 29）OS 高于 4/6 相合者（35%；*n* = 24）。

据报道，HLA 无关全相合造血干细胞移植治疗地中海贫血的效果良好，但想要得出明确结论还需要对更大量患者进行更长时间的随访[56]。对地中海贫血和镰状细胞病是否采用无关供者造血干细胞移植仍有争议，其疗效有待临床试验评估。最近在美国进行的一项Ⅱ期研究中，评估了 8 名镰状细胞病儿童在减低强度预处理方案后使用脐血造血干细胞移植的情况，结果发现植入失败高发，因此该

临床试验暂停入组 [57]。Eurocord 与 CIBMTR 合作，回顾性研究了脐血造血干细胞移植对地中海贫血（$n = 35$）和镰状细胞病（$n=16$）患儿的临床疗效 [58]。其中 7 例患儿的供受者 HLA-A、B（抗原水平）和 DRB1（等位基因水平）相合，18 例患儿 HLA 一个点位不合，25 例患儿两个点位不合，1 例患儿三个点位不合。移植预处理方案为清髓性预处理（$n=39$）或减低强度预处理（$n=12$）。24 例患者记录到供体嵌合后中性粒细胞恢复情况，11 例患者出现Ⅱ～Ⅳ度急性 GHVD，10 例患者出现慢性 GHVD。地中海贫血患儿的 OS 和无病生存率分别为 62% 和 21%，镰状细胞病患儿的 OS 和无病生存率分别为 94% 和 50%。多因素分析显示，脐血总有核细胞＞ 5×10^7/kg 时，植入率和无病生存率都得到改善。输注细胞数量＞ 5×10^7/kg 的患儿 2 年无病生存率为 45%，而输注较低细胞数量移植物的患儿 2 年无病生存率为 13%。在非亲缘脐血造血干细胞移植被广泛应用于治疗地中海贫血和重症镰状细胞病患者之前，需要新方法来改善移植物植入。

（八）成年人无关脐血造血干细胞移植

成年人脐血造血干细胞移植呈增长趋势，并且自 2006 年以来，成人脐血造血干细胞移植数量超过儿童。其主要原因是：①脐血造血干细胞移植与 HLA 全相合骨髓或动员的外周血供体移植的结果类似；②双份脐血解决了脐血细胞数不足的问题；③减低剂量预处理方案可减少移植相关死亡率。目前患有恶性疾病的成人行脐血造血干细胞移植时，多使用双份脐血。

1. 急性淋巴细胞白血病成人患者

小样本单中心研究显示，对于高危急性淋巴细胞白血病成人患者来说，脐血造血干细胞移植的治疗结果值得进一步探究。其中一项研究 [59] 描述了 22 例接受减低强度预处理后行异基因移植的患者，4 例亲缘全相合和 18 例脐血造血干细胞移植。3 年的 OS、移植相关死亡率和复发率分别为 50%、27% 和 36%。另一项发表的研究对 27 例接受清髓性预处理后行单份脐血造血干细胞移植的患者进行分析 [60]。中位随访 47 个月，5 年无白血病生存率为 57%。近期的一项研究报道了 1997—2006 年间，256 名日本成人行脐血造血干细胞移植后的结果 [61]。在第 100 天中性粒细胞植入的累积发生率为 78%。输注的 $CD34^+$ 细胞量（＞ 1×10^5/kg）与中性粒细胞成功植入具有相关性。第 100 天Ⅱ～Ⅳ度急性 GVHD 的累积发生率为 37%。两年的无白血病生存率和 OS 分别为 36% 和 42%。多因素分析显示，在 51 岁以上的患者中，在脐血造血干细胞移植时的活动性疾病，存在Ⅲ～Ⅳ度急性 GVHD，无慢性 GVHD，与 OS 呈负相关。

Eurocord 对行脐血造血干细胞移植的成人急性淋巴细胞白血病患者进行了调查和危险因素分析（来自 V.Rocha，Eurocord，未发表数据）。在 2000—2011 年间，欧洲共有 421 名成人急性淋巴细胞白血病患者接受了脐血造血干细胞移植治疗，患者中位年龄为 32 岁（18—76 岁），59% 的患者（$n=247$）年龄大于 35 岁。移植时有 46%（$n=195$）的患者获首次完全缓解期，32%（$n=136$）的患者获第二次完全缓解期，22%（$n=90$）的患者没有缓解。诊断时 314 例患者具有染色体核型结果，其中 229 例染色体异常。173 例（41%）患者移植时使用了双份脐血。大部分患者 HLA 5/6 不相合（24%；$n=103$）或 4/6 不相合（55%；$n=231$）。314 例患者（75%）接受清髓性预处理，103 例患者（25%）接受减低强度预处理。中位随访时间为 27 个月。治疗结果显示，60 天时 78% 患者中性粒细胞重建。急性与慢性 GVHD 的累积发生率分别为 33% 和 26%。2 年时移植相关死亡的累积发生率为 42%，并且移植时＜ 35 岁且和使用 RIC 预处理的患者移植相关死亡率更低。2 年的复发率为 28%，移植时采用清髓性预处理方案、移植时完全缓解是低复发率的相关因素。首次完全缓解期患者（$n = 195$）2 年无白血病生存率预计值为 39%，第二次完全缓解期患者（$n = 136$）为 31%，第三次完全缓解期及以上者为 8%（$n = 90$）。改善无白血病生存率的因素有：年龄 <35 岁，移植时获完全缓解，预处理时不使用 ATG。在 Ph^+ ALL（$n = 129$）的患者中，2 年的移植相关死亡率和复发率分别为 35% 和 28%，2 年的无白血病生存率为 36%。和儿童患者一样 [49]，成人患者脐血造血干细胞移植后的最终转归也与移植前微小残留病阳性有关。分析 65 例缓解期 Ph^+ ALL 患者，在脐血造血干细胞移植之前进行微小残留病检测（34 例为阳性，31 例为阴性）。微小残留病阴性的患者的 2 年无白血病生存率为 48%，微小残留病阳性的患者为 38%（$P=0.05$）（来自 V.Rocha，Eurocord，未发表数据）。因此，脐血造血干细胞移

植是没有 HLA 同胞全相合供者的急性淋巴细胞白血病患者的替代选择。

2. 急性髓系白血病成人患者

尽管已经有一些关于脐血与其他造血干细胞来源的报道和回顾性比较分析研究，但仍缺乏对同一人群中行脐血造血干细胞移植的成人急性髓系白血病患者的预后和危险因素的长期随访大样本分析。一些单中心研究和登记机构报道的结果提示脐血造血干细胞移植疗效良好[62-65]。首次完全缓解期患者中无白血病生存率波动于 40% ～ 46%，第二次完全缓解期患者中无白血病生存率波动于 26% ～ 39%，第三次完全缓解期及以上患者中无白血病生存率波动于 11% ～ 20%。

Eurocord 在成人急性髓系白血病中开展了一项关于脐血造血干细胞移植治疗结果相关性的研究。回顾性分析首次移植为脐血造血干细胞移植的 604 例成人原发性急性髓系白血病患者，其中首次完全缓解期初治急性髓系白血病 229 例，第二次完全缓解、第三次完全缓解期 228 例，疾病进展期患者 147 例（来自 V.Rocha，Eurocord，未发表数据）。2000—2010 年间欧洲 131 个中心开展了脐血造血干细胞移植。受者中位年龄为 41 岁，18% 的患者先前有自体移植史。339 例患者诊断时完善了细胞遗传学和分子生物学研究，结合相关检查结果，56% 患者为中危组，31% 患者为高危组。移植物包含单份脐血（*n*=361）或双份脐血（*n*=243）。39% 的脐血移植物为供受者 HLA 全相合或 5/6 相合（HLA-A、HLA-B 抗原水平相合，HLA-DRB1 等位基因水平相合），61% 为 HLA 4/6 或 3/6 相合。输注的中位总有核细胞数量为 3.1×10^7/kg（单份脐血为 2.4×10^7/kg，双份脐血为 3.7×10^7/kg），中位 $CD34^+$ 细胞数量为 1.2×10^5/kg（单份脐血为 1×10^5/kg，双份脐血为 1.3×10^5/kg）。受者中 51% 接受了清髓性预处理，49% 接受了减低强度预处理。清髓性预处理方案为白消安联合氟达拉滨和塞替派，减低强度预处理方案为环磷酰胺联合氟达拉滨和 2Gy 全身放疗。58% 患者中 GVHD 预防方案为环孢素 ± 吗替麦考酚酯，32% 患者使用 CSA ± 糖皮质激素。中位随访时间为 13 个月。中性粒细胞恢复、急性 GVHD（Ⅱ～Ⅳ度）和一年移植相关死亡的累积发生率分别为 80%、26% 和 21%。2 年复发的累积发生率为 38%（首次完全缓解期为 27%，第二次完全缓解、第三次完全缓解期为 29%，未缓解者为 56%），使用清髓性预处理方案者（*n*=291）2 年复发累积发生率为 31%，使用减低强度预处理方案者（*n*=282）2 年复发累积发生率为 30%。对于接受清髓性预处理的患者，首次完全缓解期 2 年无白血病生存率为 50%，第二次完全缓解、第三次完全缓解期 2 年无白血病生存率为 27%，未缓解患者 2 年无白血病生存率为 17%，而对于接受减低强度预处理的患者，以上指标分别为 35%、44% 和 18%。这一大样本患者研究提示，尽管仍存在随访时间短的问题，对于高危组急性髓系白血病患者，当缺乏 HLA 同胞全相合供者时，清髓性预处理或减低强度预处理后行脐血造血干细胞移植似乎可以作为一种治疗选择。

3. MDS 成人患者

有关 MDS 患者进行脐血造血干细胞移植的报道很少[66-68]。通过 Eurocord 和 EBMT 机构，我们找到行单份 / 双份脐血造血干细胞移植的 MDS 或继发性急性髓系白血病患者的预后和危险因素分析的评估报道[69]。对成人 MDS（*n*=39）或继发性急性髓系白血病（*n*=69）进行研究，中位年龄为 43 岁（18—72 岁）。77 例（71%）患者接受单份脐血造血干细胞移植，57 例（53%）患者行清髓性预处理，回输的脐血冻存时的中位有核细胞数和 $CD34^+$ 细胞数分别为 3.6×10^7/kg 和 1.1×10^5/kg。+60 天时，中性粒细胞重建的累积发生率为 78%，并且与 $CD34^+$ 细胞数（$> 1.1 \times 10^5$/kg）和疾病状态进展（脐血造血干细胞移植时原始细胞 < 5%）无关。清髓性预处理后 2 年非复发死亡率显著升高（62% *vs* 34%；*P*=0.009）。两年无病生存率和 OS 分别为 30% 和 34%。多因素分析显示，高危组患者（原始细胞 > 5%，国际预后评分体系，中危 -2 或更高）无病生存率显著下降。MDS 患者进行脐血造血干细胞移植后中性粒细胞恢复水平低于其他成人恶性疾病患者。推荐使用 $CD34^+$ 细胞数含量更高的脐血移植物或者使用双份脐血移植物进行移植。30% 的 2 年无病生存率与多中心研究报道的接受其他供者细胞来源的高危 MDS 移植患者的无病生存率相当。在这种特定的疾病中，没有与接受其他供者细胞来源的移植患者的回顾性比较。

4. 淋巴系统恶性疾病成人患者

已有一些关于减低强度预处理脐血造血干细胞移植治疗难治性非霍奇金淋巴瘤[70-72]和恶性淋巴

瘤的报道[73, 74]。Eurocord评估了104例行脐血造血干细胞移植的成人恶性淋巴瘤患者（中位年龄41岁）[75]。+60天时中性粒细胞重建的累积发生率为84%，输注更多$CD34^+$/kg细胞数量时，受体能获得更好的造血重建。一年一直相关死亡的累积发生率为28%，使用低剂量全身放疗预处理的患者移植相关死亡率更低。一年复发或进展的累积发生率为31%，双份脐血造血干细胞移植受者及化疗药物敏感的疾病患者的相关风险更低。一年的无病生存率为40%，对化疗药物敏感的疾病患者比不敏感者高（49% *vs* 34%），输注更高细胞数量者（$\geqslant 2\times10^7$/kg）比其他患者高（49% *vs* 21%），预处理包含低剂量全身放疗者比其他患者高（59% *vs* 23%）。因此，脐血造血干细胞移植是进展期恶性淋巴系统疾病的可选治疗手段。恶性淋巴瘤和慢性淋巴细胞白血病患者治疗时需要考虑的其他重要因素有：更多地使用低毒性的减低强度预处理，如低剂量全身放疗；选择更适合的脐血；更广泛的使用双份脐血造血干细胞移植。

（九）无关脐血的疗效分析

1. 接受清髓性预处理的成人急性白血病和其他血液恶性肿瘤患者

目前，无关供者的选择基于HLA Ⅰ类和Ⅱ类抗原的高分辨分型或等位基因分型。因此，Eurocord联合CIBMTR对清髓性预处理后行无关脐血造血干细胞移植（单份脐血移植物，冻存时脐血细胞数$>2.5\times10^7$/kg总有核细胞，HLA不相合位点不超过2/6）和行骨髓、外周血造血干细胞移植（HLA-A、-B、-C、-DRB1等位基因分型）的成人急性白血病患者进行比较，研究对象为1525例、年龄>16岁的急性白血病患者，均于2002—2006年间行脐血造血干细胞移植（*n*=165）、外周血干细胞移植（*n*=888）和骨髓造血干细胞移植（*n*=472）。脐血在HLA-A、-B抗原水平以及-DRB1等位基因水平相合（*n*=10），或者-1（*n*=40）、-2（*n*=115）个位点不合。来源于无关成人供体的外周血干细胞和骨髓移植物在HLA-A、-B、-C、-DRB1位点等位基因水平相合（*n*=632；*n*=332）或一个位点不相合（*n*=256；*n*=140）。脐血造血干细胞移植后的无白血病生存率与等位基因水平相合（在HLA-A、-B、-C、-DRB1）和不全相合的外周血干细胞或骨髓移植后观察到的无白血病生存率相当。由于脐血受者的植入率低，脐血造血干细胞移植后的移植相关死亡率高于HLA等位基因相合的动员的外周血（P=0.003）或骨髓造血干细胞移植（P=0.003）。与等位基因相合的动员的外周血造血干细胞移植相比，脐血造血干细胞移植受者的Ⅱ～Ⅳ度急性GVHD和慢性GVHD发生率较低（分别为$P<0.001$和$P<0.001$）。脐血造血干细胞移植与等位基因水平相合的骨髓造血干细胞移植相比，慢性GVHD发生率较低（P=0.011），而急性GVHD无差异。因此，在缺乏HLA全相合/单个位点不相合的供者，或者紧急情况下供者寻找时间受限时，推荐寻找合适的脐血供者。

2. 成人淋系肿瘤患者减低强度预处理造血干细胞移植与无关外周血干细胞移植的比较

Eurocord联合EBMT淋巴瘤工作组对645名接受减低强度方案预处理后行单份或双份脐血造血干细胞移植（*n*=104）或无关全相合供者（matched unrelated donor，MUD）造血干细胞移植（*n*=541）的淋系恶性肿瘤患者进行了研究（来自V.Rocha，Eurocord，未发表数据）。中位随访时间为30个月。+60天脐血和无关全相合供者造血干细胞移植植入的累积发生率分别为81%和97%，而在+100天，Ⅱ～Ⅳ度急性GVHD的累积发生率分别为29%和32%。在第36个月时，脐血和无关全相合供者造血干细胞移植的移植相关死亡累积发生率分别为29%和28%，复发或疾病进展发生率分别为28%和35%，慢性GVHD发生率分别为52%和26%（$P<0.01$）。脐血造血干细胞移植后2年无进展生存率和OS分别为43%和58%，无关全相合供者造血干细胞移植后分别为36%和51%。在多因素分析中，移植相关死亡率、复发或进展、无进展生存率和OS在脐血和无关全相合供者造血干细胞移植两组间无统计学差异，但无关全相合供者组慢性GVHD发生率更高，脐血组移植物植入较慢。由于脐血造血干细胞移植者慢性GVHD发生风险较低，因此对于缺乏HLA亲缘/无关全相合供体的进展期淋巴瘤和慢性淋巴细胞白血病患者，脐血造血干细胞移植是一种有价值的替代选择。

3. 成人白血病和血液恶性肿瘤患者的无关双份脐血造血干细胞移植

双份脐血造血干细胞移植的治疗结局证实了该移植过程的安全性[76, 77]。行双份脐血造血干细胞移植时，在绝大部分报道的病例中，仅其中一份脐血能在早期胜出。出现该现象的原因尚不清楚，为了更好地理解这一现象，我们建立了一种双份人类脐血移植物植入的小鼠体内模型，以模拟临床上移植与小鼠模型中相同的脐血单位后的植入情况 [78]。研究提示，不同脐血单位的体内效应优势可能与 $CD34^-$ 细胞介导的移植物抗移植物免疫交互效应有关。图 39-3A 和图 39-3B 分别显示了在减低强度和清髓性预处理下，354 例和 282 例接受双份脐血造血干细胞移植的成人急性白血病患者的生存曲线。2007 年，对 110 例行减低强度预处理的血液疾病患者进行评估 [79]。该研究中中性粒细胞重建率为 92%，3 年的移植相关死亡率为 26%，3 年生存率和无病生存率分别为 45% 和 38%。近期，法国骨髓移植与细胞治疗协会联合 Eurocord 组织分析了 155 例减低强度预处理后行脐血造血干细胞移植的患者（来自 V.Rocha，Eurocord，未发表数据）。+60 天中性粒细胞植入的累积发生率为 80%，14% 的患者出现自体恢复。多因素分析发现，$CD34^+$ 细胞数量（$> 1.2 \times 10^5$/kg）（P =0.04）、HLA 相合度（0 ～ 1 *vs* 2 ～ 3）（P = 0.05）和以前的自体移植物（$P < 0.01$）是中性粒细胞重建良好的独立影响因素。移植相关

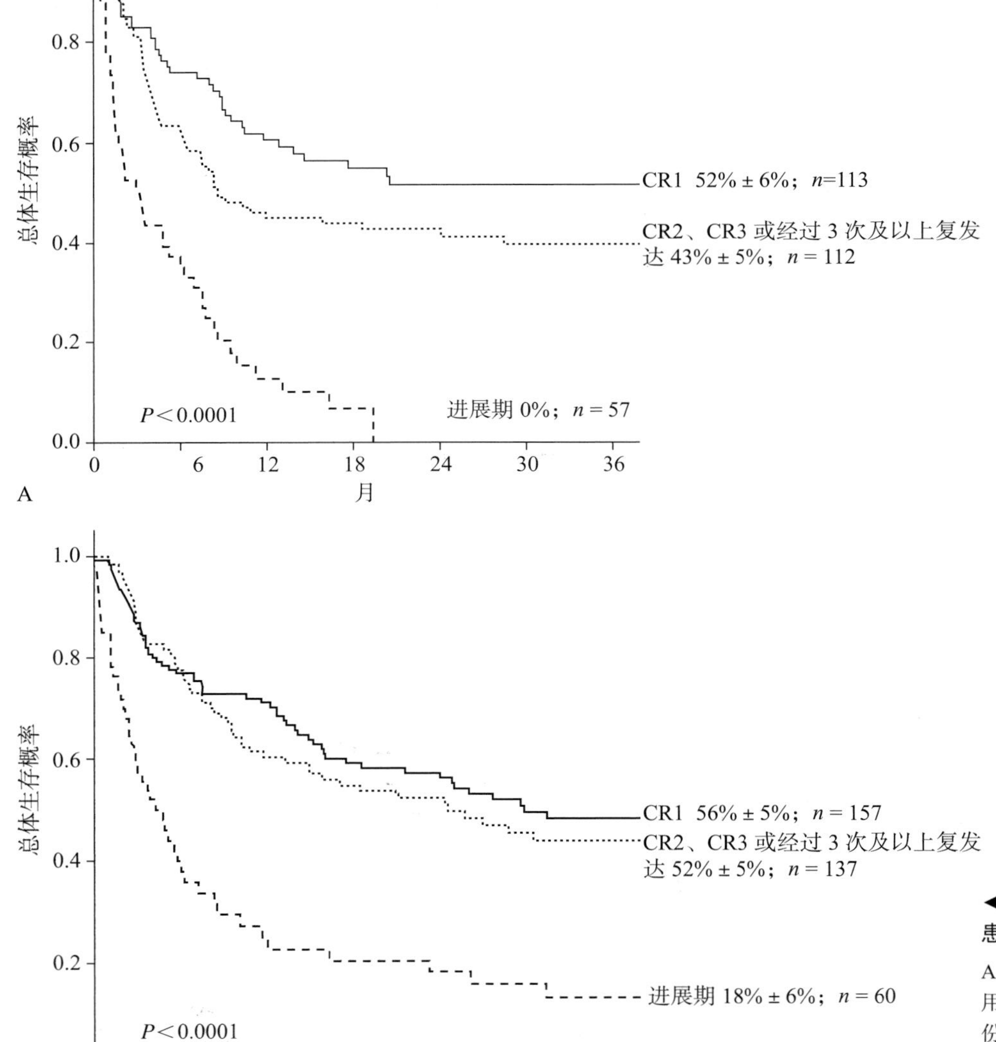

◀ **图 39-3 急性白血病成人患者的 2 年生存率**

A. 根据疾病状态和缓解情况采用减低剂量预处理后行无关双份脐血造血干细胞移植；B. 根据疾病状态和缓解情况采用清髓性预处理后行无关双份脐血造血干细胞移植

死亡的累积发生率为 18%，18 个月时的 OS 和无病生存率的预估概率分别为 62% 和 51%。与其他减低强度预处理方案相比，包含低剂量全身放疗、氟达拉滨和环磷酰胺的减低强度预处理方案的效果更好。近期，明尼苏达小组与 CIBMTR 的协同研究证实了该结果[80]。

4. 成人急性白血病患者行双份与单份脐血造血干细胞移植的结果比较

在对 177 例急性白血病患者的单中心研究表明，与单份相比，行双份脐血造血干细胞移植治疗的早期（首次完全缓解期和第二次完全缓解期）患者复发率较低，两组间有统计学差异，提示双份脐血造血干细胞移植组的 GVL 效益更强。单份和双份脐血移植受者的无病生存率分别为 40% 和 51%[81]。Eurocord 发表了恶性淋系肿瘤患者行单份和双份脐血造血干细胞移植的对照研究结果[75]。在初步研究中，Eurocord 联合 EBMT 的急性白血病工作组对缓解期的成人急性髓系白血病和急性淋巴细胞白血病患者中行双份和单份脐血造血干细胞移植者的治疗结果进行比较（使用单份脐血时，患者输注的细胞数＞ 2.5×10^7/kg），同时，根据不同的预处理方案进行不同的分析。仅在首次完全缓解期经减低强度预处理的移植患者中发现双份脐血造血干细胞移植与复发率下降和无白血病生存率提高有关（来自 V.Rocha，Eurocord，未发表数据），结果需进一步研究确认。

5. 清髓性预处理后，双份脐血造血干细胞移植与 HLA 同胞全相合及无关全 / 不全相合造血干细胞移植的结果比较

对 536 例恶性疾病患者（急性髓系白血病：*n*=211，急性淋巴细胞白血病：*n*=236，慢性髓系白血病：*n*=70，MDS：*n*=19）进行分析，其中 HLA 8/8 等位基因相合的亲缘供者（matched related，MRD）204 例、无关全相合供者 152 例，一个等位基因位点不相合的无关供者 52 例，双份脐血供者 128 例[82]。所有上述患者均接受了含环磷酰胺和全身放疗的清髓性预处理，双份脐血造血干细胞移植患者还在移植前接受了氟达拉滨，受者用于 GVHD 预防的免疫抑制药为神经钙调蛋白抑制药和甲氨蝶呤（亲缘供者、无关全相合供者和无关不相合供者）或霉酚酸酯（亲缘供者和双份脐血）。存活者的中位随访时间为 3.1 年。双份脐血造血干细胞移植者造血重建慢于其他造血干细胞移植物来源者。尽管双份脐血造血干细胞移植的 HLA 错配率更高，但其Ⅱ～Ⅳ度急性 GVHD 和慢性 GVHD 累积发生率是最低的，复发风险显著减低，而移植相关死亡率升高，导致无病生存率同其他类型移植类似。因此，当缺乏亲缘供者时，无关全相合供者或双份脐血造血干细胞移植可达到令人欣慰的无病生存率结果。

6. 减低强度预处理后，急性白血病成人患者行双份脐血造血干细胞移植与无关动员的外周血干细胞移植的结果比较

对减低强度预处理后行双份脐血造血干细胞移植和 HLA 8/8 或 7/8 相合的无关供者外周血干细胞移植的有效性进行比较[83]。与 HLA 8/8 相合的外周血干细胞移植相比，双份脐血造血干细胞移植组移植后移植相关死亡率和总死亡率类似［低剂量全身放疗、氟达拉滨、环磷酰胺（TCF）］（*P*=0.72；*P*=0.60），但其他减低强度预处理后的双份脐血移植后的移植相关死亡率和总死亡率较之更高（*P*=0.0001；*P*=0.004）。与 HLA 7/8 相合的外周血干细胞移植相比，双份脐血 –TCF 造血干细胞移植组的移植相关死亡率（非总体死亡率）更低（*P*=0.04；*P*=0.41）。双份脐血 –TCF 造血干细胞移植、行其他减低强度预处理的双份脐血造血干细胞移植、HLA 8/8 相合的动员的外周血和 HLA 7/8 相合的外周血干细胞各组的生存概率分别为 38%、19%、44% 和 37%。HLA 8/8、7/8 相合的外周血干细胞和双份脐血 –TCF 组的生存率类似，该结果支持能从紧急的减低强度移植中获益或缺乏 HLA 8/8、7/8 相合无关供体的成人急性白血病患者，采用双份脐血 –TCF 造血干细胞移植作为替代移植方法。

关于脐血造血干细胞移植的相关最新综述有：儿童白血病[84]、非恶性疾病的治疗[85]、成人患者超适应证应用[86]、双份脐血造血干细胞移植治疗恶性疾病[87]、双份脐血造血干细胞移植后的移植物植入[88]、减低强度和双份脐血造血干细胞移植[89]以及为何脐血可能未尽其用[90]。

（十）脐血的选择

表 39–4 列出了可帮助临床医师及相关人员根据患者疾病和供体相关因素选择脐血的步骤。

在 6/6 相合至 HLA–A、B 抗原和 DRB1 等位基因 3/6 相合的脐血造血干细胞移植受者中，研

表 39-4　无关脐血移植物选择和移植时的建议

首先，选择一份脐血时，需考虑患者的疾病诊断及受体是否存在针对脐血供体的 HLA 抗体。与恶性疾病相比，在非恶性疾病中，HLA 的相合度更为重要

如果没有达到以下关于单份脐血造血干细胞移植细胞数量的要求标准，应推荐使用双份脐血，或者将患者纳入其他前瞻性临床研究

HLA 配型和细胞数量

HLA（基于 HLA-A、-B 抗原和 HLA-DRB1 等位基因）

- CB HLA 6/6 相合或 5/6 相合。HLA-A 或 -B 错配者优于 DRB1 错配者。HLA-DRB1 错配可能导致未缓解状态下的移植患者移植物抗白血病效应增强（基于 Eurocord 未发表的数据和初始数据）。如果脐血 HLA 相合度为 4/6，应避免 HLA-DRB1 不相合，尽量不在非恶性疾病患者中使用这样的脐血，如果用于非恶性疾病患者，主要适用范围为骨髓衰竭状态
- 不推荐使用 HLA 3/6 或 2/6 相合的脐血
- 当存在多份可用的脐血时，应进行 HLA-C（抗原型，2 个位点）检测：可用的脐血包括 HLA 6/6、5/6 相合，或者伴有 HLA-DRB1 错配的 HLA 4/6 相合[126]。HLA-C 和 -DRB1 同时错配与死亡率升高有关
- HLA 和双份脐血造血干细胞移植。关于 HLA 配型在双份脐血造血干细胞移植中的作用研究仍缺乏充足的数据

TNC 和 $CD34^+$ 细胞数量

恶性疾病

有核细胞数：冻存时最低细胞数为（2.5 ～ 3.0）$\times 10^7$/kg，或者解冻后最低细胞数为（2.0 ～ 2.5）$\times 10^7$/kg*（该推荐基于 Eurocord、纽约胎盘血液中心和 CIBMTR 数据）

* 如果输注的有核细胞数未达 1.0×10^7/kg，应立即考虑进行二次移植，因为这一数量的总有核细胞与早期死亡的相关性约为 70%。

* 如果输注的有核细胞数量为（1.0 ～ 2.0）$\times 10^7$/kg，建议将 $CD34^+$ 细胞数量和粒细胞 - 巨噬细胞集落计数纳入考虑范畴，以尝试预测中性粒细胞重建可能性，并探讨二次移植的可能性。若输注的细胞数量低于推荐数量，+20 天时应进行骨穿和骨髓嵌合度分析，+28 天时确认移植物是否植入以判断是否需要行二次移植

对于双份脐血：冻存时每份脐血的最低细胞数量需要高于 1.5×10^7/kg。尽管没有数据支持该推荐，但该推荐是基于首个双份脐血造血干细胞移植研究得出的[79]。Eurocord 的数据未发现两份脐血有核细胞数量总和与移植结局之间的关联

$CD34^+$ 细胞数量：冻存时（1.0 ～ 1.7）$\times 10^5$/kg，解冻后（1.0 ～ 1.2）$\times 10^5$/kg

该推荐基于已发表数据[61, 63, 66]。由于 $CD34^+$ 细胞计数技术的不同，在接受该推荐时应持谨慎态度。对于双份脐血造血干细胞移植，据 Eurocord 和法国骨髓移植与细胞治疗协会数据，两份脐血 $CD34^+$ 细胞数量之和与中性粒细胞重建和移植相关死亡率有关（冻存前的 $CD34^+$ 细胞数量＞ 1.2×10^5/kg 时）

集落形成单位分析：如果有的话，脐血库应该提供这些信息以及用于集落评估的方法（半固体培养基、细胞因子、氧分压）和集落评分。该分析对评估解冻部分或者全部采集物后获得的造血祖细胞的功能很重要。然而，由于不同中心间集落培养和计数的差异，很难确定通用的粒细胞 - 巨噬细胞集落数量

非恶性疾病

有核细胞计数：冻存时最低细胞数为 3.5×10^7/kg，或者解冻后最低细胞数为 3.0×10^7/kg

对于骨髓衰竭综合征（再生障碍性贫血或者先天性骨髓衰竭状态）或血红蛋白病患者，冻存时有核细胞应超过 5.0×10^7/kg[89, 104]

$CD34^+$ 细胞数量：冻存时或解冻后应＞ 1.7×10^5/kg（并无足够的数据支持该推荐。该推荐值是基于非恶性疾病需要更多细胞数的理论得出的）

集落形成单位分析：见上述恶性疾病部分

其他考虑因素

若有许多份满足上述标准的脐血可供选择，应考虑如下因素

1. HLA-A、-B、-C 等位基因分型：Eurocord 和 CIBMTR 的初步研究表明，使用 HLA 3/8、4/8 和 5/8 相合的脐血时，TNC 需＞ 5×10^7/kg
2. NIMA：两项回顾性登记性研究显示，NIMA 相合有利于脐血造血干细胞移植后的结果[162]。在这些研究中，脐血 NIMA 配型率低于 10%。为便于基于 NIMA 的结果进行脐血前瞻性选择，脐血库目前正在获取脐血供体母体的 HLA 分型
3. KIR 配体：关于 KIR 在移植结果中的作用，现有的研究数据间存在矛盾。如果有许多脐血可供选择，对于 AML 患者，应该确定 KIR 配体[154, 155]
4. ABO 相容性：尽管证据有限，但存在多份脐血供选择时，应考虑 ABO 相容性
5. 认可的脐血库：安全起见，只能使用经国家和国际组织认可的脐血库

究冻存前总有核细胞和 HLA 相合度对移植的联合作用[91]。研究表明，不管总有核细胞数量如何，6/6 全相合时，在中性粒细胞和血小板植入、急性 GVHD、移植相关死亡率、治疗失败和总死亡率方面都能得到最满意的结果。其次为脐血总有核细胞达 2.5×10^7/kg 及以上，供受者 5/6 相合状态，或者脐血总有核细胞达 5.0×10^7/kg 及以上，供受者 4/6 相合状态。然而，其他影响因素如疾病诊断（血红蛋白病或骨髓衰竭综合征）也对移植物植入产生重要影响，因为大部分血红蛋白病患者在预处理前不进行化疗或免疫抑制治疗，骨髓腔中为完整的骨髓；或者再生障碍性贫血患者移植前常接受过多次输血或移植时伴有严重感染，这可导致移植物植入失败或死亡。考虑到恶性和非恶性疾病对细胞数量和 HLA 相合度的要求可能有所不同，我们构建了一种算法来指导临床医生选择"最佳"脐血用于单份脐血造血干细胞移植，该算法将患者的疾病诊断、细胞数量和 HLA 不相合程度的影响都考虑在内。如果单份脐血总有核细胞数量不足，需要开展双份脐血的研究。对于恶性疾病，Eurocord 及其他机构已发现细胞数量是移植结果的最重要影响因素，细胞数量低可增加移植物植入延迟风险，导致移植相关死亡率和慢性 GVHD 发生率升高。然而，HLA 不相合的位点数增加可引起复发率增加，但总的来说，HLA 不相合对 OS 和无病生存率影响不明显，除非不相合程度≥ 3/6。HLA 不相合的类型对移植预后无影响，但 HLA-DRB1 相合似乎更有益于有 2 个 HLA 位点不相合的受者。增加细胞数量似乎可以消除 HLA 错配效应，但不适用于 HLA 3/6 或 2/6 相合者。因此，非恶性病患者需要比恶性病患者接受更高剂量的移植物细胞数量。在非恶性病患者中，HLA 不相合在移植物植入、GVHD、移植相关死亡率和生存中起主要作用，但随着移植物细胞数量的增加，HLA 不相合的影响部分被抵消。

（十一）选择脐血时的其他注意事项

虽然脐血的细胞数量和 HLA 相合度很重要，但在选择单份或双份脐血用于移植时，尚需考虑很多其他因素。首先考虑的是冷冻前和解冻后脐血细胞成分的最佳标记。大多数研究分析了冷冻时或解冻后总有核细胞数量的影响。在有核细胞亚群中，应考虑到成红细胞数量的影响[92]。与总有核细胞相比，$CD34^+$ 细胞可能是更好的细胞标记物，可以更好地反映造血干细胞和造血祖细胞数量，然而，总有核细胞或 $CD34^+$ 细胞数量不一定能反映功能性造血干细胞的含量。由于后勤服务措施、技术和经济因素的制约，很难在所有采集中心开展造血干细胞或造血祖细胞功能性评估，以作为选择脐血时常规检测标记。

骨髓造血干细胞移植的研究已经明确了 HLA Ⅰ类（-A、-B 和 -C ）和Ⅱ类（主要是 DRB1）等位基因差异在移植预后中的重要性。尽管 HLA-A 和 -B 在抗原水平的相合度（低或中分辨率），以及 HLA-DRB 1 的等位基因水平相合度仍然是脐血选择时的标准，但回顾性分析已经评估了部分脐血受体中未检测到的等位基因差异的影响。来自 122 对供体 - 受体的数据显示，初始配型（HLA-A 和 -B 抗原水平）和 HLA-A、-B 等位基因水平配型间 HLA-A、-B 和 -DRB1 相合状态的重要改变[93]。超过半数者（9/16）在等位基因水平上达 6/6 相合。然而，当确定 HLA-C、HLA-DQB1 等额外 HLA 位点时，仅有 14% 的患者达 9 ～ 10/10 相合，63% 的患者达 6 ～ 8/10 相合，其余 23% 的患者相合位点更少。由于患者的异质性，不同错配类别患者群体中人数不多，因此不可能将等位基因分型和结果联系起来。COBLT 研究[42]报道 179 对使用 HLA-A 和 HLA-B 高分辨率分型的供体 - 受体。高分辨率配型相合与急性 GVHD 发病率降低有关，但与中性粒细胞或血小板植入时间无关。为了确定等位基因分型在脐血造血干细胞移植中的真正价值，需要对数百对供者 - 受者进行研究。脐血库和移植中心应积极开展高分辨分型检测或冻存相关 DNA 样本，以便回顾性分析 HLA 等位基因分型对脐血造血干细胞移植预后的影响。

目前脐血的选择基于 HLA-A 和 -B 抗原水平和 DRB1 的等位基因水平，因此 Eurocord 联合 CIBMTR 分析了脐血造血干细胞移植中 HLA-C 位点[94]相合的影响。803 名患者 / 脐血供者接受了 HLA-C 抗原水平的研究。这些数据提示应重新评估当前的脐血选择策略。对于 HLA-A、-B 或 DRB1 相合或 1 个位点不合的受体在行移植时，需要将 HLA-C 是否相合作为考虑因素以将受体的死亡风险降至最低。

在亲缘半相合和 HLA 无关不全相合的造血干细胞移植中，供受者 GVHD 方向 KIR 错配可导致复发率下降和升高。对218例完全缓解期患者进行研究，其中94例为急性髓系白血病患者，124例为急性淋巴细胞白血病患者，这些患者均接受了KIR配体相合/不相合的单份无关脐血造血干细胞移植[95]。KIR配体不相合组复发率下降（*P*=0.05）、无白血病生存率（*P*=0.0016）和总生存率（*P*=0.004）升高。急性髓系白血病移植受者中这种结果更明显，KIR配体相合/不相合组2年复发率分别为5%和36%（*P*=0.005），2年无白血病生存率分别为73%和38%（*P*=0.012）。明尼苏达小组在257名异质性的恶性血液病患者研究了KIR供受体错配的临床影响，这些患者在疾病缓解期或进展期行移植，预处理方式为减低强度（*n*=102）或清髓（*n*=155），脐血移植物为单份（*n*=91）或双份（*n*=166）[96]。减低强度预处理后，移植物和受者KIR-L错配可导致Ⅲ～Ⅳ度急性GVHD和移植相关死亡发生率显著升高[95]。因此，需要更多的研究来分析KIR-配体相合度的影响。

供者特异性抗HLA抗体对脐血造血干细胞移植后中性粒细胞和血小板植入有影响。由于脐血造血干细胞移植时的HLA多为不全相合，患者体内存在抗HLA抗体，因此应对供体特异的抗脐血HLA抗体进行检测。在日本的一项研究[97]中，回顾性分析648名行清髓性预处理的单份脐血造血干细胞移植受者。结果表明，在选择脐血移植物时，需检测移植前患者体内抗HLA抗体，并将该结果考虑在内。

对于行双份脐血造血干细胞移植者，有两项关于抗HLA抗体影响的研究报道，但两项研究得出的结果不同。一项关于73例接受双份脐血造血干细胞移植患者的研究显示，抗HLA抗体阳性的患者移植失败风险增加、生存率降低[98]。另一项对126名双份脐血造血干细胞移植受者的研究结果显示，抗HLA抗体与移植结果无相关性[99]。无关脐血造血干细胞移植受者的供体特异性抗HLA抗体（donor-specific anti-HLA antibodies，DSA）可能与植入失败和高死亡率有关。因此，在行无关HLA不全相合脐血造血干细胞移植前，推荐患者行DSA筛查[100]。

NIMA可促进实体器官移植受体耐受，这意味着胎儿暴露于NIMA可促进人类的持久耐受性。单份脐血造血干细胞移植中NIMA相合可提高中性粒细胞恢复率，降低死亡率[101]。Eurocord联合CIMBR的一项研究[102]显示，当选择NIMA相合的脐血时，脐血造血干细胞移植后移植相关死亡率较低、生存率较高；然而，NIMA配型率低于10%。脐血库目前正在对脐血母体的HLA数据进行采集，以便于基于NIMA对脐血进行前瞻性选择。最近，间接证据提示，母源供体细胞微嵌合可能在脐血造血干细胞移植中介导GVL效应[103]。这一研究结果在选择脐血时是否有价值还需进一步研究。

ABO主侧交叉配血不相合与行脐血造血干细胞移植的血液恶性肿瘤患儿和成人患者的生存率和无病生存率下降有关[42, 104]。然而，在许多研究分析中，ABO相合性并不像细胞数量和HLA那样是一个强有力的因素。当有许多脐血可用时，应考虑选择ABO相合或次侧不相合的脐血。

已有对行单份脐血造血干细胞移植的白血病和MDS成人患者和患儿进行研究的报道发现，种族和族裔与受者存活率存在相关性[105]。黑种人受者的存活率低于高加索人种，但当使用总有核细胞数量更高的单份脐血时，移植结果有所改善。

除表39-4以外，关于移植时如何选择最佳脐血的其他研究结果也已发表[106, 107]。此外，研究者还通过多参数Apgar评分系统对可用于移植的脐血采集物质量进行预测[108, 109]。

（十二）改善脐血造血干细胞移植结果

造血干细胞移植进程的相关影响因素，如预处理方案和GVHD预防，可能与植入时间有关。在一项Eurocord的研究中，成人患者行脐血造血干细胞移植，清髓性预处理方案中使用氟达拉滨可改善中性粒细胞和血小板的恢复（来自V.Rocha，Eurocord，未发表数据）。在范科尼贫血患者中，预处理过程使用氟达拉滨可改善移植物植入，且该因素不受脐血造血干细胞移植细胞数量和HLA相合度的影响[47]。相反，在血红蛋白病和恶性疾病患者HLA同胞全相合脐血造血干细胞移植中，预防GVHD的方案中含甲氨蝶呤可导致植入延迟和移植失败风险增加。在欧洲和美国，最常见的方案是钙调神经磷酸酶抑制药为基础的GVHD预防方案单用或联用糖皮质激素/霉酚酸酯。减低强度和双份脐血造血干细胞移植中报道了使用西罗莫司为基础的药物预防GVHD的新方案[110]。目前需要前瞻性研究以确定脐血造血干细胞移植中GVHD预防的最佳方案。

五、脐血造血干细胞移植后的免疫重建

造血干细胞移植后免疫细胞恢复是一个复杂过程[111]。脐血移植后免疫重建延迟最主要的影响为机会性感染发生增加[112]。在脐血造血干细胞移植后的最先 3～6 个月内，严重感染和感染相关死亡率明显升高[113-115]，这在很大程度上是由于在胸腺细胞生成成熟 T 细胞以前吞噬细胞和 T 细胞介导的免疫缺陷造成的，而胸腺细胞生成成熟 T 细胞这一过程在造血干细胞移植 6 个月左右才变得明显[116]。

脐血造血干细胞移植后淋巴细胞亚群恢复的动力学已被很好的描述[117-121]，总结如图 39-4。几乎所有患者移植后 1 个月，外周血中都能检测到 NK 细胞，并在中位时间 2～3 个月时达到适合年龄的正常水平[118, 120]。早期恢复的 NK 细胞主要是 $CD56^{bright}$ 且优先表达抑制性受体 NKG2A，但包括 IFN-γ 在内的细胞因子生成潜能较高[122-124]。脐血造血干细胞移植后，NK 细胞恢复仍然很快，因为脐血是造血祖细胞的丰富来源，在诱导性细胞因子[125, 126]的影响下，具有发展成包括一种新型髓样 NK 细胞祖细胞[127, 128]在内的 NK 细胞的能力。

移植后中位时间 6 个月时，B 细胞也迅速恢复到正常数量，绝大多数患者移植后的 IgG、IgM 和 IgA 水平保持正常[118]。根据 B 细胞受体 V_H 互补决定区 3（CDR3）的评估，这种恢复与 +90 天时 B 细胞库的多样性密切相关[129]。脐血移植后最初 6 个月内恢复的 B 细胞中有很高比例具有调节性 B 细胞表型（$IgM^+IgD^+CD38^+CD5^+$ B 细胞），其数量超过正常供者外周血[129]。

脐血造血干细胞移植后 T 细胞恢复最慢。$CD4^+$T 细胞恢复到正常数量的中位时间为 12 个月，但 $CD8^+$ T 细胞恢复得稍快，在中位时间 8～9 个月后达到正常数量[118, 120]。移植后 6～9 个月，恢复的 T 细胞似乎对常见的有丝分裂原（包括植物凝集素、刀豆球蛋白 A 和商陆有丝分裂原）表现出正常反应[118]。与外周血干细胞或骨髓移植物不同，脐血中的 T 细胞主要是胸腺新迁移出的初始 T 细胞（$CD45RA^+CD62L^+CD27^+CCR7^+$）[130]。因此，脐血造血干细胞移植后最初 3～6 个月出现的绝大多数 T 细胞是外周扩增的移植物来源的 T 细胞。虽然脐血移植物中存在的幼稚 T 细胞会产生抗原特异性 T 细胞介导的免疫反应，但对感染的保护可能不是完

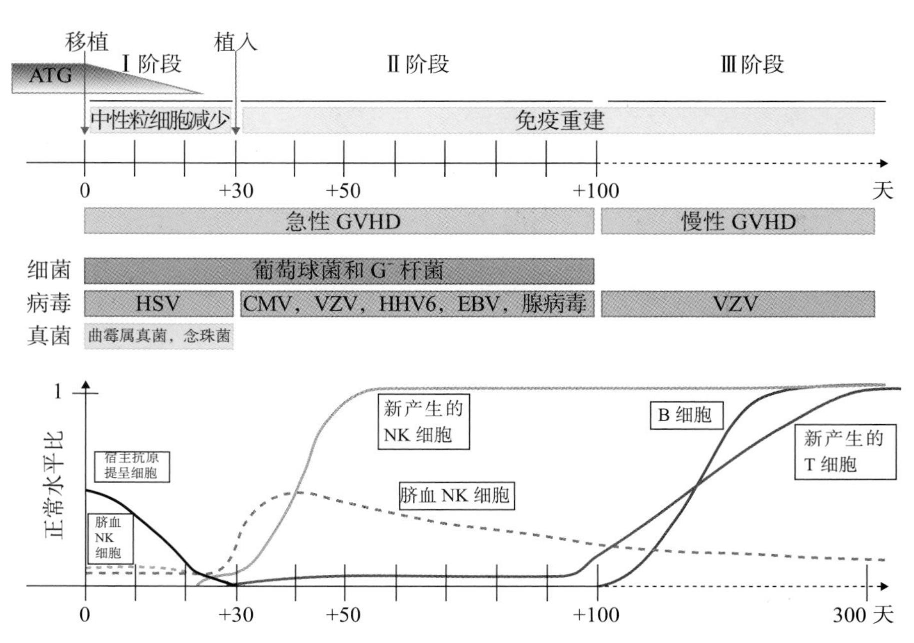

▲ **图 39-4　脐血造血干细胞移植后免疫重建和移植相关并发症的动力曲线**

植入前阶段（Ⅰ阶段，第 0～30 天）的特点是包括中性粒细胞减少在内的免疫抑制，对细菌和真菌感染非常敏感。宿主残留的抗原提呈细胞在此阶段逐渐消失。在植入后时期（Ⅱ阶段，第 31～100 天），NK 细胞在移植后约 1 个月恢复到正常水平，可占受体外周血淋巴细胞计数的 80% 或更多。脐血衍生的 T 细胞也在这一阶段持续存在，并经历抗原驱动的非胸腺依赖的扩增。在这一阶段，容易感染细菌和病毒。在第三阶段（超过第 100 天），通过胸腺细胞生成，出现进行性的 B 细胞重建和 T 细胞的重新生成。成年人胸腺生成成熟 T 细胞功能的恢复通常会显著延长（引自 Merindol 等，2011 年[121]。经 Wiley & Sons 许可转载）

全有效的[131]，这可能是因为这种扩增途径只会导致扭曲的T细胞库，对新遇到的抗原反应有限。脐血造血干细胞移植后3～6个月，根据对含TREC的T细胞的评估，可检测胸腺来源的T细胞重建，在儿童患者移植后9～12个月达到正常范围[132, 133]。

目前尚无证据表明双份与单份脐血造血干细胞移植的免疫细胞亚群重建动力学存在显著差异[58, 134, 135]，但可能存在例外情况，成人患者脐血造血干细胞移植后内含TREC的细胞的发育可能有所增强[136]。在迄今报道的最大规模的研究中，研究人员用竞争分析模型比较了行脐血造血干细胞移植（n=112）与行移植物未处理的无关骨髓造血干细胞移植的患儿体内淋巴细胞亚群重建情况[137]。

脐血中有核细胞数越高，总T细胞和$CD8^+$T细胞恢复越快[120]。由于急性GVHD对$CD4^+$T细胞的影响，HLA相合度越低及急性GVHD与T细胞恢复速度较慢有显著相关性[120]。虽然没有数据显示预处理方案强度影响免疫细胞亚群恢复或免疫球蛋白重建[138]，但据报道，使用全身放疗和ATG可延迟T细胞恢复[139]。

脐血移植后的临床免疫结果

很少有研究试图将免疫细胞恢复与机会性感染的风险联系起来[118, 140]。在包括杜克大学的儿童脐血受者在内的最大研究中[140]，发现脐血移植物中较高的$CD3^+$细胞数（加上较高的$CD34^+$细胞数、受者巨细胞病毒血清学阴性、较高的HLA相合度和年龄相对较小），可以预测移植后6个月机会性（主要是病毒性）感染死亡的风险较低，这表明脐血移植物中的胸腺后T细胞的体内扩增可以防止感染。此外，与没有感染的人相比，在+100天前出现机会性感染的脐血受者的总体存活率显著降低。同时，机会性感染的患者在造血干细胞移植后2～3周就显示移植物中注入的幼稚T细胞在体内扩增，同时出现Th1/Tc1细胞毒性T细胞亚群。

免疫细胞恢复可能会影响脐血造血干细胞移植后复发和生存的风险。脐血造血干细胞移植后淋巴细胞快速恢复与临床结局改善有关。在多变量分析中，清髓性预处理后+30天的淋巴细胞计数绝对值＞0.2×10^9/L者（n=73）与＜0.2×10^9/L的患者（n=43）相比，2年总生存率（73% *vs* 61%；P=0.02）、无进展生存率（68% *vs* 54%；P = 0.05）提升，移植相关死亡率降低（8% *vs* 28%；P ＜ 0.01）。同样，对于接受减低强度预处理的患者，在+42天淋巴细胞计数绝对值＞0.2×10^9/L（n=105）与2年总生存率（59% *vs* 41%；P ＜ 0.01）和无进展生存率（46% *vs* 36%；P=0.05）提升有关。值得注意的是，淋巴细胞计数绝对值和复发之间没有显著相关性[141]。

尽管淋巴细胞计数绝对值和其他免疫细胞数量不能预测复发，但抗原特异性免疫重建与脐血移植后白血病复发减少和无复发生存率提高具有相关性[142, 143]。对至少一种疱疹病毒的强烈T细胞反应是无复发生存率的有力预测因素。相反，脐血造血干细胞移植后早期出现$CD8^+$ T细胞的高水平扩增共表达PD–1，一种在慢性病毒感染期间在功能失调的T细胞上高度表达的CD28家族抑制性受体[144]，与白血病复发有关[131]，这表明过度表达的$PD\text{-}1^+CD8^+$T细胞可能是免疫重建缺陷的替代标记。胸腺细胞生成成熟T细胞这一功能重建的重要性已经通过以下观察得到强调，脐血移植8周后既能够在巨细胞病毒特异性酶联免疫吸附斑点（enzyme-linked immunosorbent spot，ELI Spot）分析中发现$CD8^+$ T细胞分泌IFN–γ，但这些细胞并不能清除巨细胞病毒血症[136]。随$CD4^+$ $CD45RA^+$ T细胞的恢复，巨细胞病毒血症可被清除，这取决于胸腺细胞生成成熟T细胞功能的重建和TREC水平达到2000拷贝数/μg DNA以上。

六、提升脐血造血干细胞移植的未来方向

（一）增加脐血采集细胞数和（或）体外扩增脐血造血干细胞和造血祖细胞的潜在手段

提高脐血造血干细胞移植疗效的方法已经在相关综述中进行了说明[145]。从脐血集合中获取更多细胞的一种简单方法是在婴儿出生时即收集更多的细胞。尽管在胎盘从母体中取出后，灌注技术已经被用于此目的[146]，但是这种离体程序在技术上具有挑战性，并且仅可能适用于选定的采集点。另一种方法是在低氧条件下（例如3% O_2）或在环境空气中存在环孢素A的情况下收集和处理细胞，可防止线粒体通透性转变隙打开，增加线粒体ROS的释放，并使可移植的造血干细胞数量增加2～5倍[147, 148]。研究者还着手于对已经收集到的脐血中造血干细胞和造血祖细胞进行体外扩增。体外扩张的尝试取得

的成功有限，但是新的研究很有前景。体外培养 CD34^{+} 细胞以扩增造血祖细胞时和在免疫缺陷小鼠体内再生细胞时用到的潜在联合细胞因子有干细胞因子，Flt3 配体和 TPO 及其他细胞因子、分子，和（或）其他有时会加入到这种联合生长因子中去的成分。与或不与 SCF、Flt3 配体和 TPO 联用的其他分子包括 mTOR[149]、SR1[150]、其他小分子 [151, 152]、Notch 配体 Delta1[153]、Delta1 和 HoxB4 的联合物 [154]，以及血管生成素样分子家族的选定成员 [155] 和染色质重塑剂 [156, 157] 等物质。某些物质已经对表型或功能性脐血造血干细胞体外扩增显示出一些功效。Notch 介导的造血干细胞 / 造血祖细胞短期再增殖群体的扩增在临床中得到证实 [153]，正如间充质基质细胞可增强细胞因子介导的脐血细胞扩增 [158]。两项临床研究 [153, 158] 都是在双份脐血造血干细胞移植的背景下进行的，将体外培养的细胞与未经处理的 CB 采集物一起回输，这两种方法均可明显缩短中性粒细胞和血小板的植入时间。然而，未经处理的脐血采集物获得长期植入，尚不清楚是否有任何研究可解决单份脐血造血干细胞移植后具有长期增殖能力的造血干细胞的体外扩增问题。

骨髓微环境龛内的细胞对造血干细胞和造血祖细胞存活和其他功能有培育作用，增强对这类细胞的理解也可有助于造血干细胞扩增。这种龛包括内皮细胞、成骨细胞和间充质干细胞 / 基质细胞。在小鼠模型中，已证实甲状旁腺激素或相关蛋白激活和刺激成骨细胞可影响小鼠造血干细胞的数量和功能 [159]。因此，在一项双份脐血造血干细胞移植的二期试验中展开了关于甲状旁腺激素影响的研究 [160]。结果并不令人满意，PTH 对中性粒细胞或血小板植入时间无明显的促进作用。在动物模型中，内皮细胞、间充质干细胞或其他细胞与脐血细胞的混合物已被证实可增强脐血造血干细胞的再增殖能力 [161, 162]，但这种能力是否能增强人类脐血植入仍有待确定。更好地理解调节造血干细胞自我更新和增殖的细胞内分子将有助于增加造血干细胞数量或体外活性。已经确证了大量这样的细胞内介质 [5]，但是我们需要了解这些信号分子是如何通过相互作用来调节造血干细胞功能的。

（二）关于增强微环境对脐血造血干细胞的归巢和后续培育效果的努力

通过直接骨髓内注射脐血细胞来绕过血液循环的临床研究已经开始 [163]。尚不清楚这是否已经克服了中性粒细胞、血小板或免疫细胞延迟恢复的问题。造血干细胞静脉输注后不能有效地归巢于骨髓。增强造血干细胞归巢到其培育骨髓微环境龛的努力包括在静脉注射前用 DPP Ⅳ的小分子抑制药 [164–166]、增强岩藻糖基化的试剂 [167] 或前列腺素（PGE 1 或 2）[168–170] 预处理供者细胞。在体内用小分子抑制 DPP Ⅳ也可增强植入 [166]。适当的时机联合上述靶向试剂可协同增强植入。目前正在努力测试 PGE、DPP Ⅳ抑制和岩藻糖基化的临床可行性。在首批临床研究中，一个潜在有效的例子是一项有关体内 DPP Ⅳ抑制药的试点临床研究，该研究旨在提高成人高危血液恶性肿瘤单份脐血造血干细胞的植入 [171]，试验药物为 FDA 批准的口服活性 DPP Ⅳ抑制药西格列汀（临床上用于治疗 2 型糖尿病）。系统性 DPP Ⅳ抑制药耐受性良好，结果令人鼓舞，但并不确定其是否能显著改善中性粒细胞植入。很可能，与试点研究 [171] 相比，增加 DPP Ⅳ抑制药给药频率和给药时间，可能会显著改善单份脐血造血干细胞植入情况。事实上，使用多种治疗方法的组合，例如用 PGE 或 DPP Ⅳ抑制药体外短期培养脐血，并在接受 DPP Ⅳ抑制药治疗的患者中输注这些治疗细胞，可能比单独使用这些方法中的其中一种都更有效 [172]。

（三）关于脐血细胞或脐血衍生细胞的再生医学的可能性

在细胞替代或再生医学的背景下，判断脐血中的非造血细胞能否由于治疗优势被成功应用还为时过早。脐血含有间充质干细胞，这些细胞至少在体外能够通过下行通路分化产生骨、脂肪和软骨细胞 [173–175]。然而，文献中已经报道了不同脐血采集物中间充质干细胞比例的可变性 [176, 177]。内皮集落形成细胞（endothelial colony-forming cell，ECFC）或内皮祖细胞（endothelial progenitor cells，EPC）也在脐血中被发现 [178, 179]，其特征在于抗原标记物的选择性表达，这将它们与血液祖细胞区分开来 [180]。ECFC 在脐血中存在的频率较低，但在低温保存状态长达 21 年的脐血样品解冻后，其仍可以恢复为活性形式 [17]。然而，在解冻后的采集物中 ECFC 数量为新鲜分离的脐血样品的 10% ～ 20%。虽然这些细胞的增殖能力尚可，但并没有达到新鲜分离的脐血 ECFC 的水平，这表明对冻存造血祖细胞有效的冷冻程序对于冻存 ECFC 的效果不佳。对于 ECFC 以及脐血中的其他非造血细胞，可能需要开发更有效的低温保存技术。

通过 Oct4、Sox2、KLF4 和 c-Myc 等强制表达的转录因子，可从成熟细胞中产生包括 CD34$^+$ 脐血细胞在内的 iPS 细胞[181, 182]（图 39-5）。产生的 iPS 细胞有能力在体外产生所有三个生殖细胞层（内胚层、外胚层和中胚层）细胞，并通过畸胎瘤形成实验证实小鼠体内也具有这种能力。iPS 细胞可由未分离的脐血细胞解冻后分离的 CD34$^+$ 细胞产生的，这些细胞已经在低温保存状态下储存了 20 多年[17]。只有少量产生于低温保存或新鲜脐血样品，以及用于产生 iPS 细胞的其他细胞的 iPS 细胞集落可被完全重新编程为 ESC 样状态[183]。如果 CD34$^+$ 细胞以及其他类型细胞中除了强制表达 Oct4、Sox2、KLF4 和 c-Myc 外，MicroRNA-302 簇也通过外源添加的载体而表达，则在更大比例的细胞中可以产生更完全的重新编程的 iPS 细胞状态。Nanog（另一个重要的 ESC 相关转录因子）的表观遗传调控，该过程由 microRNA-302 通过甲基 -DNA 结合域蛋白 2（一种表观遗传学抑制因子）介导，使得更大比例(约 16%）的细胞可以实现 iPS 细胞重编程[183]。

虽然 iPS 细胞有潜力用于产生包括血细胞在内的体细胞的所有细胞类型，我们已经了解部分并将继续了解 iPS 的细胞进程，但 iPS 细胞或者脐血中的其他非造血细胞，是否是一种可用于人类再生医学的安全而有效的方法还有待商榷[184]。从脐血 CD34$^+$ 细胞衍生出的 iPS 细胞可分化出类似脐血内皮集落形成细胞的细胞[185]，这些细胞具有再生医学潜能功能。如果将来发现 iPS 细胞具有临床细胞替代功能，或者脐血中的其他非造血细胞也可以以类似的方式使用，这可能会扩大对低温保存脐血的使用范围，这也将增加对脐血库的需求[184, 186]。脐血细胞在血细胞替代疗法之外的未来用途仍有待证明，在这方面需要非常谨慎，包括可能需要加强政府监督和法规[187]。

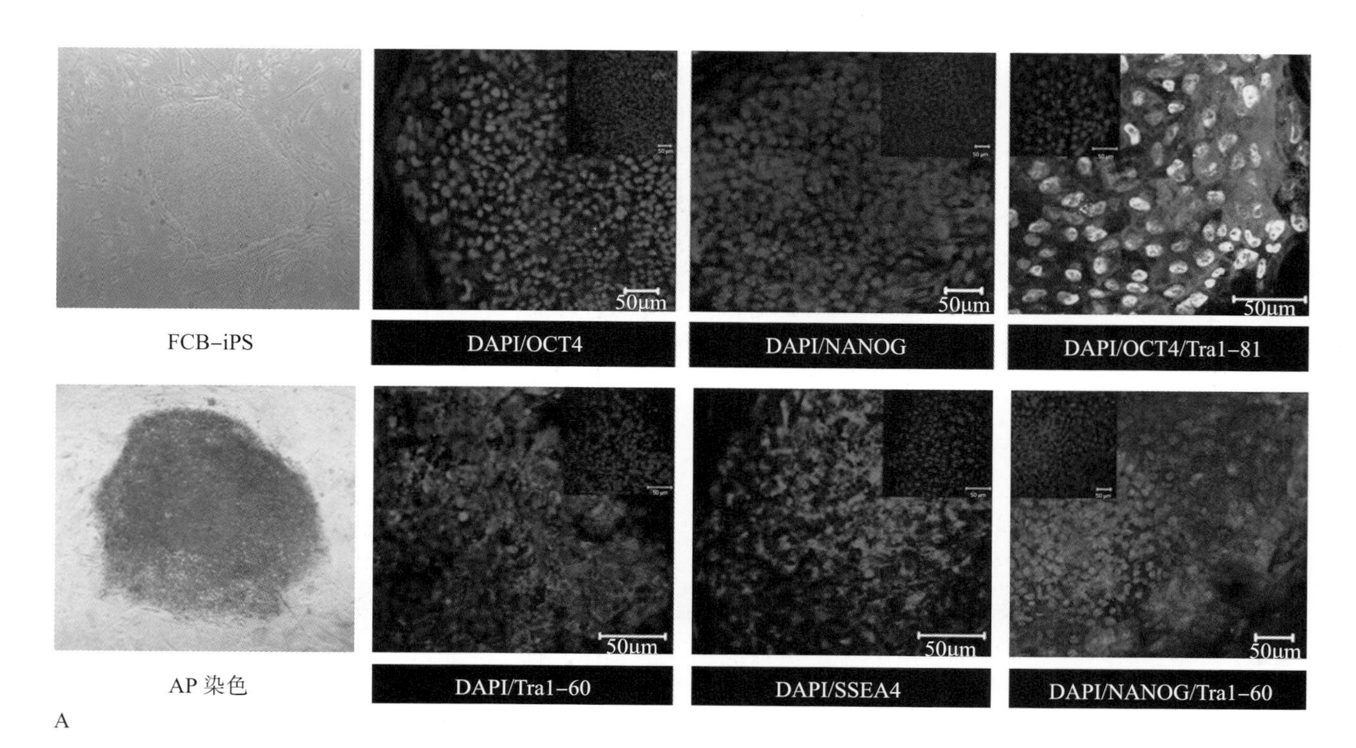

▲ 图 39-5　将冻存了 21 年的脐血 CD34$^+$ 细胞重新编程为 iPS 细胞

A. 多能性标记 Ot4、NANOG、TRA-1-60、SSEA4 和碱性磷酸酶的免疫组化结果

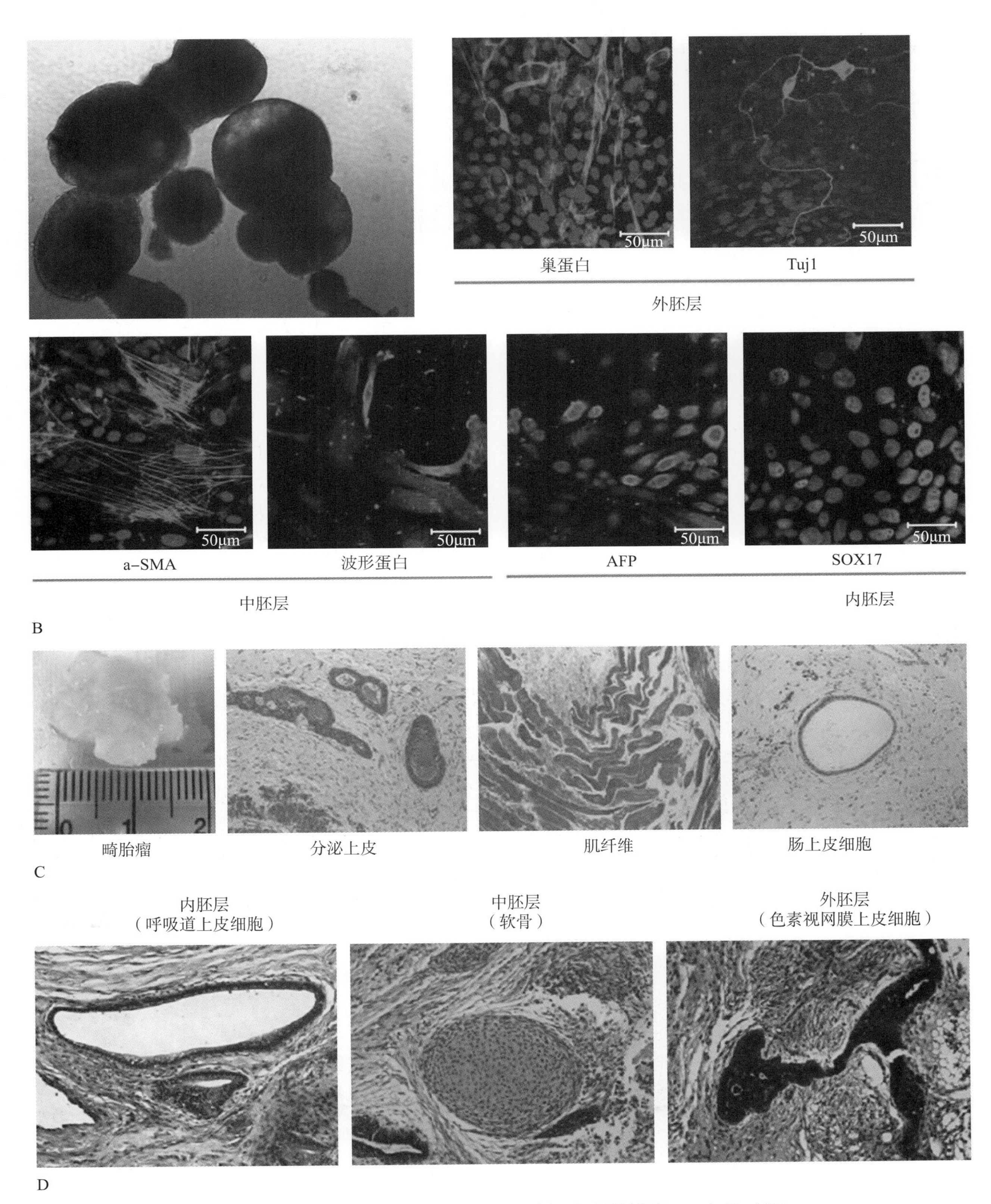

▲ **图 39-5 将冻存了 21 年的脐血 CD34⁺ 细胞重新编程为 iPS 细胞（续）**

B. 相差显微镜下胚状体 10 天时的形态（左上），如上所述，iPS 细胞分化为外胚层、中胚层和内胚层细胞后的免疫染色结果；C. 免疫缺陷小鼠注射 iPS 细胞后形成的畸胎瘤（左上），组织切片代表所有三个胚胎生殖层；D. 与 C 图一样的畸胎瘤组织切片，但来自解冻和分离的不同的 $CD34^+$ 细胞（引自 Broxmeyer 等，2011 年 [23]。经美国血液学学会许可转载。此图的彩色版本，请参阅彩图部分）

第 40 章 自体移植的外周血造血干细胞动员

Mobilization of Peripheral Blood Hematopoietic Cells for Autologous HCT

Thomas C. Shea　John F. DiPersio　著
陈启微　译
薛梦星　仇惠英　陈子兴　校

一、概述

大剂量化疗已成为一种治疗许多恶性肿瘤的重要方法。但这些治疗方案往往伴有很严重的骨髓抑制甚至是清髓性的，因而自体的外周血祖细胞已被用于提供快速、持续的造血恢复支持治疗。过去，大剂量化疗后主要通过自体骨髓移植来提供支持治疗，但由于外周血祖细胞具有收集方法简单、侵入性较小以及能使中性粒细胞和血小板得到更快恢复等优点，外周血祖细胞移植已基本取代自体骨髓移植，用于大剂量化疗后的支持治疗（图 40–1）[1, 2]。

造血干细胞和祖细胞都存在于静息骨髓中，干细胞是一种克隆性的单细胞性前体细胞，单个细胞能够增殖产生相同的干细胞（自我更新）或分化为各个特定细胞系的祖细胞。祖细胞是一种多能的前体细胞，缺乏干细胞一样的自我更新能力，但保持分化增生的潜力。尽管有这些明显的区别，这些术语往往在文献中还是被混淆使用[3]。

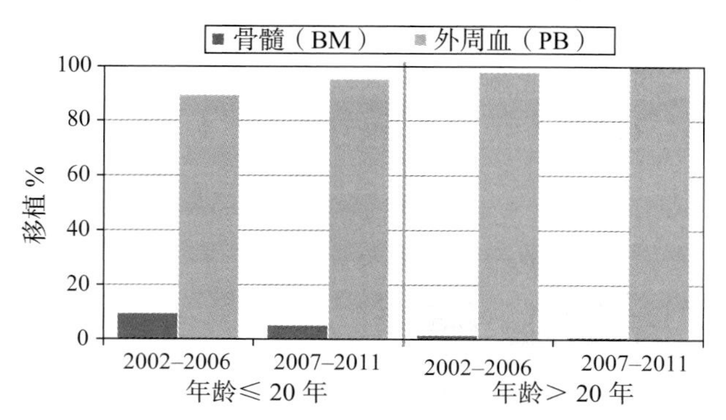

▲ 图 40–1　使用外周血与骨髓作为其来源的自体造血干细胞移植

（根据 Pasquini 等的国际骨髓移植研究中心摘要（2013）中的数据整理。引自 Pasquini MC，Wang Z. Current use and outcome of hematopoietic stem cell transplantation:CIBMTR Summary Slides，2013. 可在网站 http://www.cibmtr.org 获得。经 Pasquini 和 Wang 同意转载）

首个关于外周血祖细胞的重建造血功能的描述在 1980 年被发表，1985—1986 年又有了后续的一些相关报道[4–6]。在稳态环境下，造血祖细胞在整个血液循环中流动，比例为 10 ～ 100 个细胞 /ml 全血，因为外周血祖细胞所占的比例很低，使得收集足够数量的外周血祖细胞成了一个烦琐的过程。因此，开发出了动员这些细胞从骨髓到外周再收集用于临床的方法。Abrams[4] 和 Richman[7] 在动物模型中的研究证明，接受亚清髓剂量化疗后的患者予以细胞因子可以增加外周血祖细胞，从而带来这一方法在高剂量化疗后支持治疗中的广泛应用[8]。

二、识别和计数

人类的造血干细胞高表达 CD34 和 Thy–1，低表达 c–kit，且不表达系列特异性标记（“Lin”）和 CD38[3]。动员得到的单采血液成分的植入以及持久的骨髓再生能力取决于其干细胞和祖细胞的含量。在移植处理过程中，这可通过下列几项实验指标来评估，包括 CFU–GM、集落形成单位 – 粒细胞 / 红细胞 / 巨噬细胞 / 巨核细胞（colonyforming unit–

granulocyte/erythrocyte/macrophage/megakaryocyte，CFU-GEMM）和 BFU-E，以上这些全部与植入时间有关[8, 9]。但是这些分析需要大量的实验室操作，而且结果往往因为实验技术而有所差别，因而很难比较。

$CD34^+$ 细胞的定量被用来评估单采细胞的质量及其能重新植入的可能性。$CD34^+$ 细胞的含量与 CFU-GM、BFU-E 和 CFU-GEMM，以及中性粒细胞和血小板的植入情况密切相关[10]。$CD34^+$ 细胞的定量同样受制于不同实验室间的计数差异，然而标准化的程序可以减少这种偏差[11, 12]。在确定不同 $CD34^+$ 细胞亚群对骨髓重建重要性方面也进行了研究，如 $CD34^+CD33^-$、$CD34^+CD33^+$ 或 $CD34^+CD38^-$[13]。

三、造血干细胞的动员机制

骨髓中的造血干细胞存在于一个非常复杂的三维微环境中，其构成的细胞类型多样，包括基质细胞和富含纤连蛋白、胶原蛋白及各种蛋白多糖的相关细胞外基质细胞。成骨细胞在造血干细胞发挥功能过程中承担着关键的角色，其功能发挥主要通过在造血干细胞和骨髓成骨细胞之间构建一个物理连接，也被称为成骨细胞壁龛[14]。其他造血干细胞亚群同窦内皮细胞紧密接触，从而构成"内皮或血管壁龛"[15]。且假定每个壁龛都有不同的调节造血干细胞转运功能（归巢和动员），以及各种基本功能，比如存活、增殖、自我更新和分化。想进入外周循环中，造血干细胞必须通过血管屏障（称为骨髓-血屏障），在此处，内皮细胞及巨噬细胞被认为在干细胞从骨髓微环境中迁移及释放过程中发挥重要的作用[16, 17]。多篇顶级综述都对这个复杂的过程中的相关分子功能进行了描述（图 40-2）[18-20]。

许多黏附分子也与造血干细胞转运相关，主要包括 SDF-1/CXCL12、VLA-4 或 a4 整合素、c-kit、CD62L、P- 和 E- 选择素，以及 CD44[21-23]。除了这些黏附分子外，还有许多细胞相关趋化因子包括 Gro-β、IL-8、MMP-9 或明胶酶 B 和 CD26（DPP Ⅳ），这些因子被认为通过剪切先前提及的系列黏附分子，从而介导造血干细胞从骨髓释放到外周血中[24-27]。

造血干细胞动员的情况可以因为动员剂的不同而有显著的变化，G-CSF 诱导可在 4 ～ 5 天动员最多的造血干细胞，而 GM-CSF 在 5 ～ 6 天动员到最多的造血干细胞。化疗同时使用 G-CSF 或 GM-CSF，最佳动员效果是 10 ～ 14 天后。然而，趋化因子（IL-8 或 GRO-β）或趋化因子受体抑制药（plerixafor，普乐沙福）动员造血干细胞只需几分钟到几小时[18, 19, 24, 28]。

和骨髓造血干细胞相似，通过 G-CSF 或者化疗联合 G-CSF 动员的外周血 HSC 处于 G_0 或 G_1 期居多。造血干细胞在 M 期后被选择性地动员，可

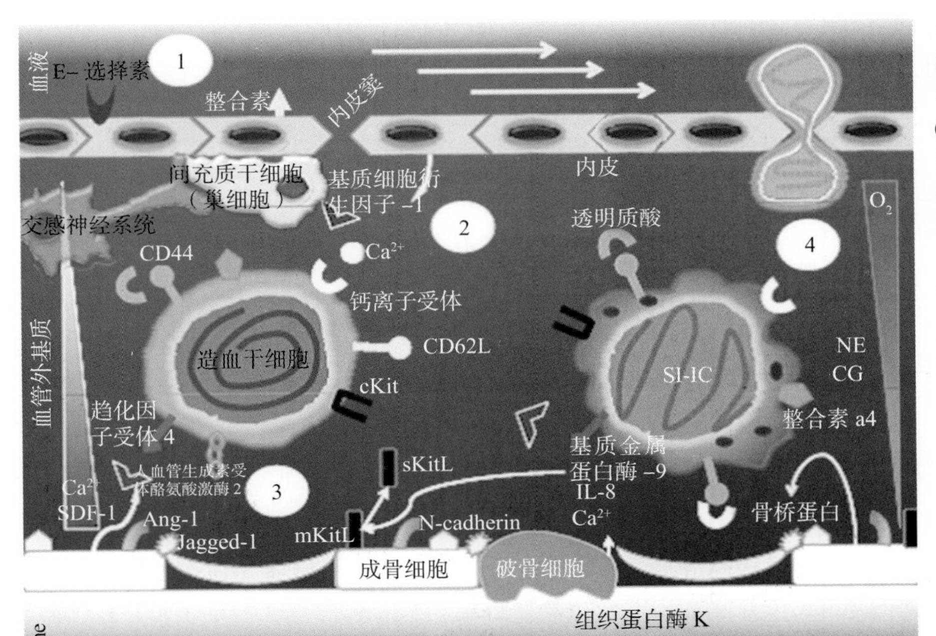

◀ **图 40-2　描绘正常和白血病细胞与骨髓微环境相互作用的示意图**

（引自 Schroeder，DiPersio，2012。经白细胞生物学学会和 John Wiley & Sons Ltd. 同意转载。此图的彩色版本，请参阅彩图部分）

能解释了 G-CSF 动员后外周血中的 G_0 和 G_1 期的细胞占优势[29]。另外，与动员导致的各种黏附分子的下调一致，循环中的造血干细胞表达的 VLA-4、c-kit 和 CXCR4 也相应减少[29, 30]。

四、SDF-1/CXCR4 在 HSC 动员和迁移中的关键作用

有确凿的证据表明，SDF-1/CXCL12 与其同源受体 CXCR4 的相互作用产生的信号可以调节造血干细胞在骨髓中的迁移。SDF-1 是一种表达于骨髓基质细胞和成骨细胞的 CXC 趋化因子[31]。SDF-1 是一种有效的造血干细胞趋化剂，可以调节造血干细胞存活、黏附和所处的细胞周期状态[21]。对 CXCR4 缺陷型小鼠的分析表明，SDF-1 和 CXCR4 是造血干细胞从胎肝正常迁移到骨髓，并在骨髓中有效存贮这些前体细胞所必需的[27, 28]。通过直接给予 SDF-1 或通过注射表达 SDF-1 的腺病毒载体，使外周血中 SDF-1 的表达量提高，和造血干细胞向外周血的动员效率提高相关。同样，注射竞争性 CXCR4 抑制药（AMD3100；普乐沙福）可诱导快速动员（人类 9h，小鼠 3h）[28]。

SDF-1/CXCR4 信号 / 相互作用的干扰试验表明了它是 G-CSF 动员造血干细胞的关键步骤。骨髓中的 SDF-1 水平在 G-CSF 动员期间急剧下降[31]。有证据表明，CXCR4（在造血干细胞上表达）和 SDF-1（在骨髓基质细胞和成骨细胞上表达）在 G-CSF 处理后被蛋白水解而灭活[30]。尽管如此，SDF-1 被蛋白酶水解是否就是 G-CSF 诱导造血干细胞动员的机制尚有疑问，因为曾有研究表明缺乏中性粒细胞弹性蛋白酶（neutrophil elastase，NE）、MMP-9 和组织蛋白酶 G（cathepsin，CG）的小鼠在 G-CSF 处理后造血干细胞仍可被正常动员[32]。最近数据提供了有说服力的证据，即 G-CSF 可以诱导骨髓基质中细胞中的 SDF-1 基因转录显著下调。骨髓基质细胞中 SDF-1 基因 mRNA 对 G-CSF 反应性的下调，在时间上与 G-CSF 的诱导的 HSC 的动员一致（SDF-1 的最大下调和造血干细胞的最大动员都发生在 4 ～ 5 天）[33]。这些数据提供了初步证据，即 G-CSF 可以调控 SDF-1 水平，从而造血干细胞可以通过其转录的下调而动员，但并不排除 G-CSF 可以部分地通过活化细胞相关蛋白酶而诱导动员的可能。最近证据显示，G-CSF 并不直接影响骨髓的成骨细胞或者巢蛋白阳性富含 CXCL12/SDF-1 网状细胞，其对表达于这些细胞上的 SDF-1 的抑制作用，是通过间接作用于一类在表型和功能上类似于单核细胞的细胞而实现的。G-CSF 通过这些中间单核细胞诱导 SDF-1 下调的机制仍不清楚。有趣的是，同一个研究小组发现，与 G-CSF 相比，IL-8 诱导的动员完全依赖于中性粒细胞[34]。

蛋白酶和其他细胞黏附分子在造血干细胞动员中的作用

重要数据表明，在 G-CSF 动员造血干细胞期间产生高度蛋白水解的环境[35]。这些蛋白酶包括 NE、CG 和 CD26，这些蛋白酶随着 G-CSF 应用而增加，并水解一些重要的黏附分子如 VCAM-1、SDF-1 和 c-kit[21, 22]。MMP-9 在 IL-8 诱导的造血干细胞动员过程中也发挥重要的角色[24-26]。然而，这些蛋白酶的相互作用在动物模型中被证明非常复杂，因此目前为止，在细胞因子、趋化因子或者化疗介导的造血干细胞动员中，单个或组合的蛋白酶涉及的作用机制仍不明确[24, 26, 27, 32, 35]。在苏珊米勒的动员中起作用的黏附分子包括 VCAM-1、CD44 和 P- 和 E- 选择素，这些黏附分子可以被褐藻多糖硫酸酯抑制，褐藻多糖硫酸酯可以在老鼠中动员干细胞[21, 22, 35-37]。最近也有综述阐述了 microRNA126、鞘氨醇 -1- 磷酸、补体，以及由 SDF-1、VCAM-1、CD44 构成的多态性对 G-CSF 动员后个体反应的影响[38-41]。有关于这些机制一些优秀综述已有发表[18, 19]。

五、临床应用

外周血祖细胞已成为自体干细胞的首选的来源，成为各种疾病高剂量、清髓性化疗的支持治疗[1, 2, 41-43]并且也在同种异体移植广泛使用[44]。

六、采集技术

一旦外周血祖细胞动员启动，单采血液成分的时间和体积是最大化产量的关键。用重组细胞因子来进行稳定状态的动员（没有化疗），多数情况下动员的造血祖细胞的峰值通常在 4 ～ 6 天后[45, 46]。造血细胞是通过一个单采机运用类似采集的血小板

的技术采集。一些小的对照实验没有特别明确表明各种机器间的差异性，但有至少一篇报道认为，在准备行自体造血干细胞移植的骨髓瘤患者的细胞单采中，COBE Spectra 血细胞分离机可以实现更快速的采集，且采集的 $CD34^+$ 细胞更多[47]。以化疗为基础的动员导致开始采集需要的时间增加，并且更难预测采集开始的时间，因为最大效率的动员是随着化疗导致的骨髓抑制的恢复而发生的。尽管一定数量的研究表明，联合化疗和细胞因子比单独用细胞因子可以增加造血祖细胞的产量，但化疗后血细胞计数恢复的不确定性使安排单采日程变得困难。指南和共识已对可以开始单采的外周血细胞数量目标做出了推荐，每日监测外周血 $CD34^+$ 细胞含量已成为预测外周血祖细胞产量的首选手段[48–50]。在一项研究中，外周血 $CD34^+$ 细胞计数 ≥ 50 个细胞 /μl 可以预测在单次单采中 $CD34^+$ 细胞产量 ≥ 2.5×10^6/kg 体重[51]。

在采集外周血祖细胞时，目标是尽量减少单采次数的同时获得目标造血祖细胞数量。迄今为止，最佳单采体积还没有被确定。大容量单采（> 15L）已被认为是一种减少单采次数的采集方式。最初，有人担心大容量采集时间过长会影响采集的 $CD34^+$ 细胞的数量。然而，在一项要求收集 ≥ 2×10^6/kg $CD34^+$ 细胞的试验中，随机比较了 7L 和 10L 的采集体积，使用 10L 体积并未减少达到采集目标所需的单采次数[52]。大多数报道都证明了总 $CD34^+$ 细胞产量和处理血容量之间的相关性，导致各个机构的方法存在多样性，包括个体化、患者特异性、在实践过程中基于诸如时间安排和成本等因素形成的采集技术[48, 52]。

七、确定最佳细胞产量

几个研究小组确定了能够稳定植入的 $CD34^+$ 细胞最低阈值范围为 1×10^6 ～ 3×10^6/kg 体重[10, 53]。其他研究者建议了一个最佳的 $CD34^+$ 细胞剂量，即 ≥（5 ～ 8）$\times 10^6$/kg，可以使中性粒细胞和血小板恢复加快，从而减少对其他支持措施（抗生素、输血）的需求，更大可能地保证治疗日程安排[50, 53]。有研究指出，尽管在广泛的患者群体中，更大数量的 $CD34^+$ 细胞不太可能再缩短中性粒细胞减少或血小板减少的中位持续时间，但可以减少因植入时间延长而需要延长输血支持治疗时间的患者的数量（图 40–3）[53]。一些研究者认为更原始的 $CD34^+$ 细胞亚群，如 $CD34^+CD33^-$ 或 $CD34^+CD38^-$ 细胞，是持久植入的更好预测因子，然而大多数中心继续将总 $CD34^+$ 细胞数作为预测足量外周血干细胞群体的最可靠指标[10, 13, 48, 50]。

八、细胞因子以及细胞因子联合趋化因子诱导的动员

G–CSF 和 GM–CSF 单独应用可使循环 CD34 细胞或 CFU–GMs 较非动员的稳定状态下明显增加，癌症患者动员外周血祖细胞的剂量为 3 ～ 24μg/（kg • d），通过皮下注射给予[8, 9, 45, 46]。很多研究比较单独使用 G–CSF 和 GM–CSF 及结合化疗的动员效果[45, 54, 55]。尽管大部分研究发现 G–CSF 动员外周血祖细胞的产量更高，但两个生长因子都能可靠地将细胞动员到外周血中，且动员毒性非常小（表 40–1）[45, 46, 54, 55]。研究证实，对 G–CSF 的动员反应同其剂量相关，较高的剂量可以增加外周 $CD34^+$ 细胞。一个研究比较了 5 和 10μg/（kg • d）的 G–CSF 剂量[50]，另一个研究比较的 G–CSF 剂量为 10 或 24μg/（kg•d）[56]。在这些研究中，高剂量的 G–CSF 带来更高的 $CD34^+$ 细胞采集量（表 40–2）。同样已经证明了更高剂量的 GM–CSF 可提高 $CD34^+$ 细胞的产量[57]。在低剂量细胞因子动员采集失败的患者中，更高剂量的 G–CSF 也可以成功动员采集细

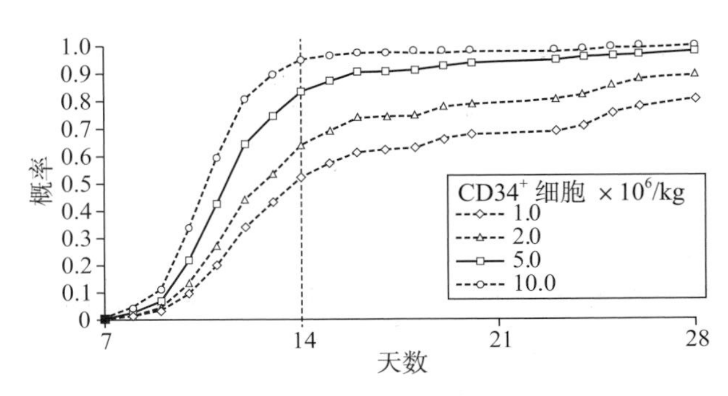

▲ **图 40–3 输注 $CD34^+$ 细胞数量与移植后血小板恢复的关系**

该图 *Y* 轴表示移植后血小板恢复 > 50000/μl 的比例，*X* 轴表示移植后天数，各组输注 $CD34^+$ 细胞数量的不同。可以看出血小板恢复的中位天数不变，但当回输 $CD34^+$ 细胞超过 5×10^6/kg 时，血小板恢复延迟的患者比例明显下降（引自 Glaspy 等，1997[53]。经美国血液学学会同意改编）

胞[58]。对为异基因移植患者提供造血祖细胞的正常供体以及拟行自体移植的淋巴瘤和骨髓瘤患者进行的研究发现，不论是每天一次还是两次的给药方式都没有明确的优势[48, 59–61]，这种情况下，患者或捐献者的便利和舒适度是决定因素。

细胞因子给药后单采血液成分的开始时间也有相关研究。一项对正常供体给予 10μg/（kg · d）的 G–CSF 的研究显示，在第 5 天开始单采获得的 $CD34^+$ 细胞产量较第 6 天开始单采获得的高 3 倍[45]。另一项研究报道，细胞动员的高峰时间约为 G–CSF 注射后的 10h[62]。

CXCR4 和 SDF–1α 是一对在 $CD34^+$ 细胞正常黏附和从骨髓释放过程中起重要作用的受体 / 配体组合[30, 31]。这两种分子都可以被中性粒细胞降解释放的蛋白酶降解，这导致注射 G–SCF 后随着可观察到中性粒细胞增多现象，$CD34^+$ 细胞被动员出来[19, 20]。这种结合可以被普乐沙福（之前的称为 AMD3100）抑制，这是一种可逆的结合抑制药。注射剂量在 80 ～ 240μg/kg SC 之间的普乐沙福不良反应仅有轻度腹胀、注射部位红斑和口周感觉异常。骨髓瘤、非霍奇金淋巴瘤患者和正常供体单独给予普乐沙福时，最佳剂量为 240μg/kg SC[28, 63]。

表 40–1 粒细胞集落刺激因子动员与粒细胞 – 巨噬细胞集落刺激因子动员的比较

患者数量	比较	观察结果	参考文献
29	G–CSF，6μg/kg 对比 GM–CSF，8 或 16μg/kg	G–CSF 组 $CD34^+$ 细胞产量高 5.4 倍	[45]
44	G–CSF，5μg/（kg·d）对比 GM–CSF，250μg/（kg·d）或 125μg/kg BID	两组 $CD34^+$ 细胞产量无差异	[54]
156	G–CSF+ 化疗对比 GM–CSF+ 化疗	G–CSF 组 $CD34^+$ 细胞产量增加 3.5 倍	[55]
95	未动员对比 G–CSF，5 或 10μg/kg	使用 G–CSF 动员后 $CD34^+$ 细胞增加 3 ～ 6 倍	[46]

G–CSF. 粒细胞集落刺激因子；GM–CSF. 粒细胞 – 巨噬细胞集落刺激因子

当单药给予骨髓瘤和非霍奇金淋巴瘤患者时，普乐沙福被证明是最合适的动员剂[63]。不论普乐沙福是单独应用还是在 G–CSF 4 天后应用，最佳动员（动员的 $CD34^+$ 细胞量较单独应用 G–CSF 动员高 2 ～ 3 倍）出现在用药后 6 ～ 9h[63–65]。联合使用普乐沙福（240μg/kg SC 用于单采前一晚）以及 G–CSF[10μg/（kg · 天 SC）× 4 天]，较单独使用 G–SCF 或普乐沙福在骨髓瘤和非霍奇金淋巴瘤患者中动员造血干细胞的效果显著提高[65]。在对 25 名患者进行的 2 期临床试验中，所有使用普乐沙福联合 G–CSF 动员的患者都达到了最低目标，即四次单采后 > $2 \times 10^6 CD34^+$ 细胞 /kg。相比之下，最初单独给予 G–CSF 时，9/25 的患者未能达到这一目标。G–CSF 单独动员失败的所有 9 名患者在联合应用 G–CSF 和普乐沙福后均成功动员。用普乐沙福和 G–CSF 联合动员后，56% 的患者在一次单采之后达到最低 $CD34^+$ 细胞数量要求，所有患者在 2 天单采后达到最低目标。单独使用 G–CSF 进行动员的，2 天单采后仅 36% 达到最低目标。因此，普乐沙福是人体中的高效动员剂，特别是与 G–CSF 联合使用时。基于这些数据，在准备行自体造血干细胞移植的骨髓瘤和非霍奇金淋巴瘤患者中开展了两项大型的随机试验，比较 G–CSF［10μg/（kg · d）］和 G–CSF 加普乐沙福［每次采血前晚给予 240μg/（kg · d）］的动员效果[66, 67]。骨髓瘤研究的主要终点是获得 6×10^6CD34/kg（足以用于完成自体造血干细胞移植）。普乐沙福组 106/148（71.6%）的患者及安慰剂组 53/154（34.4%）的患者达到了主要终点（$P < 0.001$）。普乐沙福组 54% 的患者一次单采后达到目标，而安慰剂组 56% 的患者需要四次单采才能达到采集目标[66]。非霍奇金淋巴瘤研究的主要终点是在小于 4 次的单采中获得 > 5×10^6CD34/kg。在 DiPersio 及其同事进行的这第二项研究中，将普乐沙福加入 G–CSF 比单独使用 G–CSF 使更多的患者在 ≤ 4 天内采集获得 > 5×10^6CD34 细胞（59% *vs* 20%；$P < 0.001$）。首次动员后，普乐沙福组 135 名患者（90%）和安慰剂组 82 名患者（55%）进行了移植[67]。两者的植入时间中位数相似。在两项研究中，患者对普乐沙福和 G–CSF 耐受良好，普乐沙福相关的最常见的不良事件是胃肠道疾病和注射部位反应[66, 67]。

表 40-2　细胞因子动员剂量和组合的比较

患者数量	比　较	观察结果	参考文献
	细胞因子剂量		
82	动员化疗 + 非格司亭，莫拉司亭，或来格司亭	各组间无显著差别	[73]
52	自体移植患者中 Peg 与 G	6mg 培非格司亭与 10μg/kg G-CSF 相当	[74]
45	对比 6mg 与 12mg 的培非格司亭或 G-CSF 8μg/kg	各剂量组 CD34 产量相当，均较少	[75]
144	无生长因子对比，GM-CSF，125μg/（m^2·d）与 250μg/（m^2·d）	GM-CSF，125μg/（m^2·d）与 250μg/（m^2·d）组，较无生长因子组 PBPC 增加 5 倍和 12 倍	[57]
75	正常供体中 G-CSF：10μg/kg 对比 24μg/kg	高剂量组增加 1.7 倍	[56]
72	健康供体中 G-CSF：10μg/kg QD 对比 5μg/kg BID 对比 8μg/kg BID	分次给药有利	[59]
50	G-CSF：10μg/kg QD 对比 5μg/kg BID 健康志愿者中进行的有中间洗脱期的交叉设计试验	分次给药 CD34 产量约增加 2 倍	[60]
	细胞因子组合		
156	化疗 +G-CSF 对比化疗 +GM-CSF 后接 G-CSF	相近（两组的 CD34 产量均较化疗 +GM-CSF 组高 3.5 倍）	[55]
40	G - CSF 或 GM - CSF 对比 GM - CSF 后接 G - CSF	GM-CSF 后接 G-CSF 组产量增加 2.3 倍	[68]
302，298	骨髓瘤和淋巴瘤患者中分别比较 G - CSF 与 G - CSF + 普乐沙福	两种疾病中，联合用药均增加 CD34 产量，达到采集目标所需的采集天数更少	[66, 67]

BID. 一天两次；G-CSF. 粒细胞集落刺激因子；GM-CSF. 粒细胞 – 巨噬细胞集落刺激因子；PBPC. 外周血祖细胞；QD. 每天

九、细胞因子联合、聚乙二醇化细胞因子和细胞因子加化疗诱导的动员

尽管Ⅰ/Ⅱ期研究报告了细胞因子联合应用的价值，尤其是 G-CSF 后加用 GM-CSF，但由于这种动员方式增加了动员时间及费用，并且在Ⅲ期临床试验中得出阴性的结果，故这种方法没有被广泛采用[55, 68]。其他具有单独动员作用的细胞因子包括 SCF、IL-12 和 IL-3[69-72]，但其动员效果有限，而且药物毒性限制了它们的广泛应用或未被 FDA 批准使用。

最近，聚乙二醇化的 G-CSF 已被开发和批准用于促进化疗后中性粒细胞的恢复。培非格司亭这种化合物（pegfilgrastim）也被用于 $CD34^+$ 细胞的动员，在大多数Ⅱ期试验中，化疗后给予培非格司亭，动员效果大致相当于每日剂量的 G-CSF[73-75]。

因为 IL-2 可以激活细胞免疫和 T 细胞祖细胞，它有可能在自体移植物中促进抗肿瘤免疫。这些特点使 IL-2 成为一个有吸引力的候选细胞因子，这类细胞因子和其他能高效动员祖细胞的细胞因子（如 G-CSF）联合应用可以起到协同刺激免疫效应细胞的作用。尽管 IL-2 可以提高抗肿瘤效应细胞的计数以及功能，但它也会影响 $CD34^+$ 细胞的动员[76]，从而限制了它在造血祖细胞动员方面的可能。

研究表明患者经环磷酰胺联合 G-CSF 动员相比其他化疗或 G-CSF 单独动员，可以增加动员的外周血祖细胞的计数（表 40-3）[77, 78]。在一个随机试验，在耐药的淋巴瘤患者中比较了 G-CSF 单药与环磷酰胺加 G-CSF 联合动员的效果，结果显示加用环磷酰胺组的 CD34 细胞产量比另一组增加 3 倍，但这并没有带来更短时间的植入[77]。一项随机交叉试验在相同的患者中，比较了环磷酰胺 +G-CSF 与 GM-CSF+G-CSF 这两种方案的动员效果，含有环磷酰胺的方案较另一仅使用细胞因子的

方案使 CD34⁺ 外周血祖细胞增加了 2.7 倍 [78]。一项小型随机研究比较了 5μg/（kg・d）的 G–CSF 加环磷酰胺（$2g/m^2$）和 10μg/kg/ 天的 G–CSF 这两个方案，发现两组获得的 $CD34^+$ 细胞产量和移植后细胞计数恢复的时间没有差异，但加用环磷酰胺后毒副作用增加 [79]。另一项随机的Ⅲ期临床试验比较了骨髓抑制化疗后给予 G–CSF 单药、GM–CSF 单药和序贯使用 GM–CSF 及 G–CSF 这三种动员方案。相比于单独接受 GM–CSF 动员的患者，单独接受 G–CSF 动员的患者产生了更多的 $CD34^+$ 细胞，需要较少的单采次数，并且中性粒细胞恢复的时间更快。接受单独应用 G–CSF 组和序贯应用 GM–CSF、G–CSF 组之间没有显著差异 [54]。这些研究说明，含有骨髓抑制性化疗和造血生长因子的方案动员的效力提高。与此同时，外周血祖细胞产量的增加往往伴随着因联合应用化疗而导致的更大的治疗毒性，而且部分研究 [79, 80]（但并非全部 [81–84]）报道，较之单独应用细胞因子，联合化疗的方案会增加发生骨髓增生异常综合征的风险。在 Wood 等进行的研究中，分 2 天给予中等剂量的依托泊苷（$750mg/m^2$）并联合 G–CSF，结果 152 名骨髓瘤受试者中，99% 在 1 或 2 天内采集 $> 5 \times 10^6$CD34 细胞，其中包括 109 名接受过第三代免疫调节剂治疗的受试者 [83]。

许多研究已经给出了 G–CSF 的最佳剂量。在一项随机对照试验中，患者接受了标准动员化疗后给予 8 或 16μg/(kg•d）的 G–CSF。更高剂量的 G–CSF 使外周血祖细胞产量显著增加了 3 倍以上，而且中性粒细胞重建时间显著减少 [84]。Lefrere 进行的剂量递增研究比较了化疗联合不同 G–CSF 剂量的效果，G–CSF 的剂量由小剂量开始递增，分别为 $50\mu g/m^2$、$75\mu g/m^2$、$100\mu g/m^2$、$125\mu g/m^2$ 和 $10\mu g/m^2$，结果发现 96 名患者中，有 84 名患者获得了足够的 $CD34^+$ 细胞，这表明对多数患者而言应用低剂量 G–CSF 已经足够有效 [85]。确定环磷酰胺的最佳动员剂量同样也进行了相关研究。中剂量环磷酰胺（$4g/m^2$）联合 G–CSF 被用于收集外周血祖细胞。一些研究表明更高的剂量（$7g/m^2$），可有更高的外周血祖细胞产量，但带来毒性的增加而没有显著缩短植入时间，没有改善整体植入状况或最终疾病预后 [86]。Gertz 的一项回顾性研究表明，尽管环磷酰胺诱导动员比单独使用 G–CSF 可有更高产量的 CD34 细胞 /kg，但患者实际需要更长时间恢复血小板计数＞50 000/μl，这表明中剂量环磷酰胺（$3g/m^2$）可能影响骨髓微环境 [87]。使用环磷酰胺动员失败的患者，给予高剂量阿糖胞苷或依托泊苷加高剂量环磷酰胺的联合方案，动员结果较好 [88, 89]。

动员化疗后 G–CSF 给药的最佳时机也不确定。在一项研究中，化疗完成后在 4 天或更长的时间内给予 G–SCF 的剂量从固定剂量 250μg/d 开始逐步升至 10μg/（kg・d），在大多患者中采集了足够（$> 2 \times 10^6$）或最佳（$> 5 \times 10^6$）CD34 细胞 /kg[90]。在各种各样的可用的 G–CSF 制剂（非格司亭，lenograstim 或 molgramostim）中，并没有哪一种更具优势 [73]。

因为没有哪种单一的动员化疗方案明显优于其他方案，另一种动员方法是将外周血祖细胞动员纳入疾病化疗过程中。对于血液系统恶性肿瘤患者，含有异环磷酰胺、卡铂和依托泊苷（ICE）的治疗方案，已成功用于减少肿瘤细胞，并同时动员干细胞 [91]。其他标准方案如 DHAP [92] 也被用来动员和收集 CD34 细胞。同样重要的是，要注意到 CD34 动员和采集前，加用抗 CD20 单克隆抗体，利妥昔单抗，不会降低 CD34 产量 [93, 94]，并可能减少 CD34 产物中污染的肿瘤细胞。

表 40–3　单独使用细胞因子与细胞因子＋化疗的比较

患者数量	比　较	观察结果	参考文献
47	G–CSF 对比化疗 +G–CSF	化疗＋G–CSF 组：$CD34^+$ 细胞产量增加 2.9 倍	[77]
96	GM–CSF 后接 G–CSF 对比化疗 +G–CSF	化疗＋G–CSF 组：$CD34^+$ 细胞产量增加 2.7 倍	[78]
79	随机试验 G–CSF10μg/（kg•d）对比环磷酰胺 $2g/m^2$+G–CSF 5μg/（kg•d）	CD34 产量及移植后住院恢复天数相同，G–CSF 单药组发热更少	[79]

G–CSF. 粒细胞集落刺激因子；GM–CSF. 粒细胞 – 巨噬细胞集落刺激因子

十、影响外周血祖细胞动员产量的因素

值得注意的是，大多数单独使用G-CSF方案的患者可以动员充足的CD34细胞。虽然加入化疗可改善$CD34^+$的产量，但伴随着毒性增加的代价，可能还有继发性骨髓增生异常综合征的风险[80]。有的患者，即便使用化疗－生长因子组合方案，也难以获得足够的$CD34^+$细胞。大多数行外周血祖细胞动员以便支持高剂量化疗的癌症患者，往往接受过化疗药物治疗并且其骨髓可能已被恶性肿瘤累及。这些因素可能妨害外周血祖细胞的动员。甚至在正常情况下，先前未接受过治疗的供者，G-CSF动员后$CD34^+$细胞的产量差异很大，5%～15%的供者动员后只能获得少于（2.5～5）$\times 10^6CD34^+$细胞/kg的次佳产量[95]。这种差异使得预测一个供者是否能获得很好的动员变得相当困难。然而，一些研究提出了一些外周血祖细胞产量不佳的预测因素。动员前骨髓抑制性治疗（化疗和放射治疗）的总量是影响$CD34^+$细胞产量的最重要的因素[96, 97]。特别是干细胞毒性药物，包括氮芥、苯丁酸氮芥、丙卡巴肼、美法仑、卡莫司汀和＞7.5g环磷酰胺与动员不良密切相关，长期使用氟达拉滨，一种常用于治疗滤泡性淋巴瘤和慢性淋巴细胞白血病的嘌呤类似物，也会带来这样的影响[97, 98]。接受化疗方案的次数和暴露于化疗的时间都会影响动员效果[99]，但短疗程烷化剂并不一定影响$CD34^+$细胞的动员效果[99, 100]。同动员和采集干细胞相关的最近一次给予的细胞毒性药物的剂量也会影响动员效果[101]。最后，既往接受放疗、低增生性骨髓和难治复发的疾病状态都同较差的动员效果相关[97]。最近报道也证明，大量使用来那度胺（＞4～6周期）会使动员效率下降，因此需要联合应用G-CSF及化疗或普乐沙福而非单独使用G-CSF来获得足够的采集物[19, 49, 81, 83, 84, 102, 103]。近来，由Ferraro及其同事报道的一个特别重要发现是，一小群糖尿病患者及链脲佐菌素诱导的糖尿病小鼠的动员效果较差[104]。考虑到糖尿病广泛的流行程度，目前非常重要的一项工作是，在大样本的准备行高剂量治疗和自体造血干细胞移植的患者中对这一发现作进一步评估。

十一、动员不良的患者的处理

处理动员不佳患者的策略包括，增加骨髓采集，用更高剂量细胞因子再动员，或使用更有效或新型的方案（表40-4）[58, 105–107]。近年来，在G-CSF单药或G-CSF联合化疗的动员方案中加入普乐沙福大大提高了首次动员失败的患者再动员的产量[18–20, 63–65, 108–111]。一个研究中心发现联合输入次佳剂量的外周血祖细胞和骨髓采集物能够实现快速和持久的植入[106]。其他研究表明，使用高剂量的G-CSF［16、32μg/（kg·d）］可在既往经骨髓抑制化疗加G-CSF方案动员失败的患者中获得成功动员[107]。尽管对于曾接受大剂量治疗及没有任何明确的危险因素仍动员失败的患者而言，获得成功的动员仍然存在挑战，但是在原方案中加入普乐沙福可以大大降低动员不佳的可能性[64–67, 108]。

虽然既往相关因素通常能够预测动员效果，但一个更有效且更广泛使用的策略是，在细胞因子单药动员或细胞因子加化疗联合动员后监测外周血$CD34^+$细胞计数[47–49]。无论使用何种方法确定动员效果，不管是首次动员还是再动员，成本是重要的

表 40-4　“难以动员”的患者的处理指南

1. 如果单采前循环CD34数量低下，在G-CSF单药或G-CSF联合化疗的方案中加入普乐沙福，剂量为0.24mg/kg[63–67, 108, 109, 111, 115]
2. 增加化疗剂量：高剂量依托泊苷或4～7g/m^2的环磷酰胺似乎比2～4g/m^2的CY更有效，但毒性更大[82, 86, 87]
3. 增加生长因子剂量（高达10～24μg/kg G-CSF）并考虑使用细胞因子组合，如G-CSF＋GM-CSF[54, 68]
4. 考虑采集骨髓[106]
5. 延长最后一次化疗和计划收集之间的时间
6. 使用研究药物，如去纤维蛋白多核苷酸或BIO5192[130, 133]

G-CSF. 粒细胞集落刺激因子；GM-CSF. 粒细胞－巨噬细胞集落刺激因子

考虑因素 [103, 112]。在任何一种情况下，目前越来越普遍的做法是，如果循环 CD34 在 G-CSF 开始后第 4 天或第 5 天仍处于非最佳数量（＜ 10 ～ 20CD34/μl 外周血），或者化疗后外周血细胞计数达到一定数值而外周 CD34 计数仍较低，可以在动员方案中加入普乐沙福 [108, 109, 112–117]。使用如 Costa [113, 114] or Attolica [115] 等给出的算法，可以计算出什么时候需要使用普乐沙福（“只在需要时”），而不将这种有效但昂贵的药物用于不必要的情况，如单独细胞因子或细胞因子加化疗的方案已经可以动员足够的 $CD34^+$ 细胞。

十二、肿瘤污染

尽管外周血祖细胞产品受肿瘤细胞污染的概率低于骨髓，但在淋巴瘤、多发性骨髓瘤和白血病患者中仍能检测到肿瘤细胞 [118, 119]。在一项研究中，对接受高剂量化疗后进行自体移植的非霍奇金淋巴瘤患者的结果进行了比较，回输的移植物中不含肿瘤细胞的患者生存显著优于移植物被肿瘤污染的患者，这说明了净化外周血祖细胞产品的重要性 [118]。Bierman 对来自 IBMTR 和 EBMTR 的数据进行的一项重要分析报道 [120]，不管是接受净化移植还是同基因供者移植的非霍奇金淋巴瘤患者，其移植后复发的可能性都低于接受未净化移植的患者。尽管净化移植组没有明显的生存改善，但还是提示回输物中肿瘤细胞的污染是个重要的问题，是造成高剂量治疗失败的原因之一。来自米兰的研究小组报道，使用利妥昔单抗对套细胞淋巴瘤患者进行体内净化后，大部分患者采集物中 PCR 检测肿瘤细胞阴性，这同 5 年缓解率高于 50% 这一预后相关 [121, 122]。这可能就是有的中心报道 B 细胞淋巴瘤自体移植前接受利妥昔单抗治疗可以提高移植长期预后 [93, 121, 122] 的主要原因。

在多发性骨髓瘤患者中，高剂量化疗后移植的外周血祖细胞为选择性的 $CD34^+Thy\text{-}1^+Lin^-$ 的祖细胞且同时清除了 B 细胞，以便达到消除肿瘤污染同时获得良好植入的目的 [119]，但总体生存没有变化 [123]。虽然这些技术是有前景的，现有的结果并没有体现出明确的优势，因为在这个选择性过程中损耗了外周血祖细胞而总体生存也没有提高。这些结果提示输入瘤细胞可能会增加大剂量治疗和自体造血干细胞移植之后的复发，自体、同基因和异基因移植后复发的证据都表明，对患者进行更大强度的清肿瘤细胞治疗是治疗策略中，即便不是更重要也是同等重要的环节 [120, 122–124]。

十三、未来发展方向

趋化因子，如 IL-8 和 GRO-β，可诱导蛋白酶（NE、CG 和 MMP-9）的快速释放，也可使造血干细胞从骨髓释放进入血液。在目前的早期临床试验中，这种由 IL-8、GRO-β 和 N 末端截断的 GRO-β（SB-251353）诱导的效应在小鼠和人类身上发生的时间在 30min 至 9h 之间 [24, 25, 125]。其他第二代 CXCR4 抑制药正在开发或早期临床试验中，作为正常干细胞和白血病干细胞的动员诱导剂 [18–20]。

尽管大多数接受常规动员方案的患者可获得充足外周血祖细胞，但有相当部分且不能确切估计其比例的患者不能获得足够的细胞。不良动员风险高的患者说明仍然存在改良动员策略这一临床挑战。更大剂量的细胞因子和骨髓抑制性化疗剂量能够提高 $CD34^+$ 细胞产量 [55, 77]；但是这些较高的产量并不带来更短的植入时间。在接受高剂量治疗的患者中组合应用细胞因子可以增加 $CD34^+$ 外周血祖细胞产量 [68]。显然，还是需要创新的方法来解决这些患者的问题。关于 G-CSF 以外干细胞动员药物的综述对此做了精彩的总结 [18, 19]。

关于新型的外周血祖细胞动员方法的研究正在继续，一系列临床前化合物正在研究之中（表 40-5）[18, 19, 24, 25, 125–127]。作用于造血祖细胞和骨髓基质细胞黏附过程的方法具有较大的前景。抗整合素单克隆抗体已经在非人类灵长类动物 [127] 和小鼠 [128] 身上显示出具有增加循环造血祖细胞的作用。对趋化因子环境的调控是一种令人兴奋的也是潜在最容易达到的提高动员效率的方法。截断的 GRO-β 趋化因子诱导剂可以在小鼠和灵长类动物身上快速动员造血干细胞 [24, 25, 125]，IL-8 有同样作用 [18, 19, 25, 129]。对诸如 FLT3 配体 [126, 127]、去纤维蛋白多核苷酸 [130]、人生长激素 [131]、IL-17 [132] 以及 VLA-4 的小分子抑制药 [133] 等化合物进行的临床前及临床研究，也已经取得了令人鼓舞的结果，在用于临床前需要进行进一步的研究。如何最好地整合这些作用于祖细胞和骨髓基质细胞相互作用环节的新细胞因子和趋化因子，以及这些因子是否可以为外周血祖细胞动员提供协同作用，仍是待确定的问题。最后，感谢 SIDEM 和 GITMO 等共识小组努力为干细胞的动员和单采实践提供了有用的指导，并指明该领域需要研究的内容[47]。

十四、结论

高剂量化疗和自体外周血祖细胞支持下的移植已经成为血液学恶性肿瘤现代治疗策略的一个重要组成部分。多数的患者使用标准方案可以获得成功的动员，采集足量的外周血祖细胞，从而实施安全有效的自体移植（表 40-6）。尽管外周血祖细胞的采集已经有了很大的进展，但仍有一小部分患者无法获得足够外周血祖细胞，这部分患者是我们研究的重点，研究的目的主要是更好地阐明外周血祖细胞动员的机制，为这部分患者找到更有效的方案。

表 40-5 临床前动员药物研究

临床前化合物	物 种	观察结果	参考文献
GRO-β（SB-251353）	小鼠 / 灵长类动物	较 G-CSF 单药 CFU 和 CD34+ 细胞增加 5 倍，细胞系列标记阴性的更原始的细胞增加	[24, 125]
Flt3 配体	小鼠 / 灵长类动物	CFU 或 CD34+ 细胞显著增加，同 G-CSF 具有协同作用	[126, 127]
整合素 LFA-1/Mac 的抗体	小鼠	鹅卵石样区域及 CFU/ml 增加 2.7 倍	[128]
VLA-4 的小分子抑制药	小鼠	联合 G-CSF 和普乐沙福增加 30 倍	[133]
IL-8	小鼠 / 灵长类动物	CFU/ml 增加	[25, 129]
IL-17	小鼠	CFU/ml 增加	[132]

G-CSF. 粒细胞集落刺激因子；CFU. 集落形成单位

表 40-6 “标准”动员方案的建议

方 案	优 点	缺 点	参考文献
G-CSF：10 ～ 24μg/（kg·d）QD 或 BID	大多数患者的产量足够，毒性低，可靠的日程安排，MDS 风险低，适用于异基因移植患者	产量低于 G-CSF+ 化疗	[45, 47, 53, 54, 56]
GM-CSF 后接 G-CSF	较 G-CSF 单药 CD34+ 细胞产量更高	比单药 G-CSF 更昂贵，在异基因或自体移植患者中未被证明优于 G-CSF 单药	[54, 68]
化疗 +G-CSF	可考虑用于异基因移植患者	毒性更大	[82, 84, 86, 87]
CY 2 ～ 4g/m^2	CD34+ 细胞产量比 G-CSF 单药高，更强的移植前清细胞治疗	移植后 MDS/AML 风险增加	
高剂量环磷酰胺或依托泊苷	CD34 产量高	日程安排不确定，MDS 的风险，黏膜炎，感染	
中剂量依托泊苷	CD34 产量高，毒性中等	10% 的住院风险	[83]
标准化疗方案	进一步减少肿瘤细胞	不适用于异基因移植患者	[91, 92]
如计划采集时 CD34 计数偏低 G-CSF 或 G-CSF+ 化疗后加用普乐沙福	CD34+ 细胞产量增加，单采次数减少，比化疗联合细胞因子动员的日程安排更稳定	如不加用普乐沙福就能获得足够的产物则会增加不必要的费用	[67-83, 102, 103, 108, 110, 111, 113-117]

AML. 急性髓细胞白血病；BID. 每天 2 次；G-CSF. 粒细胞集落刺激因子；GM-CSF. 粒细胞 - 巨噬细胞集落刺激因子；MDS. 骨髓增生异常综合征

第 41 章
同种异体移植中外周血造血干细胞的应用
Peripheral Blood Hematopoietic Cells for Allogeneic Transplantation

Norbert Schmitz　Peter Dreger　著
陈启微　译
薛梦星　仇惠英　陈子兴　校

一、概述

Alexander Maximow [1] 于 1909 年提出外周血中存在造血干细胞。1962 年 Goodman 和 Hodgson 首先证明了循环血的造血干细胞能够在小鼠中逆转辐射诱导的骨髓再生障碍 [2]。Abrams 等于 1980 年第一次发表了有关临床移植的资料，他们给患有尤因肉瘤的患者输入了大量的同基因白细胞 [3]。1985 年和 1986 年，四个不同的团队分别报道了在数例癌症患者中，自体血源性造血干细胞成功重建造血功能 [4–7]。虽然后来这些案例证实了一直以来都在寻找的关于循环血中存在造血干细胞的证据，但是未经处理的外周血中造血干细胞浓度很低，因而这成为外周血广泛用于临床移植的主要障碍，特别是在同种异体移植中，使用细胞毒药物动员健康的个体是不可能的。

随着 G–CSF 的问世，它和其他细胞因子能大大增加外周血中 $CD34^+$ 细胞的浓度被发现 [8, 9]，自此，自体移植以及（5 ～ 6 年后）同种异体外周血造血干细胞移植（peripheral blood hematopoietic cells transplantation，PBHCT）开始应用于临床。关于外周血造血干细胞移植，1989 年 Kessinger 等发现 T 细胞清除后的外周血造血干细胞能够恢复清髓性治疗后的造血功能 [10]。因为担心外周血造血干细胞中含有大量 T 淋巴细胞可能会导致严重 GVHD，一开始去除 T 细胞的同种异体外周血造血干细胞移植仅用于紧急情况，如第一次骨髓移植失败 [11] 或供者无法进行全身麻醉的骨髓采集 [12]。1995 年发表了使用 HLA 相合同胞、未经处理的外周血行移植的预试验 [13–15]，这之后同种异体外周血造血干细胞移植量较前激增。目前，在欧洲和世界范围内，超过 70% 的同种异体移植用外周血代替骨髓作为造血干细胞的来源 [16]。

二、供者

当同种异体外周血造血干细胞移植进入临床领域时，健康个体捐献经动员至外周血中的造血干细胞的经验尚有限，必须解决以下主要问题。

1. 如何最有效地获取干细胞？

2. 从外周血获得的产物所含干细胞的数量和质量如何，能否确保同种异体的淋巴造血系统获得迅速、完整和持久的植入？

3. 动员采集的程序的急性不良反应和长期后遗症如何？

有关造血干细胞移植供者的更多信息，请参阅第 39 章。

（一）从外周血动员和收集干细胞

第一次尝试将正常捐赠者的造血干细胞“动员”到外周血中，是根据粒细胞输注及淋巴瘤和其他患者动员自体造血干细胞的经验进行的，这些患者的干细胞池没有因骨髓浸润或高强度细胞毒性治疗而受到影响。给供体予 5 ～ 16μg/（kg • d）×（5 ～ 7）天的 G–CSF，大多数情况下可以获得（2 ～＞ 20）×

10^6/kg 受体体重的 $CD34^+$ 细胞。将获得的细胞输注入清髓性治疗的白血病或淋巴瘤患者可以使其获得可靠且相当迅速的植入。

现在已经有数以万计的健康人接受过各种不同方式的动员和采集外周血造血干细胞。来自 IBMTR 和 EBMT 的总结报告[17]，汇总了 1488 个外周血造血干细胞供者的经验，包括 HLA 相合同胞供者（$n=1322$）、其他亲缘供者（$n=149$）或无关供者（$n=15$）。几乎所有供者都接受过 G-CSF[非格司亭、来格司亭（lenograstim）] 动员。为采集达到观察者认为植入需要的足够数量的造血干细胞，大约 40% 的供者需接受单次采集，45% 接受两次采集，11% 接受三次采集，5% 则须经历四次或更多次采集。一项单中心研究中，400 名亲缘或无关供者接受每日一次、连续 4 天的 10μg/（kg・d）皮下注射的糖基化或非糖基化 G-CSF，第 5 天开始单采[18]。其中 81% 的供者在一次（63%）或两次单采后可达到目标 $CD34^+$ 细胞数量，即 4×10^6/kg。其他大多数供者采集的 $CD34^+$ 细胞数在（2 ～ 4）$\times10^6$/kg 之间，只有 11 名供者（< 3%）在最多两次单采后，采集数目仍不到 2×10^6/kg。Hoelig 等报道了 3928 名在德国德累斯顿进行干细胞采集的无关供者的数据[19]。其中，97.3% 的供者接受了连续 5 ～ 6 天的 7.5μg/kg 的来格司亭的动员。使用这一方案，99.5% 的供者经过 1 ～ 2 次单采后采集到了足够的 $CD34^+$ 细胞（中位数 5.88×10^8 $CD34^+$ 细胞）。37.4% 的女性供者需要进行第二次采集，而男性中这个数值为 15.9%。

尽管用于动员的 G-CSF 剂量可低至 2μg/kg 或高至 40μg/kg，每天给药一次或两次，更高剂量的生长因子可以收集到更多的 $CD34^+$ 细胞数，但基于上述及相似的数据，动员同种异体造血干细胞的标准方案中，G-CSF 的剂量为 7.5 ～ 10μg/kg，连续给药 4 ～ 5 天。在第 4 天或第 5 天开始应用商业化的连续流动式血细胞分离机进行单采，如果处理体积是供体血容量的 2 ～ 4 倍的话，几乎所有的健康供者在 1 ～ 2 次单采（每日 1 次）后均可采集到足够数量的造血干细胞。当使用 G-CSF 超过 7 天或更久，外周血中的 CD34 浓度则减少。因此，合适的单采时间和有效的采集方法是获得最佳采集物的关键。而其他因素，如年龄、性别、体重或供者外周血 $CD34^+$ 细胞浓度基线也被认为与干细胞产量有关，但这些发现仍然存在争议，且这些因素无法精确预测干细胞产量。

最近，培非格司亭，一种非格司亭和单甲氧基聚乙二醇共价结合的共轭物，半衰期较 G-CSF 显著延长，已被用于动员健康的亲缘和无关供者的外周血造血干细胞，剂量为单次给药 12mg[20]。大多数供者仅仅采集一次就可以获得用于移植的足够的造血干细胞。但注射培非格司亭后，受者骨痛和头痛的不良反应会更严重。其他相关的不良反应是由高白细胞症和脾脏肿大引起的。因此，培非格司亭是否可以被推荐用于造血干细胞的动员仍需要进一步评估。

除外 G-CSF 及其衍生物的生长因子，主要是 GM-CSF 联合 G-CSF，偶尔也用于健康个体的动员，但其效果和 G-CSF 相比没有明显优势。IL-3[21]、干细胞因子[22] 和其他实验性细胞因子，如 Flt3 配体[23]，也表现出可以增加啮齿动物、灵长类动物或人类外周血中的 $CD34^+$ 细胞浓度，但是由于它们的不良反应会使健康志愿者处于不必要和潜在的严重的风险之中，因而从未在临床中使用。

普乐沙福是 CXCR4/SDF-1α 相互作用的抑制药，可以动员 $CD34^+$ 细胞进入外周血。在正常志愿者中，使用 G-CSF 4 ～ 5 天后单次注射普乐沙福，可以使 $CD34^+$ 细胞增加 3 ～ 3.5 倍。此方法已成功用于自体干细胞的动员[24]，但在健康供者中的使用仍需要进一步研究。

随着非清髓性预处理方案以及无关、不全相合、单倍型供体的应用越来越多，为了防范这些方案带来的植入失败风险的增加，$CD34^+$ 细胞的数量要求也相应提高了。正是这些原因，寻找最佳动员和采集方法的研究从未停止。

（二）来自外周血或骨髓的造血干细胞的特征和数量

由于人类造血干细胞本身的特征仍然不是非常明确，要对“一份典型的外周血采集物中含有多少造血干细胞”这一问题给出精确的回答仍需进一步的研究。但是，可以对 G-CSF 动员的外周血所含的定向和更不成熟的造血干细胞的质量和数量进行描述，并与骨髓来源的造血干细胞进行比较。这一比较说明原始和定向造血干细胞存在于动员的外周血中，而且含量至少和经典的骨髓采集物一样多。应用 $CD34^+$ 抗原（流式细胞术易于检测）标记人类干细胞，试点研究发现 G-CSF 动员的外周血所含的造血干细胞比骨髓多 2 ～ 5 倍。这一结果已经被大型随机试验证实[25-28]。

为保证快速和有效地植入，$CD34^+$ 细胞数量最低多少？上限是多少？这两个问题没有明确答案。但是，一般建议至少采集（2 ～ 4）$\times 10^6$$CD34^+$ 细胞/kg 受体体重，因为临床实验发现，如果细胞数小于该阈值数，则植入失败的风险会增加。但也很难判断给受体输注更多的细胞是否有害。动物实验[29]和临床数据表明，植入所需的造血干细胞数目取决于许多相关因素，其中最重要的是预处理方案的免疫抑制程度、供体和受体之间的 HLA 相合度、输注的 T 细胞的数量，以及预防 GVHD 的方案。

接受清髓性预处理的 HLA 相合同胞供体的“标准”移植，所需 $CD34^+$ 细胞数量在（4 ～ 10）$\times 10^6$/kg 之间最佳，而其他情况，如半相合移植，需要更多数量的 $CD34^+$ 细胞来确保植入。一般推荐都要求更多的 $CD34^+$ 细胞，因为已证实这与存活率提高显著相关[30, 31]。尽管有研究报道输注丰富的骨髓细胞（含有 > 2.7×10^8/kg 有核细胞）比动员的外周血疗效更佳[32]，但通常认为如果 $CD34^+$ 细胞数量较多，其来源是 BM 还是 PB 并不是非常重要。另一方面，因为含有较多 $CD34^+$ 细胞的外周血造血干细胞采集物往往有更多的 T 细胞，因而不建议移植含过高 $CD34^+$ 细胞的外周血采集物。Przepiorka 等评估了同种异体外周血造血干细胞移植后急性 GVHD 的发生因素，发现移植 $CD34^+$ 细胞数目超过（6.3 ～ 10.0）$\times 10^6$/kg 会明显增加 GVHD 的发生率[33]。但是，很难通过前瞻性研究来确认这一发现，因为只有在小部分供者中可以采集到数量如此高的骨髓或外周血造血干细胞。

一些研究人员观察了在免疫表型、基因型或功能上细分的造血干细胞亚型。Körbling 等发现，如果给予的 G-CSF 剂量为 12μg/（kg·d），则使 $CD34^+$ 细胞及其更原始的亚群，如 $CD34^+Thy1^{dim}$ 和 $CD34^+Thy1^{dim}CD38^-$ 细胞，在外周血中的浓度分别增加 16.3 倍、24.2 倍和 23.2 倍。$CD34^+Thy1^{dim}$ 和 $CD34^+Thy1^{dim}CD38^-$ 细胞的平均单采产量分别为 48.9×10^4/（kg·L）和 27.2×10^4/（kg·L），这表明 G-CSF 对原始的 $CD34^+$ 细胞亚群具有额外的“外周血动员”效果[34, 35]。

其他报道证实了这些结果，但也发现了来自血液或骨髓的造血干细胞的免疫表型谱在某些方面存在差别（表 41-1）（见综述[36]）。外周血动员的 $CD34^+$ 细胞，CD71 表达降低，Rh123 染色强度下降，表明这些细胞增殖或代谢并不活跃[37]。动力学的数据证实了这一发现，进一步证明了来自外周血的 $CD34^+$ 细胞相对更多得表现出一些静止期细胞的特征[38]。

Steidl 等[39]分析了骨髓来源和外周血动员的循环 $CD34^+$ 细胞的分子表型。基因表达谱研究证明来自骨髓的 $CD34^+$ 细胞增殖快，而来自外周血的 $CD34^+$ 细胞包含更多的静息干细胞和祖细胞。

Prosper 等[40]观察了正常供体经 G-CSF 动员 [7.5 ～ 10μg/（kg·d）] 后的外周血中长期培养起始细胞（long-term cultureinitiating cells，LTC-ICs）

表 41-1　来自骨髓或动员的外周血的 $CD34^+$ 造血细胞的特征

特　点	骨　髓	动员的外周血
表型		
$CD13^+$，$CD33^+$	标准	更高
$CD38^-$	标准	更高
$HLA\text{-}DR^-$	标准	更高
$CD10^+$ $CD19^+$	标准	更少
$CD7^+$	标准	更少
c-kit	标准	更少
VLA-4	标准	更少
代谢活动		
$CD71^+$	高	低
Rh	高	低保留率
克隆性		
克隆形成	正常	增加
长期培养起始细胞	正常	增加
周期状态	活跃	不活跃
基因型细胞周期进展	标准	较少
DNA 合成	标准	较少
GATA 2		增加
N-*myc*		增加
凋亡活动		增加

的数量，发现来自外周血的 $CD34^+CD38^+$ 细胞和 $CD34^+HLA-DR^+$ 细胞中，0.5% ～ 5% 的细胞在长期培养达 5 周后仍能维持稳定的造血功能。这至少是稳定状态的骨髓或非动员外周血造血干细胞中发现的长期培养起始细胞数量的 5 倍。但是，动员的外周血的 $CD34^+CD38^+$ 或 $CD34^+HLA-DR^+$ 部分中的长期培养起始细胞，有 90% ～ 95% 的细胞无法维持超过 8 周的造血功能，而非动员的外周血的 $CD34^+CD38^+$ 和 $CD34^+HLA-DR^+$ 细胞中有接近 1/3 也是如此。普乐沙福在正常供体中动员的细胞较 G-CSF 更原始；本文还描述了 G-CSF、普乐沙福或两者共同动员采集到的产物所含细胞成分的更多差异 [24]。目前尚不清楚这些差异是否会影响移植患者的临床预后。

综上，通过对骨髓来源或 G-CSF 动员的外周血的造血干细胞的表型、基因型和功能进行分析，说明两者都含有干细胞和祖细胞。来自外周血的造血干细胞可能含有更多的长期培养起始细胞和其他克隆细胞，它们代谢活性较低、循环周期较少，且表现出凋亡活性增加。包括研究外周血或者骨髓来源 $CD34^+$ 细胞的差异在内的干细胞生物学仍是一个活跃的研究领域，更好地理解其基本表型和功能对于优化造血干细胞的动员、采集和临床使用是至关重要的。

（三）动员的外周血中的 T 淋巴细胞和其他免疫细胞

如果考虑除造血干细胞之外的细胞，外周血造血干细胞产物和骨髓移植物之间存在许多差异。最重要的是，外周血产物的 T 细胞含量比骨髓高 10 倍，但 $CD4^+$ ： $CD8^+$ 淋巴细胞比例是相同的。自体外周血造血干细胞产物也存在这样的现象，这也是研究者当初接受以外周血替代骨髓的同种异体移植这一方案时有犹豫的原因。在某种程度上，外周血造血干细胞产物中 T 细胞数量与 $CD34^+$ 细胞数的关系，似乎更取决于动员方式和采集的天数。在 G-CSF 动员后第 5 天进行单采，可以获得最高的干细胞产量且 T 细胞数量相对较少。普乐沙福单独或与 G-CSF 组合使用将来可能用于正常供者的干细胞动员，但是新的干细胞采集方案仍需确定，以便最大限度的发挥这种替代方案可能给供者和患者带来的益处 [24]。

动员的外周血产物中的大量 T 细胞，不会使同种异体移植的 GVHD 发生率和严重程度急剧增加，这一现象促使研究人员开始更细致地研究 G-CSF 的应用对免疫细胞数量和功能的影响。关于 T 细胞，Pan 等 [41] 首先发现，健康个体用 G-CSF 预处理，可以使 T 细胞趋化产生 2 型细胞因子（IL-4 和 IL-10），而产生 1 型细胞因子（IFN-γ 和 IL-2）则减少。其他可以潜在解释异体移植后严重 GVHD 发生率意料之外低的原因是，通过 TNF-α 产物的转录后抑制作用 [42] 以及 $CD4^+$ 和 $CD8^+$T 细胞的联合作用使异体免疫应答反应下调。Kusnierz-Glaz 等 [43] 证明了 $CD4^+CD8^+\alpha\beta$T 细胞显著富集于 G-CSF 动员后的正常供体的白细胞分离单采产物中，更进一步，这一细胞主要富集于动员的外周血的低密度部分，有抑制混合淋巴细胞反应的作用。调节性 T 细胞被认为可以拮抗 GVHD。研究显示 G-CSF 动员的外周血中 Th2 和 Treg 细胞相关的基因上调 [44]。

Mielcarek 等 [45] 发现动员的外周血中的 $CD14^+$ 细胞数量是骨髓中的 50 倍。这些单核细胞通过增加 IL-10 产生和减少 IL-12、TNF-α 的分泌来抑制 T 细胞对异体抗原的增殖反应。 Arpinati 等证明动员的外周血中 Th2 细胞诱导树突状细胞（pre-DC2s）数量增加。pre-DC2s 导致原始 $CD4^+$ T 细胞的极化，从而表达 Th2 表型，这一发现也可解释，为什么同种异体外周血造血干细胞移植不会在大部分患者中导致更严重的 GVHD [46]。

Franzke 等 [47] 发现 T 细胞在 G-CSF 治疗后确实表达了 G-CSF 受体，因此 G-CSF 可以直接调节 T 细胞免疫反应。在其他可能的机制中，G-CSF 似乎可以减少 T 细胞受体介导的激活和增殖，LFA-1α 相关的白细胞功能，因此来影响移植物的归巢过程，消除供体 T 细胞对宿主抗原的活化，以及上调 GATA 结合蛋白 -3（GATA-binding protein3，GATA-3），一种诱导 T 辅助免疫反应的主要调节因子。

在动员的外周血中，NK 细胞的量较骨髓中增加 5 ～ 10 倍。Joshi 及其同事分析了来自 G-CSF 动员的外周血产物中的单核细胞的免疫功能，并将它们与静息状态非动员供体的外周血单核细胞比较 [48]。他们发现 NK 细胞和淋巴因子激活的杀伤细胞，其介导的对 G-CSF 动员的效应细胞的细胞毒作用显著下降。他们还报道，G-CSF 动员的细胞较非动员的细胞，T 细胞和 B 细胞有丝分裂原反应均显著下降。应用G-CSF后，中性粒细胞不仅数量增加，功能也得到了增强，表现为FcγR Ⅲ受体、细胞表面CD11b和CD66分子的上调，血浆弹性蛋白酶水平上升[49]。目前还不清楚哪个机制在何种程度上促使了这种现象的产生，即回输物中T细胞数量增加1～2个对数级并没有在更多行外周血移植的患者中导致严重GVHD的发生。

（四）造血干细胞动员和采集的不良反应和长期后遗症

很多人都研究了G-CSF短期和长期的不良反应。应用G-CSF最常见的急性不良反应主要包括骨痛、头痛和疲劳。但是，也报道了肌肉痛、胸部疼痛、焦虑、失眠、盗汗、发热、厌食、体重增加、恶心和（或）呕吐，以及注射部位的局部反应[18, 50]。绝大多数供者的不良反应是轻到中度的，停药48h内消失。大多数情况下，这些症状可以通过给轻度镇痛的药物（对乙酰氨基酚或布洛芬）来缓解，目前为止没有因为这类不良反应而停用G-CSF、停止PBHC采集的案例报道。有一些迹象表明G-CSF不良反应的发生率和严重程度是剂量依赖性的[51]。因此，应使用尽可能低的剂量动员。

恶性疾病患者应用G-CSF和干细胞采集带来的血液生化指标、凝血系统、基因血液参数变化也出现在正常供体身上。由G-CSF引起的实验室指标异常包括乳酸脱氢酶、碱性磷酸酶、尿酸、ALT和（或）谷氨酰转肽酶的短暂性升高，以及血清钾和（或）镁的减少[52]。

一些作者已经通过体外试验证明G-CSF可以诱导轻度高凝状态。纤维蛋白原和Ⅷ因子水平增加，蛋白C和蛋白S水平减少[53]，凝血酶原片段、凝血酶-抗凝血酶复合物、D-二聚体和血小板聚集增加[54-56]，这些现象都已被报道。外周血造血干细胞采集后，血小板、淋巴细胞和粒细胞水平有轻度到中度的减少[57]。血小板减少症部分可能是G-CSF本身或单采程序导致的。虽然有关于反复大容量单采后发生较严重的血小板减少症的报道，但血细胞减少症通常是轻度和自限性的。

一系列研究比较了骨髓移植和外周血造血干细胞移植随机对照试验的供者[58-63]。一个Cochrane系统评估[64]总结了血液或骨髓造血干细胞供者的耐受性和安全性的6个随机试验的比较结果。系统评估证实了这些研究中没有一个有供体出现危及生命的并发症和持续的不良反应。研究报道普遍证实了外周血造血干细胞采集的不良反应主要与G-CSF有关，而骨髓采集的不良反应是由采集过程本身引起的。表41-2中列出了欧洲大型试验中在5%或以上的外周血或骨髓供者中出现的不良事件的发生率。

其中一些研究也在采集前和采集骨髓或外周血后的特定时间点评估了供者的情绪状态和疼痛情况。总的来说，症状程度、最大和平均疼痛程度、疲劳和焦虑水平是相似的，但症状的峰值出现在不同的时间点，外周血供者出现在G-CSF给药期间，骨髓供者出现在骨髓采集后的较短时间内[59, 60]。只有Scandinavian试验报道了两类供者在不良反应程度上存在差别，他们更支持采集外周血。这项研究还发现，如果再次让供者选择，供者宁愿捐赠外周血而不是骨髓[61]。这一观察结果与无关供者中报道的结果一致。

表41-2　在＞5%的供体中发生的不良事件的发生率[n（%）]

	骨髓供体（n＝166）	外周血造血干细胞供体（n＝164）
任何不良事件	95（57%）	107（65%）
获取过程相关的不良事件		
任何与获取有关的	91（55%）	61（37%）
疼痛	39（23%）	2（1%）
贫血	17（10%）	0（0%）
背痛	16（10%）	4（2%）
恶心	10（6%）	1（1%）
关节痛	8（5%）	1（1%）
呕吐	8（5%）	0（0%）
骨骼疼痛	3（2%）	10（6%）
与非格司亭相关的不良事件		
任何与非格司亭相关的		96（59%）
肌肉骨骼		71（43%）
头痛		19（12%）
乳酸脱氢酶增加		14（9%）
碱性磷酸酶增加		8（5%）

数据来自EBMT比较骨髓移植与外周血祖细胞移植的研究[28]

G-CSF 给药及单采相关的严重或致命并发症是罕见的。但是至少报道过 5 例采集过程相关的脾破裂[65-69]。因此，应特别注意有脾大或脾脏疾病史的供者。推荐进行常规的腹部超声以减少脾脏并发症的发生。此外，严重心血管事件[70]、急性肺损伤[71]、急性虹膜炎[72]、化脓性感染[73]、痛风性关节炎[74]和过敏反应[75]也有报道。

由于此类报道，同时也担心 G-CSF 可能会干扰正常造血，增加包括 MDS 和白血病在内的恶性血液疾病的发病风险，研究者们在多年以前就已提出国际供者登记计划。一些在大量供者中出现的急性和长期事件的报道已发表[19, 69, 76, 77]。总体而言，外周血干细胞供者的急性和严重并发症是罕见的（< 1%），没有发现捐献骨髓或外周血后长期不良反应存在差异。

Halter 等的报道[69]总结了首次行造血干细胞移植的 51 024 名受者，其移植过程捐献外周血或骨髓相关的死亡和严重并发症。这部分数据对参与 EBMT 年度调查的 338 个移植中心的主要研究者接收到的调查问卷进行了回顾性总结。任何发生在捐献后 30 天内的严重不良事件和供者发生的任何恶性血液疾病都必须登记。总体而言，有 5 例供者死亡（1 例发生在骨髓捐赠后，4 例发生在外周血捐赠后，发生率为 0.98/10 000 次捐献），37 例发生严重并发症（骨髓供者中 12 例，外周血供者中 25 例；$P < 0.02$）。19 例发生血液系统恶性肿瘤（骨髓捐献后 8 例，外周血捐献后 11 例，$P = 0.4$）。3 例死亡与捐赠明显相关（肺部栓塞、蛛网膜下血肿和心脏骤停），两例心脏骤停发生在捐献后的第 15 天和第 17 天，和捐献采集过程的相关性不能确定。最严重、可能危及生命的并发症主要是心血管事件、出血和脾破裂。已报道的血液系统恶性肿瘤包括急性髓细胞白血病（3 例）、急性淋巴细胞白血病（3 例）、淋巴瘤（7 例）、鼻咽部浆细胞瘤（1 例）、慢性淋巴细胞白血病（1 例）、MDS（1 例）和其他非特异性疾病。

在第 37 章，Confer 等总结了世界范围内捐赠骨髓或外周血后相关死亡的数据。目前还不清楚他们的案例和 Halter 等报道的有多少重合。也不清楚多少病例是构成 Confer 的报道的基础。无论如何，这些数据与其他注册管理机构的报告都表明，危及生命和致命的事故很少见，但确实有可能发生在外周血或骨髓供者身上。就两种采集方式的长期并发症而言，外周血和骨髓供者之间无显著差异。

白细胞单采术通常具有良好的耐受性，但也有报道关于抗凝血剂和中心静脉置入操作引起的副作用。虽然应该努力避免建立中心静脉通路，但存在 2% ～ 7% 的供者因外周静脉不能使用或必要的血液循环无法建立等情况[13-15]，最终需要建立中心静脉通路。供者偶尔会在白细胞单采术过程中因使用的凝血剂而发生手足抽搐或严重的低钙血症症状。

三、受体

1995 年，来自美国和欧洲的试点研究[13-15]表明同种异体外周血造血干细胞的移植同样可以快速稳定的植入，较之骨髓移植，其移植后 GVHD 似乎并没有增加。来自其他移植中心或合作组的大量样本，以及与骨髓移植的回顾性比较证实，同种异体的动员的外周血的移植似乎是骨髓移植的可行替代方案。

IBMTR 和 EBMT 最大的回顾性分析中，比较了来自 HLA 相合同胞供者的 288 例外周血造血干细胞移植与 536 例骨髓移植手术的结果[78]。该报道证实了这一点，外周血造血干细胞受者中性粒细胞和血小板恢复更快，骨髓移植和外周血造血干细胞移植的复发率以及 Ⅱ ～ Ⅳ 级急性 GVHD 发生率没有区别。移植 1 年后外周血造血干细胞移植的慢性 GVHD（65%）发生率明显高于骨髓移植（53%）。进展期白血病患者外周血造血干细胞移植后治疗相关的死亡率更低、无白血病生存率较高，但在标危组白血病中两者相当。

（一）白血病患者 HLA 相合亲缘供者移植的随机临床试验

1998—2002 年间，八项比较了同种异体外周血造血干细胞移植和骨髓移植的前瞻性随机实验研究结果已发表[25-28, 79-82]。这些研究的患者几乎都患有白血病患者，极少数为其他恶性肿瘤患者，且没有非恶性疾病。所有的供者都是 HLA 相合的同胞供体，并且骨髓或外周血造血干细胞输注前没有经过任何处理。这些试验在患者数量、疾病状态、预处理方案（大多是清髓性方案）、回输造血干细胞和 T 细胞的数量、GVHD 预防方案以及其他许多变量上存在差异，这可能会影响结果。尽管如此，这些试验仍然得出了一些重要结论，稍后会对此进行总结。

1. 植入

同种异体外周血造血干细胞移植后所有谱系的造血干细胞的植入都比骨髓移植更快。中性粒细胞超过 0.5×10^9/L 的时间，外周血造血干细胞移植比骨髓移植快 2 ～ 6 天。来自美国的临床试验显示，外周血移植后，中性粒细胞超过 0.5×10^9/L 的中位时间是第 16 天（范围 11 ～ 29 天），骨髓移植后是第 23 天（范围 13 ～ 36 天）（$P < 0.001$）[25]。加拿大的研究报道，外周血移植后的中性粒细胞在第 19 天（范围 12 ～ 35 天）恢复，骨髓移植则在第 23 天（范围 13 ～ 68 天）[27]。EBMT 研究报道的中性粒细胞从移植到恢复至大于 0.5×10^9/L 所需的时间最短，外周血移植为 12 天，骨髓移植为 15 天 [28]。然而，这个试验是大型随机研究中仅有的一项在移植后也使用 G-CSF[5μg/（kg • d）] 的试验，且第 11 天没有用甲氨蝶呤。其他随机试验证明，外周血造血干细胞移植后给 10μg/（kg • d）剂量的 G-CSF 可以使中性粒细胞恢复加快 3 ～ 4 天。

同种异体外周血造血干细胞移植后血小板恢复的速度也快了约 6 天。美国的研究中，血小板计数恢复至 20×10^9/L，外周血移植为第 13 天（范围 5 ～ 41 天），骨髓移植为第 19 天（范围 7 ～ 74 天）（$P < 0.001$）。加拿大的研究中，外周血移植的患者在第 16 天（范围 0 ～ 100 天）血小板恢复，骨髓移植的患者为第 22 天（0 ～ 100 天）（$P < 0.0001$）。EBMT 研究中，外周血移植的患者血小板恢复超过 20×10^9/L 的时间为 15 天，骨髓移植的患者为 20 天（$P < 0.0001$）。将这些差异转换成血小板输注时间，外周血造血干细胞移植组需要血小板输注的中位时间为 8 天（范围 1 ～ 68 天），骨髓移植组为 10 天（范围 2 ～ 71 天）（$P = 0.0029$）。

人们已经认识到除了造血干细胞来源之外，其他因素也可以影响造血重建。G-CSF 可以促进中性粒细胞重建，如果使用甲氨蝶呤预防 GVHD 则影响造血重建 [83]。已报道 GVHD 的发生、感染，供受者之间的不相合程度以及脾肿大都有可能影响造血恢复的速度，这些因素也许可以解释随机试验中性粒细胞和血小板恢复时间的波动。外周血造血干细胞植入失败的比例低于骨髓移植，特别是在植入失败风险高的情况下。外周血造血干细胞移植和骨髓移植后造血细胞嵌合度的比较研究，支持了外周血移植可以带来更快速、完整和持久的完全嵌合这一观念。

有证据表明，与骨髓相比，动员外周血造血干细胞在对受者进行的预处理不是非常强烈的情况下，也能保证淋巴造血系统的完全嵌合。外周血造血干细胞的这一基本特征正是开展减低预处理强度的外周血造血干细胞移植的基础，从而使得造血干细胞移植成为许多年龄较大或存在并发症的恶性血液肿瘤患者唯一可能治愈疾病的手段。

2. 免疫恢复

未经额外处理的同种异体外周血造血干细胞移植后免疫恢复至少与骨髓移植一样快，但就某些细胞亚群的免疫功能恢复而言，可能快于骨髓移植。与骨髓移植相比，外周血造血干细胞移植后 1 ～ 11 个月的原始（$CD4^+CD45RA^+$）和记忆（$CD4^+CD45RO^+$）辅助 T 细胞、B 细胞和单核细胞数量更多 [84]。同一时期，外周血移植和骨髓移植患者之间的 NK 细胞数量没有显著差异。接受 HLA 相合供体外周血移植的受体，其对 T 细胞和 B 细胞有丝分裂原（植物凝集素、美洲商陆丝裂原、破伤风类毒素和念珠菌）的增殖反应显著增强 [84]。

Storek 等 [85] 研究了 115 名随机接受 HLA 相合的同种异体骨髓或动员的外周血移植的患者。移植后 1 个月到 1 年之间，外周血造血干细胞移植后的 $CD4^+CD45RA^{hi}$ 和 $CD4^+CD45RA^{lo/-}$ 的 T 细胞显著升高。当受到植物凝集素或疱疹病毒抗原的刺激时，两组患者的 T 细胞功能表现相当。两组患者中位血清免疫球蛋白 G 水平相似。值得注意的是，作者报道外周血造血干细胞移植组特别严重的感染显著减少。其中真菌感染风险降低最明显，细菌感染居中，病毒感染没有特别减少。后一种现象可能因为同种异体外周血造血干细胞移植后记忆性 T 细胞明显减少导致的 [86]。

Lapierre 等发表的另一篇有趣的观察报道 [87]，与骨髓移植相比，外周血造血干细胞移植后 30 天血型抗体抗 A 和（或）抗 B 的滴度显著升高，这提示外周血造血干细胞移植后血液免疫的重建比骨髓移植更快。这个观察可以解释 ABO 不相合的外周血造血干细胞移植后发生的急性溶血情况。另一方面，ABO、Rh、Kell 不同的移植对于输血要求没有区别。然而，据报道，PBHCT 后与 ABO 相合的患者相比，不相合的患者生存率较低。

3. 急性 GVHD

在大多数较大型的研究中，外周血造血干细胞移植和骨髓移植的Ⅱ～Ⅳ级急性 GVHD 的发生率相近，但最大的一个研究结果并非如此[28]，该研究报道外周血造血干细胞移植的Ⅱ～Ⅳ级急性 GVHD 增加 13%（$P = 0.013$），Ⅲ～Ⅳ级急性 GVHD 增加 12%（$P = 0.0088$）（表 41–3）。EBMT 研究也是唯一一个将最高级别的急性 GVHD 作为主要研究终点的研究，并且对一些已知的 GVHD 危险因素进行了随机分组。EBMT 研究和其他研究的其他差别还包括，仅纳入了低危组患者、在第 11 天未用甲氨蝶呤和在移植后使用 G-CSF。据报道，第 11 天不使用甲氨蝶呤的受体容易出现 GVHD[83]，尽管这一发现并没有得到国际 Meta 分析数据的支持[88]。另外，随外周血造血干细胞移植物一起输注给受者的大量 T 细胞是否是急性 GVHD 高发的原因，这仍然是一个需要探讨的问题。虽然 EBMT 研究证实了 GVHD 和 T 细胞数量之间存在关联，但另一项研究却未能证明这种相关性[89]。

表 41–3　Ⅱ～Ⅳ级急性移植物抗宿主病

参考文献	外周血（%）	骨髓（%）	P
Bensinger 等[25]	64	57	0.35
Blaise 等[26]	44	42	未给出
Couban 等[27]	44	44	0.9
Heldal 等[79]	21	10	未给出
Powles 等[81]	50	47	未给出
Schmitz 等[28]	52	39	0.013
Vigorito 等[82]	27	19	0.53

所有百分比代表移植后第 +100 天的累积发生率，除外 Blaise 等[26]、Heldal 等[79] 和 Powles 等[81] 的研究，这三个研究给出了+100 天急性 GVHD 发生率的实际百分比

4. 慢性 GVHD

大型随机研究均显示外周血造血干细胞移植后慢性 GVHD 发生率有增加的趋势，其中有两项研究报道外周血造血干细胞移植后慢性 GVHD 发生率增加有统计学意义[26, 28]（表 41–4）。移植外周血造血干细胞的患者比移植骨髓细胞的患者存在更广泛的慢性 GVHD。在 EBMT 试验及 Blaise 等[26] 和 Vigorito 等[82] 主持的研究中均发现这种差异具有显著性。继美国的报道之后[90]，法国[91]、EBMT[92] 也首次发表了中位随访期分别为 41、45 和 36 个月的研究结果。Flower 等仍然没有观察到外周血造血干细胞移植后会发生更多的慢性 GVHD，外周血造血干细胞移植后和骨髓移植后慢性 GVHD 的特征也相似[90]。然而，该研究表明，相比骨髓移植，外周血造血干细胞移植后的慢性 GVHD 更难以控制，为控制慢性 GVHD，所需的连续治疗次数更多，糖皮质激素治疗的疗程也较长（两个终点 $P = 0.03$）。相反，Mohty 等的研究发现，外周血造血干细胞组慢性 GVHD 的 3 年累积发生率显著高于骨髓组（65% *vs* 36%；$P = 0.004$）[91]。他们还观察到外周血造血干细胞组有明显更广泛的慢性 GVHD。慢性 GVHD 需要进一步的免疫抑制治疗及更长的住院周期。EBMT 前瞻性试验的 3 年随访结果（表 41–4）和 IBMTRE/EBMT 前瞻性研究的 5 年随访结果也显示，外周血造血干细胞移植后慢性 GVHD 发生率更多[93]。最近，美国的研究[94] 和 EBMT 研究[95] 分别更新了中位随访 12.2 年和 10.8 年后的结果。来自美国的研究者仍未发现两种移植方式相关的慢性 GVHD 的累积发生率存在显著差异，且两者所需的系统性免疫抑制治疗也没有区别，而 EBMT 研究再次报道了移植外周血造血干细胞的患者慢性 GVHD 发生率更高，需要延长免疫抑制治疗的时间。然

表 41–4　慢性移植物抗宿主病（%）

首次报告 [总体慢性（广泛型慢性）]				3 年随访报告 [总体慢性（广泛型慢性）]			
参考文献	外周血	骨髓	P	参考文献	外周血	骨髓	P
Bensinger 等[25]	（46%）	（35%）	0.54	Flowers 等[90]	（63%）	（52%）	0.33
Blaise 等[26]	（50%）	（28%）	＜ 0.03				
Couban 等[27]	85%（40%）	69%（30%）	0.62	Mohty 等[91]	65%	36%	0.004
Schmitz 等[28]	（67%）	（54%）	0.0066	Schmitz 等[92]	73%（36%）	55%（19%）	0.003

而，在这两项研究中，移植外周血和骨髓的患者总生存率没有显著差异。

5. 复发率

鉴于 GVL 的作用主要是通过供体 T 细胞发挥的，而外周血采集产物中的 T 细胞往往多出约 10 倍以上，所以推测移植外周血细胞可能会减少复发。动物研究[96]和非随机化研究的结果也指向这个推测。尽管最新的美国研究[94]和英国的小型研究[81]报道了外周血造血干细胞移植后复发的患者比骨髓移植后复发的患者少得多，但到目前为止，随机化研究仍没有确切地证明这些推测。

6. 移植相关死亡率

回顾性分析表明，外周血造血干细胞移植后移植相关死亡率较低的趋势。尤其是 EBMT/IBMTR 研究显示，进展期白血病患者移植外周血后在移植相关死亡率方面更具优势[78]。美国一项随机研究显示，外周血组累积移植相关死亡率为 21%，骨髓组为 30%，然而这种差异并不具有显著性[25]。加拿大的研究还发现，同骨髓移植相比，外周血造血干细胞移植后非复发死亡人数减少。移植后第 100 天，死亡的实际发生率，外周血组为 7.4%，骨髓组为 16.1%（$P = 0.07$）[27]。目前为止，尚没有任何一个随机化的研究报道两种移植的移植相关死亡率存在差异，而不同疾病类型或疾病状态的患者是否会因移植相关死亡率减少而从外周血造血干细胞移植中获益还有待确定。

7. 生存

生存是比较骨髓移植和外周血造血干细胞移植研究的最相关的研究终点。因为造血干细胞的不同来源可能对如移植相关死亡率、复发率或 GVHD 等次要终点具有不同的影响，而在不同的临床情况下这些因素的相互作用可能会带来不同的总生存率。

在最初的介绍中，三个最大的随机研究关于生存的结论有些不同。EBMT 研究中外周血或骨髓移植患者具有重叠的存活曲线[28]。美国的研究报道了外周血造血干细胞移植的 2 年总生存率更好，差异为 12%，这种差异具有临界的统计学意义（$P = 0.06$）[25]。在疾病更偏进展期的患者中，外周血组的生存率（57%）在统计学上显著优于骨髓组（33%）（$P= 0.04$）。加拿大的研究报道中，30 个月时，外周血组整体患者的总生存率（68%）比骨髓移植组（60%）高（$P = 0.04$）。随着随访期延长，不论是美国还是 EBMT 的研究，都没有显示出两组在总生存上存在显著差异[94, 95]。但是，美国研究仍然发现外周血造血干细胞移植后无病生存率更高。

（二）骨髓或动员的外周血：荟萃分析

已发表的一项个人—患者数据荟萃分析，一共纳入 9 个随机研究的数据，包括 1111 名成年患者[97]。该研究证实，相比骨髓移植，外周血造血干细胞移植可使中性粒细胞、血小板植入更快。相比骨髓移植，外周血造血干细胞移植会带来更多的Ⅲ～Ⅳ级急性 GVHD，更多的总体和广泛型慢性 GVHD（3 年时，68% 对 52%；$P < 0.000\,001$）（图 41–1）。外周血造血干细胞移植可以同时降低晚期疾病的复发率（3 年时，33% *vs* 51%；$P = 0.02$）和早期疾病的复发率（3 年时，16% *vs* 20%；$P = 0.04$）。外周血造血干细胞移植和骨髓移植的非复发死亡率没有差异。总体生存和无病生存率仅在疾病终末期患者中有显著性提高（3 年 OS 为 46% *vs* 31%；$P=0.01$）。荟萃分析的主要结果如图 41–2 所示。研究也清楚地显示出，绝大多数比较外周血造血干细胞移植和骨髓移植的数据（75%）都来自于疾病早期阶段的患者（慢性期的慢性髓系白血病、第一次完全缓解期的急性髓系白血病和急性淋巴细胞白血病、早期 MDS）。慢性髓系白血病，一种目前几乎不会在第一次慢性期接受同种异体移植治疗的疾病，是其中最常见的诊断（约占所有接受治疗患者的 40%）。

（三）动员骨髓行同种异体移植

一些研究人员在清髓性预处理后使用 G–CSF 刺激骨髓来促使造血重建，并与移植 G–CSF 动员的外周血的患者比较其植入和 GVHD 的发生情况[98]。一个小的前瞻性研究（57 名随机患者）比较了 G–CSF 动员的骨髓和外周血造血干细胞，结果证实，移植任何一种来源的造血干细胞后植入情况是相当的；然而，外周血造血干细胞移植后发生更多的类固醇激素耐药的急性 GVHD、慢性 GVHD，所需免疫抑制治疗的时间也延长[99]。两者生存没有显著差异。为进一步明确与 G–CSF 动员的外周血相比，骨髓所起的作用有何不同，需要更大样本的随机研究。

（四）除白血病以外的其他疾病的同种异体外周血造血干细胞移植

比较骨髓移植与外周血造血干细胞移植的前瞻

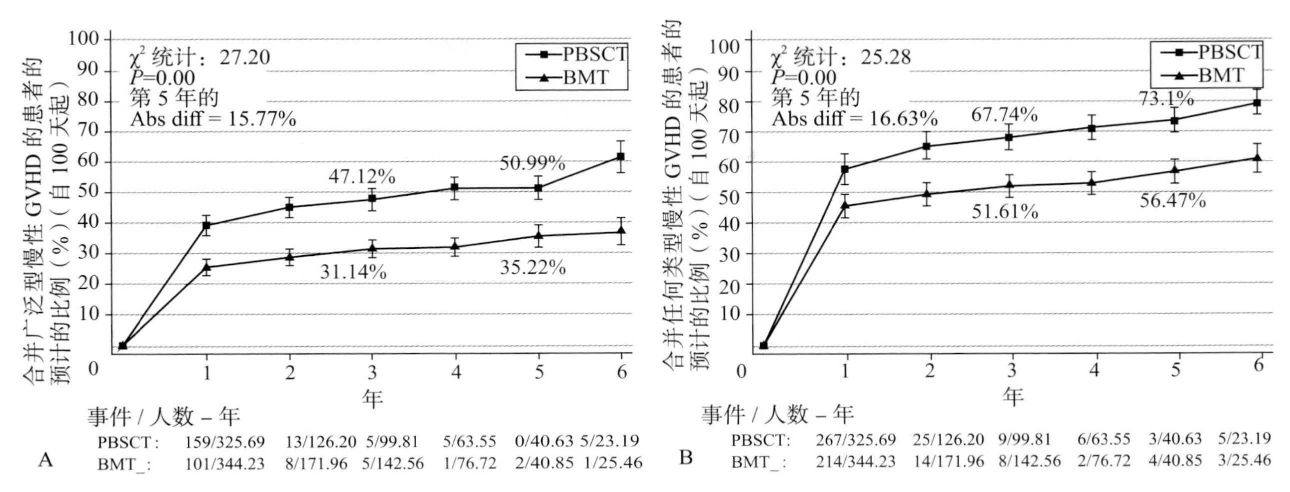

▲ **图 41-1　移植物抗宿主病绝对风险的时间事件图**

A. 展现恶性血液肿瘤患者发生广泛型慢性移植物抗宿主病绝对风险的时间事件图；B. 展现恶性血液肿瘤患者发生任何类型慢性移植物抗宿主病绝对风险的时间事件图。Abs diff. 绝对差异；BMT. 骨髓移植；PBSCT. 外周血干细胞移植（引自干细胞试验者协作组 2005[97]）

	事件 / 患者 PBSCT	事件 / 患者 BMT	统计量 (O–E)	统计量 Var.	Odds Redn. (SD)
生存	207/544	234/563	–13.5	99.6	13% (9); 2P= 0.2
无病生存	223/544	270/564	–24.0	109.9	20% (9); 2P = 0.02
复发	96/542	132/558	–18.5	53.5	29% (12); 2P = 0.01
复发死亡	53/544	79/563	–13.2	31.5	34% (15); 2P = 0.02
非复发死亡	154/544	155/563	–0.4	71.8	1% (12); 2P = 1.0
aGVHD（Ⅱ – Ⅳ）	227/520	213/541	12.7	95.3	–14% (11); 2P = 0.2
cGVHD（广泛型）	189/483	122/490	38.8	61.1	–89% (18); 2P < 0.0001
中性粒细胞植入	516/530	528/555	–98.4	83.2	69% (6); 2P < 0.0001
血小板植入	471/532	476/554	–86.7	131.5	48% (6); 2P < 0.0001

OR 和 95% Cl (PBSCT : BMT)：0.1　1.0　10.0；PBSCT 更优 | BMT 更优

▲ **图 41-2　展现同种异体外周血干（造血）细胞移植和骨髓移植的不同效果的森林图**

如果方块在实线的左侧，说明移植外周血造血细胞组优势比更好，但如果置信区间穿过该线，则该结果在统计学上不显著（$P < 0.05$）。aGVHD. 急性移植物抗宿主疾病；cGVHD. 慢性移植物抗宿主病；O–E. 观察到的减去预期的；Redn. 减少；SD. 标准差；Var. 方差（引自干细胞试验者协作组 2005[97]）

性研究以及大多数回顾性分析，研究对象主要包括白血病患者，也有一些淋巴瘤或骨髓瘤患者。目前还不知道患有白血病以外的其他疾病的患者在接受不同方式的移植后命运如何。几年前，EBMT 发表了 MDS 患者接受骨髓移植或外周血造血干细胞移植后的结果[100]。这项回顾性研究的结果与 IBMTR 和 EBMT 已发表的关于急性白血病和慢性髓系白血病患者的大型回顾性研究结果相似：与骨髓组相比，外周血组造血恢复更早，急性 GVHD 发生率相似，慢性 GVHD 发生更多。除外难治性贫血或高危核型的患者，外周血组的 2 年移植相关死亡率显著降低。预计的 2 年无事件生存率，外周血为 50%，而骨髓为 39%。Gahrton 等比较了接受外周血造血干细胞移植与骨髓移植的多发性骨髓瘤患者[101]。他们没有发现两组之间在移植相关死亡率、急性和慢性 GVHD、无进展生存率或复发率方面存在显著差异，骨髓移植组总生存率似乎更佳（3 年时，53% *vs* 44%；$P = 0.05$）。

另一项 EBMT 研究比较了 692 例重型再生障碍性贫血患者移植的预后，移植物来源于 HLA 相合的同胞动员的外周血或骨髓。外周血造血干细胞移植和骨髓移植后造血恢复时间和Ⅱ～Ⅳ级急性 GVHD 的发生率相似。20 岁以上的患者中，外周血造血干细胞移植和骨髓移植后慢性 GVHD 发生率和总体死亡率相似。然而，20 岁及以下的患者中，外周血造血干细胞移植后的慢性 GVHD 和总体死亡率较低。在年轻患者中，外周血造血干细胞移植与骨髓移植的 5 年总生存率分别为 73%、85%。老年患者相应的概率分别为 52% 和 64%[102]。这些及其他无关[103]或亲缘供体[104]移植的数据表明，对于重型再生障碍性贫血患者而言，骨髓移植优于外周血造血干细胞移植，两者的结果可能因不同的潜在疾病而有所不同。目前没有比较淋巴瘤患者行骨髓移植与外周血造血干细胞的研究。

（五）儿童和青少年的同种异体外周血造血干细胞移植

IBMTR 的一项研究不建议在儿童和青少年中行外周血造血干细胞移植[105]。在 8—20 岁的急性白血病患者中，对 143 例 HLA 相合同胞外周血造血干细胞移植和 630 例 HLA 相合同胞骨髓移植的数据进行了比较。Ⅱ～Ⅳ级急性 GVHD 的风险相似，然而外周血造血干细胞移植后慢性 GVHD 的发生率较高。外周血造血干细胞移植与骨髓移植相比，慢性 GVHD 的 3 年累积发生率分别为 33% 和 19%（$P=0.001$）。与成人患者中报道的数据相比，外周血造血干细胞移植后的移植相关死亡率、治疗失败率和死亡率也更高。综合考虑其他因素后，外周血造血干细胞移植和骨髓移植组的 3 年 OS 分别为 48% 和 58%（$P = 0.01$）。在对儿童同种异体移植的造血干细胞来源像在成人中那样做出重大改变之前，这些数据起到了一个警示作用。脐血是一种有吸引力的替代选择，特别是对儿童（见第 39 章）来说，比较脐血移植、骨髓移植和外周血造血干细胞移植的前瞻性研究将有助于更好地确定各种造血干细胞来源的作用。

（六）去除 T 细胞的动员的外周血

因为担心动员的外周血所含的大量的 T 细胞会导致 GVHD 的发生率和严重程度有所增加，研究者从一开始就对去除 T 细胞的策略很感兴趣。首例动员的外周血移植被报道后不久，研究者们就展开了一系列关于去除 T 细胞的动员的外周血的研究。然而，早期结果令人失望，原因之一是清除方法并非最佳。处理后的 T 细胞数仍超过 1×10^5/kg 受体体重，急性和严重 GVHD 的发生率和未经处理的外周血造血干细胞相比无明显区别，这样的结果也就不令人惊讶了。

随着经验的积累，技术问题得到解决，使常规纯化外周血采集产物中残留 T 细胞低于 1×10^4/kg 成为可能。即使在半相合移植中，如此小的 T 细胞负荷也不会引起临床 GVHD。在骨髓被作为绝大多数造血干细胞来源的时期，T 细胞清除的主要问题之一是移植后的植入失败率增加。因为动员的外周血中 $CD34^+$ 细胞数量要高得多，而且由清除过程引起的造血干细胞的最终损失可以通过增加单采来补偿，因此植入失败不是去除 T 细胞的动员的外周血移植的主要问题。Urbano-Ispizua 等报道，如果移植物中剩余的 $CD3^+$T 细胞少于 2×10^5，去除 T 细胞的外周血造血干细胞移植后，植入失败率仍然存在 18%，而如果输注的 T 细胞大于 2×10^5，植入失败率则非常低（1%）[106]。然而，应该注意到，在这项研究中，发生植入失败的患者回输的 $CD34^+$ 细胞的数量相对较少（3.4×10^6/kg）。其他研究表明，在 HLA 相合和不相合的移植中，不论移植物中残留多少 T 细胞，输注较多的 $CD34^+$ 细胞可以克服植入失败的问题。

早期髓系恶性肿瘤患者如果移植动员外周血中 $CD34^+$ 分选的细胞，同接受未处理的外周血造血干细胞移植的患者相比，GVHD 发生率、移植相关死亡率更低，无病生存率更高。Cornelissen 等发表的随机研究[107]表明，外周血或骨髓 CD34 分选所产生的结果很大程度上来自于 T 细胞清除效应。在当前的技术条件下，有效的清除 T 细胞后（T 细胞 $< 1 \times 10^5$/kg 受体体重）仍有足够的 $CD34^+$ 细胞可供移植。使用这样的移植物可以给早期急性髓系白血病患者带来较好的 OS 和无病生存率[108, 109]。

总之，在考虑 T 细胞清除策略的时候，外周血中可获得的造血干细胞量是很重要的，因为当移植高甚至非常高数量的造血干细胞时，GVHD 最终可以通过强有力的 T 细胞清除措施来消除，而不会导致植入失败率的显著升高。然而，T 细胞可以介导移植物抗肿瘤效应，有助于移植后的快速免疫重建。由于这些原因，去除 T 细胞的动员的外周血的移植通常仅限于需要大量 $CD34^+$ 细胞的半相合移植病例。

（七）无关供体移植

比较外周血造血干细胞移植与骨髓移植的回顾性研究报告，移植外周血后植入更快；外周血造血干细胞移植或骨髓移植后严重急性 GVHD、1 年移植相关死亡率和 OS 没有明显差异，但移植外周血的患者慢性 GVHD 发生率更高 [110, 111]。最近，第一项比较同种异体骨髓移植和外周血造血干细胞的前瞻性随机研究已发表 [112]。研究纳入了 551 名年龄低于 66 岁的患者，大多数患者都患有急性髓系白血病、急性淋巴细胞白血病或 MDS，2 年 OS（外周血造血干细胞移植后为 51%，骨髓移植后为 46%）没有显著差异。与外周血造血干细胞移植相比，骨髓移植后总的植入失败率明显增加（19% *vs* 3%）。外周血造血干细胞移植组慢性 GVHD 的发生率为 53%，而骨髓移植组为 41%（$P = 0.01$）。急性 GVHD 发生率和复发率无显著差异。作者得出结论，如果植入失败是主要的临床威胁时，外周血造血干细胞移植可能优于骨髓移植，而在其他情况下，骨髓可能是更好的造血干细胞移植选择。在这项重要的研究被发表之后，给临床医生留下的问题要多于已给出的答案：该研究中的大部分白血病和 MDS 患者没有根据临床参数（疾病相关的细胞遗传学或分子学特征没有报道）被合理地分为低危组或高危组，GVHD 预防措施在大多数的病例中可能不是最佳的，这些病例在 2013 年已被认为是不相合移植，随访时间太短以致无法得出最终结论。

四、结论和未来发展

关于 G-CSF 应用和从外周血中采集外造血干细胞的优缺点近年来得到不断的展现。外周血造血干细胞和骨髓采集的长期不良反应确实有发生，这使我们必须对供体保持密切的随访。因为对造血干细胞的需求将稳步增加，并且将涉及越来越多的有并发症的老年受者和供者，这尤其值得关注。许多潜在的供者和医疗团体成员目前更愿意使用来自外周血的造血干细胞。这是已有的临床试验的结果带来的影响，但也受到血液和骨髓移植领域其他方面新进展的影响，包括非清髓性预处理、彻底的 T 细胞清除和克服主要 HLA 屏障的移植，所有这些措施的实施都需要相当高数量的造血干细胞，而如此大量的造血干细胞无法单独从骨髓中获得。

在不久的将来，患者可能会收到一份类似鸡尾酒的混合细胞，包含了造血干细胞和一系列具有独特免疫功能的细胞，以满足每位患者独特的需求。可能所有这些细胞都可以从外周血中获取或培养。最令人兴奋的问题之一是，随着我们对基础免疫学了解的加深，是否有可能从移植物抗肿瘤效应中剥离出 GVHD，而这两者均由供体 T 细胞介导。未来的工作也将显示血液是否可以作为真正的多能干细胞的来源用于治疗非造血系统疾病，包括心力衰竭、帕金森病和其他退行性疾病。

第 42 章 造血干细胞的冷冻保存

Cryopreservation of Hematopoietic Cells

Scott D. Rowley 著
李凌浩 译
薛梦星 仇惠英 陈子兴 校

一、概述

无论是将新鲜采集的骨髓或外周血造血干细胞转送给异基因受者所需的短期保存，还是为了后期用于无关供者移植的脐血造血干细胞的长期储存（可能数十年），造血干细胞的储存在移植中都是必要的。室温或冷藏（4℃）温度适用于保存产品数小时到数天。冷冻储存可保存更长时间，适用于几乎所有用于自体造血干细胞移植的产品。尽管对于清髓、高强度预处理方案来说，冷冻保存并非必要条件，患者回输 4℃条件下保存数天的造血干细胞也可以恢复骨髓造血功能，但是在非冷冻状态下会逐渐发生造血细胞数目的损失。理想状态（例如储存温度、细胞初始处理、细胞浓度及添加物）下的非冷冻保存可减慢这种损失。相反，尽管处理和低温冷冻过程中会发生一些不可避免的造血细胞损失，但是逐渐发生的造血细胞损失在数月至数年间的适当储存中并不明显，最佳储存条件下甚至可避免。

显然，造血干细胞能成功地冷冻保存，有助于自体及异体造血干细胞移植清髓预处理后的骨髓功能的重建。尽管一些研究者认为移植后的延迟植活与低质量的造血干细胞低温冷冻保存有关[1, 2]，但这种不利影响大多发生在含有临界数量的造血干细胞的产品中。大多数实验室所采用的不同低温冷冻技术列于表 42–1，包括冷冻剂浓度、产品体积、储存温度。虽然操作简单，但造血干细胞的低温冷冻保存和回输对造血干细胞植活和受者并非没有毒性风险。造血干细胞的成功低温冷冻保存包括多个方面。每个因素都对细胞活性有影响，而且所有操作

表 42–1 造血细胞冷冻保存：基本技术注意事项

项 目	原 则	实 例
冷冻前处理	减少冷冻不佳的成熟血细胞	分离白膜层细胞或轻密度细胞
冷冻保护剂	保护细胞免受结冰和脱水 可为“依数类”或“聚合类”或二者联合	依数类：二甲亚砜、甘油 聚合类：羟乙基淀粉
血浆蛋白	降低冻存保存损伤	自体血浆或血浆蛋白浓缩液
溶剂	悬浮细胞并稀释冷冻保护剂	盐溶液
冷却	冷却速度依赖于冷冻的细胞和所用冷冻保护剂	二甲亚砜中的造血细胞以 1 ～ 3℃ /min 速度冷却
储存	储存温度必须避免冰再结晶和渐进性细胞损伤	液相或气相氮 添加聚合类冷冻保护剂可允许在更高的温度中储存

过程必须严格控制以保证结果的可重复性。

二、造血细胞产品的非冷冻保存

造血干细胞短期储存不需要低温冷冻。尤其在产品即刻移植和患者接受的预处理化疗药物半衰期短的情况下，非冷冻储存是一种较为经济的方法 [3]。低温冷冻保存的主要优势在于：避免造血干细胞随时间发生的逐渐损失；造血干细胞采集后进行移植时间更为灵活，包括调整或推迟已经开始的移植预处理。

非冷冻保存过程中发生造血干细胞进行性损失。有作者报道 4℃条件下储存 72h 后，骨髓中髓系集落形成祖细胞（CFU–GMs）损失达 61%[4]。然而另一研究发现经过 96h 的储存后，骨髓来源细胞中仅有 3% 的 CFU–GMs 损失，但外周血来源细胞中却有 95% 的 CFU–GMs 损失 [5]。后文述及的一项临床研究中，Preti 等比较了冷冻和非冷冻保存的骨髓中分离得到的成熟造血祖细胞的活性，发现在冷冻和解冻过程中发生即刻的 33% 髓系（CFU–GM）祖细胞损失 [6]。相反，4℃储存下的细胞，其有核细胞总数、细胞活性以及体外造血干细胞克隆显示出逐渐的直线型损失。仅 5 天储存后，非冷冻样本中的红系集落形成祖细胞（BFU–Es）数量较冷冻标本中的明显减少。即使 9 天后，两种储存方法的样本中髓系祖细胞（CFU–GMs）数量区别也不明显。

这些结果不同的报道说明，储存条件如细胞浓度、化学药物添加、产品体积、储存袋、储存温度都会影响非冷冻保存的细胞活性。大多数已发表的文献报道的非冷冻储存温度为 4℃。该条件提供一个稳定的温度，而直接放置于周围环境温度中则情况多变（产品装运过程也必须考虑在内）。最适宜温度尚不确定，可能取决于以下因素，如储存前处理、成熟血细胞的数量和浓度、溶液的酸缓冲能力、储存容器的气体扩散容量。比如，Beaujean 等比较了很低 pH 时外周血造血干细胞产品在室温和 4℃情况下过夜储存情况 [3]，尽管在实验中未发现祖细胞复苏中的不同，该效应可能损害其他情况下的造血干细胞。Antonenas 等也报道外周血造血干细胞储存于 2 ～ 8℃条件下更好，但储存温度对骨髓细胞并无影响 [7]。也另有报道显示相对于 4℃，造血干细胞保存于 37℃和 25℃条件下效果更好 [8]。这些有关最适储存温度的矛盾报道很难解释。由于非冷冻保存的储存条件未在植入模型上进行测验，所以适宜的储存条件未能充分定义。对于预计长时间非冷冻保存造血干细胞的实验室来说，储存条件必须严格验证并控制。

目前仅有少量应用非低温保存造血干细胞进行自体移植的经验报道 [4, 6, 9–11]。采集后小心保存数天的造血干细胞仍保持活性。一项非随机回顾性分析中，Preti 等比较了 54 例移植冷冻保存骨髓细胞的患者和 45 例移植冷藏保存细胞的患者的植入动力学 [6]。冷藏细胞保存时间中位数是 4 天（范围 3 ～ 9 天）。应用二甲亚砜（dimethylsulfoxide，DMSO）和羟乙基淀粉（hydroxyethyl starch，HES）组成的冷冻保护剂于 –80℃进行低温冷冻保存的时间中位数是 69 天（范围 5 ～ 981 天）。几乎所有患者都进行了包含卡莫司汀（BCNU）、依托泊苷和环磷酰胺的预处理。结果显示，两组在移植动力学方面未显示明显差异，然而在这个患者数量有限的研究中仅数天的小差异可能无法被发现。

三、冷冻保存原理

（一）哺乳动物细胞冷冻保存的化学及生物学

甘油能够用于冻存牛类精液的发现，使得哺乳动物细胞经过深低温冻存及解冻后恢复活力成为可能 [12]。随后的实验证实，经甘油冷冻的骨髓细胞能够用于辐照后小鼠骨髓功能的重建 [13]。大量有关各类哺乳类及非哺乳类细胞的低温生物学探索随之兴起。这些研究明确了冷冻保存过程中发生的细胞损伤的机制及减轻损伤的方法。目前对于低温生物学的认识主张冷却过程中形成冰晶是造成细胞损伤的主要原因 [14]。该类损伤可分为两类：迅速冷却使得细胞内冰晶形成导致细胞的机械破碎和立即死亡。慢速冷却使得细胞外间隙先形成冰晶，随着自由水参与冰晶形成导致渗透压逐渐增高。自由水损失导致了不能自由穿越细胞膜的胞外溶质，如钠离子的浓缩、极度高渗以及脱水损伤。例如，盐溶液中氯化钠（NaCl）的摩尔浓度在 –10℃时约为 5.3M，而在 –20℃时约为 10.5M。

缓慢冷却可使细胞内冰晶形成受限。在慢速情况下，冰核可能首先在较大容积的细胞外形成。如果冷却速度足够慢到允许水转移到细胞外间隙逐渐形成冰晶，细胞会发生逐渐脱水。最佳冷却速度因细胞类型而异，取决于水穿越细胞膜的渗透能力[15]。伴随细胞内溶质浓缩的逐渐脱水，避免了细胞内水分过度冷却，并且保护细胞免受胞内冰晶形成之害。首先在细胞内偶然形成的冰核会导致该细胞死亡，随着冰晶穿透细胞膜还会促进细胞外水分冻结。细胞膜的一些特征使得细胞外的冰不能穿透入细胞并促进胞内结冰这一推论是错误的。

甘油和二甲亚砜是依数性冷冻保护剂，其避免脱水损伤机制：通过减缓结冰过程中非渗透性细胞外溶质浓度的增高，减少特定温度下冰晶吸收（与之平衡）的水分。"依数性"是指性能取决于粒子（溶质）数量而非粒子组成。冰冻是水结晶，冰点是冰晶能够与水维持平衡的温度。溶质的增加可降低冰点。对于任何特定的溶质和水组成的混合物，都有一个初始形成冰晶的明确温度。与纯水不同，水溶液中冰晶形成和增长发生于一个温度范围。增长的冰晶吸收自由水并排除溶解的粒子。水并入冰中导致溶质浓缩以及剩余水的冰点进一步下降，从而阻止更多的冰形成，除非进一步降温冷却。如此，温度（和压力）界定了冰与非冷冻溶液间的平衡。随着进一步冷却，最终达到溶质本身结晶的温度（共晶点）。一溶液与冰相平衡的质量摩尔浓度取决于溶液的温度而非溶质的初始浓度，如以下方程式所示：

$$m \approx \frac{273-T}{1.9}$$

其中 m 代表溶质的渗透浓度，T 代表凯氏温度度数[16]。同样的，非冷冻水的部分（q）定义为以下方程式：

$$q \approx \frac{1.9Mo}{273-T}$$

其中 Mo 是溶液冰冻前的渗透浓度。

在我们上面的例子中，-20℃的盐溶液中 NaCl 的质量摩尔浓度约为 10.5M。对于一个三组分系统，例如水中含有二甲亚砜、NaCl，两种溶质以在初始溶液中相同的相对比例贡献于非冷冻溶液的摩尔质量。10% 二甲亚砜（体积比）的质量摩尔浓度（冷冻前）在生理盐水（140mmol）溶液中约为 1.6M，约为 NaCl 的 10 倍。-20℃时，二甲亚砜和 NaCl 间的摩尔比例会维持。NaCl 的摩尔质量浓度约为 1.05M，或者约为无冰溶液中 NaCl 摩尔质量浓度的 7 倍。假设细胞外冰晶形成并增长时有足够的水分从细胞内转运，二甲亚砜自由穿越造血干细胞的细胞膜，使其在整个温度范围内细胞内与细胞外的浓度相等。水盐溶液中添加渗透性的冷冻保护剂使其在 -20℃时较无冰溶液时增加的跨细胞膜渗透压从约 75 倍降低至约 7 倍。按照该理论，依数性冷冻保护剂必须能够跨越细胞膜，以避免仅作用于细胞外基质的摩尔质量浓度，并且必须在起效浓度下对细胞无毒。

细胞对缓慢速率降温冷冻的耐受能力取决于细胞抵抗渗透压的能力，有关造血干细胞渗透反应的原始研究已有相关报道[17]。粒细胞的渗透耐受力比淋巴细胞或 CFU–GMs 低得多，可能至少部分解释了深低温保存后存活的差异[18]。二甲亚砜浓度小于 10% 时，冷冻时非渗透溶质引起的脱水程度更大，因为在细胞外基质中非渗透溶质对非冷冻溶液贡献相应比例多的质量摩尔浓度。二甲亚砜浓度更高时，渗透压会更小。依数性冷冻剂的适宜浓度取决于冷冻细胞的渗透耐力、高浓度冷冻剂对细胞的毒性[19, 20]，以及其他冷冻保护剂的存在。冷冻保护剂渗透细胞和亚细胞器的能力至少部分地解释了不等的依数性冷冻保护剂对不同细胞种类的效力不同。

依数性不能解释冷冻细胞在大分子如羟乙基淀粉（hydroxyethyl starches，HES）溶液中获得的冷冻保护。高分子量、聚合冷冻保护剂的溶液含有相对较少的粒子，而且另外不能自由渗透细胞。这些冷冻保护剂能够形成一种黏性、非结晶、玻璃样外壳来阻碍水分的运动，从而防止因水分并入细胞外冰晶而发生渐进性脱水[21]。一些化合物的溶液在浓度足够高时，会凝固成非结晶的玻璃状物而不是首先形成冰晶，该过程称为玻化[22]。其"玻化温度"（T_g）取决于溶质的结构和浓度。冷冻保护剂浓度很高时（二甲亚砜 6.3M[22]），T_g 比冰晶形成温度更高，从而在冷却时防止结晶产生及其带来的机械和渗透压力。

达到玻化的实际困难在于应用极高浓度冷冻保护剂的必要性。玻化已被用于鼠类胚胎的低温冷冻保护，例如应用含 20% 二甲亚砜、15.5% 乙酰胺、10% 丙二醇和 6% 聚乙二醇的溶液[23]。然而，长时间暴露于该溶液具有毒性，4℃下 30min 后活性完全丧失。Kurata 等将用高浓度乙二醇保护的脐血造血干细胞直接投入液氮[24]。应用最高浓度乙二醇保存的样品中的造血干细胞，与更常规的应用 10% 二甲亚砜保存的样品中的造血干细胞复苏相似（表 42–2）。这些作者未提及冷冻保护剂溶液的毒性。

少量细胞（0.5ml）比大体积的造血干细胞产品更容易迅速冷却和升温。

更低浓度的冷冻保护剂，包括细胞外大分子化合物和许多糖类，在比玻化温度更高的温度发生结晶，而且在冷却过程中会形成冰晶。但即使存在冰晶的情况下依然会发生玻化。随着冰晶形成和自由水损失，非冰冻水中冷冻保护剂的浓度会增加。随着温度下降造成冷冻保护剂浓度增加，会达到溶液形成玻璃状物的点。在该“限定玻化温度”（T'_g），溶液突然变为黏性，会停止或阻滞水分通过细胞外基质。这被认为是细胞外冷冻保护剂发挥低温保护的机制[21]。在一项应用细胞外冷冻保护剂进行外周血单个核细胞低温保存的研究中，应用 20% 的 HES 溶液时，–20℃的限定玻化温度最佳[21]。在更高或更低温度形成玻璃样物的效果不佳。纯水在约 –139℃时形成玻状[25]。加入冷冻保护剂如二甲亚砜、甘油或 HES 提高 T'_g[26]。这种冷冻保存模式要求发生充足脱水以浓缩细胞内溶质，并减少细胞内冻结成冰的可能性，但在适宜温度（请回想温度决定非冰冻水溶液的渗透压）下形成的玻状物阻止细胞过多脱水。

细胞在简单的二或三组分溶液中不冻结，但在包含盐、糖、渗透性冷冻保护剂伴或不伴细胞外冷冻保护剂和血浆蛋白的复杂溶液中并非如此。这些溶液的转变阶段温度（如 T'_g）尚无报道。随着蛋白浓度增加存活增高[27]，而且也许联合应用渗透性和细胞外冷冻保护剂也能提高存活率[28]，结冰和玻化形成及它们对于细胞效应的理论也许能够至少部分地解释该现象。而且，玻化的存在可以解释存储温度和造血干细胞长时间存活间的关系。在 T'_g 温度以下，不会出现通过再结晶非冷冻水扩大之前形成的冰晶，而且细胞被保护免受逐渐的机械性破碎。

表 42–2　应用乙二醇或二甲亚砜冷冻保存后的单个核细胞和造血细胞的复苏

冷冻保护剂溶液	细胞复苏	CFU–GM 复苏
8M 乙二醇	89.5 ± 8.5	66.6 ± 20.8
4M 乙二醇	83.6 ± 9.4	36.4 ± 23.6
2M 乙二醇	75.0 ± 17.4	14.7 ± 24.6
10% 二甲亚砜（v/v）	88.5 ± 12.4	69.1 ± 9.7

CFU–GM. 粒巨核系集落形成单位（引自 Kurata 等，1994[24]。经 Nature Publishing Group 许可转载）

（现存冰晶通过再结晶过程而增长比新冰晶成核在热力学上更容易。）最佳存储温度低于所用冷冻保护剂溶液的 T'_g，也可以应用更高的温度，但是有细胞损伤的风险，该风险取决于存储温度和该温度下溶液的稳定性（黏度）。

该关于冷冻效果和渗透及聚合冷冻保护剂的低温保护性能的简要回顾，并不能完全解释冷冻的过程，有关水溶液和哺乳细胞冷冻的更详细的综述已发表[29]。除了机械性和脱水损伤，冷却本身也可以损伤细胞[30]。单独的依数性效应不足以解释二甲亚砜或甘油的冷冻保护性能。其他的自由渗透化学物如尿素和二甲基砜（$DMSO_2$）并没有冷冻保护哺乳细胞的功能[31, 32]，而且一些化学物如乙醇和胍实际上起到冷冻致敏剂的作用[33]。显然，冷冻保护剂的化学结构对于哺乳细胞的存活起到重要作用，而且冷冻保护剂和蛋白或脂分子间的分子相互作用对于最佳冷冻储存是必要的[34–37]。冷冻保存后的髓系祖细胞对巨细胞瘤条件培养基失去反应[38]，冷冻保存和解冻后的 CD34 细胞表达的 L– 凝集素减少[39]，患者接受应用 HES 和二甲亚砜联合冷冻的细胞时粒细胞植入存在谱系特异效应[40]，这些例子证明冷冻带来对细胞膜蛋白或结构的选择性损伤。

（二）冷却过程中的诱导凋亡

最近证实的凋亡与低温间的关系，有助于解释冷却和冷冻储藏过程中发生的造血干细胞损失。除外冷冻保存中机械和脱水效应造成的细胞坏死，冷却过程或解冻诱导的凋亡途径可以导致对造血干细胞的进一步损伤。Stroh 等证实了冻融过程中半胱天冬酶的活化，并报道在冷冻保存溶液中添加半胱天冬酶抑制药后细胞活性增加[41]。解冻后即刻将细胞用于治疗也能够获益，尤其对于储藏在较高温度（例如 –70℃）的细胞有重大益处。

四、细胞产品冷却和升温的物理学

冰晶形成和生长造成机械和脱水损伤解释了缓慢冷却和快速升温的基本原理。热传递是一个物理过程，而非生物或化学过程。冷却是一个依赖于被冷却物性能的物理过程，例如物体与环境间的温差、物体的尺寸和导热系数。热传导速率用下列公式表示

$$q(r,t) = -k\nabla T(r,t)$$

其中 $q(r,t)$ 代表该物体某特定点和特定时间

的热通向量，$-k$ 代表物质的导热系数，$\nabla T(r, t)$ 代表特定时间和地点的温度梯度向量。因成分或较小尺寸而具有较大导热系数的物体会更迅速地获得或丢失热量，而被放置于与自身温度存在很大温差的环境中的物体也是如此。

大部分中心应用电子速率控制器以获得最佳冷却速度，但简单地将适量体积的造血干细胞置入 –80℃机械冰箱即可获得满意的冷却速度[42–45]。Rowley 发现，存储袋中 50ml 小份样本存储于 –80℃冰箱时，可再生冷却速度约为 3℃/min，但放置于 –135℃冰箱时其冷却速率在 10～16℃/min 之间[42]。Clark 等研究了骨髓体积对过渡期前后冷却速度的影响，以及被置于冷冻袋或冻存管的细胞的过渡期持续时间[45]。据描述热转移的公式预测，体积越大的冷冻袋降温越慢且需要时间更长的过渡期（表 42–3）。

应用浸入技术的冷冻保存并非不可控，除非应用的物理参数也不可控导致冷却速度大幅度变化。在浸入技术被个别实验室采用前，冷却速度和冷冻袋类型及细胞体积的可重复性必须确定和记录。浸入冷冻技术的优势在于无须速率控制设备并减少了人员耗时。其劣势在于缺乏冷却速度的记录，对不同体积和容器的适应性有限，以及与过渡期有关的可能不利影响，当临界数量的细胞被存储时这种不利可能较严重。

表 42–3　置于 –70℃冰箱后产品体积对冷却速度的影响

冷却速度（℃/min）			过渡期持续时间（min）
体积（ml）	过渡前	过渡后	
30	6.1	2.0	0.5
60	3.1	1.6	3.0
90	1.6	1.0	8.6
120	1.8	1.0	12.8

过渡阶段前后的冷却速度，置于 –70℃冰箱规定体积样本的过渡阶段持续时间（引自 Clark 等，1991[45]。经 Nature Publishing Group 许可转载）

五、冷冻保护剂溶液

（一）二甲亚砜

二甲亚砜、甘油和其他各种冷冻保护剂作为依数性冷冻保护剂，可以在细胞外水被拉进生长中的冰晶时保护细胞避免过度脱水。甘油的冷冻保护性能在 1949 年被描述[12]，二甲亚砜的冷冻保护性能在 10 年后被描述[46]。由于二甲亚砜可迅速穿越细胞膜，回输前移除甘油很困难（输注含二甲亚砜的产品通常可耐受），二甲亚砜成为最适合用于造血干细胞低温保存的试剂。

二甲亚砜是造纸业的副产品，是一种吸湿的极性化合物，最初被用作如杀虫剂、杀菌剂、除草剂等化学品的溶剂。尽管工业级二甲亚砜可能具有强烈的硫气味，纯二甲亚砜是一种无色、几乎无味的液体（比重 1.108，分子重量 78.13g/mol）[47]。二甲亚砜的血清半衰期大约为 20h，而通过肾排泄的代谢物二甲基砜的血浆半衰期为 72h[47]。小部分二甲亚砜分解成二甲基硫醚，其在应用后约 24h 可通过肺排除，这是二甲亚砜输注后特殊气味的来源。

尽管低到 5% 浓度的二甲亚砜或甘油已成功用于造血干细胞移植[48]，但二者用于冷冻保存造血干细胞的最佳浓度都显示为大约 10%。Lovelock 和 Bishop 在最初的报道中证实，二甲亚砜浓度增加到 15% 时出现红细胞存活提高的剂量反应[46]。更高浓度的影响还未有报道。随后，Ragab 等研究了来自于人类供体的造血干细胞应用不同浓度二甲亚砜冷冻保存后的活性[27]。他们发现二甲亚砜浓度从 7.5% 增加至 10% 时，祖细胞复苏明显增加，二甲亚砜浓度再增加至 12.5% 时，祖细胞复苏没有进一步增加。其两种情况下洗涤后有核细胞的复苏率从 17.2% 分别提高到 35.6% 和 32.1%。解冻后洗涤前的细胞复苏没有差异，每 10^5 个细胞进行平板培养的克隆数量也没有差异。该研究中发现的洗涤步骤中细胞损失可或不可反映临床常用直接静脉输注时的情况。

Donaldson 等研究了深低温保存于不同浓度二甲亚砜和 HES 的 $CD34^+$ 细胞的复苏情况，发现二甲亚砜浓度从 2.5% 增加至 5% 时，$CD34^+$ 细胞的复苏从（12.2 ± 10.0）% 增加至（85.4 ± 28.4）%，但当二甲亚砜浓度进一步增加至 10% 时，$CD34^+$ 细胞的复苏没有进一步提高 [HES 浓度保持恒定在 4%，容积重量（w/v）][49]。在二甲亚砜 5%（体积比）情况下改变 HES 浓度对 $CD34^+$ 细胞复苏无影响。

（二）HES

HES 是一种包含不同分子重量的链的聚合物。最初被探索用于红细胞冷冻保护剂，后来被发现对各种其他细胞冷冻保护有效[21, 50]。大分子冷冻保护剂也许可以单独使用，但应用细胞外冷冻保护剂冷冻保存造血干细胞相关研究的焦点专注于其与渗透性冷冻保护剂联合使用。一项早期研究中，与单独使用渗透性冷冻保护剂相比，添加另一种大分子冷冻保护剂聚乙烯吡咯烷酮至甘油或二甲亚砜可提高鼠科细胞的深低温保存[51]。Stiff 等报道联合应用 5%DMSO、6%HES 和 4% 人白蛋白冷冻的人类细胞在体外培养时祖细胞活力有所提高[28]。随后他们成功应用该混合冷冻剂冷冻保存 60 例患者骨髓[43]。无该冷冻保存技术相关的移植失败，或外周血来源造血干细胞冷冻保存后的移植失败[44]。一项单盲Ⅲ期研究中，294 例患者接受了应用单独二甲亚砜或二甲亚砜联合 HES 冷冻保存的自体外周血造血干细胞移植，接受联合冷冻剂溶液冻存细胞的受体，在白细胞计数达 1×10^9/L 且 ANC 达 0.5×10^9/L 的时间和终止抗生素时间方面存在 1 天的差异[40]。在血小板植入终点方面无差异，提示该效应具有谱系特异性。此外，该效应对于接受高于中位值数量 CD34$^+$ 细胞的受体更明显，提示存在限定细胞群体的特异效应（表 42–4）。

（三）蛋白

血浆蛋白可能是通过调节冷冻保护剂溶液的黏度和玻化温度发挥冷冻保护效应。淋巴细胞可单独应用血清冷冻保存[31, 52]。在冷冻保护剂溶液中添加血清蛋白可提高造血干细胞活性。在一项应用人类骨髓细胞的研究中，无血清情况下髓系祖细胞存活率为（41.1 ± 8.0）%，添加 15% 和 50% 血清时分别提高到（64.8 ± 14.2）% 和（75.4 ± 14.8）%[27]。相似的，10% 二甲亚砜中加入 10% 血清冻存鼠脾脏 CFU–S 时，其复苏率从 18.2% 增加到 100.5%[53]。第二项研究中，冷冻保护剂加 10% 胎牛血清比同源血清效果差（复苏率 25.4%），这反映出胎源血清蛋白含量低的特点。蛋白的含量或来源对植入速度的影响还不明确，但零星经验认为蛋白的存在很重要。不添加蛋白冻存的 CD34$^+$ 细胞也可植入[54]。在冷冻保护剂中不添加蛋白的研究中，ANC 达到 500/μl 以上的时间为 33 天（中位数），血小板达到 20 000/μl 以上的时间为 46 天，Shpall 等报道，应用相似的骨髓处理技术但不同的含有蛋白的冷冻保护剂保存 CD34$^+$ 细胞，ANC 和血小板的植入时间分别为 23 天和 22 天，前者比后者要慢得多[55]。

实际上所有目前在用的冷冻保护剂都包含血浆蛋白，其作为冷冻保护剂溶液的成分或在细胞处理过程中被添加。各移植组采用的蛋白浓度范围和来源各种各样。尽管胎牛血清（应用于一些早期的骨髓移植试验）已不再应用，蛋白来源也同样是各种

表 42–4　接受二甲亚砜或二甲亚砜联合羟乙基淀粉冻存的外周造血细胞的患者的植入动力学

结　果	中位数以下患者*			中位数以上患者*		
	DMSO	DMSO/HES	*P*	DMSO	DMSO/HES	*P*
粒细胞植入						
WBC ≥ 1.0×10^9/L	11	11	0.71	11	10	0.02
ANC ≥ 0.1×10^9/L	10	10	0.86	10	9	0.03
ANC ≥ 0.5×10^9/L	11	11	0.87	11	10	0.01
ANC ≥ 1.0×10^9/L	13	12	0.87	12	11	0.02
血小板植入						
血小板≥ 20×10^9/L	11	12	0.25	9	9	0.36
血小板≥ 50×10^9/L	14	15	0.10	12	12	0.28
最后输血	9	9	0.67	8	8	0.75

ANC. 中性粒绝对值计数；WBC. 白细胞计数。* 患者达到指定结果的中位时间，按照所用冷冻保护剂分类，通过 CD34$^+$ 细胞量 /kg 四分位数分层（第一联合第二四分位数相对于第三联合第四分位数）。接受单独应用二甲亚砜冷冻产品的患者的中位细胞量为 6.4×10^6/kg，应用二甲亚砜 / 羟乙基淀粉冷冻细胞的中位值为 6.5×10^6/kg。*P* 值根据加权对数秩检验对比两个预计复苏曲线（引自 Rowley 等，2003[40]。经 Nature Publishing Group 许可转载）

各样。使用白蛋白溶液引人注意，因为能够获得高且统一浓度的蛋白，且不含骨髓脂肪、细胞碎片、抗凝剂，也避免了同应用造血干细胞产品初始处理过程中采集的自体血浆相关的冷球蛋白的风险。

在一些适应寒冷环境生存的生物中发现了一组独特的防冻糖蛋白。其中一些蛋白在防止冰再结晶方面非常有效，并已显示可以提高猪和鼠胚胎的冷冻保存效果[56]。在红细胞冷冻保存的研究中，该影响被限定于一个狭窄的浓度范围，较高浓度实际上增加细胞外冰生长，并伴有细胞损伤[57]。目前还不能认为添加这些蛋白会提高 HC 冷冻保存的存活率。

（四）盐和糖含量

代谢失活冷冻保存的细胞不需要造血干细胞体外生长所需的复杂的培养基准备。应用商业可购的药物学盐溶液已获得成功的深低温保存。但是用于细胞悬浮的溶液不应被视为对冷冻保存没有影响。例如，很多组织培养基包含可以增加细胞对冷冻敏感性（低温致敏剂）的化合物[33]。而且，如之前第二个方程式所记，不冻水部分由溶液初始的渗透度决定。至少对于红细胞，冷冻保存于低渗溶液会增加解冻后的溶血[58]。

各种糖类可起到冷冻保护剂的作用。Leibo 等发现鼠骨髓细胞在应用无蛋白或其他冷冻保护剂的 0.35M 蔗糖冷冻保存后，CFU-S 存活率为 50%[59]。存在其他细胞外冷冻保护剂的情况下，最佳冷却速度为 16 ～ 70℃ /min。较慢速度（＜ 10℃ /min）冷却与非常差的冷冻存活相关。Vos 和 Kaalen 应用来源于人类肾脏的细胞系展示了一些糖类，包括葡萄糖、甘露醇、山梨醇，在浓度大于 0.1M 时的冷冻保护性能[31]。组织培养基中葡萄糖的数量在毫克分子范围，与 Vos 和 Kaalen 的系统中有效冷冻保护剂的浓度相比可以忽略不计。这些糖类不能自由渗透细胞膜，起到细胞外冷冻保护剂的作用。糖类在冷冻或脱水过程中有助于稳定细胞膜[35, 36]。葡萄糖还被认为能够保护细胞免受高浓度 DMSO 的毒性[60]。

六、冷冻保存技术

（一）冷冻保存效果评估

造血干细胞低温生物学研究的一个主要阻碍是不能在体外培养原始造血干细胞。这些细胞冷冻存活状况的唯一“评估方法”是观察移植后植入情况，相比于依赖体外培养所反映的造血干细胞冷冻生存情况，该比率更依赖于患者的诊断和骨髓功能、获取细胞的数量、进行的体外治疗[2]。实验模型包括免疫缺陷 NOD/SCID 鼠中人类细胞的植入[61]。初始的血液和造血干细胞低温生物学研究应用代谢试验或染料排斥实验[62]。如果仅因为主要包含成熟血细胞的造血干细胞产品中，造血干细胞稀少妨碍了细胞代谢或染料摄取与造血干细胞冷冻生存间的相关性，这些实验是不相关的。测定整个细胞群体活力的技术对于检测造血干细胞活力没有用，因为完全杀死造血干细胞会改变细胞比例，从而导致活体染料吸收不足 1%。造血干细胞不能从形态学上被确认，而且，代谢和染料排斥实验不能测量这些细胞的增殖能力（表 42-5）[62]。

祖细胞实验例如解冻后 CFU-GMs 培养能够预测移植植入率[1, 2]，但对于每组患者和使用方法，这些实验的准确性必须确认。在体外培养中二甲亚砜浓度必须低于 0.1%[63]，所以细胞培养前必须进行一些稀释处理。解冻后迅速稀释二甲亚砜使得细胞渗透休克。一些作者已报道解冻的细胞迅速稀释后获得满意的造血干细胞复苏[1, 64]。但其他作者已证实连续稀释具有明显优势[27, 65]。加入脱氧核糖核酸酶（deoxyribonuclease，DNAse）能够溶解形成的团块。解冻后加入山梨醇或其他大分子物质也许有助于阻止渗透休克[66, 67]。当然，这些方法不同于直接静脉输注。

一些中心常规在含大量细胞的冷冻袋旁冷冻含小分量细胞的“测试瓶”。小瓶与冷冻袋的冷却性

表 42-5　各种添加物对鼠骨髓冷冻保存的保护效应

冷冻保护剂	活体染色的生存活力（%）	动物存活（%）
二甲亚砜（15%）	91	70
甘油（15%）	75	70
血清（30%）	90	0
牛血清白蛋白（15%）	100	19
葡聚糖（15%）	62	24
生理盐水	3	0

应用各种添加物冷冻保存的骨髓细胞，细胞的生存活力通过活体染料染色和这些细胞挽救被辐射过的动物的能力来体现（引自 Rowe，1966[62]。经 Elsevier 许可转载）

能不同，这降低了应用这些小分量细胞测定冷冻生存的可靠性[45, 68]。如果试图将小分量细胞用于临床决策，必须首先建立与移植动力学相关的冷却、解冻、洗涤、培养系统。

（二）冷冻保存前的造血干细胞产品处理

临床造血干细胞冷冻保存的基本观点之一是骨髓和血细胞群体的异质性。造血干细胞冷冻保存不仅包括造血干细胞的低温生物学，还包括获得产品中含有的成熟血细胞的低温生物学。造血干细胞含有很小一部分（一般＜1%）的骨髓造血干细胞、外周血造血干细胞或脐血造血干细胞。对于造血干细胞最佳的冷冻保存不会保护成熟血细胞，而且成熟血细胞的存在至少通过三个方面影响造血干细胞的冷冻保存。第一，如果冷冻前或溶化后受损的粒细胞或血小板导致凝集，大比例的成熟血细胞能够阻碍实验室处理过程。第二，受损的细胞能够引起输注相关毒性。一项研究中输注未去除红细胞的冷冻骨髓导致 33 例患者中 3 例出现急性肾衰竭[69]。该问题应该是保存不佳的红细胞大量溶血导致的。第三，如果细胞以一套浓度冻存，大量成熟血细胞的存在需要其以大体积冻存。接受这种产品的患者面临来自所用大量冷冻保护剂带来的严重输注相关毒性的巨大风险。另外，出于对大型细胞库管理的后勤方面的考虑，储存前造血干细胞浓缩可降低空间的需求。

所以，冷冻前去除成熟血细胞成分有助于造血干细胞冷冻保存。一些血浆分离置换或细胞洗涤设备能够处理收集的大量细胞。相对于粒细胞，一些血细胞分离设备可富集单个核细胞，为处理和冷冻保存提供“净化”准备。冷冻前处理的最后是通过分离 $CD34^+$ 细胞广泛纯化造血干细胞，从而减少成熟血细胞数量和输注冷冻保护剂数量，从而减少输注相关毒性。收集白膜层细胞并去除红细胞是骨髓冷冻保存所需的最简单处理。血细胞分离仪收集的外周血造血干细胞含有少量的红细胞且通常不需要进一步分离，尽管体积缩小会减少冷冻保护剂使用量。脐带血细胞需要处理以减少储存体积，因其需要庞大的细胞库用于储存[67]。

（三）细胞浓度

大部分方案中所采用的细胞浓度，常常由诸如想要冻存超过一袋或最小化储存产品的总体积和袋数等实际考虑所决定。外周血造血干细胞不同于骨髓产品，因为其大得多的单个核细胞数量必须在实验室处理。尽管很多方案设置了单个核细胞浓度限制，但极少有方案对红细胞、粒细胞或血小板的最大或最小浓度或数量也做出规定。这些细胞对造血干细胞冷冻保存的影响不明确，但有关红细胞在高浓度时冷冻融化后复苏较差的报道证明了其潜在影响，这可能与冷却过程中增长的冰晶和增加的细胞团之间的有限的非冷冻水通道空间有关[70]。

涉及高浓度造血干细胞深低温保存的大多数研究没有检测其导致的细微损害。已有报道中，外周血造血干细胞以平均 3.7×10^8 单个核细胞 /ml [范围（0.4 ～ 8.0）$\times 10^8$/ml] 浓度进行冷冻保存时，细胞浓度与移植动力学间没有明显的关联[71]。虽然冷冻过程中的细胞浓度与 $CD34^+$ 细胞解冻后复苏之间没有关联，CFU–GMs 复苏在高细胞浓度时显示降低。虽然高浓度单个核细胞进行深低温冷冻保存是可行的，Rowley 等认为输注高浓度冷冻的外周血造血干细胞会导致输注时或刚输注后发生神经事件的风险增高[72]。

$CD34^+$ 细胞富集技术的发展对冷冻保存实验室提出了不同的挑战。这些技术通常回收大约 1% 初始采集的单个核细胞。以用于未选择细胞的相同体积来冻存这些细胞会使细胞浓度很低。Dicke 等的一项关于小鼠骨髓深低温冷冻的研究显示细胞浓度在 5×10^6 ～ 2×10^8 个细胞 /ml 之间获得稳定的 CFU–S 冷冻生存[65]，而细胞浓度在 1×10^6 个细胞 /ml 及以下时 CFU–S 冷冻生存急速下降。这种下降可能与非特异损失如表面黏附和解冻后洗涤步骤有关。$CD34^+$ 细胞富集产品经过适用于更小体积的冷冻技术调整后可置于小瓶或小袋中冷冻。

（四）冷却和升温的速度

不同细胞具有不同的最佳冷却速度，而且最佳冷却速度还依赖于所用冷冻保护剂的类型和浓度。一般来说，依数性冷冻保护剂浓度越高，最佳冷却速度越慢（表 42–6）。当应用一种依数性冷冻保护剂时最佳冷却速度也会在一个狭小的范围内下降。与之形成对比，应用细胞外冷冻保护剂时最佳冷却速度通常更快，而且细胞耐受范围更广（表 42–6）。Ma 等应用体外培养的人类骨髓显示，悬浮于 10% 二甲亚砜的人类造血祖细胞的最佳冷却速度为 1℃ /min[73]。当以慢于 1℃ /min 或快于 3℃ /min 的速度冷却时克隆形成细胞复苏下降。Lewis 等研究了平

表 42-6 冷冻保护剂对鼠脾脏集落形成单位的最佳冷却速度的影响

冷冻保护剂	最佳冷却速度（℃ /min）	CFU-S 存活（%）
0.4M 甘油	100	18
0.8M 甘油	18	40
1.25M 甘油	1.8	65
0.35M 蔗糖	16 ～ 70	54

（引自 Leibo 等，1970[59]。经 Elsevier 许可转载）

稳时期（“融化热”随后）前后冷却速度和平稳期持续时间对冷冻于 12% 甘油的鼠 CFU-S 复苏的影响 [74]，结果发现，平稳期前冷却速度在 0.8℃ /min 至 4℃ /min 范围内无差别，增加平稳期持续时间从 0 ～ 16min 导致脾脏克隆从 16.7 下降到 12.0，增加平稳期后冷却速度同样降低 CFU-S 复苏。Gorin 等发现临床上 8 例接受自体骨髓的受体中快速的冷却速度与延迟植入相关 [75]。

事实上所有关于造血干细胞最佳冷却速度的报道都没有讨论与时间速率无关的温度。该作者按常规在产品到达 -40℃时增加速度到 10℃ /min，并在温度已达到 -80℃时将冷冻袋转移到储存冰箱中 [40]。-40℃时水会自发成核，所以低于该温度过冷水不能存在 [76]。Leibo 等报道他们的鼠模型中大部分细胞损伤发生在 -10 ～ -45℃的温度中 [59]。所以，水初始冷冻后造血干细胞可以耐受更高的冷却速度。

由于快速冷却时发生的细胞内冰成核，对于采用快速冷却方法冷冻的细胞升温速度更为关键。如果解冻过程中升温缓慢，已存在的冰晶会通过再结晶而增大。慢速冷却限制细胞内冰成核，升温过程中冰再结晶导致的细胞机械性破坏可能较小。Leibo 等发现应用 1.25M 甘油以 1.7℃ /min 速度冷却的细胞，以 1.8℃ /min 或 910℃ /min 的速度升温时 CFU-S 复苏无差别 [59]。所以迅速升温是适当的。

（五）冷冻细胞的储藏

大部分实验室将造血干细胞储存于 -120℃以下的机械（电）冰箱或气相或液相液氮中。该技术的基本原理在于在较温暖温度下随着水从较小冰晶变成较大冰晶（再结晶），冰晶可能渐进性生长，而该过程在纯水处于 -130 ～ -139℃以下温度时不会发生 [25, 26]，或在深低温保存溶液冷却至该混合物相变温度以下时，该过程也不会发生 [25]。

含二甲亚砜或二甲亚砜 /HES 的冷冻保护剂溶液的临界相变温度还未充分探索。无论是存储于还是间歇升温至高于相变温度对于造血干细胞生存活力的影响都不确定。最初有自体移植尝试输注储存于 -80℃的细胞，然而应用温和的非清髓移植前预处理方案，妨碍了结果判定 [77]。其他临床前研究证实在相对高的温度下冷冻保存细胞会造成 HCs 逐渐损失。应用储存于 10% 二甲亚砜中，在 -30℃保存 25 周骨髓细胞，未能成功挽救接受骨髓致命剂量辐照的小鼠，与之形成对比，如应用的细胞储存于 -70℃ 22 周则生存率为 80%，储存于液氮 26 周生存率为 72%[78]。

Appelbaum 等应用狗的自体移植模型进行研究，受体接受了分别在气相氮中储存了 9、12 和 18 个月的 0.5×10^8 个骨髓细胞 /kg，其植入失败率分别为 30%、66% 和 100%，该报道说明了保持稳定储存温度对于造血干细胞长期冷冻保存的必要性 [79]。如果获得的造血干细胞数量足够或储存时间有限，超低温保存对于成功植入并非必需。在这些条件下，发生少量造血干细胞损失不会造成明显的植入动力学延迟。Appelbaum 等观察到的植入失败与他们特定冷冻保存方案、临界的骨髓细胞数量，以及细胞所处的不稳定的保存温度均与失败有关。

气相氮冷库的特点是形成梯度温度。冷库上部的温度为 -100℃。储存于该位置的细胞会暴露于冷库开启或为获取储存盒进行机架吊装导致的额外升温。在长时间的储存过程中，细胞会反复暴露于冷库正常操作导致的升温，而且这种升温会逐渐损伤造血干细胞。气相的温度梯度能够通过采用具有更好的热传导的金属，例如铝，进行构建框架达到最小化。Rowley 和 Byrne 发现应用铝制储架系统时液面上方 56cm 的梯度仅为 5.9℃，与之相比，包含钢制储架系统的相似冷库梯度为 86℃ [80]。该设计促成覆盖冷库全部空间的稳定的深低温保存。

除了气相冷库的温度梯度问题，很多实验室认识到，由于存在更大量的氮，细胞储存于液相中更为安全。然而，液氮能够作为病毒的容器，这点对于临床非常重要，因为高效能病原体仅需很少生物体污染冻存袋端口就可传播疾病。该问题已被证实，有 HBV 感染至少传播到的 3 例患者，按照病例索引到他们的细胞曾浸于同一个液氮冷库 [81]。随后调查中病毒的分子分型和其在冷库碎屑中的分离证实了这种传播模式。

有可能不同的冷冻保护剂溶液允许在更高的温度中储存，但都没有应用适当的植入模型进行前瞻性检验。对于预计在细胞采集后数周或数月即进行移植的患者，鉴于其短期保存的简易性，很多中心已采用 -80℃的储存温度。此类存储大部分联合应用二甲亚砜 /HES 冷冻保护。Stiff 报道该温度下产品储存长达 22 个月的成功移植 [82]。该成功源自冷冻保护剂溶液中添加了 HES，从而影响该溶液在这种相对较高的温度下的稳定性，还是因为收集的造血干细胞足够多而允许逐渐损失，尚无定论。Galmes 等报道在 -80℃条件下储存的外周血造血干细胞产品，不管是应用 5% 还是 10% 二甲亚砜（无 HES），都存在 CFU-GMs 和 BFU-Es 的逐渐损失，并建议应该限制该温度下的储存持续时间 [83]。

如果维持足够的温度和采取适当的冷冻技术，存储的持续时间可以为无限期。实验室和临床经验的证据都支持该设想。Parker 等发现，人类骨髓在气相氮中储存中位时间 42 个月后，没有集落形成单位培养（CFU-Cs）损失 [84]。在 NOD/SCID 鼠模型中脐血干细胞至少保持 15 年的增殖能力和植入能力 [85]。而且有限数量的患者已经接受了长时间储存的造血干细胞产品。一项来自多中心的研究报道细胞储存长达 11 年的移植 [86]。然而在一项 33 例患者的研究中，储存细胞的中位时间仅为 2.8 年，作者未将储存时间与植入动力学或其他造血干细胞存活标记相联系，而且一些产品在体外应用马磷酰胺处理，该药可导致植入延迟。一些患者经历了显著延长的植入后骨髓发育不良（长达 119 天），而且 2 例患者植入失败。另一项研究中，36 例移植患者接受了存储 2 ～ 7.8 年的骨髓，结果发现，与接受储存少于 2 年的对照组进行回顾性比对，两组在植入成功率和速度方面无差别 [87]。此项研究中产品被保存于气相氮冷库或 -135℃的机械冷库。

骨髓运输过程中储存温度应维持。“干式冷冻器”中的氮被容器壁吸收，该装置的实用性简化了冷冻细胞运输。这些“干式冷冻器”能够维持约 -180℃的氮气相温度 7 ～ 10 天（如果竖立储存）。充满后任何时间的剩余氮量通过称重容器确定。

细胞可以被保存于对深低温度耐受的塑料制成的冷冻袋或瓶中。小瓶的优势在于样品易于解冻用于分析。储存需要大量小瓶，液氮渗漏入密封不严的小瓶导致升温时爆炸的风险，以及处理过程中微生物污染的高风险性，这些是支持选择冷冻袋的原因。

（六）解冻后操作

就二甲亚砜和 HES 的潜在毒性而言，它们在输注前无须去除。大部分产品可以足够高的细胞浓度冻存，冷冻保护剂总剂量被控制在耐受范围内。受损细胞凝集可发生于解冻后，特别是细胞被操作的情况下。鉴于这些原因，大部分中心在解冻后的几分钟之内输注细胞，且不进行任何解冻后操作无须通过输血装置进行过滤。

大多数二甲亚砜相关毒性与二甲亚砜输注数量有关，该毒性能够通过解冻后洗涤细胞降低。通常描述的技术包括连续稀释以避免渗透休克，以及在含蛋白质基质中重悬 [88, 89]。Beaujean 等报道 50 份密度梯度分离的骨髓解冻和洗涤后的平均 CFU-GM 复苏率为（73.9 ± 6.4）%（范围 20.5% ～ 158.2%）[88, 89]。12 份外周血产品的复苏率为（93.9 ± 7.0）%（范围 67.4% ～ 135.6%）。12 袋骨髓在洗涤后置于室温 4h，增加了 20% ～ 25% 的细胞和 CFU-GMs 损失。这些作者没有描述植入的速度，没有对比接受未操作细胞的相似患者的植入动力学，没有将植入速度与总细胞或 CFU-GM 恢复进行关联。至今没有明确的证据发表提示稀释造血干细胞产品中二甲亚砜会显著影响植入动力学。

解冻后凝集风险可通过冷冻前移除细胞产品中性粒细胞和血小板或通过添加柠檬酸葡萄糖来降低。输注柠檬酸抗凝剂导致有症状的低钙血症发生，因而患者在输注过程易于发生不良的神经系统事件 [72]。柠檬酸抗凝剂不会溶解已经形成的凝块。解冻后的细胞应通过标准输血装置进行输注，该装置需具有 170μm 孔径管路的过滤器。解冻后可以广泛地加工造血干细胞产品，包括从深低温保存的外周血造血干细胞产品中分离 $CD34^+$ 细胞 [90]。按照现有的说法，加工过程中出现的细胞凝集似乎是与产品中成熟血细胞数量相关的并发症。

七、冷冻保护剂的毒性

（一）对造血干细胞的毒性

高浓度冷冻保护剂可引发对其冷冻保护细胞的直接毒性（类似于之前描述的玻化溶液对鼠胚

胎的作用)。通常细胞在降温时对冷冻保护剂更耐受，例如，冰形成过程中二甲亚砜也被浓缩。理想的冷冻保存需要在保护免受冷冻损害和发生冷冻保护剂诱发的毒性之间权衡。二甲亚砜对造血干细胞的毒性已被描述，大部分实验室都会最小化细胞深低温冷冻前后暴露于二甲亚砜的时间。Douay 等采用体外培养的方法，发现暴露于二甲亚砜 60min 后（4℃未深低温保存）CFU-Cs 复苏率为 23.5%，120min 后为 15%[91]。然而，Rowley 和 Anderson 在相似的研究中不能验证二甲亚砜诱导祖细胞损失这一发现，并推测报道间的差异可能与所用二甲亚砜的纯度有关[63]。之后的研究使用药用级别的二甲亚砜，在 4℃或 37℃条件下暴露于 10% 二甲亚砜后，单个核细胞、CFU-GMs 和 BFU-Es 的复苏率几乎为 100%。只有在二甲亚砜浓度达 20% 时，细胞凝集引起细胞复苏率下降至 21.7%（且总的 CFU-GM 量至 27.1%）。以 5×10^4 个细胞铺板培养的髓系和红系祖细胞的数量只有在暴露于 40% 二甲亚砜后才下降（孵育 60min 后控制 3.3%）。与此相似，他们发现即便解冻后长达 60min 未去除二甲亚砜也没有祖细胞损失。其他作者也报道短期暴露于二甲亚砜对造血干细胞没有毒性[73]，尽管以 1% 或更高浓度直接添加二甲亚砜到培养基中对细胞培养具有毒性[53]。

（二）对造血干细胞移植受者的毒性

相反地，几个中心都报道了伴随回输骨髓或外周血造血干细胞出现的输注相关并发症（通常是轻度的）发生率较高[91-94]。二甲亚砜本身具有多种药理学效应，溶解的细胞、源自肿瘤细胞清除过程的外源蛋白或来自处理过程中使用的非药品级别试剂的杂质存在时，这些效应可以混合。已报道的二甲亚砜静脉注射 LD_{50} 值（致死 50% 实验动物的二甲亚砜量）对于小鼠为 3.1 ～ 9.2g/kg，对于狗为 2.5g/kg[47]。二甲亚砜对于人类的急性中毒剂量还不确定。如果准备输注大量冷冻保存物质，可分成 2 天以上输注以避免过多量二甲亚砜输注所致的并发症。

最紧急的毒性是初始输注解冻的细胞过程中发生的罕见过敏反应。这可能是对二甲亚砜、二甲亚砜污染物（二甲亚砜是一种强效溶剂，容易被污染）或曾用于冷冻保存的组织培养基产物的过敏反应。对这种并发症的治疗与治疗其他药物所致的过敏反应相同，而且受者经救治好转后，剩余的细胞可以继续谨慎地输注。二甲亚砜输注可导致非过敏性严重低血压，估计来自组胺导致的血管舒张。已报道的造血干细胞输注后二甲亚砜导致组胺释放引起的症状，有不同程度的皮肤发红、呼吸困难、腹部绞痛、恶心、腹泻，这些也可都发生。这些症状需要对症处理，需要数小时后缓解。

二甲亚砜具有多种心血管效应。Davis 等观察了 82 例应用苯海拉明预处理的患者，骨髓输注完成约 1h 后血压增高和心率下降达到极限[92]。一些作者记录到冷冻保存的骨髓或外周血造血干细胞输注过程中或刚结束时发生的心脏骤停或高度心脏传导阻滞[95-97]。两个系列研究中，心动过缓（心率 < 60 次 / 分）的发病率为 48.8% 和 65%，Ⅱ度心脏传导阻滞发病率为 9.7% 和 24%，完全（Ⅲ度）心脏传导阻滞发病率为 4.8% 和 5.9%[96, 97]。两份报道中，发生的中位时间大约都在输注完成后 3h。一个系列研究中，作者注意到心脏传导阻滞通常不定期发生，伴随发作呕吐[96]。两个系列研究中，心率异常在输注后 24h 内自发缓解。相反，Lopez-Jimenez 等在一项 29 例患者的前瞻性系列研究中未发现心律失常[98]。在最后的系列研究中，每袋解冻的细胞的输注间隔允许达到 20min，也许这种较慢的整体输注速度是未发生心率改变的原因。Alessandrino 等注意到心动过缓发生于骨髓受者而非外周血造血干细胞受者，提示该并发症对于接受含更高数量红细胞产品的受者的风险更大[99]。

尽管已报道输注冷冻保存的细胞的受者中头痛发生率高达 70%[94]，其他中枢神经系统并发症比较罕见，且通常与输注的二甲亚砜数量有关。2 例接受二甲亚砜总量分别为 225ml 和 120ml 的造血干细胞产品的受者发生了可逆性的脑病[100]。第一例患者进行血浆置换后精神状态迅速好转；第二例患者未接受特殊治疗于 5 天后恢复。该报道中未提及患者体重，但两人可能均接受了超过 2g/kg 体重的二甲亚砜。

Rowley 等试图减少外周血造血干细胞冷冻保存中所用二甲亚砜体积，他们将细胞浓缩到非常高的浓度，平均超过 3.7×10^8 单核细胞 /ml[71]。随后他们报道，几例患者在进行细胞治疗过程中出现了癫痫[72]。这些患者接受的细胞平均浓度为 6.9×10^8 单核细胞 /ml[范围（0.8 ～ 12.9）$\times 10^8$ 个细胞 /ml]，但输注的二甲亚砜最大量仅为 0.6g/kg 体重。输注以低得多的细胞浓度冷冻的骨髓过程中，但二甲亚砜数量相似的情况下，未引发癫痫，所以该不良事件的发生可能与冷冻保存的外周血造血干细胞产品中的细胞浓度、细胞数量或细胞类型有关。该实验室在解冻后预先添加柠檬酸葡萄糖（公式 A）以防止凝集。在观察到柠檬酸毒性（包括偶然癫痫在内）发生率高之后，该操作被停止。

Calmeis 等报道了产品中非造血干细胞数量与输注前移除二甲亚砜的产品所致的受者输注不良反应间的关系[101]。同样，Milone 等注意到输注速度与心血管改变有关，但产品中非单个核细胞与非心血管不良事件有关[102]。冷冻于 10% 二甲亚砜（其自身为 1.4M）的骨髓解冻后的平均渗透压为 1794mOsm/（kg • H_2O），首选通过中心静脉导管输注。如果解冻的细胞通过外周静脉输注会产生疼痛刺激。

尽管产品渗透压高，患者接受二甲亚砜小于约 1g/kg 体重产品的血清渗透压不会受到很大的影响。Davis 等在他们的临床研究中未发现严重溶血，表现为红细胞压积没有重大变化[92]。血红蛋白尿经常发生于骨髓造血干细胞输注时[94]，大概来源于冷冻保存导致的造血干细胞培养液中的红细胞溶血。预计输注溶解的红细胞时，很多中心采用应对红细胞输注急性溶血反应的推荐治疗方案，对患者进行尿液碱化和甘露醇利尿处理。有作者中断该做法（但维持预防性应用抗组胺剂和糖皮质激素），输注后肾衰竭并未增加[40]。某移植中心 33 例患者输注冷冻保存前未去除红细胞的骨髓产品，其中大量的红细胞输注导致 3 例患者发生急性肾衰竭[69]。

与二甲亚砜导致毒性的广泛研究形成对比，对非渗透性冷冻保护剂毒性的关注很少。HES 对造血干细胞的毒性尚未被报道。在外科手术过程中，以及为提高健康供者分离单采粒细胞的产量，HES 被广泛用作血液扩容剂，且 HES 输注导致的显著系统毒性非常少见。

八、特殊注意事项

（一）用于异基因移植造血干细胞的冷冻保存

冷冻保存的造血干细胞产品不常用于异基因外周血造血干细胞或骨髓造血干细胞移植。志愿供者可以在移植时提供干细胞，避免了冷冻保存细胞内在的费用和风险问题。然而，当供者的可得性存在问题时（例如外籍人士、嫌疑人、药物滥用者或过度恐惧的供者），清髓性预处理前收集和冷冻保存细胞可能是合理的。显然，保存脐血造血干细胞的唯一实用方法就是冷冻保存，这可能需要数十年。

已有关于源自亲缘或无关供者的冷冻保存的骨髓用于异基因移植的有限经验被发表[103-106]。两项研究显示，接受冷冻保存的细胞的受者与回顾性对照组间的植入概率和速度相似（表 42-7）。这些患者在长期存活方面也显示相似。然而，Eckardt 等描述接受冷冻保存细胞的受者的急性 GVHD 发生率明显减低[103]。Stockschlader 等报道，在相似的研究中未发现急性或慢性 GVHD 的发生率存在差别[104]。两项研究采用全身放疗或白消安为基础的预处理方案，且大部分患者应用环孢素和甲氨蝶呤预防 GVHD 的发生。Stockschlader 等随后发表了他们关于应用无关供者冷冻保存细胞的经验（表 42-7）。接受冷冻保存骨髓的受者中，重度急性 GVHD 的发生率为 75%[106]，与一些中心报道的无关供者非冷冻细胞移植的数据相似。

与接受骨髓或外周血造血干细胞相比，接受脐血造血干细胞的受者植入更缓慢。这些观察结果可能是因为这种来源的造血干细胞可用的细胞量有限，而非冷冻保存的原因。有报道在少量接受脐血造血干细胞的受体中观察到，解冻后移除二甲亚砜可加速粒细胞植入动力学，改变移植后免疫抑制方案（停用移植后甲氨蝶呤）或其他移植方案调整也能达到这种效果[107]。

（二）肿瘤细胞净化

一些研究者认为冷冻保存提供了一种可以降低自体造血干细胞移植后复发风险的肿瘤细胞净化机制[108, 109]。一项采用鼠急性髓系白血病模型的研究中，Hagenbeek 和 Martens 证实正常 CFU-Ss 复苏率为 30%，而来自白血病细胞系的脾脏克隆存活率仅为 1.4%。Allieri 等从 5 例急性髓系白血病患者冷冻保存前后的外周血中克隆白血病祖细胞（AML-CFUs），并将这些细胞的复苏率与来自健康供者的骨髓样本的 CFU-GMs 和 BFU-Es 复苏率进行比较。在一系列冷冻保存试验中，AML-CFUs 的复苏百分比总是小于正常细胞复苏百分比的 50%。有关这些研究中研究模型相关性的问题被提出，这两项研究没有回答是否细胞的冷冻保存降低了自体移植后复发风险。通过遗传学标记的细胞证明冷冻保存的骨髓产品能够成为急性髓系白血病、神经母细胞瘤和

表 42-7　来自异基因供体的冷冻保存的骨髓的植入和移植结果

	研究 1		研究 2		研究 3
	新　鲜	冷　冻	新　鲜	冷　冻	冷　冻
患者数（例）	33	10	19	18	10
ANC ＞ 500/μl 的天数	16	19	17	18	21
血小板计数＞ 50 000/μl 的天数	28	23	ND	ND	ND
急性 GVHD ≥Ⅱ	57.5%	20%*	64%	78%	6/8
慢性 GVHD	ND	ND	38%	55%	1/5
100 天死亡率	39.4%	30%	32%	26%	4/9

ANC. 中性粒绝对值计数；GVHD. 移植物抗宿主病；ND. 无数据。*P=0.037 时新鲜和冷冻样本具有显著差异（引自 Eckardt 等，1993[103]；Stockschlader 等，1995[104]；Stockschlader 等，1996[106]。经 Nature Publishing Group 许可转载）

慢性髓细胞白血病复发的来源，所以冷冻保存并不是高效净化方法 [110-112]。

九、总结

造血干细胞冷冻保存是从最早的对于造血干细胞移植的研究逐渐开始的。通过此次讨论可以发现，显然目前冷冻保存技术用于很多患者的治疗是令人满意的，但是还没有研究能准确定量细胞冷冻造成的造血干细胞损失，以及这些损失对造血干细胞移植后植入动力学的影响。几乎所有的中心单独应用二甲亚砜或联合 HES 冷冻细胞。不同移植中心所用技术的相似之处远远多于不同之处。目前的冷冻保存技术会减少产品的造血干细胞含量，如果收集和保存的造血干细胞数量不足会导致潜在的延迟植入的风险。而且，目前使用的冷冻保护剂具有多种（但通常是轻微的）毒性，所用设备和处理技术是昂贵的。

理想的冷冻保存溶液应该能获得可重复的高细胞复苏率，允许快速冷却以最小化实验室处理时间，并避免二甲亚砜相关毒性。近年来更多的研究关注点在于更好地理解细胞冷却导致的凋亡，这可能带来深冷冻保存溶液的改进。这些改进，也许是简单添加凋亡抑制药，可以提高植入动力学从而节省可观的患者护理费用。

第43章 造血干细胞移植后重组生长因子的应用

Use of Recombinant Growth Factors after Hematopoietic Cell Transplantation

Jürgen Finke　Roland Mertelsmann　著

平娜娜　译

薛梦星　仇惠英　陈子兴　校

一、概述

在过去的10年中，由于生长因子在外周血干细胞动员中的应用，自体和异基因造血干细胞移植领域都发生了相当大的变化。和骨髓来源的干细胞移植物相比，尽管以外周血干细胞为移植物的患者造血重建更快，但造血干细胞移植前的高剂量化疗仍会诱使该类患者出现严重的骨髓抑制，从而容易发生感染和出血，因而该类患者治疗过程中仍需要一系列预防和治疗措施的干预。中性粒细胞缺乏期的脓毒症是该时期的主要问题并可导致移植相关的死亡。

造血生长因子和其他细胞因子对淋巴造血系统的细胞增殖和分化起到重要的调控作用。早期作用的生长因子有助于具有自我更新能力的多能干细胞分化为多能定向祖细胞。晚期作用的生长因子促使细胞进一步分化，最终形成具有独特功能的成熟细胞。然而，几乎所有的生长因子都具有多种生物学活性，它们之间或功能部分重叠，或作用相互协同，且对多种类型的细胞均有作用（表43-1）。除了非常原始的长期造血干细胞以外，其他具有低增殖潜力和有限分化能力的祖细胞有助于造血干细胞移植后的造血重建，这一点在小鼠模型中已得到证实[1-3]。动力学和细胞纯化研究表明人类造血干细胞移植后的造血重建主要由不同类型的短期和长期再生细胞所主导[4, 5]，髓系限制性短期再生细胞在移植后的最初几个月中起主要作用，另外一种类型的长期再生细胞在随后的时间里能够再生髓系和淋系细胞[6]。

随着造血生长因子的发现和临床发展，例如1984—1991年间的G-CSF[7]，它们对化疗后造血重建的临床影响被广泛研究，这意味着造血干细胞移植后的移植物植入动力学可以被重组造血生长因子的应用所影响。大量研究，包括随机试验，已经确定了造血干细胞移植后特定生长因子的临床作用。异基因造血干细胞移植中，造血重建和免疫系统的恢复及GVHD的调控都是最重要的。

二、促红细胞生成素

促红细胞生成素（erythropoietin，EPO）是第一个通过实验验证并被作为重组蛋白而应用的生长因子。在成功治疗与肾衰竭相关的贫血中，EPO被广泛应用。造血干细胞移植受者的贫血部分是由于EPO相对不足造成的。通常，患者在移植前就已经患有贫血，而他们的EPO水平是升高的[8]。与造血干细胞移植后贫血严重程度不一致的低EPO水平主要是由于高剂量化疗的毒性以及类似环孢素样的药物，这些药物可以作用于产生EPO的肾脏细胞，除此以外，炎性细胞因子如TNF-α对缺氧诱导的EPO的生产也具有抑制作用。

（一）自体造血干细胞移植后重组人类EPO

多项实验已经证实移植后使用重组人类EPO的价值，它可以加速红细胞再生并减少患者对红细胞输注的需求。自体骨髓移植后，在Ⅱ期及随机Ⅲ期

表 43-1 可用于临床的生长因子

生长因子	基因定位	诱　因	主要影响谱系	通用名
EPO	7q21	缺氧	红系	Epoetin-α，-β，darbepoetin-α
G-CSF	17q11.2-q12	IL-1，TNF-α，内毒素	髓系	Filgrastim，pegfilgrastim，lenograstim，biosimilars
GM-CSF	5q31.1	TNF-α，脂多糖	髓系 / 巨噬细胞	Molgramostin，sargramostim
IL-3	5q31.1	活化	祖细胞 / 髓系 / 淋系	-
SCF	12q22-24	基本的	髓系 / 淋系	Ancestim
MGDF/TPO	3q2-28	基本的（血小板减少症）	巨核系 / 祖细胞	-
IL-11	19q13.3-13.4	IL-1	淋系 / 髓系 / 巨核系	Oprelvekin
IL-2	4q26-28	活化的 T 淋巴细胞	T/NK/B 淋巴细胞	Aldesleukin
KGF	15q15-21.1	组织损伤，PDGF，TGF	上皮细胞	Palifermin

G-CSF. 粒细胞集落刺激因子；GM-CSF. 粒细胞 - 巨噬细胞集落刺激因子；IL. 白细胞介素；KGF. 角质形成细胞生长因子；MGDF. 巨核细胞生长和分化因子；PDGF. 血小板衍生生长因子；SCF. 干细胞因子；TGF. 转化生长因子；TNF-α. 肿瘤坏死因子 α；TPO. 血小板生成素；EPO. 促红细胞生成素

实验中，EPO 已被单独或联合 G-CSF 或 GM-CSF 使用[9, 10]。尽管 EPO 没有不良反应，并且可以促使网织红细胞数增高，但输血需求、植入或治疗的结果并未有明显的改善。

在 28 例对血制品宗教抵制的小样本研究中，自体外周血造血干细胞移植后联合应用 EPO、G-CSF、静脉用铁剂和 ε- 氨基己酸。2 例患者为治疗相关死亡（8%），4 例患者合并有出血并发症，血红蛋白中位下降值为 4.7g/%，血小板计数< 10 000/μl 的中位天数为 4 天。在自体外周血造血干细胞移植后不使用任何血液制品的情况下，该方法被认为是安全的[11]。

（二）同种异体造血干细胞移植后重组人类 EPO 的使用

同种异体骨髓移植后，由于 EPO 可以促进网织红细胞增殖、增高血红蛋白水平、缩短输血依赖时间，所以该类患者对红细胞输注的需求也相应地减少。在一项大型的多中心、以安慰剂为对照的随机试验中，106 例患者在同种异体骨髓移植后接受 EPO 治疗，109 例接受安慰剂治疗[12]。患者接受 150U/（kg・d）的 EPO 或安慰剂连续静脉注射。该试验从患者接受骨髓移植后开始，直到血红蛋白连续 7 天达到 90g/L 以上水平脱离红细胞输注或骨髓移植后 41 天为止。在骨髓移植后第 21 ～ 42 天，EPO 治疗组的网织红细胞计数显著增加。EPO 治疗组脱离红细胞输注的中位时间是 19 天（范围 16.3 ～ 21.6 天），而安慰剂组脱离红细胞输注的中位时间是 27 天（范围 22.3 ～ 42 天），两组之间具有显著差异（$P < 0.003$）。多变量分析显示，急性 GVHD、ABO 血型主要不合、年龄超过 35 岁以及出血显著增加了输血的需要。在骨髓移植 20 天后，EPO 显著减少了这些患者红细胞输注的次数[12]。

在另一个同种异体骨髓移植患者的Ⅲ期试验中，50 名患者随机分配到 EPO 治疗组（$n = 25$）或安慰剂（$n = 25$）[8]。EPO 以 200U/kg 每天给药 4 周，200U/kg 每周两次，再给药 4 周。两组之间在植入时间、发热、住院、GVHD、感染、出血、移植相关死亡率、复发和生存方面没有差异。然而，对照组血清肌酐升高的患者更多（43% *vs* 14%，$P = 0.04$）。与对照组相比，EPO 治疗组骨髓移植后前 2 个月的红细胞输注需求显著降低（5U *vs* 10U；$P = 0.04$）。采用 EPO 治疗的患者的血红蛋白上升至无须支持的 70g/L 以上的时间较短（14 天 *vs* 24 天；$P = 0.03$）。血小板植入或血小板输注数量方面没有影响[8]。

91 例年龄在 17—58 岁之间行同胞异基因造血干细胞移植的患者入组双盲随机试验，以评估每周 3 次，每次静脉注射 300U/kg EPO 的疗效。当血红蛋白超过 120g/L 时结束治疗，如果血红蛋白低于 120g/L，则以 150U/（kg・d）重新开始治疗。当血红蛋白降至 85g/L 以下时，给予患者静脉输注 2U 红细胞。在考虑其他变量的多变量分析中，EPO 的使用与红细胞输血需求减少 18% 相关联[13]。

ABO 血型主要不合的同种异体造血干细胞移植可能与红细胞植入时间显著延长、免疫溶血或纯红细胞再生障碍相关。研究报告表明 EPO 对这些患者的治疗有效[14, 15]。一名 32 岁的急性髓系白血病患者在 ABO 血型主要不合的骨髓移植后出现纯红细胞再生障碍。在接受重组人类 EPO 和甲泼尼龙治疗后，该患者发生了网织红细胞增多和溶血。血浆置换后，该患者迅速从溶血和纯红细胞再障中恢复[15]。在以氟达拉滨为基础的减低强度的预处理方案的时代，和清髓性预处理方案相比，伴有高滴度抗供者同种凝集素抗体的患者出现纯红细胞再生障碍的发生率更高[16]。

在减低强度的背景下，也对 EPO 的作用进行了研究。一项Ⅱ期试验阐明了 EPO 的作用，入组患者分别在减低强度的预处理和同种异体造血干细胞移植后第 0 天（19 名患者）或第 28 天（27 名患者）开始使用 EPO。EPO 使用方法为每周一次 500U/kg，皮下注射，另有 14 例未接受 EPO 治疗的患者作为对照组。移植后长达 6 个月的随访提示，接受 EPO 治疗的患者的血红蛋白值显著高于未接受 EPO 的患者，但从第 0 天开始接受 EPO 治疗的患者对输血的需求仅在第一个月有所降低。有趣的是，T 细胞嵌合度低于 60% 对移植后的血红蛋白水平有负影响[17]。异基因造血干细胞移植后持续性贫血与 EPO 分泌不足的发生频率和危险因素也得到了研究[18]。在 83 名可评估的异基因造血干细胞移植患者中，63 名患者（76%）在 allo-SCT 后出现持续性贫血，开始出现贫血的时间中位数为第 34 天（范围 30 ～ 244 天）。其中 41 名（49%）为原发性贫血，并且所有患者血清 EPO 水平（中位数 43.3，范围：2.5 ～ 134mU/ml）均不足。异基因造血干细胞移植后第一个月高水平血清肌酐与原发性贫血相关（*RR* 2.5；*P* = 0.01）。在 41 名患者中，35 名患者接受了红细胞生成刺激蛋白（erythropoiesis-stimulating proteins，ESP）。30 名可评估患者中的 29 名（97%）实现了脱离输血和血红蛋白水平高于 10g/dl。

（三）总结：造血干细胞移植后 EPO 的临床应用

总之，EPO 刺激骨髓移植后的红细胞植入，从而导致红细胞输血需求显著减少。尽管自体移植后的试验显示出边际效益，同种异体造血干细胞移植后的效果更为突出。异基因干细胞移植后与 EPO 分泌受损相关的贫血发生比一般认知的更频繁，并且与移植后早期肾损伤有关。在异基因造血干细胞移植后期，个别伴有网织红细胞计数异常、血清 EPO 水平低的红细胞生成延迟或不足的患者往往会受益于 EPO 的应用，例如肾功能不全或慢性炎症或慢性 GVHD 患者。

三、粒细胞集落刺激因子

G-CSF 由多种类型细胞产生，并且被炎症刺激后可快速诱导产生。体内研究表明，G-CSF 是一种有效的髓系生长和分化的因子。外周血 G-CSF 剂量依赖性的中性粒细胞增加是由骨髓中髓样区的扩张、成熟中性粒细胞的加速产生和从骨髓窦中快速转移到外周血中所致[7]。

重组人类 G-CSF 给药的不良反应通常轻微，包括骨痛、偶尔低热的和体重增加。在高剂量治疗和造血干细胞移植后，尤其是在造血植入的早期阶段，偶尔可以在影像学和临床上观察到引起呼吸困难的短暂性肺浸润。大剂量皮质类固醇和利尿药是这种并发症的首选治疗方法。在造血干细胞移植后移植物植入期间观察到的发热、毛细血管渗漏和肺部浸润的临床发现（通常还伴有皮疹）被称为“植入综合征”，移植后 G-CSF 增加了该综合征的发病率[19]。

通常使用两种 G-CSF 重组制剂，在大肠杆菌中产生的非格司亭和在中国仓鼠卵巢细胞系中产生的糖基化形式来格司亭。最近，各种生物仿制药通用 G-CSF 产品也获得了临床认可。各种 G-CSF 产品之间的差异似乎很小。非格司亭采用聚乙二醇化配方形成乙二醇化非格司亭，培非格司亭（pegfilgrastim）也是有效的，用于单剂量使用。术语“G-CSF”通常用于各种重组产品，除非特指是聚乙二醇化变体。

（一）自体造血干细胞移植后 G-CSF 的使用

1. 自体骨髓移植后 G-CSF 的使用

早期数据表明，与历史对照相比，自体骨髓移植后经 G-CSF 治疗的患者的中性粒细胞恢复加快。骨髓回输后 G-CSF 组平均 11 天时中性粒细胞计数超过 0.5×10^9/L，而对照组为 20 天，两组间差异显著。这种粒细胞缺乏期的缩短导致肠外抗生素治疗的天数显著减少，实验组为 11 天，而对照组为 18 天，反向屏障护理中的保护性隔离减少，实验组为 10 天，而对照组为 18 天[20]。淋巴瘤患者自体骨髓移植后也获得了类似的数据[21]。

几项大型随机试验证实，与安慰剂相比，自体骨髓移植后中性粒细胞植入明显加快（表 43-2）。首先，在一项前瞻性以安慰剂为对照的随机多中心试验中，共 315 例自体或同种异体骨髓移植后患者接受了 G-CSF 治疗[22]。骨髓回输后一天，163 名患者接受来格司亭治疗，5μg/（kg・d），静脉输注维持 30min，152 名患者每天接受安慰剂治疗 28 天或直至中性粒细胞恢复。G-CSF 治疗的患者更早出现连续 3 天中性粒细胞恢复到 10^9/L 以上（16 天 *vs* 27 天；$P < 0.001$）。中性粒细胞回升超过 0.5×10^9/L 的时间减少（14 天 *vs* 20 天；$P < 0.001$）。这种显著性差异存在于自体移植（20 天 *vs* 14 天；$P < 0.001$）、同种异体移植（20 天 *vs* 14 天；$P < 0.01$）、儿童（20 天 *vs* 13 天；$P < 0.001$）和成年人中。接受 G-CSF 治疗的患者感染持续时间、抗生素使用时间、住院时间都较短。然而，两组的临床和微生物脓毒症的发生率相似。G-CSF 没有明显的毒性。移植后两组患者在第 100 天和第 365 天的生存率相似[22]。

在一项随机、开放的试验中，淋巴瘤患者接受治疗以研究 G-CSF 作为高剂量化疗和自体骨髓移植辅助治疗的用途[23]。在 43 名患者中，19 名随机接受非格司亭治疗，10μg/（kg•d），连续皮下注射，10 名接受非格司亭，20μg/（kg・d），14 名不接受非格司亭治疗并作为平行对照组。在自体骨髓移植后，联合 G-CSF 组中性粒细胞恢复至 $\geqslant 0.5 \times 10^9$/L 的中位时间显著加速至 10 天，而对照组为 18 天。两组血小板输注数量的中位数相同。与对照组相比，G-CSF 使用组包括发热（1 *vs* 4）和中性粒细胞减少性发热（5 *vs* 13.5）中位天数在内的临床参数均有显著改善。对于使用不同剂量水平 G-CSF 治疗的两组患者，中性粒细胞恢复时间和临床结果相似[23]。

41 名接受高剂量治疗后输注自体外周血造血干细胞移植（输或没输骨髓）的患者从第 +1 天开始随机接受 G-CSF 治疗 [5μg/（kg・d）]，或不使用 G-CSF[24]。G-CSF 组中性粒细胞计数 $\geqslant$ 500/μl 的中位时间显著缩短，G-CSF 组为 10.5 天，而对照组为 16 天。在单独接受外周血造血干细胞的患者（11 天 *vs* 17 天）和接受外周血造血干细胞联合骨髓的患者（10 天 *vs* 14 天）中，G-CSF 的使用与中性粒细胞植入时间显著缩短相关[24]。

54 例进行大剂量化疗桥接自体骨髓移植的恶性淋巴瘤患者随机接受 10 或 30μg/（kg・d）非格司亭或无生长因子的治疗，并对两组患者的造血恢复情况进行了比较[25]。在包含环磷酰胺、依托泊苷、

表 43-2　造血干细胞移植后 G-CSF 的随机安慰剂对照试验

人　数	移植类型	G-CSF 开始时间	ANC > 500/μl（移植后天数）		*P*	参考文献 / 评述
			G-CSF	安慰剂		
315	Auto/Allo 骨髓移植	+1	14	20	0.001	[22] 安慰剂对照
43	Auto 骨髓移植	+1	10	18	0.0001	[23] 安慰剂对照
41	Auto 外周血造血干细胞移植 ± 骨髓移植	+1	10	18	0.0001	[24] 安慰剂对照
54	Auto 骨髓移植	+1	12（14）	20	0.0004	[25] 安慰剂对照
38	Auto 外周血造血干细胞移植	+1	10	14	0.0001	[27] 安慰剂对照
62	Auto 外周血造血干细胞移植	+1	9	12，5	0.0001	[28] 安慰剂对照
62	Auto 外周血造血干细胞移植	+5	10	12	0.0008	[30] 安慰剂对照
54	Allo 外周血造血干细胞移植	±0	11	15	0.0082	[45] 安慰剂对照
42	Allo 外周血造血干细胞移植	+1	12	15	0.002	[46] 安慰剂对照

Auto. 自体；Allo. 同种异体

BCNU（CVB）的方案或BCNU、依托泊苷、阿糖胞苷、美法仑的BEAM方案预处理桥接自体骨髓移植后，非格司亭的用法为从自体骨髓移植后第1天开始直至中性粒细胞恢复，连续静脉输注。当非格司亭组与对照组进行比较时，主要的发现为：对照组达到ANC ≥ 0.5×10^9/L的中位时间为20天，非格司亭组分别为12天和14天（$P = 0.0004$）。粒细胞缺乏（ANC ＜ 0.5×10^9/L）的持续时间从对照组的27天减少到G-CSF组的11天和13天（$P = 0.0001$）。此外，G-CSF组（5天和6天）发热性中性粒细胞减少的天数少于对照组（10天；$P = 0.036$）。G-CSF对发热总天数没有显著影响[25]。与38名儿童自体骨髓移植后未接受G-CSF治疗的类似历史对照组相比，在接受自体骨髓移植治疗的41名血液系统恶性肿瘤的儿童中也观察到G-CSF加速中性粒细胞植入的现象。他们的年龄介于2—16岁(平均7.2岁)。从第+1天开始给予G-CSF，10μg/（kg・d），静脉注射，2h内输完，直至第+28天或ANC ＞ 1×10^9/L为止[26]。

2. 自体外周血造血干细胞移植后G-CSF的应用

自体骨髓移植后G-CSF的作用基本上在几项Ⅱ期和Ⅲ期试验（表43-2）中得到证实，这些试验阐明了清髓性化疗和细胞因子动员的自体外周血造血干细胞移植后G-CSF的作用[27-30]。值得注意的是，与未刺激的骨髓移植相比，外周血造血干细胞移植后植入通常更快，因此外周血造血干细胞移植后给予G-CSF的潜在获益可能更小。

38例淋巴增殖性疾病患者从造血干细胞移植后第1天开始随机接受低剂量非格司亭（19例）或安慰剂（19例）[27]。所有患者接受超过2.5×10^6/kg CD34$^+$细胞，这些细胞是通过化疗和第5天开始非格司亭300μg/d动员产生的。接受G-CSF的患者中性粒细胞植入明显更快，ANC超过0.5×10^9/L的中位数天数为10天（9～13天），安慰剂组为14天（9～19天）。接受G-CSF的患者ANC达到大于1×10^9/L的时间的中位数为第12天（9～14天），而安慰剂组16天(10～25天)。与安慰剂组(89%)相比，G-CSF治疗组需要静脉注射抗生素治疗的患者总数较低（68%）[27]。

在另一项前瞻性研究中，患者被随机分配，34名接受来格司亭治疗，28名不接受生长因子治疗[28]。ANC到达超过0.5×10^9/L的中位时间在G-CSF组为9天，而在无G-CSF组为12.5天（$P = 0.0001$）。两组血小板脱离输注时间的中位数、血小板输注情况、感染发生率和红细胞输注情况均相同[28]。

法国多中心LNH93-3试验对影响造血植入的因素进行了分析，该试验用包括BEAM在内的强化化疗方案和自体外周血造血干细胞移植治疗侵袭性高级别非霍奇金淋巴瘤患者[29]。在用相同的一线方案治疗的患者群体中，骨髓受累和输注的CD34$^+$细胞较少延迟了血小板的恢复。外周血造血干细胞移植后给予G-CSF可显著减少中性粒细胞减少的时间[29]。

当应用G-CSF的开始时间延迟至造血干细胞移植后第+5天时，G-CSF加速中性粒细胞植入的影响似乎得以保留。62名成人患者在外周血干细胞输注后随机分组，治疗组接受非格司亭（$n = 30$），对照组未接受细胞因子（$n = 32$）[30]。治疗组从第+5天开始以5μg/（kg・d）的剂量皮下给予G-CSF。治疗组粒细胞植入明显更快，粒细胞达到＞ 0.5×10^9/L的中位时间为10天 *vs* 12天（$P = 0.0008$），感染发生率和严重程度、发热天数或抗生素治疗持续时间两组间无差异。

几项随机试验显示，在外周血造血干细胞移植后第+3、+5、+6或+7天前未给予G-CSF，中性粒细胞植入没有延迟[31-33]。在随后的21例恶性血液病患者中，免疫分选CD34$^+$自体外周血造血干细胞移植后早期（第+1天）或延迟（第+7天）使用G-CSF均可显著加速ANC的恢复，但未减少支持治疗或住院时间[34]。

一项随机试验比较了37例多发性骨髓瘤患者在高剂量美法仑和自体外周血造血干细胞移植之后使用培非格司亭与非格司亭的疗效。培非格司亭的用法为移植后第1天开始接受单次6mg剂量，非格司亭从移植后第5天开始5μg/kg每日皮下注射。培非格司亭组和非格司亭组4级中性粒细胞减少的中位持续时间分别为5天和6天（*P*不显著）。两组患者的中性粒细胞和血小板恢复时间差异无统计学意义，但发热性中性粒细胞减少的发生率（61.1% *vs* 100%；$P = 0.003$）和发热性中性粒细胞减少的持续时间（1.5天 *vs* 4天；$P = 0.005$）在培非格司亭组更低，证明了这种方法的安全性和有效性[35]。

门诊多发性骨髓瘤患者在高剂量美法仑和外周血造血干细胞移植治疗后被分为2组，一组患者在第+5天给予单剂量6mg的聚乙二醇－非格司亭，

另一组从第 +2 天开始给予 G–CSF 直至中性粒细胞恢复[36]，两组间进行比较。总体而言，161 个患者中有 36 个（32%）需要第二次入院。发热性中性粒细胞减少症（febrile neutropenia，FN）和严重黏膜炎是住院治疗的最常见原因。在聚乙二醇组中，48 例自体移植患者中有 6 例（12%）需要再入院，而 G–CSF 组 113 例患者中 30 例（26%）需要再入院（$P = 0.06$）。两组的再入院患者住院时间中位数相同（9 天 *vs* 9 天；$P = 0.94$）。所有患者中有 1 例出现移植相关死亡（0.6%）。作者得出结论，多发性骨髓瘤患者门诊使用自体 HCT 是可行且安全的，且大多数患者在家中可控的。与 8 天的 G–CSF 相比，单剂量 PEG– 非格司亭的使用在安全性和功效方面无差异。

一项 Ⅱ 期研究中，接受自体造血干细胞移植治疗的多发性骨髓瘤和淋巴瘤患者中，40 名在第 +1 天接受培非格司亭 6mg，40 名在中位数 +7 天(5 ～ 7 天）开始每日接受非格司亭治疗。培非格司亭组在中性粒细胞减少的持续时间、静脉注射抗生素和住院治疗时间方面获益更大，而血小板植入、输血需求和发热持续时间方面两组相同[37]。

在一项随机研究中，101 名符合外周血造血干细胞移植条件且年龄＞ 18 岁的患者，在外周血祖细胞采集和冷冻保存后，高剂量化疗治疗前，入组该研究[38]（表 43–3）。符合条件的患者接受标准卡莫司汀 / 依托泊苷 / 阿糖胞苷 / 美法仑（BEAM）或卡莫司汀 / 依托泊苷 / 阿糖胞苷 / 环磷酰胺（BEAC）高剂量化疗。在高剂量化疗前，患者被随机分配为两组，一组在移植后第 1 天接受培非格司亭 6mg 治疗，另一组从移植后第 1 天开始接受根据体重调整剂量的非格司亭，直至中性粒细胞植入。在这项随机试验中，培非格司亭似乎和多次每日剂量的非格司亭疗效相当[38]。

在一项双盲、以安慰剂为对照的试验中，比较单剂量培非格司亭（单剂量 6mg）与每日非格司亭［5μg/（kg • d）］的疗效、成本和安全性，共纳入 78 例患者[39]。细胞因子在移植后第 +1 天开始，直到 ANC 达到 5×10^9/L 并持续 3 天，或 ANC 达到 10×10^9/L 并持续 1 天。中性粒细胞植入的中位时间（ANC ＞ 1.5×10^9/L 持续 3 天或 5×10^9/L 持续 1 天）在两组中相同（12 天）。培非格司亭和非格司亭组之间血小板植入时间（11 天 *vs* 13 天）、血小板输注次数（5 *vs* 4）、细菌病原体阳性培养百分比（23% *vs* 15%）、发热天数（1*vs* 2）、植入前死亡（1*vs* 1）或住院时间（19 天 *vs* 19 天）均无差异，证明了培非格司亭和非格司亭在自体外周血造血干细胞移植后的临床等效性[39]。

为了明确培非格司亭的最佳应用时机，53 名患者在自体造血干细胞移植后随机分配到第 +1 天或第 +4 天使用培非格司亭[40]。两个治疗组中性粒细胞和血小板恢复的中位时间均为 10 天，两组的发热性中性粒细胞减少发病率（67% *vs* 60%；$P = 0.77$）或持续时间无差异。

（二）同种异体造血干细胞移植后 G–CSF 的应用

最初由于顾虑生长因子会加重髓系白血病患者潜在的 GVHD，或增加疾病的复发而延缓了同种异体骨髓移植后生长因子的使用。事实上，生长因子在自体移植后的效果在同种异体骨髓移植后也可以观察到。Schriber 等报道了单中心 50 名患者接受 G–CSF 治疗的经验，这些患者在同胞（$n = 30$）和无关相合供者（$n = 20$）骨髓移植后使用 G–CSF[41]。与相同 GVHD 预防、未接受 G–CSF 的历史对照相比，接受 G–CSF 并用环孢素、泼尼松预防 GVHD

表 43–3　造血干细胞移植后培非格司亭与非格司亭的随机对照试验

人　数	移植类型	G–CSF 开始时间	ANC ＞ 500/μl（移植后天数）		*P*	参考文献
			培非格司亭	非格司亭		
78	Auto 外周血造血干细胞移植	+1	12	12	n.s.	[39]
80	Auto 外周血造血干细胞移植	+1	10.8	11.5	n.s.	[98]
151	Auto 外周血造血干细胞移植	+5	FN 3.07	FN 3.29	n.s.	[99]
101	Auto 外周血造血干细胞移植	+1	9.3	9.8	n.s.	[38]

Auto. 自体；FN. 发热性中性粒细胞减少症；n.s.. 无意义

的患者的 ANC ≥ 500/μl 的时间明显更快（10 天 *vs* 13 天；$P < 0.01$）。与接受相同 GVHD 预防方案的历史对照相比，在额外接受甲氨蝶呤预防 GVHD 的患者中也观察到类似的髓系植入加速现象（16 天 *vs* 19 天；$P < 0.05$）[41]。儿童患者中也获得了类似的结果[42]。

38 例患者在同种异体骨髓移植后随机分配到 +1 天或 +6 天开始使用 G-CSF，G-CSF 延迟治疗方案使 38 例患者 G-CSF 治疗时间从 19 天缩减至 14 天（$P = 0.0017$）[43]。治疗时间缩短 5 天使 G-CSF 治疗费用降低 26.3%，而且推迟使用 G-CSF 治疗对同种异体骨髓移植后的血液学恢复没有影响[43]。无关供者骨髓移植患者随机分配到第 0 天、+5 天或 +10 天开始使用 G-CSF，69 名患者获得了类似的结果，各组中性粒细胞植入相当[44]。

为了确定 G-CSF 对亲缘供者的同种异体外周血造血干细胞移植后造血恢复的影响，进行了一项随机、双盲、以安慰剂对照的研究[45]。从移植当天开始，54 名患者被随机分配接受 10μg/（kg·d）的 G-CSF 或安慰剂。接受非格司亭治疗的患者 ANC 恢复至 $> 0.5 \times 10^9$/L 的中位时间为 11 天（范围 9 ～ 20 天），而接受安慰剂的患者为 15 天（范围 10 ～ 22 天）（$P = 0.0082$）。接受 G-CSF 治疗的患者血小板计数超过 20×10^9/L 的中位天数为 13 天（范围 8 ～ 35 天），而接受安慰剂的患者为 15.5 天（范围 8 ～ 42 天）（$P = 0.79$）。红细胞脱离输注情况、急性 GVHD 发病率或 100 天死亡率两组间无显著差异。作者得出结论，同种异体外周血造血干细胞移植后 G-CSF 的使用似乎是一种安全有效的支持治疗措施[45]。

具有 HLA 匹配的亲缘供体的 42 名成人在同种异体 PBHCT 后从第 1 天开始随机接受 10μg/（kg•d）的 G-CSF SC 直到中性粒细胞恢复，或在没有生长因子支持[46]。两组输注的 $CD34^+$ 细胞数无显著差异（中位数 4.8×10^6/kg *vs.* 4.3×10^6/kg）。GVHD 预防方面为 9 名患者采用他克莫司和类固醇，33 名患者采用他克莫司和小剂量甲氨蝶呤。接受 G-CSF 治疗的患者以更短的时间达到中性粒细胞水平超过 0.5×10^9/L（第 12 天 *vs* 第 15 天；$P = 0.002$），更短的时间中性粒细胞水平超过 1.0×10^9/L（第 12 天 *vs* 第 16 天；$P= 0.01$）[46]。

在完全单倍型不匹配的造血干细胞移植人群中，移植后 G-CSF 的应用显著地延迟了 T 淋巴细胞的重建，不使用 G-CSF 可以使 T 细胞快速增殖，并增强这种特定情况下的抗感染防御功能[47]。

EBMT 回顾性分析研究了 1992—2002 年间同种异体造血干细胞移植后，G-CSF 分别在接受同胞全相合骨髓移植的 1789 例急性白血病患者和外周血造血干细胞移植的 434 例患者中的应用情况[48]。在骨髓移植和外周血造血干细胞移植患者中，各有 501 例（28%）和 175 例（40%）在移植后最初的 14 天使用 G-CSF 治疗。用 G-CSF 治疗的骨髓移植和外周血造血干细胞移植患者中性粒细胞植入更快，但血小板植入较慢。在骨髓移植患者中，Ⅱ～Ⅳ级 GVHD 的发生率在 G-CSF 组为 50%，而在对照组为 39%（*RR* 1.33，$P = 0.007$，多变量分析），G-CSF 组慢性 GVHD 的发病率也有所增加（*RR* 1.29，$P = 0.03$）。G-CSF 的使用与移植相关死亡率增加相关（*RR* 1.73，$P = 0.00016$），对复发率没有影响，但降低了生存率（*RR* 0.59，$P < 0.0001$）和无白血病生存率（*RR* 0.64，$P = 0.0003$）。接受外周血造血干细胞的患者没有观察到 G-CSF 的这种影响[48]。

一个单中心回顾性分析研究了 G-CSF 是否参与 GVHD 的发生[49]。将同种异体造血干细胞移植后进行 G-CSF 预防的 260 例患者与 1993—2003 年间移植的 205 例对照进行比较。G-CSF 加速了中性粒细胞的植入，但血小板的植入延迟了（$P < 0.0001$）。Ⅱ～Ⅳ级急性 GVHD 的发生率在 G-CSF 组为 29%，对照组为 19%（$P < 0.01$），慢性 GVHD 的发生率分别为 54% 和 43%（$P = 0.019$）。G-CSF 可增加优先采用化疗方案的患者的急性和慢性 GVHD。出乎意料的是，G-CSF 加重了外周血干细胞受者的急性 GVHD 和骨髓受者的慢性 GVHD。多变量分析显示急性和慢性 GVHD 均与 G-CSF 相关。研究组之间在非复发死亡率、复发或生存方面没有显著差异。

这个问题在最近的 EBMT 回顾性分析中被再次阐明，该研究分析了生长因子治疗对同种异体造血干细胞移植后影响的 9 年随访结果[50]。在 1887 名接受了同胞供者骨髓和清髓性化疗的急性白血病成年患者中，459 名（24%）患者接受了生长因子治疗。生长因子加速了中性粒细胞的植入（$P < 0.0001$），但血小板计数减少（$P = 0.0002$）。10 年时无 GVHD（无Ⅱ～Ⅳ级急性 GVHD 或慢性 GVHD）存活率在生长因子组为（12 ± 2）%，而对照组为（17 ± 2）%，且这种效应和与处理中是否

包含放疗照射无关。生长因子组的非复发死亡率较高。两组都有类似的白血病复发概率。接受生长因子预防的患者 10 年无白血病存活率为（35±2）%，而对照组为（44±1）%。不论预处理是否含有全身放疗，生长因子的预防增加了 GVHD 的风险，不影响复发，增加非复发死亡率和降低造血干细胞移植后 10 年的无白血病存活率[50]。

（三）总结：造血干细胞移植后 G-CSF 的临床使用

总之，在同种异体造血干细胞移植或自体骨髓造血干细胞移植或外周血造血干细胞移植后应用 G-CSF 显著加速了中性粒细胞植入。非随机回顾性研究表明，生长因子治疗可能会对血小板植入或 GVHD 等其他参数产生负面影响。这种有益效果在骨髓移植后更加突出，并且 G-CSF 从造血干细胞移植后的第 +1 天开始应用延迟到 +5 或 +7 时这种效益仍被保留。这种情况也存在于单次注射培非格司亭：无论药物是在第 +1 天还是第 +5 天给药，效应都没有区别。培非格司亭对 GVHD 的长期影响是否不同于非格司亭或来格司亭仍有待确定，类似地，药物的非糖基化和糖基化变体之间是否存在差异以及新的生物仿制药是否可能再次呈现出细微的差异。所有随机试验均未显示出该类药物可以使造血干细胞移植后患者的预后明显获益。

基于 34 项自体和同种异体造血干细胞移植后预防性使用 G-CSF 和 GM-CSF 随机对照试验的 Meta 分析显示，感染的风险和肠外抗生素持续时间降低，但感染相关的死亡率无变化[51]。有记录的感染风险绝对降低了 8%，13 名患者需要接受 CSF 治疗以预防感染。亚组分析显示，自体和同种异体造血干细胞移植之间、G-CSF 和 GM-CSF 之间、外周血造血干细胞移植和骨髓移植之间比较结果均相似。

与自体造血干细胞移植相比，同种异体造血干细胞移植后临床情况更复杂，并且目前的数据不能对特定患者情况做出明确的结论。尽管前面提到的 EBMT 研究具有回顾性特征，其结果显示 G-CSF 对同种异体造血干细胞移植后的负面影响仍然是一个警告。应当牢记，G-CSF 对动员的干细胞的和同种异体造血干细胞移植后患者使用 G-CSF 时的潜在免疫调节作用，以及 G-CSF 在受者中的应用可能加重“植入综合征”。同种异体移植后 G-CSF 的使用与 GVHD 和亚组非复发死亡率的风险增加有关。

四、粒细胞 - 巨噬细胞集落刺激因子

GM-CSF 可以由许多不同类型的细胞产生，特别是活化的 T 细胞。在体外试验中，GM-CSF 促进粒细胞和单核细胞的生长和扩增，并且也可与 EPO 组合促进多系克隆形成。成熟中性粒细胞和巨噬细胞受到刺激产生多种功能，如杀肿瘤活性、产生超氧化物、抗体依赖性细胞介导的细胞毒性、吞噬活性、微生物杀灭和其他细胞因子的分泌[52, 53]。此外，GM-CSF 在体外使用时，可诱导具有强效 T 细胞刺激能力的恶性抗原递呈细胞的分化[54]。

在人类中，GM-CSF 引起的剂量依赖性增殖主要存在于血液中性粒细胞和嗜酸性粒细胞，巨噬细胞和淋巴细胞也会增加。对红细胞或巨核细胞系没有影响。使用 GM-CSF 后，患者可能会出现低热、疲劳、肌痛和呼吸困难。高剂量使用，可能会出现明显的液体潴留、心包炎、胸膜炎和毛细血管渗漏综合征[55, 56]。

市场上可以买到的 GM-CSF 重组制剂（molgramostin 和 sargramostim）的糖基化状态不同。然而，这种差异似乎与临床无关。

虽然所有早期的试验都集中在中性粒细胞恢复的时间上，今天这个目标通过应用 G-CSF 几乎得到了实现。最近的试验几乎完全阐明了 GM-CSF 在免疫治疗方法中的作用。

（一）自体造血干细胞移植后 GM-CSF 的应用

一项随机、双盲、以安慰剂为对照的试验招募了 128 名接受自体骨髓移植治疗的淋巴恶性肿瘤患者[57]。56 名患者在骨髓输注后 4h 内每天接受 GM-CSF 治疗，每天维持 2h 静脉输注，共 21 天，63 名患者接受安慰剂治疗。给予 GM-CSF 的患者中性粒细胞计数恢复至 500×10^6/L 的时间较安慰剂组早 7 天（19 天 *vs* 26 天，$P<0.001$），感染较少，抗生素给药时间缩短 3 天（24 天 *vs* 27 天，$P=0.009$），并且初始住院时间缩短 6 天（中位数 27 天 *vs* 33 天；$P=0.01$）。造血干细胞移植后第 +100 天的存活率无差异[57]。

另一项研究比较乳腺癌或骨髓瘤患者从第 0 天起至中性粒细胞恢复（ANC＞1500/μl）期间，使用 G-CSF[5μg/（kg•d）] 和 GM-CSF（sargramostim）500μg/d 的疗效。与 GM-CSF 相比，接受 G-CSF 治疗的外周血造血干细胞移植具有更快的中性粒细

胞恢复速度[58]。

（二）同种异体造血干细胞移植后 GM-CSF 的使用

GM-CSF 也在异基因移植后的随机试验中测试。在一项随机双盲试验中，接受造血干细胞移植治疗的白血病患者在异基因同胞骨髓移植后 20 例接受 GM-CSF，20 例接受安慰剂，分别用 14 天[59]。GM-CSF 组中性粒细胞计数比安慰剂组早 3 天恢复至 0.5×10^9/L（无差异），GVHD 或复发无差异。

在一项前瞻性的随机安慰剂对照试验中，57 名患者接受清除 T 细胞的骨髓移植，GM-CSF 组在移植后的 2 ～ 3 周内有 6 ～ 10 天的中性粒细胞和单核细胞计数更高，进而使得肺炎减少[60]。

骨髓移植后血液学恢复的长期延迟，特别是移植物植入失败，会延长和扩大感染和出血的风险，损害患者的生存，并增加住院的时间和成本。有研究中 37 例同种异体（$n = 15$）、自体（$n = 21$）或同基因（$n = 1$）骨髓移植后植入失败的患者对 GM-CSF 进行了评估[61]。GM-CSF 以 60 ～ 1000μg/（m^2•d）的剂量维持 2h 滴注，持续 14 ～ 21 天。在剂量小于 500μg/m^2 时，GM-CSF 耐受性良好，并且不会加重同种异体移植受者的 GVHD。没有髓性白血病患者在接受 GM-CSF 时复发。21 名患者在开始治疗的 2 周内达到或高于 0.5×10^9/L 的 ANC，而 16 名未达到。7 名接受化疗净化的自体骨髓移植物的患者对 GM-CSF 无反应。GM-CSF 治疗组的生存率明显优于历史对照组[61]。

（三）总结：造血干细胞移植后 GM-CSF 的临床应用

总之，GM-CSF 加速自体和同种异体移植后的中性粒细胞植入。然而，由于缺乏优于 G-CSF 的优势，GM-CSF 不常用于此目的。GM-CSF 已被有效用于骨髓衰竭状态。GM-CSF 对抗原递呈细胞分化具有免疫刺激作用，联合或不联合供者淋巴细胞输注可用于同种异体移植后白血病复发的治疗，并提示 IFN-α 和 GM-CSF 联合应用时的有益效应[62]。此外，GM-CSF 在移植后疫苗接种试验和抗感染策略中可能具有辅助作用，例如通过增加单核细胞和巨噬细胞的吞噬能力来治疗侵袭性真菌感染患者。不过，这些主要涉及的是 GM-CSF 在移植后免疫疗法方面的临床应用研究。

五、其他造血生长因子和细胞因子

虽然许多生长因子和细胞因子对造血及其龛位有影响，但在造血细胞移植的背景下只研究了少数生长因子和细胞因子。在最初获得有前景的临床前结果之后，由于不良反应和缺乏疗效，大多数已经退出进一步的临床开发。这里总结了一些这些药剂的结果。

（一）白细胞介素 3

IL-3，也称为多系 CSF，是由 T 淋巴细胞和肥大细胞产生的多系造血细胞生长因子，作用于所有谱系的早期和定向细胞群。在体内，IL-3 给药通常伴有严重的不良反应，包括发热、不适、寒战、头痛、关节痛和荨麻疹[63]。由于这些不良反应，单药 IL-3 的剂量递增研究在 2μg/(kg•d）时达到上限[63]。与 GM-CSF 相比，单独使用 IL-3 不会增强中性粒细胞植入[64]。

总之，由于不良反应和对造血的积极影响微弱，IL-3 或其修饰物未被许可临床用于 HCT 后。

（二）干细胞因子

SCF，也称为钢因子、kit 配体或肥大细胞生长因子，促进最原始的造血祖细胞增殖和分化成定向的祖细胞。重组 SCF（重组人类 SCF，ancestim）已经开发用于临床，通过与 G-CSF 联合使用优化干细胞从骨髓到外周血的动员用于干细胞单采，并使能够植入的造血干细胞数量持续增加[65]。当用于造血细胞动员时，相当多的患者出现迟发型超敏反应，如皮疹、呼吸困难、血管神经性水肿和心血管症状。

造血干细胞移植后使用 SCF 的试验结果均未发表。目前，移植后 SCF 没有明确的适应证，并且没有可用于临床、有许可证的产品。

（三）血小板生成素 / 巨核细胞生长因子

TPO 通过受体 c-mpl 刺激巨核细胞和血小板的生长和分化。它主要由肝细胞产生，血清水平与血小板计数呈负相关。

两种体外具有广泛促进巨核细胞增殖、成熟和分化能力的 MPL 受体的配体已经得到开发并已进入临床试验阶段。一种是重组截短型 mpl 配体的修饰（聚乙二醇化）形式，称为 MGDF[66]。另一种是天然存在的 TPO 分子的重组糖基化形式[67]。

在一项临床试验中，47 名接受自体造血干细胞移植的Ⅱ、Ⅲ或Ⅳ期乳腺癌患者被分配至安慰剂组（$n = 13$）或 PEG- 重组人类 MGDF（$n = 34$）的五个连续剂量组中的一组，结果显示安慰剂组和 PEG-rHuMGDF 组的血小板恢复的中位时间分别为 11 天和 12 天 [68]。

造血干细胞移植后重组巨核细胞生长因子的作用尚未经过彻底测试，仍不清楚。此外，由于体内中和抗体的研究进展和血栓形成倾向的报道，上述重组产物尚未被许可用于临床。

在总结了这些第一代血小板造血细胞生长因子的经验之后，第二代血小板造血细胞因子已经开发出来，Kuter 的一篇综述对此作了总结 [69]。AMG 531 是一种与人 IgG 片段连接的 TPO 模拟肽，每周在健康志愿者和免疫性血小板减少症患者中皮下应用，可导致血小板计数升高，除了在注射当天的轻度头痛之外没有主要不良反应。该药物现在以“罗米司亭（romiplostin）”的名称获得许可，用于治疗免疫性血小板减少症或由慢性肝病引起的血小板减少症，除此以外，还有具有 TPO 激动特性的口服小分子制剂艾曲波帕（eltrombopag）[70, 71]。

罗米司亭成功用于治疗急性 GVHD 相关性血小板减少 [72] 或造血干细胞移植后长期血小板减少 [73]。

（四）白细胞介素 -11

IL-11 是由成纤维细胞和骨髓基质细胞产生的天然存在的细胞因子，并且是具有与其他生长因子重叠的功效的多效性生长因子。在体内，IL-11 的使用可以刺激巨核细胞生成并增加外周血小板和中性粒细胞计数 [74]，通过与 IL-3 组合可以增强这种效果。在大肠杆菌中产生的 IL-11 的重组制剂，oprelvekin，被许可用于临床预防严重的血小板减少症和减少骨髓抑制化疗后血小板输注的需要。主要不良反应包括液体潴留和水肿。

对 80 名乳腺癌患者进行了一项以安慰剂为对照的随机试验，观察重组 IL-11 对接受大剂量化疗和自体外周血造血细胞移植患者的血小板恢复的影响。结果并未证明 rhIL-11 治疗能够显著降低血小板输注需求 [75]。

在一项随机双盲试验研究中，血液恶性肿瘤患者经环磷酰胺 / 全身放疗预处理后接受同种异体造血干细胞移植，随后接受 IL-11 治疗并予环孢素 / 甲氨蝶呤预防 GVHD [76]。患者接受 50μg/（kg・d）的 IL-11 皮下注射或安慰剂。由于死亡率高而早期终止原则，仅招募了 13 名患者（10 名 IL-11，3 名安慰剂）。在接受 IL-11 的 10 名可评估患者中，4 名在 40 天内死亡，1 名在第 85 天死亡。死亡可归因于移植相关毒性。接受 IL-11 的患者具有严重的液体潴留和早期死亡率，因此无法确定该研究中给予的 IL-11 是否可以降低 GVHD 的发生率。8 名可评估的 IL-11 组患者中的 2 名发生Ⅱ～Ⅳ级急性 GVHD，3 名安慰剂组患者中的 1 名发生Ⅱ～Ⅳ级急性 GVHD。该研究的主要不良事件是 10 名可评估患者中的 5 名患者出现了严重的对利尿药抵抗的液体潴留 [平均体重增加（9 ± 4）%] 和多器官衰竭。作者得出结论，不建议在该试验中给予 IL-11 预防异基因移植的 GVHD[76]。

鉴于这些边际效益和 IL-11 的严重不良反应，近年来没有进一步的试验报道。

六、细胞因子和生长因子在移植后免疫治疗中的应用

虽然许多用于移植后免疫疗法的细胞因子和生长因子已经进行了临床前研究，但只有少数已进入临床阶段。

临床前研究和某些情况下的早期临床研究表明，在各种实验环境中，外源性 KGF、IL-7、Flt-3 配体和生长激素、IGF-1、IL-7、IL-15、IL-12 可以保护胸腺，增强胸腺细胞构成，并增强 T 细胞的移植后恢复。其中，只有 KGF 被美国 FDA 批准用于预防高剂量化疗（包括造血干细胞移植）受者的黏膜炎。

（一）GM-CSF 在移植后的免疫治疗中的应用

各种血液系统恶性肿瘤和实体瘤患者的多种早期临床试验研究了 GM-CSF 的移植后应用，通常与 IL-2 以及针对癌细胞的单克隆抗体联合使用。所有研究（例如细胞毒性测定中）都证明了它的可行性，毒性可接受，体外免疫应答效应增强，但均未能证明它的临床效益。

（二）白细胞介素 -2

IL-2 由活化的 T 淋巴细胞产生，并且是免疫系统的重要调节剂，作用于 T 细胞、B 细胞和 NK 细胞。IL-2 敲除小鼠 T 细胞发育正常，但它们患有广泛的致命性免疫增殖性疾病和自我耐受性丧失。

重组 IL-2（aldesleukin）被许可用于治疗转移性肾细胞癌。自体造血干细胞移植后的淋巴瘤或急

性髓系白血病患者使用IL-2治疗作为免疫调节剂以降低复发率的几项Ⅱ期临床试验证明了它的可行性；然而，如果没有大型随机试验，IL-2在自体造血干细胞移植背景下的作用仍不清楚。

在一项试点试验中，对12例转移性癌症患者和9例同种异体造血干细胞移植后的慢性粒细胞白血病患者中检测了低剂量IL-2治疗的效果[77]。总体而言，IL-2治疗导致外周血中$CD4^+CD25^+$细胞比率增加1.9倍，以及$CD3^+$ T细胞中FOXP3表达中位增加9.7倍[77]。有文章报道，0.5mU/（m^2·d）的IL-2连续静脉注射成功治疗了一位同种异体造血干细胞移植后进行性多灶性白质病的患者[78]，突出了IL-2在异基因造血干细胞移植后作为有效免疫调节剂的作用。如前所述，一些早期临床试验正在研究通过G-CSF刺激抗原提呈细胞和通过IL-2扩增T效应细胞。IL-2还用于增强移植的过继T细胞和NK细胞的植入和扩增能力[79]。

IL-2与供者淋巴细胞输注在化疗后联合用于同种异体造血干细胞移植后复发白血病患者化疗后[80]。17名患者接受DLI（亲缘供者为1×10^8CD3/kg，无关供者为0.1×10^8CD3/kg）和不断增加剂量的IL-2[分别以1.0×10^6U/（m^2·d）、2.0×10^6U/（m^2·d）或3.0×10^6U/（m^2·d）代表Ⅰ（$n = 7$）、Ⅰa（$n = 9$）和Ⅱ（$n = 1$）三个剂量级别]治疗5天，然后连续静脉注射输液维持10天[1.0×10^6U/（m^2·d）]。发生不可接受的IL-2相关毒性的患者Ⅰ级1例，Ⅰa级2例，Ⅱ级1例。5名患者发生了Ⅲ～Ⅳ级急性GVHD，8名患者发生了广泛的慢性GVHD。在化疗后供者淋巴细胞输注前有8名患者完全缓解，另外两名患者在供者淋巴细胞输注加IL-2治疗后完全缓解。作者得出结论，IL-2联合供者淋巴细胞输注的最大耐受剂量似乎是1.0×10^6U/（m^2·d），供者淋巴细胞输注后IL-2给药可能增加慢性GVHD的发生率[80]。

低剂量给予IL-2是试图通过扩增调节性T细胞来恢复免疫系统的平衡[81]。在一项观察性队列研究中，糖皮质激素耐药的慢性GVHD患者每天皮下注射低剂量IL-2（0.3×10^6U/m^2、1×10^6U/m^2或3×10^6U/m^2）共8周。中断4周后，有应答的患者可以继续接受IL-2治疗更长时间。共招募了29名患者。未见慢性GVHD进展或血液癌症复发。IL-2的最大耐受剂量为1×10^6U/m^2。最高剂量水平可以引起无法耐受的全身症状。在可以评估的23名患者中，12名患者具有涉及多个部位的主要应答。所有患者的$CD4^+$ Treg细胞的数量优先增加，在4周时具有超过基线值8倍的峰值（$P < 0.001$），普通$CD4^+$T（Tcon）细胞不受影响。Treg ：Tcon比率上升到基线值的5倍以上（$P < 0.001$）。Treg细胞计数和Treg:Tcon比率在8周时仍然升高（两者同基线值比较$P < 0.001$），当患者没有接受IL-2时，则下降。数量增加的Treg细胞表达转录因子FOXP3，并可以抑制自体Tcon细胞。长期接受IL-2治疗的患者的免疫和临床反应得到维持，使糖皮质激素的剂量平均减少60%（范围25%～100%）。作者得出结论，每日低剂量IL-2与体内优先、持续的Treg细胞扩增和大部分患者慢性GVHD表现的改善相关[81]。

七、角质形成细胞生长因子

KGF，也称为成纤维细胞生长因子7（fibroblast growth factor，FGF-7），是上皮细胞增殖的介质，也是肝细胞和肺细胞的生长因子。KGF在间充质细胞中天然产生并作用于多种上皮细胞。已显示KGF在辐射或化学疗法诱导的器官损伤中具有保护作用。在同种异体移植的小鼠模型中，它保护肠道免受致命的GVHD[82]。此外，KGF的药理剂量允许GVHD诱导的胸腺损伤再生，因此KGF似乎对胸腺上皮细胞功能有潜在的作用，从而使得在急性GVHD期间有正常T淋巴细胞生成[83]。

Palifermin是一种N-截短形式的重组人角质形成细胞生长因子-1，可用于预防强化疗或放射治疗后的黏膜损伤[84]。一些研究表明对口腔和肠黏膜炎有益[85]。

一篇有趣的病例报告也提示了治疗移植后膀胱炎的治疗效果[86]。

（一）KGF在自体造血干细胞移植中的应用

与未使用KGF患者相比，在一系列高剂量化疗和自体造血干细胞移植期间预防性使用KGF治疗的患者中，观察到严重口腔黏膜炎及相关症状的减少，但感染、饮食摄入、植入时间、麻醉镇痛药的累积剂量和持续应用时间等方面没有观察到相应的结果[87]。

在随机试验中，KGF被证实可显著降低包含高剂量全身放疗的方案治疗后的口腔黏膜炎的持续时间和严重程度[88, 89]。在一项试验中，分别在全身放疗前3天和移植后第0、1、2天给予KGF 60μg/

（kg•d），KGF组世界卫生组织3级或4级口腔黏膜炎的发生率为63%，安慰剂组为98%（$P < 0.001$）。KGF组世界卫生组织3级或4级口腔黏膜炎的中位持续时间为3天（范围0～22天），安慰剂组为9天（范围0～27天）（$P < 0.001$），KGF组疼痛较少发生，使用阿片类镇痛药也较少[89]。KGF的不良反应是短暂的轻度至中度的皮疹、瘙痒、红斑和味觉改变。

在自体造血干细胞移植的所有临床研究中，已观察到KGF对黏膜炎的有益作用。然而，任何这些研究都没有看到它的生存获益[90-92]。

（二）同种异体造血干细胞移植中KGF的应用

在一项关于安全性、植入性和对GVHD影响的随机、双盲、安慰剂为对照的剂量递增研究中，将接受KGF治疗的69例患者与接受安慰剂的31例患者进行了比较。这些患者均以环磷酰胺/全身放疗或白消安/环磷酰胺预处理，并给予甲氨蝶呤以及钙调神经磷酸酶抑制药（环孢素、他克莫司）用于GVHD预防。所有患者在预处理前接受三次药物治疗，在造血干细胞移植后接受3次（组1）、6次（组2）或9次（组3）的药物治疗。帕利夫明剂量为40μg/（kg•d）（仅组1）或60μg/（kg•d）（所有组）。6名患者（2名使用安慰剂，4名使用帕利夫明）出现了总共11种剂量限制性毒性（最常见的是皮肤、呼吸道或口腔黏膜炎）。最常见的不良事件包括水肿、感染、皮肤疼痛或皮疹。帕利夫明与环磷酰胺/全身放疗组患者的黏膜炎发生率和严重程度降低有关，而白消安/环磷酰胺组患者无此现象。在同种异体造血干细胞移植中KGF是安全的，但在该试验中对植入、急性GVHD或生存没有显著影响[93]。随着更长时间的随访，帕利夫明治疗组和安慰剂组之间在巨细胞病毒或侵袭性真菌感染、慢性GVHD或长期生存方面没有差异[94]。

同种异体造血干细胞移植后免疫重建的问题在后续研究中得到了解决[95]。该临床试验研究了与安慰剂治疗组（31例）相比，帕利夫明治疗组（n=69）在移植后第30、60、100天的绝对淋巴细胞计数是否有明显改善。在这些时间点，没有发现绝对淋巴细胞计数的显著统计学差异。此外，接受低剂量（240μg/kg）与高剂量（720μg/kg）帕利夫明患者之间的绝对淋巴细胞计数无差异。第30天绝对淋巴细胞计数＞600×10^6/L的患者无进展生存期有改善趋势（49% *vs* 29%；$P = 0.07$），移植相关死亡率（18%*vs* 35%；$P = 0.1$）和Ⅱ～Ⅳ级aGVHD（31% *vs* 47%；$P = 0.14$）的发生率均较低，但这些均不受帕利夫明治疗的影响。与动物研究相反，围移植期给予帕利夫明并不能加速清髓性预处理和移植物去除T细胞的移植后早期淋巴细胞恢复。

在一项多中心研究中，30名接受相合的亲缘或无关供者同种异体造血干细胞移植治疗的白血病患者接受了帕利夫明治疗，并回顾性地与相应的对照组进行了比较[96]。接受帕利夫明的无关供者移植患者WHO 2～4级口腔黏膜炎的严重程度、发生率和持续时间显著降低。此外，在帕利夫明组中，无论干细胞是来自相合的亲缘供者还是无关供者，阿片类镇痛药的使用和全胃肠外营养的持续时间都会减少。帕利夫明对急性GVHD的发生率和严重程度没有明显的有益影响。发热性中性粒细胞减少、感染、造血恢复的发生率和持续时间或OS无差异。最常见的不良反应包括皮疹或红斑，且通常是轻微和短暂的。在一项多中心、非随机、配对对照研究中，36例接受异体造血干细胞移植和帕利夫明治疗的血液系统疾病患者的急性、慢性GVHD的发生率和严重程度和早期OS无差异[97]。

当给予同种异体造血干细胞移植受者帕利夫明时，帕利夫明的益处似乎主要局限于改善黏膜毒性，而对发病率或存活率没有额外益处。

八、结论

在一些情况下，造血生长因子在造血干细胞移植后具有确定的作用。尤其是随机试验记录了同种异体骨髓移植后EPO促使红细胞更快地植入，G-CSF带来同种异体和自体骨髓移植以及外周血造血细胞移植后中性粒细胞植入加速。关于其他终点，结果是模棱两可的。造血干细胞移植后给予这些生长因子的价值必须根据个体患者和特定的移植情况的利弊来加以权衡。更快的植入只是一个方面，其他因素如住院或隔离天数、输血需求、可能的细胞因子诱导的植入综合征、对免疫系统的影响，特别是异基因造血干细胞移植后GVHD的发生率增加以及成本均需考虑在内。其他细胞因子的研究仍在继续。所有药物的益处似乎都在支持性治疗领域，而生存益处尚未得到证实。

第 44 章 亲缘人白细胞抗原部分相合供者来源的造血干细胞移植

Hematopoietic Cell Transplantation from Human Leukocyte Antigen Partially Matched Related Donors

Claudio Anasetti Franco Aversa Andrea Velardi 著
金 松 译
薛梦星 仇惠英 陈子兴 校

一、概述

亲缘 HLA 完全匹配供者来源的造血干细胞移植已经成为很多恶性血液病患者的治疗选择，但其中仅有不到 40% 的患者可以找到 HLA 完全相合的同胞供者 [1]。为使患者可能寻找到 HLA 配型相合的无关供者，志愿者 HLA 配型资料登记组织已在全球范围内广泛建立起来（见第 45 章）。寻找到 HLA-A、-B、-C 和 -DR 全相合无关供者的可能性有赖于人口和种族的多样性，高加索人种中可达 65%，而在美国少数族裔中仅不到 20%[2, 3]。脐带血具有获得方便、供者无风险、感染传播风险低、冻存的移植物获得迅速等优点（见第 39 章），但脐血采集物中单个核细胞数目低导致植入成为主要问题。患者高龄及 HLA 不全相合是无关脐带血造血干细胞移植植入和生存的不良预后因素 [4, 5]。

造血干细胞的另一种可替代来源是 HLA 部分相合的亲缘供者。几乎所有患者都存在至少一位 HLA 部分相合的家庭成员，如父母、同胞、子女等，这些家属都可以迅速地成为供者。在标准模式下的 HLA-A、-B 或 -DR 一个抗原位点不合的同胞供者来源的非去除 T 细胞骨髓或生长因子动员的外周血干细胞移植已取得可令人接受的成功率 [6, 7]，而来源于 2 或 3 个 HLA-A、-B 或 -DR 抗原位点不合的供者的非去除 T 细胞骨髓，在移植后以甲氨蝶呤单药或联合神经钙调素抑制药为免疫抑制模式情况下，将极有可能导致重度 GVHD[6, 8]。多种方式的体内或体外去除 T 细胞手段已降低了急性和慢性 GVHD 的发生率，并改善了非全相合供者来源移植患者的长期生存情况 [9-12]。

在本章中，我们将先阐述血缘供者选择时 HLA 不全相合的最低要求，然后介绍不全相合供者移植的 GVHD 预防方面的进展。

二、供者选择

（一）HLA 的功能和多态性

HLA 系统（详见第 10 章）包括至少 12 个基因位点，称为 HLA 位点，位于人类 6 号染色体的短臂上。每一个 HLA 位点都是高度多态性的，每一个 HLA 基因均有多种替代形式，即特定的 HLA 等位基因，任何一种 HLA 等位基因都可能由特定的个体携带。HLA 等位基因编码 Ⅰ 类 HLA-A、-B 和 -C 抗原，以及 Ⅱ 类 HLA-DR、-DQ 和 -DP 抗原。这些基因中的每一个都可调节移植中的反应 [6, 13-16]。HLA Ⅰ 类抗原表达于体内所有有核细胞表面，HLA Ⅱ 类抗原则表达于树突状细胞、单核细胞、B 细胞和活化的 T 细胞等抗原提呈细胞表面。HLA 分子的功能是结合抗原多肽，以特定的方式激活免疫应答。为了适应与不断变化的环境和微生物抗原结合的需要，HLA分子通过基因复制、基因转换、重组和点突变进行进化，获得了极大程度的多态性，在不同的族群中表现得最为明显。

HLA Ⅰ类分子表达抗原肽并激活细胞毒性CD8T细胞，HLA Ⅱ类分子表达抗原肽并激活辅助CD4T细胞。两类HLA分子都通过特异性结合T细胞抗原受体而活化T细胞。在HLA不全相合的造血干细胞移植中，供者和受者的差异不仅体现在一种或多种HLA分子上，还体现在每一种不同的HLA分子都能结合，并呈现给外源性T细胞的数千种抗原肽上[17]。在这个过程中，造血干细胞移植导致大量供者T细胞被激活，并对宿主产生应答，反之亦然。免疫反应的强度取决于HLA错配的程度。T细胞识别错配的HLA分子提呈的抗原肽，可导致GVHD和移植物排斥反应。低水平的T细胞识别定义为"允许"的错配，与"不允许"错配相比，这些与移植结果的改善有关[15, 18, 19]。

HLA Ⅰ类分子还与NK细胞上的特定受体结合。关于NK细胞在移植中的作用的最新进展将在本章后述，在去除T细胞移植物的部分中NK细胞功能的影响变得明显。HLA Ⅰ类和Ⅱ类分子也通过引起B细胞的抗体反应发挥抗原的作用。有认为抗HLA抗体可介导同种异体造血干细胞移植的超急性排斥反应[20]。

（二）家族中HLA的单倍型和分离

与每一亲本的一条染色体一起遗传的HLA抗原称为HLA单倍型（图44-1）。为寻找HLA相合

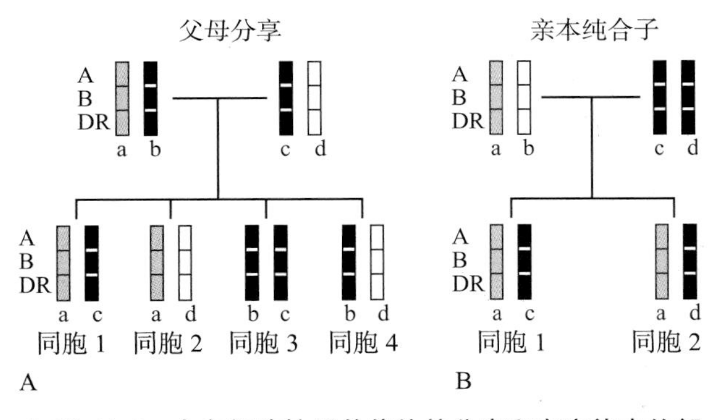

▲ 图44-1 人白细胞抗原单倍体的分离和在家族中的部分共享

A.双亲的单倍型"b"和"c"是相同的，因此同胞1（单倍型"a"和"c"）与这些亲本之一（单倍型"a"和"b"）相合；B.一个亲本是HLA纯合的（单倍型"c"和"d"是相同的），因此同胞1（单倍型"a"和"c"）和同胞2（单倍型"a"和"d"）是相合的

同胞供者而进行配型时，父母也需要行HLA-A、-B和-DR的配型，以确定四种亲代HLA单倍型。亲本单倍型可在四种不同组合的后代中分离，任何一个同胞与另一个同胞HLA相同的概率为25%。如果没有找到与HLA完全相同的同胞，也有可能找到HLA部分相合的家庭成员，即使他们没有继承相同的两个单倍型，因为某些HLA抗原和单倍型是常见的。亲本单倍型应检查纯合性或抗原共享。与患者共享一条单倍型的父母、兄弟姐妹、子女和其他亲属可能具有与患者部分匹配的第二条单倍型。

图44-1A展示了一个双亲具有匹配的单倍型"b"和"c"的家庭。该患者（同胞1，"a/c"）具有独特的HLA类型，没有一个同胞与该患者相同。然而，患者和父亲（"a/b"）共享父系"a"单倍型，而且未共享单倍型（"b"和"c"）的HLA-A、-B和-DR抗原匹配。图44-1B显示了一个母亲（"c/d"）为HLA纯合子的家庭。患者（同胞1，"a/c"）和同胞2（"a/d"）共享父方"a"单倍型，每个人都继承了两个母方单倍型（"c"和"d"）中的一个。由于母亲的"c"和"d"单倍体的偶然相似性，同胞1和同胞2是HLA匹配的。

在单倍体同胞造血干细胞移植中，不匹配的单倍型可能来自父母中的任何一方。在图44-1A中，患者（同胞1，a/c）因NIPA分别是单倍体c和d，而与同胞2（a/d）不全相合。而另一个患者（a/d，未显示）因NIMA分别是单倍体a和b而与同胞4（b/d）不全相合。供者暴露于非遗传性母系HLA抗原对骨髓移植患者有益。在一项研究中，与NIPA错配的同胞移植相比，NIMA错配的同胞移植在移植物植入失败率方面相似，但急性GVHD的发生率较低（$P < 0.02$）[21]。在某些但并非所有的研究中，母亲供子女的移植比父亲供子女的移植效果更好[21-23]。

（三）供受体相合

那些因遗传与患者分享了同一个HLA单倍体，而在另一个不同的单倍体的HLA-A、-B和-DR位点分别有0、1、2、3个错配的亲属均可成为潜在的供者。一个在预测HLA不全相合非去除T移植后排斥反应和GVHD的风险时更精确有用的匹配分类，考虑了供者或受者在一个不匹配位点是纯合子的情况下的错配向量（表44-1）[8]。如果受者和供者在一个HLA位点上不相合，但受者在不相合的位点上是纯合子，则这种不相合不构成移植物抗宿

主病的风险[8, 24]。由于 HLA 纯合子受者与其供者在 GVHD 方向上匹配，因此纯合子受者中一个 HLA 位点不全合的移植的急性 GVHD 发生率低于杂合子受者（图 44–2）[8]。单基因不相合的纯合子患者移植后急性 GVHD 的发生率与 HLA 相合移植相似。反之，如果受者和供者在一个 HLA 位点上不相合，而供者在不相合位点上为纯合子，则这种不相合不会增加移植物被排斥的风险[20, 25]。

DNA 测序可以区分数千个不同的 HLA 等位基因，每个等位基因都由一个字母指定，该字母代表位点，后面有一个星号和一个唯一的数字，其中有两个由冒号分隔的双偶基因（例如 HLA–A*02:01）。

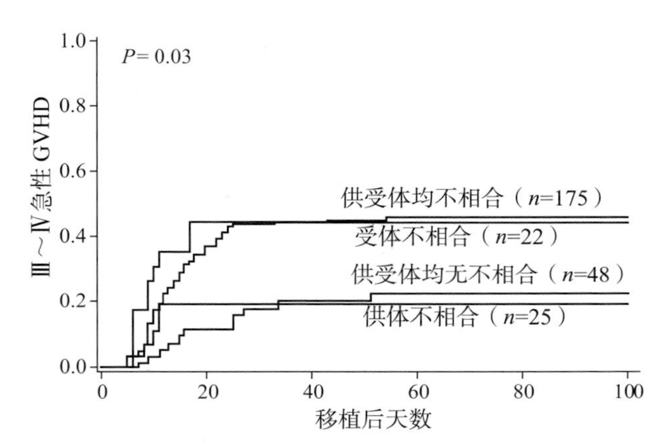

▲ 图 44–2　人白细胞抗原错配向量对急性移植物抗宿主病的影响

单倍体亲缘骨髓移植患者Ⅲ～Ⅳ急性 GVHD 的发生率。HLA–A、–B 或 –D/DRB1 位点不匹配，在受体为纯合子、错配方向仅为移植物抗宿主时定义为“供者不相合”，在供体为纯合子、错配方向仅为宿主抗移植物时定义为“受体不相合”，在供受体均为杂合子时定义为“供受体均不相合”。单倍体亲缘供者的非共享单倍体与患者的非共享单倍体匹配时定义为“供受体均无不合”

许多等位基因以独特的氨基酸序列表达（例如 HLA–A*02:01 与 A*02:02）（更新的等位基因列表见 http://www.ebi.ac.uk/ipd/imgt/hla；访问 2015 年 2 月 3 日）[26]。一些 HLA 等位基因具有同义替换，导致表达相同的氨基酸序列，并由第三个双偶体表示（例如 HLA–A*02:03:01 与 A*02:03:03）因此在选择供者时是相合的。其他一些独特的 HLA–A*02 等位基因不以蛋白质的形式表达（例如，A*02:53N），它们被定义为“零（null）”，而免疫沉默。一旦一个空等位基因被识别出来，就应该忽略它来选择供者。区分具有高度相似序列的等位基因很重要，因为这些差异在功能上是相关的，例如，7 个 B*27 等位基因可以通过特异性细胞毒性 T 细胞克隆来区分[27]。

供受者 HLA 不合的相关性已经在接受非去除 T 骨髓移植和移植后免疫抑制相同方案的血液病患者中进行了分析。患者和亲缘供者共享一个 HLA 单倍型，因此单倍型相同，但未共享单倍型的 HLA –A、–B 和 –DR 抗原在不同程度上存在差异。这些移植的结果显示了 HLA 不合对 GVHD、移植物植入失败和生存的影响，更证明了 HLA 抗原是人类 MHC。HLA–A、–B、–C 和 –DRB1 等位基因细微差异的临床重要性在无关供者造血干细胞移植的研究中得到了证实，这种不相合（如 HLA–B*27:02 与 B*27:03）与 GVHD 的增加和生存的恶化有关[14, 28, 29]。越来越多的证据表明，DPB1 的不相合与移植物植入失败、急性 GVHD、减少白血病复发和总死亡率有关[15, 30–34]。供者 DQB1 不相合与 GVHD 的相关性已被证实，但其与恶性肿瘤患者移植后生存的相关性仍存在争议[16, 34, 35]。

表 44–1　人类白细胞抗原 –A、–B、–DR 错配向量

例　子	单倍型	受　体	供　体 *	向　量†		
				整体	排斥	移植物抗宿主病
杂合子供受体	错配	**A2，B44，DR7**	**A3，B7，DR2**	3	3	3
	共享*	A1，B8，DR3	A1，B8，DR3			
纯合子受体	错配	A1，B35，DR1	**A3**，B35，DR1	1	1	0
	共享	A1，B8，DR3	A1，B8，DR3			
纯合子供体	错配	**A2，B44**，DR4	A1，B8，DR4	2	0	2
	共享	A1，B8，DR3	A1，B8，DR3			

不相合抗原用粗体显示。*. 供受体为亲缘且共享一个单倍体；†. HLA –A、–B 或 –DR 位点的错配数目

（四）供者特异性抗体

患者可能通过妊娠或输血产生同种异体免疫，而对供者同种异体抗原的敏感性会增加移植失败的风险[20, 36–38]。供者特异性抗体是指受者已被供者的 HLA 抗原致敏，这在为造血干细胞移植选择不全相合的供者之前就已表明。患者血清与供者淋巴细胞交叉配型的标准测定方法包括补体依赖的微细胞毒性和多色流微荧光法[39, 40]。如果有完整的患者和供者 HLA 基因分型资料，HLA 特异性抗体可通过酶联免疫吸附法、流式细胞术或 Luminex 技术检测，这些技术更为灵敏，取代了烦琐的直接交叉配型[41–43]。既往患者对供者 HLA 抗原的免疫反应对植入有深远影响。在一项对 HLA 不相合亲属骨髓移植的研究中，13 例 /21 例（62%）移植前血清对供者 T 或 B 淋巴细胞反应阳性的患者植入失败，而仅 31 例 /501 例（7%）交叉配型阴性患者发生植入失败（P = 7.8，E–10）[20, 44]。同种异体免疫的患者检测针对随机细胞的抗 HLA 抗体呈阳性，而对供者特异性抗体呈阴性时，并不增加移植失败的风险[40]。Ottinger 等[36]也发现在 HLA 不全相合的外周血造血干细胞移植中供者特异性抗体可预测植入失败风险及不良生存情况。在无关供者移植中，流式细胞仪和 Luminex 技术可以检测到患者对供者 HLA 错配位点的特异性抗体，并可预测植入失败[37, 38]。在供者特异性抗体存在的情况下，移植物的植入失败可能是同种异体免疫排斥反应的结果，而这种免疫排斥反应是由致敏的耐辐射宿主 T 细胞和抗体依赖的细胞介导的杀伤作用共同介导的。通过血浆置换和序贯环磷酰胺（120mg/kg）和全身放疗（1200 ～ 1575cGy）去除抗供者的抗体，在标准环磷酰胺和全身放疗预处理基础上加用全身淋巴照射（600cGy）或 ATG（60mg/kg），但并未取得一致的骨髓植入结果[20, 44]。其他更有前途的方法包括血小板输注的管理、静脉注射的免疫球蛋白和移植后环磷酰胺序贯他克莫司和霉酚酸酯，但它们的效果仍有待验证[45, 46]。如果患者对 HLA 不全合的亲缘供者存在抗体，就没有持续有效措施来抵消移植物被排斥的风险，确保植入的最好选择是去寻找 HLA 相合的无关供者，或 HLA 错配但患者对错配位点未致敏的亲缘或无关供者。

（五）找到 HLA 部分相合的亲缘供者的可能性

一项德国的研究显示找到 HLA 相合的同胞的可能性是 40.7%，相合的亲属的可能性是 4.0%，HLA–A、–B 或 –DR 一个位点错配的同胞的可能性是 3.1%，一个位点不合的亲属的可能性是 10.4%[1]。对没有 HLA 相合或一个位点不合的同胞的患者来说，找到一个配型良好的供者的最佳机会是无关供者检索，因为到目前多达 65% 的患者可以成功检索到[2, 3]。如果初始的检索就发现了一个或多个 HLA–A、–B 和 –DR 相合无关供者，那就没有必要再去进行同胞以外其他家庭成员的检索，因为找到更合适供者的概率很低而且为供者配型的付出的努力及花费也很大[1]。

电脑程序和注册表搜索算法已经被开发出来，可以根据患者配型结果计算找到合适的亲属或非亲属供者的概率[1, 2, 47, 48]，这些程序的结果可以用来为单个患者确定最佳搜索策略。对于没有相合供者且预期寿命较短的造血干细胞移植患者，应尽早行 HLA 单倍型相合的亲缘供者或部分相合的无关脐带血移植，这可能比长时间寻找完全匹配的供者更好。

三、非去除 T 骨髓移植

（一）甲氨蝶呤、神经钙调素抑制药或两者联用预防 GVHD

进行部分相合亲缘供者移植后，急性 GVHD 的发生率和严重程度与 HLA–A、–B 和 –DR 的非相合程度有关。移植后将甲氨蝶呤单药作为 GVHD 预防治疗，在 HLA 全相合的同胞移植中 Ⅱ ～ Ⅳ 的 GVHD 发生率为 34%，而在 HLA–A、–B 和 –DR 位点不合的移植中这一发生率高达 84%[6]。在 HLA 不全相合移植中急性 GVHD 发生早，其中位发生时间在 HLA 不全相合移植中是 14 天，而在 HLA 全相合的同胞移植中是 22 天[6]。环孢素单独用作为 HLA 不全相合移植后的 GVHD 预防与超急性综合征相关，该综合征可表现为移植后 7 ～ 10 天发热、体液潴留、中心静脉压下降、人血白蛋白低、肺水肿和肾衰竭等（见第 83 章）。如果其他免疫抑制药不能逆转该综合征，患者将死于呼吸衰竭及其他并发症[49]。当发现在 HLA 同胞移植中环孢素和甲氨蝶呤联合应用明显优于单药使用时，HLA 部分相合移植也采用了相同的方案。环孢素和甲氨蝶呤的联合使用降低了 Ⅲ ～ Ⅳ 的严重急性 GVHD 的发生率，延迟了发生时间（RR 0.35，$P < 0.0001$）。在

一个位点不合的移植中Ⅲ～Ⅳ急性 GVHD 发生率从 53% 下降至 28%，而在两个位点不合的移植中则从 63% 下降至 47%。在一项纳入 474 例接受环孢素联合甲氨蝶呤或甲氨蝶呤单药预防，并获得稳定持续植入的患者的多因素分析中，HLA 不合情况仍是急性 GVHD 的显著危险因素（*RR* 1.95/HLA 位点；$P < 0.0001$）[8, 44]。在 HLA-DR 不合的亲缘移植中，他克莫司不能取代环孢素而有效预防 GVHD[50]。在 2～3 个 HLA 位点不合的移植中，环孢素联合甲氨蝶呤作为移植后的免疫抑制治疗与甲氨蝶呤单药相比，并未改善患者预后[8]。因此，尽管将环孢素和甲氨蝶呤联合使用作为移植后免疫抑治疗，HLA 的不相合仍然是 GVHD 的重要危险因素（图 44-3）[8]。

与 HLA 相合的同胞移植患者相比，HLA 部分相合的亲缘骨髓移植患者有更高的慢性广泛型 GVHD（49% 和 33%）发生率和较早的发生时间（159 天和 201 天）[51]。CIBMTR 也有一致的研究结果[52]。HLA 不全相合移植患者因慢性 GVHD 而需接受更长时间的免疫抑制治疗，风险比为 0.8（95% CI 0.7～0.9）/ 一个 HLA 错配位点（P=0.007）[53]。

在双方均将甲氨蝶呤单药作为移植后的免疫抑制药情况下，HLA 相合的同胞移植患者与一个 HLA 抗原不合亲缘移植患者相比，生存情况相似。但对 2～3 个 HLA 位点不合的亲缘移植患者而言，生存情况却更差[6]。对移植后免疫抑制包括环孢素和甲氨蝶呤的患者的后续研究也表明，HLA 的不合程度与生存率成反比（图 44-4）。相对于单个向量的不合程度，根据整体不合程度进行分类比对，可以更准确地预测生存率，因为整体不相合程度最能反映移植物排斥反应和移植物抗宿主病的风险。在多变量比例危险回归分析中，与低生存率相关的因素是移植时骨髓呈复发的白血病患者，以及供受者 HLA 的不相合程度。与单药甲氨蝶呤相比，环孢素和甲氨蝶呤联合作为移植后免疫抑制对生存率无明显影响。

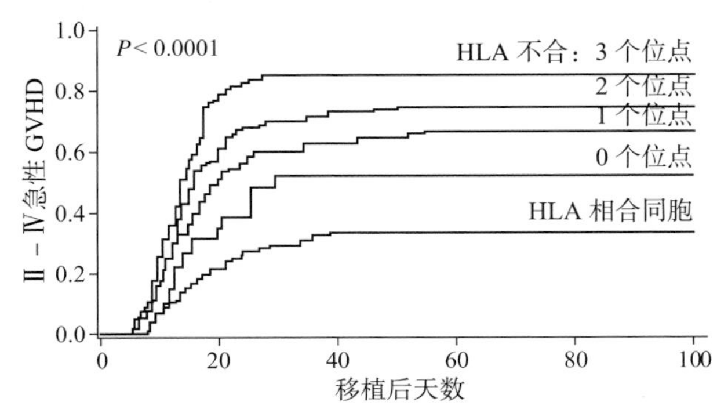

▲ **图 44-3 供受体人白细胞抗原错配对急性移植物抗宿主病的影响**

单倍体亲缘移植 HLA-A、-B 和 -D/-DRB1 不同匹配情况和 HLA 全相合同胞移植时，患者Ⅱ～Ⅳ急性 GVHD 的发生率。患者输注了未处理的骨髓并接受了甲氨蝶呤和环孢素作为移植物抗宿主病预防措施

（二）移植前使用阿伦单抗

在氟达拉滨（120mg/m²，共 4 天）和环磷酰胺（2000mg/m²，共 4 天）的基础上加用人源化的抗 CD52 抗体阿仑单抗（100mg，共 5 天），可加强免疫抑制深度并不造成清髓效应。在 HLA 部分相合的亲缘供者不去除 T 细胞的外周血祖细胞移植中，46 例 /49 例（94%）患者原发植入成功，而 4 例患者（8%）发生继发植入失败，所以总持续植入比例为 86%[54]。Ⅱ～Ⅳ急性 GVHD 的发生率为 16%，

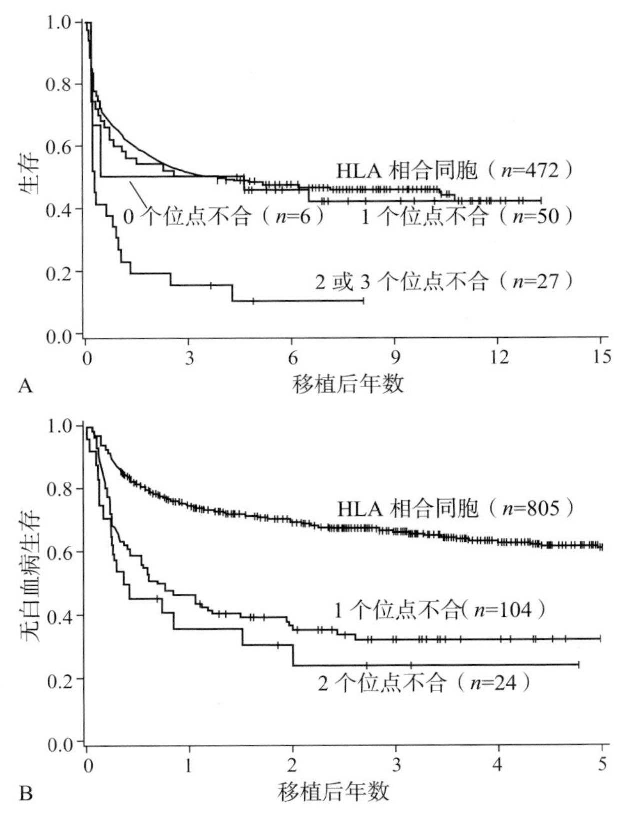

▲ **图 44-4 供受体人白细胞抗原不合对造血干细胞移植后生存的影响**

慢性髓细胞性白血病慢性期、急性髓细胞性白血病第一次缓解期或急性淋巴细胞性白血病第一次或第二次缓解期的患者，根据供受体的 HLA 错配情况而不同的生存情况。A. 一个单中心研究（引自 Anasetti 等，1990[8]，经 Elsevier 同意转载）；B. 国际骨髓移植登记组的一项研究（引自 Szydlo 等，1997[52]）

这提示供者来源的大比例T细胞在体内被阿仑单抗清除了[54]。减低剂量预处理的获益在于相对低的非复发死亡（31%）和较低的Ⅱ～Ⅳ急性GVHD发生率（16%）。

（三）移植前多克隆抗T细胞治疗、外周血祖细胞、移植后霉酚酸酯

我国北京大学的黄晓军及其他研究者们在HLA部分相合供者移植中，在非去除T骨髓细胞联合外周血祖细胞回输前应用兔ATG（Thymoglobulin，即复宁）10mg/kg共4天，或猪ATG 80mg/kg共4天，并于移植后给予甲氨蝶呤/环孢素联合霉酚酸酯作为免疫抑制药[55]。所有171例患者均达到完全供者嵌合及造血重建。Ⅱ～Ⅳ和Ⅲ～Ⅳ急性GVHD的发生率分别为55%和23%，且未发现急性GVHD风险与HLA不合程度存在相关性。陆道培和他的同事们报道了HLA部分相合亲缘供者移植中，在非去除T骨髓或外周血祖细胞回输前予ATG治疗的有趣结果。非全相合造血干细胞移植联合ATG治疗的患者，2年的慢性GVHD发生率是55%（95% CI 46%～64%），而HLA全相合的同胞移植未联合ATG治疗的患者这一发生率是56%（95% CI 47%～64%）（P=0.9）[56]。同一机构的另一份报道比较了ATG处理的HLA部分相合移植的结果，与未经抗胸腺细胞球蛋白处理的HLA相合同胞移植的结果。所有患者移植后均采用甲氨蝶呤/环孢素联合霉酚酸酯免疫抑制治疗。在全相合和部分相合组中，Ⅱ～Ⅳ急性GVHD的累积发生率分别为32%（95% CI 25%～39%）和40%（95% CI 32%～48%）（P = 0.13）。在HLA不相合移植组，Ⅱ～Ⅳ急性GVHD的风险明显较高，且发病更早。不全相合移植后Ⅲ～Ⅳ GVHD的临床表现包括严重腹泻（44%）和血便（23%）、肝功能异常（41%）、皮疹（31%）和非心脏水肿（18%）[56]。虽然从这些研究中还不能看出移植前ATG和移植后霉酚酸酯对GVHD预防的相对贡献，但数据表明，在造血干细胞移植前给予ATG可以在体内耗尽T细胞，降低GVHD的风险。

陆道培等还报道了同期在北京针对白血病患者进行的HLA部分相合亲缘移植（n=135）和HLA相合同胞移植（n=158）的结果[56]。供者在HLA-A、-B或-DR位点存在1个不合（n=21）、2个不合（n=62）、3个不合（n=52）。所有患者接受的白消安/环磷酰胺预处理，而部分相合移植患者接受了ATG治疗。未经处理的骨髓和（或）外周血祖细胞被直接回输。所有患者在移植后均接受甲氨蝶呤/环孢素联合霉酚酸酯作为免疫抑制药。所有患者均获得完全植入。在相合移植组和不相合移植组中，Ⅱ～Ⅳ急性GVHD的累积发生率分别为32%和40%（多变量分析，P = 0.02），而慢性GVHD在两组之间没有差异（P=0.97）（图44-5）。相合和不相合组的2年治疗相关死亡率和复发率分别为14%（95% CI 9%～20%）和22%（95%CI 15%～29%）（P = 0.10）；13%（95% CI 8%～19%）和18%（95% CI 10%～27%）（P = 0.40）。2年的调整总生存率和无白血病生存率分别为72%（95% CI 64%～79%）和71%（95% CI 62%～77%）（P= 0.72）；71%（95% CI 63%～78%）和64%（95% CI 54%～73%）（P = 0.27）（图44-5）。多变量分析显示，疾病进展状态的急性白血病的诊断会增加复发、治疗失败和总死亡率的风险，而供者HLA不相合不影响这些结果。

对700多例按北京方案行HLA不全相合亲缘移植的患者的长期随访，也验证了前述的报道发现[11]。此外，在首次完全缓解的急性髓系白血病患者中，HLA不全相合亲缘造血干细胞移植作为缓解后治疗优于单纯化疗[57]。来自韩国Lee等以及意大利Di Bartolomeo等的另外两项试验结果，很大程度上重现了黄晓军和陆道培的数据[58, 59]。尽管这两项外部试验证实了北京方案的有效性，但尚不清楚其每个组成部分是否都是成功的关键。Finke等的一项大型对照试验表明，在HLA相合无关供体的造血干细胞移植前给予多克隆T细胞特异性抗体，可有效预防急性和慢性GVHD[60, 61]。抗体制剂的效力和安全性各不相同，但随机试验的所有数据表明，ATG制剂在预防GVHD方面具有生物活性[62]。因此，ATG很可能对HLA不全相合造血干细胞移植后GVHD的预防有帮助。

G-CSF动员的造血干细胞富含造血祖细胞和T细胞，与无关供者骨髓移植相比，在移植物植入方面更持久[63]。此外，移植前ATG可有效减轻外周血动员的干细胞使用导致的GVHD[64]。加拿大最近进行的一项对照试验表明，经G-CSF动员的骨髓与动员的外周血干细胞相比，急性或慢性GVHD发生率相似[65]。因此，在动员的外周血干细胞以外再

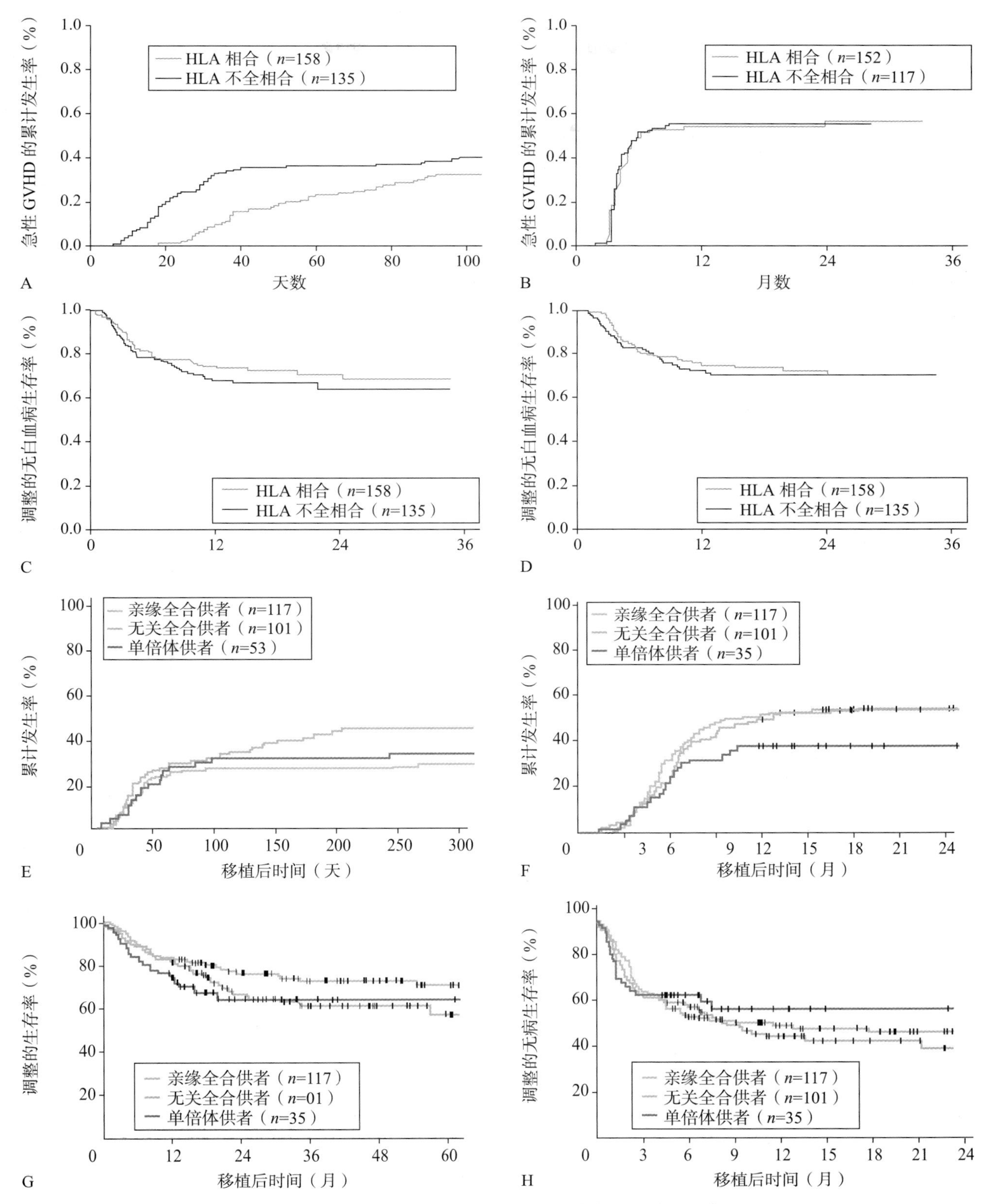

▲ 图 44-5 新型移植物抗宿主病预防药物对疗效的影响

移植前 ATG 和移植后霉酚酸酯：HLA 相合同胞或 HLA 部分相合亲缘供者移植中的急性 GVHD 的累计发生率（A）、慢性 GVHD 的累计发生率（B）、无病生存率（C）、生存率（D）（P 分别为 0.13 和 0.97）（引自 Lu 等，2006 [56]）。移植后环磷酰胺：不同供者类型下的急性 GVHD 累计发生率（E）、慢性 GVHD 累计发生率（F）、生存率（G）和无病生存率（H）（引自 Bashey 等，2013 [12]）

加入骨髓细胞是否有利于植入和改善 GVHD 还有待进一步证实。

在 HLA 相合移植的对照试验中，霉酚酸酯与神经钙调蛋白抑制药联合使用，在 GVHD 预防方面几乎同甲氨蝶呤与神经钙调蛋白抑制药联合一样有效[66, 67]。由于霉酚酸酯和甲氨蝶呤的作用机制不同，它们的结合可能是更有利于预防 GVHD。然而，尚缺乏相应的对照试验证据。这些数据表明，G–CSF 动员的干细胞有助于克服移植物排斥反应的风险，而在标准方案外，于移植物前加入 ATG 和移植物后加入霉酚酸酯，可降低供体 HLA 不合导致的 GVHD 的风险。

（四）移植后大剂量环磷酰胺

来自动物实验的数据表明，移植后环磷酰胺可至少部分清除异源性效应 T 细胞，同时保留对诱导移植耐受有重要意义的调节性 T 细胞[68]。约翰•霍普金斯大学和西雅图的两项独立临床试验评估了 HLA 部分相合亲缘移植的门诊患者，在接受减低剂量预处理和非去除 T 细胞的骨髓移植物后接受高剂量 CY 预防移植排斥反应和 GVHD 的安全性和有效性[69]。晚期恶性血液病（n=87）或阵发性睡眠性血红蛋白尿患者（n = 1）骨髓移植前接受氟达拉滨 150mg/m^2、环磷酰胺 29mg/kg 和全身放疗 200cGy 的减低剂量预处理方案，移植后给予环磷酰胺（50 或 100mg/kg）、他克莫司和霉酚酸酯[69, 70]。在 84 例可评估的患者中，有 15 例（18%）发生移植排斥，其中 2 例死亡。移植后 200 天时的Ⅱ～Ⅳ和Ⅲ～Ⅳ急性 GVHD 累积发生率分别为 35% 和 10%，1 年的慢性 GVHD 累积发生率 22%。1 年的累积非复发死亡率和复发率分别为 19% 和 50%。移植后 2 年的总生存率和无事件生存率分别为 35% 和 24%。这些数据强烈表明，移植后环磷酰胺可降低移植物排斥反应、GVHD 和与供者 HLA 不相合相关的死亡率。BMTCTN 的一项前瞻性多中心试验证实了这一观察结果[71]。

更强的移植前预处理可消除导致免疫移植物植入失败的宿主免疫，因而增加移植物植入和 GVHD 的可能。至少有 4 个独立的研究小组报道，移植后环磷酰胺在清髓性移植后控制急性和慢性 GVHD 的风险方面是有效的[72–75]。在这些试验中，环磷酰胺之后应用他克莫司和霉酚酸酯的维持使用免疫抑制。有理论担心造血干细胞暴露于环磷酰胺的烷基剂作用后继发骨髓增生异常的风险，为了抵消这种风险，在环磷酰胺治疗后给予分选的供者 CD34 细胞输注[75]。美国亚特兰大 Northside 医院研究发现在减低剂量或清髓性预处理、骨髓移植物、移植后环磷酰胺模式下，与 HLA 相合的亲缘或无关供者移植相比，HLA 不全相合亲缘移植的急性 GVHD 发生率有增加，但慢性 GVHD 发生率与生存情况无明显差异（图 44–5）[12]。使用 T 细胞特异性抗体对移植物进行体内或体外去除 T 细胞，并联合移植后环磷酰胺方案的 HLA 不全相合移植中尚未进行前瞻性研究。

（五）非去除 T 骨髓移植的植入失败

1. 植入失败的诊断和二次移植

如果在骨髓或外周血祖细胞回输后发生持续 21 天以上的严重中性粒细胞减少，则可能发生原发性植入失败，而在初始植入后也可能发生继发植入失败（见第 77 章）[10]。为评估供者细胞的存在而需要行嵌合体的研究（见第 24 章）。植入失败患者的功能研究表明，残留的宿主 T 淋巴细胞对供者同种异体抗原具有细胞毒性，患者的血清可能存在抗体依赖性细胞介导的对供者细胞的细胞毒作用[76, 77]。这些发现表明，同种异体免疫介导的排斥反应是 HLA 不全相合移植后植入失败的一种机制。如果采用高剂量预处理方案，则原发或继发植入失败通常与持续性造血再生不良有关。在某些患者，特别是接受减低剂量预处理并在植入失败后给予 GM – CSF 或 G – CSF 的患者可能发生自体造血重建[78]。如果生长因子治疗仍不能促进髓系功能恢复，可以尝试行原有或其他供者来源的二次移植，但二次移植成功率有限[79]。

2. HLA 不合的风险

269 例单倍体患者的研究首次揭示 HLA 相容性与持续植入的关系。这 269 例患者接受了亲缘供者来源的单倍体非去除 T 骨髓移植，供受者之间共享一条单倍体，而在非共享单倍体中存在不同程度的 HLA–A、–B 和 –DR 抗原的错配[10]。所有患者都接受了环磷酰胺和全身放疗治疗。植入失败发生率在接受 HLA 部分相合供者骨髓移植患者中是 12.3%，而在 HLA 全相合同胞骨髓移植中是 2.0%（P = 0.0001）（表 44–2）。植入失败的发生与供受者 HLA 在宿主抗移植物方向的不合程度具有相关性。

表 44-2　人类白细胞抗原错配对骨髓植入失败的影响 [*n*（%）]

	HLA 非全相合供者患者数（*n*=269，%）	HLA 基因型相合供者患者数（*n*=930，%）	*P*
原发失败	23（8.5%）	15（1.6%）	＜ 0.0001
继发失败	10（4.1%）	4（0.4%）	＜ 0.0001
全部	33（12.3%）	19（2.0%）	＜ 0.0001

注：HLA. 人类白细胞抗原。（经允许改编自 Anasetti 等，1989[20]）

3. 受者 HLA 纯合子

当受者在一个不相合的 HLA 位点上为纯合子时，HLA 的不合主要影响发生在植入物排斥方向而非 GVHD 方向（见表 44-1）。受者在一个及以上不相合位点为纯合子时发生植入失败的概率显著高于杂合子受者。11 例 /76 例（15%）的一个及以上不相合位点为纯合子的受者发生植入失败，而在杂合子受者中仅 22 例 /350 例（6%）。多因素分析显示 HLA 不相合对植入失败有显著影响（$P = 0.005$）。后续的 HLA 不全相合无关供者移植也证实了受者在不相合位点为纯合子时会增加植入失败风险 [25]。这些结果与移植物抗宿主反应可保护移植物免于植入失败的概念相一致。据推测，移植物抗宿主反应是针对受者的残留免疫细胞，这些细胞的存在是植入失败的原因。在供者不相合程度大于宿主不合程度的情况下，移植物抗宿主反应较小，而植入失败的风险增加。

4. 免疫能力

对于因先天性疾病或之前的细胞毒性或免疫抑制治疗而导致免疫缺陷的患者，植入失败的风险较低。大多数合并严重免疫缺陷同时缺乏 T 细胞和 NK 细胞的患者，即使移植前未接受预处理，移植后也未接受免疫抑制治疗，在行 HLA 不全相合造血干细胞移植时也不易发生植入失败 [80]。白细胞黏附缺陷（见第 73 章）是一种先天性缺陷疾病，可导致白细胞包括 T 细胞和 NK 细胞表面不表达白细胞整合素 β_2 链，而研究发现这类患者在行 HLA 不全相合去除 T 细胞移植时移植物排斥发生率低 [81]。因此证明，β_2 白细胞整合素在 HLA 不全相合移植的植入失败中发挥关键作用。慢性髓系白血病患者移植失败的风险高于急性髓系白血病或急性淋巴细胞白血病患者。在接受环磷酰胺（120mg/kg）+ 分次全身放疗（1320 ～ 1440cGy）联合环孢素和短程甲氨蝶呤治疗的 HLA 部分相合亲缘移植患者中进行了植入失败的研究。11 例 /84 例（13%）慢性髓系白血病患者发生植入失败，而 5 例 /133 例（4%）其他诊断患者发生植入失败（OR 3.5，95%CI 1.1 ～ 10.5，多因素 $P = 0.03$）[44]。急性白血病患者由于反复的化疗药物治疗引起的免疫缺陷因而降低了植入失败的风险 [82]。

5. 预处理强度

269 例行 HLA 部分相合亲缘移植的患者在移植前接受环磷酰胺（120mg/kg，共 2 天）和全身放疗（920 ～ 1575cGy）的预处理后，植入率在 88%[10]。因此在 HLA 不全相合的骨髓或外周血祖细胞移植中，含有全身放疗的大剂量预处理对植入并非唯一有效。增加预处理的免疫抑制强度可减小免疫介导的排斥发生率。行去除 T 细胞移植时应用了一种更有效的含全身放疗的高剂量预处理方案：ATG 取代了环磷酰胺，联合氟达拉滨和塞替派，这些药物增强了免疫抑制强度但未增加毒性（详见后去除 T 细胞移植部分）[83]。为了增加植入而在移植前应用环磷酰胺、氟达拉滨、塞替派等加强免疫抑制，一开始被应用于 HLA 不全相合的脐带血移植中，现在发现在亲缘 HLA 不全相合移植中也有效增加了植入率 [59, 84]。地中海贫血患者不仅比白血病患者更具有免疫能力，而且因多次输血对组织相容性抗原更敏感。地中海贫血患者行 HLA 不全相合的无关供者移植时，在白消安 / 环磷酰胺基础上加用塞替派，可显著降低移植物植入失败的风险 [85]。

6. 移植物细胞量

HLA 不全相合的脐带血干细胞移植的经验有力地说明了细胞数量低是植入失败的高危因素 [4, 5]。相反的，一组对照研究显示在无关供者移植时相比骨髓移植物，外周血祖细胞可降低植入失败的风险 [63]。目前优化植入、预防植入失败的模式往往是尝试外周血祖细胞联合体内或体外去除 T 细胞技术 [10, 11]。

7. 移植后免疫抑制治疗

移植后免疫抑制治疗可降低植入失败的风险。HLA 部分相合亲缘供者移植时。联合环孢素和短程甲氨蝶呤者移植失败率为 5%，而仅应用甲氨蝶呤者大 9%（P=0.03）[44]。这与 CIBMTR 的报道一致，他们发现在去除 T 细胞的 HLA 全相合同胞移植后，联合应用环孢素和甲氨蝶呤的患者植入失败率低于仅用环孢素的患者 [86]。

（六）免疫重建

移植后经患者的胸腺的阳性及阴性选择，供者来源的造血干细胞可分化为 T 细胞。T 淋巴细胞可识别自身 HLA 表达的免疫原性肽，而不能识别不相合的同种异体 HLA 表达的分子，这一现象称为 HLA 限制性。T 细胞的阳性选择需通过胸腺上皮细胞表达的 HLA 分子实现，而阴性选择则被骨髓来源的抗原提呈细胞表达的 HLA 分子所调控 [87]。因此，只有在供者和受者之间存在相同 HLA 抗原的情况下，在胸腺上皮上被阳性选择的新 T 细胞才能最优地识别外周组织的中骨髓来源抗原提呈细胞提呈的抗原 [88]。当成熟 T 细胞移植到 HLA 不相合的受者中，它可能无法识别宿主抗原提呈细胞所提呈的抗原，从而无法帮助免疫重建。这些解释了为何在选择供者时需要供受者至少共享一条单倍体。

由于胸腺功能通常在 20 岁之前就开始衰退，胸腺外途径在成人的移植后免疫重建过程中占主导地位。因此，成年移植受者体内的 T 细胞主要来源于造血干细胞输注，同时输入的相对少量的成熟供者 T 细胞 [89]。免疫抑制方案应该既能有效预防 GVHD，同时让不识别宿主同种异体抗原的供者 T 细胞重建长期免疫。急性和慢性 GVHD 均可加剧免疫缺陷。因为成人胸腺功能低下，去除 T 细胞移植可造成移植后严重且长时间的免疫缺陷 [90]。作为近期胸腺输出功能指标的 T 细胞受体切除环的数据表明，人类胸腺在生命后期仍能维持低水平的功能，这为开发有效的治疗手段以迅速恢复 T 细胞缺陷成人的免疫功能提供了希望 [91]。IL-7 的一些初始研究数据显示在这方面的应用可能有较好的前景 [92, 93]。

（七）移植物抗白血病效应

与同基因或移植后无 GVHD 的异基因移植患者相比，HLA 相合同胞移植后出现明显 GVHD 的患者复发率明显下降（见第 16 章）。行 HLA 部分相合移植的急性淋巴细胞白血病患者，出现 GVHD 者复发率也低于未出现 GVHD 者 [8]。一项研究显示在急性髓系白血病或慢性髓系白血病患者中，慢性 GVHD 与低复发率相关，而急性 GVHD 无此发现 [8]。而对于 HLA 相合同胞骨髓移植患者或 HLA 部分相合亲缘骨髓移植患者，在无 GVHD 时，他们的白血病复发率无差异。这些数据显示在无急性 GVHD 时 HLA 不合并未显示明显的抗白血病效应。有一个 HLA 位点不合的移植患者与 HLA 全相合同胞移植患者相比急性 GVHD 发生率明显增高，因而期望从中发现白血病复发率的下降。CIBMTR 的一项研究比较了 1222 例 HLA 全相合同胞移植患者和 238 例有一个 HLA 位点不合的移植患者，未能在两组之间发现复发率的差异 [52]。慢性髓系白血病患者行一个 HLA 位点不合的亲缘或非亲缘移植，移植物为未经去除 T 细胞处理的 G-CSF 动员的外周血祖细胞，发现患者移植后复发率较低 [94]。抗肿瘤效应的增加可能与外周血祖细胞比骨髓含有更多的供者 T 细胞有关 [95]。

（八）干细胞来源的选择

CIBMTR 的一项大型研究比较了来源于 HLA 全相合同胞、HLA 部分相合亲缘供者和无关供者的骨髓移植对白血病疗效的影响 [52]。供受者的组织相容性定义为基于历史的血清学数据，而非细胞或 DNA 分型。图 44-4B 显示了白血病早期阶段、慢性髓系白血病慢性期、急性髓系白血病或急性淋巴细胞白血病第一次缓解期患者移植后的无白血病生存率。多因素分析显示，一个 HLA 位点不合的亲缘供者相比 HLA 相合同胞、两个 HLA 位点不合亲缘供者相比一个 HLA 位点不合的亲缘供者，移植相关死亡率均有增加。而全相合无关供者与一个位点不合亲缘供者移植结果类似，一个位点不合的无关供者与两个位点不合的亲缘供者移植结果类似 [52]。以上显示，在恶性血液病患者中，供受者的有限程度的 HLA 不合在非去除 T 细胞骨髓移植中可被接受，但高程度的 HLA 不相合会恶化患者生存情况。

CIBMTR 随后的一项研究显示，应用 DNA 分型技术后的一个位点不合的亲缘移植结果与全相合无关供者移植生存情况相同，与之前的结论一致 [96]。相反的，日本骨髓供者组织的报告显示应用高分辨率 DNA 分析技术后，一个位点不合的亲缘供者移植生存结果劣于全相合无关移植 [97]。这种明显的差异可能与 CIBMTR 报道中以白人为主的人群与日本人之间的遗传异质性有关，也可能与移植方案的选择可能抵消 HLA 效应有关。

来自密尔沃基的一个单中心研究报道了恶性血液病患者接受来自 HLA 相合无关供者、一个抗原位点不合的无关供者或高度不合的血缘供者的骨髓移植效果 [98]。所有患者接受了标准剂量的预处理及统一的 GVHD 预防方案，除了不全相合血缘供者额外接受了 ATG 作为免疫抑制药。配型相合的无关供体移植生存率（58%）优于配型不全相合的无关供体移植（34%，P=0.01）和配型不全相合的亲缘移植（21%，P=0.002）。这一研究支持如果有配型全合的无关供者，则对无 HLA 配型全合亲缘供者的患者建议行无关供者移植。但也有相关研究挑战这一结论，显示 HLA 不全相合亲缘移植生存情况与 HLA 全相合同胞和无关供者移植效果相当 [10-12]。对于 HLA 不合的无关脐带血移植和 HLA 不合的亲缘供者移植在成人恶性血液病患者中的疗效，目前仅有一项前瞻性研究，尚在美国通过 BMTCTN 进行。

四、去除 T 细胞造血干细胞移植

（一）去除 T 骨髓移植物的植入失败风险

大量临床研究显示骨髓移植物经有效体外去除 T 细胞，在不联合移植后免疫抑制药情况下，可预防急性和慢性 GVHD，但也与死亡率相关（见第 82 章）。不幸的是，去除 T 细胞的骨髓移植物的移植与植入失败相关，并与受者 HLA 不合的程度有关。CIBMTR 的一项研究显示，在 HLA-A、-B 和 -DR 有 2 ～ 3 个抗原位点不合的移植时，去除 T 细胞移植植入失败率为 42%，而非去除 T 细胞移植植入失败率为 28%，两者差异明显（$P < 0.03$）[9]。来自纽约纪念 Sloan Kettering 癌症中心的一项小样本研究显示，在 2 ～ 3 个 HLA 抗原位点不合的去除 T 细胞移植中，植入失败率接近 50%。相比之下，联合免疫缺陷患者行亲代来源的单倍体骨髓移植，即使行去除 T 细胞处理，仍几乎全部植入 [80]。

在免疫功能正常的宿主，对植入的抵抗主要由宿主 T 淋巴细胞介导 [76]。我们推测在行骨髓移植物去除 T 细胞后，受者和供者淋巴细胞间的平衡将倾向受者，而导致宿主抗移植物反应。啮齿动物行移植前联合应用含白消安、塞替派、抗 T 细胞抗体的预处理或增加移植物中供者 T 细胞或造血干细胞数目可克服对 MHC 不相容造血干细胞移植的抵抗 [99]。在接受 HLA 不全相合供者移植的白血病患者中，含有全身放疗、环磷酰胺、塞替派和 ATG 的预处理方案对接受去除 T 细胞骨髓移植物的受者而言强度不足，但对接受去除 T 细胞的外周血祖细胞的受者而言则可满足要求 [10]。

（二）部分去除骨髓 T 细胞

鉴于只要骨髓移植物中含有少量 T 细胞就可以克服同种异体抵抗，研究人员已开发出部分去除 T 细胞技术。从供者骨髓移植物中去除少于 2 个 log 的 T 细胞，同时仍需联合移植后免疫抑制药预防 GVHD。201 例患者，接受含有高剂量全身放疗、环磷酰胺、阿糖胞苷、依托泊苷的预处理，并接受含有以鼠源抗 CD3 抗体单克隆抗体 OKT3（n=143）或 T10B9（n=58）的去除 T 细胞并联合移植后 ATG、CSP 及糖皮质激素免疫抑制的 GVHD 预防方案 [100]。98% 的患者顺利植入，Ⅱ～Ⅳ急性 GVHD 发生率为 13%，而慢性 GVHD 发生率为 15%。5 年的移植相关死亡率为 51%，主要是因为机会性感染。复发率为 31%，5 年的无病生存率为 18%。预后不良因素为：受者年龄大于 15 岁、移植时疾病状态控制不佳、供者年龄大于 25 岁、供受者在 HLA-A、-B 和 -DR 有 3 个抗原位点不合。这一研究显示在单倍体供者骨髓移植中，去除 T 细胞联合移植后免疫抑制可预防 GVHD，植入失败风险低，但机会性感染所导致的死亡率过高。

（三）造血干细胞数量和外周血祖细胞的应用

1. 临床前研究

动物模型显示高剂量的去除 T 细胞骨髓移植物可以克服 MHC 屏障而不导致 GVHD[99]。辐照后的小鼠移植纯化的造血干细胞后，所有小鼠均能获得稳定的供者造血植入，但 MHC 不全合的小鼠所需要的造血干细胞数量为 MHC 全合小鼠的 10 ～ 60 倍。在事先被供者淋巴细胞致敏过的小鼠、同种异体移植前输注小剂量供者 T 细胞，从而完成部分免疫重建的小鼠以及接受低剂量全身放疗尚能保存部分受鼠 T 淋巴细胞的小鼠中，细胞数量的上调均可使小鼠获得完全的供者植入。人 $CD34^+$ 细胞在体外表现出“否决”活性，他们可中和针对自身抗原而非第三方抗原的异基因细胞毒性 T 淋巴细胞的前体细胞[101, 102]。早期髓系 CD33$^+$ 细胞也具有明显的“否决”效应，而晚期表达的 CD14 或 CD11b 的髓系细胞则没有这种“否决”效应。因此在移植后不久，输注 CD34$^+$ 细胞和它们的 CD33$^+$ 后代可通过 TNF-α 介导的删除效应，抑制受者残存的抗供者的细胞毒性 T 淋巴细胞的前体细胞[103]。

2. 移植研究：Perugia 基准方案

基于增加造血干细胞的数目可有利于去除 T 细胞移植的植入的假说，白血病进展期患者最早开始尝试接受 HLA 不全相合移植。1993 年 Perugia 骨髓移植中心提出了联合输注 HLA 不全相合血缘供者来源、G-CSF 动员、去除 T 细胞的外周血祖细胞和去除 T 细胞的骨髓移植物的移植方案[10]。供受者在非分享的单倍体上存在 HLA-A、-B 和 -DR 中 2 ～ 3 个抗原位点不合。T 细胞可被清除 3 个 log 以上，移植物中 T 细胞含量平均在（1 ～ 2）× 10^5/kg（受者体重），而 CD34$^+$ 细胞平均为 10 × 10^6/kg（受者体重）。联合输注物的 GM-CFU 数目可达单纯骨髓输注物中的 7 ～ 10 倍。预处理方案包含全身放疗（8Gy，肺部屏蔽后减至 7Gy，瞬间剂量速率为 16cGy/min）、塞替派（10mg/kg，共 2 天）、环磷酰胺（120mg/kg，共 2 天）及兔 ATG（25mg/kg，共 5 天）。所有患者在移植后开始接受 G-CSF 直至植入，无计划内的移植后免疫抑制药。17 例进展期白血病患者中的 16 例获得原发植入。1 例患者发生Ⅱ～Ⅳ急性 GVHD，无患者发生慢性 GVHD。2 例患者复发，9 例患者死于治疗相关并发症，其中主要是感染。17 例患者中有 6 例存活[10]。

在首次开创性去除 T 细胞的外周血祖细胞联合骨髓的探索后，Perugia 团队将优化方案的方向放在了仅含外周血祖细胞的移植物和全自动 CD34$^+$ 细胞分选移植物。该方法确保 T 细胞平均可被清除 4.5 个 log，而 B 细胞则清除 3.2 个 log，后者可有助于预防 EB 病毒相关的淋巴细胞增殖性疾病[104]。鼠模型提示氟达拉滨 / 全身放疗方案的免疫抑制强度与全身放疗 / 环磷酰胺方案相同[105]，因此以氟达拉滨［40mg/（m² · d），共 5 天］替代环磷酰胺，来减低预处理的血液学以外的毒性。此外，肺部的辐照剂量从 7Gy 减少到 4Gy。43 例成人高危急性白血病患者尝试应用了这一改良方案。43 例患者中的 95%（41 例）获得了稳定的原发植入。无Ⅱ～Ⅳ GVHD 发生。20 例急性髓系白细胞患者和 23 例急性淋巴细胞白血病患者的 2 年无病生存率分别为 36% 和 17%（P=0.05），所有生存患者体能状态恢复良好[46]。在后续的确认试验中，101 例患者中的 94 例获得原发植入，另有 6 例患者在二次移植后获得植入。8 例患者出现急性 GVHD，5 例出现慢性 GVHD。38 例患者死于白血病以外的原因。66 例患者移植时处于缓解状态的患者中 9 例复发，而 38 例移植时处于复发状态的患者中 17 例复发。42 例移植时处于缓解期的急性髓系白细胞、24 例移植时处于缓解期的急性淋巴细胞白血病和 38 例移植时处于复发状态的急性髓系白细胞和急性淋巴细胞白血病患者的 1 年 EFS 分别为 48%、46% 和 4%[106]。

分析近 20 年间在 Perugia 治疗的 255 例高危急性白血病患者，无论移植时处于第几次缓解期，急性髓系白细胞患者的复发率是 18%，而急性淋巴细胞白血病患者的复发率是 30%[107]。强烈的清髓性预处理似有利于白血病的控制。在无移植后免疫抑制药的情况下，移植物中的少量 T 细胞发挥了亚临床水平的 GVLE，以及 NK 细胞的供者抗受体的同种异体反应（仅有不全相合移植时会出现的一种生物学效应），均可帮助预防急性髓系白细胞复发。145 例在无论第几次缓解期行移植的患者的累积非复发死亡率是 0.36（95%CI 0.29 ～ 0.53），而 110 例在复发状态下行移植的患者的这一数字是 0.58（95%CI 0.4 ～ 0.65）。缓解期的急性髓系白细胞和急性淋巴细胞白血病患者的 EFS 分别为 43% 和 30%，在随访的第 2 ～ 17 年中未发生事件。进展期急性髓系白细胞患者有令人瞩目的 18% 的 EFS。所有长生存患者均无慢性 GVHD、生活质量良好。

EBMT 的一项回顾性研究，分析了欧洲多个中心的单倍体移植患者结局，报道了与前类似的结论，处于第一次缓解期行移植的急性髓系白细胞患者 1 年的 EFS 达 48%[108]。来自儿童患者的结果同样令人鼓舞。一项研究欧洲多中心研究显示，127 例高危急性淋巴细胞白血病患儿在完全缓解状态下行移植可获得 27% 的 5 年无病生存[109]。多因素分析显示在大中心治疗有获得更好无病生存率的趋势（39% *vs* 15%）。接受更多 CD34$^+$ 细胞的患者复发率可下降。

这些临床试验显示在 HLA 不全相合的白血病患者中，高免疫抑制强度的预处理（含氟达拉滨、全身放疗、塞替派、ATG）联合 CD34 阳性选择的外周血祖细胞可以克服植入屏障。另外，如果预处理中含有 ATG，则不超过 2×10^4/kg 的 $CD3^+$ 细胞不会引起严重 GVHD。$CD34^+$ 分选这一有效的预防 GVHD 的方案，可减低通过 T 细胞抗受者白血病细胞组织相容性抗原介导的抗白血病效应[86]，但供者 NK 细胞的抗受者的同种异体反应又有利于控制急性髓系白细胞患者的移植后复发（见后续关于 NK 细胞同种异体反应的章节）。

3. 外周血祖细胞的 T 细胞阴性分选和减低剂量预处理

Handgretinger 和同事们优化了 Perugia 方案，以 OKT3 替代 ATG，从 $CD34^+$ 分选过渡至经 Clini MACS 磁珠行 $CD3^-$ 和 $CD19^-$ 分选，这样在输注物中既含有 $CD34^+$ 细胞也含有 $CD34^-$ 细胞，除了造血前体细胞，也含有 $CD8^+$T 细胞、NK 细胞和其他辅助细胞[110]。与常用的多克隆 ATG 相比，OKT3 有利于采集物中含有促进植入的细胞，如 NK 细胞等。Lang 等在白血病和淋巴瘤患儿中，比较造血干细胞经 CD34（n=39）和 CD133（n=14）磁珠阳性分选的移植和经 CD3– 和 CD19– 分选（n=11）的去除 T 细胞和去除 B 细胞移植[111]。$CD34^+$ 分选、$CD133^+$ 分选、CD3/$CD19^-$ 分选后的原发植入率分别为 85%、72% 和 91%。$CD34^+$ 和 $CD133^+$ 分选后的 Ⅱ～Ⅳ GVHD 发生率相似，分别为 3% 和 7%，而在 $CD3^-$/$CD19^-$ 分选后这一数字升高到 27%。尽管存在 GVHD 发生率的升高，但有研究报道致命性病毒感染的发生率低于 10%，提示移植后有较快的 $CD3^+$ 细胞重建。移植物去除表达 α/βT 细胞受体 T 细胞的操作，其实利用了 γ/δT 细胞不会诱发 GVHD 但仍可能有抗白血病效应[112]。目前仍不能明确 CD3 或 T 细胞受体 α/β 联合 $CD19^-$ 分选的措施是否优于 $CD34^+$ 分选，或 OKT3 是否如 ATG 一般有效。

为减少预处理毒性，Bethge 等设计了一个仅含化疗的预处理方案：氟达拉滨（150～200mg/m²）、塞替派（10mg/kg）、美法仑（120mg/m²）和 OKT3（5mg/d，从 –5 天到 +14 天），不联合移植后免疫抑制[113]。植入率有所提高，所有患者在 2～4 周后获得完全供者嵌合。Ⅱ～Ⅳ GVHD 的发生率为 48%。29 例患者中的 6 例（20%）在移植后 100 天内死于治疗相关并发症。一项Ⅱ期前瞻多中心对成人患者（中位年龄 46 岁）的半相合移植研究获得满意的结果，该研究采用去 CD3/CD19 的移植物联合减低剂量预处理（含有氟达拉滨、塞替派、美法仑和 OKT3）[114]。在化疗后再应用抗 CD3 单克隆抗体 OKT3 的目的是为了清除残留的供者 T 细胞，避免移植排斥。61 例患者中仅 30 例处于完全缓解状态。移植物中含有的中位 $CD34^+$ 细胞、$CD3^+$T 细胞和 $CD56^+$ 细胞分别为 7.0×10^6/kg [（3.2～22）$\times 10^6$/kg]、4.2×10^4/kg[（0.6～44）$\times 10^4$/kg]、2.7×10^7/kg [（0.00～37.3）$\times 10^7$/kg]。中性粒细胞植入（＞500/μl）和血小板植入（＞20 000/μl）的中位时间分别为 12 天（9～50 天）和 11 天（7～38 天）。Ⅲ～Ⅳ急性 GVHD 和慢性 GVHD 的发生率分别为 46% 和 18%。作者总结在这一预处理模式下，＜ 5×10^4/kg 的 $CD3^+$ 细胞在无 GVHD 预防情况下也是安全的，而＞ 5×10^4/kg 的 $CD3^+$ 细胞则需要应用霉酚酸酯之类的 GVHD 预防。需避免 $CD3^+$ 细胞＞ 15×10^4/kg 的情况发生。100 天和 2 年的非复发死亡率为 23% 和 42%。2 年的复发 / 进展率为 31%。生存分析显示 1 年和 2 年的 EFS 为 34% 和 25%，而 1 年和 2 年的预测生存率分别为 41% 和 28%。100 天时的血 T 细胞中位数为 191/μl（38～799/μl），初始 T 细胞的增殖速度慢于记忆 T 细胞，移植后 100 天和 400 天时 $CD4^+CD45RA^+$ 和 $CD4^+CD45RO^+$ 分别为 28（0～152）*vs* 79（14～310），166（21～2396）*vs* 237（46～252）。移植后 100 天时寡克隆 T 细胞扩增明显，而 200 天后趋向正常化。24 例复发和混合嵌合的患者接受了供者淋巴细胞输注，6 例患者出现快速的 T 细胞和 NK 细胞重建。虽然这个研究证明，对于单倍体造血干细胞大于 10×10^6/kg 的干细胞数量和完全清髓性预处理对植入而言不是必需的，但它出现了高复发率，可能与减低剂量预处理和持续的免疫重建延迟有关。

4. 应用常规高剂量预处理方案的研究

日本的一项应用 Isolex 设备（Miltenyi Biotec GmbH，Bergisch Gladbach，Germany）进行 $CD34^+$ 细胞分选的移植研究纳入了 135 名儿童，64 例为 HLA2 个位点不匹配，43 例为 HLA3 个位点不匹配[115]。仅骨髓移植物组、外周血祖细胞组、骨髓和外周血祖细胞联合组的中位 $CD34^+$ 细胞数分别为 3.2×10^6/kg、5.5×10^6/kg 和 4.9×10^6/kg，中位 T 细胞数分别为 6.0×10^4/kg、9.4×10^4/kg 和 12.1×10^4/kg。77% 的患者移植预处理中含全身放疗，而 52% 的含 ATG。因此与 Perugia 方案相比，这一方案的预处理

强度和免疫抑制深度均较弱。患者为预防 GVHD，在移植后需接受免疫抑制治疗。恶性血液病患者中 13% 的患者发生植入失败，而非恶性血液患者中这一比例为 40%。含 ATG 的方案中 GVHD 发生率为 10%，而不含 ATG 的方案中为 27%。标危和高危患者的 5 年无病生存率为 39% 和 5%。这个结果确认了 HLA 不全相合移植中 CD34^{+} 外周血祖细胞持续植入是不充分的，须同时联合优化的预处理方案，若去除 T 细胞未达最佳标准，则移植后需加用免疫抑制治疗。

（四）感染和白血病的免疫管理

HLA 不全相合供者来源的去除 T 细胞造血干细胞移植后免疫缺陷与数种机制有关。在成人中，早期免疫重建来自于移植物中成熟 T 细胞的扩增。然后在 HLA 不全相合去除 T 细胞移植中，为预防 GVHD 移植物中的 T 细胞数量必须足够的低，预处理中应用含抗 T 细胞抗体可进一步清除少量的输入性 T 细胞。强烈的预处理方案可导致组织受损，从而阻止 T 细胞归巢到外周淋巴组织，而 T 细胞的记忆正是在这些组织中产生和维持的 [116, 117]。在移植后应用 G-CSF 即为一种免疫抑制手段，它可以阻断抗原提呈细胞产生的 IL-12 并在体内和体外都下调 T 细胞对病原的反应 [118]。Perugia 试验中不含有 G-CSF 的应用，植入速度并未受影响，免疫重建速度的参数如抗原提呈细胞的产物 IL-12 等获得改善 [118]。

目前正在研究中的几种策略，希望在不引发 GVHD 的情况下加速移植后免疫恢复和降低机会性感染导致的死亡率。将不产生同种异体反应的 T 细胞回输到之前移植了 HLA 不相合供者的去除 T 细胞移植物的患者体内，可能会产生不伴有 GVHD 的免疫重建。这些方法是在可以选择性地清除或灭活宿主反应 T 细胞的试剂存在的情况下，将供者 T 细胞与受者抗原提呈细胞共孵育。在两项研究中，供者 T 细胞体外暴露于受者同种异体抗原，并用针对 IL-2 受体 α 链的免疫毒素进行处理 [119, 120]。该方法在不排除对第三方抗原有反应的 T 细胞的情况下，选择性地有效清除发生同种异体反应的 T 细胞。基于临床前资料显示缺乏 CD28 共刺激的抗原呈递导致 T 细胞处于无应答状态，一项临床试验使用宿主抗原提呈细胞和可溶性细胞毒性 T 淋巴细胞抗原——4Ig，将宿主同种异体抗原呈现给供者 T 细胞，同时阻断 CD28 共刺激通路。这种方法导致体外供者 T 细胞对受者的 HLA 不相合细胞无反应 [121]。后一种方法似乎有可能促进移植和免疫重建，但无法避免 GVHD。

为了加速病原特异性免疫系统的重建，Perruccio 等生成了针对曲霉属或巨细胞病毒抗原的 T 细胞克隆，筛选它们对受者异源抗原的交叉反应性，并在造血干细胞移植后不久注入非异源反应性 T 细胞克隆 [122]。在临床上有效的最大安全剂量（100 万个 CD3^{+} 细胞 /kg 受者体重），不会引起 GVHD。随着时间的推移，巨细胞病毒再活化和曲霉属的半乳甘露聚糖抗原性消失，而抗曲霉和抗巨细胞病毒的特异性 T 细胞克隆的比例增加。病原特异性 T 细胞长时间持续存在，而不会引起 GVHD，并与曲霉菌和巨细胞病毒抗原血症及感染死亡率的控制相关联。在另一项研究中，体外刺激巨细胞病毒 pp65 产生巨细胞病毒特异性 T 细胞，用于控制 HLA 匹配不相关供者或单倍体造血干细胞移植引发的难治性巨细胞病毒血症或疾病 [123]。类似的方法用于预防或控制腺病毒或 EB 病毒感染 [124–126]。这种方法虽然有效，但费时费力，不具有广泛的适用性。

对于具有广泛 T 细胞受体库的 T 细胞过继转移，我们设计了表达自杀基因的多克隆供者 T 细胞，例如 *HSV-TK* 基因，以确保在引发 GVHD 时，设计的细胞能够裂解 [127, 128]。截至目前，已有 128 例患者分别在一期或二期临床试验中接受了 TK 工程 T 细胞治疗，累计随访 228 余人 / 年 [129]。尚未观察到与基因转移相关的不良状况 [129]。单倍体不相合造血干细胞移植后接受 TK – 基因工程化 T 细胞治疗的患者，大部分获得了快速广泛的免疫重建及对病原体的防护功能，相关的感染死亡率明显降低。在临床试验“TK007”中显而易见，只有 TK – 工程 T 细胞移植患者可以进展到全面免疫重建，而在缺乏 TK– 工程 T 细胞的患者中，免疫恢复缓慢，这与之前报道的 T 细胞去除移植后的情况类似。虽然 TK– 工程 T 细胞移植在促进 T 细胞的恢复中是必要和充分的，但转基因表达阴性和未整合反转录病毒的 T 淋巴细胞逐渐充实了免疫重建系统。从这些观察开始，Vago 等最近报道了在 TK007 中观察到供者来源的转基因阴性 T 细胞，富集在近期胸腺输出中，这表明它们在是从宿主胸腺中新产生的 [130]。这些数据表明，TK 细胞输注后产生的免疫重建受到胸腺依赖性通路的支持，并引起受者胸腺中供者造血前体细胞的成熟和分化。在没有任何药物免疫抑制治疗的情况下观察到的 GVHD 低发生率，表明这些患者中大量的循环 T 细胞通过宿主反应细胞的阴性选择在胸腺中产生了中心耐受。自杀基因机制的激活足以控制 GVHD，但并不影响免疫重建，这一事实也证实了这一点 [130]。Di Stasi 等设计了一种 T 细胞的诱导型安全开关，该开关基于人类半胱天冬酶 9 与修饰后人类 FK 结合蛋白的融合，可使细胞在给予小分子二聚化药物 AP1903 后发生条件性二聚化和凋亡 [131]。5 例白血病患者采用 HLA – 单倍体、CD34 选择性造血干细胞移植，之后注入基因工程改造的 T 细胞。4 例患者出现 GVHD，采用 AP1903 治疗；在 30min 内清除 90% 的改造的 T 细胞，使 GVHD 随之痊愈而无复发。

在混合淋巴细胞反应中，使用 dibromorhodamine（TH9402）进行光损耗，可以有效地消除供者来源的针对受者的异源性 T 淋巴细胞，因其可以使异源性 T 细胞的比例降低 1000 倍 [132–134]。在一期临床试验中，4/19 名患者出现 Ⅱ 级急性 GVHD，5 名患者出现广泛的慢性 GVHD。免疫重建是剂量依赖性的，使用最高的 T 细胞剂量导致感染和非复发死亡率提高 [135]。

天然产生的 Treg 细胞是胸腺来源的 $CD4^+$ 细胞亚群，其结构性地表达 IL–2 受体（CD25）。其在控制小鼠和人类自身免疫过程中发挥着至关重要的作用。与所有其他表达 T 细胞受体 α/β 的 T 淋巴细胞一样，调节 T 细胞是抗原特异性的。多种不相合的造血干细胞移植动物模型显示，外周血淋巴器官中出现了同种异体抗原特异性调节 T 细胞的产生和增殖。这些细胞在体内效应阶段以异源抗原特异性的方式发挥作用，从而通过与启动位点抗原提呈细胞的相互作用控制异源性的供者 T 淋巴细胞的活化和扩增。注射天然产生的调节 T 细胞或体外扩增的调节 T 细胞之后，注射常规 T 淋巴细胞（Tcons），可预防 GVHD，有利于免疫重建 [136–139]。这些来自动物模型的发现，促使 Perugia 研究组评估移植后采用新分离的供者 Treg 和 Tcon 细胞的过继免疫治疗在不相合移植的临床环境下的影响。28 例白血病患者接受 8Gy 全身放疗、氟达拉滨、塞替派和环磷酰胺的治疗。在 – 4 天，输注 2×10^6/kg 新鲜分离的供者 Treg 细胞，4 天后，分别注入 1×10^6Tcons 和 10×10^6 高纯度 $CD34^+$ 细胞 /kg。26 例 /28 例患者实现了全供者植入。在没有移植后药物免疫抑制的情况下，2 例患者发生 Ⅱ ～ Ⅳ 级 GVHD，13 例 /26 例可评估的患者死于非复发原因，其中包括 8 例死于伴有或未伴有 GVHD 的感染。移植后免疫重建模式表现为 T 细胞亚群快速恢复，T 细胞库广泛发育，病原特异性 $CD4^+$ 和 $CD8^+$ 淋巴细胞比率增高。事实上，患者巨细胞病毒再活化明显减少发作；没有患者死于巨细胞病毒 [140]。

这些研究表明，从健康供者中获得的天然 Treg 细胞能有效控制大量致命的传统 T 细胞的异源反应性。显然，异体抗原特异性 Treg 细胞在体内有效地激活，且其与针对病原体的一般免疫长期抑制无关。Brunstein 等采用另一种方法对 23 例患者进行双份无关脐带血细胞移植后，输注（0.1 ～ 30.0）× 10^5/kg 的第三方不相关脐带血 Treg 细胞，这些 Treg 细胞是使用抗 –CD3/ 抗 –CD28 抗体涂层免疫磁珠进行体外扩增获得的 [141]。Ⅱ ～ Ⅳ 级急性 GVHD 的发生率低于历史对照组（43% *vs* 61%，$P = 0.05$），复发率和感染率无显著差异。

调节 T 细胞过继免疫治疗的一个关键问题是，对于急性白血病高危患者是否存在 GVLE，因为 $FoxP3^+$ 调节 T 细胞也可以抑制抗肿瘤反应。对几种人体癌症的研究表明，肿瘤组织和淋巴结引流中 $FoxP3^+$ 调节 T 细胞数量的增加。而不相合的移植小鼠模型显示，早期注入调节 T 细胞可防止动物出现 GVHD，但并不能消除 Tcon 介导的对 A20 白血病细胞系的 GVL 作用 [142]。

为了解决白血病复发的问题，后续的研究调查了 Treg–Tcon 过继免疫治疗是否在没有 GVHD 的情况下提供了 Tcon 介导的 GVLE [143]。预处理方案包括全身放疗、塞替派和氟达拉滨。前 25 例患者还接受环磷酰胺治疗，另外 18 例患者在移植前 21 天接受阿仑单抗或即复宁治疗，以避免后续 Treg–Tcon 的干扰。所有患者在 –4 天接受新鲜分离的供者 Treg 细胞，然后在 0 天接受大量纯化的 $CD34^+$ 细胞和 Tcon。Treg 和 Tcon 输注间隔 4 天与动物的实验数据一致，提示早期 Treg 细胞给药对 GVHD 的保护作用最大。移植后未给予 GVHD 预防。43 例中有 33 例急性髓系白细胞患者（第 1 次完全缓解期 18 例，第 2 次或以上的缓解期 15 例），10 例为急性淋巴细胞白血病（第 1 次完全缓解期 7 例，第 2 次或以上的缓解期 3 例）。所有患者在第一次缓解期均处于高复发风险中。所有患者接受全单倍体不合移植物，包括 CD34$^+$细胞（平均 9.7×10^6/kg ± 3.1×10^6/kg；平均含 T 细胞：0.8×10^4/kg ± 0.4×10^4/kg）、Treg 细胞（平均 2.5×10^6/kg ± 1×10^6/kg）和 Tcon（平均 1.1×10^6/kg ± 0.6×10^6/kg）。43 例患者中 41 例实现了原发性、持续性全供者型移植，6/41（15%）患者发展为Ⅱ级或以上急性 GVHD。在 2 例患者中，GVHD 需要短期免疫抑制，1 例患者发展为慢性 GVHD。41 例患者中有 23 例存活，最短随访时间 18 个月的无病生存率为 0.56。总的来说，非复发死亡的累计发生率为 0.40，在 18 例接受抗 T 细胞抗体的患者中降至 0.21。平均随访 46 个月（18 ～ 65 个月），41 例可评估的患者中 2 例出现复发。Treg-Tcon 组的累计复发率明显低于历史对照组（0.05*vs* 0.21；*P*= 0.03）。多变量分析确定 Treg-Tcon 过继免疫治疗是与降低复发风险相关的唯一预测因素（RR 0.06；95% CI 0.02 ～ 0.35；*P* = 0.02）。调节 T 细胞不影响供者和受者异源性 NK 细胞移植后的生成。本报告首次显示调节 Treg/Tcon 输注在有效预防 GVHD 的同时，也降低白血病复发的发生率。我们可以假设，在没有移植后免疫抑制的情况下，注入大量成熟 T 淋巴细胞，会产生明显较强的抗白血病作用。

（五）NK 细胞同种异体反应在 HLA 不相合造血干细胞移植中的作用

NK 细胞的活化是由抑制性受体和激活性受体之间的平衡调节的（见第 11 章）。在人类中，目前已知有 16 种 KIR 基因和伪基因来编码抑制性和激活性 KIRs。抑制性 KIRs 基因可以识别 MHC- Ⅰ类分子 α_1 螺旋羧基端氨基酸序列 [144–146]。它们拥有 2 个（KIR2D）或 3 个（KIR3D）细胞外 C2 类型 Ig 样结构域和一条长胞质尾巴（L），其中包含免疫性受体酪氨酸抑制性序列，可募集和激活 SHP-1 和 SHP-2 磷酸酶进行抑制性信号转导。KIR2DL1 识别以 Lys80 残基（HLA-Cw4 及其相关；"组 2"等位基因）为特征的 HLA-C 等位基因。KIR2DL2 和 KIR2DL3（均为等位基因变体）识别带有 Asn80 残基的 HLA-C 等位基因(HLA-Cw3 及其相关；"组 1"等位基因）。KIR3DL1 是一个共享 Bw4 超型特异性的 HLA-B 等位基因受体（表 44-3 和表 44-4）。

另一种参与 HLA 识别的人类 NK 细胞抑制性受体是 CD94-NKG2A。它与非传统Ⅰ类分子 HLA-E 相结合 [147]。一些 HLA- Ⅰ类等位基因提供结合 HLA-E 的信号序列肽，并允许其在细胞表面表达。因此，它可以表达在每个人身上。

抑制性 KIRs、CD94/NKG2A 和 HLA- Ⅰ类基因决定了在发育过程中形成的个体 NK 细胞库 [148, 149]。由于它们位于不同的染色体上，受体和配体在人类系谱中独立分离。HLA- Ⅰ类基因型通过指定哪些 KIR 和（或）NKG2A 受体组合将被用作自我 HLA- Ⅰ类分子的抑制性受体来选择一个自我耐受序列。因此，每个功能成熟的 NK 细胞表达至少一个自我 HLA 抑制受体，而两个或多个受体的共表达较少。

由于抑制性 KIRs 基因识别 HLA - Ⅰ类分子的特定基团，即 HLA-C 组 1、HLA-C 组 2 或 HLA-Bw4 等位基因，具有异基因反应潜能的 NK 细胞使用 KIRs 作为自身 HLA - Ⅰ类的抑制性受体 [150–155]。NK 细胞表达 KIR（这类受体是其对自身 HLA 唯一的抑制受体，针对不存在于同种异体靶标上的Ⅰ类 HLA 分子），因此，NK 细胞可感知自身Ⅰ类 KIR 配体的缺失表达，并介导同种异体反应（缺失的自我识别）（图 44-6）。

大多数个体都能发挥异基因反应，因为他

表 44-3　人自然杀伤细胞表达的Ⅰ类人类白细胞抗原特异性的主要抑制性杀伤性免疫球蛋白样受体（KIRs）

KIR 基因 *	编码的蛋白	HLA 特异性 †
KIR2DL1	P58.1 受体	HLA-C 组 2，例如 Cw2，Cw4，Cw5，Cw6，序列：Asn77，Lys80
KIR2DL2/3	P58.2 受体	HLA-C 组 1，例如 Cw1，Cw3，Cw7，Cw8，序列：Ser77，Asn80
KIR3DL1	P70/NKB1 受体	HLA-Bw4 相关，例如 B27

*. *KIR2D* 是具有两个免疫球蛋白样结构域的受体分子，而 *KIR3D* 指的是具有三个免疫球蛋白样结构域的受体。具有长的抑制性细胞质尾巴的受体称为 L（长），而具有短的激活性尾巴的受体称为 S（短）。†. 两组 HLA-C 等位基因可根据在 α1 螺旋的 77 和 80 位置的不同氨基酸序列进行区分。KIR. 杀伤细胞免疫球蛋白样受体；HLA. 人类白细胞抗原

表 44-4　HLA-C 组 1、HLA-C 组 2、HLA-Bw4 组等位基因

HLA-C 等位基因组 1	HLA-C 等位基因组 2	HLA-Bw4 等位基因
Ser77，Asn80	Asn77，Lys80	B5
Cw1		B13
	Cw2	B17
Cw3（除外 C*0307，C*0310[†]，C*0315）	C*0307，C*0215	B27
	Cw4	B37
	Cw5	B38
	Cw6	B44
Cw7（除外 C*0707 和 C*0709）	C*0707 和 C*0709	B47
Cw8		B49
Cw12[‡]（除外 C*1204 和 C*1205）	C*1204 和 C*1205	B51
Cw13		B52
Cw14（除外 C*1404[§]）		B53
C*1507	Cw15（除外 C*1507）	B57
Cw16（除外 C*1602）	C*1602	B58
	Cw17	B59
	Cw18	B63
		B77
		B*1513
		B*1516
		B*1517
		B*1523
		B*1524

每个血清学上定义的组包括所有的等位基因，除了特别注明的。†. C*0310（Ser77，Lys80）同时属于 HLA - C 组 1 和 C 组 2[142]。C*0310 阻断所有表达 HLA-C 特异受体的自然杀伤细胞，但不阻断表达 Bw4 受体的克隆。‡. C*1207（Gly77，Asn80）不能根据其氨基酸序列分配给任何一组，仍然需要进行功能测试。§. C*1404（Asn77Asn80）不属于 HLA C 组 1 或 2，不阻断表达任何 HLA-C 特异性受体的 NK 细胞[142]。C*1404 在患者体内的表达与 NK 细胞识别有关，就好像患者不表达 HLA-C 等位基因一样

们拥有完整的抑制性 KIR 基因。HLA-C 组 1 的 KIR2DL2 和（或）KIR2DL3 受体存在于 100% 的人群、HLA-C 组 2 的 KIR2DL1 受体存在于 97% 的人群、HLA-Bw4 等位基因的 KIR3DL1 受体存在于 90% 的人群[90, 113, 114]。表达 1 组 HLA-C 等位基因的个体具有针对 1 组 HLA-C 等位基因的特异性 KIR[KIR2DL2 和（或）KIR2DL3]，并且对不表达 1 组 HLA-C 等位基因的个体的细胞具有异源性反应。表达 2 组 HLA-C 等位基因具有针对 2 组 HLA-C 等位基因的特异性 KIR（KIR2DL1），对不表达 2 组 HLA-C 等位基因的个体细胞产生 NK 异源性反应。HLA-Bw4⁺个体表达 Bw4 特异性 KIR3DL1 受体，可能具有对 Bw4⁻细胞产生异源性反应的 NK 细胞。这些 KIR 配体错配通常发生在 HLA 单倍型的供 - 受者中（表 44-5）。

当施加于供者 - 受者方向时，NK 细胞异源

反应成为改善单倍体移植结果的关键因素。NK 细胞异源性活性降低了白血病复发的风险，不引起 GVHD，并能显著改善一系列单倍体移植的无事件生存率（急性髓系白细胞患者 57 例，其中 20 例是接受 NK 细胞异源性供者移植）[154]。

一项最新的分析中[155]，112 名急性髓系白细胞患者接受了来自 NK 细胞异源反应性供者（$n = 51$）或非 NK 细胞异源反应性供者（$n = 61$）的 HLA 不相合造血干细胞移植。数据显示，缓解状态下行移植的患者中，NK 细胞异源性供者移植后的累积复发率显著降低（3% *vs* 47%；$P < 0.003$）（图 44-7），这转化为明显改善的无病生存率（67% *vs* 18%；$P = 0.02$）（图 44-7）。对于复发状态下行移植的患者，供者 NK 细胞异源性与移植后复发无明显相关性（32% *vs* 37%；P = NS）（图 44-7），尽管它也改善无病生存率（0.48%；95%*CI*：0.29 ～ 0.78；$p < 0.001$）（图 44-7）。基于这些数据，当采用去除 T 细胞方案时，供者 NK 细胞对受者细胞的异源反应性已成为 HLA 不相合供者的选择标准。

急性髓系白细胞患者在缓解状态下移植 NK 异源性供者细胞的无事件生存率为 67%，这是无关供者和脐带血移植后最佳生存的范围。对于化疗耐药复发患者，NK 异源性供者细胞移植的无病生存率能达到 34%，这也是非常引人注目的。三种 KIR 配体中的任意一种错配（C1，C2，Bw4）均比非 NK 异源反应性移植更具有生存优势。NK 细胞的异源性反应在母源供者的情况下能更好地防止白血病复发[22]，这可能是由于妊娠期间母体记忆 T 细胞接触胎儿抗原导致对胎儿父亲的 HLA 单倍型产生附加作用。临床试验结果显示，NK 细胞异源性是一种有效的免疫治疗方式，在儿童急性淋巴细胞白血病中均观察到较低的复发率[156-158]。一些观察性研究表明，异源反应的 NK 细胞移植具有更好的移植结果。将人类异源性 NK 细胞输注到 NOD-SCID 小鼠

表 44-5 供 - 受体 I 类人白细胞抗原组合与自然杀伤细胞在移植物抗宿主方向上的异源反应有关

受体 HLA 类型	NK 异源性反应供体 HLA 类型*
HLA-C 组 1，HLA-C 组 2，HLA-Bw4	无 NK 异源性供体
HLA-C 组 1，HLA-C 组 2	HLA-Bw4
HLA-C 组 1，HLA-Bw4	HLA-C 组 2
HLA-C 组 2，HLA-Bw4	HLA-C 组 1
HLA-C 组 1	HLA-C 组 2 和（或）HLA-Bw4
HLA-C 组 2	HLA-C 组 1 和（或）HLA-Bw4

*. 表达属于三个主要组别（HLA-C 组 1、HLA-C 组 2 和 HLA-Bw4）的I类等位基因的受体将阻断任一供体的所有 NK 细胞。当 HLA-C 和 HLA-B 分型显示移植物对宿主方向的 KIR- 配体不匹配时，即受体不具有供体中存在的一个 HLA-C 等位基因组（C1 或 C2）和（或）HLA-Bw4 组时，供体可施加供体对受体方向的 NK 细胞异源反应。在供体的 HLA 分型中，所列出的等位基因与对受体的特定 HLA 类型产生 NK 细胞异源性反应的潜能有关，无论其他等位基因是否存在。HLA-C 组 1 受体基因（KIR2DL2 和 / 或 KIR2DL3）在 100% 个体中存在。高比例异源反应 NK 克隆在这些个体中被检测到。HLA-C 组 2 受体基因（KIR2DL1）约存在于 97% 的供体。当该基因存在时，在供体中可检测到高比率的异源反应 NK 克隆。KIR3DL1HLA-Bw4 受体基因仅存在于约 90% 的个体中。即使存在这种基因，异源性 NK 克隆存在的比例变化很大，2/3 的供体都能检测到。因此，有必要对供体 NK 细胞库进行功能评估

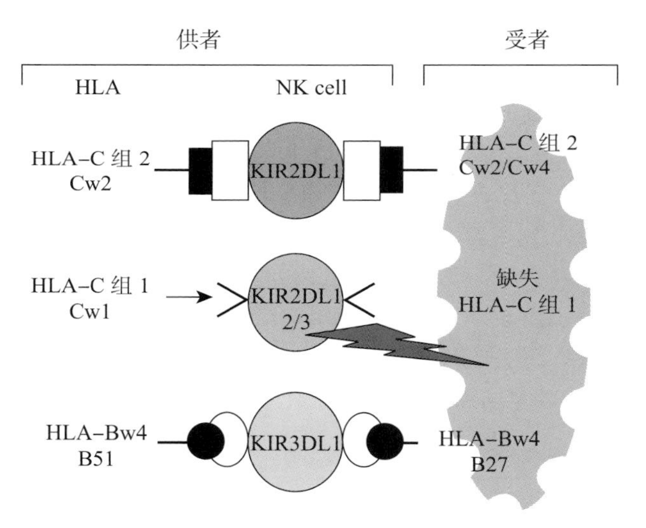

▲ 图 44-6 人白细胞抗原 - 不匹配移植中的供者 - 受体方向的自然杀伤细胞异源反应

NK 细胞异源反应发生在移植物对宿主方向上杀伤细胞免疫球蛋白样受体（KIR）配体不匹配的供体和受体之间。在这种情况下，NK 细胞表达 KIR（这类受体是其对自身 HLA 唯一的抑制受体，针对不存在于受体的 I 类组别），因此，NK 细胞可感知同种异体靶标上自身 I 类配体的缺失表达，并介导同种异体反应。这幅图展示了一个 HLA-C 抗原错配的供体 - 受体对，导致供体 NK 细胞对受体靶点产生异源反应。顶部供体 NK 细胞表达 KIR2DL2/3，在供体细胞上被 HLA-C 组 1 抗原 Cw1 阻断和在受体细胞上被 Cw8 阻断。底部的供体 NK 细胞表达 KIR3DLI，在受体细胞和供体细胞上均被 Bw4 阻断。中间供体 NK 细胞表达的 KIR2DL1 被供体（自身）-HLA-Cw2（HLA-C 组 2 抗原）阻断，但未被受体 HLA-Cw3（HLA-C 组 1 抗原）阻断。因此，这个 NK 细胞可产生异源反应，并溶解受体的细胞（闪电）

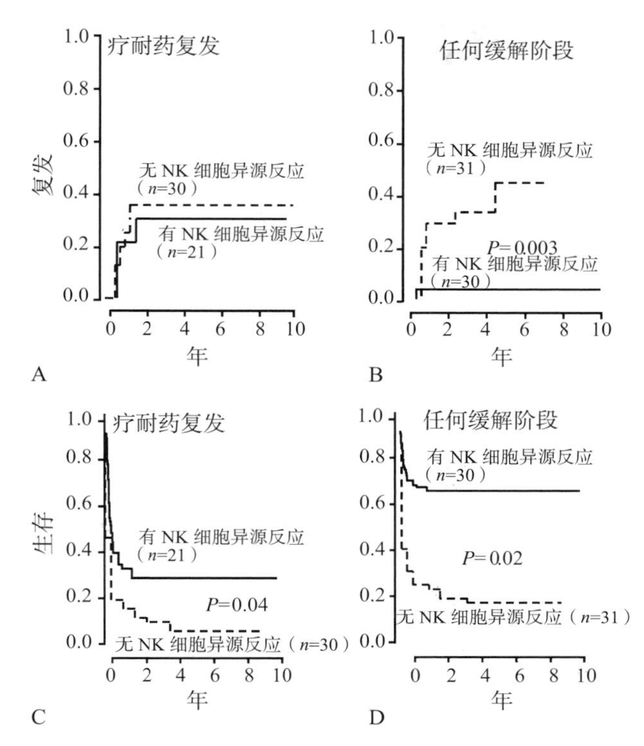

▲ **图 44-7　单倍体 NK 细胞异源反应供体移植控制急性髓系白血病的复发，提高无事件生存率**

A. 在化疗耐药复发阶段接受 NK 细胞异源性供体与非 NK 细胞异源性供体移植的患者的复发情况；B. 在缓解阶段接受 NK 细胞异源性供体与非 NK 细胞异源性供体移植的患者的复发情况；C. 在复发阶段接受 NK 细胞异源性供体与非 NK 细胞异源性供体移植的患者的无事件生存；D. 在缓解阶段接受 NK 细胞异源性供体与非 NK 细胞异源性供体移植的患者的无事件生存（引自 Ruggeri 等 [155]）

体内，根除了之前移植的人类急性髓系白细胞 [154]。KIR 配体错配与供者 NK 细胞克隆杀伤包括白血病细胞在内的低温保存的受者造血细胞的能力相关 [153–155]。最重要的是，移植的造血干细胞产生了一个 NK 细胞库，包括产生供者对受者异源性反应的 NK 细胞克隆，该克隆可杀死低温保存的受者造血细胞，包括白血病细胞 [153]。并且，产生供者对受者异源性反应的 NK 细胞克隆在移植后 1 年内仍可在受者体内检测到 [155]。

这些临床发现的直接结果之一是在单倍体供者选择中利用 NK 细胞的异源性。寻找异源性 NK 细胞供者可能需要扩展到直系亲属以外的阿姨、叔叔、兄弟等。在提到的临床研究中，大约 50% 的患者可以找到异源性 NK 细胞供者，这已经达到了最大的比例，因为 1/3 的人群表达的 Ⅰ 类等位基因，同时属于所有可以被 KIRs 识别的三组 HLA- Ⅰ 类等位基因，阻碍了任何供者的 NK 细胞。

如何选择 NK 细胞异源反应性供者？在 KIRs 识别的三个 Ⅰ 类等位基因组中，表达属于其中一个或两个的等位基因的受者可能会找到异源反应性 NK 等位基因的供者。HLA–C 组不匹配的供者具有高比率的针对受者靶细胞产生异源反应的 NK 细胞克隆 [153–155]。因此，高分辨率 HLA–C 分型可以很好地预测 NK 细胞的异源反应性（表 44–4 和表 44–5）。因为 3% 的人不具备 KIR2DL1 基因 [155, 105, 114]，KIR2DL1 –供者和无 HLA C 组 2 等位基因受体的组合可能导致 1.5% 的假阳性发生率。因此，KIR2DL1 基因型的供者可能需要评估该组合 NK 细胞异源性反应的潜能。

在 HLA–Bw4 等位基因错配中，即使在供者（约 90% 的个体）中存在 *KIR3DL1* 基因 [145, 153, 159]，NK 细胞库研究表明，约 1/3 的个体中无法检测到异源性 NK 细胞克隆 [90]。在某些情况下，HLA–Bw4 抑制 NK 受体基因 *KIR3DL1* 的等位基因变异可能使得受体在细胞膜上不能充分表达，并且影响 HLA–Bw4 配体对 NK 细胞的抑制作用 [160, 161]；另一些情况下，异源性 NK 克隆以极低比率表达。因此，对于 HLA–Bw4 等位基因错配时，供者 NK 细胞库的功能评估似乎是必要的。

由于大约一半无关供者移植存在一个或多个 HLA- Ⅰ 类等位基因错配，供者对受者 NK 细胞的异源性反应也可能在这种情况下发生。然而，一些回顾性研究表明，KIR 配体不匹配供者的移植并没有明显的优势 [162–166]。无关供者移植方案受预处理方案、患者群体和基础疾病等方面影响而具有异质性。他们最常用的方法是去除 T 细胞骨髓移植或者是目前更常用的外周血造血干细胞移植，与单倍体移植物相比，外周血造血干细胞中含有多出大约 4 个 log 以上的 T 细胞。移植物中相对较少的造血干细胞，同时含高 T 细胞及更强的移植后免疫抑制，与潜在的异源反应性的、携带 KIR 的 NK 细胞重建不良有关 [167, 168]。其他研究已经观察到 KIR 配体不匹配移植可以增加抗白血病效应 [169–174]。据报道，在一项无关供者移植研究中，以儿童患者为主的，患者在移植前接受 ATGs 以达到体内去除 T 细胞的效果，患者移植的有核细胞数比通常多 2 ～ 3 倍，结果显示这些患者存在明显的生存优势 [169]。至于是否可以采用高剂量造血干细胞、T 细胞去除和无移植后免疫抑制等策略，需要进一步的前瞻性研究来证实，在单倍体移植中利用供者对受者的 NK 细胞异源性反应可以改善移植预后，使其更接近 HLA 相合无关供者的移植预后。

既往研究显示，在单倍体移植中 NK 细胞异源性反应依赖于 KIR 配体错配和供者 NK 细胞识别受者抗原的“自我缺失”[154]，“缺失配体”算法已被建议作为一个强有力的有利的移植预后因素，不仅可用于单倍体移植[156, 157]，也适用于同胞全合[175]和无关供者移植[176]。在造血干细胞移植后的复杂条件下，假设 KIR 配体相合的供者表达无论是供者还是受者都不存在的“额外”KIR 时，会发生 NK 细胞异源性反应。这些供者可能携带处于无能 / 调节状态的携带 KIR 的 NK 细胞，这些细胞输注给受者时可被激活并发挥 GVLE。

然而，尽管在小鼠[177-180]和人类[181]中都发现，自身耐受的 NK 细胞都不表达对自身 MHC 分子的抑制受体，但尚未有研究确定移植后耐受 NK 细胞是否获得 / 恢复细胞毒性效应。令人失望的是，根据“缺失配体”算法分析 HLA 不相合供者移植的成人急性髓系白细胞患者时，“缺失配体”移植受者的预后比接受异源性 NK（KIR 配体错配）供者移植的患者差[155]。虽然疾病本身、年龄、移植方法，如预处理方案中有[155]或没有 ATG[173-181]、用外周血 CD34^{+}细胞[155]还是骨髓细胞[180, 181]作为造血干细胞的来源等，存在差异，这些因素或许对得出矛盾的结果有影响。但分析表明，供者 NK 细胞识别受者靶标上存在的“自我缺失”，对引发强大的 NK 细胞同种异体反应至关重要，有利于移植预后。事实上，最近的一项研究表明，在 HLA 相合移植后的整个 NK 细胞重建过程中，不表达针对自身 HLA 的受者 NK 细胞始终处于功能低下状态，因此通过打破 NK 细胞耐受并不能获得任何临床益处[182]。

五、总结

移植结果表明，供者 HLA 不相合程度的增加与植入失败、GVHD 和移植相关死亡率的比例增加有关。利用非去除 T 细胞骨髓移植的初步研究发现，两个或三个 HLA 抗原位点的供者不相容性是移植成功的巨大障碍，不能有效地控制 GVHD，并导致患者的低存活率。关于克服 HLA 屏障的创新方法的相关研究一直在努力中。造血生长因子动员的外周血祖细胞增加了植入的可能性。移植前 ATG 联合强化的移植后免疫抑制或移植后施用的高剂量环磷酰胺已经被应用以更有效地预防 GVHD。这些新方法已经普及，因为临床结果是很有前景的，且它们不需要专门的实验室设施或专门的细胞操作人员。用于治疗急性白血病的 HLA 半相合去除 T 细胞造血干细胞移植的临床研究已在全世界的各个中心进行了 20 多年。使用去除 T 细胞骨髓移植物减少了急性和慢性 GVHD，但是增加了植入失败、白血病复发以及免疫重建受损等风险，导致生存没有明显优势。使用去除 T 细胞的 PBPC 提高了植入率和 GVHD 的预防效果，已证明对于 NK 细胞同种异体反应的产生至关重要，NK 细胞同种异体反应对于控制急性髓系白细胞非常重要，并且为创新免疫疗法提供了机会。

第 45 章
无关供者造血干细胞移植
Hematopoietic Cell Transplantation from Unrelated Donors

Effie W. Petersdorf 著
张 剑 译
薛梦星 仇惠英 陈子兴 校

一、概述

无关供者造血干细胞移植是全球同种异体移植发展最快的模式，超过 1/3 的移植患者年龄超过 50 岁（www.cibmtr.org [1–3]）。更低毒性的预处理方案、改善的 GVHD 预防和治疗策略、全面和精准的供体 HLA 配型、可早期检测恶性疾病复发的分子技术的应用、治疗疾病复发的免疫疗法的发展、支持疗法的改善，这些都提高了移植过程的安全性、有效性和可操作性。总体来说，这些进步使得无关供体移植与 HLA 基因型相同的同胞移植相比存活率提高，特别是对于低危患者 [4–8]。

人们认识到许多因素影响无关供体造血干细胞移植的成功。一些影响移植结果的因素可以被更改和（或）选择，从而为患者和医生提供依据，使得患者在这些因素最佳的时候计划移植。也许最典型的可更改因素的例子是供者 HLA 匹配状态，当没有适当匹配的供者时，可以继续寻找直到找到更好的匹配供者，前提是患者的临床疾病状态处于稳定和控制阶段。其他因素如患者年龄，不能更改，还有其他变量如并发症情况较难改变。长期以来，人们就认识到亲缘或无关供体来源的同种异体移植的成功受到患者移植期间恶性肿瘤及疾病负荷的严重影响。对于一个患者来说，什么时候移植，移植应该如何执行，选择哪个供者，是复杂的决定，需要移植前进行仔细评估风险和受益。

无关供体移植手术成功的关键在于能够克服“移植屏障”。GVHD 是一种被“环境因素”影响的多基因病因的复杂疾病，如预处理和免疫抑制方案，此概念提供了理解移植屏障的免疫遗传学的框架。已知的涉及 GVHD 和移植物抗肿瘤效应的基因是 HLA 和 NK 细胞家族的基因、细胞因子和免疫应答基因。识别单一基因对移植结果的重要性只是理解移植障碍基础的第一步。基因与基因之间的相互作用越来越被认识，并且这些相互作用发生的炎症环境提供了解个体患者对 GVHD 易感性和移植物抗肿瘤的强度的基础。反过来，遗传效应的影响随着不同的预处理方案（高剂量和减低强度）和免疫抑制治疗（包括处理移植物的方法，非去除 T 细胞对比去除 T 细胞移植物，以及不同的去除 T 细胞方法），和不同的细胞来源（骨髓、外周血造血干细胞或脐带血）而变化。确实，对影响移植结果的许多遗传和环境因素的进一步阐明，需要进一步对大规模、特征性、具有完整临床数据的移植人群进行系统分析。

最新人类基因组序列（www.hapmap.org）提供了识别构成移植障碍的基因所需的地图。虽然具备对供者和受者基因序列中 SNPs 的检测能力，但是我们对人类多样性的深度和本质的了解远远超越了我们已知的这些基因变化产生的功能后果。最终，如何最好地将遗传信息整合到日常临床实践中使患者得到更好的受益，无论是在遗传学前沿领域还是在发展新的预防和治疗策略方面都需要进一步的临床研究。本章描述了无关供体移植在安全性、有效性和实用性方面的优势。读者可以阅读第 10、29 和

37 章涉及无关供体造血干细胞移植的话题，以及第五部分和第六部分深入讨论特定疾病适应证的内容。

二、患者因素

对于计划行移植但无亲缘供体的患者而言，最具挑战的方面是确定谁能够从无关供体造血干细胞移植中受益，选择何时进行移植，应该如何进行移植，以及应该选择哪个供者合适。减低强度和非清髓性预处理方案的发展使无关供体造血干细胞移植不再只限制在年轻患者中。一般来说，需要无关供体造血干细胞移植的候选人包括本来可以考虑行配型匹配的同胞供体移植却无配型匹配的同胞供体的患者[9]。在计划无关供体移植的早期，个体化的风险评估是一个关键步骤，而完善、有效的风险因子指数可使评估便于实施[10, 11]。其中一种工具是 EBMT 的风险评分，最初开发帮助决定慢性髓系白血病移植的时间[10]。其参数包括患者年龄、疾病分期、从诊断到移植时间、干细胞供体是否是 HLA 匹配同胞或其他同种异体干细胞供体，以及患者－供者性别。风险评分的一个重要特征是其概念，即五个独立特征中的每一个所赋予的效果对增加的负面影响都是有意义的。

当无关供体移植在患者白血病负荷最低的时候进行，选用 HLA 相合的供者并在患者能够最好地耐受移植时进行，那么患者将从中获得最大的利益。在接受 HLA-A、-B、-C、-DRB1 和 -DQB1 等位基因相合的无关供体移植的患者中，疾病阶段的影响最显著。等位基因相合的移植中，疾病诊断和移植时疾病阶段的重要影响在 NMDP 和 CIBMTR 的一项研究中得到了证实，其中低危、中危和高危白血病 5 年生存率分别为 63%、48% 和 31%[12]。患者的存活率不受供者年龄、供者生育史、供者巨细胞病毒状态或供者性别的影响。一项单中心研究报道了类似结果，低危、中危和高危疾病移植后的 10 年生存率分别为 78%、45% 和 35%[13]（图 45-1）。

无关供者造血干细胞移植的三个主要适应证是急性髓系白血病、急性淋巴细胞白血病和 MDS（www.cibmtr.org[1]）。本书第五部分和第六部分将深入讨论具体内容。

（一）急性髓细胞白血病

急性髓系白血病患者中，HLA 匹配的无关供体移植与 HLA 基因型匹配的同胞移植具有相似的存活率[6, 14, 15]。如果患者适合同种异体移植但缺乏同胞供者，那么应考虑无关供者。如第 50 章所述，细胞遗传学标志物已成为评估常规治疗和移植后患者疾病复发风险（低危、中危、高危）的基础[16-18]。低风险的初诊急性髓系白血病患者包括那些具有 t（8;21）和 inv（16）核型，以具有 t（15;17）（q22; q12-21）* 核型的急性早幼粒细胞白血病亚型。低危患者对常规化疗的反应率高，首次完全缓解后疾病复发的概率较低（35%）。对于缺乏 HLA 匹配同胞供体的低危患者，与化疗相比，首次完全缓解期行无关造血干细胞移植有较高的移植相关死亡率，超过了来自移植物抗肿瘤效应的受益[19]。然而当低危患者出现复发，造血干细胞移植在第二次完全缓解是推荐的。当患者无法完成计划好的诱导 / 巩固治疗时，无关造血干细胞移植也可以考虑实施。

高危急性髓系白血病核型包括 -5、-7、inv（3）或复杂核型（含有至少三种染色体畸变）。高危患者

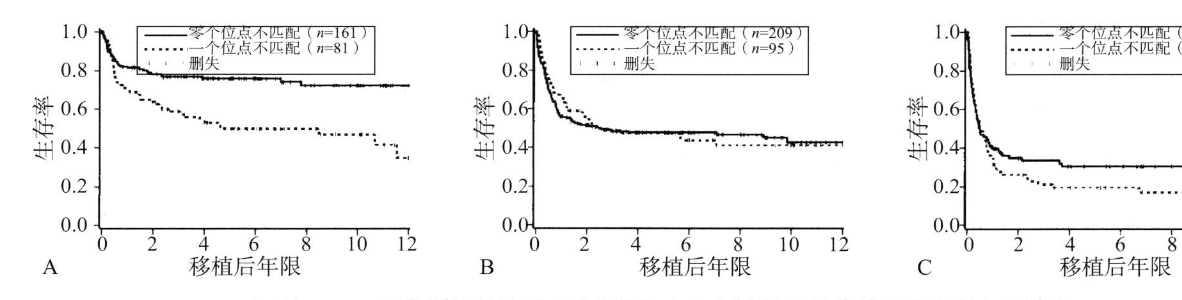

▲ 图 45-1　无关供体移植时疾病分期和人白细胞抗原等位基因匹配程度的影响

A. 低风险慢性髓系白血病（慢性髓系白血病慢性期和诊断后 2 年内移植）。B. 中度风险血液系统恶性肿瘤（慢性髓系白血病慢性期且诊断后 2 年以上移植、慢性髓系白血病加速期和慢性髓系白血病急变期 / 缓解期且诊断后 3 年内移植、急性白血病缓解期、MDS- 难治性贫血）。C. 高风险血液系统恶性肿瘤（慢性髓系白血病急变期、CML 加速期和慢性髓系白血病急变期 / 缓解期，且诊断后 3 年以上移植；急性白血病复发、MDS 除外难治性贫血）（引自 Petersdorf 等，2004[13]。经美国血液学学会许可转载）

首次完全缓解后疾病复发概率为 80%，而且达到第二次完全缓解的概率非常低。对于这些患者，首次完全缓解时进行同种异体造血干细胞移植仍然是预防复发的最佳选择[20, 21]。高危患者行无关供体造血干细胞移植后的生存率、无病生存率、移植后复发率同行亲缘供者造血干细胞移植的患者相当，特别是当移植在缓解期进行时（www.cibmtr.org）[16]。第二组非常高危的患者包括初次诱导化疗未达缓解的患者。应用无关供体造血干细胞移植对这类患者行挽救性移植需要进行个体化风险评估。患者需要少于三个移植前诱导化疗过程、较低骨髓原始细胞百分比和巨细胞病毒血清阳性是其中良好风险因素[22]。对于第一次诱导未能完全缓解的患者，这些结果支持立即启动寻找无关供者。

从历史上看，细胞遗传学正常的患者被归类为“中危”组，在首次完全缓解之后 50% 的患者疾病复发，再获得第二次完全缓解的可能性很小。CIBMTR 对在首次和第二次完全缓解期行无关造血干细胞移植的急性髓系白血病进行的回顾性分析中，细胞遗传学为低危、中危和高危的首次完全缓解患者的 5 年无病生存率分别为 29%、27% 和 30%；三组的 5 年 OS 分别为 30%、29% 和 30%[23]。当第二次完全缓解期患者进行无关移植时，细胞遗传学为低危、中危和高危的患者 5 年无病生存率分别为 42%、38% 和 37%；5 年的 OS 分别为 35%、45% 和 36%。细胞遗传学高危组患者造血干细胞移植后复发风险高，但移植后的总体疗效优于化疗。伴不良细胞遗传学的患者无论是在首次完全缓解期还是在第二次完全缓解期移植，其移植后复发率均较高，有证据表明，首次完全缓解或第二次完全缓解的高危急性髓系白血病移植后移植物抗肿瘤作用较差。最近，分子水平的突变数据表明，可以基于核磷蛋白（nucleophosmin，NPMI）、Flt3 和 CCAAT/ 增强子结合蛋白 α（CCAAT/enhancer-binding protein α，CEBPA）的突变情况，将中危组患者再分为较高风险和较低风险两个亚组[24]。核磷蛋白突变通常与较好生存相关，相反，Flt3 突变的患者有很高的复发率[25]。CEBPA 通常与良好的预后相关[26]。在亲缘供体移植中，伴有 Flt3 突变的患者更受益于移植，未携带 Flt3 突变的患者，无论是否合并核磷蛋白或 CEBPA 突变，受益均未增加[26]。因此，更新的分类方案纳入分子标记，用以在中危组患者中细化风险分层（第 50 章）[27]。

治疗老年急性髓系白血病患者的临床挑战在于常规化疗以及移植预处理方案相关的毒性。一项旨在评估减低预处理强度的亲缘或无关供体移植的适用性的前瞻性单中心研究发现，移植患者的无病生存率为 57%，结果优于无供者未接受移植的患者[28]。这些结果说明，应用减低强度的预处理方案，老年患者（尽管年龄较大）仍然可行同种异体移植。

（二）急性淋巴细胞白血病

急性淋巴细胞白血病行无关供体造血干细胞移植有可能治愈疾病[29]。急性淋巴细胞白血病首次完全缓解期无关造血干细胞移植后的存活率为 42%，与之相比同胞造血干细胞移植后为 48%[30, 31]（www.cibmtr.org）。高危成人急性淋巴细胞白血病的预后指标可用于计划同种异体移植中。疾病复发的高危因素包括诊断时年龄较大（＞ 35 岁）、诊断时白细胞总数＞ 30 000/μl、常规化疗未达到首次完全缓解、存在 t（4;11）pro-B 细胞核型、t（9;22）易位、亚二倍体和罕见的 t（1；19）核型。

最近研究结果支持无关供体移植用于首次完全缓解中的高危急性淋巴细胞白血病，但不适用于首次完全缓解标危急性淋巴细胞白血病[32]。对于第二次完全缓解患者，亲缘或无关的造血干细胞移植获得相当的生存，两者均优于单独化疗和自体造血干细胞移植。一些化疗后复发的非常高危的患者可以用无关供体行挽救造血干细胞移植[33]。有效和低毒性的预处理方案有望长期控制疾病，特别是老年有并发症的患者[34, 35]。

（三）骨髓增生异常综合征

同种异体移植是唯一可以治愈 MDS 的治疗方法[36]。这种异体移植的主要局限是在进展期 MDS 和（或）高风险核型的患者中的疾病复发[37, 38]。由于这种疾病一般在老年患者中发病，传统的预处理方案具有较高的移植相关死亡率，导致了非清髓预处理方案的应用。详细评估可能增加移植相关死亡率的个体风险因素是至关重要的。骨髓形态、原始细胞数、中性粒细胞计数，疾病持续时间、患者年龄和巨细胞病毒血清状况均影响 MDS 的移植结果。移植时的国际预后评分系统积分与移植后疾病复发的风险极其相关，有助于识别可能受益于诊断后早期造血干细胞移植的患者。

早期 MDS 行无关供体造血干细胞移植显示出

较低疾病复发率。来自 CIBMTR 的数据上发现，成人 MDS 行无关供体造血干细胞移植的总体存活率与 HLA 基因型匹配的同胞移植相差在 10% ～ 20% 之间 [39]。当疾病进展原始细胞过多，细胞遗传学表明高风险的疾病（–5 或 –7，或复杂的细胞遗传学异常），启动无关供体寻找及监测骨髓功能是至关重要的。当 MDS 进展至急性髓系白血病后，移植后复发率较高。去甲基化药物在移植前后应用的治疗策略仍然是在未来研究的重要目标 [40, 41]。

三、移植因素

降低强度预处理后 HLA 错配（特别是在 HLA–C 时）的影响，与应用清髓方案后观察到的结果相似，即临床上增加严重急性 GVHD、增加非复发死亡率、降低总体生存率 [42, 43]。因此，HLA 匹配的原则，包括限制 HLA 不匹配的总数和避免 HLA–C 错配，适用于清髓和非清髓方法。需要更多非清髓性移植经验用于全面评估特异 HLA 基因错配的相关风险，并比较等位基因错配和抗原位点错配导致的不同风险。非清髓性方案后 HLA 错配的负面效果可以通过使用新的有前途的 GVHD 预防方案抵消 [18]。

四、产品因素

今天，全球范围内超过 60% 的同种异体移植使用外周血祖细胞 [2, 3]。造血细胞的来源影响移植结果。骨髓移植临床试验网络完成了一项Ⅲ期多中心随机无关供体骨髓与外周血干细胞移植的比较研究 [44]。外周血干细胞和骨髓组的 2 年 OS 分别为 51% 和 46%（$P = 0.29$）；然而，观察植入失败（3% *vs* 9%；$P = 0.002$）和慢性 GVHD（53% *vs* 41%；$P = 0.010$）存在主要差异，因而，外周血干细胞移植与较高的植入率和慢性 GVHD 相关，而骨髓与较低的植入率和慢性 GVHD 相关。这些发现为在主要考虑植入的临床环境中个体化应用外周血干细胞打开了新的策略思路。

五、供者因素

计划无关供者移植的最重要方面之一是为了尽可能避免“紧急”供者的寻找情况。如第 10 章所述，高通量 HLA 分型的实验室支持减少了需要确定匹配良好的供者的时间。取决于患者的基因型，目前可在 3 个月内为高危患者提供移植。对于诊断时有高危特征的患者，立即启动无关供者搜寻，能提供足够的时间找到合适的无关供者，并在疾病缓解期实施移植。对于所有患者，特别是高危患者，确定备用捐助者可在主要供者无法捐献或当患者条件出现变化时，为患者提供选择并避免延误 [45]。

供体年龄 [5, 46]、供体性别 [47] 和巨细胞病毒血清状况 [46]，作为无关供者造血干细胞移植的预测因素已被广泛研究，然而最近的登记数据表明只有捐赠者 HLA [12] 是影响总体生存的因素。按照 HLA 标准选择潜在的无关供者，如有几个同等条件的供者可用时，移植中心经常进一步选择巨细胞病毒阴性供者对巨细胞病毒阴性受者，并避免男性受者选择多产女性捐赠者（图 45–2）。

不断提高的关于捐助者健康和安全的意识促使全球都致力于标准化捐助者的招募、管理、知情同意等工作，这些工作通过两个注册管理机构展开，即严重不良事件和不良反应登记机构（the Serious Events and Adverse Effects Registry，SEAR）以及严重产品不良事件和不良反应登记机构（the Serious Product Events and Adverse Effects Registry，SPEAR）[48]。这些安全网络旨在报告危及供者生命的事件，即死亡、住院治疗或残疾。干细胞产品、移植物的质量、产品标签、输液反应、不在预计范围的传染性感染、严重的运输问题或损坏均需要进行 SPEAR 调查。

（一）无关供者寻找程序

对患者及其父母和所有同胞进行 HLA 检测，以确定是否有可用的 HLA 基因型相同的同胞供者（图 45–2）。通常 HLA 分型的需要对 HLA–A、–C、–B、–DRB1 和 – DQB1 等位点进行中高分辨率的检测。当母系和父系单倍型共享抗原时，需要高分辨检测两个等位基因的杂合度。通过一个关于无关供者和脐血的综合数据库——BMDW（www.bmdw.org）初步寻找无关供者，该数据库的信息有来自全球各个注册机构和脐血库。截至 2015 年 5 月，有超过 2500 万无关供者注册。确认 HLA 8/8 或 10/10 匹配供体的可能性在 20% ～ 80% 之间，取决于接受者的基因型和单倍型，以及捐赠登记处的规模和组成

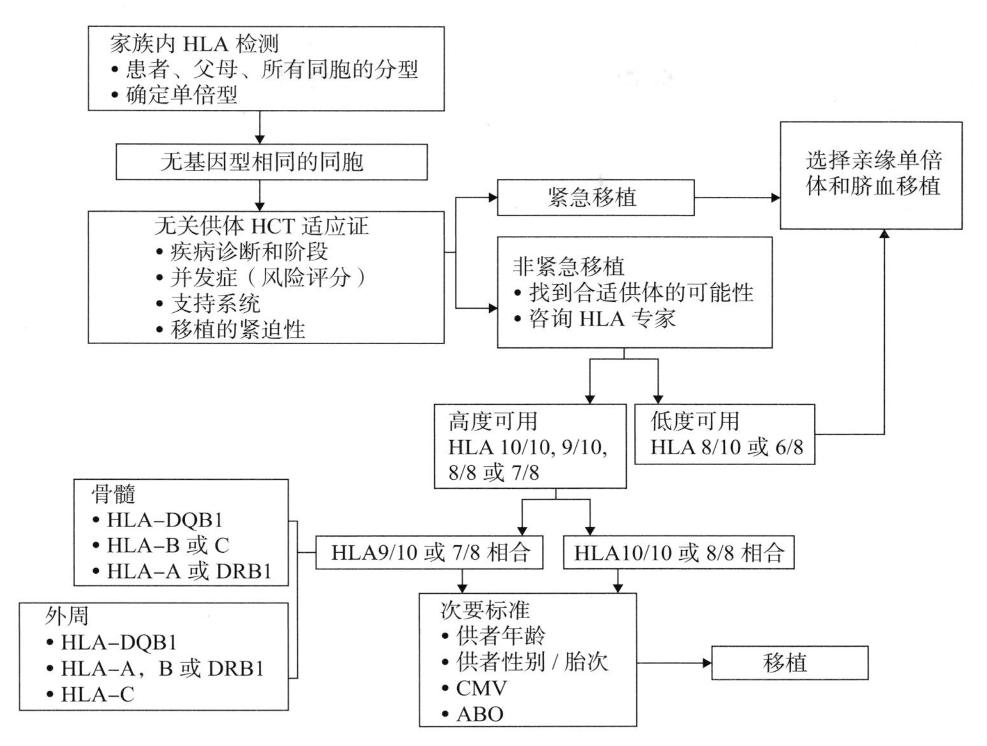

▲ **图 45-2　无关供体寻找过程及如何选定供体**

寻找过程从完整的家庭分型开始，通过分离母亲和父亲 HLA 单倍型来确定患者的组织型。在移植的紧急程度确定后，无关供体 HCT 的适用性评估是重要早期步骤。对于非常紧急的临床情况，适合考虑亲缘单倍体供体或脐带血移植。对于非紧急情况，HLA 专家的意见可能极大地促进了供体搜寻和选择的过程。搜寻仅找到高度不匹配供体的患者可能是亲缘单倍体或脐带血移植的候选者。找到一个或多个合适供体的情况下，需要对供体样本进行检测以确认分型。当有多个 HLA 单个位点错配（9/10 或 7/8）供体可供考虑时，优选的 HLA 错配位点可能取决于干细胞的来源。对于骨髓移植，HLA-A 和 -DRB1 位点错配风险高，而 -DQB12 位点错配风险低；对于外周血祖细胞，HLA-C 位点错配风险高，-DQB1 风险较低 [12, 58]。次要标准可用来选择移植的供体和潜在的备用供体

（www.worldmarrow.org；www.nmdp.org）。BMDW 初步寻找为临床医生提供了找到的适合相合无关供体的可能性的整体估计。BMDW 初步寻找不提供直接接触供者或脐带血以供实际检查的服务，但可以提供基本信息指导搜寻团队和临床医生确定合适供者的，和由此协调移植的预期时间表。

如果一个潜在的相合供者，不是所有令人感兴趣的 HLA 位点都有分型信息或缺乏完整的高分辨分型信息，那么需要对供者的样本再次进行 HLA 分型检测，以最大化找到至少一个相合供体或后备供者的可能性，这一点是非常重要的。当 BMDW 报告只显示潜在的 HLA 错配供体时，在供体寻找的早期阶段 HLA 专家的指导非常重要。全球人口中已知等位基因、抗原和单倍型频率可用于指导一种特定 HLA 决定簇错配的供体寻找，以确保所有剩余的基因座匹配，从而限制 HLA 错配的总数。等位基因和单倍型频率可从几个网站获得，包括 http://allelefrequencies.net；http://hla.alleles.org；http://www.ebi.ac.uk/ipd/imgt/hla/；http://bioinformatics.nmdp.org；http://hlexplorer.net 和 http://pypop.org（2015 年 2 月 2 日）。

一旦正式寻找启动，移植中心要确认供者的 HLA 匹配状态。由于供者可能没有完整的 HLA-A、-C、-B、-DRB1 的分型，NMDP 开发了一个程序，HapLogic ™，评估供者与患者 HLA 匹配的可能性（http://www.ebi.ac.uk/ipd/imgt/hla/searchdet_nmdp.html；2015 年 2 月 2 日）。这个概念是即使 HLA 基因位点尚未输入，但其他已经录入的等位基因信息可以允许评估样品编码的特异性 HLA 决定簇。NMDP 使用的等位基因代码提供可能在供体样品中编码的四位数等位基因的信息。这个信息有助于优先考虑供者的 HLA 分型，以最大化确定高分辨匹配供者的机会 [49]（http://bioinformatics.nmdp.org，2015 年 2 月 2 日）。

捐助者是志愿者。在登记较长的一段时间后，供者可能会出现各种状况以致不能捐献，如内部推

迟或失去联系，供者问题也包括预期的日期不合适和错误的登记。所以备用供体对协调无关供者移植至关重要[45, 50]。当患者的临床状态是超紧急，可以考虑半相合的供者和脐带血。

（二）供者选择

GVHD 通常在无关造血干细胞移植后出现，是一种遗传和“环境”导致的复杂表现。作为复杂的表现，GVHD 具有多基因病因。已知参与 GVHD 发病机制的基因是 HLA、杀伤细胞 KIR 和细胞因子基因。虽然受者的基因型不可修改，但是选择具有“最佳”基因的供体减少 GVHD 和移植相关死亡率是可行的。影响特定患者 GVHD 风险的环境因素包括为患者制定的包含化疗和放疗的预处理方案、用于预防和治疗 GVHD 的免疫抑制药，以及供体干细胞的来源等在内的诸多方面。在很大程度上，这些条件可以调整以满足每个患者的需求，在新的治疗方面取得了巨大的进步，如降低强度的预处理方案。

认识到复杂表型如 GVHD 等起源于多个基因的影响是未来免疫遗传学研究的一个重要平台。基因 – 基因相互作用可能会因不同的移植过程，不同 GVHD 预防和治疗的方法而变化，这可能可以解释不同研究报告结果的异质性。随着可获得的有关人群中 HLA、NK 和免疫应答基因多样性的信息越来越多，可以预见，受者和供者的种族在定义移植的遗传学中将起主要作用。对种族和民族多样化人口的持续评估有助于充分了解宿主抗移植物和移植物抗宿主同种异体反应的基因基础。

本节回顾了识别无关供体造血干细胞移植的免疫危险因素的前沿进展，包括 MHC 区域基因和单倍型、HLA–NK 相互作用、细胞因子和免疫反应遗传学。基于广泛的全球经验，目前的选择无关供者的标准（图 45–2；表 45–1）如下。

1. 考虑 HLA–A、–B、–C、–DRB1 和 –DQB1 10 个等位基因分型（高分辨率）。

2. 至少在 HLA–A、–B、–C 和 –DRB1 这几个位点为 8/8 高分辨率匹配[12, 13, 51–55]。

3. 当有几个 10/10 供者可选择时，一些中心对 HLA–DPB1 进行分析和匹配（“12/12”捐助者）并允许 HLA–DPB1 错配[56, 57]。

4. 当没有 10/10 匹配的供者时，使用仅有的 HLA–DQB1 错配的供者是可以接受的[12]。

5. 当必须考虑使用 HLA–A、–B、–C 或 –DRB1 不匹配的供体时，不匹配供者的选择可能取决于移植物的来源。骨髓移植物如果来自 HLA–A 和 –DRB1– 不匹配供者，风险最大，其次是 HLA–B 和 –C[12]。外周血祖细胞移植物如果来自 HLA–C 抗原错配供体，风险最大，其次是 HLA–A 和 –B。

6. 当考虑不匹配的供体时，HLA–A、–B、–DRB1 的等位基因错配与抗原错配风险相同。在 HLA–C 位点上，抗原错配比等位基因错配风险更大[12, 58]。

这些标准由回顾性研究得出，这些研究纳入了所有进行高分辨分型的基因座位，已经具有足够的力度从统计学上得出不同位点之间存在的差异，而且这些研究应用多因素分析控制了影响临床预后的非 HLA 因素[59, 60]（表 45–1），总结如下。

哪些 HLA 基因座需要分类？“匹配的”供者可能是基于四个 [HLA–A、–B、–C、–DRB1（“8/8”）]、五个 [HLA–A、–B、–C、– DRB1、–DQB1（“10/10”）] 或六个 [HLA–A、–B、–C、–DRB1、–DQB1、–DPB1（“12/12”）] 基因座位的等位基因高分辨检测来定义的。HLA 10/10 匹配的移植较不匹配的移植进行具有更高的无病生存率[12, 13, 52, 53]。供体 HLA 匹配的影响在低危急性髓系白血病、MDS、急性淋巴细胞白血病和慢性髓系白血病患者中更为明显。使用高分辨检测匹配的无关供体的移植其生存率接近 HLA 相合的同胞移植（www.marrow.org）[12, 13, 61–66]（图 45–1）。

最近，HLA–A、–B、–C、–DRB1 基因中最低水平的匹配被确定[12]。在一项分析了 3860 例接受清髓性无关供体移植患者的研究中，HLA–A、–B、–C 和 –DRB1 高分辨匹配与高存活率相关。10/10 匹配的造血干细胞移植预后与伴单独 HLA–DQB1 错配的 9/10 匹配造血干细胞移植预后相似，表明 8/8 高分辨匹配的无关供体是一个患者生存的预测因素。基于这些发现，NMDP 最近建议所有分析 HLA 数据的回顾性研究使用 8/8 匹配标准[59]。对于未来供体寻找和选择，当可用的供体具有一个已知的 HLA–A、–B、–C 或 HLA–DQB1 位点不匹配时，HLA–DQB1 的信息变得重要，因为多位置不匹配增加并发症发生率和死亡率[12]。

哪个 HLA 基因座可以接受使用错配供体？有关 HLA 错配的相关风险的数据很大程度上来自接受常规 GVHD 预防（例如，抗代谢物和钙调神经磷酸酶

表 45-1 人类白细胞抗原在无关供体造血干细胞移植中的作用

类 型	位 点	植入失败	GVHD	GVL 效应	生 存	注 解
单个位点不匹配	A	[51, 52]	[12, 52–54]		[12, 52–54]	抗原错配较等位基因错配风险性更高[53] 任何不匹配均会增加移植相关死亡率[12] HLA–A 错配在骨髓造血干细胞移植是高危因素[12]，在外周血造血干细胞移植为中等风险因素[58]
	B	[51, 52]	[12, 54]		[13, 53, 54]	抗原错配较等位基因错配风险性更高[53] 任何不匹配均会增加移植相关死亡率[12] HLA–B 错配在骨髓和外周血造血干细胞移植中均为中等风险因素[12, 58]
	C	[51, 55]	[52, 54]	[52]	[13, 53]	单个等位基因或抗原错配都是不利的，特别是低危患者的 HLA–C 错配[13] 抗原错配较等位基因错配风险性更高[12, 53] 任何不匹配均会增加移植相关死亡率[12] HLA–C 错配在骨髓造血干细胞移植中是中等风险因素，在外周血造血干细胞移植中为高危因素[12, 58]
	DRB1		[13, 51, 54]		[12, 13, 53]	抗原错配较等位基因错配风险性更高[53] 存活率较低[12] HLA–DRB1 错配在骨髓造血干细胞移植中为高危因素[12]
	DQB1		[13]		[13]	HLA–DQB1 错配在骨髓和外周血造血干细胞移植中为低危因素[12, 58]
	DPB1		[72]	[57, 67]		HLA–DP 是经典的移植抗原
表位	HLA–A, –B, –C, –DRB1		[77, 80]	[81]	[77, 80, 81]	Ⅰ类抗原中 116 位残基的取代是不利的[77] 确定了 15 个高风险等位基因的错配 6 个Ⅰ类抗原残基被认为是不被允许的[80] 与急性 GVHD 相关的残基可能与复发的不同
	HLA–DP		[56, 71]		[71]	HLA–DPB1 宿主抗移植物方向错配增加了地中海贫血移植的失败[71] T 细胞表位许可模型提供了选择 DPB1 不匹配低危供体的方法[56]
单倍型	HLA–A, –B, –DRB1		[98]	[98]		在 HLA 10/10 匹配的移植中，单倍型匹配与非单倍型匹配相比，重症急性 GVHD 发生率增加，复发率减低，总体存活率没有差异
	扩展 MHC		[69]			日本患者中特定单倍型的存在与更高或更低的 GVHD 风险相关
	常见单倍型		[99]			存在 1 或 2 种常见的高加索单倍型与较低的Ⅱ～Ⅳ度急性 GVHD 风险相关

以上归纳的研究必须符合可解释性研究的标准：大样本的至少在五个位点（HLA–A、–B、–C、–DRB1 和 –DQB1）进行高分辨分型的研究对象，使用多变量生物统计学方法。GVHD. 移植物抗宿主病；GVL. 移植物抗白血病

抑制药）的患者。当一个无法找到 10/10 匹配的供体时，当前数据支持选择具有单独的 HLA-DQB1 错配的供体（即 HLA-A、-B、-C 和 -DRB1 8/8 匹配）。但是，当供体是 HLA-A、-B、-C 或 -DRB1 错配，HLA-DQB1 错配可能会增加并发症发生率和死亡率 [12, 13]。CIBMTR 数据显示 8/8、7/8 和 6/8 匹配移植的存活率分别为 52%、43% 和 33%，每增加一个 HLA 错配生存率下降 9% ～ 10%[12]。当必须考虑存在 HLA-A、-B、-C 或 -DRB1 错配的供体时，选择错配供体可能依赖于移植物来源。骨髓移植物如果来自 HLA-A 和 -DRB1 错配的供者，是最危险的，其次是 HLA-B 和 -C [12]。外周血祖细胞移植物如果来自 HLA-C 抗原错配的供者，风险最大，其次是 HLA-A 和 -B[58]。是否这些相同的 HLA 错配原则适用于去除 T 细胞的或造血干细胞移植后使用环磷酰胺预防 GVHD 仍有待确定。

HLA 错配对植入失败 [51, 54, 55]、GVHD[12, 51-54]、死亡率的负面影响，抵消了 GVL 获益 [52, 54, 67]。在日本接受移植的重型再生障碍性贫血患者中，出现了可以耐受多个位点错配的临床情况，在这些患者中单个或多个 HLA-C/DRB1/DQB1 错配都没有降低生存率或增加急性 GVHD [68]。可能是由于该群体中存在更多保守的 HLA 单倍型 [69, 70]。

当进行供者选择时，等位基因错配和抗原错配是否存在差异？当等位基因匹配的供体不可获得时，在具有等位基因或抗原错配的供体中做出选择并不是一件直接简单的工作。早期数据表明抗原错配比单等位基因错配（以前也称为“微小”错配）带来更大的风险 [53, 55]，提示肽结合槽和 TCR 结合残基中核苷酸取代的数量和性质的免疫原性。登记数据表明，除 HLA-C 外，所有 HLA 基因座中等位基因错配与抗原错配具有相同的风险，而在 HLA-C 位点抗原错配比等位基因错配更危险 [12, 58]。这些数据与关于植入失败的研究一致 [55]，其中 HLA-C 错配有影响，而等位基因错配不增加风险。

什么时候应该考虑 HLA-DPB1？ HLA-DP 是一种经典的移植抗原 [57, 67, 71, 72]。六个基因座位 12/12 匹配与最佳移植结果相关，特别是对于低风险疾病 [57]。较高的 GVHD 发生率较高伴随着较低的复发率，并表明 HLA-DP 可参与移植物抗肿瘤效应 [56, 66]。HLA-DPB1 错配的负面影响可以和 TNF 基因座内 MHC Ⅲ类区域的单倍型相关多态性相叠加 [73]。

因为大多数 HLA-A、-B、-C、-DRB1、-DQB1 匹配供体的 DPB1 是错配的，因此在没有明显的分型资源且仅在非紧急临床环境中，找到 DPB1 匹配的供体在实际操作中是不可能的。最近，一个新颖的概念已被用于识别可容许的 DPB1 错配 [56]，其中多态性外显子 2 的特异性免疫遗传氨基酸残基可通过细胞毒性 T 细胞分析鉴定，称为 T 细胞表位（T-cell epitope，TCE）[71]。一项研究分析了 8539 例无关供体移植，结果发现，与接受 TCE 可容许的 DP 错配供体的患者相比，接受 12/12 匹配供体的患者复发风险显著升高，而Ⅲ～Ⅳ级急性 GVHD 风险较低。然而，伴有非容许的 DP 错配的 HLA 10/10 相合造血干细胞移植患者死亡率、非复发死亡率和Ⅲ～Ⅳ级急性 GVHD 发生率明显增加。与 12/12 匹配、10/10 匹配伴 TCE 容许或不容许错配以及 9/10 匹配伴 TCE 容许错配的供者相比，一个 HLA-A、-B、-C、-DRB1 或 -DQB1 错配伴 HLA-DP TCE 不容许错配的供者与最差生存相关。接受 9/10 匹配 TCE 容许错配供者移植的患者与接受 10/10 匹配 TCE 非容许错配供者移植的患者相比，死亡风险无显著性差异。获益效果已得到证实 [74]。对于希望使用 DPB1TCE 在 HLA 10/10 匹配供者中做进一步选择的移植中心，一种基于网络的工具最近已经开发出来用于对容许或非容许的 DPB1 错配组合进行自动评分（http://www.ebi.ac.uk/imgt/hla/dpb.html，2015 年 2 月 2 日）。

是否有用于预测 HLA 容许错配的辅助工具？“容许的”HLA 错配可以定义为改变肽谱或直接接触 TCR 的多态性。有几种方法用于识别控制容许的序列变化，包括细胞毒性 T 淋巴细胞前体细胞（CTLp）的功能测定 [75] 和序列基序的直接检查 [76]。早期研究鉴定了作为免疫原性表位的Ⅰ类分子的 116 处残基的取代 [77]。最近，在北美 [78] 和日本 [79, 80] 患者中探索容许的 HLA 错配的模型已被描述。在 JMDP 发起的一项纳入 4866 例无关供体移植患者的大型回顾性研究中 [80]，HLA-A 的 Tyr9-Phe9 氨基酸错配和 HLA-C 的 Tyr9-Ser9、Asn77-Ser77、Lys80-Asn80、Tyr99-Phe99、Leu116-Ser116 和 Arg156-Leu156 错配，每项都与急性重度 GVHD 发生风险显著增加有关。在复发的随访分析中，有 4 种 HLA-C 和 6 种 HLADPB1 错配组合的复发风险较低 [81]。迄今为止，生物信息学方法尚未成功预测临床实践中容许错配[82–84]。

何时应进行脐带血移植或半相合亲缘供者移植？在没有前瞻性研究的情况下，关于 HLA 相合或不相合的无关供体、脐血、半相合亲缘供者造血干细胞移植的两两比较的回顾性研究，得出了一种用于选择干细胞来源的算法（图 45–2）。总体来说，HLA 匹配无关供体造血干细胞移植具有较低的毒性，在进行清髓性预处理的情况下，其在生存期、急性 GVHD 和移植相关死亡率方面优于脐血移植[85–88]。与 HLA 匹配的无关供体造血干细胞移植相比，单份 CBT 的移植相关死亡率更高，但无病生存率和总生存相似[87]；与双份脐血移植相比，HLA 错配的无关供体移植具有较低的移植相关死亡率，但复发风险增加[88]。因此，如果未找到 HLA 9/10 或 7/8 相合的无关供者（例如只有 HLA 8/10 或 6/8 相合的供者可用），可以考虑脐带血或半相合亲缘供体。临床情况紧急时，脐带血和半相合亲缘供体也可以选用（图 45–2）。

六、新领域：非人类白细胞抗原基因多态性的临床重要性

（一）种族和人种

种族和人种影响了找到 8/8 相合供体[89]和移植获得成功[90–92]的概率，受这一因素影响而产生的差异不能归因于社会经济[91]。不论何种种族，较低社会经济水平也被认为会对所有患者的预后产生负面影响。以下关于 HLA 单倍型部分，我们阐述了一个统一的假设，即未检测到的遗传变异的作用，这类遗传变异可能在某个群体中具有不同的等位基因或变体，而在其他群体中并不含有[69, 70, 93]。

（二）HLA 单倍型

与同胞全相合造血干细胞移植相比，无关供体移植表现出较低的复发趋势，该现象提示可能由于无关的个体之间未检测到的遗传差异引起了更强烈的移植物抗肿瘤效应。MHC 基因因其基因密度而成为新的遗传变异强有力的候选区域，这些新的遗传变异即使在 HLA 匹配情况下也可能对移植结果产生影响。近期几个证据支持未分型的 MHC 驻留基因在移植结果中起作用。接受 HLA–E*01：01，01：01 纯合的无关供体移植的受体，其移植后 180 天的细菌感染及移植相关死亡率的风险均有增加[94]。定位在日本和高加索移植人群中进行的研究揭示了微卫星连锁相关的风险[95, 96]，指出存在与临床相关的非 HLA 、MHC 相关联的变异。

一种成功绘制 MHC 图的方法使用来自 HLA 单倍型的信息来定义值得精细映射的区域。这些概念是基于 HLA 等位基因与非 HLA 变异体之间的强阳性连锁不平衡。由于 HLA 等位基因匹配的无关供体和受体之间彼此无关，供体 HLA 等位基因彼此的物理连锁可能不同于受体单倍型（图 45–3）。因此，与 HLA 单倍型不同而 10/10 等位基因匹配的供受体相比，具有相同 HLA 单倍型连锁且 10/10 匹配的无关者和受者之间可能在未检测到的 MHC 变异方面彼此更相似。一种远程定相方法已被开发来专门测试这些假设[97]，而在 10/10 等位基因匹配的无关供 – 受体对中，该方法揭示了 20% 单倍型错配的概率[98]。单倍型错配显著增加了Ⅲ～Ⅳ度急性 GVHD 的风险。 GVHD 风险的增加被复发率的降低所抵消，从而呈现相似的生存率（图 45–4）。近

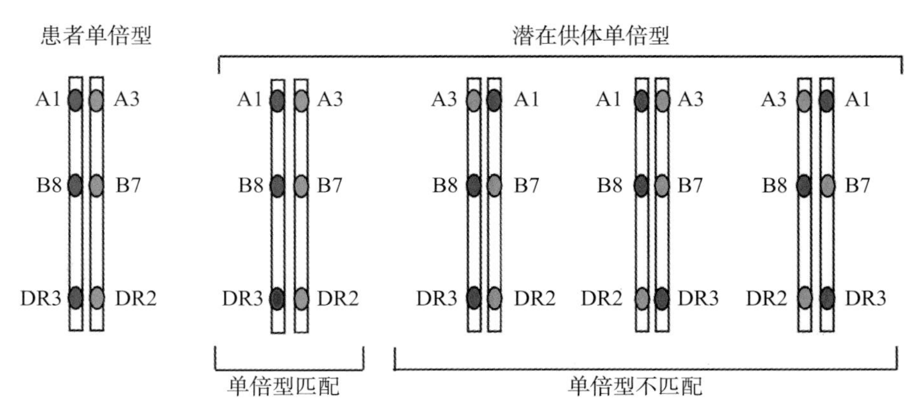

▲ 图 45–3　人白细胞抗原匹配的无关供体和受体可能是单倍型匹配或单倍型不匹配[98]

期荷兰 Europdonor 基金会的一项研究中，采用频率数据估算了无关供体的单倍体型[99]。研究显示，一种或两种频繁出现的单倍体型显著降低了Ⅱ度急性 GVHD 的风险（*HR* 0.49）。这些证据提示了单倍型相关的非 HLA 变异可能显著影响移植结果，并且 HLA 单倍型可用作评估 GVHD 风险的替代标志。

MHC 内未检测到的变异可能通过患者 – 供体不匹配和（或）存在的具体变异产生影响。JMDP 用 SNP 研究 MHC 基因的 9Mb 区域，在大量无关供 – 受体对中确定三种常见日本单倍体型的序列保守程度[69]。某些 HLA 单倍体型较之其他具有更高的风险。近期对与特定 SNP 相关的风险进行了后续分析，并在后面进行了相关描述[70]。在北美的经验中，两个 SNP 标记已在 10/10 匹配的无关供体移植中得到验证[100]。位于 POU5F1 遗传基因座附近的Ⅰ类 SNP 是存活标志物，而 HLA-DPB1 3' 非翻译区端粒的第二个 SNP 是急性 GVHD 的标志物。具有两个或更多个 10/10 匹配无关供体的患者的 SNP 基因分型显示大多数患者有机会获得在这两个位置具有有利 SNP 的供体。这些数据表明，对供体 MHC 基因 SNP 进行前瞻性的评估可能有助于降低患者未来的风险。

（三）KIR

NK 细胞在移植免疫生物学中的作用为优化同种异体移植提供了新的途径[101]。临床移植工作中关于 NK 的大部分数据来源于半相合亲缘移植的经验（见第 44 章）。近期，关于 HLA 配体 -KIR 的相互作用在无关供体造血干细胞移植中所起作用的数据已经证明，在选定的错配移植群体中移植后疾病复发率较低。这些结果提示，将受体配体和供体 KIR 信息整合到供体选择中，以充分放大 NK 细胞介导的抗肿瘤效应的潜在可能。HLA 和 KIR 遗传

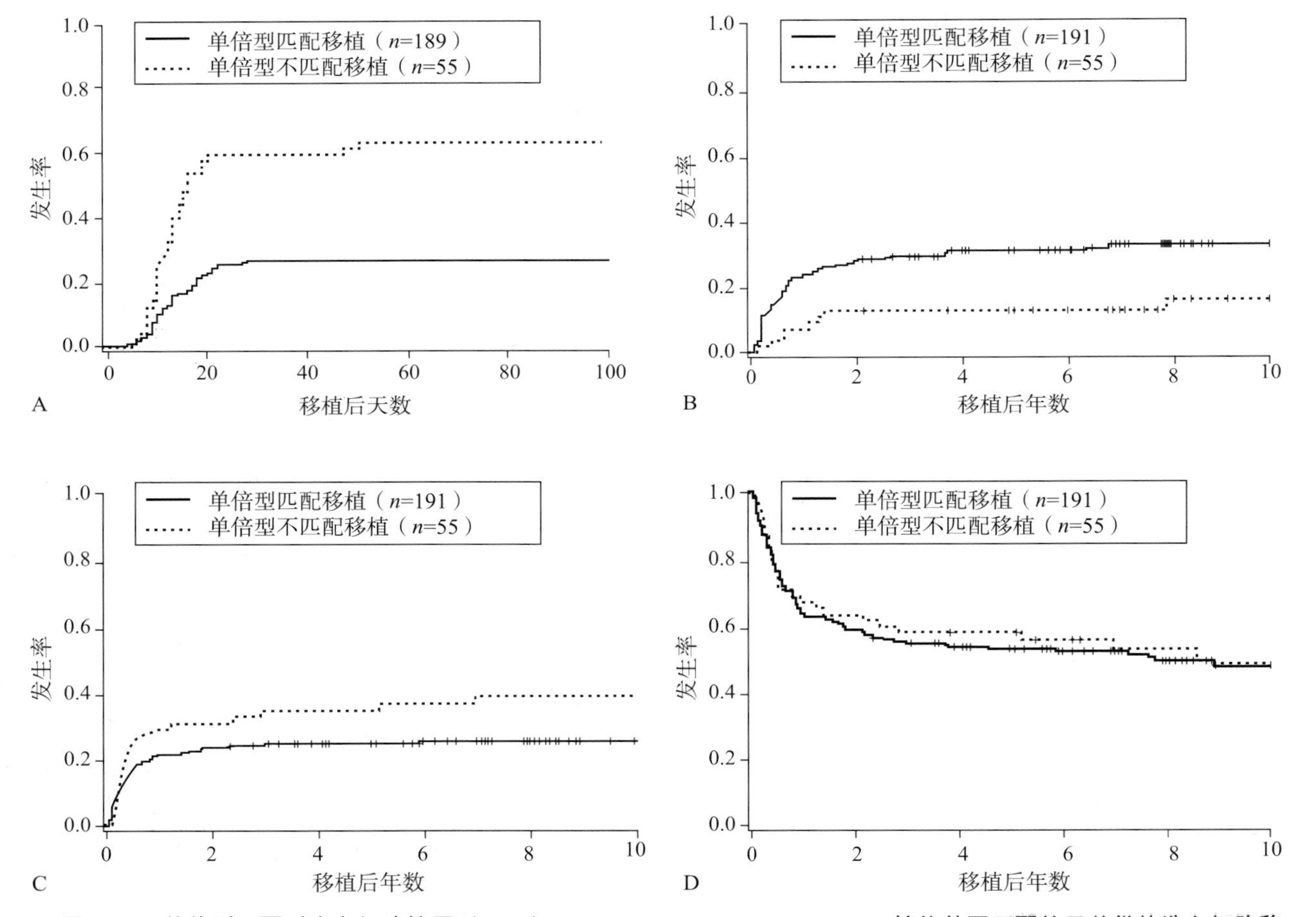

▲ **图 45-4 单倍型匹配对人白细胞抗原（HLA）-A，-B，-C，-DRB1，-DQB1 等位基因匹配的无关供体造血细胞移植的影响**

A. Ⅲ～Ⅳ度急性移植物抗宿主病的发生率；B. 复发率；C. 移植相关死亡率；D. 生存率（引自 Petersdorf 等，2007[98]。根据知识共享署名原则转载）

系统通过经典孟德尔遗传学规律独立地对 HLA 匹配和 HLA 不匹配、相关和不相关供体的造血干细胞移植产生影响。读者可参考关于 NK-KIR 模型和分型方法（见第 10 章）、NK 细胞的基础免疫生物学（见第 11 章），以及 NK 细胞同种异体反应在半相合亲缘移植中的作用（见第 44 章）的综合阐述。以下部分重点介绍近期关于 HLA 配体 -KIR 在无关造血干细胞移植中相互作用的临床观察。

1. KIR 配体

当移植供受体之间存在 HLA Ⅰ类错配时，NK 细胞同种异体反应的配体错配机制是可改变的。在无关供体造血干细胞移植中，配体错配的影响取决于疾病诊断（淋系或髓系）、预处理方案、移植前使用抗胸腺细胞球蛋白或体外去除 T 细胞法[67, 102–112]（表 45-2）。最近的一项研究比较了三组不同供 - 受体对在急性淋巴细胞白血病、急性髓系白血病、MDS 和慢性髓系白血病行非去除 T 细胞造血干细胞移植后的风险，分别是 HLA Ⅰ类抗原匹配（KIR 配体匹配）、Ⅰ类抗原不匹配但 KIR 配体匹配、HLA Ⅰ类和抑制性 KIR 配体不匹配[111]。这三组的 1 年生存率分别为 59%、49% 和 30%。与匹配组相比，不匹配组的生存率和无事件生存率较低，此外，HLA 和 KIR 均错配的组别较其他组具有更高的复发率和移植相关死亡率。在缺乏抑制性 KIR 受体的患者中观察到不利影响，即 HLA 匹配但缺乏 C1 或 C2 配体的患者与存在任何一种配体的患者相比具有较低的生存率。与存在所有配体的患者相比，缺乏 C1 或 C2 配体的患者具有更高的移植相关死亡率。这些数据表明非去除 T 细胞的无关供体造血干细胞移植中，抑制性 KIR 配体错配和缺失抑制性 KIR 配体导致更高的风险。

JMDP 分析了 1790 例移植，其中在接受非去除 T 细胞的无关造血干细胞移植患者中，KIR- 配体错配对急性 GVHD 和排斥有不良影响且没有生存益处[67]。该研究证明了 HLA-C、-DPB1、KIR 配体错配对移植后复发的重要作用，即供 - 受体 HLA-C 错配与急性淋巴细胞白血病患者减低的复发率相关。HLA-DPB1 错配与慢性髓系白血病患者减低的复

表 45-2 KIR 在无关供体造血细胞移植中的作用

模型和机制		临床终点	参考文献
配体错配	由于供体 - 受体 HLA Ⅰ类错配，受体的靶细胞缺乏供体中存在的同种异体Ⅰ类抗原	↓复发	[67, 103–109, 111]
配体缺失	尽管 HLA 一致，宿主细胞缺少Ⅰ类配体以提供抑制信号	↓复发	[109–112]
KIR 单倍型	供体 B 单倍型数量	↓复发↓死亡	[123]
	活化 KIR 基因数量	↓复发↑无病生存	[125]
	供者 B 单倍型 *KIR3DS1* 基因数量	↓Ⅱ～Ⅳ度急性 GVHD ↓移植相关死亡↓死亡	[124]
	A 单倍型纯合供体	↑Ⅱ～Ⅳ度急性 GVHD	[154]
KIR 基因	存在 *KIR2DS1*	↓复发	[126]
HLA-E	NKG2A 的配体	↓急性 GVHD（E*01:03）	[117, 118]
		↓移植相关死亡↓死亡	[119, 120, 127]
		无影响	[121]
MICA	NKG2D 的配体		
	患者 - 供体不匹配	↑Ⅱ～Ⅳ度急性 GVHD（胃肠道）	[115]
		无影响	[116]

KIR. 自然杀伤细胞免疫球蛋白样受体；GVHD. 移植物抗宿主病

发率相关。KIR2DL 配体的错配与急性淋巴细胞白血病复发率增加有关。宿主抗移植物方向 KIR2DL 配体错配增加了排斥的风险。GVHD 方向上 HLA-、-B、-C、-DPB1 错配和 KIR 配体错配增加了急性 GVHD 的风险，而 GVH 方向上 HLA-A、-B、-DQB1 和 KIR 配体的错配增加了死亡率。

当受体和供体 HLA 匹配时，受体可能缺乏供体 KIR 受体的适当配体。这种缺失的受体配体机制也存在于 HLA 不匹配的个体之间，因此配体的缺乏与供 - 受体 HLA 匹配状态无关（见第 10 章，表 45-2）。在接受 HLA 匹配或不匹配、高强度预处理、非 T 细胞去除、无关供体来源骨髓或外周血祖细胞的患者中，评估受体配体缺失和供 - 受体错配配体相关的风险[109]。在 HLA 不匹配的受体中，HLA-Bw6 和 C1 或 C2（缺失配体）的纯合子的存在降低了复发的风险。之所以有这样的保护性效果，大部分是由缺少 C2 或 Bw4 的患者亚群带来的。缺失配体的影响在急性髓系白血病、慢性髓系白血病和急性淋巴细胞白血病患者中最为明显，其影响可在 HLA 错配和 HLA 不全相合的移植中观察到。在 HLA-B- 和（或）HLA-C- 错配的供受体对中，配体错配和配体匹配病例之间不存在差异。与配体存在的患者相比，缺失配体的患者复发率较低。总之，这些数据表明受者配体的缺失是降低移植后复发风险的有用指标。

NMDP 发起了在大样本慢性髓系白血病、急性髓系白血病、MDS 和急性淋巴细胞白血病无关供体移植患者中进行缺失配体模型的测试[112]。与存在所有配体的患者相比，缺失一种或多种配体的患者移植后疾病复发率较低。在低危慢性髓系白血病患者中，缺失受体配体是临床上严重的Ⅲ～Ⅳ度急性 GVHD 的一个独立危险因素，表明 NK 细胞的同种异体反应可能在 GVHD 的发病机制中起间接作用。近期对 C2 纯合子患者的分析揭示了不同的生存结果，这些患者的预后取决于干细胞来源是外周血祖细胞（较低的无进展生存）还是骨髓（生存率提高）[113]。

Ⅰ类区域中高度多态性的 MICA 基因座已经成为几个新研究的主题，这些研究主要是关于其作为配体激活 NKG2D 受体的作用的[114-116]。患者 MICA 基因 129 号氨基酸缬氨酸的纯合性与同胞供体造血干细胞移植后慢性 GVHD 风险相关[114]，但迄今尚未在无关供体造血干细胞移植中得到证实。不论是 HLA 匹配或不匹配的无关造血干细胞移植中，供 - 受体 MICA 错配增加了Ⅱ～Ⅳ度急性 GVHD 的风险，特别是胃肠道的急性 GVHD[115]。MICA 错配的不利影响与 HLA-B 或 -C 错配无关，这两个基因座与 MICA 显示出强阳性连锁不平衡。最常见的 MICA 等位基因 008 对移植结果没有影响。在 12/12 相合的无关供体造血干细胞移植后，对 MICA 的独立研究得出了不同的观察结果[116]。在 MICA * 008 基因阳性患者中，急性 GVHD 发生率减少。在 8/8 相合供 - 受体移植中，GVHD 的风险不依赖于患者特定的 HLA-B 等位基因。MICA 在无关供体造血干细胞移植中的作用仍有待阐明。

除了 MICA 之外，非经典的Ⅰ类基因座 HLA-E 可能在造血干细胞移植中发挥作用。HLA-E 是抑制性 NK 细胞受体 NKG2A 的配体。一些研究中报道 E * 01:03 对急性 GVHD 具有保护作用[117, 118]，以及降低移植相关死亡率而提高生存率[119, 120]，但在其他研究报告中并非如此[121]。患者供体 HLA-E（rs1264457）128 号精氨酸 / 甘氨酸残基的错配降低了存活率[70]。

2. KIR 单倍型和受体

组成 KIR 单倍型及其等位基因的特定基因可能影响移植结果[110, 122]。供体 B 单倍型越多，急性髓系白血病患者的复发率越低、生存率越高，但在急性淋巴细胞白血病患者中并非如此[123]。具有两个或更多个 B 单倍型相关基因的供体表现出显著的保护作用，并且这种作用不依赖于共存的 HLA 错配。B 单倍型的具体内容也影响预后[124]。供者 *KIR3DS1* 基因数量越多，接受 HLA 匹配或不匹配非去 T 细胞无关供体移植的患者，其Ⅱ～Ⅳ度急性 GVHD 的风险、移植相关死亡率、死亡率越低。这些基因剂量相关性作用主要来自 *KIR3DS1*，而不是 B 单倍型相关多态性，因为 B 单倍型阳性受体的 GVHD 风险较低，其效果弱于 *KIR3DS1*。

活化 KIR 基因的数量也被证明影响复发和无病生存率[125]。供体为 A 组 KIR 单倍型或具有较少活化 KIR 基因数量的移植中，急性髓系白血病 /MDS 受体的复发率降低、无病生存率升高，而在慢性髓系白血病患者这种相关性减少。在急性淋巴细胞白血病患者中并没有观察到单倍型效应。这些数据表明不仅 HLA 配体是一个重要因素，而且供体 KIR 单倍型的组成可能会影响复发和无病生存率。选择较少活化 KIR 基因或 A 组单倍型的供体，急性髓系白血病或 MDS 患者移植预后更佳，体现为更低的复发和更高的无病生存率。

当供体携带 *KIR2DS1* 基因且不是 C2 纯合子时，急性髓系白血病患者行无关供体造血干细胞移植后复发率低[126]，表明 NK 细胞对白血病复发和 GVHD 可能的影响受到患者和供体的 KIR 配体、KIR 单倍型及特定 KIR 基因的影响。对 KIR 配体和受体的了解对于预测合适的移植供体可能是重要的；C1C2 阳性患者接受 *KIR2DS2* 阳性供体的移植，Ⅱ～Ⅳ度急性 GVHD 风险较低[127]。最后，KIR 基因表达水平特别是 KIR2DS4，可能提供新的线索[128]。

3. 细胞因子和免疫应答基因变异

GVHD 是由于供体 T 细胞介导的对与供体不相合的受体 HLA 的识别和（或）对次要组织相容性决定子的识别而产生的。另外，缺乏 NK 细胞 KIRs 的供体抑制可能降低 GVHD 风险，这是因为供体和受体Ⅰ类分子不同或者因为受体缺乏了供体所具有的抑制性受体的 HLA 配体。导致 GVHD 效应的 T 细胞和 NK 细胞通路的激活是由细胞因子介导的[129]。IL–2、IL–12、IL–15 和 IL–18 促进外周未成熟树突状细胞对 NK 细胞的活化，并且树突细胞产生的 TNF 可以诱导 NK 细胞的细胞毒作用。在淋巴组织中，IL–2 和 IL–12 诱导 NK 细胞活化，导致 GM–CSF 和 IFN–γ 的产生，从而诱导辅助 T（Th）细胞的分化，特别是 Th1 细胞的极化。组织损伤的强度和 GVHD 的炎症可以通过细胞因子及免疫应答基因编码区和启动子区域内等位基因的多样性作用来调节[130]。5′ 和 3′ 端调控序列的多态性影响转录和细胞因子血清水平，并可能对 GVHD 途径的三个经典阶段的细胞因子释放过程产生重要作用。受体的细胞因子基因的遗传变异可能在围移植期间发挥作用，此时化疗和放疗导致的直接组织损伤引发细胞因子风暴的激活，受者和供者遗传变异可能都能调节 GVHD 过程中炎症的严重程度。

导致临床 GVHD 的事件通常分为三个阶段[129]。刺激性损伤始于预处理方案中辐射和化疗直接损害宿主组织，并引起促炎细胞因子 TNF–α 释放。TNF–α 血清水平在预处理期间达到峰值，并与升高的死亡风险相关（见后文）。炎性环境促进 HLA 和 mHA 的表达增加，供体 T 细胞对其识别导致供体 T 细胞克隆的扩增。该反应被 CD4$^+$ 和 CD8$^+$ T 细胞产生的细胞因子放大。随后供体 T 细胞对宿主组织的损伤进一步增加。涉及该阶段的细胞因子包括 IL–1、IL–2、IL–8 和 IL–10[129]。受 INF–γ 和 Th1、Th2 细胞因子，特别是 IL–1、IL–2、IL–8 和 IL–10 的影响，GVHD 的严重性可以进一步被增加或减弱。最后阶段的特征在于细胞毒性 T 细胞介导的组织损伤。

在大多数已发表的关于细胞因子和免疫应答基因的文献中，对 HLA 相合同胞供体造血干细胞移植后单基因多态性的影响进行了检测，其中 TNF–α 和 IL–10 是两个研究最多的基因。而无关供体造血干细胞移植的相关数据也在陆续发表[131–133]。由于细胞因子基因和免疫应答基因变异在世界范围内的差异性分布，研究人群的人族和种族背景成为一个重要特征。本节将回顾当前的文献，而这些文献均支持所选细胞因子和免疫应答基因的遗传变异可调节无关供体造血干细胞移植后 GVHD 风险和死亡率的假说（表 45–3）。关于亲缘供体移植中细胞因子基因和免疫应答基因多态性的文献数量众多，读者可以参考该主题的优秀综述[129, 130]。

4. 第一阶段：宿主组织的损伤和细胞因子风暴的启动

在这个阶段，受者的皮肤、肝脏和胃肠道是损伤的靶器官。促炎细胞因子 TNF–α 和 IL–1 以及抗炎细胞因子 IL–10 最早参与细胞因子风暴的。TNF–α（染色体 6p21.3）在 GVHD 发病机制中起着多方面的作用。TNF–α 由巨噬细胞、单核细胞、NK 细胞和 T 细胞产生，并通过诱导靶组织凋亡和增加 HLA 同种异体抗原的表达，以及促进 IL–1、IL–6 和 IL–10 的进一步产生而起到 Th1 细胞因子的作用[129]。TNF–α 和淋巴毒素 –α 基因位于 HLA Ⅲ类区域内，并与 HLA 呈强阳性 LD[73, 130]。TNF 启动子在 –1031、–863、–857、–376、–308、–238 位点具有广泛的 SNP 多样性，其中研究最多的是 –308G/A 和 –863C/A。TNF–α 变异与 GVHD、TRM 和生存相关[131–134]。TNF–α 水平[135]以及 TNFR2 受体（染色体 1p36）中 196 号精氨酸或甲硫氨酸残基[132]在Ⅲ～Ⅳ度急性 GVHD 的作用已被报道。近期，新发现 / 验证的队列中的 SNP 基因分型阐明了 TNF 单倍型的作用[70, 73, 136]。

IL–1 基因家族（染色体 2q14）由 IL–1A、IL–1B 和 IL–1 受体激动药组成。IL–1A 是一种细胞

表 45-3　无关供体造血干细胞移植中细胞因子和免疫应答基因多态性研究的总结

基　因	多态性	类　型	终　点	参考文献
CTLA4	CTLA4-CT60（rs3087243A/G）	供者 GG 基因型	↓Ⅲ～Ⅳ急性 GVHD	[70]
		患者基因型 GG	↑Ⅲ～Ⅳ急性 GVHD	[140]
HPSE（乙酰肝素酶基因）	Rs4364254C/T	供者主导类型	↑Ⅱ～Ⅳ aGVHD	[140]
	Rs4693608and rs4364254	患者基因型	↑Ⅱ～Ⅳ，Ⅲ～Ⅳ急性 GVHD	[144]
HSP70hom（热休克蛋白 A1L 基因）	2763G/A	患者 AA 基因型	↑Ⅱ～Ⅳ急性 GVHD	[145]
IL1A	Rs1800587（-889C/T）	供者或者患者基因型	n.s.	[137]
			↑存活	[155]
		错配	n.s.	[70]
IL1B	Rs16944（IL1B-511T/C）	供者和受者 T 基因型	AA ↓急性 GVHD	[155]
			GG ↑急性 GVHD	
			↑存活	
			↓移植相关死亡	
IL2	Rs2069762（IL2-330T/G）	供体基因型主导类型	↑Ⅲ～Ⅳ急性 GVHD	[140]
		患者基因型 G	↑Ⅱ～Ⅳ急性 GVHD	[138, 155]
			↑慢性 GVHD（胃肠道）	[70]
IL6	Rs1800795C/G	供者等位基因，隐性	↑Ⅱ～Ⅳ急性 GVHD	[140]
	-1082，-1064			[134]
IL10	-1082/-819/-592 单倍型	供者 R2 长等位基因 G-C-C	↓移植相关死亡	[133]
		供者 C-C-G/A	n.s.	[70]
	Rs1800871（-819）；Rs1800896（-1082）；Rs1800872（-592）		n.s.	[70]
	水平			[139]
IL17	Rs2275913（-197A/G）	供者 A 基因型	↑急性 GVHD	[146]
IL18	-137/-607/-656 单倍型	患者单倍型（GCG）	↓移植相关死亡	[142]
			↑ OS	
	Levels			[143]
IL23R	A1142A/G（Gln381Arg）	供者基因型 G（Arg）	↓Ⅱ～Ⅳ急性 GVHD	[147]
			↑Ⅲ～Ⅳ急性 GVHD	
			↓急性 GVHD	[148]

（续表）

基　因	多态性	类　型	终　点	参考文献
IL23R	Rs6687620	供者基因型	↓Ⅱ～Ⅳ急性 GVHD	[149]
			n.s.	[70]
	Rs11209026		n.s.	[140]
MTHFR（亚甲基四氢叶酸还原酶）	C677T	患者 T 基因型	↓急性 GVHD	[150]
		供者基因型	n.s.	[151]
			n.s.	[70]
	A1298C	患者 C 基因型	↑急性 GVHD	[150]
NOD2	"SNP13"	供者基因型	↑Ⅲ～Ⅳ急性 GVHD	[152, 153]
			↓ OS	
	Rs17313265 Rs1077862 Rs1861757 Rs1861759 Rs6500328 Rs2111234 Rs211235 Rs7203344 Rs17313265		n.s.	[70]
			n.s.	[148, 149]
TNF	Rs1799964（–1031）	错配	↑Ⅳ aGVHD	[70]
		患者 C 基因型	↑Ⅲ～Ⅳ急性 GVHD	[136]
		C 基因型	↑移植相关死亡	[133]
			n.s.	[140]
	Rs1800630（–863）d4/d4	患者基因型	↑Ⅲ～Ⅳ急性 GVHD	[136]
	D4/d5 微卫星	供者等位基因	↑死亡	[73]
	–1031/–863/–857	患者和供者 U02/U03 等位基因	GVHD	[132]
	（rs1799724）等位基因		复发	
				[131–135]
TNFR2	Rs1061622（TNFRSF1B；残基 Met196Arg）	供者精氨酸（Arg）基因型	↑Ⅲ～Ⅳ急性 GVHD	[132]
			n.s.	[140]

GVHD. 急性移植物抗宿主病；n.s.. 无意义

内调节剂，IL–1A 启动子在 –899 处具有能改变基因转录和表达的 C/T SNP。在一项研究中，无关供者和患者的同时存在 IL–1A –889T SNP 与 1 年生存率的改善相关[137]。IL–1B 基因编码一种细胞外蛋白。IL–1B 启动子在 –511 处具有 T/C SNP，并且 T 等位基因与转录起始因子结合的增加相关。在一项针对无关移植受者的单中心研究中，受者和（或）供者 -511T 等位基因的存在与死亡和移植相关死亡率风险降低相关，这种联系与 GVHD 无关[138]。

IL-10（染色体 1q31-q32）是一种 Th2 细胞因子，也是 IFN 受体超家族的成员。IL-10 具有抗炎作用，降低 HLA 表达，降低 HLA 的 CTL 识别，并强烈抑制 TNF-α、IL-1A、IL-1B、IL-6、IL-12 和IFN-γ。IL-10启动子具有几个多态性位置(-3575、-2763、-1082、-1064、-819 和 -592），其中 -1082A 等位基因与体外 IL-10 的低产生相关。以此种方式，IL-10 影响了急慢性 GVHD 的风险。大多数同种异体造血干细胞移植中关于 IL-10 变异的研究，已经确定了 IL-10 水平与急性 GVHD 风险之间的负性关系。高 IL-10 水平，或产生高 IL-10 的遗传变异，降低了 GVHD 发生率和死亡率，与其抗炎保护作用相一致。受体 -592AA 启动子基因型的纯合性与无关造血干细胞移植后严重急性 GVHD 及死亡风险的降低相关[139]，可能是 -592A/C 和 A/A 基因型导致 IL-10 产生增加的结果。这些数据表明 AA 纯合的受体的抗原呈递细胞能够产生高水平的 IL-10，从而诱导供体T细胞耐受。在无关造血干细胞移植中，已有报道指出 GVHD 和死亡风险同 -1082 和 -1064 等位基因相关[134]，这也证实了最初在同胞移植中观察到的 IL-10 的作用[140]。

5. 第二阶段：供体 T 细胞的活化

在该阶段，供体 T 细胞识别宿主 MHC 分子和次要组织抗原，导致 T 细胞增殖和分化。在这个阶段中有几种途径有助于 T 细胞的活化。Th1 应答扩大细胞因子风暴的影响，涉及 INF-γ、IL-2、IL-12 和 IL-18。Th2 应答由 IL-10、IL-4 和 IL-18 介导。目前，无关供体造血干细胞移植中，关于 INF-γ、IL-2 和 IL-18 的遗传变异对 GVHD 的影响的数据已经可以获得。

IL-2 是位于 4q26 的促炎因子。启动子 -330T/G SNP 与 IL-2 早而持续产生有关。携带 IL-2 -330G 等位基因的受体急性 GVHD 的风险增加，并且存在至少一个 G 等位基因与双倍增加急性 GVHD 风险有关[138]。IL-18（11q22）由巨噬细胞、T 细胞、树突细胞和角质形成细胞产生，并调节 Th1 和 Th2 反应，在小鼠模型中诱导生长因子的分泌[129]。作为一种 Th1 诱导细胞因子，它能减轻高剂量预处理后急性 GVHD 的严重程度。当用于供体时，IL-18 作为 Th2 诱导细胞因子减轻急性 GVHD 的严重程度。 IL-18 可以保护造血干细胞移植后的移植物抗肿瘤效应[141]。启动子 -137G/-607C/-656G 单倍型与移植后第 100 天和第 1 年的移植相关死亡率降低、存活率升高有关[142]。无关造血干细胞移植后发生急性 GVHD 的患者的 IL-18 水平较高[143]，GVHD 得到成功治疗后其血清水平降低。

6. 第三阶段：炎症效应因子

在该阶段，细胞和炎症效应因子产生了靶向终末器官的损伤，构成了临床 GVHD 表现。参与该阶段的两种主要细胞因子是 TNF 和 IL-1。由预处理方案的直接毒性和 GVHD 引起的胃肠道和皮肤损伤导致了细菌毒素及其副产物的释放，继而单核吞噬细胞受刺激而分泌 TNF 和 IL-1。

7. 无关供体造血干细胞移植中具有临床意义的新基因和通路

无关供体造血干细胞移植中，除了急性 GVHD 三个阶段所涉及的基因和途径外，还有关于 *CTLA4*[70, 140]、*HSPE*[140, 144]、*HSP70hom*[145]、*IL6*[140]、*IL17*[146]、*IL23R*[147-149]、*MTHFR*[150, 151]、*NOD2*[152, 153]、*Tim-3*[156]、*elafin*[157] 和 *REG3α*[158] 等新基因或通路的大量数据。这些多态性被总结在表 45-3 中。

七、结论

无关造血干细胞移植作为治疗疗法的成功来自于移植遗传学和生物学的创新研究，即更安全的预处理方案、更有效的 GVHD 预防和治疗策略的开发、在早期疾病复发的监测和检测方面取得的进展，以及支持治疗水平的提高。个性化治疗策略的最终目标需要更全面地了解基因型和表型之间的相关性，以及不同移植程序对移植相关毒性和移植物抗肿瘤效应的影响。将来，对于给定患者的最佳移植程序将是各种免疫遗传学措施的组合方式，用于预防 GVHD 和促进移植物抗肿瘤效应，同时使用移植后免疫疗法以降低疾病复发的风险。

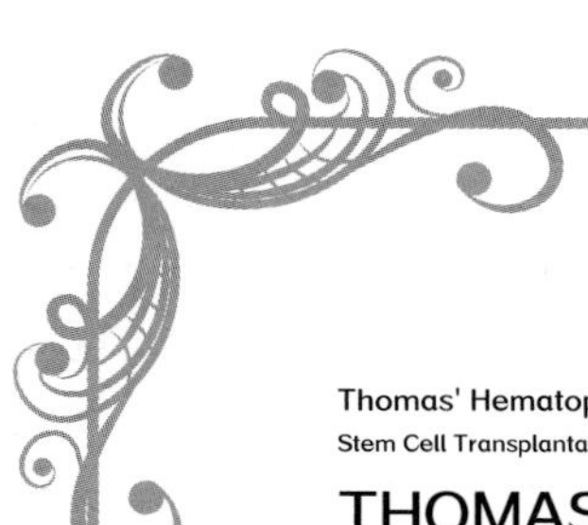
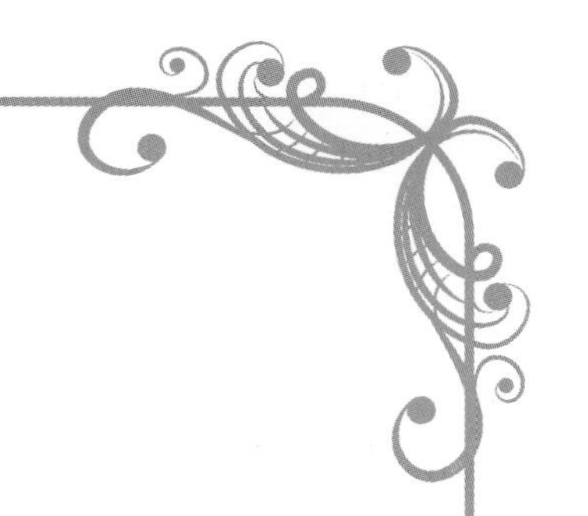

第五部分
造血干细胞移植治疗获得性疾病
Hematopoietic Cell Transplantation for Acquired Disease

第 46 章
造血干细胞移植治疗再生障碍性贫血
Hematopoietic Cell Transplantation for Aplastic Anemia

George E. Georges　Rainer Storb　著
周惠芬　汪清源　译
薛梦星　仇惠英　陈子兴　校

一、流行病学

再生障碍性贫血（aplastic anemia，AA）是一种少见疾病，美国及西欧发病率为（2 ～ 3）例 /（百万 • 年），东亚则为（4 ～ 7.4）例 /（百万 • 年）[1-3]。男女发病率为 1 : 1。发病年龄呈现 2 个高峰段，分别为 15—24 岁的青少年以及 65 岁以上的老年人。在确诊之后，如仅予以支持治疗（输血、抗感染等），仅有 28% 的患者能够存活 2 年[4]。一旦确诊重型再生障碍性贫血（severe aplastic anemia，SAA），如不经有效治疗，50% 的严重再生障碍性贫血患者将在 6 个月内死亡[5]。

针对再生障碍性贫血的有效治疗包括使用 ATG 之类等药物的强化免疫抑制疗法（immunosuppressive therapy，IST）或者同种异体造血干细胞移植。

二、临床表现

该病表现为全血细胞减少及骨髓缺乏造血组织。通常骨髓腔中正常造血组织被脂肪所替代，骨髓涂片镜下主要见淋巴细胞、浆细胞及成纤维细胞。类似的骨髓涂片结果鉴别诊断包括 MDS、T 细胞克隆性疾病、再生障碍性贫血相关的阵发性睡眠性血红蛋白尿（paroxysmal nocturnal hemoglobinuria，PNH）。其中最困难的是与低增生性 MDS 相鉴别（见第 54 章），这两种疾病的治疗大相径庭，故而鉴别诊断十分重要。MDS 进行造血干细胞移植的预处理方案与急性白血病相同，常常包含白消安或是全身放疗，而再生障碍性贫血的预处理方案通常不包括放疗（见之后讨论）。骨髓细胞遗传学检测有时对于区分这两种疾病有意义。相较于 MDS 及低增生性 MDS，再生障碍性贫血的骨髓细胞遗传学通常正常，且发育的血细胞也正常。再生障碍性贫血偶尔也有红细胞发育不良[6]。然而，非红系细胞的发育不良常出现在 MDS[7]。

重型再生障碍性贫血的诊断标准包括骨髓造血组织少于 25% 以及以下 3 条中至少 2 条。

1. ANC 少于 0.5×10^9/L。
2. 血小板计数少于 20×10^9/L。
3. 网织红绝对值少于 40×10^9/L[8]。

极重型再生障碍性贫血（very severe aplastic anemia，VSAA）诊断标准为中性粒细胞计数少于 0.2×10^9/L，以及另外一条重型再生障碍性贫血周围血标准，骨髓造血组织容量标准与重型再生障碍性贫血相同[9]。

三、病因学

再生障碍性贫血可能有多种病因，包括辐射、苯以及化疗药物[7, 10, 11]。导致特异性骨髓损伤的药物包括氯霉素、保泰松、磺胺类药物、金，以及抗惊厥药例如非氨酯（参考综述[6, 7]）。少见的情况下，再生障碍性贫血还与病毒感染性疾病例如非甲、非乙、非丙型肝炎（见于 5% 的再生障碍性贫血）[1, 12]、细小病毒感染（纯红细胞再生障碍性贫血）或 EB 病毒感染，以及自身免疫性疾病如嗜酸细胞性筋膜炎[6, 7]相关。部分再生障碍性贫血起因于先天遗传性疾病，包括 Diamond–Blackfan 贫血及范科尼贫血。先天性角化不良在出现典型临床表现时较易诊断，如指甲发育不良、网状皮肤色素沉着及黏膜白斑。端粒酶复合物突变（TERC、TERT）可在 5% 成人获得性再生障碍性贫血中出现，这类患者没有以上临床异常，且通常对 IST 疗效较差（“神秘性先天性角化不良”）[7, 13, 14]。大多数患者的病因仍不明（自发性或原发性再生障碍性贫血）。

四、分子和临床生物学

再生障碍性贫血可能的病理生理学机制包括造血干细胞质或量的缺陷、骨髓微环境的缺陷、支持造血的细胞相互作用异常，以及对骨髓功能的免疫抑制。其结果就是在骨髓涂片上形态学可确认的造血干祖细胞数量的减少[15, 16]。

重型再生障碍性贫血对治疗的反应不同以及随着时间延长疾病的转化可能就是多种病理生理机制导致的。有观察发现，预处理中不加用免疫抑制治疗就输注同基因骨髓仍可治愈将近 50% 的患者，这意味着在这些患者中，造血干细胞本身的缺陷是很大的原因[17–19]。虽然大多数再生障碍性贫血患者的骨髓间质细胞功能正常[17, 18]，仍有少部分患者的骨髓造血微环境存在异常，这也是病因之一[20]。近年来的研究认为多数再生障碍性贫血都由免疫介导的骨髓损伤所致，这种自身免疫攻击导致骨髓衰竭。此外，调节性 T 细胞与效应性 T 细胞之间异常的免疫平衡在疾病的发展中也起到重要作用。再生障碍性贫血的调节性 T 细胞似乎受到了内在的损伤，比率下降、细胞迁移能力下降以及对效应 T 细胞免疫抑制能力缺失[21]。17 型辅助性 T 细胞增多，尤其是在非重型再生障碍性贫血患者中[22]。再生障碍性贫血对 IST 应答也为免疫病理生理提供了证据[15]。

五、造血干细胞移植

本章节总结了近 40 年骨髓造血干细胞移植治疗重型再生障碍性贫血的相关成果。早期研究发现了三个移植相关的主要问题。

1. 移植排斥。

2. 急性 GVHD。

3. 慢性 GVHD[23–25]。

移植排斥的发生率有所下降部分是因为预处理方案强化了免疫抑制，部分因为输注技术的改进（见下文）。由于预防 GVHD 措施的加强，现在急性 GVHD 的发生率也降低了。慢性 GVHD 的发生率以及死亡率可能也有轻微下降。这些改进都导致了生存率的显著提升。随着随访时间的延长，较迟出现的后遗症包括儿童生长发育受损[26, 27]及第二肿瘤[28]引起了更多关注。

（一）同基因移植

有同基因供者的患者是接受骨髓移植的首选。西雅图中心 6/12 的患者在没有先前免疫抑制的情况下获得了持续的骨髓功能恢复。另外 6 名患者再接受了 200mg/kg 环磷酰胺预处理后二次输注骨髓。12 名患者中有 10 名存活，总生存率为 83%，随访时间为 1.5 ～ 30 年[29]。CIBMTR 回顾了 40 例全世界范围内接受同基因移植的患者。23 名患者首次移植前没有行预处理，其中 8 名患者获得了完全血液学恢复，还有 15 名患者需要接受进行预处理的二次移植。17 例首次移植前行预处理的患者中有 12 例获得完全的血液学恢复。其中 4 例患者在移植后 20 天内因肺部并发症死亡，包括真菌感染、急性呼吸窘迫综合征以及弥漫性肺泡内出血。还有 1 例患者未获得完全血液学恢复需要接受进行预处理的二次移植。虽然接受预处理的患者首次植入率较高，但其 10 年生存率（70%）低于首次移植未接受预处理的患者（87%）[30]。

以上研究表明同基因造血干细胞移植可尝试不予预处理，如果植入失败，行预处理的二次骨髓输注通常可以成功，且不影响总体生存率。这些同基因造血干细胞移植的研究结果，也与部分再生障碍性贫血病例病存在造血干细胞缺陷导致的概念一致，即仅由静脉输注同基因骨髓即可达治疗效果。然而，有一些病例在输注孪生同胞的骨髓后或是植入失败或在造血功能短暂恢复后出现排斥反应。这些病例的贫血可能由 T 细胞介导的或是未知因素导致的，这种情况下的骨髓功能障碍，可通过包含环磷酰胺的预处理及二次骨髓输注克服[15, 31]。

（二）HLA 相合的亲缘骨髓移植

迄今为止，最大数量的重型再生障碍性贫血移植是 HLA 相合的同胞移植。在准备行同种异体 HLA 相合的造血干细胞移植之前，患者需行强化免疫抑制治疗以预防移植排斥。免疫抑制药或是环磷酰胺单用，剂量为 50mg/（kg·d）连用 4 天，或是与马或兔 ATG 联用。在早期其他疗效较差的治疗方案中，环磷酰胺剂量为 60mg/d，持续 2 天，合并全身放疗或限制区域放疗（limited field radiation，LFR），如全淋巴放疗或胸腹放疗（thoracoabdominal irradiation，TAI）。近期有一些研究为了减轻预处理不良反应，减少了环磷酰胺剂量而加入了氟达拉滨[32]。然而，这些减少环磷酰胺剂量的试验都没有获得明显优势[33, 34]。

表 46-1 总结了近期关于移植预后的报道。这些患者的中位年龄接近 19 岁或更低，年龄范围在 0—69 岁。这些研究中，预处理方案及 GVHD 预防用药有较大差异。大多数移植患者之前都曾有过输血，这一变量已被证明会增加移植排斥反应的风险，从而对移植结果产生不利影响。随着移植时间的推移，生存率有所改善，部分是因为移植排斥率下降，得益于输注技术及预处理方案的改良[29]；另一部分是因为急性 GVHD 发生率下降，得益于环孢素联合甲氨蝶呤的 GVHD 预防[35, 36]。

（三）移植物排斥

发生移植物排斥的原因是供受者基因的不同。也可能是由于最初介导骨髓衰竭的持续存在的宿主 T 细胞。移植物排斥反应有两种形式。原发性排斥反应是指移植物未能有效造血，晚期排斥反应是指移植物在最初造血功能恢复后又被排斥。无论是原发性还是晚期移植物排斥都可以进行二次造血干细胞移植加以挽救[37]。

移植排斥反应是以往单用环磷酰胺预处理的患者常发生的问题。在 20 世纪 70 年代初期，FHCRC 和西雅图中心，超过 35% 的患者都会有移植排斥[38]。EBMT 的一份报道证明在 1980 年之前移植的患者排斥率为 32%[39]。然而，如下一节所述，在降低移植排斥反应方面已经取得了重大进展。在大多数现代预处理方案中，移植排斥反应已经极少发生，但有必要回顾预防移植物排斥反应的干预措施。

大量动物实验及临床试验确认，影响移植排斥的一个主要因素是前期血液制品输注所致的对组织相容性抗原的致敏[40–44]。早期研究表明，既往曾输血患者的总生存率明显低于未输血患者[43]，主要是由于移植排斥相关并发症所致。

动物研究数据表明，血液制品中的树突状细胞在患者对血液（和骨髓）供者 mHA 的致敏作用中起到很重要的作用[45]。将血液制品以 20Gy 的 γ 射线体外照射可基本消除对 mHA 的致敏，并预防对犬白细胞抗原相合的骨髓移植物的排斥反应[46, 47]。减少犬类模型中的移植排斥反应的其他方法包括输注清除白细胞的血小板和红细胞[42]。这些研究数据均表明，所有拟行移植的再生障碍性贫血患者应该输注既往经辐照且白细胞减除的血液制品[48]。

既往研究表明，在骨髓移植之前未经血液制品输注的再生障碍性贫血患者移植排斥概率降低。然而仅有低于 15% 的患者在移植前未经血液制品输注[43]。所以为求降低排斥率，需要研究其他方法。在 20 世纪 70 年代，人们发现在经环磷酰胺预处理的患者中，供者骨髓细胞输注数量与移植物排斥反应风险呈负相关[38]。高数量（$> 3 \times 10^8$ 细胞 /kg）骨髓细胞移植物排斥反应发生率低，反之亦然。基于这种发现，研究人员尝试在除了骨髓外再输注未辐照的供者白膜层细胞，以增加移植的造血细胞数量[49]。相比仅单独给予骨髓输注，这种方法在减少移植排斥及增加生存率均有帮助，但随后很快被摒弃了，因为输注供者白膜层细胞会增加获得慢性 GVHD 的概率[50, 51]。

历史上还有一种方法曾被用来减少移植物排斥，但也随后被摒弃。包括增强预处理方案，例如用环磷酰胺联合全身放疗或限制区域放疗。尽管这种基于放射治疗的预处理方案可有效减低移植排斥概率，但除了生长、发育和生育问题之外，这种方法还由于移植相关死亡率较高和继发性肿瘤风险增加（见之后讨论及第 102、103、104 章），导致长期生存率下降。

在过去 10 年，G-CSF 动员外周血造血干细胞作为异基因移植造血干细胞来源的研究引起了人们的兴趣。与骨髓相比，G-CSF 动员的外周血造血干细胞含有更多数量的 $CD34^+$ 造血祖细胞，并且 T 细胞数量增加约 10 倍[52]。随着更大数量供者细胞的输入，G-CSF 动员外周血造血干细胞可以显著降低重型再生障碍性贫血患者移植物排斥反应的风险。EBMT 登记数据显示，在 2008—2009 年期间，重型再生障碍性贫血的 HLA 相合同胞供者移植中，大约 38.8% 接受了 G-CSF 动员外周血造血干细胞作为造血干细胞的来源[53, 54]。G-CSF 动员外周血造血干细胞的使用导致慢性 GVHD 的风险显著增加，这也显著降低了总体存活率。外周血造血干细胞提供的移植抗白血病效应对于再生障碍性贫血患者并

表 46-1　近期部分重型再生障碍性贫血行 HLA 相合造血干细胞移植的报道

移植工作组 [a]	报告年份	移植时的年份	纳入患者例数 [b]	年龄范围（中位数）	预处理方案 [c]	干细胞来源	GVHD 预防 [d]	植入排斥 / 失败（%）	GVHD（%）		生存（%）	随访年数范围（中位数）
									急性	慢性		
Seattle，Kahl 等 [59]	2005	1988—2004	81	2 ～ 63（25）	CY + ATG	骨髓	CSP + MTX	4	24	26	88	0.5 ～ 16.4（9.2）
CIBMTR，Champlin 等 [62]	2007	1994—2001	130	1 ～ 51（24）	CY（$n = 60$） CY + ATG（$n= 70$）	骨髓	CSP + MTX	11 11	18 11	21 32	74 80	0.4 ～ 10.2（6.3）
GITMO，Locatelli 等 [60]	2000	1991—1998	71	4 ～ 46（19）	CY	骨髓	CSP *vs* CSP + MTX		38 30	44 30	78 94	0.6 ～ 7.8（4.0）
EBMT，Locasciulli 等 [107]	2007	1991—2002	1275	1 ～ 67（18.7）	CY+ATG、CY±TBI± 其他	–	CSP + MTX CSP 或 –	–	–	–	（1991—1996）74 （1997—2002）80	2.0 ～ 13.2（3.6）
EBMT，Maury 等 [34]	2009	1998—2007	30	31 ～ 66（46）	Flu + CY + ATG	骨髓（n=20） 外周血造血祖细胞（n=10）	CSP + MTX 或者其他	3	10	13	77	1.1 ～ 6.8（4.1）
Sangiolo 等 [116]	2010	1998—2009	23	40 ～ 68（49）	CY + ATG	骨髓	CSP + MTX	4	35	26	65	0.9 ～ 19.2（9.1）
CIBMTR，Chu 等 [115]	2011	1997—2003	547 78 134	18 25 24	CY + ATG（57%）和其他多种方案	骨髓（547） G–CSF 动员的骨髓（n=78） 外周血造血祖细胞（n=134）	CSP + MTX（83%），或其他	9Δ 10Δ 7Δ	13 14 28	16 10 43	80 72 76	0.2 ～ 10.4（5.2） 0.2 ～ 10.2（3.7） 0.2 ～ 9.9（4.2）
Marsh 等 [32]	2011	1999—2009	21MSD 29UD	8 ～ 62（35）	FLU + CY + Alem	骨髓（$n = 24$） 其他（$n = 26$）	CSP	12	14	4	88	0.2 ～ 9.8（1.5）
Atta 等 [70]	2012	1995—2011	20 20	4 ～ 48（21）	CY + 马 ATG CY + ATG 兔	骨髓	CSP + MTX	5 5	35 0	34 0	65 63	0.02 ～ 14（4.5） 0.03 ～ 4.8（0.7）
Kim 等 [33]	2012	2003—2010	50MSD 33AD	15 ～ 60（35）	CY + ATG *vs.* FLU+ CY + ATG	骨髓（$n = 59$） 外周血造血祖细胞（$n = 23$）	CSP + MTX	13 17	15 23	17 16	78 85	0.1 ～ 7.1（1.5）
Burroughs 等 [111]	2012	1971—1984 1981—1988 1989—2010	98 19 31	1.8 ～ 19（12.8）	CY CY CY + ATG	骨髓	MTX CSP + MTX CSP + MTX	22 32 7	21 11 39	21 21 10	66 95 100	11 ～ 37.2（31.1） 15.2 ～ 27.1（23） 0.3 ～ 21.5（6.1）

（续表）

移植工作组[a]	报告年份	移植时的年份	纳入患者例数[b]	年龄范围（中位数）	预处理方案[c]	干细胞来源	GVHD 预防[d]	植入排斥/失败（%）	GVHD（%）		生存（%）	随访年数范围（中位数）
									急性	慢性		
EBMTR，Bacigalupo 等[53]	2012	1999—2009	1886	1～68（18） 1～69（24）	CY + ATG（41%），和其他多种方案	骨髓（*n* = *1163*） 外周血造血祖细胞（*n* = 723）	CSP + MTX（41%）或其他	9 10	11 17	11 22	年龄≤ 20：90 年龄> 20：74 年龄≤ 20：76 年龄> 20：64	（2.1） （2.0）

在所有的系列中，大多数患者都曾有输血。– 为数据未曾报道；Δ 为血小板植入（移植后 60 天> 20×10^9/L）失败

a.EBMT. 欧洲血液和骨髓移植组织；GITMO. 意大利骨髓移植组织；CIBMTR. 国际血液和骨髓移植研究中心

b. 对于包括 HLA 全相合同胞和替代供体的研究：MSD.HLA 全相合同胞供体，UD. 无关供体，AD. 替代供体

c.CY. 环磷酰胺（200mg/kg，除非另有说明）；ATG. 抗胸腺细胞球蛋白；TBI. 全身照射；FLU. 氟达拉滨；Alem. 阿仑单抗。Flu + CY + ATG（Maury 等[34]）= FLU 30mg/（m^2•d）×4 天，CY 300mg/（m^2•d）×4 天，兔 ATG 3.75mg/（m^2•d）×4 天

Flu + CY + ATG（Kim 等[33]）= FLU 30mg/（m^2•d）×5 天，CY 50mg/（m^2•d）×2 天，兔 ATG 3mg/（m^2•d）×3 天

Flu + CY + Alem（Marsh 等[32]）= FLU 30mg/（m^2•d）×4 天，CY 300mg/（m^2•d）×4 天，阿仑单抗总剂量 40～100mg（中位 60mg）静脉用药 5 天

d.MTX. 甲氨蝶呤；CSP. 环孢素

没有任何补偿性益处，因此应避免使用 G-CSF 动员的外周血造血干细胞。

动物研究显示，通过皮肤移植延长标准评价，ATG 与烷基化剂如丙卡巴肼和环磷酰胺之间具有协同免疫抑制作用，从而解决骨髓移植物排斥反应的问题[56, 56]。基于这些动物试验数据，开展了环磷酰胺（200mg/kg）联合马 ATG 的预处理方案，最初用于挽救第一次移植被排斥的患者。19 名曾行移植的患者在接受环磷酰胺联合 ATG 预处理治疗后，有 15 人成功进行了第二次骨髓移植，其中 50% 的患者长期存活[57]。近年来，FHCRC 的患者第二次造血干细胞移植后生存率上升至 83%，与首次移植后生存率无明显差异[37]。

由于环磷酰胺（200mg/kg）和 ATG 方案在二次移植中的成功，从 1988 年起，该联合治疗方案被选为 HLA 相合亲缘首次移植的预处理方案。初步报道，历史单独使用环磷酰胺与白膜层细胞输注方案相比，造血干细胞移植疗效显著改善[57]。

移植前输血技术的改进（持续使用受辐照、白细胞清除的血液制品）和预处理方案（环磷酰胺 + ATG）的改进导致移植物排斥反应显著减少[39]。此外，旨在控制 GVHD 的移植后免疫抑制治疗也可能在控制宿主抗移植物反应中起作用。EBMT 的回顾性分析表明，与单用甲氨蝶呤相比，使用环孢素作为 GVHD 预防可降低排斥率[39]，但在西雅图中心的一项随机前瞻性研究未能显示长期甲氨蝶呤与短程甲氨蝶呤联合环孢素的排斥反应方面的差异[29, 36]。动物研究表明，甲氨蝶呤联合环孢素方案优于单独应用环孢素，不仅可以控制 GVHD，还可以抑制宿主抗移植物反应，从而增强植入[58]。因此，在评估新的预处理方案降低移植排斥风险的效果时，还必须考虑用于 GVHD 预防的移植后免疫抑制。

关于重型再生障碍性贫血患者的环磷酰胺联合 ATG 方案的西雅图研究的最新结果证实，移植排斥已经成为一个小问题（图 46-1A）。在入选的连续 81 名患者中，76 名接受过多次输血，44 名患者未接受过前期免疫抑制治疗。患者的年龄范围为 2—63 岁。移植后，81 名患者接受了甲氨蝶呤联合环孢素作为 GVHD 预防的方案。在移植后 1 ～ 7 个月，移植物排斥反应发生率 3.7%（图 46-1A）。在 3 例移植物排斥患者中，2 例在成功进行二次造血干细胞移植后存活。中位随访期 9.2 年（范围 0.5 ～ 16.4 年），总体生存率为 88%（图 46-1E）[59]。

一些移植中心继续不联合 ATG 单独使用环

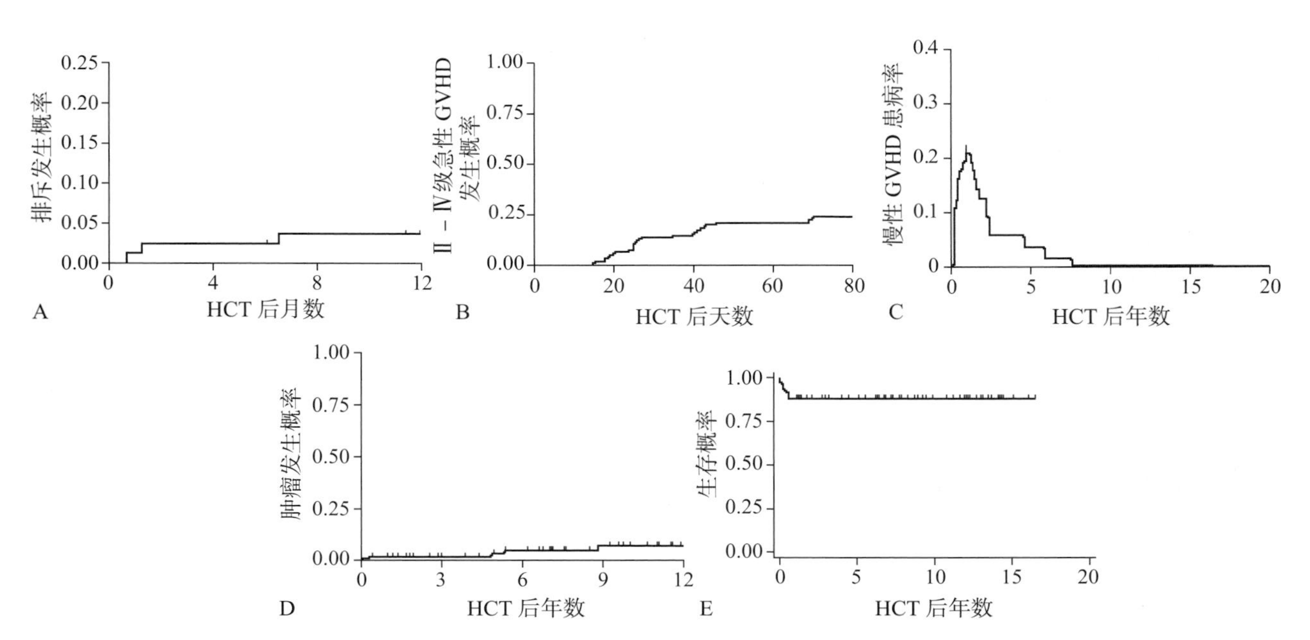

▲ 图 46-1　81 例再生障碍性贫血患者经环磷酰胺、抗胸腺细胞球蛋白和甲氨蝶呤和环孢素预处理后，发生急性Ⅱ～Ⅳ型移植物抗宿主病（GVHD）、人类白细胞抗原（HLA）- 相同骨髓移植的累积发生率和（B）急性Ⅱ～Ⅳ型移植物抗宿主病（GVHD）

A. 累积发生率；B. 急性Ⅱ～Ⅳ型移植物抗宿主病；C. 慢性 GVHD 的患病率。D. 造血干细胞移植后恶性肿瘤的可能性；E. 总体生存（引自 Kahl 等，2005 年[59]。经 John Wiley & Sons，Ltd 许可转载）

磷酰胺作为从年轻患者接受 HLA 相合同胞供者骨髓移植的预处理方案。一项由意大利骨髓移植组（Gruppo Italiano Trapianti di Midollo Osseo，GITMO）和 EBMT 赞助的前瞻性多中心临床试验，在 71 例重型再生障碍性贫血患者中比较联合应用环孢素和甲氨蝶呤的方案与单独应用环孢素的方案预防 GVHD，结果显示，移植排斥的总发生率为 8%[60]。几个因素可以解释为什么 GITMO/EBMT 单独使用环磷酰胺预处理的结果优于 20 世纪 80 年代西雅图中心的历史数据。自从最初的西雅图报道以来，医学界越来越认识到白细胞清除和辐照血液制品对重型再生障碍性贫血患者的益处。GITMO/EBMT 研究中的 71 名患者中，有 70 名在移植前输注了中位数为 6 单位的血液制品。虽然 GITMO/EBMT 的研究没有特意强调，但在自从 20 世纪 80 年代以来，再生障碍性贫血患者中较低的移植排斥率得益于移植前广泛输注经辐照及白细胞清除的血液制品。GITMO/EBMT 研究纳入的绝大多数是年轻患者，其中大多数患者在进行异基因造血干细胞移植前未尝试接受过免疫抑制治疗。相比之下，环磷酰胺联合 ATG 的最新多中心临床试验纳入了老年患者、重度输血患者，其移植前进行的免疫抑制治疗失败[59, 61]。

在一项为期 7 年的多中心前瞻性临床试验中，134 名患者被随机分配到接受单独使用环磷酰胺组或环磷酰胺与马 ATG 联合使用组。绝大多数患者移植前未接受 IST 治疗。患者接受来自 HLA 相合同胞的未清除 T 细胞（未修饰的）的骨髓，并使用环孢素联合甲氨蝶呤作为 GVHD 预防。环磷酰胺和环磷酰胺 +ATG 组的 5 年生存概率分别为 74% 和 80%。植入失败率相似，分别为 18% 和 16%。22 例植入失败患者中有 15 例接受了初始供者骨髓第二次造血干细胞移植，但环磷酰胺组中的 3 名患者需要不止 2 次移植。在最后一次随访中，22 例植入失败患者中有 12 例存活。不幸的是，这项随机研究未能检测到生存率的统计学显著差异，因此，对于环磷酰胺 + ATG 联合治疗是否能取得更好的疗效，目前尚无定论[62]。

可能对于未接受 IST 治疗的年轻再生障碍性贫血患者（低于 20 岁）或只接受了非常有限的血制品输注（而且还是辐照及清除白细胞）的患者，HLA 相合的同胞骨髓移植后排斥的风险很低，并且可能没有必要在环磷酰胺预处理方案中添加 ATG。然而，一些数据表明，输注细胞数量高的供者骨髓（供者外周血细胞含量校正后）导致慢性 GVHD 风险显著增加[59]。因此，为了避免骨髓细胞数量受限时可能出现移植排斥，ATG 应与环磷酰胺一起给药。

将氟达拉滨加入减少剂量的环磷酰胺联合 ATG 已被认为是攻克移植排斥的替代方法。然而，使用 G-CSF 动员的外周血造血干细胞代替骨髓来克服移植排斥的风险使氟达拉滨 - 环磷酰胺 -ATG 的研究陷入困境。虽然移植物排斥反应的发生率相对较低，但严重急性 GVHD 的发生率较高，总体结果并未优于公认的标准环磷酰胺（200mg/kg）-ATG 方案[34, 63–65]。最近完成的一项随机研究比较了氟达拉滨（120mg/m^2）、环磷酰胺（100mg/kg）和兔 ATG（9mg/kg）与环磷酰胺（200mg/kg）和兔 ATG[33]。两组患者总的原发性和继发性移植排斥反应（分别为 13.4% 和 16.8%）、急性或慢性 GVHD 发生率和总生存率均无显著差异。然而，在氟达拉滨 - 环磷酰胺 -ATG 组中 HLA 相合同胞移植患者肺毒性发生率较低。这项研究不足之处在于纳入患者数量较小、包含诊断为低增生的 MDS 的患者、使用替代供者以及使用 G-CSF 动员的外周血造血干细胞。此外，在给予环磷酰胺（200mg/kg）-ATG 方案的西雅图中心的患者中未观察到肺毒性[59]。尽管如此，数据表明氟达拉滨 120mg/m^2 可能是高达 100mg/kg 环磷酰胺剂量的潜在替代方案。由于氟达拉滨与环磷酰胺具有非重叠毒性，因此氟达拉滨 - 环磷酰胺组合可能对老年患者有益，因为在这些患者中高剂量环磷酰胺可能导致心脏或肺毒性风险增加。然而，迄今为止，与标准剂量环磷酰胺 -ATG 相比，接受联合减低强度氟达拉滨 - 环磷酰胺 -ATG 方案的患者没有明确的证据表明生存获益。尽管在 40 岁以上的患者中，通过联合应用氟达拉滨并减少环磷酰胺剂量可能是造血干细胞移植的合理选择，但需要进一步的研究来证实这一建议。

其他中心评估了氟达拉滨（120mg/m^2）联合环磷酰胺（1200mg/m^2）与阿仑单抗（40 ～ 100mg）的组合作为预处理的另一种选择[32]。对于预处理选用该组合方案的 50 例再生障碍性贫血患者的研究因为以下几个因素受限：将非重型再生障碍性贫血患者纳入研究，阿仑单抗剂量变化范围较大，不到一半的患者接受未经处理的骨髓作为干细胞来源以及纳入替代供者。该研究移植物排斥反应的发生率相对较高，为 12%，并且移植后存在感染并发症，包括巨细胞病毒、腺病毒和 EB 病毒[32]。含有阿仑单抗的方案可被视为 ATG 的替代方案，用于因先前接受 ATG 治疗而无法耐受 ATG 或检测到抗 ATG 抗体的患者[66]。氟达拉滨联合减低剂量的环磷酰胺（含 ATG 或阿仑单抗）似乎是适合老年患者的替代预处理方案，但由于移植物排斥的风险明显增加，不建议应用在能够耐受标准环磷酰胺（200mg/m^2）–ATG 西雅图方案的患者。

综上所述，目前的临床试验结果表明，对于拟行 HLA 相合骨髓移植的重型再生障碍性贫血患者来说，环磷酰胺联合 ATG 预处理，之后选择甲氨蝶呤和环孢素作为移植后免疫抑制方案，是预防移植排斥反应和 GVHD 最有效、最可靠的方案。在年轻、相对未输血的患者中，没有 ATG 也可以获得相似的生存率。使用毒性最小的预处理方案也可获得最小的移植排斥概率，并且避免了在移植后处理可能危及生命的并发症。对于首次移植患者，考虑到慢性 GVHD 的风险增加，使用 G–CSF 动员的外周血造血干细胞作为干细胞来源是不合适的。重型再生障碍性贫血的治疗指南包括以下一致遵守的规定。

1. 在移植前输注经辐照及白细胞清除的血液制品。

2. 对于有同胞全相合供者的患者，骨髓移植是一线治疗方案。

3. 使用完善且耐受良好的环磷酰胺（200mg/kg）和 ATG 作为预处理方案。

4. 输注 2.5×10^8 供者骨髓有核细胞（校正供体外周血细胞计数）/kg。

5. 不要使用 G–CSF 动员的外周血干细胞。

6. 使用甲氨蝶呤联合环孢素作为移植后免疫抑制方案。

7. 尽管移植物排斥反应的潜在风险增加，但对于不能耐受环磷酰胺 200mg/kg 的老年患者（大于 40 岁），可以考虑减低强度预处理方案，如使用氟达拉滨 – 环磷酰胺联合兔 ATG 或阿仑妥珠单抗。

（四）供受者混合造血嵌合

暂时的混合嵌合常见于再生障碍性贫血异基因骨髓移植后的患者。在一项研究中，近 60% 的患者在造血干细胞移植后外周血或骨髓中存在混合嵌合，其中 2/3 最终转变为完全供者型造血，而其余患者出现移植物排斥[67]。在一项大型研究中，116 例再生障碍性贫血患者接受性别不同的同胞全相合移植，54% 在血液或骨髓中检测到混合嵌合。尽管混合嵌合患者的移植排斥反应发生率（14%）高于完全嵌合（9%），但这种差异无统计学意义[68]。对 45 例接受同胞全相合移植的再生障碍性贫血患者进行短 STR–PCR 嵌合分析连续监测，结果显示 72% 的患者供者完全嵌合，11% 的患者稳定混合嵌合，17% 的患者移植后宿主嵌合上升。移植后宿主嵌合上升的患者植入失败率为 50%，总生存率为 38%。而完全供者嵌合或稳定混合嵌合的患者存活率较高。稳定混合嵌合的患者没有一例出现慢性 GVHD[69]。如果预处理方案中包含更强的体内去除 T 细胞抗体疗法可导致移植后混合嵌合的发生率更高。最近一项关于氟达拉滨 – 环磷酰胺 – 阿仑单抗方案预处理的研究报道，所有可评估的患者在造血干细胞移植后都有长期、持续的混合 T 细胞嵌合现象[32]。在接受兔 ATG（8mg/kg）联合环磷酰胺 200mg/kg 预处理的患者中，80% 具有稳定的混合嵌合造血[70]。这些结果表明，在异基因造血干细胞移植后监测嵌合状态可用于预测移植后续结果。T 细胞嵌合现在是造血干细胞移植后的常规检测。嵌合体分析不仅是监测植入动态变化和移植最终效果的必不可少的工具；它似乎也有助于预测即将发生的移植物排斥反应。

（五）急性移植物抗宿主病（见第 83 章）

一旦植入成功，急性 GVHD 就可能发生，通常发生在造血干细胞移植后的前 6 周。Ⅱ～Ⅳ级急性 GVHD 对重型再生障碍性贫血患者的存活率有不利影响。早期西雅图数据显示，出现Ⅱ～Ⅳ级急性 GVHD 的重型再生障碍性贫血患者 11 年精确生存率为 45%，而 0 级和Ⅰ级急性 GVHD 患者的生存率为 80%[71]。同样，随后的 CIBMTR 数据显示，对于出现Ⅱ～Ⅳ级急性 GVHD 的重型再生障碍性贫血患者，5 年精确生存率为 31%，而无或轻度急性 GVHD 的患者生存率为 80%[72]。在 20 世纪 70 年代，甲氨蝶呤是骨髓移植后预防急性 GVHD 最常用的药物，35% 的甲氨蝶呤治疗的重型再生障碍性贫血患者出现Ⅱ～Ⅳ级急性 GVHD[71]。

由于急性 GVHD 的高死亡率，20 世纪 80 年代进行了一些研究以探讨是否可以减少这种并发症的发生率以提高生存率。环孢素最初是作为预防急性 GVHD 的单一药物进行研究的。回顾性分析显示，与仅给予甲氨蝶呤的历史对照患者相比，环孢素对新近移植的重型再生障碍性贫血患者的生存率有较好的影响[73-76]。

多家移植中心联合泼尼松和环孢素治疗急性GVHD，希望改善对GVHD的控制。一项针对高危淋巴造血系统恶性肿瘤患者的随机前瞻性研究显示，环孢素联合泼尼松在预防急性GVHD方面仅略优于环孢素，但这是以慢性GVHD显著增加为代价的[77, 78]。1981年，在动物实验中获得的令人鼓舞的数据促使临床采用甲氨蝶呤联合环孢素（骨髓输注后24h给予15mg/m²，骨髓移植后3、6和11天给予10mg/m²）。来自西雅图的一项随机试验显示，与仅接受甲氨蝶呤治疗的24例患者相比，联合用药的22例重型再生障碍性贫血患者急性GVHD的发生率及严重程度显著降低[36]，患者总体生存率更高[36, 79]。在白血病患者中也有类似的发现，甲氨蝶呤联合环孢素在预防急性GVHD方面优于环孢素单用[80]。在随后CIBMTR的一项非随机回顾性分析中，595名重型再生障碍性贫血患者接受了同胞相合骨髓移植，单独应用环孢素或联合甲氨蝶呤与单独应用甲氨蝶呤的患者相比，生存率分别提高了69%和56%，差异有统计学意义[72]。急性GVHD的减少提高了生存率，这一发现在重型再生障碍性贫血患儿中尤其令人印象深刻[73]。一项回顾性分析表明，选择合适剂量甲氨蝶呤和环孢素在控制急性GVHD中很重要[81]。鉴于甲氨蝶呤与环孢素联合应用的成功，随后对血液恶性肿瘤患者和重型再生障碍性贫血患者进行随机对照研究，比较甲氨蝶呤+环孢素与环孢素+甲氨蝶呤+强的松的疗效。结果提示在HLA相合供者移植的患者中，除非在短疗程甲氨蝶呤结束后给予强的松，否则添加强的松会增加急慢性GVHD的风险[82]。随后在白血病患者中进行了应用甲氨蝶呤+环孢素与甲氨蝶呤+环孢素+晚期泼尼松的随机对照试验，发现甲氨蝶呤+环孢素组的生存率有所提高（$P=0.1$）[83]。

GITMO/EBMT的前瞻性随机研究证实了西雅图的初步报告，表明对于行HLA相合同胞骨髓移植的重型再生障碍性贫血患者，甲氨蝶呤和环孢素联合使用比单独使用环孢素的5年预估生存率更高。甲氨蝶呤+环孢素组与单独使用环孢素组的急性GVHD发生率分别为30%和38%[60]。

包含环磷酰胺和ATG的西雅图方案对续贯81例患者进行了研究更新，结果显示，在输注HLA相合骨髓后联合应用甲氨蝶呤+环孢素进行免疫抑制，Ⅱ～Ⅳ级急性GVHD累积发生率为24%（图46-1B）[59]。观察到的GVHD严重程度为Ⅱ级（21.6%）、Ⅲ级（0%）和Ⅳ级（2.4%）。因此，尽管与GITMO/EBMT研究相比，西雅图方案中患者年龄更大，但西雅图研究中急性GVHD的总发病率较低。同样，环磷酰胺与环磷酰胺+ATG多中心随机对比试验应用甲氨蝶呤+环孢素进行急性GVHD预防，GVHD发生率分别为18%和11%[62]。这些研究结果表明将ATG加入预处理方案中可能有效预防急性GVHD，特别对于老年患者。ATG可能对输注的供者T细胞有去除作用。

一些较小的研究已经评估了标准环磷酰胺–马ATG方案的可能替代方案。20例重型再生障碍性贫血患者预处理采用兔ATG（总剂量8mg/kg）替代马ATG联合环磷酰胺200mg/kg，在输注HLA相合同胞骨髓后应用甲氨蝶呤+环孢素，急性GVHD发生率为0%。然而，应用兔ATG后侵袭性真菌感染发生率高、免疫重建延迟，总体生存率较马ATG无明显改善[70]。此外，不同移植中心评估急性GVHD发病率的方法存在显著差异，这可能导致回顾性单中心研究中急性GVHD发病率被低估[84]。一种减低剂量的预处理方案包括氟达拉滨（120mg/m²）、环磷酰胺（100mg/kg）以及兔ATG（9mg/kg），移植后应用环孢素以及减低剂量的甲氨蝶呤。急性GVHD的发生率为23%，尽管70%的患者输注了骨髓，37%的患者接受了其他移植[33]。在一项纳入30例重型再生障碍性贫血患者的有限研究中，使用减低剂量的氟达拉滨（120mg/m²）–环磷酰胺（1200mg/m²）–兔ATG（15mg/kg）预处理方案，20名患者接受了同胞全相合骨髓移植且大多数患者移植后应用了甲氨蝶呤+环孢素，急性GVHD的发生率为10%[34]。一项纳入氟达拉滨–环磷酰胺–阿仑单抗的方案使用单独环孢素作为移植后免疫抑制，报道急性GVHD的累积发生率为16%[32]。综上所述，在预处理方案中使用兔ATG或阿仑单抗有可能降低异基因造血干细胞移植后急性GVHD的风险。然而，兔ATG和阿仑单抗可导致机会性感染风险显著升高，例如致命性侵袭性真菌和病毒感染，因此总生存率并没有显著提高。

（六）慢性移植物抗宿主病（见第84章）

虽然在降低移植物排斥和急性GVHD的发生率

方面取得了重大进展，但慢性 GVHD 仍然是再生障碍性贫血骨髓移植的主要并发症。慢性 GVHD 相关的 GVL 作用可提高白血病患者的生存率，与此不同，慢性 GVHD 对再生障碍性贫血患者没有任何益处。从历史上看，慢性 GVHD 的发病率取决于所研究的患者群体。一系列小样本接受同胞全相合移植的儿童研究报道发生率为 0 ～ 25%[85–87]，而其他包括成人患者和那些接受补充白膜层细胞患者的研究中，发生率高达 40% ～ 60%[88, 89]。在现有的大多数包含成人的同胞全相合移植的系列研究中，慢性 GVHD 的发病率为 10% ～ 30%[54, 59, 60, 62, 65, 90, 91]（表 46–1）。

早期研究发现急性 GVHD 的发生是慢性 GVHD 最重要的危险因素[50, 92]。老年患者慢性 GVHD 的发生率也更高。原发慢性 GVHD 在没有先前急性 GVHD 的情况下发生。除了供者白膜层细胞输注外，其他危险因素包括患者年龄增加和皮质类固醇激素治疗，与原发慢性 GVHD 发生有关[50, 93]。最近，较高的校正骨髓细胞数量（$> 3.4 \times 10^8$ 细胞 /kg）的输注与慢性 GVHD（*HR* 7.7）的发生显著相关且导致总生存率降低[59]。

G–CSF 动员的外周血造血干细胞增加了慢性 GVHD 的风险，与输注骨髓相比，GVHD 更持久，对治疗的反应更小[94]。由于重型再生障碍性贫血患者经环磷酰胺 +ATG 预处理联合环孢素 + 甲氨蝶呤的 GVHD 预防，行 HLA 相合骨髓移植后总体存活率极佳，因此未来的研究不太可能证明利用去除 T 细胞或 CD34 富集的外周血造血干细胞替换 HLA 相合骨髓作为干细胞来源有显著优势。因此，对于重型再生障碍性贫血患者来说，每千克体重 2.5×10^8 个校正的 HLA 相合的骨髓有核细胞是造血干细胞的最佳来源。

慢性 GVHD 可致死亡率明显升高，需要长期的 IST 治疗，但随着慢性 GVHD 的缓解，大多数患者最终可以停止免疫抑制治疗[59, 95]。过去，多达 1/3 的受影响的患者死亡，通常死于感染。泼尼松、硫唑嘌呤、环磷酰胺、丙卡巴肼、环孢素、沙利度胺、霉酚酸酯、他克莫司（FK–506）及体外光照单独或联合使用均可用于治疗慢性 GVHD（见第 84 章）[95–100]。

最近的证据表明，持续的慢性 GVHD 是移植后迟发实体肿瘤发生的危险因素。此外，西雅图对再生障碍性贫血异基因移植后长期存活者的调查显示，慢性 GVHD 是白内障、肺病、骨关节病和抑郁症发生的危险因素[101]。依据西雅图的经验，自引入环磷酰胺联合 ATG 预处理方案以及停止白膜层细胞输注后，慢性 GVHD 的发生率显著下降。接受环磷酰胺和马 ATG 治疗且仅给予骨髓的患者，相较于历史对照予以环磷酰胺预处理、回输时加入白膜层细胞的患者，前者慢性 GVHD 发生率较低，而且对治疗反应更佳。在西雅图更新的移植方案报道中，HLA 相合同胞骨髓移植，使用环磷酰胺和马 ATG 预处理，甲氨蝶呤和环孢素免疫抑制，慢性 GVHD 的累积发病率为 26%（图 46–1C）。在所有存活的患者中，慢性 GVHD 对治疗有完全的反应。在慢性 GVHD 患者中，83% 的患者长期存活。慢性 GVHD 的发病率在移植后 1 年达到高峰。到第 7 年，没有慢性 GVHD 患者需要 IST[59]。

在 GITMO/EBMT 试验中，应用环磷酰胺预处理，移植后免疫抑制药单独使用环孢素的慢性 GVHD 发生率为 30%，如果是联合应用甲氨蝶呤 + 环孢素则为 44%。慢性 GVHD 患者多局限于皮肤，广泛型慢性 GVHD 的总发病率为 9%[60]。在 GITMO/EBMT 研究中，大多数患者是儿童，他们的慢性 GVHD 发病率低于成人。

一经诊断慢性 GVHD 即给予强烈的联合环孢素和强的松的 IST 治疗，可明显缩短慢性 GVHD 诱导缓解所需时间，且治疗的整体反应随时间改善。然而，这一改善并没有显著提高发生慢性 GVHD 的重型再生障碍性贫血患者生存率[97, 102]。因此，与慢性 GVHD 相关的死亡率仍然是同种异体造血干细胞移植后患者的重要问题。

这些观察结果表明，必须改善慢性 GVHD 的预防治疗工作，以进一步提高患者的生存率。也许及时诊断和治疗慢性 GVHD 有助于改善治疗反应和整体生存。然而，在一项随机前瞻性研究中，在发生慢性 GVHD 风险最高的患者中，例如那些先前患有急性 GVHD、接受皮质类固醇治疗和年老的患者，比较造血干细胞移植后环孢素持续保持“治疗浓度”24 个月和 6 个月，两组的总生存率没有差异[98]。在 HLA 全相合同胞造血干细胞移植应用环磷酰胺 +ATG 预处理及甲氨蝶呤 + 环孢素预防 GVHD 的情况下，将输注的供体骨髓的目标细胞数限制为 2.5×10^8 总有核细胞 /kg（校正供体外周血细胞计数），是预防慢性 GVHD 的最有效手段。综上所述，目前的证据表明，西雅图方案的环磷酰胺 +ATG 预处理及甲氨蝶呤 + 环孢素作为移植后免疫抑制并输注 HLA 相合骨髓，与其他移植方案相比似乎移植排斥反应和急、慢性 GVHD 的发生风险最低。

最近的一些研究表明，在预处理方案中加入兔 ATG 或阿仑单抗可能会降低慢性 GVHD 的发病率。在一份报告中，在 HLA 同胞全相合骨髓移植之前，作为环磷酰胺 200mg/kg 预处理方案的一部分，用兔 ATG（总剂量 8mg/kg）代替马 ATG（90mg/kg）可降低慢性 GVHD 的发生率，两组发生率分别为 0% 和 34%。然而，兔 ATG 受体移植后发生侵袭性真菌病、巨细胞病毒早期激活和淋巴细胞功能恢复延迟的风险增加。尽管慢性 GVHD 的发病率有所下降，但兔或马 ATG 患者在接受造血干细胞移植治疗后的总生存率没有差异[70]。在降低强度的氟达拉滨 – 环磷酰胺 – 阿伦单抗预处理方案中，用环孢素作为移植后免疫抑制，慢性 GVHD 的累积发生率为 4%，尽管只有 48% 的患者接受骨髓作为造血干细胞来源[32]。在两项研究中，几乎所有可评估的患者在造血干细胞移植后都存在持续混合 T 细胞嵌合体。应用兔 ATG 或阿伦单抗后，深度的体内去除 T 细胞有可能降低慢性 GVHD 的发生率。还需要进一步的研究来确定这些替代方案是否能够持续降低慢性 GVHD 的发病率，并改善总体生存率。

（七）间质性肺炎

重型再生障碍性贫血患者移植后间质性肺炎的发生率随着时间的推移而降低。1989 年，Weiner 等[103]回顾了 CIBMTR 547 例接受 HLA 相合骨髓移植的再生障碍性贫血患者的数据，以了解间质性肺炎的风险。他们发现间质性肺炎的总发病率为 17%。37% 的患者发生巨细胞病毒肺炎，22% 的患者发生其他微生物引起的肺炎，41% 的患者未明确致病微生物。病死率为 64%。当时，有以下四个因素可以预测间质性肺炎的发生。

1. 造血干细胞移植后使用甲氨蝶呤而不是环孢素。
2. 中至重度急性 GVHD。
3. 相较于环磷酰胺，预处理方案中采用全身放疗。
4. 患者年龄的增加。

1974—1990 年西雅图 329 例重型再生障碍性贫血患者的治疗结果显示，间质性肺炎的总发病率为 16%。约 44% 的受感染患者患有巨细胞病毒肺炎，37% 的患者患有各种其他微生物感染性肺炎，19% 的患者病因不明，总死亡率为 7%。全身放疗和急性 GVHD 是间质性肺炎发生的重要危险因素，但患者年龄和甲氨蝶呤预防对其发生无不良影响[29]。最近的研究证实，Ⅱ～Ⅳ级急性 GVHD 是间质性肺炎发生的主要危险因素[104]。一项关于移植后特发性肺部疾病的研究发现，与因恶性疾病而接受全身放疗或含白消安的预处理方案移植的患者相比，接受环磷酰胺预处理的再生障碍性贫血患者发生率明显降低（低于 5%）[105]。这些研究的病例以及西雅图最近的数据（所有数据都包含大量恶性疾病患者）死亡率为 71% ～ 75%[104–106]。随着时间的推移，避免全身放疗、甲氨蝶呤联合环孢素的急性 GVHD 预防的改进方案，以及支持性治疗的改善，包括及时诊断和治疗巨细胞病毒（通过 DNA 检测方法）等感染性病原体，都有助于降低特发性间质性肺炎的发病率。在随后接受西雅图方案治疗的重型再生障碍性贫血患者的更新数据中，81 例患者中只有 1 例死于特发性间质性肺炎[59]。

（八）生存率

在过去的 40 年中，重型再生障碍性贫血患者造血干细胞移植术后总生存率稳步上升。在 20 世纪 70 年代，存活率通常为 40% ～ 60%，而现在的存活率在 74% ～ 100% 之间[54, 59, 60, 62, 64, 65, 90, 91, 107–111]（见表 46–1）。在西雅图，我们观察到 1988 年 7 月后移植患者的 5 年总生存率（88%），较 1977 年之前移植患者（41%）和 1977—1988 年移植患者（61%）有提高。1985 年以来，所有移植的患者均接受甲氨蝶呤和环孢素预防 GVHD，1988 年以来，所有患者均接受环磷酰胺和 ATG 而非环磷酰胺单独预处理。采用西雅图移植方案（环磷酰胺和 ATG 预处理，HLA 相合骨髓造血干细胞移植联合甲氨蝶呤和环孢素移植后免疫抑制）的最新结果证实，中位随访 9.2 年（范围 0.5 ～ 16.4 年），生存率为 88%[59]。在这项研究中，81 名重型再生障碍性贫血患者的中位年龄为 25 岁（范围 2—63 岁）（图 46–1E）。

西雅图小组最近报道了 1971—2010 年间接受 HLA 相合亲缘骨髓移植的 148 名 SAA 儿童（中位年龄 12.8 岁）的最新结果（图 46–2）[111]。根据不同年代预处理方案和 GVHD 预防方案的变化，患者被分为三组。第 1 组患者（图 46–2A）给予环磷酰胺 200mg/kg 预处理和长期（102 天）甲氨蝶呤治疗。第 2 组和第 3 组患者分别单独接受环磷酰胺（图 46–2B）或环磷酰胺联合马 ATG（图 46–2C），随后给予短程（第 1、3、6、11 天）甲氨蝶呤和环孢素

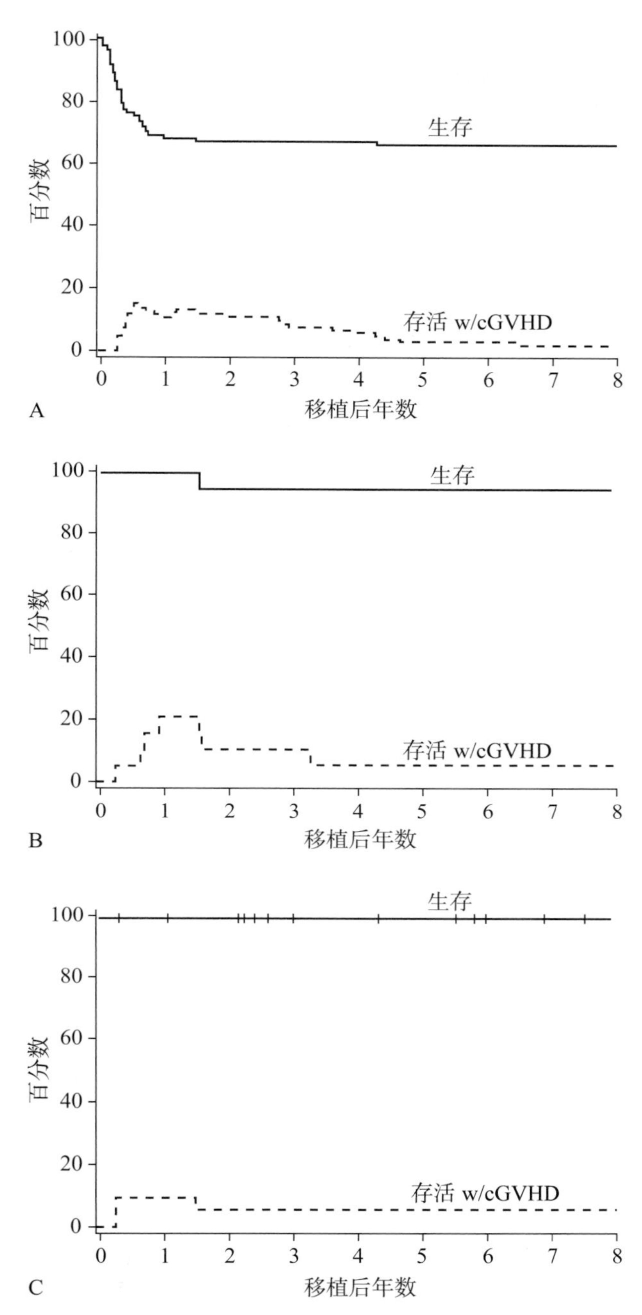

▲ 图 46-2 在西雅图，儿童重型再生障碍性贫血患者的生存（上部曲线）和慢性移植物抗宿主病（下部的曲线）的患病率，这些患者在三个时间段内接受 HLA 全相合同胞骨髓移植

A. 第 1 组，在 1971—1984 年之间骨髓移植：环磷酰胺 200mg/kg 预处理及移植后 GVHD 预防仅使用甲氨蝶呤（$n = 98$）；B. 第 2 组，1981—1988 年间的骨髓移植：环磷酰胺预处理，甲氨蝶呤 + 环孢素预防 GVHD（$n = 19$）；C. 第 3 组，在 1989—2010 年之间骨髓移植：环磷酰胺 + 抗胸腺细胞球蛋白（马 ATG）预处理，甲氨蝶呤 + 环孢素预防 GVHD（$n = 31$）。（引自 Burroughs 等，2012[111]。经 John Wiley & Sons，Ltd 许可转载）

（直到第 180 天）。中位随访时间为 25 年，第 1 组、第 2 组和第 3 组的 5 年生存率分别为 66%、95% 和 100%（总体 $P < 0.0001$）。3 年预计移植排斥率分别为 22%、32% 和 7%。Ⅲ～Ⅳ级急性 GVHD 和 2 年慢性 GVHD 的发生率分别为 15%、0%、3% 和 21%、21%、10%。综上所述，在过去的 40 年里，预处理和 GVHD 预防方案以及支持性治疗方面的改善为重型再生障碍性贫血患儿带来了更好的结果。这些结果证实了异基因骨髓移植可作为有 HLA 相合亲缘供者的儿童的一线治疗[111]。

GITMO/EBMT 随机试验比较了单独应用环孢素与联合应用甲氨蝶呤和环孢素用于仅接受环磷酰胺预处理的患者，结果显示应用甲氨蝶呤 + 环孢素患者的预计 5 年生存率为 94%，环孢素单独应用组为 78%[60]。两组的生存率差异具有统计学意义。该研究证实了最初的西雅图结论，甲氨蝶呤联合环孢素作为移植后免疫抑制方案的优越性。单用环磷酰胺对比联合 ATG 的多中心随机对照研究显示，单独环磷酰胺组 5 年生存率为 74%，环磷酰胺 + ATG 组 5 年生存率为 80%[62]。

移植登记数据的分析有助于确定随着时间推移影响生存的重要趋势。报道的结果一般不如一些移植中心报道的应用最优预处理方案的结果，因为注册患者使用多样的预处理和 GVHD 预防方案，其中一些是次优的。一项回顾性多中心多方案 CIBMTR 研究报道中，HLA 全相合同胞移植后的 5 年生存率从 197—1980 年的 48% 提高到 1988—1992 年的 66%[89]。由于加入环孢素预防 GVHD，GVHD 发病风险降低。移植后前 3 个月的死亡率降低，提高了长期存活率。报道的植入失败的发生率没有显著变化，从 1976—1980 年的 20% 到 1992 年的 16%。然而，在 1988—1992 年报道的移植中只有 9% 包含环磷酰胺和 ATG 预处理。

1991—1997 年期间接受 HLA 同胞全相合移植的 1699 名重型再生障碍性贫血患者的 CIBMTR 数据显示，874 名年龄小于 20 岁的患者，5 年生存率（±95%CI）为（75±3）%，696 名 21—39 岁的患者为（68±4）%，而年龄为 40 岁或以上的 129 名患者为（35±18）%[112]。未输血的患者在疾病早期接受移植，且在移植时未发生活动性感染，存活率最高。1991—1997 年期间向登记处报道的患者中只有少数接受环磷酰胺和 ATG 预处理，并联合甲氨蝶呤和环孢素作为移植后免疫抑制方案。近年来，由于有 HLA 相合同胞供者的儿童越来越多地将移植作为一线治疗，并且由于大多数移植中心现在使用环磷酰胺 +ATG 预处理以及甲氨蝶呤 + 环孢素进行 GVHD 预防，因此生存趋势持续改善。1995—2003 年期间，305 名年龄在 20 岁及以下的以骨髓作为 HSC 来源的患者的 5 年生存率为 85%。253 例 20 岁以上患者 5 年生存率为 64%。134 例以 G-CSF 动员的外周血造血干细胞作为干细胞来源的患者，由于慢性 GVHD 的发生率和严重程度的增加，其生存率明显下降[54]。

1991—2002 年间，1275 例接受 HLA 同胞全相合移植患者的 EBMT 数据证实并扩展了 CIBMTR 的结果。移植的年份、患者的年龄以及从诊断到移植的时间间隔可以预测造血干细胞移植术后的预后。比较 1991—1996 年和 1997—2002 年期间移植的患者，5 年生存率有所改善，分别为 74%、80%。在 1997—2002 年期间，儿童（＜ 16 岁）的精确生存率为 91%，成人为 74%。20% 的患者在预处理方案中加入 ATG，总生存率为 81%，而未接受 ATG 的患者总生存率为 73%[107]。

其他几项研究发现，使用环磷酰胺（200mg/kg）和 ATG 方案预处理的患者存活率超过 85%[61, 86, 108–110]。相比之下，接受环磷酰胺和放疗的患者生存率在 57% ～ 78% 之间[109, 113, 114]，尽管这些报道中一些研究的后续随访时间很短。儿童患者（＜ 19 岁）一般情况好于成人患者[29, 73, 85, 86, 111]，生存率为 94% ～ 100%。

Ades 等报道的单中心研究结果显示，接受放疗或非放疗的预处理的再生障碍性贫血患者的移植预后存在显著差异[109]。从 1978—1992 年，100 名接受了环磷酰胺 / 全身放疗预处理方案的患者，15 年的总生存率为 58%。自 1995 年起，33 名患者（26 名 30 岁以下）接受了环磷酰胺 + ATG 预处理以及甲氨蝶呤 + 环孢素方案预防 GVHD，总生存率为 94%。

含放疗的方案在 20 世纪 70 年代末和 80 年代得到广泛应用，因为它们具有更好的免疫抑制作用，从而降低了移植排斥反应的发生率。然而，与环磷酰胺和 ATG 相比，放疗与间质性肺炎、生长障碍、继发性实体瘤的发生（参见后面的讨论）和较低的总生存率相关。对于有 HLA 相合的同胞供者的患者，不再推荐放疗加入初次预处理方案。

近 40 年来，重型再生障碍性贫血异基因造血干细胞移植患者的整体生存率稳步提高，但最近由于广泛使用 G-CSF 动员的外周血造血干细胞和 G-CSF 刺激骨髓代替未动员的骨髓而受到威胁。两项大型的注册中心研究清楚地表明，当使用 G-CSF 动员的外周血造血干细胞或 G-CSF 动员的骨髓代替未动员骨髓时，总体生存率更低。CIBMTR 的一项研究比较了 1997—2003 年间重型再生障碍性贫血患者移植的结果，这些患者分别输注了来自 HLA 相合同胞的骨髓（n = 547）、G-CSF 动员的骨髓（n = 78）或 G-CSF 动员的外周血造血干细胞（n = 134）。三组患者在造血干细胞移植术后 30 天中性粒细胞恢复或在术后 60 天血小板恢复的可能性无差异。然而，与骨髓相比，G-CSF 动员的外周血造血干细胞受者的急性 GVHD 风险显著增加，G-CSF 动员的骨髓和 G-CSF 动员的外周血造血干细胞受者发生慢性 GVHD 的风险增加。骨髓、G-CSF 动员的骨髓和 G-CSF 动员的外周血造血干细胞接受者的 3 年调整的总生存率分别为 80%、72% 和 76%。与未动员的骨髓相比，G-CSF 动员的骨髓受体的总存活率明显更差[115]。一项增加重型再生障碍性贫血患者数量的 EBMT 研究显示，未动员的骨髓在总体生存率上有更显著的优势。1999—2009 年接受同胞全相合移植的患者中，接受骨髓移植的 1163 例，接受 G-CSF 动员的外周血造血干细胞移植的 723 例，精确的 10 年总生存率分别为 84% 和 68%。多元分析确定了以下总体生存的不良预测因子：年龄较大、诊断和移植之间的间隔较长、预处理方案中没有 ATG、环磷酰胺 200mg/kg 以外的方案和采用 G-PBHC 作为干细胞来源。对于 20 岁以下的患者，骨髓和 G-CSF 动员的外周血造血干细胞的 10 年总生存率分别为 90% 和 76%。20 岁以上患者骨髓（n = 507）和 G-CSF 动员的外周血造血干细胞（n = 489）10 年 OS 分别为 74% 和 64%。当对所有不良生存预测因子进行分层时，骨髓组在造血干细胞移植后的 OS 始终优于 G-CSF 动员的外周血造血干细胞组（图 46-3）[53]。总而言之，目前尚无证据表明 G-CSF 动员的外周血造血干细胞或 G-CSF 动员的骨髓可作为重型再生障碍性贫血患者的干细胞来源。

（九）年长患者的移植

对连续 23 例年龄超过 40 岁（范围 40—68 岁）的重型再生障碍性贫血患者进行分析，在 1988 年 7 月—2008 年 10 月期间于西雅图接受来自同胞全相合骨髓移植，环磷酰胺（200mg/kg）+ ATG 预处理和甲氨蝶呤 + 环孢素 GVHD 预防，显示 OS 为 65%，中位随访时间为 9.1 年。5 名患者（22%）在植入前死于预先存在的感染。3 例患者在骨髓移植后 3、6 和 7 个月死于在急性或慢性 GVHD 相关的感染。6 例患者（26%）出现容量负荷过高，需要在预处理期间或造血干细胞移植术后 1 周内进行特殊治疗，这种并发症通常是在并发全身感染的情况下出现。移植物排斥反应发生率为 4%。急性和慢性 GVHD 的总发病率分别为 35% 和 26%，未观察到Ⅳ度 GVHD。终止免疫抑制的中位时间为 6 个月（范围为 6 ～ 92 个月）[116]。这些数据支持使用骨髓移植治疗 40 岁以上无重大基础疾病的重型再生障碍性贫血患者。

来自 CIBMTR 的注册数据确认了 84 例 40 岁以上的重型再生障碍性贫血患者，他们采用了多种不同的预处理方案（48% 的患者采用标准环磷酰胺 + ATG）的同胞全相合骨髓移植治疗，并报道了 5 年的 OS 为 53%。独立危险因素包括较差的表现评分和诊断到移植的时间大于 3 个月 [117]。对采用不同的预处理方案和干细胞来源进行移植的韩国老年患者进行分析，其中 53% 的患者采用标准环磷酰胺 + ATG，74% 的患者采用骨髓，分析 40—50 岁患者的 5 年 OS 为 68%[118]。

在 30 名年龄超过 30 岁的重型再生障碍性贫血患者中报道了氟达拉滨（120mg/m^2）、环磷酰胺（1200mg/m^2）和兔 ATG（15mg/kg）预处理方案的结果。2/3 接受了未经动员的骨髓，1/3 接受了来自同胞全相合的 G-CSF 动员的外周血造血干细胞。

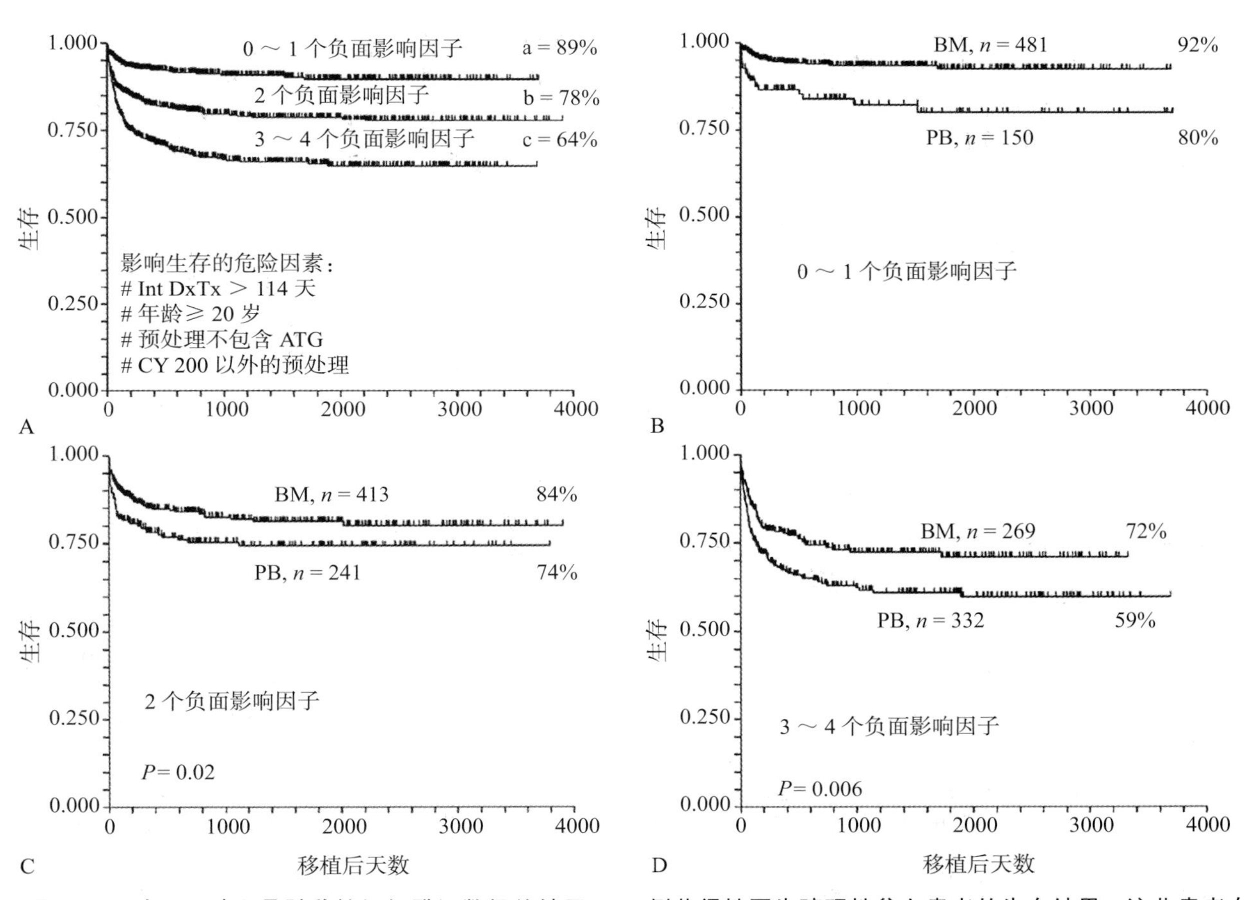

▲ 图 46-3 欧洲血液和骨髓移植组织登记数据总结了 1886 例获得性再生障碍性贫血患者的生存结果，这些患者在 1999—2009 年间接受了首次 HLA 同胞全相合移植，骨髓（n = 1163）或 G- CSF- 动员外周血（n = 723）作为干细胞来源

A. 根据负面影响因子分层的所有患者的精确生存率，负面影响因子为：诊断 - 移植间隔（Dx-Tx）≥ 114 天，患者年龄≥ 20 岁，在预处理中没有抗胸腺细胞球蛋白，环磷酰胺 200mg/kg 以外的预处理方案。定义了三组患者：低危（生存率 89%）、中危（生存率 78%）和高危（生存率 64%）；B. 低危组骨髓与外周血移植患者的精确生存率（P = 0.0001）；C. 中危组 BM 与 PB 移植患者的精确生存率（P = 0.02）；D. 高危组骨髓与外周血移植患者的精确生存率（P = 0.006）（引自 Bacigalupo 等，2012[53]。获取自血液学网站：http:www.haematologica.org。Ferrata Storti 基金会版权所有）

大多数患者接受环孢素和甲氨蝶呤进行 GVHD 预防。植入失败 1 例，急性和慢性 GVHD 发生率分别为 10% 和 13%。中位随访 4 年，21 例 40 岁以上患者的 OS 为 71%[34]。最后，在 12 名年龄超过 50 岁的重型再生障碍性贫血患者中报道了氟达拉滨 – 环磷酰胺 – 阿仑单抗方案的结果，2 年 OS 为 71%[32]。尽管随后移植排斥的风险可能增加，但氟达拉滨 – 环磷酰胺 – 阿仑单抗 [32] 或氟达拉滨 – 环磷酰胺 – 兔 ATG [34] 的减低强度方案与同胞全相合的骨髓作为干细胞来源，是对于被认为不能耐受标准高剂量环磷酰胺 200mg/kg + ATG 方案的重型再生障碍性贫血老年患者的有效替代治疗。

（十）再生障碍性贫血的病因对骨髓移植疗效的影响

造血干细胞移植可以治疗由非特发性病因引起的再生障碍性贫血，包括肝炎相关再生障碍性贫血、范科尼贫血和先天性角化不良。对于与肝炎相关的再生障碍性贫血，有人担心肝炎引起的肝脏损伤可能导致环磷酰胺引起的肝脏损害加重或受损的肝脏可能无法通过酶激活环磷酰胺。这些担忧都没有被证明是成立的 [119, 120]。即使是在肝功能高度异常的时候骨髓移植中使用环磷酰胺依然是成功的。此外，这些患者中没有与造血干细胞移植相关的长期肝脏后遗症，生存率超过 80%[119]。

范科尼贫血在第 76 章中有详细介绍，但在描述重型再生障碍性贫血患者的报道中也经常出现。范科尼贫血是一种常染色体隐性遗传性疾病，伴有进行性全血细胞减少，脆弱染色体和对 DNA 交联剂的超敏反应，可进展为急性白血病。目前，范科尼贫血患者骨髓衰竭的唯一成功治疗方法是造血干细胞移植。过去用于范科尼贫血患者的预处理方案有相当大的毒性和较高移植相关死亡率 [121, 122]。此外，放疗和高剂量环磷酰胺与非常高的继发性恶性肿瘤风险相关 [123]。人们已经认识到，与特发性再生障碍性贫血患者不同，范科尼贫血患者由于对烷化剂异常敏感，其环磷酰胺剂量可低于常规使用 [124]。巴西库里提巴和西雅图的研究结果表明，范科尼贫血患者不需要将放疗纳入预处理方案，且使用的环磷酰胺剂量比过去少得多仍可成功移植 [125]。随后，将环磷酰胺剂量进一步降低至 15mg/（kg • d）连续 4 天应用（总剂量为 60mg/kg），成功获得了 HLA 同胞全相合骨髓的持久植入且毒性降低，随访 7.9 年长期生存率高达 93%[126]。已经报道了环磷酰胺 60mg/kg 联合 ATG 的类似结果 [127]。因此，保证持续植入且毒性最小的环磷酰胺最佳总剂量是 60mg/kg。对于没有同胞全相合供者的患者，已经开展了氟达拉滨和减少环磷酰胺剂量联合低剂量全身放疗以及体内或体外去 T 细胞的预处理方案。

先天性角化不良是一种罕见的遗传性外胚层发育不良综合征，50% 的病例与再生障碍性贫血有关 [128]。初期临床试验采用传统预处理方案可致较高的并发症发生率和死亡率 [129, 130]，尤其是迟发慢性肺和血管并发症的发生率增加。最近的报道显示，减低强度方案，如西雅图非清髓方案的氟达拉滨 90mg/m^2+2Gy 全身放疗 [131]，或环磷酰胺（60mg/kg）+ ATG[132]，均取得了成功。

造血干细胞移植也被用于治疗由阵发性睡眠性血红蛋白尿和 Diamond–Blackfan 贫血引起的重型再生障碍性贫血 [133–135]。阵发性睡眠性血红蛋白尿将在第 47 章中详细讨论。阵发性睡眠性血红蛋白尿基于流式细胞学的特征、网织红细胞计数、血清乳酸脱氢酶浓度和骨髓分析分为以下三类：①经典阵发性睡眠性血红蛋白尿，溶血明显和红系增生；②与另一个骨髓衰竭性疾病（重型再生障碍性贫血或 MDS）伴发的阵发性睡眠性血红蛋白尿；③亚临床阵发性睡眠性血红蛋白尿，没有血管内溶血的临床或生化证据 [136]。并发骨髓衰竭综合征的阵发性睡眠性血红蛋白尿患者通常只有不到 10% 的核细胞缺乏糖化磷脂酰肌醇锚蛋白（glycosylphosphatidylinositol–anchored proteins，GPI–APs）。患有骨髓衰竭综合征的患者应该采用异基因造血干细胞移植或免疫抑制来治疗潜在的骨髓衰竭。据报道阵发性睡眠性血红蛋白尿 – 再生障碍性贫血综合征对 IST 反应良好，因此异基因骨髓移植通常用于年轻患者和有 HLA 全相合同胞供者的患者或对 IST 无反应的患者。所有临床表现明显的溶血患者（通常为 GPI–AP 缺陷细胞＞ 10% 的患者）应接受补体抑制药依库珠单抗（eculizumab）的治疗，以防止持续的血管内溶血。经典阵发性睡眠性血红蛋白尿患者如对依库珠单抗治疗反应不佳，且有持续的血管内溶血和血栓形成，应考虑采用异基因造血干细胞移植 [136]。虽然异基因造血干细胞移植为阵发性睡眠性血红蛋白尿提供了可能的治愈性治疗，但自从引入依库珠单抗以来，接受造血干细胞移植治疗的经典阵发性睡眠性血红蛋白尿患者有所减少。长期应用依库珠单抗治疗的经典阵发性睡眠性血红蛋白尿患者具有良好的生存率[137]。回顾性登记研究分析比较了 1978—2007 年间接受异基因造血干细胞移植的 211 例阵发性睡眠性血红蛋白尿患者，与 1950—2005 年间未接受造血干细胞移植的 405 例阵发性睡眠性血红蛋白尿患者的结果。当血栓栓塞程度和阵发性睡眠性血红蛋白尿本病的严重程度相匹配时，异基因造血干细胞移植似乎没有益处。118 例接受移植的 PNH-AA 综合征患者的 5 年 OS 为 69%。这些患者中近一半接受了高剂量环磷酰胺 + 白消安或环磷酰胺 + 全身放疗预处理方案[138]。对于阵发性睡眠性血红蛋白尿患者，氟达拉滨 90mg/m^2+ 2Gy 全身放疗减低强度预处理方案是成功的[139]。减低强度预处理方案可能会降低移植相关死亡率，并可能改善异基因造血干细胞移植后的总体存活率。据 CIBMTR 报道，在 61 例对泼尼松等药物治疗无效的 Diamond-Blackfan 贫血患者中，41 例接受 HLA 同胞全相合移植，4 年生存率 76%[140]。

（十一）后期效应

1. 长期生存率

西雅图工作组最初于 1998 年报道了 212 例重型再生障碍性贫血移植患者的长期生存状况[101]。存活者包括儿童和成人（移植时年龄为 1—42 岁）。93% 的患者接受环磷酰胺 ± ATG 治疗，89% 的患者接受 HLA 同胞全相合造血干细胞移植治疗。慢性 GVHD 是晚期并发症的主要危险因素。无慢性 GVHD 患者（n = 125）的 20 年生存率为 89%，慢性 GVHD 患者为 69%（n = 86）[101]。

随后对 137 例行异体造血干细胞移植的获得性重型再生障碍性贫血患儿进行了近 40 年的随访，报道了一项关于后期效应的研究[27]。移植方案主要是环磷酰胺 ± ATG（77%），18% 为基于全身放疗的方案。供者 88% 为亲缘供者，12% 为无关供者，2% 为同基因者。98.5% 的移植干细胞的来源是骨髓，脐带血的使用率为 1.5%。慢性 GVHD 的发病率为 26%，中位随访 21.8 年，获得性重型再生障碍性贫血患者造血干细胞移植术后 30 年生存率 82%。无慢性 GVHD 患者 30 年生存率为 83%，有慢性 GVHD 患者 30 年生存率为 62%。在基于全身放疗的预处理方案的受者中，甲状腺功能异常和继发性恶性肿瘤的发生率增加。环磷酰胺受者生长正常，发育基本正常，妊娠的大部分后代亦正常。对造血干细胞移植成年幸存者的生活质量研究表明，除了 20% 的造血干细胞移植患者难以获得健康和生存保障外，患者与年龄对应的对照组相当。数据表明，儿童患者再生障碍性贫血移植后的长期幸存者多数能正常生活[27]。

2. 性腺功能与生育能力（见第 102 章）

仅接受环磷酰胺 + ATG 预处理的患者的性腺功能常常恢复正常。在 65 名年龄在 13—25 岁之间接受过环磷酰胺治疗的女性中，均有卵巢功能恢复的表现，而在 26—38 岁的女性中，37% 出现原发性卵巢功能衰竭[26, 141-144]。这些数据表明年龄大是卵巢功能衰竭的危险因素。大多数 14—41 岁仅接受环磷酰胺 + ATG 预处理的男性睾丸功能恢复正常[26]。据报道，许多成功怀孕患者的预处理方案只包含环磷酰胺 + ATG[101]。63 名在儿童时期接受了造血干细胞移植的重型再生障碍性贫血女性患者（移植时的中位年龄为 10 岁），接受了基于环磷酰胺预处理的患者有 73 次可评估的妊娠。第一次怀孕的平均年龄是 24 岁，82% 的怀孕是活产。除了一个有先天性主动脉瓣狭窄的婴儿，这些女性所生的婴儿都是正常的。在 74 名接受环磷酰胺方案的重型再生障碍性贫血男性患者中，他们的伴侣有 59 次可评估的怀孕，其中 80% 是活产。这些婴儿都很正常，除了一个臀部发育不全，另一个唇裂[27]。相比之下，用全身放疗治疗后怀孕和生育都很罕见。在接受 12Gy 全身放疗预处理方案的 10 名重型再生障碍性贫血患者中，有 2 名女性也成功怀孕，而且都分娩出正常婴儿。其中 1 名女性在移植时为 3 岁，另外 13 岁[27]。基于氟达拉滨的治疗方案关于生育率的信息不足，因为这些治疗方案主要用于老年患者。

3. 生长与发育（见第 102 章）

一项关于造血干细胞移植后激素功能和生长的研究发现，接受环磷酰胺的患儿身高正常，甲状腺和肾上腺功能正常，且没有生长激素缺乏。然而，预处理中包含全身放疗的儿童中，尽管移植后前 3 年的青春期前生长正常，但最终身高低于目标身高[145]。因此如果可能的话，应该避免在儿童中使用含全身放疗的预处理方案。用含全身放疗方案治疗的儿童和成人在移植后也更容易发生甲状腺功能障碍[26]，这些患者每年应进行甲状腺功能检查。

4. 继发性恶性肿瘤（见第 104 章）

自从 40 多年前第一批再生障碍性贫血患者成功移植以来，已经积累了造血干细胞移植引起的继发性恶性肿瘤的发生率和类型的数据。Deeg 等 [123] 描述了 700 名再生障碍性贫血患者的结果，他们估计 20 年继发恶性肿瘤的发生率为 14%。移植患者患癌症的风险是普通人群的 9 倍。总的来说，621 例患者中有 18 例（不包括范科尼贫血患者）在移植后中位 7.5 年出现继发性恶性肿瘤。其中 5 例为淋巴样恶性肿瘤，发生中位时间为移植后 3 个月；13 例为实体瘤，中位时间为移植后 8.2 年。其中 9 例实体瘤为头颈部鳞状细胞癌，大部分患者在手术切除后痊愈。所有淋巴恶性肿瘤患者均死亡，而实体瘤患者中有 46% 死亡。本系列中继发性恶性肿瘤发生的重要危险因素包括慢性 GVHD 治疗中使用硫唑嘌呤、年龄增加和预处理方案中使用放疗 [123]。在预处理不含放疗的情况下，10 年继发性癌症的累积发生率仅为 1.4%[146]，而包含放疗的方案，8 年继发性癌症的累积发生率为 22%（标准误差 ±11%）[147]。其他研究也表明基于放疗的预处理方案是晚期恶性肿瘤的危险因素 [28, 109]，因此在行同胞全相合造血干细胞移植时应避免使用这些方案。81 例接受环磷酰胺 +ATG 预处理的患者继发恶性肿瘤的发生率如图 46-1D 所示。

在西雅图接受治疗的 137 例获得性再生障碍性贫血患儿中，18 例（13%）在移植后 1 ～ 31 年内出现继发性恶性肿瘤，其中 4 例死亡。最常见的恶性肿瘤是鳞状细胞癌，共发生 7 例，1 例死亡。7 例鳞状细胞癌患者中有 5 例也患有严重的皮肤慢性 GVHD。3 个患者发生了甲状腺恶性肿瘤，他们都得到了成功的治疗。3 名患者在移植后 21 ～ 31 年间罹患乳腺癌。其中一个患者罹患浸润性乳腺癌后死亡，另外两个罹患原位癌患者幸存。2 名患者发生了丙肝相关性肝癌（由于大范围血液供者筛查之前给予输血）。其中一名患者死亡，另一个在肝移植后存活。一名患者发生 MDS 接受第二次异基因造血干细胞移植。一名患者在接受移植后 2 个月发生黑色素瘤，并接受了切除治疗。最后一名患者死于转移性宫颈癌。预处理方案中包含全身放疗的患者中发生继发性恶性肿瘤比例更高 [27]。

慢性 GVHD 也是再生障碍性贫血移植后实体瘤发生的危险因素，估计同时患有急性和慢性 GVHD 的患者 20 年时有 17% ～ 30% 的实体肿瘤发生率 [59, 101]。有慢性 GVHD 病史的患者可发生口咽黏膜癌。这些发现在 1964—1992 年间对 19 229 名接受移植的患者进行的一项更大规模的研究中也得到了证实，该研究表明，慢性 GVHD 与口腔和皮肤鳞状细胞癌的风险显著增加有关 [148]。慢性 GVHD 的严重程度和慢性 GVHD 行 IST 持续时间似乎是继发性恶性肿瘤的危险因素。这些发现强调了避免输注白膜层细胞或 G-CSF 动员的外周血造血干细胞以预防再生障碍性贫血患者的慢性 GVHD 的重要性。

（十二）减低强度预处理新方案（见第 21 章）

近年来，随着减低强度预处理方案的不断发展，人们对其产生了极大的兴趣。这种方案可以降低移植相关的死亡率，并使老年或一般情况较差的血液恶性肿瘤患者或先天性代谢异常患者成功地适应 HCT（见第 21 章）[149-151]。目前标准的环磷酰胺（200mg/kg）+ATG 治疗重型再生障碍性贫血的方案是非清髓性的，尽管它是一种比新的减低强度的氟达拉滨方案 + 低剂量环磷酰胺方案更强化的预处理方案。新近两种降低强度的方案包括氟达拉滨 [30mg/（m^2 • d）×4 天]、环磷酰胺 [300mg/(m^2•d) × 4 天] 和兔 ATG [Thymoglobulin，3.75mg/（kg • d）×4 天][34] 或者氟达拉滨 [30mg/(m^2•d) × 4 天]、环磷酰胺 [300mg/(m^2•d) × 4 天] 和阿仑单抗（12mg/d × 5 天），这两种方案尽管更低剂量，但可能已经足够了 [32]。目前为止报道的两项重型再生障碍性贫血临床试验中，大量患者接受了 G-CSF 动员的外周血造血干细胞，然而，骨髓是干细胞的首选来源。环孢素和甲氨蝶呤主要用作氟达拉滨 - 环磷酰胺 - 兔 ATG 试验的移植后免疫抑制药，在氟达拉滨 - 环磷酰胺 - 阿仑单抗方案后给予环孢素单一疗法。然而，尚不清楚氟达拉滨 - 环磷酰胺 - 阿仑单抗方案是否已确定，以及最佳阿仑单抗的剂量或最佳移植后治疗。

对于重型再生障碍性贫血患者而言，替代性预处理方案（例如氟达拉滨或减低剂量的环磷酰胺）是否可以具有较低的毒性或更好的耐受性，并且与环磷酰胺 200mg/kg + ATG 一样有效仍有待确定。到目前为止，没有证据表明，减低环磷酰胺剂量而强化氟达拉滨的预处理方案能提升生存率或减低移植相关死亡率。据报道，6 例重型再生障碍性贫血患者接受 90mg/m^2 氟达拉滨和 2Gy 全身放疗，输注 G-CSF 动员的外周血造血干细胞以及环孢素 + 霉酚酸酯 + 甲氨蝶呤预防 GVHD 治疗，均获得供者植入并存活，但随访时间较短 [152]。这些结果表明，在环磷酰胺 200mg/kg 和 ATG 方案可能发生高危并发症患者中，替代方案值得考虑。鉴于对输血致敏的重型再生障碍性贫血患者的高移植排斥率的历史经验，必须非常仔细地平衡减低预处理强度方案带来的预处理毒性轻度减低的益处，与移植排斥或急性 GVHD 相关并发症风险增加之间的关系。

1. 来自其他骨髓捐献者的移植

从无关或 HLA 不相合的亲属供者中获得的骨髓移植不如从 HLA 同胞全相合供者中获得的骨髓移植成功。这种差异可能有两个主要原因。

(1) 由于供者和受者之间的遗传差异较大，移植相关并发症的风险增加。

(2) 大多数患者是接受 IST 治疗失败之后，才接受来自替代供者的造血干细胞移植。

当这些患者接受移植时，他们往往血小板输注无效，因为危及生命的感染而用过多种抗生素，并且在移植时常常合并严重感染。为了提高患者的存活率，应在患者病情严重之前的较早时间点考虑替代供者的移植。

2. HLA 非全合亲缘供者（见第 44 章）

来自西雅图和 EBMT 工作组的数据表明，再生障碍性贫血患者行同胞全相合供者移植总体存活率较高，为 64% ～ 100%，而 HLA 配型不合亲缘供者移植的存活率通常为 50% 或更低[153, 154]。对于有 HLA 相合供者的患者，放疗不是预处理方案的必要组成部分，环磷酰胺预处理患者的存活率与 HLA 同胞全相合供者移植患者的存活率相似[153]。

对于有 HLA 配型不合亲缘供者的患者，环磷酰胺预处理无论是否加入 ATG 均不能提供足够的免疫抑制，以防止大多数患者的植入排斥，并且没有患者能够长期存活。在少数能够成功植入的患者中，急性和慢性 GVHD 的发生率较高。对于随后行 HLA 配型不合亲缘供者移植的患者，环磷酰胺联合全身放疗的使用降低了植入失败的发生率，提高了生存率，但移植前、移植中感染和移植后 GVHD 仍是主要问题[153]。对于这些患者来说，预防排斥反应的毒性最小的最佳全身放疗剂量尚不清楚。

HLA 差异的增加对移植结果产生不利影响[153, 154]，这与白血病移植患者的研究结果一致[155]。CIBMTR 的一项调查显示，HLA 一个位点不合的造血干细胞移植患者预测生存率为 49%，与西雅图的 50% 的数据相似[156]。CIBMTR 系列报道两个或更多 HLA 基因位点不合移植受者存活率为 35%，其他研究报告的结果同样不佳[153]。北京移植组报道了 19 例较年轻的重型再生障碍性贫血患者，他们接受了 HLA 半相合亲缘供者 G-CSF 动员的骨髓联合 G-CSF 动员的外周血造血干细胞，预处理使用白消安（6.4mg/kg 静脉注射）、环磷酰胺（200mg/kg）和 ATG（兔或猪）。移植后免疫抑制包括甲氨蝶呤、环孢素和霉酚酸酯。2 名患者（11%）晚期植入失败，3 名患者血小板未植入。急性 GVHD 发生率为 42%，慢性 GVHD 发生率为 56%。2 年总生存率为 64%。尽管早期生存结果优于预期，但是这种移植方案后 GVHD 风险增加值得关注，因此限制了这种方法对更多重型再生障碍性贫血患者的实施[157]。

3. 无关供者（见第 45 章）

对于大多数没有合适的 HLA 相合亲缘供者的再生障碍性贫血患者，IST 作为一线治疗。只有当他们对 IST 没有治疗反应时，才会行无关供者骨髓移植。从历史上看，移植相关的并发症发生率和死亡率一直很高。NMDP 对在 1988—1995 年移植的 141 例患者回顾性分析，移植后中位数 36 个月的 OS 为 36%[158]。这些患者中约 86% 接受含放疗的预处理方案，74% 接受 HLA 相合的骨髓，26% 接受至少一个 HLA-A，-B 或 -DR 抗原不合的骨髓，32% 的患者接受了去除 T 细胞的骨髓，除了 13% 的患者都接受了含环孢素的方案以预防 GVHD。共 89% 的患者实现了持续植入，52% 的患者出现了 Ⅱ～Ⅳ级急性 GVHD。

在一项初步研究中，5 名患者接受了与 HLA 相合的骨髓移植相同的环磷酰胺和 ATG 预处理后行无关供者骨髓移植。3 名患者出现植入失败，只有 1 名患者长期存活[159]。其他研究小组报道，高剂量放疗方案尽管有效实现植入，但导致致命的器官毒性发生率增加而不增加生存概率。

在过去 20 年中，高分辨 HLA 配型和优化预处理方案提高了无关供者造血干细胞移植后的存活率[160]。一项 NMDP 赞助的多中心前瞻性研究确定了全身放疗的最小有效剂量，足以实现再生障碍性贫血患者无关供者骨髓植入[161]。全身放疗的起始剂量为 6Gy（3 次，每次 2Gy），在三剂马 ATG 30mg/（kg·d）后给予，并连续 4 天注射环磷酰胺 50mg/（kg·d）。如果发生植入失败，在没有发生禁忌性毒性的情况下，则全身放疗剂量将以 2Gy 的增量递增，如果无植入失败发生，为减轻毒性，则全身放疗剂量递减。

1994—2004 年共纳入 87 例患者，62 例患者接受了 HLA-A、-B、-C、-DR、-DQ 等位基因不相合的骨髓移植，25 例患者接受了差异 1 ～ 2 个等位基因或 1 个 HLA 抗原的供者骨髓。患者的年龄范围为 1.3—53.5 岁，中位年龄为 18.6 岁。从诊断到移植的时间间隔为 2.8 ～ 328 个月，中位时间为 14.6 个月。所有患者均接受过多次输血以及中位数为 3 个疗程的 IST。所有 20 例患者接受 6Gy 或 4Gy 全身放疗、环磷酰胺、ATG 和 HLA 相合的骨髓，均获植入，存活率为 50%。35 例接受 2Gy 全身放疗、环磷酰胺、ATG、HLA 相合骨髓的患者中，1 例被排斥，23 例（66%）存活。在接受 6Gy 或 4Gy 全身放疗治疗的 30 例患者中，有 8 例发生 3 级或更高的肺毒性，在接受 2Gy 全身放疗治疗的 35 例患者中仅有 1 例。急性 GVHD 的发生率为 69%，其中 8 例死于急性或慢性 GVHD 和感染。52% 的患者出现需要治疗的慢性 GVHD。9 例患者不耐受 ATG，代之以环磷酰胺 120mg/kg 和 12Gy 全身放疗分次给予，9 人中有 5 人存活 [161]。

年龄是生存的重要危险因素。在 2Gy 全身放疗 + 环磷酰胺 + ATG 预处理方案下，HLA 相合的无关骨髓移植时年龄小于 20 岁的患者 5 年生存率为 78%，而 20 岁以上患者为 50%。接受 HLA 非全合无关供者移植的患者 OS 为 40%[161]。CIBMTR 无关供者造血干细胞移植数据显示，1988—1998 年间，181 例低或中分辨率 HLA 相合无关供者骨髓移植患者中，5 年生存率为 39%[156]。由于使用了多个较差的预处理方案，且没有应用高分辨率 HLA 分型，因此其结果不如 Deeg 等 [161] 报道的无关造血干细胞移植的新方案。而且大多数无关供者移植是在疾病后期，对一次或多次免疫抑制治疗没有反应后进行的。此外，现在普遍接受的采用改进的分子技术进行高分辨率 HLA 分型，将为接受 HLA 相合无关供者造血干细胞移植的受者带来更好的结果 [162]。

表 46-2 总结了接受 HLA 相合无关供者骨髓移植的患者的预后。在这些研究中，年龄小于 20 岁的患者存活率更高。与 HLA 不合亲缘供者移植一样，不含放疗的预处理方案免疫抑制深度不够，而导致患者对无关供者移植物产生排斥反应 [159]。

综上所述，Deeg 等 [161] 报道的由 NMDP 赞助的研究显示，患者的预后有所改善，并确定含 2Gy 全身放疗、环磷酰胺和 ATG 的预处理方案能确保移植物的植入，且器官毒性显著降低。这些结果，结合分子 HLA 分型的最新进展，现在强有力地表明，如果患者通过高分辨率 DNA 分型检测有 HLA Ⅰ类和Ⅱ类（包括 HLA-C）完全相合的无关供者，那么造血干细胞移植的长期预后可能优于 IST。如果有 HLA 高分辨配型 10/10 等位基因相合的供者，那么在重型再生障碍性贫血患者的治疗过程中，应尽早考虑无关供者造血干细胞移植，甚至作为一线治疗，尤其是对 20 岁或 20 岁以下的患者。由于供者搜索所涉及的时间间隔，无关供者造血干细胞移植作为获得性重型再生障碍性贫血的一线治疗可能不可行。然而，如果对 IST 的效应不满意，患者可以在 4 个月内进行无关供者造血干细胞移植。与 HLA 同胞全相合移植一样，移植前输注去除白细胞的辐照血液制品对于降低移植排斥反应至关重要。虽然缺乏验证性数据，年轻患者（＜ 35 岁）如果一次或两次最佳 IST 方案治疗失败，也可以进行 HLA 一个等位基因不合的骨髓移植治疗 [161]。

最近，一项 BMTCTN 多中心Ⅰ/Ⅱ期研究确定环磷酰胺在氟达拉滨（120mg/m^2）- 环磷酰胺 -ATG-2Gy 全身放疗预处理方案中使用的最佳剂量。环磷酰胺分为 4 组：150、100、50、0mg/kg。所有患者接受 3mg/（kg·d）×3 个剂量（9mg/kg）的兔 ATG 或 30mg/（kg·d）×3 个剂量（90mg/kg）的马 ATG。造血干细胞来源是 HLA 全相合无关供者骨髓（单个 HLA 位点错配是可以接受的）。环磷酰胺 150mg/kg 与肺毒性和死亡的高发生率相关（14 例患者中有 7 例死于器官衰竭或急性呼吸窘迫综合征），而环磷酰胺 0mg/kg 与继发性移植物植入失败的高发生率相关（3 例患者中有 3 例未植活）。该研究将继续积累环磷酰胺剂量为 50mg/kg 和 100mg/kg 的两组患者 [163]。目前尚不清楚环磷酰胺 50 或 100mg/kg 联合氟达拉滨 120mg/m^2、ATG 和 2Gy 全身放疗方案的疗效是否优于标准环磷酰胺（200mg/kg）- ATG - 2Gy 全身放疗方案。正如 HLA 同胞相合移植那样，联合使用氟达拉滨 - 降低剂量环磷酰胺方案可能更适合接受无关供者骨髓移植的重型再生障碍性贫血老年患者。

英国 BMT 中心报道了 2000—2010 年间诊断为重型再生障碍性贫血的 1—17 岁连续儿童队列，这

表 46-2　近期无关供体造血干细胞移植的部分报道

移植工作组	报告年份	移植时的年份	纳入患者例数	年龄范围（中位数）	预处理方案	GVHD 预防	植入排斥/失败（%）	GVHD（%）		生存（%）	随访年数范围（中位数）
								急性	慢性		
NMDP，Deeg 等 [161]	2006	1994—2004	87	1 ～ 53（18.6）	CY+ATG+2Gy TBI（$n = 46$）；CY+4 或 6GyTBI+ ATG[a]（$n = 41$）	CSP + MTX	HLA 等位基因相合（$n = 62$）				1.2 ～ 10.2（7）
							1	70	52	61[b]	
							HLA - 基因 / 抗原不相合（$n = 5$）				
							12	75	57	44	
EBMT，Passweg 等 [156]	2006	1988—1998	232	1 ～ 55（16）	CY + TBI + 其他，多种方案	CSP + MTX，多种方案	HLA 相合（低分辨，$n = 181$）				0.2 ～ 11.6（5.1）
							17	48	29	39	
							HLA 不相合（低分辨，$n = 51$）				
							24	37	24	36	
EBMT，Viollier 等 [197]	2008	1990—1997 1997—2005	149 349	1 ～ 48（17） 1 ～ 65（19）	TBI+ 其他（50%），多种方案 TBI+ 其他（32%），多种方案	CSP + MTX（42%） 缺失数据（47%）	26 11	37 28	38 22	32 57	5 年预计总生存
JMDP，Yagasaki 等 [166]	2011	1993—2005	301	0 ～ 64（17）	TBI + CY + ATG（42%）	CSP + MTX 或 FK-506+ MTX，多种方案	10	27	25	66	0.2 ～ 10.7（3.7）
							HLA 不相合 10/10 高分辨（$n = 101$）				
							7	15	20	75	
CIBMTR，Eapen 等 [165]	2011	2000—2008	225 骨髓 71 外周血造血祖细胞	2 ～ 66（19） 1 ～ 71（36）	TBI（2 ～ 8Gy）+ CY ± ATG ± FLU（57%） 多种方案	CSP + MTX（51%），FK-506（30%）， 多种方案	18 7	31 48	年龄≤ 20：26 年龄＞ 20：40 年龄≤ 20：28 年龄＞ 20：58	76 61	3 年预计总生存

（续表）

移植工作组	报告年份	移植时的年份	纳入患者例数	年龄范围（中位数）	预处理方案	GVHD 预防	植入排斥 / 失败（%）	GVHD（%）		生存（%）	随访年数范围（中位数）
								急性	慢性		
BMTCTN，Tolar 等[163]c	2012	2006—2011	61	1 ～ 65	CY=150 或 100 或 50 或 0+FLU+2Gy TBI + ATG	CSP 或 FK-506+MTX	CY 0(n=3) 100% CY 150 (n = 14) 7%	NR	NR	CY 0，33% CY 150，50%	1.9 ～ 2.5（2.0） CY 0 和 CY 150 组因累积Ⅱ度毒性过大而关闭
Samarasinghe 等[164]	2012	2000—2010	44	3 ～ 19（8）	CY + FLU + Alem 多种剂量	CSP 或 CSP + MMF 或 MTX	0	38	12	95	1 ～ 6.3（2.9）

NMDP. 国家骨髓捐献计划；EBMT. 欧洲血液与骨髓移植组织；JMDP. 日本骨髓捐献计划；BMTCTN. 血液与骨髓移植临床试验网络；GVHD. 移植物抗宿主病；CY. 环磷酰胺；ATG. 抗胸腺细胞球蛋白；TBI. 全身放疗；FLU. 氟达拉滨；Alem. 阿仑单抗；CSP. 环孢霉素；MTX. 甲氨蝶呤；FK-506. 他克莫司；MMF. 霉酚酸酯；HLA. 人类白细胞抗原；NR. 没有报告

a. 包括 9 例不耐受 ATG 的患者，接受了 CY（120mg/kg）+ 12Gy TBI

b.23 例患者年龄≤ 20 岁、接受 2Gy TBI 预处理且病程不到 1 年，其 5 年生存率为 85%

c. BMTCTN 试验是一项剂量探索性研究，比较了 CY 150、100、50 或 0mg/kg + FLU 120mg/m^2+ ATG（兔或马）+ 2Gy TBI 的预处理方案。CY 50 和 100mg/kg 剂量组的随机研究仍在继续

些儿童最初接受由兔 ATG 和环孢素组成的 IST 治疗，在 IST 未能控制重型再生障碍性贫血的情况下，随后接受无关供者造血干细胞移植治疗。在 43 名可评估的儿童中，一线兔 ATG + 环孢素的 IST 的疗效较低，6 个月累积反应率为 32.5%。接下来，44 名儿童接受了无关供者造血干细胞移植，其中 40 名儿童在之前接受的兔 ATG 和环孢素治疗失败。移植预处理方案各不相同，但主要包括氟达拉滨（150mg/m^2）、环磷酰胺（120 或 200mg/kg）和阿仑单抗（1mg/kg，总剂量）。大多数患者接受来自 HLA 相合无关供者的未处理的骨髓，移植后免疫抑制包括环孢素或环孢素与霉酚酸酯或甲氨蝶呤的组合。中位随访时间 2.9 年，无移植物排斥反应，急性和慢性 GVHD 累积发生率分别为 38% 和 11%。5 年的 OS 估计为 95%[164]。本研究证明了不使用全身放疗的以免疫清除为止的氟达拉滨 – 环磷酰胺 – 阿仑单抗预处理方案对重型再生障碍性贫血患儿进行的无关供者造血干细胞移植治疗是有效的。

与重型再生障碍性贫血患者 HLA 相合同胞供者移植相似，骨髓也是较好的无关供者移植的干细胞来源。一项 CIBMTR 研究比较了 2000—2008 年接受 HLA 等位基因相合（在 HLA–A、–B、–C 和 –DRB1 这几个位点匹配）的无关供者移植的重型再生障碍性贫血患者在各种预处理方案后的结果，其中 225 名患者接受未经处理的骨髓，71 名患者接受 G–CSF 动员的外周血造血干细胞。G–CSF 动员的外周血造血干细胞和骨髓移植后造血重建相似。G–CSF 动员的外周血造血干细胞移植后 Ⅱ ～ Ⅳ 级急性 GVHD 较骨髓升高（48% *vs* 31%，图 46–4A）。慢性 GVHD 根据移植时年龄调整后无明显差异（图 46–4B）。G–CSF 动员的外周血造血干细胞移植后的死亡率风险（与年龄无关）高于骨髓移植（*HR* 1.62，*P* = 0.04）。G–CSF 动员的外周血造血干细胞和骨髓移植后 3 年 OS 分别为 61% 和 76%（图 46–4C）[165]。虽然这不是一项随机研究，但结论强烈支持只使用未经动员的骨髓，并完全避免使用无关供者的 G–CSF 动员的外周血造血干细胞作为重型再生障碍性贫血患者移植的干细胞来源。

尽管 HLA 等位基因全相合的供者更可取，但日本骨髓捐赠计划（Japan Marrow Donor Program，JMDP）最近的一项分析表明，对年轻的重型再生障碍性贫血患者，某些 HLA 等位基因错配是可接受的[166]。回顾 1993—2005 年在日本连续进行的 380 例无关供者骨髓移植，共 301 对患者和供者可获得 HLA–A、–B、–C、–DRB1 和 –DQB1 的 DNA 序列分析结果。根据移植后完成的 HLA 分型的 DNA 测序，将患者分为 5 组。第 1 组：HLA–A、–B、–C、–DRB1 和 –DQB1 完全相合（33% 的患者）；第 2 组：HLA–A 或 –B 单个等位基因不合（7%）；第 3 组：HLA–C、–DRB1 或 –DQB1 单个等位基因不合（16%）；第 4 组：HLA–C、–DRB1 和 –DQB1 的多个不合的等位基因（23%）；第 5 组：所有其他 HLA 等位基因不合（21%）。患者移植时的中位年龄为 17 岁，骨髓移植前中位病程为 43 个月，所有患者常规 IST 失败。各种预处理方案主要包括全身放疗或者限制区域放疗为基础的方案联合环磷酰胺 ± ATG，或氟达拉滨 + 环磷酰胺 ± ATG。骨髓移植术后第 42 天中性粒细胞植入率为 90%，第 1 组最高，第 5 组最低，分别为 93% 和 84%。第 1 组 Ⅱ ～ Ⅳ 度急性 GVHD 发生率最低，第 5 组最高，分别为 15% 和 38%。慢性 GVHD 的累积发病率为 25%，五组间无显著差异。5 年总生存率为 66%，第 1 组最高，第 5 组最低，分别为 75% 和 47%。多因素分析显示，只有第 5 组的 HLA 差异（不仅局限于 HLA–C、–DRB1 和 –DQB1 的多个 HLA 等位基因不合）是生存不良的显著危险因素（HR 1.96，*P* = 0.02）。HLA–DPB1 错配与任何临床结果无关。结果表明，使用 10/10 个等位基因相合的供者是较好的选择。然而，如果没有这样的供者，重型再生障碍性贫血患者可选择任何单个或多个等位基因（HLA–C、–DRB1、–DQB1）不相合的无关供者[166]。

4. 脐带血（见第 39 章）

使用脐血作为重型再生障碍性贫血患者无关供者移植来源的潜在优势是脐血已经储备好，可及时进行移植；对 HLA 不相合具有更好的耐受性，因此当患者缺乏 HLA 相合无关供者时，可以考虑行脐血移植。关于获得性再生障碍性贫血的脐血移植的公开数据有限。此外，脐血干细胞计数低，这在重型再生障碍性贫血中尤其是问题，在重型再生障碍性贫血中，造血干细胞计数的增加对于持续植入非常重要。最初关于重型再生障碍性贫血脐带血移植的报道非常令人沮丧，因为移植物排斥反应和移植相关死亡的发生率非常高[167]。最近，双份脐血移植可增加成人受者造血祖细胞剂量，成功地在高

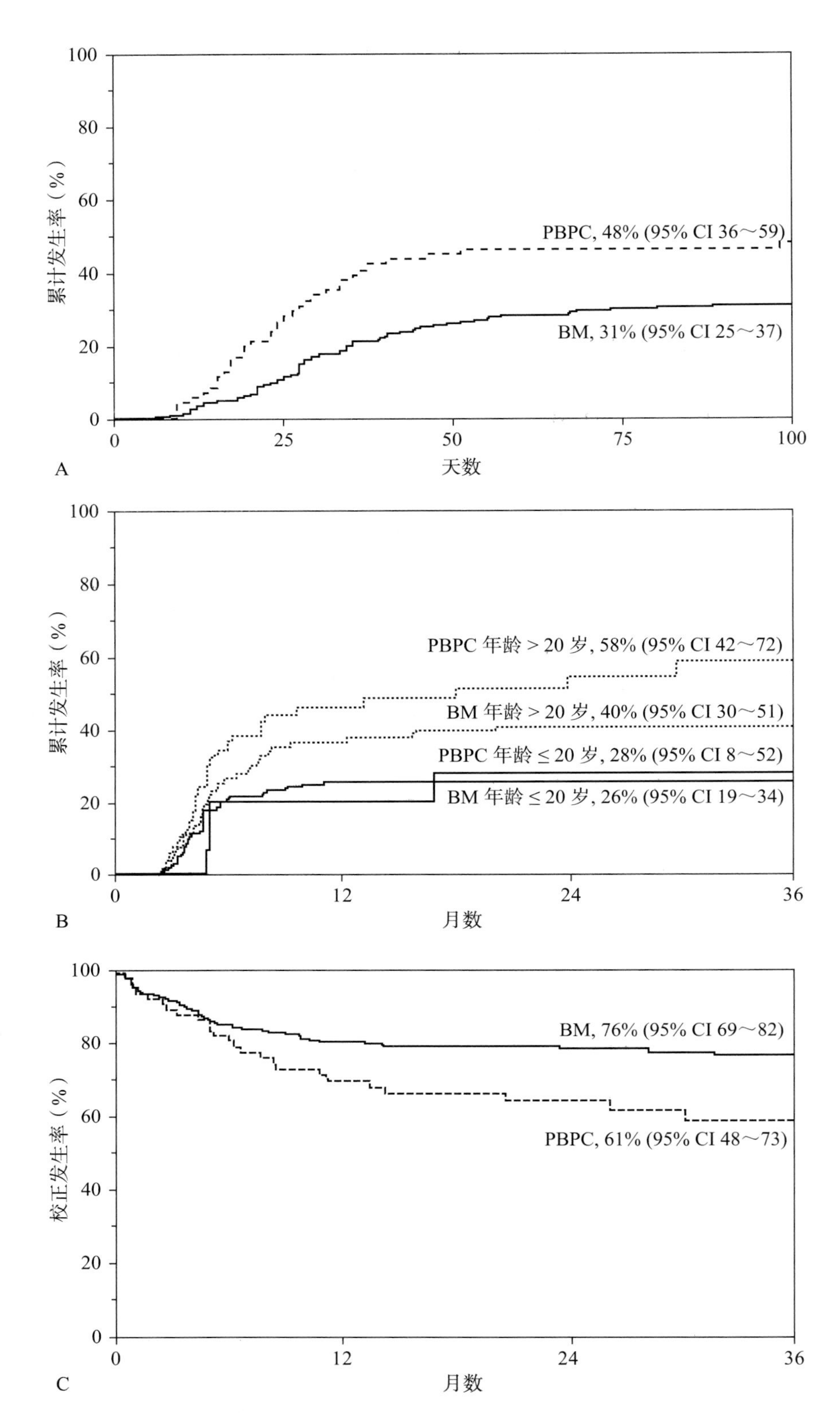

▲ 图 46-4 国际血液与骨髓移植研究中心注册数据汇总了重型再生障碍性贫血患者无关供体造血干细胞移植结果

该研究比较了接受 HLA-A、-B、-C、-DRB1 相合无关供体骨髓（$n = 225$）或外周血干细胞（$n = 71$）移植的患者。A. Ⅱ～Ⅳ级急性移植物抗宿主病的发生率；B. 移植年龄＜ 20 岁和≥ 20 岁的患者接受外周血干细胞和骨髓移植后慢性移植物抗宿主的 3 年累计发生率；C. 外周血干细胞和骨髓移植后 3 年总生存率（$P = 0.04$）（引自 Eapen 等，2011[165]。经美国血液学学会允许转载）

危 MDS/ 白血病患者中实现了高植入率。通常，对于每个接受双份脐血移植的受者，只有一份可以长期植入[168]。然而，双份脐血移植的急性 GVHD 风险增加。尽管双份脐血移植得到了更广泛的应用，但在低温保存的脐带血中，造血祖细胞的总体计数偏低仍然限制了其在重型再生障碍性贫血成人中的更广泛应用。最近的一些报道支持脐血移植在重型再生障碍性贫血中的作用。

在脐血移植中，包含 ATG 的预处理方案总生存率较差，这显然是由于免疫重建延迟和感染并发症的增加。日本脐带血库网络（Japan Cord Blood Bank Network，JCBBN）报告了 31 例中位年龄为 28 岁的重型再生障碍性贫血患者在不同预处理方案下接受单份脐血移植的初步经验。总的中性粒细胞恢复累积发生率为 55%，急性和慢性 GVHD 分别为 17% 和 20%。2 年的 OS 为 41%。5 例患者接受了一种由低剂量全身放疗（2 ～ 5Gy）、氟达拉滨和环磷酰胺组成的预处理方案，其 OS 为 80%[169]。

日本一项研究随访了 12 名重型再生障碍性贫血患者，中位年龄 49 岁，预处理方案是减低强度预处理方案，包括 4Gy 全身放疗、氟达拉滨（$125mg/m^2$）、美法仑（$80mg/m^2$）和单份脐血移植。总有核细胞中位计数为 $2.5 \times 10^7/kg$。大多数患者移植后免疫抑制是他克莫司 / 霉酚酸酯；42% 的患者出现 Ⅱ 级急性 GVHD。12 例患者中有 10 例持续植活；另两例患者死于特发性肺炎综合征。脐血移植后 36 个月，12 例患者中仍有 10 例存活[170]。

EBMT 报道了 71 例重型再生障碍性贫血患者，包括 9 例合并阵发性睡眠性血红蛋白尿，中位年龄为 13 岁，他们在 1996—2009 年间接受了各种预处理方案的脐血移植。80% 的患者接受单份脐血输注，20% 的患者接受双份脐血输注，68% 的患者接受减低强度的预处理。51% 的患者在 60 天中性粒细胞恢复，输注冻存总有核细胞＞ $3.9 \times 10^7/kg$ 的患者植入率显著升高，移植后 180 天血小板植入率为 37%，急性和慢性 GVHD 的发生率分别为 20% 和 18%。中位随访时间为 35 个月，3 年 OS 为 38%。输注冻存的脐血总有核细胞＞ $3.9 \times 10^7/kg$ 的受体 3 年 OS 为 45%，而输注总有核细胞＜ $3.9 \times 10^7/kg$ 的患者 3 年 OS 为 18%。这些结果强调了细胞剂量对于接受脐血移植的重型再生障碍性贫血患者的植入和总生存的重要性[171]。总之，尽管脐血移植的结果并不像 HLA 相合的无关供者骨髓移植那样理想，但对于一次或两次 IST 治疗失败的难治性重型再生障碍性贫血患者，又缺乏 HLA 相合供者，只要脐血细胞计数足够（理想情况下总有核细胞＞ $4 \times 10^7/kg$），脐血移植是一个有效的挽救性治疗手段。还需要进一步的临床试验来证实全身放疗 – 氟达拉滨 – 美法仑方案[170]或其他减低强度预处理方案对脐血移植的疗效。

（十三）非移植治疗

1970 年 Mathe 等在巴黎第一次描述了免疫抑制药治疗再生障碍性贫血的价值[172]。他们发现在准备行 HLA 不合供者的骨髓移植时，患者在接受抗淋巴细胞球蛋白（antilymphocyte globulin，ALG）治疗后自体造血功能可以自行恢复。后来的前瞻性研究表明，不相合的骨髓移植物对治疗反应没有帮助，随后便单独使用 ALG 或 ATG 治疗再生障碍性贫血患者。最近，在 ATG 或 ALG 治疗过程中加入了环孢素（含或不含皮质类固醇）[173]。

对于骨髓移植不适合作为一线治疗的患者，ATG 联合环孢素治疗是目前推荐的再生障碍性贫血免疫抑制方案。重型再生障碍性贫血患者 3 ～ 4 个月对 IST（定义为脱离输血依赖）的有效率为 60% ～ 70%[174, 175]。一项德国前瞻性多中心随机试验对单用 ATG 与 ATG 联合环孢素治疗进行了长期随访，结果显示 11 年生存率分别为 54% 和 58%。环孢素的加入显著改善了 ATG 治疗的早期反应，但由于环孢素是挽救性治疗手段，总体生存无获益。无失败生存定义为无复发、无失去治疗反应、无阵发性睡眠性血红蛋白尿、无 MDS、无急性髓系白血病或实体瘤的生存。ATG 联合环孢素组的无失败生存优于单用 ATG 组（39% *vs* 24%）。1/3 的患者血细胞计数恢复正常。复发风险为 38%。在接受环孢素治疗的患者中，26% 的患者依赖环孢素缓解，因此需要长期的主要药物支持。25% 的患者出现克隆性或恶性疾病。11 年后发生溶血性阵发性睡眠性血红蛋白尿、MDS/ 急性髓系白血病或实体瘤的精确概率分别为 10%、8% 和 11%[175]。美国 NIH 血液学分会回顾性分析了预测 IST 血液学反应的危险因素。年轻、网织红细胞绝对计数（ARC）＞ $25 \times 10^9/L$ 和淋巴细胞绝对计数＞ $1 \times 10^9/L$ 与 ATG 和环孢素治疗 6 个月的血液学反应有关。高网织红细胞绝对计数和淋巴细胞绝对计数患者的应答率为 83%，低网织红细胞绝对计数和淋巴细胞绝对计数患者的应答率为 41%[176]。

在 NIH 进行的一项随机研究中，兔 ATG 作为重型再生障碍性贫血的一线 IST 治疗被证明不如马 ATG。120 名重型再生障碍性贫血患者均不适合以骨髓移植作为一线治疗，年龄 2—77 岁，随机分为马 ATG 组和兔 ATG 组（每组 60 人）。马 ATG（ATGAM，辉瑞）的剂量是 40mg/（kg·d）×4 天，兔 ATG（Thymoglobulin，Genzyme）剂量为 3.5mg/（kg·d）×5 天。从第 1 天开始，每天给予 2 次环孢素，两组均持续至少 6 个月；调整剂量以维持血药浓度 200 ～ 400ng/ml。两组患者的特征相同，中位随访时间为 28 个月。6 个月时马 ATG 血液学反应为 68%，兔 ATG 血液学反应为 37%（$P < 0.001$）。大部分患者在 3 个月时出现反应。在 3 ～ 6 个月时出现反应：马 ATG 组有 4 例，兔 ATG 组有 2 例。所有患者 3 年的克隆演变发生率：马 ATG 组为 21%，兔 ATG 组为 14%。若在随访数据截至骨髓移植时，3 年总体生存率：马 ATG 组是 96%，兔 ATG 组是 76%；若在骨髓移植时随访数据不终止，两组 3 年总生存率分别为 94% 和 70%（图 46–5）[177]。兔 ATG 组患者淋巴细胞减少时间长，CD4T 细胞明显减少，且持续时间延长。结果表明，CD8T 细胞的清除与治疗的成功有关，而 CD4T 细胞的严重损失可能是有害的。尽管在美国以外的许多国家都没有马 ATG，但这种与环孢素联合的方案似乎是重型再生障碍性贫血最有效的一线 IST 治疗[177]。EBMT 重型再生障碍性贫血工作组的随后的一份报道也证实，作为输血依赖、非严重再生障碍性贫血患者的初始 IST 治疗，兔 ATG+ 环孢素的疗效明显低于马 ATG+ 环孢素[178]。

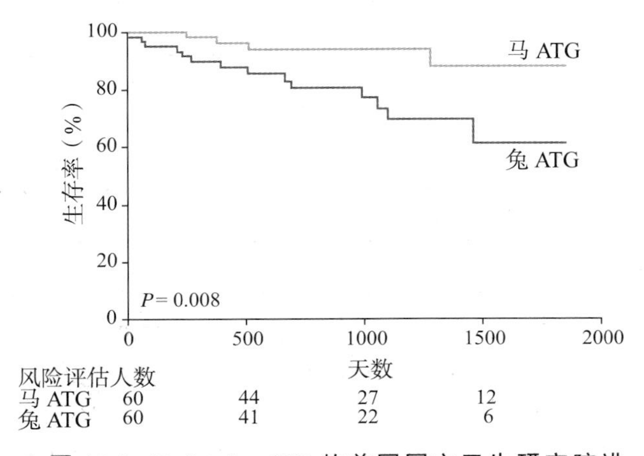

▲ 图 46–5 Bethesda，MD 的美国国立卫生研究院进行的随机试验，比较了马和兔两种抗胸腺细胞球蛋白（ATG）制剂联合环孢霉素（CSP）的一线非移植治疗

马 ATG 组 3 年总生存率 94%（$n = 60$），兔 ATG 组 3 年总生存率 70%（$n = 60$，$P= 0.008$）；随访数据未截止至造血干细胞移植时（引自 Scheinberg 等，2011[177]。经美国血液学学会允许转载）

最近 EBMT 完成的一项针对 192 名重型再生障碍性贫血患者的随机研究明确提出，在 ATG 和环孢素的一线 IST 治疗中加入 G–CSF 是否有益处的问题[179]。对于随机接受 G–CSF 治疗的患者，该药物在治疗的第 8 天开始使用，并每日持续使用，直至缓解或第 240 天。两组患者 6 年的总生存率和无事件生存率均无差异。接受 G–CSF 治疗的重型再生障碍性贫血患者对比未接受 G–CSF 治疗的患者，早期感染（32% *vs* 52%）和住院时间均降低了。多因素分析显示，纳入研究时的年龄和再生障碍性贫血的严重程度与 OS 显著相关。

此外，据报道，在 IST 患者中长时间使用高剂量 G–CSF 是患者发生伴有单体 7 的 MDS/ 急性髓系白血病的危险因素，尤其是在儿童中[180]。一项欧洲的调查研究了 840 名接受一线 IST 治疗的患者中，43% 接受了 G–CSF 治疗，57% 的患者未接受 G–CSF 治疗。在接受或未接受 G–CSF 的患者中，MDS/ 急性髓系白血病的发生率分别为 10.9% 和 5.8%。MDS/ 急性髓系白血病风险显著升高（$HR = 1.9$），与 G–CSF 的使用有关[181]。

ATG 和环孢素的替代治疗也一直在探索中。在一项长达 9 年的研究中，10 名患者接受了高剂量环磷酰胺 180mg/kg 的治疗，没有骨髓挽救，7 名患者的外周血计数增加，不再符合重型再生障碍性贫血的标准。6 例患者存活，随访 21 ～ 31 年，无复发或克隆性疾病[182, 183]。最近的一项跟踪研究对 44 例初诊 SAA 患者和 23 例难治重型再生障碍性贫血患者进行了跟踪研究，在没有环孢素但有 G–CSF 支持的情况下，连续 4 天接受 50mg/（kg·d）的 CY 治疗。初诊患者预计的 10 年生存率约为 88%，血液反应率为 71%，无事件生存率为 58%。难治性重型再生障碍性贫血患者预后较差，10 年生存率、反应率和无事件生存率分别为 62%、48% 和 27%。对环磷酰胺治疗有效的患者，中性粒细胞计数恢复（ANC ＞ 0.5×10^9/L）的中位时间是 60 天，脱离输血依赖的中位时间是 6 个月。死亡的主要原因是侵袭性真菌感染，大多数感染开始于治疗的前 2 个月。

初诊和难治性重型再生障碍性贫血患者严重侵袭性真菌感染的发生率分别为 21% 和 49%[183]。然而，NIH 进行的一项将高剂量 CY 与 ATG（两个治疗组均包括环孢素）进行比较的随机试验，由于环磷酰胺组感染死亡率过高而提前终止[184]。在 NIH 的这项研究中，环磷酰胺导致全血细胞减少时间延长，增加了感染死亡的风险。因此，无异基因造血干细胞移植支持基础上的高剂量环磷酰胺治疗再生障碍性贫血患者是极危险的选择。在随后的晚期并发症报道中，ATG 和环磷酰胺治疗组均出现了疾病复发和细胞遗传学异常克隆演变[185]。考虑到这些结果，单靠高剂量环磷酰胺而无后续造血干细胞移植不推荐作为治疗重型再生障碍性贫血的替代 IST 方案。

经常有文献报道在标准的 ATG 和环孢素治疗方案中添加药物作为重型再生障碍性贫血的新疗法。多种方案已被探索作为 ATG 和环孢素 IST 的替代方案，但没有证据表明其对应答率或生存率有好处[186]。单药阿仑单抗治疗对初诊或难治性重型再生障碍性贫血疗效不佳，但作为治疗复发性重型再生障碍性贫血的二线药物时可能具有活性[187]。艾曲波帕（一种口服促血小板生成素受体激动药，每日剂量可达 150mg）用于 25 例对 ATG 和环孢素 IST 无效的重型再生障碍性贫血患者。11 名患者（44%）在 12 周内至少有一系列血液学反应，只有 28% 的患者在血小板输注时间延长，以及红细胞或中性粒细胞有上升[188]。这些药物的疗效较低，但作为无法进行异基因造血干细胞移植的患者的挽救性治疗可能有帮助。

（十四）免疫抑制治疗与造血细胞移植的比较

一些报道比较了传统 IST 和造血干细胞移植的有效性。目前还没有 IST 与造血干细胞移植的随机对照试验。最近和更早的研究一致表明，接受 HLA 相合造血干细胞移植的患者有明显的生存获益[9, 107, 111, 116, 189–191]。

在 1978—1991 年间，西雅图的一项早期大型试验比较了 168 名接受骨髓移植治疗的患者和 227 名接受 IST 治疗的患者的结果。在此研究中，许多接受骨髓移植的患者是在最初接受 IST 治疗失败的患者。此研究中骨髓移植患者 15 年的总生存率为 69%，IST 患者为 38%（$P < 0.001$）[189]。在所有 40 岁以下的患者组中，骨髓移植的总生存率均高于 IST。在对 100 名 17 岁以下的重型再生障碍性贫血儿童的长期研究中，名古屋移植小组证实造血干细胞移植优于 IST[190]。

与西雅图的结果类似，根据 1991—2002 年向 EBMT 登记处报告的连续 2479 例重型再生障碍性贫血患者提供的初始治疗，完成了更新的回顾性生存分析[107]。共 1567 例接受骨髓移植治疗，912 例接受 IST 治疗。骨髓移植和 IST 治疗的精准 10 年生存率分别为 73% 和 68%（$P = 0.002$）。比较 1991—1996 年和 1997—2002 年两个时期，所有接受骨髓移植的患者 OS 随时间显著改善，分别为 69% 和 77%（$P = 0.001$）。随着时间的推移，接受同胞全相合供者（74% 和 80%，$P = 0.003$）和接受替代供者（38% 和 65%，$P = 0.0001$）移植的存活率均有所提高。骨髓移植治疗后，儿童生存率为 79%，成人生存率为 68%（$P < 0.0001$）。多因素分析结果显示，骨髓移植预后的有利因素是年龄小、1996 年后移植、HLA 相合同胞供者、从诊断到移植的短时间间隔，以及不含放疗的预处理方案（$P < 0.001$）。与骨髓移植预后相比，接受 IST 治疗的患者随着时间的推移没有显著的改善，1991—1996 年治疗的患者生存率 69%，1997—2002 年治疗的患者生存率为 73%（$P = 0.29$）。儿童经 IST 治疗后的生存率明显高于成人（81% 和 70%，$P = 0.001$）。重型再生障碍性贫血患者行 IST 治疗后的总生存率儿童（83%）优于成人（62%）（$P = 0.0002$）[107]。

IST 和造血干细胞移植的一个重要区别是，单纯的免疫抑制可能无法纠正骨髓的潜在异常。多达 30% 的 IST 患者出现疾病复发，即骨髓再生障碍复发，而相当一部分患者可能出现包括 MDS 和急性髓系白血病在内的克隆异常[31, 174, 181, 192, 193]。在一项 50 名儿童接受 G-CSF 和环孢素联合治疗的研究中，22% 的儿童出现 MDS 或急性髓系白血病[194]。在另一项 ATG 和环孢素免疫抑制的研究中，2 年生存率为 72%，但 10% 的患者出现了阵发性睡眠性血红蛋白尿[195]。一项研究比较了接受造血干细胞移植和 IST 患者的继发性恶性肿瘤发生率。860 例接受 IST 治疗的患者中发现 42 例恶性肿瘤，而 748 例接受造血干细胞移植治疗的患者中发现 9 例恶性肿瘤。总体而言，IST 术后 10 年累积癌症发病率为 18.8%，造血干细胞移植术后为 3.1%。在本研究中，MDS 和急性白血病仅在接受 IST 治疗的患者中可见，而 IST 与造血干细胞移植治疗后实体瘤的发生率相似[193]。IST 术后相对较高的恶性肿瘤发生率与 Tichelli 等[196]较早的研究一致，他们报道治疗 8 年后阵发性睡眠性血红蛋白尿、MDS 和急性白血病的发生率高达 57%。因此，与造血干细胞移植相比，IST 术后的长期生存曲线尚不稳定。

对一些患者来说，决定采用骨髓移植还是 IST 作为一线治疗取决于对无失败生存率和生活质量的考虑。一项回顾性研究比较了 1976—1999 年间 52 名移植患者和 155 名接受 IST 治疗的患者的生活质量。两组患者的总生存率和无事件生存率相似。然而，无症状和毒性的生活质量调整时间显示，与骨髓移植相比，IST 治疗的患者有更长的时间伴有药物毒性症状、输血依赖、部分缓解和继发性克隆疾病。移植患者无药物治疗的完全缓解的时间更长，无症状的时间更长[191]。

在大多数关于 IST 和造血干细胞移植比较的注册研究中，患者接受 IST 是因为他们没有 HLA 相合同胞供者，而且 IST 治疗失败，一般都没有无关供者可进行 IST 治疗失败后挽救性移植，因为在进行这些研究的当时，很少有关于成功的无关供者造血干细胞移植用于再生障碍性贫血的报道。随着最近非亲缘供者造血干细胞移植的不断成功，首次进行 IST 试验的患者的存活率可能比以往要高得多。这一结果可能改变早期无关供者移植相对于早期 IST 试验的相对优势。

综上所述，在过去的 40 年中，接受异基因造血干细胞移植的再生障碍性贫血患者的总生存率有所提高。尽管改善不如异基因造血干细胞移植明显，在接受 IST 治疗的患者中，生存率也有所提高。基于对迄今为止的研究结果回顾性分析显示，对于 65 岁以下有 HLA 相合同胞供者的患者，接受同胞全相合移植，预处理方案采用环磷酰胺 + ATG，GVHD 预防采用甲氨蝶呤 + 环孢素可提供更好的总体生存率，应推荐造血干细胞移植作为一线治疗而非 IST。20 岁以下患者如有 10/10HLA 等位基因相合的无关供者应直接行造血干细胞移植，采用环磷酰胺 + ATG + 2Gy 全身放疗预处理方案，并辅以甲氨蝶呤 + 环孢素 GVHD 预防。老年患者或没有 HLA 等位基因相合的无关供者的患者应接受环孢素 +ATG 的一线 IST 治疗。如果 3 个月后发生 IST 失败，患者应进行无关供者造血干细胞移植。

六、结论

接受 HLA 相合造血干细胞移植的再生障碍性贫血患者生存率提高至少有两个原因。一是移植物排斥反应的发生率降低。排斥反应的减少是由于在移植前更合理地输血、从血制品中去除致敏白细胞、输血前对血液制品进行辐照，以及移植预处理方案的优化改善患者免疫抑制的程度。以放疗为基础的治疗方案是有效的，但移植相关并发症增多，而环磷酰胺 –ATG 联合治疗在预防排斥方面也有效，且具有更好的长期生存率。对于移植前的输血，所有血液制品的体外照射可能进一步降低未来对次要组织相容性抗原敏感的风险[40, 42]。提高生存率的第二个原因是通过采用更好的 GVHD 预防方案，如甲氨蝶呤 – 环孢素联合治疗，降低了急性 GVHD 的发生率和严重程度。慢性 GVHD 的发病率可能正在下降，但尽管及时治疗，其死亡率并没有太大变化。因此，预防慢性 GVHD 的更好的方法是必要的，比如校正供者骨髓细胞总数控制在（2.0 ～ 2.5）$\times 10^8$/kg[59]。随着越来越多的患者长期存活，必须考虑初始预处理方案和某些移植后免疫抑制药（如硫唑嘌呤）的长期后遗症问题，尤其是继发性癌症。在未来的研究中，也许会有很多毒性更小的预处理方案出现，尤其是针对并发症更多的老年患者。基于放疗为主的方案不应用于 HLA 相合受者，因为其更可诱发继发性癌症，对生育的有害影响更大，以及对儿童患者的生长发育的潜在有害影响更大。

对于没有 HLA 相合的同胞供者的患者，应考虑 HLA 不全相合的亲缘供者或非亲缘供者移植。在重型再生障碍性贫血诊断后，如果在 3 个月内对 IST 没有反应，则需要立即启动无关供者搜寻。为减少排斥反应，放疗似乎是目前替代供者移植预处理方案的一个重要组成部分。最近关于无关供者骨髓移植的研究结果表明，2Gy 全身放疗、环磷酰胺（与或不与氟达拉滨）和 ATG 方案联合移植后甲氨蝶呤和环孢素免疫抑制足以防止移植物排斥，同时可避免全身放疗导致的器官毒性[161, 163]。使用基于分子水平的方法来识别最佳的 HLA 等位基因相合的无关供者对于进一步提高移植后的存活率至关重要。IST 治疗失败，又没有 HLA 相合无关供者，脐血移植是挽救性治疗选择，但前提是有足够的细胞数（总有核细胞＞ 4×10^7/kg）[171]。

第 47 章 造血干细胞移植治疗阵发性睡眠性血红蛋白尿症

Hematopoietic Cell Transplantation for Paroxysmal Nocturnal Hemoglobinuria

Ryotaro Nakamura 著
刘立民 译
薛梦星 仇惠英 陈子兴 校

一、概述

阵发性睡眠性血红蛋白尿症（paroxysmal nocturnal hemoglobinuria，PNH）是一种获得性克隆性造血干细胞疾病，临床表现有间歇性溶血、血栓形成和全血细胞减少等症状[1-3]。它是一种发生于各种人群任何年龄阶段的罕见疾病，每百万人中大约有 1～10 人患病[4, 5]。在再生障碍性贫血患者中有相当高比例的人低频表达 PNH 克隆，也可以发生在其他骨髓衰竭性疾病的患者中，例如骨髓发育不良或者大颗粒 T 淋巴细胞（large granular lymphocyte，LGL）白血病[6]。PNH 也有可能在再生障碍性贫血患者接受免疫抑制治疗后发生[7, 8]。现已证明，所有 PNH 患者体内存在 *PIG-A* 基因突变；*PIG-A* 基因是糖化磷脂酰肌醇（glycosylphosphatidylinositol，GPI）锚早期合成中的关键基因。两种 GPI-APs 保护红细胞免受补体激活损伤，PNH 患者红细胞表面缺失 CD55［衰变加速因子（decay-accelerating factor，DAF）］和 CD59［反应性溶血膜抑制物（membrane inhibitor of reactive lysis，MIRL）］，从而使这些红细胞对补体高度敏感而引起溶血。PNH 患者临床表现多样，部分患者可能只表现轻微的症状，而其他人可能会出现血栓、溶血、骨髓衰竭伴随由中性粒细胞减少和血小板减少引起的感染和出血症状。这种疾病反复出现加重和减轻的过程，一般会持续长达 15 年或者更久，而且很难预测其何时会发生并发症[9]。

二、发病机制

（一）PIG-A 基因突变

大量研究已阐明了 PNH 发病的分子基础。异常 PNH 克隆存在红细胞表面的锚蛋白 GPI 合成缺陷。这种缺陷是由于造血干细胞中 *PIG-A* 基因获得性体细胞突变引起的[10-12]。*PIG-A* 基因产物作用于 GPI-APs 的第一步合成阶段[13]。因此，*PIG-A* 基因突变阻碍了 GPI 锚的生物合成，如图 47-1 所示。

由于 *PIG-A* 基因位于 X 性染色体上，且男性和女性每个细胞中仅有一条 X 染色体具有活性（女性其中一条 X 染色体因为里昂化而失去活性），单个 *PIG-A* 基因突变可产生 PNH 表型。其他与 GPI 锚蛋白生物合成有关的基因在常染色体上被发现；因此，这些基因的失活性突变需要同时发生在两个等位基因上，而这常常不太可能发生。在 PNH 患者中发现在 *PIG-A* 基因的整个编码区域中广泛出现体细胞突变。虽然包含一半以上的编码区域的外显子 2 是最常发生突变的外显子，*PIG-A* 基因并没有真正的突变热点区域。大部分 *PIG-A* 基因突变是小片段的插入或者缺失突变，引起编码区的移码，最终导致编码产生缩短且没有任何生物功能的产物（见综述 [14, 15]）。

（二）PNH 克隆的演变

尽管已经确认 *PIG-A* 基因突变是导致红细胞和其他血细胞 PNH 表型的直接原因，但其未解释 *PIG-A* 基因突变克隆是如何扩增的。为了解释这个重要的 PNH 致病机制，有以下模型被建立并已得到实验和观察研究的支持。

1. 免疫逃避

可能由于异常细胞表面的原为免疫攻击靶标的 GPI–A 缺失，使 PNH 细胞免受免疫攻击 [16]。这种模型因其能解释再生障碍性贫血与 PNH 之间的密切联系而很有吸引力。然而，在再生障碍性贫血患者或者 PNH 患者中并没有发现 GPI–AP 成为免疫靶点。而且，GPI–APs 在 PNH 细胞中被翻译，但是在缺乏 GPI 锚的情况下在细胞中降解 [17]，因此在 HLA 的背景下，其蛋白表位仍可展现其意义，具有免疫原性。

2. 条件生长优势

PIG-A 基因突变会使细胞对凋亡产生内在的抵抗 [18]，在免疫环境中，这种效应尤其明显。这同样也能解释再生障碍性贫血和 PNH 之间的联系。在 PNH 的老鼠模型中，在各种条件下，没有发现明确的生存优势 [19]，但是一些研究发现，来自 PNH 患者原发的 GPI–AP 缺陷的髓细胞会对细胞凋亡产生相对的抵抗 [18, 20–23]。

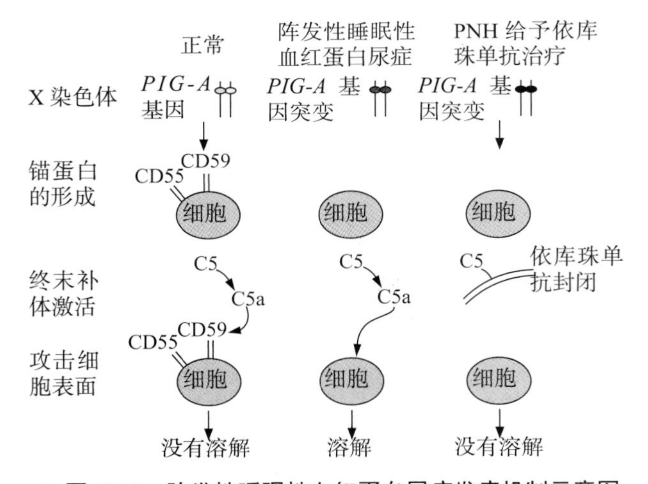

▲ 图 47–1 阵发性睡眠性血红蛋白尿症发病机制示意图

各条途径分别展现了正常个体中锚蛋白的形成，保护细胞以免被激活的补体溶解；阵发性睡眠性血红蛋白尿症患者的特点；依库珠单抗的作用，阻止 C5 激活为 C5a。C5. 补体的第五个组成成分；C5a.C5 的激活形式；CD55、CD59. 锚蛋白；*PIG-A*. 磷脂酰肌醇聚糖 A 基因

3. 突变驱动生长优势

在 PNH 克隆中会发生第二次抗细胞凋亡的突变 [24]。这个观点的支持来源于一篇关于两个获得 12 号染色体重排的 PNH 患者产生了 *HMGA2* 基因异位表达的报道。然而，如他人所说，用同一个造血干细胞中出现第二次突变来解释大部分 PNH 患者中 GPI 细胞的克隆生长是不大可能 [25, 26]。

三、临床表现

（一）分型

国际 PNH 小组提出的 PNH 工作分型如下 [27]。

1. 经典 PNH

临床表现为血管内溶血，没有其他明确的骨髓异常的证据，骨髓细胞伴红系增生活跃或正常或近正常形态，没有出现规律的细胞遗传异常。

2. PNH 伴特定骨髓异常疾病

有溶血的临床或实验室证据，同时伴有或者曾患有过骨髓异常疾病，例如再生障碍性贫血、MDS 等。

3. 亚临床 PNH

没有溶血的临床或实验室证据。但敏感流式细胞术能监测到小部分 GPI–AP 缺陷的造血细胞。研究发现，亚临床 PNH 与骨髓衰竭疾病如再生障碍性贫血、MDS 等有关。

（二）溶血

PNH 患者由于红细胞表面缺乏 CD59（反应性溶血膜抑制物）而引起血管内溶血。CD59 能阻止 C9 同 C5b–8 复合体聚集，因此有效地阻止了膜攻击复合物（membrane attack complex，MAC）的形成 [28]。PNH 患者的溶血是慢性的，但也可以出现由感染、手术、剧烈运动和过度饮酒等引起补体激活导致的发作性溶血（阵发性）。PNH 患者也可因其红细胞表面缺乏 CD55 而引起血管外溶血。CD55[29] 能加速膜表面 C3 转化酶的破坏。因为 CD59 的缺乏导致急剧的血管内红细胞破坏 [30]，所以在大多数 PNH 患者中血管外溶血表现不明显。然而，在 PNH 患者接受终端补体抑制药（依库珠单抗）治疗的过程中，血管外溶血症状会变得更明显 [31]。

（三）一氧化氮清除

一氧化氮由血管内皮合成用于维持适度的血管、肌肉紧张度和抑制血小板活化。在 PNH 患者中，血管内溶血产生大量游离的自由血红蛋白可作为一氧化氮的有效清除剂。精氨酸酶是一氧化氮合成的底物，随着溶血的发生，红细胞内精氨酸酶释放入血清，极大地减少了一氧化氮的合成底物。由此造成的组织一氧化氮的丢失被认为是引起 PNH 患者广泛系统症状的原因，包括引起疲劳、疼痛、食管痉挛、男性勃起障碍、肾脏损伤和血栓形成等症状 [32]。

（四）血栓形成倾向

血栓形成是危及 PNH 患者生命的并发症之一，所以，预测 PNH 患者是否有形成血栓的高风险极其重要。如具有腹部疼痛、血红蛋白尿、食管痉挛和阳痿等临床症状的患者很大可能会出现血栓性事件 [33]。现已发现，PNH 患者中血栓的发生率存在地理位置差异，例如拉丁美洲人和非裔美国人比欧洲人和其他人群血栓形成的风险更高。因此，种族会是 PNH 患者形成血栓的危险因素 [34]。然而 PNH 患者血栓形成的机制尚不明确。

补体介导的溶血、纤溶系统的受损、血小板活化和白细胞来源的组织因子等因素被认为可能是血栓形成的原因 [35–37]。一氧化氮的消耗能促进血小板聚集、黏附和加速血凝块形成。PNH 患者体内的血小板通过胞吐补体攻击复合物来修复补体介导的损伤，产生囊泡使磷脂酰丝氨酸外化，这是一种有效的体外促凝剂。补体活化的级联反应生成 C5a 明显促进组织因子（tissue factor，TF）表达，组织因子是启动凝血的重要物质之一 [38]。纤溶系统可能因为患者血细胞表面缺失作为尿激酶受体锚着点的 GPI 而功能异常。此外，组织因子途径抑制物（tissue factor pathway inhibitor，TFPI）需要一个以 GPI 为锚着点的伴侣蛋白来转换到内皮细胞表面 [39]。

血栓形成倾向与 PNH 克隆大小有关。检测 49 例存在 PNH 克隆的患者的粒细胞，22 名患者 PNH 粒细胞克隆在 61% 以上，其中有 12 人出现血栓形成。其余 27 名患者 PNH 粒细胞克隆低于 61%，未出现血栓 [33]。这些关于血栓形成风险增加的指标对判断 PNH 患者是否存在血栓形成风险、是否需要进行抗凝治疗和是否要早期骨髓移植具有临床意义。

（五）与再生障碍性贫血、MDS 的联系

研究发现，70% 伴获得性再生障碍性贫血的 PNH 患者存在进行性 PNH 克隆扩增，这证明了 PNH 与这些疾病之间存在病理生理联系 [40–42]。与经典 PNH 患者比较，这些患者典型地存在小比例的 PNH 细胞。获得性再生障碍性贫血是一种自身免疫疾病，其免疫攻击的靶细胞是原始 $CD34^+$ 骨髓祖细胞 [43, 44]。在诊断中，典型的情况下可检测到再生障碍性贫血患者中存在低于 10% 的 GPI–AP 缺陷粒细胞，但在个别患者中出现更多的克隆 [40]。对再生障碍性贫血患者 GPI–AP 缺陷细胞进行的 DNA 测序，结果揭示存在克隆性 *PIG-A* 基因突变 [45]。虽然大多数再生障碍性贫血患者在 PNH 克隆比例还很小的疾病早期，没有表现出 PNH 的迹象或症状，但许多患者（并非全部）将会经历 *PIG–A* 突变克隆的扩增并发展为经典 PNH。在 MDS 患者中也发现了 GPI–AP 缺陷细胞 [40, 45]。现已发现存在小比例 PNH 克隆的 MDS 患者往往被归类为难治性贫血，通常具有以下特征：低增生性骨髓、HLA–DR15 阳性、细胞遗传学正常、血小板中度至重度减少、免疫抑制治疗反应率高 [45, 46]。

四、自然病程与预后

使人们对 PNH 是否需要移植产生困惑的问题主要集中在，PNH 具有异质性的表现和自然病程以及 PHN 同骨髓衰竭综合征之间存在密切联系这两个问题上。在 Hillmen 等的一项研究中，他们对英国 80 例 PNH 患者进行了随访，当这些患者被诊断为 PNH 后，其中位生存期为 10 年，有 22 例（28%）患者存活了 25 年 [3]。60 例患者死亡，48 例死亡原因明确的患者中，28 例死于静脉血栓形成或出血。31 例患者（39%）在患病期间有一次或多次静脉血栓形成。存活达到 10 年或者更长时间的 35 名患者中有 12 名患者自然临床恢复。法国血液学学会登记的 220 例 PNH 患者的研究 [47] 显示，整个队列的中位生存期为 12 年，并确定了导致结果恶化的相关危险因素：① 55 岁以上（RR 4.0）；②血栓形成（不论部位；RR 10.2）；③进展为全血细胞减少（RR 5.5）；④转变为 MDS 或者急性白血病（RR 19.1）；⑤诊断时存在血小板减少（RR 2.2）。

法国研究小组最近分析了 1950—2005 年 58 个法国血液学中心确诊的 460 名 PNH 患者 [48]，其目的是研究 PNH 两个临床亚类（经典 PNH 和再生障碍性贫血 –PNH 综合征）的自然病程。经过中位时

间为 6.8 年的随访，其中位生存时间为 22 ± 2.5 年。此研究中有 113 名患者为经典 PNH 患者，224 例为再生障碍性贫血 –PNH 综合征患者和 93 例（22%）不符合这两种类型的中间型患者。在临床表现上，经典 PNH 患者表现为年龄较大，腹痛发生率较高，GPI–AP 缺乏的粒细胞比例较高。现发现存在着时间相关的生存率提高的趋势。在经典 PNH 患者中，1986 年前诊断（HR 3.6，$P = 0.01$）和年龄增长（$P < 0.001$）都与生存预后差有关，然而在诊断后第一年内使用雄激素具有保护性作用（HR 0.17，$P = 0.01$）。再生障碍性贫血 –PNH 综合征患者中，在 1996 年前输血（HR 2.7，$P = 0.007$）导致生存率降低，然而免疫抑制治疗有较好的疗效（HR 0.33，$P = 0.03$）。血栓形成的演变影响了这两个亚类的存活率（经典 PNH：HR 7.8，$P < 0.001$；再生障碍性贫血 –PNH 综合征：*HR* 33.0，$P < 0.001$）。经典 PNH 两系或全血细胞减少的演变（HR 7.3，$P < 0.001$）和再生障碍性贫血 –PNH 综合征演变为恶性肿瘤（HR 48.8，$P < 0.001$），这些都与结果恶化有关。研究结论显示，虽然典型 PNH 和再生障碍性贫血 –PNH 综合征的临床表现和预后因素不同，但结果大致相似，主要受并发症的影响。

五、诊断

当患者出现非自身免疫性溶血性贫血或再生障碍性贫血时，应考虑为 PNH。对个体的分层诊断还应包括危及生命的血栓形成或者复发性血栓形成（表 47–1）。历史悠久的诊断试验如糖水溶血试验和 Ham 试验可确诊疑似为 PNH 的患者。然而，只有在发生溶血后，其异常细胞仍继续存在于血液循环中，这些试验才呈阳性。

流式细胞术能识别其他锚定蛋白的异常表达，包括 CD14 和 CD55 在受影响的单核细胞上的表达，CD16、CD24、CD59 和 CD66b 在中性粒细胞上的表达，以及 CD24 和 CD59 在淋巴细胞上的表达，这使得使用流式细胞术检查循环中的细胞来确定诊断成为可能 [49, 50]。与缺乏 GPI–AP 的红细胞相比，PNH 粒细胞寿命是正常的。因此，异常粒细胞的比例更准确地反映了 PNH 克隆多少，而不受红细胞输注的影响。进行初步评估时，建议对至少两个 GPI–AP 进行定量，以排除临床过程是单个 GPI–AP 的遗传性或获得性缺陷的导致的。

更敏感的检测方法被开发，这对两种不同疾病之间的关系提出了疑问 [51]。气菌溶胞蛋白是一种毒素，通过 *PIG-A* 基因编码的锚蛋白与细胞结合。由于 PNH 红细胞不能与毒素结合，所以它们可以在以气菌溶胞蛋白为基础的试验［荧光溶血素（fluorescent aerolysin，FLAER）试验］中存活。用该方法可以在 PNH 患者标本中检测到残留的 PNH 细胞，而在骨髓增生异常的患者细胞中不能检测到残留的 PNH 细胞，也不能在正常对照组中检测到 PNH 细胞。然而，来自治疗前经流式细胞术诊断为先天性再生障碍性贫血而非 PNH 的患者的细胞，多达 60% 在治疗后经气菌溶胞蛋白毒素检测时显示出 PNH 特征 [51, 52]（表 47–1）。这一敏感试验说明之

表 47–1　阵发性睡眠性血红蛋白尿症、再生障碍性贫血和骨髓增生异常的临床和实验室检查的特点

	正常对照	阵发性睡眠性血红蛋白尿症	再生障碍性贫血	骨髓增生异常
临床特点				
再生障碍 / 血细胞减少	–	+	+	+/–
非自身免疫性溶血性贫血	–	+	–	–
血栓	–	+	–	–
实验室检查				
红细胞酸化血清溶血试验	–	+	+/–	–
流式细胞术检测红细胞和白细胞 CD55 和 CD59	+	–	+/–	+
PNH Ⅱ型和Ⅲ型细胞的气菌溶胞蛋白检测	–	+	+/–	–

前未检测到的不同系列的 PNH 细胞存在于未接受治疗的再生障碍性贫血患者的循环血液中，并表明在早期再生障碍性贫血中存在 PNH 克隆的可能性。

六、非移植治疗

目前尚无普遍接受的有证据支持的指南来指导 PNH 治疗。在经典 PNH 中，对于疾病带来的致残性疲劳、血栓形成、输血依赖、疼痛发作、肾功能不全，或其他终末器官的并发症应考虑使用依库珠单抗治疗。对于无症状或有轻微症状的患者适合观察治疗。对于再生障碍性贫血 –PNH 的患者，治疗应针对潜在性骨髓衰竭；符合重度再生障碍性贫血标准的患者应接受异基因骨髓移植治疗或免疫抑制治疗，这取决于患者的年龄和是否有 HLA 全相合的同胞供者。免疫抑制治疗使用的 ATG/ 环孢素不能消除 PNH 克隆，患者的疾病症状也会持续存在 [53–56]。少数患者中，不输注骨髓的大剂量环磷酰胺可导致自体骨髓恢复而消除持续存在的 PNH 克隆 [57]。

（一）依库珠单抗

到目前为止，PNH 患者的非移植治疗最重要的进展是依库珠单抗的应用，依库珠单抗是一种抗补体蛋白 C5 的人源性单克隆抗体，如图 47–1 所示，依库珠单抗阻断了终末补体的激活。依库珠单抗可预防 PNH 患者溶血。在一项随机安慰剂对照的多中心Ⅲ期临床试验中发现，43 例接受了依库珠单抗治疗的患者中，有 21 例实现了血红蛋白水平的稳定和摆脱输血，而 44 例接受安慰剂治疗的患者中无一例达到如此结果。依库珠单抗可使血管内溶血减少 86%，并改善生活质量 [58]。经依库珠单抗治疗后，血清乳酸脱氢酶浓度恢复正常或接近正常，有 1/2 ～ 2/3 的患者实现摆脱输血。不过，在接受治疗的患者中，轻度至中度贫血、高胆红素血症和网织红细胞升高等症状基本上持续存在。

越来越多的数据表明，依库珠单抗药物可能对溶血性 PNH 的其他并发症有保护作用，如肾功能衰竭、肺动脉高压、血栓栓塞 [59–61]。依库珠单抗治疗对提高生存是有好处的，最近一项关于 2002—2010 年接受治疗的 79 例患者的研究显示，经依库珠单抗治疗后可以达到与年龄和性别相匹配的一般人群的生存率 [48, 62]。然而，由于在该研究中缺乏一个患者对照组，导致依库珠单抗治疗对生存的影响尚无准确的量化标准。

当然，依库珠单抗药物治疗也有局限性；它价格昂贵（在美国每年约 40 万美元），对潜在的干细胞异常或相关联的骨髓衰竭并无任何作用。因此，治疗必须无限期地继续下去，并且既往存在的白细胞减少、血小板减少和网织红细胞减少都将继续存在。由于治疗周期临近结束时出现血管内溶血（例如乳酸脱氢酶的增加和出现其他全身症状）、过低的红细胞生成素水平、储存铁的减少，和（或）因 C3 与部分 PNH 红细胞结合引起的血管外溶血（例如依库珠单抗治疗后的 CD59 缺乏的人群）[30]，依库珠单抗治疗可能难以获得最佳效果。

（二）糖皮质激素

糖皮质激素用于治疗慢性溶血和急性溶血加重是一个有争论的课题。尽管如此，一些患者似乎对糖皮质激素反应迅速且剧烈。[给予注射 0.25 ～ 1.0mg/（kg • d）泼尼松时]。快速反应（通常在开始治疗后 24h 内）提示补体抑制作用是糖皮质激素抗溶血的原因。这种影响可以是直接的（抑制补体替代途径某些成分的活性）或间接的（抑制刺激补体激活的过程，如炎症）。因此，糖皮质激素的主要作用可能是减轻急性溶血的恶化。在这种情况下，短期的泼尼松冲击可以减少溶血的严重程度和持续时间，同时避免长期使用导致的相关不良后果。

（三）雄激素

雄激素治疗，无论是单独使用或联合类固醇都已成功地用于治疗 PNH 贫血。与糖皮质激素一样，虽然其快速起效与补体抑制机制相关，但雄激素改善 PNH 溶血的机制尚不完全清楚 [63]。

（四）铁替代

PNH 患者经常因血红蛋白尿和含铁血黄素尿而缺铁。即使没有大量血红蛋白尿，含铁血黄素尿也会导致临床上严重的铁丢失。无论采用哪一种给药方式，替代治疗都与溶血加剧有关 [63, 64]。与肠外置换术相比，口服铁治疗是可以减轻溶血恶化，但尿铁流失仍很严重，以致铁无法通过这一机制得到满足。如果在铁充足的情况下溶血加剧，可通过糖皮质激素或雄激素治疗或通过输血来抑制红细胞生成而最终控制病情。

（五）输血

输血除了增加血红蛋白浓度外，还可通过抑制红细胞生成来改善溶血。输血输入的少量供者血浆会引起溶血恶化是没有根据的[65]。然而，血液滤过被推荐用于防止由供者血液白细胞和受者血液抗体之间的相互作用引起的输血反应的发生。由于 PNH 患者的血红蛋白尿或含铁血黄素尿导致的铁丢失，长期输血导致输血相关铁超载将延迟发生[64]。然而，当贫血主要是由骨髓衰竭引起而不是溶血引起时，对长期输血的患者仍需要考虑铁超载的发生。

七、移植

依库珠单抗问世之前，对 PNH 患者采取移植治疗的主要指征是骨髓衰竭、反复性危及生命的血栓形成和无法控制的溶血。最后一项可以通过依库珠单抗治疗而获得缓解，PNH 患者血栓形成倾向可能对依库珠单抗的抑制血管内溶血作用有反应[59]。尽管如此，移植是唯一可治愈 PNH 的方法，此外，分子水平上能确认相合的无关供者、毒性较小的预处理方案、移植相关并发症及死亡率的降低以及移植后护理的改善，使移植治疗成为一个可行的替代方案。但确定哪些患者应接受移植以及何时进行移植的标准是复杂的。

HLA 全相合同胞造血干细胞移植用于治疗 PNH 首次报道于 1973 年[66]。这些患者在出现严重的再生障碍性贫血症状时被诊断合并 PNH，并且蔗糖溶血试验阳性或酸溶血试验阳性。在随后的报道中，在造血干细胞移植治疗时，大多数患者都患有危及生命的骨髓发育不全，而溶血则处于相对次要的位置[67-70]。随后，对合并溶血或血栓的患者进行了移植评估。总之，接受移植治疗的患者数量并不多（表 47-2）。

1992 年西雅图移植中心总结了 9 例患者治疗的经验[71]。随后，又有 19 名患者进行了移植治疗，结果在表 47-3 中可见。28 例患者中，12 例在 PNH 阶段出现严重再生障碍性贫血症状，并伴有严重的骨髓增生减低。其余 16 名患者表现为溶血或血栓形成，并伴有中度或高度增生的骨髓。其中 1 例（28 名患者之一）出现 V 因子 Leiden 的异常引起血栓形成。数据见表 47-3，结论见表 47-4。

合并再生障碍性贫血的患者行 HLA 同胞全相合移植所用的预处理方案中，5 例患者为 200mg/kg 环磷酰胺联合或不联合 ATG，2 例患者为 16mg/kg 白消安联合 60mg/kg 环磷酰胺。其中一位再生障碍性贫血 –PNH 患者接受了来自同一供者的两次移植。再生障碍性贫血 –PNH 患者进行单倍体移植应用 120mg/kg 环磷酰胺和 1200cGy 全身放疗预处理。再生障碍性贫血 –PNH 患者接受同基因移植时不需要进行预处理而直接输注供者骨髓。1 例再生障碍性贫血 –PNH 患者为无关脐血移植，预处理方案为 ATG+ 白消安 +1350cGy 全身放疗的清髓性方案。2 例患者为无关全相合外周血干细胞移植，预处理方案为 90mg/m^2 氟达拉滨联合 200cGy 全身放疗。

伴有血栓形成或溶血表现的 PNH 患者行同胞全相合移植的预处理方案中，4 例为白消安、环磷酰胺 +ATG，3 例为白消安、环磷酰胺。1 例有特发性慢性骨髓纤维化、溶血和全血细胞减少的患者接受同胞全相合外周血干细胞移植，预处理方案为白消安 +120mg/m^2 氟达拉滨 + ATG。父母供者移植和子女供者移植的预处理方案为白消安、环磷酰胺 + ATG 或白消安、环磷酰胺。同胞不全相合移植预处理为白消安、环磷酰胺 + ATG。在 3 例无关供者骨髓移植中，2 例用白消安、环磷酰胺 + ATG 预处理，1 例用白消安、环磷酰胺预处理。1 例患者经环磷酰胺 +ATG+1350cGy 全身放疗预处理后进行无关脐带血移植。同基因型骨髓移植没有接受预处理。

28 例患者中有 15 例发生了急性 GVHD（10 例 Ⅱ 级，3 例 Ⅲ 级，2 例 Ⅳ 级），其中 10 例患者随后发展为广泛型慢性 GVHD。2 例接受同基因移植的 PNH 患者在 9 ～ 17 年后复发，1 例异基因移植的患者在 2.7 年后复发[71]。14 例死亡，死亡原因包括 2 例 GVHD 合并感染，2 例真菌性肺炎，1 例消化道出血。最后一位患者有 PNH 引起的门静脉血栓和脾静脉血栓导致静脉曲张出血。1 例行父母为供者的单倍体移植的患者发生植入失败，而且在接受另一位半相合家庭成员为供者的二次移植后不久死于肺出血。1 例无关脐带血移植患者在移植后 169 天死于淋巴组织增殖性疾病。1 例在移植后 9.3 年死于 HIV 感染。1 例在移植后 14.6 年死于丙型肝炎，1 例在接受同基因移植 25.2 年后死于丙型肝炎的肝脏移植并发症。其中 1 例在移植后 26.9 年供者细胞发生骨髓发育不良，在接受白消安、环磷酰胺预处理后，成功进行了来自另一个同胞全相合供者的二次移植（预处理为清髓性的白消安 / 环磷酰胺方案），大约 1 年后，也就是第一次移植后的 28.5 年自杀死亡。各有 1 例死于脑出血、心肌梗死和不明原因呼吸衰竭，分别在造血干细胞移植后 176 天、1.7 年、4.1 年死亡。14 名患者在移植后存活 1 ～ 35 年（中位生存时间为 7.6 年）。其中 6 人健康，8 人有广泛型慢性 GVHD。

这些结果表明，再生障碍性贫血 –PNH 患者的疗效良好，接受同胞全相合或同基因移植的 8 例患者中，没有一例死于移植并发症（图 47–2）。其中 1 例死于 HIV 感染。相比之下，16 例因存在溶血或血栓形成而接受任何类型供者移植的 PNH 患者中，有 8 例死亡。其中 5 例在移植后 120 天内死亡，死因为移植后 GVHD 合并非真菌感染、真菌感染或各种出血并发症。另外 3 例中，一例死于丙型肝炎，1 例死于移植后淋巴组织增殖性疾病和 1 例死于可能与慢性 GVHD 有关的呼吸衰竭。

IBMTR 报道了来自于 31 个移植中心的 57 例

表 47–2　已发表的关于阵发性睡眠性血红蛋白尿症患者移植的报道

研　究	患者人数	供体类型及数量	预处理方案	移植后复发阵发性睡眠性血红蛋白尿症
Storb[66]	1	同种异体 1	有	无
Fefer[67]	1	同源 1	无	有
Kolb[68]	2	同种异体 1，同基因 1	有，无	无，有
Antin [69]	4	同种异体 4	有	无
Szer[70]	4	同种异体 3，同基因 1	有，无	无，有
Kawahara a [71]	9	同种异体 7，同基因 2	有，无	无 b，有
Saso[72]	57	同种异体 55，同基因 2	有，无 / 有	无，有
Bemba[73]	16	同种异体 16	有	无
Raiola[74]	7	同种异体 7	有	无
Graham [75]	1	同基因 1	有	无
Hershko [76]	1	同基因 1	无	有
Endo [77]	1	同基因 1	无	有
Woodard [78]	3	同种异体 3	有	无
Suenaga[79]	1	同种异体	有 –RI	无
Markiewicz[80]	2	同种异体	有	无
Van den Heuvel–Eibrink [81]	5	同种异体	有	无
Lee [82]	1	同种异体	有 –RI	无
Ditschkowski [83]	1	同种异体	有	无
Lee [84]	5	同种异体	有 –RI	无
Hegenbart [85]	7	同种异体	有 –RI	无
Flotho[86]	2	同种异体	有	无
Takahashi [87]	5	同种异体	有 –RI	无
Grosskreutz [88]	1	同种异体	有 –RI	无

RI. 减低强度的预处理方案。a. REF[71] 包括 [66, 67, 70] 中报道的案例；b. 一个同种异体移植受者（表 47–3 中的患者 8）在移植 2.7 年后再次出现 PNH 克隆但无临床症状

表 47-3　西雅图移植项目的患者

患者编号	年龄（岁）	HCT 移植供体来源	PNH 症状	预处理方案	GVHD 急性等级 / 慢性	状　态	移植后存活时间	死亡原因
1	23	HLA ID SIB	A	CY	0/ 无	A	＞35.0 年	无
2	19	同基因	A	无	0/ 无	D	25.2 年	丙型肝炎
3	14	HLA ID SIB	A	PA PA PA BC CY BU CY	Ⅱ / 限制	D	28.5 年	自杀
4	16	HLA ID SIB	A	CY	0/ 无	A	＞27.7 年	无
5	29	同基因	H	无	0/0	A	＞25.2 年	无
6	38	HLA ID SIB	A	BC CY	Ⅱ /Clin Ext	D	9.3 年	艾滋病
7	20	Haplo 父母 / 同胞	A	CY TBI ATG BC CY	无 /NA	D	39 天	肺出血
8	37	HLA ID SIB	T	BU CY	0//Clin Ext	A	＞16.6 年	无
9	22	HLA ID SIB	H	BU CY	Ⅱ / 无	D	14.6 年	丙型肝炎
10	25	HLA ID SIB	H	BU CY	Ⅱ /NA	D	105 天	真菌性肺炎
11	32	HLA ID SIB	H	ATG BU CY	Ⅳ /Clin Ext	D	83 天	GVHD 感染
12	29	相合的 Unrel	H	ATG BU CY	Ⅳ /NA	D	58 天	GVHD 感染
13	33	1Ag MM 父母	T，H	ATG BU CY	Ⅲ /NA	D	81 天	真菌性肺炎
14	21	HLA ID SIB	A	ATG BU CY	Ⅱ / 无	A	＞10.9 年	无
15	42	HLA ID SIB	T	ATG BU CY	0/NA	D	11 天	静脉曲张出血
16	39	HLA ID SIB	H	ATG BU CY	0/Sub clin	A	＞5.0 年	无
17	41	1Ag MM 子女	H	BU CY	Ⅱ /Clin Ext	A	＞8.1 年	无
18	19	MM 同胞	H	ATG BU CY	Ⅲ /Clin Ext	D	4.1 年	呼吸衰竭
19	21	HLA ID SIB	H	ATG BU CY	0/Sub clin	A	＞7.0 年	无

（续表）

患者编号	年龄（岁）	HCT 移植供体来源	PNH 症状	预处理方案	GVHD 急性等级 / 慢性	状　态	移植后存活时间	死亡原因
20	35	Unrel 脐带血	T	ATG CY TBI 1350	Ⅲ /Clin Ext	D	169 天	移植后淋巴组织增生性疾病
21	36	相合的 Unrel	T	ATG BU CY	Ⅱ /Clin Ext	A	＞ 6.5 年	无
22	33	HLA ID SIB	A	ATG CY	Ⅱ / 限制	A	＞ 6.1 年	无
23	18	HLA ID SIB	A	ATG BU CY	Ⅲ /Clin Ext	A	＞ 6.1 年	无
24	32	相合的 Unrel	H	BU CY	0/0	A	＞ 1.0 年	无
25	14	Unrel 脐带血	A	ATG CY TBI1350	Ⅱ /Clin Ext	D	1.7 年	心肌梗死
26	67	相合的 Unrel PBSC	A	FLU TBI 200	Ⅱ /Clin Ext	A	＞ 1.0 年	无
27	41	HLA ID SIB PBSC	H，A，ICMF	BU FLU ATG	Ⅱ /0	A	＞ 1.6 年	无
28	31	相合的 Unrel PBSC	A	FLU TBI 200	0/0	D	176 天	怀疑脑出血

GVHD. 移植物抗宿主病
HCT 供体：1Ag.1 抗原；Haplo. 半相合；HLA ID SIB. 人类白细胞抗原相同的同胞；MM. 不相合；PBSC. 外周血干细胞；Unrel. 无血缘关系
PNH 症状：A. 再生障碍性贫血；H. 溶血；ICMF. 先天性慢性骨髓纤维化；T. 血栓
预处理方案：ATG. 抗胸腺细胞球蛋白；BC. 供者白膜层细胞；BU. 白消安；CY. 环磷酰胺；FLU. 氟达拉滨；PA. 丙卡巴肼 + 抗胸腺细胞球蛋白；TBI 1350.1350cGy 全身放疗；TBI 200.200cGy 全身放疗
GVHD 急性等级 / 慢性：Clin Ext. 临床广泛型；NA. 无资料；Subclin. 亚临床
状态：A. 存活；D. 死亡

表 47–4　汇总西雅图移植中 28 例患者的供体类型、预处理方案和生存状况

类　型	例　数
再生障碍性贫血症状	12
HLA 相合的同胞供体	
环磷酰胺 ± 抗胸腺细胞球蛋白	5
白消安、环磷酰胺	2
半相合家庭成员供体	
1200cGy 全身放疗、环磷酰胺	1
无关脐带血供体	
1350cGy 全身放疗、白消安、抗胸腺细胞球蛋白	1
无关供者并减低预处理强度	
200cGy 全身放疗、氟达拉滨	2
同基因供体	
无	1
移植后 100 天存活	11
末次随访仍存活	6
存活并生活状况良好	3
慢性移植物抗宿主病	3
溶血性血栓症状	16
HLA 相合的同胞	
白消安、环磷酰胺 ± 抗胸腺细胞球蛋白	7
白消安、氟达拉滨抗胸腺细胞球蛋白	1
半相合家庭成员	
白消安、环磷酰胺 ± 抗胸腺细胞球蛋白	2
不全相合同胞	
白消安、环磷酰胺、抗胸腺细胞球蛋白	1
无关脐带血	
1350cGy 全身放疗、环磷酰胺、抗胸腺细胞球蛋白	1
无关供体	
白消安、环磷酰胺 ± 抗胸腺细胞球蛋白	3
同基因供体	
无	1
移植后存活 100 天	9
末次随访仍存活	8
存活并生活状况良好	3
慢性移植物抗宿主病	5

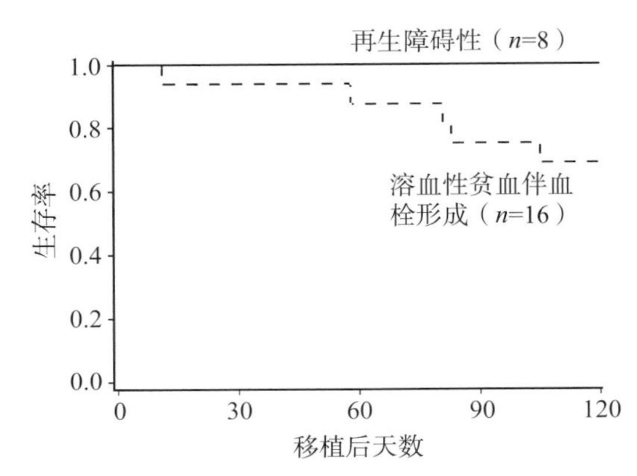

▲ **图 47–2　移植后 4 个月内的生存状况**

图中实线代表 8 例有 AA 症状的阵发性睡眠性血红蛋白尿症患者接受 HLA 相合同胞移植或同基因移植后的生存率变化，虚线代表 16 例有溶血或血栓形成等症状的患者接受各种类型供体移植后的生存率变化

PNH 患者移植结果[72]。其中 39 例为单纯 PNH，16 例在造血干细胞移植治疗时由 PNH 演变为再生障碍性贫血，2 例在最初出现 AA 后发展为 PNH。供者类型为：同胞全相合供者 48 例，同基因供者 2 例，亲缘单倍体 1 例及无关全相合供者 6 例。其中接受白消安、环磷酰胺预处理的有 30 例；接受环磷酰胺 / 全身放疗预处理的有 12 例；局限区域放疗联合环磷酰胺预处理有 11 例；单纯环磷酰胺预处理有 3 例。其中 1 例同卵双胞胎受者没有接受任何移植前的预处理。39 例用环孢素联合甲氨蝶呤或单独使用甲氨蝶呤预防 GVHD，11 例用环孢素联合皮质类固醇。6 例患者移植物进行了去除 T 细胞，1 例同卵双胞胎受体未接受预防治疗。

48 例可评估患者中有 11 例植入失败。在植入的患者中，34% 的患者发生Ⅱ级或更高级别的急性 GVHD，33% 的存活时间超过 90 天的患者发展为慢性 GVHD。总体而言，57 例患者中有 30 例存活。在接受同胞全相合移植的 48 例患者中，27 例（56%）存活，而在接受家庭成员非相合移植或无关供者移植的 7 例患者中，仅有 1 例（14%）存活。三个报道中 6 名因溶血或再生障碍症状而接受清髓性预处理同胞全相合移植的患者中，5 名存活且没有出现 PNH 复发[81–83]。

据报道，3 名再生障碍性贫血 –PNH 患者给予去除 T 细胞的无关供者骨髓移植。移植后发生的 EB 病毒阳性的淋巴增殖性疾病的病理过程是复杂的，这种疾病对特异性针对这种病毒的细胞毒性 T

细胞治疗有效。一例为静脉闭塞性疾病，另一例为严重溶血性尿毒症和出血性膀胱炎。然而，在移植后 2.5 ～ 5.1 年内，这些患者都能康复并存活了下来，且无 PNH 复发 [78]。三个报道描述了 7 例因再生障碍性贫血或溶血性症状而经清髓预处理方案接受无关供者骨髓移植的 PNH 患者，其中 5 人存活，并且疾病未复发 [80, 81, 86]。

这些数据表明，在 PNH 的再障期行同胞全相合造血干细胞移植治疗后存活状况相当好。然而，在 PNH 的非再障期行同胞全相合造血干细胞移植治疗，只有一半移植成功。部分相合亲缘移植生存结果很差。尽管无关供者移植后生存结果令人鼓舞，但有关这类的报道很少。

EBMT 最近的一项迄今最大样本的研究，在 211 例 PNH 患者中，分析了异基因造血干细胞移植的预后和影响生存的危险因素 [89]。他们还将这组移植的 PNH 患者与法国血液协会先前的报道的非移植患者做了正式的生存比较。经中位时间为 5 年的随访，移植组 5 年的 OS 为（68 ± 3）%[血栓栓塞组（54 ± 7）%，再生障碍性贫血但无血栓栓塞组（69 ± 5）%，反复溶血性贫血但无血栓栓塞和再生障碍性贫血组（86 ± 6）%]。仅血栓栓塞预示着移植结果较差（$P = 0.03$）。该研究对具有血栓栓塞的 24 对患者根据接受移植与非移植治疗进行了配对研究，结果显示移植患者总体生存率较低（HR 10.0，95% CI 1.3 ～ 78.1，$P = 0.007$）。这被总体配对比较进一步确认（P=0.03）。对于无血栓栓塞的再生障碍性贫血 –PNH 患者，共确定 30 对进行配对比较。移植患者的整体存活率没有明显的下降（HR 4.095%CI 0.9 ～ 18.9，$P = 0.06$）。总体配对比较未进行。作者的结论之一是，对于伴有危及生命的血栓栓塞的 PNH 患者可能不适合进行异基因造血干细胞移植治疗。

八、减低强度预处理的移植

由于毒性降低，非清髓或减低强度的预处理方案是有吸引力的。通常所用的减低强度的预处理方案可能不足以保证使无再生障碍性贫血表现的 PNH 患者达到稳定的供者植入，因为即使是处于再生障碍期的 PNH 患者，同基因骨髓移植也需要预处理方案来保证稳定的供者植入（表 47–2）[67, 68, 71, 72, 75–77, 79]。此外，移植前没有接受预处理的同基因患者，最终在数年后又会复发 [70, 71]。

除一名患者外，其他接受异基因干细胞移植的患者均表现为 PNH 克隆持续消失（表 47–3）[71]。这些结果表明，无论清髓性移植还是减低预处理强度的异基因移植，移植物抗 PNH 效应对清除 PNH 克隆都有重要贡献。有报道称，个别病例采用减低强度的造血干细胞移植成功地消除了 PNH，这支持了这种观点，即在降低强度的预处理后有可能通过免疫学效应清除 PNH 细胞（表 47–2）。有必要对降低强度的方法进行进一步的研究，特别是对于那些不能接受常规造血干细胞移植治疗的患者，因为这些患者移植前存在器官功能障碍，会导致移植相关死亡风险增加。

九、依库珠单抗在造血干细胞移植中的应用

适合行异基因造血干细胞移植的 PNH 患者在造血干细胞移植之前可能已经接受过依库珠单抗治疗。可能会出现这样的问题：在造血干细胞移植治疗过程中，依库珠单抗是否需要或者其是否对 PNH 的治疗有帮助？目前还没有公开的证据支持在移植过程中使用依库珠单抗，然而，对于伴有大 PNH 克隆的患者存在严重血管内溶血的风险，而这种溶血可能因依库珠单抗撤退而更严重。活动性溶血还与肾功能异常和血栓形成有关，因此可能对移植产生不利影响。所以，可以考虑持续使用依库珠单抗，直到供者造血重建，PNH 细胞无残留或残存量极少。

此外，最近 Kwan 等的报道称，全身照射可以通过受者抗原提呈细胞引起替代补体途径的上调和激活 [90]。DASF–null（Daf1–/–）宿主骨髓和 Daf1–/– 供者淋巴细胞的异基因造血干细胞移植会加重 GVHD，并导致脾脏和器官浸润性 T 细胞增殖。缺乏 C3a 受体和（或）C5a 受体的 T 细胞对同种异体宿主反应较弱，且诱导 GVHD 的能力有限。这个研究还表明，封闭 C5aR 可能降低 GVHD 的发病率。

十、自体移植治疗阵发性睡眠性血红蛋白尿症

Musto 等提出了一个有趣的假设 [91]。他们证明

流式细胞术可以从 PNH 患者含有正常和异常细胞的循环血液里选出 $CD34^+/CD59^+$ 细胞。如果这些细胞的 *PIG-A* 基因不携带突变，那就有理由动员和选择患者的正常造血干细胞进行自体移植，尽管没有自体移植的案例被报道[56]。

最后，PNH 患者骨髓或干细胞移植的适应证和管理问题见表 47–5。

表 47–5　阵发性睡眠性血红蛋白尿症患者的骨髓 / 造血干细胞移植

接受移植治疗的指征
骨髓衰竭
基于潜在骨髓异常的严重性和预后来决定是否移植治疗（例如再生障碍性贫血和骨髓异常增殖综合征）[a]
PNH 的主要并发症[b、c]
反复性危及生命的血栓栓塞疾病
难治性输血依赖的溶血性贫血
移植治疗的相关问题
预处理方案
环磷酰胺 / 抗胸腺细胞球蛋白（或者其他用于再生障碍性贫血的预处理方案）
经典方案
采取更为清髓的预处理方案[d]（例如白消安、环磷酰胺；白消安、氟达拉滨；氟达拉滨、美法仑）
需要进一步的研究来确定非清髓性预处理方案的作用
双胞胎的同基因移植
推荐使用清髓性预处理方案来防止阵发性睡眠性血红蛋白尿症的发生
其他并发症或结果
目前没有出现阵发性睡眠性血红蛋白尿症特异的移植相关的不良事件；超过 1/3 的患者出现严重的急性移植物抗宿主病，并且慢性移植物抗宿主病的发生率约为 35%。对于行 HLA 相合同胞供体移植的阵发性睡眠性血红蛋白尿症患者，其整体生存率在 50% ～ 60%
在骨髓移植期间考虑使用依库珠单抗（例如直到供体植入）来防止撤药性溶血的发生

a. 如果阵发性睡眠性血红蛋白尿症患者主要的异常临床表现是骨髓衰竭所致（例如低增生性贫血，中性粒细胞减少伴反复感染，血小板减少症伴随大量出血的并发症），那么决定是否采取移植治疗要参考髓衰竭症的治疗指南

b. 影响因素包括年龄、伴随疾病的种类，是否有 HLA 相合的同胞和初诊时间，对于有严重并发症的阵发性睡眠性血红蛋白尿症患者，在移植治疗之前应考虑这些因素对患者的影响

c. 其他新的治疗方法（例如依库珠单抗）可能会影响推荐移植治疗的决定

d. 以辐照和白消安为基础

（引自 Parker 等，2005[4]. 经美国血液学学会允许转载）

十一、结论

PNH 的诊断不应作为造血干细胞移植治疗的唯一指征。在推荐造血干细胞移植治疗之前，确定每个 PNH 患者发生致命并发症的风险仍然是决定造血干细胞移植治疗的最重要因素。虽然依库珠单抗不太可能影响骨髓再生障碍阶段，但能降低溶血的风险。越来越多的证据表明，依库珠单抗可能会减少血栓并发症的风险，也有可能提高生存率。

当 PNH 患者有危及生命的再生障碍性贫血并具有 HLA 全相合的同胞供者或是同卵双胞胎作为供者时，建议采取造血干细胞移植治疗。无关供者移植已成功治疗先天性再生障碍性贫血，尽管移植病例数不多，但无关全相合移植治疗危及生命的再障期 PNH 是被认可的。应进一步探索减低预处理强度的造血干细胞移植，尤其是对于由于共存疾病而不能耐受整个清髓性移植过程的严重 PNH 患者。PNH 疾病的所有其他阶段，都应该采取支持治疗，当疾病危及生命时，应该进行移植治疗，或者筛选出可靠的预测因子来鉴别非再障期 PNH 患者的死亡高危因素。

第 48 章 造血干细胞移植治疗慢性髓系白血病

Hematopoietic stem Cell Transplantaion for chronic Myeloid Leukemia

Jerald P. Radich　Ravi Bhatia　著
薛梦星　译
陈晓晨　仇惠英　陈子兴　校

一、概述

慢性髓系白血病是一种由于造血干细胞克隆性增殖导致的恶性造血功能障碍性疾病。在疾病初期，慢性髓系白血病干细胞保留了分化能力，导致明显的骨髓增生及外周血中髓细胞和血小板数量增加。未经治疗的慢性髓系白血病自然病程包括：相对良性的慢性期（chronic phase，CP），平均持续 3 ～ 5 年；然后是持续数月的加速期（accelerated phase，AP），最终进入迅速致命的急变期（blast crisis，BC）。

慢性髓系白血病相对少见，年发病率约为 2/10 万 [1]，但可以说它是肿瘤学领域从“实验室到临床”的最佳范例。这基于以下几个重要里程碑事件：首先，恶性疾病中，慢性髓系白血病第一个被发现存在特定细胞遗传学异常——Ph 染色体；其次，它是移植能够治愈的第一种白血病；最后，它是应用 TKI 进行靶向治疗最早（也是最成功）的病种。

Nowell 和 Hungerford 在 1960 年 [2] 描述了慢性髓系白血病患者的骨髓细胞中期分裂相中存在一个特殊小染色体。后来 Rowley 发现，这种被命名为费城染色体（基于它被发现的城市）的异常染色体是 9 号染色体和 22 号染色体易位形成的 [t（9；22）（q34；q11）][3]。这一易位导致 22 号染色体上的 *BCR*（breakpoint cluster region）基因融合到 9 号染色体的 *ABL*（Abelson leukemia virus）基因上，产生具有成组性细胞质酪氨酸激酶活性的异常 BCR-ABL 融合蛋白 [4, 5]。因此，独特的 BCR-ABL 易位同时成为治疗（通过 TKI 抑制 ABL）和监测的靶点（通过细胞遗传学监测 Ph 染色体，通过 FISH 监测 BCR-ABL DNA，或者通过 RT-PCR 监测 BCR-ABL mRNA）。

在未接受治疗的情况下，慢性髓系白血病从慢性期进展为加速期，最终进入急变期。加速期有各种不同的定义。其中两个较为常用的是由 Sokal 等和 IBMTR[6] 定义的标准（表 48-1）。一般来说，加速期可表现为是发热、盗汗、体重减轻、骨痛、既往治疗难以控制的细胞计数的增长、骨髓和外周血中原始细胞及早期髓系细胞数量增加，以及核型演化。同疾病进展相关的最常见细胞遗传学变化包括，额外的 Ph 染色体、三体 8、i（17q）和三体 19。急变期曾被定义为骨髓或外周血中原始及早幼粒细胞超过 30%，目前世界卫生组织更新的分类标准中已将原始细胞数值下降为 20%。大约 2/3 的患者，原始细胞为髓系表型，另外的 1/3 患者为淋系表型 [6, 7]。

目前有多个预后积分系统来预判患者慢性期的长短，其中最为知名、同时得到广泛应用的是 Sokal 积分系统。在这一算法中，脾脏大小、外周血循环原始细胞百分比、血小板数量及年龄均是患者慢性期长短的预后相关因素。然而，Sokal 积分系统是基于过去的治疗方法（白消安、脾切手术），目前干扰素治疗的患者已有新的预后积分系统 [8]。

表 48-1 慢性髓系白血病加速期定义

Sokal 标准	IBMTR 标准
外周血或骨髓原始细胞≥ 5%	既往治疗不能控制的白细胞计数增长
嗜碱性粒细胞 >20%	快速的白细胞倍增时间（< 5 天）
接受充分治疗血小板计数≥ 1000×10⁹/L	外周血或骨髓原始细胞≥ 10%
核型演化	外周血或骨髓原始细胞加早幼粒细胞≥ 20%
Pelger-Huet 样中性粒细胞、有核红细胞、巨核细胞核碎片多见	外周血嗜碱性粒细胞和嗜酸性粒细胞≥ 20%
骨髓纤维化	与治疗无关的贫血或血小板减少
与治疗无关的贫血或血小板减少	持续的血小板增多
进行性脾大	核型演化
白细胞倍增时间< 5 天	进行性脾大
不明原因发热	出现绿色瘤或骨髓纤维化

注：IBMTR. 国际骨髓移植登记处

二、过去：异基因造血干细胞移植是慢性髓系白血病的有效治疗手段

目前 TKIs 已取代移植成为慢性髓系白血病的一线治疗，但必须记住，在 TKIs 之前，慢性髓系白血病的同种异体移植取得了巨大成功，特别是在慢性期患者中。事实上，在 TKI 之前，慢性髓系白血病的独特之处在于，异基因移植是需要尽快地给有供体（优先血缘相合供体，其次无关供体）的患者实施的。要了解移植在现今 TKI 时代中的地位，我们有必要先回顾一下移植的疗效及其影响因素。

（一）疾病分期

与慢性髓系白血病所有治疗方式一样，慢性期患者的造血干细胞移植疗效明显优于疾病进展期患者。来自西雅图、哈默史密斯和德国协作组的研究表明，慢性期患者 3 ～ 5 年生存率为 80% ～ 90%（图 48-1）[9-11]。一项关于 2444 名在 1978—1998 年之间接受清髓性同种异体造血干细胞移植的慢性期慢性髓系白血病患者长期预后的研究报道表明，这些达到持续完全缓解患者的生存时间至少有 5 年，这进一步证实了异基因移植慢性期慢性髓系白血病患者的疗效优异[12]。同胞造血干细胞移植和无关供体造血干细胞移植的 15 年总生存率分别为 88% 和

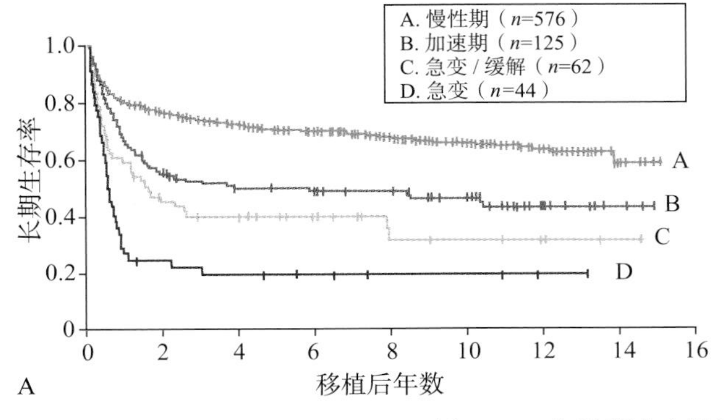

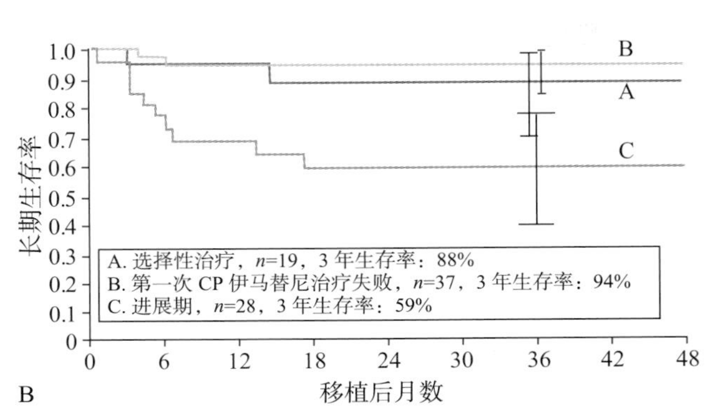

▲ 图 48-1 各种研究中的慢性髓系白血病患者的生存率

A. 从 1995 年至今，在 Fred Hutchinson 癌症研究中心接受同种异体移植的慢性髓系白血病患者的生存率（包括相合的血缘供体和无关供体）（经 Ted Gooley 博士许可转载）；B. 德国慢性髓系白血病Ⅳ研究中慢性和进展期慢性髓系白血病患者的生存率（引自 Saussele 等，2010[11]。经美国血液学学会许可转载）

87%，与之相对应的累积复发率分别为 8% 和 2%。与经年龄、种族和性别调整的正常人群相比，接受造血干细胞移植的患者在移植后 14 年之内的死亡率显著增高，此后，死亡率与一般人群相似。

进展期（加速期和急变期）患者的预后较慢性期患者差，4 年 OS 和 EFS 分别为 49% 和 43%[13, 14]。一项比较伊马替尼与同种异体造血干细胞移植治疗加速期慢性髓系白血病的研究显示，“低风险”患者（无不良预后因素伴随的疾病持续时间＞ 12 个月，血红蛋白＜ 10g/L，外周血原始细胞＞ 5%）存活率相似，但同种异体造血干细胞移植为伴有以上不良预后因素的患者提供了显著的生存优势[15]。在几乎所有研究中，急变期患者的移植结果非常差，因为疾病复发风险高，移植相关死亡率高，存活率约为 20% 或更低。CIBMTR 对在 1999—2004 年间进行同种异体造血干细胞移植的 449 例进展期慢性髓系白血病患者的研究证实，即使在伊马替尼时代，疾病分期仍然是移植预后最强的决定因素[16]。

（二）清髓性预处理方案

在 20 世纪 80 年代早期，大多数移植的患者接受的预处理方案包括 120mg/kg 环磷酰胺，随后是连续 6 天、每天接受 2.0Gy 的全身放疗。随后的研究表明，连续 4 天口服总量为 16mg/kg 白消安联合连续 2 天、每天给予 60mg/kg 环磷酰胺的方案在环磷酰胺 – 全身放疗和白消安 – 环磷酰胺两个治疗组的比较中，3 年存活率（两者均为 80%）、复发率（两者均为 13%）及 EFS（分别为 68%、71%）均无明显差异[17]。2002 年更新数据显示，白消安 – 环磷酰胺组 10 年 OS 为 78%，环磷酰胺 – 全身放疗组为 64%[18]。一项关于慢性期患者 HLA 相合的移植研究显示，通过白消安浓度的监测以实现 900 ～ 1200ng/ml 稳态 BU 浓度，可使 3 年生存率提高到 86%，复发率仅为 8%，非复发死亡率为 14%[10]。据报道，其他慢性期慢性髓系白血病患者移植的预处理方案也能极好控制疾病，同时具有可接受的治疗毒性，包括希望之城国家医学中心和斯坦福大学报道的全身放疗 + 依托泊苷的方案以及使用环磷酰胺 +500cGy 单剂量高频全身放疗的方案[19]。

（三）减低强度预处理方案

鉴于慢性髓系白血病标准移植后的 GVL 效应，已发展出减低强度的或非清髓性的移植方案，以避免高剂量预处理方案带来的毒性，同时保留潜在的强效 GVL 效应。这些方法（在第 20 章中详述）特别适用于诊断中位年龄达到 67 岁的慢性髓系白血病患者。西雅图研究组公布了 24 例慢性髓系白血病患者（包括第一次慢性期、第二次慢性期或加速期）接受氟达拉滨 – 全身放疗或 2Gy 全身放疗这一非清髓性（non–myeloablative，NMA）预处理方案移植的结果。所有患者均移植了来自相合供者的外周血造血祖细胞[20]。25 例患者中，5 例死于非复发死亡，移植后 100 天非复发死亡率为 4%。第一次慢性期的患者 2 年 OS 为 70%，疾病分期在第一次慢性期以上的患者为 56%。然而，由于移植物排斥率高（45%），使用无关供者的结果并不像最初那样令人鼓舞。哈达萨 – 希伯来大学医院的研究人员公布了 24 例较年轻（中位年龄 35 岁）的慢性期慢性髓系白血病患者采用见低强度方案的结果，具体方案为：氟达拉滨 180mg/m^2，口服白消安 8mg/kg，ATG 20 ～ 40mg/kg。19 例患者接受微小残留病监测，5 例患者接受无关供者外周血造血祖细胞[21]。移植后 100 天的非复发死亡率为 0，这组患者中仅有 3 例死亡，均继发于 GVHD。预计 5 年 OS 及 RFS 为 85%。移植后中位随访期 42 个月，所有患者均处于完全分子学缓解。

EBMT 报道了 186 例接受减低强度移植慢性髓系白血病患者（中位年龄 50 岁）[22]。这一研究包括了各个疾病阶段的慢性髓系白血病以及多样的减低强度方案。此外，干细胞来源（外周血造血干细胞和骨髓）及供者类型（HLA 相合的和不相合血缘相关及无关供者）也具有多样性。移植后 100 天非复发死亡率为 6.1%，2 年非复发死亡率为 23.3%。3 年及 RFS 分别为 58% 和 37%。至少有 40% 的患者获得了完全分子学缓解，62% 的患者获得了完全遗传学缓解。一项研究分析了 CIBMTR 所报道的 306 例年龄 40 岁及以上在 2001—2007 年期间接受减低强度或非清髓性移植的慢性髓系白血病患者，结果显示，年龄分别为 40—49 岁、50—59 岁和 60 岁以上的三组患者，就 3 年 OS（分别为 54%、52% 和 41%）和 1 年治疗相关死亡率（分别为 18%、20% 和 13%）而言结果相似。在慢性期患者中，RFS 及无病生存在各年龄组别相似[23]。这些研究表明同种异体减低强度预处理造血干细胞移植是慢性髓系白血病患者的可行治疗策略，并且对于 TKI 治疗的老年慢性期慢性髓系白血病患者而言，减低强度可以控制复发，并具有可接受的毒性和长期生存。

（四）供者类型

大约仅有 1/3 的患者有 HLA 相合的家庭成员可作为供者。因此，已有大量关于在慢性髓系白血病中使用替代供者进行移植的研究。在第 45 章中，介绍了有关在慢性髓系白血病中使用无关供者进行移植的详细信息。正如该章所讨论的那样，尽管慢性髓系白血病中早期无关相合供者移植的结果劣于同胞相合供者移植[24]，但随着供者选择、GVHD 预防和支持治疗的进展，移植结果持续改善，目前特定单中心报道的结果几乎等同于同胞相合供者移植，并且登记数据显示，诊断后 1 年内移植的年轻患者 5 年生存率为 65%[25, 26]。在西雅图的经验中，进行相合的血缘相关供者和无关供者移植的慢性期、加速期、急变期患者的生存是相似的（需要注意的是无关供体者移植排除了年龄较低的患者）。第 44 章介绍了不相合的血缘相关供者的移植细节，第 39 章介绍了脐带血移植的应用。慢性髓系白血病自体移植的经验将在下文简要归纳。

（五）造血干细胞来源

两项已发表的独立的大型随机试验表明，与骨髓相比，应用 G-CSF 动员的外周血造血干细胞，可以更快速地促进粒细胞和血小板恢复，而急性或慢性 GVHD 没有显著差异，并且具有 OS 优势。这两项试验纳入接受相合同胞供者移植的各种恶性血液肿瘤患者。在 Bensinger 等[27] 和 Couban 等[28] 的研究中，使用外周血移植的慢性髓系白血病患者具有生存优势。慢性期慢性髓系白血病的随机研究显示，骨髓和外周血组之间的结果没有统计学上的显著差异。外周血组的复发率较低，但慢性 GVHD 较高（及其后续并发症），平衡了总生存[29]。

（六）患者年龄

对接受 HLA 相合同胞供者移植的慢性期慢性髓系白血病的初步研究表明，患者年龄越大，结果越差。随着 GVHD 预防和支持疗法的进步，年龄对结果的影响似乎在减弱，对于 65 岁以下的患者，年龄对进行相合血缘相关供者移植的患者没有明显的影响，而年龄似乎与无关供者移植的预后更加相关[9, 10, 25]。

三、移植后复发

（一）慢性髓系白血病的移植物抗白血病效应

尽管在许多情况下都能找到 GVL 效应的证据，但没有任何一种 GVL 效应有在异基因移植后的慢性髓系白血病中那么强烈。支持这种效应的证据如下：首先，与未经调整的异基因移植相比，同基因和 T 细胞去除的移植复发率更高[30, 31]；其次，在非 T 细胞去除的移植中，急性和慢性 GVHD 与复发之间存在强烈的负相关[32]；最后，在各个报道中，供者淋巴细胞输注治疗移植后复发的反应率在 50% ～ 100% 之间，高于其他任何恶性肿瘤[33, 34]。接受 T 细胞去除的移植后复发率显著增高，说明这是一个 T 细胞介导的过程。T 细胞的靶标可能包括体内大多数细胞共有的次要组织相容性抗原，因此可以解释 GVL 与 GVHD 的关联。或者是，可存在具有多态性的次要组织相容性抗原，其表达仅限于造血组织。已经鉴定出了许多这样的抗原[35]，并且它们作为 GVL 靶标的作用可以解释以下现象：即使在没有发生 GVHD 的患者中，非 T 细胞去除的移植复发率也低于 T 细胞去除的移植物。慢性髓系白血病中 GVL 效应的第三种可能靶标类型是慢性髓系白血病细胞中蛋白质靶标的过表达。T 细胞应答可能针对分布在 BCR-ABL 融合蛋白区域的肿瘤特异性肽，但基本没有证据表明在移植患者中存在大量具有针对 BCR-ABL 的特异性 T 细胞。了解慢性髓系白血病中产生有效 GVL 效应的细胞及其靶点对于未来发展更有效、毒性更小的移植方法是至关重要的。

（二）微小残留病监测

事实上，由于慢性髓系白血病存在 *BCR-ABL* 融合基因，并且 PCR 技术能够检测和量化大量正常细胞中极少量的异常细胞，这使得慢性髓系白血病成为检测微小残留病是否具有监测疾病和指导治疗这一能力的理想模型。MRD 监测的详细内容已在第 25 章中介绍。利用非定量 PCR 技术，可以检测 10^5 ～ 10^6 个细胞中的单个慢性髓系白血病细胞。这种定性检测可在被检测的 346 例移植后患者中预测复发[36]。在超过 40% 的患者中，PCR 检测移植后 3 个月的残留病灶呈阳性，但这一发现并不能预测结果，这表明移植后根除慢性髓系白血病克隆需要较长时间。相比之下，移植后 6 个月或 12 个月，PCR 阳性的风险降至约 25%，此时的检测结果是预后的有力预测因素，因为 42% 的 PCR 阳性患者随后复发，而仅有 3% 的 PCR 阴性患者复发（$P < 0.0001$）。长期存活者中 PCR 的预测能力较弱。在移植后 18 个月或更长时间进行的研究中，289 例 *BCR-ABL* 阴性患者中只

有 1% 复发，而 90 例 *BCR–ABL* 阳性患者中有 14% 复发 [37]。几个小组都观察到了长期 PCR 阳性而没有复发的现象，这在第 25 章“休眠”中进行了讨论。

定量 PCR 测定的出现进一步细化了微小残留病和复发间的关联。因此，已有尝试将定量 PCR 应用于移植后慢性髓系白血病监测。Olavarria 等 [38] 研究了 138 名接受同种异体移植的患者，在移植后 3 ～ 5 个月内进行定量 RT–PCR 检测，基于 PCR 信号定量值能够将患者定义为复发风险低（16%）、中等风险（43%）或高风险（86%）[39]。有关慢性髓系白血病中微小残留病的更完整讨论，请参见第 25 章。

（三）移植后复发的治疗

移植后复发患者的疾病进展速度是不确定的。实际上，如果是在分子（PCR）水平的复发，一些患者可能永远不会进展，或者至少在很长一段时间内可能不会进展 [37]。类似地，仅检测到低水平 Ph 阳性中期分裂象的复发患者可能会保持多年稳定，甚至临床复发的患者也可能不会快速进展。EBMT 两项回顾性研究分析了移植后复发的慢性髓系白血病患者 [40, 41]。移植和复发时的疾病分期、从诊断到移植的时间、从移植到复发的时间以及供者类型（相合的同胞供者还是无关供者）都影响生存。具体而言，在慢性期接受同胞相合供者移植的患者，如果从诊断到移植的间隔很短且从移植到复发的间隔很长，则预后尤其好，移植后复发存活 10 年的概率为 42%。因此，在考虑治疗干预时，必须了解患者可能的疾病进展速度。

慢性髓系白血病异基因移植后复发的干预措施包括有几种有潜力方案。在 TKIs 之前，干扰素被发现可以使复发患者获得临床和细胞遗传学缓解 [42]。更常见的是，供体淋巴细胞输注用于促进 GVL 效应，详见第 70 章。已有大量研究表明，接受供体淋巴细胞输注的临床复发慢性期慢性髓系白血病患者，其细胞遗传学完全缓解率为 50% ～ 100%（文献 [43] 进行了综述）。较早地在细胞遗传学复发时就接受治疗的患者的反应率往往更高，而加速期患者的反应率更低。移植后 2 年内接受治疗的患者，反应率有提高的趋势 [44]。供体淋巴细胞输注的两个主要并发症是短暂性骨髓衰竭和 GVHD 的发生。大多数供体淋巴细胞输注的早期研究为单次输注相对大量的供体 T 细胞。如果以分次方式而不是单次大剂量施用，并且起始给予低剂量的淋巴细胞，再根据需要进行递增剂量，则可以减少 GVHD 的发生，供体淋巴细胞输注的耐受性更好。在一项纳入 328 例接受供体淋巴细胞输注的复发慢性髓系白血病患者的报道中，122 例（38%）患者发生某种形式的 GVHD，供体淋巴细胞输注相关死亡率为 11%，疾病相关死亡率为 20%，所有患者的 5 年 OS 为 69%[45]。

TKI 已成为慢性髓系白血病患者移植后复发的初始治疗选择 [46–52]。与 IFN 和供体淋巴细胞输注一样，TKI 的有效性在很大程度上取决于复发时的疾病阶段。慢性期患者的反应非常好，有较高的血液学和细胞遗传学缓解率高（＞ 60%）[46–49, 53]。很少有研究评估 TKI 治疗对造血干细胞移植后进展期患者的影响，只有少数患者单独使用 TKI 达到持续缓解 [46–48, 53]。移植后伊马替尼治疗通常耐受良好，主要毒性是全血细胞减少，通常可以通过暂时停药或剂量调整来治疗。关于第二代 TKI 用于治疗移植后复发的数据有限 [54–57]。关于达沙替尼的有限资料表明，其比伊马替尼毒性更大，除了预期的血液学毒性外，还有胃肠道出血和肺部并发症。

联合 TKI 与供体淋巴细胞输注的方案很有吸引力，并且一直是一些小样本研究的焦点 [50, 51]。尽管一些研究中，联合治疗与单独使用伊马替尼相比没有显示出结果的改善，但是一项对 37 名患者的研究表明，供体淋巴细胞输注 – 伊马替尼联合方案与单独使用任一种治疗相比效果更佳，供体淋巴细胞输注 – 伊马替尼组、伊马替尼组和供体淋巴细胞输注组无病生存率分别为 100%、54% 和 43%。

治疗造血干细胞移植后复发的慢性髓系白血病，TKI 治疗的最佳时间、最佳剂量和持续时间尚不清楚。在大多数移植后研究中，每天 400 ～ 800mg 的伊马替尼持续应用 9 ～ 14 个月 [46–49]。Palandri 等 [58] 的研究中伊马替尼持续治疗时间较长，中位时间为 31 个月。该研究中，16 名血液学、细胞遗传学或分子复发的慢性期或加速期 / 急变期患者中，共有 12 例（75%）达到了分子学完全缓解。这表明延长伊马替尼的治疗时间，在移植后是有效和可行的，伊马替尼可以在更长时间内安全地应用于患者。

TKIs 可以预防性地用于高危病例的复发预防 [46, 59–61]。早期应用 TKI，加上灵敏的分子监测，可以预防或早期干预慢性髓系白血病的复发，并可以改善加速期患者的移植预后。然而，关于使用 TKI 治疗或预防移植后复发的若干问题依然存在，包括移植后不同 TKIs 的选择，移植前的疗效反应和 *BCR-ABL* 突变能否预测移植后 TKI 的疗效反应，造血干细胞移植后需要多长时间的治疗才能避免疾病复发。

二次移植曾用于治疗首次移植后复发的慢性髓系白血病患者。一般而言，化疗为基础的预处理方案仅用于先前接受全身放疗的患者，而基于全身放疗的预处理方案用于先前接受化疗预处理的患者。慢性髓系白血病的二次移植数量很少，但数据一致，已报道的治疗相关死亡率约为 40%，长期无病生存率约为 25%[62]。正如预期的那样，急变期的生存率很低。随着供体淋巴细胞输注和 TKI 的应用，二次移植已大大减少。

四、自体移植

多克隆 Ph⁻ 祖细胞持续存在的实验和临床证据为慢性髓系白血病患者的自体移植提供了理论依据[63-65]。移植自体 Ph⁻ 细胞可以恢复 Ph⁻ 造血功能。采集未经处理的患者慢性期的自体骨髓或血细胞进行移植的初步研究表明，自体移植可以在疾病进展期患者中恢复慢性期，并在一小部分患者中诱导短暂的细胞遗传学反应[66-69]。随后进行的尝试中，通过移植前体外清除来自输注细胞的恶性祖细胞，以达到改善自体移植疗效的目的，研究表明体外移植物处理可以去除 Ph⁺ 祖细胞，与移植后细胞遗传学缓解相关。然而，缓解持续时间相对较短，延迟或部分植入是一个严重的问题。从移植物中清除恶性细胞的另一种方法是在采集自体移植物之前患者进行强化疗（体内清除）。尽管其他报道效果不突出[73-75]，选择对高强度治疗具有良好的细胞遗传学反应的患者进行自体移植，与移植后细胞遗传学反应率高相关[70-72]。此外，高剂量化疗通常伴有显著的毒性和造血恢复延迟。体内清除的另一种方法是在 IFN-α[76, 77] 或 TKI[78] 诱导细胞遗传学反应后，通过生长因子动员收集外周血造血干细胞。外周血造血干细胞采集过程易行且耐受良好。Ph⁺ 的采集物同基于化疗和 IFN 的采集方案更相关。然而，一部分患者未能达到目标 CD34⁺ 细胞数量，而且许多患者动员效果欠佳并需要多次采集，可能是由于伊马替尼对正常造血和动员过程的影响造成的[79]。短暂停用伊马替尼后采集外周血造血干细胞似乎更能获得成功。常规细胞遗传学和 FISH 检测采集物通常是 Ph⁻ 的。然而，在大多数患者中，使用灵敏的 PCR 方法可以检测到残留的 BCR/ABL⁺ 细胞。虽然自体造血干细胞移植成为许多研究的主题已超过了 25 年，但尚未有明确的有利证据。一项荟萃分析总结了六个临床试验，其中患者均被随机分配接受自体造血干细胞移植或基于 IFN 的方案，结果造血干细胞移植没有显示出优势。历史上，自体移植被认为是没有匹配供者的慢性髓系白血病患者的治疗选择。然而，鉴于伊马替尼的卓越疗效，而且伊马替尼耐药的患者可以获得更具活性的第二代和第三代激酶抑制药，目前自体造血干细胞移植不应过于积极地用于慢性髓系白血病患者。

充分考虑上述因素，以及支持治疗和 GVHD 预防疗法的进步，使得慢性髓系白血病移植随着时间的推移越来越成功。Gratwohl 等制定的移植前预后评分系统包括 HLA 相合度、疾病阶段、年龄、供者 / 受者的性别，以及从诊断到移植的时间[14]。评分系统可有效确定清髓性移植的预后，EBMT 的数据，存活率最高的＞ 70%，最差的＜ 20%（图 48-2）。随后该评分系统再次应用于 EBMT 的三个移植队列中，分别为 1980—1990 年、1991—1999 年和 2000—2002 年[9]。在所有风险组中，生存率随着时间的推移而改善（总体改善＞ 50%），主要是因为治疗相关死亡率降低了一半。

然而，TKI 治疗的巨大成功使移植应用于慢性髓系白血病治疗的数量逐年减少。图 48-3 显示了

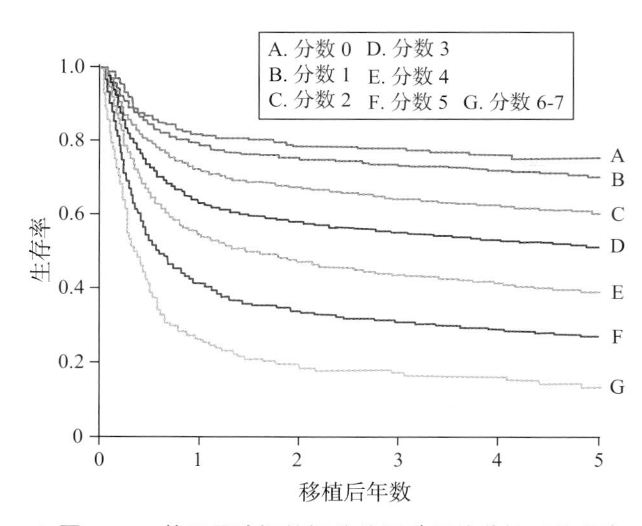

▲ **图 48-2 基于风险评估评分的同种异体移植后的总生存率**[14]

具体分数由年龄、从诊断到移植的时间、供体类型和供体 - 受体性别等部分构成

西雅图和欧洲慢性髓系白血病的移植数量；从伊马替尼在临床试验中引入开始，移植的比率迅速下降，并且该数值在伊马替尼于 2001 年获得监管部门批准后继续下降。

五、现况：酪氨酸激酶抑制药治疗的发展使移植治疗慢性髓系白血病的地位不断下降

慢性髓系白血病移植数量的迅速下降反映了大家对伊马替尼（以及后来的“第二代 TKI”，如尼洛替尼和达沙替尼）临床上获得成功的热情。经过 10 年的 TKI 应用，美国 NCCN（www.nccn.org）和 ELN（www.leukemia-net.org）制定了（并不断更新）详细的治疗指南。NCCN 和 ELN 指南均有印刷版或从网络上获得，读者可由此获取最新的详细信息。然而，下面还是重点概述了治疗策略和预期结果，以便为下文介绍 TKI 时代进行移植的原因和时间提供背景。

（一）新诊断慢性髓系白血病的一线 TKI 治疗

TKI 的出现改变了慢性期慢性髓系白血病的治疗流程。以下总结 TKI 治疗的重点：①慢性期的初始治疗非常有效，并且使约 80% 的病例获得完全细胞遗传学缓解。对于达到完全细胞遗传学缓解的这些患者，接近 10 年的随访存活率约为 90%。然而，20% ～ 30% 的病例初始治疗失败，主要由于不耐受、复发、疾病进展。②对于因耐药而接受二线治疗的患者，约 50% 将达到完全细胞遗传学缓解。这些患者的 3 年存活率在约为 80%。那些没有治疗反应的患者进展到疾病进展期的时间相对较短。③加速期或急变期患者可能对 TKI 有治疗反应，但这似乎与长期无进展生存无关。

第一个批准的 TKI 是伊马替尼，我们对疗效反应、复发和监测的了解大部分源于一项关于新诊断的慢性期慢性髓系白血病的大型Ⅲ期试验——IRIS 试验，患者随机分配到伊马替尼组或 IFN 加阿糖胞苷组。在 12 个月时，伊马替尼治疗患者中约 70% 获得完全细胞遗传学缓解，而接受了 IFN-α 阿糖胞苷治疗的患者约为 7%。伊马替尼组 1.4% 的患者进展，与之相比 IFN 组进展的患者为 10.3%。随后的 5 年随访显示，接近 70% 的伊马替尼治疗的患者仍处于完全细胞遗传学缓解期，OS 超过 85%[80, 81]。

随后两个新的“第二代”TKI 被美国 FDA 批准用于治疗新诊断的慢性期慢性髓系白血病。达沙替尼（dasatinib，DAS）是一种广谱激酶抑制药，可抑制酪氨酸激酶、src 激酶、c-KIT 和 PDGFR-β，而尼罗替尼（nilotinib，NIL）是一种窄谱 TKI，由伊马替尼结构改造而成，可提供更强的酪氨酸激酶抑制活性。Ⅱ期和Ⅲ期研究的结果一致表明，这些第二代 TKI 的短期活性强于伊马替尼 400mg/d，体现在 12 个月完全细胞遗传学缓解（尼罗替尼或达沙替尼约 80%，而伊马替尼约 70%）和主要分子生物学缓解（二代 TKI40% ～ 50%，伊马替尼 20% ～ 30%）获得提高，完全分子生物学缓解（complete molecular response，CMR）率更高，疾病进展率更低（达沙替尼 / 尼罗替尼为 1% ～ 2%，伊马替尼为 3% ～ 4%）（表 48-2）[82-84]。然而，与伊马替尼相比，没有研究表明第二代 TKI 对 OS 有益。目前尚不清楚这是否是因为确实没有差异，还是因

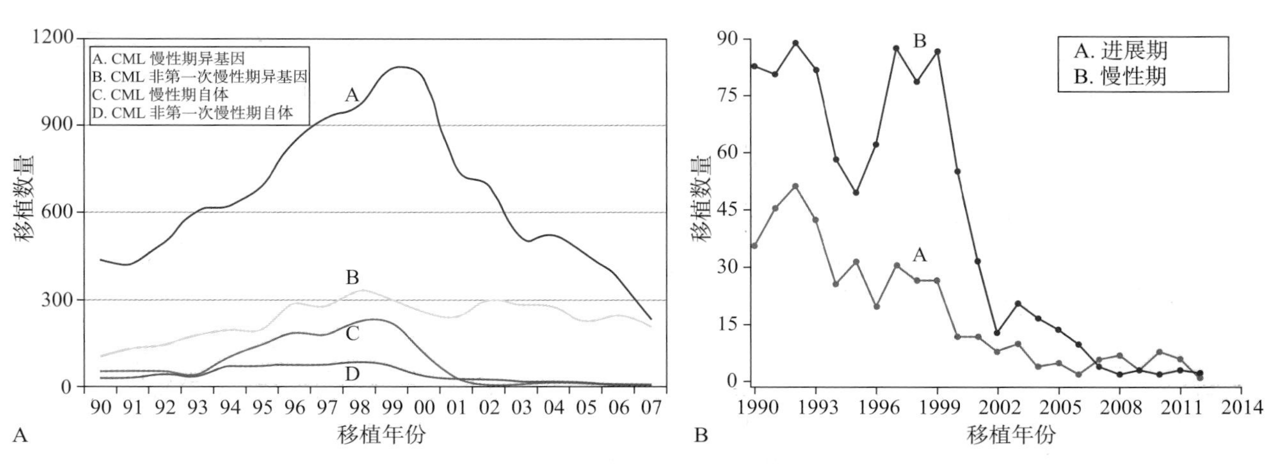

▲ 图 48-3 慢性髓系白血病异基因移植数量

A. 欧洲（由 A. Gratwohl 博士提供[14]）；B.Fred Hutchinson 癌症研究中心（数据由 Ted Gooley 博士提供）

为这种优势太小以至于需要更多研究对象和更长随访时间才能证明。无论如何，ELN 和 NCCN 指南都允许将伊马替尼、达沙替尼或尼罗替尼作为一线治疗，这由医生和患者自行决定[85, 86]。

（二）伊马替尼失败或不耐受后的二线 TKI 治疗

对伊马替尼的耐药可能是原发性的（内源性），即患者对治疗无反应或继发性的（获得性），即耐药性发生在初始治疗获得反应后[87]。在 IRIS 研究中，约有 16% 的初诊慢性期慢性髓系白血病患者在伊马替尼治疗 12 个月后未能达到主要细胞遗传学缓解（major cytogenetic response，MCyR），约 24% 在伊马替尼治疗 18 个月后未达到完全细胞遗传学缓解。在 17% 的病例中也观察到获得性耐药，7% 的患者进展为加速期或急变期[80]。

对伊马替尼的原发性耐药可能涉及 BCR-ABL 非依赖性机制，如药物转运蛋白流入（Oct-1）和外排（ABC 蛋白）的改变，或除 BCR-ABL 之外的其他信号通路，如 SRC 激酶家族（SRC-family kinases，SFKs），它们是 BCR-ABL 信号传导的底物和下游介质[88-91]。以下几种机制是伊马替尼“获得性”（继发性）耐药的基础：包括 Ph 扩增以及 BCR-ABL 融合蛋白的 ABL 激酶结构域（kinase domain，KD）点突变的获得[92, 93]。BCR-ABL 突变是伊马替尼耐药的最常见原因（40% ～ 90%），抑制伊马替尼的结合和功效的方式可以是，通过结构变化诱导出蛋白质的活性构象，即导致 BCR-ABL 从非活性状态（可以结合伊马替尼）转变为活性状态（不能结合伊马替尼），或通过分子中关键结合位点的突变。现已发现超过 100 种不同的 BCR-ABL 激酶结构域突变[94]。获得 BCR-ABL 激酶结构域突变的可能性随疾病分期的进展和从诊断到治疗的时间的延长而增加。因此，疾病进展期患者和从诊断到开始伊马替尼治疗的时间更长（＞ 1 年）的患者，激酶结构域突变增加[95]。

目前有四种 TKI（尼洛替尼、达沙替尼、泊纳替尼和博舒替尼）被推荐用于治疗对伊马替尼不耐受或耐药的患者[85, 86]。此外，来自中国紫杉树的氧化嚜嗪（omacetaxine，以前称为高三尖杉酯碱）在多种 TKI 失败的病例中表现出一定的活性。所有 TKIs 在伊马替尼不耐受和耐药病例中的反应非常相似，在伊马替尼不耐受病例中，约 70% 达到完全细胞遗传学缓解，在耐药的病例中，约 40% 达到完全细胞遗传学缓解[96, 97]。选择哪种 TKI 用作二线治疗基于以下几个因素，包括现有的并发症（例如尼洛替尼的心脏病风险、达沙替尼的肺部风险）和特定的 BCR-ABL 激酶结构域突变。通过体外药物抑制试验确定了每一种 TKI 对不同的点突变具有不同的活性谱。值得注意的是，在批准的 TKI 中，只有普纳替尼具有抗 T315I“管家”突变的活性。TKI 选择的最后一个重要因素是医生对药物使用的熟悉程度。由于慢性髓系白血病是一种少见的疾病，医生通常比较熟悉应用一种 TKI；如果基于并发症或突变没有明确的药物偏好，经验是选择 TKI 的重要因素。

在引入二线 TKI 之前，伊马替尼耐药，尤其是 ABL 的 P 环区突变，与疾病相对快速进展相关[98-100]。慢性期慢性髓系白血病的伊马替尼耐药患者 3 年生存率为 72%，加速期降至 30%，急变期降至 7%[99]。第二代 TKIs 对进展期疾病有活性，例如，分别有 27% 和 43% 的急髓变和急淋变的患者应用达沙替尼单药治疗中达到完全细胞遗传学缓解。遗憾的是，疗效反应维持时间短暂，急髓变和急淋变患者的中位无进展生存分别为 5 个月和 3 个月[101, 102]。

（三）TKIs 疗效反应的监测

可以从几个层次对慢性髓系白血病进行监测，每一层次都与疾病的疗效反应水平相关，并且与 ELN 和 NCCN 治疗指南相关联。完全血液学缓解

表 48-2 ENESTnd 研究[84] DASISION 研究[82] 和美国国际协作组[83] 的第 12 个月疗效反应 a

疗效反应	NIL 300 BID	NIL 400 BID	IM 400	DAS 100	IM 400	DAS 100	IM 400
CCyR	80	78	65	83	72	84	69
MMR	44	43	22	46	28	59	43
AP/BC	0.7	0.4	4.2	1.9	3.5	1	3

CCyR. 完全细胞遗传学反应；MMR. 主要分子反应；AP/BC. 患者进展到加速期和急变期；NIL. 尼罗替尼；BID. 一天 2 次；IM. 伊马替尼；DAS. 达沙替尼。a. 如无其他说明剂量均为 mg/d （complete hematologic response，CHR）是指外周血计数达到正常。在慢性期慢性髓系白血病中，所有 TKI 都与治疗 3 个月的完全血液学缓解＞ 90% 相关，如未能实现这种疗效反应则被认为是治疗失败的指标。细胞遗传学反应是指至少 20 个中期分裂相中 Ph 染色体的数目，是预测患者在获得完全血液学缓解后对 TKI 长期疗效反应的最强预后因素。实现完全细胞遗传学缓解是长期生存的独立预后因素，是获得完全血液学缓解后下一个主要的治疗目标。伊马替尼治疗 6 个月后 Ph^+ 细胞数量未减少，伊马替尼治疗 12 个月后未能达到主要细胞遗传学缓解反应，提示达到完全细胞遗传学缓解可能性将＜ 20%[103]。此外，研究表明，在晚期慢性期和加速期慢性髓系白血病患者中，治疗 3 个月达到主要细胞遗传学缓解与疾病进展时间延长有关[104, 105]。FISH（见第 25 章）在 BCR–ABL 监测中的作用有限。在诊断时，它不应取代传统的细胞遗传学，因为它无法检测到提示疾病进展的其他染色体变化。但在骨髓干抽的情况下，可以用它来协助诊断。一旦患者达到完全细胞遗传学缓解，FISH 对于监测低水平的残留病灶不够敏感。对于监测低于细胞遗传学可检测水平的残留病灶，通过针对 BCR–ABL 融合 mRNA 转录本的定量 RT–PCR（见第 25 章）来检测分子反应水平是监测疾病残留最敏感的方法，并且可以与细胞遗传学方法结合来判断预后。IRIS 研究的结果显示，伊马替尼治疗 12 个月后达到完全细胞遗传学缓解的患者疾病进展风险显著低于没有达到完全细胞遗传学缓解的患者。在伊马替尼治疗 12 个月时同时具有完全细胞遗传学缓解和“主要分子反应”（或主要分子生物学缓解，比根据 30 名新诊断患者确定的总基线 BCR–ABL 转录水平降低＞ 3log）的患者 100% 在 24 个月时仍未进展。相比之下，达到完全细胞遗传学缓解但 BCR–ABL 下降＜ 3log 的患者无进展生存期为 95%，而 12 个月未达到完全细胞遗传学缓解的患者无进展生存期为 86%[106]。该研究的 5 年随访数据显示，12 个月达到主要分子生物学缓解的患者均未出现疾病进展[80]。

TKI 治疗 3 ～ 6 个月后的早期反应也可以预测长期预后。一些研究表明，在 3 或 6 个月时获得特定细胞遗传学反应的患者 OS 和无进展生存期都有所改善[105, 107]。此外，早期分子反应也被证明与更好预后相关，那些在治疗 3 个月后未能达到 1 ～ 2log 下降的患者不易获得主要分子生物学缓解[108–110]。一项关于慢性期患者的大型研究显示，在 3 个月、6 个月和 12 个月时获得主要分子生物学缓解与完全细胞遗传学缓解的持续时间高度相关。例如，在治疗 3 个月后达到完全细胞遗传学缓解的患者中，当时也达到主要分子生物学缓解的患者在未来 2 年内复发的风险为 0%，而没有获得主要分子生物学缓解患者的风险为 20%。这种趋势在 6 个月和 12 个月的完全细胞遗传学缓解中也适用[109]。在所有提示 3 个月时疗效反不佳的监测指标中，BCR–ABL 未能降至＜ 10% 国际标准的重要性最强；在用低剂量和高剂量伊马替尼、达沙替尼或尼洛替尼等各种治疗的患者中[111–113]，这种不佳的早期疗效反应差和完全细胞遗传学缓解、OS、EFS 的相关性是明显的。例如，一项纳入 483 例初诊慢性期慢性髓系白血病的研究表明，治疗 3 个月 BCR–ABL ＜ 10% 的患者 EFS 为 61%，而分子疗效反应更好的患者 EFS ＞ 95%[114]。

ELN 和 NCCN 都发布了有关患者监测、治疗阶段目标和治疗选择的指南。值得庆幸的是，两者的建议非常相似。例如，NCCN 的治疗目标为，治疗 3 个月达到完全血液学缓解、次要细胞遗传学反应和（或）BCR–ABL 转录本＜ 10% 国际标准，治疗 12 个月获得完全细胞遗传学缓解。推荐的监测方案基于上述不同时间点的治疗目标。因此，在 NCCN 指南中，骨髓的细胞遗传学检测是推荐在诊断、治疗开始后 3 个月和 12 个月这三个时间点进行 BCR–ABL 的 PCR，检测在诊断时开始，并以 3 个月一次的频率持续进行。一旦达到完全细胞遗传学缓解，仅通过外周血进行 BCR–ABL 的 PCR 进行监测。

外周血 BCR–ABL 既用于监测疗效反应，也用于检测早期耐药。如果 BCR–ABL 在相隔 1 个月的重复测量中增加 5 ～ 10 倍，则认为 BCR–ABL 的升高是显著的。一旦发生这种情况，应该了解患者对治疗的依从性（对 TKI 的依从性往往差得令人惊讶）[115, 116]，并进行 *BCR–ABL* 的突变检测。

如上所述，基于体外药物抑制试验，特异性 ABL 点突变的检测可以提示哪些其他 TKI 可以用作二线治疗[117]。最常见的具有重要临床意义的突变和合适的药物选择见表 48–3。请注意，到目前为止，泊那替尼似乎对所有 ABL 突变都有活性。在没有 BCR–ABL 激酶结构域突变的情况下所发生的耐药是非常重要的，因为这表明通过不依赖于

BCR-ABL 的途径产生了耐药性（因为在没有突变的情况下，疾病本应该被 TKI 抑制）。

六、我们选择谁在何时进行移植？

基于上述总结的 TKI 治疗经验以及移植的现状，我们是否可以为谁应该移植以及何时移植这一问题制定基本的“治疗规则”？虽然这个策略仍在不断完善，但我们可以提出并回答一些基本问题以说明我们的治疗过程。

（一）移植是否应该成为治疗的第一选择

鉴于一线伊马替尼治疗在初诊慢性期慢性髓系白血病中取得了很好的效果，一线进行移植的情况似乎已很少。然而，在无法获得 TKI 的医疗卫生体系中（由于经济限制或其他政府的 / 基础设施的限制），移植将是慢性期一线治疗的良好选择[118]。

很少有慢性髓系白血病病例起病就已是疾病进展期。重要的是要记住，尽管慢性髓系白血病分为三个阶段，但实际上疾病是一个连续过程。因此，如果将一个原始细胞 19% 的加速期病例与原始细胞 20% 的急变期病例认为是不同的，这是不明智的。对于急变期患者，TKI 的初始治疗被认为是移植前的“桥梁”，应尽快进行移植。对于加速期患者，尚未达成共识，部分原因在于该临床状态有多种定义。对所有新诊断的加速器患者开始 TKI 治疗，并迅速与移植团队进行咨询，这是合理的。对于仅根据细胞遗传学标准（即低原始细胞计数和除 Ph 之外的另一种细胞遗传学异常）确定加速期患者，可以先进行观察，看他们的临床表现是否像慢性期患者（因为许多 TKI 临床试验将这些病例归类为慢性期），而看起来更像急变期状态（高原始细胞数、大脾脏等）的加速期患者应该尽快移植。

（二）初始 TKI 治疗失败后何时进行移植

越来越多的证据表明耐药永远都可能存在。不到 50% 的伊马替尼失败病例接受二线 TKI 治疗后获得完全细胞遗传学缓解[101, 119]。此外，二线治疗失败的患者通常会出现新的突变[120-122]。因此，继发性 TKI 治疗可能是达尔文优势克隆选择的一个不幸的例子，该克隆可以在多次的治疗选择压力下存活下来。而且，分子生物研究的数据表明，耐药和进展的生物学背景有很大的重叠[123-125]。鉴于这些事实，在一线失败时，患者进行移植准备是合理的。这意味着到移植中心进行咨询，并寻找准备供者，无论是同胞还是无关供者。

在发生耐药时开始二线 TKI 当然是合理的，也是明智的，原因有二：首先，患者有可能很幸运地通过二线治疗获得完全细胞遗传学缓解；其次，供者的寻找可能需要数月（特别是无关供者），因此需要进行治疗以减缓疾病的进展。目前做了大量的工作来确定临床或实验室变量，可用于预测二线 TKI 治疗的预后。目前，对二线 TKI 有早期细胞遗传学反应的患者似乎表现良好。因此，接受二线 TKI 治疗但在治疗 3 个月后未能获得任何细胞遗传学反应的患者很可能无法达到完全细胞遗传学缓解。同样，二线治疗如果未能在 6 个月时至少获得次要细胞遗传学反应，或者在 12 个月达到主要细胞遗传学缓解，对于疾病的持续控制来说是不利的[126]。Hammersmith 小组提出了一种基于伊马替尼治疗期间最佳细胞遗传学评分、Sokal 评分和伊马替尼治疗期间中性粒细胞减少史的评分系统。评分低（不利因素少）的患者二线药物治疗获得完全细胞遗传学缓解的概率为 90%，而评分高（多种不利因

表 48-3 特殊 BCR-ABL 酪氨酸激酶区域点突变的治疗选择[a]

突　变	治疗选择
T315I	泊那替尼、造血干细胞移植、高三尖杉酯碱、临床试验
V299L	尼洛替尼、泊那替尼、高三尖杉酯碱
T315A	尼洛替尼、泊那替尼、伊马替尼、博舒替尼、高三尖杉酯碱
F317L/V/I/C	尼洛替尼、泊那替尼、博舒替尼、高三尖杉酯碱
Y253H, E255K/V, F359V/C/I	达沙替尼、泊那替尼、博舒替尼、高三尖杉酯碱

a. 如文中所讨论的，选择偏好基于 TKI 同其他药物相比的活性、患者的并发症及处方医师对药物的熟悉程度。一个特殊的例外是 *T315I* 突变，其唯一可用的具有活性的 TKI 是泊那替尼

素）的患者＜ 20%[126, 127]。

有些特殊情况需要在一线 TKI 失败后即进行移植。如果患者复发伴有 *T315I* 突变，在可以获得情况下可以使用泊那替尼（至本书此次版本印刷时，尚未获得所有国家的批准应用），如果没有泊那替尼，则一旦找到供者，应尽快移植。此外在 TKI 治疗过程中疾病进展的患者预后极差（中位生存期 10 个月），这些患者应尽快移植。如果突变分析指向的 TKI，可以作为移植前的桥接治疗。

如上所述，治疗 3 个月疗效反应特别差的患者，无进展生存期相对较差。虽然 NCCN 建议这些患者可以转换 TKI，但不清楚这是否会改变这些患者的预后。因此，他们可能会受益于移植准备，启动 HLA 配型，一旦换为新 TKI 治疗应进行更频繁的分子监测。

患者对所有可用的 TKI 都不耐受是很不常见的。尽管很少发生，但如果患者由于血液学或非血液学毒性而无法充分给予 TKI，则应考虑移植。

（三）移植前的 TKIs 治疗是否会影响移植预后

已有一些关于移植前伊马替尼治疗对移植结果影响的研究。早期报道提出警告，相关毒性和死亡率增加，尤其是肝脏原因 [128]。更大的研究并未显示移植前伊马替尼的有害作用 [129, 130]。一项 140 名慢性髓系白血病患者的研究显示，接受伊马替尼治疗的患者与 200 名历史对照者相比，治疗相关死亡率、生存率或复发率无差异 [131]。事实上，IBMTRA 的一项研究比较了 409 名移植前接受伊马替尼治疗的患者和 900 名未接受伊马替尼治疗的患者，结果提示接受伊马替尼治疗的慢性期患者移植结果略有改善，但这种效果仅限于因不能耐受伊马替尼而移植的患者，而非治疗失败者 [132]。伊马替尼对进展期患者的预后没有正面或负面影响。到目前为止，没有证据表明伴有 *Abl* 突变的耐药患者移植预后更差。

在一项对接受造血干细胞移植并进行 *BCR–ABL* 突变分析的伊马替尼耐药慢性髓系白血病患者的研究中，47 名移植患者中有 32 名（68%）至少获得主要分子缓解。有和没有 *BCR–ABL* 突变的患者，2 年 EFS 分别为 36% 和 58%，OS 分别为 44% 和 76%[133]。最近的研究结果表明，对于伴有 *T315I* 突变的慢性髓系白血病患者，造血干细胞移植是一种有效的治疗策略 [134]。根据预定标准（低 EBMT 评分，伊马替尼治疗失败和疾病进展），德国的随机临床试验慢性髓系白血病研究Ⅳ中，84 例患者接受移植，结果显示，随访 30 个月时 56 例慢性期患者预计的 3 年生存率为 91%，28 名加速期患者为 59%。造血干细胞移植后的完全分子缓解率为 88%[11]。这些结果表明造血干细胞移植是 TKI 耐药患者的重要挽救治疗选择，不论其伴或不伴有 *BCR–ABL* 突变，包括 *T315I* 突变，特别是在疾病早期阶段。

七、慢性髓系白血病治疗展望

慢性髓系白血病是一个极好的疾病模型，说明对恶性疾病分子基础的阐明可以转化为强有力的诊断工具和高效的治疗方法。在有效的治疗方案方面，我们现在几乎陷入“财富的尴尬”中，但仍有一些问题需要未来进一步关注并改善。

1. 我们可以在治疗前预测“坏角色”，并选择合适的药物吗？ 实现这一目标需要通过临床和基因组的方法一起努力。患者不能全部获得成功治疗的原因尚不清楚，但可能主要是由于 TKI 治疗的依从性差，患者可能因为依从性差而没有治疗反应，但他们却有反应者的基因型，因此可能被错误分类。然而，希望通过治疗前预测系统，加上 PCR 早期动力学评估，可以筛选出那些需要接受比单独使用 TKI 更积极方法的患者。

2. 治疗无效 3 ～ 6 个月后早期转换会改善预后吗？希望临床试验能够迅速给出答案。尽管可以乐观地认为转换到另一个 TKI 会有所帮助，但很可能这些病例的生物特征已提示需要更多的东西——可能是移植，或在临床试验的条件下进行联合治疗。

3. 患者会被 TKI“治愈”吗？ 最近关于长期完全分子生物学缓解患者停止 TKI 治疗的问题引起大家极大的兴趣。大约 40% 长期 TKI 的患者可能达到持续的 CMR；一旦 TKI 治疗停止，大约 40% 的患者将继续维持完全分子生物学缓解。因此，可以在 0.40 × 0.40= 16% 的慢性髓系白血病病例中实现“功能性治愈”。我们将如何才能做得更好？可以想象，使用联合疗法，特别是免疫疗法，将患者从主要分子生物学缓解水平的疾病负荷降到完全分子生物学缓解水平。事实上，一旦大众要求达到无药物治疗的分子学阴性缓解，移植可能会更受推行，正如大家所设想的，在特定的病例中，可采取先行有效的 TKI 治疗再行非清髓性的移植这一强有力的综合治疗方案。

第 49 章 造血干细胞移植治疗幼年型粒单核细胞白血病

Hematopoietic Cell Transplantation for Juvenile Myelomonocytic Leukemia

Charlotte M. Niemeyer Franco Locatelli 著
薛梦星 译
陈晓晨 仇惠英 陈子兴 校

一、概述

幼年型粒单核细胞白血病的临床治疗长期受到其表现出的遗传学异质性的限制。最近发现大约90% 的 JMML 儿童在参与 RAS 信号转导途径的基因中具有体细胞或胚系突变，如 *PTPN11*（编码 SHP-2 的基因）、*CBL*、*NRAS*、*KRAS* 或 *NF1*，这提高了我们对这种疾病分子发病机制的认识。此类突变位点分析可以极大地促进诊断。通过分子标志证实临床诊断后，异基因造血干细胞移植可以在疾病的早期进行。而且，对许多病来说，移植后微小残留病灶的监测成为可能。本章总结了 JMML 的临床和分子特征，并回顾了造血干细胞移植的作用。

二、分类和流行病学

JMML 是一种儿童早期克隆性造血障碍，其特征是单核细胞和粒细胞过度增殖。继 1924 年第一次病例报道 [1] 后，Jean Bernard 及其在巴黎的同事于 1962 年对 20 名儿童的临床特征进行了详细描述 [2]。他们将这种疾病称为亚急性的慢性粒单核细胞白血病，并确定了生存的预后因素 [3]。在证明患有慢性粒单核细胞白血病的婴儿中不存在 Ph 染色体之后，Hardisty 等提出了术语“青少年慢性髓系白血病”（juvenile CML，jCML）[4]，以此将 JMML 与 Ph 染色体阳性的慢性髓系白血病进行区分 [5]。同时，英国学者提出在儿童中存在一种独立的疾病，骨髓增殖性疾病合并单体 7。这种婴儿单体 7 综合征的临床特征与青少年慢性髓系白血病类似，但血红蛋白 F（hemoglobin F，HbF）水平较低 [6]。与此同时，法国 – 美国 – 英国（French–American–British，FAB）合作组规范了成人 MDS 的形态学分类 [7]。一些研究者主张在儿童中也可应用修改的 FAB 标准，并使用术语“慢性粒单核细胞白血病（chronic myelomonocytic leukemia，CMML）”代替青少年慢性髓系白血病 [8]。为避免进一步混淆，1996 年，Robert Castleberry 指导下的一个国际工作组提出了“幼年型粒单核细胞白血病（JMML）”这一术语，并确定了诊断标准 [9]。JMML 包括了以前被称为婴儿期青少年慢性髓系白血病或慢性粒单核细胞白血病的疾病，以及婴儿单体 7 综合征中的部分病例 [10]。鉴于 JMML 表现出的骨髓发育不良和增殖特征，世界卫生组织分类将该疾病置于 MDS/ 骨髓增殖性疾病 [11, 12]。

JMML 占所有儿童血液系统恶性肿瘤的 2% ～ 3%[13]。来自丹麦和不列颠哥伦比亚省的发病率研究表明，JMML 发病率为每年每百万儿童中有 1.2 例 [13]，而英国报道的发病率较低，为 0.6/1 000 000[14]。目前尚不清楚这些差异是由于地区发病率不同导致的，还仅是不同报告之间的差异。

三、临床表现和鉴别诊断

JMML 主要见于诊断中位年龄为 2 岁的婴幼儿[3,8]。大约 9% 的患者在出生后 4 个月时被诊断，而只有 8% 的患者在 6 岁或以上才被诊断出来。男性多见，男女比例为 2∶1。面色苍白、发热、感染、皮肤出血和咳嗽是最常见的症状[8]。通常存在明显的脾肿大和肝大，并可能引起腹部不适。偶尔，脾脏大小在诊断时是正常的，但此后迅速增加。肠道浸润可能导致腹泻，有时是血性的，伴有胃肠道感染。大约一半的患者有淋巴结肿大[8, 15]。此外，白血病浸润可能会导致扁桃体明显增大。干咳、呼吸急促和间质浸润的患者胸部 X 线片表现为支气管周围和间质性肺浸润的迹象。尽管有少数患者会出现局部白血病浸润和眼部绿色瘤、尿崩症或面神经麻痹等表现，但 JMML 较少累及中枢神经系统[8]。

白血病皮肤浸润很常见。大多数情况下，表现为爆发性湿疹或伴有中央界限清晰的硬化结节病灶。除了这些常见的非特异性病变外，还可以看到幼年黄色肉芽肿。在一些儿童中，黄色肉芽肿与多发咖啡牛奶斑和神经纤维瘤 1 型（neurofibromatosis type 1，NF1）的临床诊断有关；在患有种系 CBL 综合征的儿童中，可能存在努南综合征（Noonan syndrome，NS）样表型，也可能存在一个或两个咖啡牛奶斑[16]。

在 25%JMML 患儿中，可以观察到自身免疫异常，如抗核抗体或抗球蛋白试验阳性，而且超过半数患者存在高球蛋白血症[8]。少数伴有 RAS 突变、自身免疫异常和惰性临床病程的病例，容易被诊断为 ALPS[17, 18]。尽管 ALPS 的特征通常是 αβ 双阴性 T 细胞持续升高伴白细胞减少而不是骨髓增殖，但可能存在重叠病例。

JMML 的临床表现类似许多病毒感染，例如 EB 病毒、巨细胞病毒、HHV–6 或严重的细菌性疾病，如心内膜炎[19–21]。值得注意的是，一些患有白细胞黏附功能缺陷[21]、婴儿恶性骨硬化症[21]或 Wiskott–Aldrich 综合征（Wiskott–Aldrich syndrome，WAS）[22]的儿童可以在形态学和临床上呈现出与 JMML 相似的表现。因此，在没有 RAS 信号转导途径相关分子缺陷的情况下，需要在具有骨髓过度增生的婴儿中排除上述病症。在罕见的 GATA2–单倍体功能不全综合征病例中，可以观察到骨髓过度增生伴有单体 7 但没有脾肿大这一现象[23]。在一些 JMML 病例中，观察到明显的噬血细胞增多现象；尽管噬血细胞性淋巴组织细胞增多症（hemophagocytic lymphohistiocytosis，HLH）的特征是白细胞计数低而不是升高，但这两种罕见疾病之间的鉴别诊断也可能会令人困扰[24]。

（一）神经纤维瘤 1 型合并的 JMML

在多达 11% 的 JMML 儿童中可以诊断出伴有多发咖啡牛奶斑的 NF1[3, 6]。根据这些数据估计，NF1 患者发生 JMML 的风险比没有 NF1 的患者高 200 ～ 350 倍[25]。大约 50% 的 NF1 和 JMML 病例有 NF1 的阳性家族史。尽管有或没有 NF1 的患者临床特征通常没有差异，但 NF1 在少数 5 岁以后诊断的患者中更常见。此外，与没有 NF1 的患者相比，伴有 NF1 的儿童血小板计数更高，骨髓中的原始细胞比例更高[8]。

（二）努南综合征及相关的 RAS 功能异常疾病合并的骨髓增殖和 JMML

多种 RAS–MAP 激酶信号通路分子的编码基因的胚系突变导致一种新的常染色体显性遗传性疾病，即所谓的神经 – 心脏 – 面部 – 皮肤综合征或 RAS 功能异常性疾病[26]。它们包括 NF1（见上文）、努南综合征及其相关疾病。努南综合征的特征是身材矮小，面部异常明显，典型的先天性心脏缺陷症状，包括肺动脉狭窄、肥厚性心肌病、室间隔缺损、轻度凝血功能异常，以及发育迟缓。大约 50% 的努南综合征患者的编码 SHP–2（一种酪氨酸磷酸酶）的 *PTPN11* 基因中存在胚系突变[27]。

一些患有努南综合征的婴儿在出生后的头几个月内发生了骨髓增殖性疾病，这种疾病在临床和血液学上与 JMML 无法区分[28]。在分子水平上，这些儿童具有胚系 *PTPN11* 突变，其表现出的磷酸酶 SHP–2 的“功能获得”效应比在 JMML 中发现的获得性体细胞突变体更弱[29, 30]（参见后面的分子发病机理部分）。大多数患有努南综合征和骨髓增殖性疾病的儿童其骨髓增生的症状会自发缓解[28]。然而，患者通常病情较重，需要间断的降血细胞治疗，例如 6– 巯基嘌呤[31]。极少有努南综合征和骨髓增殖的患者获得附加的病变，如细胞遗传学异常，并因此而导致侵袭性的临床过程[28]。

在极少数情况下，努南综合征可能由结构性 KRAS[32] 或 NRAS 突变[33]引起，其中一些患者可能出现类似 JMML 的骨髓增殖性疾病 [32, 34, 35]。

另一种不太常见的具有努南综合征样临床特征的 RAS 功能异常疾病是由 CBL 的组成性突变引起的，CBL 是 E3 泛素连接酶 [16]。有趣的是，患有 CBL 综合征和 JMML 的儿童可能会出现 1 ～ 2 个咖啡牛奶斑和黄色肉芽肿 [16]。

四、血液学特征

白细胞增多、血小板减少和贫血是 JMML 患者的常见症状。中位白细胞计数为 33×10^9/L [3, 8, 15]。与 Ph 染色体阳性的 CML 相比，白细胞计数很少超过 100×10^9/L。有时会发现白细胞计数低于 10×10^9/L，特别是在单体 7 的儿童中 [6, 8]。

外周血涂片的显微镜检查是确诊的关键步骤。未成熟的单核细胞，以及中幼粒细胞、晚幼粒细胞和有核红细胞是很常见的。几乎所有病例都表现出显著的单核细胞增多症，通常伴有发育不良的细胞形态，并且 JMML 的诊断需要单核细胞绝对计数超过 1×10^9/L（表 49–1）。通常，外周血涂片可以看到一些原始细胞，但它们很少超过 20%[8]。血小板减少是常见的症状，约 14% 的儿童在诊断时血小板计数低于 20×10^9/L。大多数患者的血红蛋白浓度为 7 ～ 11g/100ml。红细胞通常是正常的，而一些合并单体 7 的患者中可观察到肥大细胞增多 [8]。

JMML 的骨髓形态改变本身不是诊断性的，但需与诊断一致。除了少数红系占优势的病例外，穿刺物细胞增生明显，以各个成熟阶段的粒细胞为主。骨髓中的单核细胞增多通常不如外周血明显 [3, 8]。骨髓原始细胞计数中度升高，但未达到急性白血病水平。在大约 2/3 的病例中，巨核细胞数量减少或完全缺失。许多具有正常核型的 JMML 病例的显著特征是血红蛋白 F 合成显著增加（图 49–1），这是由大量循环 F 细胞产生的 [36]。

五、染色体异常

核型分析显示，大约 25% 的 JMML 患者为存在单体 7，10% 为其他异常，但大多数（65%）患者为正常核型 [6, 8, 15]。尽管单体 7 患者与正常核型患者的临床特征没有差异，但单体 7 患者显示出一些特征性的血液学特征 [8]。除了较低的中位数白细胞计数外，红细胞通常较大，并且骨髓中的红细胞增生比正常核型患者更明显。此外，单体性 7 患者的血红蛋白 F 正常或仅有中度升高，而核型正常的患者通常都会升高（图 49–1）。在单体 7 以外的染色体异常中，7 号染色体长臂上的缺失较为常见 [8]。如前所述，JMML 没有 Ph 染色体和 *BCR–ABL* 融合基因。

六、分子发病机制

JMML 的一个标志性特征是在含有低浓度 GM–CSF 的甲基纤维素培养物中形成异常大量的 CFU–GM[37]。因此，髓系祖细胞的 GM–CSF 超敏反应已被作为重要的诊断工具。GM–CSF 受体 βc 链的磷酸化作用产生衔接子和信号传递分子的对接位点，导致 RAS 途径的激活。

对人类白血病细胞和小鼠模型的研究表明，GM–CSF 超敏反应是由于选择性地无法下调 RAS 依赖性信号通路（图 49–2）。在 90% 的 JMML 病例中，RAS 信号通路的病理性失活是由 *NF1*、*PTPN11*、*NRAS*、*KRAS* 或 *CBL* 等癌症基因的异常引起的。在 RAS 的下游，*Raf/MEK/ERK* 途径、磷酸肌醇 –3 激酶（PI3K）/Akt/mTOR 级联途径和 RALGDS 的激活与

表 49–1 JMML 的诊断标准

Ⅰ. 临床和血液学特征（所有三个特征是必需的） • 外周血单核细胞计数＞ 1×10^9/L • 外周血和骨髓原始细胞比例＜ 20% • 脾大
Ⅱ. 癌基因（1 项满足） • *PTPN11*[a]、*KRAS*[a]、*NRAS*[a, b] 的体细胞突变 • 临床诊断 NF1 或存在 *NF1* 种系突变 • *CBL* 种系突变和 *CBL*[c] 杂合性丢失
Ⅲ. 如果不满足标准Ⅱ，需满足以下所有标准 • 不存在 Ph 染色体（*BCR/ABL* 融合基因） • 不存在 GATA–2 种系突变 • 至少以下标准中的两条 ▫ 在集落刺激试验中自发生长或对 GM–CSF 超敏感 ▫ 年龄对应的血红蛋白 F 增加 ▫ 外周血涂片可见髓系祖细胞 ▫ 白细胞计数＞ 10×10^9/L ▫ 单体 7 或其他染色体异常

a. 种系突变（提示努南综合征）需要排除。GM–CSF. 粒 – 巨噬细胞集落刺激因子
b 和 c 患者中需要注意骨髓增殖现象自发缓解的 JMML 的诊断
b. 极少数同时存在 *NRAS* 突变和正常血红蛋白 F 的患者
c. 伴有 *CBL* 种系突变和杂合性丢失的患者
（引自 Gratwohl 等，2009[9]）

恶性转化和肿瘤维持有关[38]（图 49–1）。

（一）KRAS 和 NRAS 的显性体细胞突变

大约 25% 的 JMML 患者的造血细胞存在 *NRAS* 或 *KRAS* 的显性体细胞突变[39, 40]。RAS 信号蛋白家族的成员通过在活化三磷酸鸟苷（guanosine triphosphate，GTP）结合状态（RAS–GTP）和无活性二磷酸鸟苷（guanosine diphosphate，GDP）结合状态（RAS–GDP）之间循环来调节细胞增殖。RAS 中对 RAS 作为分子开关功能至关重要的高度保守区域包括，磷酸结合（P）环（密码子 11 ～ 16）和开关Ⅰ（密码子 33 ～ 37）和开关Ⅱ（密码子 59 ～ 66）区域[41]。致瘤性 RAS 突变通常是在 Gly12、Gly13 或 Gln61 位置的氨基酸置换。突变的 *RAS* 基因编码的蛋白质定位在 GTP 结合构象中。

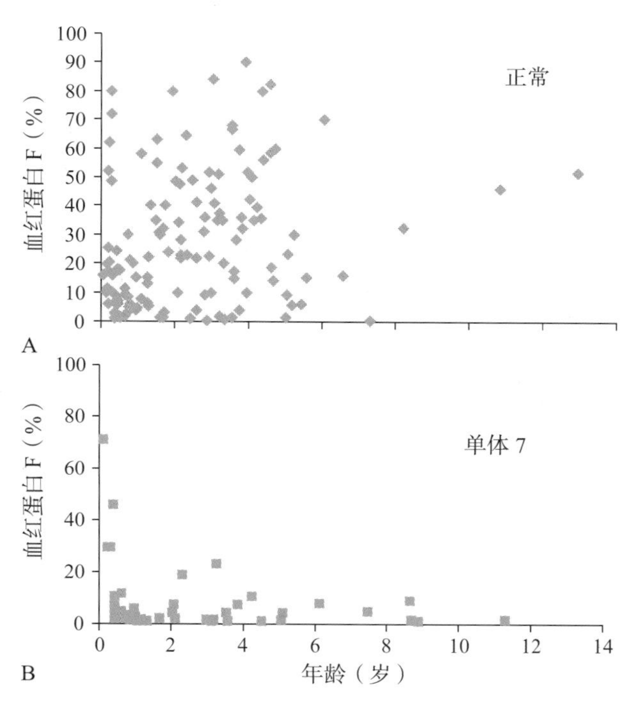

▲ 图 49–1 伴正常核型与单体 7 的 JMML 患者的血红蛋白 F 浓度

A. 正常核型；B. 单体 7

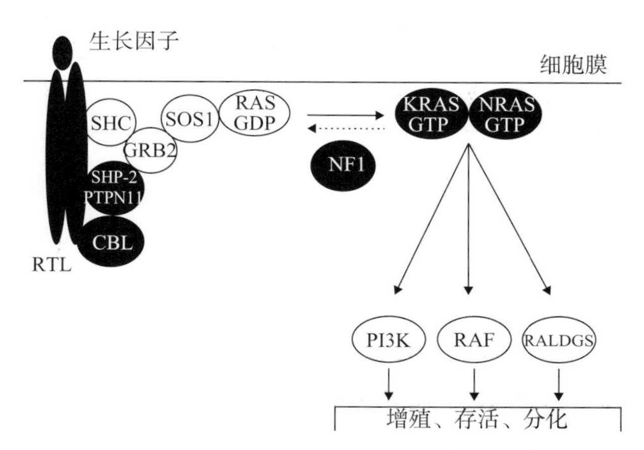

▲ 图 49–2 RAS 信号通路的简化示意图

参与 JMML 发病机制的蛋白质（由于 *NF1*、*CBL* 的双等位基因失活或 *PTPN11*、*KRAS* 或 *NRAS* 的杂合性体细胞突变）以黑色表示

表达致癌的 $KRAS^{G12D}$ 突变足以在小鼠中引发迅速致命的骨髓增生性疾病，表现为过度增殖、组织浸润和对生长因子的异常反应[42, 43]。起始的骨髓增殖活性仅限于造血干细胞中，而后者因此比野生型细胞更具有竞争性增殖优势[44]，需要其他遗传学事件共同作用才能产生明显的恶性肿瘤[45]。尽管日本研究者报道了一些长期自发改善的病例[46, 47]，患有 JMML 和 *KRAS* 体细胞突变的儿童通常面临死亡[39]。*KRAS* 的单亲二倍体（uniparental disomy，UPD）异常会导致迅速白血病转化[48]。

小鼠模型显示 *KRAS* 突变和 *NRAS* 突变之间存在明显的表型差异[38, 49]。在其内源基因座位表达 $NRAS^{G12D}$ 突变，可在小鼠中诱发惰性骨髓增生性疾病，小鼠最终死于多种血液系统肿瘤[50]。类似地，在携带 $NRAS^{G12D}$ 突变的造血干细胞移植模型中，受体小鼠发展为骨髓增生性疾病，具有延长的潜伏期并获得多种遗传学改变，包括肿瘤基因 *NRAS* 的单亲二体[51]。除非进行造血干细胞移植，否则 JMML 合并 *NRAS* 体细胞突变的儿童通常会死亡。然而，在少数具有 NRAS 改变和正常血红蛋白 F 的婴儿中，尽管 *NRAS* 突变克隆持续存在，但骨髓增殖症状会自发消失，并且未接受造血干细胞移植治疗的患儿仍能长期存活[52]。

（二）NF1 的种系突变和杂合性丢失

GTP 酶活化蛋白（GTPase–activating proteins，GAPs）促进了活性 RAS–GTP 向无活性 RAS–GDP 状态的转化。神经纤维瘤蛋白是由 *NF1* 基因编码的蛋白质，起 GAP 的作用，对 *RAS* 产生负调节作用。如上所述，11% 的 JMML 患儿有 NF1[3]。这些患者的种系中携带一个完整的和一个缺陷的 NF1 肿瘤抑制基因等位基因。患有 NF1 的儿童的 JMML 细胞中，常见正常 NF1 等位基因的缺失，这导致 RAS 信号传导的严重失调，使体外造血祖细胞集落异常生长。两项研究表明，NF1 失活的一个共同机制是单亲二倍体用携带 NF1 突变的拷贝基因取代野生型 NF1 等位基因而失去杂合性[53, 54]。

在小鼠模型中，一些 *Nf1* 杂合性突变的小鼠会发生骨髓增殖性疾病[55]，用 $Nf1^{-/-}$ 胚胎造血细胞重建的受体小鼠死于类似 JMML 的快速致命性疾病[56]。

（三）PTPN11 的显性体细胞突变

在发现约 50% 努南综合征患者中存在 PTPN11 突变后不久，就在出生数周内发生骨髓增殖性疾病的努南综合征幼儿中发现了特异性胚系 *PTPN11* 改变[29, 57]。随后，在 35% 的 JMML 患者的 JMML 细胞中发现了 *PTPN11* 体细胞突变[29, 57]。*PTPN11* 基因编码 SHP-2，一种酪氨酸磷酸酶蛋白，可将来自活化的生长因子受体的生长信号传递给其他信号分子，包括 RAS。大多数 *PTPN11* 突变可能会通过破坏 N 末端 SH2（N-SH2）结构域对催化蛋白酪氨酸磷酸酶（protein tyrosine phosphatase，PTPase）结构域的自身抑制，从而刺激蛋白质的活性构象[58]。在 JMML 患者中观察到的体细胞突变，与努南综合征合并 JMML 样骨髓增殖的患者中发现的突变，以及单独努南综合征患者中发现的突变不同[30]。通过设计精巧的功能实验，一些研究小组证明，散发性 JMML 患者中存在的 *PTPN11* 体细胞突变比胚系 *PTPN11* 突变表现出更强的生化和生物学效应，引出了胚胎发育过程只能耐受极轻的 SHP-2 活化这个概念[59-61]。有趣的是，除了 JMML，*PTPN11* 的功能性突变很少与儿童或成人的其他恶性血液肿瘤相关[62]。

PTPaseSHP2 在生理性造血和造血干细胞功能维持中起着至关重要的作用；小鼠功能获得性突变体的内源性表达降低了造血干细胞的再生活性，促进了干细胞从骨髓向脾脏的动员[62]。功能获得性 Shp2D61Y 的内源性表达诱导骨髓增生，但不诱导急性白血病[63]；功能获得性 Shp2E76K 突变导致的骨髓增殖性疾病可进展为多个谱系的急性白血病[64]。

（四）CBL 种系突变和杂合性丢失

CBL 最初被发现是 *V-Cbl* 癌基因的细胞内同源基因，*V-Cbl* 癌基因是 Cas NS-1 鼠反转录病毒的转化基因，其在小鼠中引起髓样白血病。它编码 RING 指蛋白家族的成员，作为 E3 泛素连接酶起作用。CBL 通过酪氨酸激酶负性调节信号传导，并作为衔接蛋白起到正性调节信号传导的作用[65]。使用单核苷酸多态性芯片，可以鉴定髓系肿瘤和 JMML 中的 *CBL* 突变，即在 11q 染色体上由于单亲二倍体导致的拷贝中性杂合性丢失[66]。在 JMML 中，发现 CBL 突变优先发生在接头区域中的氨基酸 Y371，而影响该氨基酸的突变在其他髓系肿瘤中很少见[67]。*CBL* 突变与其他 RAS 途径相关突变的排他性表明，*CBL* 在 JMML 中起调节 RAS 途径的作用[66, 68, 69]。

随后，研究表明伴有 *CBL* 突变的 JMML 患儿存在胚系 *CBL* 错义突变，并且表现出几种先天性异常，重叠了 NF1、努南综合征和 Legius 综合征等的症状[16]。具有 *CBL* 胚系突变的个体，造血干细胞或祖细胞中 *CBL* 等位基因杂合性丢失的风险增加。由此产生的骨髓增殖性疾病可能是自限性的，也可能是侵袭性的临床过程[16, 66, 70, 71]。

（五）继发突变

尽管 90% 的 JMML 患者中存在 *NF1*、*PTPN11*、*KRAS*、*NRAS* 和 *CBL* 等大量相互排他性的突变，但在其他骨髓增殖性疾病中常见的突变如 *JAK-2*[72-74]、*TET-2*[75, 76]、*ASXL2*[76, 77]、*SETBP1*[78] 和 *JAK-3*[78] 等很罕见，*FLT3* 突变[79, 80]也是如此。

七、自然病程及预后因素

如果不接受治疗，多数 JMML 患儿会迅速死亡。血小板计数低、诊断年龄超过 2 岁、诊断时血红蛋白 F 高是生存时间短的主要预测指标（图 49-3）[3, 6, 8]。在一项 110 例患者的回顾性研究中，所有血小板计数低于 33×10^9/L 的儿童在诊断后 1 年内死亡，而血小板计数较高且诊断年龄小于 2 岁的儿童中位生存期为 3 年[8]。英国研究人员设计了一种评分系统，其中 HbF ≥ 10% 和血小板计数 ≤ 33×10^9/L 是不利预后因素[6]。JMML 中向急性白血病转化很少发生，大多数未治疗的患者死于成熟白血病细胞肺浸润导致的呼吸衰竭。

如上所述，伴有 *NRAS*[52] 和 *KRAS*[46, 47] 突变的患者中，有些较罕见的病例，尽管突变克隆持续存在，但他们的 JMML 会自发缓解消失。低血红蛋白 F 和高血小板计数将有助于将这些少数病例从一般致命性的 JMML 中区分出来。

此外，伴有 *PTPN11*、*NRAS* 和 *KRAS* 胚系突变和骨髓增殖现象的儿童通常表现出病情随时间而改善，并不需要造血干细胞移植[28]。大多数具有 *CBL* 胚系突变的儿童也是如此。

在分子水平上，基因表达研究发现 JMML 患者可分为两个预后组。有趣的是，预后不良组的

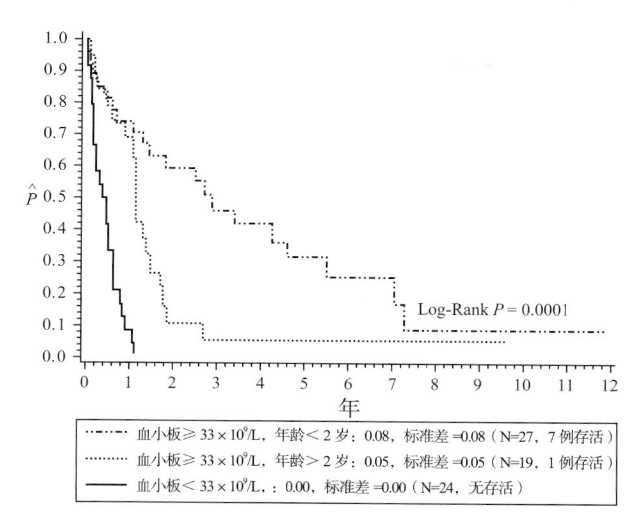

▲ **图 49-3　基于血小板计数和诊断年龄的未行移植患者的生存率**

JMML 细胞的特征类似急性髓系白血病细胞。急性髓系白血病样患者造血干细胞移植后 10 年 EFS 为 6%，非急性髓系白血病样患者为 63%[81]。此外，表观遗传学异常与预后相关 [82]。应用 MassARRAY 分析 JMML 细胞在四个基因座的异常 DNA 甲基化。13% ～ 54% 的 JMML 病例中存在过甲基化，多因素分析显示，这种表观遗传学特征对判断造血干细胞移植后存活和复发具有独立预后价值 [82]。

八、非移植方案

过去在造血干细胞移植之前，为了改善疾病症状，在 JMML 中应用了多种抗肿瘤药物及其联合治疗 [31]。巯基嘌呤使 JMML 患者获得的临床和血液学反应最持久，它既可以单一给药也可以与低剂量阿糖胞苷或依托泊苷联合给药。然而，没有数据表明巯基嘌呤会影响生存。

有小规模研究报道了接受类急性髓系白血病联合治疗后患者获得临床缓解和长期存活 [31]。儿童癌症研究组的 CCG 2891 研究，以儿童急性髓系白血病、MDS 和 JMML 为研究对象，纳入了 13 名患有 JMML 的儿童 [83]。接受强诱导化疗的 12 名 JMML 患者中有 7 名达到了血液学缓解。其他研究者指出，对于患有侵袭性疾病的患者，强化疗无效，并且不能获得持久缓解 [31]。最近由儿童肿瘤学组（the Children's Oncology Group，COG）支持的Ⅱ期试验采用了由氟达拉滨和高剂量阿糖胞苷组成的细胞毒性方案 [40]。

由于 IFN-α 和 13- 顺式 - 维 A 酸体外实验显示出对 JMML 集落形成的抑制作用，这 2 种药物已被用于临床 [84, 85]。儿童肿瘤学组支持的 IFN-α 的前瞻性研究由于毒性过大已停止 [86]。另一项研究中，10 名 JMML 儿童接受每天 100mg/m^2 的异维 A 酸治疗，初步结果是令人鼓舞的 [87]。然而，这些儿童中有很大一部分的年龄低于 2 岁，这是被公认的轻症患者的特征。在 COG 后续的一项Ⅱ期窗口试验中，累积了 22 名可评估的患者，观察到 5 例完全缓解和 4 例部分缓解 [88]。其他研究者未观察到维 A 酸有显著的临床疗效 [89]，其在 JMML 中的价值仍需得进一步探讨。

由于异常的 DNA 甲基化是 JMML 预后不良的强预后因素 [82]，表观遗传学疗法有望取得疗效。其中阿扎胞苷被认为通过多种机制发挥其抗肿瘤作用，包括对骨髓中异常造血细胞的细胞毒性作用和 DNA 去甲基化作用。阿扎胞苷的细胞毒性作用可能是多种机制共同起作用，包括抑制 DNA、RNA 和蛋白质合成，掺入 RNA 和 DNA，以及激活 DNA 损伤途径。将阿扎胞苷掺入 DNA 导致 DNA 甲基转移酶的失活，进一步致使 DNA 去甲基化。对参与正常细胞周期调节、分化和死亡途径的异常甲基化基因的去甲基化可使基因重新表达，并恢复对癌细胞的抑制作用。在一个病例报告中，阿扎胞苷使一例 JMML 合并克隆性单体 7 的患者获得完全血液学反应和分子反应 [90]。据此 EWOG-MDS 和儿童癌症创新疗法团队（the Consortium for Innovative Therapies for Children with Cancer，ITCC）开始了一项阿扎胞苷的Ⅰ/Ⅱ期研究（NTR2578）。对于 JMML 患者，阿扎胞苷可能是一种可选方案，无论在移植前窗口期还是在没有合适的造血干细胞移植供体的情况下。

总之，大多数研究者开出 6- 巯基嘌呤用于 JMML 儿童的移植前治疗。如果需要更多的细胞毒性治疗，则加入单药低剂量阿糖胞苷。在重症儿童中，氟达拉滨和高剂量阿糖胞苷的联合方案可以挽救生命，但是白血病迅速复发很常见。去甲基化剂的疗效是令人鼓舞的，但需要在后续临床研究中进一步证实。

Ras 依赖途径的靶向治疗

基于对 GM-CSF 和下游 RAS 信号转导途径重

要作用的认识，针对该途径的各个组分的治疗策略相应被研制出来。GM-CSF 受体已成为 GM-CSF 类似物 E21R 的靶标。造血干细胞移植后复发的 JMML 儿童，给予两个周期的 E21R 治疗可获得短暂的临床和血液学反应，持续约 60 天[91]。RAS 蛋白质以前体分子的形式在细胞质中被合成，通过法尼基 - 蛋白质转移酶催化获得法尼基而被部分活化。法尼基转移酶抑制药（farnesyltransferase inhibitors，FTIs）可以减少体外 JMML 集落的形成，但不抑制 *Nf1-/-* 小鼠的白血病浸润[92]。在儿童癌症组（the Children's Cancer Group，CCG）的一项Ⅱ期窗口研究，分析了 FTI 替匹法尼（FTI R115777）对新诊断的 JMML 患者的疗效[93]。总体反应率通过白细胞计数和器官肿大的变化来计算。在接受两个以上疗程的 38 名患者中，22 名患者有完全或部分反应。法尼基蛋白转移酶受抑或反应与出现 *RAS/PTPN11* 突变或体外异戊二烯化受抑之间并无相关性[93]。此外，该药对生存没有影响[40]。

RAS 信号传导的两条效应途径，即 Raf/MEK/ERK 级联反应途径和 PI3K/Akt/mTOR 途径，逻辑上是 JMML 潜在的治疗靶标。靶向这两条效应途径各成分的药物将得到研究。尽管这些方案本身可能不足以消除恶性克隆，但它们可能在会将来的多模式联合治疗的方案中发挥重要作用。在这方面，西罗莫司，一种 mTOR 抑制药，在 COG 目前的临床试验 ASCT1221 中被整合为免疫抑制药和控制造血干细胞移植后微小残留病灶的药物[40]。

九、造血干细胞移植

（一）早期经验

西雅图的研究小组于 1979 年报道了第一例 JMML 的造血干细胞移植[94]。随后，在 1988 年，同一个研究小组发表了一组 14 名儿童的数据，包括第一例患者。这些早期经验表明，造血干细胞移植能够治愈大约 1/3 的 JMML 儿童。复发是治疗失败的主要原因，并且发生在移植后的早期。相比之下，这一群年轻患者的非复发死亡率较低。20 世纪 80 年代早期，在 JMML 移植中引入了部分相合的家庭成员供者和无关供者。一项回顾性多中心研究分析了登记在 EWOG-MDS 数据库中的 1987—1995 年期间接受造血干细胞移植治疗的 43 名儿童的资料，研究表明，18 名接受相合的无关供者或两到三个抗原位点不合的亲缘供者移植的患者 5 年 EFS 为 22%，25 名接受 HLA 相合同胞供者移植的患者 5 年 EFS 为 38%（$P < 0.5$）[95]。随着 HLA 分子分型的广泛应用，无关供者移植的预后得到了显著改善。

（二）预处理方案

在早期经验中，大多数接受造血干细胞移植的 JMML 儿童接受全身放疗作为其预处理方案的一部分。许多报道显示，与基于白消安的预处理方案相比，全身放疗后的幼儿发生更多有害的远期并发症[96]。由于没有报道表明全身放疗比含有白消安的预处理方案更具优势，为了避免严重的放疗相关的生长迟缓、内分泌和神经心理后遗症以及第二恶性肿瘤，几个研究小组建议在 JMML 的移植中应用不含全身放疗的预处理方案[97-100]。大多数研究者选择应用白消安和环磷酰胺联合依托泊苷[100]或美法仑[95, 97, 101]，也有其他人使用白消安、阿糖胞苷和美法仑[102]。

在一项日本的回顾性研究中，27 例 1990—1997 年期间移植的 JMML 儿童 4 年 EFS 为 54%，全身放疗与非全身放疗预处理方案无差异。相反地，一项 EWOG-MDS 的回顾性研究显示，在接受 HLA 相合同胞供体或一个抗原位点不合的亲缘供体移植的患儿中，与全身放疗相比，使用白消安与较低的复发率相关（38% *vs* 78%），因此 EFS 显著提高（分别为 62% 和 11%，$P < 0.01$）[95]。对在 2000 年之前接受移植的 65 名 JMML 患儿的文献综述证实，使用全身放疗预处理方案的患者复发率显著升高[103]。

EWOG-MDS 选择了由三种烷化剂白消安、环磷酰胺和美法仑组成的预处理方案[97]。美法仑已经被证实可以增加白消安 - 环磷酰胺方案对接受未进行净化的自体移植儿童的抗白血病疗效[104]。此外，由三种细胞周期非特异性烷化药物组成的预处理方案似乎更能够根治干细胞异常性疾病，例如 JMML，因其至少有一部分克隆性干细胞处于细胞周期休眠状态。在目前最大的前瞻性研究中，100 名在 EWOG-MDS 登记的连续 JMML 患者，在预处理后给予未处理的移植物，预处理方案包括白消安 16mg/kg、环磷酰胺 120mg/kg、美法仑 140mg/m^2。除了 3 名患儿外，其他所有儿童均迅速植入。48 例接受 HLA 相合同胞移植的患者 5 年 EFS 为 55%（95%CI 41% ～ 70%），52 例接受 HLA 相合或一个

抗原 / 等位基因位点不合的无关供者移植的患者 5 年 EFS 为 49%（95%CI 5% ～ 63%）（*P*= NS）[101]。NRM 的累积发生率为 13%，同胞和无关供者移植之间无显著差异，这一结果表明预处理方案是安全的。此外，它证实，在过去 15 年中，与 HLA 相合的同胞供体相比，无关供者有极小或没有明显的劣势[99]。图 49-4 给出了 EWOG-MDS 研究[101]的 EFS、非复发死亡率和复发率的更新资料，其中存活患者的中位观察时间为 5.8 年（范围 2.3 ～ 12 年）。根据 EWOG-MDS 的结果，COG 目前正在研究与白消安 - 环磷酰胺 - 美法仑预处理方案相比，白消安和氟达拉滨的预处理方案是否具有更少的非复发死亡率和可比较的 EFS。

（三）非复发死亡

在目前的支持治疗条件下，最近的多项研究表明，JMML 移植患者的非复发死亡率不受 HLA 相合同胞供者或无关供者的影响，结果为 11%[99]、13%[101] 和 18%[105]。对 2003 年以后脐血移植儿童的大回顾性分析报道了类似的非复发死亡率，为 16%[106]。这些群体往往接受了强预处理方案，显著的低死亡率可能可以由患者年龄小和婴儿专用的中心移植经验来解释。

（四）复发

复发是接受造血干细胞移植的 JMML 患者治疗失败的主要原因[95, 99, 101, 105]。它通常发生在移植后的第一年内，高峰的中位时间为移植后 2 ～ 6 个月[101, 105, 106]。年龄较大[95, 99, 101]、血红蛋白 F 百分比增加[101, 105]、

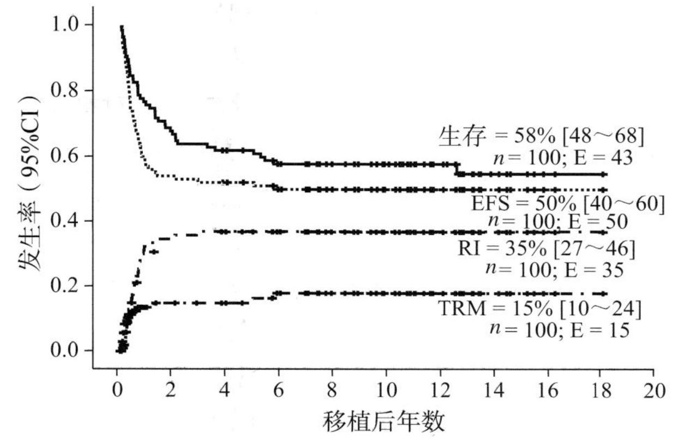

▲ 图 49-4　100 例 JMML 儿童移植后的 5 年总生存、无事件生存、累积复发率和移植相关死亡率

预处理方案为白消安、环磷酰胺和美法仑，包括相合的血缘供体（*n* = 48）或相合的无关供体（*n* = 52）。[Locatelli 等发表的中位随访 11.1 年（范围 3.9 ～ 18.5 年）后的数据更新[101]]

核型异常[99, 106]和原始细胞高于 20%[101]已被确定为疾病复发相关的特异性危险因素。在分析 JMML 自然病程的研究中，诊断时年龄超过 2 岁且血红蛋白 F 高也是未接受移植的患者生存期短的预后因素[3, 6, 8]。

在前瞻性 EWOG-MDS 研究的多因素分析中，年龄仍然是预测疾病复发的重要因素。诊断时，年龄小于 2 岁、2—4 岁、4 岁以上儿童的累计复发率分别为 18%（95%CI 10% ～ 32%）、46%（95%CI 30% ～ 70%）和 73%（95%CI 53% ～ 98%），相应的 EFS 率分别为 64%（95%CI 51% ～ 76%）、50%（95% CI 31% ～ 70%） 和 16%（95%CI 0 ～ 34%）[101]。图 49-5 示患者中位随访 5.8 年（范围为 2.3 ～ 12 年）后这些数据的更新。改善大龄 JMML 儿童的预后不良需要新的策略，例如提高 GVL 效应。这也说明，即使 1 岁以下的患者也可以在诊断后短期内进行造血干细胞移植。

如上所述，急性髓系白血病样基因表达谱和某些基因的异常高甲基化预示着疾病复发的风险增加[87, 88]。

（五）移植物抗宿主病和移植物抗白血病效应

HLA 相合同胞供体移植最常用的 GVHD 预防方案为环孢素，无关供者移植常用环孢素联合甲氨蝶呤和抗胸腺细胞球蛋白[101, 106]。前瞻性 EWOG-MDS 研究报道，移植 100 天的Ⅱ～Ⅳ度 GVHD 累积发生率为 40%（范围 31% ～ 51%），而Ⅲ～Ⅳ度急性 GVHD 的累积发生率为 17%（范围 11% ～ 26%）[101]。相合的同胞供体（46%）和无关供者供体（35%）移植之间，Ⅱ～Ⅳ度 GVHD 的发生率没有差异（*P*=NS）。多因素分析显示，患者情况或移植相关变量与急性 GVHD 的发生无显著相关性[101]。Ⅲ～Ⅳ度急性 GVHD 与 JMML 患者较差的总体生存相关[99, 105]。

由于 JMML 患者的年龄较小，急性和慢性 GVHD 的发病率往往低于其他白血病。在前瞻性 EWOGMDS 研究中，接受移植的 JMML 患儿的慢性 GVHD 为 17%[101]，NMDP 研究中为 25%[105]，在来自日本的综述中，24 例中有 10 例发生慢性 GVHD[99]。来自美国和日本的研究者指出，与没有慢性 GVHD 的儿童相比，发生慢性 GVHD 的儿童的总生存率更高，这一结果与报道慢性 GVHD 累计发生率最低的 EWOG-MDS 研究相反[99, 105]。这些数据表明可能存在针对 JMML 细胞的 GVL 效应。

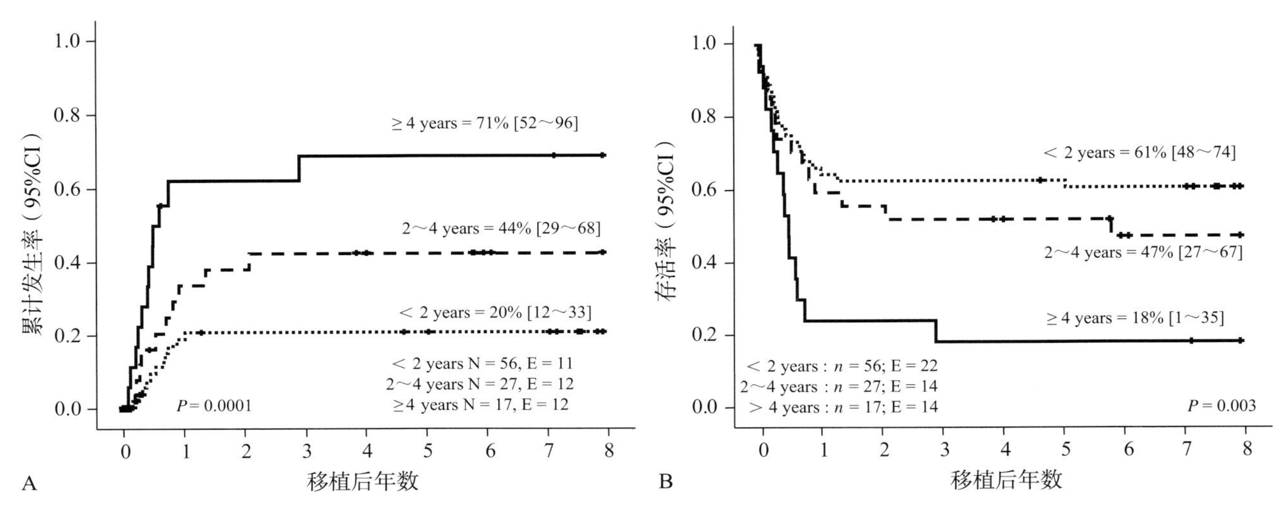

▲ 图 49-5　100 例 JMML 儿童基于诊断年龄的移植后复发率和无事件生存率

A. 移植后复发率；B. 无事件生存率。预处理方案为白消安、环磷酰胺和美法仑，包括相合的血缘供体（$n = 48$）或相合的无关供体（$n = 52$）[Locatelli 等发表的中位随访 11.1 年（范围 3.9 ～ 18.5 年）后的数据更新 [101]]

许多报道描述了 JMML 早期复发患者停用免疫抑制治疗的疗效 [103]。此外，在第二次造血干细胞移植期间通常采用不太强烈的 GVHD 预防方案，因此尽管使用相同的供者，二次移植后的长期生存与首次移植类似 [107]。总之，有足够的证据表明 GVL 在异基因移植后根除 JMML 细胞中起主要作用。这很好地解释了体外去 T 淋巴细胞后的移植容易引起高复发率。(EWOG-MDS 注册研究，未发表的资料)。

（六）干细胞来源和脐带血移植

大多数 JMML 的造血干细胞移植中使用的是未处理的骨髓细胞。外周血造血干细胞移植没有带来更好的总体生存或更低的复发率 [101]。在过去的 20 年中，来自无关供者的脐血越来越多地被用作造血干细胞的替代来源。对于需要迅速接受移植的年轻患者而言，脐血的主要优点在于，干细胞可以快速获得，以及可以使用同受者 HLA 有差异的供者。尽管 JMML 中已经成功进行了脐血移植 [101, 108, 109]，但人们担心它可能对这种侵袭性白血病的 GVL 效应不足。最近由 Eurocord、EBMT、EWOG-MDS 以及 CIBMTR 共同进行的对 110 名 JMML 儿童的回顾性分析显示，单份无关供者脐血移植结果与已报道的各种不同供体来源的移植相似 [106]。中位随访 64 个月，5 年总生存率为 52%（95%CI 47% ～ 59%）。较好的预后相关因素为，诊断年龄小于中位年龄（1.4 岁）、0 或 1 个 HLA 位点不合的供者以及除单体 7 以外的核型 [106]。尽管供受者间 HLA 差异较大，但Ⅱ～Ⅳ度急性 GVHD（41%，95%CI 37% ～ 45%）和慢性 GVHD（15%，95%CI 11% ～ 19%）的发生率与 HLA 相合的骨髓或外周血细胞移植报道的相似。2003 年之前接受脐血移植的患者非复发死亡率有增加的趋势，2003 年后接受移植的患儿的非复发死亡率的 95%CI 为 11% ～ 21%，2003 年之前接受脐血移植的患儿为 15% ～ 35%[106]。37 例患者复发，中位时间为 2.6 个月；5 年累积复发率为 33%(95%CI 28% ～ 38%)[106]，与骨髓移植报道的相似。由于有实验证据表明造血干细胞移植后早期存在两个竞争的脐血移植物可引起强烈的细胞毒反应，因此双份脐血移植推荐用于在第一次异基因移植后疾病复发的情况 [110]。总体而言，现有证据表明脐血移植适合用于大部分缺乏 HLA 相合的同胞供者的 JMML 患儿。寻找合适的无关脐带血应与寻找 HLA 相合的无关骨髓供者同时开始。

（七）嵌合度与微小残留病

与其他血液系统恶性肿瘤一样，使用少量串联重复序列标记的连续定量嵌合度研究可以鉴定出混合嵌合的患者，这些 JMML 患者在移植后具有高复发风险 [111]。因为快速增加的混合嵌合状态总是伴随着 JMML 复发 [111]，所以在第一次检测到混合嵌合状态后应立即减撤免疫抑制治疗。这种策略似乎是安全有效的，尽管报道的许多成功持续缓解的病例伴随慢性 GVHD [112]。一些患者，在没有预先检测到混合嵌合状态的情况下发生疾病的迅速进展。因此我们需要更敏感的方法，例如应用疾病特异性标记物，来增加检测灵敏度，从而可以检测较小百分比的白血病残留细胞。为此，开发了基于荧光的等位基因特异性 PCR，以检测最常见的 *RAS* 或 *PTPN11* 突变 [113]。目前仍需要进行前瞻性研究来检验这种方法是否能够尽早地指导移植后免疫抑制治疗的调整以防止疾病血液学复发。

（八）供者淋巴细胞输注

造血干细胞移植后复发的 JMML 患者的治疗选择有限。免疫抑制药的减撤通常是第一项措施，在少数患者中这一措施即可控制白血病 [103, 112, 114]，这也表明 JMML 中存在 GVL 效应。对于无应答的患者以及停用免疫抑制药后复发的患者，可考虑供者淋巴细胞输注或二次造血干细胞移植。已有若干关于供者淋巴细胞输注成功治疗复发 JMML 的报道 [112, 115–117]。据报道，在 3 名有核型分析的患者中一个为正常核型，一个为单体 7。化疗后（n=2）或脾切除术（n=1），给予输注来自相合供体（n=2）或一个 HLA 基因位点不合无关供者供体（n=1）的淋巴细胞。在 2 名患者中观察到 GVHD，一名患者中观察到骨髓衰竭，至报道时所有患者均存活。这些病例报道表明，至少部分复发的 JMML 患者可以从供者淋巴细胞输注中获益。然而，单个成功案例的报道可能存在偏倚，会夸大这种治疗方式的益处。在 EWOG–MDS 的一项回顾性研究中，对供者淋巴细胞输注的疗效在 21 名接受治疗的混合嵌合体(n = 7)或复发（n = 14）的 JMML 患者中进行了研究 [114]。接受较高剂量 T 细胞（$\geqslant 1 \times 10^7$/kg）和核型异常的患者反应率显著升高。6 名接受 HLA 相合同胞供者淋巴细胞输注的患者均无反应。21 名患者中总共有 6 名患者对供者淋巴细胞输注有反应，但只有一名患者仍然存活并处于缓解期，2 名患者复发，3 名患者死于并发症。虽然 JMML 患者可能对供者淋巴细胞输注敏感，但由于并发症和复发，对供者淋巴细胞输注有反应的患者总体预后仍很差。

（九）二次移植

关于二次造血干细胞移植治疗第一次移植后复发的各类白血病的疗效已有大量报道。这些研究表明二次移植预后不良，复发率和非复发死亡率均较高。由于复发仍然是 JMML 患儿移植失败的主要原因，因此在许多患者中尝试了二次造血干细胞移植。Chang 等回顾了已报道的 13 例接受第二次移植的患者，其中 7 例无病生存，中位随访时间为 53 个月 [118]。对 EWOG–MDS 的回顾性研究证实，二次造血干细胞移植可以成为第一次移植后复发的 JMML 患儿的有效的挽救性治疗措施 [107]。24 名第一次造血干细胞移植后复发（中位时间移植后 160 天）的患者接受了第二次异基因移植。第一次和第二次造血干细胞移植间隔的中位时间为 260 天。24 名患者有 19 名患者，第一次和第二次造血干细胞移植选择了同一供者。中位随访 3.3 年后，10 名患者（43%）仍存活并处于缓解期。3 年和 5 年无白血病生存率分别为 50%（95%CI 30% ～ 70%）和 32%（95%CI 8% ～ 56%）。6 名二次移植后发生慢性 GVHD 的患者均未复发，14 名二次移植后没有慢性 GVHD 的患者中有 8 名复发（P=0.04）。可以推测在第二次移植过程中减少使用免疫抑制药能诱导更强的 GVL 效应，带来更好的预后。24 名患者中有 18 名患者，第一次移植预处理方案含有白消安，第二次造血干细胞移植选择了基于全身放疗的预处理方案，18 名患者中有 9 名存活且仍缓解。来自西雅图研究组的关于 JMML 移植的报道，包括 6 名接受二次异基因移植的患者，第一次和第二次造血干细胞移植分别使用了全身放疗 – 环磷酰胺 ± 白消安和白消安 – 环磷酰胺预处理方案 [119]。在二次移植后，6 名患者中只有 1 名仍存活缓解。基于 treosulfan 的预处理方案（EWOG–MDS 注册研究，未发表的结果）已经获得了令人鼓舞的初步结果。总之，当前 JMML 中二次移植的疗效优于供者淋巴细胞输注，并且令人惊讶的是，其疗效与第一次造血干细胞移植相当。

（十）移植前脾脏切除及其他治疗

尽管一些研究者认为，部分 JMML 患儿可通过高强度化疗来改善预后 [83]，但没有证据表明这一治疗可以在移植后降低复发率或提高生存率 [101]。因此，大多数研究者不建议在造血干细胞移植前对 JMML 进行强化疗。同样，没有其他治疗方法显示对移植后生存率有影响。目前尚不清楚在造血干细胞移植之前给予表观遗传学调控药物，例如 5– 氮杂胞苷，或靶向 RAS 途径的药物是否有益。对于 JMML 患儿来说，脾切除术仍然是一项有争议的治疗措施。在费城染色体阳性的慢性髓系白血病中，尚未证实它可以改善异基因造血干细胞移植后的生存。然而，脾脏过度肿大可能导致腹部不适和过度的输血需求。因此，早期脾切除术已被推荐用于缓解疾病症状，并且在 COG 最近的一项研究中，所有临床稳定的患者都被安排进行脾切除术。在一项 72 例接受造血干细胞移植的 JMML 患儿的回顾性研究中，脾切除术是生存期延长的独立预后因素（作者自己未发表的观察结果）。虽然脾脏切除是造血干细胞移植之前常见的治疗 [95]，但脾切除术对预防移植后复发的益处尚不清楚 [98]。在前瞻性 EWOG-MDS 研究中，造血干细胞移植前脾切除术以及异基因移植时的脾脏大小对移植后生存率、复发率或植入时间均没有影响 [101]。同样，在 JMML 的脐血移植的大型回顾性分析中，脾切除术并未影响生存 [106]。这些大型队列研究的结果不支持在移植前不加选择地使用脾切除术。年轻患者的脾切除术与危及生命的感染的风险增加有关。必须仔细评估每个患儿进行脾切除术的适应证。对于年龄较大的患者，如果存在巨脾伴脾功能亢进和（或）血小板输注无效，可以考虑脾切除术，以促进植入、加速造血恢复并降低出血性并发症的风险。

十、展望

目前，约有 60% 的 JMML 患儿可通过一次或二次造血干细胞移植获得治愈。降低大龄儿童的疾病复发率仍然是未来临床试验的主要挑战之一。减少 GVHD 预防的免疫抑制药、密切监测移植后微小残留病可能有助于降低复发风险。预处理方案仍可以进一步优化以取得更好的抗白血病效应，但 JMML 患儿移植生物学的主要进展可能更取决于对疾病病因和分子发生机制的新发现。

第 50 章 造血干细胞移植治疗成人急性髓系白血病

Hematopoietic Cell Transplantation for Adult Acute Myeloid Leukemia

Frederick R. Appelbaum 著
王 荧 译
陈晓晨 仇惠英 陈子兴 校

一、概述

急性髓系白血病是指一系列髓系恶性肿瘤，它们既具有许多共同特征，同时在基础生物学和临床转归方面又存在明显异质性。由于大多数患者不能通过常规化疗获得治愈，造血干细胞移植在急性髓系白血病治疗中发挥着重要作用。然而，由于存在多种移植方式（亲缘供体异基因、无关供体异基因、自体、减低强度预处理等）以及急性髓系白血病本身存在异质性，因此每一位患者都需要经过仔细评估和安排才能将造血干细胞移植最佳整合到总体治疗方案中。

二、流行病学与病因学

2015 年，美国大约有 20 830 例新发急性髓系白血病病例。急性髓系白血病发病率在 30 岁以下人群中维持稳定，然后随着年龄增加而几乎呈指数性增长 [1]。大多数情况下，急性髓系白血病患者找不到明确病因。某些个体存在遗传易感性。如果急性髓系白血病发生在 1 岁前，同卵双胞胎间的共同患病率接近 100%，但之后随着年龄的增长而显著下降。“纯家族性白血病”是由几个单基因突变所引起，且不伴有其他临床表现的罕见综合征，这些基因包括 *RUNX1*、*CEBPA* 和 *GATA2* 等。在 RNA- 核糖体骨髓衰竭综合征、Diamond-Blackfan、Shwachman-Diamond、先天性角化不良以及与 DNA 修复缺陷相关的综合征（包括 Fanconi 贫血和 Bloom 综合征）患者中，急性髓系白血病发生率增加。在 Li-Fraumeni 综合征，以及异常染色体数目相关综合征（包括 21+ 和 XXY）患者中，急性髓系白血病的发生率也增加。

苯或含苯溶剂的环境暴露与骨髓增生异常和急性髓系白血病的发病率增加相关。吸烟人群急性髓系白血病的发病率增加 1 倍。随着放、化疗在恶性肿瘤治疗中广泛应用，治疗相关性急性髓系白血病变得更为多见，占全部病例 6% ～ 8% [2]。烷化剂暴露后发生的急性髓系白血病，潜伏期一般为 5 ～ 7 年，患者往往首先表现为 5 号或 7 号染色体异常的 MDS。拓扑异构酶 Ⅱ 暴露后发生的急性髓系白血病潜伏期较短，往往没有前驱 MDS，且通常具有涉及 11q23 的染色体异常。然而，在联合化疗后发生的治疗相关性急性髓系白血病大多并不能归入某种特定亚型。一般来说，即使校正了其他已知危险因素，治疗相关性急性髓系白血病患者对治疗的反应性也比原发急性髓系白血病患者差。

其他髓系恶性肿瘤可以最终演变为急性髓系白血病。这在 MDS 中最为常见，偶尔也发生在真性红细胞增多症和特发性骨髓纤维化，但很少见于原发性血小板增多症。起源于前驱血液恶性肿瘤的急性髓系白血病通常具有三系病态造血，并且常有预后不良的细胞遗传学改变。大约 3% 的 60 岁以下和 15% 的 60 岁以上急性髓系白血病患者存在前驱髓系恶性肿瘤。

三、分子与细胞生物学

（一）细胞起源

急性髓系白血病是克隆性疾病，患者的所有白血病细胞都来源于一个共同的前体细胞。急性髓系白血病克隆性的最初证据来自于对具有杂合型葡萄糖 6- 磷酸脱氢酶（X 染色体连锁）同工酶的女性患者的研究。患者的正常造血细胞是两种同工酶的 50∶50 混合体，但白血病细胞仅具有其中的一种同工酶，从而证明了它们的克隆起源。最近，全基因组分析技术显示急性髓系白血病起源具有相当的复杂性，每个病例都有许多可重现的潜在"驱动"突变。对患者单个细胞的进一步研究发现，细胞间存在着巨大的突变差异性，这表明急性髓系白血病的发展不是沿线性方向的简单渐进性突变累积，而是多周期的基因突变和克隆选择的动态过程[3]。

在急性髓系白血病的克隆群体中，一定存在着既能自我更新又能增殖的细胞亚群。"急性髓系白血病干细胞"特性的确定，基于转移单个细胞至免疫缺陷小鼠建立白血病模型的能力。这些研究表明，白血病干细胞是白血病细胞群体中的相对稀少亚群，10^6 白血病细胞中仅有 0.2 ～ 100 个白血病干细胞，无论其他白血病细胞分化程度如何，白血病干细胞仅表达 $CD34^{++}CD38^{-}$ 原始表型[4]。然而，通过在免疫缺陷小鼠建立白血病模型的能力来定义白血病干细胞可能是武断的，可能并不能识别真正的急性髓系白血病干细胞。

（二）病理

尽管白血病干细胞可能是原始表型，每个患者的大部分白血病细胞在形态学上都具有某些分化特征。30 多年来，FAB 体系被用来对急性髓系白血病进行分类：根据分化程度和谱系将急性髓系白血病分为八类（M_0 ～ M_7）[5]。FAB 体系后来被纳入到世界卫生组织关于急性髓系白血病新分类中，成为其中一部分（见表 50-1）。随着对基础分子学异常的认知不断深入，急性髓系白血病形态学的诊断意义显著下降。

（三）免疫表型

可根据细胞表面表达的髓系相关抗原组合来区分急性髓系白血病细胞。最原始急性髓系白血病肿瘤细胞表达 CD34、CD117 和 HLA-DR。CD13 和 CD33 是泛髓系标志物，在大多数急性髓系白血病均有表达。CD14、CD15 和 CD11b 与单核细胞分化有关。CD36 和 CD71 与红白血病相关，而 CD41a 和 CD61 与巨核细胞白血病相关。在 10% ～ 20% 的病例中，急性髓系白血病细胞表达单个的 B 细胞或 T 细胞相关抗原（CD19 或 CD2），但这并不具有明显临床意义。然而，在罕见情况下，急性髓系白血病细胞表达多个淋巴细胞标志物。这类混合表型急性白血病的预后较差。急性髓系白血病的免疫分型有多种用途。既可与急性淋巴细胞白血病区分，还具有微弱的预后价值。然而，更普遍的用途是，由于急性髓系白血病细胞几乎总是和正常细胞具有不同的免疫表型，MFC 中的免疫表型分析技术可被用作检测微小残留病。

（四）分子病理学和细胞遗传学

急性髓系白血病的动物模型表明，大多数病例需要多个基因突变才能最终导致疾病的产生，包括

表 50-1　世界卫生组织急性白血病分型及相应 FAB 分型（2008）

伴重现性遗传学异常的 AML
AML 伴 t（8；21）（q22；q22）；*RUNX1-RUNX1T1*
AML 伴 inv（16）（p13.1q22）或 t（16；16）（p13.1；q22）；*CBFB-MYH11*
APL 伴 t（15；17）（q22；q12）；*PML-RARA*
AML 伴 t（9；11）（p22；q23）；*MLLT3-MLL*
AML 伴 t（6；9）（p23；q34）；*DEK-NUP214*
AML 伴 inv（3）（q21q26.2）或 t（3；3）（q21；q26.2）；*RPN1-EVI1*
AML（原始巨核细胞）伴 t（1；22）（p13；q13）；*RBM15-MKL1*
暂命名：*AML 伴 NPM1* 突变
暂命名：*AML 伴 CEBPA* 突变
伴骨髓增生异常相关改变的 AML
治疗相关髓系肿瘤
非特殊类型 AML
AML 微分化型
AML 未分化型
AML 部分分化型
急性粒单核细胞白血病
急性原始单核细胞 / 单核细胞白血病
急性红白血病
纯红白血病
红白血病，红系 / 髓系
急性巨核细胞白血病
急性嗜碱性粒细胞白血病
急性全髓增殖症伴骨髓纤维化
髓系肉瘤
唐氏综合征相关髓系增殖
短暂性异常髓系增殖
唐氏综合征相关髓系白血病
母细胞性浆细胞样树突细胞肿瘤

AML. 急性髓系白血病

阻断分化的基因突变和其他导致增殖失控的基因突变。这些突变分为可通过特定染色体异常改变识别的突变和需要其他分子检测才能识别的突变。

1. 可重现的细胞遗传学异常

(1) 核心结合因子（core binding factor，CBF）易位：CBFα（也称 RUNX-1）和 CBFβ 通常以异二聚体的形式结合形成转录因子，从而调节造血细胞的分化。t(8;21) 占成人急性髓系白血病患者的 8%，其导致 8 号染色体上编码 CBFα 的基因（*RUNX -1*）与 21 号染色体上的 *MTG8* 基因形成融合基因。大约 7% 的急性髓系白血病中可见到 Inv（16），其导致 CBFβ 基因与平滑肌肌球蛋白重链基因形成融合。在这两种情况下，产生的异常融合蛋白作为主要负调控因子影响转录过程。本章会进一步详述，CBF 阳性急性髓系白血病多见于年轻患者，并且预后相对较好[6]。

(2) 维 A 酸受体 α 易位：急性早幼粒细胞白血病约占成人 AML 的 8%，并且基本上总是与 t（15；17）相关。t（15；17）导致 15 号染色体上的早幼粒细胞白血病基因（PML）与 17 号染色体上的维 A 酸受体 α 基因（RARα）形成新的融合基因。产生的 PML/RARα 融合蛋白，部分通过募集核辅阻遏子、分子 sin3 以及组蛋白去乙酰化酶发挥显著的负性调控作用[7]。全反式维 A 酸（all-trans-retinoic acid，ATRA）由于能够与融合蛋白结合，导致其构象改变和释放吸附的核辅阻遏子，在急性早幼粒细胞白血病中具有独特的作用。其他涉及 RARα 的罕见易位，包括 t（11；17）和 t（5；17），临床上可产生与急性早幼粒细胞白血病相似的白血病表现，但患者对全反式维 A 酸的反应要差很多。

(3) 混合表型白血病突变：在大约 7% 的成人急性髓系白血病病例中可见到涉及 11q23 的易位。虽然 t（9；11）是最常见的形式，t（6；11）、t（10；11）、t（11；17）和 t（11；19）也能见到。小鼠研究表明，MLL 基因产物参与正向调节正常发育所必需的 homeodomain（HOX）基因。因此，目前的假设是 MLL 融合蛋白增加 HOX 基因表达，从而导致细胞自我更新能力增强[8]。

(4) 涉及 5q、7q 和 20q 的染色体异常：涉及 5q、7q 或 20q 的异常在老年急性髓系白血病、有烷化剂接触史的继发性急性髓系白血病和继发于 MDS 的急性髓系白血病中尤其常见[9]。这些白血病的预后相对较差。虽然有假设认为这些染色体异常的重复出现可能源于这些位置存在经典的肿瘤抑制基因，但是目前尚未鉴定出相关基因。

2. 常规细胞遗传学不能检测的突变

(1) 酪氨酸激酶受体突变：受体型酪氨酸激酶是一类含细胞外、跨膜和具有酪氨酸激酶活性的细胞内结构域的跨膜蛋白。配体与这些蛋白结合后导致受体二聚化以及随后的接头蛋白磷酸化，后者再激活 RAS 和其他下游蛋白。30% ～ 35% 的 AML 患者存在 FLT3 基因（一种典型的受体型酪氨酸激酶）的活化突变。大多数突变是内部串联重复（internal tandem duplications，ITDs），约 25% 的突变是点突变。FLT3 突变发生率在老年患者和初诊时高白细胞的患者中较高。FLT3 突变患者常规化疗预后较差。骨髓标本中 ITD 插入基因越大，以及突变 / 野生比率越高的患者预后越差。FMS、KIT 等其他受体型酪氨酸激酶突变也可见于急性髓系白血病[10]。

(2) RAS 突变：RAS 是一种可被各种酪氨酸激酶激活的二磷酸鸟苷结合蛋白。取决于细胞类型及其特定状态，RAS 的激活具有多种效应，但可导致细胞增殖和转化。在 15% ～ 20% 的急性髓系白血病病例中存在 RAS 突变。突变阻断了 Ras-GTP 的水解，从而使 RAS 保持在“ON”位置。RAS 必须有法尼基或 geranylgeranyl 脂附着才具有正常功能，所以法尼基转移酶抑制药是一潜在的急性髓系白血病治疗方法。

(3) *NPM1* 突变：*NPM1* 基因编码具有多种潜在功能的核磷酸蛋白。30% 的急性髓系白血病患者存在 *NPM1* 突变。*NPM1* 突变与单核细胞分化及正常核型相关，患者预后相对较好。

(4) C/EBP α 突变：C/EBPα 指 CCAAT/ 增强子结合蛋白 α，是正常粒细胞分化所必需的一个转录因子。在 6% ～ 10% 的急性髓系白血病患者中存在 C/EBPα 突变，患者往往表现为 M1 或 M2，具有中等预后的细胞遗传学改变和相对较好的临床预后。

(5) IDH1/IDH2 突变：IDH1 和 IDH2 的突变导致其正常酶功能丧失，并产生将 α- 酮戊二酸转化为 2- 羟基戊二酸的新功能，后者可能是一种致癌代谢物。15% ～ 20% 的急性髓系白血病存在 IDH1/IDH2 突变，似乎预后较差，特别是会降低 *NPM1* 突变患者的预后水平。

(6) 其他非随机突变：最近，癌症基因组图谱研究网络（the Cancer Genome Atlas Research Network）对 200 例急性髓系白血病患者进行了完整的外显子测序，发现每例患者平均有 13 个基因突变，其中 8 个是随机突变，另外 5 个是急性髓系白血病中的可重现性突变[11]。最常见的可重现性突变基因包括 *FLT3*、*NPM1*、*DNMT3A*、*IDH2*、*TET2*、*RUNX1*、*TP53*、*NRAS*、*CEBPA* 和 *WT1*。

基因和 microRNA 表达急性髓系白血病中存在许多单基因（包括 *BAALC*、*EV1*、*ERG* 和 *MN1*）表达水平异常，并与预后相关。通过全基因组表达谱分析，发现了不同预后的独特急性髓系白血病亚群。也有报道，急性髓系白血病存在多个 microRNA 异常表达。但是，这些研究结果尚未对日常临床实践产生影响。

四、分类

世界卫生组织制定了一个新的 AML 分类方法，亚组包括伴有几种最常见重现性细胞遗传学异常的急性髓系白血病、MDS 转化的急性髓系白血病、治疗相关性急性髓系白血病，以及根据形态学特征进一步分型的非特殊类型急性髓系白血病（见表 50–1）[12]。这个分类系统虽然很全面，但由于不是根据患者预后设计的，因此在制定治疗指南时并没有被广泛采用。20 年前，美国西南肿瘤协作组（Southwest Oncology Group，SWOG）和英国医学研究理事会（Medical Research Council，MRC）各自设计并采用了仅根据细胞遗传学的分类方法[13, 14]。两套系统虽然不完全相同，但非常相似，预后良好组包括 t（15;17）、t（8;21）和 inv（16），预后不良组包括 abn（3q）、del（5q）/–5、del（7q）/–7、t（6;9）和复杂核型（≥ 3 种，且互不相关的异常）。其他类型均定义为预后普通组。此后，MRC 对他们的分类方法进行了轻微的修订（表 50–2）。

虽然使用广泛，但这些方法不包括目前已普及的非细胞遗传学的基因突变结果。最近，根据患者预后水平，制定了结合细胞遗传学和分子检查的新分类系统。ELN 发表了一个已广泛应用的分型系统（表 50–3）[15]。简言之，预后良好组包括 t（8；21）/inv（16）核转录因子急性髓系白血病，以及正常核型中不伴 FLT3 突变的 CEBPA 或 NPM1 突变的急性髓系白血病。中危 1 组包括预后良好组外的其他正常核型急性髓系白血病，而中危 2 组包括预后良好组和预后不良组外的所有其他染色体异常核型。预后不良组包括 inv（3）或 t（3；3）、t（6；9）、t（v；11）或 MLL 重排、–5 或 del（5q）、–7、abnl（17p）和复杂核型。图 50–1 显示了根据 ELN 预后危险分层的急性髓系白血病患者总生存率[16]。其他研究组也报道了相似的结果[17]。有研究整合了其他基因突变，甚至提出包括基因表达数据的更为复杂的分类系统，但这些尚未得到广泛接受和应用。

表 50–2　急性髓系白血病的细胞遗传学分类

危险度 a	SWOG [13]	MRC（1998）[14]	MRC（2010）[14]
良好组	t（15；17），t（8；21），inv（16）/t（16；16）/del（16q）	t（15;17），t（8;21），inv（16）/t（16；16）/del（16q）	t（15；17）（q22；q21），t（8；21）（q22；q22），inv（16）（p13q22）/t（16；16）（p13；q22）
中等组	正常核型，+8，+6，–Y，del（12p）	正常核型，11q23abn，+8，del（9q），del（7q），+21，+22，其他核型	未归类为良好组或不良组的异常
不良组	abn（3q），del（5q）/–5，–7/del（7q），t（6；9），t（9；22），9q，11q，20q，21q，17p，复杂核型（≥ 3 种，且互不相关的异常）	abn（3q），del（5q）/–5，–7，complex（≥ 5 种，且互不相关的异常）	abn（3q）[除外 t（3；5）（q21–25；q31–35）]，inv（3）（q21q26）/t（3；3）（q21；q26），add（5q）/del（5q）/–5，add（7q）/del（7q）/–7，t（6；11）（q27；q23），t（10；11）（p11–13；q23），t（11q23）[除外 t（9；11）（p21–22；q23）和 t（11；19）（q23；p13）]，t（9；22）（q34；q11），–17/abn（17p），复杂核型（≥ 4 种，且互不相关的异常）
不明组	所有其他异常	无法识别的类型	无法识别的类型

a. 获得完全缓解的危险度。SWOG. 美国西南肿瘤协作组；MRC. 英国医学研究理事会

表 50-3　成人急性髓系白血病 ELN 预后分层

分　组	遗传学异常
良好组	t(8；21)(q22；q22)；*RUNX1-RUNX1T1*
	inv(16)(p13.1q22) 或 t(16；16)(p13.1；q22)；*CBFB-MYH11*
	NPM1 突变不伴 *FLT3-ITD*（正常核型）
	CEBPA 突变（正常核型）
中等 - Ⅰ组	*NPM1* 突变伴 *FLT3-ITD*（正常核型）
	野生型 *NPM1* 伴 *FLT3-ITD*（正常核型）
	野生型 *NPM1* 不伴 *FLT3-ITD*（正常核型）
中等 - Ⅱ组	t(9；11)(p22；q23)；*MLLT3-MLL*
	未归类为良好组或恶劣组的细胞遗传学异常
恶劣组	inv(3)(q21q26.2) 或 t(3；3)(q21；q26.2)；*RPN1-EVI1*
	t(6；9)(p23；q34)；*DEK-NUP214*
	t(v；11)(v；q23)；*MLL* 重排
	-5 或 del(5q)；-7；abnl(17p)；复杂核型

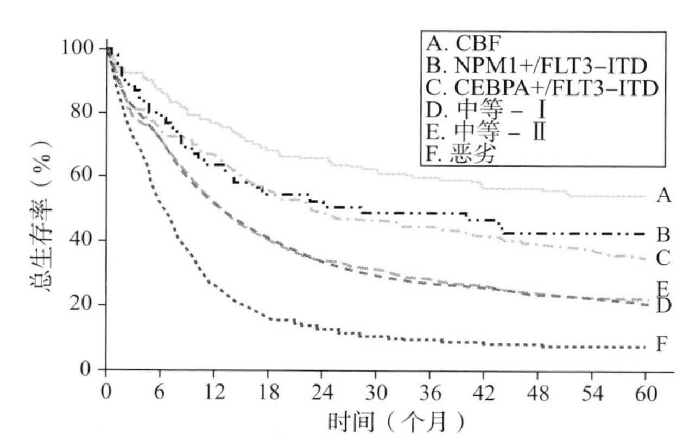

▲ **图 50-1　根据 ELN 危险度分层的急性髓系白血病患者总生存率**

（引自 Rollig 等，2011[16]。美国临床肿瘤学会授权转载）

五、临床表现和实验室检查

急性髓系白血病的常见症状与正常血细胞的减少有关。多数患者有贫血，活动能力下降、疲劳感和头痛是患者常见主诉和症状。血小板减少并不少见，约 1/3 患者容易出现瘀斑表现和有牙龈 / 鼻出血。1/3 患者出现严重感染（通常是细菌性感染）。除了各种与血细胞减少相关的症状外，大约 25% 的患者有弥漫性骨痛和（或）压痛。此外，白血病浸润可引起绿色瘤、牙龈增生和白血病皮损。

就诊时，多数患者有正色素性、正常细胞性贫血和血小板减少，其中半数患者血小板计数低于 50 000/mm^3。多数患者粒细胞减少，但白细胞总数的变异较大，25% 患者白细胞计数高于 50 000/mm^3，25% 患者则低于 5000/mm^3，其余介于两者之间。患者骨髓通常增生活跃。与 MDS 不同，根据定义，急性髓系白血病原幼细胞比例必须大于 20%。急性早幼粒细胞白血病患者通常有部分凝血活酶和凝血酶原时间延长、纤维蛋白原减少，以及其他弥散性血管内凝血的证据。初诊的急性髓系白血病患者，生化检查通常是正常的，但部分病情凶险的患者可能合并有肿瘤溶解综合征。腰穿检查显示 2% 的急性髓系白血病患者存在无症状性中枢神经系统白血病浸润。然而，一项随机研究显示，成人急性髓系白血病患者进行中枢神经系统筛查和预防治疗并没有显著意义[18]。

六、非移植治疗方法

（一）诱导缓解

如果不治疗，急性髓系白血病通常是一种快速致死性疾病，患者在数月内因出血或感染而死亡。基于老年患者对强化诱导治疗耐受性较差的主观猜测，指南对急性髓系白血病的初始治疗通常人为地以 60 岁为界，分别推荐了年轻患者和老年患者的方案。最近研究发现，尽管年龄对诱导治疗后早期死亡率有一定的影响，但其他因素，包括体力状况和既往治疗情况，也会起很大作用。因此，初始诱导治疗的选择应基于患者是否能够耐受强化治疗，而不是年龄本身。一般而言，如果患者体能状况良好，没有严重并发症，强化治疗至少适合 75 岁以下的患者。诱导治疗的目标是实现形态学完全缓解。根据国际工作组定义，完全缓解指骨髓中原幼细胞比例低于 5%，且外周血细胞计数中性粒细胞＞ 1000/mm^3，血小板＞ 100 000/mm^3[19]。65 岁以下患者的标准诱导治疗包括 3 天的蒽环类药物（如柔红霉素，剂量 60 ～ 90mg/(m^2・d)；或去甲氧柔红霉素，剂量 12mg/（m^2・d）和 7 天的阿糖胞苷［剂量 100 ～ 200mg/（m^2・d），静脉滴注或持续给药］[20, 21]。65岁以上体能状况良好的患者一般接受类似的治疗方案，但是这个年龄组患者并不能从45～60mg/（m^2•d）以上剂量的柔红霉素中获益。通过“3+7”方案，65%～80%的患者可以获得初次缓解。大约5%的患者在骨髓抑制期死于出血或感染，约20%的患者对诱导治疗耐药。有许多研究探索在标准“3+7”方案基础上进行改良，包括其他剂量和给药时间的蒽环类药物/阿糖胞苷组合、标准双药方案基础上联合其他化疗药物，以及化疗中或化疗后使用造血生长因子，但除了近期联合吉妥珠单抗（gemtuzumab ozogamicin）的结果令人鼓舞外，其他方案都没有能确切地提高疗效。

（二）缓解后化疗

如果患者只接受诱导化疗，急性髓系白血病将不可避免复发，时间通常在4～6个月内。因此，患者需要进行缓解后治疗。对于65岁以下、首次缓解期不进行移植的患者，目前大多数方案包含数个疗程的含高剂量阿糖胞苷的巩固化疗。由美国肿瘤和白血病研究组B和英国MRC分别制定的2个巩固方案应用最为广泛，前者包括4个疗程的阿糖胞苷（3g/m^2，每天两次，第1、3和5天）[22]，后者包括一个疗程的标准“3+7”、一个疗程的由安丫啶、阿糖胞苷和依托泊苷组成的“MACE”方案，以及一个疗程的大剂量阿糖胞苷联合米托蒽醌方案[23]。最近，对照研究证明，与中剂量阿糖胞苷（1g/m^2，每12h一次，1～6天）相比，高剂量阿糖胞苷（3g/m^2，每12h一次，1～6天）并不提高疗效[24]。通过标准的巩固治疗，35%～40%获得初次完全缓解的患者在其后5年中能保持缓解状态。如前所述，常规化疗的疗效取决于患者的细胞遗传学和分子标记改变。

（三）复发患者的化疗

初次缓解后复发的患者有30%～50%的概率可以获得第二次完全缓解。不幸的是，第二次缓解的持续时间一般较短（平均6个月），只有极少数患者在仅接受化疗的情况下病情能够不反复。再诱导治疗的相关死亡率为15%～25%。具有以下特征的患者获得第二次缓解的概率较高：年轻、具有预后良好的细胞遗传学改变以及第一次缓解持续时间长[25]。再诱导化疗方案的选择取决于患者的既往治疗、年龄和健康状况。初次缓解期≥6个月的年轻患者，通常采用含蒽环类药物和高剂量阿糖胞苷的联合方案。在一项随机试验中，联合环孢素以逆转多药耐药被证明是有效的[26]。对于首次缓解时间较短的患者，应考虑替代方案，比如含氯法拉滨的联合化疗。目前大量针对复发急性髓系白血病的药物正在研发中，包括FLT3抑制药、法尼基转移酶抑制药、组蛋白去乙酰化酶抑制药、抗血管生成剂和凋亡诱导剂等。

（四）急性早幼粒细胞白血病的特殊病例

由于急性早幼粒细胞白血病对全反式维A酸、三氧化二砷和蒽环类药物具有独特的敏感性，其治疗方法不同于其他亚型急性髓系白血病[27]。初始诱导治疗通常以全反式维A酸联合一种蒽环类药物为基础，加或不加其他化疗药物，完全缓解率约为90%～95%。诱导治疗失败通常是由于早期出血事件，少数是因为药物耐药。患者通常接受几个疗程由全反式维A酸和蒽环类药物组成的巩固治疗。一项大系列前瞻性随机试验表明，将2个疗程三氧化二砷纳入巩固治疗可显著提高患者的无事件生存率和总生存率[28]。既往研究也显示全反式维A酸维持治疗可使患者受益。通过现代治疗方法，至少75%的急性早幼粒细胞白血病患者可以在诊断后3年，或更长时间内无病存活。诊断时的患者年龄和白细胞计数水平是重要的预后因素，50岁以下、白细胞计数低于10 000/mm^3的患者预后最好。复发患者治疗方案的选择取决于当时的具体情况。既往没用过三氧化二砷的患者首选该药，这种情况下，85%的患者可能会获得第二次完全缓解。对全反式维A酸和砷剂耐药的患者，吉妥珠单抗可能有效。

七、造血干细胞移植

（一）急性髓系白血病异基因造血干细胞移植适应证

1. 初次诱导化疗失败

初次诱导化疗失败的患者基本上不可能通过替代化疗方案获得治愈，但几项研究表明，如果这些患者接受HLA相合同胞异基因移植，部分患者可以获得长期生存。例如，在一项EBMT的报道中，至少两个疗程诱导化疗失败的88例急性髓系白血病患者，移植后3年无病生存率为21%[29]。其他研究也显示了相似的结果[30]。由于寻找无关供者需要一定的时间，采用无关供者移植治疗原发诱导失败的患者的经验很少，但有限数据表明，大约有20%

的患者可以获得治愈[31]。这些结果充分显示了急性髓系白血病患者初诊时进行本人和家属 HLA 配型的重要性，因为只有这样才能在诱导治疗失败时，不会因为时间问题找不到合适的供者。

何时对难治患者启动移植程序通常需要综合分析考虑。然而，大多数专家认为，如果两个疗程常规剂量诱导治疗或一个含有高剂量阿糖胞苷的诱导治疗没有达到完全缓解，再继续标准化疗几乎没有意义[32]。

2. *首次缓解*

既往进行的多个相似前瞻性研究表明：获得首次完全缓解的患者如果有相合同胞，则进行同胞异基因移植；如果没有，则进行巩固化疗或自体移植。对所有这类研究有几篇 Meta 分析，相关纳入要求是采用意向治疗法进行数据分析，并报道了患者的总体生存率。Meta 分析结果显示，与化疗或自体移植相比，第一次缓解期进行异基因移植的患者，总体生存率更高[33, 34]。如果根据患者细胞遗传学进行亚组分析，异基因移植改善预后的作用在预后不良组患者中最为明显，在中危组患者中也存在，但在预后良好组患者中无效（图 50–2）。基于这些研究，不推荐细胞遗传学预后良好组患者在第一次缓解期进行异基因移植。但有数据表明，在预后良好组患者中，部分患者（如 KIT 突变的患者和治疗相关性急性髓系白血病患者）对标准化疗效果不佳。尚不清楚这一部分患者是否应在第一次完全缓解期进行异基因造血干细胞移植。

如前所述，依据细胞遗传学标准，正常核型患者以前被划分为中危组，但最近的分子研究将这部分患者进一步划分为化疗预后良好组（存在 *CEBPA* 突变或不伴 *FLT3* 突变的 *NPM1* 突变）和化疗预后不良组（所有其他患者）。Schlenk 等发表了一项涉及 872 例首次缓解期的正常核型急性髓系白血病患者的前瞻性研究结果[35]。具有相合同胞的患者被分配到移植组。在具有 *NPM1* 突变同时 FLT3 为野生型的患者中，无论是否有相合同胞供者，预后都相似，完全缓解期患者复发或死亡（HR 为 0.92，95%CI 为 0.47 ～ 1.81），然而对于其他所有患者，有供者并最终进行移植的患者明显获益于移植治疗（HR 0.61，95% CI 0.40 ～ 0.94）（图 50–3）。

虽然中、高危患者（依据 ELN 分类）相合亲源供者造血干细胞移植获益明显，但所有患者中大约只有 1/3 能找到匹配的亲属作为供者。无关供者登记处的发展使许多患者寻找相合无关供者成为可能。登记处和单中心的数据都表明，急性髓系白血病患者首次缓解期进行全合无关供者或相合亲源供者移植的疗效相当[36, 37]。CIBMTR 最近在急性髓系白血病患者中比较了 600 例相合亲源供者造血干细胞移植与 1156 例全合无关供者造血干细胞移植的疗效，其中半数患者处第一次缓解期。结果显示，相合亲源供者移植组患者 3 年生存率为 39%，而无关供体移植组为 37%。在多变量分析中，差异没有显著性（RR=1.06）（图 50–4）[37]。

根据美国 NMDP 统计，目前 45% ～ 70% 的高加索人种患者（取决于患者的原国籍）、29% ～ 38% 的拉美裔患者和 12% ～ 20% 的非裔美国人能找到 8/8 等位基因相合的捐献者。与相合亲源供者移植相比，一个抗原位点不合的造血干细胞移植患者死亡风险增加（HLA–A、B、C 和 DR 位点的 HR 分别为 1.36、1.19、1.16 和 1.48）[38]。最近一项来自西雅图和明尼苏达州的研究，比较了部分相合双份脐血移植和相合亲源以及全合无关供者移植的疗效[39]。尽管双份脐血移植的相关死亡率较高，但

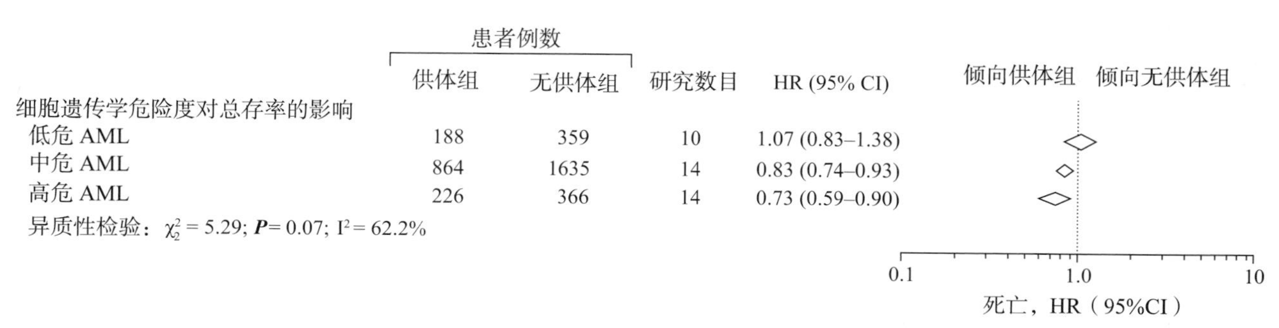

▲ **图 50–2　异基因造血干细胞移植对首次完全缓解期急性髓系白血病患者总生存率的影响（依据不同细胞遗传学预后进行分组）**

（引自 Koreth 等，2009[34]。美国医学协会授权转载）

复发率较低，三组间总生存率并没有明显差异。相合亲源、全合无关和双份脐血移植的等效性研究结果提示，三种不同供体来源移植的适应证应是大体一致的。然而，这些都是回顾性研究，患者的选择偏倚可能对结果产生影响。在德国－奥地利协作组（AMLHD98A）最近发表的一项前瞻性研究中，具有不良预后细胞遗传学改变或诱导治疗耐药的高危急性髓系白血病患者被分配进行移植治疗。未接受移植的患者 5 年总生存率为 6.5%，而移植患者为 25.1%。

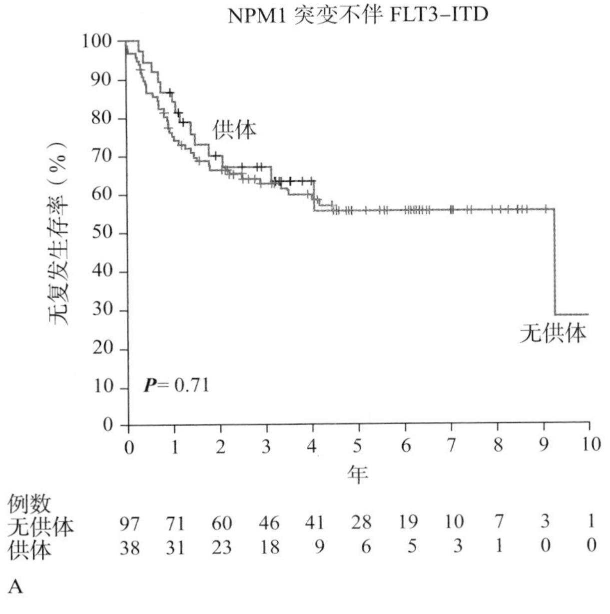

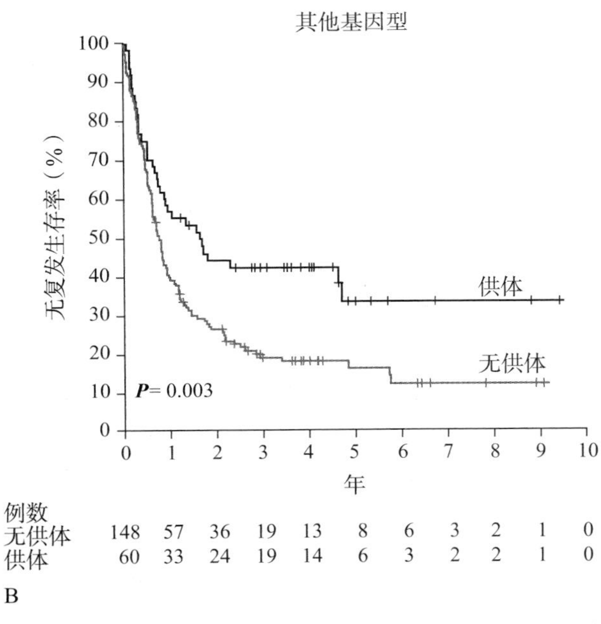

▲ **图 50-3　首次完全缓解期的急性髓系白血病患者的无复发生存率（依据是否存在 HLA 相合亲缘供体进行分组）**

（引自 Schlenk 等，2008[35]。马萨诸塞州医学会授权转载）

62 例相合亲源供体造血干细胞移植与 89 例全合无关供体造血干细胞移植的疗效没有明显差异[40]。

异基因移植在一般状况良好、第一次缓解期的老年急性髓系白血病患者中的作用尚不明确。在这部分患者中进行前瞻性研究存在固有困难：包括健康供者的相对缺乏以及患者和医生的选择偏倚。因此，目前还没有足够样本量的比较移植和继续化疗差异的前瞻性研究见于报道。日本国家癌症中心回顾性分析了 1036 例首次缓解期的 50—70 岁急性髓系白血病患者数据，其中，异基因造血干细胞移植 152 例，化疗 884 例。结果造血干细胞移植组患者的无复发生存率和总生存率均显著提高，但是患者的选择偏倚可能会对研究结果解读产生影响[41]。

3. 第二次及后续缓解

如果患者第一次缓解时没有进行移植，目前普遍共识是，如果有可能，他们应在第二次缓解时接受异基因移植。偶然情况下，化疗诱导的第二次缓解可以持续存在，但这仅限于具有良好预后细胞遗传学改变和第一次缓解期较长患者的相对少见情况。通常而言，第二次缓解期时间较短，平均 6～9 个月。Breems 等建立了首次复发急性髓系白血病患者的总生存率预测指数，发现首次缓解持续时间、年龄和细胞遗传学预后分层是最重要的三个因素。然而，在这项回顾性分析中，无论患者属于哪一个预后分组，都是接受相合亲源异基因移植的患者生存率较高[25]。

第二次缓解期的急性髓系白血病患者如果缺乏相合同胞供者，也可以选择全合无关供者或自体移植。CIBMTR 数据显示，第二次完全缓解期急性髓系白血病患者无关供者移植的 5 年生存率为

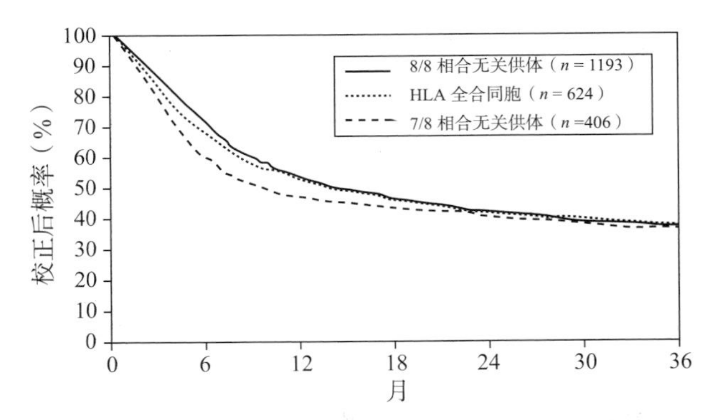

▲ **图 50-4　2223 例成人急性髓系白血病患者的校正总生存率（按供体类型分组）**

（引自 Saber 等，2012[37]。美国血液学学会授权转载）

（42 ± 2）%，自体移植为（40 ± 3）%[42]。就这些资料进行无关供者和自体移植的比较分析无疑会受到多种因素的影响，而这些因素会造成组间任何比较存在巨大偏倚。目前还没有一项第二次完全缓解期急性髓系白血病患者自体移植与无关供者移植的前瞻性随机对照研究结果发表。为了尽可能减少偏倚，采用对预后变量差异进行校正的配对分析或比例风险回归分析的单中心和登记处数据的对照研究均已见报道[43, 44]。这些研究都显示，无关供者移植复发率降低，但非复发死亡率增加。在所有研究中，两组间无白血病生存率没有统计学差异。没有研究将特定亚组患者是否可以从无关移植或自体移植中获益作为研究终点，但是，无关供者移植白血病复发风险下降、非复发死亡率增加这一现象提示，无关移植可能更适合复发风险高、不良反应风险低的情况（首次缓解时间短的年轻患者），而自体移植可能更适合相反的情况（首次缓解时间长的老年患者）。

4. 未经治疗的首次复发

急性髓系白血病患者首次复发后，如后期拟进行移植，是应直接进行移植还是应先进行化疗以试图在移植前获得第二次缓解，这是一个尚无答案的问题。通常情况下，这个问题意义有限，因为非医疗问题（包括保险结算和转诊到移植中心）往往需要时间，快速启动移植程序并不现实。然而，随着微小残留病检测技术的进步，很可能在不久的将来，会有越来越多的患者被诊断为早期复发，从而有足够的准备时间，使患者有可能在首次复发后直接进行移植治疗。

迄今为止，发表的关于首次复发后直接进行移植的研究数量十分有限。西雅图和其他地方的数据显示，首次复发的急性髓系白血病患者直接进行相合亲源供者移植，5 年以上存活率约为 30%[45, 46]。其他替代供者的异基因造血干细胞移植数据更少。目前唯一的一项研究中，38 例患者在初次复发后接受了自体造血干细胞移植（既往缓解期冻存的骨髓）。移植采用白消安联合环磷酰胺进行预处理，移植后患者接受 IL–2 注射治疗，部分还接受了淋巴因子激活的杀伤细胞治疗[47]。文章发表时，38 例患者中有 8 例无病生存。由于确定和安排无关供者移植需要时间，几乎没有首次复发急性髓系白血病患者直接进行无关供者移植的文献，但数例病案报道表明，移植疗效与相合亲源供者相比应没有明显差别[48]。

尽管首次复发后直接进行移植的疗效不如第二次缓解后再进行移植的疗效好，但需要指出的是，最多 50% 的患者再诱导治疗有效，而那些诱导治疗失败的患者要么不做移植，要么在难治性复发状态下移植。根据现有数据进行模拟推算，100 例接受再诱导治疗的患者中有 50 例将获得第二次完全缓解，如果每位患者都接受了移植，大约 20 例患者将被治愈（50 × 0.40）；其他 50 例患者中，15% ～ 20% 的患者会在再诱导治疗期间死亡或出现并发症以致无法进行移植手术，剩余的 30 人中，可能有 3 例（10%）会被治愈。因此，这种方法将有 23 例患者被治愈，这个比例比报道的首次复发后直接进行移植的 30% 治愈率要低。当然，显著的选择偏倚可能会影响初次复发患者直接移植的结果。在首次复发直接进行异基因移植的有限经验中，那些发生 GVHD 和移植时肿瘤负荷小的患者预后相对较好，但第一次缓解持续时间对预后没有影响；而在自体移植经验中，移植时肿瘤负荷大和第一次缓解时间短都会对预后产生不利影响。现有资料非常有限，但基于目前已知的数据，如果能早期发现疾病复发迹象，且流程方面不存在困难，那么有相合同胞或者先前储存自体干细胞的患者可考虑在初次复发后直接进行移植。

5. 难治性复发

“难治性复发”一词的定义多种多样，因此根据已发表的文献，很难简单地说明此类患者的治疗效果。难治性复发患者的严格且相对明确的定义，应只包括那些再诱导治疗失败且未能获得缓解的患者。虽然有时也会尝试使用不同方案进行二次诱导，但真正成功的病例很少。例如，根据 M.D. Anderson 癌症中心研究人员的一项回顾性研究数据，对初次再诱导失败的急性髓系白血病患者进行二次化疗，获得完全缓解的可能性不足 1%[49]。对这一严格定义的亚组患者进行移植，效果也很差。患者在相合同胞供者移植后，3 年及以上无病生存率大约只有 10%[50]。无关供者移植疗效也大体类似，81 例因难治性复发而移植的患者，5 年无病生存率仅为 7%[31]。对于这些难治性复发患者而言，如果患者白血病负荷相对较低且外周循环没有白血病细胞的话，移植疗效可能会略好一些。这就引发了在开始移植程序前，先进行强化疗以清除循环中白血病细胞的治疗策略[51]。尚不清楚这些减少肿瘤负荷的尝试是否真能改善移植的最终结果。

许多文献对难治性复发的定义不甚严格，或者将首次诱导失败、未经治疗的复发和难治性复发患者归为一类。CIBMTR 报道了 1673 例这些不同形式复发急性髓系白血病患者的数据[52]。患者移植后 3 年生存率为 19%。但不令人惊讶的是，那些第一次缓解时间短、外周循环存在肿瘤细胞、体能状况不佳、具有高危细胞遗传学改变，以及接受非 HLA 相合同胞供者移植的患者生存率更差。

6. 急性髓系白血病自体造血干细胞移植适应证

(1) 首次缓解：众多随机对照试验比较了自体造血干细胞移植或化疗巩固在首次完全缓解期急性髓系白血病患者中的疗效。1989—1998 年间，有 6 项前瞻性随机试验，将首次缓解的急性髓系白血病患者随机分配到继续化疗组或以骨髓为干细胞来源的自体造血干细胞移植组中。这些研究的 Meta 分析发现，移植有助于提高患者无病生存率，但对总体生存没有影响[53]。在随后的 10 年中，进行了三个类似研究，但使用外周血替代骨髓作为自体干细胞的来源。这三项研究的结果与前六项相似。随后发表的纳入 2010 年前所有研究的 Meta 分析得出结论：与继续化疗相比，自体造血干细胞移植（无论使用骨髓还是外周血干细胞）可以提高患者无病生存率，但对总体生存率没有作用[54]。

(2) 第二次及后续缓解：如前所述，登记处数据显示，对于第二次缓解期的急性髓系白血病患者，自体造血干细胞移植的 5 年无病生存率为（40 ± 3）%。这些结果与相合亲源或全合无关供者移植的结果非常相似，但患者选择偏倚可能会对这些结果产生明显影响。目前没有比较自体和异基因移植治疗第二次缓解期急性髓系白血病的前瞻性随机试验，因此，也就几乎没有客观数据来指导医生的选择。

（二）造血干细胞移植相关议题

1. 预处理

第 20 章讨论了移植预处理方案的主要问题。最初急性髓系白血病移植的预处理方案都是清髓性的，但最近提出了很多降低强度的预处理方案。为了方便对这一主题的讨论，CIBMTR 依据不回输干细胞的后果，对预处理方案强度进行了定义：①清髓性（髓系造血能力不能恢复）；②减低强度（造血能力可以恢复，但需要很长时间）；③非清髓性（造血能力可以快速平稳地恢复）[55]。只有很有限的一些研究探讨了急性髓系白血病患者相合同胞造血干细胞移植时的最佳清髓性方案[56]。两项前瞻性随机试验研究了首次完全缓解期急性髓系白血病患者全身放疗联合环磷酰胺方案的剂量问题。其中一项研究表明，总量 12Gy 的分次全身放疗优于 10Gy 的单次全身放疗[57]；而另一项研究发现，当分次照射总剂量从 12Gy 增加到 15.75Gy 时，复发率降低，但非复发死亡率升高[56, 58]。一项单独随机试验探讨了与全身放疗联合的化疗选择，发现美法仑和环磷酰胺是等效的[59]。另一项比较环磷酰胺 + 全身放疗与白消安 + 环磷酰胺的随机试验发现，采用含全身放疗的预处理方案的患者复发率显著降低，并最终转化为无病生存率的提高[60]。随后来自登记处的一项回顾性分析，比较了 223 例首次缓解期急性髓系白血病患者使用环磷酰胺 + 全身放疗方案移植，以及大体相同数量患者使用白消安 + 环磷酰胺方案移植的疗效，结果发现两个方案基本是等效性的[61]。随机试验结果与登记处结果不相吻合的原因不是很清楚。

如上所述，已经发展了很多用于急性髓系白血病异基因移植的减低强度和非清髓性预处理方案。设计这些方案的初衷是希望减少治疗毒性以弥补复发率增加的代价，尤其是对老年患者和具有并发症的患者而言。尽管有大量的文献探讨这一问题，但迄今为止还没有大规模的前瞻性随机试验结果发表，而仅有登记处资料的回顾性比较研究。其中最大系列的报道来自 EBMT 和 CIBMTR。EBMT 将 401 例接受减低强度预处理方案的急性髓系白血病患者与 1154 例接受清髓性方案的患者进行了比较，发现清髓性方案的复发率低，但 50 岁以上患者减低强度预处理的非复发死亡率低[62]。这些结果支持年轻而不是老年患者选择高强度的预处理。CIBMTR 的研究在比较了 3731 例清髓性和 1448 例减低强度或非清髓性移植患者的结果后，得出了大体相似的结论[63]。BMTCTN 0901 是一项在成人急性髓系白血病或骨髓增生异常综合征患者中，比较清髓性和减低强度预处理的前瞻性随机试验。因为担心减低强度组患者移植失败率增加，数据安全监测委员会最近叫停了该项研究。

只有一项小规模的随机试验比较了自体移植前的大剂量预处理方案，发现环磷酰胺 + 全身放疗和白消安＋环磷酰胺是基本等效的[61]。来自登记处的数据也证实了首次缓解期的急性髓系白血病患者进行自体造血干细胞移植时，环磷酰胺＋全身放疗和白消安＋环磷酰胺疗效相当[64]。

尽管已经报道了许多大剂量预处理的替代方案，但除了以上提及的研究，还没有其他随机试验结果发表，而且接受任何一种替代预处理方案的患者数量都不足以进行回顾性比较分析，所以还不能得出肯定、有意义的结果来改变现有的标准疗法。

2. 造血干细胞来源

既可以根据供受体的关系（自体、相合同胞供者或相合无关供者），也可以根据其解剖部位（骨髓、外周血或脐带血）来定义造血干细胞的来源。第 36 ～ 45 章，详尽讨论了干细胞来源的相关话题。以下讨论仅限于急性髓系白血病治疗中干细胞来源选择的具体议题。

3. 同胞、自体或无关供者

选择相合同胞移植、自体移植还是无关供者移植的出发点显然是患者的临床状况和可行性。唯有第一次完全缓解期有前瞻性数据指导供体的选择。

如前所述，针对这一问题有 2 个大的 Meta 分析，结论基本一致，异基因移植患者生存率相对较高，特别是对中高危患者；而自体移植，虽可能提高无病生存率，但对总体生存率没有什么帮助[33, 34]。许多单中心和登记处数据支持以下观点：相合亲源移植和相合无关供者移植疗效大体相当[36, 37]。因此，两种移植的适应证应该没有什么差异。另外，其他数据表明，至少对于 50 岁以下的患者，双份脐血移植也能获得相似的疗效[39]。

因为缺乏前瞻性随机试验，对非第一次缓解期的患者而言，如何进行供体选择就不是这么明确了。常规的做法是首选相合的同胞供者。回顾性研究显示，第二次缓解期急性髓系白血病患者的自体移植和无关供者移植的疗效相似[43, 44]，但是这些比较研究不可避免存在治疗选择性偏倚。大多数专家更倾向于相合的无关供者移植，尤其是对年轻患者，而自体移植主要适用于那些年龄大、有明显并发症或者没有全合供者的患者。

4. 自体移植的干细胞来源

(1) 净化：早期自体移植治疗急性髓系白血病的研究都采用未经处理的骨髓作为干细胞来源。自体移植的一个顾虑是缓解期患者骨髓中依然可能有白血病细胞污染，Brenner 等就曾证明即便基因水平缓解的骨髓，这种可能性依然存在[65]。因此，在动物模型中研发了各种技术手段以清除骨髓采集物中的白血病细胞，而不会对骨髓干细胞本身造成明显的伤害（详见第 41 章）。后来，进行了许多这些技术的Ⅰ/Ⅱ期临床探索试验。强烷化剂 4– 羟过氧环磷酰胺（4 - hydroperoxycyclophosphamide，4–HC）体外处理骨髓是采用最为广泛的方法。一项来自 ABMTR 的回顾性分析，研究了 294 例第一次缓解期接受了自体造血干细胞移植治疗的急性髓系白血病患者。在多变量分析中，4–HC 的使用提高了患者的 3 年无病生存率（净化组为 56%，未净化组为 31%）[66]。尽管回顾性数据令人鼓舞，但目前还没有前瞻性随机研究结果发表。因此，该方法尚未得到美国 FDA 的批准，而且 4–HC 目前也未上市。

(2) 外周血或骨髓干细胞的选择：在自体骨髓外，化疗后生长因子动员的自体外周血造血干细胞提供了一种替代干细胞来源。因为植入更快、早期并发症发生率低，使用外周血造血干细胞的自体移植已很普遍。然而，选择外周血替代骨髓是否会对患者的总生存率产生影响目前尚不清楚。事实上，Gorin 等在分析了 2165 例初次缓解时接受自体移植的急性髓系白血病患者资料后发现，外周血的复发率明显高于骨髓，从而导致患者无病生存率降低[67]。他们后来还发现，那些接受高剂量 $CD34^+$ 细胞的患者，尽管植入快，但复发率高[68]。

应用未净化外周血造血干细胞的一个令人感兴趣的问题是，在收集造血干细胞之前进行更高强度的治疗是否可以提高采集干细胞的纯度、降低患者的肿瘤负荷，从而降低移植后的复发率。Tallman 等对登记处数据进行了回顾性分析，显示在造血干细胞收集前接受巩固化疗的患者，复发和治疗失败的风险要明显低于未接受巩固化疗的患者[69]。他们在高剂量阿糖胞苷巩固方案组和标准剂量方案组之间没有发现存在差异。由于回顾性分析的固有局限，很难知道观察到的作用是否（至少部分原因）是由于巩固化疗阶段高危患者的退出。尽管如此，目前大多数的自体移植研究，患者在造血干细胞采集和移植前至少接受一个疗程（通常是几个）的巩固治疗。

5. 异基因移植造血干细胞来源

(1) 骨髓细胞剂量：目前已有大量研究表明，对于急性髓系白血病患者，无论是相合同胞还是无关供体移植，骨髓细胞的剂量与临床预后密切相关。这种相关性最初是在急性髓系白血病的无关供体移植中发现的，骨髓有核细胞数量大于 3.0×10^8/kg 时患者预后较好 [70]。随后在相合同胞移植中也发现了类似的相关性。例如，Rocha 等报道在接受异基因骨髓移植的 572 例首次完全缓解期急性髓系白血病患者中，回输有核细胞剂量＞ 2.6×10^8/kg 的患者复发和非复发死亡率较低，并且无病生存率提高 [71]。其他用骨髓中 $CD34^+$ 细胞数量作为指标的研究也发现了类似的结果 [72]。高剂量骨髓细胞提高移植疗效的具体原因尚不清楚，但在多变量分析剔除患者年龄、性别，以及其他可能混淆因素后，这种关联性依然存在。

(2) 骨髓或外周血干细胞的选择：在自体移植时观察到的生长因子动员的外周血造血干细胞植入较快的现象，促发了异基因移植中外周血造血干细胞的试点研究。这些初步研究显示，使用异基因外周血造血干细胞移植时，粒细胞和血小板植入速度更快，同时，尽管成熟 T 细胞含量远高于骨髓，患者急性 GVHD 无明显增加。在这些令人鼓舞的初步研究结果基础上，进行了一些前瞻性随机研究，比较在标准足剂量预处理的相合同胞移植中，骨髓或生长因子动员的外周血造血干细胞作为干细胞来源的移植疗效差异。对共纳入 1111 例成人患者的 9 项随机试验进行的 Meta 分析显示 [73]，与骨髓相比，外周血造血干细胞组患者中性粒细胞和血小板植入更快（$P < 0.00\ 001$）。虽然两组间Ⅱ～Ⅳ度急性 GVHD 发生率没有明显差异（外周血造血干细胞组 54%，骨髓组 53%），但外周血造血干细胞组患者慢性 GVHD 总发生率和广泛型慢性 GVHD 发生率都有所增加（分别为 68% *vs* 52%，47% *vs* 31%）。无论移植时疾病处于晚期还是早期，外周血造血干细胞组患者 3 年复发率都有所降低（总体：21% *vs* 27%）。两组间非复发死亡率没有差异。如仅考虑急性髓系白血病，使用外周血造血干细胞可显著提高晚期患者的无病生存和总生存率（RR=0.45），但对早期患者的效果不那么确定。一项来自 EBMT 的大型回顾性研究得出了类似的结论 [74]。因此，对于非首次缓解期的急性髓系白血病患者，采用高剂量预处理方案进行相合同胞移植时，首选外周血造血干细胞，但对于首次缓解期的患者，选择骨髓还是外周血造血干细胞还没有定论。

使用外周血造血干细胞进行相合无关供体移植的初步研究已经开展 [75, 76]。这些研究基于以下依据：①使用外周血造血干细胞进行的相合同胞移植的疗效；②无关供者骨髓移植中，回输高剂量 $CD34^+$ 细胞的患者生存率似乎更好。研究结果再次证实，外周血造血干细胞在加快植入速度的同时没有明显增加 GVHD。BMTCTN 最近发表了一项大系列前瞻性随机试验结果，比较了无关供者移植时外周血和骨髓的差异 [77]。两种干细胞来源的 2 年总生存率相似。外周血细胞植入更快、植入失败率较低，但慢性 GVHD 发生率增高。这项研究并不限定于急性髓系白血病患者，但鉴于研究结果，外周血的使用可能应仅限于需要快速植入的患者，或者植入失败风险大的患者。

(3) 脐带血：第 39 章讨论了脐带血作为造血干细胞来源的议题。脐带血移植治疗成人急性髓系白血病的文献数量有限。一项 IBMTR 的研究将 140 例成人白血病的脐血移植结果，与全合（$n = 367$）或单抗原不合（$n = 83$）的无关供者骨髓移植的结果进行了比较 [78]。脐血移植和单抗原不合无关供者骨髓移植疗效相当，但都差于无关供体全合骨髓移植的结果。研究没有提供特定白血病亚型或分期患者的数据。EBMT 同样比较了 98 例急性白血病成人患者接受脐血移植与 584 例接受无关供者骨髓移植的结果 [79]。多因素分析显示脐血移植 GVHD 风险降低，但植入延迟。在移植相关死亡率、复发率或无病生存率方面，两组之间没有显著差异。对部分患者亚组进行进一步分析时发现，与脐血移植相比，接受相合无关供者骨髓移植的急性髓系白血病患者，2 年无病生存率有改善趋势（42% *vs* 32%），而其他亚组患者中这两种移植方式似乎疗效相当。IBMTR 和 EBMT 数据固有的注册特性，决定了患者选择性偏倚是不可避免的，也没办法去控制各中心治疗方案、支持治疗和其他辅助性措施存在的差异。尽管如此，这些研究表明无关供者骨髓移植和脐带血移植对成人急性髓系白血病患者的疗效是基本一致的。尽管多数人可能更愿意选择相合的无关供者，但如果没有，那么有足够细胞数量的部分相合的脐血也是一个合理的替代选择。

迄今发表的绝大多数成人脐血移植研究都是利用单份脐血作为干细胞的来源，并设置了一个最低细胞数量阈值（通常大约为 2×10^7/kg），这就意味着许多患者因为找不到足够数量的脐血而无法接受移植治疗。设置细胞剂量阈值的原因是既往经验表明，细胞数量低则移植物被排斥发生率高、生存率差。最近的经验表明，多份脐血移植可能会克服这一障碍。来自明尼苏达和西雅图的一项研究表明，如采用清髓性预处理，那么缓解期急性白血病患者无论接受相合同胞、全合无关还是双份脐血移植，生存率相近（图 50–5）[39]。脐血移植的非复发死亡率高，但复发风险较低。

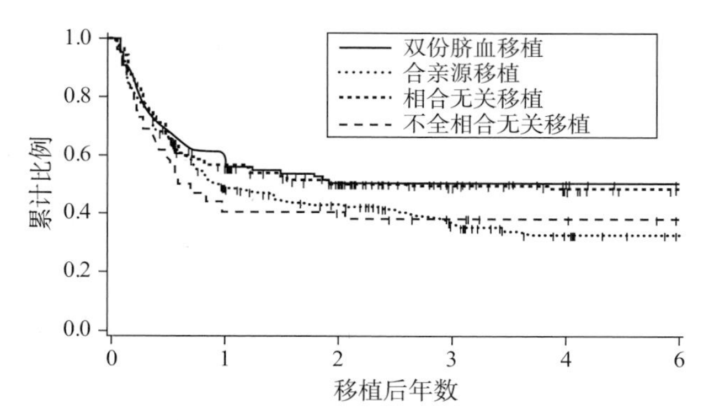

▲ 图 50–5 536 例患者无白血病生存率（按供体分组）

（引自 Brunstein 等，2010[39]。美国血液学学会授权转载）

6. GVHD 预防

第 81 ～ 84 章讨论了 GVHD 预防的主要原则。如第 81 章所述，前瞻性随机试验的结果表明，急性髓系白血病患者在采用高剂量预处理、接受相合同胞或相合无关供者移植时，甲氨蝶呤联合环孢素或他克莫司的药物组合是预防 GVHD 的首选方案 [80]。许多替代方案目前也正在探索中，例如，用西罗莫司或霉酚酸酯替代甲氨蝶呤，或在围移植期增加抗胸腺细胞球蛋白。然而，迄今为止，还没有任何前瞻性随机试验表明，在高剂量预处理方案后，相对甲氨蝶呤和钙调素抑制药组成的标准 GVHD 预防方案，任何替代方案在生存率或无病生存率方面具有优势。

正如第 82 章所讨论的，作为一种预防 GVHD 的替代方法，去除回输物中的 T 细胞已开展了深入研究。已经研发了多种去除 T 细胞的方法，并且已构建了具有更强免疫抑制作用的同步预处理方案，这些方案能够有效降低 T 细胞去除所带来的植入失败发生率。只有一项关于去除 T 细胞对移植疗效的影响的前瞻性随机试验结果发表 [81]。在这项研究中，405 例采用高剂量预处理方案进行相合无关供者骨髓移植的各类血液恶性肿瘤患者按 GVHD 预防方式被随机分为两组：一组采用 T 细胞去除（使用逆流离心淘洗法，或抗体 T10B9 联合补体）加环孢素，另一组采用甲氨蝶呤与环孢素组成的药物免疫抑制法。T 细胞去除组患者 3 年无病生存率为 27%，对照组为 34%（*P*=0.16）。101 例急性髓系白血病患者中，T 细胞去除组 3 年无病生存率为 29%，而对照组为 33%。这项研究使用骨髓作为干细胞的来源。最近，临床级磁珠柱用于细胞分离使外周血采集物减少 10^4 ～ 10^5 次方 T 细胞成为可能，得到的去除 T 细胞的移植物较骨髓回输物，$CD34^+$ 细胞数量显著增加。最近发表的一篇文献，在接受相合同胞移植的同时期首次完全缓解或第二次完全缓解期急性髓系白血病患者中，比较了去除 T 细胞的外周血移植（*n*=44）和采用标准免疫抑制药预防方案的移植（*n*=84）[82]。标准免疫抑制药预防组患者 3 年总生存率为 65%，T 细胞去除组为 59%。标准免疫抑制药预防组的慢性 GVHD 发生率为 50%，T 细胞去除组为 19%。

7. 微小残留病检测

微小残留病检测对指导初次诱导化疗后的治疗、监测治疗反应及选择最佳移植方案都具有潜在意义。目前检测急性髓系白血病患者微小残留病有两种常用方法：一种是基于 PCR 技术的方法，另一种是基于 MFC 的方法 [83]。基于 PCR 的方法要求患者白血病细胞要么存在融合基因，比如 t（8；2）、inv（16）或 MLL 易位；要么存在基因突变，比如 *FLT3*、*NPM1* 或 *CEBPA*；要么存在一个可靠的过表达基因，比如 WT1。PCR 方法的优点是灵敏度高和操作相对简单。然而，只有大约 70% 的急性髓系白血病患者存在融合基因或突变，而 RNA 表达分析的标准化和阈值目前还没有共识。MFC 基于以下原理：至少 90% 的急性髓系白血病细胞表达正常骨髓细胞上没有的细胞表面抗原组合，和（或）流式细胞仪可识别的理化异常。依据分析时使用的单克隆抗体组合数量以及实验人员的技能和经验，用这种白血病“指纹”，缓解期骨髓中白血病细胞的检测下限可达 0.01%。MFC 的优点在于广泛适用性、快速、特异性以及能够提供定量分析结果。

几个研究组已经证明，诱导治疗后 MFC 检测的微小残留病水平可以用来预测患者之后的复发率，随着微小残留病水平从 0 ～ 0.01%、0.01% ～ 0.1%、0.1% ～ 1% 到 1% 以上，其对应复发率逐渐升高。大多数研究使用患者骨髓作为细胞来源，研究表明使用外周血也是可行的，但（复发）风险阈值不同。除了治疗前细胞遗传学和分子检测结果外，目前尚不确定患者诱导治疗后微小残留病水平是否能成为决定患者第一次完全缓解期有无必要进行移植的参数指标。有数据表明，按照常规标准预后良好和中等的患者，在诱导治疗后如微小残留病阳性，则预后非常差（4 年无复发生存率为 15%）。同样，诱导治疗后微小残留病阴性的中危患者，预后可能与低危患者一样好（4 年无复发生存率为 60%）。这些结果需要在更大的研究中验证。

目前尚不确定如何将这些结果用于制定急性髓系白血病患者的最佳治疗策略。尽管诱导治疗后微小残留病阳性可视为一个移植适应证，但移植时微小残留病阳性也同样预示着糟糕的移植结果。Fred Hutchinson 癌症研究中心调查了 253 例序贯的第一次或第二次缓解期急性髓系白血病患者接受清髓性造血干细胞移植的资料[84]。对于首次完全缓解期患者，微小残留病阴性患者和阳性患者的 3 年无病生存率分别为 73% 和 27%，而对于第二次完全缓解期患者，相应的数字分别为 71% 和 47%。如果将微小残留病转换成一个连续线性变量，随着微小残留病水平的上升，患者死亡风险和移植后复发风险随之增加。目前尚不清楚对于微小残留病阳性的患者，是否可以通过使用替代化疗方案以期在移植前使其转阴，来改善移植预后。

（三）移植后复发

疾病复发是造血干细胞抑制治疗失败的常见原因，第 70 章进行了相关讨论。对于急性髓系白血病患者，无论是接受化疗还是移植治疗，大多数复发发生在治疗后 3 年内[85]。化疗有时能成功诱导造血干细胞移植后复发患者的再次缓解。一项 95 例异基因造血干细胞移植后复发的急性髓系白血病患者研究中，化疗的完全缓解率为 34%[86]。不足为奇，缓解期移植患者（47% *vs* 18%）和移植后复发间隔时间长的患者完全缓解率较高。尽管有可能缓解，但大多数患者缓解持续时间有限，若无其他治疗，只有 5% 的患者能长期生存。

通过诱导移植物抗肿瘤免疫效应，供体淋巴细胞输注有时能使异基因造血干细胞移植后复发的多种恶性肿瘤患者再次获得完全缓解[87]。EBMT 回顾性分析了 399 例造血干细胞移植后首次血液学复发的急性髓系白血病患者的治疗资料，其中 171 例治疗包括供者淋巴细胞输注，228 例不包括供者淋巴细胞输注[88]。接受供者淋巴细胞输注的患者 2 年预测生存率为（21 ± 3）%，未接受供者淋巴细胞输注的患者为（9 ± 2）%。在校正两组间的差异后，年轻、造血干细胞移植后复发时间＞ 5 个月和使用供者淋巴细胞输注治疗与良好预后相关。在接受供者淋巴细胞输注治疗的患者中，供者淋巴细胞输注时肿瘤负荷低（骨髓原幼细胞＜ 35%）、女性、良好预后细胞遗传学改变以及供者淋巴细胞输注时本病缓解，都预示着更好的治疗结果。供者淋巴细胞输注时已通过诱导化疗获得第二次完全缓解的患者，2 年生存率为（56 ± 10）%。

二次异基因移植已被尝试用于首次自体移植后复发患者的治疗。Radich 等报道了 59 例这样患者的资料，其中 24 例是急性髓系白血病[89]。急性髓系白血病患者的 2 年无病生存率高达 46%。然而，这些患者大多数是儿童，第一次移植是采用白消安 / 环磷酰胺预处理的自体移植，异基因移植时接受含全身放疗的预处理。成人患者和初次自体移植采用全身放疗预处理的患者，疗效并不理想。

首次异基因移植失败后的二次异基因移植也有报道。EBMT 进行的一项调查，研究了 170 例急性白血病患者（其中 85 例急性髓系白血病）在疾病复发后进行高剂量预处理的二次异基因移植结果[90]。治疗相关死亡率和复发累积风险分别高达 46% 和 59%。尽管如此，5 年无白血病生存率为 25%。在多变量分析中，第一次造血干细胞移植后复发间隔时间较长，第二次造血干细胞移植时处于完全缓解状态、使用 TBI，以及第二次造血干细胞移植后发生急性 GVHD 与良好预后相关。第一次造血干细胞移植后 292 天以上复发，且第二次移植时已获缓解的患者，3 年无白血病生存率为 52%。目前不清楚二次移植时是否需要更换供者。因为在上述研究中，GVHD 的发生与更好的肿瘤控制相关，如果第一次移植中患者没有发生 GVHD，二次移植时更换供者是普遍的做法。

由于使用高剂量预处理方案进行二次异基因移植的治疗相关死亡率较高（总死亡率为 46%，第一次移植后 1 年内进行二次移植的患者死亡率为 53%），研究人员最近一直在尝试使用减低强度异基因移植治疗首次移植后复发的患者。Baron 等报道了 147 例恶性血液肿瘤患者（包括 35 例急性髓系白血病或高危 MDS 患者），这些患者在常规自体或异体移植失败后，接受了减低强度预处理的异基因移植[91]。治疗相关死亡率为 30%，44% 的患者 3 年时仍存活，包括 29% 的急性髓系白血病或高危 MDS 患者。二次移植时处于完全缓解状态以及发生慢性 GVHD 与高生存率相关。

既往试验中的大多数患者在清髓性预处理后仍然复发。Schmid 等分析了 263 例减低强度移植后复发的急性髓系白血病患者数据[92]。复发后 2 年预计总生存率为 14%。只有那些通过再诱导治疗获得完全缓解，然后接受供者淋巴细胞输注或二次异基因造血干细胞移植的患者有可能长期生存。

（四）造血干细胞移植治疗急性早幼粒细胞白血病

由于全反式维 A 酸和三氧化二砷在急性早幼粒细胞白血病初始治疗中疗效显著，首次缓解期的急性早幼粒细胞白血病患者没有必要进行移植。但不幸的是，大约 10% 的低危患者（白细胞＜ 10 000/mm^3 的患者）和 25% 的高危患者会发生疾病复发。通过三氧化二砷（特别是针对之前没用过三氧化二砷的患者），或通过含全反式维 A 酸方案治疗全反式维 A 酸维持治疗完成后复发的患者，或应用吉妥珠单抗治疗，多数患者可以获得二次缓解。对于初次复发的急性早幼粒细胞白血病患者，通常推荐 HCT 治疗。de Botton 等报道了 122 例初始治疗方案包含 ATRA 的复发急性早幼粒细胞白血病患者的治疗结果[93]。自体移植组患者 7 年无事件生存率为 60.6%，异基因移植组为 52.2%，未移植组为 30.4%。此项研究中接受自体移植的大多数患者，在造血干细胞采集和移植时骨髓细胞 t（15；17）PCR 检测均为阴性，这个患者选择策略是基于先前报道中自体移植时 PCR 仍阳性的患者复发率非常高[94]。de Botton 等以及其他研究者的报道都表明，对于二次缓解时 PCR 达到阴性的急性早幼粒细胞白血病患者，自体移植是适当的治疗方法，而对于其他的复发患者，异基因移植可能是适当的挽救治疗方法[95]。

八、结论

与 10 年前相比，急性髓系白血病相关的一个重大变化是将细胞遗传学外的基因异常整合到治疗决策过程中。图 50-6 给出了新诊断急性髓系白血

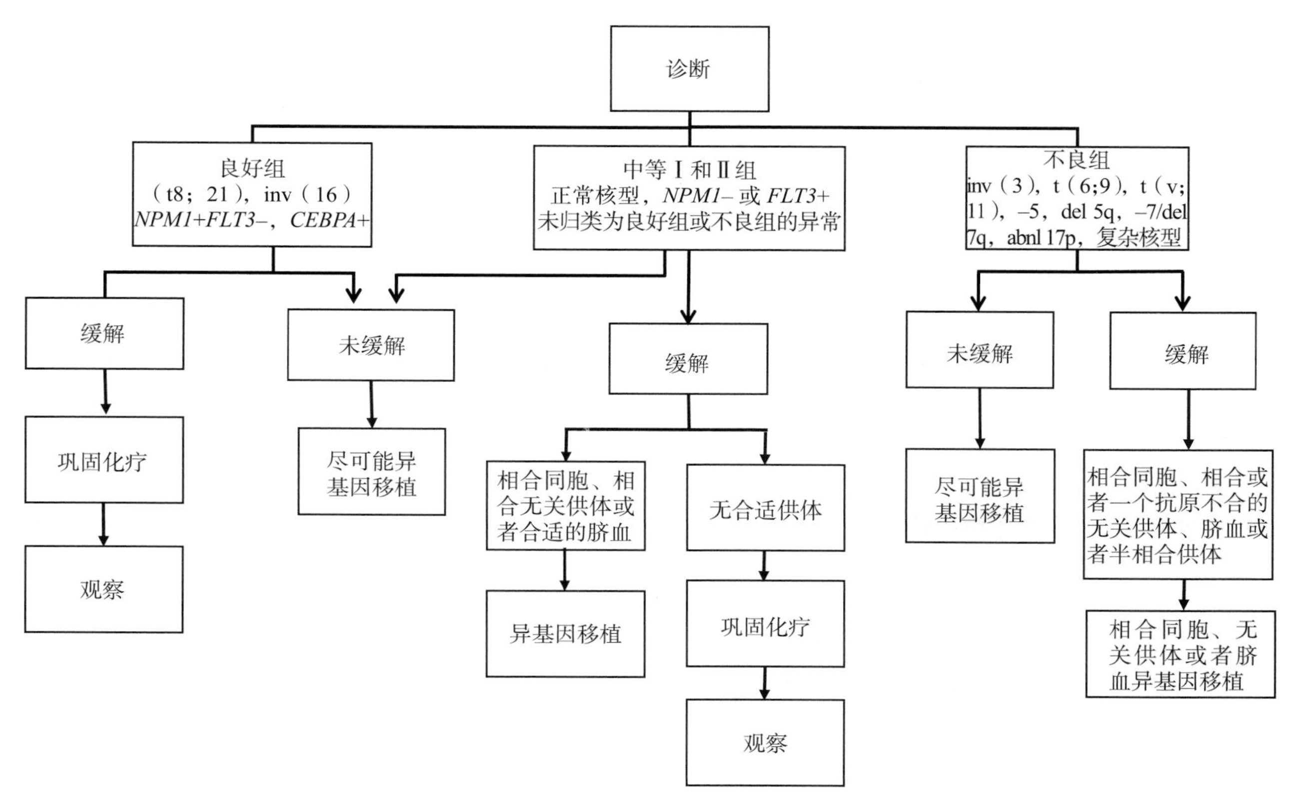

▲ **图 50-6　适合强化治疗的初治成人急性髓系白血病患者治疗流程建议**

病患者的治疗流程建议。未来 10 年内，即使治疗方式没有任何进展，但借助基因表达芯片、mRNA 芯片和蛋白组学对急性髓系白血病的持续研究，可能会改变这个治疗流程。

急性髓系白血病的第二个主要变化是在过去 10 年中，减低强度预处理方案的持续发展。研究表明，通过适当的移植前和移植后免疫抑制，植入能够可靠实现，而且治疗相关死亡率可以大大降低，但这些是以增加疾病复发为代价的。减低强度预处理方案的应用为那些原本不适合移植的老年人提供了新的希望，更重要的是，为在预处理方案中增加新的治疗手段提供了平台，比如在移植后早期使用特异性针对肿瘤细胞的放射免疫偶联物或小分子靶向药物。

替代供体的持续发展将进一步扩大异基因造血干细胞移植在急性髓系白血病治疗中的潜在应用。在过去 10 年中，这一领域最有意思的进展是脐血移植成为成人急性髓系白血病患者的一种可能替代移植方式。急性髓系白血病患者相合无关供者和脐血移植的疗效正在接近相合同胞移植。如果这种移植方式继续显示出希望，它将解决高危急性髓系白血病患者（获得了第一次完全缓解，没有合适的相合亲属，寻找无关供体花费时间中很有可能早期复发）所面临的一个主要问题。

尽管近 10 年来，急性髓系白血病在造血干细胞移植方面取得了重要进展，但也有一些领域令人失望。其中一个是，我们还无法系统地将现有技术检测的微小残留病信息整合到谁应在首次缓解时进行移植的决策过程中去。同样令人沮丧的是，我们还未能开发将移植物抗肿瘤效应与 GVHD 毒副作用相分离的临床应用办法。希望在不久的将来，通过大量研究可以攻克这些焦点问题，从而为急性髓系白血病治疗带来真正的进步。

第 51 章
造血干细胞移植治疗儿童急性髓系白血病
Hematopoietic Cell Transplantation for Childhood Acute Myeloid Leukemia

Michael A. Pulsipher　Meghann McManus　Soheil Meshinchi　著
王　荧　译
陈晓晨　仇惠英　陈子兴　校

一、概述

包括异基因造血干细胞移植在内，各国际研究协作组针对儿童急性髓系白血病的治疗方法随着时间的推移而不断改进。20 世纪 80、90 年代的对照研究显示，第一次完全缓解期内，强化化疗与自体造血干细胞移植疗效相当；而接受 HLA 相合亲缘供者异基因造血干细胞移植的患者因受益于 GVL 效应，可获得更好的生存率[1, 2]。应用更新的急性髓系白血病预后分层进行分析，低危组患者 [如 t（8；21）] 单独化疗也可获得满意疗效[3]，而高危组患者对任何治疗方式疗效都不佳[4]。相合亲缘供者造血干细胞移植的生存优势主要见于中危组患者[4]。然而，这种治疗策略受到部分协作组的质疑，他们认为挽救治疗也能获得类似的总体生存水平，这些团体仅允许高危的第一次完全缓解期患者接受造血干细胞移植，或仅允许原发性难治患者或第二次缓解期患者接受造血干细胞移植[5]。

随着一些关键技术的进步，这些相互竞争的治疗模式也受到挑战。第一，接受无关供者移植患者的生存率得到显著提高，提示更广泛地应用造血干细胞移植可能使患者受益[6]；第二，微小残留病的检测方法已经成熟，可以更准确地预测患者化疗后的疗效，从而更好地定义及区分低危和高危患者[7]；第三，一些特殊类型的细胞遗传学异常和基因突变被发现，部分与风险增加有关，部分与风险降低有关，从而进一步使细化危险度分层成为可能；第四，靶向急性髓系白血病通路的小分子药物和免疫干预疗法正在研发中，未来的研究将验证这些干预手段在造血干细胞移植前后的作用，甚至有替代造血干细胞移植的可能性，相关结果也将促使进一步修订造血干细胞移植的适应证。

本章阐述了儿童急性髓系白血病的关键生物学特征及其与造血干细胞移植预后的关系，描述了当前的治疗方法和适应证，并介绍了在不久的将来可能提高预后的新治疗手段。

二、流行病学 / 分类 / 分子和细胞生物学

急性髓系白血病是一组异质性很强的复杂疾病，是造血祖细胞在基因改变和表观遗传改变双重作用下，出现多个关键信号转导途径失调，最终导致肿瘤细胞积聚和造血功能受损。目前普遍认为急性髓系白血病是两类基因变异共同作用的结果。在这个模型中，最初的转化事件被认为是发生在造血干 / 祖细胞的基因组改变，如 *CBF* 易位或混合谱系白血病（mixed lineage leukemia，*MLL*）易位。这种机制转化的细胞具有自我更新特性，但缺乏增殖潜能，在造血祖细胞群体中最初仅表现为一个小克隆。这些细胞作为一个小克隆持续很长时间，直至第二次“打击”赋予其增殖特性，出现克隆扩增，最终导致白血病表型。借助最近的技术，对急性髓系白血病转录组、基因组和表观基因组的认识得以

更加深入，已识别出越来越多的疾病相关分子学改变，并表明急性髓系白血病发病机制可能比之前认识的更为复杂。数据表明，白血病细胞中的后续基因组和表观基因组事件可能导致白血病克隆的再次改变，在白血病细胞群体中造成基因组异质性和克隆演变。

急性髓系白血病相关疾病改变可分为几个大类。大的结构变化包括染色体重复、缺失和易位等。标准染色体核型分析显示在大多数急性髓系白血病患儿中存在上述改变。核型异常仍然是急性髓系白血病最重要的诊断和预后判断工具。最近，已发现多个介导造血发育的特定基因可成为急性髓系白血病相关突变，这些基因突变可造成多个信号转导途径发生改变，导致急性髓系白血病的发生。这些突变由于是普遍存在的，具有预后意义，并可能成为靶向治疗的潜在靶点，已开始成为定义急性髓系白血病的标记。其他急性髓系白血病发病机制的研究领域包括非编码 RNA（miRNA）对翻译的调节，以及异常 DNA 甲基化和组蛋白修饰引起的表观遗传改变。

无论是易位、结构数目变化（单体核型等）或序列改变（突变、缺失等），急性髓系白血病相关的基因组改变决定了急性髓系白血病的生物学特征和表型，成为部分患者疗效和预后判断非常有价值的预测指标。

三、核型改变

急性髓系白血病中发现的染色体变化超过 300 个。70% 以上的儿童急性髓系白血病病例可归结于以下几种特定细胞遗传学类型：25% 为 CBF 急性髓系白血病 [t（8；21）或 inv（16）]，12% 有 t（15；17），20% 涉及 *MLL* 基因的重排，20% 没有染色体异常（正常染色体核型，NK）。除了核型改变外，疾病相关突变也可见于急性髓系白血病，且在正常核型患者中发生率最高。超过 90% 的儿童急性髓系白血病病例存在一个以上的基因改变（图 51–1 和图 51–2）。

大约 80% 的儿童急性髓系白血病中发现了非随机染色体数目和结构异常，并被认为是导致疾病发生的主要早期因素。核型改变被认为是定义急性髓系白血病生物学特征和影响临床预后的最重要生物学标记。由于可重现性核型改变与急性髓系白血病诊断和预后具有高度相关性，世界卫生组织最新急性髓系白血病分类主要基于重现性细胞遗传学改变。儿童急性髓系白血病最常见的基因组改变涉及 *CBF* 转录因子，发生率将近 25%，其中涉及编码 CBFα（*RUNX1*）或 CBFβ（*CBFB*）基因的易位分别见于 t（8;21）和 inv（16）。CBF 急性髓系白血病被认为是一个预后良好的类型，这些具有 t（8；21）或 inv（16）的患者缓解时间长，复发风险低，预后显著改善。混合表型白血病 / 淋巴瘤基因（MLL，11q23）是一种甲基转移酶，参与调节 *Hox* 基因表达和组蛋白残基甲基化。涉及 *MLL* 基因的易位在急性髓系白血病患儿中很常见，约占所有病例的 20%。体外研究数据表明，MLL 融合蛋白能将造血祖细胞转化为白血病启动细胞，表明 *MLL* 基因参与了干细胞特性的维持和造血调控 [8]。在 *MLL* 基因重排中，MLL 的 N 基末端可以与超过 50 种不同对手基因的 C 基末端连接，从而导致甲基转移酶结构域的丢失。易位对手基因与临床预后相关，与其他 *MLL* 易位相比，具有 t（6；11）和 t（10；11）的患者预后最差。

除上述常见易位外，一些较不常见的结构改变也具有不同的生物学特征和预后意义。典型的例子包括单体 7（–7）、单体 5（–5）和 5q 缺失（del5q）。这些改变累计占儿童急性髓系白血病病例＜ 5%。尽管尚未确定这些染色体区域中与疾病发病机制相关的特异基因，但这些改变预示着高诱导失败率和低生存率 [9]。鉴于儿童患者从出生到成年的年龄跨度较大，细胞遗传学异常存在明显的年龄相关性并不令人惊讶（图 51–1）。婴儿和幼童的 MLL 易位率很高，2 岁以下儿童病例中有近 50% 存在 *MLL* 易位。相比之下，t（8；21）或 inv（16）和正常核型在婴儿和幼童中并不常见，其患病率随着年龄的增长而增加，在 5—10 岁时接近成人的患病水平。

四、体细胞突变

在很大一部分儿童急性髓系白血病中，一些参与造血功能的基因存在体细胞突变，并与临床预后相关。儿童急性髓系白血病中最常见的体细胞突变是 *FLT3/ITD*，在所有急性髓系白血病儿童中，检出率约 15%。其发病率与年龄正相关，从第一年几乎为零，增加到 10 岁时与到成人接近的 20% 发病率（图 51–2）。*FLT3/ITD* 与明显的白细胞增多、高诱导失

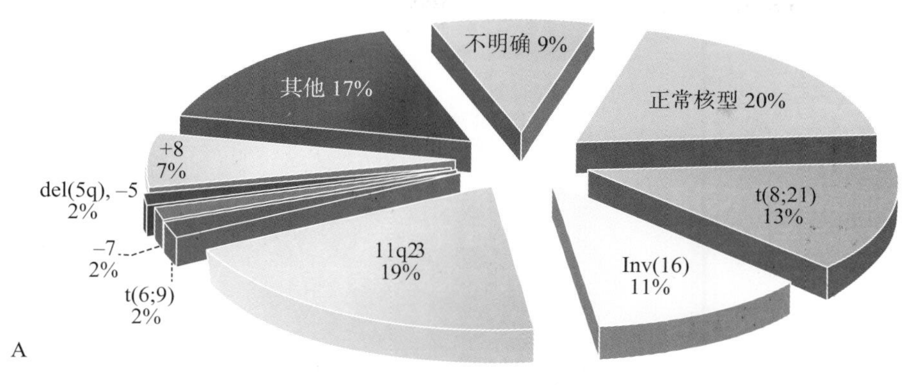

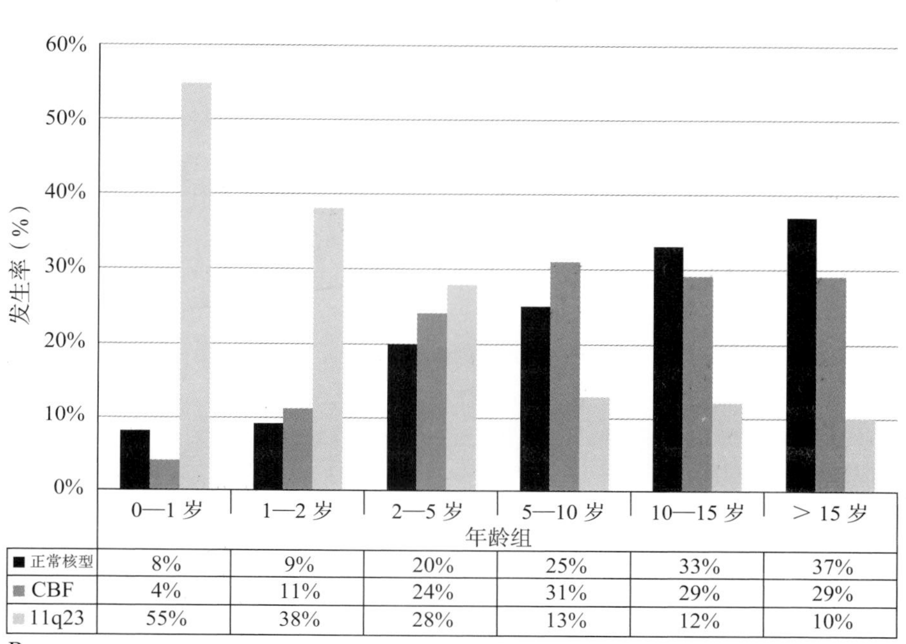

	0—1 岁	1—2 岁	2—5 岁	5—10 岁	10—15 岁	＞ 15 岁
■ 正常核型	8%	9%	20%	25%	33%	37%
■ CBF	4%	11%	24%	31%	29%	29%
■ 11q23	55%	38%	28%	13%	12%	10%

◀ **图 51-1 儿童急性髓系白血病中主要细胞遗传学异常**

A. 主要类型；B. 年龄分布特征

败率、缓解后高复发率和低生存率相关 [10]。相反，*NPM* 和 *CEBPA* 基因突变的患者对诱导化疗有极好的缓解率，复发风险也较低，生存率与 CBF 急性髓系白血病相似或优于 CBF 急性髓系白血病。在儿童急性髓系白血病中也发现了其他体细胞基因突变，包括 *KIT*、*RAS*、*RUNX1* 和 *WT1*。尽管这些基因在生物学上功能各不相同，没有研究证明他们具有预后意义。虽然缺乏预后意义，这些体细胞突变仍可用于指导靶向治疗。最近采用全基因组测序技术，在成人急性髓系白血病中发现了一些重现性的、具有重要临床意义的基因突变 [11]。对儿童急性髓系白血病患者进行的类似全基因组研究，也发现了一些新的疾病相关突变 [12]，这些结果一旦在后期多中心临床试验中得以验证，就有可能成为新的预后风险分层和治疗干预的生物标志物。

五、造血干细胞移植在第一次完全缓解期儿童急性髓系白血病患者中的作用

（一）自体、异基因与化疗的比较

在第一次完全缓解期急性髓系白血病患者早期造血干细胞移植研究中，研究者试图确定自体或相合家族成员作为供者（matched family donor，MFD）的异基因移植疗效是否优于化疗。表 51-1 总结了 20 世纪 80 年代和 90 年代进行的自体造血干细胞移植与化疗的对比研究结果。除 MRC-AML10 之外，所有研究均显示两组患者的 OS 或无病生存率没有显著差异 [1, 13–17]。MRC-AML10 研究显示自体造血干细胞移植可改善无病生存率（P=0.02），但对 OS 无优势（化疗组 OS 59%，自体造血干细胞

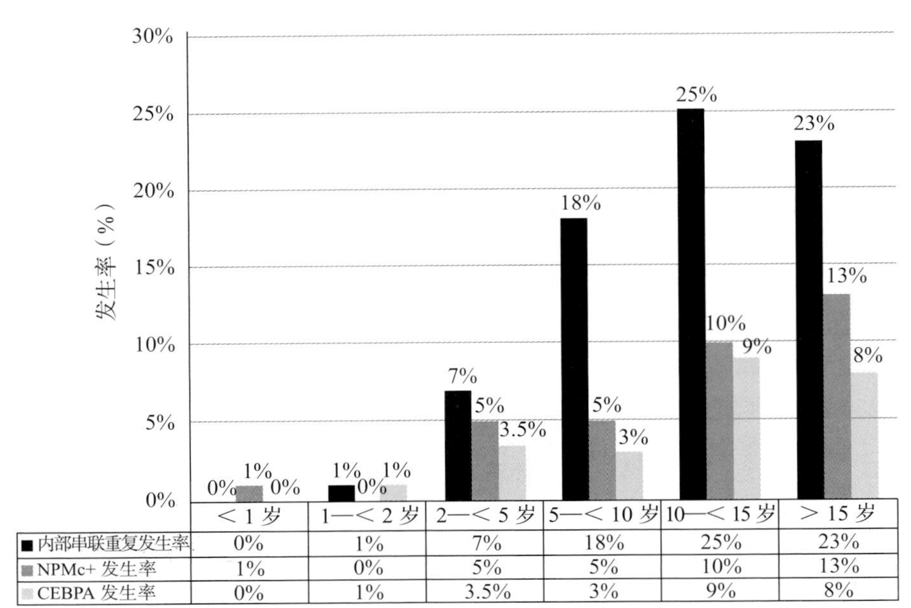

	< 1 岁	1—< 2 岁	2—< 5 岁	5—< 10 岁	10—< 15 岁	> 15 岁
■ 内部串联重复发生率	0%	1%	7%	18%	25%	23%
■ NPMc+ 发生率	1%	0%	5%	5%	10%	13%
■ CEBPA 发生率	0%	1%	3.5%	3%	9%	8%

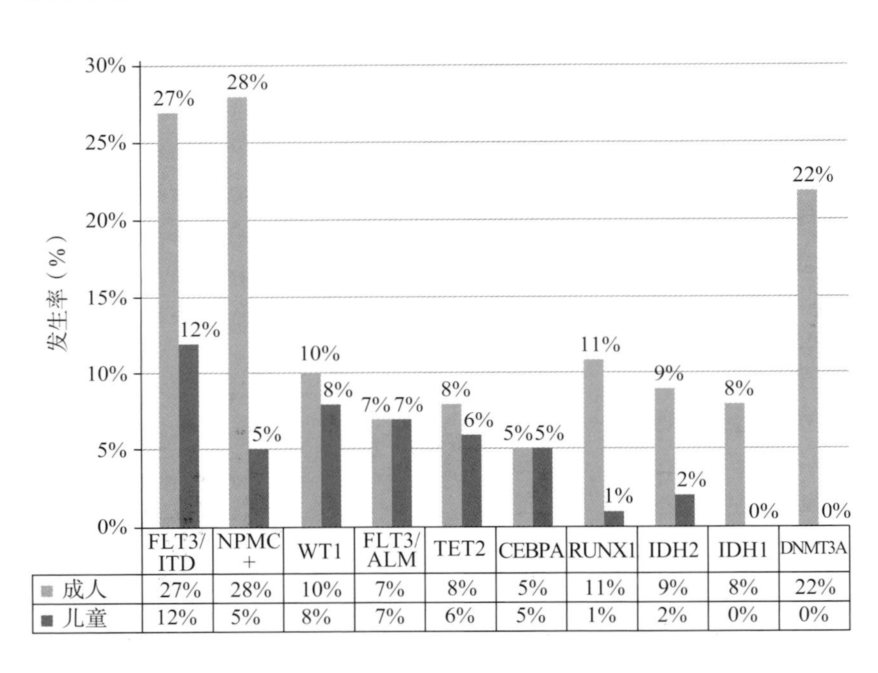

	FLT3/ITD	NPMC+	WT1	FLT3/ALM	TET2	CEBPA	RUNX1	IDH2	IDH1	DNMT3A
■ 成人	27%	28%	10%	7%	8%	5%	11%	9%	8%	22%
■ 儿童	12%	5%	8%	7%	6%	5%	1%	2%	0%	0%

◀ **图 51-2 儿童急性髓系白血病体细胞突变特征**

A. 年龄分布；B. 儿童 / 成人急性髓系白血病中发生率对比

移植组 OS 70%，*P*=0.2）[17]。这些研究明确表明，在新诊断的急性髓系白血病儿童中，自体造血干细胞移植与化疗相比没有优势。图 51-3 显示了 CCG 2891 研究中患儿的 OS。研究比较了三种不同的缓解后治疗方案，接受化疗或自体造血干细胞移植患儿的 OS 大体相当，都低于接受异基因造血干细胞移植的患儿（*P*=0.006）[1]。表 51-2 总结了第一次完全缓解期急性髓系白血病儿童中，异基因造血干细胞移植与化疗的对比研究结果。Alonzo 等报道了 5 项连续的 CCG 研究（251、213、2861、2891 和 2941）中 1464 名患儿的巩固治疗结果[13]。如果有相合家族成员作为供者，患儿在第一次完全缓解期接受异基因造血干细胞移植；如果没有相合家族成员作为供者，患儿将接受巩固化疗或自体造血干细胞移植。通过意向治疗（intent-to-treat，ITT）分析发现，与无相合家族成员作为供者的儿童相比（无论接受化疗还是自体造血干细胞移植治疗），接受异基因造血干细胞移植的患儿 OS、无病生存率和复发率均显著改善[13]。在其他大多数研究中也显示了类似的结果，即异基因造血干细胞移植的疗效显著优于单纯化疗[1, 13, 14, 18–21]。这些研究表明，异基因造血干细胞移植由于具有GVL效应而比化疗具有优势。但是，正如下文所讨论的，在评估异基因造血干细胞移植可能产生的临床获益时仔细评估移植风险也非常重要。

（二）第一次完全缓解期儿童急性髓系白血病患者的风险导向治疗：异基因造血干细胞移植的当前地位

尽管普遍认为第二次缓解期的急性髓系白血病患者应接受来自最合适供者的异基因造血干细胞移植，但在过去20年中，有关第一次完全缓解期患者中谁应考虑造血干细胞移植的观念不断在发生变化。表51–2中概述的研究结果，使相合家族成员作为供者的异基因造血干细胞移植成为急性髓系白血病儿童患者第一次缓解期时的标准治疗。由于存在–7和–5/del5q患儿的常规化疗效果非常差，同时无关供者造血干细胞移植技术的进步使儿童患者有更好的生存水平[22]，最近的COG研究将这一小部分高危患者分配到可进行包括无关供者在内的任何合适供者造血干细胞移植治疗组。此外，具有良好细胞遗传学预后风险（CBF急性髓系白血病）的患者无论是接受化疗还是接受造血干细胞移植治疗，其生存率都相似，因此造血干细胞移植在预后良好患者中的必要性备受争议[23]。所以即使有全合的供者，CBF急性髓系白血病患者也没必要在第一次完全缓解期接受异基因造血干细胞移植。在这种基于细胞遗传学预后分层的治疗模式下，5%的患者将被视为高风险组，20%将被视为预后良好组，而大多数患者将被视为预后普通组，这部分患者如果有相合家族成员作为供者，推荐在第一次完全缓解期接受造血干细胞移植。近来，将急性髓系白血病相关基因突变纳入临床决策扩大了治疗选择的风险评估系统。在这个体系中，*NPM*和*CEBPA*突变的患者被认为是低危患者，只接受化疗[24, 25]，而那些有*FLT3/ITD*的患者将被分配到高风险组治疗方案中[10]。纳入这些突变，轻微改变了高危和低危患者的比例，标危患者的比例仍维持在65%左右。

许多研究者已经证明化疗疗效是一个强有力的预后预测指标。此外，包括MFC在内的敏感检测方法，已被用于评判那些没有已知细胞遗传学或分子标记的患者的复发风险。COG急性髓系白血病方案AAML03P1全面收集了患儿的细胞遗传学特征、突变谱（*FLT3/ITD*、*CEBPA*和*NPM*突变状态）和MFC数据，证明在没有已知分子预后标志物的患儿（标危队列）中，MFC能在近30%的患儿中识别出微小残留病。在这一标危患者队列中，诱导治疗后微小残留病阳性的患儿，生存率明显低于微小残留病阴性的患儿（26% *vs* 67%，$P < 0.001$）。这项研究还表明，高危或低危患儿的微小残留病阳性与否与预后无关[7]。因此，在COG急性髓系白血病试验中设计并实践了一个基于两组风险指标的分配系统，那些具有高危细胞遗传学和分子特征的患儿，以及微小残留病阳性的标危组患儿被分配到研究的

表51–1　第一次完全缓解期患者自体移植与化疗对照研究结果

参考文献	研　究	例　数	化疗组转归	自体移植组转归	*P*
Amadori[14]	AIEOPLAM 87	化疗37 自体35	DFS 27%	DFS 21%	NS
Ravindranath[16]	POG–8821	化疗117 自体115	OS 44% EFS 36%	OS 40% EFS 38%	0.1 0.2
Stevens[17]	MRC AML10	化疗50 自体50	OS 59% DFS 46%	OS 70% DFS 68%	0.2 0.02
Woods[1]	CCG–2891	化疗179 自体177	OS 53% DFS 47%	OS 48% DFS 42%	0.21 0.31
Alonzo[13]	CCG–251，213，2861，2891，2941	化疗688 自体217	OS 42% DFS 34%	OS 49% DFS 42%	0.371 0.832
Pession[15]	AIEOP AML 87–92	化疗89 自体110	DFS 28%	DFS 55%	未描述

DFS. 无病生存；OS. 总生存；EFS. 无事件生存；NS. 无显著性

高风险组，在第一次完全缓解期选择最合适的供者进行造血干细胞移植。其余的那些具有良好细胞遗传学 / 突变或微小残留病阴性的标危组患儿被分配到研究的低风险组，无论是否存在微小残留病，第一次完全缓解期都不接受造血干细胞移植。这种改进的基于风险评估的第一次完全缓解期造血干细胞移植决策方法是否优于目前的治疗模式仍有待于后续研究验证。

欧洲的一些研究组提倡采用另一种策略替代第一次完全缓解期一线移植模式。一项 Meta 分析证实了上述有关移植对第一次完全缓解期低、中、高危患者的价值，但当仅做意向治疗研究回顾分析时，需要 10 名患者接受移植才能减少一次复发，同时复发患者的挽救成功率可能使有供者和无供者

表 51–2　第一次完全缓解期患者异基因移植与化疗对照研究结果

参考文献	研　究	例　数	化疗组转归	异基因移植组转归	*P*
Dahl [101]	AML–80	化疗 42 异基因 19	DFS 31%	DFS 43%	0.3
Amadori [14]	AIEOP AML 87	化疗 37 异基因 24	DFS 27%	DFS 34%	0.03（异基因 *vs* 其他）
Nesbit [20]	CCG–251	化疗 252 异基因 89	OS 36% DFS 33%	OS 50% DFS 45%	＜ 0.05 ＜ 0.05
Wells [102]	CCG–213	化疗 298 异基因 113	OS 46% DFS 38%	OS 52% DFS 46%	0.13 0.06
Ravindranath [16]	POG–8821	化疗 117 异基因 89	OS 44% EFS 36%	OS 46% EFS 52%	0.15 0.06
Stevens [17]	MRC AML10	化疗 230 异基因 85	OS 60%	OS 70%	0.1
Woods [1]	CCG–2891	化疗 179 异基因 181	OS 53% DFS 47%	OS 60% DFS 55%	0.05 0.01
Lie [19]	NOPHOAML93	化疗 147 异基因 53	OS 71% DFS 51%	OS 69% DFS 64%	NS 0.04
Wells [103]	CCG–2951	化疗 13 异基因 35	OS 50% DFS 51%	OS 40% DFS 43%	NS NS
Lange [18]	CCG–2941	化疗 43 异基因 14	OS 69% DFS 53%	OS 63% DFS 69%	0.14 0.7
Alonzo [13]	CCG–251，213，2861，2891，2941	化疗 688 异基因 373	OS 42% DFS 34%	OS 54% DFS 47%	0.064 0.004
Entz–Werle [104]	EORTC 58921	化疗 106 异基因 39	OS 65% DFS 57%	OS 78% DFS 63%	未描述 未描述
Perel [21]	LAME89，91，SP	化疗 203 异基因 74	OS 55% DFS 52%	OS 70% DFS 57%	0.006 0.18
Pession [15]	AIEOP AML 87–92	化疗 89 异基因 78	DFS 28%	DFS 64%	未描述
Liang [105]	TPOGAML–97A	化疗 76 异基因 29	DFS 68%	DFS 60%	0.63
Lange [23]	CCG–2961	化疗 463 异基因 170	OS 62% DFS 50%	OS 67% DFS 60%	0.425 0.021

DFS. 无病生存；OS. 总生存；EFS. 无事件生存；NS. 无显著性

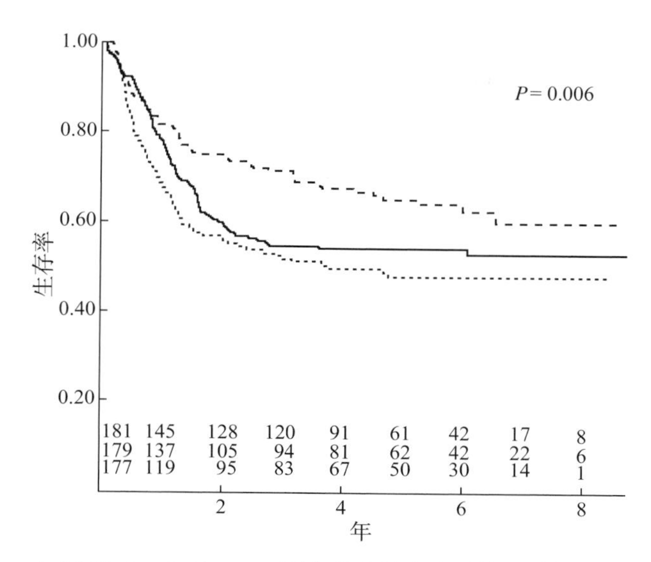

▲ 图 51-3　CCG-2891 研究患者生存率（按三种急性髓系白血病缓解后方案分组）

数字为不同时段中的（风险）患者人数；行顺序与曲线顺序一致。*P* 值为同质性差异。虚线：异基因骨髓移植；实线：强化疗，但非清髓性化疗；点线：自体骨髓移植（引自 Woods 等，2001[1]。美国血液学学会授权转载）

患者的生存曲线相合重合[5]。鉴于此，一些欧洲研究组织建议有限的一线造血干细胞移植，异基因造血干细胞移植仅适用于复发患者的挽救治疗。尚无这种方法与一线造血干细胞移植模式进行直接比较的研究，同时与北美使用的基于风险评估的改进策略相比孰优孰劣，也还有待进一步研究。

六、异基因造血干细胞移植在第二次完全缓解期及以上儿童急性髓系白血病中的作用

尽管急性髓系白血病患儿的总体预后有所改善，但仍有大约 40% 的患儿因复发或强化治疗的相关毒性而死亡。无论初始危险分层结果如何，异基因造血干细胞移植是复发急性髓系白血病患儿最有可能治愈的方法（表 51-3）。Webb 等描述了纳入英国 MRCAML 10 研究中的患者复发后的情况[26]。并非所有患儿都接受了治疗，但在接受化疗的患儿中，69% 获得了第二次完全缓解期。3 年 OS 率为 24%，达到第二次完全缓解期患者的无病生存率为 44%。影响生存率的最重要因素是第一次完全缓解期的长短。Aladjidi 等报道了法国 LAME 89/91 研究，71% 第一次完全缓解期后复发的患者，在 1～3 个再诱导化疗后能获得第二次完全缓解期[27]。78% 的患者接受了造血干细胞移植，5 年 OS 为 33%，其中第二次完全缓解期患者无病生存率为 45%。与 MRC AML 10 研究结论类似，此项研究也证明患者第一次完全缓解期持续时间是总生存率的主要预测因素。

Nemecek 等报道了西雅图经验，第二次完全缓解患者接受首次亲缘或无关供者移植，5 年无病生存率预测值为 58%[28]。尽管造血干细胞移植后预测复发率仍高达 42%，但患者的无病生存率高于既往研究，所以这些数据令人鼓舞。Bunin 等根据 NMDP 数据，描述了急性髓系白血病患儿无关供者造血干细胞移植的预后因素[29]。对于第二次完全缓解期患儿，5 年 OS 为 47%，移植时患儿的疾病状况是预测所有主要预后指标的唯一危险因素。

柏林－法兰克福－明斯特（Berlin–Frankfurt–Münster，BFM）协作组的研究人员在纳入 AML–BFM 87、93 和 98 研究的 1251 例儿童中，分析了截至 2007 年 10 月前的 379 例复发儿童的预后情况[30]。接受根治治疗（以治愈为目标）的患儿 5 年生存率为 29%（86% 患儿选择强化治疗），研究期间患者生存率从 18% 提高到 34%。晚期复发（诊断后 12 个月以上）、年龄＜ 10 岁、第一次完全缓解期未进行造血干细胞移植以及预后良好细胞遗传学改变是生存率的独立预测因素。然而，决定预后的最重要因素是患儿能否通过再诱导化疗获得完全缓解。共有 63% 的患儿获得了第二次缓解，患儿 OS 为 44%，而未达到第二次完全缓解期的患儿 OS 为 3%（$P < 0.0001$）。化疗组患儿预后与造血干细胞移植组患儿相似（35% *vs* 46%，P=0.11），但化疗组患儿发生晚期复发或髓外复发的概率更高。由于两组患儿的危险分层不尽相同，直接对比化疗和异基因造血干细胞移植的疗效是没有意义的。

最后，来自儿童白血病治疗进展（Therapeutic Advances in Childhood Leukemia，TACL）联合会的研究者回顾了 1995—2004 年间，9 个机构的 99 例复发或难治非急性早幼粒细胞白血病的急性髓系白血病患者资料[31]。结果显示，(56 ± 5) % 的患儿在首次再诱导化疗后获得二次缓解，(25 ± 8) % 的患儿在第二次再诱导后获得缓解，(17 ± 7) % 的患儿在更多诱导疗程后获得缓解，这说明如果不能实现早期缓解，多次再诱导化疗获得缓解的可能性不大。早期复发（诊断后＜ 12 个月）的患儿首次再

表 51–3　第二次完全缓解期急性髓系白血病异基因移植研究结果

参考文献	研　究	例　数	CR1 期持续时间	转　归
Gorin [106]	EBMT–EORTC	17	510 天	LFS 40% RR 52%
Webb [26]	MRC AML10	22	未提供	OS 50%
Pession [107]	AIEOP	16	未提供	相合同胞供体：EFS 41.6% 替代供体：未提供
Aladjidi [27]	LAME 89/91（复发患者）	28	未提供	相合同胞供体：DFS 60%， 替代供体：DFS 44%
Nemecek [28]	Seattle	12	未提供	DFS 58% RR 42%
Abrahamsson [108]	NOPHO 88/93（复发患者）	64	＜ 12 个月（13） ＞ 12 个月（24）	OS（＜ 12）56% OS（＞ 12）65%
Gassas [109]	Toronto	23	＜ 12 个月（12） ＞ 12 个月（11）	EFS 49% OS 51%
Bunin [29]	NMDP	142	＜ 12 个月（96） ＞ 12 个月（46	LFS 45% OS 47%
Sander [30]	AML–BFM 87/93/98	127	未提供	OS（＜ 12）33% OS（＞ 12）51%

CR1. 第一次缓解；LFS. 无白血病生存；RR. 复发风险；OS. 总生存；EFS. 无事件生存；DFS. 无病生存

诱导化疗后获得缓解的可能性较小（83% *vs* 51%）。多变量分析显示，与第一次完全缓解持续时间＜ 12 个月的患者（38% ± 11%）相比，第一次完全缓解期持续时间≥ 12 个月的患儿 5 年无病生存率明显提高（65% ± 11%），而未获第一次完全缓解期患儿的 5 年无病生存率为 0（P=0.002）。多变量分析提示接受造血干细胞移植作为巩固治疗显著提高患儿生存率水平（HR 0.29，$P < 0.001$），而年龄、细胞遗传学危险分层和初诊白细胞计数等因素与 EFS 和 OS 无关[31]。这些研究明确了异基因移植在治疗非急性早幼粒细胞白血病复发的急性髓系白血病患儿中的作用，同时表明早期复发以及移植前缓解滞后或缓解质量不充分是预后不佳的关键危险因素。

七、自体造血干细胞移植在第二次完全缓解期儿童急性髓系白血病中的作用有限

在第一次完全缓解期，异基因造血干细胞移植明显优于自体造血干细胞移植；然而在第二次完全缓解期，一些研究提示，至少在高选择性的低危患儿中，自体移植疗效与异基因造血干细胞移植相当（表 51–4）。通过对 CIBMTR 的数据回顾，Godder 等发现，与早期复发（＜ 12 个月）患儿 23% 的 3 年无白血病生存率相比，晚期复发患儿第二次完全缓解期接受自体造血干细胞移植 3 年无白血病生存率可达 60%，前者主要是因复发率较高（60%）导致生存率下降[32]。其他研究也显示，对于细胞遗传学低危组患儿或晚期复发的急性早幼粒细胞白血病患儿，自体移植也能获得不错的疗效，尤其是移植时微小残留病阴性且采集物通过 PCR 检测达到微小残留病阴性的患儿[33, 34]。尽管许多临床医生赞同将同胞异基因造血干细胞移植用于第一次完全缓解期未进行移植的第二次完全缓解期急性髓系白血病患者，但对晚期复发的患儿采用自体造血干细胞移植仍是可行的，特别是如果患儿移植前可以获得深度缓解，有良好的预后因素，或没有合适的供者。

八、造血干细胞移植治疗未缓解状态下儿童急性髓系白血病的疗效

因为寄希望通过含大剂量化 / 放疗的预处理克

服化疗耐药性，或借助GVL效应通过免疫手段治愈患者，有研究者对初诊或复发的难治性急性髓系白血病患儿进行造血干细胞移植治疗。患者移植后生存率很低（2% ～ 32%），同时由于患儿选择和文献报道存在偏倚，对这些发表的文献进行解读变得十分困难[28, 35, 36]。一项IBMTR的早期研究为探究哪些患儿能从造血干细胞移植获益提供了部分见解[37]。这项研究回顾性分析了1982—1989年间，在多个中心接受造血干细胞移植治疗的88例非缓解期急性髓系白血病患儿资料。患儿3年白血病生存率为21%。良好预后的独立相关因素包括：①骨髓活检中肿瘤细胞少于25%；②诱导化疗疗程较少（2或3个疗程与多于4个疗程相比）。此外，外周循环中没有白血病细胞的患者复发率较低。Duval等对CIBMTR的近期数据进行了分析，1995—2004年间1673例对初诊时诱导化疗或复发时再诱导化疗耐药的急性髓系白血病患儿接受清髓性造血干细胞移植，患儿移植时均处未缓解状态[38]。患者3年OS为19%，多变量分析显示与低生存率相关的5个独立移植前因素为：①第一次完全缓解期短于6个月；②造血干细胞移植时患儿外周循环有白血病细胞；③非相合同胞供者[相合无关供者优于不全相合的亲缘供者（包括单倍体供者）]；④Karnofsky/Lansky评分＜90；⑤高危细胞遗传学改变。没有这些危险因素的患儿3年OS为42%（95%CI 34% ～ 50%），而有一个、两个或三个危险因素的患儿OS分别为28%（95%CI 23% ～ 33%）、15%（95%CI 11% ～ 19%）和6%（95%CI 3% ～ 9%）。这项研究和其他研究数据表明，急性髓系白血病患儿在未缓解状态下行造血干细胞移植的生存率为20% ～ 40%。清髓性和减低强度预处理方案都有成功的报道，孰优孰劣仍不清楚。

九、造血干细胞移植前微小残留病阳性对预后的影响

基因重排的复杂性使得基于PCR技术的微小残留病检测方法在急性髓系白血病中较为困难。然而，随着时间推移，已研发出基于PCR技术、MFC和WT1基因表达量的微小残留病检测手段，而且目前都已常规用于造血干细胞移植前后的预后判断和分析[39]。COG和St. Jude的急性髓系白血病研究组研发的流式细胞术表明，初诊患儿第一次诱导方案后微小残留病持续阳性是一个非常重要的复发高危因素[7, 40]，这验证了流式细胞术在多中心儿童患者中的应用价值。来自西雅图的研究者在一项包含成人及儿童的研究中指出，与微小残留病阴性或低水平的患者相比，造血干细胞移植前流式微小残留病＞0.01%的患者生存率明显降低，微小残留病阳性组和阴性组2年OS分别30%（95%CI 13% ～ 49%）和77%（95%CI 64% ～ 85%），原因是微小残留病阳性组患者复发率显著增加，2年复发预测值分别为65%（95%CI 42% ～ 86%）和18%（95%CI 10% ～ 28%）[41]。在对细胞遗传学危险分

表 51-4 第二次完全缓解期急性髓系白血病自体移植研究结果

参考文献	研 究	例 数	第一次完全缓解期持续时间	转 归
Gorin [106]	EBMT-EORTC	35	334天	LFS 40% RR 54%
Webb [26]	MRC AML10	22	未提供	OS 27%
Pession [107]	AIEOP	53	未提供	EFS 40.4%
Aladjidi [27]	LAME 89/91（复发患者）	25	未提供	DFS 47%
Godder [32]	ABMTR	73	＜12个月（30） ＞12个月（29）	RR（＜12）60% RR（＞12）36% LFS（＜12）23% LFS（＞12）60%
Sander [30]	AML-BFM 87/93/98	26	未提供	OS（＜12）29% OS（＞12）58%

LFS. 无白血病生存；RR. 复发风险；OS. 总生存；EFS. 无事件生存；DFS. 无病生存

层和其他关键急性髓系白血病危险因素进行校正后的多变量分析证实，造血干细胞移植前微小残留病阳性显著增加患者的总死亡率（HR 4.05，$P < 0.001$）和复发率（HR 8.49，$P < 0.001$）。

COG 和儿童血液和骨髓移植联合会（Pediatric Blood and Marrow Transplant Consortium，PBMTC）正在进行大系列的儿童患者研究，以更好地阐明造血干细胞移植前后微小残留病水平对不良预后的预测作用。值得注意的是，两个小系列的儿童患者研究已对这个问题进行了一些探讨。Jacobsohn 等[42]分析比较了造血干细胞移植前 WT1 高表达和低表达患儿的预后。WT1 高表达的患儿 5 年 EFS 显著低于对照组患者（18% *vs* 68%，P=0.007）。Leung 等[43]在一单中心 122 例儿童患者研究中，探讨了造血干细胞移植前流式微小残留病对预后的预测价值（急性髓系白血病患者 58 例，急性淋巴细胞白血病患者 64 例）。他们观察到造血干细胞移植前微小残留病水平对患者生存率有非常强的影响，微小残留病阴性、低水平阳性和高水平阳性患者的生存率分别为 68%、52% 和 29%（$P = 0.0019$）（图 51–4）。

尽管移植前后微小残留病水平明确与预后相关，微小残留病阳性的急性髓系白血病患者移植后生存率仍可达 30% ～ 60%。因此，如果多种尝试后患者仍不能微小残留病转阴，这部分患者依然可以进行移植治疗。目前尚不清楚移植前通过连续化疗或其他方法降低微小残留病水平是否能够提高患者移植疗效，相关研究正在进行中。

十、造血干细胞移植在儿童急性早幼粒细胞白血病中的作用

与其他急性髓系白血病亚型相比，急性早幼粒细胞白血病具有独特的生物学特性 [*PML-RARA* 基因的特征性易位，t（15；17）] 和临床表现。在蒽环类药物化疗方案中加入全反式维 A 酸显著改善了患者的预后，因此不需要在早期缓解阶段进行造血干细胞移植[44]。三氧化二砷单药疗法的最新进展（最初作为挽救治疗[45]，后期与全反式维 A 酸联合[46]）使得仅有很少一部分患儿耐药或复发，从而进一步降低了移植的必要性。

如果患儿是以下情形：①无法接受这些关键药物治疗（达到蒽环类药物使用上限、对全反式维 A 酸或三氧化二砷不能耐受）；②耐药或难治；③其他单纯化疗预后不佳的情况（主要指一次或多次复发的患者），自体和异基因移植都有长期生存的成功病例。儿童患者回顾性研究表明，急性早幼粒细胞白血病患者缓解期自体或异基因造血干细胞移植的长期生存率超过 70%[33, 47]。应根据患者的缓解质量、亲缘或无关供者的相合程度决定选择异基因移植还是自体干细胞移植。获得基因水平缓解且采集物也达到基因水平微小残留病阴性的患儿，移植后长期生存率接近 80%，相反没有达到的患儿生存率只有 50%[48]。在另一项研究中，所有 7 例干细胞采集物 PCR 阳性的自体造血干细胞移植患儿最终都复发，而 8 例干细胞采集物 PCR 阴性的患儿中只 1 例出现复发[49]。进一步的研究表明，与三氧化二砷或三氧化二砷 – 全反式维 A 酸联合方案的维持治疗相比，复发急性早幼粒细胞白血病患儿在第二次基因水平缓解后进行自体造血干细胞移植获得的 5 年生存率更高（83.3% *vs* 34.5%，P=0.001）[50]。尽管没有第二次完全缓解期患者自体和异基因移植，以及移植和巩固化疗的随机对照临床试验，上述数据表明，当患儿复发或存在其他高危情况导致化疗治疗很可能失败时，如果患儿干细胞采集物 PCR 阴性且能耐受清髓性预处理，自体干细胞移植能改善患儿预后。

十一、造血干细胞移植在治疗相关儿童急性髓系白血病中的作用

由于移植后高复发率和非复发死亡率，成人治疗相关急性髓系白血病患者造血干细胞移植后

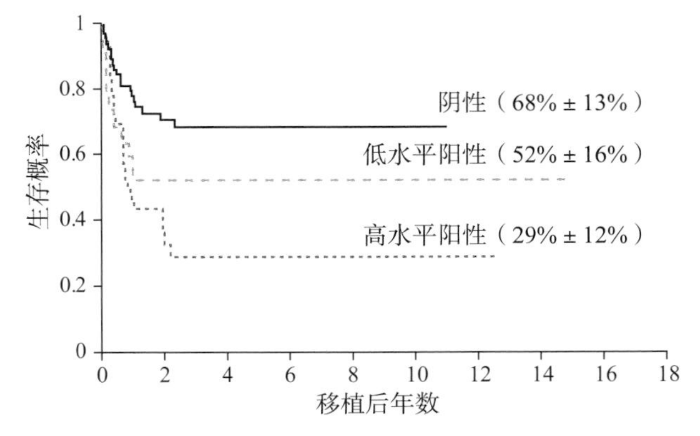

▲ 图 51–4 造血干细胞移植前微小残留病水平对急性髓系白血病 / 急性淋巴细胞白血病患儿生存率的影响[2]

生存率较低[51]。通过采用剂量调整白消安 / 环磷酰胺预处理方案和其他一些非全身放疗预处理方案，患者生存率有所提高[52]，但具有高危细胞遗传学改变的患者移植疗效依然很差[53]。有关造血干细胞移植治疗儿童治疗相关急性髓系白血病的文献为数不多。Woodard 等[54]报道了 27 例儿童治疗相关急性髓系白血病接受亲缘或无关供者移植的结果。3 年 OS 和 EFS 分别为（18.5 ± 7.5）% 和（18.7 ± 7.5）%。疗效不佳的主要原因是高治疗相关死亡率（59.6% ± 8.4%）。第二个回顾性单中心经验为 Aguilera 等[55]报道的 1975—2007 年间，14 例治疗相关急性髓系白血病或治疗相关 MDS 患儿的移植数据。患儿总生存率为 29%，但此研究中，只有 63% 的治疗相关 MDS/ 急性髓系白血病患儿接受了造血干细胞移植治疗。CCG 的一项多中心研究（2891）分析比较了 24 例治疗相关急性髓系白血病 /MDS 患儿与原发急性髓系白血病（*n*=898）或 MDS（*n*=62）患儿的移植疗效[56]。治疗相关急性髓系白血病 /MDS 患儿年龄较大，少有低危细胞遗传学改变。尽管治疗相关急性髓系白血病 / MDS 组患儿缓解率和 3 年 OS 相对较低（完全缓解率：50% *vs* 72%，*P*=0.016；OS：26% *vs* 47%，*P*=0.007），但患儿如能获得完全缓解，两组间生存率相似（OS：45% *vs* 53%，*P*=0.87）。另一项单中心研究进一步验证了缓解与否对这部分患儿移植后生存水平的重要性。Kobos 等[57]报道了他们在 1994—2009 年间，对 21 例治疗相关急性髓系白血病 /MDS 患儿进行造血干细胞移植的资料。12 例治疗相关急性髓系白血病患儿中有 11 例造血干细胞移植时病情获得缓解，另有 7 例患儿为难治性贫血（refractory anemia，RA），2 例患儿为难治性贫血伴原始细胞增多型（refractory anemia with excess blasts，RAEB）。患者的总生存率为 61%，缓解期或难治性贫血患儿的无病生存率为 66%，造血干细胞移植时原始细胞大于 5% 的患儿生存率为 0%（*P* = 0.015）。

由于治疗相关急性髓系白血病在儿童中很少见，因此过去几年中无关供者移植治疗相关死亡率的显著下降是否能使这部分患儿受益并不清楚。在造血干细胞移植前，应仔细评估患儿先前治疗造成的并发症，在尽可能降低治疗相关死亡率的同时，通过方案调整保证足够的预处理强度。

十二、造血细胞来源对结局的作用

（一）儿童急性髓系白血病相关及无关供体移植

长期以来，广泛共识是采用 HLA 相合亲缘供者作为首选的造血细胞来源。由于至多 20% ～ 30% 需要造血干细胞移植的患儿有相合的亲缘供者，无关供者移植数量增加了。多数研究数据表明，无关供者移植与相合亲缘移植相比，疗效相当。威斯康星医学院报道的 1986—1991 年间 50 例患儿无关供者移植结果，是早期儿童无关供者造血干细胞移植的部分经验。中位随访时间 49 个月，患者的 EFS 为 44%，OS 为 50%。这些数据与当时发表的儿童 HLA 相合同胞移植结果相似，因此无关供者作为需要造血干细胞移植患儿的替代选择被认可[58]。西雅图研究组报道了关于 87 例患儿无关供者移植的经验，结果与威斯康星研究组相似[59]。他们后来报道了采用无关供者移植治疗急性髓系白血病的经验，其中包括 26 名儿童患者（占总数的 16%）。第一次完全缓解期移植患者的无白血病生存率为 50%，但第二次完全缓解期患者的无白血病生存率仅为 28%。良好预后因素包括缓解期接受造血干细胞移植、骨髓细胞数量大于 3.5×10^8/kg 以及供受者造血干细胞移植前巨细胞病毒血清学检查均阴性[60]。

2000 年后急性髓系白血病患儿的无关供者造血干细胞移植疗效有了显著改善。第一次完全缓解、第二次完全缓解或＞第二次完全缓解 / 复发的患儿，2003—2006 年间移植的 2 年 EFS 分别为 69%、66% 和 36%，相比之下，10 年前的数据分别为 42%、30% 和 28%。随着时间的推移，最重要的进步是治疗相关死亡率的显著下降（1987—1995 年，1 年治疗相关死亡率为 40%；2003—2006 年，1 年 TRM 为 15%，*P* ＜ 0.001）（图 51-5）[6]。目前尚不清楚造血干细胞移植过程中的哪些因素导致了生存率的提高，但更好的 HLA 配型技术、更严格的匹配要求、支持治疗的进步、更合理的患者选择以及有并发症患者采用低强度预处理，这些因素都可能有助于疗效的提高。

鉴于这些近期数据，大多数人都认可目前无关供者造血干细胞移植的疗效与相合同胞造血干细胞移植相当。一项韩国研究显示，第一次完全缓解期患儿无关供者造血干细胞移植和同胞供者造血干细胞移植生存率相同[61]。一项 CIBMTR 的大型研究也显示，与全相合无关供者、不合或相合的亲缘非同胞供者相比，相合同胞移植患者的生存率只有轻微的优势[62]。值得注意的是，尽管 CIBMTR 数据清晰地表明，相合无关供者造血干细胞移植或不全相合亲缘供者造血干细胞移植与相合同胞供者移植相比，生存率相似，非生存数据还是有巨大差别的。无关、不合以及非同胞供者移植的重度急、慢性 GVHD 发生率较高，治疗相关死亡率也上升。考虑到这些风险，一些协作组对同胞供者造血干细胞移植和无关供者造血干细胞移植的适应证做了区分，把无关供者造血干细胞移植作为高危患者的备用治疗手段。

（二）去除 T 细胞相合亲缘或无关供者移植治疗儿童急性髓系白血病

T 细胞去除技术多年来一直在改进，但高植入失败率和复发率仍未解决。因此，这种技术方法通常仅在少数几个侧重于这一领域的中心开展。然而，在过去的几年中，随着优质磁珠分离技术的出现，第一次完全缓解或第二次完全缓解期的年轻成人急性髓系白血病患者清髓性移植的多中心Ⅱ期临床试验已成功开展[63]。BMTCTN 把最近的一项二期研究结果（第一次完全缓解和第二次完全缓解期年轻成人急性髓系白血病患者接受去除 T 细胞同胞造血干细胞移植），与 BMTCTN 同时期其他研究中相合的患者（采用标准的钙调蛋白抑制药联合甲氨蝶呤预防 GVHD）数据进行了比较分析[64]。与对照组相比，去除 T 细胞治疗组患者的植入率相当，100 天急性 GVHD 发生率略有改善（23% *vs* 39%，$P = 0.07$），而 2 年慢性 GVHD 累积发生率显著降低（19% *vs* 50%，$P < 0.001$）。两组间植入失败率、复发率、治疗相关死亡率、无病生存率和 OS 均相似。值得注意的是，所有去除 T 细胞移植组患者都采用了以全身放疗为基础的预处理方案，而半数对照组患者采用了化疗为基础的预处理方案。这种治疗方法[57, 65]以及相关的治疗手段，如使用阿来佐单抗进行体内去除 T 细胞[66]在儿童患者中鲜有成功应用经验。包括儿童患者在内，目前还没有比较 T 细胞去除与标准方案的前瞻性研究。因此，尽管成人患者的数据很有希望，在儿童患者普遍采用这种方法之前，还需开展进一步的研究。在单倍体移植，尤其是供 - 受者 KIR 配体不合的患者中，去除 T 细胞的研究数据很多（第 11 章对 NK 细胞和 KIR 相关问题有详尽讨论）。

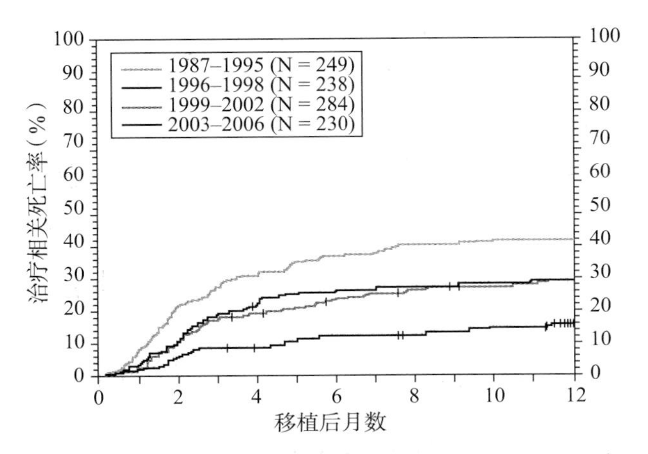

▲ 图 51-5 无关供体骨髓移植后移植相关死亡率的下降

（引自 MacMillan 等，2008[6]。Elsevier 授权转载）

（三）儿童急性髓系白血病的脐血移植

虽然绝大多数高加索人种患者可以找到一个可用的无关供者（目前定义为 HLA 7/8 或 8/8 相合），但黑人、亚太岛民和西班牙裔患者在骨髓登记处中能找到供体的概率要低很多[67]。因为脐血匹配要求没那么严格（目前要求 HLA 抗原或等位基因 4/6 相合，细胞数量足够），研究表明 95% 以上的患者可以找到合适的脐血细胞[68]。早期研究已证实了无关脐血移植的安全性和有效性[69]。明尼苏达州研究人员在儿童患者中比较分析了 HLA 不全相合无关供者脐血移植和 HLA 相合骨髓移植，结果显示脐血移植后患者中性粒细胞恢复较慢，但是血小板恢复速度、急慢性 GVHD 发生率和 OS，两组间没有明显差异[70]。为了评估不同供者的优缺点，Rocha 等在一项多中心的回顾性研究中，比较了接受脐血移植、无关供者骨髓移植和去除 T 细胞无关供者骨髓移植患儿的预后[71]。接受脐血移植的患儿 HLA 不全相合比例更高，移植后 100 天时急性 GVHD 发生率低，但造血恢复延迟发生率和治疗相关死亡率增加。三组间 EFS 水平相似，这表明脐血移植是急性白血病患儿在没有合适相合无关骨髓供者时的一个合理替代选择。欧洲脐血移植组后来发表了无关供者脐血移植的数据（主要是急性髓系白血病患儿）[72]。他们发现急性 GVHD 发生率为 35%，100 天治疗相关死亡率为 20%，2 年累积复发率为 29%，2 年无白血病生存率为 42%。第一次完全缓解组患儿的无白血病生存率最高（59%），而第二次完全缓解组和非缓解期患儿的无白血病生存率分别是 50% 和

21%。以上和其他研究均表明，相合或不全相合的无关供者脐血可作为急性髓系白血病儿童造血干细胞移植替代供体来源，生存率与其他造血细胞来源的移植大体相当。

（四）儿童急性髓系白血病的单倍体移植

部分相合或单倍体的亲缘供者是急性髓系白血病患儿的最终替代干细胞来源。因为父母或兄弟姐妹都可能成为供者，这些供者非常容易获得，尤其是对需要紧急移植的患者具有优势。Godder 等报道了采用部分不相合亲缘供者作为急性白血病儿童患者造血干细胞来源的临床应用结果[73]。他们在免疫抑制药物基础上联合 T 细胞部分去除。96% 的患儿获得了植入，急性 GVHD 发生率为 24%，3 年复发率为 41%。这项研究表明，对急性白血病患儿进行部分不相合亲缘供体造血干细胞移植是可行的。Marks 等报道了 34 例急性白血病患儿单倍体造血干细胞移植的结果[74]。患者采用环磷酰胺和全身放疗预处理，然后回输去除 T 细胞的外周血细胞。这些患者的 2 年 OS 为 26%，决定预后的主要因素是造血干细胞移植时患者的疾病状态。没有难治性急性髓系白血病患儿移植后获得长期生存，提示这种方法可能不适用于未缓解的患者。感染和复发是 OS 的主要障碍。当前，急性髓系白血病患儿单倍体移植的疗效进步，一方面可能得益于根据供受者 KIR 组合选择最佳供者的策略（参见第 11 章关于 NK 细胞和 KIR 方法的讨论），另一方面也归结于更好的病毒筛查和抗菌药物降低了感染相关死亡率，导致治疗相关死亡率的显著降低。St. Jude 研究人员证明，与 10 年前相比，近年急性髓系白血病患儿单倍体移植的疗效已获得显著提高 [5 年生存率：77%（95%CI 35% ～ 94%）*vs* 22%（95%CI 3.4% ～ 51%）][75]。这些结果使单倍体移植在有经验的中心成为一种可行的替代移植方法。

十三、儿童急性髓系白血病的预处理方案

大多数发表的儿童急性髓系白血病治疗方案都采用了清髓性方案，主要是白消安 / 环磷酰胺或以全身放疗为基础的预处理方案。一项 1994 年发表的小系列回顾性研究，在 74 例第一次完全缓解期接受相合亲缘供者造血干细胞移植的患儿中，对比了白消安 / 环磷酰胺预处理方案（环磷酰胺剂量 120 或 200mg/kg）和以全身放疗为基础的预处理方案[76]。与 120mg/kg 剂量组相比，200mg/kg 环磷酰胺的白消安 / 环磷酰胺组患者复发率显著降低（P=0.02）；但是生存率改善没有统计学意义（P=0.07）。接受以全身放疗为基础的预处理的患儿的生存率，与 200mg/kg 环磷酰胺的白消安 / 环磷酰胺组的患儿相当。由于和以全身放疗为基础的预处理方案结果等同，同时比 120mg/kg 环磷酰胺的白消安 / 环磷酰胺方案复发率低，200mg/kg 环磷酰胺的白消安 / 环磷酰胺方案被 COG 和其他协作组采纳作为第一次完全缓解期急性髓系白血病患儿相合家族成员作为供者造血干细胞移植的标准预处理方案。

尽管白消安为基础的预处理已广泛用于第一次完全缓解期急性髓系白血病患儿的相合亲缘供者移植，在 20 世纪 90 年代和 21 世纪前 10 年中，多数儿童治疗中心在无关供者移植时多使用以全身放疗为基础的预处理方案[29]。最近的数据对无关供者造血干细胞移植患者必须采用全身放疗的必要性提出了质疑。一项 PBMTC 的回顾性研究，在 151 例接受无关（99 例）或亲缘（52 例）供者造血干细胞移植的第一次完全缓解期以上急性髓系白血病患儿中，比较了全身放疗或白消安方案的差异[77]。造血干细胞移植后 6 年时，白消安 / 环磷酰胺组和全身放疗组复发率没有明显差异［31%（95%CI 17% ～ 45%）*vs* 24%（95%CI 15% ～ 34%）；P = 0.74］，TRM［20%（95% CI 7% ～ 30%］*vs* 32%（95% CI 17% ～ 43%）；P = 0.289］、EFS［37%（95% CI 19% ～ 70%）*vs* 45%（95% CI 35% ～ 58%）；P = 0.293］和 OS［56%（95% CI 43% ～ 72%）*vs* 45%（95% CI 35% ～ 58%）；P = 0.117］也没明显有差异。CIBMTR 在 1593 例造血干细胞移植患者中（192 例年龄＜ 20 岁），回顾性比较了白消安 / 环磷酰胺与标准剂量（＞ 1000，＜ 1260cGy）全身放疗或高剂量（＞ 1320，＜ 1500cGy）全身放疗的患者预后。患者病种包括急性髓系白血病、慢性髓系白血病和 MDS[78]。尽管高剂量全身放疗导致更多的Ⅲ～Ⅳ度急性 GVHD（P=0.011），三组间的复发率、TRM、无病生存率和 OS 没有差异性。基于这些数据，白消安 / 环磷酰胺已成为任何阶段儿童移植患者都可采用的预处理方案，无论是相关还是无关供体。

为降低白消安 / 环磷酰胺方案相关肝脏毒性，

成人研究已采用氟达拉滨替代环磷酰胺，结果治疗相关死亡率显著降低。Andersson 等通过回顾性队列分析，比较了白消安 / 氟达拉滨与 120mg/kg 环磷酰胺的白消安 / 环磷酰胺。在校正治疗时间差异后，白消安 / 氟达拉滨组 3 年生存率增加 20%，主要原因是治疗相关死亡率的降低 [79]。目前没有该方法与白消安 / 环磷酰胺的前瞻性随机对照研究。曲奥舒凡（treosulfan）是一种白消安共轭化合物，肝毒性相对较少，是一个有前景的新型预处理药物，相关研究已见报道。Nemecek 等报道在没有高危细胞遗传学改变的患者中，治疗相关死亡率显著降低（2 年时为 8%），2 年 RFS 为 88%[80]。COG 目前正在高危第一次完全缓解期急性髓系白血病儿童中探索白消安 / 氟达拉滨的应用，而 PBMTC 正在儿童急性髓系白血病或 MDS 患者中研究曲奥舒凡、氟达拉滨和小剂量全身放疗组合的预处理方案。这些研究和未来可能的直接对照研究将确定与经典白消安 / 环磷酰胺相比，"降低毒性" 的清髓性方案（比如白消安 / 氟达拉滨或曲奥舒凡 / 氟达拉滨）是否能获得相似或更好的生存水平。

十四、儿童急性髓系白血病的减低强度预处理方案

上文讨论的都是强烈的清髓性方案。然而，在过去的 10 年里，已经研发多种替代方案来利用 GVL 效应，主要侧重点是通过新型预处理药物实现足够的免疫抑制深度，同时减低骨髓抑制带来的不良反应。这些方案的强度各不相同，大体可以分为三类：非清髓（仅足以建立供体植入）、减低强度（保障植入同时有一定的强度以控制本病）和清髓性（足强度）。一项大型 CIBMTR 研究比较了三种预处理方案在急性髓系白血病中的作用，结果显示清髓性和减低强度的 5 年生存率相当，而非清髓方案略差一些 [81]。然而，接受非清髓预处理的患者年龄相对较大，有可能是由于患者伴有一些未知的并发症导致生存率出现了轻度下降。

有不少儿童中心已经在急性髓系白血病儿童中采用减低强度预处理方案 [82-84]。减低强度方案的结果似乎与传统清髓性方案相似，但结果可能存在选择偏倚。由于儿童患者通常可以耐受高强度的清髓性方案，许多早期的减低强度研究仅包括由于脏器毒副作用、感染史或其他原因而不能耐受标准清髓性移植的患儿。有鉴于此，40% ～ 60% 的生存率结果还是十分令人鼓舞的。在 PBMTC 的一项多中心研究中，对因感染、器官毒副作用或既往有清髓性方案预处理造血干细胞移植史而不能耐受清髓性方案的患者，采用低剂量白消安、氟达拉滨联合 ATG 进行预处理治疗，2 年 OS 为 45%，急性髓系白血病和急性淋巴细胞白血病间，以及不同干细胞来源间的 OS 都相似。造血干细胞移植前微小残留病阴性的患者生存率较高（2 年 OS 为 63%）[85]。这些研究表明，如果不能耐受清髓性预处理，减低强度移植可用于缓解期的儿童患者（尤其是微小残留病阴性的患者）。目前儿童急性髓系白血病患者尚未有随机对照研究比较清髓性、减低强度或非清髓方案间的优劣，除非有新的证据，否则清髓性预处理仍然被认为是可耐受患儿的标准移植方案。

十五、移植物抗白血病效应在儿童急性髓系白血病的作用

多项研究表明，尽管 GVL 和 GVHD 之间存在微妙的平衡，但 GVL 效应可能有助于提高白血病患者的整体治愈率。瑞典的一个研究小组最早报道了 GVL 效应在儿童患者的作用。在该研究中，GVL 及其关联的慢性 GVHD 与提高患者生存率和降低复发风险相关 [86]。在急性髓系白血病患者中，如果患者发生慢性 GVHD，复发率从 40% 降低到 29%。尽管慢性 GVHD 对急性髓系白血病患儿生存水平的保护作用更明显，慢性 GVHD 对急性髓系白血病患者也有益。该研究未发现急性 GVHD 与复发风险相关。另一项证实 GVL 对急性髓系白血病患儿生存率影响的早期报道是 CCG 2891 研究 [87]。该研究中，与无急性 GVHD 或 Ⅰ ～ Ⅱ 度急性 GVHD 的患者相比，发生 Ⅲ ～ Ⅳ 度急性 GVHD 的患者 6 年无病生存率较低，为 15%（$P < 0.001$）。与无急性 GVHD 患者相比（RFS 为 62%），发生 Ⅰ 度或 Ⅱ 度急性 GVHD 的患者 RFS 较高，分别为 76% 和 87%。虽然 Ⅲ ～ Ⅳ 度急性 GVHD 患者无病生存率较低，但存活患者都未复发。慢性 GVHD 也与高 RFS 相关（P=0.05），但复发率的降低并未转化为 OS 或无病生存率的上升。

CIBMTR 的一项研究分析了无关供者造血干

细胞移植儿童的 GVHD 发生率和危险因素，发生Ⅲ～Ⅳ度急性 GVHD 的急性淋巴细胞白血病患儿复发风险显著降低（$P = 0.0052$），但急性髓系白血病患儿这一效果并不明显（P=0.26）[88]。不清楚为什么急性髓系白血病患儿发生急性 GVHD 后复发风险没有降低。作者猜测，重度 GVHD 导致的竞争性死亡可能抵消了 GVHD 的潜在获益，由于研究样本量较小，所以作者无法在统计学上观察到差异性。

一些研究者认为移植后早期免疫功能恢复有助于免疫监视形式的 GVL 效应，且无论 GVHD 存在与否，都可能减少复发。Powles 等报道了 201 例成人急性髓系白血病患者接受 HLA 相合同胞移植的多变量分析结果 [89]。造血干细胞移植后第 29 天，绝对淋巴细胞计数 $\geqslant 0.2 \times 10^9$/L 的患者 3 年复发率为 16%，而绝对淋巴细胞计数较低的患者为 42%（P=0.004），同时差异最终转化为患者生存率的提高（66% *vs* 35%，P=0.003）。在多变量分析中，这一差异仍然显著（复发的相对风险为 2.9，P=0.02），并且与 GVHD 无关。尽管一个儿童研究小组表明这一现象在急性淋巴细胞白血病儿童移植后也是存在的 [90]，一项随后的研究未能证明急性髓系白血病患儿移植后早期淋巴细胞恢复和 GVL 效应相关 [91]。目前尚不清楚为什么儿童与成人急性髓系白血病患者存在差异，将来还需要进一步研究明确免疫重建对儿童急性髓系白血病的重要性。

十六、移植后复发

移植后复发患儿病情转归的主要决定因素是家属和医生是否采用根治性治疗手段。治疗方法虽不尽相同，但通常只有免疫治疗手段（减停免疫抑制药、供体淋巴细胞输注或获得完全缓解后进行二次移植）才有可能使患者获得长期生存。Lee 等回顾了 49 例 1993—2011 年间在同一机构治疗的造血干细胞移植后复发急性髓系白血病患儿的临床过程 [92]。49 例患儿中，36 例（73%）接受了强化化疗，26 例获得了完全缓解（53%）。所有患儿的 5 年 OS 率为 23%，而接受强化化疗的患儿 5 年 OS 率为（31.6 ± 8.7）%。Bajwa 等回顾了 1992—2010 年间 5 个儿童医疗中心 532 例移植患儿中的 160 例复发患儿的结果 [93]。患儿病种包括急性淋巴细胞白血病、急性髓系白血病、慢性髓系白血病、青少年髓单核细胞白血病、继发性急性髓系白血病、急性双表型白血病、急性未分化白血病和 MDS。复发患儿或接受姑息性治疗（非根治治疗，n=43，27%），或挽救化疗但不进行二次移植（n=55，34%），或化疗后进行二次移植（n=62，39%）。接受二次造血干细胞移植的患者与未接受二次造血干细胞移植的患者 2 年无病生存率分别为 35% 和 2%（$P < 0.0001$）（图 51–6）。多变量分析表明，提高生存率与复发前较长的缓解时间和接受二次造血干细胞移植相关。推荐撤停免疫抑制药，随后进行诱导化疗，如能获得缓解则进行二次造血干细胞移植。

免疫治疗造血干细胞移植后急性髓系白血病复发

患者复发时，如果接受免疫抑制药治疗同时没有活动性 GVHD 情况下，许多移植医师采取的治疗方法是撤停免疫抑制药。有病例报道显示，部分患者可以在发生 GVHD 后获得病情缓解，甚至有可能是长期缓解，但总体而言，这种方法很少能有效控制血液学复发。因为受者嵌合比例上升是一个很好的预测复发的指标，人们一直试图通过检测嵌合水平来调节儿童急性髓系白血病患者的免疫抑制程度。Bader 等描述了 3 例急性髓系白血病患者在停用环孢素后，2 例获得了完全嵌合和持续完全缓解 [94]。其他 6 例急性淋巴细胞白血病或 MDS 患者在停用环孢素及供体淋巴细胞输注治疗后获得完全嵌合和持续完全缓解。本研究表明，在混合嵌合比例指导下优化治疗策略，有助于预防急性髓系白血病患儿移植后复发，但这项研究和其他发表的研究样本量都相对较小。

使用供者淋巴细胞输注治疗急性髓系白血病移植后复发则有更多的经验。EBMT 的一份早期报道，

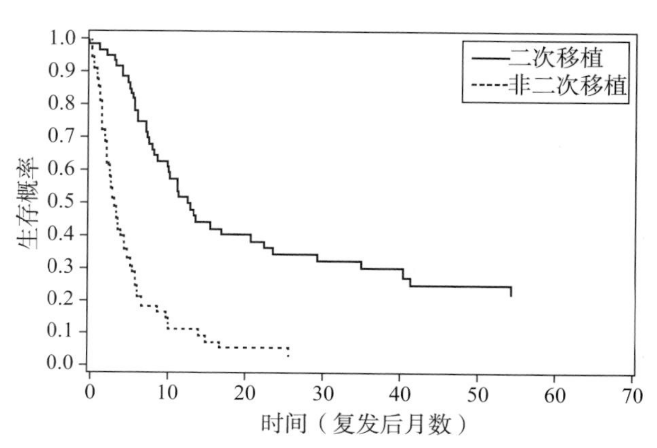

▲ 图 51–6 首次移植后复发患儿二次移植结果

（引自 Bajwa 等，2012[93]。自然出版集团授权转载）

评估了供者淋巴细胞输注在成人复发性白血病患者中（包括急性髓系白血病）的风险和收益。17 例急性髓系白血病患者中有 5 例在供体淋巴细胞输注后获得完全缓解，但并不是每个患者都能长期维持缓解 [95]。Levine 等报道了一项前瞻性研究，复发的髓系白血病患者首先接受降低肿瘤负荷的诱导化疗，然后再接受 G–CSF 动员的供者淋巴细胞输注 [96]。大多数患者是急性髓系白血病，年龄 2—59 岁，2 年 OS 为 19%。结果表明，采用这一策略进行挽救治疗对部分造血干细胞移植后复发的髓系白血病患者有效，尤其是移植后复发时间＞ 6 个月的患者。CIBMTR 一项针对儿童患者供者淋巴细胞输注的研究显示，移植后 6 个月内复发的患者生存率非常低（0/14）[97]。16 例急性髓系白血病患者中有 11 例患者接受供体淋巴细胞输注治疗时本病没有缓解，1 例是长期（带病）生存者，另 10 例为复发状态。其余 5 例患者在供者淋巴细胞输注前接受化疗并获得 CR，结果其中 3 位患者在随访 3、13 和 55 个月时仍健在。供者淋巴细胞输注治疗对早期复发和本病未控制的复发患者效果不佳。有报道，在化疗和供者淋巴细胞输注治疗后患者出现髓外复发。Choi 等采用化疗衔接供者淋巴细胞输注的方法治疗，患者 2 年总生存率为 31%[98]。5 例一次缓解而后再次复发的患者均为髓外复发（骨髓仍在缓解中）。此项研究和其他一些研究数据表明中枢神经系统是供者淋巴细胞输注治疗的免疫庇护所，临床医生可能需要使用其他方法来减少中枢神经系统复发。

十七、二次移植

造血干细胞移植后复发的患者如果可以通过化疗获得再次缓解，二次移植可使部分患者长期存活。Michallet 等报道了法国儿童和成人急、慢性白血病患者复发后进行二次移植的经验 [99]。儿童患者 2 年 OS 为 50%，无病生存率为 47%，治疗相关死亡率为 20%。预后良好因素包括年龄＜ 16 岁，首次造血干细胞移植后复发间隔时间＞ 12 个月以及发生慢性 GVHD。Meshinchi 等描述了 25 例自体移植（11 例）或异基因移植（14 例）后复发的儿童患者资料 [100]。这些患者随后接受以全身放疗为基础的预处理方案的亲缘或无关供者二次移植。所有患者均获得植入，10 年无病生存率为 44%。

尽管大多数儿童患者二次造血干细胞移植的成功报告都采用了清髓性预处理方案，成人和儿童的文献都表明减低强度移植也可成功实施。Pulsipher 等报道了一项 PBMTC 研究，对不能耐受清髓性预处理的患儿（多数因为前次造血干细胞移植后复发），使用低剂量的白消安 / 环磷酰胺 /ATG 减低强度方案 [85]。既往前次移植接受非全身放疗方案预处理的患儿 2 年生存率为 63%，而前次移植接受全身放疗预处理的患儿 2 年生存率为 23%（$P = 0.02$）。流式检测微小残留病水平高的患儿移植后生存率非常低，说明减低强度移植成功需要移植前获得深度缓解。这些结果表明，如果患者二次移植前获得缓解，且第一次造血干细胞移植复发间隔时间大于 6 个月，使用清髓性或减低强度进行二次造血干细胞移植都是可行的 [100]。

十八、结论：儿童急性髓系白血病的靶向化疗、造血干细胞移植和细胞治疗

过去 20 年的巨大进步从根本上改变了应用造血干细胞移植治疗儿童急性髓系白血病的模式。早期数据显示异基因移植优于自体造血干细胞移植或化疗后，改进的危险度分层可以识别出一部分预后良好的患儿，仅采用化疗也可取得良好疗效，而不需要在第一次完全缓解期进行造血干细胞移植。无关供者、脐血和单倍体移植技术的进步使得这些替代供者可以获得与相合同胞移植类似的疗效。在不久的将来有可能根据（供者）免疫优势、复发和毒副作用风险选择最佳供者，以进一步提高移植疗效。

将来，随着针对急性髓系白血病发生 / 发展中重要机制的大量靶向新药问世，造血干细胞移植与化疗相比的风险 – 获益评估可能进一步优化。除急性髓系白血病靶向化疗外，免疫疗法也在同步发展中，并显示出可喜的应用前景。有鉴于此，可以预见在接下来的 10 年里，会不断出现一系列新的药物和治疗方法以针对日益细分的急性髓系白血病。对于急性髓系白血病这个具有挑战性的疾病，目前仍然有 1/3 以上的患儿最终死于本病，所以应用新的药物和治疗方法提高患儿的生存率和生活质量，还存在广阔的空间。

第52章 造血干细胞移植治疗成人急性淋巴细胞白血病
Hematopoietic Cell Transplantation for Acute Lymphoblastic Leukemia in Adults

Stephen J. Forman 著
陈 佳 译
陈晓晨 仇惠英 陈子兴 校

谨以本章纪念我的朋友、同事和导师——Karl G. Blume 博士。

一、概述

急性淋巴细胞白血病是以骨髓中未成熟淋巴细胞快速增殖和积聚为特征的一种血液系统恶性肿瘤。急性淋巴细胞白血病占20岁以上成人急性白血病的20%，美国每年急性淋巴细胞白血病发病率约为2/10万。在过去20年中，对该病的分子生物学认识和成年患者治疗方面有了实质性进展。通过采用儿童急性淋巴细胞白血病的治疗原则，即强化诱导和巩固治疗、维持治疗和中枢神经系统等髓外病灶预防等措施，成人急性淋巴细胞白血病的治疗延续了前者的成功。实验室和临床研究，包括移植前微小残留病评估，可进一步优化有关异基因造血干细胞移植指征和移植时机决策。本章回顾了成人急性淋巴细胞白血病的生物学特征和治疗原则，特定疾病特征与其自然病程的关系，以及异基因和自体造血干细胞移植在成人急性淋巴细胞白血病患者治疗中的作用。

二、病因

目前，关于成人急性淋巴细胞白血病发病的病因尚不清楚，其相关性不如急性髓系白血病突出，但儿童急性淋巴细胞白血病的特征较为明确。例如，唐氏综合征患儿在儿童时期罹患急性淋巴细胞白血病的概率是普通人群的18倍。此外，患有遗传性疾病（如Klinefelter综合征、范科尼贫血、Bloom综合征、共济失调性毛细血管扩张症和神经纤维瘤病）的人群罹患急性淋巴细胞白血病的风险也升高。

原子弹爆炸的幸存者中，暴露的辐射剂量在1Gy以上的人群其急性白血病（主要是急性髓系白血病，也有急性淋巴细胞白血病）的发病率几乎增加了20倍。同时，接触烷基化剂、鬼臼类毒素和其他拓扑异构酶Ⅱ抑制药后也可能发生急性淋巴细胞白血病。

三、症状和体征

所有患者通常在骨髓、淋巴器官和其他髓外病灶出现白血病细胞失控增长相关的症状和体征，受累的骨髓可导致不同程度贫血、血小板减少和粒细胞减少，表现为皮肤黏膜苍白、乏力、瘀点、出血和发热，常见肝脏、脾脏和淋巴结肿大。急性淋巴细胞白血病常发生髓外器官受累，其受累情况是制定治疗方案时的重要考量因素。许多患者在诊断时即伴有髓外受累，髓外复发也是为人熟知的并发症。髓外累及最常见部位包括中枢神经系统、睾丸、淋巴结、肝、脾和肾脏，其中中枢神经系统和睾丸累及的临床意义最大。缓解后髓外复发的发生往往预示着髓内复发，因此在局部治疗（如针对睾丸的放疗和针对中枢神经系统的鞘注）外，还需要全身化疗。

四、白血病淋巴细胞的克隆起源

人类急性淋巴细胞白血病起源于某一个发生遗传损伤而发生生长失调和分化停滞的祖细胞。有相当多的证据表明，每一个白血病细胞都来自于某个变异的祖细胞，细胞遗传学研究表明，在特定的白血病细胞群体中会出现共同的染色体数量和结构异常。急性淋巴细胞白血病细胞 Ig 或 TCR 基因的重排为单一性，而正常 T 和 B 淋巴细胞群体的重排则表现为多态性，进一步证明急性淋巴细胞白血病的克隆性起源。其他有关克隆性的证据来自于 X 染色体连锁基因的研究，这些基因在胚胎发育过程中失活，且可通过检测女性患者中葡萄糖 –6– 磷酸脱氢酶的单一性来证明白血病细胞群的单细胞来源。此外，利用 DNA 印记技术检测 X 连锁基因限制性片段长度多态性的甲基化类型，也可用于显示单个变异祖细胞的克隆演化过程。

五、白血病淋巴母细胞的谱系特异性特征

恶性淋巴母细胞与正常淋巴祖细胞有相同的免疫球蛋白或 TCR 基因重排特征。在许多情况下，白血病细胞似乎是某个早期分化受阻 B 或 T 淋巴祖细胞的克隆性增生，因此白血病细胞可根据其所处的发育阶段进行分类。

（一）成熟 B 细胞急性淋巴细胞白血病

成熟 B 细胞急性淋巴细胞白血病的诊断依赖于白血病细胞表面免疫球蛋白的检测。该表型较为罕见，只占急性淋巴细胞白血病的 2% ～ 3%，并且具有独特的形态（L3）。正确诊断该类急性淋巴细胞白血病非常重要，因为多数研究者认为成熟 B 细胞急性淋巴细胞白血病实际是播散性的 Burkitt 淋巴瘤，两者具有相同的细胞遗传学、分子遗传学、免疫学、细胞学和临床特征。对于该类急性淋巴细胞白血病患者而言，按照 Burkitt 淋巴瘤的治疗方案给予利妥昔单抗、环磷酰胺和快速轮替的高剂量抗代谢药物治疗，治疗反应和预后更好。

（二）前 B（pre–B）细胞和早期前 B（early pre–B）细胞急性淋巴细胞白血病

大约 75% 患者的白血病细胞具有与 B 淋巴祖细胞相同的表型。在 B 细胞系中，细胞表面标志物的构成发育阶段而有所不同。Pro–B 细胞急性淋巴细胞白血病占急性淋巴细胞白血病的 10% 左右，其特征是表达 TDT、CD19、CD22 和 CD79a，但 CD10 和其他更成熟的 B 细胞标记呈阴性。大约 50% 的急性淋巴细胞白血病表达 CD10（普通 B 抗原或称 CALLA），即 CALLA 阳性急性淋巴细胞白血病。该群病例通常表达 CD19 和至少一种其他已识别的 B 系相关抗原，包括 CD20、CD24、CD22、CD21 和 CD79，以及核末端脱氧核苷酸转移酶（terminal deoxynucleotidyl transferase，TDT）或 CD34。约 10% 的急性淋巴细胞白血病表达细胞质 Igμ 重链蛋白，但不表达细胞表面 Ig，归为前 B 细胞急性淋巴细胞白血病。

（三）T 细胞急性淋巴细胞白血病

T 细胞前体细胞白血病是根据正常胸腺发育过程中 T 细胞相关表面抗原的表达序列来鉴定的。最早的 T 细胞前体细胞的特征表面缺失 CD4 和 CD8，但该群双阴性的胸腺细胞表达 CD7、TDT 和细胞质 CD3，并进一步发育表达 CD44 和 CD25。此时 TCR 基因发生重排，并由双阴性转变为双阳性继续成熟。随后出现 CD3 表达，并分化为成熟的 CD4 和 CD8 单阳性细胞。T 系急性淋巴细胞白血病同样也分为早期前驱 T– 急性淋巴细胞白血病（表达 CD7 但不表达 CD1a 或 CD3）、胸腺（或皮质）T– 急性淋巴细胞白血病（表达 CD1a 但表面 CD3 阴性），以及表达 CD3 的成熟 T– 急性淋巴细胞白血病。胸腺 T– 急性淋巴细胞白血病占全部 T 细胞急性淋巴细胞白血病的 50%，预后最佳。与前 B 细胞急性淋巴细胞白血病相反，T 细胞急性淋巴细胞白血病的临床特征包括高白细胞计数、男性多发、中枢神经系统易受累，以及约半数患者影像学检查发现胸腺肿块。

（四）混合表型白血病（谱系不清）

急性淋巴细胞白血病相关的恶性血液肿瘤还包括谱系不清的急性白血病，如混合型急性白血病（mixed phenotype acute leukemias，MPALs）。混合型急性白血病包括双系白血病和双表达白血病，前者含有两个独立的白血病细胞群体，其中一个符合急性淋巴细胞白血病的标准；后者为单个细胞群体既表达 B 或 T 系淋巴母细胞的标志，又表达髓系或

单核系标志。混合型急性白血病的世界卫生组织诊断标准要求白血病细胞必须表达髓过氧化物酶和一个极具特异性的淋系标志。该群患者中常伴有 *BCR/ABL* 或 *MLL* 的重排，并可据此指导治疗[1]。

六、细胞遗传学和分子遗传学分析

就急性淋巴细胞白血病而言，获得性遗传学异常可能与恶性转化及细胞生长分化异常有关。这些遗传异常既包括通过常规染色体分析可以发现的结构性异常，也包括分子学检测手段才能发现的 DNA 异常。许多急性淋巴细胞白血病患者存在染色体易位，其中 2/3 为谱系限制性的再现性易位，还有随机易位和染色体数目异常。图 52-1 显示了成人急性淋巴细胞白血病患者主要染色体异常的频率和分布[1]，涉及的基因在标签中用粗体显示。

细胞遗传学异常是最强的疗效预测因子。在几个多中心研究中，62% ～ 85% 的患者可以检测到克隆性染色体异常，主要异常是克隆易位（9；22，4；11，8；14，1；19，10；14）和其他结构性异常，包括 9p、6q 和 12p[2-4]。当不存在结构异常时，可以根据染色体数目异常的情况进行分类。

基因重排可以通过分子学分析进行检测，包括

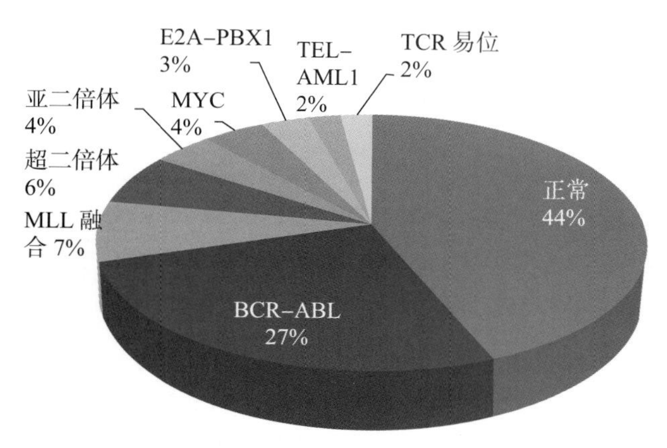

▲ 图 52-1 成人急性淋巴细胞白血病细胞遗传学异常的频率及分布

深蓝色为正常核型（无再现性染色体异常），深红色为 BCR-ABL[t（9；220）]，橄榄绿色为 MLL 融合 [t（4；11），t（1；11），t（11；19）]，紫色为超二倍体（＞ 50 条染色体），青色为亚二倍体（＜ 45 条染色体），橙色为 MYC[Ig 易位如 t（8；14），t（2；8），t（8；22）]，淡蓝色为 E2A-PBX1[t（1；19）]，粉色为 TEL-AML1[t（12；21）]，浅绿色为 TCR 易位（7q35/TCRβ，14q1/TCRαδ）。染色体异常相关的受累基因为粗体所示（引自 Gutierrez 等，2009[1] 的数据重新绘制）

PCR、DNA 印迹技术或通过染色体特异性探针进行的 FISH。急性淋巴细胞白血病最常见的分子标志是 BCR/ABL 和 ALL1/AF4。利用分子学技术发现，形成 Ph 染色体的易位涉及 22 号染色体上 BCR 基因的断点簇区域和 9 号染色体上 ABL 基因。该异常见于 25% 的成人患者，且发生率随年龄增加。大约 1/3 的 Ph 染色体阳性急性淋巴细胞白血病伴有 BCR 重排，表达与慢性髓系白血病相似的分子量 210kDa 的蛋白；另外 2/3 则表达分子量为 190kDa 的蛋白质。11q23 异常最常见的形式是 t（4；11）易位，其中位于 11 号染色体上的对手基因命名为 *MLL*，即“混合谱系白血病”。该基因与位于 4 号染色体上的名为 AF4 的基因融合，常见于婴儿白血病和早前 B 细胞亚型（CD10-）。成人患者中的该染色体易位的总体发生率为 5%。表 52-1 总结了成人急性淋巴细胞白血病的分子学异常及相关的免疫表型、细胞遗传学易位和临床特征。

七、成人急性淋巴细胞白血病的治疗

急性淋巴细胞白血病的治疗基于准确诊断和免疫学与细胞遗传学特征。所有患者都需要进行骨髓穿刺、活检以及腰椎穿刺，以用于评估预后、监测疾病，以及在某些情况下确定治疗相关细节，包括造血干细胞移植的指征和时机。对于成熟 B 细胞急性淋巴细胞白血病，基于利妥昔单抗的联合化疗带来了高缓解率和治愈率[5]。对于 Ph 阴性的 B 和 T 细胞急性淋巴细胞白血病患者，化疗通常分为几个阶段，从缓解诱导期开始，到巩固治疗、中枢神经系统预防和维持治疗期。B 和 T 细胞治疗的标准诱导治疗包括泼尼松、长春新碱和蒽环类药物（多为柔红霉素），也包括 L- 天冬酰胺酶。其他药物如环磷酰胺和阿糖胞苷（阿拉伯糖苷胞嘧啶，Ara-C）也在许多方案中联用。尽管地塞米松在体外抗白血病活性较高，且中枢神经系统渗透性更好，但泼尼松和泼尼松龙还是最常用的药物。虽然蒽环类药物的剂量和应用时间可能会有影响，但许多试验一般只在开始时使用 2 ～ 3 天增加剂量的蒽环类药物。表 52-2 显示了治疗成人急性淋巴细胞白血病常用的化疗方案和已发表的疗效结果[6-10]。

儿童急性淋巴细胞白血病一线治疗方案可治愈大

多数患儿，因此有研究将其引入成人的治疗，并提示可改善疗效。上述成果和其他一些研究结果证实，对于 35—50 岁健康状况良好的患者，儿童急性淋巴细胞白血病方案为基础的治疗是更为有效的手段[2, 11]。

15% ～ 20% 的成人患者诱导治疗后未达到完全缓解，而在儿童急性淋巴细胞白血病中这一比例小于 3%。虽然诱导期死亡率低于 10%，但死亡率与年龄有关，死因主要是感染。诱导失败的患者，与延迟缓解及需要两个或两个以上诱导疗程达缓解的患者一样，预后极为恶劣，需要早期接受造血干细胞移植[12]。有研究显示约 20% 的诱导失败患者可通过异基因造血干细胞移植获得治愈[13-15]。因此，对于成人急性淋巴细胞白血病，患者及其家属的 HLA 配型宜在诊断后及早进行。

（一）中枢神经系统的预防

约 6% 的患者发生中枢神经系统白血病，其中 T 细胞急性淋巴细胞白血病（8%）和成熟 B 细胞急性淋巴细胞白血病（13%）患者中偏高。中枢神经系统白血病的治疗和预防一般是单用甲氨蝶呤或联合阿拉伯糖苷胞嘧啶。不接受中枢神经系统针对性

表 52-1　急性淋巴细胞白血病的免疫亚型特征

亚组（比例）（同义命名）	疾病特征	细胞遗传学 / 分子学标志	特异性的不良预后因子
Pro-B-ALL（11%）（CD10 阴性 ALL）	高白细胞（70% 的患者＞ 100 000/μl），共表达 CD13/CD33（＞ 50%）	70% 伴 t（4；11）/ALL1-AF4，其中 20% 伴 FLT3	高危
c-ALL（49%）与 Pre-B-ALL（12%）	发病率随年龄增长（55 岁以上占 75%）；部分 $CD20^+$（45%）	4% 伴他（1；19）/PBX-E2A（仅见于 Pre-B）	白细胞＞ 30 000 ～ 50 000/μl，t（9；22）/BCR-ABL，t（1；19）/PBX-E2A
成熟 B-ALL（4%）（L3-ALL，Burkitt 淋巴瘤）	大包块（90% 以上患者乳酸脱氢酶升高）、器官累及（32%）、中枢神经系统受累（13%），$CD20^+$（＞ 80%）	t（8；14）/c-myc-IgH	
T-ALL（25%）	纵隔肿瘤（60%）、CNS 受累（8%）、高白细胞（＞ 50 000/μl）（46%）；亚型：早 T（6%）、胸腺 T（12%）、成熟 T（6%）	20% 伴 t（10；14）/HOX11-TCR，＜ 20% 伴 t（11；14）/LMO/TCR，8% 伴 SIE-TAL1，4% 伴 NUP213-ABL1，33% 伴 HOX11，5% 伴 HOX11L2，50% 伴 Notch-1	早、成熟 T-ALL，白细胞＞ 100 000/μl，HOX11L2

引自 Gokbuget 和 Hoelzer，2006[12]

表 52-2　成人急性淋巴细胞白血病化疗方案

研　究	诱　导	巩　固	CR（%）	总生存率（%）
CALGB 8811[6]	D，Pred，V，C，L-Asp	C, SC Ara-C，6-MP, V, L-Asp，Dox，MTX，6-TG，Dex	84	50（3 年）
Linker[7]	D，Pred，V，L-Asp	V，Pred，D，L-Asp，6-MP，Ara-C，E，MTX	93	47（5 年）
Hyper-CVAD[8]	C，V，Dox，Dex 与 MT，Ara-C 交替	见“诱导”	92	38（5 年）
UKALL/ECOG 2993[9]	D，Pred，V，C，Ara-C，6-MP	Ara-C, E, V, Dex, D, C，6-TG	91	38（5 年）
BFN[10]	D，V，Pred，L-asp（Ⅰ期）；C，Ara-C，6-MP（Ⅱ期）	V，L-Asp，Dex（Ⅰ期）；C，Ara-C，6-TG（Ⅱ期）	83	35（5 年）

Ara-C. 阿糖胞苷；BFN. 柏林 - 法兰克福 - 慕尼黑；C. 环磷酰胺；CALGB. 癌症与白血病 B 组；CR. 完全缓解；D. 多柔比星；Dex. 地塞米松；Dox. 多柔比星；E. 依托泊苷；ECOG. 东部肿瘤协作组；L-Asp.L- 门冬酰胺酶；6-MP.6- 巯基嘌呤；MTX. 甲氨蝶呤；Pred. 泼尼松；SC. 皮下；6-TG.6 硫鸟嘌呤；UKALL. 英国急性淋巴细胞白血病；V. 长春新碱

治疗的成人急性淋巴细胞白血病患者，中枢神经系统复发率为30%，与儿童患者相似，因此所有的患者应该接受某种形式的中枢神经系统治疗。过去，使用24Gy预防性放疗中枢神经系统可使中枢神经系统复发率降低到约9%。如今大多数方案不再使用头颅照射，而采用静脉高剂量甲氨蝶呤和鞘内治疗。与中枢神经系统复发相关的风险包括T和B细胞急性淋巴细胞白血病、白细胞极度增高、乳酸脱氢酶升高和髓外器官受累。

（二）造血干细胞移植前中枢神经系统的管理

中枢神经系统复发的急性淋巴细胞白血病患者总体预后不良，既有中枢神经系统本身的影响，也因其为全面复发的先兆。大多数急性淋巴细胞白血病患者在第一次全身性复发之前都接受过某种形式的中枢神经系统预防，包括放疗或化疗。成人孤立性中枢神经系统复发的情况较差，该类事件是造血干细胞移植指征[16]。中枢神经系统复发的患者在进行造血干细胞移植之前需要额外的治疗。前期的预防性鞘注和中枢神经系统放疗并不必然妨碍使用全身放疗进行预处理。但是，如果患者接受了中枢神经系统放疗并且复发，则不建议在全身放疗预处理之前进行第二次照射，因其可能导致更严重的移植后神经毒性。一般来说，这些患者可以单用甲氨蝶呤或联合阿拉伯糖苷胞嘧啶和氢化可的松鞘注，直到脊髓液中白血病细胞被清除。造血干细胞移植后除非有不可耐受的毒性，该类患者需在前100天接受甲氨蝶呤鞘注5次，随后每月1次，持续12～18个月。西雅图设计的这一方案可控制白血病，而不会实质性地升高白质脑病的风险[17]。移植后颅脑照射、鞘内化疗和大剂量化疗引起的中枢神经系统损伤风险已有记录，且与鞘内化疗的数量有关[17]。

对于没有中枢神经系统症状且将接受造血干细胞移植的急性淋巴细胞白血病患者，目前最通用的方法是移植前进行5次甲氨蝶呤预防性鞘注。接受分次全身放疗预处理的患者无须接受颅脑照射和移植后鞘注。

（三）维持治疗

成人急性淋巴细胞白血病维持治疗的最佳时长和形式尚不清楚。维持治疗的目的是清除诱导和巩固治疗后可能持续存在的微小残留病。标准的维持治疗一般基于6–巯基嘌呤和甲氨蝶呤的联合方案。既往尝试取消诱导和巩固后维持治疗的临床试验，结果并不理想。

总的来说，成人急性淋巴细胞白血病患者的化疗治愈率为35%～40%。采用更多儿童化疗方案的青少年和年轻人预后可能更好，而老年人，尤其是在60岁以上患者预后更差[18, 19]。

（四）费城染色体阳性急性淋巴细胞白血病的治疗

如上所述，t（9；22）是成人急性淋巴细胞白血病中最常见的基因异常，占20%～30%，且发生率随年龄而增加。该类白血病的表型几乎完全是$CD10^+$前驱B–急性淋巴细胞白血病，仅散见T系急性淋巴细胞白血病的报道。临床上，该类患者白细胞计数各异，表面表达CD19、CD10和CD34，且共表达髓系标注，特别是CD13和CD33。Ph^+急性淋巴细胞白血病诊断的建立需要进行细胞遗传学和分子遗传学分析，耗时1周以内。历史上仅用化疗治疗Ph^+急性淋巴细胞白血病的预后恶劣，长期无病生存率小于10%。诱导治疗后的完全缓解率在60%～90%之间，但缓解持续中位时间较短，介于9～16个月之间。老年急性淋巴细胞白血病患者该染色体异常实际上更为常见，故而更为难治。

对*BCR*/*ABL*癌基因的致白血病作用的理解，及其对ABL酪氨酸激酶结构性活化的依赖，推动了选择性ABL抑制药的发展，其中伊马替尼是第一个获批应用于临床的此类药物。早期的Ⅰ期和Ⅱ期试验证实了其在慢性髓系白血病以及急性淋巴细胞白血病中的疗效。许多患者可通过伊马替尼单药治疗获得缓解，但无法长期生存。只有缓解时进行异基因造血干细胞移植的患者预后良好，其中50%的患者在1年内无病生存[20]。伊马替尼单药的局限性促成了多个研究探索一线应用伊马替尼联合化疗的疗效。多项应用伊马替尼或达沙替尼(每个周期的第1～14天）联合hyper–CVAD（分次环磷酰胺、长春新碱、多柔比星和地塞米松）化疗的Ⅱ期试验，展示了相当高的21天治疗后缓解率，提示伊马替尼与同期化疗存在协同作用，部分患者甚至达到了分子水平缓解[21, 22]。同样，其他中心在诱导治疗1周后开始使用伊马替尼，并与剩余的诱导化疗联用，也取得了令人鼓舞的结果。这些试验中的1年EFS和OS为78%～88%，并且耐受性与单纯化疗相当。伊马替尼和化疗的交替与同时使用均已有研究，从获得*BCR*/*ABL*基因PCR阴性的角度来看，同时应用的方案明显优于交替使用[23]，异基因造血干细胞移植前接受伊马替尼治疗对移植结果也没有任何不利影响。

鉴于老年患者中 Ph^+ 急性淋巴细胞白血病的发病率增加且难以缓解，伊马替尼用于老年患者的一线治疗，结果显示疗效和耐受性均好于化疗 [24]。现有几项研究表明伊马替尼联合化疗序贯异基因造血干细胞移植可以改善初诊 Ph^+ 急性淋巴细胞白血病患者的预后。Ph^+ 急性淋巴细胞白血病患者发生中枢神经系统白血病风险显著增加 [25]。脑脊液中伊马替尼的浓度为血清水平的 1% ～ 2%，并无治疗作用，因此无论其染色体是否异常，都需要中枢神经系统预防。目前还有抗 *BCR/ABL* 基因活性更强的新型酪氨酸激酶抑制药可供使用，最近发现尼洛替尼联合化疗治疗初诊患者的疗效也令人鼓舞 [3, 4]。使用该类药物可能会降低患者移植前疾病负荷，并降低造血干细胞移植后复发的风险，下文将详细讨论。

（五）急性淋巴细胞白血病的预后因素

达到完全缓解的主要不利因素是高龄以及曾经的 Ph^+ 急性淋巴细胞白血病，但 TKI 加入诱导治疗后已有改观。用于预测缓解时间和生存的危险因素更为重要，可用于评估异基因造血干细胞移植的需求。表 52–3 列举了部分既往临床试验中鉴定出来的成人急性淋巴细胞白血病的不良预后因素，用于预测缓解时长及复发风险。

（六）微小残留病的意义

除了诊断时的年龄和细胞遗传学分析外，最重要的预后因素，也是化疗敏感性的直接反映，是患者能否迅速达到完全缓解。因此，延迟缓解是化疗耐药的一个指标，这与在儿童患者中观察到的情况类似。接受一个以上诱导周期的患者长期预后较差，缓解时间也较短 [6, 9, 10]。

定量评估患者个体对化疗反应的方法是测量治疗后不同时间点的微小残留病。肿瘤细胞杀伤的定量检测已成为一个独立的预后因素，反映了细胞对化疗的耐药性，并可用于指导个体化治疗 [16, 26, 27]。该方法可以鉴别出哪些虽然获得形态学的缓解但仍有潜在高复发风险的患者，早期造血干细胞移植可能使其获益。当前所做的努力主要是利用实时定量 PCR 检测克隆免疫球蛋白和 TCR 基因重排、融合基因转录本或断裂点，以及多参数流式细胞免疫表型检测技术，来实现微小残留病定量的标准化（参见第 25 章关于定量微小残留病的完整讨论）。目前还不知道哪些患者在第一次缓解期接受造血干细胞移植可以获益，但有证据表明，与移植时微小残留病阴性的患者相比，高微小残留病可作为新的危险因素。因此，未来对处于第一次缓解期的成年急性淋巴细胞白血病患者的治疗，是要进一步完善策略以确定哪些患者不太可能从进一步化疗中获益而需考虑移植，以及哪些患者继续化疗也可获得较好预后 [28]。治疗结束时微小残留病也对移植疗效有影响，微小残留病阳性的患者比微小残留病阴性患者复发风险更高 [14]。另一个重要问题是，微小残留病阳性患者是否应在移植前接受额外治疗以减轻疾病

表 52–3　成人急性淋巴细胞白血病的临床与实验室危险因子

危险因子	预后相关性
诊断时	
年龄	连续变量；年龄越大预后越差
中枢神经系统受累	预后不良
白细胞计数	B 细胞表型的不良预后：＞ $30 \times 10^9/L$；T 细胞表型的不良预后：＞ $100 \times 10^9/L$
免疫表型	伴 CD20 表达为预后不良
细胞遗传学	预后不良：t（9;22），t（4;11），复杂核型（＞ 5 种异常），低亚二倍体、近四倍体；预后良好：高超二倍体，9q 缺失
分子学异常	预后不良：JAK2、IKZF1、PAX5、TLX3、ERG、BAALC；预后良好：TLX1
治疗反应	
初始反应时间	预后不良：诱导开始 4 周内未达到完全缓解（各研究表述不同）
微小残留病检测	预后不良：各研究中多个特异性时间点检测阳性

负荷。监测移植后患者的微小残留病，以便在显性复发前抢先治疗，也可能是一种有益的实践。

（七）异基因造血干细胞移植治疗第一次缓解期的急性淋巴细胞白血病患者

第一次缓解期接受异基因造血干细胞移植大体上用于具有如前所述的高危因素的患者。几个Ⅱ期研究中，高危患者接受异基因造血干细胞移植后，在第一个完全缓解中，异基因造血干细胞移植通常用于那些具有低风险特征的患者。在一些Ⅱ期研究中，接受异基因造血干细胞移植治疗的高危患者，其无病生存期长于预期，尤其是 Ph^+ 急性淋巴细胞白血病患者。研究表明，造血干细胞移植使部分高危患者获得了 40% ～ 60% 的长期无病生存率。斯坦福大学将清髓性异基因造血干细胞移植用于一组具有高危特征的第一次完全缓解期患者，如白细胞＞ 25 000/μl，染色体 t（9；22）、t（4；11）和 t（8；14）易位、年龄＞ 30 岁、诊断时出现髓外病灶疾病和（或）需要 4 周以上才能达到完全缓解。其中 2/3 的患者有一个危险因素，其余患者有两个或更多。大多数患者在获得完全缓解后的 4 个月内接受异基因造血干细胞移植治疗。中位随访期达 5 年以上，EFS 为 64%，而复发率为 15%[29]（图 52–2）。

（八）缓解后治疗：相合同胞造血干细胞移植与化疗或自体造血干细胞移植对比

有几项前瞻性研究报道了患者接受各类缓解后治疗的疗效，无论是否有亲缘供者，随后均可进入移植程序（表 52–4），部分研究还比较了相合同胞移植与化疗或与自体造血干细胞移植。Ribera 等分析了 83 名 Ph^- 急性淋巴细胞白血病的第一次完全缓解期患者（入组年龄 15—50 岁），未能具有相合亲缘供者的患者预后优于接受化疗或自体造血干细胞移植的患者[30]。拥有供者的患者 5 年复发率达 62%，似乎在首次缓解期移植的患者中显得异常的高。MRC UKALLXII/ECOG 2993 研究旨在明确第一次缓解期移植对复发和生存率的影响[31, 32]。该试验纳入了年龄在 15—64 岁之间的患者，但 59 岁是异基因造血干细胞移植受者的年龄上限。通过拥有供者组与无供者组的比较，他们发现拥有供者的患者 5 年生存率更高（53% *vs* 45%，P = 0.01），而复发率明显降低（P ＜ 0.001）（图 52–3）。标危组患者的生存率差异也很显著，但高危组（特别是老年）患者中，复发风险降低的优势被升高的非复发死亡率所抵消。该大样本研究中，随机进入化疗组的受试者 5 年生存率（46%）高于自体造血干细胞移植组（37%，P=0.03），表明单用自体造血干细胞移植没有获益。荷兰成人血液肿瘤协作组（Hemato-Oncologievoor Volwassenen Nederland，HOVON）的 Cornelissen 等连续报道了两项 15—55 岁急性淋巴细胞白血病患者第一次完全缓解期间接受清髓性造血干细胞移植的前瞻性研究，类似于上述 MRC UKALLXII/ECOG 试验[33]。拥有供者的患者 5 年无病生存率更佳（60% *vs* 42%，P=0.01），非复发死亡率显著升高（16% *vs* 3%，P=0.002）也在意料之中，但 5 年复发率明显降低（24% *vs* 55%，P ＜ 0.001），证实移植有助于控制本病。与 MRC/ECOG 研究一样，标危组的获益最为显著，而在本研究中，高危组患者的预后也显著改善。日本成人白血病研究组（Japan Adult Leukemia Study Group，JALSG）的 Kako 等分析了两项 JALSG 研究（ALL93 和 ALL97），以确定在 15—54 岁且拥有 HLA 相合同

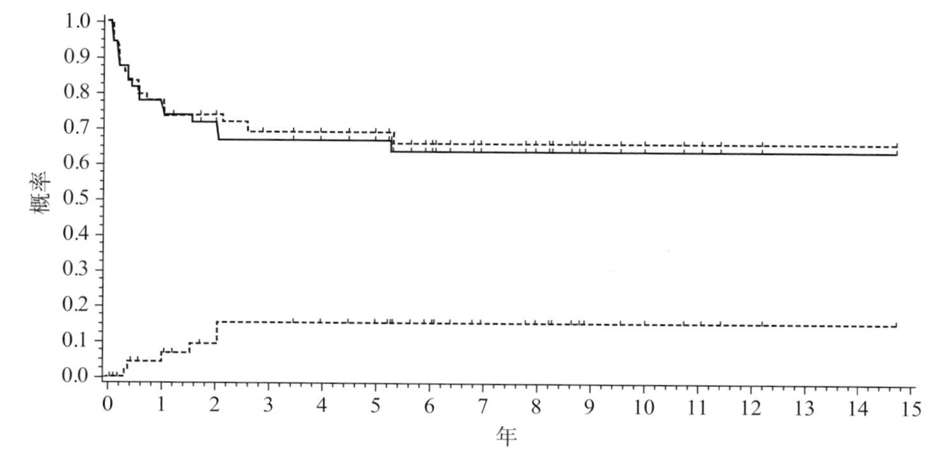

◀ **图 52–2　55 例成人高危成人急性淋巴细胞白血病患者在第一次完全缓解期接受移植后的无事件生存率（上线）、总生存率（中线）和复发（下线）**

（引自 Jamieson 等，2003[29]。Elsevier 授权引用）

胞的 Ph^- 急性淋巴细胞白血病患者中，何种缓解后治疗策略最佳[34]。结果显示，异基因造血干细胞移植预后最佳，10 年生存率分别为 48.3% 和 32.6%。

总的来说，上述研究对于第一次完全缓解的表明 Ph^- 急性淋巴细胞白血病患者，异基因造血干细胞移植比化疗或自体造血干细胞移植更能有效控制本病。生存优势具有统计学意义，但在标危组患者中比高危组更为显著，尤其是诱导后微小残留病阳性的患者[5]，后者大多受到年龄的不良影响。高危组患者 GVL 效应有限，但治疗相关死亡率却升高。

（九）造血干细胞移植治疗 Ph^+ 急性淋巴细胞白血病患者

历史上成人 Ph^+ 急性淋巴细胞白血病化疗后的恶劣预后，推动了异基因移植在该领域应用的探索，其中大多数是单中心研究，预处理方案各异，治愈率为 30% ～ 65%，具体取决于患者的年龄和缓解状态[35, 36]。希望之城和斯坦福大学的研究人员分析了 1984—1997 年 79 名在第一次完全缓解接受 HLA 相合同胞移植的 Ph^+ 急性淋巴细胞白血病患者，以确定其长期生存和本病控制情况[37]。除 1 名患者外，所有患者均接受了分次全身放疗（1320cGy）和高剂量依托泊苷（60mg/kg）预处理。3 年无病生存率和复发率分别为 55% 和 18%，最晚的复发发生于 27 个月。在非第一次完全缓解的患者中，仅一小部分患者可能被造血干细胞移植治愈，但造血干细胞移植仍是治疗选择（图 52–4）。

用于 *BCR/ABL* 阳性血液系统恶性肿瘤治疗的伊马替尼和达沙替尼的问世，改变了一线治疗的策

表 52–4 成人急性淋巴细胞白血病的临床及实验室危险因素

研　究	患　者	TRM/NRM	复　发	生　存
Ribera 等，PETHEMA[30]	156 例患者，Ph^-，年龄 15—50 岁，72 例有供者，84 例无供者	有供体者 10%，无供体者 2%	5 年数据：62% 和 51%	5 年数据：DFS 有供体者 37%，无供体者 46%；OS 有供体者 40%，无供体者 49%
Goldstone 等，MRC–ECOG[31, 32]	1031 例患者，年龄 15—64 岁（异基因 15—59 岁），443 例有供者，588 例无供者	2 年数据：高危有供体者 36%，无供体者 14%；标危有供体者 20%，无供体者 7%	10 年数据：高危有供体者 37%，无供体者 63%；标危有供体者 49%，无供体者 24%	5 年数据：高危有供体者 41%，无供体者 35%；标危有供体者 62%，无供体者 52%
Corneisson 等，HOVON[33]	257 例患者，年龄 15—55 岁，96 例有供者，161 例无供者	5 年数据：有供体者 16%，无供体者 3%	5 年数据：有供体者 24%，无供体者 55%	5 年数据：有供体者 60%，无供体者 42%（P=0.01）
Kako 等，JALSG[34]	649 例患者，年龄 15—54 岁，241 例化疗，408 例 HCT	NR	NR	10 年数据：OS：标危组化疗 40%，HCT 54%；高危组化疗 25%，HCT 38%

HCT. 造血干细胞移植；OS. 总体生存率（引自 Lazarus 和 Advani，2012[76]）

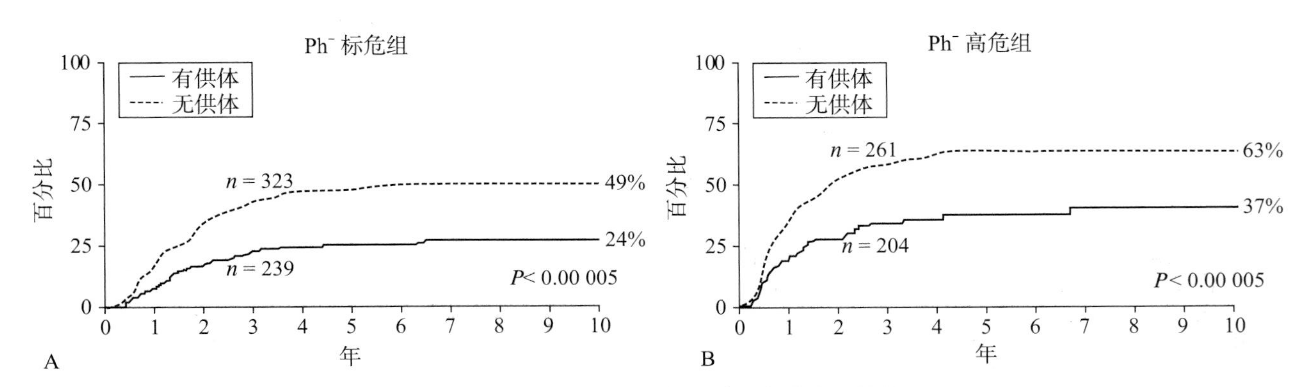

▲ 图 52–3 异基因移植与化疗后复发率的比较

A.Ph^- 标危患者；B.Ph^- 高危患者（引自 Goldstone 等，2008[32]。美国血液学学会授权引用）

略和疗效，也可能影响了造血干细胞移植治疗的预后。达沙替尼是一种抗 BCR/ABL 蛋白活性更强的二代 TKI，阻断 SRC 激酶家族的能力也更强。一项 Ph^+ 急性淋巴细胞白血病的临床试验中，初诊患者接受 hyper-CVAD 和达沙替尼 100mg/ 天的治疗，94% 达到完全缓解，2 年生存率为 64%。还有报道探讨了伊马替尼联合化疗一线治疗后进行异基因造血干细胞移植的可行性[38, 39]。一项研究中，29 名完成诱导治疗的成人患者接受异基因造血干细胞移植治疗，其结果与 31 名无伊马替尼时代接受移植的患者进行了比较。数据表明，伊马替尼组的复发风险显著降低（3.5% *vs* 47.3%，*P*=0.002），可能反映了该组患者造血干细胞移植时残留病灶负荷更低。该组患者无病生存率也更高（76% *vs* 38%，*P* < 0.001），而移植相关毒性却没有太大差异。第二项研究中，接受移植前伊马替尼治疗的患者，其 OS、DFS 和复发率均有所改善（图 52-5）[39]。因此，伊马替尼可提高 Ph^+ 急性淋巴细胞白血病患者一线诱导治疗的成功率和潜在的长期预后，同理也使患者在移植时本病负荷更低，提高了治愈率[38, 39]。目前，一项比较 hyper-CVAD 联合达沙替尼与异基因移植序贯达沙替尼的全国性试验已经完成，可明确 Ph^+ 急性淋巴细胞白血病患者最好的一线治疗方案。

（十）复发或难治性急性淋巴细胞白血病

10% ～ 15% 的急性淋巴细胞白血病患者为原发难治，而其中 20% 的患者可通过异基因造血干细

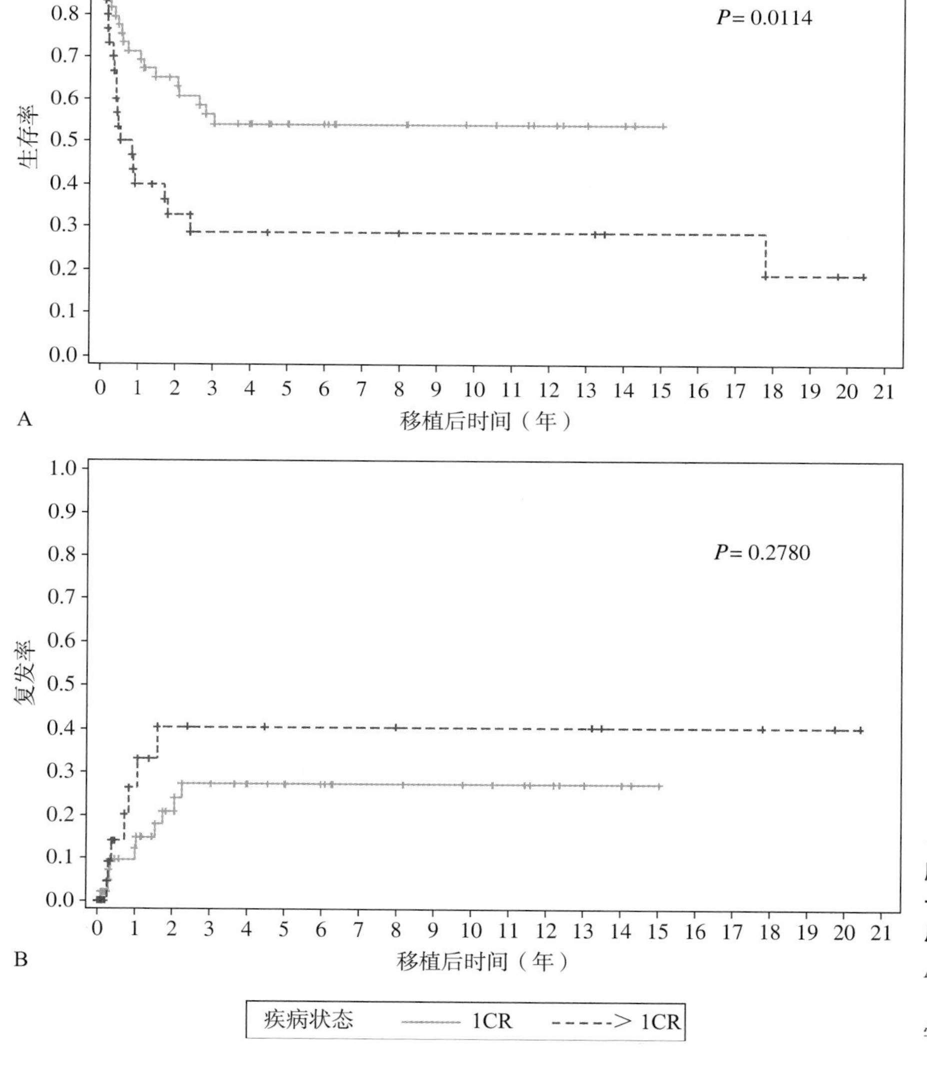

◀ **图 52-4　79 例 Ph^+ 急性淋巴细胞白血病在第一次完全缓解或非第一次完全缓解状态接受异基因移植后的长期无病生存率和复发风险**

A. 长期无病生存率；B. 复发风险（引自 Laport 等，2008[37]。美国血液学学会授权引用）

胞移植获得缓解和长期无病生存，因此当患者一疗程诱导失败时应积极考虑移植。所有一疗程诱导达缓解的患者中，50% ～ 70% 会复发。标准化疗无法治愈复发的成人急性淋巴细胞白血病，但再诱导可能获得缓解，尤其是复发前缓解期较长的患者。再诱导方案可以是标准的长春新碱、泼尼松和蒽环类药物联合方案，也可以是以阿糖胞苷为基础的方案，特别是高剂量阿拉伯糖苷胞嘧啶联合蒽环类药物或氯法拉滨 [40]。大量研究证实，如不采用造血干细胞移植，无论第一次缓解持续时间长短，复发的成人急性淋巴细胞白血病预后都极为恶劣，有条件的话，移植是唯一可行的治疗方法 [41]。CIBMTR 的可靠数据表明，使用 HLA 相合同胞供者移植的第二次完全缓解患者长期无病生存率为 35% ～ 40%，而未缓解患者无病生存率仅 10% ～ 20%。图 52–6 显示了能够获得第二次缓解、拥有供者且无明显禁忌证、接受异基因移植的急性淋巴细胞白血病患者的总体无病生存率。与其他研究队列一样，这些数据并不包括那些占大多数的未接受移植的复发患者 [42]。如果分析所有的复发急性淋巴细胞白血病患者，那总体治愈率远低于 20%，迫切需要新型的药物用以桥接移植，其中最令人期待的是抗 CD19 的双特异性单抗（blinatumomab），药物免疫偶联物如依托珠单抗及 SAR 3419，靶向 CD19 的嵌合抗原受体（chimeric antigen receptor，CAR）转导的 T 细胞，还有用于难治性 Ph^+ 急性淋巴细胞白血病患者的帕纳替尼。然而，对于初次复发后的成人急性淋巴细胞白血病患者，治愈性最高的方案是异基因造血干细胞移植。

（十一）无关供者移植治疗急性淋巴细胞白血病

历史经验认为无关供者移植后的预后差于相合同胞供者移植，同种异体反应的增加导致移植物排斥和 GVHD 的发生率增加。但过去几年中，多个单中心研究显示其疗效已有改善，这既反映了Ⅰ类和Ⅱ类组织相容性基因的供者 – 受者等位基因水平的分子配型技术的发展，也反映了 GVHD 预防和支持治疗的进步，特别是病毒和真菌感染的预防。已有报道显示，在缓解期接受无关供者移植的 Ph^- 急性淋巴细胞白血病患者总生存率与同胞供者移植相同，而复发风险更低 [43–45]，因此对于需要异基因造血干细胞移植治疗但又没有同胞供者的患者，无关供者移植是非常理智的选择。

（十二）急性淋巴细胞白血病患者中 GVL 效应

供体淋巴细胞输注在急性淋巴细胞白血病中的低反应率，引起了对 GVL 预防复发作用的质疑。最初发现 GVL 效应是由于观察到自体或同基因造血干细胞移植后复发率较异基因移植更高，而出现 GVHD 的患者复发率更低，且移植 T 细胞去除的骨髓的患者复发率偏高。急性淋巴细胞白血病中存在强有力的 GVL 效应，单中心研究和登记库数据都

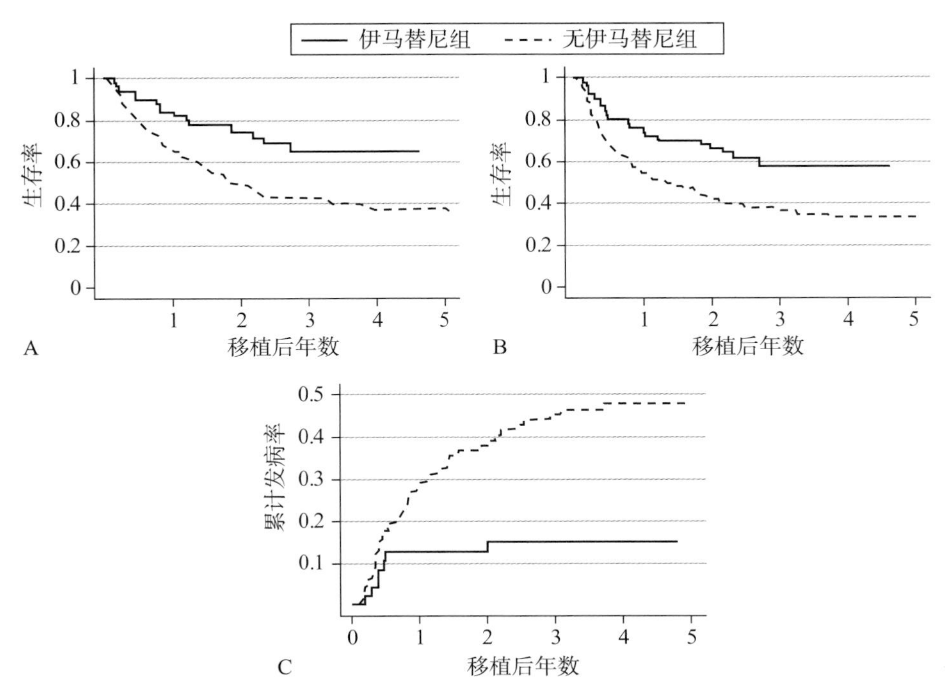

◀ **图 52–5 51 例接受伊马替尼治疗和 122 例历史对照组患者的移植疗效**

A. 总生存率；B. 无病生存率；C. 累计复发率（引自 Mizuta 等，2011[39]。自然出版集团授权引用）

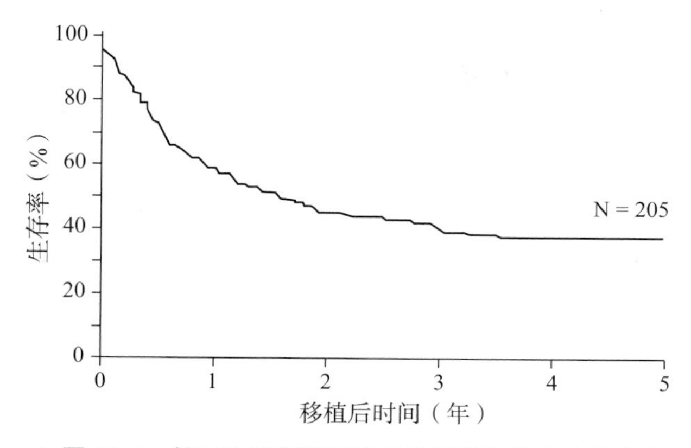

▲ 图 52-6　第二次缓解期接受异基因移植的无病生存率
（引自 Forman 和 Rowe，2013[42]。美国血液学学会授权引用）

提供了最有说服力的证据[46-48]。这些研究均显示发生 GVHD 的患者复发率更低。表 52-5 展示了第一次完全缓解期的急性淋巴细胞白血病患者移植后的复发率及其与 GVHD 的相关性。发生急性、慢性或两者都发生，均与最佳无病生存率相关。随后一项研究分析了 182 例患者，认为未缓解状态下进行移植的患者也有潜在的 GVL 效应[49]。也有研究证实慢性 GVHD 可降低急性淋巴细胞白血病患者异基因造血干细胞移植后的复发率，包括 Ph^+ 急性淋巴细胞白血病患者[50, 51]。

尽管有数据支持在急性淋巴细胞白血病患者中，GVL 效应介导的抗白血病临床效应非常重要，但供者淋巴细胞输注治疗复发急性淋巴细胞白血病效果有限的原因尚不明确。同样，减低强度预处理移植在未缓解急性淋巴细胞白血病患者中效果也有限。靶向 CD19 的嵌合抗原受体转导 T 细胞免疫治疗可能有助于提高急性淋巴细胞白血病患者中供者 T 细胞的 GVL 效应（见第 69 章）。

（十三）减低强度预处理移植

减低强度预处理移植治疗急性淋巴细胞白血病患者的研究数量很有限，基本的共识是急性淋巴细胞白血病患者需要高剂量的放化疗来提高治愈率，但难以用于年龄大于 50 岁的患者。此外，预后评估也表明，移植物抗肿瘤效应更强的肿瘤包括急性髓系白血病和慢性髓系白血病等髓系肿瘤，低度非霍奇金淋巴瘤、慢性淋巴细胞白血病等成熟 B 细胞肿瘤，以及多发性骨髓瘤，但对 pre-B 细胞急性淋巴细胞白血病等未分化成熟的 B 细胞疾病效果较差，未缓解状态下更甚[52, 53]（见第 16 章）。然而，越来越多的小样本研究表明，即使在该类疾病中，减低强度异基因移植也具有一定的作用，尤其在老年患者中，EBMT 的一份报道显示的长期缓解率是 34%[52]。一项研究使用了氟达拉滨 / 美法仑或氯法拉滨 / 白消安为基础的预处理方案进行亲缘供体、无关供体或脐带血移植，在高危第一次完全缓解期人群和非第一次完全缓解期的缓解人群中，报道了较为乐观的结果[54]。表 52-6 显示了几项研究中急性淋巴细胞白血病患者接受各种减低强度移植的结果，其中仅 50% 的患者为第一次完全缓解，无病生存期的范围是 38% ～ 63%[16, 55-62]。Ph^+ 急性淋巴细胞白血病患者移植后接受伊马替尼治疗可获得 62% 的无病生存期[62]。最近英国的 ALL XII ECOG 2993 成人急性淋巴细胞白血病研究结果显示，该方案毒性更高，但无病生存率提高有限，尽管老年患者的本病控制得更好。因此，现在临床试验越来越多地聚焦于探索处于缓解期的老年急性淋巴细胞白血病的减低强度方案，他们可能因为年龄、细胞遗传学、微小残留病和初始治疗反应等原因而需要移植，减低强度方案之所以重要是因为使用标准预处理会给这些老年患者带来不良预后。

（十四）急性淋巴细胞白血病异基因移植方案的发展

历史上急性淋巴细胞白血病患者最常用的清髓性预处理方案是环磷酰胺联合 FTBI。其他几个开发出来的预处理方案基本上都是用不同的化疗药物替代环磷酰胺，仍然结合全身放疗治疗急性淋巴细胞白血病患者。

约翰 • 霍普金斯大学的研究人员另辟蹊径，利用白消安代替全身放疗，以减少全身放疗相关的远期不良反应[63, 64]。这些非放疗依赖性方案在治疗晚

表 52-5　处于第一次完全缓解期的急性淋巴细胞白血病异基因移植治疗后复发率

分　组	3 年复发率（%）
异基因，非 T 细胞去除	
无 GVHD	44 ± 17
仅急性	17 ± 9
仅慢性	20 ± 19
均有	15 ± 10
同基因	41 ± 32
异基因，T 细胞去除	34 ± 13

期急性淋巴细胞白血病中显示出疗效，提示 TBI 不是 HCT 成功治疗急性淋巴细胞白血病的必要条件。CIBMTR 的一项回顾性分析显示，传统的环磷酰胺 / 全身放疗方案优于不含全身放疗的白消安 + 环磷酰胺方案，3 年生存率分别为 55% 和 40%[65]。然而，尽管生存率有差异，复发的风险类似。利用白消安、氟达拉滨和 400cGy 剂量全身放疗的预处理研究显示，移植相关死亡率低至 3%，而预期无病生存率为 65%[66]。

希望之城的研究团队在异基因造血干细胞移植中利用依托泊苷代替环磷酰胺，与 FTBI（13.2Gy）联合 [67]。Ⅰ / Ⅱ期试验表明，与 1320cGy 的全身放疗剂量结合时，依托泊苷最大耐受剂量是 60mg/kg。该研究中纳入了 36 名急性淋巴细胞白血病患者，其中 20 例为复发状态。实际无病生存率为 57%，复发率为 32%，表明该方案在进展期急性淋巴细胞白血病患者中疗效显著，SWOG 后续的试验也证实了该结果 [68]。随后，希望之城 / 斯坦福的研究显示，成人第一次完全缓解患者接受该移植预处理方案的无病生存率为 64%（见本章“异基因移植治疗第一次完全缓解期急性淋巴细胞白血病”）。英国 ALL XII/ECOG 2993 试验是一项化疗、自体和异基因造血干细胞移植的对照研究，其在第一次完全缓解患者中也使用了该方案。

一项比较全身放疗联合环磷酰胺或依托泊苷的对照研究，分析了在放疗为基础的移植预处理方案中哪种化疗药物相对疗效更佳，结果提示，当全身放疗剂量大于 13Gy 时，全身放疗 / 环磷酰胺和 FTBI/ 依托泊苷的疗效相近 [69]，移植相关死亡率在组间也没有差异。

（十五）急性淋巴细胞白血病异基因移植后复发的处理

造血干细胞移植后复发的急性淋巴细胞白血病患者预后极差。与急性髓系白血病和慢性髓系白血病患者相似，供者移植物介导的抗肿瘤效应是常用手段，遗憾的是急性淋巴细胞白血病患者中的疗效差于其他血液系统恶性肿瘤。欧洲的一项报道中，40 名复发患者接受了供者淋巴细胞输注治疗，29 名可评估病例中，只有 1 名获得完全缓解 [70]。因此，单用供者淋巴细胞输注难以在复发急性淋巴细胞白血病患者中达到缓解和长期的本病控制，如有可能，应将其作为联合化疗方案的一个组成部分。对

表 52–6 急性淋巴细胞白血病减低强度移植的疗效

研究	患者	TRM/NRM	复发	生存
Stein 等，COH[55]	*n* = 24（11CR1）	22%（2 年）	21%（2 年）	DFS/OS：62%（2 年）
Bachanova 等，UMN [56]	*n* = 22（12CR1；8Ph$^-$）	27%（3 年） （8% CR1）	36%（3 年）	OS：50%（3 年）（81% CR1）
Cho 等，韩国 [57]	*n* = 37（30CR1）	18%（3 年）	20%（3 年）	DFS：63%（3 年）； OS：64%（3 年）
Nishiwaki 等，JMDP/ JSHCT[58]	*n* = 81MA； *n* = 26RIC（21CR1）	40%（2 年） 36%（2 年）	18%（2 年） 26%（2 年）	DFS/OS：58%（2 年） DFS/OS：63%（2 年）
Mohty 等，EBMT[59]	*n* = 449MA（391CR1）； *n* = 127RIC（105CR1）	29%（2 年） 21%（2 年）	31%（2 年） 47%（2 年）	LFS：38%（2 年） LFS：32% @（2 年）
Marks 等，CIBMTR[60]	*n* = 1428MA（747CR1）； *n* = 93RIC（55CR1）	33%（3 年） 32%（3 年）	26%（3 年） 35%（3 年）	OS：51%（3 年） OS：45%（3 年）
Kebriaei 等，MDA[61]	*n* = 51（30CR1，13CR2）	32%（1 年）	16%（1 年） 37%（2 年）	OS：61% LFS：54%
Ram 等，FHCRC[62]	*n* = 51	28%（3 年）	40%（3 年）	34%（3 年） 62%（Ph$^+$ ALL）

CR1. 第一次完全缓解；RIC. 减低强度；MA. 清髓；ALL. 急性淋巴细胞白血病；CR2. 第二次完全缓解；COH. 希望城；EBMT. 欧洲血液与骨髓移植协会；JSHCT. 日本造血干细胞移植学会；MDA.M.D.Anderson；FHCRC.Fred Hutchinson 癌症研究中心；UMN. 明尼苏达大学
（引自 Lazarus 和 Advani，2012[76]）

于 Ph^+ 急性淋巴细胞白血病患者，伊马替尼或达沙替尼，无论单用还是联合都有助于达到再次缓解，尽管缓解持续时间通常很短，再次复发前应进行供者淋巴细胞输注。将供者来源的靶向 CD19 的嵌合抗原受体 –T 细胞作为移植后复发的治疗手段，正在探索之中[6]；复发后使用 CD19BiTE 抗体也可在不引发 GVHD 的情况下达到缓解[7]。

（十六）自体造血干细胞移植治疗成人急性淋巴细胞白血病

急性淋巴细胞白血病患者自体移植的经验要少得多，研究主要集中在那些处于第一次或第二次缓解期且缺乏同胞或无关供者的患者人群中。数个研究组报道了一系列大样本成人急性淋巴细胞白血病在第一次完全缓解接受自体造血干细胞移植的结果[71]。最重要的预后因素是达到完全缓解和进行移植之间的时间间隔，晚期移植的患者无病生存率更高，但相对于化疗预后而言没有实质性的改善，且该结果可能是由于高危患者在移植前复发而没有被纳入，或可能是多次巩固化疗降低了移植前的肿瘤负荷。欧洲合作组织 /MRC 分析了 1000 多例患者，其无白血病生存率为 36%，CIBMTR 报道相似，平台期为 40%。

一项随机试验评价了第一次完全缓解的成人急性淋巴细胞白血病患者接受化疗与自体移植的疗效。法国 LALA 87 试验将拥有 HLA 相合同胞的 40 岁以下患者分配入异基因移植中，而其余患者接受适度剂量的巩固化疗或自体移植。自体移植组的患者因早期复发而存在较高的脱落率，长期随访显示两组的 OS 无显著差异，自体造血干细胞移植为 34% 而化疗为 29%，在标危和高危组中也均无差异。东部肿瘤协作组（Eastern Cooperative Oncology Group，ECOG）与 MRC 合作的一项大规模试验，报道了第一次完全缓解的成人急性淋巴细胞白血病患者接受异基因移植、自体移植或化疗的预后，最终自体移植的疗效劣于继续化疗。

（十七）造血干细胞移植的细胞来源

大多数的异基因移植中，外周血已经取代骨髓成为造血细胞移植来源的首选。EBMT 的一项回顾性研究分析了 858 名患者，其中 513 例第一次完全缓解患者接受骨髓移植，而 345 例接受外周血干细胞移植。与许多研究一致的是外周血移植植入更快，但慢性 GVHD 的风险增加。最近来自 BMTCTN 的试验结果显示，接受清髓性移植的患者使用血液或骨髓移植物的复发率相当，前者的慢性 GVHD 较高[72]。上述研究中，生存率和复发率没有明显的差异，但是接受外周血作为干细胞来源的患者慢性 GVHD 发病率增加，应当在选择移植来源时考虑这一情况。

（十八）脐血移植

对脐血移植的探索引发了极大的兴趣，但在急性淋巴细胞白血病患者中进行脐血移植的数据较少。CIBMTR 一项包含 1525 例患者的研究比较了高剂量化疗后脐血移植对照无关供者移植的疗效，得出了相似的结果[73]。现有的几项研究显示无关脐带血移植的预后与无关成人供者移植相近，只是治疗失败的原因不同[74, 75]。在一项关于减低强度移植的研究中，只有 16 名成人急性淋巴细胞白血病患者，而急性淋巴细胞白血病诊断是复发的高危因素[56]。目前的数据提示，缺乏无关供者且脐血中 $CD34^+$ 细胞数量充足的情况下，可以进行脐血移植[8, 9]。

（十九）单倍体移植

单倍体相关供者移植正被用于多种血液恶性肿瘤的治疗，前期数据令人期待，移植后环磷酰胺可降低供者 T 细胞异体反应的发现更是一大进步。迄今为止，关于急性淋巴细胞白血病患者接受单倍体移植治疗的数据有限[10, 11]。因此，对于缺乏合适的相合亲缘、无关或脐带血干细胞作为供体的患者，参与单倍体移植的临床试验也是选择之一。

八、急性淋巴细胞白血病的治疗策略

正如本章所述，分子遗传学的进步和临床治疗结果的改善，进一步细化了有关急性淋巴细胞白血病患者移植时机的推荐。大多数研究表明，CR1 时进行异基因移植 DFS 更高，尤其是高危的年轻患者，其风险与白血病细胞及对治疗的反应（MRD 阳性）有关。对于 50 岁以下没有其他高危因素的患者，强化的儿童样化疗方案也可获得成功，而移植可作为未获得分子学 CR 患者的保留手段。对于复发患者，移植是唯一有治愈潜力的方法，特别适用于获得第二次缓解的患者。因此，一旦明确诊断即需进行 HLA 配型，以确定亲缘供者或无关供者移植的可能性，尤其是具有高白细胞计数、年龄较大、延迟缓解或诱导失败、早期或晚期 MRD 转阳等危险因素的患者。此外，配型信息对指导缓解后复发患者的治疗也很有意义。诊断后尽早检测费城染色体，并在阳性患者的诱导、巩固和维持治疗中加入 TKIs，可进一步提高疗效。正在开展的临床试验引入了更先进的移植后治疗方法。图 52–7 是建议的成人急性淋巴细胞白血病患者移植策略。

九、未来展望

过去多年来，在成人急性淋巴细胞白血病治疗方面几乎没有什么创新，尤其是缺乏新药。然而，最近几年来大量新药显著改善了急性淋巴细胞白血病患者预后，包括靶向 CD20、CD52 和 CD22 的单克隆抗体，用于 T 细胞急性淋巴细胞白血病的奈拉滨等新药，以及用于 Ph^+ 急性淋巴细胞白血病的 TKI 药物如伊马替尼、达沙替尼和尼洛替尼等。此外，新的免疫治疗方案的问世，包括靶向 CD19 的嵌合抗原受体 T 细胞，目前作为异基因或自体移植后复发的一线治疗的组成部分正在接受检验。Blinatumomab 和药物免疫耦联物作为降低移植前微小残留病和桥接移植更有效的手段，也正在尝试用于一线治疗。

确定哪些患者在病程早期最可能从移植中受益，可能是最重要的贡献。微小残留病监测作为化疗敏感性的反应指标，可能具有复发预测的价值，这对所有患者都具有重大意义。能够达到微小残留病阴性完全缓解的患者即使具有高危因素，或许也可免于移植，而缓解深度不够的患者，哪怕是低危患者，在诊断时没有显性的高危因素，也应该早期接受移植。因此，治疗全程引入微小残留病监测，为治疗时机的选择提供了新的策略。有研究者认为微小残留病作为治疗敏感性的指标，在患者一旦达到缓解时就可以替代其他所有预测因子[27]。

此外，针对高危患者开发的预处理方案也在研究之中，包括针对 CD45 抗原的放射免疫疗法，以及使用骨髓照射技术来增加骨髓接受的放疗剂量。还有研究在探索利用抗原特异性 T 细胞增强移植物抗肿瘤效应的效果，这些细胞可来源于正常供者，并可识别 pre–B 细胞急性淋巴细胞白血病细胞几乎均表达的 CD19 抗原。最后，基于老年急性淋巴细胞白血病患者现有的化疗效果，应该继续减低强度方案的研究，以探讨 GVL 效应在该类高危患者人群中潜在的治疗作用。

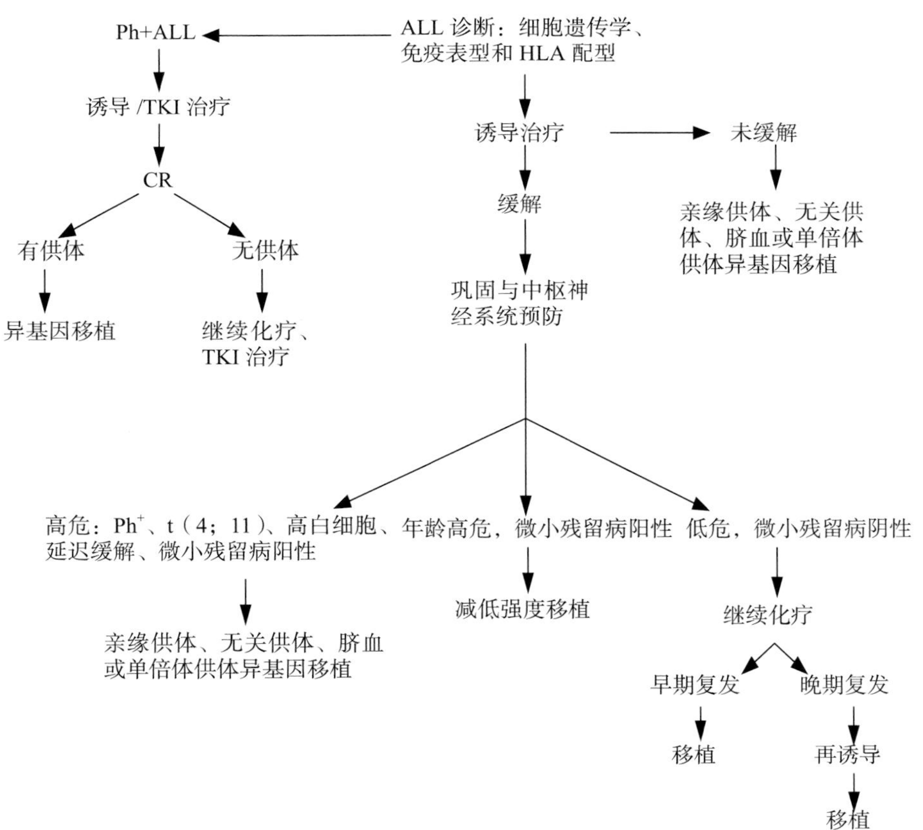

◀ 图 52–7 成人急性淋巴细胞白血病推荐的治疗和移植方案

第53章 造血干细胞移植治疗儿童急性淋巴细胞白血病

Hematopoietic Cell Transplantation for Acute Lymphoblastic Leukemia in Children

Parinda A. Mehta　Stella M. Davies　著
陈　佳　译
陈晓晨　傅琤琤　陈子兴　校

一、概述

儿童急性淋巴细胞白血病是一组异质性的疾病，每个亚型均伴有独特的分子遗传学异常和临床特征。过去50年来，化疗方案取得了显著进步，目前80%以上的儿童急性淋巴细胞白血病患者可通过化疗获得治愈[1-7]。

儿童急性淋巴细胞白血病所取得的重要进展有赖于各临床试验协作组开展的大规模临床研究。此外，分子生物学研究也推动了危险度分层评估，实现了分层治疗，进而优化了临床试验的结果。化疗方面的进展也伴随着移植技术、供者选择和支持治疗等造血干细胞移植体系的改良，上述进步不仅逐步改变了儿童急性淋巴细胞白血病的移植适应证，也改变了预后。随着化疗改进以及对急性淋巴细胞白血病生物学认识的不断深入，儿童急性淋巴细胞白血病的移植适应证在未来几年内可能会不断变化。

本章综述了儿童急性淋巴细胞白血病危险分层最核心的遗传学特征，并讨论儿童与成人急性淋巴细胞白血病的生物学差异，并阐述了同胞供者造血干细胞移植的预后及预处理方案的选择。对于大多数没有同胞供者的患者，替代供者是一个重要的治疗选项，本文阐述了不相合亲缘供者、无关供者和脐血移植的预后。婴儿急性淋巴细胞白血病和伴有唐氏综合征的儿童急性淋巴细胞白血病是两类特殊人群，本文也讨论了造血干细胞移植在这些患者中的应用。最后，本章还展示了二次移植治疗后复发的疗效数据。

二、儿童急性淋巴细胞白血病的诊断与分层

在过去25年里，关于儿童急性淋巴细胞白血病表型和基因型特征的信息发生了爆发性增长。单克隆抗体的出现使得描述儿童急性淋巴细胞白血病细胞表面表型的特征成为可能，如今根据细胞来源对白血病细胞进行分类已成为常规。免疫表型分析显示大多数儿童急性淋巴细胞白血病为B系来源，其余为T系来源（表53-1）[8]。B系白血病多在B淋巴细胞发育早期发生，表面免疫球蛋白尚未成熟，被命名为“前驱B（B precursor）急性淋巴细胞白血病”。伴有细胞质免疫球蛋白的称为“前B（pre-B）急性淋巴细胞白血病”。伴有与pre-B相似表面标志但不表达细胞质免疫球蛋白的称为“早前B（early pre-B）急性淋巴细胞白血病”[9]。还有部分同时表达淋系与髓系标志的混合表型。B细胞与单核细胞标志共表达在儿童白血病中尤为重要，因其常见于婴儿期的高危白血病[10]。

尽管免疫表型分析可以通过细胞来源对急性淋

巴细胞白血病进行归类，分子遗传学的发展使得可以根据获得性遗传异常为依据对急性淋巴细胞白血病进行更精细的预后分层。现已发现了大量遗传学改变（表 53-1）对化疗预后有重要的预测价值，通常但不一定伴有相关染色体易位。部分遗传学异常似乎是淋系前体细胞产生免疫学多样性的 DNA 重排过程中发生错误的后果（表 53-1），如累及免疫球蛋白或 T 细胞受体重排的白血病。上述重排的作用通常是免疫球蛋白或 T 细胞受体基因与某个"管家基因"或原癌基因融合，如 *MYC*，导致细胞增殖失调。

儿童急性淋巴细胞白血病常见的遗传学异常是易位，导致调控造血细胞基因转录的两个基因融合，如 *TEL*、*AMLI*、*MLL* 或 *AF4*。这些融合基因可产生嵌合或融合基因蛋白，常通过调控信号转导或转录通路改变正常的细胞功能 [11, 12]。

必须指出，儿童急性淋巴细胞白血病的主要基因型在大多数病例中无法通过形态学加以鉴别。比较有代表性是 *TEL-AMLI* 融合，在细胞遗传学分析中常较为隐匿，但因其化疗后预后良好，因此需要通过分子学分析进行鉴别 [13]。相反，婴儿期 *MLL* 基因重排与化疗后预后不佳相关 [14]。对具有显著预后价值的分子学异常进行快速鉴别有助于实施分层治

表 53-1　细胞基因型定义的儿童急性淋巴细胞白血病主要类型

分子遗传学异常	易　位	生化缺陷	相关特征	推荐的移植时机
B 细胞白血病				
ETV6-RUNX1 融合	t（12；21）隐匿性	转录	化疗预后好	复发后
BCR-ABL 融合	t（9；22）（q34；q11）	信号转导	酪氨酸激酶抑制药联合化疗可改善预后	最近的数据支持移植——可能在复发后
E2A-PBX 融合	t（1；19）（q23；p13）	转录	Pre-B 表型，强化化疗反应中等	复发后
MLL-AF4 融合	t（4；11）（q21；q23）	转录	低龄婴儿预后恶劣	有争议；如采用研究方案，在低龄患儿中早期应用
MLL-ENL 融合	t（11；19）（q23；p13）	转录	高白细胞	复发后
IGH-MYC 融合	t（8；14）（q24；q32）	转录	髓外病灶	复发后
IGκ-MYC 融合	t（2；8）（p12；q24）	转录	髓外病灶	复发后
IGλ-MYC 融合	t（8；22）（q24；q11）	转录	髓外病灶	复发后
超二倍体	无	未知	化疗预后好	复发后
亚二倍体（< 45 条染色体）	无	未知	化疗预后差	疾病早期
T 细胞白血病				
TAL1（SCL）缺失	无	转录	髓外病灶，$CD2^+$，$CD10^-$	复发后
TCRδ-TAL1（SCL）融合	t（1；14）（p32；q11）	转录	髓外病灶，$CD2^+$，$CD10^-$	复发后
TCRβ-TAL1（SCL）融合	t（1；7）（p32；q35）	转录	髓外病灶，$CD2^+$，$CD10^-$	复发后
TCRα-MYC 融合	t（13；14）（q24；q11）	转录	髓外病灶	复发后
TCRδ-RBTN1 融合	t（11；14）（p15；q11）	转录	髓外病灶	复发后
TCRδ-RBTN2 融合	t（11；14）（p13；q11）	转录	髓外病灶	复发后
TCRδ-HOX11 融合	t（10；14）（q24；q11）	转录	髓外病灶	复发后
TCRβ-LCK 融合	t（1；7）（p32；q35）	信号转导	髓外病灶	复发后

疗以进一步提高疗效。然而，尽管分子诊断取得一系列进展，但现有的细胞遗传学技术，包括 FISH 仍然十分重要，因其可用于判断高二倍体、确认分子学检测结果，并指导分子学分析以检测特异性重排。

三、儿童与成人急性淋巴细胞白血病的生物学差异

成人急性淋巴细胞白血病的化疗疗效远逊于儿童。通过强化联合化疗，80% 以上的儿童急性淋巴细胞白血病患者可以获得治愈，而越来越多的成人研究采用相似的治疗策略，生存率也仅为 40% ～ 50%[1-7, 15, 16]。成人与儿童急性淋巴细胞白血病之间的生物学差异包括免疫表型以及细胞遗传学和分子遗传学特征等年龄依赖性的差异，并可能影响对化疗的反应[17]。

虽然老年人中急性淋巴细胞白血病发生率升高，但 2—5 岁也是儿童急性淋巴细胞白血病发病的高峰年龄段。这一高峰发生的急性淋巴细胞白血病基本为前驱 B 细胞来源，表达 CD10 表面抗原，为超二倍体，这些特征常提示化疗敏感[18]。有趣的是，这一高峰的出现似乎与社会经济的发展有关，因其并不见于 20 世纪上半叶，也不见于如今的发展中国家[19]。从世界范围来看，儿童急性淋巴细胞白血病发病率最低的是非洲黑人儿童（每年 4/10 万），而在高加索儿童中高出将近 10 倍[20-23]。这一流行病特征提示该类儿童急性淋巴细胞白血病具有独特的病因。实验研究显示白血病发病至少需要两类分子学事件，而该高峰年龄段的儿童的第一次分子学事件发生于胎儿期[24, 25]。而触发显性白血病的第二次事件的性质，推测来源于某种机会性感染，可能与延迟暴露于常见病毒导致免疫应答异常有关[19-21, 26, 27]。对儿童急性淋巴细胞白血病患者出生时留存的血样进行遗传学分析的结果证实至少部分患者伴有一种异常克隆，而其中某些患者的白血病可在 10—20 岁间发病[28, 29]。

大多数成人（70% ～ 75%）和儿童（85%）急性淋巴细胞白血病为 B 细胞来源。大约 2/3 的儿童急性淋巴细胞白血病表达 pre-B 细胞标志，而在成人中为 50%。该表型常对化疗敏感，且不受年龄影响。其原因可能是该发育阶段的淋巴细胞易发生凋亡，可被糖皮质激素和抗代谢药物杀灭。约 15% 的儿童及 25% 的成人急性淋巴细胞白血病患者表达 T 细胞标志[30-32]。尽管早期研究结果显示 T 系急性淋巴细胞白血病提示不良预后，但多药强化治疗方案改善了这部分患者的预后，因此目前不论是成人还是儿童的 T 系表型，总体上已经不再是不良预后的危险因素[33-35]。一个例外是最近新发现的早前 T 细胞急性淋巴细胞白血病（early T-cell precursor ALL，ETP-ALL），这是一种独特的病理学表现，常规治疗下预后恶劣。ETP-ALL 的免疫标识和基因表达谱接近处于双阴性 1 期的胸腺细胞，具有同时向 T 系和髓系分化的能力，但不会向 B 系分化。全基因组测序结果显示，该亚型的突变谱特征与急性髓系白血病部分重合，而白血病细胞的转录谱与正常造血细胞及粒 - 巨噬细胞前体细胞相似，提示该亚型是一类干细胞疾病[36, 37]。

约 1/3 的早 pre-B 白血病患者为超二倍体（＞50 条染色体），而在成人中仅有 5%。超二倍体提示对化疗反应特别敏感，可能是由于其可累积高水平的聚谷氨酸甲氨蝶呤[38-40]。儿童急性淋巴细胞白血病最常见的结构性重排（占 20% ～ 30%）是 t（12；21）（p13；q22）易位，导致 *ETV6* 和 *RUNX1* 基因发生融合[41-43]。除了形成融合蛋白，*ETV6* 基因非易位性缺失也可见于较多病例。在某些病例中 *ETV6* 活性缺失明确为继发性事件，见于白血病亚克隆。上述发现提示 *ETV6* 表达缺失导致肿瘤细胞获得额外的增殖优势，可能因为正常的 *ETV6* 基因产物主要发挥负性调控 ETV6-RUNX1 融合蛋白作用[42]。*ETV6-RUNX1* 易位似乎可定义为儿童急性淋巴细胞白血病的一组新亚型，主要特征为年龄 1—10 岁、非超二倍体核型和预后良好[41]。成人急性淋巴细胞白血病中 *ETV6-RUNX1* 易位发生率低（＜ 5%），且可能导致不良预后[44-47]。

Ph 染色体 t（9；22）（q34；q11）导致 *BCR* 和 *ABL* 基因发生融合产生融合蛋白。与 *ETV6-RUNX1* 相反，Ph 染色体在成人白血病中常见（25% ～ 30%），而少见于儿童（3% ～ 5%），过去是独立于年龄的不良预后因素[48, 49]。TKIs 与化疗联用可显著改善 Ph 染色体阳性的儿童急性淋巴细胞白血病生存，而移植也似乎不再需要用于第一次完全缓解期的 Ph 染色体阳性急性淋巴细胞白血病患者，但仍需随访研究确认[50]。

上述生物学特征表明，现有的化疗方案可治疗

大多数儿童白血病患者，如早 pre-B 急性淋巴细胞白血病伴有超二倍体或隐匿性 ETV6-RUNX1 融合转录本。相反，成人急性淋巴细胞白血病通常存在的生物学特征与耐药及预后相对不良的免疫表型相关。成人和儿童急性淋巴细胞白血病不同生物学特性导致两者的移植指征存在重要差别。

四、儿童急性淋巴细胞白血病单倍体移植的结局

（一）第一次缓解后移植

儿童急性淋巴细胞白血病中具有不良生物学特征（如亚二倍体）、化疗疗效差而需要在第一次完全缓解期接受移植的病例数有限。儿童急性淋巴细胞白血病在第一次完全缓解接受造血干细胞移植与化疗相比复发率降低，但治疗相关死亡率升高。然而，这些比较研究始终存在一个问题，即研究方案无法反映化疗方案的进步。另外需要指出的是，类似研究中均有许多高危因素在现代化疗方案中不再作为恶劣预后的指标，如 T 系急性淋巴细胞白血病、纵隔肿块、高白细胞计数和 t（4；11），这些标志已不再考虑作为第一次完全缓解期接受造血干细胞移植的指征。

过去 30 年来，全球范围内的儿童肿瘤治疗协作组深入研究了儿童急性淋巴细胞白血病中化疗的作用[1-7, 51]，并在不良预后的鉴别方面做了大量的工作，筛选哪些儿童需要额外或替代的治疗方案，而基于危险度的分层治疗是儿童急性淋巴细胞白血病的主要进展之一。随着时间推移，危险分层变得愈加精细且更能有效判断预后[52]。最简单的危险分层是国家癌症研究所（National Cancer Institute，NCI）/罗马标准（年龄和初诊白细胞计数），宽泛地将急性淋巴细胞白血病分为高危（白细胞计数≥ 50 000/μl 或年龄≥ 10 岁）或标危（白细胞计数＜ 50 000/μl 或年龄介于 1—9.99 岁）。上述标准在 B 系急性淋巴细胞白血病患儿治疗中被广泛使用，但无法对 T 系急性淋巴细胞白血病进行有效分层。急性淋巴细胞白血病细胞的分子遗传学和对初始治疗的反应（早期快速或延迟反应）现在也常规用于危险分层，而不良预后组可给予强化化疗[1]。此外，国际柏林 - 法兰克福 - 慕尼黑研究组（International Berlin-Frankfurt-Münster Study Group，I-BFM-SG）也探索了利用 PCR 检测微小残留病在儿童急性淋巴细胞白血病治疗中的意义。治疗第 33 天和 78 天通过两个克隆性 Ig/TCR 标志检测微小残留病水平，可获得 10^{-4} 以上的敏感性，在传统危险分层的基础上进一步区分预后。有研究发现，基于微小残留病的分层优于基于其他临床相关危险因素的分层，包括年龄、初诊原幼细胞计数和免疫表型等。

一般情况下，仅有少部分儿童急性淋巴细胞白血病需要在第一次完全缓解期时考虑造血干细胞移植。为了将需要造血干细胞移植的极高危患儿筛选出来，Schultz 等分析了既往 CCG 和儿科肿瘤协作组（the Pediatric Oncology group，POG）研究的临床、生物学和早期治疗反应数据用于预测 EFS，进而提出了一个新的分层治疗策略。作者连续纳入了共 11 779 例儿童（1—21.99 岁）初诊前驱 B 细胞急性淋巴细胞白血病患者，其中 CCG 纳入 4986 例（1988 年 12 月至 1995 年 8 月），POG 纳入 6793 例（1986 年 1 月至 1999 年 11 月）。6238 例具有细胞遗传学数据的患者被纳入回顾性分析。极高危组定义为伴有低亚二倍体（少于 44 条染色体）、t（9；22）和（或）*BCR-ABL* 融合基因及诱导失败的患者。这些发现与欧美其他协作组的报道一致，伴有 t（9；22）、亚二倍体的儿童急性淋巴细胞白血病以及婴儿急性淋巴细胞白血病的预后均较差[3, 7]。

发表上述数据的时候，有关化疗的研究结果均不理想，支持该类患者在第一次完全缓解接受造血干细胞移植。然而，持续更新化疗患儿的预后非常重要，因为新药等化疗措施的进步在不断改善化疗的疗效，使部分患者可以在第二次完全缓解再接受造血干细胞移植以避免移植带来的额外治疗相关死亡率和远期并发症。关于这一问题，最好的例证即 Ph 染色体阳性的急性淋巴细胞白血病，该类患儿较小的样本量无法确认早期造血干细胞移植在提高生存率方面的意义。综合多个临床试验研究组的数据，总体提示在第一次完全缓解期应用同胞相合供者，而非替代供者移植可以改善预后。然而，这些都是 TKIs 时代之前的数据，体现不了 TKIs 对 Ph 染色体阳性急性淋巴细胞白血病患者的重要影响。

首个 TKI 药物伊马替尼在儿童急性淋巴细胞白血病中表现出显著的活性。在前期研究已显示伊马替尼联合强化化疗可改善预后的基础上[53-58]，一项 COG 研究分析了维持治疗前递增剂量的伊马替尼联

合化疗的疗效，而具有同胞全合供者的患儿接受了移植。结果显示，持续应用最高剂量伊马替尼的患者，3 年 EFS（80%）是历史对照组（35%）的 2 倍以上。更重要的是，接受化疗联合伊马替尼的患者 3 年 EFS（88%）与接受伊马替尼和同胞相合供体移植（57%）或替代供体移植（71%）患者无统计学差异（图 53-1）。伊马替尼似可以通过降低微小残留病负荷、改善极高危组及少量诱导失败组患儿的预后来提高总体生存。该研究的随访仍未结束，但在治疗结束的患儿中未出现复发。尽管联合伊马替尼可能只是延迟而非杜绝复发，上述数据提示对于 Ph 染色体阳性急性淋巴细胞白血病患儿，如今在第一次完全缓解期常规不需要移植，为实现非移植治愈白血病并长期缓解带来希望，但仍需长期随访结果确认[50]。西班牙一项小样本研究提示高危化疗方案（SHOP-2005）联合伊马替尼序贯移植的疗效高于历史对照，与上述发现一致[59]。

与 COG 研究同一时期，欧洲一项针对诱导治疗后 Ph 染色体阳性急性淋巴细胞白血病多协作组研究（EsPhALL）根据早期治疗反应进行分层治疗，结果显示，与标准 BFM 方案为基础的强化治疗方案相比，诱导后伊马替尼加化疗方案安全且长期有效。尽管移植患者数量较多，第一次完全缓解期接受异基因移植的意义仍不明确，因为大多数患者均接受了移植[60]。移植后伊马替尼的应用也得到了探索。研究者认为伊马替尼作为移植后预防治疗耐受良好，但由于数据有限无法明确其能否改善预后[61]。

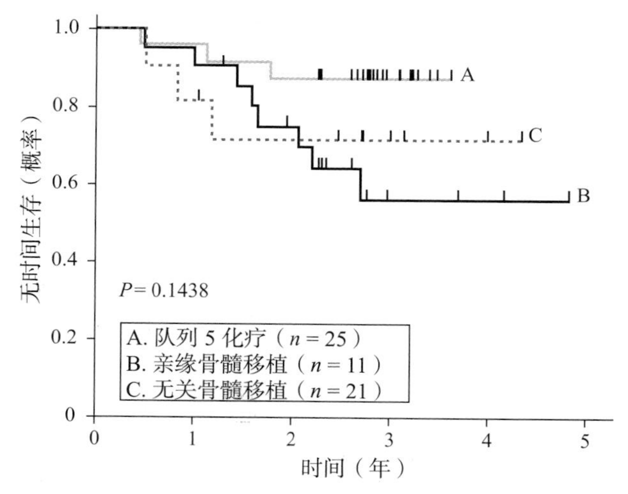

▲ **图 53-1　Ph 染色体阳性急性淋巴细胞白血病患者接受单纯化疗、亲缘供体移植和无关供体移植后无事件生存率的比较**

相关研究与新一代 TKI 的试验正在推进中，或有助于进一步阐明 Ph 染色体阳性急性淋巴细胞白血病中移植的作用。

伴有低亚二倍体（＜ 45 条染色体）的患儿化疗预后恶劣。来自 CCG 的一项报告显示，45 条、33 ～ 44 条或 24 ～ 28 条染色体患儿的 6 年预期 EFS 分别为 65%、40% 和 25%（log-rank 检验 $P < 0.002$）[62]。在目前最大的亚二倍体急性淋巴细胞白血病研究中，Nachman 等[63]报道了 10 个国家急性淋巴细胞白血病研究组或中心的 139 例亚二倍体（＜ 45 条染色体）病例。与既往发现近单倍体（24 ～ 29 条染色体）预后极差的报道不同，该研究发现存在 24 ～ 29、33 ～ 39 和 40 ～ 43 条染色体的患者预后均差，相互间没有差异。而相较于染色体少于 44 条的患者，具有 44 条染色体的患者 EFS（52.2% *vs* 30.1%，P=0.01）和 OS（69% *vs* 37.5%，P = 0.017）均显著提高。1990—2010 年间 CIBMTR 收到了 78 例亚二倍体患儿在第一次完全缓解或第二次完全缓解接受了同胞或无关供者移植的报告，并分析了移植预后。在稍早的分析中，29 例接受同胞全合移植的患者 3 年生存率为 65%（95%CI 45% ～ 80%），支持了在这一小群患者中早期进行造血干细胞移植的策略（M. Eapen，个人交流）。

多个协作组研究已发现儿童急性淋巴细胞白血病初始治疗反应是远期预后的重要指标，早期迅速获得反应者预后更佳[64-66]。此外，一部分延迟反应者（通过泼尼松治疗 7 天后外周血原幼细胞清除来判断，或诱导后 7 天或 14 天骨髓检查来判断）通过强化治疗也可挽救[67, 68]。强化化疗可使治疗反应不良者的生存率提高至 70% 左右，因此总体而言这些患儿也无须在第一次完全缓解期即接受移植。然而，延迟反应者中有一小群患儿在化疗第 28 天仍未获得缓解，即使最终缓解，也仅有 40% 的生存率，提示该类患者可能从缓解后早期移植中获益。

利用免疫表型或分子检测方法检测微小残留病正越来越多地被急性淋巴细胞白血病化疗临床试验所采用[69-72]。这些研究有望筛选出初始治疗失败和残留微小残留病提示预后不良需要在第一次完全缓解期接受移植的患儿群体。微小残留病检测也可指导第一次完全缓解或以上病期患儿移植前化疗有效性的评估，而移植前疾病负荷对移植预后也有显著影响[73, 74]。移植后微小残留病可以预测复发，并可作为启动撤停免疫抑制、输注供者淋巴细胞等干预手段的“扳机”，尽管上述干预措施效果不甚理想。

基因表达研究

未来基于芯片分析的初诊危险分层将会越来越精准。现有数据是巨大的生物学宝库，但其解读受到不同分析平台的限制，而且也不清楚这些方法是强化了微小残留病作为预后预测工具的作用，还只是在利用不同的技术重复筛选同一群预后不良的患儿，而非如我们所愿发现新的不良预后的亚群[75-79]。

少量研究直接配对比较极高危组急性淋巴细胞白血病在第一次完全缓解期接受移植或化疗的疗效。部分研究结果显示移植优于化疗[80-82]。Schrauder 等对 ALL-BFM-90 和 95 试验数据进行了回顾性分析，发现极高危 T 细胞儿童急性淋巴细胞白血病在第一次完全缓解期接受异基因移植的 5 年无病生存率和 OS 显著高于化疗组[83]。同样，一项前瞻性协作组研究也显示，在意向治疗分析中拥有供者的第一次完全缓解期极高危急性淋巴细胞白血病患儿 5 年无病生存率（而非 OS）高于无供者的患儿，包括初始治疗失败的患儿；治疗后分析中接受了同胞全合或无关全合移植的患儿预后也优于仅接受化疗的患儿[84]。相反，连续两个 MRC 研究筛选出高复发风险（预期生存率＜40%）患者并对有合适同胞相合供体者进行移植[85]，结果显示移植患者的 10 年 EFS 仅有 4.6% 的增幅，而意向治疗分析中拥有 HLA 相合供者的患者调整后 EFS 甚至比无供者的患者低了 10.7%。同样，PETHEMA 的 ALL-93 试验[86]也没有在第一次完全缓解期患者中发现移植相对于化疗的优势。

上述情况说明单个中心的杰出成果在向协作组推广的过程中还存在一些挑战，其中的困境包括人群多样性、不依从分组导致的选择偏倚和移植中心规模较小。在移植规模大、开展时间长的中心接受移植的患者预后更为良好[87, 88]。继续开展的第一次完全缓解期造血干细胞移植研究需要细致的统计学优化和临床试验设计，并评估更新的移植策略，包括新的造血细胞来源及减低强度预处理方案。

（二）第二次及后续缓解期移植疗效

多个单中心或多中心研究描述了复发急性淋巴细胞白血病的移植预后，通常没有区分儿童和成人患者。在本章内容中，尽可能突出儿童相关数据。总体而言，单中心及多中心研究报道的患儿在第二次或后续缓解期接受同胞供者造血干细胞移植的 DFS 在 23%（进展期患者）到 35% ～ 64%（第二次完全缓解期患者）之间[89-94]。

第一次缓解期的持续时间是决定复发急性淋巴细胞白血病患儿预后的关键因素，早期复发（美国的研究通常定义为首次缓解期少于 3 年）患儿的预后通常恶劣[95, 96]。部分晚期复发的患儿经过化疗再治疗后也可获得长期生存[49, 97-99]。复发急性淋巴细胞白血病患儿该接受造血干细胞移植还是单独使用化疗仍是一个争议性的话题，迄今尚没有随机研究比较移植和进一步化疗的疗效。部分协作组，包括 COG 进行了类似尝试，但因医患双方都无法接受随机化而导致失败。

在缺乏随机数据的情况下，最可靠的比较来源于登记库分析。Eapen 等比较了 1991—1997 年间 188 例纳入 POG 化疗试验的患者和 186 例接受同胞相合供者移植的患者[100]，发现对于早期复发（诊断后 36 个月以内）的患者，接受含全身放疗移植方案的二次复发率显著低于非照射的移植方案（RR 0.49，95%CI 0.33 ～ 0.71，$P < 0.001$），无白血病生存率和 OS 也更高。相反，晚期复发（36 个月以上）的患儿在第二次缓解接受移植的疗效并未优于化疗（$P = 0.78$），其中接受非全身放疗方案的患儿预后相当差，无白血病生存率和 OS 均较低（图 53-2）。

意大利骨髓移植组报道了 57 例在第二次完全缓解接受异基因移植的儿童急性淋巴细胞白血病，并与 230 例复发后接受化疗的患儿进行了比较[96]。作者发现早期复发（＜30 个月）的患儿接受异基因移植后的无病生存率显著优于化疗。然而，与

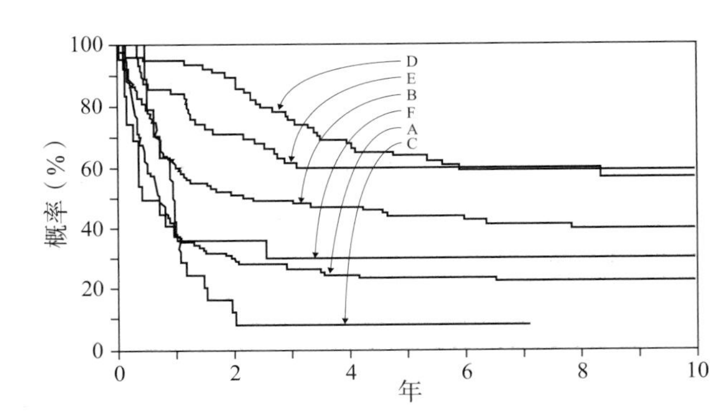

▲ **图 53-2　第二次完全缓解期患者无白血病生存率**

A. 早期复发后接受化疗；B. 早期复发后接受全身放疗移植；C. 早期复发接受非全身放疗移植；D. 晚期复发后接受化疗；E. 晚期复发后接受全身放疗移植；F. 晚期复发后接受非全身放疗移植

IBMTR研究一样，这一优势并没有出现在晚期复发患者（自诊断起＞30个月）中。

一项德国和奥地利多中心研究比较了ALL-REZ BFM 87试验中出现骨髓复发的患者，第二次完全缓解期接受同胞全合异基因移植（27例）或化疗（156例），结果显示，缓解后接受移植的患者15年EFS（0.59±0.09）显著高于接受化疗或放疗者（0.30±0.04，*P*=0.026）[101]。

澳大利亚一项单中心研究报道了56例复发急性淋巴细胞白血病患儿的预后[90]，所有20例拥有亲缘相合供者的患儿均接受了移植，其他则接受化疗（32例）或替代供者移植（2例）。接受亲缘相合供者移植的患儿8年EFS为55%，而无亲缘供体的患者仅为9.2%（*P*=0.002）。

与之相反的是，美国COG/CCG-1941试验中第二次完全缓解的急性淋巴细胞白血病患儿，无论是接受同胞相合供者移植，还是随机接受替代移植（无关供者或自体）或化疗，5年无病生存率均无显著差异，尽管入组患者的依从性有限[102]。同样Harrison等在一项MRC试验中也发现8年EFS没有明显区别[103]。

在一项大型多中心的人口学临床试验（ALL-REZ BFM 90）中，Tallen等报道高危组患者接受移植比化疗预后更佳（EFS分别为0.33±0.05和0.20±0.05，*P*＜0.005），提示高危组患者在第二次完全缓解应接受异基因移植。该研究中高危的定义为极早期复发（诊断后＜18个月）或T系急性淋巴细胞白血病复发、早期骨髓复发及髓内外联合复发（诊断后＞18个月但一线治疗停止后＜6个月）[104]。

总而言之，上述数据说明对于早期骨髓复发或T系急性淋巴细胞白血病复发患儿，进行亲缘全合供者移植是最佳选择。

有研究表明进行替代供者移植也可获得相近的疗效，尤其是利用相合度高的无关供者。Sarrinen-Pihkala等报道第二次完全缓解的儿童急性淋巴细胞白血病接受无关供者或同胞相合供者的预后相似[105]。供者选择策略和脐血移植的发展也推动该类患者获得了与基因水平相合供者移植类似的疗效，这部分内容将在供者选择部分进一步讨论。尽管生存相同，替代供者可能带来更高的GVHD的风险，并可能严重影响生活质量[106-108]。

大多数研究结果显示晚期复发的患者采用化疗可取得与移植相似的生存率，因此治疗选择应与患儿家属详细讨论。

第二次完全缓解以上患儿的移植一般使用无关供者，因为具有同胞嵌合供者的患儿通常在第二次完全缓解期已接受移植。来自于CIBMTR在1990—2005年间接受无关供者移植的155例处于第三次完全缓解期的急性淋巴细胞白血病患儿数据显示，两次复发间隔＞26个月的患儿5年无白血病生存率为33%，而少于26个月的患儿为26%[107]。尽管结果说不上理想，但也好于预期，提示多次复发急性淋巴细胞白血病患儿仍有挽回的可能。进一步筛选该群患者的预后预测因素有助于进一步指导将来的医疗实践。

出现复发时进行细致的形态学、细胞遗传学和分子遗传学再评估至关重要，以区分复发是来源于本病还是可能与化疗相关的二次肿瘤（急性淋巴细胞白血病或急性髓系白血病均有可能）[109, 110]。对于存在癌前细胞群体的易感个体，排除二次肿瘤也同样重要，例如伴有*ETV6-RUNX1*易位的克隆，其恶变风险与初始白血病相近[111]。这些患儿经历的是第二次原发白血病，而不是复发，通过进一步化疗有望获得良好预后[112]。

复发急性淋巴细胞白血病患儿接受再诱导的缓解率为70%～90%，但再诱导失败的患儿如何进一步治疗仍不明确。在某些中心，即使是未缓解的状态下也考虑进行异基因移植，但目前该类患者的预后数据仍不充分。经验中的高治疗相关死亡率和白血病细胞耐药所导致的高复发率，限制了这一治疗方式的推广。

当衡量造血干细胞移植在儿童急性淋巴细胞白血病中的意义时，不应忘记化疗的疗效还在持续改善，而造血干细胞移植也存在显著的晚期并发症[113]。造血干细胞移植与化疗的比较必须贴近前沿，提供恰当的治疗选项，而GVHD等对生活质量有严重影响的晚期并发症也必须被考虑进去。表53-2概述了当前儿童急性淋巴细胞白血病接受造血干细胞移植的基本指征。

五、预处理方案的选择

过去认为儿童急性淋巴细胞白血病移植前预处理需要提供足够的免疫抑制以保障供者干细胞植

表 53-2　儿童急性淋巴细胞白血病移植指征

骨髓移植时白血病状态	移植类型	
	相合同胞或一个抗原错配的亲缘供体	供体类型
CR1，Ph 染色体阳性	可能不推荐；酪氨酸激酶抑制药 + 化疗可改善预后[50, 59]	无关骨髓或脐血
CR1，t（4；11）或其他 *MLL* 重排的初诊年龄 1 岁以下婴儿	部分患者需要移植。文献报道的数据结果不一[167–169]——样本量小，需要谨慎的前瞻性评估。提示：部分具有高危生物学特征（伴 MLL 易位、诊断时月龄小于 6 个月以及伴激素预治疗 7 天反应不佳或白细胞计数 ≥ 300g/L 两种情况之一）的婴儿可能需要造血干细胞移植来改善预后	可能不推荐；酪氨酸激酶抑制药 + 化疗可改善预后[50, 59]，化疗效果差，无关供者移植报道的结果不一[167–169]。应该在有高危因素的患者中考虑。数据应向登记库 / 组报告以便分析结果
CR1，28 天以上达到 CR	可进行移植；与化疗疗效对比的数据有限[52, 84]	可进行移植，尤其是伴有高危因素的患者；没有可靠的与化疗预后相比较的数据
CR2，CR1 时间短于 36 个月	移植指征。病例对照研究显示预后可得到改善[96, 100, 101, 104]	移植指征。大样本研究报告显示预后良好[105]；然而，仍需要细致的病例对照研究以证实其疗效优势。单中心和多中心研究结果提示使用 HLA-A、-B、-C 和 -DRB1 相合的无关供体可达到与亲缘供体相等的预后[146, 147]
CR2，CR1 时间长于 36 个月	一般不推荐移植；化疗可提供相等的预后[54, 115–118]	对于超晚期复发的患者通常不进行移植，对于复发时间刚过 36 个月的患者可以考虑。单中心和多中心研究结果提示使用 HLA-A、-B、-C 和 -DRB1 相合的无关供体可达到与亲缘供体相等的预后[146, 147]
CR3 或更晚的 CR	移植指征，化疗无法治愈	移植指征，化疗无法治愈[107]
复发	预后恶劣；除非纳入新的移植策略研究，否则一般不进行移植	预后恶劣；除非纳入新的移植策略研究，否则一般不进行移植
孤立性髓外复发	登记库研究提示移植没有获益[191]。除非有骨髓复发否则一般不进行移植	除非有骨髓复发否则一般不进行移植

注：CR1. 第一次完全缓解；CR2. 第二次完全缓解；CR3. 第三次完全缓解；CR. 完全缓解

入，以及细胞毒性以清除残留的白血病细胞。早期的移植预处理大多包含单次剂量的全身放疗。近来，全身放疗改为分次应用以降低毒性。MSKCC 的研究者最先推出的分次全身放疗联合环磷酰胺方案如今已是标准方案 [114]。在应用环磷酰胺和全身放疗的原创性报道之后，多个研究者尝试在预处理中添加其他药物或以替代环磷酰胺以期提高预后。尽管类似改良的预处理方案一开始有一定效果，但常伴随着额外的毒性，因此远期预后并无实质性改变。

一项较大的 CIBMTR 研究比较了在第一次和第二次完全缓解期接受 HLA 相合同胞供者移植的急性淋巴细胞白血病患者（包括成人和儿童），接受环磷酰胺 / 全身放疗预处理（298 例）和依托泊苷 / 全身放疗预处理（204 例）的结果 [115]。病例一共分为四组：环磷酰胺 / 全身放疗＜ 13Gy（217 例）、环磷酰胺 / 全身放疗≥ 13Gy（81 例）、依托泊苷 / 全身放疗＜ 13Gy（53 例）和依托泊苷 / 全身放疗≥ 13Gy（151 例）。各组间治疗相关死亡率没有显著差异，第一次完全缓解的患者复发率、无病生存率和生存率也相似，仅在第二次完全缓解期患者中预处理的差异才体现出来。接受依托泊苷 / 全身放疗（不论放射剂量）及高放疗剂量环磷酰胺 / 全身放疗的患者复发率、治疗失败率和死亡率均较低。接受高放疗剂量环磷酰胺 / 全身放疗患者的复发率较低放疗剂量环磷酰胺 / 全身放疗患者大幅下降（$P = 0.0016$）。这些数据进一步证实了预处理方案在移植前清除急性淋巴细胞白血病病灶的作用。

出于对儿童使用全身放疗的远期毒性的顾虑，已有大量预处理研究探索了单纯化疗方案。白消安和环磷酰胺预处理方案的早期研究一般聚焦在髓系肿瘤患者中，数据表明该方案足以保障供者细胞植入 [116]。无放疗的预处理方案对儿童生长发育、内分泌和认知功能的毒性均较少，如果能获得同等的生存率，将会是很有吸引力的选择。

IBMTR 一项急性淋巴细胞白血病患儿接受 HLA 相合同胞供者移植研究比较了环磷酰胺和全身放疗（451 例）以及白消安和环磷酰胺（176 例）两种预处理方案 [117]，前者的 3 年无白血病生存率显著高于后者。尽管两组复发率相似，但白消安 / 环磷酰胺组的治疗相关死亡率更高。在儿童血液与骨髓移植共同体开展的一个小样本前瞻性试验中，Bunin 等 [118] 也报道了白消安 / 环磷酰胺预处理的预后劣于环磷酰胺 / 全身放疗。

综上，既往预处理方案的改良研究并未成功提高患者预后，纳入其他化疗药物在某种程度上只会增加并发症和死亡率，而不会显著提高无病生存率。现有数据证实无放疗的预处理方案生存率更低。

近期 CIBMTR 一项儿童急性淋巴细胞白血病研究中比较了 4 种常用的含全身放疗清髓性预处理方案：①全身放疗 1000 或 1200cGy + 环磷酰胺；②全身放疗 1000 或 1200cGy + 依托泊苷；③全身放疗 1320 ～ 1400cGy + 环磷酰胺；④全身放疗 1320 ～ 1400cGy + 环磷酰胺 + 依托泊苷 [119]。该研究纳入了 765 例在 1998—2007 年间接受 HLA 相合同胞或无关供者移植的 18 岁以下患者，其中无关供者既使用骨髓也使用脐血。四组间 5 年复发率相近，但与第 3 组相比，第 4 组的治疗相关死亡率更高（35% *vs* 25%，$P < 0.02$），而 OS 更低（36% *vs* 48%，$P < 0.03$）。上述发现提示在高剂量全身放疗（≥ 1320cGy）联合环磷酰胺的基础上加用依托泊苷会增加死亡风险，因此应避免用于儿童及青少年急性淋巴细胞白血病。该项研究中，预处理方案对治疗相关死亡率和总死亡率的影响独立于年龄、供体来源和体能评分。

这些发现与之前 Marks 等 [115] 的报道有所不同，后者认为含全身放疗预处理单独联合依托泊苷可加强移植的抗白血病作用。患者年龄在各研究中不尽相同，但最近在儿童和青少年人群中的系列报道显示，风险的差异主要来源于儿童和成人的生物学差异和（或）再诱导方案强度的区别。

预处理中加入全身放疗显然与严重的远期并发症有关，这在儿童人群中更为突出，尤其是对于低龄儿童，存在生长发育和认知功能方面的问题 [120-123]。

Perkins 等评估了 13 例 3 岁以下（0.58—2.93 岁）移植患儿并随访了 3—22 年，其中 11 例接受了全身放疗 [124]。所有患儿的 IQ 都在正常范围。Phipps 等开展了一项前瞻性研究评价移植后的神经认知功能 [125]，患儿分别在移植前和移植后第 1、3、5 年接受一套神经认知检测，共有 158 例存活患儿在移植后 1 年接受了评估。预后不良的高危组接受全身放疗预处理和无关供者移植，并发生了 GVHD。接受全身放疗的患儿在表达 IQ（$P < 0.01$）、表现 IQ（$P < 0.01$）、阅读（$P < 0.05$）和拼写（$P < 0.05$）都有显著差异，而数学也存在趋势（$P=0.06$）。尽管

存在统计学差异，全身放疗造成的影响较小，5 年后的组间差异仅有约 3 个 IQ 点，提示这些后果不会对功能造成太大影响[125]。上述数据提示全身放疗可以考虑用于低龄儿童，但细致的随访并处理那些可矫正的晚期并发症至关重要。

减低强度预处理在急性淋巴细胞白血病中的应用已经滞后于急性髓系白血病，主要顾虑在于异体反应对急性淋巴细胞白血病疗效的不确定性以及供者造血重建阶段的疾病进展。减低强度预处理在成人急性淋巴细胞白血病中已被证实可行，尽管更多有关获益的细节研究还在进行之中[126-128]。儿童急性淋巴细胞白血病接受减低强度的经验仍然有限，因为大多数患儿可以耐受清髓性预处理。Verneris 等向 CIBMTR 报告了 38 例接受减低强度预处理移植的儿童急性淋巴细胞白血病患者，EFS 为 30%[129]。然而登记库研究无法了解患者为何使用减低强度及出现了何种并发症，因此减低强度是否是一个可靠的选项仍需进一步研究加以明确。

六、替代供者移植治疗儿童急性淋巴细胞白血病

（一）不全相合亲缘供者移植治疗儿童急性淋巴细胞白血病

许多或者说大部分供者来源的问题，都可以通过使用 1 个、2 个或 3 个抗原错配的亲缘供者来解决，几乎人人都存在这样的亲属[130]。早期的高度错配亲缘供者研究报道了较高的植入失败和 GVHD 发生率，限制了该领域的发展[131, 132]。尽管新的移植技术已经显著改善了预后，但应用不全相合亲缘供者的移植仍然有限，而且很大程度上集中在少数几个能力较强的中心。

目前只有几个单中心研究总结了各自的经验，几乎没有在同一群患者中应用的比较数据。在异质性较大的各个研究人群样本中，学者们发现使用一个位点错配的亲缘供者可获得与同胞全合供者相似的预后，但治疗失败的风险随着错配位点的增加而上升[133-135]。

意大利佩鲁贾的研究者首先应用 T 细胞高度去除伴高剂量 $CD34^+$ 单倍体供者细胞输注的方法，以克服高度错配带来的 GVHD 和植入失败风险[136]。他们认为供者抗受者 NK 细胞的异体反应性可以消除白血病复发和植入失败，并保护急性髓系白血病患者不发生 GVHD。遗憾的是，抗白血病细胞效应只特异性地针对急性髓系白血病细胞而非急性淋巴细胞白血病细胞，在急性淋巴细胞白血病患者中的应用效果并不令人满意。

一项儿科试验应用类似移植方式治疗了 27 例患儿（7 例为第一次完全缓解期，10 例第二次完全缓解期，4 例第三次完全缓解期及 6 例难治患者）[137]。26 例患儿获得了快速植入，而其中 2 例发生移植物排斥，另 1 例原发植入失败的患儿也成功地接受了再次移植。该组患儿总体生存率为 33%，第一次完全缓解期的患儿为 44%，而未缓解状态下接受移植的患儿无一存活。复发和感染是移植失败的主要原因。

英国布里斯托的研究者报道了他们利用半相合亲缘供者移植治疗 34 例儿童白血病患者的经验，其中 14 例为急性淋巴细胞白血病[151]。预处理方案包含环磷酰胺和全身放疗（14.4Gy 分 8 次照射）。所有患者均接受 T 细胞去除的外周血干细胞，中位 CD34 细胞数量为 13.8（4.2 ～ 35.1）$\times 10^6$/kg，CD3 细胞中位数量 0.7×10^4/kg。2 年精算生存率为 26%（95%CI 13% ～ 41%），中位随访期 62 个月下 8 例患儿处于无病生存。

最近 EBMT 的急性白血病和儿童疾病工作组多一项中心回顾性登记库，研究分析了接受 T 细胞去除的不全相合亲缘供者移植的疗效[138]。1995—2004 年间共有 127 例急性淋巴细胞白血病患儿在 EBMT 的 36 家中心接受了不全相合亲缘供者移植，22 例为第一次完全缓解，48 例为第二次完全缓解，32 例为第三次完全缓解而 25 例处于未缓解状态，5 年 DFS 分别为 30%（±10%）、34%（±7%）、22%（±7%）和 0%。80 例患儿急性 GVHD 发生率为 0 或Ⅰ级，13 例为Ⅱ级，6 例为Ⅲ级，3 例为Ⅳ级，而 84 例患儿中有 14 例发生慢性 GVHD。5 年血液学复发累积概率为 36%（±4%），5 年非复发死亡率为 37%（±4%）。多因素分析结果显示，与非复发死亡率相关的唯一因素是自体移植史（HR 3.01，95%CI 1.16 ～ 7.84，P=0.024）。总体队列的 5 年预期 OS 为 29%（±5%），而第一次完全缓解患者为 28%（±10%），第二次完全缓解患者为 39%（±7%），第三次完全缓解患者为 32%（±8%）。

儿童急性淋巴细胞白血病接受单倍体移植的疗

效可能不如无关全合移植或脐血移植，但对于少见组织类型的患儿来说可能是唯一的治疗选择。过继细胞免疫 [139] 和改良的病毒感染抢先监测与治疗策略似乎在这方面颇具前景。

（二）无关供者移植

1. 供者选择

历史上无关供者移植疗效比同胞供者移植差，对急性淋巴细胞白血病患者的移植推荐也因是否拥有同胞相合供者而有所不同。随着类似美国 NMDP 这种可以进行供者筛选和提供骨髓的 HLA 配型数据库的发展，表型相合的无关供者移植数量明显增加 [140, 141]。此外，HLA 配型技术的改进也使得 I 类和 II 类位点的配型更为精确 [142, 143]。尽管有上述进展，供者的选择仍是一个挑战，尤其是对于预期缓解期短的患者，例如非第一次完全缓解的急性淋巴细胞白血病患者。

NMDP 登记库现在常规采用的优化搜索算法，是将患者和供体的 HLA 分配转化为搜索决定因素，联合等位基因和单体型频率（Hap–Logic），并极大地改善了 8 个位点相合的供体识别 [144]。在最近一项的 CIBMTR 研究中，纳入了 1993—2006 年间接受清髓性预处理和保留 T 细胞异基因移植的急性髓系白血病、急性淋巴细胞白血病、慢性髓系白血病和 MDS 患儿，包括 1208 例同胞供体移植，266 例 8/8 相合的无关供体移植和 151 例 0 ～ 1 位点错配的亲缘供体移植。多因素分析显示接受同胞供者移植的患者治疗相关死亡率、急性 GVHD 和慢性 GVHD 发生率更低，无病生存率和 OS 相较无关供者和不全相合亲缘供者移植也更长。不全相合亲缘供者移植后生存率低于同胞全合供者移植（RR 1.55，95%CI 1.21 ～ 1.98，$P < 0.001$），无关供者和不全相合亲缘供者移植的 OS 没有统计学差异（RR=094，95CI 0.71 ～ 1.26，P=0.686）[145]。

2. 预后

无关供者移植预后的早期研究必然是小样本和异质性的研究人群。供体来源的问题已经得到一定程度的改善，较大的单中心研究和登记库研究现已见于报道。各中心结果存在一定差异，可能反映了研究人群的异质性，以及移植策略与支持治疗方案的多样性。总体而言，在第一次完全缓解和第二次完全缓解移植的患儿无病生存率一般为 40% ～ 50%，与亲缘供者移植并无明显差别。

一项 CIBMTR 研究比较了 18 个月以下的急性白血病（急性淋巴细胞白血病和急性髓系白血病）患儿接受无关或同胞供者移植后的长期生存率 [146]。尽管第一次完全缓解患儿在无关供者移植后的复发率最低，但无关或同胞移植的患者在调整疾病状态后 OS 和无白血病生存率相似。复发、OS 和无白血病生存率并不受移植物类型（骨髓或脐血）或白血病类型的影响。这也被英国布里斯托中心最近更新的数据所确认，其结果显示同胞全合供者和匹配良好的无关供者移植的 2 年 OS 相同（图 53–3）[147]。

总而言之，上述结果提示在儿童中，无关供者移植可获得良好预后。HLA 配型技术的发展推动了供体选择策略的优化，而现今 HLA–A、–B、–C 和 –DRB1 分子水平相合的无关供者最为理想，可能等同于同胞相合供者。

鉴于已有较大样本量的无关供者移植研究见于报道，为评估儿童急性淋巴细胞白血病无关供者移植的预后因素提供了条件，尽管这些研究也存在可能由于样本数量和研究人群差异所导致的差异 [148]。

急性淋巴细胞白血病患者中急性 GVHD 对复发风险的影响是一个具有争议性的话题，多年来 GVL 效应的证据极为混乱，而供者淋巴细胞的反应总体不良 [149]。最近一项大样本的儿童患者无关供者移植队列研究显示，发生急性 GVHD 的患儿复发风险降低，佐证了 GVHD 可能有助于控制本病的观念 [150]。

KIR 错配在急性淋巴细胞白血病治疗中的潜在价值同样富有争议性。早期研究从 HLA 配型中发

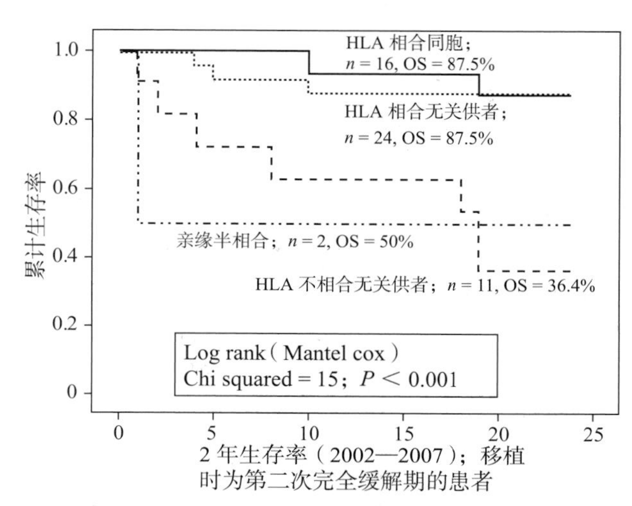

▲ **图 53-3　第二次完全缓解期患者移植后两年总生存率（2002—2007）**

HLA 相合同胞与无关供者移植的总生存率均为 87.5%

现 KIR 错配可以使急性髓系白血病患者而非急性淋巴细胞白血病患者获益 [136]。还有直接检测 KIR 基因型和表型（受体 – 配体模型）的体外和体内研究体现了其重要的生物学效应 [151, 152]。

相反，也有临床研究显示 KIR 错配没有影响，其原因可能是检测 KIR 不相容性的方法学不一致，以及移植技术，尤其是 T 细胞去除程度的差异。当前，尚无充分的证据在儿童急性淋巴细胞白血病中推荐使用 KIR 错配的供者。

无关供者错配程度的增加可能带来更好的 GVL 效用，从而获得比同胞供者更低的复发，但 CIBMTR 一项纳入成人急性淋巴细胞白血病、急性髓系白血病和慢性髓系白血病的研究并不支持这样的假设 [153]。

脐血移植在减少 GVHD 发生率的同时，其 GVL 效应也可能会相应减弱，这成为脐血移植应用的顾虑。然而，临床研究结果提示脐血移植相关的复发风险并不高于同胞或无关供者移植 [154, 155]。上述结果表明无关供者移植为部分化疗无法治愈的患者提供了治愈的希望，但挑战仍然存在，大致与同胞供者移植相同，包括高 GVHD 发生率（尤其是使用未处理的移植物）、早发和迟发感染（特别是使用 T 细胞去除的移植物），以及持续存在的复发风险。更高强度的初始化疗方案也可能造成一群化疗高度耐药的复发患者，需要新的治疗手段。

（三）脐血移植治疗儿童急性淋巴细胞白血病

可用于移植的冻存脐血库的建立是儿童急性淋巴细胞白血病治疗的一大进展 [156, 157]。脐血的潜在优势包括即时的可获得性（对于预期缓解时间较短的患者尤其有价值）和较低 GVHD，而这正是无关供者骨髓移植治疗失败的主要原因。在过去 20 年中，对扩展供者可用性相关因素的理解不仅在无关供者，更在脐血中得到深化，从而大大缩短了挑选可用供者或脐血的时间 [158]。这在儿童急性淋巴细胞白血病中尤为重要，因为缓解可能很难达到，而一旦缓解需尽快移植。早期脐血移植的疗效皆为小样本研究，但现在单中心大样本研究和登记库研究也有发表。

随着脐血移植经验的增加，现已有可能将脐血移植疗效与其他供体移植效果作对比，为医师选择供体提供依据。一项比较研究发现无关供者骨髓（去除 T 细胞和保留 T 细胞的病例被分别统计）和脐血移植治疗儿童白血病的疗效相等。脐血移植后急性 GVHD 发生率低于保留 T 细胞的骨髓移植，而复发率低于去除 T 细胞的骨髓移植 [159, 160]。在一个足以影响临床实践的重要研究中，Eapen 等 [161] 比较了 1995—2003 年间接受脐血移植的 503 例和接受骨髓移植的 282 例白血病患儿。共有 495 例急性淋巴细胞白血病患儿被纳入，186 例为骨髓组，309 例为脐血组，临床数据来源于 CIBMTR 和纽约血液中心的国家脐血库。与相合的骨髓移植相比，一个或两个位点不合的脐血移植后 5 年无白血病生存率相似，而 HLA 全合的脐血移植（例数极少）可能更高（图 53–4）。两个 HLA 抗原不合的脐血（RR 2.31，P=0.003）及一个 HLA 抗原不合伴低细胞数量（$< 3 \times 10^5$/kg）的脐血（RR 1.88，P=0.0455）移植后治疗相关死亡率更高，但两个 HLA 抗原不合的脐血移植后复发率更低（54%，P=0.0045）。上述数据为需要移植的白血病患儿接受一个或两个 HLA 抗原不合但细胞量充足的脐血移植提供了支持。

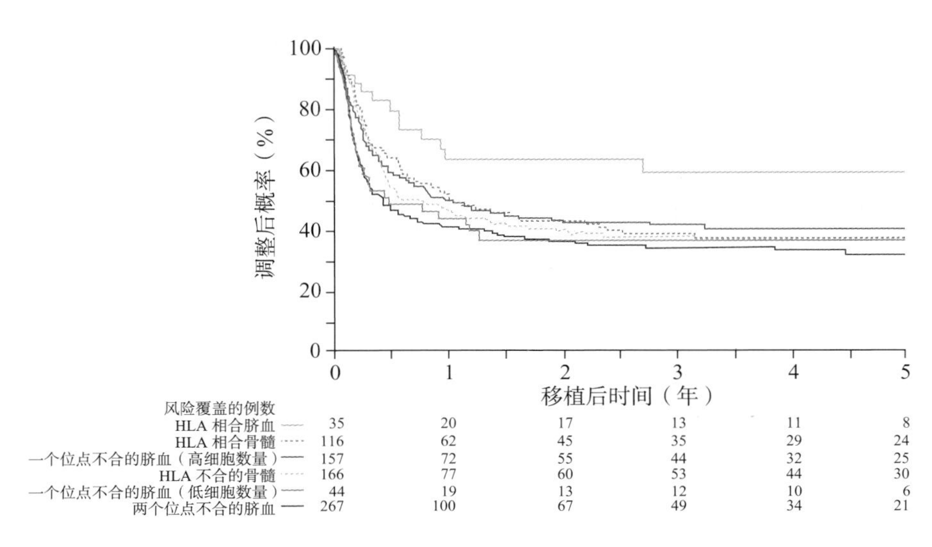

◀ 图 53-4 骨髓与脐血移植后无白血病生存率，对移植时本病状态进行调整

IBMTR和国家脐血库[161]一项大样本报道指出，使用两个HLA抗原不合的脐血与相合骨髓相比，GVHD相似，而复发率更低，这可能提示脐血存在更高，至少是相等的GVL效应。另一项更进一层的研究初步比较了单份脐血移植和双份脐血移植，发现双份脐血移植后复发率更低[162]，但急性GVHD发生率更高。尽管其内在机制尚不明确，但这两个现象可能是相关的。这项原创性研究中双份脐血主要用于成人，而单份脐血主要用于儿童，根据细胞数量而定，因此也使数据的解读复杂化。

为了进一步探索这个问题，最近有项前瞻性的儿童研究比较了两组接受单份脐血移植的血液肿瘤患者的生存率，一组是脐血移植研究中1999—2004年间接受移植的191例患者，另一组是BMTCTN 0501研究中2006—2012年间接受移植的113例患者，预处理方案均包含全身放疗1350Gy和环磷酰胺120mg/kg，脐血移植研究中的患者接受了90mg/kg的猪ATG，而BMTCTN 0501研究中的患者接受了75mg/m^{2}的氟达拉滨。GVHD预防方案分别为环孢素/甲泼尼松和环孢素/霉酚酸酯。脐血移植和BMTCTN 0501两组患者的一年预期OS分别为57%（95%CI 50%～64%）和71%（95%CI 62%～79%）（P=0.01）。尽管无法明确那个因素的影响最大，但表明了包括预处理和GVHD预防方案、支持治疗、脐血选择方法和移植时机在内的整个“体系”对单份脐血移植后生存的影响[163]。

（四）自体移植治疗儿童急性淋巴细胞白血病

自体移植在儿童急性淋巴细胞白血病中总体疗效令人失望，目前已不常使用。早期一些相对小样本的单中心研究描述了相对令人鼓舞的结果[164, 165]，但这些研究既纳入早期复发和晚期复发患者，也包括孤立性髓外复发的患者，其中部分患者即使不接受移植也有望获得良好的预后，造成了研究数据的解读困难。

对有白血病细胞污染的自体移植物进行净化是一个诱人的概念，已经有一系列研究进行了探索。总体而言，这些移植的疗效不佳，也没有明确的证据证实其效果优于化疗或未净化的移植物。无关供者骨髓和脐血可用性的不断提高，显著减少了无供者可用的患儿数量。此外，儿童异基因移植疗效的不断提高，尤其是无关供者干细胞移植，可实现治疗相关死亡率＜15%，给自体移植治疗儿童急性淋巴细胞白血病留下的空间并不多。

七、特殊儿科情况

（一）婴儿急性淋巴细胞白血病的移植治疗

由于不同基因亚型的预后差异，婴儿急性淋巴细胞白血病的治疗是一项特殊的挑战。部分婴儿急性淋巴细胞白血病的化疗预后尚可（生物学特性与年龄稍大的儿童相似），而其他患儿（极低月龄、初诊高白细胞和*MLL*重排）的预后可能是儿童白血病中最差的[14]。此外，晚期不良反应也是这个脆弱人群的一个特殊顾虑。因此，决定对婴儿进行移植必须非常谨慎。

累及*MLL*基因的分子学突变在1岁以下的婴儿中比例较高（表53–1），其中t（4；11）（q21；q23）易位导致的*MLL*和*AF4*基因融合最为常见。*MLL*基因重排的婴儿白血病多伴有显著的白细胞增多和混合免疫表型（表达早B细胞和单核细胞标志）[166]。

鉴于化疗反应差，伴有*MLL*重排的婴儿急性淋巴细胞白血病常早期考虑造血干细胞移植。遗憾的是，目前尚无婴儿移植的前瞻性研究结果，其疗效也因例数相对较少和移植指征、供体来源等差异，难以和化疗相比较。

在前述的CIBMTR研究中，Eapen等18个月以下的急性白血病患儿（急性淋巴细胞白血病占49%，急性髓系白血病占51%）接受同胞、无关供者和脐血移植后长期生存率相仿。这些数据提示如果需要移植，亲缘和无关供者可以认为是基本相同的，但这并未解决第一次完全缓解患者中造血干细胞移植和化疗的相互关系这一问题。

造血干细胞移植能否在第一次完全缓解的高危组婴儿中取得比化疗更好的疗效，显然需要随机研究的证实，而由于病例较为少见且存在前述的技术性障碍，类似试验开展难度较大。最近，Dreyer等报道了来自于CCG（1953）和POG（9407）的婴儿急性淋巴细胞白血病试验数据，这些病例使用了基础药物相同的化疗方案，并对*MLL*$^+$的患儿推荐异基因移植。移植组患儿的5年EFS为50.9%，而单纯化疗组为48.7%，这提示对*MLL*$^+$的婴儿急性淋巴细胞白血病患者在第一次完全缓解进行造血干细胞移植并无获益[167]。

规模更大的婴儿–99国际研究自1999—2005

年纳入了22个国家的482例婴儿急性淋巴细胞白血病患者。入院的病例根据7天泼尼松预治疗的外周血反应进行危险分层，并使用一个在标准急性淋巴细胞白血病治疗方案的基础上联合急性髓系白血病治疗方法（如强化剂量的Ara-C）的杂交方案进行治疗。在意向治疗分析中，4年EFS和OS分别为46%和55%。不良预后的预测因子包括*MLL*基因重排、极高白细胞计数（＞300×10^9/L）、月龄低于6个月和泼尼松预治疗无效。对移植时间进行调整后，高危患者接受单独化疗和化疗加移植的4年无病生存率分别为37.4%和50.2%（*P*=0.19）。然而，在亚组分析中，在伴有*MLL*易位、初诊年龄＜6个月以及激素预治疗反应不佳和白细胞计数≥300g/L两者之一的患者，在第一次完全缓解接受移植的无病生存率可得到显著改善。这一亚群的婴儿在第一次完全缓解接受移植后复发和死亡导致的失败率较单纯化疗下降64%，提示该高危婴儿亚群可能从造血干细胞移植中获益[168, 169]。

尽管上述多中心研究的报道可能已是最可靠的数据，但移植样本量过小、供者的多样性和缺乏标准化的入组要求等因素限制了其研究意义。对于基因上确定存在治疗失败高风险的婴儿，的确需要前瞻性研究来明确造血干细胞移植的价值，且由于婴儿白血病例数较少，需要多中心，乃至是类似于婴儿-99这样的跨国研究，同时还应评估生存者的晚期并发症情况，因其在低龄儿童中尤为显著。

（二）伴有唐氏综合征的急性淋巴细胞白血病患儿移植治疗

唐氏综合征患儿的白血病风险升高了20倍，且既往经验表明其治疗相关毒性也有所增加，其原因可能是细胞对化疗药物更为敏感。然而，也有研究表明其化疗预后与普通急性淋巴细胞白血病患儿并无二致[170]。目前最大的一项该人群的分析回顾了CCG的数据，证明纳入CCG试验的急性淋巴细胞白血病合并唐氏综合征患儿的EFS和OS均低于其他患儿[171]。亚组分析显示其负面影响局限于NIC标危组的患儿（OS：70% *vs* 85%，*P* = 0.001；EFS：56% *vs* 74%，*P* = 0.001）。伴有唐氏综合征的高危急性淋巴细胞白血病患儿接受了强度更高的化疗，其预后与非唐氏综合征患儿相似（OS：63% *vs* 66%，*P* = 0.7；EFS：62% *vs* 59%，*P*=0.9），提示随着现代支持治疗的进步，唐氏综合征患儿也可耐受高强度化疗。

Rubin等[172]报道了27例唐氏综合征患者，其中18例来自于骨髓移植中心的调查，9例来自于文献。16例患者供者为同胞HLA全合供体移植，2例为非同胞亲缘供者，4例为无关供者，5例为自体移植。该研究包括了14例急性淋巴细胞白血病患儿，其中9例为第二次完全缓解，5例为第三次完全缓解，14例患者中有5例在移植后9～60个月内仍然存活。作者发现治疗相关毒性发生率较高（3年非进展死亡率39%），肺部和气道并发症多见，常见重症黏膜炎引起的上呼吸道梗阻，可能与甲氨蝶呤的使用有关。尽管毒性明显，患者整体的3年无复发生存率为44%，与无唐氏综合征的急性淋巴细胞白血病患儿相仿。

一项包含11例唐氏综合征移植患儿的回顾性病例研究显示治疗相关死亡率得到改善，100天死亡率为18%[173]。复发是最常见的移植后死因，占45%。治疗相关死亡率的下降可能是由于支持治疗的提高、HLA配型技术的进步和在该人群中移植经验的累积。

八、复发后二次移植的意义

儿童急性淋巴细胞白血病治疗失败的最重要原因是白血病复发。在一部分患者中，额外的化疗可诱导进一步缓解，但极少数能够长期生存。应用二次移植治疗骨髓移植后复发的经验有限。CIBMTR报道了1978—1989年间114例接受二次移植的HLA全合同胞供者移植患者[174]，其中29例为急性淋巴细胞白血病，其无白血病生存率为21%（95%CI 14%～30%）；然而，首次移植后6个月内复发的患者预后极差，无白血病生存率仅7%（95%CI 2%～19%），主要是因为高治疗相关死亡率。首次移植后缓解期长、体能状态好和复发后达到缓解的患者预后最好。其他急性淋巴细胞白血病例数较少的二次移植病例研究也报道了较高的早期治疗相关死亡率和较差的长期生存率[175-177]。这些报道的共识是移植后缓解的维持时间非常重要，早期复发的患者二次移植后生存率较差[178]。尽管二次移植存在诸多挑战，目前来说细致评估和移植前清除微小残留病可以更好地甄别患者，并改善首次移植后长期缓解患者的预后。

九、结论

儿童急性淋巴细胞白血病的化疗是一个引人注目的成功案例，大部分研究显示生存率超过了80%，但美中不足的是仍有20%的患者接受当前化疗最终仍会复发。由于急性淋巴细胞白血病是儿童最常见的恶性肿瘤，所以复发急性淋巴细胞白血病是儿童癌症死亡的主要原因之一。明确造血干细胞移植在儿童急性淋巴细胞白血病中的合适地位是一个动态过程，化疗不断取得成功，而新的造血干细胞来源也用于临床。

系统、大样本、基于关键人群的随机研究提高了急性淋巴细胞白血病化疗的疗效，但利用同样严格的方法来评估移植的意义尚不可行，且在某些领域仍然存在不确定性。无关供者可用性的提高、供者选择策略的优化和无关脐血移植的发展增强了移植的可行性，事实上，HLA相合的无关供者移植疗效已改善至与同胞供者移植相等的水平。

未来儿童急性淋巴细胞白血病移植疗效和适用性的提高可能来自于方法学的进步，以尽早鉴别最终会复发的患儿，从而在其第一次完全缓解期开展移植以获得最佳疗效。儿童化疗后微小残留病检测，不管是作为复发的监测还是早期治疗反应不足的指标，都可引入造血干细胞移植作为补充手段[70, 72, 179–181]。很重要的一点是，对于白血病不同基因亚型，微小残留病的重要性也有差异。例如，微小残留病在伴有*ETV6–RUNX1*的急性淋巴细胞白血病中的作用要比伴有染色体三体的患儿更敏感，虽然这两类患者的预后均较理想[182]。部分研究也显示初诊时急性淋巴细胞白血病细胞的基因表达谱，与独特的急性淋巴细胞白血病免疫表型和基因亚型、治疗预后和复发风险相关[78, 183–185]。未来将进一步确认这些发现，也可以早期鉴别出最终会复发的患儿并在第一次缓解期进行移植。

近年来，异基因移植后微小残留病作为复发预测指标的价值也越发受到关注。多数研究显示移植前和（或）移植后样本的微小残留病可以预测移植后复发风险[69, 71, 74, 186, 187]。

还有其他微小残留病驱动的移植前/移植后干预措施被推荐用于改善移植预后，例如移植前额外的细胞清除治疗以降低恶性克隆，以促进微小残留病转阴、设计提高GVHD以增强GVL的移植方案和应用供体淋巴细胞输注等。

其中某些干预措施受到其实用性的限制，例如接受过重度治疗的患者移植前化疗的选择就很有限，快速撤停免疫抑制药和供者淋巴细胞输注疗效不佳却存在致命GVHD的风险。

因此，尽管有可能通过微小残留病检测鉴别出复发风险的患者，但应对的策略不多，而且许多问题仍待解答，例如微小残留病阴性的患者是否就应该采取非移植策略以避免治疗相关死亡率和远期毒性？儿童急性淋巴细胞白血病移植前微小残留病的意义无法明确的关键在于缺乏前瞻性、大样本且治疗有同质性的患者队列。

HLA分子配型方法或非HLA位点检测等优化供者选择策略的方法也潜移默化地改善了移植预后[188, 189]。在预处理方案中加用依托泊苷或塞替派（N–三乙基硫代磷酰胺）也可能降低复发而提高生存。最后，针对预处理方案的放射免疫耦联物或许可在保留治疗效应的同时降低放疗毒性[190]。

第 54 章 造血干细胞移植治疗骨髓增生异常综合征和骨髓增殖性肿瘤

Hematopoietic Cell Transplantation for Myelodysplastic Syndromes and Myeloproliferative Neoplasms

H. Joachim Deeg 著

潘婷婷 戚嘉乾 译

陈晓晨 韩 悦 陈子兴 校

一、概述

骨髓增生异常综合征(myelodysplastic syndromes，MDSs）和骨髓增殖性肿瘤（myeloproliferative neoplasms，MPNs）是属于慢性髓系肿瘤的两大类疾病。虽然都属于造血前体细胞 / 干细胞的克隆性疾病，但与急性白血病不同的是，MDS 和 MPN 病程可持续数年甚至数十年。然而，这两种疾病均有可能进展为急性白血病，尤其是急性髓系白血病。一些患者还会出现进行性血细胞减少和造血衰竭。慢性粒单核细胞白血病因为具有更显著的发育异常或增殖的特征，在世界卫生组织分型中，已经被归类为“骨髓增生异常 / 骨髓增殖性肿瘤”[1]。无论这些疾病进展为急性白血病或是严重的血细胞减少，最终都是致命的。慢性髓系疾病可发生于任何年龄，但发病率随年龄逐渐增加。

二、造血干细胞移植治疗骨髓增生异常综合征和骨髓增殖性肿瘤患者的总原则

研究证实，造血干细胞移植对 MDS 和 MPN 患者具有治愈价值，但造血干细胞移植的适应证和选择的时间窗仍存在争议。通常由于本病进展缓慢，医生和患者往往不愿接受造血干细胞移植相关的潜在风险。虽然移植相关的 100 天内死亡率已下降到低于 10% 甚至 5%，但总的来说，非复发死亡率仍在 20% ～ 25% 之间，其原因包括器官毒性、GVHD 和感染性并发症。尤其是老年患者，其生物储备减少和对某些治疗的耐受性降低，这些因素是最关键的。老年患者的并发症也是造成这一问题的原因之一。Sorror 等提出了 HCT–CI 为造血干细胞移植前的风险评估提供指导[2]。Parimon 等提出了另一个危险分层积分系统[3]，主要以肺功能为基础，还考虑供者类型进行风险评估。

Cutler 等[4]的 Markov 决策分析显示，在 MDS 患者中，对于拥有 HLA 相合同胞供者的患者，国际预后积分系统（International Prognostic Scoring System，IPSS）有助于造血干细胞移植治疗时间窗的选择，并在接受高强度（“清髓性”）预处理后移植；IPSS 危险积分越高，患者通过 HCT 延长预期寿命的可能性越大。最近的一项针对老年患者接受减低强度预处理后移植的分析，得出了类似的结果，低危 MDS 患者（IPSS 积分低危或中危 –1）不大可能从造血干细胞移植中受益（生活质量或延迟寿命）。较高危 MDS 患者将受益于造血干细胞移植，尽管经过数年的随访才显示明显获益[5]。骨髓细胞荧光分析表明，至少在复发风险方面，IPSS 中危 –1 和低危患者可在骨髓细胞表型异常的基础上进一步细分[6]。修订后的 IPSS（revised IPSS，

IPSS–R）对“低危疾病”患者进行了亚分类，将骨髓中原幼细胞＜5% 与原幼细胞＞2% 和＜5% 的患者进行了区分[7]（表 54–1）。对于 MPN 患者，目前正在对造血干细胞移植进行决策分析；最近的两项研究确实发现造血干细胞移植结果与动态 IPSS（dynamic IPSS，DIPSS；见下文）高度相关[8, 9]。

G–CSF 动员的外周血祖细胞是当前应用最广泛的干细胞来源，与骨髓细胞相比，并且与 MDS/MPN 患者移植物排斥反应和复发率降低相关。由于，一项随机试验的结果显示，在多种疾病诊断的患者中，无关供者的骨髓与外周血祖细胞相比，外周血祖细胞的慢性 GVHD 发病率更高[10]。两组在复发率上无显著性差异，但在其他研究中观察到外周血祖细胞的复发率较低[11]。然而，慢性 GVHD 可能严重降低生活质量，须重新评估外周血祖细胞是否优于骨髓。脐血是另一种干细胞来源，据报道也能成功治疗 MDS 患者[12]。脐血的优势包括获取方便和对 HLA 不相合的较大耐受性，可允许使用不相合的脐带血，从而增加了供者的选择。然而，脐血单位的细胞数量与 HLA 不匹配的程度是决定移植的重要因素。输注两份脐血的方案加快了植入。需要更多的研究来探讨 MDS 的这种治疗方案[13]。MPN 患者脐带血治疗的经验较少。

第 44、45 章讨论了基于组织相容性[14]的供者选择。MDS 或 MPN 患者选择 HLA 相合的同胞供者，与通过高分辨率 HLA 配型（DNA 测序）选择无关供者移植的结果几乎相同。HLA 单倍体移植也取得了很好的结果。

与其他适应证一样，GVHD 仍是异基因造血干细胞移植治疗 MDS 和 MPN 后最常见的并发症。40% ～ 50%HLA 同胞全相合移植患者和 50% ～ 60% 无关全相合移植患者会出现需要治疗的急性 GVHD，慢性 GVHD 发生于 30% ～ 70% 的患者。钙调神经磷酸酶抑制药联合甲氨蝶呤、霉酚酸酯、西罗莫司被广泛用于预防 GVHD。糖皮质激素仍是治疗 GVHD 的一线药物（见第 83、84 章）。

高剂量清髓预处理方案用于年龄不超过 60—65 岁具有 HLA 相合的同胞供者或无关供者的患者[15]。减低强度预处理方案扩大了可接受造血干细胞移植患者的年龄上限；甚至 70 多岁的患者也成功地接受了移植[16]。MDS 或 MPN 患者往往在 60 岁甚至 70 岁以上，因此这是一个重要进展。尽管减低强度预处理方案的治疗相关死亡率较低，但复发率往往高于高剂量预处理方案，这是一个重要参考因素，因为 MDS（或 MPN）患者在造血干细胞移植之前通常没有接受细胞毒性治疗[9]。肿瘤负荷最低的患

表 54–1　IPSS–R 预后积分与预计生存年龄

IPSS–R 预后积分统计							
变　量	积　分						
	0	0.5	1	1.5	2	3	4
细胞遗传学[a]	非常好		好		中等	差	非常差
骨髓原始细胞（%）	≤ 2		＞ 2 ～＜ 5		5 ～ 10		＞ 10
血红蛋白（g/dl）	≥ 10		8 ～＜ 10		＜ 8		
血小板（$\times 10^9$L）	≥ 100	50 ～＜ 100	＜ 50				
中性粒细胞（$\times 10^9$L）	≥ 0.8	＜ 0.8					

积分和预计生存（年）					
患者年龄（岁）	危险分层（积分）				
	极低危（≤ 1.5）	低危（＞ 1.5 ～ 3）	中危（＞ 3 ～ 4.5）	高危（＞ 4.5 ～ 6）	极高危（＞ 6）
任意	8.8	5.3	3.0	1.6	0.8
≤ 60	—	8.8	5.2	2.1	0.9
＞ 60	7.5	4.7	2.6	1.5	0.7

a. 分组依据 Schanz 等[29]

者往往获得最高的成功率，于是提出了移植前减瘤化疗的观点[17, 18]。一般来说，骨髓中原始细胞数高（骨髓中≥5%）的患者需要在造血干细胞移植前接受去甲基化治疗或诱导化疗。对于准备接受高强度造血干细胞移植治疗的患者，这种方法疗效不一致。在克服疾病相关危险因素方面，如细胞遗传学异常，减瘤化疗的作用值得怀疑。

法国的一项研究表明，化疗后获得缓解的继发性/治疗相关性的MDS患者在造血干细胞移植后的RFS高于无反应的患者[19]。其他研究者也报道了相似的观察结果[20, 21]。然而，未获得缓解的患者比未化疗的患者RFS更低，也表明造血干细胞移植前治疗选择了"治疗反应性"患者。

关于减瘤化疗在MPN中作用的数据很少。然而，一份报道描述了14例MPN转化为白血病患者的队列研究，表明患者确实受益于造血干细胞移植前化疗[22]。

三、骨髓增生异常综合征

（一）概述

在接受造血干细胞移植治疗的MDS患者中，20%～25%患者先前因为有恶性或非恶性疾病，而接受射线或化疗（继发性或治疗相关性MDS）；这些患者可能相对较年轻。然而，对于所有MDS患者，诊断的中位年龄为70—75岁，并且无法确定病因（原发性MDS）。"继发性"MDS也用于描述由先前的血液病演变而来的MDS，例如再生障碍性贫血。MDS的病理生理特征尚不完全清楚[23]。对于低危或疾病早期，如难治性贫血或难治性血细胞减少并伴多系病态造血（refractory cytopenia with multilineage dysplasia，RCMD）（表54–2），细胞凋亡上调，导致外周血细胞减少，并可能抑制克隆。在晚期，MDS克隆前体对凋亡具有越来越强的抵抗性，且增殖特征显著。长期以来MDS被认为是一种细胞自主性疾病，有证据表明是微环境和免疫机制的作用[24]。

大多数MDS患者出现贫血，只有少数患者出现孤立性中性粒细胞减少或血小板减少。40%～50%的原发性MDS患者有克隆性染色体异常（通过经典的条带或荧光原位杂交）；分子技术检测到的克隆染色体标记率高达75%以上[25]。

（二）分型系统

考虑到细胞发育不良和骨髓原始细胞比例，FAB分型系统[26]已经被世界卫生组织分型取代（表54–2）[1]；患者骨髓中原始细胞≥20%被认为是急性髓系白血病。如上所示，慢性粒单核细胞白血病已被重新分类为单独的MDS/MPN类别[27]。这些积分系统应用IPSS积分将患者分为四个预后组[28]。最初的IPSS积分，包括细胞遗传学、骨髓原始细胞计数和血细胞减少，正在被IPSS–R积分所取代[7]（表54–1）。综合评分还纳入了血细胞减少的严重程度和新的细胞遗传学危险分层的5个亚组[29]，并将患者分为五组：极低危（评分≤1.5）、低危（评分＞1.5～3）、中危（评分＞3～4.5）、高危（评分＞4.5～6）和极高危（评分＞6），中位预期生存时间分别为8.8、5.3、3.0、1.6和0.8年[7]。5个危险分组构成了基于世界卫生组织分型的预后积分系统（WHO classification–based Prognostic Scoring System，WPSS）（表54–3）[30, 31]，该系统将输血依赖纳为危险因素。WPSS评分的5组预测中位生存时间分别为11.3、5.3、3.7、1.6和0.7年。白血病进展的概率和速率随评分增加而增加[7, 30]。骨髓纤维化、流式细胞检测异常或分子标记[25, 32]目前未反映在任何分型评估中。在这一积分系统中，患者年龄已被纳入为危险因素[33]。

（三）移植特异性风险评估

并发症[34]和基于肺功能的风险积分[3]已被证实是决定移植成功率的重要因素[34–36]。铁超负荷（如血清铁蛋白＞1000或2000μg/l；肝脏铁过载）也与非复发死亡率增高和存活率减低有关[37, 38]，可能的问题包括感染风险增加和肝静脉闭塞[39]。目前尚未有前瞻性试验[40]。

（四）非移植治疗和移植的选择

除了造血干细胞移植外，还有其他几种治疗方案可供选择。对于del（5q）患者，来那度胺是一线治疗，可使2/3的患者脱离输血依赖，平均持续2～2.5年；许多患者达到了形态学和细胞遗传学缓解[41]。两种DNA甲基转移酶抑制药，5–氮杂胞苷（阿扎胞苷）和2–脱氧–5–氮杂胞苷（地西他滨），在约一半的患者中能诱导血液学改善，并可能延迟白血病转化，5–氮杂胞苷可延长生存9～10个月[42]。ATG单药治疗或与其他药物联合治疗可诱导10%～30%低危MDS患者达到血液学反应，

表 54–2　世界卫生组织的骨髓增生异常综合征分型和标准 [a]

<table>
<tr><th>分　型</th><th>外周血</th><th>骨　髓</th></tr>
<tr><td rowspan="3">难治性贫血</td><td>贫血</td><td>仅红系病态</td></tr>
<tr><td rowspan="2">原始细胞无或少见</td><td>造血原始细胞＜ 5%</td></tr>
<tr><td>环状铁粒幼细胞＜ 15%</td></tr>
<tr><td rowspan="3">难治性贫血伴环状铁粒幼细胞</td><td>贫血</td><td>仅红系病态</td></tr>
<tr><td rowspan="2">无原始细胞</td><td>造血原始细胞＜ 5%</td></tr>
<tr><td>环状铁粒幼细胞≥ 15%</td></tr>
<tr><td rowspan="4">难治性血细胞减少伴多系病态造血</td><td>两系或全血细胞减少</td><td>两系或多系病态造血≥ 10%</td></tr>
<tr><td>原始细胞无或少见</td><td>原始细胞＜ 5%</td></tr>
<tr><td>无 Auer 小体</td><td>无 Auer 小体</td></tr>
<tr><td>单核细胞＜ 1000/ul</td><td>环状铁粒幼细胞＜ 15%</td></tr>
<tr><td rowspan="3">难治性血细胞减少伴多系病态造血和环状铁粒幼细胞</td><td>两系或全血细胞减少</td><td>两系或多系病态造血≥ 10%</td></tr>
<tr><td rowspan="2">无原始细胞</td><td>原始细胞＜ 5%</td></tr>
<tr><td>环状铁粒幼细胞≥ 15%</td></tr>
<tr><td rowspan="3">骨髓增生异常综合征 – 未分类</td><td>血细胞减少</td><td>一系粒系或巨核系病态造血</td></tr>
<tr><td>原始细胞无或少见</td><td>原始细胞＜ 5%</td></tr>
<tr><td>无 Auer 小体</td><td>无 Auer 小体</td></tr>
<tr><td rowspan="4">骨髓增生异常综合征伴单纯 del（5q）（5q– 综合征）</td><td>贫血</td><td>分叶减少的巨核细胞正常或增多</td></tr>
<tr><td>原始细胞＜ 5%</td><td>原始细胞＜ 5%</td></tr>
<tr><td rowspan="2">血细胞正常或升高</td><td>无 Auer 小体</td></tr>
<tr><td>孤立性 del（5q）</td></tr>
<tr><td rowspan="4">难治性贫血伴原始细胞增多 –1</td><td>血细胞减少</td><td>一系或多系病态造血</td></tr>
<tr><td>原始细胞＜ 5%</td><td>原始细胞 5% ～ 9%</td></tr>
<tr><td>无 Auer 小体</td><td>无 Auer 小体</td></tr>
<tr><td>单核细胞＜ 1000/μl</td><td></td></tr>
<tr><td rowspan="4">难治性贫血伴原始细胞增多 –2</td><td>血细胞减少</td><td>一系或多系病态造血</td></tr>
<tr><td>原始细胞 5% ～ 19%</td><td>原始细胞 10% ～ 19%</td></tr>
<tr><td>有或无 Auer 小体</td><td>有或无 Auer 小体</td></tr>
<tr><td>单核细胞＜ 1000/μl</td><td></td></tr>
</table>

a. 2008 年世界卫生组织增加了部分修改 [1]。提出难治性贫血伴环状铁粒幼细胞增多和血小板增多亚型，通常与 *JAK2* 突变有关 [121]。持续性血细胞减少，缺乏充分的病态造血，但有典型的骨髓增生异常综合征相关的细胞遗传学异常的患者 [–7；del（7p）；–5；del（5q）；t（17q）；t（17p）；–13；del（13q）；del（11p）；del（12p）] 或罕见的平衡易位，包括 t（11；16）；t（3；21）；t（1；3）；t（6；9）；inv（3），可被视为骨髓增生异常综合征患者。如果仅表现为血细胞减少，称为有不明意义的特发性细胞减少症。此外，难治性血细胞减少并伴多系病态造血和难治性血细胞减少并伴多系病态造血 RS 合并为同一亚型。

表 54-3 骨髓增生异常综合征的世界卫生组织分型预后积分系统（WPSS）

参数和程度积分

预后参数	积分			
	0	1	2	3
世界卫生组织分型	难治性贫血，环状铁粒幼细胞性难治性贫血，5q–	难治性血细胞减少并伴多系病态造血，难治性血细胞减少并伴多系病态造血 –RS	难治性贫血伴原始细胞增多型 –1	难治性贫血伴原始细胞增多型 –2
核型 [a]	好	中等	差	–
输血需求 [b]	无	常有	–	–

WPSS 危险分组与预后

危险分组 [c]	总　分	生存（年）	AML 转化
极低危	0	11.3	10 年转白率 7%
低危	1	5.3	–
中危	2	3.7	–
高危	3 ～ 4	1.6	–
极高危	5 ～ 6	0.7	8 个月转白率 50%

注：a. 好 = 正常，–Y，del（5q），del（20q）；差 = 复杂（≥ 3 个异常）或 7 号染色体异常；中等 = 其他异常。
b. 在一修改版本（Malcovati 等 [31]），贫血程度取代了输血需求，男性血红蛋白＜ 9g/dl，女性血红蛋白＜ 8g/l，均为显著的 cut-off 值。
c. 危险分组积分如下：极低危 =0，低危 =1，中危 =2，高危 =3 ～ 4，极高危 =5 ～ 6[30]

在某些患者中可持续数年 [43]。促红细胞生成素联合 G–CSF 可有效提高内源性低促红细胞生成素水平患者的血红蛋白水平，尤其是环状铁粒幼红细胞比例高的患者 [44]。其他治疗方案正在进行临床试验。

这些药物的疗效影响了造血干细胞移植治疗的选择，是否应在患者达到反应时进行移植，还是仅在药物治疗失败时进行造血干细胞移植？

（五）异基因移植

低危 MDS（任何分型）的患者通常进行保守治疗，放弃或延迟造血干细胞移植 [4, 5]，因为这些患者往往有一个相对性的过程。而严重的中性粒细胞减少、血小板减少或红细胞输注依赖等孤立表现，尽管 IPSS–R 的危险积分可能较低，也是造血干细胞移植的适应证（见表 54–1）[7, 37, 45–47]。在疾病早期接受移植的患者预后较好。复发率随 IPSS 或 WPSS 积分的增加而逐渐增加，主要决定因素为核型和原始细胞数 [30, 48]。图 54–1 阐明了造血干细胞移植前细胞遗传学风险对接受 HLA 相合亲缘或无关供者造血干细胞移植后的患者预后的影响。WPSS 积分系统也得出类似的结果 [30]。MDS 患者异基因造血干细胞移植的报道见表 54–4。

IBMTR 公布了 452 例接受 HLA 同胞全相合移植的 MDS 患者的结果，显示 3 年 RFS 为 40%（72% 的患者年龄≤ 18 岁）；140 例患者（31%）在进行造血干细胞移植时原始细胞低于 5%；治疗相关死亡率为 37%，复发率为 23%。骨髓原始细胞数高和 IPSS 积分高与复发显著相关。在 512 例无关供者移植的 MDS 患者中，口服大剂量白消安（1mg/kg × 16 剂，4 天以上）和静注环磷酰胺 [60mg/（kg•d）× 2 天] 治疗的 MDS 患者疗效，优于给予大剂量全身放疗（如 6 × 2Gy）联合环磷酰胺治疗的 MDS 患者 [49]。对于白消安 / 环磷酰胺方案 [白消安的处方量为 16 × 1mg/kg]，白消安剂量调整至 800 ～ 900ng/ml 的目标稳态水平（靶向白消安 / 环磷酰胺），FHCRC 研究人员观察到，在患有难治性贫血或环状铁粒幼细胞性难治性贫血（refractory anemia with ringed sideroblasts，RARS）的患者中，接受同胞供者移植的患者 3 年 RFS 为 68%，接受无关供者移植的 3 年 RFS 为 70%；非复发死亡率为 31%，复发率为 5%[48]。

造血干细胞移植前伴有中性粒细胞减少的患者往往预后不佳。469 例患者中，178 例（61%）中性粒细胞＜ 1.5×10^9/L 的患者具有明显较高的 NRM

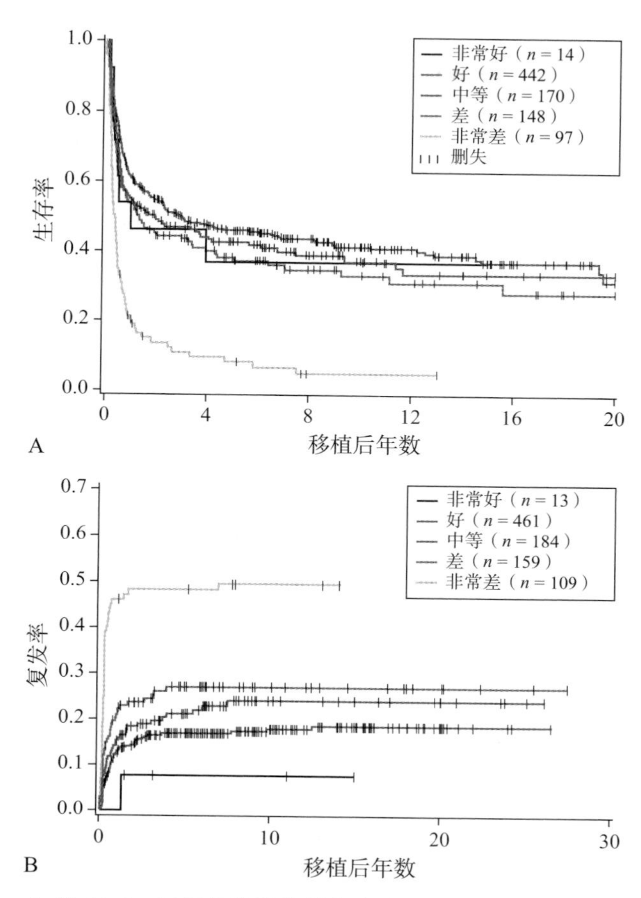

▲ 图 54-1　五组细胞遗传学危险分组（应用 IPSSR）对移植预后的影响

A. 生存；B. 累计复发率。+. 删失病例。（有关此图的彩色版本，请参阅彩图部分）

（$P = 0.01$），且生存率低，大部分与感染有关[50]。中性粒细胞减少与高危核型相关。铁负载高对造血干细胞移植预后不良[37, 45-47]。输血依赖与骨髓纤维化相关，后者与 MDS 的快速进展有关[51]。而螯合去铁治疗的益处仍有待探讨[51]。

在 471 例接受造血干细胞移植的 MDS 患者中，113 例有不同程度的骨髓纤维化，358 例未发生。骨髓纤维化患者中性粒细胞和血小板恢复明显延迟（HR 0.4，$P < 0.001$）。两组间的生存率、RFS 和非复发死亡率相似，但 IPSS 积分中危 -2 或高危患者伴有骨髓纤维化的非复发死亡率更高（$P = 0.04$），生存率（$P = 0.03$）和 RFS（$P = 0.04$）降低。其他研究者也报道了相似的结果[52]。

随着世界卫生组织或 IPSS 标准的预后评分值增加，造血干细胞移植的成功率下降，主要因素是骨髓原始细胞数和高危细胞遗传学（图 54-1）。EBMT 报道了难治性贫血伴原始细胞增多、难治性贫血伴原始细胞增多转化型和治疗相关急性髓系白血病接受同胞全相合移植患者，5 年 RFS 分别为 34%、19% 和 26%，整体的复发率为 50%；接受 HLA 匹配的无关供者移植患者的 2 年 RFS 分别为 27%、8% 和 27%[53]。一项来自 FHCRC 的研究发现，接受靶向白消安 / 环磷酰胺预处理后移植的难治性贫血伴原始细胞增多患者，接受同胞供者移植的 3 年 RFS 为 45%，接受无关供者移植为 40%。相应的难治贫血伴原始细胞增多转化型 / 治疗相关急性髓系白血病分别为 33% 和 17%。IPSS 积分与后密切相关[48]。

为了减少毒性，检测了静脉注射氟达拉滨（$4 \times 30mg/m^2$ 至 $5 \times 50mg/m^2$）联合口服靶向白消安的耐受性和疗效[20, 54]。M.D.Anderson 团队的晚期髓系恶性肿瘤（22 例 MDS）患者在造血干细胞移植前 6 天至前 3 天采用静脉注射氟达拉滨［40mg/（m^2 • d）］桥接白消安［（130mg/（m^2 • d）］方案。行无关供体移植的患者静注马源性 ATG。1 年 RFS 和治疗相关死亡率分别为 52% 和 3%[20]。Russel 等应用静脉注射白消安［3.2mg/（kg • d）×4 天］和兔源性 ATG（4.5mg/kg）也得出相似的结果。在这种方案中加入 4Gy 全身放疗可以降低复发率[55]。另外 37 例 MDS 或治疗相关急性髓系白血病患者在接受亲缘（n=19）或无关（n=18）供者移植前，接受氟达拉滨（120 ～ 180mg/m^2）和减低剂量白消安（8mg/kg 口服或 6.4mg/kg 静脉注射）预处理（表 54-4）。治疗相关死亡率为 27%，3 年预计 RFS 为 38%，复发率为 32%[56]。ATG 制剂是否可与减低强度预处理方案一起常规使用，近年来备受争议[57]。抗 CD52 抗体阿仑单抗可作为减低强度预处理方案的一部分，用于去除体内 T 细胞。在 75 例接受氟达拉滨 / 白消安 / 阿仑单抗预处理并接受无关供体移植的患者中，3 年生存率为 43%。造血干细胞移植时的疾病状态和并发症是影响总体生存的独立危险因素[58]。一项 52 例急性髓系白血病和 MDS 患者应用氟达拉滨、美法仑和阿仑单抗进行的前瞻性 Ⅱ 期临床试验，复发率为 27%，治疗相关死亡率为 33%，RFS 为 38%。疾病危险度和全身状况差是主要的危险因素[59]。即使是减低强度预处理方案，低危 MDS 患者应用 2 ～ 4.5Gy 全身放疗和 $3 \times 30mg/m^2$ 的氟达拉滨，2 年生存率为 40%，而高危为 25%[60, 61]。I^{131} 标记的抗 CD45 单克隆抗体靶向照射造血细胞，强化了治疗方案，可能与较低的复发率有

表 54-4 骨髓增生异常综合征行异基因造血干细胞移植

研究	年份	患者数量 / 年龄范围（年，中位年龄）	疾病（病例数）	供体（病例数）		干细胞来源（病例数）		预处理	疾病分型	预后（年）		
				亲缘	无关	骨髓	外周血			NRM（%）	复发（%）	RFS（%）
高剂量方案												
de Witte 等[122]	2000	885/NA	MDS/ t-AML （1° =818; 2° =67）^{c}	885	0	885	0	多种方案	未治疗的 RA/ RARS	37（3）	13（3）	55（3）
									治疗获得 CR1	37	30	44
									治疗未获得 CR	45	42	32
									其他	52	43	28
Guardiola 等[11]	2002	234 4～59（41）BM 12～60（47）PB	MDS	234	0	132	102	多种方案	RA	38（2）	13（2）	52（2）
									RAEB	39	28	43
									RAEB–T		38	39
Sierra 等[123]	2002	452/2～64（38）	MDS	452	0	452	0	多种方案（高剂量 TBI 44%）	全部	32（3）	23（3）	40（3）
Bornhäuser 等[54]	2003	42/12～65（52）	MDS/CML	16	26	0	42	FLU/tBU	RA（高危）	24（1.5）	29（1.5）	42（1.5）
									RAEB/RAEB–T		52	22
									CML		75	0
de Lima 等[20]	2004	96/19～66（45）	MDS/AML	60	36	47	49	FLU+IV BU	所有患者	4（1）	43	52（1）
									获得 CR		26	75
Deeg 等[124]	2006	56/9～65（50）	MDS/AML/ MPD	30	26	0	56	tBU/CY+THY	RAEB	23（2）	35（2）	55（2）
									AML		24	58
		27/11～64（51）	RA	14	13	0	27	tBU/CY	RA	22（1）	0	78（1）
RIC												
Kröger 等[56]	2003	37/23～72（55）	MDS/ t-AML	19	18	8	29	FLU [120～80mg/m^2+ BU（8mg/kg PO）（or 6.4IV）+ ATG（25 例］	RA	12（亲缘）（2）/45（无关）	32（3）	31/25（3）

（续表）

研究	年份	患者数量 / 年龄范围（年，中位年龄）	疾病（病例数）	供体（病例数）		干细胞来源（病例数）		预处理	疾病分型	预后（年）		
				亲缘	无关	骨髓	外周血			NRM（%）	复发（%）	RFS（%）
de Lima 等[125]	2004	94/ 27～74（61）[FAI] 22～75（54）[FM]	MDS（26）/ AML（68）	65	29	53	41	FLU/Ara-C/Ida [FAI]		15（3）	61（3）	30（3）
								FLU/ 美法仑 [FM]		39	30	35
van Besien 等[59]	2005	52/17～71（52）	MDS/AML	27	25	NA[d]	NA[d]	Flu（150mg/m^{2}IV）+ 美法仑（140mg/m^{2}IV）+ 阿仑单抗（100mg）	标危[a]	22（1）	16（1）	61（1）
									高危[b]	39	39	37
Lim 等[58]	2006	75/24～68（52）	MDS	0	75	28	47	FLU（150mg/m^{2}IV）+ BU（4mg/kg PO）+ 阿仑单抗（100mg IV）	RCMD	24（3）	43（3）	55（3）
									RAEB-1/2	44		18
									t-AML	21		47
									CMML	65		14
Laport 等[60]	2008	148/50～75（59）	MDS/MPN	75	73	4	144	TBI 2Gy 5	RA/RS 21	32（3）	41（3）	27（3）
								TBI 2Gy + FLU 90mg/m^2	RAEB 16			
									CMML 7			
									PMF 12			
									tMDS 25			
									其他 18			
高剂量或 *RIC*												
Martino 等[74]	2006	38RIC/ 27～72（56）	MDS（2°＝41%）	215	0	27	188	FLU+TBI（2～4Gy）±ATG/ 阿仑单抗或 FLU+ 烷化剂	MDS	22（3）	45（3）	33（3）
		621 其他 / 18～67（45）	MDS（2°＝37%）	621	0	305	316	CY + TBI（≥ 8Gy）± ATG；其他或 BU/CY	MDS	32	27	41
Scott 等[61]	2006	38RIC/ 40～72（62）	MDS/ t-AML（2°＝13%）	26	12	2	36	FLU（90mg/m^2）+ TBI（2Gy）	RA/RARS	33（3）	33（3）	33（3）
									RAEB	78	22	0
									RAEB-T/t-AML	31	34	35

（续表）

研究	年份	患者数量 / 年龄范围（年，中位年龄）	疾病（病例数）	供体（病例数）		干细胞来源（病例数）		预处理	疾病分型	预后（年）		
				亲缘	无关	骨髓	外周血			NRM（%）	复发（%）	RFS（%）
Scott 等[61]	2006	112 其他 / 40 ～ 65（53）	MDS/ t-AML（2° ＝27%）	66	46	21	91	tBU/CY	RAEB	36（3）	10	55
									RA/RARS	31	22	45
									RAEB-T/t-AML	31	40	29
Warlick 等[73]	2009	84/18 ～ 69（50）	MDS/ CMML	47	37	16 脐血 26	42	HDC 52	RA 1	HDC42（1）	HDC16（1）	HDC42（1）
								RIC 32	RCMD/RS 23	RIC34（1）	RIC35（1）	RIC31（1）
									RAEB1 22			
									RAEB2 13			
									CMML 和其他 25			
Lim 等[21]	2010	1333/50 ～ 74（56）	MDS/AML	811	522（409=；113 ≠）	256	1077	HDC 500 RIC 833	RA/RS（313）	HDC44（4）	HDC33（4）	HDC30（4）[e]
									RAEB（471）	RIC32（4）	RIC41（4）	RIC32（4）[e]
									RAEB-T（215）	HLA= 同胞：34		
									AML（334）	URD=：40		
										URD ≠：54		
Deeg 等[127]	2012	1007/1 ～ 75（45）	MDS/AML	547（477=；77 ≠）	460（266=；158 ≠）	502 脐带血 21	484	HDC 906	RA/RS 392	40（5）[f]	25（5）[f]	35（5）[f]

注：AML. 急性髓系白血病；Ara-C. 阿糖胞苷；ATG. 抗胸腺细胞球蛋白；BM. 骨髓；BU. 白消安；CY. 环孢素；FLU. 氟达拉滨；Ida. 伊达比星；IV. 静脉注射；MDS. 骨髓增生异常综合征；NA. 未提供；NRM. 非复发死亡率；RA. 难治性贫血；RAEB. 难治性贫血伴原始细胞增多；RCMD. 难治性血细胞减少伴多系病态造血；RFS. 无复发生存率；RIC. 减低剂量预处理；URD. 无关供体；tBU/CY. 靶向 BU/CY；THY. 兔抗胸腺细胞球蛋白。

a. 定义为 AML 第一次达 CR，第二次达 CR，MSD 原始细胞＜ 5%。

b. 所有其他患者。

c. 1° ＝初治；2° ＝继发。

d. PB 为干细胞来源，但具体数量未提供。

e. 总体生存率。

f. 此次分析的重点是细胞遗传学的影响。复发与存活率与新的五组细胞遗学危险分组之间存在很强的直接相关和负相关[29]。

关[62]。由于I^{131}输送困难，新方案使用^{90}Y，可能使其更易在体内分布扩散。

一项针对 1000 多例 1—75 岁 MDS 患者的分析，确定了新建立的五组细胞遗传学危险分组对造血干细胞移植预后的影响。患者接受来自亲缘（$n = 547$）或无关（$n = 460$）供者移植。细胞遗传学危险度与复发和死亡率显著相关（图 54–1）。即使考虑到 IPSS 或五组危险分组，单倍体核型也会进一步增加复发率和死亡率。死亡率还受到患者年龄、供者类型、预处理方案、血小板计数和 MDS 病因的影响。预后最好的方案是氟达拉滨联合曲奥舒凡 ± 2Gy 全身放疗[63, 64]。尽管这些患者中位年龄从 1990 年以前的 31.7 岁增加到 2006—2010 年期间的 54.3 岁，近年来死亡率显著下降。无关供者造血干细胞移植比例从 6% 上升到 57%。有 254 例患者在造血干细胞移植后本病进展或复发。中位随访时间为 7.1 年，5 年复发率、非复发死亡率、生存率和 RFS 预计分别为 25%、40%、38% 和 35%。

因此，MDS 患者造血干细胞移植的成功与否主要取决于骨髓原始细胞的比例和核型。另一个重要因素是患者的并发症（在第 28 章中讨论）。根据这些参数，多达 70% ～ 80%，少则 15% ～ 20% 的患者可通过造血干细胞移植达到治愈；一些患者造血干细胞移植后随访已超过 25 年。HLA 高分辨率分型相合的无关供者与 HLA 相合的同胞供者的结果相当。脐血或 HLA 单倍体移植的数据正在生成中。

（六）继发性 / 治疗相关性 MDS

Friedberg 等分析了 552 例自体造血干细胞移植治疗非霍奇金淋巴瘤患者的预后，其中 41 例在中位随访 47 个月时出现 MDS，10 年发病率为 19.8%[65]。接受异基因造血干细胞移植治疗的 13 例患者中没有一例长期存活。Yakoub–Agha 等报道了 70 例继发性 MDS 或治疗相关的急性髓系白血病患者的预后[19]，这些患者接受高剂量全身放疗或含白消安方案预处理后行异基因造血干细胞移植治疗。整体 2 年 RFS 为 28%，完全缓解率为 45%，MDS 复发和治疗相关的急性髓系白血病患者分别为 18% 和 26%。Woodard 等[66]报道了 38 例接受异基因造血干细胞移植治疗继发性 MDS 儿童患者的结果。3 年生存率和 RFS 值相近，分别为 15.4% 和 15.4%；非复发死亡率为 60%，复发率为 24%。行造血干细胞移植时骨髓中原始细胞比例是复发的最大危险因素。

FHCRC 对 257 例 3—72 岁（中位年龄为 43 岁）的继发性 MDS 患者进行分析，结果显示，经危险因素调整后（尤其是细胞遗传学），造血干细胞移植成功率与原发性 MDS 相似。经靶向白消安 / 环磷酰胺预处理后的患者 5 年 RFS 为 43%，非复发死亡率为 28%。行无关供者移植的患者复发率降低（P=0.003），RFS 较高（$P = 0.02$）。Litzow 等总结了 868 例治疗相关性 MDS 或急性髓系白血病患者的 CIBMTR 数据[67]，显示 1 年（5 年）非复发死亡率为 41%（48%），复发率为 27%（31%）。5 年 RFS 为 21%。老年、高危细胞遗传学、急性髓系白血病未缓解或晚期 MDS，以及使用 HLA 不全相合供者是主要危险因素，有 0、1、2、3 或 4 个危险因素的患者，5 年生存率分别为 50%、26%、21%、10% 和 4%（图 54–2）。细胞遗传学的影响未见报道。

（七）寻找理想的治疗方案

上述的减低强度预处理方案具有治疗相关毒性低的优点，可用于老年或伴有严重并发症的患者[68, 69]缺点是 MDS 复发率较高[70–73]。一项 BMTCTN 进行的Ⅲ期临床试验，比较 MDS 或高危急性髓系白血病患者接受高强度和减低强度预处理方案预处理的毒性和疗效（BMTCTN 方案号 0901）。EBMT 组对 836 例 MDS 患者给予高强度（n–621）或减低强度预处理方案（$n = 215$）预处理的大型回顾性研究，表明两者生存率无显著差异；接受高强度预处理患者复发率明显较低，但治疗相关死亡率较高[74]。一项对 50 岁以上患者预后的最新研究表明，疾病阶段是影响预后的关键因素。年龄的影响较小，减低强度预处理和高强度方案的预后影响相当[21]（图 54–3）

为兼具低毒性和高疗效的特性，传统的高强度方案也在逐步改进。含有曲奥舒凡的治疗方案取得了令人满意的效果[75, 76]。在 FHCRC 进行的一项试验中，60 例患者（主要是 MDS 或急性髓系白血病患者）接受了氟达拉滨（30mg/m^2 × 5）联合曲奥舒凡（12 或 14g/m^2 × 3）的治疗[63]。1 年非复发死亡率小于 10%，标准或中危细胞遗传学患者 2 年生存率为 80%。同时，具有高危核型的患者的长期 RFS 为 35% ～ 40%，主要是由于复发率较高。后续方案的初步数据表明，氟达拉滨 / 曲奥舒凡方案联合 2Gy 全身放疗，尽管其毒性（皮疹和轻度黏膜炎）增加，但即使在高危细胞遗传学患者中，这种联合

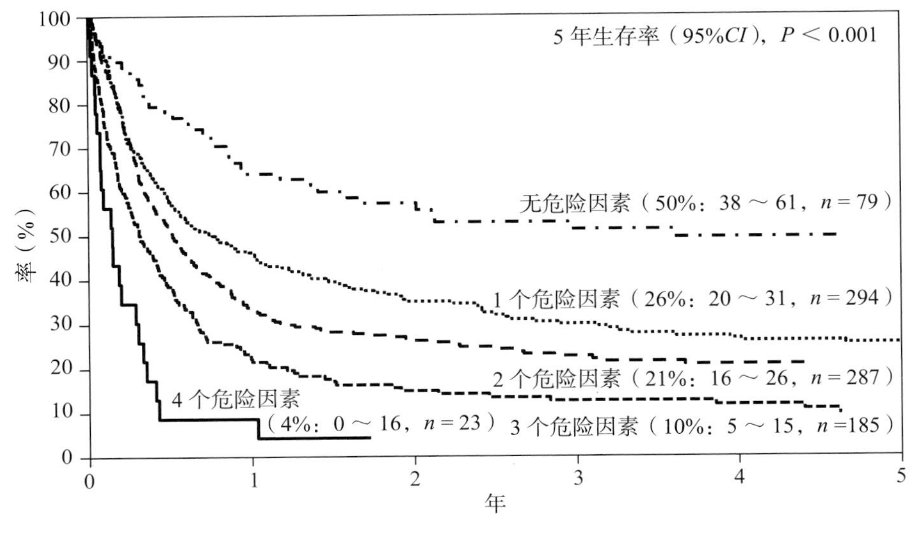

◀ 图 54-2 治疗相关急性髓系白血病和骨髓增生异常综合征的同种异基因造血干细胞移植后的总体生存率

按危险因素分为：年龄＞ 35 岁；低危细胞遗传学；治疗相关急性髓系白血病未缓解或晚期治疗相关骨髓增生异常综合征；供者不是 HLA 相合的同胞或匹配的无关供者。（引自 Litzow 等，2010[67]。经美国血液学学会许可转载）

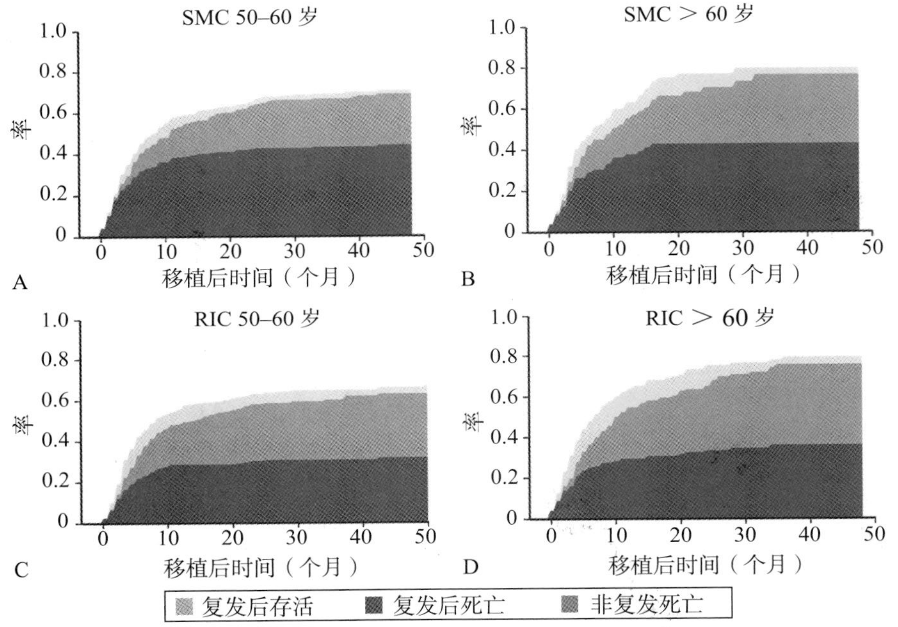

◀ 图 54-3 以复发和死亡为竞争风险的竞争风险模型叠加累积发病率曲线

研究人群按照：A. 年龄 50—60 岁、标准“清髓”预处理进行亚层划分；B. 年龄＞ 60 岁，标准“清髓”预处理；C. 50—60 岁，减低强度预处理；D. 年龄＞ 60 岁，减低强度预处理。（引自 Lim 等，2010[21]。经美国临床肿瘤学会许可转载）

方案也降低了复发风险[64]。

（八）儿童 MDS

MDS 在儿童中很少见，占血液恶性肿瘤的 5% ～ 7%。与成人 MDS 有相似之处，但也有较大差异，因此提出了一个单独的分型（表 54-5）（MDS/MPN 组在第 51 章讨论）。唐氏综合征患儿继发 MDS/ 白血病不再视为 MDS 类别。

MDS 患儿出现血小板减少或中性粒细胞减少较贫血多，首选术语“儿童难治性血细胞减少症”（refractory cytopenia of childhood，RCC）。同时，还保留了难治性贫血伴原始细胞增多转化型的类别[77]。50% ～ 60% 的患儿存在克隆性细胞遗传学异常，最常见的是单体 7 型（约 25% 的病例）。单体 7 型患儿疾病进展比其他核型快。继发性 MDS 患儿与成人相同，约 80% 的患者存在细胞遗传学异常[78]。然而，与成人相比，约 75% 的 MDS 患儿骨髓细胞数量较少，很难与再生障碍性贫血区分。事实上，10% ～ 15% 的再生障碍性贫血患儿在 3 年内发展为 MDS，而“再生障碍性贫血”可能只是 MDS 的初始表现。

化疗对儿童 MDS 无效，应尽早考虑造血干细胞移植。欧洲、日本和美国已经报道了几项相关研究。Kardos 等[79] 报道了 67 例儿童患者，其中 41 例接受了异基因造血干细胞移植治疗。在难治性血

表 54–5　儿童骨髓增生异常综合征和骨髓增生异常综合征 / 骨髓增殖性肿瘤分型

Ⅰ	骨髓增生异常综合征 / 骨髓增殖性肿瘤 幼年型单核细胞白血病 慢性粒单核细胞白血病（仅有继发） *BCR–ABL* 阴性慢性粒细胞白血病
Ⅱ	唐氏综合征 短暂性异常髓系造血 唐氏综合征白血病
Ⅲ	骨髓增生异常综合征难治性血细胞减少（外周血原始细胞＜ 2%，骨髓原始细胞＜ 5%） 难治性贫血伴原始细胞增多（外周血原始细胞 2% ～ 19% 或骨髓原始细胞 5% ～ 19%） 转化中难治性贫血伴原始细胞增多（外周血或骨髓原始细胞 20% ～ 29%）

细胞减少未进展的患儿中，76% 存活，而晚期 MDS（原始细胞＞ 5%）患儿的存活率为 36%。Sasaki 等 [80] 报道了 189 例患儿的数据 [122 例原发性 MDS，24 例易感体质（见第 75 章），43 例治疗相关性 MDS]。难治性血细胞减少的患儿 4 年生存率为 79%，而其他所有患儿的 4 年生存率不到 40%。接受 HCT 治疗的患儿存活率明显较高。Yusuf 等报道了 94 例接受异基因造血干细胞移植治疗 MDS 患儿的预后 [81]。3 年非复发死亡率、复发率和 RFS 分别为 28%、29% 和 41%。难治性血细胞减少患儿的 RFS 为 74%，难治性贫血伴原始细胞增多患儿为 68%，幼年型单核细胞白血病为 33%。难治性贫血伴原始细胞增多转化型患儿复发的可能性是其他患儿的 5.5 倍。最近，Parikh 等 [82] 报道了 23 例脐带血细胞移植患儿的结果。患儿年龄为 1.6—12.4 岁（中位年龄为 5.3 岁），分别为难治性贫血（*n*=12）、难治性贫血伴原始细胞增多（*n*=8）和难治性贫血伴原始细胞增多转化型（*n*=3）。16 例供者 HLA 配型为 4/6 抗原相合，7 例供者为 5/6 抗原相合。大多数患儿接受了基于全身放疗的预处理方案；输注 0.2 ～ 28.5（中位数 1.7）$\times 10^5$ 个 $CD34^+$ 脐带血干细胞 /kg。除 3 例患儿外，其余所有患儿均植入，但血小板恢复缓慢，1 年和 3 年时的 RFS 分别为 70% 和 61%。除移植失败外，死因还包括复发（*n*=4）、感染（*n*=2）和淋巴增生性疾病（*n*=1）。年龄小（$P = 0.05$）、体重轻（$P = 0.03$）是生存率较高的相关因素。

四、骨髓增殖性肿瘤

（一）范围、表现和分期

第二类慢性髓系疾病称为 MPNs。MPNs 包括慢性髓系白血病（见第 48 章）、真性红细胞增多症（polycythemia vera，PV）、原发性血小板增多症（essential thrombocythemia，ET）和原发性骨髓纤维化（primary myelofibrosis，PMF）。根据世界卫生组织的分类，其他罕见疾病，如慢性中性粒细胞白血病、慢性嗜酸性粒细胞白血病（和嗜酸性粒细胞增多综合征）和慢性骨髓增生性疾病等，均属于 MPN（肥大细胞疾病单独分类）[27]。

在许多情况下，真性红细胞增多症或原发性血小板增多症患者几十年的病程相当缓慢，直到出现严重的骨髓纤维化和脾肿大，并伴有外周血细胞减少，或进展为急性白血病。原发性骨髓纤维化患者表现为骨髓纤维化，可能出现白细胞增多或血小板增多，逐步进展为单系或多系外周血细胞减少。2005 年发现在 95% 以上的真性红细胞增多症患者和约一半的原发性血小板增多症或原发性骨髓纤维化患者中存在 JAK–2 激酶的激活突变（*V617F*）[83]。该突变导致了疾病的发生，但最近的研究结果表明，其他突变（例如 *TET2* 突变）发生在 *JAK2* 突变之前，白血病的发展显示在先前 JAK2（V617F）阳性患者中未出现 JAK2 克隆，支持这一观点。此外，还发现了其他的突变，例如，该基因的 12 号外显子或 *Mpl1* 基因，这些均可导致疾病发生 [84, 85]。

MPN 患者还会出现非造血器官并发症，包括肝纤维化、门静脉高压、心力衰竭和血细胞减少引起的感染性并发症 [86]。针对原发性骨髓纤维化已经提出了几种预后积分系统，真性红细胞增多症或原发性血小板增多症患者发生骨髓纤维化，也可应用预后积分系统。Lille（或 Dupriez）积分已被 DIPSS 取代，DIPSS 纳入患者年龄、血红蛋白水平、白细胞计数、循环中原始细胞和患者的全身症状，并在此基础上分为四个风险组（表 54-6），中位预期生存时间（在报告时）尚未达到为风险较好，其余三个风险组的中位生存时间分别为 14.2、4 和 1.5 年。在改良的评分系统（DIPSS-plus）[87] 中，血小板计数小于 100 000，细胞遗传学异常，如 +8、-7/7q-、i（17q）、-5/5q-、12p-、inv（3）、11q23 和复杂核型，以及输血依赖性，被视为危险因素（表 54-6）。

（二）非移植治疗

羟基脲和干扰素是 MPN 治疗的传统方案。聚乙二醇形式的干扰素比旧的干扰素制剂耐受性更好，在脾脏缩小和血细胞计数方面的反应较好 [88]。干扰素也可能使骨髓纤维化恢复。然而，随着 JAK2（*V617F*）突变的发现，研究的重点一直放在"JAK2 抑制药"上，其中一种制剂卢可替尼（ruxolitinib，Jakafi）已被美国 FDA 批准用于中 - 高危 MPN 患者。主要的益处是改善或缓解患者的症状（如盗汗或骨痛）和恢复脾脏大小 [89, 90]。虽然具有争议，但至少有一项随机试验表明其能延长生存期 [89]。目前正在研究具有不同临床特征的其他 JAK2 抑制药。这些药物引起的讨论类似于 MDS 患者应用去甲基化药物，以及这些药物的使用如何影响造血干细胞移植的选择。密切监测患者至关重要；有些患者的症状，如原始细胞数升高，在病情发展的同时得到了改善。其他药物包括沙利度胺和泊马度胺，它们可以改善贫血或控制血小板增多。

（三）原发性骨髓纤维化、真性红细胞增多症和原发性血小板增多症的移植

大多数真性红细胞增多症或原发性血小板增多症患者出现外周血细胞减少，或病情发展为骨髓纤维化或急性髓系白血病时考虑行造血干细胞移植。在原发性骨髓纤维化中，造血干细胞移植的适应证通常是外周血细胞减少或出现白血病转化的证据。脾切除术可能不会显著改变疾病的进程 [8, 52]。骨髓纤维化本身并不干扰供者细胞的移植 [91, 92]。

Ballen 等报道了 289 例 18—73 岁原发性骨髓纤维化患者的预后，这些患者来自 HLA 相合同胞（*n*=162）、无关供者（*n*=101）或 HLA 不全合的亲缘供者（*n*=26）[93]。65 例患者行脾切除术。接受这三类供者移植的患者第 100 天死亡率分别为 18%、35% 和 19%，5 年死亡率分别为 33%、27% 和 22%。

最近报道了 170 例 12—78 岁的 FHCRC 患者的数据，这些患者为接受异基因（83 例亲缘，84 例无关供者）或自体（*n*=3）移植 [8]。大多数患者（106 例）接受靶向白消安 / 环磷酰胺（15 例联合 ATG）预处理。其他方法包括 13 例患者静脉注射氟达拉滨 3 × 30mg/m^2 和 2Gy 全身放疗（见第 21 章的移植）；18 例患者先注射环磷酰胺，再予以白消安，从而避免了白消安诱导的酶激活引起的环磷酰胺代谢（及毒性）改变。大多数患者（*n*=125）干细胞来源于外周血祖细胞移植，45 例来源于骨髓。167 例异基因移植患者中有 8 例发生移植排斥 / 失败。5 年复发 / 疾病进展率为 10%，非复发死亡率为 34%。中位随访 5.9 年，DIPSS 低危或中危 -1

表 54-6 DIPSS 分型中原发性骨髓纤维化的危险因素 a [126]

危险因素	DIPSS	DIPSS-plus
年龄 > 65 岁	✓	✓
全身症状	✓	✓
血红蛋白 < 10g/false	✓	✓
白细胞计数 > 25×10^9/L	✓	✓
循环中原始细胞 > 1%	✓	✓
血小板计数 < 100×10^9/L		✓
细胞遗传学异常		✓
输血依赖		✓

DIPSS 危险分组和生存

危险分组	危险因素数目	患者比例（%）	中位生存时间（个月）
低危	0	22	135
中危 -1	1	29	95
中危 -2	2	28	48
高危	≥ 3	21	27

DIPSS-plus 分组和生存

危险分组	危险评分	中位生存时间（个月）
低危	0	180
中危 -1	1	80
中危 -2	2 ～ 2	35
高危	4 ～ 6	16

DIPSS，动态国际预后积分系统。

a. 细胞遗传学异常：复杂核型或一种或两种异常，包括 +8、-7/7q -，i（17q），-5/5ql，12p-，inv（3），或 11q23 重排。DIPSS-plus 是 DIPSS 经过权重后得出：DIPSS 中危 -1、血小板计数 < 100×10^9/L，细胞遗传学异常和输血依赖分别为 1 分，DIPSS 中危 -2 为 2 分，DIPSS 高危为 3 分

患者的中位生存率未达到（生存率分别为80%和65%），中危-2和高危患者的中位生存率分别为7年和2.5年[8]。耐受性最佳的方案是白消安、环磷酰胺联合，100天死亡率为0。随着DIPSS分组，总体死亡率和非复发死亡率（除外本病复发）显著增加，推测这可能是由于纤维化对非造血组织的影响（图54-4和图54-5）。低血红蛋白值对预后的影响最大（总体死亡率、"复发或死亡"和非复发死亡率的$P < 0.001$），与DIPSS-plus中增加的"输血依赖"因素一致。在未纳入在DIPSS的因素中，提示脾切除术与死亡率降低有关（P=0.05），这一发现必须谨慎解释，因为移植中心无法控制谁接受了脾切除术，事实上，另一报道表明脾切除患者的成功率较低[94]。死亡的主要原因与移植物抗宿主病、感染、复发和移植物衰竭有关。将疾病危险因素进行调整后，结果显示近年来移植预后有明显改善。

Ditschkowski等报道了76例原发性骨髓纤维化（n = 47）或继发性真性红细胞增多症/原发性血小板增多症后的骨髓纤维化（n = 29）患者的预后，这些患者均接受来自亲缘（n = 30）或无关（n = 46）供者移植[9]。1年非复发死亡率为28%，RFS为50%，5年复发率为19%。造血干细胞移植前的细胞毒性治疗（和发展为慢性GVHD）是生存的主要危险因素。DIPSS低危患者的RFS显著高于高危组（P=0.02）。纳入DIPS-plus后，四个风险分组的5年生存率分别为100%、51%、54%和30%。无慢性GVHD的患者复发率明显增加。

Rondelli等提供了21例27—68岁(中位年龄54岁)的中危或高危骨髓纤维化患者（基于Lille评分）的数据，患者接受多种减低强度预处理方案后在较长的间期内行移植。除1例患者外，所有患者均植入，18例患者存活（17例缓解），中位随访31个月[95]。

Kröger等对103例32—68岁（中位年龄55岁）的继发性真性红细胞增多症/原发性血小板增多症后骨髓纤维化或原发性骨髓纤维化患者进行了前瞻性研究，患者接受了亲缘或无关供者来源的移植，预处理为白消安10mg/kg，加氟达拉滨180mg/m^{2}和ATG[52]。2例患者白细胞和血小板未植入。1年非复发死亡率为16%，显著低于HLA全相合造血干细胞移植患者（12% *vs* 38%，P=0.003）。3年复发率为22%，与Lille评分相关。5年预计RFS为51%。年龄＞55岁（HR 2.70）和HLA不全相合供者（HR

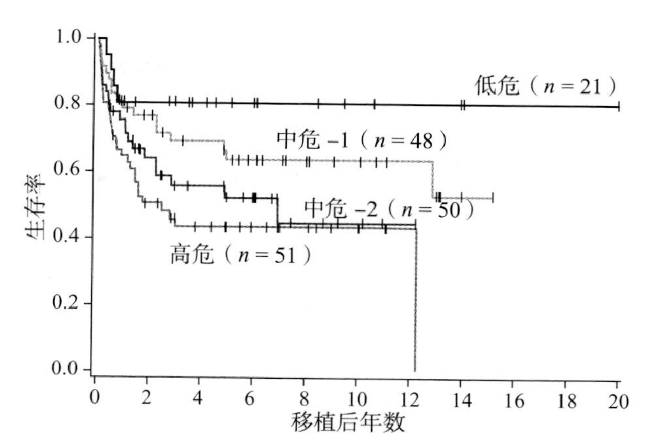

▲ **图54-4 从真性红细胞增多症或原发性血小板增多症发展而来的原发性骨髓纤维化或骨髓纤维化患者的总体生存率（按DIPSS分组）**

（引自Scott等，2012[8]。经美国血液学学会许可转载）

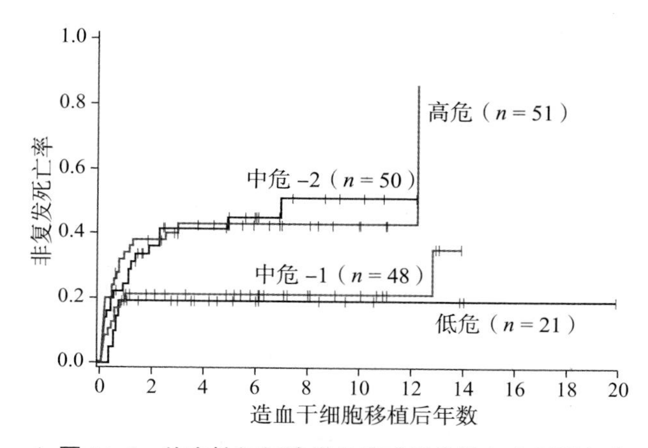

▲ **图54-5 从真性红细胞增多症或原发性血小板增多症发展而来的原发性骨髓纤维化或骨髓纤维化患者的非复发死亡率（按DIPSS分组）**

（引自Scott等，2012[8]。经美国血液学学会许可转载）

3.07）是影响生存的重要危险因素。CityHope医学研究中心的研究人员对9例46—68岁(中位年龄54岁)的患者进行了研究。8例患者接受氟达拉滨25mg/(m^2·d)，5天后桥接美法仑140mg/m^{2}治疗，1例患者接受氟达拉滨30mg/m^2，3天后桥接2Gy全身放疗治疗。所有患者均成功植入，1年生存率为56%[96]。

氟达拉滨90mg/m^2+ 2Gy全身放疗的减低强度预处理方案生存率为56%，与高剂量方案无差异。然而，该小样本队列研究患者年龄达到70岁，而且大多数都有并发症[2]。这意味着中等强度的预处理方案疗效最佳[97]。

一项对139例*JAK2*突变状态的晚期骨髓纤维化患者的预后分析显示，与野生型*JAK2*患者相比，减低强度预处理后预处理移植的患者的总体生存率明显较低（HR 2.14，$P = 0.01$）；等位基因负荷似乎不影响 *JAK2* 突变患者的预后[98]。然而，在上述 170 例接受不同预处理方案的患者中，突变 *JAK2* 患者的生存率有下降趋势。

虽然通常只有当真性红细胞增多症或原发性血小板增多症患者发展为骨髓纤维化，或有白血病转化的证据时才对其行造血干细胞移植，但最近的一项研究分析了 119 例真性红细胞增多症或原发性血小板增多症患者因多种原因进行移植[99]。大多数患者接受高强度的预处理；供者为 32 名 HLA 全相合的同胞和 87 名无关供者。原发性血小板增多症患者 1 年非复发死亡率为 27%，真性红细胞增多症患者为 21%，5 年复发发生率分别为 12% 和 32%。原发性血小板增多症和真性红细胞增多症患者 5 年 OS 分别为 56%（48%）和 67%（47%）。与所有其他研究一致，脾脏大小正常或脾切除术后患者血小板和中性粒细胞的恢复速度明显更快。

综上所述，结果表明造血干细胞移植为原发性骨髓纤维化、真性红细胞增多症或原发性血小板增多症患者提供了有效的治疗。一旦发生白血病转化，造血干细胞移植成功的概率显著下降到早期造血干细胞移植可实现的一半左右。

（四）其他 MPNs

慢性中性粒细胞白血病、慢性嗜酸性粒细胞白血病（高嗜酸性粒细胞综合征）、未分类 MPN 患者的造血干细胞移植经验非常有限。慢性中性粒细胞白血病的最佳治疗尚不清楚。然而，由于可能发生急变，造血干细胞移植被认为是合适的治疗方案，尤其是年轻患者[100]。同样，造血干细胞移植在慢性嗜酸性粒细胞白血病患者中也有成功的报道[101,102]。约 10% 的该病患者在染色体 4q12 上有一个间隙缺失，导致具有酪氨酸激酶活性的 FIP1L1-PDGFRα 融合基因的表达，使 TKI 成为一种有效的替代治疗[103]。其中 70%～80% 的患者服用伊马替尼后获得完全缓解[104,105]。一些未分类的 MPN 患者也成功接受了移植治疗[8,91]。

五、骨髓增生异常 / 骨髓增殖性肿瘤

世界卫生组织将慢性粒单核细胞白血病、非典型慢性髓系白血病、幼年型单核细胞白血病和未分类 MDS/MPN 列为一个单独的类别。正如名词所示，这些疾病表现出发育异常和增生的特征[106]。

（一）慢性粒单核细胞白血病

持续性外周血单核细胞增多（> 1000/μl）是慢性粒单核细胞白血病的标志。根据原始细胞数，慢性粒单核细胞白血病分为 CMML-1（血液< 5%，骨髓< 10%）和 CMML-2（血液 5%～19%，骨髓 10%～19%）。世界卫生组织还定义了一个单独类别的慢性粒单核细胞白血病伴嗜酸性粒细胞增多，同时伴有外周血嗜酸性粒细胞增多。这类患者占慢性粒单核细胞白血病患者的比例较低，常发生 t（5；12）（q33；p13）易位，导致血小板来源的生长因子受体融合基因异常，这些患者可能对 TKI 有反应[106]。其他临床特征包括脾脏肿大、淋巴结肿大和皮疹。M.D. Anderson 团队提出一种针对慢性粒单核细胞白血病的积分系统，基于四个参数：血红蛋白< 12g/L，循环中原始细胞数，淋巴细胞计数超过 2.5×10^9/L，和骨髓原始细胞 10% 以上表明预后不良（表 54-7）。根据这些参数中的一个或多个，将患者分为低危、中危 -1、中危 -2、高危，未移植患者的中位生存期分别为24、15、8和5个月[107]。

尽管术语上称为“慢性”，但慢性粒单核细胞白血病可相当快地进展为急性白血病。约半数急性白血病转化患者通过强化诱导化疗获得完全缓解。通常缓解时间只能持续 4～5 个月。因此，除了 t（5；12）易位的患者（大多数对 TKI 有反应），唯一有可能治愈的方法是造血干细胞移植。

EBMT 报道了 50 例移植患者的预后，其中约一半患者接受了含 TBI 的方案（*n*=26）。大多数患者（*n*=38）移植供者来源于 HLA 相合的同胞。40 例患者干细胞来源于骨髓，9 例来源于外周血祖细胞，1 例为两种来源。2 年 RFS 为 18%，非复发死亡率为 55%，复发率为 42%。发生急性 GVHD 的患者复发率较低[108]。FHCRC 的一份报道纳入了 86 例患者，年龄为 1—69 岁，38 例亲缘供体移植和 47 名无关供体移植[35]。干细胞来源为 32 例骨髓，53 例外周血祖细胞。91% 的患者获得了持续的中性粒细胞植入；然而，18 例患者在第 11～115 天内死亡，血小板尚未重建。死亡的主要原因是复发和感染伴或不伴有 GVHD；10 年复发率为 27%，RFS 为 38%，造血干细胞移植前低血红蛋白（$P = 0.007$）、高危细胞遗传学（$P = 0.02$）、高 HCT-CI（$P = 0.0008$）和高龄（$P = 0.02$）增加了死亡率。HCT-CI 为 0～2

的患者 10 年生存率为 53%，HCT-CI ≥ 3 的患者为 27%（图 54-6）。此结果与世界卫生组织分类或目前使用的任何其他分型均不一致。

（二）非典型慢性髓系白血病

非典型慢性髓系白血病是一种罕见的预后不良的疾病。Koldehoff 等报道了 9 例患者的造血干细胞移植的结果（4 例来自 HLA 全相合的同胞，4 例来自 HLA 匹配的无关供体，1 例来自同卵双胞胎）[109]。1 例患者在 9 个月时死于脑弓形虫病。其余患者在造血干细胞移植后 55 个月的中位数仍存活且本病缓解（复发后同一供者第二次造血干细胞移植后的二次移植患者）。这些数据表明，造血干细胞移植可作为非典型慢性髓系白血病患者的治疗选择。

（三）幼年型单核细胞白血病

幼年型单核细胞白血病相关研究详见第 49 章。

（四）系统性肥大细胞增多症

表 54-7　M.D.Anderson 慢性粒单核细胞白血病危险分组标准

危险因素数目 [a]	危险分组	中位生存时间（个月）
0 ～ 1	低危	24
2	中危 -1	15
3	中危 -2	8
4	高危	5

a. 危险因素：血红蛋白＜ 12g/dl；淋巴细胞绝对数＞ 2.5×10^9/L；外周血循环中出现不成熟细胞；骨髓原始细胞≥ 10%[107]

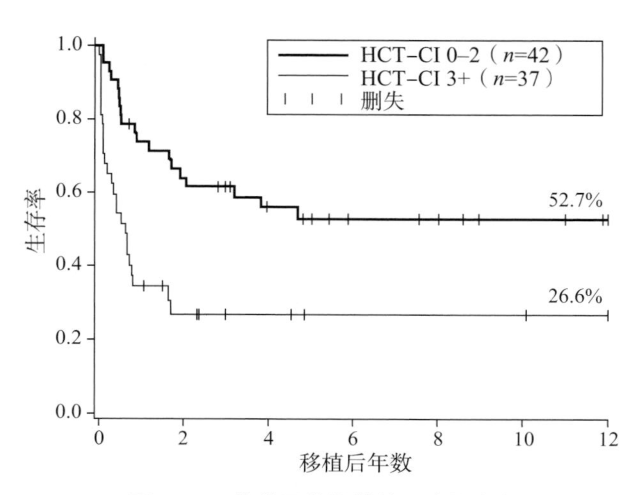

▲ 图 54-6　依赖于移植前并发症的生存率

图示 42 例 HCT-CI 评分为 0 ～ 2 分（52.7%）的患者和 37 例 HCT-CI 评分≥ 3 分（26.6%）的患者的生存率。（引自 Eissa 等，2011[35]。经 Elsevier 许可转载）

世界卫生组织将肥大细胞疾病分为单独的亚型[27]。惰性肥大细胞增多症患者预后良好。然而，侵袭性全身肥大细胞增多症或肥大细胞白血病患者的预期寿命可能只有 1 年或更短[110]。Nakamura 等报道了 3 例患者减低强度预处理方案预处理后行 HLA 全相合同胞供者的移植[111]。所有患者均植入；然而，所有患者均出现疾病进展，最长间隔为 39 个月。Sperr 及其同事报道了一例 18 岁肥大细胞白血病男性患者，接受高强度预处理后行造血干细胞移植的成功案例[112, 113]。Hennessy 等[114]和 Przepiorka 等[91]分别报道了肥大细胞增多症患者行造血干细胞移植的成功个案。

六、自体造血干细胞移植

报道显示，MDS 和 MPN 患者接受自体造血干细胞移植可能会受益，甚至达到治愈。然而，最终治疗成功率很低。随着造血干细胞移植预处理方案的发展和异基因供者可供选择，自体造血干细胞移植目前不是该类患者的推荐策略。

七、造血干细胞移植后复发

造血干细胞移植后复发仍是一大挑战，尤其是 MDS 患者。撤停 GVHD 预防（或治疗）药物和供者淋巴细胞输注可在一小部分患者中诱导缓解。一项针对儿童患者的前瞻性试验，检测了 65 例难治性血细胞减少或晚期 MDS 患儿预防性给予供者淋巴细胞输注的疗效，发现随着宿主细胞比例增加，异基因造血干细胞移植后出现混合嵌合体的现象[115]。序贯嵌合度检测显示 48 例患者为完全嵌合体，5 例供者细胞比例增加，12 例仍为宿主细胞数量增加。RFS 为 50%，相比之下，未接受供者淋巴细胞输注治疗的历史对照组的 RFS 为 0。然而，另一项对 194 例 MDS 或急慢性白血病的成年患者的研究，最初接受高剂量或减低强度预处理方案预处理，只有 20% ～ 30% 的患者在撤停免疫抑制或供者淋巴细胞输注后获得完全缓解。此外，造血干细胞移植 100 天内复发的患者 2 年生存率为 0 ～ 4%，100 天后复发的患者 2 年生存率为 5% ～ 12%[116]。Platzbecker 等监测造血干细胞移植后的 CD34 嵌合度，当供者 CD34 嵌合度下降到＜ 80% 时开始用 5- 阿扎胞苷治疗[117]。在接受治疗的 20 例患者中，4 例（20%）

获得完全和持续性缓解，另外 6 例（30%）获得主要的血液学反应，但这些反应并不持续。二次移植，尤其是减低强度预处理方案，是一种选择。然而，成功率很低，与非复发死亡率或本病的难治性有关[118]。目前正在进行研究辅助治疗或预防治疗，特别是 DNA 甲基转移酶抑制药[119]，是否能降低高危患者复发率。其他治疗策略包括输注供者 NK 细胞、对患者白血病细胞敏感的 T 细胞或接种疫苗。

八、移植物抗宿主病

GVHD 在 MDS/MPN 患者行异基因造血干细胞移植治疗后较常见。据报道，急性 GVHD 的发生率在 25% ～ 70% 之间，与亲缘供者造血干细胞移植相比，无关供者的 GVHD 的发病率通常要高一些，而慢性 GVHD 的发生率与亲缘供者造血干细胞移植相似。外周血祖细胞移植的 GVHD 发生率高于骨髓移植，不仅对亲缘供者造血干细胞移植如此，对无关供者造血干细胞移植也是如此。虽然对总生存率影响不大，但慢性 GVHD 对患者生活质量的影响不容忽视。

九、结论和展望

过去的 15 年里，造血干细胞移植预处理方案优化上取得了重大进展，其目标是在不增加复发风险的情况下降低治疗相关毒性和死亡率。一个基本原则是减少细胞毒性治疗，改为以免疫抑制为重点的治疗方案，使供者细胞得以植入，并依靠供者细胞介导的异体免疫效应来根除患者疾病。有了这一策略，在治疗造血干细胞移植的整体方案中必须同时考虑造血干细胞移植前后的治疗方案（例如，MDS 患者在造血干细胞移植前很少或没有接受细胞毒性治疗，与接受积极诱导化疗的急性髓系白血病患者相比，MDS 患者移植失败和疾病复发的风险可能更高）（图 54-7）[61, 74]。

造血干细胞移植是目前唯一有可能治愈 MDS 和 MPN 的治疗方法。本章讨论的预后积分系统有助于选择适宜移植的患者，并指导最佳移植时间窗。目前还没有比较不同强度预处理方案的前瞻性对照试验的结果，目前一项关于急性髓系白血病或 MDS 患者造血干细胞移植时骨髓原始细胞＜ 5% 的研究正在进行（BMTCTN 方案号 0903）。回顾性研究通常无法显示不同强度预处理方案结果存在显著差异，可能与选择预处理方案时的选择偏倚有关。通常情况下，看起来较年轻且无主要并发症的老年患者可能将接受造血干细胞移植治疗。此外，造血干细胞移植前治疗的反应往往是决定是否继续进行造血干细胞移植的一个因素，而无反应的患者则不行造血干细胞移植治疗。

我们需要新的治疗策略来克服高危细胞遗传学；放射免疫疗法的靶向治疗可能是一种方式。由于在 MDS 和 MPN 中发现克隆性造血前体的多个基因组突变，这些突变可能被纳入新的分型方案。此外，还需要确定这些突变对移植预后的影响，并且需要研发针对这些突变相关通路的治疗药物。随着非造血干细胞移植治疗的新药出现，造血干细胞移植的选择时机将会被重新考量[120]。

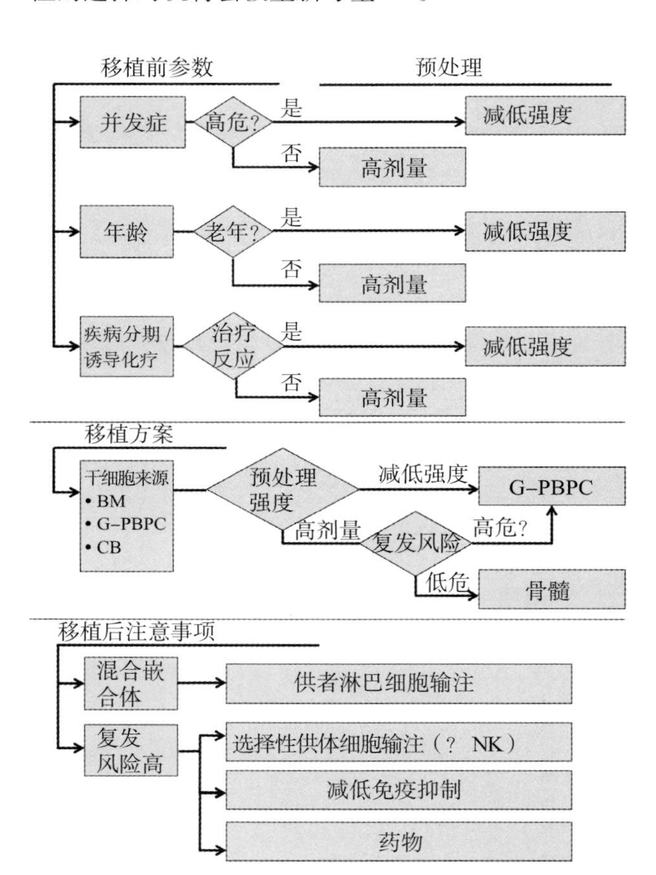

▲ 图 54-7 骨髓增生异常综合征和骨髓增殖性疾病患者的造血干细胞移植是一个不断发展的领域。该算法对患者年龄、并发症、疾病分期（以及对诱导化疗的反应）等因素在决定预处理方案时提供了一些指导。对于高危疾病和减低强度 / 非清髓性移植方案的患者，G-CSF 动员的外周血祖细胞目前是干细胞的首选来源。移植后的治疗方案取决于移植的类型、供者细胞嵌合度以及缓解状态。BM. 骨髓；CB. 脐带血；NK. 自然杀伤细胞

第55章 造血干细胞移植治疗多发性骨髓瘤

Hematopoietic Cell Transplantation for Multiple Myeloma

Amrita Krishnan　Sergio A. Giralt　著
傅琤琤　译
陈晓晨　仇惠英　陈子兴　校

一、骨髓瘤概述

（一）骨髓瘤的流行病学和病因学

多发性骨髓瘤是一种浆细胞克隆性疾病。在美国，约有50 000人罹患该病，每年约有15 000例新发病例。中位发病年龄为72岁，40岁以下者发病罕见。男性较女性常见，非裔美国人的发病率几乎是白人的2倍。因此，多发性骨髓瘤是一种相对常见的血液病，如今已成为世界大部分地区干细胞移植（stem-cell transplantation，SCT）最常见的适应证[1, 2]。

骨髓瘤的病因尚不清楚，有证据表明骨髓瘤的发病是一个多步骤的过程。这种疾病通常是由一种称为意义未明的单克隆丙种球蛋白血症（monoclonal gammopathy of undetermined significance，MGUS）的癌前病变转化而来[3]。位于14q32染色体上的免疫球蛋白重链基因位点易位触发了MGUS中的克隆性浆细胞增殖[4]。其他癌基因和抑癌基因（例如*ras*、*p53*、*RB-1*）的继发性异常和骨髓微环境的改变，被认为是MGUS向多发性骨髓瘤进化的重要因素[4, 5]。目前还没有发现转化相关的共同分子途径[6]。

（二）分子细胞生物学

恶性浆细胞从淋巴结的生发中心迁移到骨髓，为终末浆细胞分化提供了微环境[6, 7]。多发性骨髓瘤的恶性转化开始于B细胞分化晚期的基因异常[8-10]。通过FISH、比较基因组杂交（comparative genomic hybridization，CGH）和基因表达谱分析（gene expression profiling，GEP）等方法证实大多数MM患者存在基因异常。

从正常浆细胞到恶性浆细胞的转化已经在其他地方进行了广泛的综述[11]。总之，在早期MGUS或多发性骨髓瘤中，可能会发生重要的染色体异常，导致目前已知的五种免疫球蛋白重链易位中的一种产生。在MGUS或多发性骨髓瘤中发现的5种再现性免疫球蛋白重链易位涉及下述染色体：4p16、6p21、11q13、16q23和20q11。确定相关的基因包括细胞周期蛋白D1和其他生长因子（11q）、成纤维细胞生长因子受体3（4p）、基本拉链C-MAF转录因子（16q）和干扰素调节因子4（6p）。免疫球蛋白重链易位促进了位于免疫球蛋白增强子附近的癌基因的表达。转化细胞产生的恶性克隆具有进一步分化和细胞分裂的能力。在多发性骨髓瘤向高级阶段的演变过程中，还可能发生其他基因事件，包括13染色体缺失、其他癌基因如Ras激活、抑癌基因p53和Rb缺失以及细胞周期失调。骨髓瘤和基质细胞一旦进入骨髓，就会形成一种支持性的微环境，其中许多细胞因子和黏附分子，通过促进生长和防止细胞凋亡，促进多发性骨髓瘤的增殖和延续。破骨细胞激活增加，可能是由于巨噬细胞炎性蛋白1（macrophage inflammatory protein 1，MIP-1）和核因子-Kβ受体活化因子配体（receptor activator of nuclear factor kappa B ligand，RANKL）水平升高、作为RANKL诱骗受体的骨保护素（osteoprotegerin，OPG）水平降低，从而导致溶解性骨损伤和骨质疏松[11]。

（三）临床表现

大约有70%的患者受到骨痛的影响[12]，疼痛一般局限在背部和肋骨。骨髓瘤的骨病变是由肿瘤细胞增殖和破骨细胞活化破坏骨骼而引起。骨质破坏会导致严重骨痛、病理性骨折、高钙血症和神经压迫综合征。骨髓瘤骨病变的一个独特特征是，即使患者处于完全缓解状态，病变也很少能够愈合[12-14]。

反复发生的细菌感染是骨髓瘤另一个常见的临床问题。最常见的感染是肺炎和肾盂肾炎，最常见的病原体是肺部相关的肺炎链球菌、金黄色葡萄球菌和肺炎克雷伯菌，以及尿路相关的大肠埃希菌和其他革兰阴性菌。感染的易感性有以下原因，包括抑制正常抗体合成，抗体对多糖抗原的反应差，粒细胞和补体功能异常[15]。

近50%患者血清肌酐水平升高，约25%患者出现肾功能衰竭。引起肾功能不全的因素很多，包括高血钙、高尿酸血症、淀粉样蛋白沉积和反复感染。然而，与轻链排泄相关的肾小管损害是主要原因[12, 16]。贫血见于80%确诊患者，且多与肾功能无关[12]。通常是正常大小细胞与正色素性细胞，既与肿瘤细胞扩张替代正常骨髓有关，也与肿瘤分泌细胞因子抑制正常造血相关。症状性骨髓瘤的诊断需要骨髓检查或活检中发现克隆性浆细胞、血清和（或）尿液中发现单克隆性浆细胞、单克隆蛋白，以及被认为是继发于潜在浆细胞疾病的终末器官损害的证据（高钙血症、肾功能不全、贫血或骨损害）[17]。

常规X线检查显示约80%患者有骨骼异常。尽管有常规平片检查，但MRI更有助于确定中轴骨骨髓浸润的程度[18]。PET现在也被用于骨髓瘤评估，因为它提高骨骼X线的敏感性。80%以上患者可通过血清蛋白电泳检测到单克隆蛋白，90%以上患者可通过免疫固定法检测到单克隆蛋白[12, 19]。高达20%的多发性骨髓瘤患者被认为含有轻链多发性骨髓瘤，这些患者的单克隆蛋白总是在尿液中被检测到，但在血清中可能缺失，甚至通过免疫固定也无法检测到。

多发性骨髓瘤患者中，3%在血清或尿液中没有检测到单克隆蛋白，被认为是非分泌型多发性骨髓瘤。在这些患者中，血清游离轻链（free light chain，FLC）检测血清中的游离（未结合）κ、λ链的水平，有助于诊断和监测治疗反应。可以用κ、λ轻链比值来区分肾功能不全患者多克隆性升高和克隆性浆细胞疾病中出现的单克隆性升高[20, 21]。

（四）分期、预后和治疗反应

传统认为多发性骨髓瘤中位生存期约为3年，然而，治疗方案和支持性护理的改进极大改善了多发性骨髓瘤预后[22]。生存依赖于肿瘤负荷和内在生物学特征。传统上，肿瘤负荷是使用Durie-Salmon分期系统来评估的。这种分期系统有局限性，特别是在骨病变的分类方面[23]。较新的国际分期系统（International Staging System，ISS）是由来自世界各地17个机构的调查人员，根据来自11 000多名多发性骨髓瘤患者的数据建立，克服了Durie-Salmon分期的局限性，并且根据血清β_2微球蛋白和白蛋白水平将患者分成三个不同的阶段和预后组（表55-1）[24]。一些选择性克隆染色体异常也作为不良预后标志，包括亚二倍体，涉及第1、13和17染色体的缺失，以及涉及染色体14上免疫球蛋白重链位点的易位[25]。

需要新的缓解标准充分评估骨髓瘤的临床预后。表55-2显示了EBMT/IBMTR扩大、澄清和更新的标准，以提供一个改进的综合评价系统[26]。

表55-1 新骨髓瘤国际分期系统

分　期	标　准	中位生存期（个月）
Ⅰ期	血清β_2微球蛋白＜3.5mg/L 人血白蛋白≥35g/L	62
Ⅱ期	不符合Ⅰ期和Ⅲ期[a]	44
Ⅲ期	β_2微球蛋白≥5.5mg/L	29

a. 分期Ⅱ分两类：血清β_2微球蛋白＜3.5mg/L，但人血白蛋白＜3.5g/dl，血清β_2微球蛋白3.5～＜5.5mg/L而与人血白蛋白水平无关（引自Rajkumar等，2010[46]。经Elsevier许可转载）

二、骨髓瘤治疗

（一）获得完全缓解的重要性

患者疗效是否能达到IMWG标准所定义的完全缓解是影响生存最重要的预后因素[27]。一项Meta分析汇总21项相关研究发现，患者所能达到的最佳缓解水平与其OS及EFS获益密切相关[28]。同样，Martinez-Lopez等研究表明，与仅获得非常好的部分缓解（very good partial remission，VGPR）或接近完全缓解的患者相比，获得完全缓解患者的预后明显更好[29]。完全缓解并不意味着恶性克隆的根除。采用流式细胞术和PCR等灵敏检测技术显示实现IMWG标准所定义的完全缓解疗效患者依然有残留病灶存在[30, 31]。GEM2000方案中，通过多参数流式细胞术检测到肿瘤负荷明显减少的患者，其无

表 55-2　缓解类型的定义

缓解子类别	缓解标准 [a]
CR	血清、尿免疫固定电泳阴性，以及不存在任何软组织浆细胞瘤，以及骨髓 [b] 穿刺涂片中浆细胞＜ 5%
sCR	以上定义的完全缓解加正常 FLC 比值，经免疫组化或免疫荧光法 [c] 检测骨髓 [b] 中不存在克隆细胞
VGPR	免疫固定电泳可检测到血清、尿单克隆蛋白，但电泳阴性或血清单克隆蛋白降低 ≥ 90% 且尿单克隆蛋白水平
PR	血清 M 蛋白降低≥ 50% 及 24h 尿单克隆蛋白降低≥ 90% 或达到＜ 200mg/24h 如果无法检测血清、尿单克隆蛋白 [d]，受累区和非受累区 FLC 水平落差需≥ 50%，以代替单克隆蛋白标准如果无法进行血清、尿 M 蛋白检测及血清自由轻链检测，浆细胞减少需≥ 50%，以代替单克隆蛋白标准，前提是基线骨髓浆细胞百分比≥ 30% 此外，如果在基线出现，还需软组织浆细胞瘤大小降低≥ 50%
SD（不推荐作缓解指标使用；对疾病稳定性最好的描述应为“至进展时间的估计”）	没有达到 CR、VGPR、PR 的标准，或疾病进展

CR. 完全缓解；PR. 部分缓解；sCR. 严格的完全缓解；SD. 疾病稳定；VGPR. 很好的部分缓解；FLC. 游离轻链

a. 所有的缓解分类，需要在开始任何新治疗前的任何时候进行两次连续评估；若已行放射学检查，CR、PR、SD 标准也需无任何已知的进展证据或新发的骨受累。为满足这些缓解要求进行放射学检查是不需要的

b. 为了确认而重复做骨髓活检是不必要的

c. 有 / 无克隆细胞基于 κ/λ 比值。需要对至少 100 个浆细胞进行分析，才可以通过免疫组化和（或）免疫荧光法检查测得 κ/λ 比值异常。反映存在异常克隆的比值为 κ/λ ＞ 4∶1 或＜ 1∶2。另外，克隆性浆细胞的缺失可以根据表型异常浆细胞的研究来定义。敏感性水平为 10^{-3}（在总共 1000 个浆细胞中少于一个表型异常浆细胞）。异常表型包括：（1）$CD38^{+dim}$ 和 $CD56^{+strong}$ 以及 $CD19^{-}$ 和 $CD45^{-}$；（2）$CD38^{+dim}$、$CD138^{+}$、$CD56^{+}$、$CD28^{+}$；（3）$CD138^{+}$、$CD19^{-}CD56^{++}$、$CD117^{+}$

d. 可测疾病的定义

除 CR 外，所有缓解类别及子类别的缓解标准只适用于患有以下三项测量中至少一项所界定的“可测量”疾病的患者：血清单克隆蛋白 ×1g/dl（×10mg/L）[10g/L]；尿单克隆蛋白 ×200mg/24h；血清 FLC 测定，包括 FLC 水平 ×10mg/dl（×100mg/L），且血清 FLC 比值异常

（引自 Durie 等，2006[26]。经 Nature Publishing Group 许可复制）

病生存期明显延长（71 个月 *vs* 37 个月）[32, 33]。此外，完全缓解持续时间也是影响患者生存的重要预后因素。Hoering 等报道称，对于完全缓解持续时间超过 3 年的患者，10 年生存率估计为 54%，而对于 3 年内由完全缓解进展的患者，10 年生存率估计为 17%，对于从未达到过完全缓解的患者，10 年生存率估计为 35%[34]。

（二）符合干细胞移植条件患者的治疗

只有出现症状的骨髓瘤患者才需要开始治疗。一旦决定开始治疗，就应该确定患者是否为自体干细胞移植的潜在候选者。年龄本身不能成为移植资格的评判标准，因为如果身体状况合适及医疗状况稳定，大多数移植中心可以对七八十岁的患者安全地进行自体干细胞移植 [35–39]。骨髓瘤治疗通常分为三个阶段：诱导、巩固和维持。对于符合移植条件的患者，重要的是要避免使用烷化剂，如美法仑，因为它们会对祖细胞有毒性，从而可能干扰造血干细胞动员和采集 [40–42]。

诱导治疗

对于符合移植条件的患者，诱导治疗所能达到何种缓解程度与其最终无进展生存期以及更重要的 OS 之间密切相关。在免疫调节药物（immunomodulatory drugs，IMIDs）和蛋白酶体抑制药问世之前，大剂量化疗和自体移植后的高生存率与高剂量化疗能否达到高完全缓解率有关 [43]。移植前的缓解程度高，即诱导治疗后的缓解程度高，可以改善移植后无进展生存期，也可能改善移植后 OS[44]。然而，对于长期生存来说，重要的不仅仅是实现完全缓解，还有完全缓解的持续时间。细胞遗传学定义的高风险疾病患者可以通过现代化疗方案实现快速缓解，但缓解时间往往短暂 [34]。因此，骨髓瘤的异质性使得其诱导、移植和移植后治疗决策面临挑战。

过去多年来，长春新碱（vincristine）、多柔比星（Adriamycin）和地塞米松（dexamethasone）的联合方案（VAD），或沙利度胺（thalidomide）和地塞米松的联合方案一直作为拟移植患者诱导治疗

的金标准方案[45]。来那度胺比沙利度胺具有更低毒性，使其成为更有吸引力的诱导治疗选择。来那度胺加大剂量地塞米松或来那度胺加小剂量地塞米松（每周40mg）的ECOG试验证实，来那度胺作为诱导药物的安全性和低毒性以及降低地塞米松剂量，改善了诱导方案的总体安全性[46]。在低剂量地塞米松组中，老年和青年患者1年生存率均在90%以上。这导致美国在地塞米松剂量和来那度胺比沙利度胺优先使用等方面出现重大转变。

对于某些亚组的患者，如肾功能不全或伴有特殊细胞遗传学异常如t（4；14），以硼替佐米为基础的诱导治疗可能是更有利的选择。数个大宗随机试验将以硼替佐米为基础的诱导方案与传统方案进行比较。IFM2005试验比较了自体干细胞移植前应用硼替佐米加地塞米松方案与传统VAD方案的结果。试验终点是完全或接近完全缓解率。硼替佐米组完全缓解/接近完全缓解率为14.8%，而VAD组为仅6.7%。硼替佐米组还有一个非重要的趋势，即更长无进展生存期[47]。IFM 200试验回顾性比较硼替佐米联合地塞米松治疗或VAD方案诱导治疗伴t（4；14）多发性骨髓瘤患者，分析显示，使用硼替佐米治疗的患者EFS为28个月，使用VAD治疗的患者EFS仅16个月[48]。

三药联合也是一种可选的诱导方案，最常见的方案为VTD（万珂/硼替佐米–沙利度胺–地塞米松）、RVD（瑞复美/来那度胺–万珂/硼替佐米–地塞米松）、CyBord（环磷酰胺–硼替佐米–地塞米松）。目前仅报道了VTD方案与两药方案比较的Ⅲ期结果。与TD（沙利度胺–地塞米松）方案相比，VTD后续衔接自体造血干细胞移植的诱导巩固治疗显示出更好缓解率和无进展生存期，但是在OS方面没有优势[49]。最近SWOG S0777试验完成了来那度胺联合小剂量地塞米松与RVD的对比研究，这也将为确定赞成或反对三药联合方案提供进一步证据。RVD *vs* VCD（万珂/硼替佐米–环磷酰胺–地塞米松）*vs* VDCR（万珂/硼替佐米–地塞米松–环磷酰胺–瑞复美/来那度胺）的Ⅱ期临床实验显示，与VCD及RVD方案相比，VDCR方案具有可比性的非常好的部分缓解/完全缓解率和1年无进展生存期[50]。

除疗效外，治疗相关毒性也是选择治疗方案时必须考虑的因素。这既与诱导开始时患者存在的并发症相关，也与治疗相关长期毒性相关。例如，硼替佐米可能引起严重的周围神经病变。这种风险在治疗前已合并潜在神经病变的患者中风险更大，如糖尿病患者、老年患者。因此，选择硼替佐米为基础的诱导方案必须权衡这一风险，除考虑骨髓相关因素（如细胞遗传学）之外，使用硼替佐米替代方案（如每周给药）和替代路径（如皮下给药）也已被证明可以减少神经病变的发生率。因此，这为有神经病变风险的患者提供了更多选择方案[51–53]。硼替佐米的一个优点是，在肾功能不全的情况下它不需要减少剂量，这使得它成为肾损害患者治疗的一个有吸引力的选择。此外，长期使用硼替佐米对干细胞没有影响。

另一方面，免疫调节药物提供了口服疗法的优势。以来那度胺为例，其神经毒性发生率较低。ECOG E4A03试验强调了来那度胺与小剂量地塞米松联合应用时的高耐受性和良好的长期生存率。然而，由于免疫调节药物存在血栓形成风险，所有患者都需要预防性抗血栓治疗，低风险患者一般使用阿司匹林，但对于血栓形成高风险患者，需要给予低分子量肝素或足量华法林[54]。来那度胺的另一个问题是它对干细胞的影响。回顾性研究提出了对长期服用来那度胺患者的干细胞受损问题。通过化疗动员或使用CXCR4抑制药普乐沙福，可以在一定程度上克服这个问题。这导致了IMWG共识提出，对于使用来那度胺4个月以上的患者，应考虑使用环磷酰胺+G–CSF采集干细胞，对于65岁以上的患者，应考虑使用环磷酰胺或普乐沙福+G–CSF为基础的动员治疗[42]。

一般来说，在进行移植之前，患者要接受3～4个周期的诱导治疗。移植前的最佳周期数目前仍未知。尽管上述所有治疗方案的缓解率都很高，但继续治疗可以进一步加深缓解程度[55]。例如，RVD的Ⅰ/Ⅱ阶段试验中，在第4和第8周期期间，患者缓解质量进一步得到改进[56]。虽然理论上来说，能在干细胞移植前达到最小残留疾病状态是最理想的，但目前尚不能确定将移植治疗时机延迟到疾病稳定期对最终疗效有何影响。随着更有效的诱导方案出现，这可能不再是一个有争议的问题。Jakubowiak等最近报道了一种新的蛋白酶体抑制药卡非佐米（carfilzomib），与来那度胺和地塞米松联合应用可使接近完全缓解率达到62%，严格的完全缓解率达到42%，且在治疗开始后6个月内达到主要疗效[57]。综上所述，联合使用免疫调节药物和蛋白酶体抑制药的诱导疗法已取代沙利度胺和地塞米松以及 VAD，成为骨髓瘤患者的标准治疗方法。

三、骨髓瘤的自体干细胞移植

1983 年，McElwain 等在皇家马斯登医院首次报道了没有进行自体造血干细胞移植的大剂量美法仑治疗[58]。患者接受 100 ～ 140mg/m^2 美法仑治疗，3 名以前未经治疗的患者获得完全缓解。Barlogie 等于 1986 年首次报道静脉输注大剂量（140mg/m^2）美法仑联合自体造血干细胞移植降低了方案相关毒性[59]。接下来的 25 年中，大剂量化疗与自体造血干细胞移植逐渐发展成为治疗多发性骨髓瘤的一种安全的常规治疗方法。与单纯化疗相比较，强化化疗后行自体造血细胞移植可以延长初治骨髓瘤患者的 EFS 和 OS。各种随机和非随机研究分析表明，自体造血干细胞移植情况下，患者生存期和无进展生存期有大约 12 个月的提高（见文献 [60, 61]）。所有这些研究现在都被认为是历史性的，因为它们都不包括蛋白酶体抑制药和免疫调节药物的诱导治疗[35, 62]。因此，需要重新探讨大剂量化疗与自体造血干细胞移植作为骨髓瘤患者巩固治疗的作用。三个随机试验正在研究这个问题，人们正殷切地等待相关结果[55]。

（一）预处理方案

在过去 25 年中，评估了许多不同的预处理方案。只有一个由法国合作组织进行的前瞻性随机试验直接比较了两种不同的预处理方案。研究纳入 282 名 65 岁以下新诊断有症状的患者。研究发现，200mg/m^2 大剂量的美法仑优于 140mg/m^2 马美法仑 +8Gy 全身放疗预处理方案，前者主要通过降低包括黏膜炎和移植相关死亡率在内的毒性反应[63]。200mg/m^2 美法仑可使血液恢复快，减少输血需求，住院时间短。虽然两组 EFS 的中位持续时间相似（21 个月），但单独使用美法仑组 45 个月的生存率明显更好（66% *vs* 46%，$P = 0.05$）。因此，美法仑 200mg/m^2 成为骨髓瘤患者自体造血干细胞移植的标准预处理方案，当然其具体剂量需要根据年龄和肾功能进行调整。

在两个非随机研究中，研究者使用了更密集的预处理方案，如白消安联合美法仑[64] thioTEPA（N– 三亚乙基硫代磷酰胺）、白消安和环磷酰胺[65]或大剂量依达比星（idarubicin）、环磷酰胺和美法仑[66]，但上述预处理方案并没有取得比美法仑 200mg/m^2 更好的结果。最近，Blanes 等通过 1 ∶ 2 匹配对照分析，比较 51 例新诊断多发性骨髓瘤患者接受白消安联合美法仑静脉注射干细胞移植预处理，和 102 例接受美法仑 200mg/m^2 静脉注射干细胞移植预处理的结果。中位随访时间分别为对照组 63 个月和白消安组 50 个月，中位无进展生存期分别为 24 个月和 33 个月[67]。其他最近的研究集中于蛋白酶体抑制药和美法仑联合治疗，Lonial 小组证明联合治疗是可行的，在 39 名患者中，缓解率为 87%，51% 达到了非常好的部分缓解或更高地疗效[68]。此外，药效学研究表明药物应用顺序很重要，因为高剂量美法仑后接受硼替佐米治疗的患者中发现更多的浆细胞凋亡。

自体造血干细胞移植术后复发仍然是治疗失败的最重要原因。通常侧重于通过增加美法仑的剂量或增加其他烷基化剂来强化预处理方案，如表 55–3 所概述的那样。其中，目前研究仅提示连续高剂量治疗可以提高随机试验的结果[69–72]。但其实连续高剂量治疗获益有限，因为许多患者不希望接受序贯移植，而且只有在第一次大剂量治疗后肿瘤负荷未能减少 90% 以上的患者，才可能从第二次强化治疗中受益。

不同研究小组已经在探索增强美法仑剂量，联合或不联合使用细胞保护剂，如氨磷汀（amifostine）是否能改善疗效。Phillips 等证明了高达 280mg/m^2 的美法仑联合氨磷汀用药的可行性。观察到了显著的黏膜毒性，在较高剂量时，心脏毒性限制了美法仑应用剂量[73]。Moreau 等探索了以 220mg/m^2 剂量的美法仑作为细胞遗传学和 β_2 微球蛋白定义的高危骨髓瘤患者序贯移植策略的一部分的应用。30% 患者可以达到完全缓解，还有 18% 患者可以减少 90% 以上的肿瘤负荷[74]。迄今为止，无论是美法仑的剂量增加还是增加使用其他烷基化剂，都没有导致移植后完全缓解率的大幅提高，需要进一步探索与高剂量美法仑机制不同的可增强抗肿瘤效应的新型预处理方案。

目前已经证实，恶性浆细胞和骨髓微环境（包括基质细胞、细胞外黏附分子和分泌的细胞因子）之间的相互作用是促进骨髓瘤抵抗和疾病复发的重要因素[11]。针对这些相互作用的新疗法显示出令人期待的结果。硼替佐米[68, 75, 76]和靶向骨放射治疗无论是 DOTMP 或 EDTMP[乙二胺四乙酸（亚甲基膦

表 55-3 骨髓瘤自体干细胞移植随机试验

参考文献		n	年龄限制（岁）	完全缓解（%）	中位无事件生存期（个月）	中位总生存期（个月）
[91]		200	≤ 65	5 vs 22	18 vs 27	37 vs NR
[92]		401	＜ 65	8 vs 444	19 vs 31	42 vs 54
[93]		191	55–65	5 vs 10	19vs 25	47.6 vs 47.8
[94]		164	≤ 65	11 vs 30	33 vs 42	66 vs 61
[95]		516	≤ 70	15 vs 17	7 年无事件生存率：14% vs 17%	7 年总生存率：38% vs 38%
[98, 99]	单次	399	60	42	25	48
	序贯			50	30	58
[100]	单次	220	60	35	22	59
	序贯			48	35	73
[104]	无 Thal	597	＜ 60	55–57（+VGPR）	37	87%（4 年）
	Thal			67（+VGPR）	28	75%（4 年）
[105]	无 Thal	668	75	43	60	NR
	Thal			62	NR	NR
[107]	无 Thal	557	＜ 65	NS	23	75%（3 年）
	Thal			NS	30	80%（3 年）
[108, 109]	IFN	556	＜ 60	54（+VGPR）	22	60
	Thal			66（+VGPR）	34	73
[110]	无 Thal	243	＜ 70	44（+VGPR）	18	79%（1 年）
	Thal			65（+VGPR）	32	77%（1 年）
[116]	VAD	827	＜ 65	15	28	55%（5 年）
	PAD			31	35	61%（5 年）
[49]	TD	480	＜ 65	49	56%（3 年）	84%（3 年）
	VTD			34	68%（3 年）	86%（3 年）
[123]	TD	322	＜ 65	46.6	32 个月	88%（3 年）
	VTD			60	60%（3 年，中位 NR）	90%（3 年）
[112]	安慰剂	614	＜ 65	27	23	84%（3 年）
	长期			29	41	90%（3 年）
[113]	安慰剂	460	＜ 70	NS	27	80%（3 年）
	长期			NS	46	88%（3 年）

NR. 没有达到；NS. 没有说明；Thal. 沙利度胺；IFN. 干扰素；VAD. 长春新碱、多柔比星和地塞米松；PAD. 硼替佐米、多柔比星和地塞米松；TD. 沙利度胺、地塞米松；VTD. 硼替佐米、沙利度胺、地塞米松。

酸）][77, 78] 作为预处理方案的一部分，在二期临床试验中得出结果令人鼓舞，需要三期临床试验中进一步证实。其中，硼替佐米 – 美法仑的组合正得到深入的研究。Roussel 等报道，54 名患者除了在 –6，–3，+1 和 +4 天使用 $1mg/m^2$ 硼替佐米外，还接受了 $200mg/m^2$ 的美法仑治疗。非常好的部分缓解和完全缓解率分别为 70% 和 32%，治疗相关毒性没有增加。与单独使用高剂量美法仑的对照组相比，治疗组的完全缓解率更高（35% *vs* 11%）[76]。Lonial 等对一种或多种诱导方案后均未达到非常好的部分缓解的患者进行了一项随机Ⅰ/Ⅱ期试验。39 例患者随机分为两组，20 例在美法仑后接受硼替佐米，19 例在美法仑前接受硼替佐米。所有患者的总缓解率为 87%，51% 达到了非常好的完全缓解及以上。药效学研究显示在美法仑后接受硼替佐米的患者浆细胞凋亡增加 [68]。综上所述，这些研究表明，在高剂量美法仑中加用硼替佐米是可行的，但还需要进行随机试验来证明联合用药是否优于单独使用美法仑。

对高剂量美法仑的耐受性极为不同，有些患者没有出现症状，而有些患者则受到危及生命的严重毒性反应的影响。正如 M.D. Anderson 小组所发现的那样，即使没有严重毒性，报道的患者的结果也有很大的不同 [79]。在一定程度上，这种多样性可能是由于诸如谷胱甘肽 –S– 转移酶等酶之间的遗传多态性所导致的 [80]。然而，根据体表面积使用美法仑，超重患者需要调整剂量，这也表明美法兰的剂量可能与疗效有关，Grazziutti 等报道了这一研究结果 [81]。Nath 等报道称，目前的剂量会使用药量产生 4.3 倍的变化，$AUC_{0-\infty}$值在 5.8 ～ 24.7mg/（L • h）之间［中位数：12.7mg/（L • h）］。这种变化可能影响毒性和骨髓瘤的疗效 [82]。最后，Dimopoulos 等证明，使用美法仑后，外周血淋巴细胞的 p53 抑癌基因的损伤和修复程度是一个重要的预后指标，并可作为制定个性化或个人量身定制方案的一个工具 [83]。

（二）患者的选择

1. 老年人

大多数中心排除了年龄超过 70 岁的患者，因为他们治疗相关的毒性潜在风险更大。然而，支持治疗的进步使得老年患者接受自体造血干细胞移植治疗成为可能。在对接受自体造血干细胞移植患者的研究中，选择 49 名年龄在 65 岁或以上的患者，并从 501 名年轻患者中选出 49 对在预后相关疾病方面相匹配的患者，比较了两组的完全缓解持续时间、EFS 和 OS[36]。预后主要取决于不良细胞遗传学（11q 断点，单倍体 13 或 13q 缺失，或任何易位）和血清 $β_2$– 微球蛋白水平超过 2.5mg/L。作者的结论是，年龄不应该成为患者被排除在高剂量化疗方案之外的标准。其他三项回顾性分析也得到了类似结果，其中包括来自 CIBMTR 的一个大型注册分析 [37–39]。

2. 肾衰竭

虽然肾衰竭增加了骨髓瘤的死亡率，但至少有两份研究报道显示，高剂量化疗联合自体造血干细胞移植对合并肾衰竭的骨髓瘤患者是可行的。肾衰竭对自体造血干细胞移植患者的造血干细胞采集或植入无明显不良影响。毒性在可接受范围内，此类患者的生存期与其他患者相当 [84, 85]。在接受自体造血干细胞移植治疗的患者中，81 例患者中位 OS 超过 53 个月，38 例血清肌酐水平在 2.0mg/dl 以上的依赖透析患者中位 OS 大于 51 个月。在这项研究中，只有 2 名透析患者在移植后恢复了部分肾功能 [84]。在第二项研究中，17 名可评价患者中有 4 人在移植后 5 个月时间内脱离透析 [85]。在透析过程中接受自体干细胞移植的患者应该考虑使用小剂量美法仑（通常为 $140mg/m^2$），因为这一人群中使用 $200mg/m^2$ 的美法仑会大大增加严重不良事件的相关风险。

（三）干细胞源

在移植治疗中，外周血造血干细胞比骨髓干细胞更受青睐，因为前者有助于更快、更有计划性地进行移植，而且可能较少受到肿瘤细胞污染 [61]。$CD34^+$ 细胞绝对数量 /kg 受体体重是测定造血干细胞最可靠、最好重现性的指标。外周血造血干细胞必须在使用烷化剂前采集。许多移植中心目前常规做法是采集足够供两次移植使用的细胞；一次移植用所采集细胞的一半量进行，另一半则冷冻保存。推荐 1 次自体移植的最低剂量为 $2 \times 10^6 CD34^+$ 细胞 /kg 受体体重，而接受 5×10^6CD34/kg 或以上剂量的移植患者血小板恢复速度更快 [86]。虽然回顾性分析显示，同基因移植受体的复发风险低于自体移植受体，但随机试验结果显示将单选 CD34 细胞作为自体移植物，其复发风险并不比同基因移植高 [87–90]。

（四）自体造血干细胞移植在骨髓瘤中的作用研究进展

自 1995 年以来，针对骨髓瘤移植相关的问题进行了十多项随机试验。表 55–3 汇总了这些最具代表性的试验结果。第一代随机试验从IFM90试验开始。该试验对200名以前未经治疗的65岁以下骨髓瘤患者，采用高剂量化疗后行自体骨髓移植与常规化疗进行比较[91]。结果显示，自体骨髓移植组有较高完全缓解率（22% *vs* 5%），较好5年EFS率（28% *vs* 10%），以及更好OS率（52% *vs* 12%）。分派到骨髓移植组的患者中位OS持续时间延长了13个月（57个月 *vs* 44个月），中位EFS改善（18～27个月）。不久之后，医学研究委员会的骨髓瘤Ⅶ号试验随机选择了401名65岁以下未治疗的骨髓瘤患者，其结果与IFM90试验相似。自体造血干细胞移植组的完全缓解率较高（44% *vs* 8%；19个月 *vs* 31个月）[92]。然而，另外三项随机研究并没有显示自体造血干细胞移植的生存优势。由于患者年龄、诱导化疗、造血干细胞移植预处理方案以及缓解定义等情况各不相同，很难对这些试验进行相互比较[93-95]。

20世纪90年代末，Barlogie及其同事首次报道序贯式干细胞移植的潜在作用。在231例接受序贯自体造血干细胞移植的初诊多发性骨髓瘤患者中，二次移植率为71%。经首次自体造血干细胞移植后，41%患者达到完全缓解，83%患者达到完全缓解或部分缓解。在完成第二次移植的患者中，上述数据分别增加到达51%和完全缓解或部分缓解达到95%。中位缓解时间为50个月。最新的分析数据，15年OS和DFS分别为17%和7%，并且在多变量分析中，接受序贯干细胞移植是生存相关的一个重要变量[96, 97]。基于这些结果，下一代随机试验探索了序贯治疗与单次高剂量化疗作为巩固治疗前期骨髓瘤的作用。IFM95试验将399例未经治疗的患者随机分为单次或序贯干细胞移植治疗。长期结果显示，双次与单次自体造血干细胞移植相比，7年EFS率（20% *vs* 10%）和OS率（42% *vs* 21%）有显著改善[98, 99]。Cavo等将321例患者随机分为两组，分别使用200mg/m^{2}大剂量美法仑单药治疗和使用200mg/m^{2}美法仑3～6个月后，改为120mg/m^{2}美法仑+12mg/kg白消安治疗[100]。序贯自体造血干细胞移植组患者有更好的疗效，接近完全缓解率（分别为33% *vs* 47%，P=0.008）、长期无复发生存期（中位数分别为24个月和42个月；$P < 0.001$）和EFS（中位数分别为23个月和35个月；P=0.001）明显延长。然而，OS在本研究中并没有延长，这可能是因为随机分配接受单个自体造血干细胞移植的患者中有50%接受了自体干细胞移植作为挽救治疗，并且新的药物如硼替佐米和沙利度胺，可能会对结果产生影响[100]。因此到2005年，大剂量美法仑联合自体干细胞移植已成为骨髓瘤患者最有效的治疗策略，是当时公认的治疗标准[61]。然而，随着现代诱导方案的应用，患者完全缓解率达到30%或更高，目前正通过各种大型随机试验重新评估前期高剂量治疗对骨髓瘤患者的治疗意义[55, 101, 102]。

（五）维持治疗在干细胞移植后的作用

诱导治疗的进步改善了缓解率，也改善了自体干细胞移植后的无进展生存期。然而，大多数骨髓瘤患者在干细胞移植后仍会复发。减少复发的治疗策略包括巩固治疗和维持治疗。巩固治疗和维持治疗之间的定义和界限可能比较模糊。一般来说，巩固治疗的疗程有限，给予相对早期的移植后治疗，旨在加强缓解，使移植后达到理想的最小残留疾病状态。维持治疗通常是一种低强度的治疗方法，但持续时间较长，可持续到病情恶化。早期的维持治疗使用干扰素，结果喜忧参半，其耐受性较差，经过Meta分析，长期生存期提高约6个月[103]。IFM9902试验随机将双次移植后的患者分为沙利度胺与帕米磷酸盐（pamidronate）联合治疗组，只有帕米磷酸盐治疗组，或观察组[104]。沙利度胺组EFS与OS有改善，但仅限于移植后达到非常好的部分缓解且没有染色体13缺失或者高β_2微球蛋白的患者。Barlogie及其同事证实沙利度胺维持治疗的效果不会在早期显示，只有在长期使用后才能表现出来[105, 106]。MRCIX试验证实沙利度胺维持治疗对无进展生存期有显著改善作用，但对OS无明显效果[107]。HOVON50研究将患者随机分为沙利度胺组和沙利度胺、多柔比星和地塞米松组（TAD）与VAD组。然后进行单次或双次自体移植。TAD组用沙利度胺维持治疗，VAD组用干扰素维持治疗。TAD组有更长EFS（33个月 *vs* 22个月），但OS无改善趋势。然而，由于沙利度胺是诱导治疗的一部分，因此很难确定沙利度胺维持治疗对移植后无进展生存期的影响[108]。

IMWG的Meta分析证实沙利度胺维持治疗的患者进展风险显著降低[110]。然而，分析显示，尽管产生了积极的影响，但在OS效益（异质性检验0.03）方面存在变异性。研究者对这种变异性的解释包括：老年患者是两个试验的一部分，而且在复发时新型药物取得方式的多样性取决于国家。从所有的试验中可以清楚地看出，因为沙利度胺的毒性，长期使用是非常困难的，尤其是累积性周围神经病。然而，在某些国家，在维持治疗中没有其他新型药物可考虑在没有 13 缺失的患者中使用沙利度胺维持治疗。最佳使用时间仍然未知。在很多试验，沙利度胺的使用时间存在很大差异，部分原因是患者对药物的耐受性。在 IFM99-02 试验中，中位治疗时间为 15 个月，而 MRCIX 试验为 7 个月。

来那度胺是更具吸引力的维持治疗选择。两个随机试验完成了自体移植后来那度胺维持治疗疗效观察。在 IFM2005-01 试验中，所有患者都接受两个周期来那度胺巩固治疗（25mg/d，持续 21 天），然后他们被分配至安慰剂组或来那度胺组，直到疾病进展。中期分析显示来那度胺组有显著疗效[111]。来那度胺组的缓解率明显提高，完全缓解率从 14% 增加到 20%（$P < 0.001$）。来那度胺组无进展生存期为 41 个月，而安慰剂组为 23 个月（$P < 0.001$）。这种益处与入组时随机分组和 β_2 微球蛋白水平无关。对于细胞遗传学高危患者，即使是入组来那度胺组，其无进展生存期和 OS 也比标危患者更短。到目前为止，还没有提示确定性的总生存获益。来那度胺组 4 年 OS 率估计为 79%，而安慰剂组为 73%。CALGB 100104 试验也评价了来那度胺维持治疗的疗效。本实验中没有巩固期，患者直接应用来那度胺维持治疗，剂量从 10 ～ 15mg/d 不等，与安慰剂对照，直到疾病进展。本试验中期分析显示，来那度胺组 PFS 明显改善，早期实验是非盲的。安慰剂组 PFS 为 27 个月，来那度胺组为 46 个月。与法国试验不同的是，安慰剂组患者可以插入来那度胺组，即使这样交叉使用，来那度胺组仍有总生存期优势，中位数为 34 个月[112]。在 CALGB 试验中，来那度胺维持治疗对无论 β_2 微球蛋白水平高或低的患者均有效，无论其事先是否使用过沙利度胺或来那度胺。这两项研究表明，来那度胺的总体耐受性良好，只有约 20% 的患者在来那度胺组因不良事件而停止治疗。如果来那度胺治疗患者在复发后存活时间较短，而且由于 CALGB 试验允许安慰剂组患者交叉入组，因此这两项研究目前尚不够成熟进行评估（图 55-1）。两项试验都表明，来那度胺维持治疗导致第二肿瘤发病率升高，包括实体肿瘤和血液恶性肿瘤。CALGB 试验报道了 8% 的发病率，而安慰剂组为 2%，而 IFM 试验是每 100 个患者一年有 3.1 例，而安慰剂组为每 100 个患者一年有 1.2 例。风险增加的原因尚不清楚。多变量分析确定年龄＞ 55 岁、男性、DCEP（地塞米松、环磷酰胺、足叶乙甙和顺铂）诱导和 ISS 分期Ⅲ期是第二原发肿瘤发生的危险因素。由于这一调查结果，工作组在其共识声明中没有提出明确的关于维持治疗的建议[110-112]。总的来说，必须权衡维持治疗的不良反应、生活质量，特别是继发恶性肿瘤的风险与骨髓瘤疾病进展的风险。

移植后硼替佐米维持治疗由于肠外给药途径和长期使用的神经病变高发病率，而被认为是更具挑战性的探索。然而，IFM 试验发现对于伴有 t（4；14）的高风险细胞遗传学亚组，硼替佐米诱导治疗的潜在益处，使它值得进一步研究[113]。HOVON 65MM/GMMG-HD4 试验和 PETHEMA/GEM 试验对比移植后 VTD 与 TD 治疗，然而，由于硼替佐米也包含在诱导治疗中，故难以评价其维持治疗疗效。例如，HOVON 试验将患者随机分为 PAD 组（硼替佐米、多柔比星和地塞米松）和 VAD 组[114]。

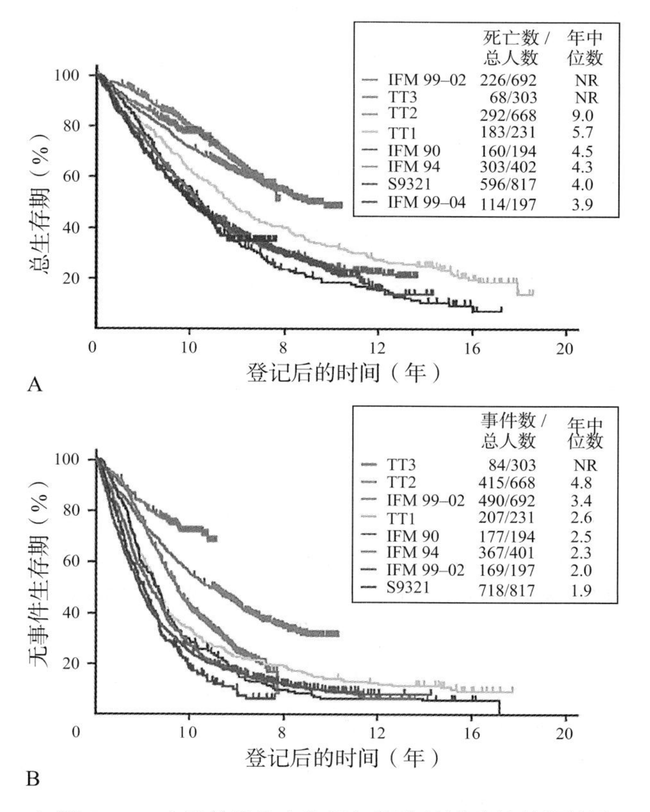

▲ **图 55-1　大量前瞻性自体干细胞移植试验的长期结果**

A. 总生存期；B. 无事件生存期（引自 Barlogie 等，2010[106]。经美国临床肿瘤学学会许可复制。此图的彩色版本，参见彩图部分）

VAD 组移植后接受沙利度胺维持治疗，PAD 组则接受硼替佐米维持治疗 2 年。17p 缺失患者（已知的低危组）从硼替佐米治疗中获益最多，中位无进展生存期为 26.2 个月，而 VAD/ 沙利度胺治疗的中位无进展生存期为 12 个月。有趣的是，在 t（4；14）患者中，只观察到微弱的益处（25.3 个月 *vs* 21.7 个月），尽管作者推测，这是由于将染色体畸变与 ISS 评分一起分析，而后者可能削弱了 t（4；14）的影响。然而，由于硼替佐米也是作为诱导治疗的药物，且只在一组中应用，因此，不清楚这与维持治疗期间应用硼替佐米相比，会对长期生存结果产生何种不同影响。另外，硼替佐米的毒性也是一个问题：27% 的患者需要减少剂量，47% 的患者需要停止硼替佐米维持治疗，9% 的患者因为硼替米相关的毒性停药，其主要毒性为周围神经病变 [115]。

PETHEMA/GEM 临床试验随机让患者采用 TD 与 VBMCP/VBAD/ 硼替佐米进行诱导治疗，其中 VBMCP 包括长春新碱、BCNU［1，3- 双（2- 氯乙基）1- 亚硝基脲（卡莫司汀）］、美法仑、环磷酰胺和泼尼松（prednisone），VBAD 包括长春新碱、BCNU、多柔比星和地塞米松。VTD 组低危细胞遗传学组的完全缓解率显著高于 TD 组或 VBMCP/VBAD 组。维持部分包括沙利度胺 + 硼替佐米（TV）与沙利度胺（T）+α_2 干扰素，计划维持期为 3 年或直到疾病进展。在 24 个月的中位随访时间中，TV 组的无进展生存期明显更长（78% *vs* 63% T *vs* 49% VBMCP），但三组的 OS 没有差异。有趣的是，T 组的停药率明显高于 TV 组（30% *vs* 15.6%）。到目前为止，在高危人群中还没有关于无进展生存期的数据。此外，考虑到不同的诱导方案，这再次引出了硼替佐米在诱导与维持中的作用问题 [116, 117]。硼替佐米替代途径的使用，如皮下给药和每周给药可以降低周围神经病的发生率。尽管如此，在维持治疗中，这些用药方案和途径的长期影响还没有得到很好的研究 [118-120]。

（六）干细胞移植后巩固治疗的作用

在新型药物出现之前，巩固治疗的方法是序贯移植，第二次移植巩固了第一次移植的效果，尤其是第一次移植没有达到非常好的部分缓解的患者 [96-100]。随着新药物的出现，另一种方法是在移植后早期使用单一药物或联合治疗来取代第二次移植。Ladetto 等证明了这种方法的可行性和潜在好处 [121]。他们招募了 39 名患者，这些患者在移植后至少达到了非常好的部分缓解，并且有一个可用的基于免疫蛋白重链重排的分子标记。他们最终用 4 个疗程的 VTD 联合治疗了 31 名患者。用肿瘤特异性引物进行定性和定量 PCR 检测治疗缓解率。还采用了传统的标准，根据这些标准，完全缓解率从 15% 提高到 49%。移植后的分子缓解率也从 3% 提高到 18%。在报道时随访中位数达到 42 个月，达到分子缓解的患者中没有一个复发。

Nordic Myeloma Group 的Ⅲ期试验将单药硼替佐米作为巩固治疗 [122]。这个大型试验入组 392 名患者，移植后治疗被随机分为无治疗或硼替佐米两轮为期三周的第 1、4、8、11 天传统应用方案，或四轮为期四周的第 1、8、15 天应用方案。计划硼替佐米注射的总次数是 20，中位数为 19，表明该方法是可行的且耐受性良好。Ⅲ / Ⅳ级周围神经病的发生率仅为 3%。硼替佐米组的完全缓解 / 接近完全缓解率为 54%，而观察组为 35%（$P < 0.005$）。不过，至今还没有关于无进展生存期、OS 或微小残留病的数据报道。

到目前为止，对免疫调节药物和蛋白酶体抑制药的巩固治疗作用进行分析的最大试验是 GIMENA 试验，由 Cavo 及其同事报道。在最初的报告中，480 名患者被随机分配到 VTD 组（n=241）或 TD 组（n=239）。诱导治疗后，VTD 组和 TD 组的完全缓解 / 接近完全缓解率分别为 31% 和 11%（$P < 0.0001$）。接受 VTD 治疗的患者 3 年无进展生存期明显长于接受 TD 治疗的患者（68% *vs* 56%），3 年 OS 相似（86% *vs* 84%）[49]。接受 VTD 治疗的 160 名患者的预后明显好于接受 TD 巩固治疗的患者（分别为 60.6% 和 46.6%）。中位随访时间为 30.4 个月，接受 VTD 的患者 3 年无进展生存期也优于接受 VTD 的患者，VTD 的 3 年无进展生存率为 60%，而新诊断的骨髓瘤患者行自体移植的 3 年无进展生存率为 48%[意向治疗分析；VTD：n = 236；TD：n = 238]。这种符合方案的分析（VTD：n=160；TD：n=161），具体评估了 VTD 或 TD 巩固治疗的有效性和安全性。巩固治疗后，VTD 组的完全缓解率显著增高（60.6% *vs* 46.6%）。从巩固治疗开始后进行了中位时间为 30.4 个月的随访，VTD 组 3 年无进展生存率明显延长（60% *vs* 48%）[123]。

美国的 BMTCTN 0702 试验以前瞻性随机方式

评估干细胞移植巩固治疗。患者将被随机分为单次移植、序贯移植或单次移植加 RVD 巩固 4 个周期，共 3 个研究组。所有组将接受来那度胺维持治疗。初步研究终点为 3 年无进展生存率，试验也将评估缓解程度，包括每个研究组的微小残留病分析 [55]。

（七）自体干细胞移植作为挽救性治疗

高强度治疗作为首次缓解后巩固治疗的作用已经明确，但应用自体干细胞移植作为二线高强度治疗的挽救性效用尚未得到证实。虽然多个回顾性研究已经发表，表 55-4 进行了汇总，但迄今为止还没有前瞻性试验结果。回顾性研究结果表明，对于初次缓解时间较长的患者来说，这可能是一种合理的巩固策略 [124-131]。

（八）骨髓瘤自体造血干细胞移植的未来发展方向

在北美和欧洲，多发性骨髓瘤是目前用高剂量治疗和自体造血干细胞移植最常见的适应证 [132]。尽管免疫调节药物和蛋白酶体抑制药联合治疗疗效很好，许多患者和医生还是选择高剂量化疗作为初期缓解的巩固，大型随机试验比较了早期与延迟性干细胞移植在诱导治疗中的作用，证实这一策略应继续作为标准治疗。90% 以上患者使用高剂量美法仑，最常用的方案是单剂美法仑，平均剂量为 180 ～ 200mg/m^2（CIBMTR，未发表的观察）。尽管如此，自体移植后，高危患者仍有不到 3 年的缓解期，但大多数患者最终因疾病死亡。因此，需要不断探索新的缓解后治疗策略，同时识别出那些可能不需要抢先干细胞移植即可能达到长期疾病控制的患者，可以减轻他们的治疗负担。

四、骨髓瘤中的异基因造血干细胞移植

Tricot 等首先发表了移植物抗骨髓瘤效应的存在，随后多中心研究中发现供者淋巴细胞输注的治疗作用 [133-136]。不幸的是，情况也许并非如此。EBMT 病例对照研究显示，异基因造血干细胞移植后的复发率并不显著低于同基因造血干细胞移植，说明移植物抗肿瘤效应在骨髓瘤中不如在慢性或急性髓系白血病中那么明显 [87]。

一份来自 EBMT 的大型报告显示，接受异基因造血干细胞移植治疗患者的疗效令人失望。中位生存期只有 18 个月，而移植相关死亡率则达到了 41%。然而，在过去 10 年中，即使是在高剂量方案的情况下，移植相关死亡率也大幅度减少 [137]。为了克服高剂量方案的毒性，并将同种异体移植的适应证扩大到伴有严重并发症的老年患者，已尝试采用降低强度预处理异基因造血干细胞移植治疗多发性骨髓瘤患者。相关Ⅱ期非随机试验和大型注册试验已经发表（见文献 [138]）。比较异基因干细胞移植和自体干细胞移植或其他替代疗法的供者和非供者生物学因素的各种前瞻性研究已经在进行和发表。这些试验的摘要见表 55-5。

Garban 等发表了第一个前瞻性试验，该试验将高危患者定义为高水平的 β_2 微球蛋白或 FISH 检测到的 13 号染色体缺失 [139]。患者在 200mg/m^2 的美法仑治疗后接受首次自体造血干细胞移植。65 位患者有 HLA 相合同胞供者，其中 46 个患者接受了由氟达拉滨、白消安和 ATG 组成的减低强度预处理方案

表 55-4　回顾性分析自体干细胞移植的结果（患者超过 40 例）

参考文献	*n*	非复发死亡率	中位无进展生存期（个月）	预　后
[125]	44	2	12	1st RD
[126]	81	3	16	1st RD ≥ VGRP
[127]	41	7	8.5	年龄> 65 岁治疗线
[128]	55	5	14	1st RD
[129]	83	NS	15.6	
[130]	60	NS	11	NS
[131]	98	4	10.3	1st RD
[132]	187	2	11	1st RD

NS. 没有说明；RD. 疾病复发

表 55–5 自体 – 异体干细胞移植与序贯自体干细胞移植比较：标危患者生物分配试验结果分析

参考文献	n	方 法	缓解率（完全缓解，%）	慢性 GVHD（%）	移植相关死亡率（%）	无病生存期	总生存期
[139]	异体 46	Flu/BU	82	43	11	25 个月[a]	35 个月[a]
	自体 166	Mel 220			2	30 个月[a]	41 个月[a]
[140, 141]	异体 60	Flu/TBI	86	32	10	43 个月[a]	NR
	自体 59	Mel 200	89		4	33 个月	56 个月[a]
[142]	异体 108	Flu/TBI	51	54	12	39%（5 年）	65%（5 年）
	自体 249	Mel 200	41		3	19%（5 年）	58%（5 年）
[143]	异体 122	多种	43	NS	17	28%（6 年）	55%（6 年）
	自体 138	多种	37		1	22%（6 年）	55%（6 年）
[144]	异体 189	Flu/TBI	NS	54	11	40%（3 年）	67%（3 年）
	自体 366	Mel 200			4	33%（3 年）	59%（3 年）

Flu/BU. 氟达拉滨 / 白消安；Mel. 美法仑（mg/m^2）；NS. 没有说明；TBI. 全身放疗
a. 中位数

治疗。无 HLA 同胞供者的患者在美法仑 220mg/m^2 治疗后接受第二次自体造血干细胞移植。在意向治疗的基础上，两组患者的 OS 和 EFS 没有显著差异（同种异体造血干细胞移植患者的中位数分别为 35 和 25 个月，而自体造血干细胞移植患者的中位数分别为 41 和 30 个月）。采用序贯自体造血干细胞移植治疗的患者 OS 有改善的趋势，中位值为 47.2 个月，而接受低强度异体造血干细胞移植治疗的患者为 35 个月（$P = 0.07$）。

意大利合作小组进行了一项类似的研究，Bruno 等对此进行了报道[140]。中位随访 3 年后，自体 + 异基因组非复发死亡率为 11%，而序贯自体移植组为 4%（P=0.09）。自体 + 异基因组的完全缓解率明显高于序贯自体组（6% *vs* 16%，P=0.0 001）。自体 + 异基因组的 OS 和 EFS 率明显高于序贯自体移植组（分别为 84% *vs* 62%，P=0.003；75% *vs* 41%，P=0.00 008）。随着时间的推移，这些结果与后续的随访报道保持一致[141]。Björstrand 等也报道了异基因干细胞移植受者的阳性结果[142]，共有 357 名患者参与了这一循证医学的前瞻性试验。与其他设计类似，将 HLA 相合同胞供者的患者分配给自体 – 异体组（n=108），而无相合同胞供者的患者被分配到自体组（n=249）。60 个月时，自体 – 异体组的无进展生存率为 35%，而自体 – 自体组为 18%；两组的生存率相似，序贯式自体组的复发率更高（78% *vs* 49%），但自体 – 异体组的非复发死亡率比率更高（12% *vs* 3%）。

这些结果与 HOVON 50 和最近的 BMTCTN 0102 试验的结果形成对比。Lokhorst 等报道了在 HOVON 50 研究中对接受治疗的患者进行供者与非供者分析。中位随访 77 个月，138 名无 HLA 相合同胞供者和 122 名有供者患者的无进展生存率（供者 6 年无进展生存率为 28%，无供者 22%）没有显著差异。与其他研究一样，有供者组中的非复发死亡率显著升高（16% *vs* 3%）[143]。Krishnan 等报道 625 例标准风险疾病患者接受自体造血干细胞移植（$n = 366$）或异基因造血干细胞移植（$n = 189$）的移植结果。Kaplan–Meier 估计自体 – 异体组的 3 年无进展生存率为 43%，序贯自体组为 46%；3 年总生存率也没有差异（77% *vs* 80%）[144]。

因此，对标危多发性骨髓瘤患者而言，自体造血干细胞移植后的减低强度预处理干细胞移植并不比序贯自体造血干细胞移植更有效。选择那些更有可能从移植物抗骨髓瘤效应中获益的患者，可能会提高异体移植的风险效益比。Rosiñet 等报道了 110 名在第一次自体干细胞移植后未能达到至少接近完全缓解的患者，根据是否有 HLA 相合同胞供者，将他们分为接受减低强度预处理同种异体移植

（*n*=25）或第二次自体干细胞移植（*n*=85）。接受同种异体移植的患者的完全缓解率较高（40% *vs* 11%，*P*=0.001），且无进展生存期时间较长（31 个月与未达到），由于高非复发死亡率（16% *vs* 5%），没有生存效益[145]。最近的 Meta 分析显示，移植后至少存活 36 个月的患者中，并发症发生率较低，但在非复发死亡率发生率显著降低之前，很难证明标危患者同种异体移植治疗的合理性（图 55–2）[146]。

（一）其他供者造血干细胞移植

Ballen 等报道了多发性骨髓瘤患者在大剂量预处理后接受无关供者造血干细胞移植治疗结果。非复发死亡率超过 50%，3 年无进展生存率为 15%[147]。Kröger 等在 73 例多发性骨髓瘤患者中比较了用 ATG 联合阿仑单抗（alemtuzumab）或美法仑联合氟达拉滨的减低强度预处理方案，然后接受来自 HLA 相合或 HLA 不全相合的无关供者异基因造血干细胞移植[148]。阿仑单抗能加快白细胞（*P*=0.03）和血小板（*P*=0.02）的植入，且 Ⅱ ～ Ⅳ 级急性 GVHD 发病率较低（24% *vs* 47%，*P* = 0.06）。阿仑单抗组有更多巨细胞病毒血清阳性患者会发生巨细胞病毒再激活（100% *vs* 47%，*P* = 0.001）。两年非复发死亡率累计发病率在 ATG 组为 26%，阿仑单抗组为 28%（*P*=0.7）。ATG 组和阿仑单抗组的 2 年 OS 和 PFS 率没有明显差异。因此尽管可行，但无关供者同种异体移植也只能在临床试验背景下考虑使用。

（二）骨髓瘤异基因造血干细胞移植的未来方向

异基因干细胞移植与自体移植相比通常具有较低的复发率[146]，尽管如此，异体移植后的复发率仍然在 40% 以上。由于来那度胺在理论上具有增强移植物抗骨髓瘤潜在效应和直接抗髓细胞瘤活性，因而多发性骨髓瘤患者异体移植后使用来那度胺维持治疗会显示生存优势。HOVON 76 Ⅱ期试验评估了在序贯自体和非清髓性异体干细胞移植后，使用来那度胺每日 10mg 维持治疗的安全性和有效性[149]。35 名符合条件的患者被纳入研究，30 名患者服用利那多胺维持治疗。然而，两个周期后，47%（*n* = 14）的患者不得不停止治疗，主要原因是发生 GVHD。总的来说，37% 患者发生急性 GVHD，53% 患者发生慢性 GVHD。

尽管治疗时间短、耐受性差，但有 20% 患者在来那度胺治疗过程中缓解率增加，另外还有 6 个患者在来那度胺停药后缓解率也有改善，总缓解率为 37%。耐受性差的部分原因可能是由于来那度胺的起始时间和剂量。美国的组间试验也在异基因移植后使用了来那度胺维持治疗，相关结果还未公布。

五、结论

骨髓瘤的治疗还在继续发展。30 年前，标准治疗方法是美法仑和泼尼松，缓解率只有 40%，平均

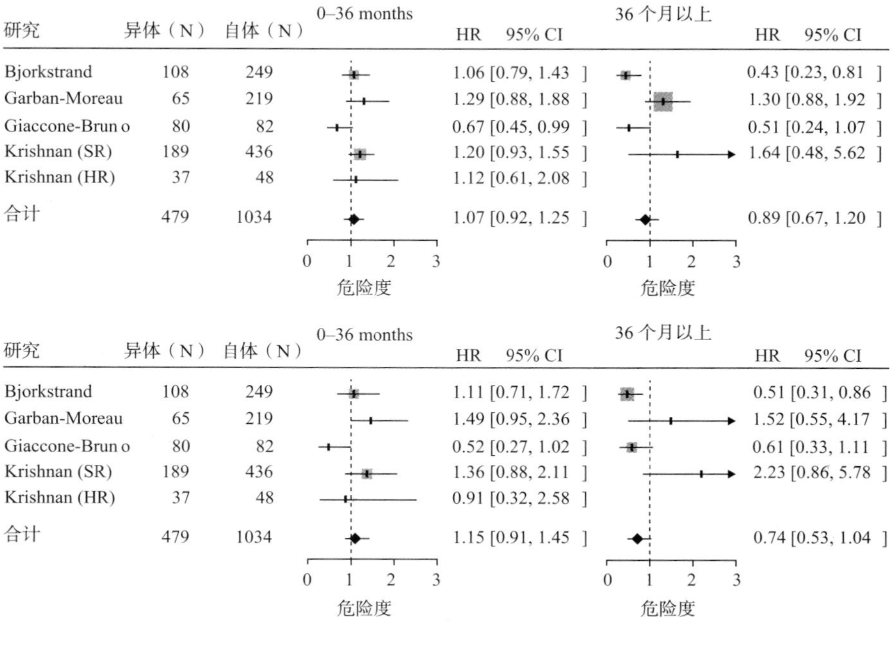

研究	异体（N）	自体（N）	0–36 months HR	95% CI	36 个月以上 HR	95% CI
Bjorkstrand	108	249	1.06	[0.79, 1.43]	0.43	[0.23, 0.81]
Garban-Moreau	65	219	1.29	[0.88, 1.88]	1.30	[0.88, 1.92]
Giaccone-Brun o	80	82	0.67	[0.45, 0.99]	0.51	[0.24, 1.07]
Krishnan (SR)	189	436	1.20	[0.93, 1.55]	1.64	[0.48, 5.62]
Krishnan (HR)	37	48	1.12	[0.61, 2.08]		
合计	479	1034	1.07	[0.92, 1.25]	0.89	[0.67, 1.20]

危险度　0　1　2　3

研究	异体（N）	自体（N）	0–36 months HR	95% CI	36 个月以上 HR	95% CI
Bjorkstrand	108	249	1.11	[0.71, 1.72]	0.51	[0.31, 0.86]
Garban-Moreau	65	219	1.49	[0.95, 2.36]	1.52	[0.55, 4.17]
Giaccone-Brun o	80	82	0.52	[0.27, 1.02]	0.61	[0.33, 1.11]
Krishnan (SR)	189	436	1.36	[0.88, 2.11]	2.23	[0.86, 5.78]
Krishnan (HR)	37	48	0.91	[0.32, 2.58]		
合计	479	1034	1.15	[0.91, 1.45]	0.74	[0.53, 1.04]

危险度　0　1　2　3

◀ **图 55–2　自体减低强度预处理异基因移植与序贯自体移植的 Meta 分析**

（引自 Armeson 等，2013[146]。经 Nature Publishing Group 许可转载）

预期寿命为3年。在过去30年中，治疗方面取得了重大进展。现在，符合移植条件的患者接受沙利度胺和地塞米松的标准诱导治疗，随后采用大剂量美法仑巩固治疗和一次自体造血干细胞移植，患者有超过80%概率会达到部分缓解或以上的疗效，平均预期寿命超过5年。此外，大约1/3接受移植治疗的患者将获得完全缓解，其中30%患者在造血干细胞移植治疗10年后仍将保持无疾病进展。

由于新的药物如硼替佐米、卡非佐米、沙利度胺和来那度胺的出现，以及诱导治疗后的疗效改善，应重新探讨多发性骨髓瘤患者使用大剂量美法仑作为巩固治疗的作用和意义。同样，探索能改善高剂量美法仑效果的策略也是必要的。移植后的巩固化疗和维持治疗也成为改善结局的重要辅助手段。虽然异基因和自体造血干细胞移植均可使疾病长期控制，甚至达到潜在治愈，但大多数患者仍然会复发。因此，在向骨髓瘤患者推荐异基因造血干细胞移植时需要谨慎，因为基于它的风险效益比，仍然难以向所有患者推荐作为前期治疗。同样，不管患者对治疗的反应如何或其他危险因素如何，向所有患者均推荐维持治疗，很可能使他们中的很大一部分人产生药物毒性，而只能从这一治疗中获益甚微。因此，进一步明确基因表达谱和其他参数的预后价值将有助于建立针对这种疾病的风险分层评估方法，以最小治疗负担获得最佳疗效，从而使最多骨髓瘤患者达到最长生存。